MICROBIOLOGÍA BIOMÉDICA

Bacteriología - Micología - Virología
Inmunología - Parasitología - Bioseguridad

MICROBIOLOGÍA BIOMÉDICA

Bacteriología - Micología - Virología
Inmunología - Parasitología - Bioseguridad

Tomo I
Microbiología General

- **Juan Ángel Basualdo**
- **Celia Esther Coto†**
- **Ramón Alberto de Torres**

Atlante medicina

Buenos Aires, 2023

Título original de la obra:
MICROBIOLOGÍA BIOMÉDICA

Corrección: Celia E. Coto†
Colaboración Especial: Verónica Sergnese
Maquetación: Carlos A. Iborra
Diseño de tapa: Carlos A. Iborra
Coordinación general: Celia E.Coto†

MICROBIOLOGÍA BIOMÉDICA
© 2023
Editorial Atlante Argentina S.R.L.
Junín 827
1113 - Buenos Aires
Argentina
ISBN 978-950-9539-56-3
e-mail: info@editorialatlante.com.ar

Queda hecho el depósito que marca la Ley 11.723
Tirada (en miles) 2/18

En esta obra se proporciona información precisa sobre las indicaciones, reacciones adversas y esquemas de uso de drogas. Algunas de ellas pueden sufrir modificaciones, por lo tanto se recomienda al lector, la revisión de la información suministrada por los correspondientes laboratorios.

Impreso en Casano Gráfica S.A.
Ministro Brin 3932
(1824) Remedios de Escalada
Prov. Bs. As.
en el mes de enero de 2023

Impreso en la Argentina -
Printed in Argentina

Atlante
medicina

Basualdo Farjat, Juan Angel
Microbiología biomedica : microbiología general / Juan Angel Basualdo Farjat ; Celia E. Coto ; Ramón Alberto de Torres.
- 3a ed ampliada. - Ciudad Autónoma de Buenos Aires : Atlante Argentina, 2023.
752 p. ; 27 x 20 cm.

ISBN 978-950-9539-56-3

1. Microbiología. I. Coto, Celia E. II. Torres, Ramón Alberto de. III. Título.
CDD 616.9041

PREFACIO

En el prefacio de la segunda edición de la Microbiología Biomédica, (2006), el comentario inicial enfatizó el equilibrio entre el impacto de las enfermedades infecciosas y el progreso humano en el diagnóstico, tratamiento y prevención de las mismas.

Durante los 15 años transcurridos entre esa edición y la presente, la evolución de los conocimientos en ese universo, muestra el desarrollo de extraordinarios avances científicos en la microbiología básica, como la aplicación de la amplificación génica que permite la identificación de todo microorganismo y sus proporciones relativas en todo sistema en análisis, sin la necesidad de aislamientos biológicos, así como la obtención de nuevos antimicrobianos y vacunas optimizadas por técnicas biotecnológicas. El control y erradicación práctica de varias enfermedades es el resultado extraordinario del uso de estas nuevas vacunas.

Sin embargo, el balance del equilibrio de morbimortalidad de las enfermedades infecciosas prácticamente no ha variado significativamente, con respecto al año 2006 en relación a las principales enfermedades endémicas, con el agregado de nuevas enfermedades epidémicas emergentes. Más aún, han habido sorpresas como el aumento de casos de sífilis hasta en países con excelentes indicadores de salud. Es que el mundo microbiano evoluciona genéticamente adaptándose a los avances científicos en el área de salud y al impacto ambiental generado por el hombre. Así, en el caso particular de la aplicación de antimicrobianos, el éxito de la terapia antibiótica se ve en la actualidad seriamente comprometido.

Los cambios significativos impuestos por el progreso humano, única especie que utiliza artificialmente la energía calórica, eléctrica y atómica ha generado alteraciones en el resto de las especies vivas. Situación que ha incidido en el importante desarrollo de la Microbiología ambiental. Esta temática no ha sido el objetivo directo de la Microbiología Biomédica, pero es necesario inculcar al estudiante universitario de ciencias médicas, que para optimizar el indicador de la mortalidad, es imposible ignorar el impacto de la microbiología ambiental en la prevención de las enfermedades infecciosas.

Debemos recordar que los microorganismos fueron las primeras estructuras naturales que desarrollaron una organización genética, que les permitió su reproducción y ser la base de la evolución posterior de todos los seres vivos. Desde entonces hasta hoy, el DNA activo de los mismos, supera el total de la cantidad presente en el resto de los seres vivos, lo que indica la tremenda dimensión universal del mundo de los microbios.

Una ínfima cantidad de especies de bacterias, hongos y protozoos con estructuras celulares establecidas y además virus y moléculas libres genéticamente activas, se asocian a la etiología de enfermedades humanas y otras especies.

Desde tiempos ancestrales el humano utilizó microorganismos para la producción de alimentos y una vez conocidos hace algo más de dos siglos, fueron y son utilizados en importantes procesos industriales, lo que generó la necesidad de especialistas en estas áreas ajenas a la infección.

Hoy queremos plantear en la formación del estudiante de microbiología de las ciencias de la salud, la necesidad futura de estudiar la calidad y cantidad de los miles de microorganismos que comparten nuestra vida a los cuales no puede asignarse capacidad infecciosa.

El concepto de Hologenoma, es una nueva especialidad de la Microbiología en salud. Hologenoma significa la integración de la actividad genética interdependiente entre el componente eucariótico del individuo y su microbioma total. La conclusión que aporta el progreso de la microbiología a la ciencia de la vida, es que la vida humana es imposible, sin el componente microbiano, desde el momento mismo del nacimiento.

En esta tercera edición sólo se plantean las bases necesarias para comprender cómo se intensifica la investigación de microbiomas humanos y su futura importancia en el control procreativo y el equilibrio de salud. Tema que será imposible evitar en futuras ediciones.

La expansión de las investigaciones en el campo Microbiológico ha derivado en la necesidad de que esta tercera edición conste de dos tomos. En el primero se encuentran las secciones: Bioseguridad, las bases de la Inmunología; de Bacteriología, Micología, Virología y Parasitología. El segundo tomo más extenso que el primero, comprende Inmunología aplicada a la interacción de los microorganismos con el sistema inmune, las diferentes bacterias patógenas para el hombre, hongos patógenos, virus animales, parásitos y las enfermedades que producen.

Se agregan, además, conocimientos relacionados al área de la microbiología en odontología y otros aplicados al manejo de la disfunción vaginal, y, además una introducción enfocada en la microbiología ambiental.

En relación a los conceptos sobre Bioseguridad, se han integrado los conocimientos básicos para el alumno y aspectos puntuales aplicables en la atención médica. Con esta extensión se cubren las necesidades de todas las actividades de trabajo de laboratorio y se presentan las bases de atención médica con lo que ofrecemos un área de conocimientos útiles para los estudiantes de enfermería.

El contenido del libro alberga en su conjunto dos especialidades que por muchas décadas permanecieron asociadas. La Inmunología y la Microbiología, la primera puede actualmente estudiarse en forma independiente de la Microbiología, dado el avance logrado a nivel molecular del sistema inmune y sus efectores. Nosotros las estudiamos aquí en profundidad, ya que es el sistema inmune el encargado de evitar que los microbios dañinos nos enfermen.

Durante el tiempo transcurrido entre la segunda edición y la presente, los microbios han seguido dando batalla al hombre y sorprendiendo con apariciones inesperadas. Las enfermedades emergentes producidas, en especial por virus antes desconocidos, son ejemplos de esta situación. Se actualiza este tema en forma integral y se desarrollan los aspectos microbiológicos de todos los agentes involucrados, entre los que se destaca, por su actual distribución continental el virus Zica.

La aparición de esta tercera edición del libro de Microbiología Biomédica, nos encuentra con una nueva forma comunicacional dominada por Internet y los buscadores conocidos que por su inmediatez y universalidad han reducido el acceso a la biblioteca. Ante esta disponibilidad de información el libro, como nunca asegura la formación universitaria ordenada y consolidada del conocimiento analizado críticamente.

En esta tercera edición hemos contado con la importante colaboración de expertos que actuaron como coordinadores de las diferentes secciones en las que se divide este libro, que ordenaron la producción de un número significativo de autores.

A todos los que dieron la solidez científica al contenido del presente texto nuestro agradecimiento.

Juan A.Basualdo   Celia E.Coto†   Ramón A. de Torres

Buenos Aires abril-mayo-junio 2018

RECORDATORIO

Los autores del libro quieren hacer público su agradecimiento por la colaboración prestada en la realización de este libro, en el área de Bioseguridad, al Dr. Guillermo Lossa. Doctor en Medicina, Especialista en Administración Hospitalaria, Especialista consultor en Infectología, Master en Microbiología Clínica y Sanitaria, Miembro correspondiente de la Academia Nacional de Farmacia y Bioquímica, Creador del Programa Nacional VIHDA - Msal. Argentina, Ex director del INE-ANLIS-Ministerio de Salud de la Nación, recientemente fallecido.

AUTORES

Basualdo, Juan A.
Médico. Doctor en Ciencias Médicas.
Master internacional en enfermedades tropicales.
Profesor titular de Microbiología y Parasitología.
Director del Centro Universitario de Estudios Microbiológicos y Parasitológicos (CUDEMyP)
Facultad de Ciencias Médicas. Universidad Nacional de la Plata
Buenos Aires. Argentina

Coto, Celia Esther†
Dra. en Ciencias Químicas.
ex Profesora Titular Consulta de Virología
Facultad de Ciencias Exactas y Naturales.
Universidad de Buenos Aires.
Ex Investigadora Superior CONICET.

de Torres, Ramón Alberto
Doctor en Bioquímica y Farmacéutico.
Universidad Nacional de Córdoba.
Profesor emérito de Microbiología
Facultad de Farmacia y Bioquímica
Universidad de Buenos Aires
Ex Investigador principal de CONICET.

COORDINADORES DE SECCIONES

ASPECTOS HISTÓRICOS

de Torres, Ramón Alberto
Doctor en Bioquímica y Farmacéutico.
Universidad Nacional de Córdoba.
Profesor emérito de Microbiología
Facultad de Farmacia y Bioquímica
Universidad de Buenos Aires
Ex Investigador principal de CONICET.

BIOSEGURIDAD

Micucci, Horacio Alejandro
Doctor de la Universidad de Buenos Aires. Área Farmacia y Bioquímica.
Magíster en Epidemiología, Gestión y Políticas de Salud - Universidad Nacional de Lanús. Licenciado en Ciencias Bioquímicas (orientación Bioquímica Clínica) – Universidad Nacional de La Plata.
Farmacéutico y Licenciado en Ciencias Farmacéuticas – Universidad Nacional de La Plata. Director de Programa de Bioseguridad, Seguridad en Instituciones de Salud y Gestión Ambiental (BIOSEGA) de la Fundación Bioquímica Argentina.

INMUNIDAD

Fossati, Carlos Alberto
Dr. en Bioquímica por la Universidad Nacional de La Plata
Profesor Titular de Inmunología, Facultad de Ciencias Exactas de la UNLP
Investigador Superior CONICET. Instituto de Estudios Inmunológicos e Inmunopatológicos (IIFP)

Baldi, Pablo César
Bioquímico y Doctor de la Universidad de Buenos Aires
Profesor Adjunto de Inmunología, Facultad de Farmacia y Bioquímica de la UBA
Investigador Principal CONICET. Instituto de Estudios de la Inmunidad Humoral (IDEHU).

BACTERIOLOGÍA

Passerini de Rossi, Beatriz
Doctora de la Universidad de Buenos Aires, Área Microbiología
Profesora Adjunta
Cátedra de Microbiología
Facultad de Farmacia y Bioquímica
Universidad de Buenos Aires

Amoroso, Ana
Doctora de la Universidad de Buenos Aires, Área Microbiología
Unité de Physiologie et génétique bactériennes
Centre d'Ingénierie des Protéines, InBios
Université de Liège, Bélgica

MICOLOGÍA

Carnovale, Susana
Doctora de la Universidad de Buenos Aires. Facultad de Medicina. Área Microbiología
Profesora Titular Catedra de Microbiología. Universidad Abierta Interamericana
Jefa de Trabajos Prácticos. Departamento de Microbiología, Parasitología e Inmunología. Facultad de Medicina
Universidad de Buenos Aires.
Bioquímica. Servicio de Microbiología. Laboratorio de Micosis Profundas. Hospital de Pediatría S.A.M.I.C. "Prof. Dr. Juan P. Garrahan"

VIROLOGÍA

Coto, Celia Esther†
Dra. en Ciencias Químicas.
ex Profesora Titular Consulta de Virología
Facultad de Ciencias Exactas y Naturales.
Universidad de Buenos Aires.

Damonte, Elsa Beatriz
Profesora Titular Consulta
Investigadora Superior CONICET
Departamento de Química Biológica-IQUIBICEN (CONICET-UBA)
Facultad de Ciencias Exactas y Naturales
Universidad de Buenos Aires

PARASITOLOGÍA

Basualdo, Juan Ángel
Médico. Doctor en Ciencias Médicas.
Master internacional en enfermedades tropicales.
Profesor titular de Microbiología y Parasitología.
Director del Centro Universitario de Estudios Microbiológicos y Parasitológicos (CUDEMyP)
Facultad de Ciencias Médicas. Universidad Nacional de la Plata
Buenos Aires. Argentina

COORDINADORA GENERAL

Coto, Celia Esther†
Dra. en Ciencias Químicas.
ex Profesora Titular Consulta de Virología
Facultad de Ciencias Exactas y Naturales.
Universidad de Buenos Aires.

COLABORADORES

Acosta Rodríguez, Eva
Doctora en Ciencias Químicas de la Universidad Nacional de Córdoba (UNC). Profesor Adjunto, Departamento de Bioquímica Clínica, Facultad de Ciencias Químicas, UNC. Investigadora Independiente CONICET, Centro de Investigaciones en Bioquímica Clínica e Inmunología (CIBICI, UNC-CONICET). Provincia de Córdoba.

Afeltra, Javier
Médico Micólogo. Investigador independiente. Htal de Agudos J M Ramos Mejía, Caba. Docente de Microbiología Facultad de Medicina. Universidad de Bs. As.

Agorio, Iris L.
Bioquímica. Jefa de Micología-Hospital Británico de Buenos Aires. Profesora Protitular de Microbiología-. Facultad de Ciencias Médicas. Universidad Católica Argentina.

Alba Soto, Catalina
Doctora en Medicina, Investigadora Adjunta Conicet, JTP d.e. Dpto Microbiología, Facultad de Medicina UBA.

Álvarez, Elida María del Carmen
Doctora de la UBA, Facultad de Farmacia y Bioquímica. Profesora Titular Cátedra de Inmunología, Departamento de Microbiología, Inmunología y Biotecnología. Facultad de Farmacia y Bioquímica, UBA. Investigadora Principal CONICET, Instituto de Estudios de la Inmunidad Humoral "Prof. Doctor Ricardo A. Margni" (IDEHU, UBA-CONICET).

Ambrosi, Nella
Licenciada en Ciencias Biológicas UBA. Centro de Estudios Farmacológicos y Botánicos (CEFYBO), Facultad de Medicina UBA.

Amoroso, Ana
Doctora de la Universidad de Buenos Aires, Área Microbiología. Unité de Physiologie et génétique bactériennes Centre d'Ingénierie des Protéines, InBios Université de Liège, Bélgica.

Barquero, Andrea A.
Doctora de la Universidad de Buenos Aires. Bióloga. Jefe de Trabajos Prácticos. Departamento de Química Biológica. Facultad de Ciencias Exactas y Naturales. UBA. Investigadora Adjunta. IQUIBICEN-CONICET

Beccaria, Cristian G
Profesor Asistente, Departamento de Bioquímica Clínica, Facultad de Ciencias Químicas, Universidad Nacional de Córdoba (UNC). Becario CONICET, Centro de Investigaciones en Bioquímica Clínica e Inmunología (CIBICI, UNC-CONICET).

Bezrodnik, Liliana
Médica. Investigador Independiente Carrera del Investigador Clínico CONICET. Jefa del Servicio de Inmunología Hospital de Niños Ricardo Gutiérrez, CABA

Bonofiglio, Laura
Bioquímica. Dra de la Universidad de Buenos Aires. Área Microbiología. Jefe de Trabajos Prácticos. Investigador Adjunto.CONICET. Cátedra de Microbiología. Facultad de Farmacia y Bioquímica. UBA.

Campos, Rodolfo H.
Profesor Titular Consulto de Virología. Investigador Superior de CONICET. Cátedra de Virología. Facultad de Farmacia y Bioquímica. Universidad de Buenos Aires.

Candurra, Nélida A.
Doctora en Ciencias Químicas. Profesora Adjunta de Microbiología y Virología. Laboratorio de Virología Departamento de Química Biológica Facultad de Ciencias Exactas y Naturales Universidad de Buenos Aires.

Cañás, Martín
Médico. Docente-Investigador de la Cátedra de

Farmacología. Facultad de Ciencias Médicas. UNLP. Provincia de Buenos Aires. Argentina. Asesor del Área de Farmacología FEMEBA. Máster en Farmacoepidemiología de la Universidad Autónoma de Barcelona. España. Miembro del GAPURMED y del DURG-La.

Carnovale, Susana
Doctora de la Universidad de Buenos Aires. Facultad de Medicina. Área Microbiología. Profesora Titular Catedra de Microbiología. Universidad Abierta InteramericanaJefa de Trabajos Practicos. Departamento de Microbiología, Parasitología e Inmunología. Facultad de Medicina Universidad de Buenos Aires. Bioquímica. Servicio de Microbiología. Laboratorio de Micosis Profundas. Hospital de Pediatría S.A.M.I.C. "Prof. Dr. Juan P. Garrahan".

Cassataro, Juliana
Doctora de la UBA, Facultad de Farmacia y Bioquímica. Profesora Asociada, Carrera de Biotecnología, Universidad Nacional de San Martín (UNSAM). Investigadora Independiente CONICET, Instituto de Investigaciones Biotecnológicas". Doctor Rodolfo A. Ugalde" (IIB-INTECH, UNSAM-CONICET).

Cerbán, Fabio Marcelo
Doctor en Ciencias Químicas de la Universidad Nacional de Córdoba (UNC). Profesor Adjunto UNC. Investigador Independiente CONICET. Departamento de Bioquímica Clínica. Facultad de Ciencias Químicas. CIBICI-CONICET-UNC.

Chirdo, Fernando Gabriel
Doctor en Bioquímica de la Universidad Nacional de La Plata (UNLP). Profesor Adjunto de Inmunología, Facultad de Ciencias Exactas, UNLP. Investigador Independiente CONICET. Instituto de Estudios Inmunológicos y Fisiopatológicos (IIFP, UNLP-CONICET).

Chuluyan, H. Eduardo
Médico y Doctor de la UBA. Investigador Principal del CONICET, Centro de Estudios Farmacológicos y Botánicos (CEFYBO), Facultad de Medicina UBA. Profesor Adjunto del Dpto. de Microbiología Parasitología e Inmunología de la Facultad de Medicina, UBA.

Claus, Juan Daniel
Doctor en Bioquímica de la Universidad de Buenos Aires. Profesor Titular Virología Facultad de Bioquímica y Ciencias Biológicas Universidad Nacional del Litoral Provincia de Santa Fe.

Córdoba, Susana Beatríz
Microbióloga Clínica e Industrial, PhD, MSc. Jefa del Laboratorio Antifúngicos, Departamento Micología, INEI ANLIS "Dr. C. G. Malbrán", Buenos Aires, Argentina. Profesora Adjunta, Cátedra de Micología Médica e Industrial, Carrera de Microbiología, UNLP Buenos Aires, Argentina.

Coria, Lorena
Doctora de la UBA, Facultad de Ciencias Exactas y Naturales. Becaria Post-Doctoral CONICET. Instituto de Investigaciones Biotecnológicas". Doctor Rodolfo A. Ugalde" (IIB-INTECH, UNSAM-CONICET).

Coto, Celia Esther†
Doctora. en Ciencias Químicas. Ex Profesora Titular Consulta de Virología. Departamento de Química Biológica. Facultad de Ciencias Exactas y Naturales. Universidad de Buenos Aires. Ex Investigadora Superior CONICET.

Cuestas, María Luján
Bioquímica y Farmacéutica. Doctora Universidad de Buenos Aires. Investigador del CONICET. Jefe de Trabajos Prácticos. Área Micología. Facultad de Medicina. UBA.

Damonte, Elsa Beatriz
Doctora en Ciencias Químicas. Profesora Titular Consulta. Investigadora Superior CONICET. Departamento de Química Biológica-IQUIBICEN (CONICET-UBA). Facultad de Ciencias Exactas y Naturales. Universidad de Buenos Aires.

De Cristófano, Analia Mariela
Médica Pediatra. Especialista en Infectología Infantil. Jefa de la sección Infectología Pediátrica y Médica del Comité de Control de Infecciónes del Hospital Italiano de Buenos Aires Jefa de trabajos prácticos de Pediatría del Instituto Universitario del Hospital Italiano de Buenos Aires Miembro del Comité de infectología de la Sociedad Argentina de Pediatría y del Comité de Infectología Crítica de la Sociedad de Terapia Intensiva.

De Cristófano, Miguel Angel
Bioquímico. Facultad de Farmacia y Bioquímica, Universidad de Buenos Aires. Especialista en Bioquímica Clínica área Bacteriología Clínica, Universidad de Buenos Aires. Coordinador de las Secciones de Virología y Sistemas Informáticos del Laboratorio Central del Hospital Italiano de Buenos Aires. Director del Departamento de Inmunología y Coordinador de las Carreras de Farmacia y de Bioquímica del Instituto Universitario del Hospital Italiano de Buenos Aires.

de Luca, María Marta
Doctora en Medicina. Profesora Adjunta de la Cátedra de Microbiología y Parasitología. Facultad de Ciencias Médicas. Universidad Nacional de La Plata. Provincia de Buenos Aires.

de Torres, Ramón Alberto
Doctor en Bioquímica y Farmacéutico. Universidad

Nacional de Córdoba. Profesor emérito de Microbiología. Facultad de Farmacia y Bioquímica. Universidad de Buenos Aires. Ex Investigador principal de CONICET.

Di Conza, José
Bioquímico. Doctor de la Universidad de Buenos Aires. Área Microbiología. Profesor Adjunto. Cátedra de Microbiología, Facultad de Farmacia y Bioquímica. UBA. Investigador Adjunto CONICET.

Di Gregorio, Sabrina
Bioquímica. Doctora de la Universidad de Buenos Aires. Área Microbiología. Jefe de Trabajos Prácticos. Cátedra de Microbiología, Facultad de Farmacia y Bioquímica. UBA.

Dídoli, Griselda
Médica y Doctora en Ciencias Biomédicas de la Universidad Nacional de Rosario (UNR). Investigadora Categoría "C" de la Carrera de Investigador de la UNR. Instituto de Inmunología Clínica y Experimental de Rosario (IDICER, UNR - CONICET) y Facultad de Ciencias Médicas de la UNR.

Docena, Guillermo Horacio
Doctor en Bioquímica de la Universidad Nacional de La Plata (UNLP). Profesor Adjunto, Facultad de Ciencias Exactas, UNLP. Investigador Principal CONICET. Instituto de Estudios Inmunológicos y Fisiopatológicos (IIFP, UNLP-CONICET). Provincia de Buenos Aires.

Famiglietti, Ángela María Rosa
Profesora Titular del Departamento de Bioquímica Clínica Asignatura Microbiología Clínica. FFyB-UBA. Jefe del Departamento de Bioquímica Clínica. Jefe del Laboratorio de Bacteriología Clínica Hospital de Clínicas "José de San Martín". FFyB-UBA Directora de la Carrera de Especialización en Bioquímica Clínica, área Bacteriología Clínica. Facultad de farmacia y Bioquímica. UBA.

Favale, Nicolás Octavio
Profesor Adjunto Cátedra de Biología Celular y Molecular. Facultad de Farmacia y Bioquímica. Universidad de Buenos Aires. Investigador adjunto CONICET.

Fiocca Vernengo, Facundo
Profesor Asistente, Departamento de Bioquímica Clínica, Facultad de Ciencias Químicas, Universidad Nacional de Córdoba (UNC). Becario CONICET, Centro de Investigaciones en Bioquímica Clínica e Inmunología (CIBICI, UNC-CONICET). Provincia de Córdoba.

Franco, Mirta
Doctora en Farmacia y Bioquímica de la UBA. Ex-profesora titular, Cátedra de Microbiolgia, Facultad de Farmacia y Bioquímica, UBA.

Friedman, Laura
Bioquímica. Farmacéutica. Doctor de la Universidad de Buenos Aires. Area de Microbiología. Profesor adjunto. Investigador adjunto CONICET. Jefe de Trabajos Prácticos. Facultad de Farmacia y Bioquímica.UBA.

Friedrich, Adrián
Bioquímico. Ayudante de Primera, Cátedra de Inmunología, Facultad de Farmacia y Bioquímica (UBA). Becario Doctoral UBA, Instituto de Estudios de la Inmunidad Humoral (IDEHU, CONICET-UBA).

García, Cybele Carina
Doctora de la Universidad de Buenos Aires, área Química Biológica. Jefe de Trabajos Prácticos, Área Microbiología, Departamento de Química Biológica, Facultad de Ciencias Exactas y Naturales, Universidad de Buenos Aires. Investigadora Independiente, IQUIBICEN, CONICET.

García-Effron, Guillermo
Dr. en Microbiología y Parasitología (Universidad Complutense de Madrid). Bioquímico (Universidad Nacional del Litoral). Investigador Independiente CONICET. Profesor Asociado UNL Laboratorio de Micología y Diagnóstico Molecular Fac. Bioquímica y Ciencias Biológicas Universidad Nacional del Litoral.

Garcia Vescovi, Eleonora
PhD/Doctora. Jefe de Laboratorio de Patogénesis Bacteriana; Investigadora Principal de CONICET; Profesora Adjunta de la Facultad de Ciencias Bioquímicas y Farmacéuticas de la Universidad Nacional de Rosario (UNR) IBR (Instituto de Biología Molecular y Celular de Rosario, CONICET-UNR). Provincia de Santa Fe.

Ghiglione, Bárbara
Bioquímica, Doctora de la Universidad de Buenos Aires. Área Microbiología. Investigador Independiente CONICET. Profesora Adjunta. Cátedra de Microbiología, Facultad de Farmacia y Bioquímica, UBA.

Giordano, Mirta
Doctora en Ciencias Biológicas y Naturales UBA. Investigadora Principal CONICET. Jefa del laboratorio de Inmunología Oncológica, Instituto de Medicina Experimental (IMEX, CONICET, Academia Nacional de Medicina). Jefa de trabajos prácticos. Departamento de Microbiología, Parasitología e Inmunología. Facultad de Medicina, UBA.

González Cappa, Stella Maris
Dra. en Medicina, Investigadora Emérita Conicet. Prof. Emérita Dpto Microbiol. Facultad de Medicina. UBA.

González Maglio, Daniel H.
Doctor de la UBA, Facultad de Farmacia y Bioquímica.

Investigador Adjunto CONICET, Instituto de Estudios de la Inmunidad Humoral (IDEHU, CONICET-UBA). Jefe de Trabajos Prácticos, Cátedra de Inmunología, Facultad de Farmacia y Bioquímica, UBA.

Gorosito Serran, Melisa
Doctora en Ciencias Químicas de la Universidad Nacional de Córdoba (UNC). Profesora Asistente, Departamento de Bioquímica Clínica, Facultad de Ciencias Químicas, UNC. Becaria CONICET, Centro de Investigaciones en Bioquímica Clínica e Inmunología (CIBICI, UNC-CONICET). Provincia de Córdoba.

Gutkind, Gabriel
Bioquímico. Farmacéutico. Doctor en Farmacia y Bioquímica de la Universidad de Buenos Aires. Profesor titular. Investigador Principal. CONICET. Cátedra de Microbiología. Facultad de Farmacia y Bioquímica.UBA.

Gruppi, Adriana
Doctora en Ciencias Química de la Universidad Nacional de Córdoba (UNC). Profesora Titular, Departamento de Bioquímica Clínica, Facultad de Ciencias Químicas, UNC. Investigadora Superior CONICET, Centro de Investigaciones en Bioquímica Clínica e Inmunología (CIBICI, UNC-CONICET). Provincia de Córdoba.

Guelfand, Liliana
Bioquímica. Dra de la Universidad de Buenos Aires. Co-Directora de la carrera de especialista en Microbiología Clínica Facultad de Ciencias Médicas. Universidad Católica Argentina.

Guerrieri, Diego
Doctor de la UBA, Facultad de Ciencias Exactas y Naturales. Investigador Asistente, CONICET. Centro de Estudios Farmacológicos y Botánicos (CEFYBO), Facultad de Medicina UBA. Jefe de Trabajos Prácticos Departamento de Microbiología, Parasitología e Inmunología. Facultad de Medicina, UBA.

Iovannitti, Cristina
Médica. Dra. de la Universidad de Buenos Aires. Profesora consulta del Depto de Microbiología Facultad de Medicina. Universidad de Buenos Aires.

Jancic, Carolina
Doctora de la UBA, Facultad de Ciencias Exactas y Naturales. Investigadora Adjunta CONICET. Laboratorio de Inmunidad Innata. Instituto de Medicina Experimental (IMEX)-CONICET - Academia Nacional de Medicina. Ayudante de Primera. Departamento de Microbiología, Parasitología e Inmunología. Facultad de Medicina, UBA.

Jarne, Antonio Rubén
Doctor en Farmacia y Bioquímica (UBA). Profesor del Departamento de Salud y Seguridad Social Universidad Nacional de Tres de Febrero.

Jewtuchowicz, Virginia M.
Docente adscripto Universidad de Bs As, Facultad de Medicina. Dpto Microbiología, Parasitología e Inmunología. Prof. Adjunto Universidad Abierta Interamericana, Facultad de Medicina.

Landaburu, María Fernanda
Médica Infectóloga. Sanatorio Dr Julio Mendez . CABA. Jefa de Trabajos Prácticos Regular del Departamento de Microbiología, Parasitología e Inmunología. Centro de Micología. Facultad de Medicina. Universidad de Buenos Aires.

Leoni, Juliana
Doctora de la UBA, Facultad de Farmacia y Bioquímica. Investigadora Independiente CONICET, Instituto de Estudios de la Inmunidad Humoral (IDEHU, CONICET-UBA).

Livellara, Beatriz Irene
Bioquímica -Farmacéutica. Jefa de Virología Laboratorio Central. Jefa de Inmunoserología y Biología Molecular. Servicio de Medicina Transfusional. Hospital Italiano. CABA.

López, José Luis
Bioquímico, Universidad Nacional del Sur. Dr. Universidad de Buenos Aires. Prof. Adjunto Cátedra de Virología, Facultad de Farmacia y Bioquímica, Universidad de Buenos Aires.

Lossa, Marcela
Médica Especialista en Enfermedades Infecciosas (UBA). Ex Residente, jefa e Instructora de residentes de la Residencia de Clínica con Orientación en Ciencias Microbiológicas del Hospital Francisco J Muñiz - CABA. Infectóloga en el Hospital Julio de Vedia de 9 de Julio.

Marín, Gustavo
Doctor en Medicina. Docente. Investigador del Centro Universitario de Farmacología. Profesor adjunto de la Cátedra de Farmacología. Facultad de Ciencias Médicas. UNLP. Argentina. Especialista en Clínica Hematológica. Master en Economía de la Salud. Miembro del GAPURMED.

Mariscotti, Javier
Doctor en Biología Molecular por la Universidad Autónoma de Madrid. Jefe Trabajos Prácticos UNR. Investigador Asistente CONICET. Instituto de Biología Molecular y Celular de Rosario (IBR-CONICET). Facultad de Cs. Bioquímicas y Farmacéuticas, Universidad Nacional de Rosario.

Mbayed, Viviana
Profesora Asociada de Virología. Investigadora Independiente de CONICET. Cátedra de Virología. Facultad de Farmacia y Bioquímica. Universidad de Buenos Aires.

Micucci, Horacio Alejandro
Doctor de la Universidad de Buenos Aires. Área Farmacia y Bioquímica. Magíster en Epidemiología, Gestión y Políticas de Salud. Universidad Nacional de Lanús. Licenciado en Ciencias Bioquímicas (orientación Bioquímica Clínica) Universidad Nacional de La Plata. Farmacéutico y Licenciado en Ciencias Farmacéuticas. Universidad Nacional de La Plata.

Mollerach, Marta
Bioquímica. Doctora en Bioquímica de la Universidad de Buenos Aires. Profesora Asociada. Investigador Independiente.CONICET. Cátedra de Microbiología. Facultad de Farmacia y Bioquímica. UBA.

Montes, Carolina
Doctora en Ciencias Químicas de la Universidad Nacional de Córdoba (UNC). Profesor Adjunto, Departamento de Bioquímica Clínica, Facultad de Ciencias Químicas, UNC. Investigadora Independiente CONICET, Centro de Investigaciones en Bioquímica Clínica e Inmunología (CIBICI, UNC-CONICET). Provincia de Córdoba.

Mujica, María Teresa
Doctora en Bioquímica. Profesora Adjunta Regular del Departamento de Microbiología, Parasitología e Inmunología. Centro de Micología. Facultad de Medicina. Universidad de Buenos Aires.

Paraje, María Gabriela
Farmacéutica. Bioquímica. Doctora en Química. Profesor titular. IMBIV – CONICET Facultad de Ciencias Exactas, Físicas y Naturales Universidad Nacional de Córdoba. Provincia de Córdoba.

Pasquevich, Karina Alejandra
Doctora de la UBA, Facultad de Farmacia y Bioquímica. Investigadora Asistente CONICET, Instituto de Investigaciones Biotecnológicas Doctor Rodolfo A. Ugalde (IIB-INTECH, UNSAM-CONICET).

Passerini de Rossi, Beatriz
Doctora de la Universidad de Buenos Aires, Área Microbiología. Profesora Adjunta Cátedra de Microbiología Facultad de Farmacia y Bioquímica. Universidad de Buenos Aires.

Paz, Mariela
Doctora de la UBA, Facultad de Farmacia y Bioquímica. Investigadora Asistente CONICET, Instituto de Estudios de la Inmunidad Humoral (IDEHU, CONICET-UBA). Jefe de Trabajos Prácticos, Cátedra de Inmunología, Facultad de Farmacia y Bioquímica, UBA.

Pérez, Ana Rosa
Lic. en Biotecnología y Doctora en Ciencias Biomédicas de la Universidad Nacional de Rosario (UNR). Investigadora Independiente CONICET. Instituto de Inmunología Clínica y Experimental de Rosario (IDICER, UNR - CONICET). Jefe de trabajos prácticos, Facultad de Ciencias Médicas de la UNR. Provincia de Santa Fe.

Petrera, Erina
Doctora de la Universidad de Buenos Aires, área Química Biológica. Jefe de trabajos Prácticos Departamento de Química Biológica. Facultad de Ciencias Exactas y Naturales. UBA.

Power, Pablo.
Bioquímico. Doctor de la Universidad de Buenos Aires Área Microbiología. Profesor adjunto Investigador Independiente CONICET. Cátedra de Microbiología. Facultad de Farmacia y Bioquímica.UBA.

Radice, Marcela
Bioquímica. Doctora de la Universidad de Buenos Aires. Área Microbiología. Jefe de Trabajos Prácticos Investigador Asistente CONICET. Cátedra de Microbiología, Facultad de Farmacia y Bioquímica. UBA.

Riva, Diego
Doctor en la Universidad de Buenos Aires, área Química Biológica. Profesor Adjunto. Universidad Nacional de Moreno. Jefe de Departamento Cultivo Celular. Dirección General de Laboratorio y Control Técnico. SENASA.

Rodriguez, Maria Margarita
Bioquímica. Doctora de la Universidad de Buenos Aires. Área Microbiología. Jefe de Trabajos Prácticos Investigador Asistente CONICET. Cátedra de Microbiología, Facultad de Farmacia y Bioquímica. UBA.

Rumbo, Martín
Doctor en Bioquímica de la Universidad Nacional de La Plata (UNLP). Profesor Titular de Biología, Facultad de Ciencias Exactas, UNLP. Investigador Principal CONICET. Instituto de Estudios Inmunológicos y Fisiopatológicos (IIFP, UNLP-CONICET). Provincia de Buenos Aires.

Sánchez, Mercedes L.
Doctora de la Universidad de Buenos Aires. Facultad de Farmacia y Bioquímica. Profesional Principal de CONICET. Centro de Estudios Farmacológicos y Botánicos (CEFYBO), Facultad de Medicina. UBA

Santacreu, Bruno Jaime
Farm. Jefe de Trabajos Prácticos - Cátedra de Biología

Celular y Molecular Facultad de Farmacia y Bioquímica Universidad de Buenos Aires.

Sauka, Diego H.
Bioquímico. Doctor de la Universidad de Buenos Aires Investigador INTA Investigador adjunto CONICET JTP Cátedra de Microbiología. Facultad de Farmacia y Bioquímica. UBA Instituto Nacional de Tecnología Agropecuaria (INTA). Instituto de Microbiología y Zoología Agrícola.

Scolaro, Luis A.
Doctor en Ciencias Biológicas. UBA. Profesor adjunto. Departamento de Química Biológica. Facultad de Ciencias Exactas y Naturales.UBA. Buenos Aires. Argentina Investigador independiente. IQUIBICEN:UBA CONICET.

Sepúlveda, Claudia S
Doctora de la Universidad de Buenos Aires, área Química Biológica. Investigador asistente. IQUIBICEN-CONICET. UBA-Conicet. Laboratorio de Virología Departamento de Química Biológica Facultad de Ciencias Exactas y Naturales Universidad de Buenos Aires.

Solana, María Elisa
Doctora de la Universidad de Buenos Aires (orientación Microbiología), Prof. Adjunta Microbiología, Facultad de Medicina. UBA. y Prof. Adjunta Universidad Nacional de Luján. Provincia de Buenos Aires.

Stempin, Cinthia Carolina
Doctora en Ciencias Químicas de la Universidad Nacional de Córdoba (UNC). Profesora Asistente UNC. Investigadora Asistente CONICET. Departamento de Bioquímica Clínica. Facultad de Ciencias Químicas. CIBICI-CONICET-UNC. Provincia de Córdoba.

Trevani, Analía
Doctora de la UBA, Facultad de Ciencias Exactas y Naturales. Investigadora Independiente CONICET. Laboratorio de Inmunidad Innata. Instituto de Medicina Experimental (IMEX)-CONICET, Academia Nacional de Medicina. Vicedirectora (IMEX)-CONICET. Academia Nacional de Medicina. Jefa de trabajos prácticos. Departamento de Microbiología, Parasitología e Inmunología. Facultad de Medicina, UBA.

CONTENIDO

Sección 1ª

Aspectos históricos

Evolución de la relación de la especie humana con el mundo de los microbios
Leeuwenhoek (1632-1723) el pionero de una ciencia
Fundadores de la Microbiología Biomédica
Roberto E. M. Wernicke, fundador de los estudios de Microbiología en la Argentina

CAPÍTULO 1

EVOLUCIÓN DE LA RELACIÓN DE LA ESPECIE HUMANA CON EL MUNDO DE LOS MICROBIOS

Dirigido a quienes inician un curso universitario de microbiología biomédica

Ramón A. de Torres, Diego Sauka

Propuesta

Nos proponemos motivar a la mayor cantidad de estudiantes, independientemente de su interés actual por los microorganismos, para que evalúen participar positivamente en la necesaria optimización del manejo de la relación actual del humano con el mundo de los microbios, desde cualquiera de las especialidades biomédicas.

Esta introducción, es una "charla" informal, está destinada para quien se inicia, no se manejan definiciones científicas y no tiene valor histórico real. Se destaca la secuencia de las principales acciones de la relación humano/microorganismos con el objetivo de una presentación de la importancia integral de la Microbiología e intentar motivar interés.

Se menciona a los principales actores que generaron los avances, al efecto de orientar la búsqueda, para cubrir el posible interés puntual del lector de profundizar aspectos históricos de alguno de los hechos puntualizados.

En los capítulos siguientes se presenta una condensación de la riqueza histórica de la Microbiología Biomédica.

Uno de los objetivos es que se tome contacto con la evolución de lo que los microbios han significado y significan para el **desarrollo normal del humano** y su equilibrio con el resto de todas las especies vivas.

Comprender que **Bioseguridad**, no es sólo la **prevención** y el **control** de los **microbios que producen daño** (sólo una mínima cantidad relativa de especies). El iniciado debe incorporar en la lectura, la necesidad de conocer junto a la realidad del control del riesgo infeccioso, la necesidad de la **protección, de** la **gran mayoría** de especies **"buenas"**, asociadas en forma permanente a nuestra masa genética y al equilibrio de todo el ambiente.

La profundización de la Microbiología Ambiental, permitirá optimizar la protección del equilibrio ecológico universal.

Debemos aprender microbiología, para mejorar nuestra respuesta ante las enfermedades, perfeccionar la producción de alimentos, pero como una necesidad prioritaria resolver paralelamente los enigmas pendientes del equilibrio ambiental.

Debemos aprender más, porque todas las actividades humanas, ejercen acciones directas o indirectas sobre el mundo de los microorganismos.

Sumario panorámico

1.- Los microorganismos están en la tierra desde la era del *precámbrico,* hace 5000 millones de años.

Desde entonces hasta ahora los seres vivos invisibles, fueron y son una **masa genética funcional mayor** que la correspondiente a la del total de las especies visibles a simple vista, durante todo el proceso evolutivo del planeta.

Bacterias, mucho más tarde protozoos, precedieron a toda otra especie viva.

En el marco del desarrollo del equilibrio universal actual, fundamentalmente bacterias, ocupan las regiones orgánicas humanas abiertas (fauces, digestivo/intestino, genitales y superficie), al igual que lo hacen con toda especie viva de animales superiores e invertebrados.

Las bacterias también desarrollan relaciones biológicas complejas con el resto de seres "invisibles", hongos microscópicos y especies unicelulares.

Mantienen relaciones biológicas de **dependencia mutua** y **necesaria** con algunas y de contacto superficial permanente con todas las especies vegetales existentes.

Solo un número proporcional **muy reducido** de especies microbianas, en contacto con humanos, animales y plantas, **producen enfermedades.**

Además, están presentes en el aire, aguas naturales dulces, mares y oceánicas.

La *Pelagibacter ubique* es una bacteria de aguas oceánicas templadas, alcanza una población de 10^{28} unidades bacterianas, generando la masa genética más abundante en la Tierra.

Los microorganismos integran un porcentaje significativo de la capa superficial de la tierra, desde hace 5000 millones de años.

Debemos admitir que **los primeros seres vivos de este planeta fueron las bacterias** y luego se generaron las nuevas especies particuladas vivas.

Además las **bacterias** preceden en más de 1000 millones de años a los primeros **eucariotas unicelulares (protozoos)**.

"Recién", desde hace **dos millones de años, (Cenozoica: cuaternario)**, se produce la **aparición de los humanos.**

El cambio del equilibrio ecológico en el planeta generado por los humanos fue significativo comparado a toda otra especie viva.

Genera progresivamente el "control" y luego "control y uso" de los microorganismos, antes de saber que existían (durante dos millones de años). La alteración del equilibrio ancestral fue mucho más violenta luego de su descubrimiento y manejo científico, desde hace sólo **algo más de tres siglos**. Esto, resultado del impacto diferencial de la "inteligencia" humana con respecto al resto de todas las especies vivas, que sólo utilizan elementos naturales.

La gran incógnita es ver como vamos a reaccionar en lo que resta del siglo XXI y los que vienen, con respecto al mundo de los microorganismos.

2.- Los humanos emergen en el *cuaternario* de la era *paleozoica,* hace solamente, dos millones de años.

Desde su llegada a la tierra el humano **perfecciona** acciones prioritarias que aseguren la alimentación y la protección contra efectos nocivos del medio ambiente.

En todas las acciones, directa o indirectamente modificaba el estado de la masa microbiana preexistente y ahora expuesta a la nueva especie.

Entre muchas, es muy importante la utilización del **manejo del fuego y el uso del calor,** con obvio efecto directo sobre la masa microbiana.

Este manejo diferencial con el resto de todas las especies ("inteligencia" humana) fue múltiple, pero prioritario en la **preservación de alimentos.**

El control empírico inicial de la contaminación natural de alimentos, se lograba de dos maneras, reduciendo el contacto con el medio ambiente (asepsia) y se agrega, con perfeccionamientos metodológicos progresivos, el uso del fuego, **calor,** con lo que se profundizaba la **asepsia** y eventualmente se llegaba a una **esterilización**. Contacto directo o someter al alimento al **hervor en agua**. Paulatinamente se incorporó a las grasas y el aceite, con lo que aumenta la temperatura de tratamiento. Progresivamente se desarrolló la desecación, el tratamiento con sal y especies y a la inversa del calor, el uso del frío.

Mucho más adelante, se desarrolla el **manejo artesanal de material biológico**, que le permitió producir **alimentos elaborados manejando empíricamente los microorganismos desconocidos:** derivados lácteos, el pan, vinos, vinagre. En realidad alimentos **fermentados.**

La base operativa fue el desarrollo de "siembras" sucesivas de productos naturales, para generar el ciclo de los productos elaborados o la incubación de macerados de frutas. A la metodología básica hoy la llamamos científicamente "**cultivos seriados de microorganismos**".

Como vemos la microbiología "experimental" nace en la "cocina", no en la atención médica.

Con **mucho menos eficiencia**, se defendió de las enfermedades infecciosas.

Transcurren así dos millones de años, de convivencia ignorada, sin generar cambios significativos en el equilibrio ecológico integral, **debido al manejo directo de los microbios,** pero si indirectamente, por otros procedimientos.

Directa o indirectamente, hagamos lo que hagamos, se actúa siempre sobre los microorganismos, por que están en todas partes y no son necesariamente los mismos.

En forma **directa** hirviendo la carne o fabricando vinos y yogourt, o de manera **indirecta,** pasando de nómades a sedentarios.

Se agregan procesos sucesivos como la deforestación, quema de los residuos forestales y **siembras extensivas e intensivas de cereales**, perfeccionamiento de la caza y pesca, domesticación y **cría intensiva de animales (mamíferos y aves).** Esto iniciado en tiempos remotísimos, alrededor de los grandes ríos.

Pensemos por un momento, en los primeros aglomerados humanos, tan sólo en la distribución de materia fecal, compuesta por un altísimo porcentaje de masa microbiana específica de cada especie. Naturalmente debió volver directamente a la tierra sin ningún tratamiento y con una distribución al azar, como ocurre con todas las especies silvestres restantes. Las grandes aglomeraciones humanas a partir del 1400, constituyen la antítesis de este programa natural.

Ampliemos coloquialmente, sin definiciones técnicas, los conceptos básicos del nacimiento de la Microbiología, aplicada a resolver problemas sociales empíricamente.

2.1.-Asepsia y esterilización.

Sólo en forma coloquial, **asepsia** se entiende que es evitar el contacto y/o reducir deliberadamente el número relativo de microorganismos en "algo" y **esterilización** es eliminar toda materia viva, en ese "algo". El "algo" puede ser un sólido, líquido o gas.

La realidad es que el concepto de asepsia es une aplicación **instintiva permanente** en prácticamente todas las acciones humanas y el de la necesidad de la esterilización está reservado a acciones muy puntuales.

La definición científica de ambos términos es complejísima. Pero la de esterilización es además,... "dinámica y cambiante". Ya que es fácil decir los "maté a todos", pero para eso debo saber si el método que utilicé lo garantiza.

Hasta 1872, el hervor del agua 10 minutos "terminaba con todas", el descubrimiento de las esporas, indicó que para algunas bacterias no era suficiente. Hoy se han detectado que existen bacterias **que viven y se duplican** entre 100°-122° C.

Por eso por ahora, en una charla entre amigos, evítemos definiciones

Asepsia tiene más de arte que de ciencia, pero esterilización no, requiere normas **actualizadas** en base al último avance del conocimiento demostrado (muy dinámico) y **que se deben cumplir inexorablemente.**

2.2.- Producción de alimentos por fermentación natural.

Más adelante, los humanos agregaron la preparación de nuevos alimentos derivados de leche, harinas, maceraciones de frutas y granos, en los cuales **con pasajes controlados** de un material **natural a otro**, generaban **mayor volumen** de distintos alimentos y bebidas.

El hombre ha utilizado empíricamente los procesos de producción de alimentos fermentados, durante cientos de siglos y de una **manera fantástica en los últimos tres**.

2.3. Las acciones empíricas humanas se perfeccionan.

En el siglo II (después de Cristo) existe documentación sobre el **Baño de María**. Se asigna el estudio experimental de este desarrollo, no indica necesariamente que haya sido la primera que lo utilizó, a María la Hebrea, fundadora de la Alquimia, residente en Alejandría.

Uso del calor del hervor del agua, pero ahora sin contacto directo del producto a tratar, protegido del contacto con el agua hirviendo.

En esa documentación en ningún momento se hace mención a microbios.

No sabemos quien inventó la sopa y/o el *pet sais*. Este era un método utilizado en la China mucho antes del imperio Faraónico de Egipto, que utilizaba el tratamiento del alimento durante segundos, en **grasa hirviendo.**

En esta primera etapa de la relación humanos/ microorganismos, el lavado de manos y la higiene y otras medidas preventivas de las infecciones, no fueron tan eficientes en el control de las enfermedades transmisibles, como el logrado en la alimentación, que fue la base del desarrollo de la aglomeración social humana.

2.4.- Esbozos teóricos de la existencia de microorganismos en el período empírico.

Es realmente llamativo el hecho de que las pocas evidencias históricas documentadas disponibles, fueron **siempre con especial referencia a la causalidad de enfermedades**, pero nunca a la relación de microorganismos con la putrefacción y/o la producción de los alimentos fermentados.

En Grecia Lucrecio (96-55 AC) en su obra *De rerum natura*, hace alusiones a "semillas de enfermedad".

El romano Marcelo T. Varro, 120 años antes de Cristo expresó *"debe haber ciertas criaturas diminutas que no se pueden ver, que flotan en el aire y entran a través de la nariz y la boca y causan serias enfermedades"*. Luego hay un silencio dudoso, en el que los historiadores no hacen mención a citas concretas.

Una referencia documentada se genera en Italia, es el trabajo de G. Fracastoro (Italiano 1478-1553), sacerdote cristiano.

En el 1546, publica en forma novelada *"De contagione et contagiosis morbis"*, en la que acusa a las tropas francesas haber introducido la sífilis en Italia.

Propone la existencia de un **agente material transmisible de persona enferma a otra sana**, al que da el nombre de **"Seminaria prima".**

Recién en 1789, más de un siglo después del descubrimiento y estudios de los microorganismos, el hombre demuestra **experimentalmente** que inoculando material de un enfermo a otro individuo sano producía la misma enfermedad.

3.- Recién en la mitad del siglo XVII, el humano descubre los microorganismos.

El gestor **Anthony van Leewenhoeck** (Holanda.1632-1723), apasionado por las lentes de aumento desarrolló su microscopio y descubrió los microbios.

Desde los alrededores de la mitad del siglo XVII se confirma morfológicamente la existencia de seres vivos invisibles a simple vista, a los que llamó genéricamente "**animálculos**".

La difusión de los primeros hallazgos se publicó en un excelente nivel científico internacional en Inglaterra.

En esta edición de Microbiología Biomédica Diego Sauka hace una merecida actualización histórica de Antonio Leewenhouek.

4.- En el siglo XVIII se consolida la nueva ciencia.

Con **repercusión social** prácticamente **nula** hasta inicios de XIX, un grupo reducido, fundamentalmente de Botánicos y Biólogos, al cumplirse un siglo y medio desde su descubrimiento, había construido las bases científicas de una nueva Ciencia y ya se podía distinguir las levaduras, los hongos microscópicos miceliares, protozoos y bacterias.

La gran polémica científica prioritaria era resolver si eran **plantas o animales.**

Nace como "especialidad" la nomenclatura y taxonomía microbiana.

En el ítem 4.2 se presenta un resumen algunos de los desarrollos geniales logrados por este grupo con lo que se consolida la nueva ciencia.

Este grupo no profundizó, la importancia de la vinculación de los animálculos de los alimentos y las enfermedades, sin embargo descubren en 1782 las esporas bacterianas, estudiando la producción de quesos y a fines de 1800 detectan el virus que asolaba la producción del tabaco.

4.1.- En realidad la primera repercusión social (elitista) de los microbios, se generó en 1750.

Alrededor de 1750 en términos de lo que sería divulgado en forma reducida a una verdadera elite socio-científica, se produce la primera "**repercusión social**" de los microorganismos, pero sin generar una respuesta político/empresarial significativa.

Los animálculos son incorporados a la polémica de la **generación espontánea** iniciada desde Aristóteles.

La evidencia experimental de los defensores, era el nacimiento de las larvas de moscas en material en putrefacción.

En 1686 el sacerdote Francesco Reddi (Italia.1626/1697) cuestiona experimentalmente la teoría de la generación espontánea, aplicando empíricamente la "**asepsia**". Demuestra que si se tapaba y se evitaba el contacto con las moscas, no crecían gusanos en la carne.

Louis Joblot (Francés.1646-1723) entre 1717 a 1720, ve dividirse a un protozoo y adhiere a Reddi.

El problema ahora era que **Tapada o no tapada,** en la carne **crecían microorganismos**. Renace la generación espontánea.

En 1750, Lazzaro Spallanzani (Italia.1729/1799), agrega la acción previa del calor ("**esterilización**") sobre los pedazos de carne y demuestra, con los controles respectivos, que en carne **calentada**, **tapada: no se detectaba el crecimiento de microorganismos.**

Detractores de Spallanzani, con más poder prensa, criticaron el valor experimental.

No vamos ahora a hacer un análisis de la evolución de los complejísimos conceptos contradictorios de interpretación que se discutían.

Sólo decimos ahora que recién en 1860, **un siglo más tarde**, Luis Pasteur (Francés. 1823-1895) ahora en Francia, demuestra categóricamente que **una bacteria sólo deriva de otra bacteria,** aplicando la metodología de esterilización y asepsia.

4.2.- Selección resumida de algunos aspectos básicos desarrollados por botánico/biólogos es los siglos XVIII y XIX.

4.2.1.- Nomenclatura y taxonomía

Comenzaban a ser homologadas: especie, géneros, familias, etc. Utilizando el sistema propuesto por C. von Linneo (Sueco. 1707-1778). Los primeros ordenados fueron hongos y protozoos.

Recién a fines del 1700, Ferdinand Cohn (Polonia. 1828-1898) presenta una primera clasificación de las bacterias, en cuatro grupos, basada exclusivamente en la **forma**: sphaerobacterias (cocos), microbacterias (bacilos cortos cilíndricos), desmobacterias (bacilos largos) spyrobacterias (retorcidas o espirales).

Este es un indicador de que los botánicos/biólogos, pese a los problemas que ocasionaban los cultivos líquidos, comenzaban a detectar nuevas especies todos los días.

4.2.2.- Se destruye la teoría del Pleomorfismo.

Importantes pensadores (defensores de la generación espontánea) decían que las formas diferentes de microorganismos eran en realidad, algo similar a lo de los gusanos y luego las moscas.

El grupo de Pavia (Spallanzani), en la segunda mitad del siglo XVIII, comenzaba a demostrar que los microbios estaban presentes **donde se los buscara,** que eran una infinidad de formas distintas y conservaban **sus formas en cultivos seriados**, con lo que demolieron la teoría pleomórfica.

4.2.3.- Se genera el "laboratorio de microbiología".

Pese a limitaciones presupuestarias, este grupo optimiza diariamente el material y equipos y se desarrollan metodologías para el manejo aséptico y garantizar la esterilización de los insumos utilizados.

Este trabajo y en mucho el de **los patólogos** moviliza a los primeros industriales visionarios y se inicia la producción industrial de microscopios, cuando todavía no era negocio.

A fines de 1700 la nueva ciencia tenía ya su ambiente único, un "laboratorio de investigación, diferente a todas las otras ciencias".

4.2.4.- "Procariotas y eucariotas", preconizados desde 1750.

Casi como una profecía se hablaba en 1750 de "animálculos de clase alta" por los hongos microscópicos típicos, levaduras y protozoos y "animálculos" de clase baja, las bacterias. Lo que recién en más de la mitad del siglo XX, se acordó en clasificar como eucariotas y procariotas, respectivamente, ahora en función de la estructura genómica y la organización nuclear.

4.2.5.- Se visiona la prioridad de los microorganismos en el equilibrio biológico.

Los botánicos/biólogos inician la percepción de que los "animálculos" integraban un **mundo de seres vivos microscópicos**, participante activo del **equilibrio biológico integral**, diferente, pero equivalente en importancia participativa con el de humanos, animales y plantas.

4.2.6.- Las bacterias no son plantas

En 1872 recién se definen las bacterias como gérmenes libres de clorofila.

4.2.7.- Se descubren a las esporas.

Se había demostrado en **esa época,** que las bacterias,

no sobrevivían más de 10 minutos a temperaturas de 80°.100° C.

En Breslau, 1876, Ferdinand Cohn (Polonia. 1828-1898) determina la presencia de partículas dentro de la bacteria misma, a la que le asignaba resistencia al calor, que había desarrollado esa bacteria. Descubre así las **esporas**.

Este descubrimiento lleva al ya desarrollado grupo de Pasteur en Francia a rever procesos industrializados y la necesidad de desarrollar el autoclave de **Chamberland** (Charles Chamberland. [Francés.1851–1908]), que elevaba la temperatura de tratamiento, para asegurar la esterilización de un producto.

4.2.8.- Quimioautotrofía. Verdadera magia para esa época.

Nacen la fisiología y la bioquímica microbianas.

En 1877 se demuestra la transformación de nitratos a nitritos, inducida por microorganismos.

En 1878-1879, se confirma en Inglaterra que había bacterias capaces de transformar amoníaco a nitratos y en 1888 se describen organismos fijadores de nitrógeno, lo que es confirmado en 1890 por Serguéi N. Winogradsky (Ruso, 1856-1953) de la primera etapa de la quimioautotrofía, que se consolida en Holanda, liderado por M.W.Beijerinck (Amsterdam. 1851-1931) que demuestran los mecanismos de la capacidad de las bacterias de fijar Nitrógeno del aire y azufre de los sistemas de desarrollo. Factores de dependencia del crecimiento de ciertas plantas.

4.2.9.- Perfiles destacables de las ciencias hijas, solo hasta fin del siglo XVIII.

Reiteramos la protozoología y micología microscópica, se adelantan a la bacteriología.

Limitamos en este caso los adelantos logrados por botánicos y biólogos, solo hasta fines del siglo XVIII. A partir de entonces los mayores movimientos en micología microscópica y protozoología, adquieren mayor prioridad, para esta introducción por que inician su asociación con las enfermedades (Ítem 13.1 y 13.2)

4.2.9.1.- Protozoología.

Louis Joblot (Francés.1646-1723), es el primer microscopista de Francia y quizá el primero en plantear la descripción de varias especies de protozoos, descriptas entre 1710 y 1716.

En 1718 se publica el primer tratado específico de "animálculos protozoos", con el primer dibujo de *Paramecium*.

En 1744 Abraham Trembley (Suizo.1710-1784), publica la primera precisión sobre la división celular de protozoarios y hace descripciones de protoplasma, un siglo antes de su aclaración definitiva.

Sobre el final del siglo XVIII, Franz von Paula Gruithuisen (Alemán.1774-1852) contribuyó con la descripción de los mecanismos de reproducción del *Paramecium.*

4.2.9.2.- Micología Microscópica

Las setas eran manejadas por el hombre desde tiempos ancestrales. La invención del microscopio, permite abrir un nuevo mundo de los hongos: **Micología Microscópica**.

En Inglaterra, en el tercer tercio del siglo XVII, se generan las primeras descripciones de los hongos microscópicos.

El botánico Pietro Antonio Micheli (Italiano 1679–1737), en Pisa, publicó en 1729 *Nova Plantarum Genera* en que presenta la primera clasificación de los hongos incluyendo las especies microscópicas. Describió las esporas de las setas y las células que las producían (basidios). Dedujo que las esporas eran sus "semillas".

4.3.- Botánicos descubren los virus.

Sobre el final del siglo XIX, M.W. Beijerinck (Holanda. 1851-1931) confirma en Holanda, investigaciones iniciadas antes en Rusia por D. Ivanovski (Ruso.1864-1920), con las cuales se identifica un "ser" no visible a la microscopía más avanzada de la época, no cultivable y **filtrable** a través de un filtro **que retuviera bacterias** o cualquier otro microbio conocido hasta el momento. Solo se detectaba su presencia, por que el jugo final filtrado de un preparado de hojas de planta enferma, **generaba la misma enfermedad**, en las plantas de tabaco sanas, "inoculadas" experimentalmente.

Hay que imaginarse la época para admirar el trabajo de estos grupos.

5.- 1789. En Inglaterra, se genera el primer impacto social por el manejo experimental de una especie microbiana.

Se genera experimentalmente, la base de la primera vacuna contra una enfermedad epidémica humana: La viruela.

Las "Vacunas" además de su espectacular impacto social y modificación del equilibrio biológico natural, dan origen a una nueva ciencia: La **Inmunología**.

La utilización de la **inmunización preventiva** es el primer desarrollo, creación exclusiva de la especie humana, en el manejo de enfermedades, derivado del "uso" de microorganismos.

Con el tiempo la vacunación genera un cambio significativo en el equilibrio ecológico ancestral, contribuyendo significativamente en el **aumento de la edad promedio de vida** de la especie, con respecto al resto.

Los humanos supieron desde tiempos remotos, que un porcentaje de los infectados en una epidemia se recuperaba de la enfermedad naturalmente y otros morían.

Tucídides (460-410 AC) confirma que en la guerra del Peloponeso, se manejaba la norma de que los enfermos de viruela eran atendidos sólo por aquellos que antes hubieran sufrido la enfermedad. El concepto de individuo inmunizado por haber sufrido la enfermedad venía de lejos.

Edward Jenner (1749-1823) médico Inglés, además había observado que los campesinos que cuidaban vacas, enfermaban con índices de mortalidad significativamente inferiores a los que ocurrían en los otros grupos poblacionales, durante una epidemia típica de viruela humana.

Extrajo secreción de una ordeñadora de vacas, que había contraído viruela contagiada por su vaca, e inoculó a un niño saludable de 8 años, mediante incisiones superficiales en la piel. El niño desarrolló una leve enfermedad local, en el sitio de inyección, entre el 7° y el 9° día, que evolucionó sin complicación. Seis semanas después, Jenner **inoculó al niño** con material proveniente de lesiones de un enfermo de viruela humana. El niño **no se enfermó**.

La polémica que siguió fue muy dura, pero entre otras, la decisión de Napoleón de vacunar sus tropas y el requerimiento de la inmunización, por parte de Thomas Jefferson (Presidente de los Estados Unidos) y el hecho de que comienzan a verse resultados positivos, le dan finalmente, el estado público favorable que tuvo.

El resultado final fue un éxito. La viruela fue declarada por la OMS como **erradicada de la especie humana en 1977**.

Jenner además demuestra **la transmisibilidad experimental** de un **agente productor** de una enfermedad humana**,** utilizando **voluntarios humanos.**

Se confirmaba ahora experimentalmente la existencia de la "seminaria prima" propuesta en 1576, por Fracastoro.

El humano ha violado el esquema natural y ha utilizado primero casi empíricamente y luego en el más profundo nivel científico actual, la inmunización preventiva (vacunación), para producir **un aumento significativo de la expectación de vida humana**, por supuesto sumado a otros factores.

En 1880 Luis Pasteur logra proteger aves, fue Pasteur, quien en honor a Jenner, le da el nombre de **vacunas** a estos productos inmunizantes. Desarrolló otras vacunas para enfermedades de animales.

En 1885, Luis Pasteur, químico y Emil Roux (Francia. 1853-1933) médico bacteriólogo, desarrollan y utilizan por primera vez la vacuna antirábica.

6.- Inicio de 1800. En Francia se concreta el segundo impacto social del manejo científico de los microbios.

Simultáneamente con el nacimiento de la vacuna, se concretan las bases científicas de la ancestral producción de alimentos.

Esta vez en manos de Químicos, aplicando el **calor** con metodología científico experimental, pero supuestamente "ignorando" el factor microorganismos. Se producen industrialmente **conservas de alimentos**.

Un poco más tarde, también en Francia otro grupo de Químicos, aplicando bases científicas adelantadas por los "Botánicos/biólogos", determinan la participación de los microorganismos en los mecanismos de las fermentaciones de lácteos, vinos, cervezas, vinagres. La repercusión social inmediata genera una conmoción político/industrial y el crecimiento significativo de interesados en los animálculos. Se funda la Microbiología de Alimentos.

Los grandes adelantos aumentan el desequilibrio ecológico.

6.1.- Conservas alimenticias. Se aplica la ancestral acción del calor, sobre una base del **baño de María**, pero ahora en nivel de producción industrial.

Se investiga en forma secuencial, la aplicación de diferentes temperaturas estables, por tiempos variables.

Pero es llamativo que solamente con controles, de la **calidad alimenticia final** del producto y el control del **tiempo posterior de estabilidad,** en que se mantenía el **valor alimenticio** del producto, conservado a temperatura ambiente.

Se aplica un tratamiento que tiende a una eventual **esterilización**, por supuesto no controlada ya que "aparentemente se ignoraba" la participación de microorganismos en el proceso o lo más seguro es que se evitó su control.

En el proceso se agrega la ancestral aplicación simultánea de la **asepsia.** Se trata el producto en un envase tapado, que se mantiene hasta el inicio de su utilización.

En 1804 se funda en Francia, la primera **empresa privada** de producción comercial de alimentos envasados.

Desde algunos años antes, la provisión de conservas asistía en forma **secreta**, a las tropas Napoleónicas. Napoleón aparece como **promotor** de los dos primeros desarrollos básicos de la transferencia social de la microbiología.

Se conoció el proceso con el nombre de "appertización" en reconocimiento al químico Nicolás F. Appert (Francés.1749/1841), quien fue el responsable del desarrollo del proceso.

En 1807 los industriales ingleses incorporan la hojalata y preparan la conserva enlatada, herméticamente cerrada.

6.2.- El uso del frío.

La acción del frío reduce la capacidad enzimática natural de la descomposición biológica causando menos daño al producto que el que ocasiona el calor, pero también reduce, con menos eficiencia que el calor, la capacidad de reproducción de una gran mayoría de los microorganismos.

En 1842 se incorpora el traslado de alimentos frescos, utilizando la mezcla de hielo y sal y en 1861 se inicia el comercio de pescado congelado.

La utilización de la heladera familiar es el mejor ejemplo de la más amplia eficiencia y repercusión social del proceso de frío en la conservación de alimentos y sustancias sensibles al calor.

El proceso de Pasteurización, desarrollado por Pasteur en 1864, combina las dos acciones (calor/frío) y se impone hasta hoy en la producción de productos derivados lácteos en todo el mundo.

6.3.- Levaduras, heroínas de las fermentaciones y "nuevas" bacterias.

Investigadores "botánicos/biólogos" habían insinuado antes de 1800 que las levaduras eran las que generaban la fermentación de azúcar a alcohol. Propuesta fuertemente rechazada por J. von Liebig (Alemán. 1803-1873), que sostenía que la fermentación y la putrefacción eran originadas por procesos minerales exclusivamente.

En 1836 de Cagniard-Latour (Francia.1777-1859), y F. T. Küzing (Alemán. 1807-1892) en 1837, proponen la participación activa de levaduras en la fermentación alcohólica.

El grupo liderado por Pasteur trabajaba para resolver problemas industriales y pone en orden, en el más alto nivel científico la identificación de la participación de levaduras y las características biológicas de la fermentación.

Pasteur, detecta que el proceso de acidez, que complicaba la producción industrial de cerveza, era producido por bacterias, que transforman el alcohol en ácido.

Se destaca además, la identificación de bacterias **anaerobias,** que no utilizaban el oxígeno.

Los botánicos/biólogos (Siglo XVIII) Microbiología Básica, en silencio científico y químicos primera mitad del siglo XIX) con la Microbiología de Alimentos, agregan la repercusión social explosiva, a la que se agrega en la segunda mitad del siglo XIX, la Microbiología Biomédica.

7.- En la mitad del siglo XIX, Nace la Epidemiología.

Se inicia en Londres, mediante el primer estudio **racional de casos y controles**, en que se demuestra que la ingesta de agua contaminada con materia fecal humana, era la causa de un brote epidémico de cólera.

En 1849, John Snow (Inglés.1813-1858), aplicando genialidad y sentido común (base de la epidemiología), demuestra que los que consumían agua de una bomba determinada enfermaron con mucho más prevalencia que los que se servían de otras perforaciones.

La conclusión se determina mediante el seguimiento de la secuencia, cantidad y localización **de casos** y su relación con el origen de ingesta de agua y otros factores más de convivencia que fueron evaluados.

Uno de los más llamativos fue un grupo de ingleses mayores, que solo tomaba cerveza. Se demostró que aunque muchos convivían en la zona con mayor número de casos, no desarrollaron cólera. Nace la Epidemiología, que tiene como logo histórico un Barril de Cerveza.

Hoy la epidemiología ciencia independiente, es la base para detectar causalidad de todas las actividades humanas.

El agente causal del cólera recién se descubrió muchos años más tarde.

8.- Recién a comienzo del siglo XX, se convierte en ciencia, la cuarta hija pura: Virología.

Recordemos que en 1898 Martinus Beijerinck, en Delf(Ítem 4.3.), la idea de un fluido vivo contagioso donde **vive un germen soluble**.

La enfermedades virales son ancestrales. La momia preservada de Ramsés V muestra lesiones compatibles con viruela. Para la misma época en Egipto, una imagen de un niño, revela secuelas típicas de poliomielitis, en una pierna. La viruela era epidémica en la China, mucho antes de los Faraones. Es muy probable que los virus tengan la edad de las bacterias o quizá fueron anteriores. Casi simultáneamente, en Alemania, se identifica y se concreta el concepto de de **partícula viral, por que se demuestra, con ulta filtros, que era retenido, el agente de la fiebre aftosa. (Ítem 13.4)**

Es recién desde el mismo inicio del siglo XX, que muchos investigadores toman el difícil estudio de los agentes virales.(Ítem 13.4.Ítem 14.5)

9.- Desde la segunda mitad del siglo XIX se consolida la identificación de animálculos en la etiología de enfermedades.

En la primera mitad del siglo XIX, se inician estudios que comienzan a vincular a los microorganismos con enfermedades. A partir del inicio de la segunda mitad, se avanza y confirma la responsabilidad etiológica y se identifica a distintas **especies definidas** de microorganismos causantes de **diferentes enfermedades,** de humanos, animales y plantas.

Se produce una verdadera explosión de la motivación científica y repercusión social de la **Microbiología Biomédica**, que eclipsa de alguna manera la ya instalada por las conservas y alimentos fermentados, (**Microbiología de Alimentos**).

Ambas ciencias hijas "**mezcladas**", ya que ambas incluyen el estudio de las verdaderas ciencias hijas de la Microbiología Madre, bacterias, hongos, protozoos y virus (descubiertos recién a fin de siglo XIX).

9.1.- Motivaciones industriales y sociales apoyan el desarrollo de la Microbiología Biomédica.

Otras industrias como la producción de seda, tabaco y la cría intensiva de ovejas, vacas y aves, cambio ecológico significativo, generan una demanda de científicos para que resuelvan severos problemas de salud, en los que se comenzaba a aceptar, eran producidos por animálculos.

La respuesta de la industria y la política iniciada por la inmediata transferencia que tuvo la microbiología de alimentos (conservas y alimentos fermentados), adhiere, **potenciada**, por el trabajo de los botánicos/biólogos, que ahora era leído por químicos y médicos, al desarrollo de la naciente **Microbiología Biomédica.**

9.2.- El mundo de los microbios toma estado público.

Ya a fines del siglo XIX, no había ninguna universidad del mundo, que en el área biológica no tuviera un grupo enseñando y/o investigando en las ciencias microbiológicas.

Muchos países de América, enviaron sus profesionales a aprender a Europa.

9.3.- Siglo XIX. El período previo y el Apogeo de la etiología microbiana de las enfermedades infecciosas.

Un número creciente de médicos de la Europa central, aceptaba la etiología infecciosa desde principios del siglo XIX, pero no disponían de metodologías accesibles para demostrarlo, el "laboratorio de microbiología" y la habilidad de los "botánicos-biólogos", no había llegado al hospital.

Apelaron a medios directos y al igual que Jenner (1789) que utilizó al humano como primer "animal de laboratorio" para revelar distintas incógnitas.

9.3.1.- Voluntarios humanos.

Hubo científicos héroes que usaron su cuerpo para las demostraciones y en muchos casos pagaron con su vida. (Ítem 15.4 Fiebre amarilla)

Comentamos a continuación un ejemplo entre una gran cantidad que se concretaron.

Sífilis y gonococia

Ambas patologías son de transmisión casi exclusiva por actividad sexual. La aglomeración social generó un aumento endémico de ambas desde el siglo XV.

Durante un largo período hubo confusión sobre si se trataba de una o dos enfermedades diferentes.

Se publica en 1836, en París, el análisis de *2500 inoculaciones en voluntarios humanos*. Se demuestra definitivamente que ambas enfermedades eran *transmisibles de persona a persona,* pero diferentes en **su clínica** y sobre todo en **su evolución**. Los agentes causales de gonococia *(Neisseria,* 1898) y sífilis *(Treponema,* 1905) se establecieron recién 50 años más tarde.

Hasta hoy con estrictas medidas de protección y principios éticos exigidos en tratados internacionales, los voluntarios humanos siguen siendo irreemplazables para investigaciones médicas, con especial referencia ineludible en el desarrollo de la farmacología.

9.3.2.- Inoculación experimental de animales.

Pier F.O. Rayer (Francés.1793-1867) y Casmir Davaine (Francés. 1812-1882) en 1850, confirman, experimentos aislados iniciados en 1825. La inoculación con material tomado de animales muertos por ántrax, producía la enfermedad en animales sanos. Se demuestra que el factor "transmisible" sobrevivía después de la muerte del huésped.

Davaine, en 1869, toma sangre de una oveja con ántrax e **inocula ratones**.

Éstos mueren y **detecta** las mismas formas de **bastones bacterianos** en la sangre de la oveja enferma y los ratones inoculados muertos. Los inoculados con **sangre de oveja sana** no se enfermaban, ni se encontraban los bastones en su sangre.

Esta es la primera publicación en que se menciona la utilización del ratón como animal de experimentación en microbiología y la **utilización de controles**.

En estos estudios no se realizan aislamientos de las bacterias en cultivo.

9.3.3.- El laboratorio impone condiciones.

Se instala en el área de salud el "laboratorio de microbiología". Se pasa de la sola microscopía, a la utilización de cultivos e identificaciones primitivas de animálculos.

Se comienza con cultivos líquidos etapa de Pasteur y Lister y a partir de 1880, el desarrollo de cultivos **en medios sólidos** por Koch genera el camino para la más fácil identificación de bacterias, superando a la utilización de medios líquidos. (Ítem 10.3)

9.3.4.-. A fines del siglo XIX, había que poner orden.

Se produce una expansión de la utilización de las metodologías microbiológicas y se generan cientos de publicaciones en las que se comunicaban "todos los días" **nuevos microbios distintos**, como agentes etiológicos de **las mismas enfermedades.** Ahora desde distintos países de todos los continentes.

Recién posterior al adelanto del aislamiento de bacterias y hongos **en cultivos "sólidos" (gelificados)**, se comenzó a confirmar que había **muchas especies** en nuestro cuerpo, **que no eran patógenas** y en muchos casos casi idénticas morfológicamente con las patógenas.

La explosión de buscadores de microorganismos productores de enfermedades fue significativa en la segunda mitad del siglo XIX, la confusión fue muy grande y resultó necesaria la publicación y aplicación de los **Postulados de Roberto Koch** (Alemán.1843-1910), que estableció las condiciones necesarias para asignar a una bacteria, hongo o protozoo (los virus eran ignorados todavía), la responsabilidad etiológica **específica** de una enfermedad determinada. Obviamente volvemos a necesidad de la epidemiología.

La base de los postulados fue:

1.- El microorganismo debe ser encontrado siempre en muestras del individuo enfermo, pero no en los sanos.

2.- El microorganismo debe aislarse y mantenerse puro en cultivos seriados y debe mostrar la misma morfología y características.

3.- El microorganismo aislado en un cultivo puro debe iniciar y reproducir la enfermedad cuando se lo inocula en animales susceptibles.

4) El mismo microorganismo debe ser aislado nuevamente de los animales infectados de manera experimental.

Los postulados de Robert Koch en la actualidad, resultan insuficientes para el análisis de muchas patologías, pero pusieron orden antes de iniciar el siglo XX.

10.- Bases metodológicas de la Microbiología Integral.

10.1.- Morfología Microscópica

El microscopio fue la razón **indispensable**, en el descubrimiento y la base del desarrollo científico inicial de los animálculos y las células y tejidos de eucariotas.

Exclusivo en el diagnóstico microbiológico (exceptuando virus) hasta alrededores de 1950. Desde entonces, adelantos de funciones microbiológicas, el desarrollo inmunológico y a partir de 1980, el agregado de la amplificación génica, comienzan a **reducir la prioridad de la morfología** en el **diagnóstico** de enfermedades infecciosas. Sigue siendo **esencial** en **citología** y **anatomía patológica y** en la confirmación de la **existencia real** de un microorganismo.

El desarrollo de la capacidad humana de ver lo invisible, vale la pena una rápida revisión.

Existen evidencias de que en Inglaterra armaron un aparato amplificador de imágenes en 1625, se lo llamó *microscopium.*

El orfebre del desarrollo de la microscopía fué Antonie van Leeuwenhoek (Holanda.Delf.1632/1723), desde 1650.

Un primer hito en los perfeccionamientos fue el desarrollo de **lentes acromáticas** en 1830, en Inglaterra.

Con estos microscopios rudimentarios, se inician paralelamente los estudios de anatomía patológica, su fundador y líder Rudolf Virchow (Prusia.1821-1902), convence al gobierno prusiano en invertir, cuando aún no era negocio, en la producción industrial de microscopios, que ya significaban, tan sólo con los estudios de sangre, una necesidad imprescindible para la salud humana.

Desde mediados del siglo XIX, se reconocen varias empresas que comienzan a fabricar y exportar microscopios., Chevalier (Paris), Obernhäuser (París), Plösi (Viena).

Hasta ese momento se vendían tres tipos de microscopios: de 300, 200 y 120 aumentos. Desarrollados por modificaciones empíricas.

En 1847 se instala en Jena la fábrica de Carl Zeiss, que realmente polarizó el mercado.

En 1866, Ernst Abbe (Alemán. Físico. 1840-1905) y Carl Zeiss. (Alemán. Óptico/ empresario. 1816-1888), aplicando la metodología del cálculo físico/matemático de las lentes, perfeccionaron el desarrollo y aseguraron la producción industrial de microscopios con **objetivos de inmersión,** logrando aumentos significativos (1000 x).

Pocos años después de la segunda guerra mundial, con mucho éxito, se incorpora la industria japonesa.

En 1933 Frits Zernike (Holandés.1888-1966) desarrolla el microscopio de **contraste de fases**, que completa la posibilidad de estudios especializados de células vivas.

En el mismo año Helmut Ruska (Alemán.1908-1973) concreta la utilización de la microscopía electrónica. Se confirma **la morfología particulada pendiente de los virus.**

En 1957 Marvin Minsky (EE.UU.1926-2016) patenta el primer microscopio **confocal**, hoy perfeccionados y de gran importancia en la reconstrucción de imágenes tridimensionales.

Hoy sin perder en absoluto su valor científico, la morfología microscópica de alguna manera ha dejado de ser prioritaria en la práctica del **diagnóstico de enfermedades infecciosas**, y ha sido reemplazada por metodologías inmunológicas y bioquímicas de detección molecular específica.

10.2.-Asepsia y esterilización. Autoclave

La confirmación de bacterias resistentes al agua hirviendo en Breslau (Ítem 4.2.7.) presiona para que en Francia se genere el desarrollo del llamado **autoclave Chamberland** (Charles Chamberland. [Francés. 1851–1908]), equipo que mediante aumento de presión, eleva la temperatura de ebullición del agua.

La producción industrial de autoclaves ha generado una cantidad de equipos adaptables a todas las necesidades, desde laboratorios periféricos, sistemas hospitalarios y para necesidades industriales, de producción masiva de productos estériles.

En la actualidad se comienza a utilizar el **gas plasma.** Ambiente de electrones y núcleos atómicos de gas Nitrógeno con un enorme potencial y amplio espectro de acción esterilizante. Se encuentra aún en desarrollo el diseño de equipos adaptables a todas las necesidades corrientes en el área de salud.

La asepsia se ha visto ampliada por la disponibilidad industrial de muchas variantes antimicrobianas.

Como método auxiliar en asepsia e inclusive puede llegar a "esterilización" se emplea la luz ultravioleta.

10.3.- Medios de cultivo.

Los biólogos-botánicos, desde 1700, fueron los primeros que con principios científicos, cultivaron a los microorganismos, al igual que Químicos y Médicos desde principios de 1800 siempre utilizando medios líquidos.

Para el intento de aislar especies puras, la metodología más eficiente fue la de **diluciones límite**, preconizada por J. Lister (Inglés.1827-1912) en Inglaterra y utilizado por Pasteur en Francia.

En 1882, liderado por R. Koch (Alemán.1843-1910) se introdujo el uso de gel del **agar.** En el agar crece **una bacteria separada del resto de las otras bacterias,** que forma una colonia**, visible a simple vista**. Inclusive se desarrollan en distintas formas y colores, casi específicos de muchas especies.

Esto es la metodología que generó el desarrollo real de la **Microbiología Biomédica**.

10.4.- 1887 Caja de Petri.

R. J. Petri (Alemán. 1852-1921), en 1887, publica un brevísimo trabajo, en que describe una simple placa, la placa de Petri que hoy usamos todos.

Se trata del reemplazo de una irregular variedad de contenedores, por una pequeña placa primero de vidrio, hoy de plástico, plana, redonda, con uno a un centímetro y medio de profundidad, con tapa adaptada sin presión, **de fácil manejo** y excelente cobertura aséptica. Lleva más de un siglo en uso diario.

Petri adoptó y difundió la producción del **portaobjetos** de vidrio, fue en realidad el que introdujo el valor incalculable de **las tinciones con anilinas** siguiendo a un histólogo Karl Weigert (Alemán. 1845-1904). Adaptó **la fotografía a través del microscopio.**

10.5.- La tinción de Microorganismos, la "pintura" que debería estar en los museos.

Ya citamos a Karl Weigert, quien orientó a Petri, para iniciar en el ámbito del laboratorio de R.Koch (Alemán. 1843-1910) la utilización de anilinas para "pintar" las bacterias desde 1875.

En 1882/1883 se desarrolla el método de tinción de ácido alcohol resistencia con el que se pinta al agente de la tuberculosis, con un color diferente al resto de las bacterias, en manos de Paul Erlich (Alemán. 1854-1915).

En 1884 un farmacólogo/patólogo J.C. Gram (Dinamarca. 1853-1938), durante una residencia en Alemania, publica su **único trabajo de microbiología,** proponiendo una metodología de tinción de microorganismos, que lleva su nombre: **Coloración de Gram**.

A Gram se lo menciona hoy todos los días en todo lugar del mundo donde se haga microscopía para detectar bacterias.

En 1890 utilizando una técnica de impregnación de plata, se logra visualizar bacterias con **flagelos.**

Más adelante se identifican bacterias por las técnicas de tinción fluorescente.

11.- Quimioasepsia y Quimioterapia.

Desde tiempos ancestrales se utilizaron diferentes "aguas" conteniendo sustancias químicas naturales, mencionadas inclusive por Moisés en el Levítico.

Desde fines de la edad media, la consolidación de aglomeraciones humanas, el desarrollo de instituciones hospitalarias, maternidades y el avance de la cirugía, generaron **nuevos niveles de riesgo**, para cuyo control se aumentó la aplicación de distintas sustancias químicas para reducir la infección accidental. Todavía en la mitad del siglo XIX, no se admitía que los animálculos produjeran enfermedades.

Se profundiza la asepsia en 1860.

En Viena, Ignac Semmelweiz (Húngaro.1818-1865), demuestra la disminución de la mortalidad materna post parto, instalando como obligatorio el lavado intenso de manos utilizando derivados clorados, **previo** al **manejo de cada parto y** antes de la revisación **de toda embarazada.**

En Inglaterra, simultáneamente, liderado por Joseph Lister (Inglés. 1827-1912) se agrega al lavado de manos, la **utilización de fenol.** Se inicia el tratamiento preventivo del material quirúrgico, la aplicación previa en el preoperatorio y luego, en el manejo de las heridas post operatorias. Se extiende inmediatamente al resto de Europa y también a los Estados Unidos y al resto del mundo.

Desde entonces el desarrollo de drogas y mezclas destinadas a la asepsia de la superficie corporal y objetos es permanente.

A principios del siglo XX, Paul Erlich (Alemán. 1854-1915) desarrolla estudios que generan el concepto de la "bala mágica" (arsenicales para el tratamiento de la sífilis) y significó el inicio de la quimioterapia.

Recién en el primer cuarto del siglo XX, las sulfamidas, son en realidad las primeras drogas con un costo beneficio positivo real, en la aplicación del tratamiento sistémico de ciertas enfermedades infecciosas.

Gerhard J. P. Domagk (Alemán 1895 -1964) fue el médico que realizó los primeros estudios en humanos. Aun hoy se utilizan con éxito para algunos tratamientos.

12.- Sobre el final de la primera mitad del siglo XX, Se desarrolla la Antibiótico terapia.

Sustancias detectadas mucho antes, producidas por **hongos**, son **potentes inhibidores del crecimiento de algunas bacterias**. Alexander Fleming (Inglés.1881-1955) es el primero en identificar la penicilina.

Esta **acción natural** vinculada al equilibrio biológico ancestral establecido en el planeta, es **industrializada** a partir de 1940. Se descubren muchos más y se desarrolla la aplicación universal de la antibióticoterapia.

El uso irracional de productos de higiene personal y limpieza urbana, de las "sulfas" y de forma significativa el de antibióticos ha generado una situación crítica de la eficiencia individual de algunas drogas (los microbios se han vuelto resistentes) y del equilibrio ecológico.

En el caso de la antibioticoterapia uno de los logros de mayor importancia en la historia humana, el uso innecesario, **popularizado**, ha generado serios problemas conocidos y otros que se ignoran aún. Cambios genéticos en muchas especies infecciosas, se la llama superbacterias y de una manera aún muy poco conocida, cambios en las proporciones naturales de las bacterias que acompañan toda la vida al humano.

A mediados del 2016, se confirma en EE.UU. que **una de cada tres** indicaciones de antibióticos es **innecesaria.**

13.- Resumen del logro de la Microbiología Biomédica hasta el fin del siglo de XIX .

Hicimos antes una reseña de los adelantos de la **ciencia básica** hasta el final del siglo XIX,.(Ítem 4.2.-)

Vamos a ver ahora un resumen de lo que en el **área biomédica** se había logrado hasta entonces, incluyendo el nacimiento de la Inmunología.

La primera identificación documentada de que un animálculo producía una enfermedad determinada (un hongo) fue recién en 1835, cuando ya estaba fundada la Microbiología Básica y en todo el mundo se comían conservas científicamente controladas.

13.1.- Micología Microscópica.

En 1835, Agustino Bassi (Italiano. 1773-1856) detecta un hongo asociado a una enfermedad de los gusanos de seda.

En 1846 se determina la asociación de un hongo con enfermedad de la piel humana.

En 1892, Alejandro Posadas (Argentina 1870.París 1902) y Roberto Wernicke (Argentino.1852-1822), detectan el hongo etiológico de la coccidiomicosis. Hongo **dimórfico** de crecimiento miceliar en la tierra y complejas estructuras unicelulares en la invasión de tejidos humanos.

En 1894, en Alemania se aclara la etiología de criptococosis. Este es un ejemplo típico, en que el desarrollo de enfermedad con ciertos hongos solo se produce en estado de deficiencia inmunitaria.

13.2.-Protozoología. (La parasitología microscópica)

Los Botánicos/Biólogos desarrollaron profundos estudios básicos de estos animálculos de clase alta sin referir su vinculación con enfermedades. En 1817, Geaog August Goldfuss (Alemán.1782-1848) crea el nombre de **protozoos.**

En 1836, en Francia, comienza la historia biomédica. Se detecta a la Tricomona, como agente asociado a la vaginitis en humanos. El primero al que se asigna esta capacidad de producir enfermedad, propuesto por un médico.

En 1869 Pasteur logra detectar, esta vez un protozoo, como productor de una grave epidemia en los gusanos de seda.

Joseph Leidy (EE.UU.1823-1891) en 1879 publica una monografía de protozoarios, con un exhaustivo análisis de lo descubierto en Europa y especies nuevas de América del Norte.

Varias de las patologías intestinales por protozoarios, fueron detectadas en este período. Entre 1850/1875, se detecta la amebiasis.

Sobre el fin del siglo XIX se detectan Protozoos **Sistémicos**, no intestinales, transmitidos por artrópodos.

El paludismo esta asociado al humano desde hace más de 50000 años. En 1880 Charles L.A. Laveran (Francés.1825-1922), en Argelia, confirma por primera vez que un protozoo parasitaba glóbulos rojos de sangre humana. Más como patólogo, que como microbiólogo.

En 1898, ahora en la India, Ronald Ross (Escocés 1857-1932) demuestra que el protozoario de Laveran era transmitido al humano por **mosquitos**.

13.3.- Bacteriología

Ya en los inicios de 1800, hubo quienes, sólo morfológicamente, identificaron microorganismos asociados a patologías animales. (planteado en 9.3.2).

En 1870 Pasteur aisla el agente productor del cólera de aves e inclusive desarrolla una vacuna eficiente para su prevención.

En 1876 R. Koch (Alemán.1843-1910) en Alemania **aísla e identifica** el agente etiológico del carbunco de animales

En 1882 en el mismo laboratorio alemán se aísla el agente etiológico de la tuberculosis humana y en 1883 el del Cólera Asiático.

En 1884 Friedrich A.J. Loeffler (Alemán (1852 –1915), el agente de la difteria.

En 1885 el agente del Tétanos, es identificado por la investigación iniciada por Arthur Nicolaier (Alemán.1862-1942) y completada con el trabajo de Shibasaburō Kitasato (Japón. 1853-1931). Este último en 1889, trabajando en el laboratorio de Koch (Alemán.1843-1910), purifica el agente y determina la producción de toxinas específicas. Mas tarde participa en el desarrollo de antitoxinas, con lo que se funda la inmunoterapia.

En 1885, Theodor E. Escherich (Alemán. 1857-1911), identifica la *Escherichia coli.* asociándola a patologías intestinales, pero que se transforma más tarde en la estrella del desarrollo científico de la genética moderna.

En 1886/1887, Albert Faenkel (Alemán.1848- 1916) y Anton Weisechselbaum (Austríaco. 1845-1920) detectan el primer agente inductor de infecciones respiratorias.

David Bruce (Australiano1855-1931) En 1887, descubrió el organismo que causa la fiebre de Malta. La bacteria etiológica, recibió el nombre de Brucela, en su honor.

En 1894 simultáneamente se detecta el agente etiológico de la peste bubónica, por Alexandre E. J. Yersin (Suizo 1863 -1943) y nuevamente Kitasato.

Esto representa una mínima parte de todas las contribuciones que certifican llamar a este período, el **siglo de Oro** de la microbiología biomédica y recordemos fueron necesarios los postulados de Koch, para poner orden, ante un cúmulo de publicaciones cuestionables. (Ítem 9.3.4.-)

13.4.- Virología

Ya se conocía la etiología viral del mosaico del tabaco (Ítem 4.3 y 8.0).

Friedrich Loeffler (Alemán (1852 –1915) y Paul Frosch (Alemán.1860-1928) en 1887, demostraron que un agente "filtrable" por el filtro de Chamberlain, pero retenido por el filtro de "grano fino" de Kitasato, era responsable de la fiebre aftosa en el ganado. Con lo cual son realmente los primeros en generar el concepto real de **virus particulado**, que termina con el concepto inicial de virus soluble.

Se demuestra que los "virus" podían infectar el tabaco (planta) y un animal (Vaca).

Inmediatamente, pero ya en el siglo XX, se demuestra ahora la presencia de virus en humanos y mosquitos, con la fiebre amarilla.

13.5.- Inmunología

Obviamente el impacto inicial fue el desarrollo de vacunas humanas en 1789 (viruela) y 1880 (rabia). En el siglo entre ambos impactos, hubo en Francia un desarrollo importante de vacunas contra enfermedades de animales de cría intensiva desarrollado por Pasteur.

Sobre el final del siglo se completan descubrimientos importantes siempre vinculados a enfermedades, que culminan en el siglo XX con el reconocimiento de la Inmunología como ciencia independiente, vinculada al desarrollo y evolución.

Un resumen de estos adelantos se plantea en el ítem 14.6.

14.- Siglo XX y lo que va del XXI. Hasta donde hemos llegado.

El último siglo y lo que va de éste, muestran a la microbiología ortodoxa, **asistida** y **requerida** por todas las ciencias vivas y como nunca impactando en el conocimiento científico integral y la organización social en todas sus variables.

Veamos sólo unos pocos de los adelantos más significativos, reducidos al área de los aspectos básicos y a la microbiología biomédica.

Omitimos los extraordinarios adelantos logrados en la Microbiología de Alimentos y los estudios Ambientales, a rigor de verdad de igual o mayor importancia en el futuro evolutivo de la especie humana en el equilibrio ecológico integral.

14.1.- Principales adelantos en el marco del desarrollo científico básico de los microbios.

Factores Biológicos.

En 190l Albert Jan Kluyver (Holanda 1888-1956), heredero de Beijerinck en Delft, identifica con el nombre de "bios" una "sustancia compleja" proveniente de extractos del contenido celular interno de levaduras. Resultaba un requerimiento obligado para el crecimiento de las levaduras, por producción propia, o agregado imprescindible para que crecieran las mutantes que habían perdido la capacidad biosintetizarlo.

En 1933 Robert J.Willlams (EE.UU. 1893-1988) identifica en el complejo "bios", un serie de sustancias químicas que individualmente se consideraron factores de crecimiento (vitaminas).

Evolución de la Taxonomía.

La taxonomía microbiana es una "ciencia dinámica", que se inicia con la morfología y que se hace dependiente progresivamente de los hallazgos científicos generados por las nuevas tecnologías.

No podemos dejar de destacar que desde su primera edición en 1915, existe la Biblia de la Taxonomía Bacteriana. En la última edición, del Bergey's Manual of Systematics of Archaea and Bacteria (BMSAB) (2015),se incorporan **3000 nuevas especies detectadas en los últimos cinco años.** Presenta el ordenamiento taxonómico, sistemática, ecología, fisiología y otras propiedades biológicas de todas las especies reconocidas en la actualidad.

La microbiología revoluciona la genética clásica.

Hasta la década de 1950, la genética había progresado usando sistemas clásicos, como plantas (Gregor Mendel [Austro húngaro. 1922-1884]) y moscas de la fruta (Thomas H. Morgan [EE.UU.1866 -1945]).

Superando las arvejillas de Mendel y las moscas de Morgan, el uso de microorganismos, permitió avances categóricos.

Escherichia coli se divide en alrededor de 20 minutos. En volúmenes manejables en un tubo de ensayo, se producen millones de individuos en horas. El aislamiento de colonias en agar, permite el fácil reconocimiento de clones mutantes.

Bases microbiológicas del desarrollo de la genética moderna.

Transformación bacteriana.

Desde 1928 Friederich Griffith, (Inglés. 1879-1941) maneja dos mutantes naturales de la misma especie de bacteria, que el había aislado. Una tenía cápsula exterior e inoculada a ratones los mataba y otra sin cápsula, cuando era inoculada, no los mataba.

La mezcla de bacterias capsuladas **muertas**, con bacterias **vivas sin cápsula**, inoculadas a ratones, **los mataba**. Se aislaba de los ratones muertos, bacterias **capsuladas vivas y virulentas.**

Algo había en las bacterias capsuladas muertas, que pasaba a las inocentes no capsuladas vivas y las **transformaba,** en bacterias vivas capsuladas agresivas.

Se había generado el concepto de **transformación biológica** entre bacterias.

El DNA es el material reponsable de la transformación de las Bacterias.

Años más tarde, Ostwal Avery (Canadiense. 1877-1955), Colin M. Macleod (Canadiense. 1909-1972) y Macklyn Mc Carty (EE.UU. 1911-2005) , en 1944, demuestran que el DNA ya descripto por F. Miescher (Suizo.1844-1895) en 1871, era el material transformante que generaba la recuperación genética de producir la cápsula.

Repiten el modelo biológico de Griffith, pero simplificado, sólo utilizando cultivos. Los experimentos pasan de días a horas.

Extrayendo material interno de las bacterias capsuladas y agregado a vivas no capsuladas en crecimiento, aparecían bacterias capsuladas vivas.

Demostraron que tratando el material con enzimas específicas, la degradación de azúcares, proteínas y RNA, no evitaba la transformación. Sólo el DNA residual era el que seguía generando la transformación.

La Microbiología y la Química Biológica demuestran que el DNA es la estructura que condiciona la función genética, de recuperación de la cápsula.

Siguen una serie de descubrimientos que consolidan al DNA como estructura básica de la información genética.

Conjugación bacteriana

En 1946, en sus primeros 21 años de edad, J.Lederberg (EE.UU. 1925-2008) y E.L Tatum (EE.UU. 1909-1975) demuestran ahora el transporte natural de DNA genómico de una bacteria a otra, entre bacterias vivas, que requería contacto directo de dos bacterias que se llamá conjugación

Lisogenia

Ya se habían descubierto los fagos, en 1950, en plena reconstrucción de Francia, Andre M. Lwoff.(Francés. 1902-1994) describe el mecanismo por el cual un agente viral (bacteriófago) ingresa a una bacteria pero **no se replica.** Su DNA genómico, de menor dimensión, **se integra** en forma permanente en un sector del DNA genómico de la bacteria.

Esta sigue viva y puede dividirse normalmente en forma indefinida, llevando el genoma del fago. De hecho la bacteria es una mutante.

Este fenómeno se denomina **lisogenia**.

Se demuestra, que en un momento dado el fago puede reiniciar su replicación y producir nuevamente partículas independientes. Más adelante, se agrega algo más a este proceso.

Se agregan evidencias de que el DNA es el que rige la herencia.

La polémica sobre la hegemonía genética de proteínas o DNA seguía. En 1952, Alfred Hershey (EE.UU. 1908-1997 y Martha C. Chase (EE.UU.1927–2003), utilizando la marcación de moléculas con isótopos radiactivos, demuestran que lo que ingresaba a la bacteria era el DNA del fago, mientras que la cubierta proteica del virus, quedaba fuera.

Más adelante se detecta que también hay virus cuyo genoma es RNA.

Fue Heinz L. Fraenkel-Conratt (Polonia. 1930-1999) trabajando en EE.UU., quien establece que el genoma del virus del mosaico del tabaco era RNA y que el RNA era infectivo. Se genera el primer alerta evolutivo.

Transducción

En 1952 Norton Zinder (EE.UU. 1928-2012) y Joshua Lederberg (EE.UU. 1925-2008), amplían los conceptos de lisogenia, demostrando que el DNA de un virus incorporado al genoma de la bacteria por lisogenia, al recuperar su independencia replicativa, podía llevar parte del DNA, uno o más genes, de la bacteria, incorporados ahora al genoma viral. Al infectar una nueva bacteria y realizar el proceso de incorporación lisogénica, **transducía** la información del gen bacteriano de la anterior, a la nueva bacteria infectada que ya podría tenerlo o no.

Se suma al natural proceso inicial de transformación

la conjugación, la **lisogenia/trnsducción,** ya en el final de los años 50, se agrega el concepto de **transposones**, generado por los adelantos demostrados por Barbara McClintock (EE.UU.1902-1992), que movilizan genes en la misma bacteria, todos mecanismos biológicos inter e intra- transportadores naturales de genes entre bacterias vivas, con participación adicional de infinidad de fagos.

Hoy se han incorporado las acciones adicionales de plásmidos y otras "especies" moleculares significativas que participan activamente en el proceso evolutivo.

Más adelante introduciremos el concepto de que los virus de células eucarióticas, también pueden interrumpir su proceso replicativo e incorporarse al DNA cromosómico. En este caso generando o no, proliferaciones anormales benignas y/o tumores malignos. Además existen evidencias de que puedan haber participado en procesos evolutivos mayores, como el desarrollo de los animales placentados.

Acción de la irradiación sobre la capacidad biológica.

Un poco antes del desarrollo de intercambio genético en bacterias, en 1940, George W. Beadle (EE.UU. 1903 - 1989) asociado con Edward Tatum (EE.UU. 1909-1975), estudian la *Neurospora crasa* (hongo) y su evolución biológica, luego de tratamiento con irradiación por rayos X.

Demuestran que pueden inducir "mutantes" nutricionales de neurospora, que sólo podían dividirse si se les agregaba **un factor determinado** (se recupera el concepto "bios" de Kluyver) de crecimiento, cuya capacidad de biosíntesis habían perdido por efecto de la radiación.

Mutantes bacterianas

El concepto coloquial de mutante bacteriana que vamos a manejar, solo necesario para apreciar su importancia, es de alguna manera simple, la definición científica no, es muy compleja.

Griffith, estudiaba "mutantes" de una misma especie, producidas por la naturaleza, por alguno de los mecanismos que vimos antes, una con cápsula y otra que había perdido la capacidad de sintetizarla. Obviamente una mutante de la misma especie.

Otro ejemplo es el de las de las Neurosporas que habían "fabricado" Beadle y Tatum, irradiando las células "enteras".

En realidad en toda población, con los intercambios que ya hemos presentado, podemos imaginar que siempre hay mezclas de mutantes que podemos o no distinguir.

Max L. H. Delbrück (Alemán. 1906-EE.UU. 1981) y Salvador E. Luria (Italiano. 1912-EE.UU. 1991), describen "mutantes de *Escherichia coli*" que resultaban inmunes, resistentes a la infección lítica por fagos, que fueron la fuente inagotable del descubrimiento de los mecanismos biológicos de mayor importancia.

Concepto de plásmido.

Planteados desde inicios de la década del 1950 en Japón, J.Lederberg, en 1952, presenta la demostración de la existencia de moléculas de DNA (muy pequeñas), sin asociación proteica (no son fagos), están "sueltas" en el contenido citoplasmático de las bacterias (en algunas ocasiones en levaduras).

Estas moléculas con limitada dimensión pero activa capacidad genética independiente, pueden pasar de una bacteria a otra por mecanismos de receptores, con lo que la recipiente incorpora información genética adicional, que no necesariamente se inserta a la estructura del DNA bacteriano. Son famosos desde 1960, por que transportan genes que determinan la resistencia a los antibióticos.

DNA: doble cadena

La doble hélice fue planteada por James D.Watson (EE.UU. 1928-), Francis Crick (Inglés. 1916-2004) y la participación definitoria de los estudios de espectroscopia de rayos X llevados a cabo por Rosalind Franklin (Inglesa. 1920-1958) y Maurice Wilkings (Nueva Zelandia. 1916-2004).

Se propone el modelo de las dos cadenas con uniones de van der Walls (puente hidrógeno) y no uniones covalentes.

Los experimentos de Matheu Messelson (EE.UU. 1930) y Franklin W. Stahl (EE.UU. 1929) revelan que las dos cadenas de nucleótidos del DNA se separaban pasivamente en contacto **con enzimas específicas**, y a partir de este origen se agregaban los desoxi ribonucleótidos del medio, replicación semiconservativa.

Modelo del operón

En 1961 F. Jacob (Francia. 1920-2003) y Jackes Monod (Francia. 1910-1976) demuestran que determinadas funciones genéticas son reguladas según condiciones externas. El operón es un complejo de genes autorregulados, sensibles a señales internas y externas, con un sector **promotor**, **operador** y otro **regulador**.

RNA Mensajero

En la década del 60, desde sus primeros días, Ben Halla y Sol Spiegelman (EE.UU. 1914-1983) introducen el concepto fundamental de la existencia de un intermediario entre el código del DNA y la construcción de una proteína.

Se desarrolla el concepto de **RNA mensajero**. Se consolida, la "santísima trinidad" (DNA, RNA, proteínas).

Se da identidad al **ribosoma**, presente en todas las formas biológicas de vida, pero ausente en los virus, plásmidos y otras moléculas activas de DNA.

Los ribosomas tienen una estructura con RNA específicos.

El RNA ribosomal de los procariotas

Se establece que el RNA estructural de los ribosomas es muy particular y hoy se utiliza la secuencia del DNA que da origen al RNA ribsomal bacteriano de 16 S, estructura genética conservada para todos los procariotas, lo que permite identificarlos del resto de las especies vivas.

Se devela el código genético

J.Henrich Matthaei (Alemán.1929) trabajando bajo la dirección de Marshal W. Niremberg (EE.UU.1929-2010) demuestran que la secuencia poli UUU (uridina) el RNA mensajero, significaba la incorporación del aminoácido fenilalanina, presentado en el año 1961.

En el mismo año Har G. Khorana, (Pakistan.1922 – EE.UU. 2011), demuestran que una secuencia determinada de nucleótidos en el DNA, significa una copia exacta de RNA mensajero, que significa la incorporación de un aminoácido específico en la secuencia de la proteína en biosíntesis.

Se constata la independencia de animálculos de clase alta y baja.

En 1963, Hans Ris (EE.UU. 1914-2004) y Bárbara Chandler, basados fundamentalmente en estudios con microscopia electrónica establecen que el carácter "desnudo" del DNA viral y bacteriano, era totalmente diferente del DNA cromosómico de las células eucarióticas humanas, plantas, animales, protozoos, algas verdaderas, hongos, etc

Hoy se reconocen tres dominios, las bacterias y las Archae (ambos animálculos de clase baja) y los eucaria (animálculos de clase alta).

Los virus adquieren documento de identidad propio.

Se profundizan los mecanismos de regulación de la biosíntesis.

Los adelantos logrados en la definición morfológica de las estructuras, los avances en la identificación de las enzimas, comienzan a descifrar los mecanismos íntimos del equilibrio biológico. Vamos a mencionar sólo unos pocos, elegidos por su relación directa con microorganismos.

Enzimas de restricción genética.

En 1970 Werner Arber (Suiza. 1929) Daniel Nathans (EE.UU. 1928-1999) y Hamilton O. Smith (EE.UU.1931) en base a sistemas utilizando prioritariamente *E.coli* y *Haemophilus influenzae* y fagos, identifican enzimas que son capaces de actuar sobre el DNA generando modificaciones funcionales. Las enzimas de restricción son la base de ingeniería genética.

Requerimientos para la síntesis de DNA

Poco tiempo después, de 1965, Peter Relchard, en Estocolmo, demuestra en *E. coli* que los mecanismos de inicio de la síntesis de DNA se deben a efectos alostéricos, sobre las enzimas que transforman ribonucleótidos en desoxirribonucleótidos. Paso previo *sine qua non* para la síntesis de DNA que de otro modo no puede iniciarse.

Síntesis de DNA *in Vitro*

Por la década de 1960 Arthur Komberg (EE.UU. 1918-2007) purifica la enzima DNA polimerasa de *Escherichia coli* y puede generar un sistema con el cual sintetiza DNA *in vitro*.

Como aplicación *quasi* inmediata, Frankel Conratt logra sintetizar *in vitro* el DNA del fago FX174, sin utilizar una bacteria entera y este DNA era infectivo.

1970. Transcriptasa reversa

Se agrega al "dogma" DNA, RNA proteínas, un complemento complejo: Síntesis de DNA a partir de la secuencia del RNA, el DNA formado sirve luego para la síntesis de RNA mensajero y nuevas proteínas, cuyo origen genético es del "primer" RNA.

La transcriptasa inversa fue descubierta por Howard Temin (EE.UU.1934-1994) y de forma independiente por David Baltimore (EE.UU. 1938-) en 1970.

Hay varios sistemas, pero el más conocido es el de los Retrovirus, con RNA genómico, pero con gestores de un complejo proceso mediado por la transcriptasa reversa.

Se inicia la detección de la secuencia de nucleótidos del DNA.

Frederick Sanger (Inglés.1918-2013) logra establecer la secuencia de nucleótidos del DNA del fago X174.

Archae, nuevo dominio de los seres vivos

En 1977, Carl Richard Woese (EE.UU.1928 – 2012) y contribuciones de George Edward Fox (EE.UU.1945), basados en los estudios filogenéticos derivados del estudio del RNA ribosomal de 16 S, establecen que en el proceso evolutivo las primeras bacterias (arquibacterias), forman un grupo todavía activo, que se diferencia del resto posterior evolutivo de bacterias. La cantidad de especies preexistentes de Archae y su diferencia con las posteriores evolutivas, justifican el reconocimiento de tres dominios: Archae, Bacteria y Eucaria.

Plásmidos, bacteriófagos y ciertos trasposones esperan un posible reconocimiento como integrantes de un conglomerado que podría llegar a constituir un reino nuevo.

Taq polimerasa, acceso a la *"polymerase chain reaction"* (PCR). Nacimiento de la amplificación génica.

Se utiliza la enzima producida por la bacteria *Thermus aquaticus* (T-aq) aislada en el año 1968 por Thomas D. Brock(EE.UU.1928-)

A menudo suele abreviarse como "***Taq* Pol**" (o simplemente como "***Taq***").

Kary Banks Mullis (EE.UU. 1944-) desarrolla la técnica de PCR (***P**olymerase **C**hain **R**eaction*) para amplificar regiones de DNA. La técnica, basada en la síntesis de DNA a diferentes temperaturas, introdujo una revolución en la investigación biológica y médica, generando la aplicación de la **amplificación génica.**

Desde 1995 se afianza la identificación de la secuencia de los genomas de los animálculos.

En 1995 *Hemophilus influenzae, Sacaromyces cerevisiae* en 1996, *Escherichia coli* 1997, hoy ya son muchas las ecuenciadas.

Pirosecuenciación

La identificación del gen del RNA ribosomal de 16 S común a todas las bacterias, permite, mediante su amplificación, recuperar la presencia de toda bacteria en un determinado material, independiente del número de especies presentes. Todas son detectadas independientemente de las proporciones en que estén. Luego por mecanismos complejos automatizados, es posible identificar las especies presentes por secuenciación y evaluar su proporción relativa.

En un corto período de tiempo, pocas horas, se puede conocer por ejemplo, la proporción relativa de todas las especies bacterianas en el contenido vaginal (380 especies) a esto se llama microbioma.

Probióticos

Se ofrecen en el comercio productos lácteos conteniendo bacterias (naturales o modificadas [mutantes]) que contribuyen al equilibrio metabólico humano.

Se obtienen en farmacia productos de lactobacilos, que corrigen alteraciones del contenido vaginal.

En Holanda se ha creado un banco de materia fecal, que provee material de individuos normales, para el tratamiento por "trasplante" de heces, a personas que por tratamientos con antibióticos, han perdido el equilibrio del microbioma intestinal.

Biopelículas

Es un fenómeno que desarrollan una cantidad de especies de microorganismos, por las cuales forman aglomeraciones de unidades luego de adherir a superficies vivas o inertes. Es un ecosistema integrado por un 15% de unidades microbianas y 85% de un medio externo regulado por las bacterias, que les permiten eludir la presencia de un medio hostil. Jhon William Costerton (Canadá. 1934-) consolida en la década del 1970, el concepto de esta importante y significativa forma de vida microbiana, de implicancias en microbiología biomédica y ecología ambiental.

Incógnitas pendientes

Priones.

En 1981 Stanley B. Prusiner (EE.UU. 1942), estudiando etiología de enfermedades neurológicas, mediante métodos ortodoxos de la microbiología y todo el avance de la química biológica, establece que existe un agente que genera la patología, cuya estructura es solamente proteica. No contiene estructuralmente RNA ni DNA.

Se habría creado la primera bacteria *in Vitro*.

John Craig Venter (EE.UU.1946-) acaba de publicar detalles de la "fabricación" de una bacteria integralmente independiente de toda otra bacteria viva.

Sería la más pequeña actual, con solo 473 genes.

Lo anterior es sólo para situar al iniciado en la **complejidad de los adelantos básicos**, no esta demás recalcar que son sólo unos pocos del total de hechos sobresalientes.

Veamos ahora los aspectos puntuales de algunos de los adelantos en microbiología Biomédica.

14.2.- Micología Microscópica.

Ya vimos antes (Ítem 13.1) donde estaba el problema al finalizar el siglo XIX. En 1905 S. Taylor Darling (EE. UU.1872 - Alemania 1925) durante el desarrollo del Canal de Panamá, detecta el hongo microscópico que producía la histoplasmosis.

Éste y otros hongos, se detectan en vida libre, en zonas tropicales, como hongos miceliares comunes, que cuando sus formas reproductivas microscópicas invaden al humano, evolucionan a estados unicelulares, que se reproducen a la temperatura humana e inducen patologías.

Distinto es el caso de la *Cándida albicans*, hongo levaduriforme habitante natural de la vagina humana, que en condiciones especiales adhiere a las células epiteliales, modifica su régimen de alimentación y desarrolla modificaciones, como pseudomicelios, induciendo un estado inflamatorio.

La agresión por hongos es mucho más sensible a la respuesta inmune que el resto de microorganismos. Desde el advenimiento de la endemia del SIDA, las infecciones por hongos, aumentaron sensiblemente su prevalencia y gravedad.

14.3.- Protozoología

Se avanza en este período, en la detección de enfermedades inducidas por protozoos de localización **no intestinal,** transmitidos por artrópodos.

Enfermedad del sueño.

En realidad desde 1895, David Bruce (Australiano-Inglés. 1855-1931) inicia estudios en una enfermedad de bovinos, que junto con los realizados por Fritz R. Schaudinn (Alemán. 1871-1906), entre 1901-1903, en humanos, en distintas regiones de África, detectan morfológicamente la presencia de protozoos muy particulares, (tripanosomas), asociados a la enfermedad del sueño, transmitida por **moscas hematófagas**.

Enfermedad de Chagas-Mazza

Desde 1909 en Brasil y desde 1910 en Argentina, se describe científicamente la **Enfermedad de Chagas-Mazza.**

Carlos Chagas (Brasil 1879-1934) diferencia los primeros casos clínicos y Salvador Mazza (Argentino. 1886-1946), describen un protozoario flagelado transmitido al humano por la vinchuca (*Triatoma infectans*) de impacto endémico.

La importancia del estudio de los protozoos se concreta con la aparición en 1954 del Journal of Protozoology.

En la actualidad adquiere un significativa importancia el estudio de las **amebas de vida libre,** su relación con algunos síndromes humanos y en el marco evolutivo y ambiental, por su distribución universal, portación y distribución de bacterias y virus. Algunos las llaman el Caballo de Troya.

14.4.- Bacteriología

Es evidente que siguiendo al siglo de Oro, los nuevos descubrimientos desde el inicio del siglo XX a lo actual, son patologías generadas por bacterias con sistemas biológicos más complejos, con dificultades o directamente no cultivables por métodos convencionales hasta el presente.

1905 Sífilis.

Sífilis confirmada como enfermedad transmisible desde 1837, resistía la identificación de su agente etiológico. Aún hoy presenta algunos misterios, pero fueron F.Schaudinn, (Alemán. 1871-1906) y E. Hoffman (Alemán. 1868-1956) quienes establecen las primeras características **morfológicas** del treponema. Este es un caso muy particular, ya que, es una bacteria, con una deficiencia genética, que la hace sólo viable cuando infecta un huésped vivo y hasta hoy se mantiene incultivable en medios axénicos comunes.

Clamidias, Rickettsias y Coxiellas.

Desde 1900 se comienza a detectar un grupo de bacterias muy particulares, hoy reconocidas como clamidias, rikettsias y coxiellas.

Producen una variedad significativa de enfermedades, que existían desde los albores de la llegada del humano a la tierra, pero sus características biológicas, superaron la etapa del siglo de "ORO, XIX", de la morfología clásica y la disponibilidad de los cultivos en medios comunes. Obligaron a esperar el siglo XX para empezar a establecer quienes eran y aún hoy existen incógnitas sobre sus características biológicas. En general, como los virus, no se replican o lo hacen muy difícilmente fuera de células eucariotas vivas.

Clamidias

La primer evidencia fue generada por anátomo patólogos, ya vinos lo ocurrido con el paludismo en 1880.

En 1906 Stanislaus J. M von Prowazek (Austríaco. 1845-1915) con el patólogo Ludwig Halberstädter (Alemán. 1876-1949) describen inclusiones típicas en células de los tejidos epiteliales de ojos, de enfermos con tracoma. Las mismas en ojos de chimpancés inoculados, con el material proveniente del humano enfermo. Utilizando la coloración de Giemsa, llamaron a estas estructuras: **inclusiones citoplasmáticas**, denominación que hoy seguimos utilizando.

Ya en 1930, durante una epidemia de una enfermedad respiratoria (psitacosis) vinculada a contacto con aves, Samuel P. Bedson (Inglés. 1886 -1969) detecta idéntico tipo de inclusiones citoplasmáticas, en ratones inoculados con material de esputo de pacientes.

Iguales inclusiones fueron detectadas en un enfermo con linfogranuloma venéreo, alrededor de 1940.

Recién en la década del 1980, ya utilizando cultivos de células eucariotas, se detecta a la especie hoy identificada como *Chlamydia trachomatis,* como el agente causal de tracoma, y linfogranuloma venéreo y la recientemente confirmada infección del tracto genital humano, diferentes de la de la psitacosis.

Hoy se reconoce en clamidias, coxiellas y rickettsias, la existencia de una partícula más pequeña infecciosa y otra más grande. Estas más grandes se dividen en la célula y luego evolucionan a las formas pequeñas agresivas, que salen de la célula e invaden otras.

Rickettsias

Howard T. Ricketts (EE.UU.1871-1910), estudiando la Fiebre Manchada de las Montañas Rocosas de Montana (EE.UU.), detecta microorganismos muy particulares.

En este caso se mantienen ecológicamente **infectando garrapatas**, que transmiten accidentalmente al humano y mantienen su nicho ecológico con diferentes especies de mamíferos salvajes.

1930 Coxiellas

La investigación de fiebre Q en los años 1920 y 1930 identificó lo que parecía ser un nuevo tipo de Rickettsia.

A finales de 1930 como parte de la investigación sobre la causa de la fiebre Q, por Edward H. Derrick (Australia. 1898-1976) y Macfarlane Burnet (Australia. 1892.1985) en Australia, y paralelamente por Herald R. Cox (EE. UU. 1907-1986) y Gordon Davis en el Laboratorio de las Montañas Rocosas (RML) en EE.UU., siguieron por algún tiempo en la idea de rikettsia, pero en 1948 se reconoció como nuevo género con el nombre de Coxiella, en homenaje a Cox y *Coxiella burnetti* al agente etiológico de fiebre Q, para reconocer el mérito de Burnett.

Recién en el 2009, Anders Omsland (EE.UU.,) desarrolló una técnica que permite que las coxiellas crezcan en un cultivo axénico.

Clamidias, Rickettsias y Coxiellas son bases de gran valor en la compleja polémica sobre endosimbiosis y evolución y modelo experimental de la **autofagia**.

Enfermedad de los legionarios

En el año 1976 se comunica la detección de una "nueva bacteria" tras la misteriosa infección y muerte de varias personas alojadas en un hotel, asistentes a la Convención de la **Legión** Americana del Estado de Pennsylvania.

Requiere la creación de un nuevo género: *Legionella,* que resulta con algunas semejanzas con coxiellas.

1984 ***Helicobacter pylori* genera úlcera de estómago.**

B.J. Marshall (Australia 1951) yJ. R.Warren (Australia.1937) médicos, demuestran en 1979 que la bacteria *Helicobacter pylori* es la causante de la úlcera de estómago.

Esto genera un alerta en el diagnóstico y tratamientos que causan problemas en el equilibrio natural de la microbiota intestinal .

14.5.- Virología.

El siglo XX es el siglo de Oro de la virología.

Un avance significativo se concreta en el ámbito de la virología alrededor de1930, con el advenimiento de las ultracentrífugas, la microscopía electrónica y la genialidad de los pioneros de la Virología.

Se logra purificar y ver las partículas virales del virus del mosaico del tabaco y de la viruela y luego muchos más y se borra definitivamente el concepto de agentes misteriosos **fluidos**.

De muchísimo mayor aplicación al conocimiento universal de la virología, pero en forma categórica a la atención primaria de la salud y a la producción industrial de vacunas, es el desarrollo de **cultivos in vitro de células eucarióticas.**

Se populariza el aislamiento y el cultivo de virus,

completando y reemplazando prácticamente la utilización de animales de laboratorio, desde 1950.

Este desarrollo metodológico cambió la historia de la virología.

La replicación viral en cultivos de células eucarióticas permitió la producción industrial de la cantidad necesaria de vacunas virales.

Desde 1980 los adelantos en amplificación y secuenciación génica establecen un avance significativo de la virología y toda la microbiología.

Desde entonces ha habido muchos descubrimientos en el área de la virología biomédica. Ahora vamos a rescatar solo algunos, en función de su repercusión social del momento, en la salud.

1909 Fiebre amarilla

Carlos Finlay (Cubano.1833-1915), sostenía la teoría de la participación de los mosquitos y trabaja con Walter Reed (EE.UU. 1851-1902), enviado por EE.UU., que no compartía la idea, desde fines del siglo XIX, en Cuba.

Uno de los principales investigadores del grupo, Jesse William Lazear (EE.UU. 1866- Cuba1900), murió de fiebre amarilla, a raíz de actuar como voluntario en un experimento programado, demostrando que eran los mosquitos los transmisores.

Es la primera detección científica de una patología viral humana y la transmisión viral por artrópodos.

Se genera desde entonces una verdadera "especialidad": la lucha para el control de mosquitos, garrapatas, vinchucas, etc.

Virus rábico

En 1903, A. Negri (Italia.1876-1912), define una inclusión intracitoplasmática (corpúsculo de Negri), de gran valor en el diagnóstico de rabia, que bajo la presión de la moda de la malaria, describe como un protozoo al agente de la rabia. Son simultáneamente, en 1903, Alfonso Di Vestea (Italiano. 1854–1938) en Nápoles y Paul Remlinger (Francés. 1871–1964) en Constantinopla que demuestran que el agente productor de la rabia era filtrable por bujías de Berkefeld y Chamberland.

En 1899, la Tesis Doctoral de nuestro maestro Alois Bachmann (Argentino.1874-1981) demuestra que producía rabia con el filtrado (filtro de Chamberland) del material de encéfalo de un perro muerto de rabia. Influenciado por Emil von Behring (Alemán.1854-1917)con quien tenía comunicación permanente, intuye finalmente que debería ser una toxina de bacteria.

En 1962 Sokolov y Vanag demuestran la forma de bala del virus rábico por microscopía electrónica y que el corpúsculo de Negri, era un acúmulo de viriones.

Virus y cáncer

En 1911 Francis P. Rous (EE.UU.1879-1970) demostró que un virus (Virus del Sarcoma de Rous) podía causar cáncer en pollos.

El tema espera en un estado casi latente, hasta que el desarrollo de cultivos celulares y el avance de toda la tecnología molecular, hace que ya en la década del 1960, el tema de la transferencia de genes virales a células eucariotas, con especial referencia a los portadores de transcriptasa reversa (Sarcoma de Rous) adquiera una repercusión científica y social significativa.

Década de 1960. Virus oncogénicos

Ya se conocía que los DNA virus podían reproducirse en el citoplasma de la célula infectada (Virus de la viruela) o en el núcleo celular (papiloma). Se demuestran mecanismos de integración genómica del DNA viral (no bacteriófagos) en el DNA del cromosoma eucariótico.

Los trabajos de J.J. Trentin (inducción de tumores en ratones por adenovirus) y los estudios de SV 40, polioma y papovavirus, generaron importantísimas contribuciones sobre integración genómica y transformación celular proliferativa.

Bacteriófagos

En 1915, Frederick Twort (Inglés 1877-1950) fue el primero en reconocer los virus que infectan bacterias y en 1917 d.C. Felix d'Herelle (Franco-Canadiense. 1873-1949) en forma independientemente, reconoce virus que infectan bacterias, los llama bacteriófagos (comedores de bacterias). El descubrimiento de los bacteriófagos proporciona una gran oportunidad para el estudio de la replicación viral, antes del desarrollo del cultivo celular.

Los fagos, no cumplieron todavía con una misión comprobada de ser útiles eliminando bacterias indeseables, pero fueron la llave experimental para el conocimiento de la genética molecular.

Cristalización del Virus del Mosaico del Tabaco.

En 1935 Wendell M. Stanley(EE.UU.1904-Salamanca. España.1971), logra la cristalización física del virus del mosaico del tabaco, que aun en estas condiciones seguía con capacidad infectiva. Revela que la masa cristalina fundamentalmente proteica tenía un contenido exagerado de fósforo, pero no lo vincula con el contenido en RNA viral, que es demostrado más tarde.

Influenza

La etiología de las infecciones y la variedad de síndromes del aparato respiratorio, fueron y son uno de los problemas más difíciles de resolver. Muchos otros agentes, hongos, parásitos, bacterias y virus generan enfermedades respiratorias.

En los alrededores de 1930 se logra identificar un agente etiológico de signos y síntomas respiratorios, que resulta ser el virus causal de la influenza (Italia) o gripe (España), enfermedad con características muy especiales, como la de generar un brote epidémico anual en todos los países del mundo y en función de complejos mecanismos evolutivos, en períodos variables genera **pandemias**, en las que sorprende, con cambios antigénicos evolutivos muy significativos, a toda la población mundial.

Desde alrededores de 1970 se desarrollan vacunas.

En el capítulo de microorganismos emergentes, se hace un análisis de una serie de nuevas patologías del aparato respiratorio.

1979 Erradicación de la Viruela

En 1789 Jenner genera el desarrollo de la primera vacuna, dos siglos más tarde el hombre logra con su organización social, **erradicar** esta temible enfermedad. Poliomielitis y Sarampión parecen ser las próximas a declararse erradicadas.

1984 Se determina la etiología del SIDA

En 1981 un grupo de voluntarios homosexuales masculinos que participaban en la primera prueba de la vacuna contra hepatitis B, enferman y mueren con un síndrome atípico. La conmoción fue inmediata y se profundizan una serie de estudios en varios grupos internacionales.

Tres años más tarde Robert Ch. Gallo (EE.UU. 1937-) y Luis Montagnier (Francés. 1932-) develan la etiología viral del SIDA.

2002 Síndrome Agudo Respiratorio Severo (SARS)

Enfermedad emergente en China, con un alto índice de mortalidad producido por un coronavirus, amenazó al resto del mundo y finalmente parece haber permanecido en su área de comienzo.

El capítulo de Enfermedades emergentes (Cap.136), se completan las patologías detectadas en este período.

14.6.- Inmunología

George Nuttall (EE.UU. 1862-1936) en 1888 en Inglaterra, determina que en el suero sanguíneo del animal "vacunado" había sustancias que específicamente reaccionaban y dañaban a la bacteria inmunizante.

Paralelamente L.I.Mechnikov (Ruso. 1845-1916), demuestra que células de la sangre (glóbulos blancos) de un animal inmunizado también reconocían y actuaban sobre la estructura, solo de la bacteria utilizada como vacuna (fagocitosis).

Se había establecido un mecanismo humoral y celular de acción de control del agente agresor. Hasta más adelante en que se unifica la doble reacción del individuo, hubo polémicas.

Ya se había demostrado que había bacterias que segregaban una sustancia soluble en el suero sanguíneo, toxina, que era la que generaba el daño al enfermo.

Emil von Behring (Alemán. 1854-1917) y S. Kitasato (Japonés. 1853-1931) demuestran en sangre **antitoxinas solubles** que neutralizaban la acción de la toxina.

Paul Erlich. (Alemán. 1854-1915) completa el desarrollo industrial de sueros antitóxicos (tétanos y difteria) para tratamiento de humanos y animales.

Se va generando el concepto científico de antígeno y anticuerpos.

Desde Nuthal, se había establecido que al mezclar un suero reactivo (con anticuerpos) y el antígeno que les había dado origen, se producía una opalescencia y luego cierta precipitación, Esta simple observación genera la inspiración de muchos.

Se genera un maravilloso avance, abierto hasta hoy, para la detección de anticuerpos o antígenos.

Se detecta que el suero inmune calentado a 55° C una hora, perdía la propiedad de "atacar" a la bacteria de origen.

En 1898, Jules Bordet (Francés. 1870-1961) luego confirmado por Erlich, demuestran la existencia de sustancias sensibles a la temperatura, no específicas para ningún antígeno, presentes en todo individuo, inmunizado o no, participantes de la reacción biológica antígeno/anticuerpo, a las que denominan **complemento**.

En 1901, Bordet pone en uso la prueba de **fijación de complemento**. Esta compleja metodología, fue la primera arma sólida en el diagnóstico de enfermedades infecciosas por la detección de anticuerpos específicos en la atención primaria de la salud.

En 1904, Almorth Wrigh (Inglés. 1861-1947) y Steward R. Douglas (1886-1975) describen las opsoninas, intermediario humoral (anticuerpo) necesario para la fagocitosis por leucocitos. Desarrollan la teoría integral de la inmunología vinculando los procesos humorales con la acción directa de células (leucocitos).

Entre 1902 y 1905, se describen los fenómenos de anafilaxia y se desarrolla el concepto de alergia.

Karl Landstainer (Austríaco.1868-1943), aplicando los adelantos de la detección antígeno anticuerpos describe el perfil de los grupos sanguíneos. Aglutininas, también reconocidas como anticuerpos.

Avanzada la primera mitad del siglo XX, asociado al desarrollo de la electroforesis, cromatografía, ultracentrifugación y gradientes, se establece la purificación de anticuerpos y antígenos.

Se determina la asociación de anticuerpos con la fracción gama globulina plasmática y en 1960 R.R. Porter (Inglés. 1927-1985) y G.M.Edelman (EE.UU. 1929-2014), describen la estructura de las inmunoglobulinas.

Se describen cuáles son las células en las que se efectúa la síntesis de los anticuerpos y se describen varios tipos de variantes de células sanguíneas con diferente función en el proceso integral de respuesta inmune.

Mac Farlane Burnet, (Australiano. 1892-1985), formula la hipótesis de la síntesis de anticuerpos por selección clonal, que generaban una mezcla integral de las variantes de un mismo agente inductor.

Se confirma con los adelantos desarrollados en Inglaterra por Cesar Milstein. (Argentino. 1927-2002) que describe la biosíntesis de anticuerpos monoclonales.

Inmunofluorescencia, Enzimo inmunoensayo, radioinmunioensayo, detección en geles, etc, completan un sistema que permite detectar cantidades ínfimas de distintas moléculas. (picogramos 1 pg = 10^{-12} g), no solo de material infeccioso, por ejemplo la detección y cuantificación de insulina.

Hoy la estructura del sistema inmune supera su sola relación con los microorganismos y muestra ser un complejo integrante de todo lo evolutivo de la vida. Hoy inmunología es una ciencia totalmente independiente.

15.- Que hay de nuevo en el equilibrio ecológico de la relación microorganismos y humanos.

Ya hemos visto muchas evidencias de la evolución re

la relación del humano con los animálculos y su impacto en el equilibrio biológico del planeta.

En el manejo indirecto, desde lo ancestral, la evolución de la aglomeración humana es la causa más importante de la alteración del programa natural del equilibrio biológico, generada por el humano.

Ya en la etapa de industrialización coincidente con el descubrimiento y uso científico e industrial de los animálculos, la producción de alimentos, vacunas, antimicrobianos de uso doméstico y medicamentos, agregan factores que potencian el desequilibrio ecológico de las aglomeraciones,

En mucho menor proporción sobre el efecto global, es necesario tener en cuenta el uso de microorganismos en la producción de sustancias químicas importantes como alcohol etílico, ácido acético, alcohol butílico y acetona. Deben tenerse en cuenta la biorremediación, el uso de bacterias capaces de infectar y controlar biológicamente a especies de artrópodos. etc.

En los últimos años, el uso de antibióticos en el manejo de la cría intensiva y mejoramiento productivo de especies animales y vegetales, se ha hecho realmente significativo.

En mayor o menor grado todos estos procesos aceleran cambios evolutivos en la masa microbiana, en los que la inteligencia humana debe exigirse para establecer si el efecto positivo productivo inmediato, no pierde su valor costo beneficio a mediano o largo plazo, en forma irreversible.

Ya se han identificado graves efectos negativos que empañan su enorme valor positivo inicial, como el uso indebido de antibióticos en humanos y animales.

Lo positivo es no dejar de seguir estudiando los microbios por dentro para seguir aprendiendo como es la vida y más elementos sobre el proceso evolutivo de todos los seres vivos.

Es necesario entender que los microorganismos son **mucho más importantes en lo que participan para mantener la existencia de todas las especies**, que lo que son causando enfermedades, por eso es imprescindible profundizar la Microbiología Ambiental.

Apuntando al área Biomédica, en 1950 René J. Dubos (Francia.1901-EE.UU.1982) microbiólogo, patólogo experimental, ambientalista y humanista, en su libro *Biochemical Determinants of Microbial Diseases,* plantea la necesidad de la integración de todas las ciencias para resolver los problemas relacionados con el contacto integral con los microorganismos.

Entre muchos aspectos refiere a la necesidad de descifrar porqué en la relación de miles de especies de microorganismos en su contacto permanente con el ser humano, muy pocas (en proporción con el total) inducen en un porcentaje determinado, una relación asintomática y en otros enfermedad manifiesta y de éstos, recuperación o muerte.

No cabe duda, por todo lo hasta aquí analizado, que resolver esta incógnita es prioritario, difícil pero para la inteligencia humana no hay nada imposible.

El panorama actual del conocimiento nos indica agregar la necesidad de comprender la función de la masa microbiana permanente, de la que recién empezamos a conocer cual es la función desde el nacimiento y su relación con miles de especies que nos rodean.

Reiteramos, que toda acción que realice el humano, influye directamente con el entorno de los microorganismos que transporta y los que lo rodean, presentes en todas partes y todo indica que no al azar, sino en proporciones reguladas.

Se entiende que la Microbiología Ambiental tiene una complejidad infinita, pero como base fundamental **las universidades** deben promover la formación de profesionales para que se comprenda como mínimo su relevancia y motivar a apoyar a los interesados, para trabajar en la solución de los enigmas pendientes.

Solo una sólida evidencia científica, puede luchar contra la presión del "capitalismo salvaje", como decía su santidad Juan 23, acelerador de los procesos desequilibrantes y analizar y evitar el impacto de los valores negativos de la industrialización.

Conviene recordar también a A. Eisntein (Alemania. 1879- EE.UU. 1955) cuando dijo "nuestra era se caracteriza por un extraordinario desarrollo científico, pero en su utilización, se confunde el objetivo".

La situación lograda en los aspectos básicos de la microbiología son extraordinarios, quizá uno de los que facilitó el avance más significativo se genera en la microbiología ambiental: la detección de bacterias que habitaban lo geisers, poseedoras de enzimas replicativas de DNA a altas temperaturas. Esto permitió el desarrollo de la amplificación génica, adelanto que ha cambiado la historia de la Microbiología. Un sólo hecho puntual, es el que permite evaluar la cantidad de virus presente en la sangre de un paciente, con lo que se establece el seguimiento preciso de la evolución.

Métodos de detección por amplificación génica han permitido la identificación simultánea del total de especies bacterianas presentes en muestras de las distintas regiones corporales humanas, animales y plantas y de lugares del planeta que hasta ahora eran inaccesibles.

Ya vimos que al estudio "integral de bacterias", de una región corporal humana, lo llamamos: **microbioma.** No vamos a usar definiciones, sólo para seguir adelante, entendemos que es el total de bacterias, cultivables y **no cultivables**, detectadas por métodos de biología molecular.

También se han establecido microbiomas de muchos animales y plantas, con extraordinaria expectativa, regiones polares, geisers y profundidades oceánicas.

Hoy sabemos ya que para humanos la masa funcional de DNA de bacterias que llevamos cada uno de nosotros (100 billones de células microbianas/ 600.000 genes funcionando por individuo humano) es significativamente mayor que el total del material genético activo de células humanas eucariotas estructurales (10 billones de células somáticas/30.000 genes activos)

Hoy comenzamos a conocer a nuestro "otro yo", "*The **second genome***", como de lo llama en la literatura internacional.

Hoy ya hay quienes promulgan el concepto de **hologenoma**, que integra la masa genética dual (eucarióica y procariótica) resultante en una sola estructura funcional (incluyendo levaduras), y la masa de las piezas genéticamente activas que solo "viven" dentro de células vivas. (virus, priones, plásmidos, transposones). Esto último, en plena polémica.

En forma particular y de proyecciones biológicas significativas, el microbioma (alrededor de 380 bacterias) del contenido vaginal de la mujer en edad fértil **normal,** participa y asegura funciones críticas para el mantenimiento de la especie. Protege al semen asegurando un punto crítico de la fertilidad, es lo primero vivo con lo que contacta el feto al nacer por parto normal, actuando como "vacunatorio universal".

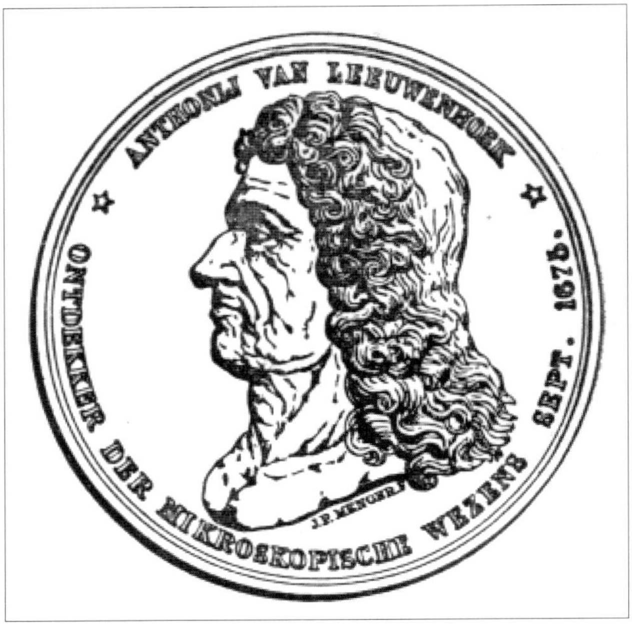

Fig. 1-1. Antony van Leeuwenhoek (1632-1723). Nace el microscopio. Primera descripción documentada de una bacteria (1683). Medalla acuñada en su honor por la Real Academia de Ciencias de Amsterdan.

La calidad y cantidad relativa de la amplia variedad de especies vaginales está regulada por el equilibrio hormonal y sistémico de la mujer, con cambios sucesivos, desde el nacimiento **normal**, el período prepúber,

El gran cambio en la edad fértil y el final menopáusico.

Niños nacidos por cesárea, carecen del proceso inicial

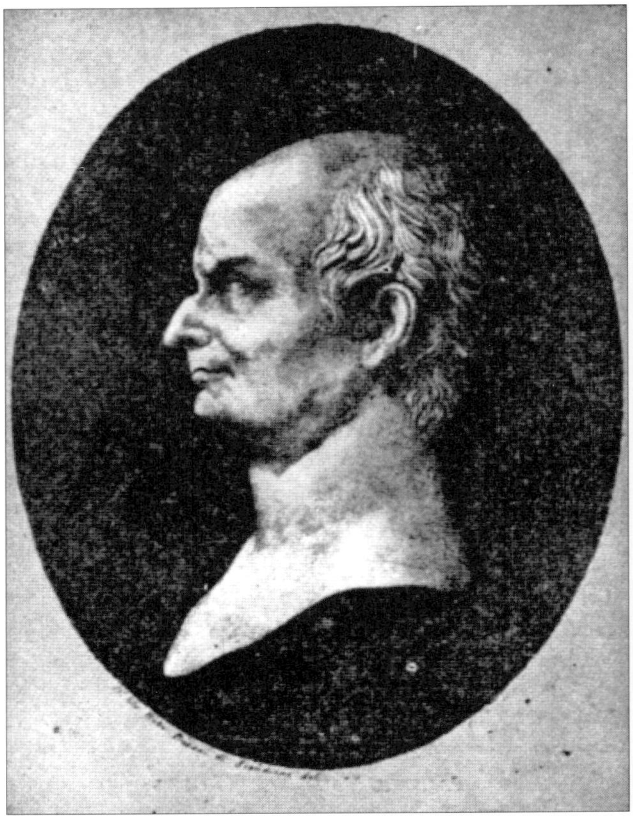

Fig. 1-3. Grabado antiguo de Lázaro Spallanzani. Describió a los protozoarios como eslabones discontinuos de vida.

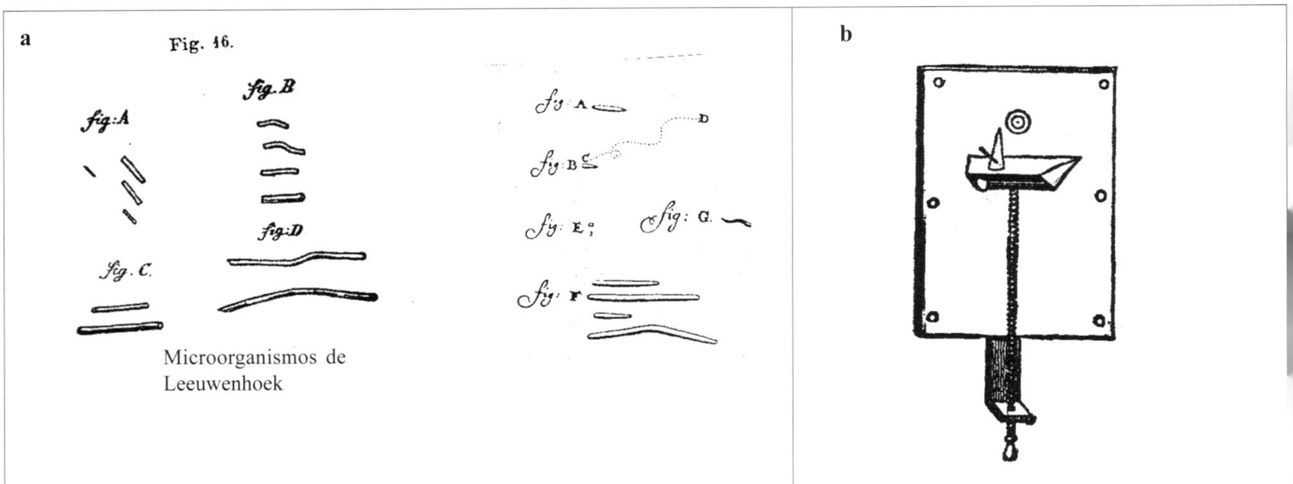

Fig. 1-2 a. Morfotipos microbianos dibujados por Antony van Leeuwenhoek, publicados en los archivos de la Real Academia de Ciencias de Amsterdan. **b.** Diagrama de la estructura de uno de los tantos microscopios (más de 200) que construyó Leeuwenhoek. En éste, el largo del lado mayor del rectángulo alcanza 6 cm.

y hoy se comienza demostrar una mayor sensibilidad a desarrollar diversas patologías.

Un incipiente desarrollo demuestra que el microbioma de la región de los senos en el período fértil es particular y diferente a la del resto de la piel de la mujer. Agrega la seguridad de brindar al recién nacido especies que facilitan digestión, vitaminas y completar la colonización intestinal normal.

Modelo experimental carne picada fresca	**Tiempo a → temperatura ambiente**	
	Resultado	
	putrefacción moscas	**larvas**
sin cubrir 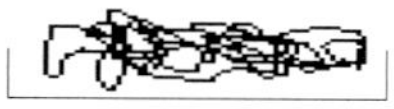	+ +	+
cubierta 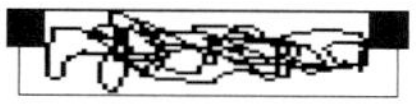	+ No	No
calentada-cubierta 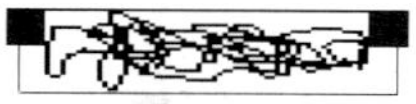	No No	No

Fig. 1-4. Diagrama de uno de los experimentos típicos de Spallanzani, en los que demuestra que el contacto directo con el aire ambiental y el calor, impedían procesos necesarios para iniciar la putrefacción y favorecer el desarrollo de larvas y moscas. Demuestra la importancia del calor sobre los microorganismos.

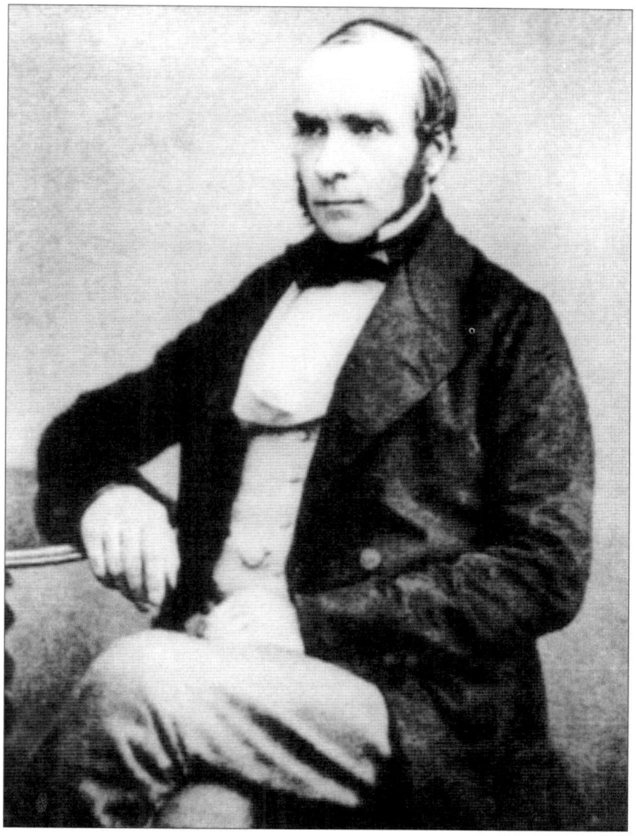

Fig. 1-5. John P. Snow, padre de la epidemiología. Demuestra que los enfermos de cólera de la epidemia de Londres de 1864 estaban vinculados con la ingesta de agua y de fuentes definidas, cuyo origen era una toma del Tamesis, aguas abajo de donde se volcaban las cloacas.

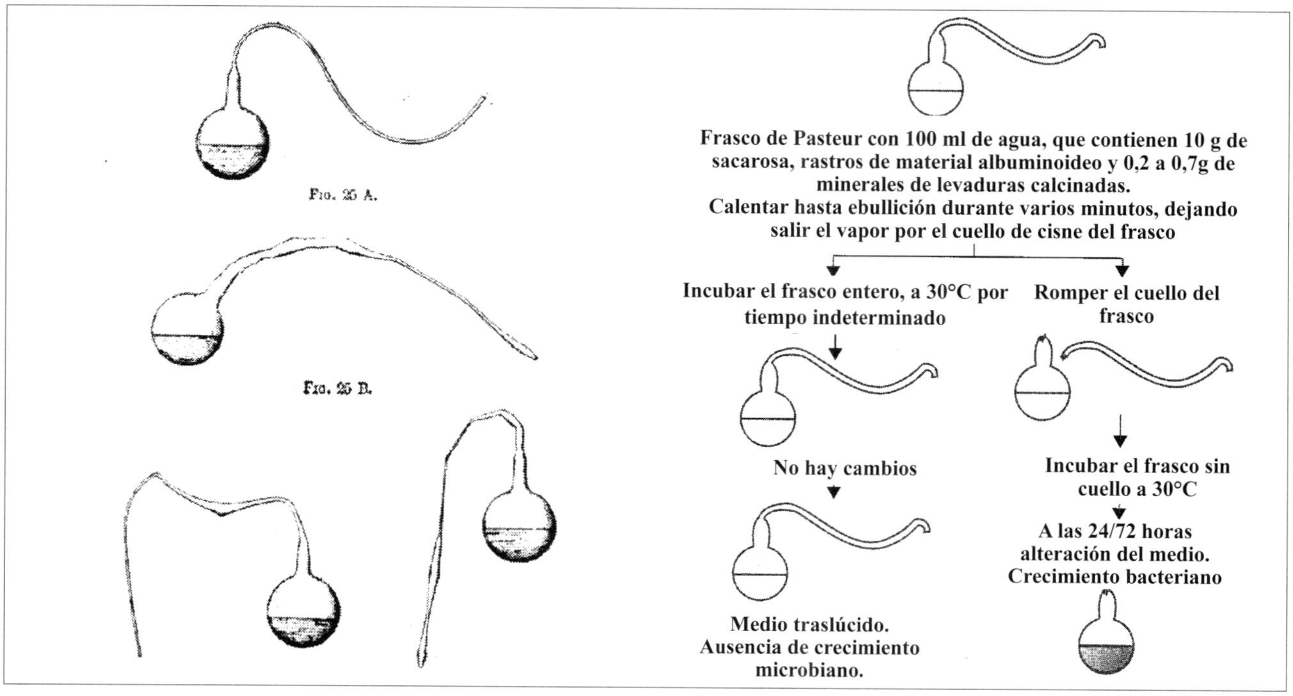

Fig. 1-6. El "cuello de cisne" de los frascos diseñados por Pasteur permitió demostrar que líquidos calentados y mantenidos en este tipo de contenedores se conservaban "estériles" por largos períodos de tiempo. Aquellos en los que se permitía el acceso directo del aire, rápidamente desarrollaban crecimiento microbiano. Se demuestra que el aire ambiental contenía microorganismos invisibles y que el crecimiento no se debía a la generación espontánea.

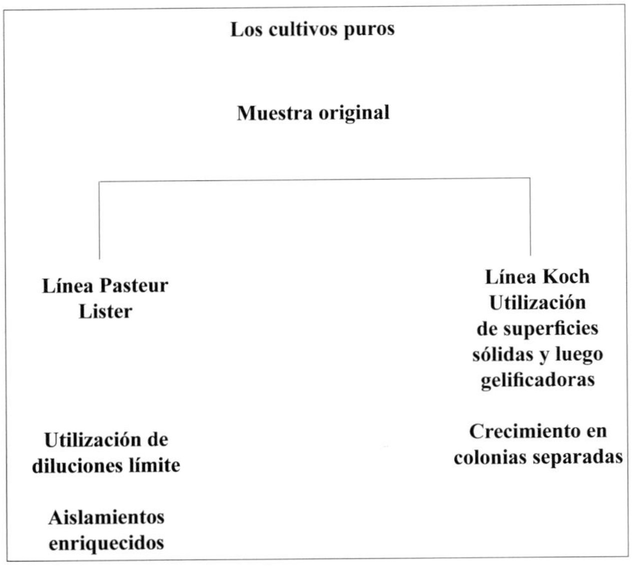

Fig. 1-7. El aislamiento de cultivos puros es el paso fundamental del desarrollo de la ciencia microbiológica. Se basó en dos métodos básicos, uno desarrollado por Koch (sobre cultivos sólidos o gelificados y el otro por Lister, utilizando diluciones límite.

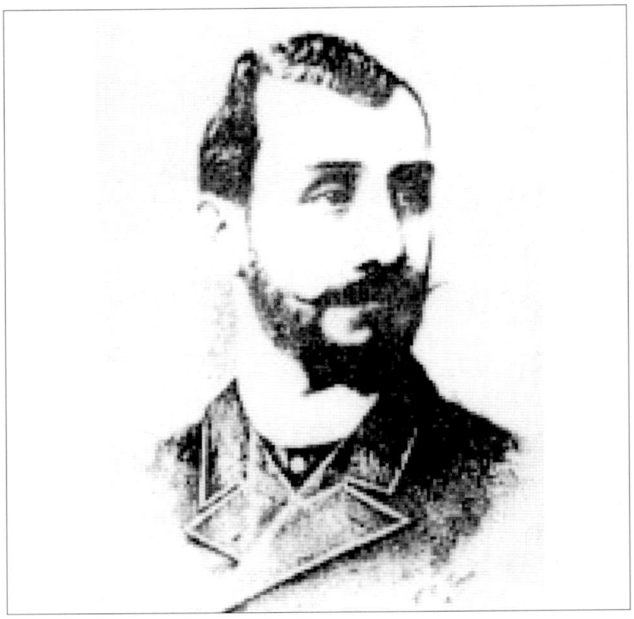

Fig. 1-10. Desiderio Davel, médico argentino que trabajó con Pasteur en la preparación de la vacuna antirrábica y la desarrolló en la Argentina, en 1886.

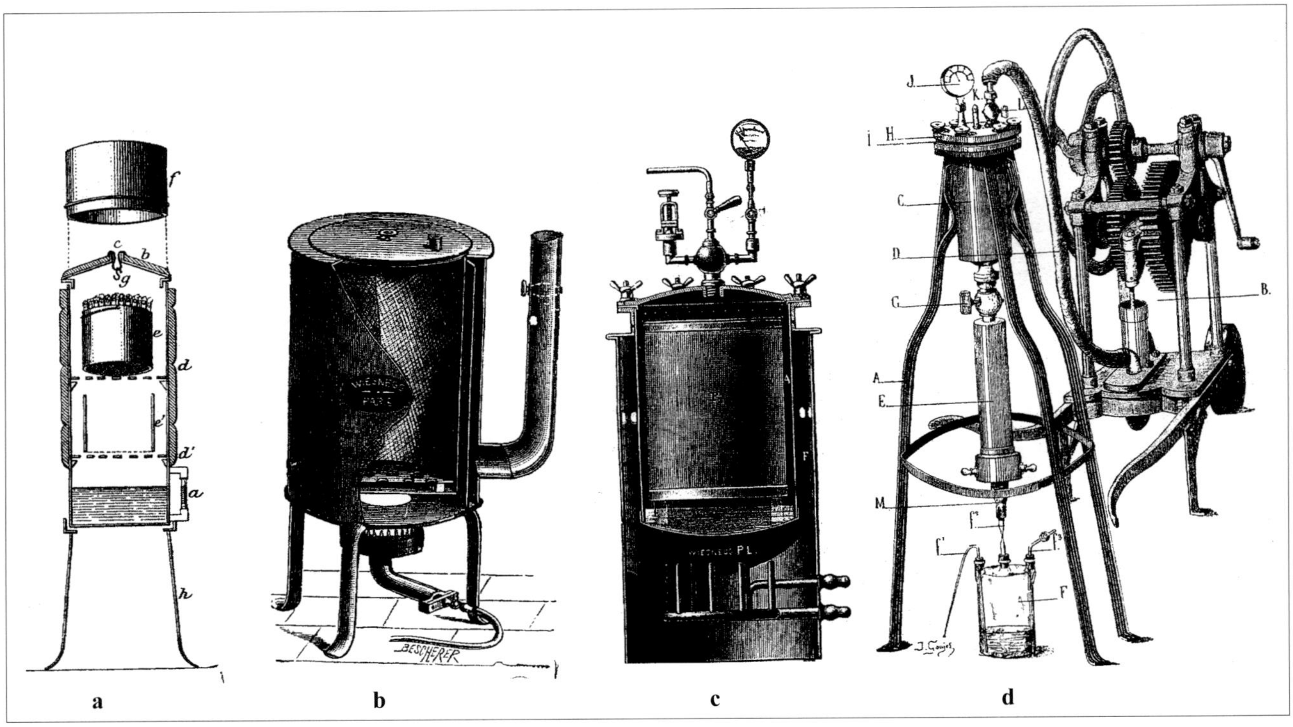

Fig. 1-8. La base del manejo de cultivos puros fue el desarrollo de los métodos de esterilización del material a utilizar. Koch (a) y Pasteur (b) desarrollan "hornos" donde trataban sus materiales y medios de cultivo. Chamberland, del grupo de Pasteur, desarrolla el autoclave (c). Más adelante se perfeccionan sistemas de filtración (d).

Con menos evaluación crítica todavía un grupo de autores manifiestan haber encontrado diferencias del microbioma en senos de mujeres con cáncer de mama.

Es perfectamente conocido el efecto de ciertos antibióticos, sobre el microbioma intestinal. No siempre se elimina la bacteria responsable de la patología, pero con seguridad hacemos desaparecer a millones de bacterias **necesarias** en el intestino normal. Salvando la distancia es algo similar a la bomba atómica.

Se acaba de poner en funcionamiento en Europa un banco de material fecal, para tratar a pacientes que han desarrollado patologías gastrointestinales por alteraciones de el microbioma, por tratamientos prolongados con antibióticos.

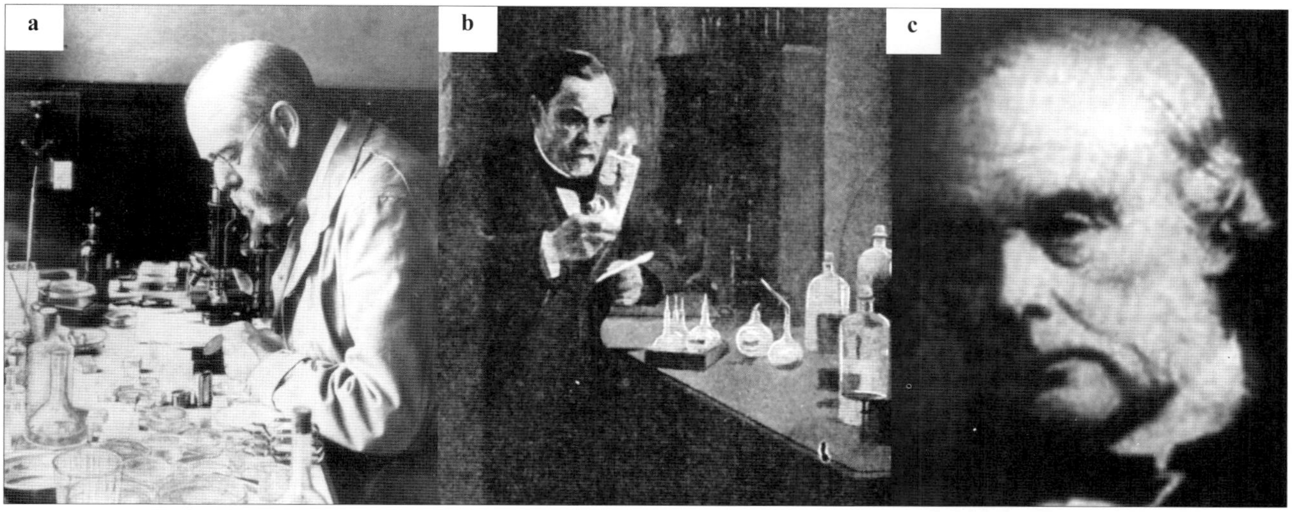

Fig. 1-9. Robert Koch (a), Luis Pasteur (b) y John Lister (c), tres figuras destacadas del desarrollo de la microbiología biomédica.

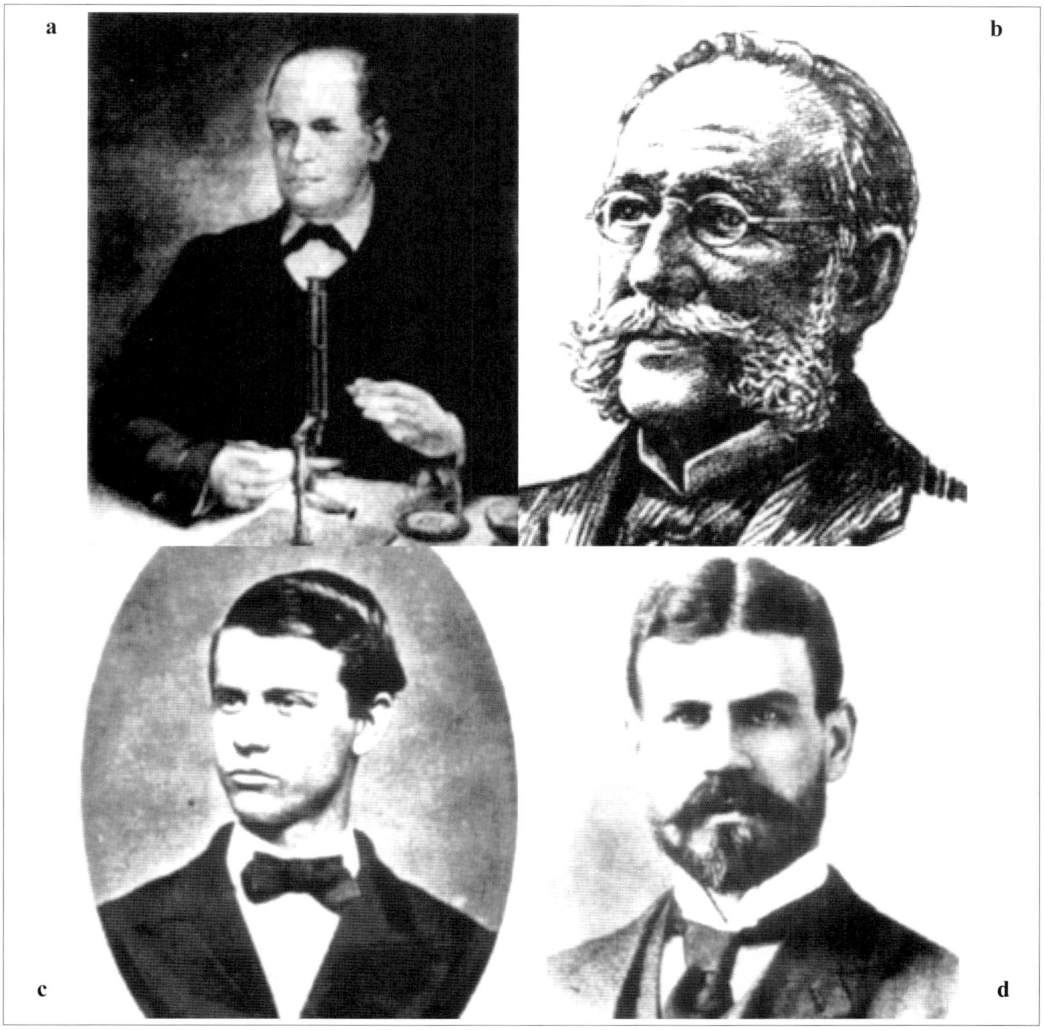

Fig. 1-11. Epopeya del descubrimiento del primer virus que infectaba humanos: fiebre amarilla. Daniel Beapertuy (a), venezolano, fue uno de los primeros en publicar datos sobre la transmisión de la fiebre amarilla por mosquistos. Carlos Finlay (b), cubano, había desarrollado algunos intentos experimentales, convencido de que la transmisión era por mosquitos. La misión norteamericana dirigida por Walter Reed (d) demuestra que el agente etiológico de la fiebre amarilla era un virus filtrable transmitido por mosquitos. En uno de los tantos experimentos en que se utilizaron voluntarios humanos, muere de fiebre amarilla el médico Leasar (c), del grupo norteamericano.

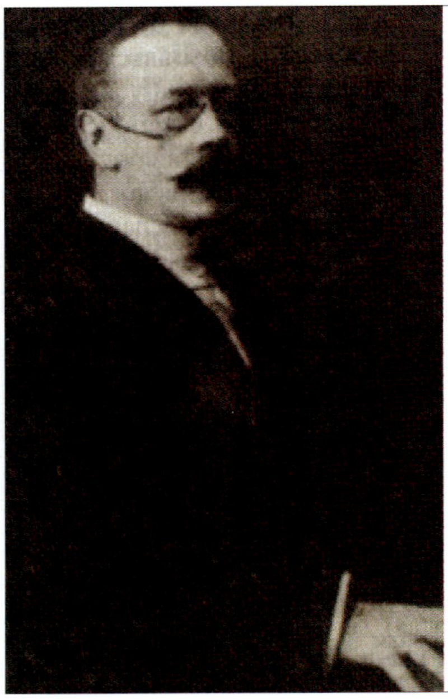

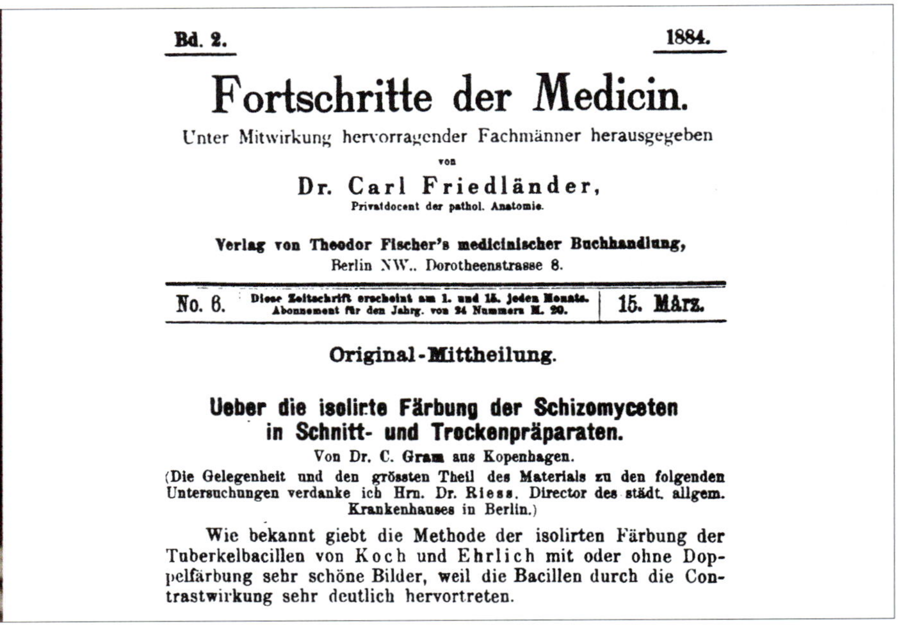

Bd. 2. 1884.

Fortschritte der Medicin.

Unter Mitwirkung hervorragender Fachmänner herausgegeben

von

Dr. Carl Friedländer,

Privatdocent der pathol. Anatomie.

Verlag von Theodor Fischer's medicinischer Buchhandlung,

Berlin NW., Dorotheenstrasse 8.

No. 6. Diese Zeitschrift erscheint am 1. und 15. jeden Monats. Abonnement für den Jahrg. von 24 Nummern M. 20. 15. März.

Original-Mittheilung.

Ueber die isolirte Färbung der Schizomyceten in Schnitt- und Trockenpräparaten.

Von Dr. C. Gram aus Kopenhagen.

(Die Gelegenheit und den grössten Theil des Materials zu den folgenden Untersuchungen verdanke ich Hrn. Dr. Riess, Director des städt. allgem. Krankenhauses in Berlin.)

Wie bekannt giebt die Methode der isolirten Färbung der Tuberkelbacillen von Koch und Ehrlich mit oder ohne Doppelfärbung sehr schöne Bilder, weil die Bacillen durch die Contrastwirkung sehr deutlich hervortreten.

Fig. 1-12. Facsímil de la tapa de la publicación de Hans Christian Gram, en la que describe su método de coloración de bacterias, utilizado en la actualidad.

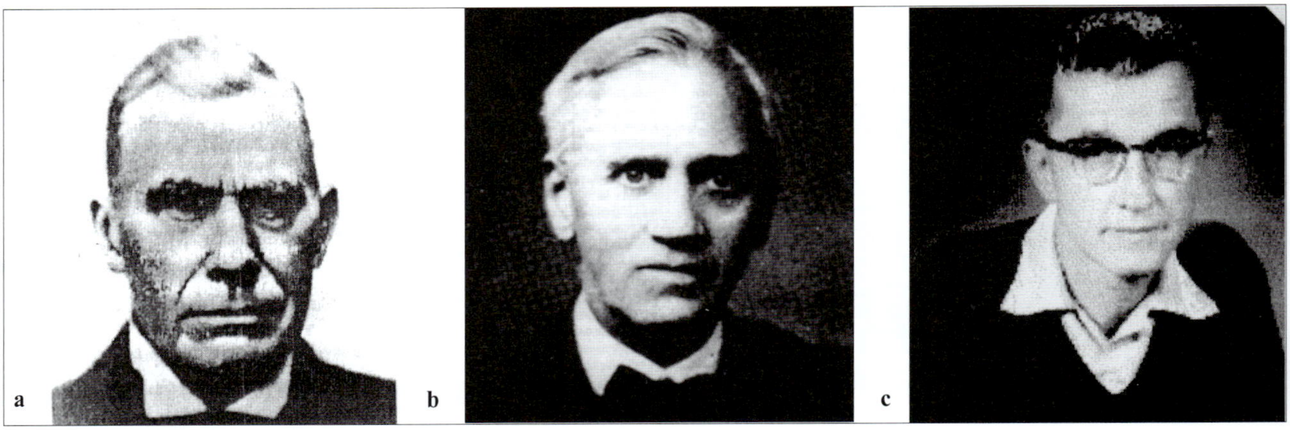

Fig. 1-13. Martinus Beijerink (a), el fundador de los estudios básicos de la microbiología. Alexander Fleming (b), descubridor de la penicilina y gestor del desarrollo de la utilización de los antibióticos. Max Delbruck (c) con formación física de origen, genera la actividad de un grupo de investigadores que culmina con la fundación de la biología molecular y los avances más importantes de la genética.

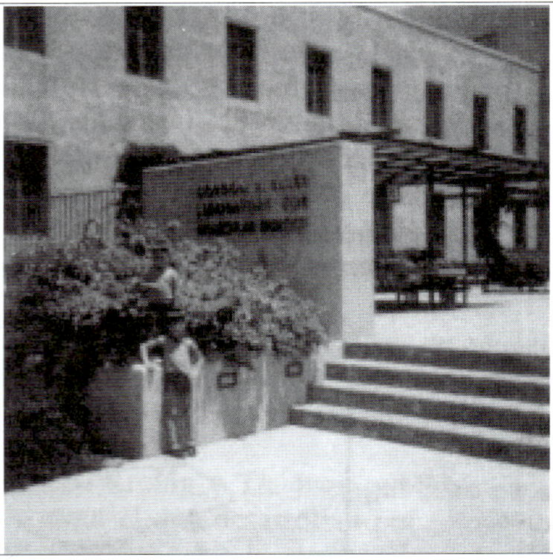

Fig. 1-14. Uno de los laboratoriosa del Instituto Californiano de Investigaciones Tecnológicas.

Muy recientemente se ha demostrado que una cantidad importante de microorganismos se desprende al espacio exterior en forma permanente de los órganos abiertos y de la superficie del individuo, lo que ha dado en llamarse "**la nube individual de microbios**".

La más llamativo en este caso, es que estudios preliminares indicarían que las proporciones relativas de especies generadas por todo individuo guardarían perfiles prácticamente individuales, que podrían servir como identificación personal.

Es necesario como nunca, revisar todas nuestras actividades y evaluar en que medida podemos corregir aquellas en las que inútilmente estamos modificando la relación positiva íntima con los animálculos.

No vamos a retroceder en avances de la especie humana en la detección y tratamiento de las enfermedades infecciosas y mucho menos en la prevención por inmunizaciones, pero como nunca investigar, para prevenir y/o como equilibrar

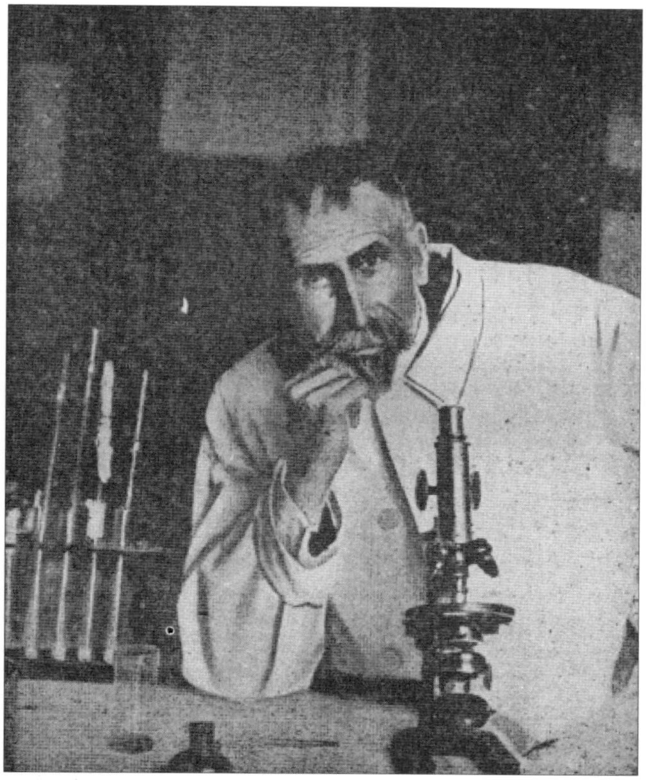

Fig. 1-15. Emil Roux fue uno de los principales discípulos de Pasteur. Su tumba se encuentra cerca del mausoleo donde descansan los restos de Pasteur, en el Instituto Pasteur de París.

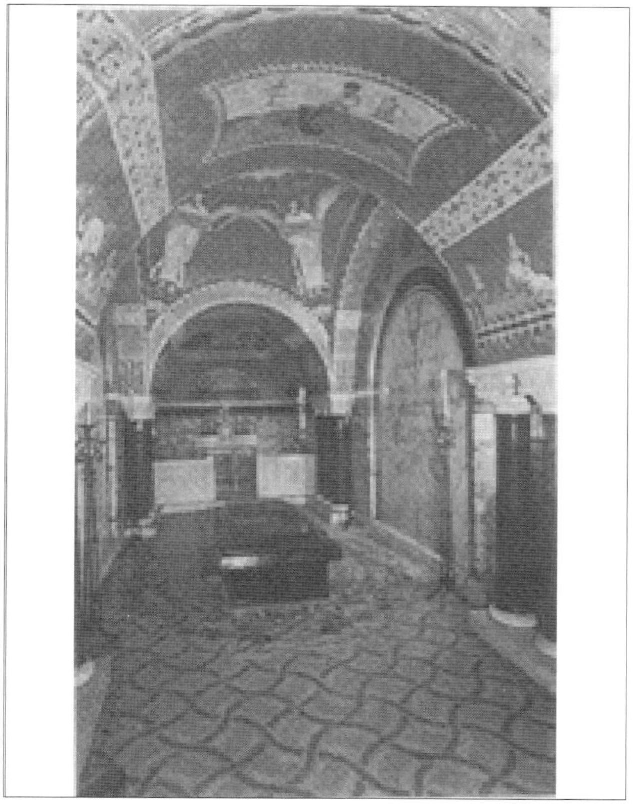

Fig. 1-16. Mausoleo donde descansan los restos de Pasteur.

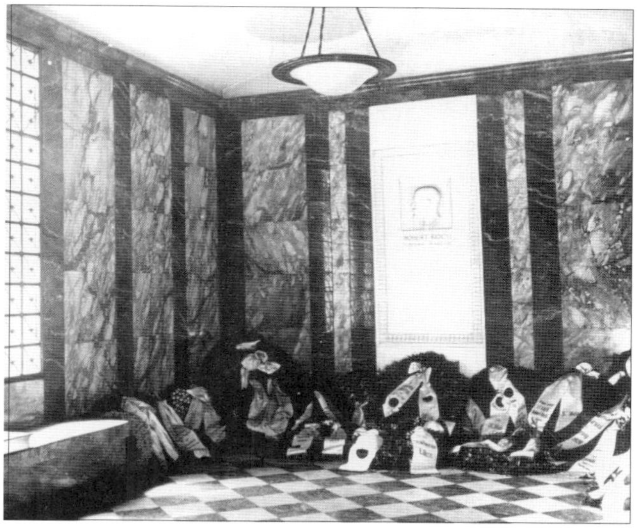

Fig. 1-17. Mausoleo de Koch, en el Instituto que dirigió en Berlín.

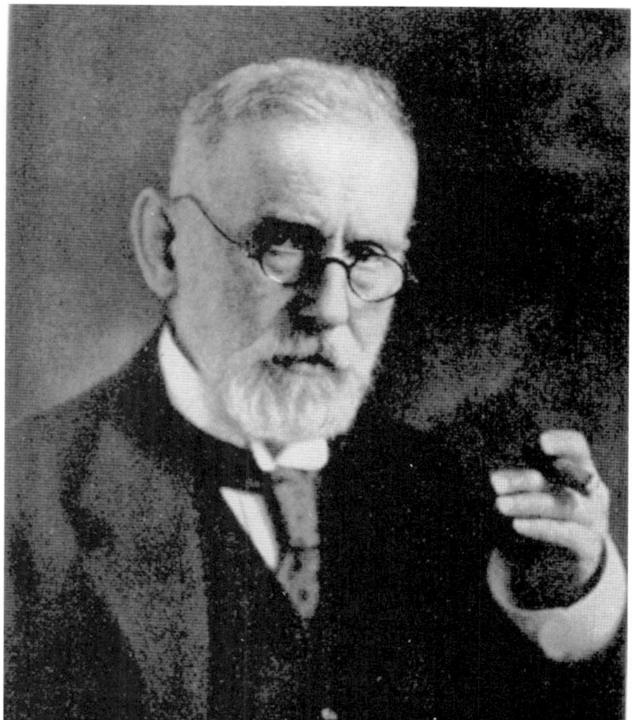

Fig. 1-18. Paul Ehrlich.

las situaciones negativas anormales. Se debe evitar correr, el riesgo de seguir a los dinosaurios en el proceso permanente de la desaparición de especies.

Tenemos que hacer mérito al pensamiento de Sófocles, (Antígona. Grecia. 450 AC)

"Aunque existen muchas maravillas en este mundo, no hay ninguna más grande que la inteligencia del hombre".

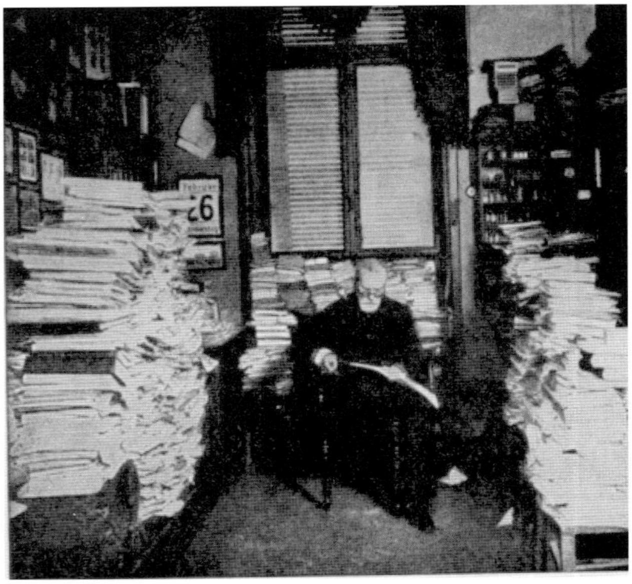

Fig. 1-19. Uno de los miembros más importantes del grupo de Koch fue Paul Erlich, a quien Koch reconoció siempre como el que desarrolló la tinción que permitió identificar el *Mycobacterium tuberculosis*.

BIBLIOGRAFÍA

Evolución de las ideas básicas en el desarrollo de la Microbiología Biomédica.

Ramón A. de Torres. Capítulo 1.- Microbiología Biomédica. Editorial Atlante. 2006.

Concepto e Historia de la Microbiología. Enrique Ibañez. www.biología.edu.ar/microgeneral/micro-iañez/01_micro.htm 2008.

Microbial Ecology. V.L. Barton and D.E.Northup. A.Jhon Willy and Sons Inc. Publications. 2011.

Rene Dubos. Biochemical Determinants of Microbial Diseases. Harvard University Press, Cambridge. Massachusetts, 1954.

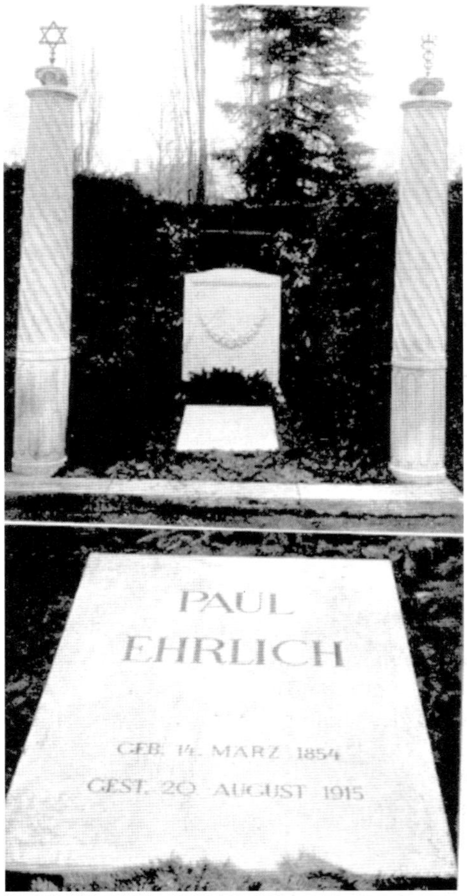

Fig. 1-20. Los restos de Ehrlich descansan en un cementerio de Frankfurt, ciudad en la que culminó su carrera.

CAPÍTULO 2

LEEUWENHOEK (1632-1723): EL PIONERO DE UNA CIENCIA

Diego Sauka

Los microorganismos están en este mundo desde el periodo precámbrico, miles de años antes que las formas superiores de vida como animales y plantas, y por supuesto la aparición del hombre. La microbiología como ciencia tendría su fecha de nacimiento durante el año 1674 cuando Anthony van Leeuwenhoek (Antonio van Leeuwenhoek para nosotros) (Fig. 2-1), un curioso holandés comerciante de telas, observó detenidamente una gota de agua estancada a través de una lente de cristal cuidadosamente tallada por él. Lo que observó a través de está lente de aumento era sin duda una de las vistas más maravillosas y sorprendentes que alguna vez un ser humano había logrado ver. Un mundo microscópico más allá de su vista, un mundo más allá de nuestra imaginación: la primera mirada al mundo microbiano.

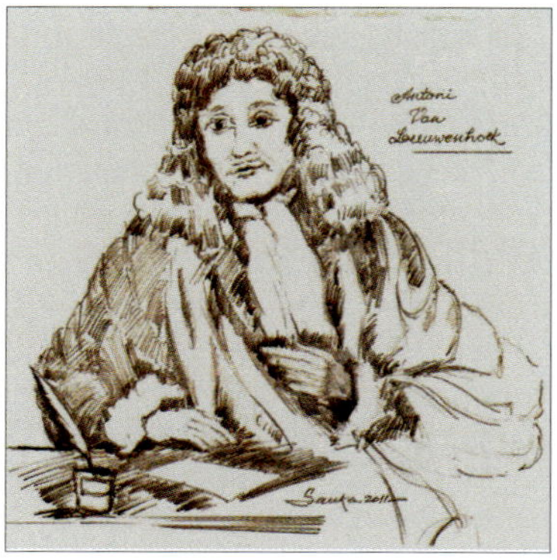

Fig. 2-1. Retrato de Antonio van Leeuwenhoek a la edad de 54 años. Por el artista plástico argentino Alfredo Sauka. Fechado en 2011.

Según consta en una de sus cartas a la Sociedad Real londinense, Leeuwenhoek describió:

"...muchos pequeños animálculos, de los cuales algunos eran redondeados, mientras que otros un poco más grandes consistían de un óvalo. En estos últimos vi dos piernas pequeñas cerca de la cabeza, y dos aletas pequeñas en el extremo posterior del cuerpo. Otros eran algo más largo que un óvalo, de movimiento lento y pocos en número. Estos animálculos tenían diversos colores, algunos eran blanquecinos y transparentes; otros con verde y muy brillantes, otros eran también verdes en el medio, y blancos en la parte anterior y posterior; otros incluso gris ceniza. El movimiento de la mayoría de estos animálculos en el agua era tan veloz, tan aleatorio, hacia arriba, hacia abajo, en círculos, que era algo maravilloso de ver..."

A partir de estas descripciones queda claro que Leeuwenhoek había observado representantes de distintos grupos de microorganismos.

Su vida

Antonio van Leeuwenhoek nació el 24 de octubre de 1632 en la ciudad de Delft (Países Bajos).

El libro donde se halla registrado su bautismo muestra que su nombre era originalmente "Thonisz", pero se hizo conocido como Antonio (Antonij en holandés). Más tarde adoptó el "van", en español podríamos traducirlo como "de", para indicar la mejora de su situación social.

Transcurrió toda su vida en Holanda, en la edad de oro de la historia holandesa. Fue hijo de los menonitas, comerciantes de cestas, Philips Thonisz Leeuwenhoek y Margriete van den Berch. Antes de cumplir seis años, dos de sus hermanas menores y su padre habían fallecido, y su madre volvió a casarse en 1640. Durante el segundo matrimonio de su madre, Leeuwenhoek fue enviado a una escuela en la localidad cercana de Warmond. Luego de recibir allí su primera educación, parte a vivir con un tío que era abogado en un poblado al noreste de Delft llamado Benthuizen. Se cree que es allí donde el joven Leeuwenhoek se habría dirigido para seguir una carrera similar bajo la tutela de su tío. Cuáles hayan sido sus propias intenciones o las de su familia en ese momento no lo sabremos nunca, pero lo que conocemos es que Leeuwenhoek nunca progreso en el estudio de leyes ni se preparó para una carrera universitaria. Lo que se cree es que su educación no fue descuidada completamente durante esta estancia, y que posiblemente en esa época, el haya adquirido conocimientos de física y matemática que aprovechó más adelante en su vida. Lo que sí se sabe con certeza es que no recibió ningún tipo de instrucción de otro idioma más allá del que él hablaba: holandés.

A la edad de 16 años, y luego de la muerte de su padrastro, fue enviado a Ámsterdam. Fue ubicado en una tienda de géneros para aprender sobre el negocio. En muy poco tiempo hizo grandes progresos y llegó a ocupar el cargo de tenedor de libros y cajero durante varios años. En esa época los maestros del arte indumentario empleaban lupas muy rústicas, consistentes en una lente montada en una placa de metal, para examinar los tejidos y determinar su calidad. Leeuwenhoek desarrolló una afición particular por la fabricación de tales instrumentos y pronto se dio cuenta de que sus lupas, cada vez más poderosas, le permitían explorar mucho más allá que las finas fibras del algodón y el lino. Es probable, y no se descarta, que durante esta estadía en la capital, Leeuwenhoek estableciera amistad con el anatomista y zoólogo Jan Swammerdam, quién despertaría en él su interés inicial por la microscopía.

En 1654 regresó a Delft, donde residiría el resto de su vida, y montó su propio comercio de telas y mercería, de cuya actividad comercial trascendió muy poco. Originalmente se estableció en una casa situada en la calle, aún existente, llamada *Hippolytusbuurt*, lugar donde realizó la gran mayoría de sus descubrimientos. A esta casa se la llamó "Het Gouden Hoofd", lo que se traduce como "La cabeza de oro". Este domicilio fue demolido luego de su muerte y la casa que tiene lugar en la actualidad tiene origen en el siglo XIX. Una placa de bronce sobre la pared conmemora el lugar donde se ubicaba su casa y donde recibió a grandes personalidades de la época, como el zar Pedro I de Rusia ("El Grande"), que venían a visitarlo desde distintas partes del mundo (Fig. 2-2).

En julio de ese mismo año se casó con Berber (Bárbara) de Mey, hija de un comerciante de telas. Nacieron de esta unión cinco hijos. Tres niños y dos niñas. Todos fallecieron a temprana edad, con la excepción de una de las niñas a la que llamó María.

En 1660 obtuvo el cargo de chambelán del Lord Regente de Delft, desempeñando sus funciones en el edificio principal del ayuntamiento (Fig. 2-2). En 1669, se convirtió en agrimensor y a partir de 1679 desempeñó el puesto de inspector y controlador de vinos. Todo esto sugiere que alcanzó una posición social próspera. Se cree que dejó su negocio de telas poco después de 1660, porque en su correspondencia no lo menciona, y al parecer sus puestos de trabajo municipales le permitían dedicarle un tiempo considerable a la microscopía. En 1666 su esposa murió y en 1671 se casó en segundas nupcias con Cornelia Swalmius; a quién también sobrevivió, pues ella falleció en 1694.

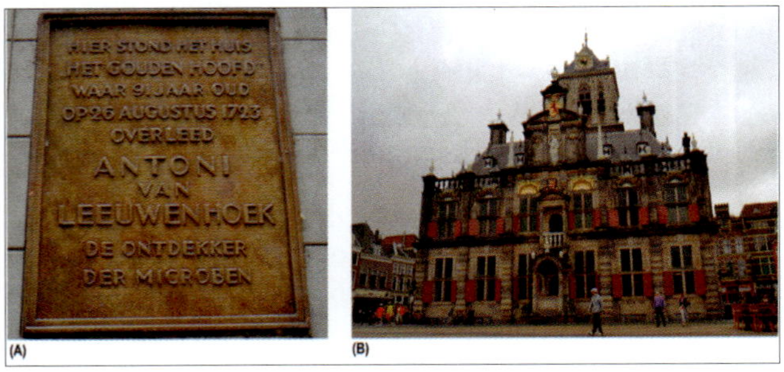

Fig. 2-2. (A) Placa de bronce que conmemora el lugar donde se ubicaba la casa de Leeuwenhoek en Delft. La traducción a nuestra lengua de su grabado dice: Aquí se encontraba la casa "La cabeza de oro". A la edad de 91 años, el 26 de agosto de 1723, falleció Antonio van Leeuwenhoek el descubridor de los microorganismos.
(B) Vista actual del ayuntamiento de la ciudad de Delft donde Leeuwenhoek desarrolló parte de su actividad laboral a partir de 1660. La fachada no difiere mucho del aspecto de la misma que puede observarse en grabados de la época.

Sus microscopios

Aunque durante mucho tiempo se sospechó la existencia de criaturas demasiado pequeñas para ser percibidas a simple vista, su descubrimiento estuvo relacionado con la invención del microscopio. Leeuwenhoek tuvo su primer contacto con un microscopio en Ámsterdam en el año 1648. Este era un simple vidrio de amplificación montado sobre un pedestal pequeño, utilizado por los mercaderes textiles para lograr aumentos de hasta tres veces de las telas que observaban. Él pronto adquirió el suyo propio y en 1654 parte de regreso a Delft. Allí, como ya mencionamos, se establece definitivamente y es donde desarrolló los grandes descubrimientos que le dieron fama y su paso a la inmortalidad.

Aunque no tenía una educación formal en ciencias, Leeuwenhoek poseía muchas características del buen científico. Sin embargo, su habilidad principal radicaba en su capacidad de construir sus propios instrumentos de observación, llevando el arte de tallar lentes a un límite no alcanzado por ninguno de sus contemporáneos.

Sus microscopios revelan que el interés por sus instrumentos se basaba en lo que le permitían ver, más que en su destreza para fabricarlos. Los microscopios de Leeuwenhoek eran toscos y poco acabados, aunque eficaces mecánicamente. Todos ellos eran pequeños, y poseían un diseño y funcionamiento similar. Las dimensiones de sus microscopios rondaban los 10 cm de largo por 4 cm de ancho. El cuerpo principal consistía de dos placas de metal, generalmente bronce, chatas y delgadas que eran remachadas juntas. Situadas entre ambas placas, a modo de sándwich, se situaban pequeñas lentes biconvexas que eran capaces de aumentar el tamaño del objeto observado (Fig. 2-3).

El manejo de los microscopios de Leeuwenhoek es simple. La muestra objeto de ser observada es colocada sobre una estructura similar a la punta de una aguja, manejada por medio de dos tornillos, uno para ajustar la distancia entre la muestra y la lente, y otro para ajustar la elevación de la muestra. Ese primer tornillo, junto a la varilla en que termina, está localizado en la parte inferior del microscopio. Este pasa a través de una ménsula que está en ángulo derecho, la que lo asegura al microscopio, para ser detenido finalmente en un bloque de metal ubicado

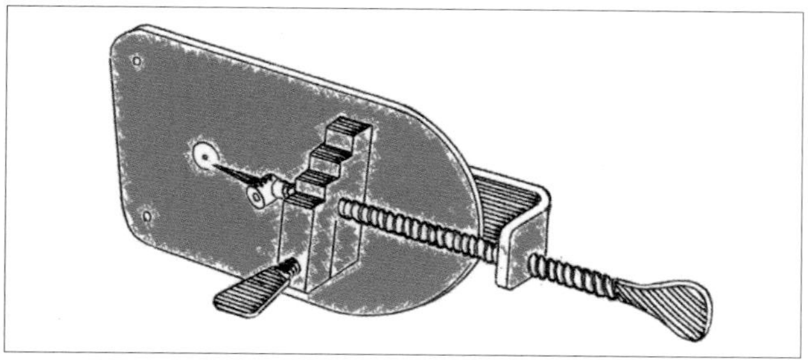

Fig. 2-3. Esquema de un microscopio similar a los construidos por Leeuwenhoek en el siglo XVII.

justo a la mitad de la placa principal. La aguja que sostiene las muestras está conectada al otro lado de este bloque, de manera que cuando el tornillo es girado este mueve la muestra hacia arriba o abajo. El otro tornillo, ubicado en el bloque que perpendicularmente cruza a las placas del cuerpo principal del microscopio, sirve como tornillo de ajuste de elevación. Cuando se gira este tornillo, empuja las placas de metal y mueve a la muestra hacia la lente o en dirección opuesta. En el lado opuesto del microscopio, se halla otro tornillo que sostiene la ménsula que está en ángulo derecho a la placa principal y también sirve como punto pivote para mover la muestra de lado a lado.

Leeuwenhoek pasó gran cantidad de tiempo perfeccionando la construcción de las lentes para sus microscopios. Fue capaz de amolar y pulir lentes biconvexas con una calidad sorprendente. También se cree que empleó lentes de vidrio soplado. Estas serían las responsables de los aumentos impresionantes que lograba con microscopios tan simples. Estas lentes las construía al desfragmentar el exceso de vidrio de una gota engrosada del mismo que se forma en la base de un bulbo de vidrio soplado. Tenían el grosor de aproximadamente un milímetro y el radio de curvatura de 0,75 milímetros. Estas tenían aumentos y poder de resolución superior a cualquiera de la época. Estas lentes eran capaces de aumentar el tamaño del objeto observado entre 70 y casi 300 veces (275 veces para ser exactos) con una resolución de acercamiento de un micrón. Es bastante sorprendente que no solo haya podido ver alguna de las bacterias, sino también lograr describir sus diversas formas. Hoy día, los microscopios que se utilizan en cualquier laboratorio de microbiología pueden aumentar el objeto observado más de 1000 veces. Leeuwenhoek guardaba celosamente sus aparatos y muy pocas personas tuvieron el privilegio de verlos. Los hombres de ciencia de la época querían emplear sus instrumentos, atraídos a Delft por su creciente fama. El les permitía utilizar sólo en su presencia alguno de ellos, pero nunca los más poderosos. Nunca publicó su método de pulido de lentes. Él decía: "Die ik alleen voor myfelf houde" ("esto lo guardo sólo para mí "). Algo egoísta de su parte (opinión personal), pero al mantener en secreto sus metodologías, logró mantenerse a lo largo de su vida como "único" en una ciencia que el mismo había creado.

Se cree que construyó durante su vida alrededor de 550 microscopios. Tras su muerte, 26 de sus mejores microscopios fueron cedidos a la Sociedad Real de Londres y el resto de su colección fue subastada. Lamentablemente, sólo algunos perduran en la actualidad dispersos por distintas partes de Europa (Tabla 2-1). Todos ellos fueron confeccionados por sus propias manos, empleando plata o latón (una aleación de cobre y zinc) como materiales principales.

Dos de sus microscopios simples se encuentran actualmente como parte del *Deutsche Museum* en Múnich. Uno de ellos está confeccionado en plata, con el soporte y la clavija para las muestras de acero forjado. Oskar von Miller, fundador del *Deutsche Museum*, los adquirió en 1906.

Sobre el microscopio simple que se halla en la colección de la Real Sociedad Zoológica de Amberes se han planteado dudas sobre su autenticidad.

Teniendo en cuenta las consideraciones desplegadas por Brian Ford, nuestro experto contemporáneo, el microscopio que se encuentra en el *Universiteitsmuseum* de Utrecht sería el mejor exponente entre esta serie de microscopios. Éste se halla confeccionado en latón y es el único que posee una lente de soplado, a diferencia del

Tabla 2-1. Microscopios de Leeuwenhoek que perduran en la actualidad

Tipo de microscopio	Dimensiones	Lugar donde se encuentra	Número de inventario
Simple	ND	Deutsche Museum. Múnich, Alemania. (http://www.deutsches-museum.de/)	1906/6768
Simple	ND	Deutsche Museum. Múnich, Alemania.	1906/8880
Simple	7,0 x 2,0 cm	Museum Boerhaave. Leiden, Países Bajos. (http://www.museumboerhaave.nl/)	V07017
Simple	6,5 x 2,0 cm	Museum Boerhaave. Leiden, Países Bajos.	V07018
Simple	5,5 x 2,0 cm	Museum Boerhaave. Leiden, Países Bajos.	V07019
Simple con caja	5,5 x 1,6 cm	Museum Boerhaave. Leiden, Países Bajos.	V30337
"Aalkijker"	18,0 x 4 cm	Museum Boerhaave. Leiden, Países Bajos.	V07015
Lupa	8,5 cm	Museum Boerhaave. Leiden, Países Bajos.	V07537
Simple	8,0 x 2,7 cm	Universiteitsmuseum. Utrecht, Países Bajos. (http://www.universiteitsmuseum.nl/ /)	UM-1
Simple	4,7 x 2,8 cm	Koninklijke Maatschappij voor Dierkunde van Antwerpen. Amberes, Bélgica. (http://www.kmda.org/)	

resto que son pulidas, capaz de lograr los aumentos de hasta 300 veces que ya mencionamos con anterioridad.

El resto de los instrumentos ópticos mencionados en la tabla, se hallan perfectamente catalogados en internet y se pueden observar en detalle a través de la página del *Museum Boerhaave* de Leiden. Entre ellos se destaca un dispositivo de observación denominado "Aalkijker" (Fig. 2-4). De acuerdo a lo expresado por Haaxman (1875) en su libro "*Antony van Leeuwenhoek. De ontdekker der infusorien*. 1675-1875", Leeuwenhoek modificó el diseño de sus microscopios simples por este dispositivo que se encuentra perfectamente detallado en una carta que envía a la Sociedad Real el 12 de enero de 1689. Este dispositivo lo diseñó con el objeto de la observación de sustancias líquidas, y entre ellas, demostró en público la circulación en la cola de una anguila viva. De allí proviene el nombre "Aalkijker", en español puede traducirse como "Visor de anguilas". Básicamente está formado por un tubo de vidrio, similar a un tubo de ensayos, en el que colocaba a la anguila con su cola transparente hacia la parte superior del tubo, coincidiendo con una abertura circular en la que se hallaba la lente. El enfoque de la misma se realizaba girando una tuerca de mariposa que se halla frente al soporte de la lente. Entre dos soportes de latón se dispone el tubo.

Más recientemente han salido a la luz dos microscopios más. Uno de ellos se subastó en 2009 en la famosa galería inglesa *Chisties's*. Este es un microscopio confeccionado en plata que se vendió por una elevada suma de dinero. El paradero actual del mismo se desconoce. El otro tiene una

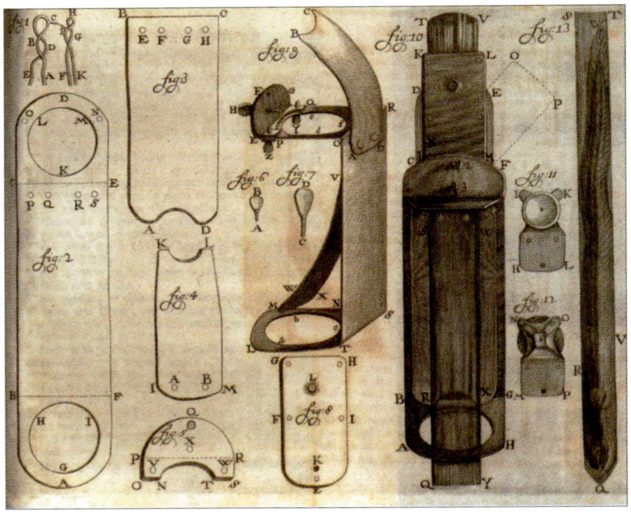

Fig. 2-4. Esquemas del "Aalkijker". Lado izquierdo: distintos componentes (*fig: 2-7*) que se ensamblan para formar una estructura elástica de metal (*fig: 9*), en el cual se monta el microscopio (*fig: 8*) en la parte superior izquierda. Lado derecho: tubo de vidrio conteniendo una anguila pequeña (*fig: 13*). En el centro: "Aalkijker" (*fig: 10*) ensamblado listo para usar con el tubo de vidrio sostenido por la estructura elástica de metal detrás del microscopio. Accesorios especiales (*fig: 11-12*) que permiten el paso de luz y el enfoque en la parte superior del microscopio. Tomado de van Leeuwenhoek, 1695.

historia todavía más curiosa. En diciembre de 2014 aparece para la venta en *eBay* un lote de algunos "dispositivos médicos" y un par de monedas viejas encontrados en los lodos de los canales de Delft. En los años 80 se drenaron y limpiaron los canales y todo el barro y el lodo acabó en unos parques. Algunos coleccionistas amateurs se dedicaron a tamizar los lodos y buscar piezas antiguas. Entre ellas apareció un dispositivo que bien podría tratarse de un microscopio similar a los confeccionados por Leeuwenhoek. Un coleccionista español se hizo con el lote por un precio final de 1500 euros. Los análisis que realizó Brian Ford en el laboratorio Cavendish de la Universidad de Cambridge demostraron que este microscopio hallado en los lodos de Delft es indistinguible de los originales.

Publicación de sus resultados y el reconocimiento de la Sociedad Real

Leeuwenhoek no empezó a publicar los primeros resultados de sus observaciones hasta que tenía unos 40 años, a pesar de que había empezado a obtenerlos mucho tiempo antes.

No sabía latín, no asistió a reuniones científicas y no mantenía relación con las universidades, salvo en su última etapa con algunos miembros de la Sociedad Real Científica de Londres para el Avance de la Ciencia Natural.

Muchos de sus descubrimientos fueron descriptos en una serie de cartas que envió en gran número a la Sociedad mencionada, para su publicación en el "Philosophical Transactions". Estas comunicaciones le valieron su admisión como miembro en 1680.

La primera carta de Leeuwenhoek a la Sociedad Real data del 28 de abril de 1673. Esta fue enviada por Regnier de Graaf, contemporáneo de Leeuwenhoek y un miembro correspondiente de la sociedad, con el título:

- *"A specimen of some observations made by a microscope", contrived by Mr. Leewenhoeck in Holland, lately communicated by Dr. Regnerus de Graaf. Philos. Trans*. 8: 6037-6038.

La carta era muy breve y trataba sobre observaciones microscópicas de hongos filamentosos, partes de una abeja, y partes de un piojo.

Incapaz de leer o escribir en otro idioma que no sea el holandés, las cartas fueron comúnmente traducidas primero al inglés, y entonces publicadas de una forma más o menos abreviada en forma de resumen. Existen no menos de cuatro versiones de cada carta: un manuscrito original en holandés, una versión impresa en holandés, una traducción al latín y otra al inglés.

Leeuwenhoek le asignaba números a sus cartas en orden cronológico. Publicó 165 cartas (sin contar cartas dentro de otras cartas) en dos series separadas. La primera numerada con números arábigos, y la segunda en romanos.

Hacia el final de su vida, sus trabajos fueron publicados en distintas ediciones colectivas.

Leeuwenhoek descubre los protozoarios, bacterias y otros microorganismos

Es difícil decir con exactitud cuándo Leeuwenhoek observó por primera vez las bacterias u otros microorganismos. No obstante, él empezó a escribir sus primeros estudios sobre protozoarios en 1674. En los años siguientes continuó observándolos en las aguas de los canales que cruzaban su ciudad, como en infusiones de pimienta y otras especias que él preparaba.

El 9 de octubre de 1676, Leeuwenhoek envió su Carta 18 a la Sociedad Real delineando sus interesantes observaciones sobre "animálculos", tanto protozoarios como bacterias, en varias clases de aguas y tipos de infusiones. Las observaciones cubren un periodo de aproximadamente un año previo a la escritura de la carta. Este documento único sigue hoy día preservado entre los manuscritos de la Sociedad Real.

Esta carta fue escrita en holandés, en puño y letra de un copista y no por el mismo Leeuwenhoek, aunque sí hizo algunas correcciones al manuscrito que él firma.

A continuación se traducen ciertas secciones de esta carta, previamente traducidas por Clifford Dobell al inglés en su libro *Antony van Leeuwenhoek and his "little animals"* (1932):

- "*Primera observación en agua de lluvia.*"

A mediados de septiembre de 1675... descubrí criaturas vivientes en agua de lluvia, que habían permanecido por unos días en un tubo nuevo...los cuerpos consistían de 5, 6, 7 u 8 glóbulos muy claros, siendo incapaz de discernir alguna membrana o piel que los contenga...a veces sobresalían dos pequeños cuernos, los cuales se movían continuamente...

Se cree que se refería a protozoarios ciliados de agua dulce eutrofizada del género *Vorticella*.

- "*Cuarta observación en agua de lluvia.*"

El 9 de junio de 1676...no pensaba encontrar ninguna criatura en ella; pero tras examinarla, me encontré ante la maravilla de unas 1000 criaturas vivientes en una gota de agua. Estos animálculos eran de la clase más pequeña que había visto hasta ahora...

Probablemente observó protozoarios flagelados de tamaño muy pequeño del género *Monas*.

- "*Primera observación en pimienta-agua*".

A fines de abril de 1676, a partir de una preparación en la que sumergió durante días granos de pimienta en agua pura de deshielo, Leeuwenhoek observa una serie de protozoarios y luego describe algo distinto a lo visto con anterioridad:

- ...vi en ella, con gran asombro, innumerables pequeños animálculos...el cuarto tipo de animales que flotaban entre los otros tres antes mencionados, eran increíblemente pequeños; es más, tan pequeños ante mis ojos, que yo consideré que sí unos 100 de estos animales diminutos se dispondrían a lo largo, uno al lado de otro, no alcanzarían la longitud de un pequeño grano de arena...

Ese "algo" distinto a lo visto con anterioridad eran evidentemente: BACTERIAS.

Sin embargo, descubrió un quinto tipo de animálculos los cuales también describió:

...estos tenían aproximadamente el grosor de los últimos descriptos, pero que eran casi dos veces más largos...

Probablemente estaba describiendo "bacilos".

- "*Tercera observación en pimienta-agua*".

El 4 de junio... vi una gran multitud de criaturas vivientes en una gota de agua, que ascienden a no menos de 8 o 10 mil; ellas aparecen ante mi vista a través del microscopio, tal como arena común se ve a ojo desnudo.

- "*Quinta observación en pimienta-agua.*"

El 6 de agosto...fue para mí, entre todas las maravillas que he descubierto en la naturaleza, lo más maravilloso de todo, y debo decir que por mi parte, no hay placer mayor que haya llegado a mi ojo que el espectáculo de tantos miles de criaturas vivientes moviéndose en una pequeña gota de agua, cada criatura con su movimiento particular. Y si me dicen que hay 100 mil en una gota. . . no creería que estén equivocados.

En una carta que envió el 5 de octubre de 1677 a William Brouncker, presidente de la Sociedad Real de esa época, Leeuwenhoek "confesó" el haber subestimado intencionalmente la cantidad reportada de "pequeños animalitos" en una gota de agua de pimienta, ya que de lo contrario, los Caballeros de la Sociedad Real no hubiesen creído en sus dichos.

Leeuwenhoek no sólo descubrió protozoarios y bacterias. En su Carta 32 del 14 de junio de 1680 a Thomas Gale, secretario de la Sociedad Real en ese entonces, describió el primer estudio de microscopia de levaduras en la fermentación de mosto de cerveza, y señaló que fueron estas criaturas las responsables de darle mucho gas.

Él dijo: ..."parecen ser bastante redondas, otras son irregulares; hay algunas que superan a los otras en tamaño, consistiendo de dos, tres o cuatro glóbulos unidos"...

En esta misma carta también afirma que ha oído que ningún ser viviente se puede generar a sí mismo cuando se coloca en recipientes bien cerrados. Entonces el decidió estudiar el tema mediante la preparación de infusiones de pimienta en agua limpia en dos tubos de vidrio, uno dejándolo abierto al aire y otro sellado (Fig. 2-5). Al tercer día de exposición al aire examinó el agua del tubo que había permanecido abierto y observó muchos animálculos al microscopio, pero decidió esperar hasta el quinto día para romper el lacrado del tubo sellado y analizar el contenido del tubo cerrado. Cuando realizó este procedimiento se vio asombrado al encontrar muchos animálculos. Estas observaciones constituyen la primera demostración de que hay microorganismos que viven y se multiplican bajo condiciones anaeróbicas, pero Leeuwenhoek fue incapaz de apreciar la real dimensión de la significancia de estas observaciones.

La evidencia definitiva del descubrimiento de las bacterias se presenta en 1683. La Carta 39 del 17 de septiembre de ese año, dirigida a la Sociedad Real, es probablemente la más importante en los anales de la microbiología. La carta contenía una descripción de los tipos de animálculos que observó en la saliva/esputo y raspado de los dientes de su boca, así como una especulación sobre cómo esos microorganismos se metieron en su cavidad bucal. La Fig. 2-5 es una copia de una página de esa carta, la que demuestra su puño y letra, y describe claramente sus dibujos de las bacterias que observó. La traducción de parte de las páginas anteriores y siguientes, como la que se muestra en la figura se detalla a continuación:

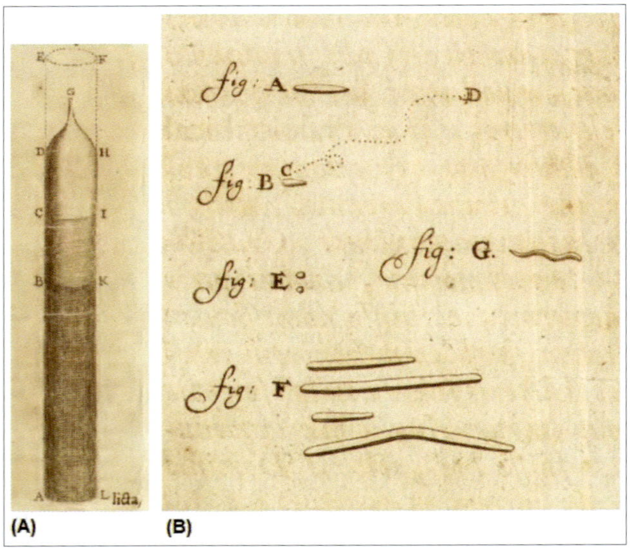

Fig. 2-5. (A) tubo sellado de Leeuwenhoek para determinar si los microorganismos pueden crecer y multiplicarse en ausencia de aire. Infusión de pimienta (ABKL) en agua de lluvia (BCIK) con el tubo sellado en G. Carta 32 (14 de junio de 1680). Tomado de van Leeuwenhoek, 1695. (B) Bacterias observadas a partir de muestras de la cavidad bucal humana. Se presume que podrían ser: *fig*: A, una bacteria móvil del género *Bacillus*; *fig*: B, *Selenomonas sputigena*; C....D, trayectoria de su movimiento; *fig*: E, en principio se pensó que eran *Micrococcus* pero estos son inmóviles; *fig*: F, *Leptothrix buccalis*; *fig*: G, probablemente *Spirochaeta buccalis*. Tomado de van Leeuwenhoek, 1695.

...Las de mayor tamaño tenía la forma de la *fig*: A [Lámina XXIV]: estas poseían un movimiento muy fuerte y ágil, y se disparaban a través del agua o saliva, como un lucio lo hace a través del agua. Estos casi siempre eran escasos en número.

El segundo tipo tenía la forma de la *fig*: B. Estas giraban con frecuencia como trompo, y algunas veces tomaban un curso como se muestra entre C y D. Eran más numerosos que las primeras.

En las del tercer tipo no pude distinguir correctamente la forma: a veces parecían tener forma oval y en otras oportunidades redondas. Estas eran tan pequeñas que no las pude ver más grandes que la *fig*: E. Sin embargo, ellas siguieron adelante tan ágilmente, y se mantenían tan juntas, que podrían imaginarlas como parte de un gran enjambre de mosquitos o moscas, que volaban hacia dentro y fuera de él.....

Además, la mayor parte de esta materia consistió de un gran número de rayitas o hilos de diferente longitud, pero del mismo grosor; algunos doblados, otros rectos, como los de la *fig*: F, los cuáles se hallaban como manojos deshilachados. Debido a que había visto antes, en agua, animálculos que tenían la misma figura, he hecho todo lo posible para ver si había vida en ellos, pero no pude distinguir el menor movimiento; que se pareciera a nada vivo en alguno de ellos ....

...Los de mayor tipo (de los cuales había un gran número) inclinaban su cuerpo en curvas a medida que se movían, como en la *fig*: G...

El descubrimiento de las bacterias por Leeuwenhoek no fue aceptado inmediatamente por la comunidad científica. La carta anunciando el descubrimiento de las bacterias causó tantas dudas que la Sociedad Real encomendó a un vicario inglés, juristas y doctores para confirmar que este reporte se basaba en observaciones verdaderas. Nehemiah Grew y Robert Hooke fallaron en un primer intento de validar las observaciones de Leeuwenhoek sembrando dudas sobre sus reportes. Más adelante Hooke repitió los experimentos y empleando un microscopio de mayor poder de magnificación fue capaz de confirmar los descubrimientos.

El descubrimiento de microorganismos por Leeuwenhoek llevó a establecer ciertas especulaciones sobre que estos podrían ser la causa de enfermedades. En una de sus cartas él también menciona lo siguiente: "En cualquier agua de lluvia se pueden encontrar los animálculos; y en todo tipo de agua que se deje reposar al aire libre, los animálculos aparecerán. Esto es porque estos pueden ser transportados por el viento, junto con las partículas de polvo que flotan en el aire". Estas observaciones podrían haber sido relacionadas con enfermedades y confrontarse con la "teoría miasmática" de la época. Esta teoría afirmaba que las enfermedades eran transmitidas por el aire a través de los "miasmas", un conjunto de emanaciones fétidas de suelos y aguas impuras que eran la causa de enfermedad. Leeuwenhoek lamentablemente no pudo en ningún caso probar la relación causa-efecto entre los microorganismos y las enfermedades. Recién en 1890, Roberto Koch fue el primer científico en concebir una serie de pruebas (postulados de Koch) para verificar la teoría microbiana de la enfermedad mientras estudiaba a *Bacillus anthracis* como agente etiológico del carbunco.

Leeuwenhoek no solo descubrió microorganismos

El interés de Leeuwenhoek en conocer el porqué del picor de la pimienta y las sensaciones de otras especias lo llevó a hacer infusiones de estas, donde sin quererlo en principio, logró que crecieran microorganismos que luego él descubrió. Sin embargo, estos no fueron sus únicos descubrimientos.

En 1677 describe por primera vez a los espermatozoides de varias especies, incluidos los humanos. Incluso fue el primero en reconocer que era el espermatozoide el que entraba en el óvulo durante la fecundación.

En 1684 estudia los glóbulos rojos, las células de la sangre y el sistema de irrigación de tejidos transparentes. Describió el riego sanguíneo de las circunvoluciones cerebrales, la estructura del cristalino y explicó su acomodación, descubrió los bastones de la retina, el tejido conectivo y epitelio de la córnea, el aspecto estriado de los músculos.

Estudió también la vida de las hormigas y descubrió que las pupas no eran huevos, sino que estos últimos eran más pequeños y daban lugar a las larvas. También observó la reproducción de las anguilas, que por aquella época se creía que venían del rocío. Cuando mucha gente pensaba que los gusanos, pulgas, y otros animales similares aparecían por generación espontánea, él los veía salir de los huevos.

La lista de descripciones es larga: plumas de aves,

escamas, pelos, estudia la anatomía de varios insectos, la estructura de las hojas y de la madera de numerosas especies vegetales. Describió también elementos inanimados como la pólvora, telas, metales, etc.

Interpretaciones religiosas de sus descubrimientos

Los descubrimientos de Leeuwenhoek no alteraron las creencias tradicionales de la época en cuanto a la "generación espontánea" de la vida. Esta creencia era aceptada por casi toda la comunidad científica del siglo XVIII, y también fue admitida tácitamente por la Iglesia. Esto podría deberse a que los descubrimientos sobre la vida microscópica parecieron no representar en ese momento un desafío directo a ninguna de las doctrinas de la Iglesia; por ejemplo la Creacionista. Puede ser por ello que la Iglesia no hizo ningún esfuerzo en cuestionar u oponerse de alguna forma a los descubrimientos de Leeuwenhoek. Sólo tuvieron que pasar 200 años para que Charles Darwin incorporase los descubrimientos de Leeuwenhoek relacionados con la vida microscópica como un elemento clave de su teoría de la evolución. Este acontecimiento podría considerarse por primera vez, un caso de cómo sus descubrimientos pudieron representar algún desafío a la doctrina tradicional de la Iglesia acerca del origen de la vida.

Reflexiones finales

Leeuwenhoek fallece el 26 de agosto de 1723 en su ciudad natal. Es enterrado por su hija María en la Iglesia Antigua de Delft (Fig. 2-6). Sobre la piedra negra que cubre su tumba se encuentra el siguiente grabado (Fig. 2-7):

HIER RUST
ANTHONY VAN LEEUWENHOEK,
OUSTE LIT VAN DE KOONINCKLIJKE
SOSYTEYT IN LONDE,
GEBOOREN BINNEN DE STADT DELFT OP
DEN 24STEN OCTOBER 1632,
EN OVERLEEDEN OP DEN 26STEN AUFUSTY
1723,
OUT SYNDE 90 JAAR, 10 MAANDE EN 2
DAGEN.

Esta frase traducida al español manifiesta: "Aquí yace Antonio van Leeuwenhoek, el miembro más antiguo de la Sociedad Real de Londres, nacido en la ciudad de Delft el 24 de octubre de 1632, y fallecido el 26 de agosto de 1723, a la edad de 90 años, 10 meses y 2 días". Esta es seguida por unos versos escritos por su amigo el escritor local Humberto Poot:

HEEFT ELK, O WANDELAER, ALOM
ONTZAGH VOOR HOOGEN OUDERDOM
EN WONDERBARE GAVEN,
SOO SET EERBIEDIGH HIER UW' STAP:
HIER LEGT DE GRYSE WEETENSCHAP
IN **LEEUWENHOEK** BEGRAVEN.

Este poema se traduce como: "Todo paseante, respete la edad avanzada y los talentos singulares. Pise por eso respetuosamente. Aquí se ha enterrado en Leeuwenhoek la ciencia eterna".

Su hija María mandó a construir junto a su tumba un monumento en su homenaje. Este consta básicamente de un obelisco que emerge desde un pedestal de piedra que se encuentra vallado por un enrejado que la separa del público que lo visita (Fig. 2-8). En la parte superior se destaca un retrato del perfil izquierdo de Leeuwenhoek y en la parte inferior una calavera de mármol blanco con dos huesos cruzados en su base. Entre ambas esculturas, sobre el frente del obelisco se lee la siguiente inscripción en latín:

PIAE ET AET. MEM.
ANTONII A LEEUWENHOEK
REG. ANGL. SOCIET. MEMBRI
QUI NATURAE PENETRALIA ET PHYSICES
ARCANA
MICROSCOPIIS AB IPSO INVENTIS ET
MIRABILI ARTE FABRICATIS
ASSIDUO STUDIO ET PERSCRUTATIONE
DETEGENDO ET IDIOMATE BELGICO
DESCRIBENDO DE TOTO TERRARUM ORBE
OPTIME MERUIT.

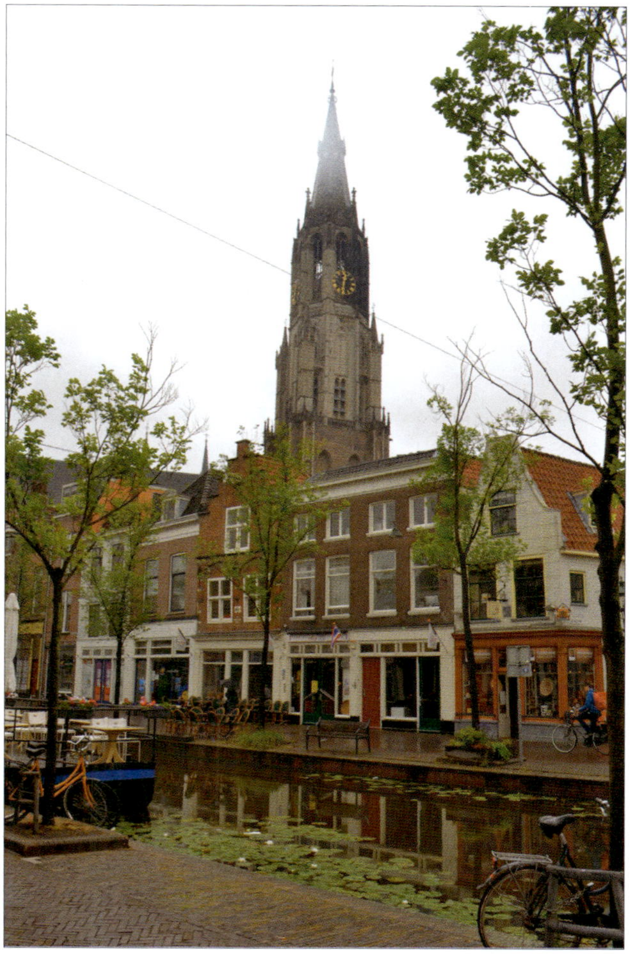

Fig. 2-6. Iglesia Antigua de Delft (de fondo), donde descansan los restos de Leeuwenhoek.

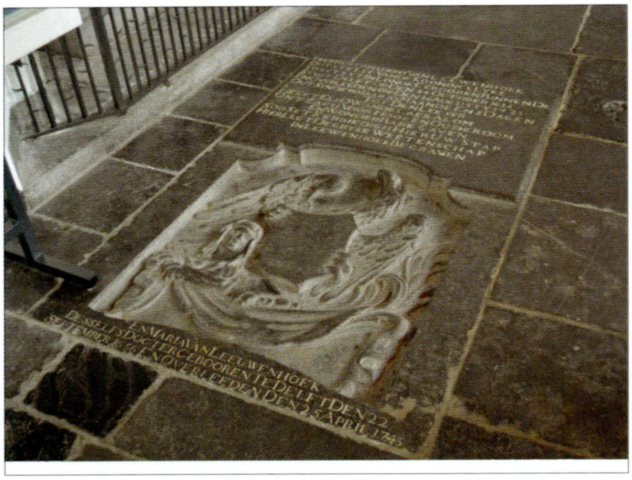

Fig. 2-7. Tumba de Leeuwenhoek en la Iglesia Antigua de Delft.

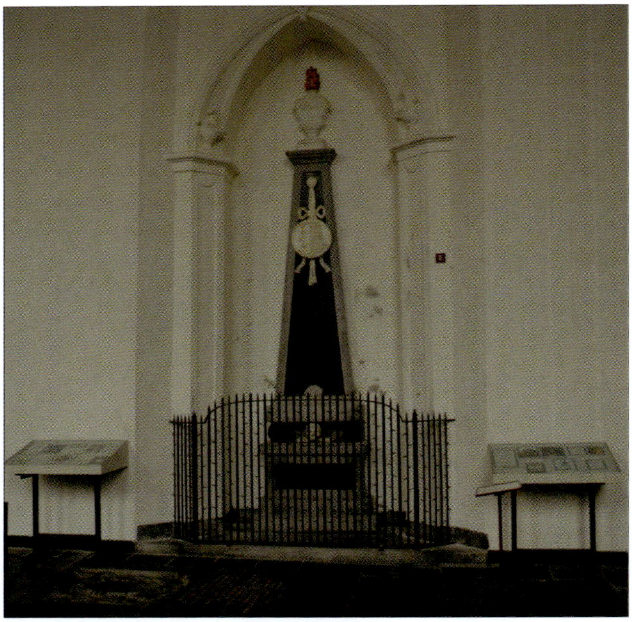

Fig. 2-8. Monumento en homenaje a Leeuwenhoek. Su hija María lo mandó a construir junto a la tumba de su padre.

Traducido al español: "A la caritativa y eterna memoria de Antonio van Leeuwenhoek, miembro de la Sociedad Real Inglesa, quién, mediante la detección a través de la aplicación diligente y el escrutinio de los misterios de la naturaleza y los secretos de la filosofía natural por medio de los microscopios inventados y construidos maravillosamente por sí mismo, y por la descripción de ellos en el dialecto holandés, ha ganado la más alta aprobación de todo el mundo".

De acuerdo con el pensamiento de algunos, dentro de los que me incluyo, el genio de Antonio van Leeuwenhoek es de lo mejor que le haya sucedido a la humanidad. Sus descubrimientos ayudaron a hacer del mundo un lugar mejor para vivir. El impacto de sus trabajos en el mundo científico de su época es difícil de estimar, pero indudablemente constituyeron un avance significativo para el estímulo de un verdadero *tsunami* de nuevas investigaciones. La gente se percató de otro mundo poblado con innumerables seres vivos microscópicos que se hallaban a su alrededor.

Leeuwenhoek no fue un científico de formación. Era un microscopista amateur y no seguía un acercamiento sistemático. No obstante, sí queda claro su concepto: una observación detallada, una documentación cuidadosa y una voluntad decidida a NO establecer conclusiones preliminares.

Hoy en día podemos ver microorganismos, muchos patógenos y otros que poseen capacidades biotecnológicas de gran importancia, invisibles a nuestro ojo desnudo, pero que gracias a la mirada invaluable que nos legó Leeuwenhoek hoy somos capaces de luchar contra ellos o emplearlos en nuestro propio beneficio.

BIBLIOGRAFÍA

Bardell D. The roles of the sense of taste and clean teeth in the discovery of bacteria by Antoni van Leeuwenhoek. *Microbiol Rev* 1982; 47: 121-126.

de Kruif. Antonio van Leeuwenhoek. El primer cazador de microbios. En: Los cazadores de microbios (3ra. Ed.), 2001; Cap. 1, 1-20.

Dobell C. Antony van Leeuwenhoek and his "little animals", Dover Publications, INC., New York, 1932.

Ford B. The case of the disappearing microscope. *Laboratory News companion series Microscopy and Imaging*, 2013; 9-10.

Ford B. The mystery of the microscope in mud. *Nature* 2015; 521: 433.

Haaxman P. Antony van Leeuwenhoek. De ontdekker der infusorien. 1675-1875. van Doesburgh S., Leiden, 1875.

Hoole S. The select works of Antony van Leeuwenhoek, containing his microscopical discoveries in many of the works of nature. Sidney G., London, 1800.

van Leeuwenhoek A. Arcana naturae detecta ab Antonio van Leeuwenhoek. T. II, Delphis Batavorum, apud Henricum a Krooneveld, 1695.

CAPÍTULO 3

FUNDADORES DE LA MICROBIOLOGÍA BIOMEDICA

Ramón A. de Torres, Diego Sauka

1.-INTRODUCCIÓN

El capítulo 1, muestra con prioridad el impacto del humano en el mundo de los microbios ya existentes en el planeta desde su aparición hace 2000 millones de años. Se destaca la agudización de los cambios ecológicos generados desde el conocimiento científico de la microbiología, desde hace sólo 250 años.

Sólo se mencionaron los principales responsables que participaron en todas las épocas, pero sobre todo a partir del manejo científico de la microbiología, desde su inicio como ciencia básica y la aplicación científica. Su lectura está recomendada antes de iniciar un curso universitario de Microbiología.

Este en cambio es recomendable para leerlo al final del curso.

Este capítulo prioriza destacar la personalidad de los fundadores de la Microbiología Biomédica. Por razones obvias del objetivo global de nuestro texto, hemos realizado la difícil elección de tres investigadores a quienes se les debe la fundación de la **Microbiología Biomédica**. Pese a coincidir con prácticamente el total de quienes pueden opinar sobre el tema, se siente la sensación de injusticia. Es muy grande el grupo de magníficos investigadores que también participaron con excelentes contribuciones, muchos de ellos fueron nombrados en el capítulo uno, en donde no se ampliaron los aspectos personales.

Distinguimos a continuación los primeros intentos experimentales que indican el despertar de la idea de que existía una relación entre algunas enfermedades epidémicas y los animálculos. Luego introducimos con sólo un resumen, la personalidad y las principales contribuciones a la determinación final de la teoría séptica de ciertas enfermedades, con la determinación biológica de la identidad de las especies responsables.

2.- PIONEROS

Hubo predicciones teóricas documentadas de que seres invisibles producían enfermedades, desde la Grecia antigua.

Nunca supimos que pensaban, pero en la China previo a la época faraónica Egipcia, más de cinco mil años antes de Jesús, practicaban la variolización, que era usar el material de una herida de un enfermo de viruela en vías de curación sobre la piel de un individuo sano, que después de una reacción leve local quedaba inmunizado frente a una nueva epidemia. Se usó aisladamente en varias regiones asiáticas, llegando inclusive a los países árabes.

La primera demostración en un marco científico documentado de la participación de "seres invisibles" como agentes de la enfermedad, es justamente la experiencia de Jenner en el desarrollo de la vacuna contra viruela, en Inglaterra, en 1789, inspirada en el intento fracasado de haber intentado introducir en Inglaterra, la variolización. Esto...algo más de un siglo después que el hombre ya había descubierto los microbios.

Jenner murió muchos años más tarde y todavía no se tenía idea qué era en realidad lo que producía la enfermedad.

Lentamente el hecho tuvo repercusión social y alertó a los pocos genios de siempre y por ese momento a algunos políticos y muy pocos empresarios visionarios. El problema del retardo de la confirmación de la etiología microbiana de muchas enfermedades, fueron las dificultades en el sistema sanitario humano, la casi imposibilidad de que médicos tuvieran acceso a la obtención de microscopios y de otros medios necesarios. Además el ambiente mostraba en una forma significativa la reacción de muchos científicos, la gran mayoría de los pares y la respuesta social negativa... sobre todo la dirigencia religiosa.

Sin embargo ya en 1789, se conocían hongos microscópicos, protozoos y bacterias, que el grupo de botánicos y biólogos había rescatado de las primeras publicaciones de los animálculos de Anthony van

Leeuwenhoek. Desde la mitad del siglo XVIII investigaban para saber quiénes eran y no que hacían de bueno (alimentos) y de malo (enfermedades). La Microbiología básica ya era una ciencia a fines del siglo XVIII, pero su relación ancestral con la producción y descomposición de alimentos y su participación en la producción de enfermedades era sospechada por unos pocos y hasta principios del siglo XIX nadie había intentado demostrarlo científicamente.

La experiencia de Jenner fue la primera demostración experimental documentada en un plano científico, de que la enfermedad era transmitida de persona a persona. La transmisión de la enfermedad estaba demostrada y dependía del contacto de algo material que pasaba de un individuo a otro, pero la causa real seguía siendo un misterio. Inclusive recordemos que esto era un siglo antes del descubrimiento de los virus, los fracasos para demostrar que fuera un hongo, protozoo o bacteria duraron algo más de un siglo.

Una enorme mayoría de pensadores y científicos seguía negándolo, diciendo que la enfermedad era lo que su dogma religioso o lo que sus ideas filosóficas proponían.

Los pocos microscopios existentes, estaban en manos de los botánicos y biólogos más activos en las ciudades de Delft, Breslau, Londres y Pavia.

A principios de 1800 los microscopios llagan a París y alguien se interesa (Louis Joblot. 1645-1723) y estudia los protozoarios con excelente nivel e inclusive publica uno de los primeros libros sobre el tema alrededor de 1817. No hace ninguna referencia sobre inducción de patologías. No sabemos si hubo alguna relación, pero quizá la hubo, ya que se genera en 1835, el hecho de que M. Donnè comunica en París lo que puede considerarse la primera demostración de que un animálculo, en este caso un protozoo (hoy *Trichomonas vaginalis*) producía una enfermedad (vaginitis), en mujeres.

Los protozoos a esa altura de la evolución ya tenían clasificación taxonómica y se conocían sus mecanismos de división celular, esto por que eran más fáciles de distinguir con los microscopios disponibles en la época. El mismo grupo adelantó también en la década de 1830, la morfología de una bacteria asociada a las lesiones cutáneas de sífilis.

Siempre basado en morfología y en este caso con reproducción experimental demostrada de la inducción de la enfermedad, Agustino Bassi (Italiano. 1773-1856) comunica en 1835, la capacidad de un hongo (También más visibles que las bacterias) de inducir una patología específica en gusanos de seda.

Avanzada la primera mitad del siglo XIX, Pier F.O. Rayer (Francés.1793-1867) y Casmir Davaine (Francés. 1812-1882), confirman microscópicamente, entre 1825 y 1850, formas de bastones en sangre de ovejas muertas de carbunclo.

Progresan lentamente, demuestran que inoculando sangre a un animal enfermó y aún varias horas luego de muerto, transmitía la enfermedad a uno sano. Realizan la primera inoculación de ratones, que morían inoculados con sangre de ovejas enfermas y no morían si la sangre provenía de ovejas sanas. En la sangre de los ratones muertos se veían los bastones, iguales a los detectados en la sangre de las ovejas enfermas.

Este mismo diagrama experimental básico, es el que permite a Koch, 20 años más tarde, desde 1872, aislar en cultivos axénicos y caracterizar por primera vez, una única especie de bacteria que producía siempre la misma enfermedad, diferente de otras que no la producían.

En el espacio de 1835 a 1875, la tremenda limitación de la obtención de microscopios y quien los supiera usar, la inaccesibilidad a la inoculación a ratones, ni que hablar de intentar cultivos para identificar microorganismos en el ámbito de la atención hospitalaria humana, limitaba a los médicos visionarios, la posibilidad de demostración de agentes microbianos etiológicos.

La difusión de la experiencia de Jenner, motivó a muchos a la utilización de voluntarios humanos, para demostrar agentes etiológicos invisibles.

En 1836, nuevamente un grupo francés dirigido por Richet, pone fin a una larga polémica. Demuestra que la gonococia era diferente de la sífilis, luego de inocular 2500 voluntarios humanos.

Aquí no hubo evidencias de agentes etiológicos de ningún tipo y sólo la clínica y la inoculación experimental, sirvió de base para la demostración de dos patologías transmisibles sexualmente, pero que se trataba de dos patologías diferentes, que en muchos casos infectaban a la misma persona.

No se puede negar que ya existía al llegar la primera mitad del siglo XIX, un creciente concepto de la etiología infecciosa por seres invisibles a simple vista, con algunas evidencias morfológicas, de la existencia de un animálculo asociado a una patología determinada.

La tricomonas, hasta aquí la única demostrada en humanos, resultaba muy polémica, por que muchas veces el síndrome de vaginitis no la mostraba.

Lo evidente de estos investigadores de la primera mitad del siglo XIX es que no contaban con la repercusión social necesaria para motivar el apoyo político y menos empresarial a la naciente Microbiología Biomédica, en ese momento.

Por el contrario ya en esa época los estudios en animales de cría resultaban más accesibles e inclusive había más ayuda por parte de los productores.

¿Cuál fue en realidad el nacimiento social y económico de la microbiología aplicada?... Cuando después de un siglo de estudiar quiénes eran (¿animales o plantas?) y cómo era su taxonomía, se comienza a tener idea y descifrar que hacían de bueno y de malo en el contexto global. La microbiología aplicada se inicia en la cocina y no en el hospital.

Ya ancestralmente y ahora con la producción industrial de conservas desde fines de 1700 e inicio de 1800 y desde mediados del siglo XIX el descubrimiento científico de que la base de la producción de bebidas y alimentos fermentados, era producida por animálculos, produce la explosión del nacimiento de la Microbiología de Alimentos.

Le sigue el de la Microbiología Biomédica que desde 1875, logra que se genere el Siglo de Oro de la Microbiología Integral.

Integral, por que la repercusión social de la Microbiología de las fermentaciones y de las enfermedades epidémicas, motivó al mundo a profundizar todos los niveles de estudio de los animálculos. A los primeros botánicos y biólogos fundadores de la Microbiología Básica, se agregaron también los químicos y médicos, ya a fines del siglo XIX se sumaron profesionales de todas las otras ciencias.

Es inicialmente en esta área de las fermentaciones donde Luis Pasteur impone su genialidad de integrador ya que es el fundador neto de la Microbiología de Alimentos desde 1854, y 25 años más tarde participa con Roberto Koch el real amplificador, en la creación de la microbiología Biomédica.

Simultáneamente, en la segunda mitad del siglo, José Lister en Inglaterra expande la aplicación del conocimiento microbiológico para generar las medidas de protección del humano, por acción de drogas. Sobre la base de humanizar la cirugía (hasta ese entonces con 50% de mortalidad) funda el concepto y la operatividad universal de la bioseguridad.

Ya tenemos los tres líderes elegidos y como el tema prioritario es la Biomedicina, no el aporte integrador a la Microbiología, el orden es Koch, Lister y Pasteur.

3.-CONSOLIDACIÓN DE LA TEORÍA DE LOS GÉRMENES Y LA ENFERMEDAD

De las predicciones totalmente imaginarias iniciadas desde la Grecia antigua, las *quasi* evidencias de Fracastoro, Jenner y las exploraciones de los pioneros a un siglo de haberse descubierto a los animálculos, se comienzan a construir las primeras evidencias de la participación de seres vivos materiales invisibles que producían enfermedades. Hay varias pero las publicadas por Henle desde 1840, sin documentación experimental propia, están entre las más precisas.

Henle fue maestro de Koch en Gotinga , desde el inicio de su formación universitaria.

En 1850 los avances en el conocimiento de hongos microscópicos y protozoos era realmente significativo, las bacterias esperaban, mejores microscopios y optimización de los medios de cultivo. De todos modos la nueva ciencia estaba consolidada en su aplicación a la producción industrial de conservas y alimentos fermentados.

El lento avance de la utilización de la vacuna antivariólica, ganaban interés científico y repercusión social político/industrial.

Sin embargo la mayoría de religiosos y científicos, y obviamente la sociedad, consideraban a la etiología infecciosa de varias enfermedades, en el marco de ciencia ficción.

Las limitaciones de la microscopía disminuyen justamente a partir de 1850, pero fundamentalmente por el gran requerimiento que generaba la anatomía patológica y la citología de sangre, ya demostrado su gran valor diagnóstico en atención primaria. Es justamente el genial R. Virchow quien dedica su tiempo y desde la política, impulsa al gobierno Prusiano a invertir en el desarrollo empresarial inicial para la producción industrial de microscopios. Virchow, fundador de la Anatomía Patológica, lo es también de la Socialización de la Medicina. Demuestra la necesidad de poder cubrir el requerimiento necesario que ya, con solo los estudios de sangre, se transformaban en un requerimiento social ineludible.

El desarrollo en el laboratorio de Koch de los cultivos en medios sólidos gelificados, es obviamente el paso, que agrega a los lentes de la inmersión óptica, la transferencia del nivel científico a la utilización universal del conocimiento microbiológico en salud humana, animales y plantas, animales y plantas, con que se inicia el siglo XX.

El grupo de Koch es indiscutiblemente el centro de expansión de la aplicación de la ciencia microbiología a la atención primaria de la salud.

4.-PERFIL HISTÓRICO RESUMIDO DE LOS LÍDERES ELEGIDOS COMO FUNDADORES DE LA MICROBIOLOGÍA BIOMÉDICA

Se presenta a continuación un esbozo de la personalidad y las principales contribuciones científicas y sociales de los líderes de la Microbiología Biomédica.

Robert Koch

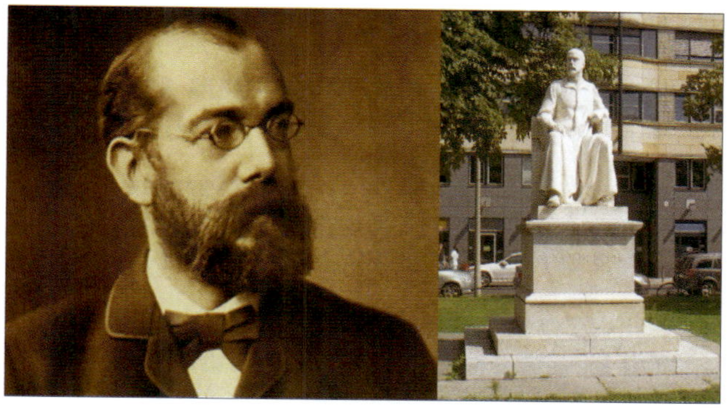

Robert Koch. Tomado de: "Gallerie. Berühmter männer. Dr. Robert Koch". 1887. Library of Congress, USA. https://www.loc.gov/item/2003674738/ Robert Koch Memorial, Robert-Koch-Platz, lado este. Berlín.

a.- Nacimiento y primeros años

Heinrich Hermann Robert Koch, éste era su nombre completo, nace en Clausthal, pequeña ciudad minera, en el entonces Reino de Hannover, parte de Prusia, el 11 de diciembre de 1843. Su padre era ingeniero de minas.

Fue el tercer hijo de trece hermanos.

Desde niño mostró un interés destacado por aprender y existen comentarios coincidentes que mencionan que aprendió a leer antes de iniciar la escuela primaria.

Completó el espacio de la escuela secundaria (Gymasium), también en su ciudad natal donde mostró especial interés en biología y por explorar el mundo. Ambos deseos fueron satisfechos a lo largo de su carrera.

b.- Adolescencia y Maduración Social

Su adolescencia transcurre en su ciudad natal, hasta que inicia estudios universitarios a los 19 años en Gotinga.

En 1866 se casa con Emmy Fraats y tienen una única hija llamada Gertrudis.

A cuatro años de su graduación, entre 1870 y 1871 participa como médico voluntario en la guerra Franco-Prusiana, indicador político social de la ausencia de contacto de Koch con los científicos franceses durante toda su vida.

De regreso de la guerra, vuelve a ejercer la profesión y se localiza en la pequeña localidad rural de Wollstein.

En 1893 Koch se casó nuevamente con Hedwig Freiberg, en Berlín.

c.- Estudios

En 1862 inicia estudios en la Universidad de Gotinga, donde se gradúa como médico en 1866.

Fue alumno distinguido de Federico G. J. Henle, quien desde 1840, ya había escrito verdaderos documentos clásicos sobre la teoría séptica de algunas enfermedades.

Ya graduado como médico fue a Berlín por un semestre a seguir el curso de patología que dictaba Rudolph Virchow.

Henle y Virchow, destacados científicos discrepaban sobre la etiología microbiana de enfermedades.

No realizó estudios puntuales de microbiología en ningún centro especializado, pero su contacto con Henle, lo interesó en el tema a tal punto que el inicio de su trabajo experimental microbiológico en 1872, debe calificarse como totalmente autodidacta.

d.- Perfil Profesional

Después de su graduación, realiza practica general en el Hospital de Hamburgo, luego una corta pasantía en Langenhagen y ya en 1869, en Rackwitz, Provincia de Posen. Obtiene la habilitación del District Medical Officer's Examination. Tras su regreso de la guerra ya en 1872, obtiene un cargo de médico generalista en su región original de Hannover, en el distrito Posnania, en la pequeña ciudad de Wolhstein. Un ambiente rural, sin ninguna actividad académica. Varios historiadores cuentan la historia de que su esposa le regala un microscopio, no encontramos aclaraciones que justifiquen esta decisión, imaginamos que ya en esa época Koch hablaría de la importancia de la anatomía patológica y el estudio de sangre y orina y seguramente de la magia del estudio de los animálculos, inculcada por Henle.

Ese microscopio se transformó en el arma poderosa del nacimiento de la Microbiología Biomédica en el mundo.

Significó además que Koch abandonara su interés en la atención primaria general y dedicara desde entonces toda su vida profesional a la infectología clínico experimental.

En la etapa Wolhstein, puede dividirse en dos, 1872-1876 y 1877-1880.

Ambos períodos con un verdadero sacrificio económico. Transforma su casa en un laboratorio, salvo el microscopio, improvisa todo y logra el hecho histórico de determinar fehacientemente de que una bacteria producía una enfermedad específica.

En 1880 se incorpora al Departamento de Sanidad de Berlín, donde realiza una tarea científica excepcional, consolidando definitivamente la teoría séptica de distintas enfermedades.

En 1885, recién a los 42 años Koch expande su capacidad docente demostrada desde 1880-1885, con la formación de recursos humanos en el trabajo diario de laboratorio, cuando es convocado a ejercer el Profesorado de Higiene y Bacteriología en la Universidad de Berlín. Ya en ese año, gozaba de un reconocido y merecido prestigio internacional.

En 1891 (48 años) accede ahora a la dirección de un nuevo instituto de enfermedades infecciosas, en el que el gobierno contaba con un importante apoyo industrial. La genialidad fue siempre la misma, pero se potenció al pasar del laboratorio "creativo" de su casa de Wolhstein, al laboratorio de Microbiología del Instituto de Salud de Berlín y dirigir el Instituto de Microbiología Biomédica más importante del mundo, tan sólo 15 años más tarde.

Termina su carrera como director del Instituto.

e.- "Doctorado"

No completó ninguna etapa institucional típica del doctorado universitario de post graduación.

Extrapolando el concepto ortodoxo, puede asignarse este nivel sin ningún lugar a dudas, a un hecho clave en su futuro y en el futuro de la Microbiología Biomédica.

Entre 1772 y 1776 Koch completa los estudios sobre etiología del Carbunclo y obviamente Koch estaba informado por Henle, de los adelantos de la Microbiología Básica, logrados por los Botánicos y Biólogos, de los cuales ya había algunos en Alemania. Le envía los resultados de sus cuatro años de trabajo al líder del grupo de Breslau Ferdinand J. Cohn (1828-1898).

Se lo invita a una visita a Breslau, para presentar y discutir sus resultados.

Este examen es en realidad la evaluación final de un Doctorado. Después de varios días de trabajo repitiendo parte de sus resultados y describiendo la metodología creada y el impacto que logra enfrentando uno de los grupos más exigentes, es similar o más meritorio que un doctorado convencional.

Este hecho además, es fundamental en la carrera de Koch. Cohn contacta a las autoridades de Salud Alemanas y define la personalidad de Koch y la importancia de la transferencia social de sus resultados.

Esto significa que en 1880 es llamado por el gobierno Alemán para ser incorporado al Departamento de Sanidad de Berlín.

En el grupo de participantes de las discusiones en Breslau, Koch trabó relación con Paul Ehrlich.

f.- Perfil en la Fundación de la Microbiología Biomédica

Koch es sin lugar a dudas el fundador de la Microbiología Biomédica, en lo referente a la consolidación de las ideas y la experimentación precaria de los pioneros, pero es Koch, quien solo, en una ciudad rural, logra la primera demostración inexorable, mediante el aislamiento y mantenimiento en cultivos seriados de una especie de bacteria biológicamente identificada, como agente etiológico de una enfermedad específica, entre 1872/1876

En este caso endemo epidémica en animales de cría y accidental para humanos.

Hay que reconocer que los pioneros generaron experiencias parciales.

Inclusive Pasteur desde 1865 a 1869 establece en Alais la etiología en gusanos de seda, de una enfermedad producida por un hongo microsporidio. (inicialmente identificado como protozoo)

Pero es Koch quien entre 1880 en 10 años al frente de un grupo histórico formado con su ejemplo, demuestra que las enfermedades epidémicas de mayor repercusión social del mundo tenían una agente etiológico microbiano específico.

Desarrolla además la metodología de los cultivos en medios gelificados, que abren la transferencia del estudio diagnóstico microbiológico a la atención primaria.

g.- Contribución Científica

Fueron muchas las contribuciones a la ciencia que generó Koch, la que más define su genialidad, es el trabajo inicial en Wolhstein, sobre carbunclo, en la que demostró su creatividad y capacidad metodológica generando la demostración de la etiología de una enfermedad definida por un agente biológico al que aísla, identifica y cultiva *in vitro* por varias generaciones independiente de la inoculación a ovejas, ratones o humanos.

Demuestra que la bacteria sigue siendo el inductor de la patología original. Esto fue indiscutiblemente la demostración de la independencia de los microbios patógenos de mantener la especie alternativamente, aún en medios de vida diferente.

Quizá una de las contribuciones más importantes en el área de la medicina Biomédica con la que en 1884 establece su liderazgo absoluto, es que entre 1876 ~~al~~ y 1978, revisando sus apuntes de la guerra y estudios de su consultorio, genera su convicción de que en las heridas había muchas más bacterias que no tenían nada que ver con la infección y que era muy difícil establecer la responsable de la patología. Se generan las primeras ideas de los postulados de 1884.

Estos resultados preliminares del estudio de las heridas los publica en 1778.

Vamos simplemente a ordenar a continuación algunos de los hechos en los que fue él quien cubrió la idea y el trabajo de la mesada. Trabajó en todos los otros avances, pero nunca negó el liderazgo de sus discípulos.

Lo que el mundo debe agradecer a Koch es su personalidad, ejerciendo un fuerte carácter con el que imponía el orden con su ejemplo, dirigió complejos grupos de trabajo, compitiendo siempre en su andarivel. Formó un grupo excepcional de discípulos bajo una conducta realmente maravillosa: él seleccionaba con el ingresado, el tema a desarrollar, desde entonces discutía resultados y cómo seguir, ¡no daba órdenes de lo que tenían que hacer!

Esto significó para bien del mundo que un número significativo de discípulos lo superaron.

1872-1878 Carbunclo

Utilizó, entre muchas innovaciones humor vítreo de ojo de vaca y suero de vaca en los cultivos y una caja metálica que incubaba en una estufa calentada con una lámpara de aceite.

Más tarde en pleno apogeo en Berlín su discípulo Julius R. Petri (1852-1921), genera el desarrollo de la placa de Petri, que usamos hoy en todo el mundo. Fue también Petri que con su apoyo inicia el uso de anilinas para "pintar bacterias".

Ya comentamos la importancia de sus resultados biomédicos, pero no podemos dejar de agregar que Koch identificó y estudió la formación de esporas, que simultáneamente con la demostración en *Bacillus subtilis* (inofensivo), por F. Cohn, aquí significaba la supervivencia endémica del carbunclo y una definición importantísima en el futuro de la taxonomía de la hoy conocida *Bacillus anthracis*.

En realidad, luego del examen en Breslau, Koch publica los resultados de la esporulación, en 1876 en el Botanical Journal.

Con inclusiones posteriores mínimas, lo considerado antes, no es otra cosa que la base científico experimental de los postulados de Koch, con lo que se pone orden en la explosión de investigadores que encontraban bacterias etiológicas todos los días y donde se las buscara.

1880 Desarrollo de cultivo en medios sólidos

Koch comienza a probar cultivos en cortes de vegetales como papas, batatas, zapallos que resultaban muy efectivos para hongos, pero no para bacterias asociadas a infecciones. Esta experiencia sirvió sí para demostrar el hecho fundamental, que era que en los cultivos sólidos se aislaban colonias separadas de distintas especies, a diferencia de los cultivos líquidos, que venían usando todos los microbiólogos.

Koch hace su primer intento utilizando gelatina, que para gérmenes que crecían a temperaturas entre 20 y 30 grados resultaban muy eficientes.

Muchos mencionan que Fanny Hesse su ayudante, trae la idea de probar el agar que se comenzaba a usar, para platos especiales de comida. Una vez más la cocina optimiza la microbiología.

La utilización de los medios gelificados con agar significó la culminación del siglo de Oro de la microbiología y en los próximos 20 años se aclara la etiología de prácticamente todas las enfermedades bacterianas contemporáneas.

Un porcentaje significativo de estos resultados se genera en el laboratorio de Koch y de sus discípulos en Berlín o en el resto del mundo donde volvían luego de aprender con el.

1882 Tuberculosis

El 24 de marzo de 1882, a dos años de haberse hecho cargo del laboratorio de Microbiología en Berlín, Koch comunica que el agente que producía la tuberculosis, enfermedad responsable de siete de cada diez decesos en Alemania, era una bacteria invisible.

Este es el impacto científico de mayor trascendencia

social en la microbiología Biomédica. Científicamente significa la repetición del genial período del carbunclo, con la diferencia de que entonces estaba sólo en una ciudad rural y no eran las mismas condiciones del laboratorio y el apoyo del acceso a la información científica de Berlín.

Incursiona en la inmunopatología

En la etapa final de su carrera se dedica y siempre en el modelo de la tuberculosis a los problemas inmunopatológicos y describe el llamado fenómeno de Koch y todo lo relacionado con las pruebas cutáneas con antígenos derivados de cultivos de *Mycobacterium* (Tuberculina).

De la descripción de sus estudios experimentales resulta una primera evidencia que demostraba el mecanismo de inmunidad celular, más allá del solo proceso de fagocitosis. Aún hoy quedan incógnitas sobre el valor diagnóstico y pronóstico de la tuberculina de Koch. De cualquier manera la hipótesis primaria de Koch, sobre la posible acción curativa de la tuberculina, está definitivamente descartada.

1883 Cólera

Viaja a Egipto y la India, como líder de la comisión alemana para el estudio del cólera. Aíslan e identifican como nueva especie al hoy *Vibrio cholera* y se consolidan las bases de los métodos para prevención y control, planteadas con éxito en 1840 por John Snow en Londres.

1906 Completa sus deseos de joven

Luego de recibir el Premio Nobel, viajó al África Central para estudios de los problemas de la enfermedad del sueño, en los cuales no obtiene resultados significativos, pero completa sus ambiciones de niño de explorar el mundo, participando en verdaderos safaris sanitarios.

h.- Formación de Recursos Humanos

Entre los discípulos más importantes de Koch, pueden mencionarse en la primera línea de sucesión a Georg T. A. Gaffky (1850-1918) y Karl J. Eberth (1835-1926) quienes descubrieron el bacilo tífico (*Salmonella typhimurium*); Friedrich A. J. Loeffler (1852-1915) el bacilo diftérico (*Corynebacterium diphtheriae*); Richard F. J. Pfeiffer (1858-1945), el *Bacillus influenzae* (*Haemophilus influenzae*); William H. Welch (1850-1934) norteamericano, el clostridio de la gangrena gaseosa (*Clostridium perfringens*); Shibasaburo Kitasato (1852-1931), japonés, con Arthur Nicolaier (1862-1942), el bacilo tetánico (*Clostridium tetani*). Emil A. von Behring (1854-1917), la antitoxina diftérica y la seroterapia, Paul Ehrlich (1854-1915), fundador de la inmunología, que generó avances significativos en la detección de la tuberculosis, identificando las bacterias ácido alcohol resistentes.

Carlos G. Malbrán (1862-1940), distinguido microbiólogo Argentino, fue uno de los tantos que consolidó su capacidad junto a Koch.

i.- Distinciones

El Instituto Prusiano de Enfermedades Infecciosas es denominado desde 1912: "Instituto Robert Koch".

Fue director hasta 1904. Su sucesor fue su asistente de muchos años, Georg Gaffky.

En 1905 se le honró con el Premio Nobel de Fisiología y Medicina.

En el Instituto de Microbiología e Higiene, en su edificio en Berlín, se encuentra un museo (*Robert Koch Museum*) el que entre una cantidad de valiosas piezas que reviven su dimensión, se encuentra el diploma de Ciudadano de Honor de la Ciudad de Berlín, el diploma del premio Nobel otorgado en 1906, una serie de elementos de laboratorio, datos y fotos familiares. En una habitación contigua, mantenida intacta, se conservan los muebles originales que se utilizaron el día en que Koch presentó ante la Academia de Ciencias sus resultados sobre tuberculosis.

Una distinción no ortodoxa, pero de gran valor científico/político, fue la que brindó Rudolf Virchow el día de la presentación del agente etiológico de la Tuberculosis. Virchow, uno de los científicos de mayor prestigio médico en ese momento en el mundo, fundador de la anatomía patológica, negaba la etiología infecciosa de las enfermedades y había criticado a Koch. Aquel día cuando Koch terminó, todos miraron a Virchow...este se levantó, se puso su sombrero y se retiró...no hubo debate. El que calla...aprueba.

j.- Etapa final

Muere a los 66 años en Baden-Baden, Gran Ducado de Baden del Imperio Alemán, el 27 de mayo de 1910.

En el instituto creado en 1891, que hoy se llama "Robert Koch", situado ahora en otro lugar de Berlín, se conservan los restos del científico.

Joseph Lister

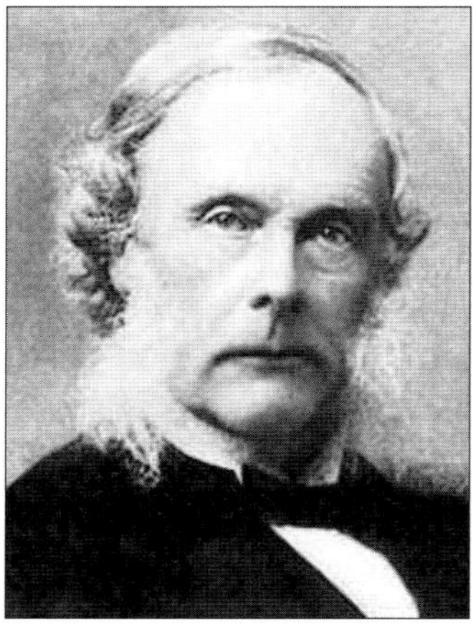

a.- Nacimiento y primeros años

Nació en Essex en 1827, Inglaterra.

Origen de una familia de clase alta, su padre era comerciante de vinos, que además participó en el desarrollo industrial de microscopios, tuvo una importante contribución en la producción de las primeras lentes acromáticas. Fue uno de siete hermanos de una familia acomodada de Cuáqueros.

b.- Adolescencia y Maduración Social.

Desarrolló sin problemas su etapa primaria en su ciudad natal, la adolescencia en Tottenham y la maduración universitaria en Londres, ya en Edimburgo, graduado, se casó en 1856 con la hija del doctor Jacob Syme, famoso cirujano escocés. Inés (Agnes) era una experta del idioma francés y fue una valiosa colaboradora para mantenerlo informado y aprender juntos los adelantos que generaba y publicaba Pasteur, antes de su traducción al inglés. Siempre, sin serlo, fue durante toda su vida un sólido apoyo en el trabajo profesional de Lister.

Lister terminó siendo amigo e intercambiaron con Pasteur conocimientos trascendentes para el conocimiento de la infectología y Pasteur, recibió una de sus distinciones más importantes, invitado a Londres. La alianza Franco Inglesa de fines del siglo XIX, los mantuvo alejados de Koch.

c.- Estudios

Realizó los estudios secundarios en Tottenham, completando estudios diversos incluyendo idioma.

Ingresa al University College of London, donde obtiene primero el grado en Arte (1847) y luego el *Bachelor in Medicine* en 1852.

d.- Perfil Profesional

Ingresa al Royal College of Surgeons, a la edad de 26 años y se radica en Edimburgo desde 1854, trabajando en el Royal Infirmary.

Lister continúa como Profesor de Cirugía en la Universidad de Glasgow.

En 1869 deja Glasgow y vuelve como Profesor de Cirugía a la Universidad de Edimburgo. En 1877, fue nombrado profesor del King´s College, en Londres.

Lister fue un cirujano excepcional, que dedicó tiempo a contribuir a los estudios microbiológicos con el objetivo definido de superar la infección asociada a la cirugía.

e.- Doctorado

El equivalente al Doctorado típico es completar los requerimientos para acceder a la certificación del Royal College of Surgeons, que aprueba en 1853.

f.- Perfil en la Fundación de la Microbiología Biomédica

Lister a diferencia de Pasteur y Koch, no fue un microbiólogo de dedicación exclusiva a la mesada, pero fue un generador de ideas del manejo de los microorganismos y fue un gestor con alto peso social desde antes de 1850, en el apoyo de la teoría de la etiología infecciosa de la enfermedad y el control preventivo no empírico, de la infección por riesgo quirúrgico.

Su contribución trascendente fue construir científicamente las bases eficientes para reducir del 50 a menos del 5% la mortalidad por gangrena, septicemia, piemia, erisipela que afectaba toda la cirugía.

Su contacto con las publicaciones de Pasteur, sobre fermentaciones y sobre todo la putrefacción bacteriana, lo orientó al origen séptico y basado en experiencias de Holmes y Sammelweiss, comienza a buscar drogas que pudieran agregar eficiencia al tratamiento de las heridas naturales o quirúrgicas y a la prevención mediante el lavado de manos y asepsia del instrumental y el ambiente quirúrgico.

Desarrolla una serie de experimentaciones en la que se ensayan diferentes productos y sistemas de aplicación, incluyendo estudios de aerosoles. En ese momento se logran los mejores resultados utilizando fenol.

El resumen es que Lister, cirujano, comprende la relación de los microorganismos con la infección y genera las bases de la asepsia científica.

Lo que completa su liderazgo en la fundación de la Microbiología Biomédica es la consolidación de la bioseguridad integral desde el manejo de los microorganismos en el laboratorio y el ambiente de atención médica y en forma épica al cuidado de la vida del paciente quirúrgico.

g.- Contribución Científica

En 1857 publicó el trabajo titulado *Nuevo tratamiento de las fracturas abiertas y de los abscesos; observaciones sobre las causas de la supuración*, que apenas tuvo resonancia entre los científicos.

En agosto de 1865, luego de importantes ensayos experimentales en animales, introduce la utilización del "acido carbólico" (fenol) como antiséptico en el tratamiento de una fractura expuesta, que resulta exitosa.

Ignaz P. Sammelweis (1818-1865) y Oliver Wendell Holmes (~~USA.~~ 1809-1894), habían propuesto y logrado resultados positivos, tan solo con el lavado de manos antes de atender un parto o la revisación de la embarazada. En ambos casos la respuesta de los pares fue negativa e inclusive fueron cuestionados.

Este reconocimiento, además de dar crédito a los autores, es de importancia para comprender el ambiente que se vivía en la mitad del siglo XIX, con respecto a la etiología de las infecciones y el manejo de los pacientes y sobre todo embarazadas.

Lister organiza el estudio científico de la aplicación de medidas de bioseguridad, extendiendo el lavado de manos y la higiene estructural del ambiente de atención médica y la aplicación controlada de la antisepsia del material médico, sobre todo en lo relativo al quirófano y en forma fundamental el manejo previo y posterior del paciente sometido al acto quirúrgico.

Genera información valiosa de las primeras identificaciones de bacterias asociadas a la etiología de la fiebre puerperal. Obviamente que las limitaciones de cultivos en medios líquidos, pese al desarrollo de los aislamientos por diluciones límites desarrollado en su laboratorio, nunca lograron identificar y conservar cultivos de especies identificadas definitivamente.

Estas publicaciones se concretan en 1875 hasta 1878, recordemos que recién Koch en 1876 determina por primera vez la etiología no discutible de una bacteria y una enfermedad, utilizando el aislamiento directo en cultivos.

El grupo de Lister genera las primeras normas de prevención que hoy son la base de la bioseguridad.

Sus primeras experiencias están documentadas en una serie de publicaciones en *The Lancet* entre marzo y Julio de 1867.

En 1867 presentó los resultados de un nuevo estudio sobre el tema ante la Asociación médica británica. Un año más tarde lo hacía en la Sociedad Médico-quirúrgica de Glasgow, y en 1869, lo utilizó para la lección de apertura de curso de su Universidad. Este material lo publicó en forma de libro en 1867 con el título *On the Antiseptic Principle in the Practice of the Surgery*

Entre las contribuciones de Lister cirujano, se mencionan el torniquete aórtico, la aguja de alambre, las ligaduras de *catgut*, el fórceps, etc.

h.- Formación de Recursos Humanos

La clásica formación de recursos humanos en el caso de Lister, llena una página de famosos cirujanos ingleses y de otros países, que escapan al objetivo de la microbiología en si misma.

Se acepta normalmente en los manuales de historia de la medicina que muchos cirujanos de Italia, Alemania, Francia y España emplean y confirman la eficiencia de las propuestas desarrolladas por Lister.

i.- Distinciones

Recibió muchas distinciones importantes en Inglaterra y en otros países, uno destacable es que es uno de los dos únicos cirujanos que tiene un monumento público en Inglaterra.

La *Listeria monocytogenes* lleva su nombre en función de la revisión de su evolución descriptiva.

Como la mayoría de los precursores, Lister encontró mucha resistencia y oposición entre sus colegas, sin embargo, un suceso casual, tratar exitosamente un absceso que padecía la reina Victoria, fue una ayuda eficaz para Lister en su repercusión social. También lo fue con mucho impacto su utilización en la guerra franco-prusiana, que permitió una comprobación definitiva de la antisepsis quirúrgica.

En 1881, recién dieciséis años después de publicada su experiencia, sus colegas en el Congreso Médico Internacional efectuado en Londres, reconocieron sus avances. Este consenso internacional hizo que su trabajo fuera considerado el avance más grande había logrado hasta entonces la cirugía.

En 1883 fue hecho caballero por la reina Victoria y en 1887 fue hecho barón.

j.- Etapa final

Murió a los 84 años en 1912, en Walmer, Kent, Inglaterra.

Se retira de la actividad científica en 1893, en mucho por la muerte de su esposa que lo había acompañado siempre en su creatividad.

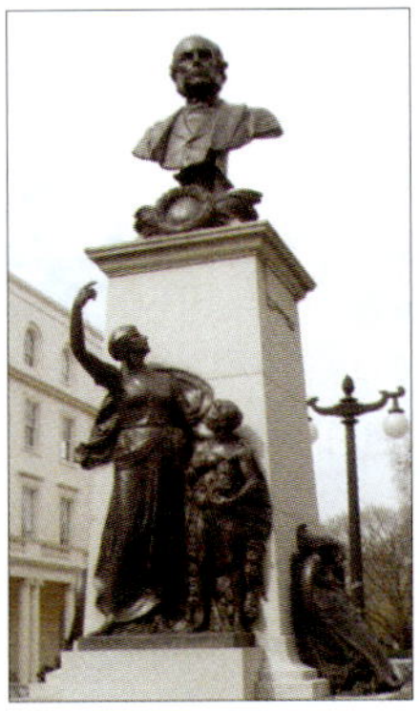

Monumento público a Lister establecido en 1924 en Portland Place (Park Crescent, Londres), cerca de la antigua casa de Lister.

Luis Pasteur

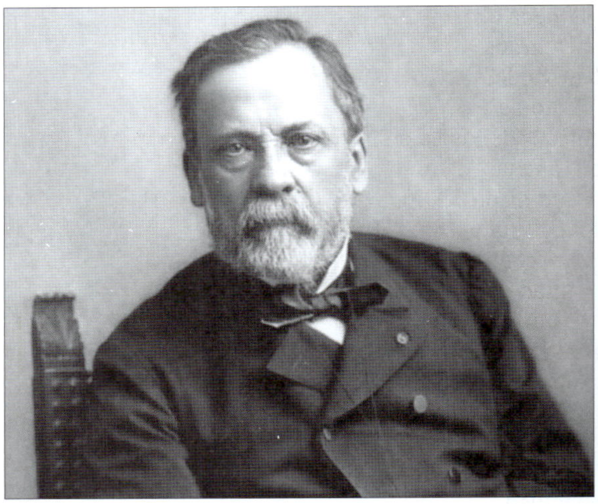

a.- Nacimiento y primeros años

Pasteur de los tres elegidos es el que nació primero, 27 de diciembre de 1822, en Dôle, Francia. Completó en Arbois pequeña ciudad donde vivía el ciclo primario en 1831. Hay opiniones que dicen que Pasteur durante toda su vida estuvo en el Cristianismo.

b.- Adolescencia y Maduración Social.

Realizó el colegio secundario, también en Arbois, luego fue a Paris donde completó su carrera universitaria.

En 1849 se casó con Marie Laurent, hija del rector de la Universidad de Estrasburgo y tuvo cinco hijos de los cuáles tres murieron siendo muy pequeños. En 1880 nace su primer nieto.

A los 45 años, en 1868, Pasteur sufrió un derrame cerebral que paralizó parcialmente su lado izquierdo. Ante su insistencia sus colegas montaron un laboratorio móvil para que pudiera seguir trabajando en su lecho de enfermo.

c.- Estudios

En su primera etapa, primaria y secundaria, mostró inclinación por el arte, especialmente la pintura. Su padre lo estimuló para su ingreso en el Liceo de Besançon, donde obtuvo el título de bachiller en letras en 1840 y en ciencias en 1842. Es irónico, pero parte de sus calificaciones lo definieron...mediocre en Química.

Ingresa ese año a la Escuela Normal Superior de París, donde luego de un inicio con problemas de adaptación, reacciona y adopta una posición de trabajo y sobre todo creatividad, extraordinarios.

En 1847, trabajando bajo la Dirección de Jean-Baptiste-André Dumas y el trabajo de laboratorio con Antoine-Jérôme Balard, completa el Doctorado en Física y Química.

d.- Perfil Profesional

El impresionante espectro integrador que desarrolló Pasteur tiene su razón obvia en su coeficiente intelectual, pero fundamentalmente en la ventaja del origen de su formación científica básica en las disciplinas física y química. Pasteur se inicia en la microbiología desde fuera del estricto ámbito biológico y más lejos aún de la atención médica.

Queda claro que la calificación de estudiante "mediocre en Química" midió otra cosa y quizá castigó la rebelión creativa del espíritu de Pasteur.

Esto se evidencia en su futuro inmediato. En 1848, es profesor de Física en la ciudad de Dijon e inmediatamente, con apenas 26 años, se traslada a Estrasburgo, donde accede al profesorado de Química, suplente desde 1848-1852 y titular 1852-1854.

En 1854 es contratado como profesor y decano de la Facultad de Ciencias en Lille.

Esta facultad recibía consultas del grupo industrial por problemas inherentes a la producción de alcohol a partir de granos y remolacha y por graves alteraciones producidas en la producción de vinos y cerveza, al aumentar los volúmenes de producción.

Ya en 1800 las aglomeraciones humanas exigieron la capacidad creativa en el área de producción de alimentos y Nicolás Appert (Francés. 1749-1841) había ya desarrollado un proceso científico con el que se producían conservas alimenticias, en volumen industrial, utilizando científicamente la base ancestral del efecto del calor sobre la putrefacción.

Decimos que la "cocina" (alimento/bebida) siempre fue prioridad en la motivación del progreso científico de la microbiología.

Pasteur ingresa a la microbiología en Lille a partir de 1854 por la vía del estudio de las fermentaciones asociadas a la producción de alcohol y cerveza y vinos.

Luego de períodos relativamente cortos, siempre manteniendo el perfil profesional prioritario de docencia universitaria en Química/Física y una ampliación significativa en su interés investigativo en el área biológica, los últimos tres, (1854 a 1857), pasa a París, donde profundiza el estudio microbiológico de las fermentaciones.

Es contratado como director del departamento de ciencias de la École Normale (1857-1867), y a continuación como titular de la cátedra de química de la Facultad de Ciencias de la Universidad (1867-1875).

Entretanto, la guerra civil que se ensañaba en París en 1871, una vez finalizada la guerra Franco/Prusiana, obligó a Pasteur a abandonar la ciudad. No detuvo sus estudios y compartió entre Arbois y Clermont-Ferrand, donde se refugió. Pacificada la ciudad, regresó a París en 1873, continuando su actividad universitaria y se le otorgó una pensión vitalicia en 1874, confirmada y aumentada en 1883.

De 1867 a 1874 ejerció como Profesor de Química en la Sorbona, Universidad de París.

De 1867 a 1888 también actuó como director del Laboratorio de fisiología Química, Escuela Normal de París. En 1868 sufrió su serio problema de salud que le generó una seria invalidez física.

e.- Doctorado

Pasteur a diferencia de Koch y Lister en cuanto que su vida fué la universidad, con dedicación exclusiva a la enseñanza y la investigación, completó su doctorado en forma ortodoxa inmediatamente de su graduación. El resultado fue un descubrimiento de gran importancia universal en la cristalografía, que lo distinguió en el ambiente científico internacional.

f.- Perfil en la Fundación de la Microbiología Biomédica

Pasteur comprende la importancia global del mundo microbiano desde su contacto accidental con animálculos, con el objetivo de resolver problemas que afectaban la producción de bebidas alcohólicas.

Demuestra que eran microbios los que generaban la cerveza y el vino y producía la putrefacción de alimentos.

Incursiona en aspectos básicos de la biología de los microorganismos, termina con la teoría de la generación espontánea, demostrando la existencia permanente de microorganismos vivos en el aire.

En 1865, contra su voluntad, ante la presión de Dumas, su maestro de los primeros días, accede a interrumpir su actividad en París e ir al sur de Francia, donde su objetivo era salvar, esta vez, la industria de la seda, amenazada por la muerte de los gusanos por algo que "los infectaba".

Ya estaban desarrolladas las experiencias de los pioneros que vimos antes, se determinaba la transmisibilidad pero siempre faltaba el final de la historia.

Pasteur inauguraba la extensión de sus intereses científicos, aplicando su ya desarrollado entrenamiento microbiológico, no a "curar" una cuba de fermentación de mosto, sino que ahora tenía un problema en el cual la unidad "enferma" era un animal vivo, un gusano de seda.

En algo más de tres años descubre el origen de la enfermedad de los gusanos y produce suficientes demostraciones de las causas del contagio epidémico, con lo que se generan medidas preventivas que salvan la industria. Pasteur ingresa a la microbiología infectológica describiendo que la "pebrina" era una enfermedad producida por un hongo microscópico que nfectaba los gusanos, con fundamental apoyo de la morfología microscópica.

Sin embargo, Pasteur seguía utilizando cultivos en medio líquido y su capacidad para "definir" especies bacterianas era más que limitada.

En realidad Pasteur, además del caso antes mencionado de la pebrina, demostró la etiología por especie bacteriana definida en el caso del cólera de las gallinas,que dio origen al género Pasteurella.

En el caso particular de rabia, al igual que Jenner con viruela, murió luego de años de trabajo sin identificar de que se trataba el agente etiológico. Poco después de su muerte un discípulo suyo en Medio Oriente contribuye simultáneamente con un italiano, a la demostración de que se trataba de un virus filtrable.

Simultáneamente con los hallazgos de Koch, publicó algunos trabajos, sobre la importancia etiológica de los microorganismos en las enfermedades de humanos y animales. Esto indica su maduración en la idea de la teoría séptica de la enfermedad, estimulada por su hallazgo de la pebrina y fundamentalmente por su estrecha vinculación con Lister. Ejemplo de ello es su trabajo: *La teoría de los gérmenes y sus aplicaciones en la medicina y cirugía* (1878).

Este proceso de evolución en el estudio de diversos problemas microbiológicos lo transforma, sin lugar a dudas, en el más grande integrador de la historia de la microbiología básica, de los alimentos, biomédica y ambiental.

Luego de sus contribuciones originales categóricas en el progreso de la microbiología en el área de las fermentaciones, en el área biomédica es significativa su sólida contribución a consolidar la aplicación de la inmunización preventiva contra infecciones a las que el llamó Vacunas, en honor a Jenner.

Hay muchos competidores en el área, en el período en que Pasteur realmente contribuye a la Microbiología Biomédica, pero no puede faltar en la terna de los Fundadores.

g.- Contribución Científica

Se sintetiza un resumen integral de sus creaciones, en orden cronológico y no se seleccionan en función de su contribución directa en Microbiología Biomédica.

1848. Estudio físico químico de cristales

Estos descubrimientos se generan en el trabajo de doctorado, en el que el objetivo central fue el estudio de procesos de cristalización y su comportamiento en la transmisión de la luz. Tomó como modelo los tartratos generados en el proceso del mosto.

Sus investigaciones sobre el ácido racémico, y a continuación sobre el paratartárico, le llevaron a formular una teoría sobre la disimetría molecular.

En 1848 demuestra que el ácido tartárico racémico era una mezcla de dos tipos de moléculas que cristalizadas (purificadas), una desviaba la luz a la izquierda y la otra a la derecha, mientras que el racémico (la mezcla de ambas) no desviaba la luz.

Juan Bautista Biot, líder internacional de la cristalografía realiza una visita indagatoria ante el descubrimiento de Pasteur. La aprobación publicada por Biot, significó un despegue sin precedentes.

Como predicción a su futuro biológico, demuestra que los cristales recuperados en el mosto, proceso biológico natural, mostraban la asimetría, cosa que no ocurría con aquellas moléculas de tartrato de origen estrictamente mineral.

1854-1864. Fermentaciones Biológicas

Entre 1854 y 1857, en Lille, Pasteur ante la presión industrial debe interesarse para resolver problemas que generaba el proceso de producción de alcohol a partir de cereales y remolacha y la producción de vinos y cerveza.

Pasteur confirma que el proceso de fermentación que generaba alcohol, tenía una etiología biológica, por acción de gérmenes vivos invisibles a simple vista, "glóbulos" microscópicos.

En 1857 publica su primer trabajo sobre fermentación por levaduras.

Pasteur había inspirado sus estudios de las fermentaciones en los trabajos previos de Cagniard-Latour (1836) y Schwann (1837), que eran los únicos que defendían, con evidencias primitivas, la teoría biológica de las fermentaciones, no aceptada por la mayoría de importantes científicos contemporáneos.

Pasteur tomó el microscopio no para ver cristales, sino para ver animálculos.

Relaciona por primera vez un criterio morfológico microbiano, la acción de un ser vivo con una característica reacción química, la producción de alcohol a partir de azúcar. Se genera la fecundación de la Química Biológica.

Ignorando u omitiendo al grupo de Delft, Breslau, Pizza, que ya le habían puesto nombre y clasificado a las levaduras, las llama "glóbulos" y mediante una serie extraordinaria de experiencias, las declara responsables de la fermentación alcohólica.

Había sido convocado por empresarios no para descubrir el origen de la fermentación, sino para resolver el problema de la acidez de la cerveza y vinos, que al desarrollarse sistemas de amplificación de la producción, generaban una severa crisis económica.

Avanza en su serie de estudios y concluye que: cuando además de los "glóbulos" redondos, aparecían bastones "alongados".... muy pequeños, la cerveza se había puesto ácida.

Tanto en Lille como luego en París, además de ofrecer soluciones a los problemas, completa descubrimientos biológicos básicos trabajando en el tema de la fermentación. Aplicando el sistema desarrollado por Lister, de las diluciones límites, logra separar y aislar en cultivos puros a las especies responsables de distintas propiedades fermentativas.

Demuestra que algunos "bastones alongados" producían ácidos a partir del alcohol. Se explicaba el origen de la acidez dañina y el perfeccionamiento de la producción del vinagre…redituable.

Ya existía información científica, de que en la putrefacción de productos biológicos participan los animálculos activamente. Con una repercusión científica importante y empresaria y social superlativa, la industria de la producción de conservas, utilizando calor, desarrollada por Appert (también Químico Francés), orienta a Pasteur ante el problema de no matar a todos, sobre todo a los productores ("glóbulos") y si a los que "enfermaban" y basándose en experimentos confirmatorios, propone metodologías elementales de tratamiento por calor regulado, que logran controlar de una manera significativa el problema...aumenta su prestigio y es llamado de París.

Continúa un trabajo de significativa profundidad científica, mientras ayudaba a resolver los problemas industriales, que lo incluyen en el grupo de "botánicos y biólogos", que fueron fundadores de la microbiología básica. El descubre los mecanismos de fermentación alcohólica y láctica.

Al manejar el problema con que las aglomeraciones civiles generaron la necesaria industrialización de la leche integrando conceptos básicos y aspectos ecológicos, perfecciona la metodología inicial de tratamiento regulado del calor, ahora intercalando el frío en forma sucesiva (Pasteurización).

La sociedad debe a Pasteur muchos adelantos entre los cuales la vacuna antirrábica es obviamente uno de los de mayor repercusión social, por que salva a los expuestos a las mordeduras en todo el mundo y permite la erradicación de la rabia en las áreas urbanas, pero la pasteurización en términos sociales, asegura la base de la alimentación de todos los días a prácticamente todo el mundo. Irónicamente la pasteurización fue patentada en Alemania en 1980.

El primer compendio sobre fermentación alcohólica fue publicado en 1860.

Logra con experimentos artesanales, demostrar que una bacteria sólo derivaba de otra bacteria y convencer a la humanidad de que ninguno de los argumentos esgrimidos hasta ese momento, podría sostener la teoría de la existencia de generación espontánea, viva desde Aristóteles. Lo publica en 1861.

Demuestra experimentalmente, por primera vez la bacterias anaerobias. Una "especie" viva podía "crecer" en total ausencia de oxígeno, con lo que genera el concepto de anaerobiosis y progresos sobre el espectro evolutivo de anaerobiosis facultativa.

Este trabajo clásico se publicó en el año 1861.

1865 Gusanos de seda

Ya vimos al tratar su perfil en la terna de contribución a la Microbiología Biomédica, como acepta contra su voluntad, el desafío de investigar una enfermedad. Esta, por primera vez en su vida, en un ser vivo.

Esto significó su traslado a Alais, en el sur de Francia.

Entre las condiciones que exigió fue ayuda permanente para el manejo directo de los gusanos!. Es el momento para comentar un aspecto de la personalidad de Pasteur. Comenzaba de alguna manera su contacto experimental con animales.

Era un amante de la naturaleza y cuando le tocó enfrentar el problema de inocular animales, nunca lo hizo con sus manos y recurrió a sus ayudantes, mientras el acariciaba y hablaba explicando y justificando a los conejos y ratones, el porqué de la necesidad de utilizarlos. Esta sensibilidad le trajo un problema con Emil Roux, que comentamos al sintetizar el estudio de rabia.

Dedicó varios años cuando solo existía sobre el tema una información documentada sobre la llamada "muscardina," sobre la cual el Italiano Agostino Bassi (1773-1856) en 1835 había demostrado que un hongo enfermaba los gusanos de seda.

En resumen, Pasteur identifica un hongo microspórido y muchas publicaciones repiten este concepto. Existen publicaciones posteriores que identifican también al agente etiológico de la pebrina como un hongo.

En el largo tiempo de experimentación completa un excelente estudio y trabajo integral sobre los aspectos del mecanismo de patogenia, demostrando la etiología y sobre todo las incógnitas en los mecanismos de transmisión en el complejo sistema de procreación y cría industrial de los gusanos.

Detectó dos enfermedades diferentes vinculantes, la desnutrición de los gusanos por problemas de mantenimiento y la agresión infecciosa. Finalmente diseño un prolijo sistema, muy complejo, para asegurar en las crías generacionales la ausencia de los parásitos.

El prestigio de Pasteur, había profundizado en el ambiente científico, pero tocaba límites Napoleónicos entre los empresarios. Había resucitado la industria de las bebidas alcohólicas y la seda en Francia.

1868

En medio del proceso de estudio de los gusanos de seda, en 1868 Pasteur sufre un derrame cerebral, lo que agudiza un período crítico de su vida, con la muerte de su padre y dos de sus hijas.

Su perseverancia fue siempre ilimitada y continuó trabajando. En 1870 publica un libro sobre enfermedades de los gusanos de seda.

En 1876 publica un libro sobre las "patologías" de la cerveza.

1876
Culmina su carrera ampliando el conocimiento y aplicación de la inmunización preventiva

El gran integrador descubre la posibilidad y necesidad de extender la experiencia de Jenner, sobre la aplicación de la inmunización preventiva, en otras patologías epidémicas.

Encara el problema del cólera de las gallinas y el carbunclo en el área de patologías animales y finalmente, en el borde del final de su vida, emprende el estudio de la inmunización en el control del riesgo de rabia.

La genialidad, como en muchos casos ayudada por la suerte, es como Pasteur genera el proceso de manejo del control de la variabilidad de la virulencia del inmunógeno a ser utilizados como base de la vacuna.

En homenaje a Jenner, asigna el nombre de **vacuna**, al producto inmunizante final.

1879
Una observación casual en el gallinero

La cría intensiva de animales de consumo se había desarrollado y los brotes epidémicos generaban serios problemas. Se había generado mediante la asociación Lister-

Pasteur avances en la selección de métodos de asepsia, pero aún no había progresos reales de tratamiento químicos de las enfermedades infecciosas.

Entre cientos de propuestas empíricas, los primeros intentos de la "bala mágica" fueron desarrollados científicamente por Ehrlich desde principios del siglo XX y realmente encaminados por Gerardo J. P. Domagk (1895-1964) con las sulfamidas a partir de 1920.

Un cultivo del agente del cólera aviar, especie aislada y definida por Pasteur, había sido conservada en el laboratorio por un tiempo de receso de Pasteur y a su regreso un colaborador, sin advertir el envejecimiento del cultivo, inoculó a una cantidad importante de animales. No enfermaron o lo hicieron con distintos niveles de gravedad, pero no murieron.

Pasteur decide intentar una nueva inoculación de estos animales con cultivos frescos y como controles otro grupo de pollos que nunca habían sido inoculados. El resultado mostró el estado inmune de los ya inoculados antes.

La idea brillante, es que la modificación que el tiempo había generado en el primer cultivo en este caso, podría también lograrse con pasajes sucesivos *in vitro* o como en este caso, demostrado posteriormente, regulando el tenor de oxígeno durante el cultivo.

Aquí se inicia la etapa definitiva de las bases de adaptación de la virulencia para un huésped determinado, por pasajes en cultivos axénicos o en animales.

Publica en 1880 un libro sobre el control inmunológico del cólera de las gallinas.

1881
Vacuna contra el carbunclo

El agente etiológico del carbunclo había sido aislado y caracterizado por Koch entre 1872 y 1876.

La expansión endemoepidémica era crítica en toda Europa.

Pasteur aplicando su metodología desarrolla una vacuna, que ensaya en 1881, en una verdadera audiencia pública, demostrando la eficiencia de la vacuna.

1885
Primer ensayo histórico de la vacuna contra la rabia.

Pasteur publica por primera vez sus experiencias con rabia en 1881.

Su objetivo principal fue determinar el tipo de agente etiológico, sin llegar nunca a imaginar el concepto de tamaño y muchas veces se confundió en muchos laboratorios del mundo al agente causal de la rabia con hongos, protozoos y bacterias.

Pasteur muere en 1895, en el momento del desarrollo de los primeros conceptos de filtrabilidad de agentes infecciosos, en una enfermedad de plantas.

El proceso experimental incluyó una línea de intento de generar un inmunógeno, en el que su colaborador fue el eminente Émil Roux (1853-1933).

El principio básico fue la realización de pasajes seriados en conejos, con lo que obtuvo un agente que mataba los animales en siete días, a lo que llamó virus fijo.

El material nervioso de los animales muertos se dejaba un tiempo y luego se inoculaba por vía intramuscular en perros y estos eran desafiados varios días después con el agente activo por inoculación intramuscular. Los resultados en perros fueron equívocos.

Durante una ausencia de Pasteur, Roux repitió la experiencia, inoculando los animales en el desafío por vía intracerebral y demostró la eficiencia de protección.

Pasteur muy sensible había prohibido que se inoculara a los perros por vía intracerebral. A su regreso Pasteur reconoció el éxito, pero no perdonó la desobediencia y separó a Roux del grupo.

La primera prueba en humanos de la vacuna, conocida por todos, demostró que no era solamente preventiva de una futura infección, sino que era en realidad un verdadero "tratamiento inmunológico" aplicable el individuo inmediatamente después de haber sufrido la "mordedura".

Con modificaciones totales de la calidad del inmunógeno, el sistema Pasteur: aplicación inmediata post infección, se sigue aplicando con éxito en todo el mundo.

La creatividad metodológica

El diseño y ensayo de contenedores de cultivo que no impedían el contacto de los gérmenes con el oxígeno, pero si filtraba el acceso de las bacterias que había en el aire, nos parece hoy elemental, pero situados en la década de 1860, muestran la genialidad del que terminó nada menos que con la generación espontánea.

Entre muchos adelantos, quizá uno de los más trascendentes en el desarrollo histórico de la microbiología integral, básica, de los alimentos y médica, es la creación del autoclave en 1879, junto a Charles Chamberland (1851-1908).

1888
Se inaugura el Instituto Pasteur Paris
h.- Formación de Recursos Humanos

Fueron muchos y en períodos menos florecientes del contexto social de los estudios microbiológicos, que se formaron junto a Pasteur.

Obviamente se reconocen los que participaron en el período posterior a la etapa de las fermentaciones.

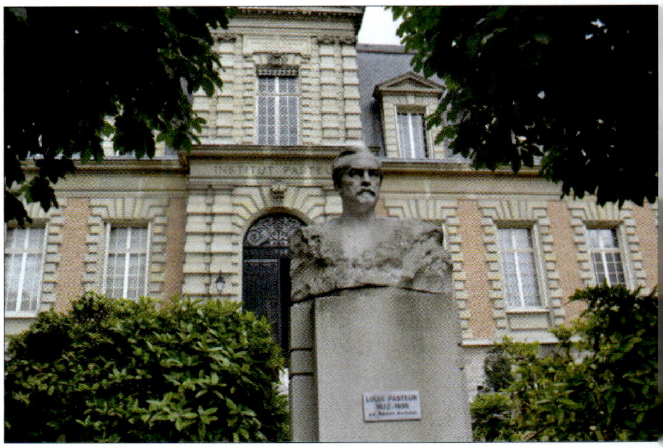

Busto de Pasteur en la entrada de su antiguo Instituto Pasteur (París).

Evidentemente que el sobresaliente es Émile Roux (1855-1933).

Se destacan Charles Chamberland (1851-1908), Charles Nicolle (1866-1936), Paul Remlinger (1871-1964), Luis Thuillier (1856-1883) (quién murió de cólera en Suez, durante un viaje de estudio de esta enfermedad), Alexandre Yersin (1863-1943).

Fueron muchos los científicos de otros países que se formaron en el grupo de Pasteur.

Por razones obvias mencionamos a Fernando Desiderio Davel, médico Argentino, que produjo la vacuna antirrábica, según el método de Pasteur, en Buenos Aires.

Logró, viajando a Buenos Aires en el vapor Paraná, mantener "viva" la cepa semilla del agente de la rabia, pasándolo cada siete días, en conejos, en la bodega del barco. Luego produce en la caballeriza de la Asistencia Pública, de la Ciudad de Buenos Aires, la vacuna antirrábica, que se aplica por primera vez en septiembre de 1886.

i.- Distinciones

1853
Medalla (Legión de Honor) por su trabajo en cristalografía otorgado por La Sociedad de Farmacia de Paris.

1857
Medalla Rumford, por su trabajo de cristalografía, de la Royal Society of London.

1860
Premio de Fisiología Experimental de la Academia de Ciencias Paris, por los adelantos en fermentaciones.

1862
Miembro de la Academia de Ciencias de Paris.

1869
Designado Fellow de la Academia de la Royal Society of London.

1873
Electo Miembro de la Academia Nacional de Medicina de Francia.

1882
Miembro de la Academie Francaise.

1892
Jubileo de los 70 años en la Sorbona.

j.- Etapa final

Pasteur muere el 28 de septiembre de 1895 en ~~en~~ Marnes-la-Coquette.

La Asociación Argentina de Microbiología ha instituido este día como el Día del Microbiólogo en nuestro país.

Desde su creación en 1888, creado con el apoyo popular, Pasteur continuó dirigiendo el Instituto Pasteur de París, pero su salud se fue deteriorando.

Fue y es considerado un héroe nacional. Fue enterrado en la catedral de Notre-Dame y un año después sus restos fueron trasladados a un mausoleo construido dentro del Instituto Pasteur.

Su esposa fue enterrada a su lado cuando murió en 1910.

Pasteur en toda su carrera, y de una manera relevante en su etapa en Paris, contribuyó como fundador en el desarrollo de la Microbiología Biomédica.

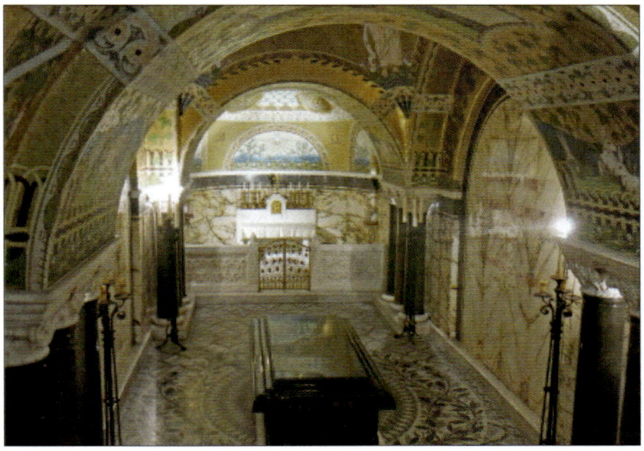

Tumba de Pasteur vista desde la entrada a su mausoleo construido en su propio Instituto.

5.- Corolario

Reiteramos que la elección de Koch, Lister y Pasteur, como fundadores de la Microbiología Biomédica solo logra un equilibrio de justicia, cuando reconocemos y agregamos la figura del homenaje al "soldado desconocido", incluyendo muchos individuos, antes de la época de oro vivida por los tres elegidos y cientos que paralelamente trabajaron y no tuvieron prensa.

BIBLIOGRAFÍA

Pasteur y la Ciencia Moderna. René Dubos. EUDEBA. Argentina. 1970
Epidemias y Poder. Sheldon Watts. Editorial Andres Bello. Chile. 1997
Milestone in Microbiology (1546 to 1940). Thomas D. Brock. American Society of Microbiology. Washintog DC. 1998.

CAPÍTULO 4

ROBERTO E. M. WERNICKE, FUNDADOR DE LOS ESTUDIOS DE MICROBIOLOGÍA EN LA ARGENTINA

†Celia E. Coto, Ramón A. de Torres

Nacimiento e infancia

Roberto Enrique Martín Wernicke nació en Buenos Aires el 23 de mayo de 1852

Sus padres fueron Roberto Enrique Augusto Wernicke e Ida Augusta Beltz von Hagen, ambos nacidos en Alemania.

Roberto E. Wernicke padre, educador distinguido, llegó al país en 1848 y fundó y dirigió la primera escuela alemana en Buenos Aires.

La familia se trasladó a la localidad de Baradero, donde tomó a su cargo la escuela de la Colonia Suiza.

Roberto Wernicke hijo pasó su infancia en dicha localidad, donde completó la escuela primaria.

Adolescencia y maduración social

Realizó los estudios de la escuela secundaria en Buenos Aires donde también comenzó la carrera de medicina, que interrumpió, en 1872 para trasladarse a Alemania para iniciar estudios de medicina.

Regresa en 1878 y contrae matrimonio en 1881 con Laura Frers Lynch con quien tuvo seis hijos.

Un resumen de muchas opiniones documentadas, expresadas públicamente en diversas oportunidades coinciden en destacar su alto coeficiente de inteligencia, multiplicado por una capacidad de trabajo inagotable.

Este perfil lo mostró impaciente y muy exigente en su rendimiento personal y en su responsabilidad en trabajos grupales.

Todos coinciden que no era fácil, pero más que tolerable, ya que siempre estaba donde debía estar y nada exigía sin el ejemplo.

Nadie, profesionales y personal de apoyo, con interés en aprender y trabajar en orden, dejó de tener su respeto, generosidad de ideas y ayuda física.

Desarrollo de los estudios de grado

En 1872 se trasladó a Jena, para ingresar en la Universidad conocida hoy como Friedrich Schiller University of Jena, fundada en 1558. En ese momento una de las Escuelas de Medicina de mayor prestigio. En 1876 se diplomó como médico.

Su tesis de grado fue sobre "El corazón embrional bajo el punto de vista fisiológico", trabajo desarrollado utilizando huevos embrionados de gallina, como modelo experimental utilizando metodologías realmente originales, precursoras de los cultivos de tejidos de células eucarióticas. Aporta adelantos significativos en el conocimiento de la evolución embrionaria de la estructura cardíaca.

Este trabajo fue traducido al español y publicado en los Anales de la Sociedad Científica Argentina en ese mismo año. Su director de tesis fue William Thierry Preyer, un fisiólogo de gran prestigio director del Instituto de Fisiología de la Universidad.

Prácticamente fue retenido dos años más en Jena.

En 1878, regresa a Buenos Aires, y revalida en forma inmediata su título de médico obtenido en Jena.

Perfil profesional

Después de recibido fue incorporado como asistente de los profesores Ludwig Lichtheim (neurólogo, médico internista) , Carl Wilhem Herman Nothangel (cardiólogo) y Hermann Luwig Eihorst especialista en enfermedades de la piel, sífilis y en pediatría.

Al decidir su regreso queda documentada en los informes regulares, una opinión unánime de los tres jefes de servicio, en destacar la distinguida actuación del joven Wernicke.

En 1907, en el mensaje de despedida de su extraordinaria actividad pública en la Argentina, menciona a Carl Wilhem Herman Nothangel, no sólo por la transmisión de conocimientos, sino por el ejemplo humano recibido.

Si bien durante este período no trabajó con ninguno de los primeros microbiólogos de renombre, la utilización de los estudios microscópicos preconizados por Rudolf Virchow y justamente en Jena, donde Ernst Abbe y Carl Zeiss generaban el progreso de la microscopía, llevó a

Wernicke a ampliar su formación clínica, con una sólida validación de los estudios morfológicos de sangre y tejidos durante el desarrollo de su Tesis y un interés visionario de la importancia de los microorganismos, como agentes etiológicos de enfermedades de animales y humanos.

Recordemos que este concepto en 1875/1878, era más que polémico, el mismo Virchow no aceptaba la hipótesis microbiana de la enfermedad.

Siempre fue un clínico, como denominador permanente de su actividad, a lo que agregó su extraordinaria capacidad docente y la genialidad para detectar la etiología de complejas patologías infecciosas.

Mostró una exitosa capacidad para organizar eficientes grupos de trabajo en ambientes extra y universitarios, a los que siempre renunció en momentos del pico de eficiencia, cuando la mediocridad del ente organizador comprometía su exigencia de seguir optimizando el logro de los objetivos establecidos.

A muy poco de su regreso al país la agitación de la década del 80, lo lleva a organizar en los depósitos de Lanús, un Hospital de Sangre, con atención gratuita a grupos necesitados, convocando, como siempre, a un grupo de jóvenes que lo acompañaron hasta 1884.

En 1883 ingresa a la Facultad de Medicina de la Universidad de Buenos Aires (UBA), incorporándose al Hospital de Clínicas, atendiendo en la sala IX y en la Cátedra de Patología General.

Siete años más tarde, en 1890, la Facultad de medicina lo designa profesor titular de Patología general.

No integró nunca, ninguno de los clásicos grupos de poder en la política universitaria, su perfil es realmente destacable, su brillante carrera tuvo un nivel tan extraordinario de bases morales e intelectuales, que le permitieron el difícil camino de lograr el más alto nivel profesional y académico ignorando la protección política.

Violando costumbres implícitas motivó, apoyó y distinguió la creatividad e independencia científica de sus jóvenes discípulos.

En 1907, a los 55 años, se retira de la función universitaria y continúa prácticamente hasta su muerte en 1922, con 70 años de vida, atendiendo pacientes.

Fue más bien la antítesis del profesor "muchachista" y por el contrario su nivel de exigencia llevó a que un número de alumnos importante, lo calificaran como "duro y exigente". Sin embargo sus críticas al sistema universitario reinante, que condicionaron su temprano alejamiento de la gestión universitaria, muchas fueron aplicadas en la reforma del año 1918.

Doctorado

Ya comentamos sobre el desarrollo de su Tesis de graduación, con un componente experimental creativo, desarrollada en Jena. Obviamente el ambiente que vivía el país con una repercusión directa en la Universidad y un estado de cambios drásticos en el manejo de las enfermedades, lo llevaron a priorizar una contribución ejemplar, no basada como su primera Tesis con trabajo experimental de laboratorio, pero creativa en la Argentina para optimizar los sistemas de atención primaria de la salud.

En su discurso en el acto de despedida de Wernicke, Eliseo Canton, menciona que fue Wernicke, quien introdujo en el manejo clínico, el orden necesario para obtener un correcto resultado de la auscultación y cómo lograr la orientación necesaria mediante una ordenada anamnesis.

Es necesario recordar que recién en 1902, se introdujo en el Hospital de Clínicas, el primer aparato de rayos X.

En 1884 presenta su tesis para obtener el título de Doctor en Medicina sobre el tema "**Una primera lección de examen clínico**". El Dr. José T. Baca, profesor de Patología General, fue su director. Todavía no estaba incorporada la materia Microbiología, como integrante del curriculum.

Recordemos que estamos en el momento que Koch desarrollaba los cultivos en medios gelificados, que consolidan la hipótesis de la patología infecciosa y se generaban los postulados diagnósticos.

Fundación de la Microbiología en la Argentina

Wernicke no trajo de Europa una formación metodológica específica en microbiología, pero si la clara convicción de su importancia, ampliando como pocos el panorama de la necesidad de integrar la comprensión del problema de enfermedades humanas y animales.

Es obvio que era uno de los pocos en el mundo, que seguía al día las publicaciones del grupo de Koch, quien había iniciado la historia con el estudio del carbunclo, epizoótico en animales y accidental para los humanos.

En 1884 Dardo Rocha, gobernador de la Provincia de Buenos Aires, y referentes de la Sociedad Rural, respondiendo a sensibles problemas en la exportación de carnes a Inglaterra, crearon una comisión interdisciplinaria formada por médicos y veterinarios destinada al estudio del ganado ovino y bovino.

Al frente de esta Comisión designaron al Dr. R. Wernicke quien pese a la problemática típica de comisiones "parcialmente políticas", logró una puerta para introducir los primeros estudios científicos de microorganismos, en la Argentina.

Wernicke, organizó un laboratorio donde se confirman por aislamientos, por primera vez en nuestro país, casos de carbunclo, tuberculosis, septicemias y se desarrollan acciones integrales de detección y control de sarna, otras parasitosis y enfermedades micóticas.

En esta suprema etapa de iniciación aparece Adolfo Güiraldes, la primera figura de sus discípulos, destacada por su actuación futura en el desarrollo de la Microbiología en la Argentina.

En ese momento estudiante de quinto año de Medicina, completó más tarde su tesis doctoral sobre "La anquilostomiasis en la Argentina", que constituyó un documento clásico sobre el tema.

Wernicke, traídos de Alemania, introdujo la cría y utilización de los ratones blancos, con lo que completaba las exigencias de los recientes postulados de Koch.

En este laboratorio, promovido por políticos interesados en la patología animal que comprometía las exportaciones y ganaderos que sufrían la pérdida económica, Wernicke, médico humano, funda los estudios de microbiología en la Argentina, trabajando con animales.

Ya en esta época Wernicke comienza a conocer el problema ecológico de las patologías infecciosas y a comprender la necesidad de controles de prevención. Esto generaba malestar en los siempre presentes "empresarios corruptos", que veían en los controles sanitarios limitaciones a sus transacciones comerciales, de importación y exportación.

En 1887, las luchas políticas, restan el apoyo oficial y las exigencias científicas de Wernicke, culminan con su renuncia y el cierre del laboratorio. Con excepción del Microscopio, que era propiedad de Wernicke, todo el material se transfiere a la unidad de Santa Catalina, incluyendo un par de jóvenes estudiantes de veterinaria que trabajaban con Wernicke, que resultan ser la base, para que la primera Facultad de Veterinaria de nuestro país, con grandes problemas, dé continuidad al estudio microbiológico y significa que Veterinaria, resulte ser la primera escuela universitaria en tener la enseñanza de microbiología incorporada al pregrado.

La conclusión es categórica, la practica real y la enseñanza de la nueva ciencia nacen en la Argentina, promovida por empresarios ganaderos, con lo que se cumple así la expresión de Domingo Faustino Sarmiento en 1853: "El desarrollo de la Argentina sigue el camino de las vacas".

El intento fallido de los responsables de la salud humana

En agosto de 1866 Julio Argentino Roca crea por decreto el Instituto Microbiológico.

Se establece que el local debería instalarse en el área de la Facultad de Medicina en la calle Córdoba.

Se establece además una compleja estructura administrativa.

Lamentablemente el desarrollo incluyó entre otras acciones burocráticas, varios viajes Europa, para consultas y adquisición de equipos, realizadas no por los directivos o los encargados de las áreas; el instituto nunca funcionó.

El grupo inteligente de la dirigencia ganadera responde al futuro

En 1888 Estanislao Ceballos al frente de la presidencia de la Sociedad Rural Argentina, independiente ahora de las luchas político partidarias y concientes del agravamiento del problema, deciden invertir, creando el Laboratorio Agronómico-Veterinario destinado al estudio de las enfermedades que afectaban al ganado de exportación y a los cultivos.

Como reconocimiento implícito del excelente trabajo realizado antes, el 3 de agosto de 1888, se designa a Wernicke como su director. Esta vez bajo su responsabilidad, se organiza de "inmediato" un laboratorio en el techo de la propiedad de la calle Larrea 647 y se comienza a trabajar.

Continúa Adolfo Güiraldes y se incorporan al grupo, Ricardo Lavalle (hijo) y los estudiantes de medicina Otto Wernicke (hermano de Roberto) y Marcelino Herrera Vegas.

En ese período Wernicke se dedicó al estudio de la fiebre aftosa, la rabia, la tuberculosis y la brucelosis. Los trabajos surgidos de este laboratorio fueron publicados en su mayoría en los Anales de la Sociedad Rural.

La vida de este laboratorio duró siete años (se cerró en 1895).

Durante su funcionamiento fue el laboratorio de mayor producción de Microbiología aplicada a resolver problemas diagnósticos y estudios científicos en la Argentina y Latino América.

Iniciaron aquí su formación varios de los docentes futuros de la microbiología de nuestras universidades.

Esta vez la causa del cierre fue una política opositora interna entre ganaderos. Un grupo criticó al laboratorio por cientificista y no ocuparse de tratamientos y vacunas.

Este grupo en realidad no toleraba el prestigio de Wernicke, que ya había hecho llegar al Congreso de la Nación proyectos de control de importaciones y exportaciones ganaderas.

Esto generó la renuncia de Wernicke.

Ya en ese momento Wernicke había introducido en el Hospital de Clínicas la necesidad de desarrollar un laboratorio especializado para la atención primaria humana y orientar investigaciones en aquellas patologías aún sin etiología demostrada.

Wernicke, se inicia como "microbiólogo veterinario"

Es muy probable que como ocurrió con todos los primeros genios de la microbiología biomédica como Pasteur y Koch, Wernicke iniciara prácticamente en forma simultánea, los estudios microbiológicos en animales.

No busquemos la compleja causalidad real, pero hay dos factores que no se pueden ignorar en el análisis. El primero es que los ganaderos tenían necesidad inmediata por los problemas que generaba el desarrollo de la cría intensiva y además disponían de la capacidad financiera, pero mucho más efectivo mucho menor burocracia operativa, para montar el costoso laboratorio microbiológico. El segundo factor, fue que la idea y el trabajo para demostrar que los microorganismos eran los agentes etiológicos de enfermedades, era más accesible trabajando con animales que con humanos. Hay que retrotraerse a la época e imaginarse el clima de pares del más alto nivel, que consideraban una alienación pensar que las enfermedades eran producidas por microbios.

El hecho es que Wernicke inicia el desarrollo de la microbiología en la Argentina, como "veterinario", igual que Pasteur y Koch, sin haber tenido contactos directos con ninguno de los dos.

Criticado por sus pares médicos y sin celos, ya que en 1887 se gradúan los primeros tres Veterinarios en el Instituto Agronómico Veterinario de Santa Catalina, donde como ya vimos en el mismo año se trasladó el material del primer laboratorio especializado de microbiología del país.

El primer Profesor de Microbiología de la Facultad de Agronomía y Veterinaria de La Plata, Dr. Federico Sívori, miembro de la Academia Nacional de Agronomía y Veterinaria, reconoció en un discurso pronunciado en la Sociedad de Veterinaria que : "*Wernicke había sido el primero y efectivo iniciador de la veterinaria experimental en la Argentina*".

En 1886, Wernicke reconoce ser el único médico humano, interesado por las enfermedades infecciosas de los animales y explica que no es un interés en la producción, sino en el complejo problema epidemiológico y el fácil acceso a los estudios anatomo- patológicos, que permitían la confirmación o no, de la etiología.

En 1900 el gobierno inicia el tratamiento de la legislación sanitaria. Wernicke presenta en 1889 *"Medios de evitar la introducción de las plagas animales."* Advierte en su presentación a los redactores de la ley sobre la necesidad reestablecer cuarentenas de control *"porque casi todas (por no decir todas) las plagas que diezman nuestros ganados son importadas"*.

Contribuciones científicas

Ya hemos descripto aspectos de la personalidad de Wernicke, que muestran que su vida no se ajustó al típico perfil de un investigador moderno, la dedicación "exclusiva" de Wernicke no fue profundizar un tema determinado.

Dedicó su vida a aprender y enseñar, trabajando con una exigencia de orden que le permitió con el ejemplo motivar y generar la auto selección de un grupo distinguido de discípulos. Su objetivo prioritario fue siempre mejorar la atención médica.

En este marco son destacables avances del conocimiento logrados experimentalmente en el área de la microbiología, con un alto nivel de genialidad, que le permitió logros increíbles, en función de las posibilidades reales disponibles.

Sus logros originales más relevantes, fueron siempre en base al trabajo de jóvenes principiantes a quienes siempre abrió el camino de la independencia.

Los de mayor trascendencia internacional, se condensan en el área de la micología, cuya metodología era mucho más accesible, que para bacterias y virus recientemente descubiertos.

1.- Mediando la participación del Profesor de Santa Catalina Desiderio Bernier, confirman el primer caso en Argentina de actinomicosis bovina.

2.- Muy poco después que R. J. Petri, en el laboratorio de Koch desarrollara la adaptación para obtener fotografías de las imágenes microscópicas, Wernicke armaba con su ingenio el primer aparato fotográfico, que construyó con sus manos y luego de ver los resultados hizo construir otro, obteniendo aumentos mayores de 750 diámetros.

3.- En 1892 se concreta en el laboratorio que había instalado Wernicke en el Servicio de Anatomía Patológica del Hospital de Clínicas uno de los avances de mayor importancia. Se describe por primera vez la enfermedad actualmente conocida como coccidiodomicosis. Posadas y Wernicke, describieron prolijamente las manifestaciones clínicas de la enfermedad, la histopatología, la fase tisular del agente causal y lograron reproducir la afección en animales. Este estudio fue un modelo de investigación científica para su época. A. Posadas era en ese momento un joven estudiante de medicina. Estos estudios fueron publicados por Posadas en la Revista del Círculo Médico en 1892 y más tarde en París en tanto que Wernicke los publicó en Alemania. La enfermedad se conoce con el nombre de Posadas-Wernicke.

4.- Dirigiendo a otro joven estudiante Guillermo Seeber, estudió en el mismo laboratorio un granuloma producido por un hongo conocido más adelante con el nombre de *Rhinosporidium seeberi.*

Estas valiosas investigaciones en el campo micológico llevaron al investigador brasileño Parreiras Horta a bautizar en 1921 con el nombre de *Cladosporium wernicke* al agente de la tinea nigra. Actualmente se conoce a este hongo como *Hortaea wernekii* o también como *Phaeoannellomyces wernekii.*

Formación de recursos humanos

En la cátedra de patología general que ilustró durante dos décadas, se destacó como el profesor modelo por su puntualidad, rectitud y preparación, Wernicke condensa la formación de la escuela de Microbiología Argentina.

Enseñaba con pasión y conciencia, satisfecho y feliz vivió enamorado de poder transmitir su saber.

Escritor de conciencia, seguramente ha pensado mucho y publicado relativamente poco, y esto es sin duda, uno de los mejores elogios que se le puedan tributar.

Fue siempre un crítico del sistema educativo universitario, pero siempre respondió con esfuerzo y ejemplo activo. Por 1884, como respuesta al sistema con el esfuerzo, inició sus famosos Cursos Libres en los que los alumnos, con interés, recibían nociones integradas de histología, anatomía patológica, aprendían a usar el microscopio y esto aplicarlo a cómo tomar contacto directo y atender al enfermo. Los cursos los dictaba los días domingo en su domicilio de la calle Victoria 1194, hoy Hipólito Yrigoyen.

No vamos a personalizar, ni ubicar por los niveles de prestigio alcanzados por cada uno de los discípulos.

Dejamos sí, el documento nombrándolos por índice alfabético:

Alluralde Mariano
Araoz Alfaro Gregorio
Arce José
Bachman Alois
Cranwell Daniel J.
de Elizalde Pedro
de Gainza Rodolfo
Herrera Vegas Marcelino
Posadas Alejandro
Greenway Daniel.
González Herrera C.
Güiraldes Adolfo
Leclerc, A.
Méndez Julio,

Penna José
Santas Manuel
Seeber Guillermo
Speroni David

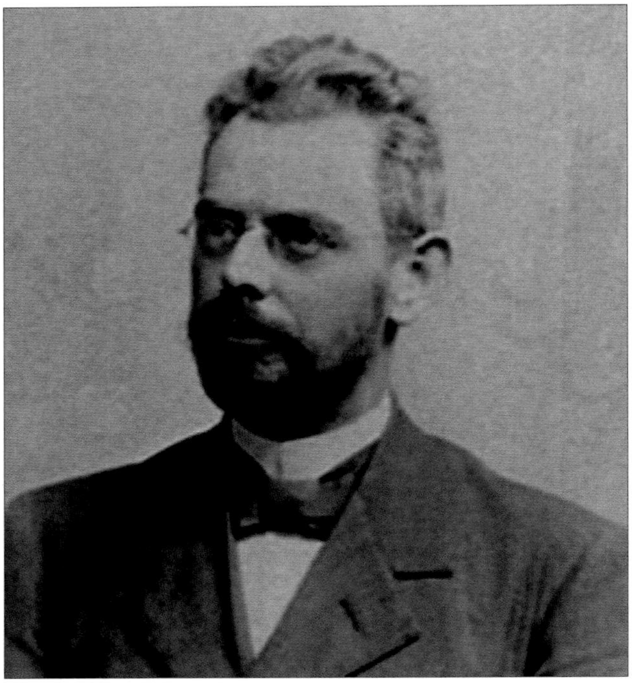

Dr.Roberto Wernicke (1852-1922)

I.- Distinciones

Evaluador Científico
Recién llegado de Alemania es invitado a colaborar en el análisis crítico de los trabajos sometidos a Anales del Círculo Médico Argentino.

Presidente de la Asociación Médica Argentina
Durante los períodos de 1894 a 1895 y de 1896 a 1897,

Profesor Honorario de la Facultad de Medicina de la Universidad de Buenos Aires
En 1907 renuncia como Profesor Titular de Patología General, renuncia que alcanzó a sus cargos de Académico y de Consejero de la Escuela de Medicina.

Resultó una verdadera conmoción y las autoridades de la Facultad crean la denominación de Profesor Honorario.

El 30 de octubre de 1907, en el salón de grados de la Facultad de Medicina, se realiza un acto académico, en el que se entrega a Wernicke el primer diploma de Profesor Honorario y algo que el valoró en el mayor grado: el libro de Oro, cuyo Comité de redacción, estaba integrado por Gregorio Aráoz Alfaro, Daniel J. Cranwell, Alois Bachmann y Antonino Marcó del Pont, en el que estaban las contribuciones de sus discípulos.

Entre muchas consideraciones realmente extraordinarias, rescatamos de su discurso de despedida una definición de su grandeza.

"Buscando en la evolución de mi personalidad los factores que me han llevado a poder merecer la manifestación de que me hacéis objeto sólo encuentro en mi modo de ver, una sola cualidad que me podría hacer acreedor de alguna estimación y es a es la facilidad con que me ha sido el poder de decir: ¡No sé!"

Mi padre desde mi niñez y Carl Wilhem Herman Nothangel, al enfrentar la atención de un enfermo me transmitieron que ¡no es vergüenza no saber... vergüenza es no querer aprender!

Preside la Academia Nacional de Medicina.
Ejerce desde 1912 a 1913

Miembro correspondiente del Instituto Adolfo Lutz

Presidente del Círculo Médico Argentino

Académico de Ciencias Matemáticas y Físico Naturales

Miembro Honorario Sociedad Rural Argentina
Su vida social también fue productiva y en 1901 actúa como Socio fundador del club Náutico San Isidro y la comunidad lo distingue dando su nombre a una calle en San Isidro.

Etapa final
A partir de 1907 se dedicó a sus enfermos, aplicando su experiencia de años de atención en la Sala IX del Hospital de Clínicas.

Wernicke murió en Buenos Aires el 14 de Octubre de 1922.

En el cuarto piso de la Facultad de Medicina, en el Salón de la Biblioteca, puede vivirse la presencia permanente en un cuadro con su imagen.

BIBLIOGRAFÍA

Pérez, OA. "El impulso médico a la veterinaria argentina: Roberto Wernicke". Veterinaria Argentina,. Buenos Aires, volumen XIX, N º 185, 2002, 381 -384.

Carrazoni J.A. – Historia de Ganaderos y de Veterinarios – Altuna Editor – I.S.B.N. 987.99397-0-0 – 1993.

Negroni R. Evolución de los conocimientos sobre aspectos clínico-epidemiológicos de la Coccidioidomycosis en las Américas. Revista Argentina de Microbiología (2008) 40: 246-256.

Sección 2ª

Bioseguridad

CONCEPTO NECESARIO DE BIOSEGURIDAD ANTES DE INICIAR UN CURSO UNIVERSITARIO DE MICROBIOLOGÍA

Juan A. Basualdo, †Celia E. Coto, Ramón A. de Torres

Microbiología Biomédica, tercera edición, dedica a la Bioseguridad, especialidad integral en salud en la actualidad, una prioridad especial en el marco de las actividades que se refieren a la relación diaria entre todos los seres vivos: humanos, animales, plantas y microorganismos.

En esta introducción dirigida a quienes inician un curso universitario de microbiología queremos simplemente llamar la atención sobre el problema clave de la bioseguridad: **la conducta**.

Nuestra experiencia reconoce dos extremos: quienes deben cursar la materia por obligación y aquellos que desarrollan interés en estudiar y trabajar en forma directa con microorganismos.

La prioridad es entender que la conducta de practicar una actitud segura, es independiente del factor humano que es el interés o no por el estudio de los microorganismos. Por el contrario, es una **obligación inexorable de todos**.

Esta es una introducción coloquial orientada por la experiencia de los autores en el laboratorio donde se manejan bacterias, hongos, virus y parásitos.

Ni siquiera vamos a intentar definir que es bioseguridad. Para el objetivo propuesto, lo único importante es que el lector evalúe y entienda que debe hacer un esfuerzo psicológico permanente que exige el significativo aumento del riesgo que genera trabajar con microorganismos.

Concepto de Conducta y Normas

a.-Conducta

El concepto base es que la bioseguridad no es sólo conocimiento, es **actitud responsable** y conocimiento.

El conocimiento varía y requiere de una actualización diaria, la actitud responsable es una decisión personal.

La bioseguridad no es una "materia para estudiar y rendir", es una **actitud de vida permanente para cultivar una conducta solidaria de excelencia.**

Utiliza conocimientos científicos que varían permanentemente y un manejo de desarrollo tecnológico que evoluciona en forma dinámica, en base a los cuales se actualizan las **normas.**

Pero la bioseguridad **no existe si no se cumplen las normas** y si no se las **hace cumplir**.

La **conducta es única... ser o no ser**.

Dejar el riesgo del medio ambiente común e ingresar al contacto directo y deliberado, con una calidad y cantidad de microorganismos diferentes a la del medio ambiente común. Se debe entender que esa decisión aumenta el riesgo personal y su resguardo depende de la conducta y de todo el ambiente que lo rodea. Se genera una **gran responsabilidad individual y social**.

Ayuda mucho que antes de iniciar la actividad se evalúe la capacidad individual de respuesta natural actual, frente a los factores de riesgo que se presentan en la vida diaria. Seguro que como nos costó a todos, es necesario un esfuerzo permanente mantener la guardia alta, pero mucho más ante un aumento de los factores de riesgo.

Se trata de un complejo gradiente de variables, en el que todos ocupamos un lugar de acuerdo a nuestro conducta, pero que tiene como resultado (positivo o negativo) los indicadores de la respuesta social.

Ésta se construye con la proporción relativa de individuos solidarios, egoístas y los irresponsables, que la integran.

El manejo de microorganismos en el área de salud nos aleja de la vida común y fuerza a adquirir **nuevas obligaciones irrenunciables.**

Sólo los individuos **solidarios** deben incorporarse al trabajo de riesgo biológico que genera trabajar en Microbiología.

Se debe desarrollar una actitud cerebelosa: cumpliendo y aprendiendo siempre cómo protegernos, cuidar a los que se tiene al lado, proteger el trabajo que se está haciendo y proteger el ambiente.

Esta responsabilidad, exige que antes de empezar se

analice previamente como ha sido nuestro comportamiento hasta hoy, compartiendo la gran cantidad de riesgos comunes de la vida diaria.

Normas

De un sólido manejo de la información (epidemiología) aprendemos las causas de los riesgos de accidentes e investigamos cómo evitarlos. Así se generan las **normas**.

Los ambientes de atención médica y el manejo de microbios, aumentan los riesgos de accidentes. Todos los días aprendemos algo nuevo y se actualizan las normas.

Reiteramos que de nada valen las normas, sino está instalada una **política de conductas**, para cumplir y hacerlas cumplir. Con premios y castigos.

Finalmente lo hacemos con orgullo, pero a todos nos costó y cuesta un esfuerzo corregir errores.

Ya tenemos las bases de la bioseguridad: **conducta** y **normas**.

Repetimos **sin conducta no hay bioseguridad.**

La bioseguridad es una función límite en la que el 100% de seguridad no se alcanza nunca, pero de cualquier manera el mejor resultado final depende de la proporción de solidarios en el grupo, no de las normas.

En las normativas no puede faltar el premio al que cumple y severo castigo al reincidente.

Enfrentando la realidad

Vamos a ampliar la responsabilidad que se asume en el manejo de microorganismos.

Significa asegurar la seguridad personal, la del grupo de humanos que lo rodea, pero hay algo más de igual importancia...el resultado del trabajo y del ambiente.

Los casos más evidentes del resultado del trabajo, son cuando se participa en la producción principalmente de alimentos, vacunas y medicamentos.

Hay que tomar la decisión de evaluar las condiciones de conducta social actuales y la capacidad para realizar el esfuerzo necesario que nos costó y cuesta, mantener la conducta que exige la responsabilidad social del que maneja gérmenes.

Las normas pueden o no existir, hay lugares donde aún hoy la "defensa contra el riesgo" es innata, se trabaja sin normas escritas explícitas.

Así se trabajaba cuando los primeros microbiólogos comenzaron a manejar en el laboratorio, el nuevo mundo de los microbios que producían enfermedades.

Los accidentes que costaron muchas vidas, desarrollaron la **conducta de comportamiento bioseguro,** que llevó a los líderes a aprender a protegerse e iniciar la redacción de normas, para protegerse y cubrir al resto de los que lo rodeaban.

Las normas y mucho más su cumplimiento grupal, no son casi nunca iguales, de un lugar a otro. Además en función del control de su eficiencia deben ser actualizadas periódicamente y adaptadas a los distintos niveles de riesgo.

Vamos a aprender que las exigencias de las normas varían en función del riesgo, pero la exigencia de **la conducta individual va a ser siempre la misma.**

La base fundamental de esta introducción es que estén preparados para la difícil tarea de desarrollar y optimizar la **conducta solidaria de protección** que les permita cumplir con las normativas existentes en todo lugar donde les toque desempeñarse.

Sí, ustedes, como ahora inician una actividad que incluye aumento del riesgo de contacto con microorganismos, no tienen otra opción que adaptarse y desarrollar una actitud de solidaridad de protección.

Si en el lugar no les han exigido previo al inicio de actividades el conocimiento del programa de bioseguridad institucional, **ustedes deben solicitar se les informe** cuáles son las normas vigentes.

Las normas son de conocimiento universal y al alcance de todos y se pueden traducir y copiar, libremente. La obligación de las autoridades es evaluar los niveles de riesgo e instalar un sistema normativo que asegure el máximo nivel de protección para todos los participantes y el medio ambiente.

Las condiciones de trabajo en los lugares de riesgo por manejo de material proveniente de enfermos y amplificación de la masa de microorganismos en el laboratorio es muy variada.

La eficiencia del resultado, reducir al mínimo el accidente de infección de los miembros actores y de la comunidad, no depende de la eficiencia teórica del sistema normativo ni del nivel alcanzado tecnológicamente (basado en recursos económicos), depende de la **conducta** de **la mayoría** de los integrantes del grupo de trabajo, **en forma absoluta.**

Quienes tenemos la experiencia de haber trabajado en diversos ambientes, en el nuestro y en distintos países con niveles de altos y de bajos recursos, hemos podido comprobar que los índices de eficiencia en bioseguridad, son significativamente proporcionales no a las normas vigentes y menos a la capacidad de recursos, sino a la proporción de **actores solidarios.**

Normas similares se disponen hoy en prácticamente todos los países, instaladas en los centros con aumento de riesgo microbiológico. Sin embargo, los índices de accidentes **no son los mismos**.

Ensayo de autoevaluación inicial

En nuestro medio no existen, en general, al ingreso de un individuo a trabajar en una zona de riesgo, las entrevistas previas con evaluación de la actitud psicológica de respuesta.

De manera coloquial lo que proponemos es que antes de iniciar el curso cada individuo rápidamente se auto evalúe y trate de definir groseramente cual es su actitud natural hoy. Intente colocarse en alguna de las variables y calcule el esfuerzo que le va a costar adaptarse sí o sí, por que en el laboratorio no hay otra posibilidad.

Entre muchos, los que siguen son ejemplos de la vida común que lo pueden orientar.

Solidario

El individuo que no excede la velocidad límite. Reduce así su riesgo y el del resto de la población.

El individuo que en la cola para hacer un trámite, cede su lugar a una anciana/o.

Egoísta

El individuo que arroja restos de comida al exterior, desde la ventanilla de su vehículo para mantenerlo limpio.

El individuo que llega al baño público, lo encuentra impecable y lo ensucia al usarlo.

El que estando en una cola, aprovecha el descuido de alguien para adelantarse.

Irresponsable

Hay muchas variables y hemos tomado las más "·cotidianas".

El que en una ruta de 120 Km de máxima, no baja de los 180 km por hora.

El que cruza la calle, con la luz que le indica esperar, por que mira y evalúa que no viene ningún vehículo.

Ubique su situación actual de conducta y sepa que a todos nos costó y nos cuesta ser **solidarios**, pero cuando se trata de microorganismos, no **cabe otra postura**.

Pedido final

Entienda que la bioseguridad no depende de la norma, depende **de su conducta desde el primer día** para **cumplirla** y pensar permanentemente en la seguridad suya, la de todos y de su trabajo. Lo que se aprende y optimiza diariamente es justamente la normativa .

Defienda su actitud

Una última consideración para que usted cultive el transformarse en un líder solidario de bioseguridad.

Usted se inicia en el estudio de la microbiología y va aprender teóricamente la escala de riesgos que genera aumentar por millones (cultivo en el laboratorio) primero una bacteria habitante natural del suelo o de la garganta humana y más tarde la bacteria que produce la tuberculosis.

Es nuestro interés en esta breve introducción a la bioseguridad, que usted cultive una conducta solidaria de protección por el resto de su carrera y sin tener que pensarlo se comporte **con igual exigencia de calidad**, trabajando ya sea con un lactobacilo inofensivo o una micobacteria multirresistente de alto riesgo.

Es en realidad un problema social que refleja el equilibrio de respeto al derecho de todos.

Hemos aprendido mucho, pero aun estamos muy lejos de países, que no basan sus excelentes indicadores de salud en su capacidad de recursos humanos y financiamiento, sino justamente en **la conducta de sus profesionales.**

Usted debe entender que puede hacer muchísimo para lograr la optimización de la bioseguridad.

La bioseguridad no es solamente conocer y evaluar las metodologías, significa **dar el ejemplo** a los demás, enseñar al que no hace las cosas bien porque las ignora y exigir el cambio de conducta y si es necesario eliminar al egoísta y/o irresponsable que no cumple.

Por último como mencionamos en otras capítulos, el siglo XXI muestra un perfil muy claro de lo que representa el mundo de los microbios, la bioseguridad debe extenderse por el bien de la especie humana, para que aprendamos a cuidarnos de las pocos microorganismos que hacen daño y cuidar a los millones de especies que nos ayudan a vivir.

BIOSEGURIDAD - PRÓLOGO

Los capítulos siguientes (Capítulos 5 al 10) corresponden al área de la bioseguridad.

Tanto el lector que por primera vez se enfrente a esta temática, como el que ya haya incursionado en ella encontrarán una somera visión de la bioseguridad.

Los capítulos siguientes abarcan desde una síntesis de las normas y procedimientos que permitan proteger al operador que manipula material biológico infeccioso hasta una visión más ampliada donde se plantea que la bioseguridad no se limita al laboratorio, la institución donde se brinda atención sanitaria o el establecimiento en el cual se fabrican productos biológicos sino que trasciende a los mismos para llegar al ambiente y las personas que viven en él y, aún, a la frontera de un país.

No podía faltar un capítulo referido a las Infecciones Asociadas al Cuidado de la Salud, conocidas como infecciones intrahospitalarias. Éste es un problema que no debía ser eludido en este texto. Pero también, un tema tan particular, y actual, como es la bioseguridad en transplantados y otros imunocomprometidos, encuentra su lugar en los capítulos siguientes.

Por último, se presenta un capítulo de Bioseguridad Analítica, donde se encontrará una introducción al riesgo biológico y su cuantificación, con una moderna metodología. El tema del análisis del riesgo está adquiriendo gran actualidad. En la producción de bienes y servicios se analiza la posibilidad de eventos indeseados que puedan afectar tanto a una mercancía fabricada como a un servicio producido. En esta visión extendida, el riesgo no es sólo el accidente sino todo aquello que pueda interferir con la calidad de un producto o un servicio (el sanitario en nuestro caso). De esta manera, el riesgo biológico queda englobado en otros riesgos referidos a la producción, pero a la vez esto le da una nueva dimensión: el biorriesgo se ve destacado. En el momento de escribir estas páginas parece posible que, en el futuro, la previsión de eventos no deseados, que puedan ocurrir, pasará a ser tan importante que influirá en las normas ISO de las series 9.000 de Gestión de la Calidad, 14.000 (medioambiental), la ISO 45.001 de gestión de la seguridad y la salud en el trabajo y la propia 15.189, de laboratorios clínicos. Se está debatiendo que ellas estarán presididas por consideraciones basadas en el riesgo potencialmente probable, lo que lleva a su identificación preventiva, su evaluación y gestión. La calidad resultará entonces de la gestión adecuada de estos riesgos, que van más allá del estricto ámbito del producto o del servicio proporcionado.

El lector avezado advertirá que en los capítulos siguientes existen visiones y definiciones contrapuestas de la bioseguridad y sus alcances. Según algunos sólo alcanza al riesgo biológico. Según otros, se incorporan riesgos físicos y químicos, casi superponiéndose con la seguridad en el trabajo. Se ha preferido no homogeneizar los textos para limar las diferencias, porque de esta manera se expresarán las polémicas existentes. El debate franco y fundamentado es también un buen camino para extender la frontera del conocimiento.

Horacio Alejandro Micucci
Coordinador de sección Bioseguridad

CAPÍTULO 5

REPENSANDO LA BIOSEGURIDAD Y AMPLIANDO SUS ALCANCES

Horacio A. Micucci

La bioseguridad como triple derecho

Hace siglos, el filósofo griego Heráclito dijo: *"Quien no espere lo inesperado, no será capaz de detectarlo"*. Las amenazas de agentes infecciosos de difusión nacional y mundial, obligan a repensar la bioseguridad, para saber si se está previendo lo posible, y aun lo inesperado, para proveer lo necesario para afrontarlo.

Es habitual considerar a la Bioseguridad en su forma más simple, que consiste en el análisis del accidente con material biológico para dictar normas, desarrollar procedimientos y promover el uso de instrumentos que permitan prevenirlo.

Si bien el cumplimiento de las normas de la bioseguridad en la manipulación de material biológico peligroso es un deber, es importante detenerse en el aspecto en el cual constituye un derecho. En esta situación es un triple derecho:

1. Es un derecho de los operadores que manipulan este tipo de sustancias peligrosas (trabajadores de la salud, de establecimientos que elaboran productos biológicos con fines terapéuticos, etc.). En este sentido tiene que ver con los derechos de los operadores a condiciones de trabajo adecuadas, es decir, con la calidad de dichas condiciones.
2. Es un derecho de los pacientes que concurren a establecimientos de salud para resolver cuestiones de curación de la enfermedad, prevención de la misma o promoción de la salud. En este sentido tiene que ver con la calidad de la atención sanitaria
3. Es un derecho de protección del ambiente y este último incluye a las personas que viven en él.

Como se verá, al hacer centro en estos derechos, la bioseguridad amplía su contenido e incluye no sólo mecanismos idóneos de manipulación de sustancias infecciosas sino la responsabilidad (legal y ética) en lo que pase en todo el circuito de existencia de ese material biológico manipulado, desde su origen hasta su eliminación definitiva. Surge una cuestión clave en este tema que se verá más adelante: la biocustodia.

Bioseguridad es epidemiología del accidente

La bioseguridad es una disciplina preventiva y constituye una verdadera epidemiología del accidente ocurrido en el manejo del material mencionado.

Esta concepción permite advertir que el que se accidenta no es un trabajador de la salud en general, sino que se debe analizar qué tareas realiza, las condiciones en que trabaja (espacio y tiempo), si dispone o no de material de protección adecuado, si lo usa o no y los respectivos porqué. Es decir, siempre se debe considerar todo lo relacionado con quién se accidenta, en qué lugar y en qué momento en particular o sea la conocida tríada epidemiológica: Persona, Lugar, Momento, lo que permitirá descubrir no sólo causas inmediatas, sino también las mediatas que a menudo se soslayan. Aparecerán así motivos aparentemente alejados del hecho: deficiencias presupuestarias que no permiten la adquisición de elementos protectores adecuados, excesivas horas de trabajo con la consiguiente pérdida de atención, falta de planes de entrenamiento del personal, etc.

Deben resaltarse las relaciones de la bioseguridad con las condiciones de trabajo adecuadas, inseparables de los fondos necesarios, elementos de protección suficientes, estructuras edilicias correspondientes, salarios con horarios de trabajo no extenuantes y capacitación permanente.

Un operador de material biológico que deba trabajar excesivas horas estará siendo empujado a realizar actos inseguros en su labor que lo conducirán al accidente. Si su salario es insuficiente, estará obligado a trabajar más horas en otros empleos, lo que también lo llevará al cansancio y consecuentes actos inseguros en la manipulación de material de riesgo.

Es decir, si se habla seriamente de bioseguridad y existe la voluntad firme y sincera de desarrollarla, deben considerarse, también, presupuestos adecuados, ingresos dignos y horarios acordes con una labor de riesgo. Y aquí aparece una necesaria responsabilidad del Estado en establecer planes nacionales de bioseguridad que también incluyan estos temas. Debe decirse que los reiterados ajustes presupuestarios a menudo llevan a restringir fondos necesarios para los aspectos enunciados.

Existen, en distintos lugares, condiciones de trabajo que no deben ser admitidas. El compromiso de los organismos oficiales de control es inexcusable. Y la responsabilidad de los Estados es mayor cuando se observa que muchas de las violaciones de las normas de bioseguridad, incluidas las condiciones de trabajo, se producen, también, en establecimientos de dependencia de los mismos.

Algunos de los peligros de los que se habla en nuestros días exigen tomar medidas de inmediato si no se quieren correr riesgos futuros. La situación requiere prever los riesgos, y capacidad previa para detectarlos, con el objeto de proveer lo necesario en el momento oportuno.

Los Niveles de Bioseguridad

Los peligros de la extensión de agentes que ya existen en el territorio como los de la llegada de exóticos implican tomar medidas que aseguren condiciones de trabajo correspondientes a esas emergencias.

Es preciso formularse la pregunta ¿Existen formas de labor y estructuras edilicias ajustadas tanto a las necesidades habituales como a las posibles emergencias?.

Se debe considerar que, según la OMS, los microorganismos se clasifican en distintos grupos de riesgo. No son iguales las estructuras necesarias para un microorganismo del Grupo de Riesgo 4 (elevado riesgo individual y comunitario) que para uno de Grupo de Riesgo 2 (riesgo individual moderado, riesgo comunitario bajo). Además de lo anterior, se debe tener en cuenta que tipo de actividad se realiza. De la combinación de ambos aspectos surge la necesidad de distintas estructuras de trabajo y niveles de bioseguridad. Una epidemia que se produzca con alto nivel de riesgo individual y comunitario, por ejemplo, la presencia de agentes exóticos exige, entre otras cosas, tener suficientes establecimientos de niveles de bioseguridad 3 y 4. Es sabido que es escaso su número. Tampoco existe, muchas veces, un organismo nacional que determine las características que deben tener cada uno de ellos y su acción ante cada contingencia y, más aún, que los supervise de manera continua.

La posible presencia de agentes infecciosos de gran peligrosidad obligan a pensar en la necesidad de la existencia de establecimientos de contención en un número adecuado con planes previos de coordinación entre si y con el resto del sistema que incluya, además, establecimientos asistenciales de características especiales y de distintos niveles de complejidad organizados en red; en caso contrario, debe decirse con crudeza, morirán pacientes por deficiencias en el tratamiento y por contagio intrahospitalario y trabajadores de la salud por el riesgo en su labor cotidiana.

Las emergencias sanitarias resultado de agentes biológicos reclaman la existencia de planes de contingencia que sean ensayados y revisados periódicamente, que formen parte de un plan integral comunitario, coordinados con todas las estructuras sanitarias y no sanitarias implicadas y aprobado por la comunidad con formas democráticas de participación activa.

Análisis del riesgo

Todo indica, entonces, que es preciso realizar un adecuado análisis de riesgo. En todo plan de seguridad pública ante eventos indeseados (no sólo los que implican material infeccioso) hay, primero, hipótesis de desastres o accidentes posibles, de la misma manera que en el plano militar hay hipótesis de conflicto. Estas hipótesis se tejen analizando la probabilidad de que un hecho se produzca y la gravedad de sus consecuencias.

Eso es, en suma, lo que se llama "Análisis de Riesgo" y vale también para los riesgos sanitarios y para la bioseguridad necesaria.

Una vez que se han analizado los eventos posibles, deben existir tres fases a planificar:

1. Fase de prevención. Destinada a evitar que el siniestro ocurra.
2. Fase de acción en la emergencia. Destinada a actuar si, a pesar de lo anterior, el siniestro ocurre, para que las consecuencias sean lo menos graves posibles. Tiene el objetivo de disminuir el número de víctimas actuando con rapidez, con un plan previo, y con el personal y los medios técnicos médicos y no médicos necesarios.
3. Fase paliativa. Destinada a paliar los daños morales y materiales en las víctimas. Incluye la reconstrucción y la rehabilitación.

Además, en una concepción ampliada de acción frente a emergencias, se intenta integrar al personal profesional (desde los bomberos hasta el personal sanitario), con la defensa civil organizada y la acción en el lugar de la población, que actúa solidaria y "espontáneamente" pero con un cierto "entrenamiento previo", que siempre debe existir, expresado en simulaciones o simulacros previos y periódicos.

En muchas situaciones, en distintos países, se observan serias deficiencias al respecto. Pareciera considerarse a la prevención como un gasto superfluo que se puede eludir.

Establecido un siniestro como hipótesis ya se saben muchas de las consecuencias del mismo, si ocurre. No hay excusa para la imprevisión. Se sabe que tanto en un terremoto como en un descarrilamiento de trenes va a haber un alto número de traumas y contusiones y que en una inundación habrá un menor porcentaje de los mismos, y esto será tenido en cuenta para prever la fase de acción en la emergencia. Asimismo tanto en un terremoto como en una inundación debe preverse, en la fase paliativa, que habrá numerosas personas que se quedarán sin vivienda y este problema se debe resolver con rapidez. Lo mismo respecto a las posibles epidemias posteriores.

El mencionado análisis de riesgo es cada vez más

exigido, en el ámbito internacional, en lo referente a normas de calidad y manuales de procedimientos en la producción de bienes (incluyendo los medicamentos y productos biológicos) y los servicios (entre ellos los de salud), de protección ambiental, de condiciones de trabajo y, en particular, de la manipulación de materiales infecciosos o sustancias químicas peligrosas, que aquí son el tema a tratar.

En el momento de redacción de este texto, numerosa normativa internacional está siendo rediseñada poniendo el centro en la consideración de los distintos riesgos posibles. Cuando se habla de riesgos, en esta concepción, se lo hace en el sentido más amplio, incluyendo desde los riesgos físicos, químicos, biológicos para las personas como los perjuicios ambientales posibles. Y, en la producción de mercancías, todos los puntos en que exista un riesgo prevenible en que el producto fabricado pudiera ser alterado en sus características de calidad. Por lo tanto se debe entender que si se analizan preventivamente los riesgos posibles en la fabricación de una mercancía, tanto más se debe hacer en aquellos casos en que la actividad perjudica directamente a las personas. Aquí aparece el riesgo biológico y el químico.

Visión ampliada de la Bioseguridad

Cuando se analiza el riesgo en la manipulación de material biológico infeccioso, es habitual que se concentre la atención en lo que ocurre dentro del establecimiento donde eso se hace, ya sea una institución de salud o un establecimiento de fabricación de productos biológicos. Surge así un concepto de la bioseguridad restringido a lo intra-institucional. Sin embargo hay formas en que ese riesgo trasciende esos límites y esto amplía la visión de la bioseguridad para extenderse a la protección de los habitantes (ya no solamente los pacientes) y de su entorno: una bioseguridad territorial, interregional y de fronteras, que expande sus conceptos a la protección ambiental e, incluso, a la Defensa Nacional. Una respuesta completa y adecuada a las circunstancias que generan posibles riesgos exige ampliar el espectro de acción. Es más: no se resolverán las causas básicas de accidentes con material biológico si no se extiende la visión de la bioseguridad y se prevé lo necesario.

Esta ampliación de los objetivos de la bioseguridad, debe incluir la participación en la vigilancia epidemiológica de la población que permita detectar rápidamente cualquier evento que pueda significar la diseminación de microorganismos y enfermedades consecuencia de ellos en el interior del territorio nacional, dentro de las fronteras, entre las diversas regiones. En estos casos la bioseguridad cumplirá la tarea de diseñar, poner en práctica y evaluar los resultados de las acciones destinadas a evitar todo riesgo en la manipulación y traslado de material biológico a lo largo del país. Se desarrollará así este estrato de bioseguridad intra-territorial que es parte de la vigilancia epidemiológica de la población humana y animal.

Asimismo, el control de fronteras es una tarea ineludible para una visión ampliada de la bioseguridad. La posible entrada al país de agentes infecciosos para humanos, animales y vegetales le da actualidad a esta cuestión.

Muchas veces las fronteras parecen ser demasiado permeables.

Este superior estrato de la bioseguridad, la Bioseguridad de Fronteras, está constituido, como se ha publicado hace años, por las respuestas legales y técnicas destinadas a evitar la entrada y salida al y del territorio nacional de algún factor vinculado a un riesgo biológico determinado, principalmente un agente causal. Las acciones, ante estas circunstancias, no se basan sólo en la decisión política que genera una legislación vinculante. Un resultado confiable requiere también, en forma integrada, disponibilidad de recursos humanos y técnicos y continuidad en las medidas de control establecidas, así como la participación activa de toda la población.

Y aquí es notoria la relación entre fenómenos sanitarios como los que se tratan y la defensa nacional de países subdesarrollados como podría calificarse a Argentina, ya que lo que ocurre accidentalmente, está avisando respecto a la fragilidad ante hechos intencionales, no sólo limitado al habitualmente calificado como bioterrorismo, que vulgarmente se limita a grupos irregulares exteriores, copiando la concepción de países del mundo desarrollado, sino a la bioagresión, concepto más amplio, que pudiera provenir, incluso, de estos últimos países.

De todo lo anterior surge que tanto una Política Sanitaria Nacional así como de Defensa Nacional, no pueden eludir el análisis de un Plan Nacional de Bioseguridad, que será parte de un proyecto de Nación Independiente.

Plan Nacional de Bioseguridad

Desde esta visión ampliada o extendida de la bioseguridad y la biocustodia, se hacen necesarios Planes Nacionales en esta temática que tendrán relación con;

a. la prevención y curación de la enfermedad y la promoción de la salud
b. la vigilancia epidemiológica de la población
c. una atención sanitaria adecuada
d. las condiciones de trabajo en el sector de la salud
e. el control y la protección ambiental como parte del patrimonio nacional
f. el control territorial, de fronteras y la Defensa Nacional

En países como Argentina, pareciera imperioso contar, para contribuir con estas nuevas y viejas obligaciones de la bioseguridad como disciplina, con un organismo rector permanente o Comisión Nacional de Bioseguridad, integrada con personal técnico competente, que planifique, ejecute y controle estos aspectos. Más aún, será clave la existencia de organismos de jurisdicciones de menor nivel, incluido el local, interrelacionados entre sí y vinculados con la comunidad.

Las patologías infecciosas existentes así como la posibilidad de aparición de otras ponen a la orden del día estos temas. Son cuestiones referentes a la salud de la población y de los operadores de material biológico, a la prevención de factores que pueden perjudicar a la economía y a la Defensa Nacional.

Tal vez sea necesario hacer extensivo a la bioseguridad lo que John A. Ryle dijo alguna vez referido a la cuestión sanitaria:

"Por mucho tiempo hemos aceptado el viejo refrán que dice que prevenir es mejor que curar... Ojalá que [las] preguntas diarias cambien de ¿cuál es el tratamiento? a ¿cuáles son las causas?, y ¿si es evitable, entonces, porqué no ha sido evitada?".

Se trata, en suma, de definir una política de bioseguridad nacional que, como toda política, no debe ser el arte de lo posible, que siempre se queda atrás de las exigencias, sino la ciencia, para la ubicación de las causas, y la gestión, para la ejecución práctica de las medidas, que tiene por objeto hacer posible lo necesario.

Bioseguridad y Biocustodia

Finalmente, todo lo anterior lleva a resaltar un concepto más reciente: el de biocustodia.

Los conceptos de bioseguridad (en inglés "biosafety") y bioprotección (en inglés biosecurity"), se refieren a cuestiones que, aunque están relacionadas entre sí, son distintas.

El vocablo inglés "biosecurity", surgió después del atentado del 11 de setiembre de 2001, como producto del envío de cartas con esporas de B. anthracis, y la OMS la define como el conjunto de medidas y procedimientos de seguridad institucional y personal destinados a impedir la pérdida, el robo, la utilización indebida, la desviación o la liberación intencionada de organismos patógenos y de toxinas. Desde ya, para que lo anterior sea posible es necesaria una trazabilidad y una responsabilidad *"desde la cuna a la tumba"* de toda sustancia potencialmente infecciosa.

El vocablo inglés "biosecurity" fue traducido inicialmente como bioprotección, pero desde la Reunión de Expertos de la Convención sobre la Prohibición del Desarrollo, la Producción y el Almacenamiento de Armas Biológicas y Toxínicas y sobre su Destrucción, celebrada en la sede las Naciones Unidas en Ginebra, Suiza, en el año 2008, ha sido reemplazado por el de biocustodia.

De acuerdo a todo lo anterior, el generador de residuos peligrosos en un establecimiento de salud o producción de productos biológicos es responsable de los mismos desde su origen hasta su eliminación segura. Lo mismo ocurre con los especímenes para diagnóstico y los productos biológicos que pudieran producir enfermedad en personas o animales. Hay, como habitualmente se dice, *"responsabilidad de la cuna a la tumba"*.

Bioseguridad y calidad de la atención sanitaria

Si se consideran las condiciones de la bioseguridad en el interior del establecimiento de diagnóstico, donde se manipula material infeccioso, habrá consecuentemente una bioseguridad que es parte de la calidad analítica de ese lugar. Esto es así porque si no hay condiciones de trabajo adecuadas con las cuales el operador se protege, habrá riesgo también para el paciente y viceversa y esto afecta a la calidad.

Si se pone la atención en la forma y las condiciones en que ese material biológico sale o entra, como espécimen para diagnóstico, se entrará en el ámbito de la calidad pre analítica del diagnóstico. Si las condiciones de las muestras no son las que corresponden se alterará el resultado de la fase analítica.

Por último, si se presta atención a la gestión de los desechos de la atención sanitaria, la bioseguridad aquí se corresponde a la fase post analítica de la calidad de la atención y tendrá relación con la protección ambiental y la vigilancia epidemiológica de la población

De acuerdo a lo anterior, la bioseguridad tiene amplia imbricación con las normas de calidad y, por eso, el análisis de riesgo biológico empieza a ser parte vertebral de las mismas para la producción de bienes y servicios.

Bioseguridad que trasciende las puertas del establecimiento

Para terminar y en conclusión, se propone no reducir la bioseguridad sólo al trabajo con material biológico en el interior del establecimiento de salud o de elaboración de productos biológicos. El riesgo biológico trasciende sus puertas.

Las dos formas principales en las que el riesgo biológico sale al exterior del establecimiento de salud o de producción de material biológico infeccioso son:

1. El transporte, en sus diversos modos, de sustancias capaces de producir infección ya sea como material biológico destinado a la producción y sus insumos o a ser administrado a personas o animales o como especímenes para diagnóstico.
2. El descarte de los residuos biopatogénicos y su posterior transporte y disposición final.

Estos tópicos se desarrollarán en otro capitulo, pero es conveniente introducirse en el tema estableciendo una definición necesaria para considerarlos.

Los especímenes para diagnóstico, los productos biológicos infecciosos y los desechos biopatogénicos, están incluidos entre las sustancias peligrosas de la Clase 6 de la Organización de la Naciones Unidas (ONU).

Someramente se transcribe el listado de las nueve clases de sustancias peligrosas según la ONU:

Clase 1: Explosivos
Clase 2: Gases (inflamables, no inflamables, tóxicos)
Clase 3: Líquidos Inflamables
Clase 4: Sólidos Inflamables
Clase 5: Sustancias oxidantes y peróxidos orgánicos
Clase 6: Sustancias tóxicas y sustancias infecciosas

Clase 7: Material radioactivo - Todo material o sustancia que emite radiación.

Clase 8: Sustancias corrosivas

Clase 9: Sustancias y materiales peligrosos diversos. Incluye sustancias peligrosas no incluidas en las clases anteriores.

La Clase 6 (Sustancias tóxicas y sustancias infecciosas) se subdivide, a su vez, en:

6.1 Sustancias tóxicas: son sustancias capaces de provocar la muerte, lesiones graves o daños a la salud humana cuando se ingieren o inhalan o si entran en contacto con la piel.

6.2 Sustancias infecciosas: son sustancias que pueden provocar enfermedades infecciosas en seres humanos o en animales.

Los especímenes para diagnóstico se encuentran incluidos dentro de la subdivisión 6.2 junto con los productos biológicos infecciosos y los desechos biopatogénicos.

BIBLIOGRAFÍA

Álvarez Leiva C, Macías Seda J. Gestión de catástrofes. Respuesta hospitalaria a las catástrofes. Madrid: Sociedad española de medicina de catástrofes; 2005.

Asociación Argentina de Microbiología. [con acceso el 30 de junio de 2016] Disponible en http://www.aam.org.ar/subcomisiones.php?s=2

Buck C, Llopis A, Nájera E y Terris M. El desafío de la epidemiología. Ginebra: OPS/OMS. Publicación Científica Nº 505; 1989. p 881-899.

de Torres RA. Niveles abordables de bioseguridad. Bioseguridad en el laboratorio. Acta Bioquímica Clínica Latinoamericana. 1988; Suplemento 4. 1-4.

Fink, S. 2010. Bioseguridad: una responsabilidad del investigador. Medicina. 70(3): 299-302 [con acceso el 22 de julio de 2015]. Disponible en: http://www.scielo.org.ar/scielo.php?script=sci_arttext&pid=S0025-76802010000300018&lng=es&nrm=iso .

Jarne AR. Bioseguridad Hospitalaria, Nuevo enfoque teórico. Acta Bioquímica Clínica Latinoamericana. 1990; 24 (3): 241-246.

Lema M. Guerra biológica y bioterrorismo. Buenos Aires: Universidad Nacional de Quilmes; 2001.

Micucci HA. Bioseguridad como epidemiología del accidente y las condiciones de trabajo como causas del mismo. En Temas de Zoonosis II. Editores Cacchione R, Durlach R y Larghi O. Buenos Aires: Edición Asociación Argentina de Zoonosis; 2004. p 423-428.

Micucci HA. Capítulo: Salud y Seguridad Laboral: Bioseguridad. Prevención de incendios y accidentes eléctricos. Seguridad química. En el libro: Gestión de la calidad en el laboratorio clínico. COLABIOCLI. Buenos Aires: Editorial Médica Panamericana; 2005. p 313-330.Micucci HA. Las condiciones de trabajo y su remuneración: determinantes de la bioseguridad. Periódico FABA Informa. Órgano de la Federación Bioquímica de la Pcia. de Bs. As. Nº 394. Julio de 2005.

Micucci HA. Niveles de bioseguridad en microbiología. La Norma IRAM 80059. Acta Bioquímica Clínica Latinoamericana. 2001; 35 (4): 515-519.

Micucci HA. Prever para proveer. Sección Programa de Bioseguridad, Seguridad en Instituciones de Salud y Gestión Ambiental. Periódico FABA Informa. Órgano de la Federación Bioquímica de la Pcia. de Bs. As. Nº 388. Enero de 2005.

Micucci HA. Repensando la Bioseguridad. Revista Argentina de Bioseguridad. Año1 N° 1, 2013.

CAPÍTULO 6

BIOSEGURIDAD EN EL ÁMBITO DE SALUD INSTITUCIONAL

María M. De Luca

En términos epistemológicos (epistemología= teoría del conocimiento del saber científico) el concepto de bioseguridad puede ser definido, según el abordaje, como módulo, como proceso o como conducta.

La definición como módulo obedece a que la bioseguridad no posee identidad propia, pero sí, una interdisciplinaridad. Esto apunta al hecho de que la bioseguridad no es una ciencia particular, en el sentido estricto de su concepción, ya que no posee un conjunto de conocimientos propios de su área.

La bioseguridad se explica como proceso porque es una acción educativa y como tal, puede ser representada por un sistema enseñanza-aprendizaje. En ese sentido, podemos entenderla como un procedimiento de adquisición de contenidos y habilidades, con el fin de la preservación de la salud del hombre y del medio ambiente.

Finalmente, la bioseguridad puede ser entendida como conducta, cuando la analizamos como una integración de conocimientos, hábitos, comportamientos y sentimientos, que deben ser incorporados al hombre, para que él desarrolle, de forma segura, su actividad profesional.

Exactamente, desde ese enfoque interdisciplinario, de sus posibilidades curriculares y de su poder de mediador, la bioseguridad pasó a frecuentar ambientes ocupacionales antes constituidos por la ingeniería de seguridad, medicina del trabajo, salud del trabajador y hasta los temas relacionados a la infección asociada al cuidado de la salud (antes denominada Infección Hospitalaria), actuando en forma conjunta y, en muchos casos, incorporando y suplantando esas otras actividades.

Encontrar una definición de bioseguridad que globalice su utilización tanto en la población humana o animal es muy difícil y en cada una de estas ramas de seres vivos se encuentran diferentes conceptos para expresar ese mismo fin. Entre esos conceptos se encuentran que:

.- Bioseguridad, de acuerdo al significado de la palabra, se entiende por sus componentes: "bio" de bios (griego) que significa vida, y seguridad que se refiere a la calidad de ser seguro, libre de daño, riesgo o peligro. Por lo tanto, bioseguridad es la **calidad** de que la vida sea libre de daño, riesgo o peligro. Al construir la palabra se evoca inmediatamente el concepto de **protección a la vida**, situación que puede lograrse en parte evitando accidentes.

- Bioseguridad puede entenderse como la utilización inocua y sostenible, desde el punto de vista ecológico, de todos los productos biológicos y sus aplicaciones, la biodiversidad, y sostenibilidad del medio ambiente en **mejora** de la salud humana mundial.

- Bioseguridad puede interpretarse como el conjunto de acciones de prevención y de buenas prácticas de manejo que permitan reducir, **controlar y eliminar los factores de riesgo** de introducción y difusión de enfermedades tanto humanas como animales.

- Bioseguridad se puede concebir como el conjunto de medidas organizadas que comprenden y comprometen el elemento humano, técnico y ambiental, destinado a **proteger** a todos seres vivos y al medio ambiente, de los riesgos que entraña la presencia permanente de agentes infectocontagiosos, físicos, químicos y mecánicos.

- Bioseguridad operacional se puede interpretar como el **conjunto de prácticas** que cuando son seguidas correctamente, reducen el potencial para la introducción y transmisión de microorganismos y parásitos patógenos y sus vectores y la **evaluación de todos los riesgos** biológicos y ambientales asociados a la salud, que aplicados evitan y controlan el riesgo para la introducción y difusión de los agentes patógenos y sus vectores en los ambientes destinados a la atención de la salud, tanto humana como animal.

- La bioseguridad comprende todas las medidas y procedimientos tendientes a prevenir las enfermedades y es reconocida como la **primera línea de defensa** y protección de la salud humana y animal contra los agentes infecciosos.

> Teniendo en cuenta las enunciados anteriores
>
> ***Bioseguridad,*** podría definirse como un **conjunto de normas** diseñadas para la **protección** del individuo, de la comunidad y del medio ambiente, contra el **contacto accidental** con patógenos biológicos, con químicoso con elementos radiactivos o mecánicos.

Objetivos de la bioseguridad

a) **Evitar** la entrada al país de material que implique un riesgo biológico. La Organización Mundial de la Salud (O.M.S) recomienda disponer de medidas de prevención eficaces para controlar el desplazamiento de personas, la importación de animales o sus subproductos, y de legislación que pueda prohibir la manipulación y/o la importación de agentes patógenos.

b) **Proteger** las áreas libres de una determinada infección dentro del país, con el apoyo de legislación regional.

c) **Controlar** las zonas de concentración de microorganismos como industrias, hospitales o laboratorios de investigación.

d) **Alertar** a los centros de salud y a los laboratorios que la práctica en la asistencia de pacientes y el procesamiento de muestras para diagnóstico de origen humano o animal, son tareas altamente riesgosas, al igual que la eliminación de los desechos y su interacción con el medio ambiente.

Propósito de la bioseguridad dentro del ámbito de salud

Este incluye:

a) **Evitar** accidentes que dañen a quienes trabajan en salud.

b) **Impedir** la salida del área nosocomial a agentes nocivos para la salud humana y animal.

c) **Asegurar** que en los estudios, pruebas clínicas o maniobras para el tratamiento de los pacientes, se extremen todas las medidas de bioseguridad necesarias para reducir al mínimo los riesgos de accidentes.

DEFINICION Y TIPOS DE RIESGOS.

> **La Oficina Panamericana de la Salud (O.P.S.) define como riesgo, en términos generales, a la probabilidad que se produzca un daño en un individuo o grupo poblacional, en un área geográfica determinada.**

Conforme a esta definición se podría inferir que este concepto es aplicable al hospital y demás dependencias de salud, ya que podríamos considerar a las mismas como un área geográfica determinada y tomar como grupo poblacional a los individuos que se mueven en ellas. Sin embargo, en la práctica diaria la realidad resulta diferente, ya que en más de una oportunidad el área geográfica no queda exclusivamente delimitada a las Instituciones y el riesgo individual no está restringida a los individuos que se mueven dentro de estos espacios, sino que puede extenderse comprometiendo a toda la comunidad.

El personal de salud está expuesto a distintos tipos de riesgo como a Infecciones, Quemaduras, Intoxicaciones, Traumatismos, Explosiones, Irradiaciones, etc.

> ***Si bien cualquier actividad lleva implícita un riesgo, su conocimiento anticipado puede prevenirlo o controlarlo.***

Objetivos de los riesgos para el Equipo de Salud.

- Crear conciencia de los riesgos que rodean y ponen en peligro la salud.
- Generar, a partir de la toma de conciencia, un efecto multiplicador.
- Identificar los riesgos a los que está expuesto el equipo de salud.
- Prevenir las consecuencias de dichos riesgos.

Facilitadores de riesgo

Los riesgos, tanto para el personal de salud como para los paciente, pueden verse facilitados por:

- falta de conocimiento y jerarquización del tema
- inadecuado diseño y mantenimiento de las instalaciones
- la fatiga física y fatiga subjetiva,

Principales causas de riesgos

En el siguiente cuadro se resumen las diferentes causas de riesgos.

1- Riesgos biológicos:

Las infecciones que se adquieren en el ámbito de salud son originadas por contacto con virus, bacterias, parásitos y hongos. El riesgo individual no está restringido únicamente al personal de salud y el riesgo comunitario depende del éxito de las medidas de contención. Para que tenga lugar la infección individual o colectiva deben interactuar factores distintos:

- Los que dependen del ***agente***: virulencia, dosis infectiva, toxicidad, espectro de acción, concentración, resistencia antimicrobiana.
- Los que dependen de la susceptibilidad del ***huésped***: edad, sexo, raza, embarazo, estado inmunitario, enfermedades subyacentes.
- Los que dependen del ***medio ambiente y de la actividad laboral***: planta física, personal hospitalario, régimen de visitas: áreas de internación, servicios de diagnósticos, laboratorio, consultorios, cuidados intensivos, etc.
- Los que dependen de los ***tratamientos instituidos,*** inmunodepresores, antimicrobianos, técnicas invasiva y de los ***recursos disponibles,*** equipos de contención, vacunas, terapéutica accesible.

Causas de Riesgo	**Biológicas**	1.a- Fuentes de Infección 2.a- Mecanismo de Transmisión
Ambientales	Iluminación	
		Ruido Temperatura Contaminación ambiental
	Tecnológicas	Sustancias químicas Sustancias cancerígenas Radiaciones Animales de laboratorio
	Personales	Fatiga Estrés

1.a- *Fuentes de Infección*
Estas pueden ser humanas o no.

1) Humanos

• Pacientes que estén colonizados o infectados por microorganismos que son diseminados principalmente por contacto a través del personal de salud (infección cruzada). La microbiota de estos pacientes tiende a cambiar rápidamente a favor de microorganismos inusuales en la comunidad y de mayor resistencia a los antimicrobianos.

• Personal de salud, en general el reservorio más importante es la piel, donde portan su microbiota normal, y o bien que porten y diseminen patógenos nosocomiales.

Los microorganismos mejor reconocidos son *Staphylococcus aureus* a partir de portación nasal y *Streptococcus* b hemolítico grupo A. a partir de faringe, recto y vagina. Los trabajadores con infecciones respiratorias altas sintomáticas y erupciones cutáneas parecen tener riesgo aumentado de transmisión.

2) No humanos

• Reservorios y fuentes ambientales como sistemas de ventilación, agua, suciedad acumulada suficiente, como para albergar microorganismos en gran cantidad en paredes y pisos

• Dispositivos médicos, algunos de los cuales se contaminan durante su uso y otros durante su elaboración.

• Soluciones desinfectantes como el cloruro de benzalconio y los iodóforos soluciones de dextrosa; soluciones lipídicas, fluidos intravenosos, etc.

2.a-.*Mecanismo de transmisión*

a) Transmisión directa: requiere de contacto físico entre una persona infectada y una persona susceptible o no infectada.

Las infecciones que se transmiten por contacto directo se propagan cuando un microorganismo causante de enfermedades pasa de la persona infectada a la persona sana susceptible por contacto físico directo. El contacto directo se produce al tocar o besar, tener relaciones sexuales o contacto con secreciones o heridas de una persona infectada.

b) Transmisión indirecta: ocurre mediante vehículos de transmisión o mediante un vector, que puede ser mecánico o biológico, o a través del aire (aerosoles).

Las personas sanas susceptibles tocan los objetos contaminados con sus manos pasándolas luego por sus ojos, nariz o boca, o bien cuando una persona infectada estornuda o tose eliminando gotitas de Flügge infectadas al aire, estas pueden ser inhaladas por personas sanas susceptibles.

2- Riesgos ambientales

Estos riesgos, están relacionados con el microclima de trabajo.

2.a. *Iluminación*: cuando es escasa o presenta marcados contrastes entre la luz localizada o la general, obliga a continuas adaptaciones visuales, que producen fatiga y favorecen los accidentes.

2.b. *Ruido*: si es excesivamente discordante e inoportuno provoca molestias y disminuye la concentración, pero si su intensidad y frecuencia son prolongadas puede provocar lesiones auditivas.

2.c. *Temperatura*: cuando es demasiado alta produce agobio y agotamiento, haciendo peligrar la concentración en el trabajo y cuando es demasiada baja produce entumecimiento y enfriamiento en un miembro o en el cuerpo dificultando ejercer las tareas adecuadamente, lo que conlleva a sufrir un accidente.

2.d. *Ambiente*: las partículas inertes que contaminan el ambiente pueden provocar graves problemas de salud.

3. Riesgos tecnológicos

Dentro de ellos se encuentran:

3.a. *Sustancias químicas*: son debidos a líquidos inflamables, materiales inestables, productos tóxicos o cáusticos, vapores, humos y gases. La mayoría de los solventes pueden provocar lesiones cutáneas con efectos corrosivos y alérgicos. Algunos vapores de sustancias químicas al ser inhalados tienen efectos tóxicos y consecuencias para el organismo que varían desde un ligero embotamiento hasta lesiones graves. Estos accidentes con sustancias químicas ocurren especialmente en servicios de laboratorio, servicio de radiología o radioterapia, áreas de limpieza, departamento de mantenimiento, etc.

3.b. *Sustancias cancerígenas*: en la actualidad son muchos los reactivos que se usan en el hospital de conocida actividad cancerígena. Los cancerígenos químicos manifiestan su acción mucho tiempo después de la exposición, por eso a veces no se los relaciona con el efecto. La actividad mutagénica de una sustancia puede ser riesgosa de por sí o tener también actividad carcinógena. El personal más expuesto a estas sustancias son los que trabajan en servicios hospitalarios como laboratorio de anatomía patológica, laboratorio central, servicio de radiología, etc..

3.c. ***Radiaciones***: La radiación ultravioleta (UV) producida por diferentes equipos y/o aparatos como espectrofotómetro de absorción atómica, fluorómetro, espectrofotómetro UV-visible, lámparas germicidas, lámparas y gabinetes usados en cromatografía, etc., puede resultar peligrosa si se exponen los ojos a la luz directa o reflejada.

4. Riesgo personal

Existen situaciones como la **fatiga física** debida al trabajo estático o dinámico y la **fatiga subjetiva** provocada por la rutina, falta de estímulo, escasas perspectivas de futuro, etc., que llevan a un desgaste psíquico progresivo, disminuyendo la atención y aumentando el riesgo de accidentes. El deterioro del personal de salud producido por el estrés al estar en contacto permanente con enfermedad, dolor y muerte, la falta de preparación para afrontar este tipo de situaciones, un medio agresivo, competitivo y exigente, la insatisfacción laboral y/o personal, son todos factores que aumentan el riesgo personal a sufrir accidentes.

Puntos focales de riesgo:

Se consideran como *puntos focales de riesgo*, aquellos aspectos o actividades que ofrecen mayores posibilidades para que ocurran accidentes causantes de daño para los trabajadores en salud. Es precisamente en estos puntos donde deben concentrarse las medidas de bioseguridad para reducir riesgos. Estos puntos los podemos agrupar en tres categorías:

1. Organización y administración

- Acceso no controlado
- Falta de Señalización
- Falta de acciones de emergencia
- Personal desprotegido
- Personal no adiestrado
- Falta de primeros auxilios
- Ausencia de limpieza en el hospital

2. Actitudes del personal

- Los hábitos de comer, beber y fumar en áreas que no sean las destinadas específicamente para ello
- El uso de ropa inadecuada
- Falta de higiene del hospital

3. Técnicas y prácticas de las diferentes áreas

Se refiere a aspectos particulares de cada sector y/o servicio del hospital.

En general se puede decir que existen:

1- ***Procedimientos de Baja complejidad***: que son técnicas o prácticas tanto diagnósticas como terapéuticas que se realizan en la atención básica del paciente por parte de enfermeros, auxiliares, técnicos, instrumentadores, médicos u otros profesionales de la Salud.

Incluyen:

a) los procedimientos no invasivos (procedimientos que no penetran piel, mucosas o cavidades del paciente). Por ejemplo: control de signos vitales, higiene y curaciones planas.

b) **los procedimientos invasivos** (procedimientos que penetran piel, mucosas o cavidades y que implican el riesgo de contaminación). Por ejemplo: administración de medicación parenteral, cateterismo, sondaje, punciones venosas, técnicas parenterales, curaciones de heridas abiertas, nebulizaciones, enemas, punciones diversas y prácticas de cirugía menor.

Procedimientos de complejidad alta: se usan **Precauciones Específicas** (áreas de cirugía, neonatología UCI, sala de partos, etc.) que están dirigidas a la prevención de ciertas infecciones asociadas al cuidado de la salud que son más frecuentes y trascendentes. La disminución de la tasa de infección de estas patologías ha sido adoptada como índice de calidad de una Institución Asistencial. Las Precauciones Específicas incluyen la aplicación de técnicas de aislamiento con el objetivo de proteger a los enfermos de la adquisición de infecciones cruzadas y también de ser personas contagiantes, es decir, transmisores de enfermedades, por ejemplo tuberculosis multirresistentes.

> ***Siendo los Procedimientos de Baja Complejidad los de más frecuente uso en la atención de la salud, aún en centros asistenciales de la menor envergadura, tienen mayor frecuencia de posibilidades de originar mecanismos de contaminación e infección.***

El personal de mantenimiento, administrativo o de limpieza entrará sólo para ejecutar tareas específicas, siguiendo los procedimientos indicados para cada sector.

PRINCIPIOS DE LA BIOSEGURIDAD

Los principios de la bioseguridad se pueden resumir en: ***universalidad, uso de barreras y medios de eliminación del material contaminado.*** Estos tres pilares sustentan y dan origen a las **medidas preventivas, precauciones y cuidados.**

- ***Universalidad:*** las medidas deben involucrar a todos los pacientes, trabajadores y profesionales de todos los servicios y deben aplicarse a todas las personas que se desplazan en el ámbito de salud institucional, independientemente de presentar o no enfermedades.

- ***Técnicas de Barrera:*** son los elementos que protegen al personal/paciente de la transmisión de enfermedades infecciosas. Se dividen en dos grupos: uso de *barreras físicas* (por ej: gorros, anteojos de seguridad, barbijos, guantes, blusones, delantales y botas) e *inmunización activa* mediante la aplicación de vacunas.

• ***Medios de eliminación del material contaminado:*** comprende el conjunto de dispositivos y procedimientos adecuados a través de los cuales los materiales utilizados en la atención de los pacientes son depositados y eliminados sin riesgo.

Las medidas preventivas son de aplicación obligatoria y universal (iguales para todos los pacientes y en todos los ámbitos de salud). Deberán realizarse activamente de acuerdo a la práctica y/o procedimiento que desarrolle el trabajador de la salud y/o de acuerdo a la vía de transmisión de un agente causal determinado.

De acuerdo a ello, clasificamos a las medidas protectoras en precauciones universales y en precauciones adicionales (basadas en la vía de transmisión).

Las **precauciones universales o estándar**, deben emplearse con **todos los pacientes** cuando pueda haber contacto con sangre, líquidos corporales, secreciones (excepto sudor), excreciones y cuando pueda ocurrir contacto con solución de continuidad de la piel, mucosas y objetos contaminados con fluidos corporales.

Todo el personal de salud deberá utilizar de manera rutinaria estas precauciones, destinadas a prevenir la exposición a sangre y a líquidos orgánicos.

Este sistema fue establecido por el Centro de Control de Enfermedades (C.D.C) de Atlanta en 1987, a través de un grupo de expertos, quienes desarrollaron guías para prevenir la transmisión y control de la infecciones asociadas al cuidado de la salud y otros patógenos provenientes de sangre, hacia el personal de la salud y sus pacientes. Se recomendó que todas las instituciones de salud adoptaran una política de control de la infección, que denominaron "Precauciones Universales".

Se entienden como Precauciones Universales al conjunto de técnicas y procedimientos destinados a proteger al personal que conforma el equipo de salud, de la posible infección con ciertos agentes, principalmente Virus de la Inmunodeficiencia Humana, Virus de la Hepatitis B, Virus de la Hepatitis C, entre otros, durante las actividades de atención a pacientes o durante el trabajo con sus fluidos o tejidos corporales.

Las precauciones universales parten del siguiente principio:

> ***"Todos los pacientes y sus fluidos corporales, independientemente del diagnóstico de ingreso o motivo por el cual haya ingresado al hospital o clínica, deberán ser considerados como potencialmente infectados y se debe tomar las precauciones necesarias para prevenir que ocurra transmisión."***

Las siguientes son algunas de las *normas de bioseguridad generales de trabajo*, con base en las recomendaciones CDC, señaladas por la Organización Mundial de la Salud.

1. *higiene de manos: lavado de manos, antisepsia.*

Lávese cuidadosamente las manos antes y después de cada procedimiento e igualmente si se tiene contacto con material patógeno.

¿Por que hay que lavarse las manos?

Porque las manos contaminan

Reciben microorganismos	*Trasladan microorganismos*

• Las manos del personal hospitalario son el vehículo más común en la transmisión de microorganismos.

• El lavado de manos es una medida muy eficaz para interrumpir la transmisión de las infecciones asociadas al cuidado de la salud.

• La microbiota transitoria, es decir aquellos microorganismos que sobreviven en la piel por cortos períodos y se adquieren por contacto con superficies contaminadas, es fácilmente removida por lavado con agua y jabón por fricción.

• Algunos microorganismos de la microbiota transitoria poseen alto potencial patógeno

• La microbiota residente o colonizante la constituyen los microorganismos que residen y se multiplican permanentemente en la piel y no son removidos por el uso de agua y jabón.

Existen *diferentes* tipos de lavados de manos:

Lavado higiénico de manos (lavado social): es la limpieza o lavado de las manos con agua y jabón o gel simple (no antiséptico). Su objetivo es remover la microbiota transitoria y eliminar la suciedad. Esta indicado cuando las manos están visiblemente sucias y antes y después del cuidado rutinario del paciente.

Lavado antiséptico de manos (lavado asistencial): es la limpieza o lavado de manos con agua y jabón o gel antimicrobiano. Su objetivo es minimizar el recuento de microorganismos residentes y transitorios. Esta indicado antes del contacto con pacientes susceptibles (neonatos ó inmunocomprometidos), antes y después de curar heridas y antes y después de procedimientos invasivos. También debe realizarse después de contacto con membranas mucosas, sangre, líquidos corporales y superficies contaminadas, después del contacto con paciente colonizados o infectados con microorganismos multiresistentes, entre contacto con distintos pacientes en unidades de cuidados de alto riesgo (cuidados intensivos), después de retirar los guantes.

Fricción de manos con solución alcohólica. es la antisepsia de las mismas con soluciones a base de alcohol etílico, propílico o isopropílico. La Organización Mundial de la Salud recomienda el uso de preparados con alcohol como el *estándar de oro* para la higiene de manos en el personal de salud. Esto se debe a que es un método más accesible, más fácil de realizar, con menores errores técnicos, aumentando la adherencia y la aceptación por parte de los trabajadores de salud, siendo más eficaz, en menor tiempo y produciendo una menor irritación de la piel.

Es fundamental disponer de preparaciones alcohólicas para fomentar prácticas eficaces de higiene de las manos, sobre todo en áreas sin acceso a agua corriente. La aplicación de esta práctica ha mejorado el cumplimiento de las normas de higiene de las manos entre los trabajadores de la salud.

Lavado quirúrgico de manos: es la limpieza o lavado de manos que se realiza previamente a efectuar procedimientos quirúrgicos. Se realiza con antisépticos de efecto residual. Su objetivo es remover microbiota transitoria y reducir la microbiota residente durante el transcurso de la cirugía por si hubiera daño o perforación de los guantes.

2. *uso de equipo de protección personal o elementos de barrera para la manipulación de secreciones, excreciones, sangre y fluidos corporales.*

La utilización de **guantes estériles** estará destinada al realizar procedimientos quirúrgicos, procedimientos invasivos, preparación de medicamentos quimioterápicos, preparación de nutrición parenteral.

- -Utilice en forma sistemática guantes plásticos o de látex en procedimientos que conlleven manipulación de elementos biológicos y/o cuando maneje instrumental o equipo contaminado en la atención de pacientes.
- -Utilice un par de guantes por paciente.
- -Absténgase de tocar con las manos enguatadas alguna parte del cuerpo y de manipular objetos diferentes a los requeridos durante el procedimiento.

Hay distintos tipos de guantes que se relacionan con su uso:

a) Guantes quirúrgicos: su uso esta indicado cuando se vaya a tener contacto con sangre o tejidos.

b) Guantes de examen de un solo uso, que se emplean cuando se contacta con mucosas intactas.

c) Guantes utilitarios o domésticos de utilidad en actividades de limpieza y mantenimiento.

Bajo ningún concepto el uso de guantes sustituye la higiene de las manos

El **barbijo** debe usarse siempre que exista la posibilidad de transmisión por vía aérea de algunos microorganismos, por aire o por gotas, ante un paciente con fiebre o síntomas respiratorios y cuando la distancia con el paciente sea < 1 - 2 m.

Existen distintos tipos de barbijos

a) Barbijo Quirúrgico. Debe tener tela con tres capas, **triple tableado,** tiras hacia arriba, ajuste nasal. No se deben usar barbijos de tela. Se utiliza ante un paciente con fiebre o síntomas respiratorios y cuando la distancia con el paciente sea < 1 - 2 m.

b) Barbijo de alta seguridad. Son conocidos con la sigla N95 o N99, es decir, que filtra el 95 o 99% de las partículas de < de 5 μ. Debe usarse cuando el personal realiza procedimientos que generan aerosoles, en un paciente con infección respiratoria conocida o sospechada, por ejemplo aspiración traqueal.

Las **antiparras** deben usarse cuando exista la posibilidad de transmisión por vía aérea de algunos microorganismos y se utilizaran para **proteger las mucosas** (ojos, nariz y boca) cuando se realizan procedimientos que probablemente generen salpicaduras o spray de sangre, fluidos, secreciones o excreciones.

Batas o cubiertas plásticas. Se usan en aquellos procedimientos en que se esperan salpicaduras, aerosoles o derrames importantes de sangre u otros líquidos orgánicos.

Evite deambular con los elementos de protección personal por fuera de su sitio de trabajo.

Mantenga sus elementos de protección personal en óptimas condiciones de aseo, en un lugar seguro y de fácil acceso.

3. prevención de lesiones punzocortantes

Las lesiones cortopunzantes son la primera causa frecuente de transmisión de infecciones. Los accidentes ocurren al manipular en forma inadecuada elementos cortopunzantes después de utilizarlos.

El 50% del personal recuerda al menos un accidente de este tipo en el año previo.

- Maneje con estricta precaución los elementos cortopunzantes y dispóngalos o deséchelos en recipientes a prueba de perforaciones.
- Los elementos que son para reutilizar, se deben someter a los procesos de desinfección y esterilización; los que se van a desechar, se los coloca en un recipiente con hipoclorito de sodio a 5.000 ppm durante 30 minutos, luego se retirara el hipoclorito y se esterilizaran o incineraran.
- No cambie elementos cortopunzantes de un recipiente a otro.
- Absténgase de doblar o partir manualmente las hojas de bisturí, cuchillas, agujas o cualquier otro material cortopunzante.
- Evite desenfundar manualmente la aguja de la jeringa. Para ello utilice la pinza adecuada y solamente gire la jeringa.
- Absténgase de colocar el protector a la aguja y descártela en recipientes resistentes e irrompibles.

Los patógenos que se trasmiten por sangre, presentan un determinado riesgo de infección luego de la exposición dependiendo del inóculo, del patógeno (infecciones asociadas al cuidado de la salud, VHB, VHC), de la condición inmunológica del trabajador, de la gravedad de la lesión y de la disponibilidad de profilaxis adecuada luego de la exposición.

4. vacunación del equipo de salud

Se deberá cumplir con el calendario mínimo de vacunación y mantenerlo actualizado.

- Vacuna dT (antidiftérica / tetánica).
- Vacuna dTpa (antidiftérica, antitetánica, pertussis acelular).
- Vacuna antinfecciónes asociadas al cuidado de la saludepatitis B.
- Vacuna triple/doble viral (< 45 años).
- Vacuna antigripal trivalente anual.

El personal de salud con indicación de inmunización, es **toda persona cuya actividad en el hospital implica contacto con pacientes o fluidos corporales.**

5. Medios de eliminación del material contaminado

- *Manipulación adecuada de los materiales para el cuidado del paciente , manejo de la vajilla y de la ropa sucia.*

- *Higiene del medio ambiente y manejo adecuado ante derrame/rotura (limpieza y desinfección de superficies).*

El medio ambiente hospitalario está contaminado por microorganismos potencialmente patógenos. Las superficies sucias, húmedas o secas, y los detritus orgánicos favorecen su proliferación. Se constituyen en posibles reservorios y fuentes de infección. Se ha demostrado con diversos grados de evidencia que determinados reservorios ambientales fueron el origen de brotes de colonización e infección nosocomial, pero se considera que el medio ambiente inanimado es poco importante en la adquisición y diseminación de las infecciones asociadas al cuidado de la salud endémicas.

a) -Mantenga el lugar de trabajo en óptimas condiciones de higiene y aseo.

b) -Evite fumar, beber y comer cualquier alimento en el sitio de trabajo.

c) -No guarde alimentos, en las heladeras ni en los equipos de refrigeración de sustancias contaminantes o químicos.

d) -Realice desinfección y limpieza a las superficies, elementos, equipos de trabajo al final década procedimiento y al finalizar la jornada.

e) En caso de derrame o contaminación accidental de sangre u otros líquidos corporales sobre superficies de trabajo, cubra con papel u otro material absorbente; luego vierta hipoclorito de sodio a 5.000 ppm (o cualquier otro desinfectante indicado) sobre el mismo y sobre la superficie circundante, dejando actuar durante 30 minutos; después limpie nuevamente la superficie con desinfectante a la misma concentración y realice limpieza con agua y jabón. El personal encargado de realizar dicho procedimiento debe utilizar guantes, mascarilla y bata.

- *manipulación adecuada de los residuos*

En el manejo de los desechos biopatogénicos, es necesario establecer una diferenciación entre las dos grandes etapas técnicas del proceso.

La primera se enfoca en el *manejo interno* o intrahospitalario que es de total responsabilidad del establecimiento y comprende las fases de separación en el lugar donde se producen, desactivación, transporte interno, almacenamiento intermedio y final, tratamiento interno. La segunda, en cambio, comienza en el *almacenamiento final*, que corresponde al manejo externo o extrahospitalario y que está en manos del municipio, con tres etapas: recolección diferenciada, tratamiento (en los lugares que cuentan con este servicio) y disposición final.

Datos para recordar

- *La mayoría de los accidentes son pinchazos.*
- *La mayoría de los accidentes biológicos son evitables.*
- *No es necesaria más legislación, sino cumplir la existente.*
- *Del 65 al 70% de los accidentes ocurren en el personal de enfermería, seguido del personal de laboratorio (10-15%).*
- *Los accidentes ocurren con más frecuencia en la habitación del enfermo (60-70%) y en la Unidad de Cuidados Intensivos (10-15 %).*

Todos los profesionales de la salud deben tener conciencia que el concepto de bioseguridad debe ser conocido en profundidad por todas y cada una de las personas que trabajan en un centro de atención de salud o laboratorio, desde el director hasta el proveedor, es decir se trata de una cadena humana en que cada eslabón debe conocer en que consiste la misma.

En esa cadena humana, en la cual todos y cada uno de sus integrantes deben ir tomados de la mano, se debe ser solidario en la aplicación estricta de las diferentes prácticas. El cumplimiento de dichas prácticas, tendientes a conservar la salud, son el pilar fundamental para lograr un verdadero éxito en el *contacto accidental* con patógenos biológicos, químicos o elementos radiactivos o mecánicos.

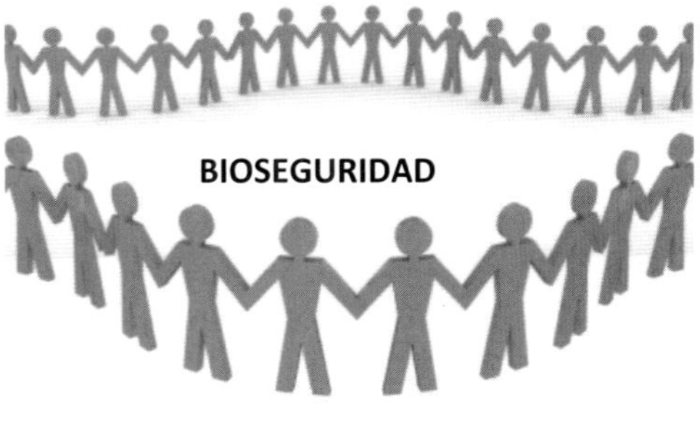

Bioseguridad es la práctica más barata y efectiva para el control de las infecciones en general y de las infecciones asociadas al cuidado de la salud. Ningún programa de prevención de enfermedades funciona sin su estricta aplicación.

BIBLIOGRAFÍA

Barcenilla F, Reig R, Rodríguez J. Vigilancia epidemiológica de la infección nosocomial, medidas de aislamiento y control de brotes. En: Microbiología aplicada al paciente crítico de Zaragoza R, Gimeno C, Pemán J, Salavert M. 2007. Editorial Médica Panamericana. 1ra edición. Buenos Aires, Argentina y Madrid, España.

Basualdo JA, Coto C., De Torres RA. Microbiología Biomédica. Editorial Atlante, 2006. 2da edición, Buenos Aires, Argentina.

Bortman M, "Elaboración de corredores o canales endémicos mediante planillas de cálculo". Revista Panamericana de Salud Pública 1999; 5: 1-8.

Carvajal Lidia. El laboratorio de microbiología en el control de las infecciones hospitalarias. Disponible en https://efecs.files.wordpress.com/.

Cecchini E, González Ayala SE. Infectología y Enfermedades Infecciosas. Editorial Journal, Buenos Aires, 2008.

Comité en control de infecciones asociadas al cuidado de la salud, Higiene Hospitalaria. Actualización 2014. Disponible en *www.hospitalposadas.gov.ar/*

Dever AGE. Epidemiología y administración de los servicios de salud. 1991. Aspen Publisher, Inc. 1ra edición. Maryland. Estados Unidos.

Durlach R, Enfoque epidemiológico del riesgo en: Epidemiología y Control de infecciones en el hospital, de Durlach R y Del Castillo M. Ediciones de la Guadalupe. 2006. 1ra edición, Buenos Aires, Argentina.

Filho NA, Castie L, Ayres JR. Riesgo: concepto básico de la epidemiología. Salud colectiva 2009; 5: 323-344.

Guidelines for Environmental Infection Control in Health-Care Facilities Recommendations of CDC and the Healthcare Infection Control Practices Advisory Committee (HICPAC) U.S. Department of Health and Human Services Centers for Disease Control and Prevention (CDC), Atlanta.

Heymann DL. El control de las enfermedades transmisibles de Heymann DL. Editorial de la Organización Panamericana de la Salud. 18° edición. Washington DC, Estados Unidos. 2005.

López-Cerero Lorena, Fernández Cuenca Felipe, Pascual Álvaro. El laboratorio de Microbiología en la vigilancia y el control de las infecciones nosocomiales. Enferm Infecc Microbiol Clin. 2013;31:44-51, Sevilla , España.

Macedo M, Blanco J. Temas de Bacteriología y Virología Médica. Infecciones Hospitalarias. Departamento de Bacteriología y Virología. Facultad de Medicina. Universidad de la República. **3° Ed. 2008, Sección II, 245-254, Uruguay**

Moreno-Altamirano A, López-Moreno S, Corcho-Berdugo A. Principales medidas en epidemiología. Salud Pública de México 2000; 42: 337-349.

OMS Guía sobre Higiene de Manos en la Atención de la Salud. 2009

OMS. Manual de Bioseguridad en el laboratorio. 2da Ed. Ginebra, Suiza: OMS, 1994.

Ortiz Z, Esandi ME, Bortman M. Módulos de Epidemiología Básica y Vigilancia de la Salud. 2001. Buenos Aires, Argentina.

Osterholm MT, Hedberg CW. Principios epidemiológicos en Enfermedades Infecciosas, principios y práctica de Mandell Douglas y Bennett. Mandell GL, Bennett JE y Dolin R. Editorial Elsevier. 6ta edición. Madrid, España. 2006, pág: 161-172.

Ostroff SM, McDade JE, LeDuc JW, et al. Amenazas infecciosas emergentes y reemergentes en Enfermedades Infecciosas, principios y práctica de Mandell Douglas y Bennett. Mandell GL, Bennett JE y Dolin R. Editorial Elsevier. 6ta edición. Madrid, España. 2006, pág: 173-191.

Pearce N. Classification of epidemiological study designs. International Journal of Epidemiology. 2012;41:393–397.

Pichensathian W. Systematic review on the effectiveness of alcohol-based solutions for hand hygiene. International Journal of Nursing Practice 2004, 10:3–9.

Raska K. El concepto de la vigilancia epidemiológica de las enfermedades transmisibles. Boletín de la Oficina Sanitaria Panamericana. 1971. 2: 125-138.

Ruiz AM, Morllo ZLE. Epidemiología clínica: Investigación clínica aplicada. 2004. Editorial Médica Interamericana, 1ra edición. Bogotá, Colombia.

Trujillo Dolores. Normas de Bioseguridad. Education, News & Politics, 2010. Guayaquil, Ecuador.

Yélamos María Clemente, Guzmán Vera, Carmen Karina, Martínez Vidal Manuel et all Accidentes percutáneos con riesgo biológico, producidos por dispositivos de seguridad en la Comunidad de Madrid. Med. segur. trab. 2012, 58,227: 79-81. Madrid, España

Wenzel R. Guía para el control de infecciones en el Hospital. 1° ed. Buenos Aires: Editorial Médica Panamericana, 2000.

CAPÍTULO 7

INFECCIONES ASOCIADAS AL CUIDADO DE LA SALUD
Epidemiología, Prevención y Control

†Guillermo Lossa, Marcela Lossa

INTRODUCCIÓN

Las enfermedades infecciosas han existido desde el inicio de la raza humana. Con el avance de la civilización, el contacto entre individuos se convirtió en un factor clave para la diseminación de enfermedades. Desde entonces se han ensayado una variedad de métodos (a menudo crueles y no siempre eficaces) para prevenir, controlar y curar enfermedades.

Sin embargo en muchas ocasiones, en cuanto se conseguía curar una enfermedad determinada, o se lograba corregir alguna dificultad por medios quirúrgicos, accidentalmente se creaba un trastorno; por ejemplo, si la operación resultaba exitosa pero el paciente moría por una infección secundaria.

A la luz de los conocimientos actuales podemos decir que hay una interacción permanente entre los seres vivos y el medio en que habitamos. El ambiente influye sobre los seres vivos y éstos influyen sobre el ambiente, y sobre otros seres vivos. La forma en que ambos se influencian o condicionan se denominan factores o condicionantes ambientales o ecológicos. Surge así el concepto de tríada ecológica muy utilizado en enfermedades infecciosas.

Vemos que la salud o la enfermedad dependen de la relación de agente, huésped y medio ambiente.

El estado de salud, o sea el equilibrio dinámico entre *Agente-Huésped-Ambiente*, se representa a través de la imagen de una balanza (Fig. 7-1

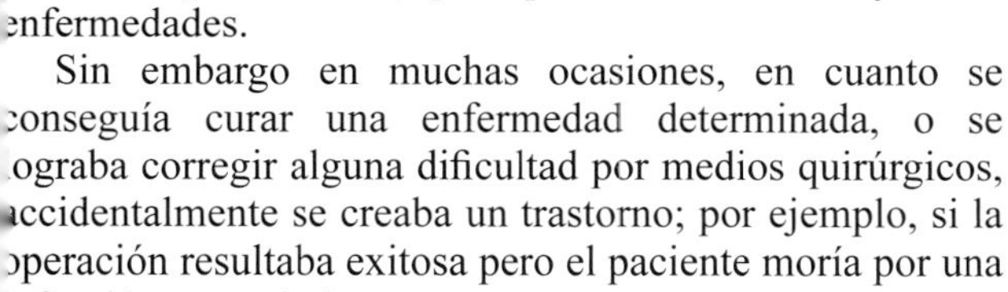

Fig. 7-1

Cuando se produce un desequilibrio entre ellos es el momento en que puede aparecer una infección y/o enfermedad infecciosa. En tal sentido debemos recordar que todos los seres vivos tienen por característica nacer, crecer, reproducirse y morir, y que todos conviven en el mismo ecosistema.

Los microorganismos son seres vivos que existen en el planeta desde antes que existiera el ser humano y es de destacar, la estrecha relación entre ambos a tal punto que el ser humano abiótico no podría vivir. Se puede decir que los humanos albergamos 10 veces más microorganismos que las células que nos conforman, y que 1,25 kg. de nuestro peso corporal corresponde a microorganismos (microbioma), existiendo un perfecto mecanismo de simbiosis. Son numerosas las funciones del microbioma como la defensiva, inmunológica, digestiva, metabólica, etc. y cada vez son más sorprendentes los avances de la investigación científica en este campo.

Las enfermedades infecciosas ocurren cuando, por algún mecanismo se rompe el equilibrio existente entre el ser humano y los microorganismos que actuarían como agentes causales, ello puede ser por alteraciones en el ambiente, en el huésped o en los propios microorganismos, al cambiarlos de su hábitat natural, o al facilitar su desarrollo desmedido.

Como ejemplo podemos citar a la gangrena por *Clostridium perfringens* que generalmente se produce en alguna de las extremidades del ser humano. Este germen es parte de la flora del tracto intestinal, y se lo encuentra en la materia fecal, y a la vez puede sobrevivir contaminando el ambiente. Suele entrar al miembro afectado por una solución de continuidad de la piel que puede producirse por el simple rascado con las uñas de la mano contaminada con materia fecal del propio paciente, en este caso deberíamos considerar que se trata de una infección ***endógena***. En otras ocasiones proviene de las manos de quien atiende al paciente y sería una infección ***exógena*** por contacto directo entre el portador y el huésped. Una tercera situación sería que el ambiente se contamine con materia fecal portadora del *Clostridium* y a través de las manos de personas o de instrumentales contaminados llegue a la herida del paciente, esta sería una infección exógena, generalmente, de fuente propagada en que hubo un vehículo en la transmisión. Si ello ocurre durante la internación en un establecimiento de salud se considerará una Infección Hospitalaria.

No siempre es posible determinar con certeza si un agente infeccioso es de origen endógeno o exógeno, por ello, generalmente en vez de hablar de infección endógena se habla de infección ***autógena***, entendiéndose por tal la infección que deriva de la flora del paciente sin especificar si el germen causal formaba parte de su flora microbiana antes del ingreso al hospital o si este se incorporó al paciente en el curso de su internación.

La ocurrencia, propagación y permanencia de las Enfermedades Transmisibles que afectan a los pacientes hospitalizados resultan de un proceso complejo y dinámico que tiene que ver con las condiciones de vida y los recursos que se disponen. En la mayoría de los países en desarrollo, las enfermedades transmisibles siguen siendo las causas principales de morbilidad y mortalidad.

Se entiende como Enfermedad Transmisible:

Cualquier enfermedad causada por un agente infeccioso específico o sus productos tóxicos, que se manifiesta por la transmisión de este agente o sus productos, de una persona infectada o de un reservorio, a un huésped susceptible, directa o indirectamente, por medio de un huésped intermediario, de un vector o del medio ambiente inanimado.

Es importante considerar que la sola presencia de agentes infecciosos vivos en las superficies exteriores del cuerpo o en prendas de vestir no constituye infección, sino **contaminación** de tales superficies o artículos. La contaminación de las superficies del cuerpo por sí sola, no implica un estado de portador. Asimismo, las infecciones pueden ser *aparentes* o *inaparentes* (Ver Fig. 7-2)

En los últimos 10 años se ha adelantado mucho en la investigación sobre el control de las infecciones hospitalarias, el desarrollo de nuevos métodos diagnósticos en base a técnicas de Biología Molecular, ha permitido conocer nuevos gérmenes, mecanismos de resistencia, estudio de epidemias y de agentes infecciosos que están teniendo importancia a nivel intrahospitalario, como los virus y los hongos.

El futuro de la epidemiología intrahospitalaria estará enfocado sobre dos aspectos en el control de infecciones, uno será la protección al paciente y el otro la protección al trabajador de la salud.

¿QUÉ ES ENTONCES **LA INFECCIÓN HOSPITALARIA?**

Infección hospitalaria (IH): *Es la entrada y desarrollo o multiplicación de un agente infeccioso en el organismo de un paciente durante su hospitalización.*

Hoy en día, se ha ampliado esta definición a las infecciones que desarrollan los individuos que tienen contacto con el sistema de salud, en hospitales, clínicas, sanatorios, centros de diálisis, etc. Así como a las visitas, y el personal de dichos establecimientos. Se habla entonces de Infecciones Asociadas a los Cuidados de la Salud (IACS)

Las IH o IACS, al igual que cualquier enfermedad transmisible, son el resultado de la interacción entre un agente infeccioso y un huésped susceptible, dicha interacción se produce a través de un mecanismo de transmisión.

Teniendo en cuenta a la ***Triada Ecológica*** en las infecciones hospitalarias podemos considerar algunas situaciones particulares:

Huésped: Es el individuo que aloja al agente y que, por sus características biológicas, facilita el desarrollo de la enfermedad. Aquel individuo que cursa una internación estará sometido a diversos procedimientos invasivos y no invasivos, al stress propio de la internación, exposición a medicamentos, etc. Esto, asociado a su enfermedad de base, lo coloca en una situación de vulnerabilidad.

Agente: Los agentes etiológicos de las IH pueden ser bacterias, virus, hongos y parásitos. La mayor parte son debidas a bacterias o virus, le siguen los hongos y, raramente, los parásitos. Destacamos que la flora microbiana hospitalaria se caracteriza por tener perfiles de multirresistencia a los antimicrobianos y algunos

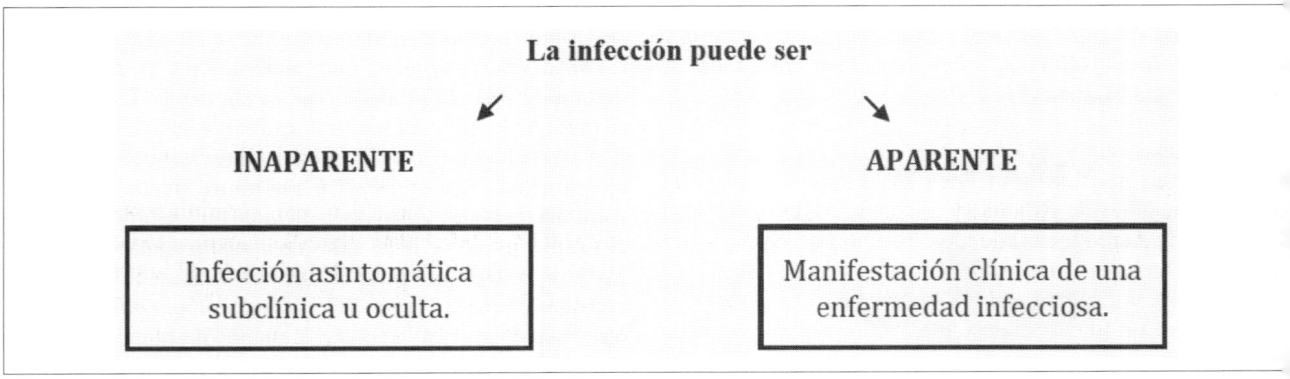

Fig. 7-2

antisépticos; y que la microbiota basal del paciente internado se altera por el uso de antibióticos.

Ambiente: Es el conjunto de factores físicos, químicos, biológicos y socioculturales que intervienen en el proceso salud-enfermedad. En el caso de las infecciones hospitalarias debemos tener en cuenta la estructura física (equipamiento y contaminación ambiental), procedimientos (en especial los invasivos y el incumplimiento de normas), complejidad (tipo de atención y tipo de servicio) y población (el personal del equipo de salud, las visitas y personal auxiliar). Los ambientes hospitalarios están potencialmente contaminados por los mismos pacientes o por el personal sanitario que no cumple las medidas de control de las IACS.

Factores a considerar en la epidemiología de las infecciones hospitalarias

La epidemiología de las infecciones en los hospitales ha atravesado diferentes etapas históricas que han permitido llegar a la compleja situación actual, es por ello que consideramos de utilidad tener algunas referencias sobre las mismas.

1. Cambios en los Agentes etiológicos

En la década de 1950 (conocida como la era de los estafilococos), el *Staphylococcus aureus,* que hasta ese momento había sido susceptible a la penicilina de manera uniforme, comienza gradualmente a desarrollar resistencia mediada por betalactamasas. Estas cepas provocaron una pandemia mundial, siendo aisladas en las infecciones hospitalarias de todo el mundo, constituyendo una especie bacteriana resistente dentro del ámbito del hospital, mientras que el circulante a nivel de la comunidad era ampliamente susceptible. La aparición de su resistencia coincidió con la utilización de antibióticos de amplio espectro, y las investigaciones actuales avalan la relación causal entre estos fenómenos.

En forma imprevista, la incidencia de estafilococos comenzó a descender a mediados de la década de 1960, lo cual se relacionó con la introducción de nuevos antibióticos. La disminución de las infecciones estafilocóccicas fue tan rápida y generalizada que surgieron especulaciones sobre otras causas, entre ellas la pérdida de algún factor de virulencia genético por parte de la cepa pandémica.

Estos sucesos favorecieron el aumento de incidencia de infecciones por bacilos gram negativos. Durante los quince años siguientes, las enterobacterias y las Pseudomonas dominaron las infecciones hospitalarias, provocando dos tercios de los casos de estas infecciones.

En la década de 1970 los Hospitales de Estados Unidos comenzaron a establecer Programas formales de Control de Infecciones, fomentados por los CDC (Centro de Control de Enfermedades de Atlanta) y por la JCAHO (Comisión Conjunta de Acreditación de Organización de Atención de la Salud), empezando a establecer medidas de control de infecciones realizando vigilancia periódica e investigando epidemias. Con frecuencia estas investigaciones revelaron hábitat ecológicos que los bacilos gram negativos habían usufructuado y que no habían sido identificados previamente como los fluidos intravenosos y las soluciones desinfectantes.

Los adelantos técnicos de los laboratorios y la biología molecular permitieron conocer la base genética de las resistencias, poniendo de manifiesto que los plásmidos resistentes podrían estar repartidos entre diferentes especies de bacilos gram negativos.

Esto permitió redefinir el concepto de epidemia, ya que hasta ese momento, se la consideraba como el aumento de las infecciones provocada por una sola especie bacteriana, ampliando el concepto a la existencia de diferentes especies de un sólo agente biológico.

En la década de 1980 se produjo la aparición del Síndrome de Inmunodeficiencia Adquirida (SIDA) que ocasionó una gran repercusión en los hospitales, reflejando incidentes en los cuales médicos y enfermeras ponían objeciones para la atención de pacientes con SIDA.

Los estudios de los CDC pudieron rápidamente esclarecer cuál era el virus involucrado y sus patrones de transmisión, lo cual permitió, mediante actividades de control y educación permanente tanto a la comunidad hospitalaria como a la población. Fue aclarado que el riesgo actual de contraer el virus en el ambiente hospitalario es extremadamente bajo, generalmente provocado por un accidente laboral o transgresiones a normas.

Enigmáticamente hubo una disminución de infecciones producidas por cepas de estafilococos resistentes a penicilina y comenzaron a emerger infecciones por *Staphyloccocus aureus* resistentes a la meticilina (MRSA), *Staphyloccocus epidermidis* de resistencia múltiple, *Enterococcos*, *Pseudomona aeruginosa* y otros bacilos gram negativos no fermentadores, *Cándida albicans* y no *albicans*, e infecciones por algunos virus como *citomegalovirus*, traspasando las puertas de hospitales de alta complejidad e instalándose también en pequeños hospitales

Junto con el MRSA, el *S. epidermidis* de resistencia múltiple se ha vuelto un difícil problema de control en los hospitales. La aparición de este organismo constituye un ejemplo del viejo adagio que dice que:

"Los saprófitos de ayer son los patógenos de hoy"

Al parecer la principal vía de infección cruzada, de transferencia pasiva de un paciente a otro, son las manos del personal que atiende en forma directa.

Las infecciones por enterococos aumentaron su incidencia en las últimas décadas, y teniendo en cuenta su resistencia natural a las cefalosporinas, el uso y abuso de la vancomicina para el tratamiento de estas infecciones, ha fomentado la creciente prevalencia de otros patógenos nosocomiales, en particular las especies de *Pseudomonas* y *Candida*, y de diarreas de difícil control como las producidas por *Clostridium difficile*.

Estudios epidemiológicos han permitido establecer que los pacientes de reciente ingreso al hospital tienen una flora bacteriana sensible a los antibióticos, al suprimirse esta flora con la antibioticoterapia, se crea un nicho ecológico con patógenos resistentes de otros pacientes, colonizando la piel y el tracto gastrointestinal de los mismos. De esta manera también pueden difundirse a la comunidad, lo cual complica en gran medida las acciones de control de estas infecciones. Se estima que en 24 a 72 horas se cambia la flora normal de la piel por la hospitalaria.

2. Cambios en el huésped

Los pacientes que concurren a los hospitales también han sufrido cambios en cuanto a sus características, teniendo en cuenta que la pirámide poblacional se ha modificado, ya que las personas tienen una prolongación mayor de su vida, y sus condiciones inmunológicas están más deterioradas.

Los avances tecnológicos, el uso de procedimientos invasivos para el tratamiento y diagnóstico de las enfermedades, la utilización indiscriminada de antibióticos, la complejidad de los servicios, la disminución del cumplimiento de normas en técnicas y procedimientos, la gran cantidad de personas que atienden a los pacientes (por ejemplo, en los hospitales universitarios) y la gravedad de las enfermedades de base, han favorecido la susceptibilidad del huésped internado.

Otro de los temas importantes tiene que ver con la implementación de programas de trasplantes de órganos y la quimioterapia. La neutropenia (que puede provocar distintos grados de compromiso inmunológico) es un defecto del huésped que aumenta considerablemente su susceptibilidad, lo que indica que todo contacto o procedimiento al cual se lo somete, lo expone a un riesgo aumentado de adquirir una infección.

Asimismo, influye en las condiciones del huésped y en la resistencia de los microorganismos el uso indiscriminado de los antimicrobianos en la comunidad, tanto para patologías humanas como en el uso veterinario, etc., que hace que muchos pacientes ingresen al hospital portando microorganismos resistentes.

3. Cambios en el ambiente hospitalario

El medio hospitalario tiene una multiplicidad de matices que se deben considerar teniendo en cuenta que son diferentes de un servicio a otro, como por ejemplo las características de los quirófanos son totalmente distintas a las salas de internación, o a las terapias intensivas, así como cada uno de los ambientes del hospital.

Se deben valorar los factores de riesgo en cada uno y relacionarlo con los pacientes y las personas que concurren, así como las actividades y los procedimientos aplicados a cada caso, siendo el medio hospitalario donde se establecen los distintos mecanismos de transmisión de los microorganismos, desde el reservorio al huésped portador o susceptible.

Actualmente estos factores de riesgo en el ambiente hospitalario se ven incrementados por:

• El uso y abuso de técnicas cruentas tanto de diagnóstico como de tratamiento.

• La disminución del cumplimiento de normas de asepsia, inducida por una falsa imagen de seguridad por el uso de los antimicrobianos.

• La utilización indiscriminada de los antimicrobianos.

• El aumento de la resistencia bacteriana.

• La alta tecnología y los complejos sistemas de atención que permiten el mantenimiento de la vida, pero que favorecen el riesgo de infecciones agregadas (asistencia respiratoria mecánica, diálisis, etc.)

• Las fallas en los diseños hospitalarios, y en las remodelaciones de los mismos.

Dado que a partir de la pérdida del equilibrio de la interrelación de las características del agente, del huésped y del medio se desencadenan los procesos infecciosos, es indispensable conocer los factores intervinientes. Es fundamental tener en cuenta la siguiente premisa:

"Cuanto más tiempo dure la estadía del paciente en el ambiente hospitalario, mayor es el riego de adquirir una infección asociada al cuidado de la salud".

CADENA DE TRANSMISIÓN DE LA INFECCIÓN HOSPITALARIA

Las infecciones se originan cuando hay interacción entre un agente infeccioso y el huésped a través de un medio o transporte. Este fenómeno se conoce como *"cadena de infección"*.

Para que un agente infeccioso (bacteria - virus - parásito - hongo) infecte y/o enferme a una persona hacen falta ciertos elementos; por un lado el agente, por el otro el hombre (huésped susceptible) y entre ambos una serie de mecanismos necesarios y suficientes para que se produzca la infección.

A éste proceso se lo denomina cadena de infección o cadena de transmisión de la enfermedad.

El conocimiento de la cadena de infección es fundamental para la aplicación de medidas de control en los distintos eslabones de la misma. Conociendo el principio de lo que es una IH, desde el punto de vista del control se deberá actuar sobre el factor más fácil de incidir, y es por ello que se actúa generalmente primero en la ***transmisión***, sin olvidarnos de los otros dos como el disminuir los ***reservorios*** de los agentes y protegiendo al ***huésped*** para que sea menos vulnerable. En la Fig. 7-3, Ud. podrá observar los ***eslabones de la cadena***:

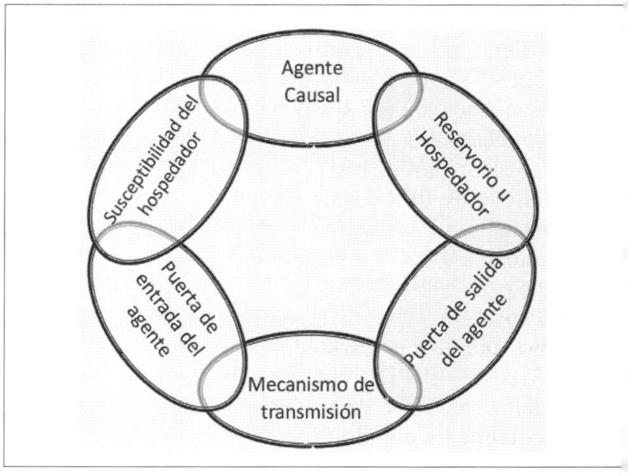

Fig. 7-3

1. Agente Causal

Los agentes causales de las IH son bacterias, virus, u hongos con algunas características particulares como el incremento de la resistencia y se denominan habitualmente patógenas. A continuación mencionaremos algunos ejemplos de microorganismos involucrados en este tipo de infecciones:

> **Patogenicidad**: es la capacidad de un agente infeccioso de producir enfermedad en un huésped susceptible. El poder o potencia patógena de un microorganismo se conoce con el nombre de *virulencia*

Cocos Gram Positivos:

• *Staphylococcus aureus* Meticilino Sensibles ó Meticilino Resistentes, tanto de origen Hospitalario como de la Comunidad. La resistencia a Meticilina confiere resistencia a toda la familia de los Betalactámicos y es codificada en genes (*mec-A*) que pueden pasar de una cepa a la otra a través de elementos móviles denominados cassettes (*SCC-mec*). En el caso de las cepas hospitalarias, el cassette puede transportar mecanismos de resistencia a otras familias de antibióticos, mientras en las cepas comunitarias generalmente portan más factores de virulencia que las cepas sensibles a meticilina. Es de destacar que más allá de su denominación, tanto los *Staphylococcus aureus* Meticilino Resistentes Hospitalarios (HA-MRSA) como los de la comunidad (CA-MRSA) pueden producir infecciones en cualquiera de los dos ámbitos.

• *Staphylococcus* coagulasa negativa que también pueden portar Meticilino Resistencia y otras resistencias asociadas.

• *Enterococcus sp.* Que a veces pueden portar genes transferibles que le otorgan resistencia a Vancomicina.

Bacilos Gram Negativos:

• Fermentadores como las Enterobacterias de los géneros *Escherichia, Klebsiella, Proteus, Enterobacter, Citrobacter, Serratia,* etc., que pueden portar mecanismos enzimáticos de resistencia a betalactámicos como las Betalactamasas de Espectro Extendido (BLEE) ó Carbapenemasas derivadas de Klebsiella (KPC)

• No Fermentadores como *Pseudomonas aeruginosa, Acinetobacter spp.; Stenotrophomonas spp.*, etc. Estos microorganismos, de por si resistentes a una amplia gama de antibióticos y antisépticos, tienen una gran capacidad de adquirir mecanismos de resistencia a otros antibacterianos, haciéndolos muy difíciles de tratar. También poseen una alta resistencia a la desecación y a los desinfectantes que les permite sobrevivir en las superficies y en el ambiente por largos períodos.

• *Clostridium difficile* Es un bacilo gram negativo anaerobio que forma parte de la microbiota intestinal en el 3% de los individuos sanos, ascendiendo la colonización al 50% en los pacientes hospitalizados, fundamentalmente debido a la exposición a antibióticos. En estas condiciones en que comienza a predominar en la flora intestinal, puede permanecer en forma de infección inaparente o manifestarse en forma de diarrea de difícil tratamiento.

Hongos:

Tales como *Candida sp.*, coloniza la mucosa digestiva, oral y genital en individuos sanos, por lo que la fuente de infección generalmente es endógena y se ve favorecida por la alteración de la microbiota que producen los antibióticos. Puede pasar al torrente sanguíneo mediante un proceso de traslocación gastrointestinal o a través de soluciones de continuidad en la piel como catéteres vasculares y quemaduras; afectando principalmente a individuos inmunocomprometidos y pacientes hospitalizados, en los que la infección sistémica tiene alta mortalidad.

Debemos considerar a otros patógenos que pueden transmitirse en el ámbito hospitalario como son: El virus de la gripe y otros virus de trasmisión respiratoria como Sarampión, Rubéola, Varicela; *Mycobacterium tuberculosis*; escabiosis, *Legionella*, etc.

2. Reservorio del agente

Los gérmenes, habitan, se multiplican y se mantienen en la naturaleza. En la prevención y control de IACS es muy importante conocer donde habitan preferentemente los gérmenes potencialmente patógenos. El hábitat normal en donde un agente infeccioso vive, se multiplica y crece se denomina ***reservorio.***

Entendemos por **reservorio** al lugar donde se mantiene el microorganismo con metabolismo activo y con capacidad de multiplicación, y **fuente** al sitio desde el que el agente infeccioso pasa al huésped susceptible. El reservorio y la fuente pueden ser el mismo o ser diferentes.

> **Reservorio**: Es cualquier ser humano, animal, planta, suelo o materia inanimada o una combinación de los mismos, donde un agente infeccioso normalmente vive y se multiplica y del cual depende para su supervivencia, donde se reproduce de una manera tal que puede transmitirse a un huésped susceptible.

El reservorio de los virus es generalmente el humano, mientras que el de las bacterias puede ser humano, inanimado o animal. El hecho que una enfermedad sea producida por un agente cuyo único reservorio es el ser humano reviste gran importancia práctica, ya que las medidas de control que se adoptan se circunscriben al hombre, sea este un enfermo o portador sano. El hombre es el principal reservorio de las enfermedades que él mismo padece.

> La persona, animal, objeto o sustancia de la cual el agente infeccioso pasa a un huésped es una **fuente de infección**.

El hombre puede ser una fuente de infección cuando es un caso clínico, subclínico agudo o crónico, o un portador sano. La fuente de infección en el ambiente hospitalario puede estar constituida por los pacientes, el personal o las visitas. Las personas que albergan el agente infeccioso sin presentar síntomas clínicos (portadores) constituyen un gran riesgo para transmitir enfermedades y mantenerlas presentes en la población hospitalaria. En los casos agudos, la debilidad producto de la propia enfermedad limita los contactos del enfermo con otras personas.

El estado de portador puede presentarse en un individuo durante el curso de una infección inaparente, o durante el período de incubación, en la fase de convalecencia y post-convalecencia de infecciones que se manifiestan clínicamente. En cualquiera de los casos, el estado del portador puede ser breve o prolongado (portador temporal o crónico).

El mejor conocimiento de la existencia y tipo de portadores que puede presentar una enfermedad permitirá explicar su permanencia y propagación en la institución. En su condición de portador toda persona puede padecer de infecciones endógenas, es decir producidas por los microorganismos que la misma alberga.

3. Puertas de eliminación o de salida del agente

El camino por el cual un agente infeccioso sale de su huésped es en general denominado puerta de salida (Ver Tabla 7-2).

4. Mecanismo de transmisión del agente

La transmisión del agente puede producirse por cuatro vías, por contacto, por gotas, por vía respiratoria, o por vectores (Ver Fig. 7-3).

a) Por contacto:

Es la ruta de transmisión más importante y frecuente de las infecciones nosocomiales, se clasifica en dos grupos: transmisión por *contacto directo* y transmisión por *contacto indirecto*.

Directo: Supone el contacto entre los cuerpos y la transferencia física de microorganismos entre la persona infectada o colonizada y el huésped susceptible. Puede involucrar contacto con sangre, fluidos corporales, secreciones y excreciones. Por ejemplo, la transmisión de HIV a través del contacto con sangre con mucosas o piel no intacta; transmisión de *Sarcoptes scabiei* (sarna) o Virus del Herpes Simple.

Indirecto: Es la forma más frecuente e implica la transferencia de microorganismos a través de objetos (fómites), personas, alimentos o vectores. Puede producirse:

• A través de objetos (fómites) contaminados como equipo y dispositivos biomédicos usados en el cuidado del paciente (Ej. termómetros electrónicos, aparatos para el monitoreo de glucosa, endoscopios) contaminados con sangre u otros fluidos corporales y que no han sido adecuadamente limpiados y desinfectados entre usos.

• A través de personas: puede ocurrir cuando no se realiza correctamente el lavado de manos.

• A través de alimentos contaminados, o de insectos que, de manera mecánica, trasladan microorganismos patógenos en sus patas o trompa, por ejemplo las cucarachas o moscas.

b) Por gotas:

Las gotas que se expelen al hablar, estornudar, toser; o durante procedimientos como aspiración de secreciones

Tabla 7-1.

La fuente de infección puede ser:

FUENTE	→ **COMUN**	Cuando da origen a una infección en varios individuos o en una comunidad que están en contacto con un mismo factor. Ejemplo: Brote de hepatitis A por aguas contaminadas. La duración total de la epidemia no excede un período máximo de incubación. Puede actuar un solo día o persistir por varios. Por ejemplo: intoxicación alimenticia por estafilococos en estudiantes que almuerzan en el comedor de un hospital.
	→ **PROPAGADA**	Cuando se transmite de una persona o animal enfermo a las personas sanas a través de un contacto directo o indirecto. Cuando la duración total de la epidemia excede con mucho al período máximo de incubación de la enfermedad. Por ejemplo: enfermedades que se propagan por la vía respiratoria (sarampión, rubéola, influenza, resfrío común, etc.).

Tabla 7-2.

RESPIRATORIA	Las enfermedades que utilizan esta puerta de salida son de difícil control, por ejemplo: Tuberculosis, resfriado común, influenza.
GENITOURINARIA	Por ejemplo: gonorrea, leptospirosis
DIGESTIVA	Por ejemplo: fiebre tifoidea, hepatitis A, cólera, poliomielitis
CUTÁNEA	A través de lesiones superficiales o por picaduras, mordeduras y perforación por agujas. Son ejemplo: la sífilis, la enfermedad de chagas, paludismo, rabia, hepatitis B, SIDA.
PLACENTARIA	En general la placenta sirve de barrera efectiva de protección del feto contra infecciones de la madre. Sin embargo, es puerta de salida para algunas enfermedades como la sífilis, la rubéola, la hepatitis B, Toxoplasmosis y SIDA
MAMARIA	A través de la lactancia. Por ejemplo HIV, Hepatitis B

o broncoscopías, pueden transmitir patógenos a menos de 2 metros de distancia, ya que no pueden flotar en el aire. Puede ocurrir en forma directa, por contacto de la gota con superficies mucosas o al ser inhaladas; o bien en forma indirecta, al caer en superficies, alimentos, o manos que luego entran en contacto con mucosas. Esto depende de factores ambientales como la temperatura y la humedad, así como de la densidad de las secreciones. Ejemplos: *Haemophilus sp*, *Neisseria meningitidis*, *Bordetella pertussis*, y virus respiratorios como Influenza, sincicial respiratorio, rinovirus.

c) Respiratoria o aérea:

Se produce por partículas pequeñas (menores a 5 micras) que se originan por la evaporación de gotas eliminadas por el paciente infectado. Estas partículas quedan suspendidas en el aire por largos períodos o se agregan con partículas de polvo (*droplet nuclei*) que son dispersadas por corrientes de aire. Ingresan al huésped susceptible a través de la inhalación. Ej. Virus Varicela Zóster, Virus del Sarampión, Tuberculosis.

Un claro ejemplo de este tipo de transmisión es el *Mycobacterium tuberculosis*, que una vez expulsado por una persona enferma al hablar o toser, se conjuga con partículas de polvo que se depositan en las superficies ambientales y son fácilmente diseminadas por corrientes de aire, es por ello que es importante no barrer ni usar aspiradoras en el hospital.

d) Por vectores biológicos

A diferencia de los vectores mecánicos, la transmisión por vectores biológicos, requiere propagación, desarrollo cíclico o una combinación de ambos en el artrópodo vector antes que pueda transmitirse la forma infectante al hombre. La transmisión puede efectuarse a través de la saliva durante la picadura (Dengue, Zika, Chikungunya), por regurgitación, ó al depositar sobre la piel a los agentes infecciosos (enfermedad de Chagas). Por esto es importante una adecuada desinfestación de los hospitales y el mantenimiento de los mismos libres de mosquitos y otros vectores.

5. Puertas de entrada en el huésped

Las puertas de entrada de un agente en el huésped son básicamente las mismas empleadas para su salida. En las enfermedades respiratorias la vía aérea es utilizada como puerta de salida y puerta de entrada. En otras enfermedades las puertas de salida y de entrada pueden ser distintas como por ejemplo, en las infecciones urinarias (Ver Tabla 7-2) .

Veamos a través de un ejemplo la aplicación de los conocimientos impartidos sobre proceso infeccioso.

En un hospital se presentan cinco casos de infecciones post-quirúrgicas en la última semana. Para estudiar dicha situación podemos utilizar el concepto de cadena de transmisión.

Debemos comenzar por lo conocido, en este caso el huésped susceptible.

Sabemos que es el que tiene defensas disminuidas por el acto quirúrgico y por la afección que lo llevó al mismo. También conocemos la puerta de entrada, que en este caso es la incisión quirúrgica. Entonces falta analizar los restantes componentes que intervienen en el proceso infeccioso.

Podemos identificar el agente a través de estudios de laboratorio. Ejemplo: Staphylococcus aureus meticilina Resistente en la herida supurada. Asimismo, podemos buscar los posibles mecanismos de transmisión partiendo de los hechos conocidos. Si la forma de transmisión fue por fomites tenemos que investigar cuáles son los elementos contaminados con el agente encontrado y dónde se pudieron contaminar.

El lugar probable de infección fue el quirófano y la contaminación se efectuó en el mismo lugar y en los actos operatorios. Del análisis de los casos resultó que todos tenían en común a un cirujano.

Estudiando a las personas comprobamos que uno de los cirujanos que participó en todas las operaciones se encontraba colonizado en su vía aérea por Staphylococcus aureus meticilina Resistente con características similares a las del agente causal de las infecciones postoperatorias.

Según el esquema anterior podemos decir que el portador fue el cirujano y la puerta de salida fue la boca y fosas nasales del cirujano, y que el mecanismo de transmisión fue directo ya que únicamente tuvieron infección de herida quirúrgica por Staphylococcus aureus meticilina Resistente los pacientes operados por dicho cirujano.

El mismo esquema sirve para ordenar las medidas de control que tenemos que tomar. Estas deben ser dirigidas al agente, al huésped y al medio ambiente. En nuestro ejemplo: decolonizar al cirujano, tratar a los pacientes, efectuar controles periódicos del personal, realizar vigilancia de infecciones postoperatorias, realizar correcta higiene y desinfección de los ambientes.

Recordemos que las medidas de control procuran cortar la cadena de transmisión.

Es evidente que todo el proceso puede modificarse con Educación Sanitaria que abarque distintos grupos de la población (Ver Fig. 7-4). No obstante en algunos de los eslabones (huésped portador, modo de transmisión, huésped susceptible) deben utilizarse otras medidas, por ejemplo: atención médica, pruebas de laboratorio, tratamiento adecuado, para de ese modo lograr una interrupción más efectiva de la cadena.

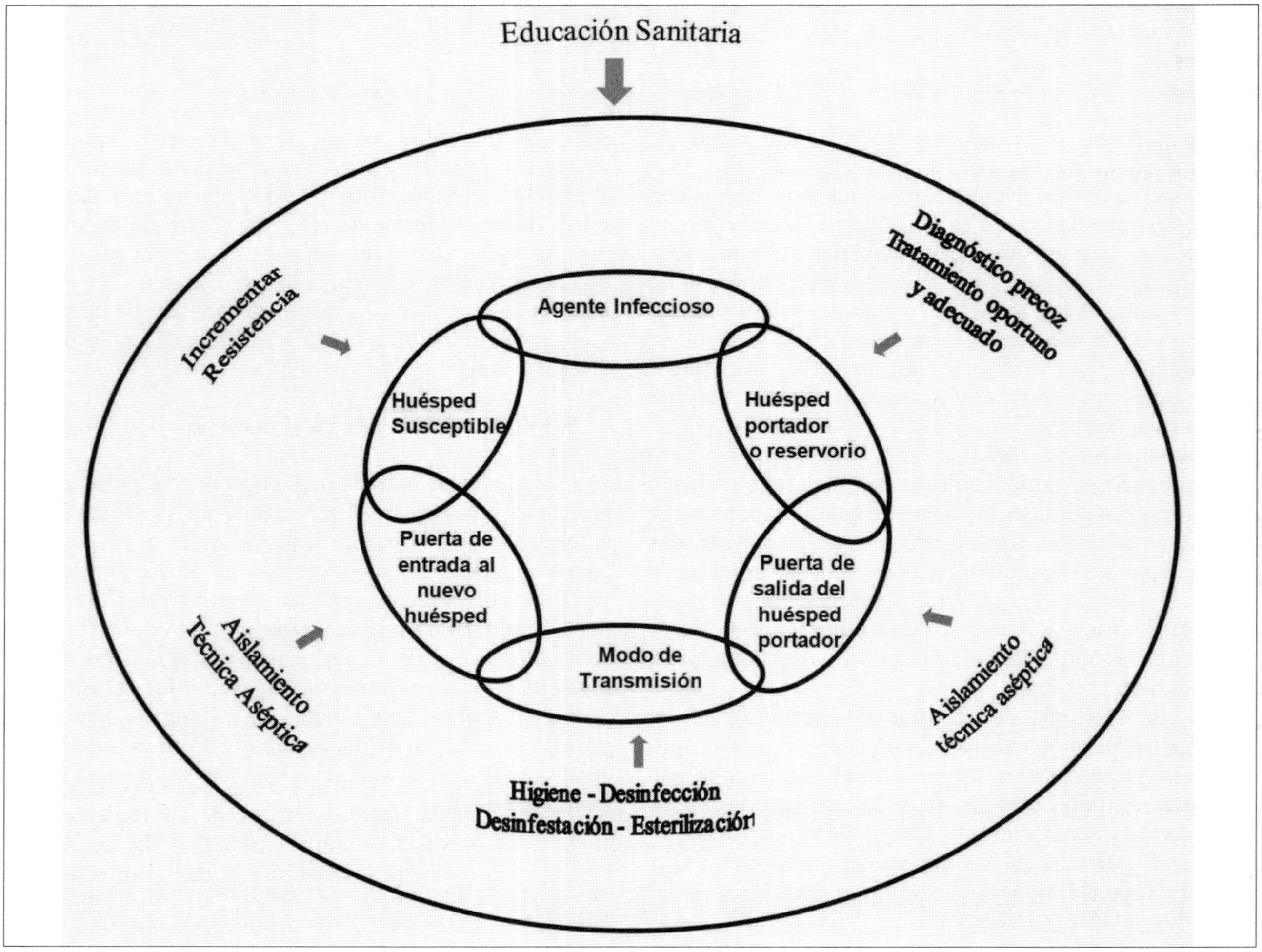

Fig. 7-4

LAS IACS EN LA ACTUALIDAD

Según la OMS/OPS se considera IACS, IH, o Infección Nosocomial:

"Una infección que tiene lugar en un paciente durante su atención en un hospital u otro establecimiento de atención sanitaria, que no estaba presente o no se estaba incubando al momento de la admisión. Incluye las infecciones adquiridas en lugar de atención sanitaria que se presentan luego del alta, y las infecciones ocupacionales entre los trabajadores de la salud del establecimiento"

Según el *Centers for Disease Control and Prevention* (CDC) de Estados Unidos:

"Toda infección adquirida durante la internación y que no estuviese presente o incubándose al momento de la admisión del paciente, o bien en el caso de un recién nacido, cuando ésta fuese adquirida durante su pasaje a través del canal del parto. En el caso de las heridas quirúrgicas la infección puede manifestarse luego del alta del paciente, hasta 30 días o un año dependiendo de la colocación o no de prótesis."

Es importante destacar que la definición de OPS/OMS es una definición amplia pues se pueden incluir en ella las infecciones que ocurren en los centros de salud, consultorios de atención médica, odontológica y hasta los geriátricos. Mientras que la definición del CDC es más específica dado que se refiere sólo a los pacientes hospitalizados.

Desde el punto de vista epidemiológico se considera que las definiciones sirven para lograr una igualdad de medición por lo que, de acuerdo a lo que cada uno va a vigilar, debe ajustar la definición a utilizar de modo tal que todos los que informan lo hagan con igual criterio.

Algunos datos de interés:

Según encuestas nacionales recientes de prevalencia de IACS y datos de los programas de seguimiento de la bacteriemia hospitalaria de varios países europeos, se estima que estas infecciones afectan, en promedio, a 1 de cada 20 pacientes hospitalizados, lo que corresponde a un total anual de 4,1 millones de pacientes; de estos, se estima que unos 37.000 pacientes fallecen cada año en la unión europea. Con frecuencia, las IACS son difíciles de tratar porque son causadas por microorganismos resistentes a los antibióticos.

En la región de las Américas, los datos de Canadá indican que se contraen unas 220.000 infecciones hospitalarias anuales, que dan lugar a 8.000 muertes relacionadas con esa causa. En los Estados Unidos de América, anualmente los costos médicos directos globales de las IACS oscilan entre US$ 28,4 mil y $33,8 mil millones en promedio.

Por otra parte, la prevención reportaría un beneficio mínimo de entre US$5,7 mil y $6,8 mil millones

En la Argentina según datos del Programa Nacional de Vigilancia de Infecciones Hospitalarias de la Argentina (VIHDA), uno de cada 10 adultos y uno de cada 20 niños internados en salas generales puede adquirir una IACS.

En Unidades de Cuidados Intensivos de Adultos Polivalentes se producen 11,46 Neumonías asociadas a Respirador por cada 1000 días respirador. Los microorganismos más frecuentemente aislados son *Acinetobacter spp.* (con 93% de resistencia a Imipenem), *Pseudomonas spp.* (con resistencia a Piperacilina Tazobactam en el 27% de ellos) y *Staphylococcus aureus*(con 51% de resistencia a meticilina).

Estos datos se actualizan permanentemente, pero lo cierto es que las IH existen desde que existen los hospitales, y existirán siempre en todos los hospitales del mundo, por lo que es importante establecer acciones tendientes a su control.

Es así como la mayoría de los países han generado Programas de prevención y control, y organismos Internacionales como OMS/OPS emiten recomendaciones para controlar las IACS. En tal sentido se puede decir que las IH más problemáticas y que los CDC recomienda controlar con vigilancia intensificada para pacientes adultos y pediátricos son:

- Bacteriemias Asociadas a Catéteres Centrales
- Infecciones Urinarias asociadas a Catéteres Urinarios
- Neumonías Asociadas a Respirador
- Infecciones Quirúrgicas
- Bacteriemias Asociadas a Catéteres Centrales en Neonatología

Esta misma conducta tomó el Programa Nacional VIHDA de la Argentina y utiliza para medirlas las mismas definiciones adaptadas a nuestra realidad. (www.vihda.gov.ar).

PREVENCIÓN DE LAS IACS

Conceptualización de la prevención de las IACS

El desarrollo de una IACS, constituye un proceso dinámico que está condicionado por múltiples factores que influyen sobre el individuo y su salud, y es susceptible de ser intervenido y modificado en los diferentes momentos de su desarrollo. Cuanto antes se apliquen las medidas de intervención, mejor puede ser el resultado en la prevención de la enfermedad o de sus secuelas. La prevención de la IH abarca las medidas destinadas no solamente a prevenir la aparición de nuevas infecciones en pacientes hospitalizados, tales como la reducción de los *factores de riesgo*, sino también a detener su avance y atenuar sus consecuencias una vez establecida.

Se debe considerar a los pacientes como expuestos a factores de riesgo identificables, que suelen ser con frecuencia asociados a diferentes conductas de riesgo de los individuos. La modificación de estas conductas de riesgo constituye una de las metas primordiales de la prevención de IACS (Ver Tabla 7-3).

La prevención de las IACS es una estrategia que se hace efectiva en la atención integral de los pacientes, se dice que la prevención implica promover la salud, así como diagnosticar y tratar oportunamente a un enfermo, también rehabilitarlo y evitar complicaciones o secuelas de su padecimiento, mediante sus diferentes niveles de intervención. Estos niveles se denominan ***Prevención Primaria, Prevención Secundaria*** y ***Prevención Terciaria***

Tabla 7-3.

Evolución de las IACS y Niveles de Prevención

PERÍODO PRE-PATOGÉNICO	PERÍODO PATÓGENO	PERÍODO POST-PATOGÉNICO

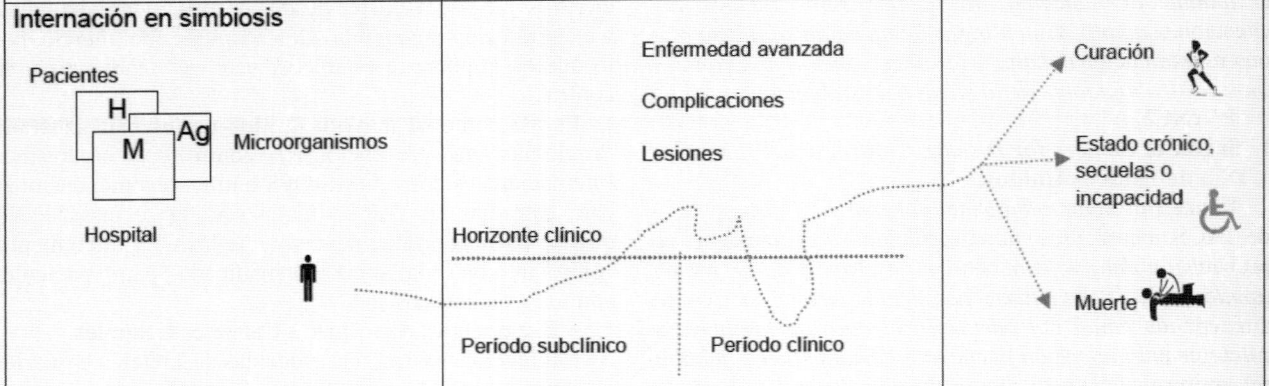

Se produce el estímulo que inicia la infección hospitalaria en el huésped

PREVENCIÓN PRIMORDIAL	PREVENCIÓN PRIMARIA	PREVENCIÓN SECUNDARIA		PREVENCIÓN TERCIARIA
- Educación - Nutrición adecuada - Higiene hospitalaria - Saneamiento ambiental - Hábitos de vida en las salas de atención - Higiene de manos - Desinfección - Esterilización - Adecuada eliminación de residuos	- Inmunización específica. - Alta precoz - Identificación y control de los factores de riesgo. - Listados de verificación - Paquetes de medida	- Controles de enfermería adecuados en tiempo y forma. - Examen clínico y evolución diaria. - Estudios complementarios. DIAGNÓSTICO PRECOZ	-Tratamiento sintomático. -Tratamiento antibiótico. -Tratamiento etiológico **TRATAMIENTO OPORTUNO Y ADECUADO**	- Terapia ocupacional. - Desarrollar al máximo las Capacidades. - Prevenir la enfermedad mental secundaria. - Reubicación social.
- Elevar el nivel de salud del individuo y la comunidad hospitalaria	- Mejorar las condiciones del huésped - Proteger al huésped de la acción de los agentes	- Acortar período de incubación - Detener la propagación de la enfermedad - Prevenir complicaciones y secuelas - Limitar la incapacidad - Evitar la muerte		- Limitar la incapacidad -Disminuir los efectos sociales y económicos de la invalidez

Lossa, GR. Modificado de Niveles de Prevención de Level y Clark respectivamente.

Dentro de este esquema amplio, podemos situar lo que se entiende por niveles de prevención en los diferentes estadios de evolución de las IACS.

La prevención primaria está dirigida a evitar la aparición inicial de una IH. La prevención secundaria y terciaria tienen por objeto detener o retardar la enfermedad ya presente y sus efectos mediante la detección precoz y el tratamiento adecuado, o reducir los casos de recidivas y el establecimiento de la cronicidad, por ejemplo, mediante una rehabilitación eficaz.

PRINCIPALES MEDIDAS DE PREVENCIÓN DE LAS IACS

Existen diferentes medidas para prevenir la aparición de IACS, entre ellas, algunas cuentan con una eficacia probada, como la higiene de manos (www.who.int/gpsc/5may/en/), la esterilización, el uso correcto de antisépticos y desinfectantes, el apropiado cuidado de los catéteres intravenosos y urinarios, la adecuada preparación pre-quirúrgica del paciente y uso de antibióticos en el peri-quirúrgico, el cumplimiento de normas para el manejo de heridas, la realización de vigilancia de las infecciones hospitalarias, y la utilización de paquetes de medidas y listados de verificación. http://www.cocemi.com.uy/docs/manual%20bundle%20cocemi.pdf

Existen otras medidas de eficacia sugerida con la experiencia tales como la aplicación de medidas de aislamiento, la educación sanitaria y la correcta realización de la higiene hospitalaria.

Por último, existen medidas de eficacia dudosa o no probada, como la desinfección de suelos y paredes, la fumigación ambiental, el uso de luz ultravioleta, el uso de filtros en los sistemas de perfusión intravenosa, el muestreo microbiológico ambiental, etc.

Entre todas las medidas mencionadas debemos destacar como primordial a la ***Higiene de Manos***.

Higiene de Manos

La higiene de manos es el método más efectivo para prevenir la transmisión de microorganismos entre el personal de salud y los pacientes en el ámbito de los cuidados de la salud; y por consecuencia, para prevenir infecciones.

El lavado de manos con agua y jabón ha sido considerado como una medida fundamental en la prevención de infecciones por siglos. A mediados del siglo XIX (1846), el médico Ignaz Semmelweiss consiguió disminuir en un 70 % la tasa de mortalidad por sepsis puerperal entre las mujeres que daban a luz en su hospital mediante la recomendación a los obstetras de que se lavaran las manos con una solución de cal clorurada antes de atender los partos, demostrando la relación entre transmisión de la infección y la falta de higiene de manos.

La promoción de estrategias de lavado de manos tiene un gran impacto en las prácticas del trabajador de la salud y reduce las IACS y la diseminación de microorganismos multirresistentes. Es por ello que en 2005 la OMS propuso la estrategia *"Una atención más limpia es una atención más segura"* donde se establecieron los ***5 momentos para la higiene de manos***:

Cinco momentos de la OMS:

1. Antes del contacto con el paciente: para proteger al paciente de los microorganismos que podemos portar en las manos
2. Antes de procedimientos limpios: para proteger al paciente de los microorganismos que podemos portar en las manos, incluso los del propio paciente
3. Luego de exposición a fluidos: para protegernos y proteger al entorno de los gérmenes del paciente
4. Luego de tocar al paciente: ídem anterior
5. Luego de tocar el entorno del paciente: ídem anterior

(Ver Fig. 7-5).

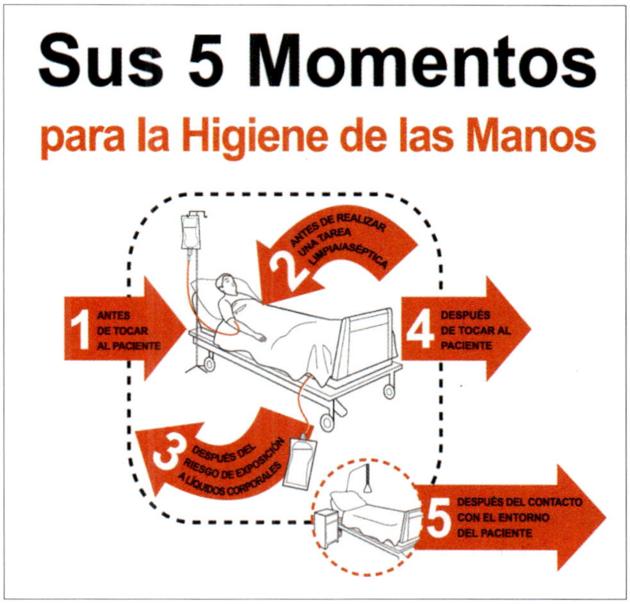

Fig. 7-5.

El cumplimiento de las recomendaciones suele ser subóptimo y está influenciado por múltiples factores como equipamiento, insumos, tiempo, y factores conductuales. Varios estudios indican que el personal de salud lava sus manos la mitad de las veces de las que está indicado y en general se realiza con menor duración.

Es así que resulta imprescindible generar un compromiso en el personal de salud y proveer las herramientas necesarias para el correcto cumplimiento de esta tarea tan esencial en la prevención de infecciones asociadas a los cuidados de la salud.

Para el correcto cumplimiento de la higiene de manos, es necesario, no solamente cumplir con los 5 momentos, sino también hacerlo en la forma y con la duración adecuadas. El uso de geles de base alcohólica colabora con el cumplimiento de la higiene de manos, ya que permite acercar el elemento desinfectante al sitio de atención, evitando la necesidad de contar con una fuente de agua para la realización del procedimiento, además de acortar el tiempo. Este método está indicado y recomendado en todas las situaciones, salvo aquéllas en que las manos estén visiblemente sucias ó que estemos en contacto con un paciente con colonización o infección sospechada o confirmada por *Clostridium difficile*, en que es necesario realizar la higiene utilizando agua y jabón.

Para que la higiene de manos sea realmente efectiva se deben retirar todos los elementos que puedan interferir con el procedimiento, tales como anillos y pulseras, además de tener las uñas cortas (no más de 0,5 cm), los microorganismos se acumulan debajo de ellos a lo largo de la jornada y no serán correctamente removidos por la higiene de manos, aunque ésta se realice con la técnica adecuada. También es necesario recalcar que ***el uso de guantes no exime de la correcta higiene de manos***.

Una técnica adecuada para la higiene de manos implica que sean frotadas todas las superficies de las manos, por lo cual se propone el siguiente esquema (Ver Fig. 7-6 y Fig. 7-7).

Insistimos en la importancia de la higiene de manos como un elemento fundamental para prevenir IACS debido a que a pesar de conocerse su importancia desde hace casi 200 años no se ha logrado la internalización de su uso en los seres humanos en general y en el personal hospitalario en particular.

Finalmente debemos insistir en que si bien las IACS existen y existirán siempre, es obligación de todos mantenerlas en los niveles más bajos posibles y para ello es fundamental:

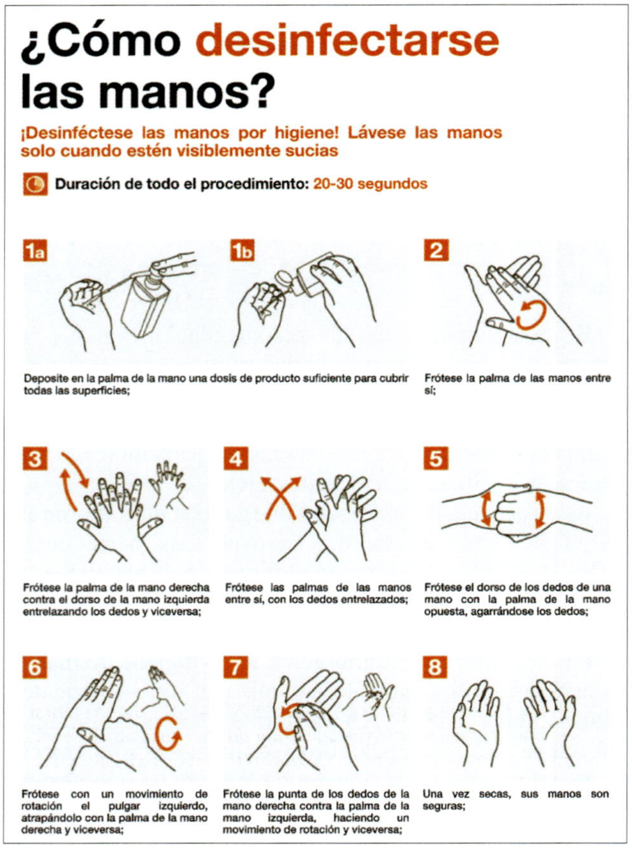

Fig. 7-6.

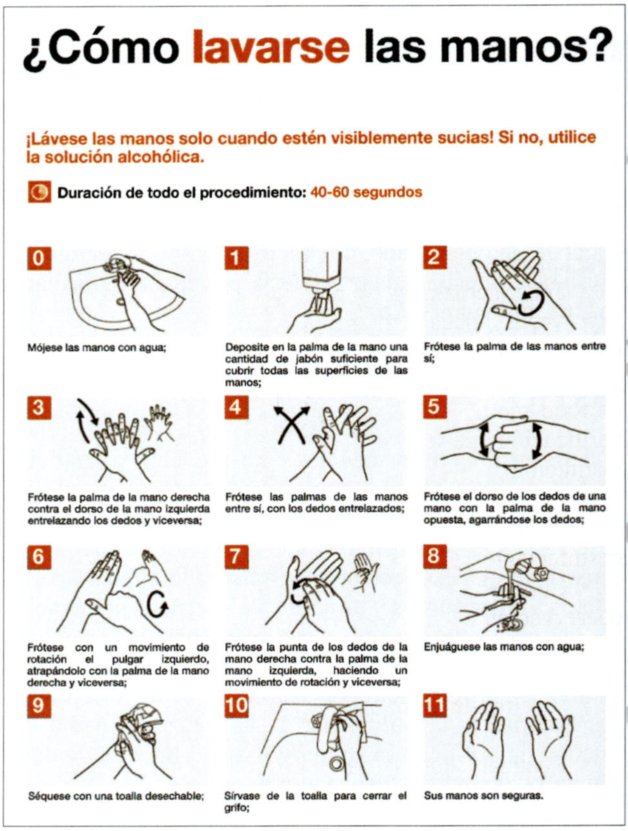

Fig. 7-7.

Como ciudadanos

• Lavarnos bien las manos todas las veces que sea necesario y transformar la higiene de manos en un hábito indispensable de aplicar desde niños

• Usar adecuadamente los antimicrobianos tanto en humanos como en animales, ellos deben ser prescriptos siempre por un médico capacitado al respecto

• Respetar los horarios y reglamento de visitas a los establecimientos de salud cumpliendo las normas de higiene y conducta dentro de los mismos

• Aplicarnos adecuadamente las vacunas y realizando acciones que permitan mejorar nuestro nivel de inmunidad.

Como autoridades educativas

• Incrementar la educación en las escuelas y la educación incidental de manera de alcanzar a todos los ciudadanos respecto de las normas de higiene, desinfección, desinfestación, preparación higiénica de alimentos, lavado de manos y cuidado del ambiente en general y del hospitalario en particular.

Como pacientes

• Respetando y haciendo cumplir las medidas de higiene en general y de lavado de manos en particular

• No utilizando antimicrobianos sin la debida prescripción profesional

• Consultando a un facultativo antes de realizar acciones que puedan ser perjudiciales para nuestra salud

Como personal de salud

• Cumplir estrictamente con las normas de higiene de manos
• Cumplir y hacer cumplir las normas de higiene hospitalaria
• Tener actualizado el plan de inmunizaciones
• Vestir adecuadamente el uniforme específico para cada área de trabajo y no salir del hospital con el mismo
• Cumplir con las normas de cirugías seguras y aplicar en todo momento los paquetes de medidas y listados de verificación que se implementen en las distintas áreas de la institución
• Indicar adecuadamente el uso de antimicrobianos
• Utilizar en forma correcta los antisépticos y desinfectantes
• Cumplir con las normas de esterilización y conservación de los materiales estériles
• Eliminar correctamente los residuos, respetando en cada caso las categorías de los mismos
• Ingerir alimentos solo en las áreas específicas para tal fin
• Realizar todas las actividades tendientes al diagnóstico precoz y el tratamiento oportuno y adecuado de los pacientes

Como Autoridades de Salud

• Facilitar los recursos físicos, materiales y financieros para el cumplimiento de todas las actividades de prevención y control de IACS
• Proveer los recursos para la capacitación permanente del personal
• Generar manuales de procedimientos en todas las áreas y supervisar y evaluar su cumplimiento
• Actualizar permanentemente el equipamiento para diagnostico y tratamiento de las IACS
• Consultar a expertos ante cualquier remodelación y construcción en las instituciones de salud• Conformar el programa de prevención y control de IACS
• Nombrar personal específico para las actividades de prevención y control de IACS
• Respetar y hacer respectar las normas que se decidan implementar
• Establecer un sistema de vigilancia activa de IACS y considerar sus resultados en forma permanente
• Supervisar y evaluar el logro de las actividades y sugerir medidas de corrección a fin de lograr los niveles mínimos de infecciones en cada área en particular
• Aplicar metodología de *tolerancia* cero al incumplimiento de las normas

Premisa:
"Las IACS son controlables si todos y cada uno de nosotros cumplimos y hacemos cumplir adecuadamente las normas"

BIBLIOGRAFÍA

Lossa, G. Cap 19: Infecciones Hospitalarias. En Cecchini, E., Ayala, S. Infectología y Enfermedades Infecciosas Ed. Journal, 2008. Pag 923-925

Allegranzi, B.; Kilpatrick, C.; Pittet, D. Cap 10: Hand Hygiene. In: IFIC Basic Concepts of Infection Control. Pag: 137-147. 2001

Larson, E. Monitoring Hand Hygiene: Meaningless, harmful or helpful?. AJIC 41 (2013) 542-545.

Ministerio de Salud de la Nación, República Argentina. Programa de Vigilancia de la salud y control de enfermedades (VIGI+A). Guías para la prevención y control de las enfermedades nosocomiales. Cap 5: Guía para el lavado de manos en áreas del cuidado de la salud. En: Normas Nacionales, 2000.

Guía de la OMS sobre higiene de manos en la atención de la salud. Resumen – OMS 2009.

HICPAC, SHEA, APIC, IDSA. Guideline for hand hygiene in Health-care Settings – MMWR 51 Nº RR-16, 2002.

Ellingson, K; Haas, J.P.; Aiello, A. E. Strategies to Prevent Healthcare-Associated Infections through Hand Hygiene. SHEA/IDSA practice recommendation. ICHE 35 (8), 2014.

Rutala, W.A.; Weber, D.J. and the Healthcare Infection Control Practices Advisory Committee (HICPAC). Guideline for disinfection and sterilization in healthcare facilities, 2008.

Centers for Disease Control and Prevention (CDC). Healthcare Infection Control Practices Advisory Committee (HICPAC). Guidelines for Environmental Infection Control in Health-Care Facilities,2003.

Rutala, W.A.; Weber, D.J. Disinfectants used for environmental disinfection and new room decontamination technology. American Journal of Infection Control 41 (2013) S36-S41

Donskey, C.J. Does improving surface cleaning and disinfection reduce health care-associated infections?. American Journal of Infection Control 41 (2013) S12-S19

Daneman, N.; Sarwar, S.M.; Fowler, R.; Cuthbertson, B.H. Effect of selective decontamination on antimicrobial resistance in intensive care units: a systematic review and meta-analysis. Lancet Infect Dis 2013; 13: 328–41

Otter, J.A.; Yezli,S.; Salkeld, J.A.G.; French, G.L. Evidence that contaminated surfaces contribute to the transmission of hospital pathogens and an overview of strategies to address contaminated surfaces in hospital settings. American Journal of Infection Control 41 (2013) S6-S11

Carling, P. Methods for assessing the adequacy of practice and improving room disinfection. American Journal of Infection Control 41 (2013) S20-S25

Schneider, P.M. New technologies and trends in sterilization and disinfection. American Journal of Infection Control, 41 (2013) S81-S86

Bearman, G.; Bryant, K.; Leekha, S.; *et al.* Healthcare Personnel Attire in Non-Operating-Room Settings. Infection control and hospital epidemiology. February 2014, vol. 35, no. 2

Syed Sattar. Cap 12: Cleaning, Disinfection and Sterilisation. En: IFIC Basic Concepts of Infection Control. Friedman, C.; Newsom. 2º ed, IFIC, revised 2011. 167 - 184.

Martín-Madrazoa, C.; Salinero-Forta, M.A.; Cañada-Dorado, A.; *et al.* Evaluación del cumplimiento de higiene de las manos en un área de atención primaria de Madrid. Enferm Infecc Microbiol Clin. 2011;29(1):32–35

Comisión Europea de Salud Pública. Comunicación de la Comisión al Parlamento Europeo y al Consejo. Sobre Seguridad de los pacientes, en particular la prevención y la lucha contra las infecciones relacionadas con la asistencia sanitaria. Resumen de la evaluación de impacto. Bruselas, 2008. http://ec.europa.eu/health/ph_systems/docs/patient_com2008_es.pdf

Simor, A.E.; Ofner-Agostini, M.; Bryce, E.M.; *et al.* The evolution of methicilin-resistant *Staphylococcus aureus* in Canadian Hospitals: 5 years of national surveillance. CMAJ 2001; 165(1): 21-26.

Zoutman, D.E.; Ford, B.D.; Bryce, E.; *et al.* The state of infection surveillance and control in Canadian acute care hospitals. Am J Infect Control 2003; 31(5): 266-72.

Douglas Scott II R. The direct medical costs of healthcare-associated infections in U.S. hospitals and the benefits of prevention. Coordinating

Control 2003; 31(5): 266-72.
Douglas Scott II R. The direct medical costs of healthcare-associated infections in U.S. hospitals and the benefits of prevention. Coordinating Center for Infectious Diseases, Centers for Disease Control and Prevention, Atlanta, March 2009.
Buck, C,; Llops, A.; Nájera, E.; Terris, M. El desafío de la Epidemiología. Problemas y lecturas seleccionadas. Publicación Científica No. 505. ORGANIZACIÓN PANAMERICANA DE LA SALUD. Oficina Sanitaria Panamericana, Oficina Regional de la ORGANIZACIÓN MUNDIAL DE LA SALUD 525 Twenty-third Street, N.W. Washington, D.C. 20037, E.U.A. 1988
Centers for Disease Control and Prevention. National Nosocomial Infections Surveillance (NNIS) System Report, data summary from January 1992 through June 2004, issued October 2004. Am J Infect Control 2004;32:470-85.
Centers for Disease Control and Prevention. CDC/NHSN Surveillance Definitions for Specific Types of Infections. January 2016
Programa Nacional de Vigilancia de Infecciones Hospitalarias de Argentina (VIHDA). Estudio Nacional de Diagnóstico Institucional y Prevalencia de Infecciones Asociadas a los Cuidados de la Salud de Hospitales de Argentina. Edición 2015. Informe de Resultados (Consolidado 125 Instituciones). Mar del Plata, diciembre de 2015.
Programa Nacional de Vigilancia de Infecciones Hospitalarias de Argentina (VIHDA). Reporte Anual Enero 2015 – Diciembre 2015. Mar del Plata – Argentina Mayo 2016.
Organización Panamericana de la Salud (OPS). Vigilancia Epidemiológica de las Infecciones Asociadas a la Atención de la Salud. Módulo III: Información para gerentes y directivos. Washington, D.C.2012.

CAPÍTULO 8

BIOSEGURIDAD EN TRASPLANTADOS Y OTROS INMUNOCOMPROMETIDOS

Miguel A. De Cristófano, Beatriz I. Livellara, Analía M. De Cristófano

La muerte del huésped no es el objetivo primario de los microorganismos. Es más bien un accidente por daño colateral.
Dr. Joshua Lederberg[1]

TRASPLANTADOS Y OTROS INMUNOCOMPROMETIDOS. NUEVOS HUÉSPEDES PARA LOS MICROORGANISMOS DE SIEMPRE

1. Introducción

El avance vertiginoso de las ciencias médicas en las últimas décadas del siglo XX, en cuanto a las técnicas quirúrgicas, la experiencia en el seguimiento clínico, los cuidados de enfermería, las posibilidades diagnósticas tanto del laboratorio bioquímico, como el de diagnóstico por imágenes, los tratamientos con nuevas drogas y la posibilidad de realizar el seguimiento evolutivo de las enfermedades, han significado un gran paso adelante hacia la prolongación de la vida de ciertos pacientes que, hace varias décadas atrás no tenían posibilidades de recuperación.

Esta sobrevida, lograda bajo circunstancias particulares de tratamientos, relacionados fundamentalmente con la implementación de terapias inmunosupresoras, sean estas las consideradas quimioterapias para pacientes oncológicos, como aquellas utilizadas para evitar el rechazo en los pacientes trasplantados, ha provocado una profunda modificación de la relación huésped – microorganismo, llevando el laboratorio de diagnóstico microbiológico (en todas sus áreas de estudio) a un plano de exigencia equivalente al del laboratorio de química clínica. La definición de una etiología microbiana de urgencia tomó prácticamente el mismo valor que el informe inmediato de un recuento de blancos o el informe de un sedimento urinario en un servicio de emergencias hospitalarias.

Es necesario hacer una distinción particular sobre este tipo de pacientes, (Ver Tabla 8-1) ya que, entre otras patologías, se ven expuestos a infecciones por microorganismos que solo excepcionalmente son motivo de infecciones severas en pacientes de la comunidad.

La emergencia de la infección por el virus de la inmunodeficiencia humana y su relación con la progresión al Síndrome de Inmunodeficiencia Adquirida (SIDA), también generó la aparición de nuevos huéspedes expuestos a infecciones por gérmenes oportunistas o presentaciones atípica de patologías conocidas, las mismas se tratan en el capítulo correspondiente a HIV-SIDA.

> Definimos como huésped inmunocomprometido a aquellas personas que padecen una situación anormal en la cual están reducidos o anulados los mecanismos de defensa para combatir las infecciones, haciéndolos, por lo tanto, susceptibles de sufrir infecciones por distintos microorganismos, incluyendo aquellos pertenecientes a la propia microbiota u otros oportunistas ambientales.

2. El huésped neutropénico

La neutropenia (granulocitopenia) constituye una situación importante para tratar en forma particular. Definimos al huésped neutropénico como aquel que su recuento de neutrófilos en sangre periférica exponga valores menores a 1500 elementos/uL[2]. El grado de disminución del número de los neutrófilos define la severidad de la situación del paciente frente a las infecciones. (Ver en Tabla 8-2 Clasificación de las neutropenias según su gravedad y sus consecuencias clínicas)

3. Trasplantología

La posibilidad de recibir un trasplante ha resultado en una oportunidad de sobrevida para miles de pacientes que pocas décadas atrás estaban condenados a sufrir patologías crónicas inhabilitantes con alta tasa situaciones con riesgo de vida. La trascendencia médica y los costos elevadísimos de los trasplantes justifican el cumplimiento de estrictos protocolos de evaluación de los donantes,

[1] **Joshua Lederberg**, (May 23, 1925 – February 2, 2008) Premio Novel de Medicina 1958. "Paradoxes of the Host-Parasite Relationship" ASM News (1999) 65:811-816.

[2] uL (microlitro) = mm2 (milímetro cúbico)

Tabla 8-1. Clasificación de huéspedes y situaciones que llevan a clasificarlos como inmunocomprometidos.

Huésped	Situación
Neutropénico	• Quimioterapia intensiva: con Citostáticos (Leucemia aguda, Linfomas y neoplasias sólidas) • Infiltración medular maligna: Leucemia aguda, Leucemia mieloidea crónica. • Inducida por medicamentos (mecanismos tóxicos o alérgicos): antibióticos, analgésicos, anticonvulsivantes, antiinflamatorios no esteroides, tirostáticos, antihistamínicos, hipoglucemiantes. • Infecciosas: como Tuberculosis diseminada, Brucelosis, HIV-SIDA, EBV • Tóxicos: solventes orgánicos, plaguicidas, benzoles. Idiopáticas.
Inmunodeficiencias primarias o congénitas	• Deficiencias en la inmunidad humoral • Deficiencias en la inmunidad celular
Situaciones fisiológicas (relacionadas con algún tipo de inmunocompromiso)	• Edad (neonatos – ancianos) • Embarazo • Situaciones de estrés
Situaciones patológicas	• Paciente neutropénico • Diabetes • Desnutrición • Insuficiencia renal • Síndrome nefrótico • Hepatopatías / cirrosis • Leucemias / Mielomas / linfomas • Infecciones por microorganismos inmunomoduladores. - HIV - EBV - CMV - Tuberculosis
Trasplantados	• Precursores Hematopoyéticos • Órganos sólidos
Empleo de fármacos	• Inmunomoduladores / Inmunosupresores • Tratamientos prolongados con antivirales • Medicamentos utilizados en quimioterapia.
Otros	• Pacientes con quemaduras severas • Personas sometidas a agentes químicos o radiaciones.

Tabla 8-2. Clasificación de neuropatías según su gravedad[3].

Gravedad	Recuento de neutrófilos	Consecuencias clínicas
Leve	Valores entre 1500 y 1000 elementos/uL	Situación prácticamente habitual frente a posibles infecciones.
Moderada	Valores entre 1000 y 500 elementos/uL	Predisposición moderada a sufrir infecciones por microorganismos oportunistas o componentes de la Microbiota habitual. Suelen manejarse ambulatoriamente
Severa	Valores menores de 500 elementos/uL	Predisposición significativa a sufrir infecciones severas. Estos pacientes deben tener manejo hospitalario. Estos pacientes suelen cursar con escasa o nula sintomatología de estar sufriendo una patología infecciosa.
Profunda	Valores menores de 100 elementos/uL	
Prolongada	Valores menores de 500 elementos/uL por 7 o más días	

así como de los receptores, orientados a evitar o reducir la posibilidad de contraer infecciones graves.

En líneas generales, el manejo clínico de estos pacientes se basa fundamentalmente en la prevención y en tal contexto, el diagnóstico microbiológico debe plantearse dentro de un marco perfectamente preestablecido y considerando escrupulosos esquema de seguimiento pos-trasplante.

[3]Fuente: Del Pont JM, Casnueva E. Comité Nacional de Infectología Pediátrica. Consenso sobre el cuidado del paciente oncológico neutropénico febril. (Arch Argent Pediatr. 2010; 9:47-70) y Santolaya ME, Rabaglia T, Payá E, y colaboradores. Consenso Manejo racional del paciente con cáncer, neutropenia y fiebre Consensus: Rational approach towards. Rev Chil Infect 2005; 22 (Supl 2): S80 .

En los casos puntuales de sintomatología compatible con un cuadro infeccioso, **la respuesta del laboratorio de microbiología debe transformarse en una verdadera situación de emergencia, brindando al grupo médico (cirujano, clínico e infectólogo), datos fidedignos en el menor tiempo posible,** (metodologías diagnósticas rápidas, de alta sensibilidad y especificidad) como para poder tomar decisiones en tiempo y forma.

Los protocolos corrientes establecen diferencias en función del tipo de trasplante, considerando por un lado los **trasplantes de precursores hematopoyéticos** y por otro lado los **trasplantes de órganos sólidos**.

3.1. Trasplante de precursores hematopoyéticos.

Se refiere comúnmente al trasplante de médula ósea. El procedimiento consiste en eliminar toda la médula ósea enferma del paciente (con radioterapia o quimioterápicos) y reemplazarla por células hematopoyéticas nuevas, sanas.

Estos trasplantes pueden ser: **autólogos**, cuando se extrae médula del paciente, se la procesa para eliminar las células patológicas y se la vuelve inyectar al mismo paciente; o puede ser **alogeneico**, cuando la médula ósea es de otra persona. Este procedimiento trae aparejado la exposición a serios riesgos para el paciente en cuanto a las infecciones, asi como a una enfermedad inmunológica denominada "enfermedad injerto contra huésped"[4].

3.2. Trasplante de órganos sólidos.

Los factores de riesgo en este tipo de trasplante están asociados a:

Órgano trasplantado

[4]Ver http://www.cdc.gov/mmwr/preview/mmwrhtml/rr4910a1.htm Guidelines for Preventing Opportunistic Infections Among Hematopoietic Stem Cell Transplant Recipients

Tabla 8-3. Microorganismos relacionados con infecciones en el huésped inmunocomprometido.

Grupo microbiano	Localización	Microorganismos estadísticamente más representativos
Bacterias	• Aparato respiratorios • Piel y partes blandas. • Aparato urinario • Tracto gastroinstestinal • Infecciones asociadas al empleo de catéteres centrales y de corta permanencia.	• Microbiota endógena del paciente: - *E. coli* - *Klebsiella spp* - *Enterobacter spp* - *P. aeruginosa* - *Staphylococcus coagulasa negativo* • Emergencia de microorganismos con distintos patrones de resistencia a los antimicrobianos: - *S. aureus resistente a la meticilina (SAMR)* - *Enterococos resistentes a la vancomicina (EVR)* - *P. aeruginosa resistente a carbapenemes* - *K. pneumoniae resistente a carbapenemasas (KPC)* - Bacilos gran negativos productores de beta lactamasas de espectro extendido (BLEE) • Clostridium difficile (diarreas postratamiento antibiótico prolongado o infección intrahosp.)
Hongos		• *Candida spp* - *C. albicans* - *C. tropicalis* - *C. glabrata* • *Aspergillus spp* - *A. fumigatus* - *A. flavus* • *Pneumocystis jirovecii* • *Cryptococcus neoformans* • *Histoplasma capsulatum*
Parásitos		- *Crystosporidium spp.* - *Trypanosoma cruzzi* - *Strongyloides stecoralis* - *Toxoplasma goindii*
Virus		• Herpesvirus - HSV-1 / HSV-2 - CMV - VZV - EBV • Virus respiratorios de la comunidad - VRS - Influenza virus - Adenovirus • JC virus • Poliomavirus

Complicaciones de la cirugía.

Exposición dentro del ambiente hospitalario y con el alta, al domiciliario .

Intensidad del tratamiento inmunosupresor

Infecciones preexistentes en el receptor (infecciones latentes)

Infecciones presentes en el órgano trasplantado

(Ver Tabla 8-5. Riesgo de infección según el período pos-trasplante de órganos sólidos).

3.3. Evaluación pre-trasplante y pos-trasplante.

El éxito de los trasplantes depende no solo de una exigente evaluación del receptor y del donante, sino también de un seguimiento clínico especializado que contemple las situaciones de rechazo *versus* las posibles infecciones que pueda sufrir el receptor. (Ver Tabla 8-4: Evaluación pre y pos-trasplante).

Existen situaciones sobre las que en estos momentos se tiene un sólida experiencia en cuanto al diagnóstico, al seguimiento e incluso en la prevención como es la infección por CMV y otras en las que prima, como ya se dijo, en un diagnóstico rápido ("diagnóstico de emergencia") y con la máxima sensibilidad y especificidad disponible.

La situación frente al tratamiento con antimicrobianos en las infecciones bacterianas se ha visto complicado durante las últimas décadas, por la aparición de cepas multirresistentes y cepas con resistencias particulares.

La disponibilidad de drogas antivirales específicas para HSV, CMV y HIV, sumado a los tratamientos para los virus de patologías hepáticas (HBV y HCV) han sumado grandes aportes a la sobrevida de estos pacientes.

En la evaluación pre-trasplante se deben tomar en cuenta no solo los estudios del receptor sino también los realizados sobre el donante.

3.4. Seguimiento postrasplante

Incluye seguimientos diarios, semanales y mensuales de los agentes virales ya mencionados, que se realizan durante 24 meses posteriores al trasplante. El estudio de la infección por CMV constituye uno de los focos de atención más importantes en prácticamente todos los trasplantes, (con especial atención en el trasplante de médula ósea). Los seguimientos semanales pretenden cuantificar la carga viral en sangre periférica, como parámetro anticipado de probable evolución a la enfermedad.

3.4.1. Paciente con fiebre sin foco evidente

El paciente con fiebre sin foco aparente es un verdadero desafío para el clínico que recibe al paciente en el sector de emergencias, ya que debe asumir que cada hora que pasa sin diagnóstico y su tratamiento adecuado, representa una mayor probabilidad de evolución hacia una infección severa o eventos desfavorables, de complicada resolución. La diversidad de agentes etiológicos asociados a la presencia de fiebre generan un espectro muy amplio de presentaciones clínicas, involucrando a todas las especialidades médicas.

La evaluación de un paciente inmunocomprometido con fiebre, como es el caso de los trasplantados debe ser considerado como un caso grave hasta que se demuestre lo contrario.

La evaluación primaria de estos pacientes, involucra la valoración de los signos vitales y el estado de consciencia, para tomar decisiones en cuanto su compromiso general, fundamentalmente el manejo de las vías aéreas y atención del shock. En segundo lugar, descartar si el paciente tiene o no evidencia de sepsis. Los pasos siguientes, no siempre fáciles de precisar, incluyen valuar la posibilidad de identificar un foco, analizando factores de riesgo agregados como la presencia drenajes o catéteres, sin descartar el riesgo de un rechazo agudo. Además de la historia clínica y la evaluación clínica minuciosa del paciente se solicitarán estudios de laboratorio que incluyen primariamente: marcadores

Tabla 8-4. Riesgo de infección según el período post-trasplante de órganos sólidos.

Período pos-trasplante	Riesgo	Microorganismos relevantes
0 a 30 días	**Infecciones intrahospitalarias.** Asociadas a catéter Asociadas a la herida quirúrgica Infecciones del tracto respiratorio Infecciones del tracto urinario Infecciones del tracto gastrointestinal	*SAMR, EVR, ESBL, KPC, BLEE y otros BGN* *HSV 1 / 2* *CMV* *Candida spp* *Aspergillus spp.*
1 a 6 meses	**Infecciones relacionadas con las manifestaciones de la inmunosupresión** Infecciones oportunistas, infecciones virales (reactivación de infecciones latentes)	*Virus: HSV-1 / 2, HHV-6, HHV-8, VZV, CMV, ADV, HCV, HBV, JC virus, BK virus, Poliomavirus.* *Bacterias: Micobacterias, Listeria, Salmonella,* *Hongos: P. jirovecii, Histoplasma, Coccidioides,* *Parásitos: T. gondii, T. cruzi, S. stercoralis,*
Después de los 6 meses.	**Relacionado con la aceptación o rechazo del injerto**	Pacientes con buena aceptación del injerto: Infecciones de la comunidad, Influenza, neumonías. Pacientes con mayor o menor grado de rechazo (agudo o crónico): Se manifiestan las infecciones mencionadas en el período anterior

Tabla 8-5. Evaluación del donante y del receptor.

Evaluación pre-trasplante	
Evaluación del donante (1)	**Evaluación del Receptor y**
	• Historia clínica, historia familiar • Antecedentes de infección herpética (labial y/o genital) • Antecedentes epidemiológicos - Lugar de nacimiento - Viajes - Contacto con grupos de riesgo - Transfusiones - Enfermedades de transmisión sexual - Historia de inmunizaciones • Antecedentes sociales - Ocupación actual - Hobbies - Mascotas, animales domésticos • Otros antecedentes y exámenes clínicos
• Estudios de laboratorio: - Búsqueda de marcadores de hepatitis • AgHBs • AcHBs • AcHBc • HCV - Técnica de tamizaje para HIV (ELISA IgG, IgM + Ag p24) - HTLV 1 / 2 - Búsqueda de marcadores de la presencia de infecciones por herpesvirus. • Anticuerpos anti HSV-1 / 2 • Anticuerpos anti CMV • Anticuerpos anti EBV-VCA IgG (anti antígenos de cápsula viral) - VDRL (sífilis) - Brucelocis - Toxoplasmosis - Chagas - Urocultivo - Donantes cadavéricos: • Cultivo se secreciones respiratorias • Hemocultivo - Cultivos bacteriológicos y micológicos del líquido de transporte del órgano.	• Estudios de laboratorio - Búsqueda de marcadores de hepatitis • AgHBs • AcHBs • AcHBc • HCV - Técnica de tamizaje para HIV (ELISA IgG, IgM + Ag p24) - HTLV 1 / 2 - Búsqueda de marcadores de la presencia de infecciones por herpesvirus. - Anticuerpos anti HSV-1 / 2 - Anticuerpos anti CMV - Anticuerpos anti EBV-VCA IgG (anti antígenos de cápsula viral) - VDRL (sífilis) - Brucelocis - Toxoplasmosis - Chagas - Urocultivo - Cultivos de fauces y genitales. - Estudio de la portación de SAMR en hisopado nasal. - Estudio de la portación de EVR y Enterobacterias productoras de carbapenemasas o BLEE en hisopado anal - Parasitológico seriado de materia fecal.
• Intradermorreacción con PPD (tuberculina) en el caso de donante vivo.	• Intradermorreacción con PPD (tuberculina) • Inmunoterapia - Vacuna antiinfluenza - Anti. HBV - Evaluación de la necesidad de otras vacunas según el tiempo restante para la realización del trasplante, dado que en los casos de urgencia, no se aplican vacunas a virus atenuados (2). • Diagnóstico por imágenes - Radiografías de torax - Radiografías de senos paranasales

(1) **Evaluación del donante**: donante cadavérico o donante vivo relacionado (en general familiares directos con estudios de histocompatibilidad adecuados).
La positividad de alguna/s de estos ensayos de laboratorio pueden determinar la exclusión (Ver Tabla 8-5) o la inclusión con las medidas adecuadas como para prevenir la reactivación de algunos microorganismos (caso de CMV, HSV, EBV, VZV) o la implementación de un tratamiento preventivo (caso de toxoplasmosis, presencia de bacterias en el implante).
(2) Vacuna triple viral: Sarampión – Paperas – Rubéola; vacuna de Varicela

Tabla 8-6. Conducta a tomar según la serología del donante[5].

Serología	Resultado	Conducta
HBsAg	Negativa Positiva	Aceptar Rechazar
HCV (ELISA)	Negativa Positiva	Aceptar Rechazar
HIV 1 + 2 (ELISA)	Negativa Positiva	Aceptar Rechazar
HTLV 1 (ELISA)	Negativa Positiva	Aceptar Rechazar
VDRL ó RPR	Negativa Positiva con FTA abs neg Positiva con FTA abs POS	Aceptar Aceptar Rechazar
Chagas (2 determinaciones: HA / IFI / ELISA)	Negativa 2 Positivas 1 Positiva + 3era Positiva	Aceptar Rechazar Rechazar

[5]PPD = derivado proteico purificado para diagnóstico de tuberculosis latente (silenciosa)

de perfusión sistémica (gases en sangre, oximetría, lactacidemia), hemograma, análisis de orina, presencia de biomarcadores de inflamación aguda como la proteína C reactiva (procalcitonina, actualmente en revisión), hemocultivo, urocultivo, otros cultivos que se consideren oportunos, además del diagnóstico por imágenes en busca de focos. Esta evaluación permitirá tomar decisiones importantes para encarar la identificación etiológica de la infección. (Ver Tabla 8-7).

4. Transfusión de hemoderivados.

Si bien la transfusión sanguínea o de hemoderivados obtenidos de sangre periférica, es de alguna forma un tipo de trasplante, la misma difiere en número (cantidad de transfusiones), tecnología y en factores de riesgo asociados (no requieren cirugía), respecto de las operaciones de trasplante de órganos.

Según datos del Ministerio de Salud de la Nación Argentina, se realizan en el país unas 400.000 transfusiones de componentes sanguíneos al año[8]. Estas elevadas cifras de dadores a evaluar, hacen económicamente imposible cubrir el mismo espectro de estudios de laboratorio que se realizan sobre los donantes de órganos.

La transmisión de infecciones microbianas a través de transfusiones de sangre y derivados (paquetes globulares, plasma rico en plaquetas, etc) se conocen y estudian desde hace décadas, con gran preocupación por la transmisión de virus como los de la hepatitis B y C, así como del HIV y el HTLV. El estudio del antígeno de superficie de la hepatitis B (HBsAg) se introdujo en los bancos de sangre a principio de los años 70, a principios de los años 80 se sumó a este ensayo la detección de anticuerpos anti HBc , sumándose durante la misma década el estudio de HIV y HCV.

Los estudios de laboratorio sobre donantes de sangre en la república Argentina incluyen[9]:

✓ Búsqueda de marcadores de hepatitis
o AgHBs (antígeno de superficie del virus de la hepatitis B)
o HBcAc (anticuerpos anti core del virus de la hepatitis B)

Tabla 8-7. Agentes etiológicos epidemiológicamente relacionado con cuadros de fiebre en el paciente inmunocomprometido.

Grupo	Agente etiológico (1)
Bacterias	*Staphylococcus spp* *Streptococcus spp* *Eschericia coli* *Pseudomonas spp* *Klebsiella spp* *Salmonella spp* *Haemophilus influenzae* *Listeria monocytogenes* *Micobacterium tuberculosis* *Mycobacterium spp (atípicas)*
Virus	*Cytomegalovirus (CMV)* *Herpes Simplex Virus (HSV-1 y HSV-2)* *Varicela Zoster Virus (VZV)* *Virus del Epstein-Barr (EBV)* *Adenovirus (ADV) (2)*
Hongos	*Candida spp* *Aspergillus spp* *Cryptococcus neoformans*
Parásitos	*Cryptosporidium spp* *Pneumocystis jirovecii*

(1) Búsqueda en todos los materiales y localizaciones que el grupo clínico infectológico consideren adecuadas.
(2) Varios autores han descripto un creciente impacto de la infección por HHV-6 (Virus del Herpes humano tipo 6) en todo tipo de pacientes trasplantados, originando cuadros de fiebre persistente sin foco aparente, neumonitis, hepatitis, mielosupresión o encefalitis[7].

[7]Blasco, F y colaboradores.
[8]http://www.msal.gob.ar/prensa/index.php/noticias/noticias-de-la-semana/1346-en-argentina-cada-dia-mas-de-mil-personas-necesitan-recibir-una-transfusion-de-sangre-
[9]Consultar: Normas Administrativas y Técnicas. Plan Nacional de Sangre. Ministerio de Salud de la Nación. 2013 http://www.aahi.org.ar/wp-content/uploads/2014/01/Normas-2013.pdf; Ley Nacional de Sangre 22990: http://www.mpf.gov.ar/Institucional/UnidadesFE/Ufase/Trata/ElDelito/Organos/Ley_22990.pdf

o HCV (anticuerpos anti virus de la hepatitis C)

✓ Técnica de tamizaje para HIV (ELISA: incluyendo la búsqueda de anticuerpos anti HIV IgG e IgM específicos + búsqueda de antígenos virales: Ag p24)

✓ HTLV 1 / 2

✓ Sífilis (técnica de *screening* no treponémica tipo VDRL)

✓ Brucelosis

✓ Chagas (dos ensayos por distintas metodologías)

La positividad de alguna de estas pruebas inhabilita el empleo de la donación y exige la realización de ensayos confirmatorios, los que deben ser comunicados al donante. (Ver Tabla 8-8) Es importante contar con algoritmos diagnósticos de confirmación, antes de comunicar los resultados positivos a los donantes.

Los datos estadísticos de positividad en la serología de las unidades de hemoterapia del país, sobre más de 500.000 muestras han arrojado valores de:

0,198% para HBsAg, 0,460% para HCV y 0,190 para HIV; con una gran dispersión entre áreas geográficas / provincia y entre bancos de sangre de instituciones públicas y privadas, (Ver Flichman D y col.)

Con el intento de excluir riesgos de transmisión individual para las infecciones transmisibles el donante pasa por un protocolo de tamizaje que incluye, además de los ensayos serológicos, (en algunos servicios de medicina transfusional también se incluye hemograma y/o transaminasas), su historia clínica, un examen físico y una encuesta sobre sus hábitos.

El rápido desarrollo y evolución de las técnicas de amplificación de ácidos nucleicos (NAT: del inglés *Nucleic Acid amplificationTechnology*) ha ofrecido a la práctica de rutina diaria de los bancos de sangre, hacia fines de los años 90, la posibilidad de complementar los estudios serológicos con ensayos capaces de detectar las infecciones virales por HBV, HCV y HIV durante el período de ventana (pre-seroconversión) e incluso con variantes serológicos virales e infecciones persistentes, no detectadas por los reactivos comerciales[1]. NAT combina la ventaja de detectar en forma simultánea y específica los genomas virales, sean RNA o DNA, con alta sensibilidad, metodologías automatizadas y con un adecuado balance de costos, logrado este último por una forma de trabajo aceptada internacionalmente que se basa en procesar las muestras en *pools* preparados con alícuotas del mismo volumen de 6 (hasta 24) donantes; esto se da en llamar "*minipool*". Cuando un ensayo da positivo se vuelven a procesar en forma individual el total de muestras del *pool*.

Países como Canadá, Australia, EE.UU, Japón y gran parte de Europa implementaron entre los años 1998 y 2000

[1]Candotti & Allain.

Tabla 8-8. Positividad de los marcadores serológicos en unidades de medicina transfusional de la República Argentina.

Marcador serológico	Porcentaje de positividad Argentina (1)	Hospital de Clínicas General San Martin (2)	Porcentaje de positividad en hospital de la comunidad de la Ciudad Autónoma de Buenos Aires (3)
V.D.R.L	0,93%	-	0,80
Brucelosis	0,94%	-	0,07
Chagas	4,36	-	0,23
HIV	0,21%	0,23	0,11
HBV (HBsAg)	0,92	0,10	0,05
HCV	0,62	0,75	0,25
HTLV-1/2	0,025	-	0,12

(1) Pérez Bianco R, Santarelli M. Análisis de un relevamiento serológico para enfermedades transmisibles por transfusión de sangre a nivel nacional. Rev Arg Transf 1994; 20: 73-82

(2) Fundación Hemocentro Buenos Aires. http://www.hemobaires.org.ar/pdfs/8-Concordancias%20y%20discrepancias%20entre%20tec%20serologicas%20y%20molec-%20Dr%20Jorge%20Rey%2025-08-2010.pdf

(3) Estadísticas 2014-2015 Servicio de Medicina Transfusional del Hospital Italiano de Buenos Aires.

Tabla 8-9. Riesgo residual de transmisión de HIV, HCV y HBV.

Virus	**Unidades encontradas positivas con NAT en período de ventana/106 donaciones.** (1) (2001-2002)	**Unidades encontradas positivas en donantes de sangre EE.UU** (2)	**Unidades encontradas positivas en donantes de sangre, Argentina** (3) **(2010-2012)**
HIV	1.79	1:2.135.000	0:46.554
HCV	1.80	1:1.935.000	1:46.554
HBV	8.30	1: 205.000 a 488.000	0:46.554

(1)Velati C et all. Impact of Nucleic Acid Amplification Technology (NAT) in Italy in the Three Years Following Implementation (2011-2003). Eurosurvillance 2005; vol 10, issue 2.

(2)Stramer, SL. Current Risks of Transfusion-Transmitted Agent. Arch Pathol Lab Med, (2007) 131:702-707. Se logra reducir a un 10% el riesgo relativo de transmisión alcanzado con el empleo de la serología como único ensayo de tamizaje.

(3)Livellara BI y colaboradores. Relevancia de la Implementación de ensayos Moleculares en Bancos de Sangre; datos presentados en el WIV Congreso Argentino de Medicina Transfusional, septiembre de 2013. Los datos hasta dic de 2015 mantienen las mismas cifras ya alcanzando los 100.000 dadores 1 positivo para HCV, 0 para HIV y HBV).

las técnicas de NAT en sus donantes para hemoderivados.

En la república argentina se comenzó a probar esta técnica a principios de la década del 2000, consolidándose su empleo en grandes centros de Medicina Transfusional a partir del 2005- 2007.

Por la elevada posibilidad de transmisión y/o la trascendencia de la infección estos métodos fueron desarrollados para la detección de HIV, HCV y HBV.

Denominamos "riesgo residual" a la posibilidad de transmitir una infección determinada utilizando como método de tamizaje (screening) un ensayo determinado, en nuestro caso nos referimos a la posibilidad de transmitir HIV, HCV o HBV utilizando como método de estudio, solamente los ensayos serológicos. Ver en Tabla 8-9. Riesgo residual de transmisión de HIV, HCV y HBV.

Pese a los aportes del NAT en la reducción del período de ventana, el riesgo de transmisión sigue vigente habiéndose reportado casos de transmisión de los virus mencionados, asociados a transfusiones. La identificación de las fuentes tiene repercusiones importantes desde el punto de vista médico y legal, por esta última razón sería conveniente que antes de cualquier procedimiento se estudien por todas las metodologías disponibles no solamente a los dadores, sino también a los receptores, para documentar su estado previo frente a las infecciones en cuestión, antes de recibir la transfusión.

5. Fecundación asistida

Las técnicas de fecundación asistida también generan un ámbito donde la inversión técnico-económica justifica, sino exige, que se realicen todos los controles necesarios que permitan evaluar no solo el riesgo de transmisión de enfermedades infecciosas asociadas al cualquiera de los miembros de la pareja, sino también a las medidas preventivas que se deben tomar sobre la mujer mucho tiempo antes de recibir el óvulo fecundado, referido fundamentalmente a la inmunización con vacunas virales, sobre todo aquellos virus que pueden producir serias alteraciones fetales, (triple viral y varicela).

Para estos pacientes, la posibilidad de complicaciones severas exige definir estrategias basadas en estudio de costo-efectividad, justificando, en muchas oportunidades, el empleo de recursos diagnósticos disponibles de alta sensibilidad y especificidad, sobre todas las muestras biológicas que se consideren oportunas.

6. Conclusiones.

Lo expuesto en este capítulo es una aproximación básica a toda la problemática de las infecciones en pacientes inmunocomprometidos con especial atención sobre el paciente trasplantado.

Es importante tomar en cuenta que desde el punto de vista práctico y de la evaluación costo-efectividad, es imposible definir a un órgano o tejido como estéril, o sea libre de todo microorganismo.

Tomaremos unos pocos ejemplos para exponer magnitud de esta problemática.

Caso 1: Transmisión de chagas por trasplante de órganos, riñón, hígado, corazón [2]. En regiones donde la enfermedad de Chagas no es endémica, como en los EE.UU., no suele estudiarse de rutina a los dadores de órganos ni de sangre para evaluar la presencia del *Tripanosoma cruzi*, sin embargo, el incremento migracional globalizado genera que personas de zonas endémicas de esta enfermedad vivan en áreas no endémicas, constituyéndose en dadores potenciales y reales de órganos o sangre. A través de distintas publicaciones científicas se mencionan infecciones de Chagas agudo con importante índice de mortalidad en pacientes que han recibido órganos de pacientes oriundos de zonas endémicas. (Se sugiere recurrir a las citas bibliográficas para ampliar el tema).

Caso 2: Transmisión del virus de rabia por trasplante de órganos, riñón, hígado, corazón, córnea[3].

El 15 de marzo de 2013 el Center for Disease Control and Prevention (CDC) confirma la muerte de un paciente receptor de un riñón, 18 meses después del trasplante con diagnóstico de infección por virus de rabia. El donante, un joven de 20 años recluta de la Fuerza Aérea en Carolina del Norte, murió en Florida con síntomas similares a la rabia aunque no se llegó a diagnosticar y cuatro de su corazón, hígado y los dos riñones fueron trasplantados a cuatro pacientes. Después de haber sido diagnostica en el paciente citado, los otros tres pacientes y alrededor de 23 personas más cercanas a los mismos fueron estudiadas, vacunadas y tratadas con gama hiperinmune preventivamente. La vacunación masiva contra el virus de la rabia en animales domésticos ha bajado la tasa de infección a cifras mínimas. Esta baja incidencia de la enfermedad, la no disponibilidad de ensayos diagnósticos rutinarios en laboratorios hospitalarios y el prolongado tiempo que lleva el diagnóstico en los centros especializados, son los tres factores que hacen inviable la búsqueda de este virus en todos los donantes de órganos.

Necesariamente debemos reconocer que el aumento del número de trasplantes, asociado facilidad de movilidad de personas de distintas áreas geográficas, ha incrementado el riesgo de transmisión de enfermedades infecciosas, incluso aquellas provocadas por microorganismos emergentes o inusuales. El grupo de profesionales que atiende a receptores de trasplantes de órganos y tejidos, deben ser conscientes del potencial de transmisión de enfermedades infecciosas, aceptar como desafío el reconocimiento de ciertas presentaciones atípicas de microorganismos conocidos e inclusive la posibilidad eventual de encontrar microorganismos de rara probabilidad de hallazgo.

[2]Chagas Disease after Organ Transplantation – United States, 2001. MMWR march 15, 2002/51(10), 210-212 https://www.cdc.gov/parasites/chagas/es/informativa/detallada.html ; https://www.cdc.gov/mmwr/preview/mmwrhtml/mm5529a3.htm ;

[3]Transmission of Rabies Virus from an Organ donor to Four Transplant Recipients. N Engl J Med 2005, 352:1103-1111. http://www.cdc.gov/rabies/es/localizacion/index.html

Desde el punto de vista del diagnóstico de laboratorio, esta permanente emergencia y re-emergencia de microorganismos y sus variantes en los trasplantes, incluyendo las transfusiones de hemoderivados, constituye un desafío motivador para el desarrollo de nuevas tecnología capaces de reducir aún más las posibilidades de transmisión de enfermedades.

BIBLIOGRAFIA

Candotti D; Allain JP. Molecular Virology in Transfusion Medicine Laboratory; Blood Trnsfus 2013; **11**:203-2016.

Del Pont JM, Casnueva E. Comité Nacional de Infectología Pediátrica. Consenso sobre el cuidado del paciente oncológico neutropénico febril. Arch Argent Pediatr. 2010; **9**:47-70.

Flichman D, Blejer JL, Livellara BI y col. Velati et al, Prevalence and trends of markers of hepatitis B virus, hepatitis C virus and Human Immunodeficiency virus in Argentine Blood Donors. Infectiosu Diseases 2014 **14**:218-226.

Guías de recomendaciones sobre diagnóstico, tratamiento y prevención de infecciones en pacientes con cáncer. Rev. argent. microbiol. 2013 vol.46 supl.1. Ciudad Autónoma de Buenos Aires 2014

Guidelines for Preventing Opportunistic Infections Among Hematopoietic Stem Cell Transplant Recipients. Morbidity and Mortality Weekly Report, Vol 49/ Nº RR-10; Octubre 2000. U.S. Department of Health & Human Services. Centers for Disease Control and Prevention (CDC) Atalanta, GA 30333

Jinyong P, Tae Min K, Jeong-Hwan H, Nak-Hyun K, Pyoeng Gyun C, Kyoung-ho S, Eu Suk K, Sang-Won P et all. Risk Factors for Febrile Neutropenia during Chemotherapy for HIV-Related Lymphoma. J Korean Med Sci. 2012 Dec; **27**(12): 1468–1471.

MillerJM. Specimen Management in Clinical Microbiology, Second Edition. American Society for Microbiology, 1999, 1325 Massachusetts Av. NW, Washington, DC 200005-4171

Protocolos de los programas de Transplante Hepático y Cardio-Pulmonar del Hospital Italiano de Buenos Aires.

Santolaya ME, Rabaglia T, Payá E, y colaboradores. Consenso Manejo racional del paciente con cáncer, neutropenia y fiebre Consensus: Rational approach towards. Rev Chil Infect 2005; **22** (Supl 2): S80.

CAPÍTULO 9

EL RIESGO BIOLÓGICO QUE TRANSCIENDE LA INSTITUCIÓN DE SALUD

Horacio A. Micucci

Introducción

Como se ha escrito en el capítulo 5, cuando se analiza el riesgo en la manipulación de material biológico infeccioso, es habitual que se concentre la atención en lo que ocurre dentro del establecimiento donde eso se hace, ya sea una institución de salud o un establecimiento de fabricación de productos biológicos. Surge así un concepto de la bioseguridad restringido a lo intra-institucional. Sin embargo hay formas en que ese riesgo trasciende esos límites y esto amplía la visión de la bioseguridad para extenderse a la protección de los habitantes (ya no solamente los pacientes) y de su entorno: una bioseguridad territorial, interregional y de fronteras, que expande sus conceptos a la protección ambiental e, incluso, a la Defensa Nacional.

Las dos formas principales en las que el riesgo biológico sale al exterior del establecimiento de salud o de producción de material biológico infeccioso son:

1. El transporte, en sus diversos modos, de sustancias capaces de producir infección ya sea como material biológico destinado a la producción y sus insumos o a ser administrado a personas o animales o como especímenes para diagnóstico.
2. El descarte de los residuos biopatogénicos y su posterior transporte y disposición final, tema que se tratará en el capítulo siguiente.

Respecto al primer punto, se incluyen en este tipo de transporte los especímenes para diagnóstico y los productos biológicos, ambos definidos con precisión en la legislación argentina.

La necesidad de llevar a cabo determinaciones, que por su nivel de complejidad, no se realizan en todos los sitios, ha conducido a la aparición y desarrollo de laboratorios de diagnóstico especializado que reciben muestras biológicas potencialmente infecciosas de lugares muchas veces muy distantes del sitio receptor, en gran número y de peligrosidad variada. La existencia de laboratorios que realizan varios miles de determinaciones diarias con especímenes que provienen de otros varios miles de centros, donde se ha hecho la extracción de la muestra, se ha convertido en un fenómeno habitual en la actualidad.

También son transportados especimenes destinados a realizar determinaciones que forman parte de ensayos clínicos para probar los efectos de medicamentos en las fases previas a su aprobación por las autoridades correspondientes.

Hay análisis o determinaciones que no todos los centros de diagnósticos, públicos o privados, pueden realizar, ya sea por carecer de la capacidad tecnológica y estructural necesaria o porque algunas de esas determinaciones son de baja frecuencia y exigen aparatología de alto costo y por ello su realización debe ser concentrada en algunos pocos lugares para que sea económicamente viable.

También se transportan sustancias infecciosas de la mencionada clase 6 de la clasificación de la ONU como productos biológicos destinados a terapéutica o insumos para la fabricación de los mismos.

El traslado de muestras y productos biológicos se realiza por diversos medios.

Respecto al transporte aéreo de estas sustancias se debe seguir la normativa, periódicamente actualizada, que establece las indicaciones correspondientes. La Guía de regulaciones para el transporte de sustancias infecciosas 2015-2016 de la Organización Mundial de la Salud y la Reglamentación sobre Mercancías Peligrosas (DGR) – 2016 (57ª Edición) IATA, son materiales de consulta obligada.

En este capítulo se hará referencia al transporte por carretera de sustancias infecciosas. Aunque es frecuente y de notable volumen, sumando la cantidad de muestras que comprende, no cumple a menudo la legislación vigente en Argentina. Es más, puede afirmarse que hay un alto grado de desconocimiento de esa normativa por parte de los actores involucrados en él. Más aún, lo anterior ocurre tanto en ámbitos privados como públicos.

El transporte de especímenes para diagnóstico, exige una visión ampliada de la bioseguridad, como se ha indicado en el capítulo 5. Pero también incorpora a la biocustodia o bioprotección. Esta claro que hay una responsabilidad de Bioseguridad, pero también de Biocustodia, con el espécimen para diagnóstico que sale o entra en la institución. Las epidemias sufridas hace algún tiempo en Argentina y las ocurridas en otros lugares ponen a la orden del día la necesidad de contar con un transporte seguro de los especímenes para diagnóstico, antes que se produzcan eventos indeseables y evitables.

Las condiciones de calidad pre-analítica incluyen un embalaje adecuado, un transporte rápido y seguro y una recepción correcta. Para ello el derivador de la muestra, el transportista de la misma y el receptor deben actuar coordinadamente. Se asegura así la trazabilidad de ese espécimen para diagnóstico.

Se puede definir a la logística como la ciencia y el oficio (entendido éste como capacidad para poner en práctica un conocimiento) de llevar un insumo, cualquiera sea éste, a un lugar indicado, en el momento indicado, en las condiciones exigibles y al menor costo económico y social. Por ello, resolver correctamente el transporte por carretera de especímenes para diagnóstico es un desafío primordial para la logística.

Definiciones

Es conveniente introducirse en el tema estableciendo una serie de definiciones necesarias para considerarlo.

Los especímenes para diagnóstico se encuentran incluidos dentro de la subdivisión 6.2 junto con los productos biológicos.

Para las definiciones de sustancias infecciosas, especímenes diagnósticos y productos biológicos, aunque hay distintas fuentes, se usan aquí, fundamentalmente, las de la ley 24.449 de la República Argentina, su decreto reglamentario 779/95, el anexo S del mismo y la Resolución de la Secretaría de Obras Públicas y Transporte 195/97, ya que se trata de la legislación obligatoria en este país. Estas normas rigen para el tránsito de este tipo de sustancias entre las provincias, de éstas con la Ciudad Autónoma de Buenos Aires, hacia el exterior y en todo ámbito federal (rutas nacionales, puentes sobre vías navegables limítrofes, etc.).

La Resolución 145 del año 2003 del Ministerio de Salud de la Nación contiene definiciones similares e incorpora lo establecido por la Resolución 195/97, ya mencionada.

Es de destacar que todo lo relativo a estas sustancias está incorporado como Apéndice 2 Clase 6 en el Reglamento general para el transporte de mercancías peligrosas por carretera (MERCOSUR).

El Anexo I. Capítulo I. Inciso 1.10, de la Resolución 195/97, dice que:

"Sustancias infecciosas son las que contienen microorganismos capaces de desarrollar enfermedades por acción de las bacterias, los virus, las riquettsias, parásitos, hongos, o una combinación, híbridos o mutantes, que se sabe o se cree que producen enfermedades a los animales o a las personas. La forma de clasificación de las toxinas, microorganismos genéticamente modificados, productos biológicos y especímenes para diagnóstico, como también las exigencias relativas al embalaje de las sustancias de esta división se encuentran en el Apéndice 2 de este Anexo."

Y en el Capítulo IV de la misma Resolución, en el listado de mercancías peligrosas, aparecen con código de la UN 2814 y riesgo 6.2, las "sustancias infecciosas que afectan a seres humanos" y, con código de la UN 2900 y riesgo 6.2, las "sustancias infecciosas que afectan solamente a animales".

El mencionado Apéndice 2 del Anexo I de la Resolución mencionada, en el inciso 2.2.1.Definiciones, repite la definición de sustancia infecciosa y agrega:

"Las toxinas de origen vegetal, animal o bacteriano que no contengan ninguna sustancia ni organismo infeccioso o que no estén contenidas en dichas sustancias u organismos deben ser transportadas con el número 3172 de la ONU".

Posteriormente clasifica a los microorganismos genéticamente modificados y a los animales portadores de los mismos según sean asimilables o no a sustancias infecciosas.

Define luego:

Productos biológicos: Son los productos acabados que hayan sido elaborados conforme a los requisitos establecidos por las autoridades sanitarias nacionales y se transporten con aprobación o licencia especial de tales autoridades, o a los productos biológicos acabados que se transporten para el desarrollo técnico o la investigación antes de obtener la licencia y que estén destinados a ser administrados al hombre o a los animales, o a los productos que estén destinados al tratamiento experimental de los animales y que hayan sido preparados conforme a las exigencias de las autoridades nacionales. Se entienden también por tales, los productos biológicos no acabados que hayan sido preparados según los procedimientos establecidos por los organismos gubernamentales competentes. Las vacunas consistentes en gérmenes vivos destinados al uso animal o humano se consideran productos biológicos y no sustancias infecciosas. Este artículo no se detiene en este aspecto pero conviene destacar que estas sustancias tienen indicaciones específicas de transporte por carretera.

La Resolución 195/97 también especifica que:

Especímenes para diagnóstico**:** Son cualesquiera de las materias de origen humano o animal, como, entre otras cosas, las excreciones, las secreciones, la sangre y sus componentes, los tejidos y los líquidos tisulares que se transporten para diagnóstico, pero sin incluir los animales vivos infectados".

Los especímenes para diagnóstico y los productos biológicos se dividen en tres grupos, según esta Resolución:

1. Los que se sabe que contienen o se considera probable que contengan sustancias infecciosas (por ejemplo los que serán sometidos a una prueba de confirmación diagnóstica) y que serán considerados sustancias infecciosas.
2. Aquellos en que es poco probable que contengan

sustancias infecciosas (por ejemplo los especímenes para diagnóstico que se envíen para ser sometidos a un análisis ordinario o para que se haga un primer diagnóstico). Se sujetarán a todas las disposiciones de las sustancias infecciosas excepto si satisfacen condiciones que se analizan más adelante. (Como se advertirá, la caracterización de peligrosidad poco probable dada a una muestra destinada a un análisis de rutina contradice las más elementales reglas de bioseguridad, pero así lo dice la norma citada. Sin embargo este aspecto es resuelto en la práctica, al establecer condiciones respecto al tipo de envase a utilizar y al límite máximo de volumen de especímenes para diagnóstico, de este grupo, que es permitido transportar sin cumplir normas que establecen el tipo de vehículo a utilizar y las características de la licencia del conductor).

3. Los que se sabe a ciencia cierta que no contienen sustancias infecciosas. Estos últimos no requerirán ninguna precaución especial.

Envases indicados

Respecto indicaciones acerca del embalaje para sustancias infecciosas (conocido como triple envase), la Resolución 195/97 de la Secretaría de Obras Públicas y Transporte, en el Apéndice 2, inciso 2.2.3.5., establece que un embalaje debe incluir los siguientes elementos esenciales:

I.- Un embalaje interior que comprenda:

a. un recipiente primario estanco
b. un recipiente secundario estanco
c. material absorbente colocado entre el recipiente primario y el secundario en cantidad suficiente para absorber la totalidad del contenido. Si se colocan varios recipientes primarios en un solo embalaje secundario se los debe envolver individualmente para evitar todo contacto entre sí.

II.- un embalaje exterior con resistencia adecuada con relación a su capacidad, masa y uso al que esté destinado y con una dimensión no menor a 100 mm (en uno de sus lados). Los embalajes interiores que contengan sustancias infecciosas no deben agruparse en el embalaje exterior con mercancías de otros tipos.

Otras indicaciones del mismo origen son las siguientes:

Sustancias liofilizadas: se utilizarán como recipientes primarios ampollas de vidrio selladas al fuego o tubos con tapón de caucho y provistos de un encapsulado metálico.

Sustancias líquidas o sólidas: para temperatura ambiente o superior: recipientes primarios de vidrio, de metal o de plástico. Las aberturas deben estar selladas al calor, tapones envolventes o cápsulas metálicas de bordes fruncidos. Las tapas roscadas deben reforzarse con cinta adhesiva.

Sustancias refrigeradas: el hielo o el hielo seco deben colocarse alrededor del embalaje secundario. Deben tener soportes para que los recipientes mantengan la posición si se funde el refrigerante. Para el hielo el embalaje exterior debe ser estanco, para el hielo seco debe permitir la salida del dióxido de carbono. Los recipientes primario y secundario deben conservar su integridad a la temperatura del refrigerante utilizado. Ídem para el nitrógeno líquido.

Sea cual fuere la temperatura del transporte, los recipientes primario y secundario deben soportar, sin que haya derrame, una presión no menor a 95 kPa y temperaturas entre –45 y +55 ºC.

Animales vivos infectados: En embalajes específicos estancos para sus gérmenes, como los utilizados para animales asépticos, con la etiqueta "sustancia infecciosa" y "animal vivo".

En cuanto a las características técnicas de los embalajes, la Resolución 195/97 de la Secretaría de Obras Públicas y Transporte exige el cumplimiento de distintos ensayos para la aprobación de envases. Estos comprenden ensayos de caída libre y de perforación, que se realizan llenando los recipientes con agua hasta un 98% de su capacidad (si el espécimen al cual está destinado el envase tiene que ser transportado congelado, se usará, en su reemplazo, agua a -18 ºC, con anticongelante).

En los ensayos de caída libre, estos se realizan lanzando el envase desde 9 metros sobre una superficie horizontal rígida, no elástica y plana.

Si es una caja se repite el procedimiento cinco veces, en posiciones que se indican expresamente. Si es un bidón se repite la caída tres veces en posiciones que también se establecen.

Los ensayos se repiten después de colocar los recipientes en agua por 5 minutos y escurrido un tiempo máximo de 30 minutos a 23 ºC y a una humedad relativa del 50%.

Se vuelven a repetir después de colocar la muestra durante 24 horas a 18 ºC bajo cero, después de transcurridos no más de 15 minutos de retirado de esa temperatura.

En ningún caso deberán producirse derrames en los envases primarios y secundarios.

En cuanto a los ensayos de perforación se realizan de la siguiente manera: si los envases, acondicionados como se indicó más arriba, pesan menos de 7 Kg se colocan sobre una superficie plana y se les deja caer libremente encima, desde un metro, una barra cilíndrica de acero de por lo menos 7 Kg, no mayor de 38 mm de diámetro y cuyo extremo de impacto tenga no más de 6 mm. En cambio, si pesan más de 7 Kg se dejan caer los recipientes sobre la barra de características descriptas, fija en posición vertical, que sobresalga no menos de 20 cm y no menos de la distancia entre el recipiente primario y la superficie externa del terciario (la que no deberá ser menor de 200 mm), desde la distancia de 1 metro.

En ambos casos se admite la perforación del embalaje secundario, con la condición de que no se produzca derrame alguno en los recipientes primarios.

También hay indicaciones respecto a las condiciones del transporte.

Como se indicó más arriba, la Resolución 195/97 de la Secretaría de Obras Públicas y Transporte de la Nación establece que los especímenes para diagnóstico y los productos biológicos se dividen en tres grupos. Conviene repasar este tema dado que aquí se presentan errores de interpretación por parte de los que intervienen en el transporte. Los tres grupos son:

1. Los que se sabe que contienen o se considera probable que contengan sustancias infecciosas (por ejemplo los que serán sometidos a una prueba de confirmación diagnóstica) y que serán considerados, siempre, sustancias infecciosas.
2. Aquellos en que es poco probable que contengan sustancias infecciosas (por ejemplo los especímenes para diagnóstico que se envíen para ser sometidos a un análisis ordinario o para que se haga un primer diagnóstico).
3. Los que se sabe a ciencia cierta que no contienen sustancias infecciosas. Estos últimos no requerirán ninguna precaución especial.

Especímenes para análisis ordinarios o primer diagnóstico

Los especímenes del grupo 2 (aquellos en que es poco probable que contengan sustancias infecciosas, por ejemplo, según la resolución, los especímenes para diagnóstico que se envíen para ser sometidos a un análisis ordinario o para que se haga un primer diagnóstico) deberán ajustarse a todas las normas para sustancias peligrosas (vehículos especiales, choferes con licencia especial, etc.) excepto si:

a. El recipiente primario contiene hasta 100 ml de muestras.
b. El recipiente primario es estanco.
c. El embalaje exterior (terciario) contiene hasta 500 ml de muestras en total. Desde ya, no podrán transportarse, en el mismo vehículo, varios de estos embalajes terciarios, aumentando indirectamente la cantidad permitida por la norma.
d. El embalaje satisface todas las pruebas indicadas para sustancias infecciosas. El tipo de embalaje, por lo tanto, es ineludible.

Se recuerda que, además de lo anterior, las sustancias declaradas como infecciosas (grupo 1) y aquellas del grupo 2 que excedan el volumen de 500 mililitros en el envase total terciario (embalaje exterior) por vehículo, deben cumplir:

a. Todas las normas de identificación del transporte establecidas en la resolución 195/97 y el anexo S del decreto 779/95 reglamentario de la ley de tránsito.
b. En los lugares de carga y descarga y transbordo, las sustancias 6.2 deben mantenerse aisladas de los productos alimenticios o de consumo
c. Acción coordinada entre el expedidor, transportista y receptor
d. Planes de contingencia para accidentes
e. No hay cantidad mínima exenta
f. Transporte de acuerdo al Anexo S en lo que hace a sus características y expresa prohibición del transporte en vehículos de pasajeros (sólo se pueden transportar hasta 1 Kg de sustancias peligrosas para uso medicinal o de tocador)
g. No se puede mezclar mercadería peligrosa con otro tipo de ellas
h. Conductores con certificados de habilitación específicos y curso de capacitación para la mercancía que transportan
i. Embalaje de acuerdo a lo que establece la Resolución.

Empresas transportistas, vehículos y conductores

Además de lo anterior, también se establecen las características y obligaciones de las empresas transportistas, los vehículos y los conductores de los mismos

Respecto a las empresas dedicadas al transporte del que aquí se trata, se encuentran sujetas a la Ley Nº 24.653 que se aplica a todo traslado de bienes en automotor y a las actividades conexas con el servicio de transporte, desarrollado en el ámbito del Estado Nacional, que incluye el de carácter interjurisdiccional, entendiéndose por tal al efectuado entre las provincias o entre éstas y la Ciudad Autónoma de Buenos Aires; el realizado entre puertos o entre estos y aeropuertos nacionales, con una provincia o la Ciudad Autónoma de Buenos Aires, el de carácter internacional, que comprende el realizado entre la República Argentina y otro país y el efectuado entre otros países, en tránsito por Argentina. Dentro de cada provincia deben someterse a la legislación de la jurisdicción correspondiente.

El Decreto 1035/2002 reglamenta la ley mencionada y establece en su artículo 4º que: "Únicamente se podrá exigir para circular, a los vehículos afectados al transporte interjurisdiccional de cargas, la siguiente documentación:

a. Constancia de inscripción en el Registro Único del Transporte Automotor (R.U.T.A.).
b. Constancia de realización de la revisión técnica obligatoria, la que se acreditará, mediante la oblea que deberá ser adherida en los parabrisas o cualquier otro instrumento, que a tal fin, determine la Autoridad de Aplicación.
d. Licencia de conductor y Licencia Nacional Habilitante, en los supuestos que corresponda.
e. Documento de transporte, carta de porte o guía, de conformidad con lo establecido en la Ley Nº 24.653.
f. En caso de transporte internacional la documentación determinada por los Acuerdos, Tratados y Convenios.
g. Cédula de Identificación del Automotor.
h. Constancia de la contratación y vigencia de los seguros obligatorios.
i. En los casos de vehículos afectados al transporte de cargas peligrosas, la documentación específica exigida por la normativa vigente en la materia.
j. En los supuestos en que el tránsito requiera de un permiso especial de circulación, el instrumento que acredite la concesión del mismo."

Los conductores deberán tener Licencia Nacional Habilitante para Cargas Peligrosas, con capacitación recibida según Resolución Nº 110/97 y la Sección IV,

Artículo 27 del Anexo S del Decreto 779/95. El mismo decreto en su Sección I se refiere a las condiciones del vehículo y su limpieza y en capítulo IV a la necesidad de tener procedimientos en caso de emergencia (planes de contingencia).

La resolución 145/03 del Ministerio de Salud y Acción Social de la Nación, ya mencionada, tiene detalles importantes referentes al etiquetado de los envases y la relación y coordinación entre el derivador del espécimen, el transportista y el receptor.

Por último la Provincia de Buenos Aires, por el Decreto 532/09 establece el Reglamento general para el transporte de mercancías peligrosas en jurisdicción provincial y en el artículo 3º del ANEXO IV de ese instrumento legal, titulado "Reglamento general para el transporte de mercancías peligrosas en jurisdicción provincial. Parte I. Titulo I. Disposiciones generales", dice: "Las normas referidas en el `Acuerdo sobre Transporte de Mercancías Peligrosas y sus Anexos´, aprobado en el ámbito del MERCOSUR y las contenidas en el Anexo I de la Resolución 195/97 de la Secretaría de Obras Públicas y Transporte de la Nación, forman parte del presente reglamento."

Debe destacarse que también existen dos normas del Instituto Argentino de Normalización (IRAM) de aplicación a la temática de este artículo. Ellas son las Normas Nº 80058-1 y la Nº 80058-2. Estas Normas son de aplicación voluntaria y suponen el cumplimiento previo de la toda legislación vigente. La segunda de ellas actualiza convenientemente todo lo relativo al plan de contingencia.

Conclusiones

La legislación que se ha descripto está plenamente vigente para todo transporte terrestre de especímenes para diagnóstico interjuridiccional (interprovincial o entre las provincias y la Ciudad de Buenos Aires). De la misma manera deberá cumplirse al cruzar fronteras y, también, en puentes y rutas de jurisdicción nacional. Esta legislación regula el tipo de envases, que deben tener características determinadas y su certificación por organismos habilitados para darla. El tipo de vehículos y la clase de licencia de los conductores y su capacitación también están legislados. En las jurisdicciones provinciales se cumplirá lo que cada una de ellas establezca.

Es un error frecuente creer que el triple envase es una simple combinación artesanal, sin ninguna certificación de cumplimiento. De la misma manera que es común el concepto equivocado de que una muestra de primer diagnóstico se puede trasladar, siempre y para cualquier volumen, en un vehículo de cualquier tipo y con chofer con licencia común. Es necesario resaltar que la exención para el cumplimiento de las condiciones del vehiculo y las características del chofer sólo valen para un volumen total, por vehiculo, que no supere los 500 mililitros de especímenes de primer diagnóstico y que las muestras que suponen confirmación de una patología infecciosa no pueden acogerse al beneficio del volumen. Sólo a modo de ejemplo, cabe decir que mientras que una determinación presuntiva como es la Investigación de HIV por ELISA puede ser incluida en aquella exención una confirmación por Western blot o una carga viral no podrá serlo en ningún caso. En todas las situaciones el envase certificado es ineludible.

La exigencia de planes de contingencia ante accidentes (derrames, etc) y de la capacitación del los conductores y acompañantes está contemplada también.

Por último debe recordarse que las normas de la OMS/OPS son sólo sugerencias y orientaciones que no pueden reemplazar a la ley vigente. De la misma manera que las normas IRAM son de aplicación voluntaria y, lejos de contraponerse a las normas legales vigentes, suponen su estricto cumplimiento previo.

Se recalca, por último, que lo normatizado por la ley 24.449 y agregados, puede tener vigencia en los estados provinciales, si éstos lo aceptan expresamente.

Como se ha dicho, existe un transporte de especímenes para diagnóstico de gran envergadura, estatal o privado, en territorio argentino. Y éste no siempre cumple las disposiciones vigentes, por razones diversas. Desde ya que la legislación no es una verdad eterna sino que debe ser estudiada y revisada periódicamente, pero un transporte inadecuado preanuncia hechos de los cuales después habrá que lamentarse.

Debe decirse que el aumento de especímenes para diagnóstico transportados lejos de su lugar de obtención obedece a distintas causas:

1. análisis especiales que no pueden ser realizados sino en centros de mayor complejidad, los cuales, a veces, no son suficientes en número en el sector estatal
2. tendencia a la centralización para abaratar costos y/o para concentrar el mercado en el sector privado de la salud.

A estas causas se han hecho diversas objeciones usando distintos argumentos. Algunos de ellos son:

a. A partir de un concepto de la salud pública coincidente con la Estrategia de Atención Primaria de Salud de la OMS (atención oportuna próxima a los lugares de vivienda y de trabajo de la población) se considera que la satisfacción de las necesidades de la misma determinan que no se debe tender a la centralización sino, todo lo contrario, a la descentralización y a los sistemas locales de salud. Esto conduce a menor tendencia a la derivación de especímenes para diagnóstico.

b. Dado que la centralización no abarataría los costos sino que los transferiría a la sociedad en la forma riesgos biológicos en el transporte de muestras que eluden los costos de un transporte adecuado, se postula evitar la transferencia de costos disfrazada de disminución de los mismos, oponiéndose a la centralización de estudios y reduciéndolos a un mínimo indispensable y siempre que ello no pueda evitarse.

c. Otro argumento está ligado a un proyecto de país ya que, se sostiene desde un concepto federal del mismo, todas las localidades y regiones debieran poder realizar, en lo posible, la mayor parte de las determinaciones evitando el traslado de muestras (con los riesgos descriptos) o de pacientes (con las incomodidades y trastornos a los mismos y sus familias), limitándose el transporte al mínimo indispensable.

Todo lo anterior exige una amplia discusión con la participación de todos los sectores implicados en el tema. Acuerdos cooperativos locales o provinciales para establecer centros comunes de mayor complejidad podrían ser una alternativa a los traslados a través de grandes distancias. Esto implicaría un mayor número de centros cooperativos o públicos capaces de procesar muestras destinadas a determinaciones de alta complejidad o de baja frecuencia, en la extensión del territorio nacional.

La posibilidad, siempre latente, de epidemias con microorganismos de alta peligrosidad exige que haya soluciones rápidas a este problema. En efecto, si antes de sufrir eventos indeseables no se logra desarrollar un sistema de traslado de especímenes para diagnóstico aceitado con una práctica previa, y cumpliendo la legislación vigente, puede haber graves accidentes que perjudicarían a la población y a su entorno. Lo anterior implica que todo análisis de riesgo, incluyendo las hipótesis de conflicto de la Defensa Nacional o de la prevención de catástrofes, debiera incluir estas cuestiones

En todos los casos las soluciones deben ser científicamente válidas, técnicamente eficaces y económicamente viables pero cumpliendo siempre con los requerimientos sociales, ambientales y de interés nacional, en este aspecto.

2.- El descarte de los residuos biopatogénicos y su posterior transporte y disposición final

Introducción

Los establecimientos de salud son aquellos destinados al diagnóstico, tratamiento, curación, prevención de la enfermedad y a la promoción de la salud humana y animal. Puede hacerse extensivo este concepto a los establecimientos de enseñanza e investigación de temas sanitarios así como a los de producción de materiales vinculados a la salud humana o animal. Todos ellos, como consecuencia de su actividad, generan residuos. Estos materiales, junto con aquellos que salen de los establecimientos con fines diagnósticos (especímenes de diagnóstico) son la forma en que el riesgo asociado a la manipulación de material de biológico trasciende los límites de la institución para afectar potencialmente al ambiente exterior y a la población que vive en él. Es importante establecer mecanismos y procedimientos destinados a permitir una gestión adecuada de los mismos. Por otra parte la experiencia indica que la gestión de residuos patogénicos es un aspecto importante de la bioseguridad y puede afirmarse que no habrá adecuadas condiciones de bioseguridad para los pacientes y para quienes trabajan en áreas de salud si no hay un adecuado manejo de los mencionados residuos.

En la Argentina hay situaciones dispares en el tema que nos aboca. Existe numerosa legislación pero es diversa, en ocasiones superpuesta, muchas veces contradictoria y en varios lugares inaplicable.

En las 24 jurisdicciones de la República Argentina hay leyes nacionales, 40 leyes provinciales y sus decretos reglamentarios, además de resoluciones de jerarquía diversa.

Existen zonas donde hay carencia de empresas tratadoras y recolectoras. Contradictoriamente en los centros urbanos cercanos o más poblados hay concentración monopólica de la oferta de transporte, tratamiento y disposición final. Todo lo anterior coexiste con deficiencias estructurales del transporte y logística en Argentina.

Debe recordarse que las Provincias se reservan el derecho de adherir a la legislación nacional, aceptarla con modificaciones o directamente tener una legislación propia. Hasta 1994 en la Ciudad Autónoma de Buenos Aires se aplicaba la ley Nacional 24.051 pero cuando se constituyó en Ciudad Autónoma dictó su propia ley (ley Nº 154).

Huelga decir que en aquellos lugares donde exista legislación, el generador de Residuos de Establecimientos de Salud deberá ajustarse a ella.

En este capítulo se seguirá la nomenclatura de la OMS para este tipo de materiales, habida cuenta de la dispar denominación (a veces errónea o confusa) con que se los designa en distintas provincias o municipios. En efecto, en la Argentina, a modo de ejemplo, los residuos peligrosos de establecimientos de salud han sido denominados, según la jurisdicción, como: patogénicos, biopatogénicos, patológicos, infecciosos, sanitarios, etc..

Siguiendo la concepción de la Organización Mundial de la Salud los residuos de establecimientos de salud (RES) pueden dividirse en dos grupos:

1. Aquellos asimilables a los domiciliarios, que carecen de riesgos para la población y el medio ambiente (RES sin riesgos). Provienen de áreas administrativas y de mantenimiento de los establecimientos.
2. Los RES peligrosos para la comunidad y el ambiente. (RES peligrosos)

Los RES peligrosos o riesgosos pueden, a su vez, clasificarse en:

1. Residuos infecciosos. Residuos con probable contenido de microorganismos patógenos. Cultivos de laboratorio, excrementos, secreciones, material o elementos que estuvieron en contacto con pacientes infectados, etc.
2. Residuos patológicos. Tejidos o fluidos humanos, partes del cuerpo, sangre, restos animales, etc.
3. Elementos corto-punzantes.
4. Residuos farmacéuticos.
5. Residuos de medicamentos que contienen drogas genotóxicas.
6. Residuos químicos. Residuos con alto contenido en metales pesados.
7. Residuos radiactivos.

Los residuos radiactivos suelen tener legislación específica que regula un tratamiento especial al que es preciso remitirse. Los residuos químicos también tienen, en distintas legislaciones (cuando las hay), indicaciones precisas de tratamiento y eliminación. Si no las hubiere, hay normas de manejo seguro al respecto referida a cada clase en cuestión. En este capítulo prestaremos especial atención a los restantes grupos de RES peligrosos, a los que alternativamente denominaremos Residuos Biopatogénicos.

La cantidad de residuos totales generados por cama y por día varían con el grado de desarrollo del país de que se trate y el tipo de establecimiento. Se afirma que en EE.UU. se generan de 7 a 10 Kg/cama/día de RES totales, en Europa la cifra es de 3 a 6 Kg/cama/día y en América Latina de 1 a 3 Kg/cama/día. De estos RES totales se estima, según las fuentes, que sólo entre un 10 a 25 % son RES riesgosos o peligrosos. Los pequeños generadores de pacientes ambulatorios producen mucho menos aún.

Desde ya la cantidad de RES peligrosos va a depender del tipo de establecimiento analizado, fundamentalmente respecto al tipo de patologías que se traten, el número de pacientes, si estos son ambulatorios o internados, y el tipo de insumos que se utilicen (con predominio de descartables o de material recuperable).

Debe destacarse que, haya o no legislación al respecto en la jurisdicción que se considere, el generador de RES riesgosos es responsable (sino legalmente al menos social y éticamente) de asegurar el adecuado transporte, tratamiento y disposición final de tales residuos, ya sea que lo haga por sí o por terceros contratados al respecto. En tal sentido puede decirse que esta responsabilidad es parte de las buenas prácticas de gestión de toda institución de salud. Debe recordarse que en general, si surgieran problemas legales por que se afecte a terceros o al ambiente con los RES producidos, la jurisprudencia suele responsabilizar el generador de tales residuos, en primera instancia, a menos que éste logre demostrar que ha actuado correctamente. Esto ha sido denominado *"responsabilidad de la cuna a la tumba"* para el generador de RES riesgosos, es decir, desde que estos se generan hasta que se eliminan correctamente. Podemos, entonces, dividir la responsabilidad del generador de este tipo de residuos en dos partes:

1. La responsabilidad en el manejo interno (de puertas para adentro) que incluye el tipo y color de bolsas y recipientes a utilizar según el tipo de RES considerado (que especifica cada legislación cuando la hay), pero que no se agota en esto. En efecto el generador será responsable de la supervisión e implementación de programas que incluyan la capacitación de todo el personal en todo lo relativo a una adecuada segregación de los residuos, que evite la mezcla de los peligrosos con los que no lo son y que establezcan adecuados mecanismos y procedimientos de bioseguridad destinados a evitar accidentes.
2. La responsabilidad de puertas afuera que no se agota con contratar cualquier servicio para el retiro de RES peligrosos (si es que estos servicios existen en el lugar en cuestión). Desde ya, si el servicio existe, debe contratarse uno debidamente habilitado que cumpla lo establecido en las normas de la jurisdicción en cuestión, en lo referente a recolección, transporte, tratamiento y disposición final de los residuos. Es aconsejable que el contrato respectivo establezca expresamente el cumplimiento de la legislación de ese lugar. En las normas vigentes en general se impone la obligación de inscribirse en un registro oficial, obligación que es preciso cumplir para cubrir ulteriores responsabilidades legales. Sin embargo esta situación dista de ser general y se encuentran regiones sin ningún tipo de regulación al respecto. En estos casos, la responsabilidad social de generador es mayor en cuanto a la necesidad de diseñar y poner en ejecución mecanismos y procedimientos que aseguren la inocuidad de los RES peligrosos de manera que no afecten a la población o al ambiente.

Entre las responsabilidades "puertas adentro" del generador se encuentra el adecuado manejo interno de los residuos. Y el primer aspecto de esto lo constituye la separación correcta de lo que es riesgoso de lo que no lo es. Si existen normas en la jurisdicción donde se encuentra el generador, es posible que establezca los colores y características de las bolsas (que deben ser impermeables y de espesor adecuado) y los recipientes de contención de los residuos. Si no es así, es el generador el que debe fijar el color y el tipo de recipiente que corresponderá a los RES peligrosos y a los que no lo son, para facilitar su segregación adecuada y evitar errores.

Respecto a las cuestiones que se deben tener en cuanta en lo referente a la gestión interna de los residuos en los establecimientos de salud, si no existiera legislación en la jurisdicción donde aquel se encuentra ubicado, hay abundante y buena bibliografía que puede servir de guía para elaborar un adecuado Plan de Manejo de RES.

Nunca se recalcará lo suficiente que, si por error se mezclaran residuos de distintas clases debe recordarse que todo el conjunto pasa a ser considerado como peligroso, y que no deben manipularse los residuos para volverlos a segregar.

Debe prestarse especial atención a los elementos corto punzantes que, antes de ser desechados en la bolsa correspondiente, se colocarán en un recipiente de material no quebradizo y que no pueda ser atravesado por este tipo de elementos. Los descartadores de corto punzantes deben ser inviolables y deben estar diseñados de manera que, una vez en la bolsa, no dejen escapar su contenido. Es bueno recordar que el manejo de bolsas, sin recipientes protectores y con corto punzantes eliminados sueltos, es causal de innumerables accidentes en el personal de mantenimiento y maestranza. Los accidentes con este tipo de elementos son uno de los más numerosos de los que sufre el personal de salud. Las normas de bioseguridad, cuando se opera con ellos, deben ser rigurosamente respetadas, en particular con agujas y en lo referente a su reenvainado que debe estar estrictamente prohibido. Es bueno recordar que, según estudios realizados, los accidentes con corto - punzantes (en especial accidentes que involucran agujas) se encuentran entre los más frecuentes.

Si una persona no fue vacunada contra HBV, el riesgo de infección con sangre de un portador por un solo piquete o corte es de entre 6% y 30%. Según estudios limitados el riesgo de infección después de una exposición (por un piquete de aguja o corte) a sangre infectada con HCV es aproximadamente 1,8%. No se sabe el riesgo despué de una salpicadura con sangre. Se cree que es muy bajo, pero, se ha reportado infección de HCV después de tal exposición. En el caso de HIV el riesgo en pinchazos se estima en 0,3% de posibilidad de seroconversión. En el caso de salpicaduras en mucosas el riesgo de seroconversión es de 0,1 % y para piel no intacta de menos de 0,1 %.

El empaque de los residuos debe ser tal que conserve su integridad y su seguridad a través de la manipulación, almacenamiento, transporte y tratamiento.

El lugar de colocación de los recipientes y bolsas de residuos debe estar perfectamente preestablecido y en un área de fácil limpieza.

Todo el personal que manipule estos residuos lo hará con los elementos y de acuerdo a reglas de bioseguridad. Los guantes, guardapolvos y demás dispositivos de protección serán provistos en cantidad suficiente y usados según normas.

Es aconsejable que los recipientes con residuos sean retirados del área de generación en lapsos no mayores de 24 horas para llevarlos al lugar de acopio dentro del establecimiento. El traslado interno, si se trata de un establecimiento grande, debe hacerse en carros adecuados, exclusivos para este menester, de fácil limpieza (la que deberá realizarse en el momento si existe algún derrame o sino, al menos, diariamente). La higiene de carros y baldes debe hacerse en un área apta para esta tarea, que no afecte a personas y al ambiente.

Se reitera que, ya sean transportados en carros o manualmente (en pequeñas instituciones), nunca deben sacarse las bolsas de los recipientes protectores, si son descartables, o sólo para su retiro final si no lo son. Esto evitará derrames y accidentes. El transporte interno debe realizarse tomando todas las prevenciones de bioseguridad, por rutas preestablecidas, y en momentos y por lugares de menor tránsito de personas.

Distintas normas fijan la exigencia, para grandes generadores, de un local de acopio, de las que, algunas de ellas, exceptúan en distinto grado a los generadores menores por su imposibilidad de cumplimiento. Muchas normas internacionales no se refieren a local de acopio sino a un área o sitio adecuado. Las normas que establecen local de acopio transitorio dentro del establecimiento hasta su retiro definitivo, fijan características que en general sólo pueden ser cumplidas por grandes establecimientos y, no así por los pequeños generadores.

Lo mismo ocurre con la obligatoriedad del retiro diario del establecimiento salvo si se cuenta con cámara fría. En general, este aspecto de la normativa es de difícil cumplimiento por los pequeños generadores cuyo volumen no justifica tal prevención. Estos son temas que, al momento de escribir estas líneas, son, todavía, motivo de debate. A modo de ejemplo, la Provincia de Buenos Aires y la Ciudad Autónoma de Buenos Aires han resulto admitir un espacio bajo mesada como lugar de acopio de residuos de establecimientos pequeños (pequeños generadores).

Las fuentes de Residuos de Establecimientos de Salud pueden ser clasificadas en grandes y pequeñas, según la cantidad generada de los mismos.

Los pequeños generadores pueden ser:

1. En general, profesionales que ejercen su profesión individualmente o en grupos pequeños sin internación y con pequeño volumen de pacientes: consultorios y policonsultorios médicos, bioquímicos, odontólogos, farmacéuticos (en farmacias unipersonales, o que no producen medicamentos magistrales u oficinales o lo hacen en escaso volumen), veterinarios de pequeños animales, etc.
2. Enfermeros, acupunturistas, servicios de ambulancia, etc.
3. Institutos de atención de discapacitados, Institutos siquiátricos,
4. Lugares donde se efectúan tatuajes.
5. Residuos producto de tratamiento domiciliario
6. Unidades de Atención Primaria y dispensarios públicos. Vacunatorios.

Se debe prestar especial atención a las fuentes pequeñas porque, aunque individualmente generan una pequeña cantidad de residuos, constituyen un gran número y son significativas en conjunto. En trabajos publicados se ha analizado la necesidad de establecer legislaciones específicas para los centros de atención primaria tanto públicos como privados en lo que hace a la gestión de residuos patogénicos. El motivo de esta preocupación es el importante papel que estas estructuras cumplen desde el punto de vista de un Sistema de Salud basado en la Estrategia de Atención Primaria postulada por la OMS. Una legislación incumplible e innecesaria para ellos puede significar su desaparición con el consiguiente perjuicio de la población que sólo puede recurrir a ellas en los momentos de crisis que se viven.

Un tema poco estudiado es la cantidad de residuos, a menudo sobreestimados, que generan. En un trabajo en el que ha participado el autor, estudiando las cifras de generación de residuos biopatogénicos durante veinte años, de casi 1700 profesionales de la Provincia de Buenos Aires, Argentina, (más de mil laboratorios, casi quinientas farmacias y unos ciento setenta médicos) se obtuvo información estadística. Las cifras no superan los 500 gramos de generación diaria, de promedio, para los bioquímicos, y menos aún para farmacéuticos y médicos. Un 87,05 % de los bioquímicos estudiados en el 2002 y alrededor de un 68 % en 2014 generaron generaron menos de 10 Kg mensuales. Se concluye que tan exigua cantidad obliga a considerar que el retiro diario de residuos, legislado en varias jurisdicciones, así como la exigencia de lugares especiales de conservación transitoria con cámara fría, no contemplan su generación real y pueden condicionar la existencia de los centros de atención primaria públicos y privados, cuya actuación cerca de los lugares de vivienda y trabajo es necesaria.

Algunas normas y legislaciones, cuando existen, establecen por lo general, la obligatoriedad del retiro diario del establecimiento salvo si se cuenta con cámara fría. Esto está siendo cuestionado por quienes sostienen que el frío retarda la putrefacción (en lugares cálidos) pero no hace inocuos los residuos. Todo lo contrario, el frío suele mantener la viabilidad de agentes virales como el

HIV que, a temperatura ambiente, la pierden en 48 horas. Quienes así piensan sostienen que es más conveniente un sistema de desinfección utilizando desinfectantes clásicos (hipoclorito de sodio al 1 %) o autoclavado (para lo cual el uso de una simple olla a presión es efectivo). El objetivo de este "pretratamiento" es descontaminar los residuos infecciosos, con el fin de que puedan permanecer en la institución generadora sin riesgos, por un lapso superior a las 24 horas hasta su retiro para disposición final por la empresa contratada, evitando el uso de una cámara fría. Respecto al método de pretratamiento debe advertirse que, desde ya, no tiene como objeto reemplazar el método de disposición final, si la legislación local dispone un tratamiento específico centralizado.

Huelga decir que los residuos infecciosos pueden conservarse, hasta su retiro, de otras maneras. A modo de ejemplo, en el caso de bioquímicos, algunos laboratorios trabajan con un sistema de tubos de plástico rígido e irrompible descartables con tapón. Estos laboratorios eliminan la sangre y otros líquidos biológicos en pequeño volumen (5 a 10 ml) dentro de esos tubos irrompibles con tapón, en los que han sido recogidos, que son colocados (antes de ponerlos en la bolsa de residuos biopatogénicos) en un frasco o bidón de plástico no quebradizo también tapado, con lo cual no existe posibilidad de accidentes ni producción de olores. Se hace notar que, en realidad, están cumpliendo (muchos de ellos sin saberlo) aspectos de la normativa internacional de triple envase para transporte de sustancias 6.2 (infecciosas) de la OMS, de la ONU, de IATA para transporte aéreo.

Más arriba se ha referido que algunas legislaciones disponen la existencia de un local de acopio. En general, los aspectos de la normativa relacionados con la existencia de un local de acopio dentro del establecimiento, el retiro diario de los residuos de que se trata y el uso de una cámara fría para conservarlos por más tiempo, es de difícil cumplimiento por los pequeños generadores cuyo volumen no justifica estas medidas. Por lo anterior es frecuente que en distintos lugares se estén discutiendo legislaciones y normas que tengan en cuenta la especial condición de estos generadores. Se han mencionado alternativas a la cámara fría para permitir períodos más espaciados de retiro. En algunas regiones se admite, para los generadores pequeños, en reemplazo de la sala de acopio, espacios acondicionados ubicados debajo de las mesadas de trabajo o en muebles especiales, con la condición de que se trate de lugares lavables y aislados del público.

De acuerdo a las normas vigentes en distintas jurisdicciones, en todo el proceso que va desde la salida del establecimiento a su disposición final, el residuo biopatogénico irá acompañado de un documento (conocido en algunos lugares con el nombre de "manifiesto"), donde constarán todas las personas que intervienen (generador, transportista, empresa que hace el tratamiento y la disposición final). Una parte de ese documento le queda a cada una de ellas como constancia y otra termina depositada en el lugar que fija la autoridad competente. De este modo se puede seguir el trayecto que hizo cada envío de residuos hasta su disposición final (trazabilidad de los residuos). Es muy importante la conservación, por parte del generador, de la parte correspondiente del documento, para cualquier ulterior reclamo legal que pudiera surgir.

Merece una consideración especial la necesidad imperiosa de contar con un plan interno de manejo de residuos del establecimiento. El programa de gestión de RES comprende la identificación de las fuentes generadoras, la cuantificación y clasificación de los residuos de acuerdo a su manejo y disposición final, el uso de envases adecuados para su almacenamiento interno así como para su posterior tratamiento y disposición final.

Es aconsejable que este plan esté debidamente escrito como manual de procedimientos, del cual deberá tomar conocimiento registrado y fehaciente todo el personal. Dicho plan debe ser parte de la capacitación permanente del personal y deberá ser periódicamente revisado para mejorarlo, corregir errores o atender a nuevas circunstancias no previstas. La bibliografía existente proveerá las bases necesarias para elaborarlo, pero el plan no debe ser una copia de lo ya escrito por otros sino que debe atender a las particularidades del establecimiento, integrando las normas generales de la bioseguridad con la realidad del lugar. Un plan de contingencia ante accidentes debe integrar todo proyecto de manejo de residuos.

La bibliografía sugiere la existencia un comité de manejo de residuos (podría ser el mismo comité de bioseguridad, ya que el manejo de residuos es una parte inseparable de aquella). La composición del mismo dependerá de las características del establecimiento. Una descripción de su composición y funciones se pueden encontrar en *Safe management of wastes from health-care activities. World Health Organization.*

Por último, la minimización de residuos para evitar gastos innecesarios de dinero es siempre aconsejable, pero a condición de que nunca tal minimización lleve a eliminar elementos peligrosos entre los que no lo son. Desde el punto de vista de la seguridad de las personas y del ambiente, ante toda duda se debe preferir la eliminación de un residuo como riesgoso. Lo mismo vale para el reciclado, recordando que lo descartable, por definición, no debe ser reusado. Una política de reciclado debe incluir también decisiones respecto al tipo de material a usar.

Es conveniente en estos casos aumentar la proporción de material de vidrio reciclable. El reciclado de materiales de plástico tiene la dificultad de que debe conocerse perfectamente el tipo de componente con el que se trabaja, y qué tratamiento puede resistir, de lo contrario el material recuperado puede conservar la posibilidad de infectar o afectar, al ser alterado por el tratamiento, las operaciones en que sea reutilizado.

En cuanto a los procedimientos de tratamiento final de los residios biopatogénicos, en los lugares donde existe legislación, esta suele indicar los mecanismos seguros de transporte del residuo hasta el lugar donde este tratamiento se efectúa y el tipo de tratamiento (incineración, autoclavado, etc.) a que deberá someterse, así como la disposición final segura del producto de tratamiento (enterramiento de seguridad, fijación de cenizas, etc).

Si esto no existiere y el establecimiento contare con un horno adecuado es posible realizar este tratamiento. Si no es así, la desinfección o el autoclavado o la combinación de ambos puede realizarse. Existe suficiente bibliografía a la que se puede recurrir el lector interesado.

La gestión adecuada de residuos es parte integrante de la bioseguridad de un establecimiento. No puede haber un manejo correcto de este tipo de materiales sin un plan de bioseguridad del establecimiento y viceversa. Las correctas condiciones de trabajo del personal, y por ende su salud, dependen de ello.

Es preciso destacar que la población general elimina una cantidad de material biológico a veces superior a la de los pequeños generadores. Esto pone de manifiesto la necesidad de considerar un sistema de eliminación de los residuos sólidos y líquidos de la misma. Por lo tanto, la existencia de legislación de residuos de establecimientos de salud y su cumplimiento no eximen de la necesidad de un tratamiento de los efluentes líquidos y sólidos generales porque el principal problema de difusión de agentes biológicos está en la población y no en los establecimientos de salud, como se cree comúnmente. Esto es obvio desde el punto de vista epidemiológico habida cuenta de que las enfermedades se originan en la población y son detectadas en los establecimientos sanitarios *a posteriori* y no al revés.

Lo anterior es parte de un debate sobre la caracterización y tratamiento de los residuos patogénicos que existe hoy en el mundo, que se refleja en dos tipos de gestión de los mismos:

1. Gestión clásica: Considera que cualquier contacto con un paciente o sus líquidos biológicos es potencialmente infeccioso. Se aplica en varios países europeos, como Gran Bretaña y Francia. Los volúmenes de residuos sanitarios son altos. Es de gestión más simple pero provoca altos costos, no sólo por el tratamiento y eliminación, sino también por las repercusiones ambientales de la acumulación de residuos.
2. Gestión avanzada o gestión racional: Considera que sólo un pequeño porcentaje de los residuos sanitarios son potencialmente infecciosos y se basa en que la mayoría de estos residuos no son más infecciosos de lo que pueden serlo los residuos urbanos generales y por lo tanto no pueden considerarse peligrosos si estos no lo son. Se aplica en Alemania o España donde se alcanza una menor carga ambiental al tratarse el resto como residuos urbanos.

Si se analizan algunas de las legislaciones de los países con la llamada gestión avanzada de residuos patogénicos se observan dos hechos:

1. Una parte importante de los residuos considerados biopatogénicos son volcados al circuito de residuos domiciliarios sólidos y líquidos (sangre hasta determinados volúmenes, orinas, algodones embebidos en sangre, etc.), a condición de que dichos residuos no sean sometidos a lo que (a modo de ejemplo) la legislación madrileña llama "valorización", es decir recuperación formal o informal (cartoneo o cirujeo).
2. Existe en estos países un tratamiento adecuado de los residuos generales previo a su eliminación en cursos de agua o tratamiento de sólidos, porque se ha advertido que en los residuos de la población general hay un alto porcentaje de materiales de riesgo.

El tema de la peligrosidad de los residuos de establecimientos de salud ha recibido extenso tratamiento pero no se ha reparado lo suficiente en el peligro que anida en los residuos sólidos y líquidos de la población. Puede afirmarse que la gestión de los primeros no podrá realizarse de manera adecuada sino se resuelve la de los últimos. Esto implica un gasto social ineludible en cloacas, tratamiento de efluentes y mecanismos seguros de recolección y eliminación de residuos de la población general.

Por el contrario una eliminación adecuada de los residuos sólidos y líquidos generales (que, se insiste, debiera incluir un tratamiento previo al volcado a cursos de agua o a su disposición final en caso de sólidos) permitiría que una parte de los residuos de establecimientos de salud tomen el circuito general con el abaratamiento del costo social y económico que ello implica.

Por otra parte es evidente la conveniencia de la existencia de pocas plantas de tratamiento centralizado de efluentes (incluyendo juntos al material biológico de menor peligrosidad provenientes de los establecimientos de salud con el de la población) en lugar de la concepción que pretende resolver el problema reduciendo el problema a los RES y planteando, por ende, solamente plantas de tratamiento por institución de salud.

BIBLIOGRAFÍA

Ambrosio, A.; Riera, L.; Calderón, G. y Micucci, H.A.. Procedimientos de seguridad en el manejo de material biológico. Instituto Nacional de Enfermedades Virales Humanas-Fundación Bioquímica Argentina. Acta Bioquímica Clínica Latinoamericana. Suplemento 1-2001.

Cartel de indicaciones de bioseguridad. Programa de Bioseguridad, Seguridad en Instituciones de Salud y Gestión Ambiental (BIOSEGA). Programa de Acreditación de Laboratorios (PAL). Fundación Bioquímica Argentina. 2014.

Chartier et al. Safe management of wastes from health-care activities / edited by Y.– 2nd ed. World Health Organization; 2014. [con acceso el 12-07-2016]. Disponible en: www.path.org/vaccineresources/details.php?i=1868

Documento técnico de Salud Pública Serie C Nº 7. Residuos Sanitarios: Evaluación de Riesgos. Xunta de Galicia. Consellería de Sanidade e Servicios Sociais. España. 2000.

Gobierno de la Nación Argentina. 1996. Decreto 779 del 20 de noviembre de 1995. Reglamentación de la Ley 24.449 de Tránsito y Seguridad Vial. Buenos Aires: Gahem Ed.; 1996.

Gobierno de la Nación Argentina. Anexo S: Reglamento general para el transporte de mercancías peligrosas por carretera. Buenos Aires: Gahem Ed.; 1996.

Gobierno de la Nación Argentina. Ley Nº 24.653. Transporte automotor de cargas. [con acceso 22-07-2015]. Disponible en: http://www.infoleg.gob.ar/infolegInternet/anexos/35000-39999/37871/norma.htm

Gobierno de la Provincia de Buenos Aires. 2009. Decreto 532/09. [con acceso 11-07-2016]. Disponible en: http://www.gob.gba.gov.ar/legislacion/legislacion/09-532.html

IATA. Reglamentación sobre Mercancías Peligrosa (DGR) – 2016 (57ª Edición). [con acceso el 11-07-2016]. Disponible en: https://

www.iata.org/whatwedo/cargo/dgr/Documents/dgr57-addendum1-es-20160122.pdf

IRAM. Norma 80058-1. Segunda Edición. Bioseguridad. Especímenes para diagnóstico. Transporte terrestre. Buenos Aires: Publicación del Instituto Argentino de Normalización; 2003

IRAM. Norma 80058-2. Segunda Edición. Bioseguridad. Especímenes para diagnóstico. Parte 2. Plan de Contingencia para el transporte terrestre. Buenos Aires: Publicación del Instituto Argentino de Normalización; 2014.

Ley 24.449 de Tránsito y Seguridad Vial. Buenos Aires: Gahem Ed; 1996.

Malagón-Londoño G y Hernández Esquivel R. Infecciones Hospitalarias. 2ª Edición. Bogotá: Editorial Médica Panamericana; 1999.

Micucci H. [Ponencia en CD-ROM]. Segundas Jornadas Internacionales de Residuos de Establecimientos de Salud", organizadas por: Ministerio de Salud de la Nación, Asociación para el Estudio de los Residuos Sólidos (ARS), Asociación Argentina de Ingeniería Sanitaria y Ciencias del Ambiente (AIDIS) y el Instituto Universitario de la Fundación ISALUD. Auspiciadas por OMS/OPS y International Solid Waste Asociation (ISWA). Buenos Aires.2002.

Micucci HA. Capítulo: Residuos biopatogénicos. En el libro: Gestión de la calidad en el laboratorio clínico. COLABIOCLI. Buenos Aires: Editorial Médica Panamericana; 2005. p 331-345.

Micucci, H. Módulo 4. Capitulo 1. Transporte de material biológico. En Procedimientos de seguridad en el manejo de material biológico. Acta Bioquímica Clínica Latinoamericana. Suplemento 1. La Plata. 2001.

Micucci, HA. Transporte por carretera de especímenes para diagnóstico. Cuando el riesgo biológico trasciende las puertas del lugar de trabajo. Revista Argentina de Bioseguridad 1(3). p 134-145. 2015.

Ministerio de Salud de la Nación. Argentina. Departamento de Salud Ambiental. Dirección Nacional de Determinantes de la Salud e Investigación. Directrices nacionales para la gestión de residuos en establecimientos de atención de la salud. Resolución. MSN 134/2016. [con acceso el 12-07-2016]. Disponible en: http://www.scielo.org.ar/scielo.php?script=sci_arttext&pid=S0025-76802010000300018&lng=es&nrm=isohttp://www.msal.gob.ar/images/stories/bes/graficos/0000000812cnt-Directrices_Nacionales_GREAS-ResMSN%20134-16.pdf

Ministerio de Salud y Acción Social de la Nación Argentina. Reglamento Técnico MERCOSUR para el Transporte de Sustancias Infecciosas y Muestras para Diagnóstico. Resolución 145/03. Buenos Aires: Boletín Oficial de la República Argentina del 28-03-2003; 2003.

Munitis MC y Micucci HA. Efluentes líquidos de establecimientos de salud: Estado actual y propuesta de gestión. Acta Bioquim Clin Latinoam 2002; 36 (1): 83-101.

Munitis MC y Micucci HA. Los agentes privados de atención primaria de salud en su carácter de pequeños generadores de residuos patogénicos. Evaluación de las cantidades que generan. Trabajo Libre. 7º Congreso Nacional Bioquímico 10, 11 y 12 de setiembre de 2003. Posadas. Misiones. Argentina

Munitis MC y Micucci HA. Sugerencias para una legislación especial para los pequeños generadores de Residuos de Establecimientos de Salud. Acta Bioquim Clin Latinoam 2000; 36 (2): 209-230.

NCCLS. Protection of Laboratory Workers from Occupationally Acquired Infections; Approved Guideline—Second Edition. NCCLS document M29-A2 [ISBN 1-56238-453-8]. 940 West Valley Road, Suite 1400, Wayne, Pennsylvania 19087-1898 USA: NCCLS; 2001.

Primer curso internacional de residuos de establecimientos de salud. ARS. ISALUD. OPS. OMS. ISWA. Buenos Aires. 13, 14 y 15 de mayo de 1998. Publicación de la Asociación para el estudio de los residuos sólidos. Buenos Aires. 1998.

Resolución Nº 349/94. Residuos Biopatogénicos. Serie O.F. nº 003- E00-10/97. Normas. Programa Nacional de Garantía de la Calidad de la Atención Médica. Buenos Aires: Ministerio de Salud y Acción Social de la Nación; 1997. p. 41-50.

Secretaría de Obras Públicas y Transporte. 1997. Resolución 195/97. Tránsito y seguridad vial. Buenos Aires: Boletín Oficial de la República Argentina Nº 28.697 del 29 de julio de 1997. 1ª Sección. p. 2-95.

Secretaría de Transporte de la Nación. 1997. Resolución de la N° 110/97. Curso de Capacitación Básica Obligatorio para conductores. [con acceso 22-07-2015]. Disponible en: http://www.ciquime.org.ar/legislacion.html

Seoanes Calvo M. Residuos. Problemática, descripción, manejo, aprovechamiento y destrucción. España: Ediciones Mundi-Prensa; 1999. p.187-191.

Terragno, R. 2005. Transporte de especímenes para diagnóstico. Acta bioquím. clín. latinoam. La Plata, 39(2). [con acceso 22-07-2015] Disponible en: http://www.scielo.org.ar/scielo.php?script=sci_arttext&pid=S0325-29572005000200009&lng=es&nrm=iso

WHO. Guidance on regulations for the transport of infectious substances 2015-2016. [con acceso el 11-07-2016]. Disponible en: http://www.who.int/ihr/publications/who_hse_ihr_2015.2/es/

CAPÍTULO 10

EVALUACIÓN DEL RIESGO BIOLÓGICO INSTITUCIONAL

Antonio R. Jarne

A treinta años de su instalación en la agenda biomédica, el concepto de Bioseguridad merece una significativa revisión crítica y quizás lo primero que deberíamos de analizar es el grado de madurez y eficacia que la disciplina ha alcanzado hasta el momento.

El nivel de seguridad alcanzado en las áreas microbiológicas ha sido óptimo, con reconocimiento internacional de los logros alcanzados en el diseño y operatividad de Laboratorios de Seguridad Biológica Nivel 3 A.El único y lamentable incidente que ocurrió, a espaldas de las autoridades sanitarias y la comunidad científica, fue el Incidente de 1986 en Azul provincia de Buenos Aires donde se inoculó (liberó a campo) de manera intencional un virus recombinante Vaccinia Rabia desarrollado por el Instituto Wistar de Filadelfia en un grupo de vacas del Centro Panamericano de Zoonosis de la Argentina, para comprobar la respuesta inmunogénica, tanto en los animales de experimentación como en los cuatro humanos que estuvieron ordeñando las vacas sin tener conocimiento de esa situación.

En las áreas biomédicas, en cambio, la situaciones mucho más compleja. Una gran colección de normas de bioseguridad dirigidas al área biomédica desde distintos niveles, que contrastan con una realidad, en algunas instituciones el 50% de los accidentes laborales corresponden a accidentes biológicos (salpicaduras en ojos y mucosas o punzocortantes), si a ello se le suma el alto nivel de prevalencia de infecciones hospitalarias tendremos un claro cuadro de una gestión inadecuada del riesgo biológico en las áreas biomédicas lo cual debería bastar como para comenzar a preocuparnos significativamente del tema.

Frente a esta realidad algunos autores siguen definiendo asépticamente a la Bioseguridad como una colección de normas y saberes preestablecidos, que nos brindarían protección si las cumplimos, es decir de alguna manera transfieren la responsabilidad de la seguridad biológica al operador sin comprender ni el contexto ni la historia.

Quizás el mayor responsable de esta situación de riesgo biológico, ha sido el proceso de ***splicing*** a través de los comandos "Ctrl C /CtrlV" que ha permitido *Copiar* y *Pegar* tantas veces entre si normas de bioseguridad de innumerables instituciones y países distintos que hoy no queda más remedio que llamarlas universales.

Las normas de bioseguridad en biomedicina, por lo tanto, han nacido por fuera de los propios procedimientos llevados a cabo por cada operador; dichas normas no sólo son inútiles, son contraproducentes sino se transforman en procedimientos bioseguros desarrollados, pensados y aplicados desde cada lugar.

Para comprender el presente necesitamos conocer la historia y de esta manera prever el futuro. Este texto intenta brindar los elementos conceptuales y operativos necesarios para lograr esa transformación, conceptualiza y desarrolla nuevas herramientas de análisis aplicadas a la gestión del riesgo biológico haciendo el enfoque en las formas en cómo se deben repensar los procedimientos biomédicos.

Conceptos iniciales sobre bioseguridad

La Bioseguridad surge como concepto y disciplina formal desde la Microbiología a principios de los años 1970 como respuesta al riesgo que podían presentar los agentes biológicos modificados por la naciente ingeniería genética y paulatinamente se extendió hasta alcanzar otras áreas tan distantes como es el manejo de granjas avícolas. Este crecimiento ha hecho que la palabra ***bioseguridad*** actualmente sea polisémica, dependiendo quien la diga será su alcance y significado.

En su origen fue el análisis del ***riesgo frente a agentes biológicos***, la palabra utilizada fue *Biohazard*, cuya traducción literal es Bio-Riesgo o Riesgo Biológico, posteriormente y como consecuencia de dicho análisis se introdujo el término *Biosafety* (bio-seguridad) o "***seguridad frente a lo biológico***", siendo por lo tanto lo ***biológico*** el denominativo de microorganismos o sus derivados (toxinas).

Algunos autores e instituciones sostienen un concepto extendido de la bioseguridad, la interpretan como "seguridad ***de*** lo biológico", siendo para ellos lo *biológico* el denominativo de la vida humana, a la cual hay que proteger, por lo tanto incluyen el análisis otros agentes de riesgo como los químicos o la electricidad.

Esta interpretación surge de la lectura de los textos fundacionales de la Bioseguridad, el Manual de Bioseguridad en el Laboratorio, donde en su primera edición introduce la evaluación de los riesgos de incendio como origen de la posible liberación de agentes biológicos; en la tercera edición esa mención se transforma directamente en la PARTE VI de dicho manual donde se analizan y detallan aspectos concernientes a la Seguridad química y eléctrica y protección contra incendios, no ya en función del riesgo de escape de los agentes biológicos de su contención, sino como riesgo para el operador.

Estos manuales tuvieron su origen y objeto de ser en y para los laboratorios de microbiología, como tal significaron un enorme y significativo avance y éxito para los mismos; pero no significaron lo mismo para los laboratorios de análisis clínicos, ya que los procesos llevados a cabo en estos últimos difieren significativamente de los de microbiología.

Si bien han servido de inspiración necesaria no pueden aplicarse en forma directa en los laboratorios de análisis clínicos, por ejemplo en ningún momento dichos manuales señalan el uso seguro de un autoanalizador de muestras hematológicas ni como tomar una muestra de sangre por venopunción a un paciente.

Precisamente la traslación acrítica de las normas de excelencia para la microbiología puede dar origen en la práctica del área hospitalaria a situaciones paradojales, en la página 19 de la última edición del manual se describe una norma sobre objetos cortantes y punzantes*:" Las agujas hipodérmicas no se deben volver a tapar, cortar* ***ni retirar*** *de las jeringuillas desechables después de utilizarlas. El conjunto completo debe colocarse en un recipiente de eliminación específico*".

Si se quisiera cumplir con esta norma, de la forma que está redactada, en un laboratorio de análisis clínicos se produciría un significativo aumento del riesgo por punción, ya que para cumplir con esta norma luego de realizar la extracción de sangre por venopunción se deberían cargar los tubos de muestras con la aguja puesta.

Situaciones aún más complejas se encuentran en el resto del área hospitalaria, donde un paciente dado puede ser al mismo tiempo sujeto y objeto de riesgo, por ejemplo cuando se atiende un paciente con Hepatitis "C" internado en una Unidad de Cuidados Intensivos, el operador debe cuidar al paciente de que este contraiga una infección intrahospitalaria al mismo tiempo que debe evitar la diseminación y exposición de dicho virus tanto a él como al resto de la comunidad hospitalaria.

Según sea el especialista que lo mire, se suelen priorizar o las acciones de control de infecciones hospitalarias (protección del paciente) o las de bioseguridad (protección del operador), cuando en realidad son las dos caras de una misma moneda, la protección frente a lo viviente, que deberían ser trabajadas en simultáneo.

La bioseguridad, dado que se desarrolló operativamente como respuesta a problemas prácticos del laboratorio de microbiología, fue tomando cuerpo como una colección de normas y procedimientos de protección a cumplir, sin tener una definición clara sobre cuál era su objeto de estudio y las variables cuali-cuantitativas a evaluar. Este autor en 1990 propuso una definición provisional de la bioseguridad como ***"la disciplina que se encarga de prevenir accidentes en aquellos procesos en que estén involucrados agentes biológicos"*** donde introdujo la variable accidente biológica como objeto de estudio para evaluar su distribución y sus determinantes.

Otros autores también interpretaron la necesidad de superar la etapa normativa–prescriptiva de la bioseguridad para introducirse en una nueva etapa analítica señalando que: ***"el objetivo de la bioseguridad es el análisis del accidente para dictar normas, desarrollar procedimientos o promover el uso de instrumentos que permitan evitarlos."***

En el contexto de diversos trabajos de investigación y como consecuencia de los mismos, los autores del presente texto definen a la Bioseguridad como: ***"la disciplina que analiza aquellos procesos en los cuales la exposición a los agentes biológicos puede ocasionar daño e interviene sobre dichos procesos disminuyendo a un valor mínimo la probabilidad de ocurrencia de la interacción y del daño".***

Por lo tanto quedan excluidos del presente análisis otros agentes capaces de causar daño como los agentes químicos, la radiación, los incendios, etc., ya que cuentan con disciplinas propias que se encargan de analizar y minimizar dichos daños.

La definición anterior integra y supera definiciones anteriores, introduce la unidad de análisis **"proceso"** y las variables **"exposición"** y **"daño",** susceptibles de ser evaluadas cualitativa y cuantitativamente.

Existen dos tipos de exposiciones que dentro del marco de la bioseguridad están vinculadas en un ciclo continuo, las "***exposiciones concretas***" aparecen sobre el individuo y pueden originar un daño real (lesiones o muerte) en una vinculación de tipo probabilística, al conjunto de la situación lo denominamos Riesgo Biológico. Las salpicaduras con sangre en los ojos, las punciones accidentales o la inhalación de aerosoles son ejemplos típicos de esta exposición. La respuesta conceptual ha sido el desarrollo de una nueva disciplina, la Bioseguridad.

Las "***exposiciones potenciales***", en cambio, surgen como características propias del entorno, del proceso y sus medios, son previas a las exposiciones concretas sobre el individuo, se visibilizan a partir del análisis del análisis de riesgo y su respuesta fáctica es la seguridad biológica cuyo objetivo es minimizar la probabilidad de aparición de exposiciones concretas (Fig.10-1). Algunos ejemplos de exposiciones potenciales pueden: escasas superficies de trabajo en áreas críticas, tubuladuras de equipos automáticos en mal estado, uso de tubos de vidrio en centrifugas, inadecuada posición de los descartadores de agujas o diseño incorrecto de los mismos, técnicas incorrectas de atención de pacientes impedidos o agresivos etc.

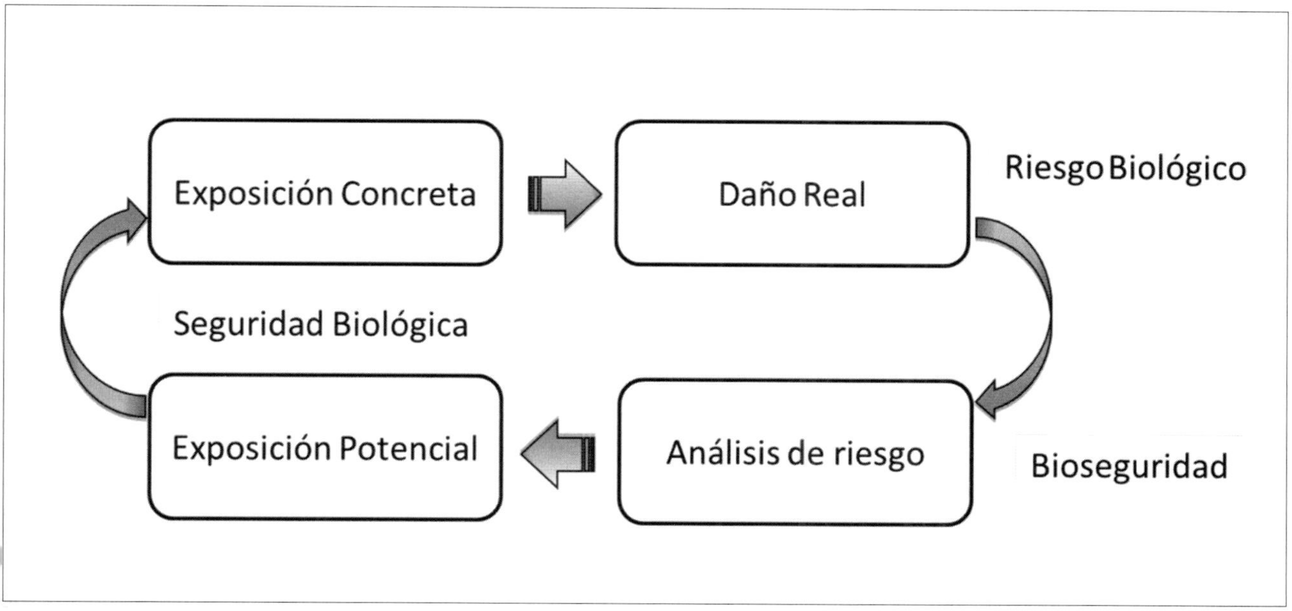

Fig. 10-1. Vinculación entre la exposición potencial y la exposición concreta.

Estructuración del riesgo biológico

La diferencia de resultados, en cuanto al grado de seguridad obtenido entre las áreas microbiológica y hospitalaria, pueden ser explicadas inicialmente teniendo en cuenta las diferencias de la estructuración del riesgo en cada área.

El riesgo en el área microbiológica queda determinado exclusivamente y automáticamente por el agente biológico con que el cual se trabajará; los mismos están clasificados en 4 niveles de riesgo (CDC), correspondiéndole a cada uno de ellos otros tantos **niveles de bioseguridad,** en una relación casi lineal.

En el área hospitalaria, en cambio, el riesgo no queda definido exclusivamente por el agente; sino que la complejidad de los procesos llevados a cabo condiciona y establece una relación de tipo ecológica no lineal entre operadores, agentes biológicos y sujetos de atención biomédica (pacientes). Es precisamente este aumento de la complejidad de las situaciones lo que determina la diferencia en el grado de control que puede llevarse a cabo. En el caso del proceso de siembra de una muestra en un medio de cultivo, en el laboratorio de microbiología, el operador puede controlar en forma directa todas las variables del proceso, ya que trabaja exclusivamente con objetos. En cambio, en las áreas biomédicas el operador no sólo trabaja con objetos, sino con sujetos, sea en equipo con otros operadores o con pacientes, por lo tanto no puede lograr el mismo grado de control del proceso que se tiene cuando se trabaja únicamente sobre objetos.

Un ejemplo típico es el caso de la extracción de sangre donde el paciente, entre otras situaciones, puede oscilar entre ser colaborador, estar impedido o ser agresivo. Caso similar se produce en los laboratorios donde se trabaja con animales vivos.

Un proceso con mayor cantidad de variables a controlar suelen ser las intervenciones quirúrgicas, donde el cirujano trabaja con un equipo y en determinados momentos críticos en la zona operatoria están interviniendo el cirujano principal, el ayudante y la propia instrumentadora sosteniendo los distintos planos de los tejidos. De todos los operadores, solo tienen la visual completa los cirujanos, mientras que la instrumentadora que colabora tiene una visual parcial del proceso lo que provoca un aumento del riesgo a la exposición y al accidente.

Bunge señala que una característica esencial de la ciencia es su aspecto analítico: ***"el análisis no acarrea el descuido de la totalidad; lejos de disolver la integración, el análisis es la única manera conocida de descubrir como emergen, subsisten y se desintegren los todos. La ciencia no ignora la síntesis; lo que si rechaza es la pretensión irracionalista que las síntesis pueden ser aprehendidas por una intuición especial sin previo análisis.***" En el caso de la Bioseguridad del área biomédica, al haber carecido de un enfoque analítico en profundidad, no se logró definir adecuadamente el objeto de estudio y mucho menos caracterizar las variables susceptibles de ser medidas, lo que originó que la resolución de los problemas se basara en la traducción y transcripción de normas de bioseguridad desarrolladas en otros contextos socioeconómicos (países centrales) y otras áreas (microbiológica).

CUANTIFICACIÓN DEL RIESGO BIOLÓGICO

Una bioseguridad centrada en el análisis del proceso en lugar de la generación e implementación de normas no solo posibilita la cuantificación del riesgo biológico sino lo que es mucho más importante permite la intervención sobre el propio proceso a los efectos de poder minimizar los riesgos biológicos asociados.

Los integrantes del equipo de salud están expuestos

Tabla 10-1. Diferencia en la estructuración del Riesgo Biológico por áreas

	Área Microbiológica	Área biomédica
Sistema	Cuasi cerrado	Abierto con circulación restringida
Concentración de agentes	Alta concentraciones en reservorios identificado	Ignoradas concentraciones en reservorios desconocidos
Tipo de agentes	Grupo 3y 4	Grupo 2 (mínimamente grupo 3)
Control de variables	Alta, se trabaja con objetos	Moderada, se trabaja con sujetos
Determinación del riesgo	Lineal. El agente determina el riesgo	Probabilística. El proceso determina el riesgo
Estrategias aplicadas	Contención física Vacunas	Enfoque sobre procesos Control de accidentes Vacunas

(debido a los procesos biomédicos por ellos realizados) en mayor grado a los ABPs que el resto de la población lo que implica un aumento del riesgo frente a dichos ABPs, esta exposición se presenta de dos formas, la exposición continua (EC), por ejemplo a través de aerosoles y la exposición discontinua (ED) por ejemplo un accidente punzo cortante.

Esto puede ocurrir inclusive para un mismo ABP en la misma circunstancia laboral, por ejemplo un odontólogo en el momento que administra una medicación anestésica puede exponerse a recibir una punción cuando realiza la maniobra de punzar al paciente, luego mientras utiliza el torno, genera aerosoles de material biológico al cual está expuesto. En el primer caso se trataría de una exposición de forma discontinua y en el segundo de una exposición continua. Aún cuando el paciente fuera un portador del Virus de Hepatitis "B" no siempre se produciría daño en el profesional biomédico, datos anteriores a la vacunación contra la hepatitis "B" señalaban que existía aproximadamente un 30% de probabilidades de desarrollar hepatitis luego de la exposición accidental frente al virus.

Respecto de la exposición continua los registros indicaban que una existían diferencias significativas en las tasas de prevalencias de serología positiva del personal biomédico respecto de la población en general. Estos datos indican una tendencia o asociación entre la exposición y el daño ocurrido posteriormente, pero dicha asociación no es estrictamente lineal sino de tipo probabilística.

La exposición concreta a los ABPs, sea continua o discontinua, es una causa necesaria para el desarrollo del daño pero no es una causa suficiente para que el mismo ocurra; ya que esto también dependerá de otros factores tales como la susceptibilidad individual o el estado inmunológico del individuo expuesto. Dicho de otra forma, del conjunto de total de las exposiciones solo un subconjunto de las mismas origina daño conocido o consecuencias (Fig. 10-2).

La exposición discontinua, en la práctica, suele ser la más fácil de reconocer e identificar por el impacto emocional que produce entre los integrantes del equipo de salud el accidente biológico, sin embargo dichas exposiciones solo explicarían un pequeño porcentaje de las enfermedades profesionales reconocidas por las leyes; debiendo las mismas, por lo tanto, se adjudicadas a la exposición continua, mucho más difícil de identificar. Por otro lado existen una serie de enfermedades ocasionadas por la exposición a ABP que si bien no son consideradas legalmente como enfermedades profesionales (gripe, gastroenteritis, otitis, etc.), deberían contemplarse en la evaluación cuantitativa del riesgo biológico.

Aparte de estas de estas posibles consecuencias, dentro del marco de las interacciones discontinuas podemos encontrar una situación adicional a la que denominamos **incidente** el cual se define como *"cualquier suceso no esperado ni deseado que, NO dando lugar a pérdidas de la salud o lesiones a las personas, puede ocasionar daños a la propiedad, equipos, productos o al medio ambiente, pérdidas de producción o aumento de las responsabilidades legales*". Si bien el registro de incidentes biológicos no se suele utilizar como estimador cuantitativo ya que no origina daño a los individuos, su importancia radica en que permite identificar situaciones de riesgos desconocidas o infravaloradas hasta ese momento e implantar medidas correctoras para su control, sin esperar a la aparición de consecuencias lesivas para los trabajadores expuestos.

Dentro del marco conceptual establecido y la bibliografía revisada se puede establecer que actualmente existirían 6 (seis) métodos que pueden ser utilizados como estimadores del Riesgo frente a ABPs, cuatro de ellos basados en el análisis de las consecuencias y otros dos basados en el análisis de la exposición a los mismos (Fig. 10-3)

Los métodos basados en el registro de las consecuencias tienen su fortaleza en que se basan en la definición del caso sucedido, el daño ocurrido en el trabajador (enfermedad o accidente) es un hecho objetivo susceptible de ser registrado sin mayores críticas.

En la Tabla 10-2 se comparan los alcances y utilidades de los distintos estimadores.

MAPAS DE RIESGO BIOLÓGICO BASADOS EN EL REGISTRO DE LAS CONSECUENCIAS

Los planteos en torno enfoque de la bioseguridad analítica no son discusiones de un carácter meramente académico sino que los mismos se pueden traducir directamente en modificaciones que puede afectar la vida real.

Dadas las altas tasas de siniestralidad que presentaba un importante sanatorio de alta complejidad de la Ciudad

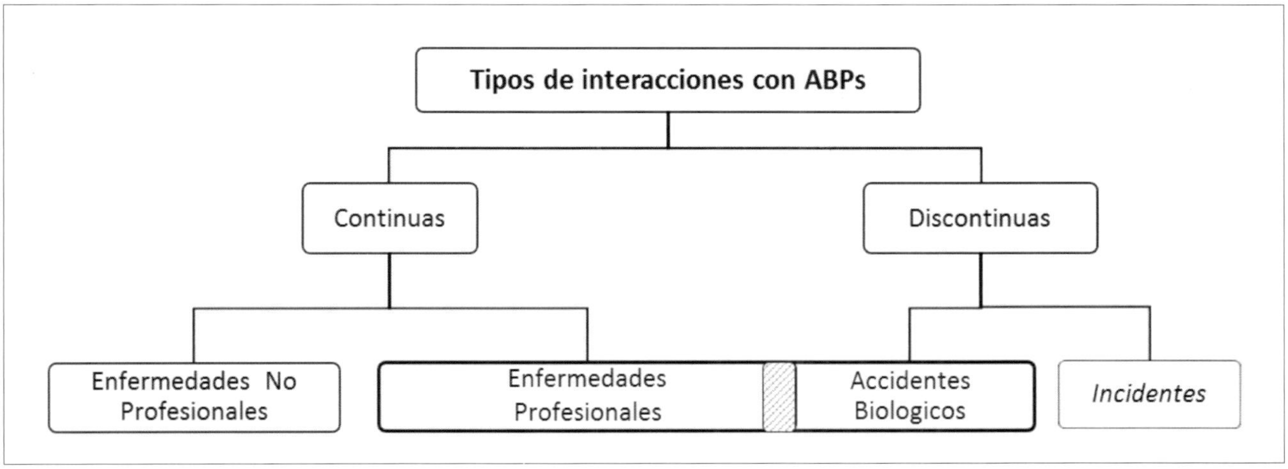

Fig. 10-2. Tipos de interacciones con ABPs y consecuencias posibles.

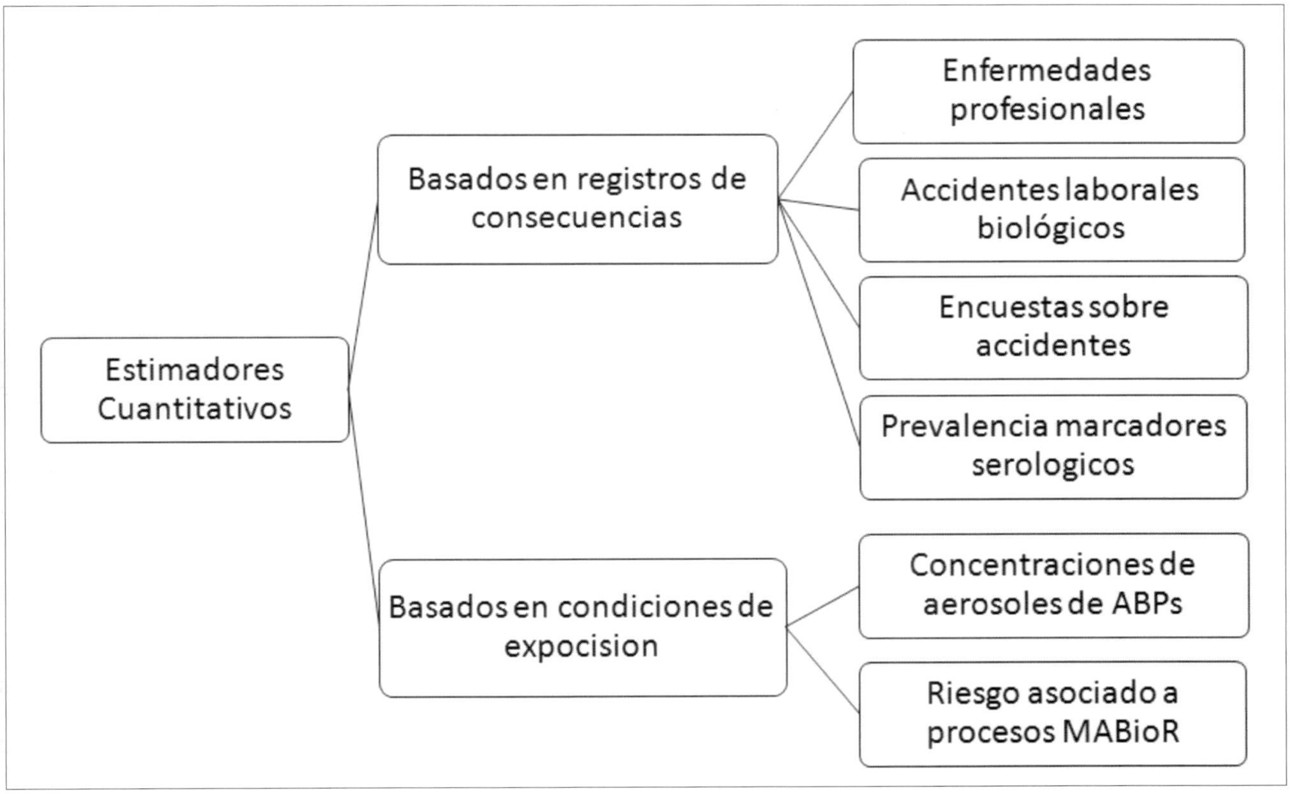

Fig. 10-3. Clasificación de los estimadores de riesgo biológico.

Autónoma de Buenos Aires con más de 200 camas de internación y con una planta total de 471 trabajadores accedió no sólo a compartir la información sino a trabajar en forma conjunta con el equipo de investigación de Bio Riesgo. Luego de un año se reconocieron 82 accidentes denunciados a la ART correspondiente, 41 de los cuales correspondieron a accidentes punzocortantes y salpicaduras en los ojos.

Luego del procesamiento estadístico sobre los registros directos, se hallaron distintos grupos de individuos expuestos, se pudieron establecer cuatro categorías en función del riesgo relativo a accidentes biológicos y se desarrolló un primer mapa de riesgo basado en el registro de las consecuencias

Vale la pena destacar que el grupo de profesionales médicos llamativamente no declararon formalmente ningún tipo de accidente a la ART, sin embargo la existencia de indicios indirectos, como los pedidos de serología de urgencia para HIV, señalarían la existencia de los mismos y que por razones culturales y de tradición se ocultan. Esto marcaría un sesgo en la utilización del registro de accidentes, los cuales sin embargo siguen teniendo una importancia fundamental en el análisis de riesgo.

Tabla 10-2. Comparación entre los estimadores cuantitativos de riesgo biológico.

METODO	TIPO DE INDICADOR	OBSERVACIONES	UTILIDAD
Enfermedad Profesional por ABPs	Daño especifico limitado	Evalúa solo algunas enfermedades	Marco Conceptual de Referencia. Eficacia de los programas de Bioseguridad
Accidentes laborales con ABPs	Daño inespecífico	Integra otros daños como los sicológicos o farmacológicos	Replanteo de normas de seguridad y eficiencia del cumplimiento de las mismas
Encuestas sobre accidentes	Posible daño inespecífico limitado	Se basa en el relato y no en los hechos denunciados	Instalación de agendas de Bioseguridad
Prevalencia de marcadores serológicos	Posible Daño especifico limitado	Evalúa solo presencia de anticuerpos no de enfermedades	Permite análisis micro a nivel de actividades
Concentraciones de aerosoles de ABPs	Exposición especifica e incompleta	Evalúa la concentración solo de algunos agentes y no de los procesos	Restringida a áreas donde la concentración de ABPs en aire ambiental es crítica (farmacológicas)
MABioR (riesgo asociado a procesos)	Exposición inespecífica e integral	Evalúa grupos de agentes y procesos individuales	Parametriza riesgo biológico en procesos reales o en fase de diseño.

Tabla 10-3. Distribución de los tipos de accidentes. Total año 2007.

Tipo accidente	total	porcentaje
Corto Punzante	26	31,7%
Salpicadura	15	18,3%
Tirón	10	12,2%
Caída	9	11,0%
Golpe	6	7,3%
Cuerpo extraño	5	6,1%
Aprisionamiento	3	3,7%
Corte	3	3,7%
Agresión	2	2,4%
Dolor	1	1,2%
Estrés	1	1,2%
Otros	1	1,2%
Totales	**82**	**100,0%**

En este mapa llamó la atención el riesgo anormalmente alto que presentan las ayudantes de enfermería por sobre otras actividades similar al de las instrumentadoras y superior al de las enfermeras por lo tanto se enfocó un análisis más detallado sobre esta actividad encontrándose que un mismo tipo de accidente se repitió seis veces en ese grupo.

Durante las "pruebas cualitativas de sangre" y mientras se realiza la punción capilar el paciente se movía bruscamente y se producía el accidente. Llamativamente a pesar de que se cumplían con las normas de bioseguridad de usar guantes y contar con descartadores se producían accidentes, un análisis más detallado revelo que por tradición oral utilizaban para realizar la punción capilar agujas 25x0,8 en lugar de las lancetas correspondientes. En la Fig. 10-5 se señalan las diferencias estructurales, donde claramente se observa que no es posible usar una aguja para realizar un punción capilar ya la misma que no está diseñada para ese fin.

Una vez cambiado el procedimiento donde se dejaron de usar agujas desapareció este tipo de accidente mejorando por lo tanto notablemente la seguridad.

La presencia y el cumplimiento de normas de bioseguridad no significa que se trabaje el condiciones bioseguras, en el caso anterior se respetaban claramente tres normas de bioseguridad, se usaban guantes, no se reencapuchaban agujas y se utilizaban descartadores adecuados, sin embargo el riesgo biológico (medido como accidente) era altísimo debido a que el proceso biomédico estaba mal diseñado.

MAPAS DE RIESGO BIOLÓGICO BASADOS EN EL ANÁLISIS DE LA EXPOSICIÓN

La gran limitación del uso del registro de accidentes es que utilizamos un suceso que ya ocurrió y no pudimos evitar, teniendo en cuenta estas circunstancias se ha desarrollado un método de análisis multi paramétrico del riesgo biológico, de tipo probabilístico que estima el riesgo por exposición potencial asociado a procesos y materiales, basado en la ecuación de W. Fine y la Norma IRAM 80059 y optimizado con factores de corrección analizados según el criterio de los Factores Potenciales de Accidentes (FPA) del método del Árbol de Causas.

Conforma un sistema de referencia relativo de exposición cuya metodología define dos variables cuantitativas y operativas integradas en un programa, el

Tabla 10-4. Clasificación de categorías por grupos de riesgo.

Riesgo Biológico	Grupo	Tamaño	Diferencias
Elevado	Instrumentadora, Ayudante Enfermería	**Significativa**	Significativa
Moderado	Enfermería, Mucamas	**Significativa**	NO Signif.
Bajo Nulo	Resto institución	**Significativa**	Significativa
Incierto	Camillero, técnicos de hemoterapia técnicos de laboratorio, Técnica Hemodinamia	**NO Signif.**	NO Signif.

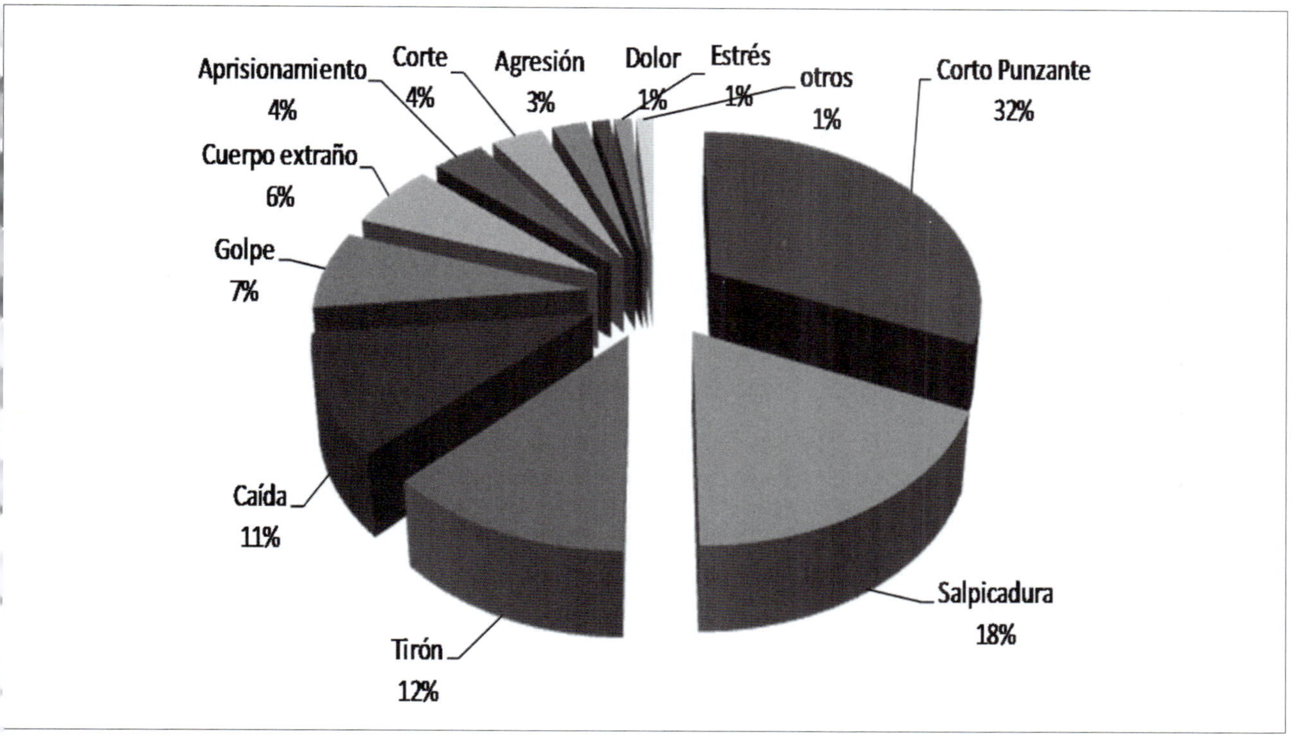

Fig. 10-4. Distribución de los tipos de accidentes.

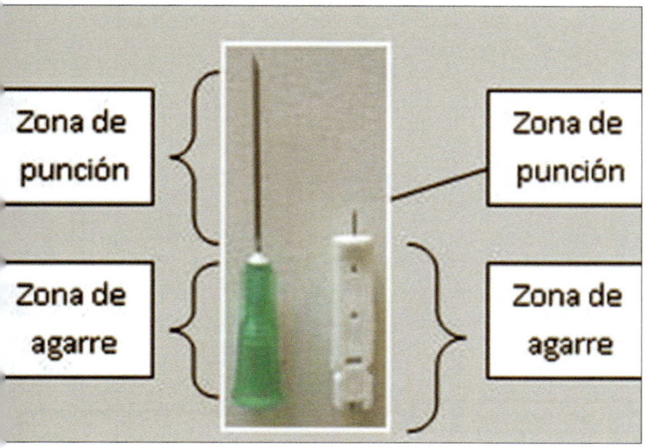

Fig. 10-5 Comparación entre las estructuras de una lanceta y una aguja 25/8.

MABioR 1.2 ejecutable para Windows, las cuales son:

a) Unidad de Bio Riesgo (URB): Asociada a procesos, se basa en la utilización del método del BioRIM optimizado para la comparación del riesgo asociado a la exposición durante 1 minuto a un derrame estándar controlado de 1 ml de sangre proveniente de un paciente ambulatorio.

b) Unidad de Impacto Ambiental Biológico (UIAB): Asociada a materiales, se basa en la utilización del método del Parámetro de Riesgo Ambiental optimizado para la comparación del riesgo asociado al material biológico eliminado por un hogar promedio de la provincia de Buenos Aires

Este método evalúa la exposición inespecífica e integral a un bajo costo operativo y económico, tiene la limitación que estima el riesgo biológico en función de la exposición y no necesariamente dicha exposición conduce al daño. Por otro lado se desconoce el valor absoluto del riesgo de las unidades definidas arbitrariamente.

Tiene la ventaja que es un método que establece un sistema de referencia del riesgo biológico por exposición, adecuado no solo para la evaluación del riesgo biológico de procesos en ejecución, sino de aquellos que están en la etapa de planificación.

La ecuación que estima el riesgo se denomina Bio Riesgo Intrínseco Mínimo optimizado (BioRIMop.) y en su versión final se expresa como:

$$\mathbf{BioRIMop = Ag} \times \mathbf{Cat} \times \mathbf{Ar} \times \mathbf{D}\ (\text{min}) \times \mathbf{F} \times \mathbf{masa}\ (\text{g}) \times \mathbf{Fo} \times \mathbf{Tm} \times \mathbf{Fh} \times \mathbf{Fp} \times \mathbf{0.0125\ g^{-1} min^{-1}}$$

Donde **Ag** es el tipo de agente involucrado en el proceso evaluado y clasificado según Normas IRAM 80059, **Cat** en el tipo de actividad que se desarrolla con el agente durante el proceso evaluado y su categorización según Normas IRAM 80059, **Ar** es el tipo de área donde se desarrolla el proceso y su clasificación según una adaptación de las Normas IRAM 80059, **D** es la duración del proceso en minutos según lo establecido por el Programa Nacional de Garantía de Calidad de la Atención Médica, **F** es la frecuencia con que se desarrolla el proceso durante la jornada laboral, la probabilidad de ocurrencia de la diseminación **(Fo)**, el tipo de material biológico **(Tm)**, el nivel de hacinamiento **(Fh)** y el manejo de materiales punzocortantes **(Fp)**.

La pantalla principal del programa se muestra en la Fig. 6, desde allí se accede a las pantallas de cálculo de riesgo biológico (Fig. 10-7) y luego a las de informe, el

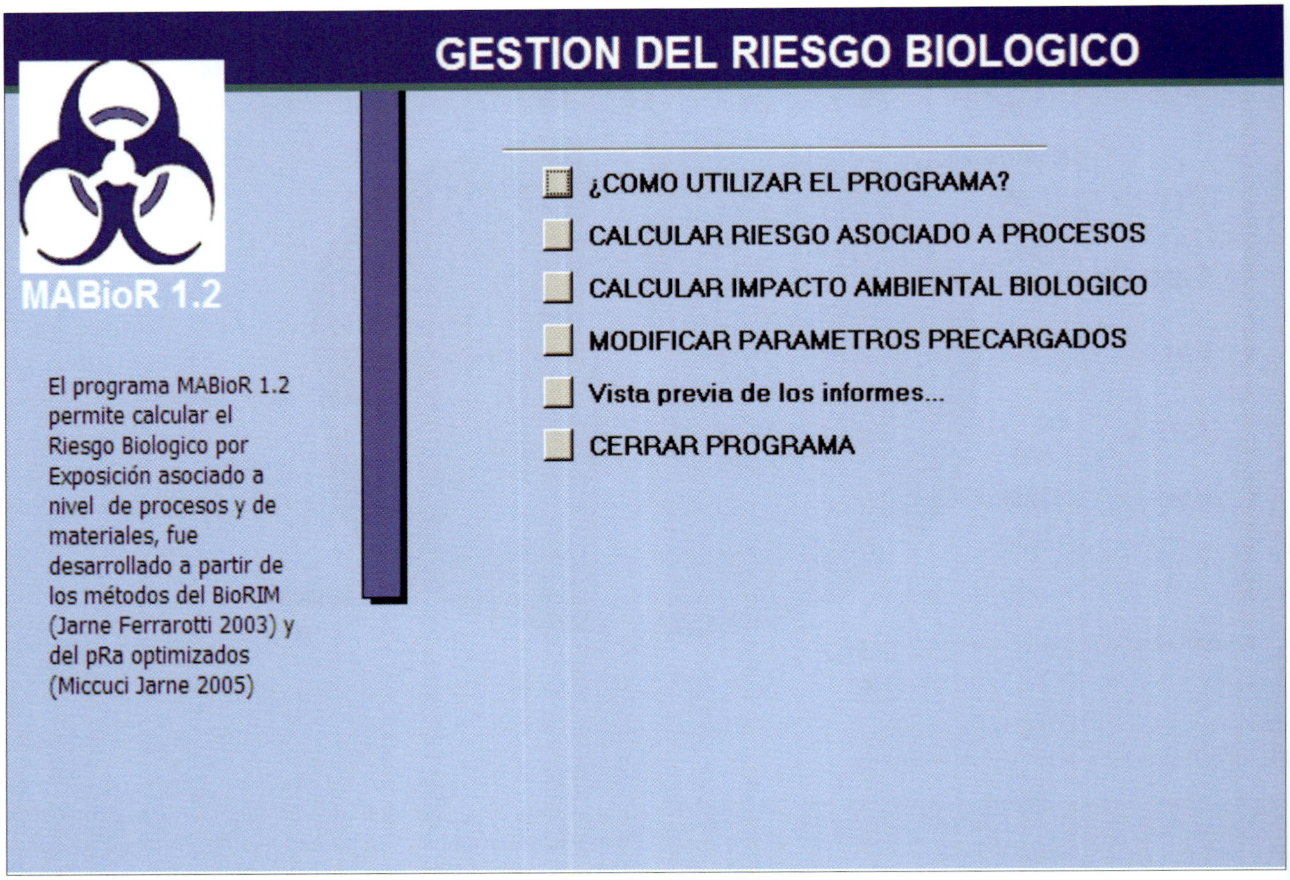

Fig. 10-6. Pantalla principal del programa MABioR 1.2.

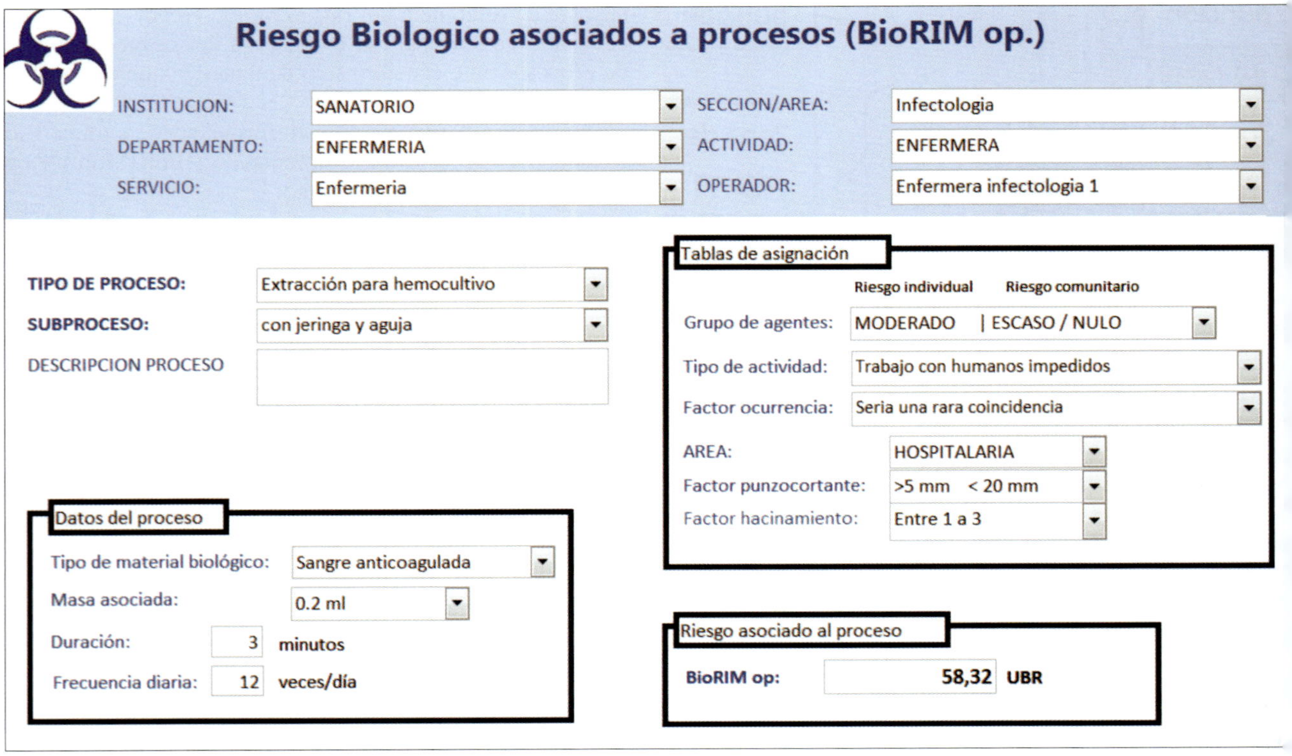

Fig. 10-7. Pantalla de análisis de riesgo asociado a procesos.

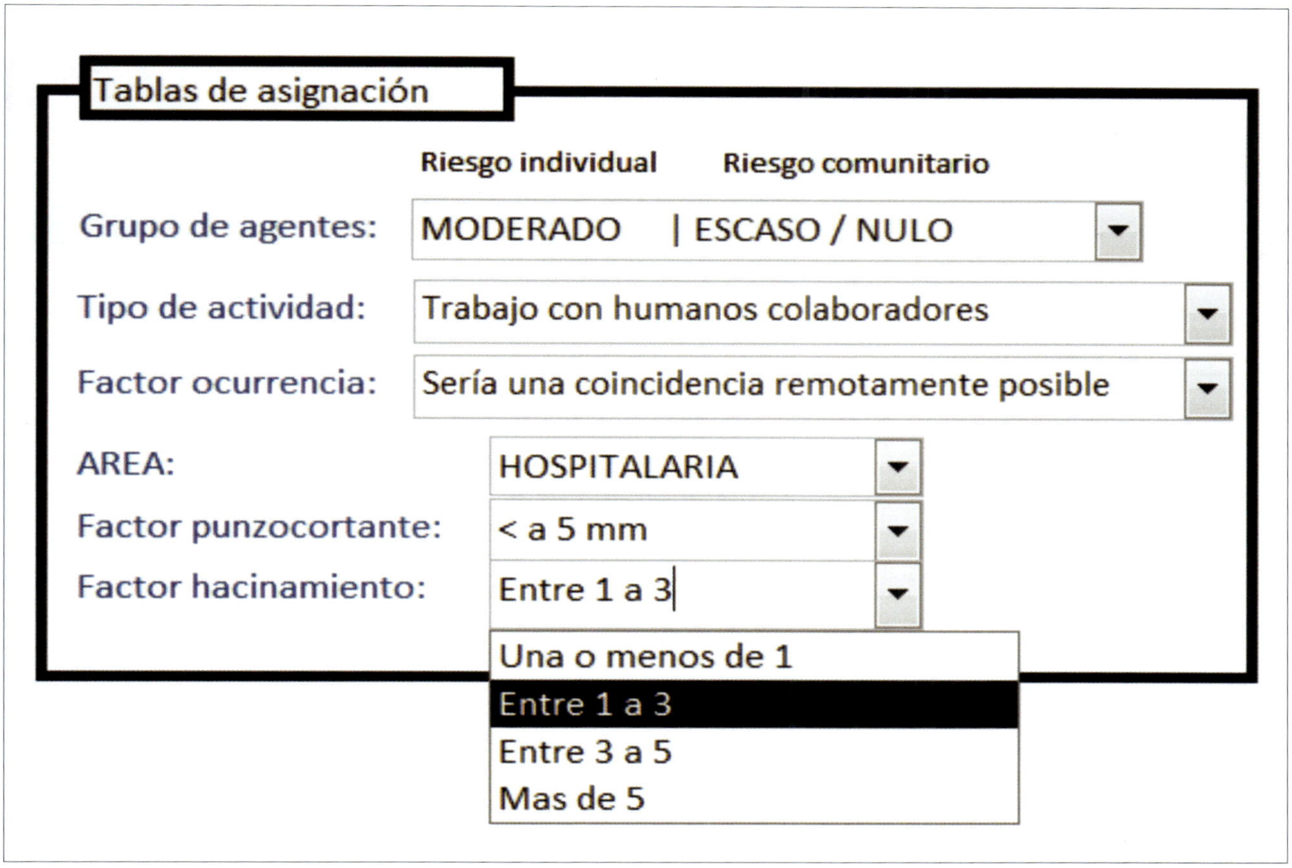

Fig. 10-8. Pantalla desplegable del Factor de hacinamiento.

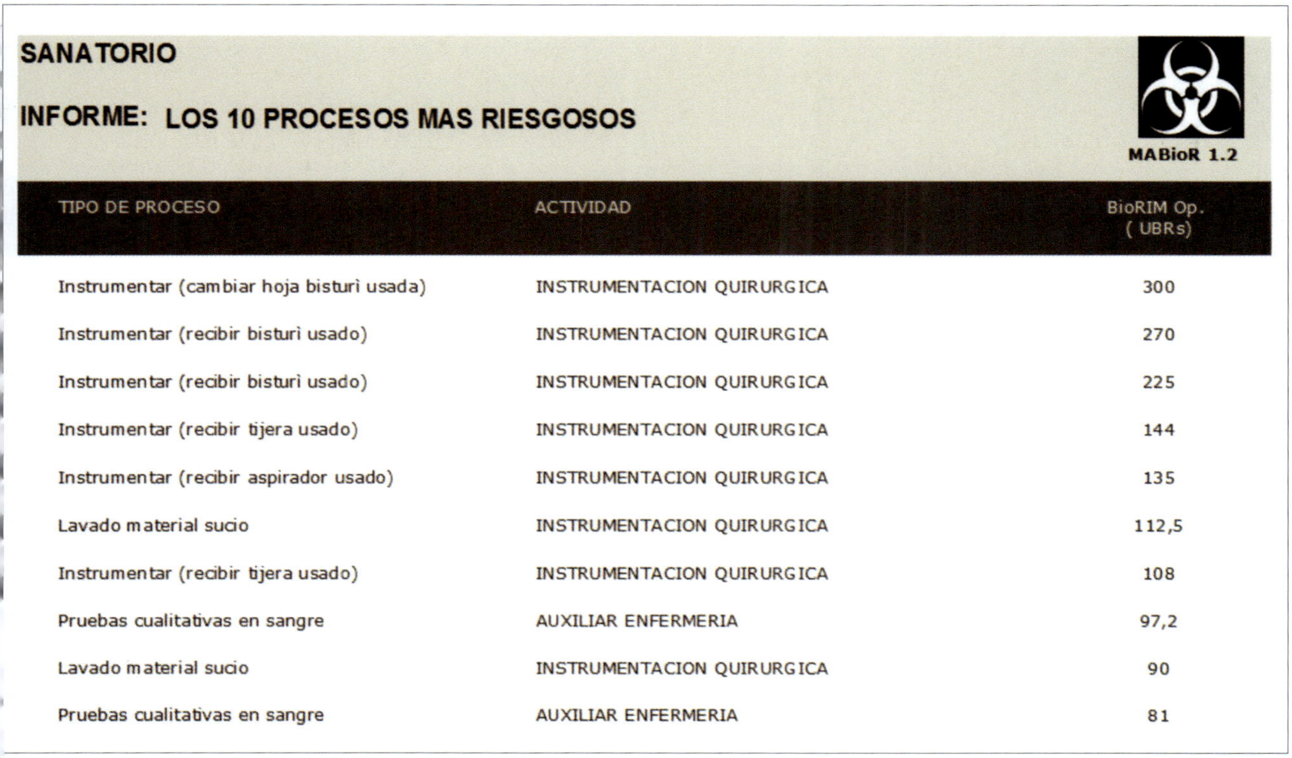

SANATORIO

INFORME: LOS 10 PROCESOS MAS RIESGOSOS

MABioR 1.2

TIPO DE PROCESO	ACTIVIDAD	BioRIM Op. (UBRs)
Instrumentar (cambiar hoja bisturì usada)	INSTRUMENTACION QUIRURGICA	300
Instrumentar (recibir bisturi usado)	INSTRUMENTACION QUIRURGICA	270
Instrumentar (recibir bisturì usado)	INSTRUMENTACION QUIRURGICA	225
Instrumentar (recibir tijera usado)	INSTRUMENTACION QUIRURGICA	144
Instrumentar (recibir aspirador usado)	INSTRUMENTACION QUIRURGICA	135
Lavado material sucio	INSTRUMENTACION QUIRURGICA	112,5
Instrumentar (recibir tijera usado)	INSTRUMENTACION QUIRURGICA	108
Pruebas cualitativas en sangre	AUXILIAR ENFERMERIA	97,2
Lavado material sucio	INSTRUMENTACION QUIRURGICA	90
Pruebas cualitativas en sangre	AUXILIAR ENFERMERIA	81

Fig. 10-9. Pantalla de Informe de los 10 procesos más riesgosos.

INFORME: RIESGO BIOLOGICO ASOCIADO A PROCESOS TOTALES por OPERADOR

MABioR 1.2

OPERADOR	BioRIM Op (UBRs)
Instrumentadora 2	763,5
Instrumentadora 1	642
Ayudante Enfermería 2 Piso 1	97,2527
Ayudante Enfermería 3 piso 2	91,83
Técnico 1	69,7
Enfermera infectologia 1	66,426
Ayudante Enfermería 4 Piso 2	64,9036
Enfermera 6 UCO	59,409
Ayudante Enfermería 6 Piso 2	54
Enfermera 5 UTI	51,0381
Técnica Hemoterapia 1	45,27
Técnica Hemodinamia 1	37,8
Enfermera 3 Piso 1	30,2508

Fig. 10-10. Pantalla de Informe del riesgo por operador.

Tabla 10-5. Distribución del riesgo según la carga biológica por actividad en UBRs/día.

Riesgo Biológico	BioRIM (UBRs/ día)	Actividad
Elevado	**> 50**	Instrumentadora
Moderado	**3 a 50**	Enfermería, Ayudante Enfermería, Técnicos varios
Bajo Nulo	< 3	Resto institución, Mucamas

programa permite la evaluación de riesgo de cada uno de los procesos llevado a cabo por diversos operadores en distintos sectores (informándolo en Unidades de Riesgo Biológico) y después puede compilar dicha información a los efectos de obtener cuales son los procedimientos más riesgosos (Fig. 10-9) y donde y por quien son llevados a cabo (Fig. 10-10).

El programa está centrado en el análisis de cada procedimiento y en función de menús desplegables en cada una de las opciones se selecciona cada una de las características a evaluar, un ejemplo se observa en la Fig. 10-8 donde es seleccionada la opción de "Entre 1 a 3" del factor de hacinamiento .

Si bien el programa MABioR 1.2 está orientado a la toma de decisiones, los datos pueden exportarse a cualquier programa de procesamiento estadístico, de esta manera se pudo construir el siguiente mapa de riesgo biológico por actividad en función de la carga de riesgo en UBRs/dia (Fig. 10-10 y Tabla 10-5).

Cada institución debe de desarrollar su propio mapa de riesgo que le será propio e intransferible y solo así podrá tomar las decisiones adecuadas para minimizar los riesgos biológicos asociados a los procedimientos biomédicos que lleva a cabo.

RIESGO BIOLÓGICO Y CONTROL DE INFECCIONES HOSPITALARIAS (IACS)

La dicotomía conceptual clásica entre las acciones de control de infecciones hospitalarias, en la actualidad denominadas Infecciones Asociadas al Cuidado de la Salud (IACS), cuyo objeto de protección es el paciente, y las de bioseguridad centrado en el trabajador de la salud, forman parte de un curriculum oculto en biomedicina y se manifiesta claramente a nivel operativo, a pesar de las recomendaciones de la OMS sobre la unificación de criterios; En la práctica institucional se observa que el control de las IACS pasa por los departamentos de infectología y/o enfermería que se encargan de las bacterias que afectan a los pacientes, mientras que la

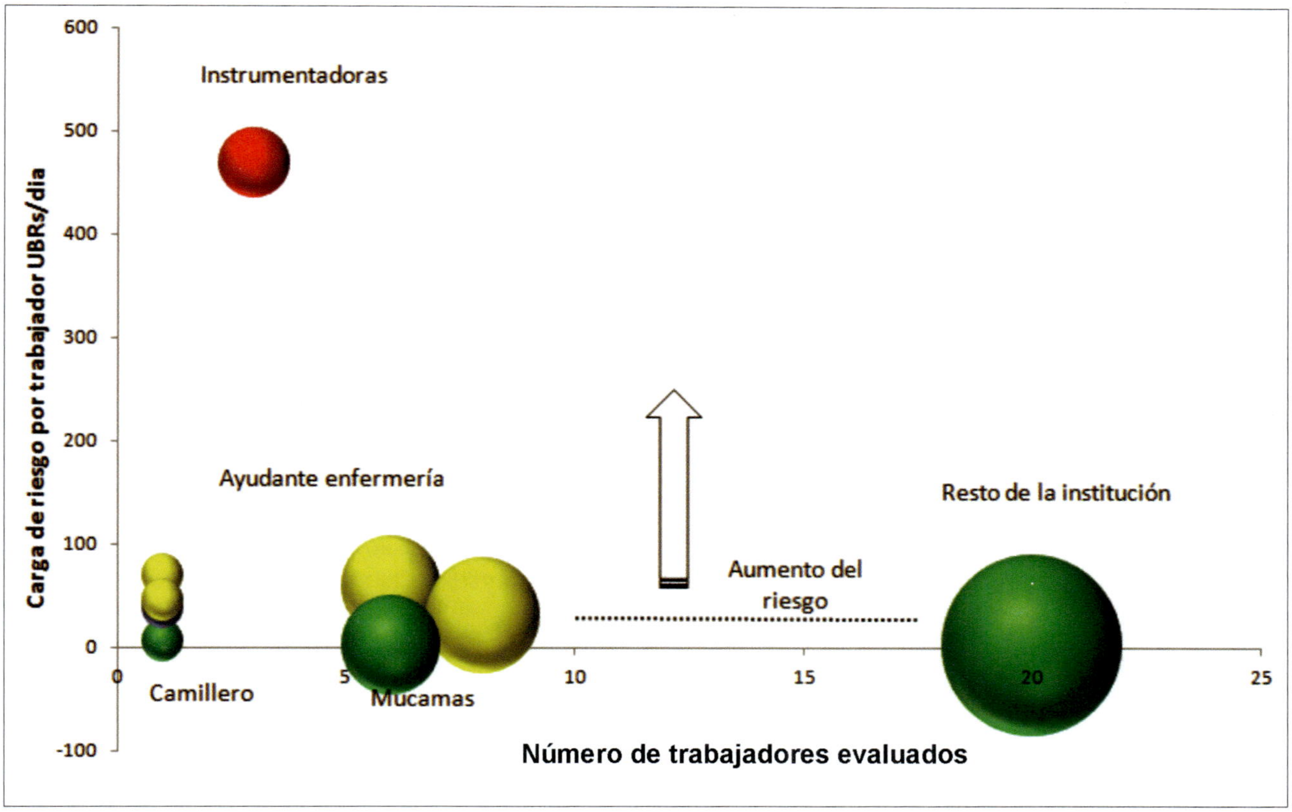

Fig. 10-11. Mapa de Riesgo biológico por actividad basado en la exposición a ABP.

bioseguridad se encargaría de los virus como el HIV o Hepatitis B que podrían afectar al personal en casos accidentales y su dependencia burocrática pasa por la medicina laboral y/o seguridad e higiene.

Los agentes biológicos de origen bacteriano son tomados como el eje del monitoreo en el control de las IACS, mientras que habitualmente los virus no son considerados como responsables de IACS a pesar de que los reportes sobre el impacto de la trasmisión de virus a pacientes en diversas circunstancias hospitalarias vienen creciendo año a año. Podemos citar, por ejemplo, los casos de noviembre de 1998 donde 3 (tres) pacientes en Florida EE.UU. se infectaron con el mismo genotipo de Hepatitis C al recibir la misma solución salina, la trasmisión masiva de octubre del 2004 donde 16 (dieciséis) pacientes se infectaron con Hepatitis C por la reutilización de jeringas durante la administración de radiofármacos en el Hospital de Maryland EE.UU., en Valencia España en diciembre 2005 donde 3 (tres) pacientes se infectaron con Hepatitis C durante procedimientos de Colonoscopía o en New York en Marzo del 2007 donde 12(doce) pacientes en dos clínicas distintas se infectaron con virus de Hepatitis C y B por la reutilización de jeringas durante la administración del anestésico Propofol por mencionar solo algunos casos significativos.

Por otro lado se encuentra una minimización significativa de la vinculación entre trabajadores de la salud y agentes de origen bacteriano, no solo dos agentes biológicos (*Brucella* y *Mycobacterium*) son considerados causales de enfermedades profesionales para trabajadores del área biomédicaen la República Argentina según el listado de enfermedades profesionales oportunamente citado; sino que conceptualmente los trabajadores de la salud son considerados un ***factor de riesgo*** en la transmisión de agentes bacterianos y no individuos que ***están en riesgo*** frente a agentes biológicos.

Estrategias de control de IACS

El significativo impacto de las IACSs tanto en términos de morbi-mortalidad como económicas puede estimarse teniendo en cuenta que "***En nuestro país se estima que, en promedio las IACS, incrementan los días de internación en 6,4 días, con una mortalidad atribuible del 11,5% y un costo aproximado de $12.300 por evento (valores 2012). Esto representa a nivel nacional 1.600.000 días extras de internación, 29.000 muertes atribuibles y un costo aproximado de $3.200 millones de pesos por año***" según expresan en forma conjunta la Sociedad Argentina de Infectologia, el Instituto Nacional de Epidemiologia y la Asociación Argentina de Enfermeros en Control de Infecciones.

Esta situación ha generado dos respuestas, la primera de ellas una estrategia global como es el Programa Nacional de Vigilancia de Infecciones Hospitalarias de Argentina (VIHDA) de adhesión voluntaria y administrado por el Instituto Nacional de Epidemiologia "Dr. Jara" cuyos componentes principales son los Estudios de Prevalencia de Infecciones Hospitalarias (en áreas de cuidados críticos y no críticos) y la Vigilancia Intensificada en áreas críticas y cirugías.

Dado que es un programa de excelencia, las exigencias para incorporarse al mismo son importantes y si bien se observa un crecimiento constante de la cantidad de instituciones adheridas hasta el momento sobre un total de 3.311 establecimientos asistenciales con internación de todos los subsectores del país, están incorporados 87 Hospitales Centinelas Adheridos a la Red VIHDA de forma plena, 35 Hospitales en modo de trabajo prueba y 34 instituciones están en proceso en incorporación.

La segunda estrategia mucho menos ambiciosa pero más difundida consiste en la identificación y aislamiento de pacientes colonizados con determinados ABPs que presentan un patrón de resistencia frente a antibióticos significativos. La búsqueda de Enterococos vancomicina resistente (EVR) y *Klebsiella pneumoniae* productora de carbapenemasas (KPC) en hisopados rectales y de *Staphylococcus aureus* resistente a meticilina (SAMR) en hisopados nasales de pacientes internados configuran la herramienta esencial en el control de estos pacientes colonizados.

El aislamiento de contacto de los pacientes señalados dentro de la instituciones presenta una dinámica especial que requiere de procedimientos normatizados para que sean realmente efectivos, dentro de estos la toma de muestras bacteriológicas de hisopados rectales es una de las series de procedimientos biomédicos más comunes y frecuentes.

Interesa sobre manera, desde el punto del modelo de análisis estratégico del riesgo biológico analizar este proceso ya que de acuerdo a como se realicen implican un diverso grado de contacto del operador con el paciente lo que generaría un aumento del riesgo biológico por diseminación de agentes biológicos, que podrían afectar tanto al operador (bioseguridad clásica) como a otros pacientes (IACS).

El registro de pacientes colonizados es un registro de consecuencias ya que si bien la colonización no es ni un hecho suficiente ni necesario para que ocurra una IACS en dicho paciente y es de menor consecuencia para el mismo que una IACS, no deja de ser un hecho ocurrido y establecido, al cual también analizaremos y compararemos con el modelo de exposición al agente.

Análisis de caso

Existen diversas recomendaciones sobre cómo realizar el procedimiento de toma de hisopados rectales, si bien son muy similares entre sí, desde el punto de vista del análisis estratégico de riesgo pueden agruparse teniendo en cuenta la cantidad de operadores involucrados y si se realiza la misma con higiene perianal o no. En las prácticas institucionales se han encontrado distintos procedimientos para realizar el hisopado rectal: un único operador que toma la muestra sin higiene previa de la zona perianal del paciente (1SH), un operador que toma la muestra con higiene previa (1CH), dos operadores que toman la muestra sin higiene previa (2SH) y dos operadores que toman la muestra con higiene previa de la zona (2CH).

Dadas las significativas diferencias operativas entre los procedimientos que implican un mayor o menor contacto del operador con el paciente y si el mismo tiene higienizada o no la zona perianal, se plantea la hipótesis de que algunos de dichos procedimientos podrían presentar un aumento del riesgo biológico por diseminación de agentes biológicos, que podrían afectar tanto al operador (bioseguridad clásica) como a otros pacientes (IACS). Para contrastar la hipótesis se plantearon dos tipos de ensayos, un modelo de simulación de diseminación bajo condiciones controladas y un mapeo bacteriológico de campo bajo condiciones habituales de las instituciones de salud.

Se diseñó un modelo de simulación de diseminación utilizando un maniquí de entrenamiento para prácticas de enfermería S201 Susy/Simon® sobre el cual se realizaron los cuatro procedimientos de toma de muestra de hisopados rectales a cargo de personal de enfermería capacitado y vestido con camisolín y guantes, repetidos en series de 5 (cinco) veces cada uno de ellos y considerando que no utilizaban pañales geriátricos,

La diseminación se evaluó introduciendo el modelo de diseminación de partículas de grive (DPG) el mismo consistió en la colocación de grive (un material particulado inerte, con alta adherencia, buena capacidad de diseminación y fácil visualización macroscópica) como marcador en la zona perianal del maniquí (Fig. 10-12).

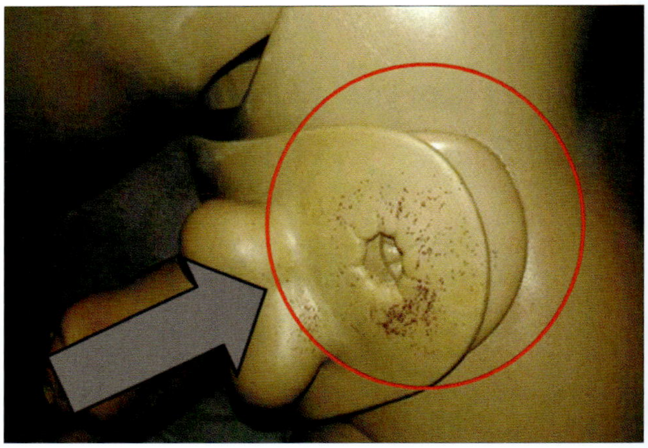

Fig. 10-12. Distribución de partículas de grive en la zona perianal.

Se estableció una escala arbitraria y semi cuantitativa de diseminación, de acuerdo con la cantidad de partículas transferidas y adheridas a otras superficies que no sean la zona perianal del maniquí, entre 1 a 5 se le asignó un valor de diseminación baja (+), entre 5 a 20 un valor de diseminación moderada (++), y más de 20 partículas un valor de diseminación alta (+++). El riesgo biológico asociado a cada uno de los procedimientos se evaluó cuantitativamente utilizando el programa MABioR 1.2 de gestión de riesgos biológicos.

El mapeo bacteriológico se llevó a cabo en una institución de alta complejidad de CABA con 110 camas de internación, mediante un estudio simple ciego. Los tres operadores (dos Licenciados en Enfermería y un enfermero profesional) que realizaron los procedimientos de toma de hisopados rectales tal como los venían realizando, desconocían que posteriormente se cultivarían el exterior de los mismos. Se procedió a realizar el cultivo de la parte exterior de los 27 tubos de transporte fueron que remitidos al laboratorio de bacteriología para un mapeo de colonización por EVR y KPC; Se utilizaron hisopos estériles secos que se frotaron por toda la superficie exterior de los tubos de transporte (excepto el tapón desde donde se sostuvieron) antes de realizar la siembra convencional. Los hisopados rectales como los hisopados de las superficies exteriores de los tubos de transporte se cultivaron en las mismas condiciones y en los mismos los medios comerciales.

En los procedimientos con un único operador (1SH y 1CH) se encontraron más de 20 partículas del marcador grive (alta diseminación) en los guantes de ambas manos en todas las repeticiones. En el procedimiento 1SH se encontraron entre 15 a 20 partículas al término del mismo en el resto del cuerpo del maniquí. En el exterior de los hisopos analizados se encontraron diseminación de tipo (+++) en 1SH y de tipo (++) en 1 CH.

En el procedimiento con 2 operadores sin higiene se encontraron diseminaciones entre moderadas y altas en los guantes del operador que acomodaba y sostenía al paciente, mientras que los guantes del operador que solo manejaba el hisopo presentaban en 2 de las 5 repeticiones entre una a tres partículas, es decir una diseminación baja y en el resto de las repeticiones no se encontraron partículas (sin diseminación), En dos de los cinco hisopos analizados se encontraron entre 1 a 2 partículas diseminación de tipo (+) tal como se ve observa en la Fig. 10-13, mientras que en el resto de los hisopos no se hallaron huellas de diseminación. En el procedimiento con dos operadores con higiene de la zona perianal se encontraron diseminaciones entre bajas y moderadas en los guantes del operador que acomodaba, sostenía e higienizaba al paciente, mientras que en los guantes del operador que solo manejaba el hisopo no se encontraron partículas (sin diseminación); así mismo en los hisopos no se hallaron huellas de diseminación. (Tabla 10-6).

Como resultado del mapeo bacteriológico se halló desarrollo exclusivo de EVR en 2 pacientes, presencia exclusiva de KPC en otros 2 pacientes distintos y uno de los pacientes presentaba EVR+KPC. De un total de 27 tubos remitidos en ningún caso se observó desarrollo de

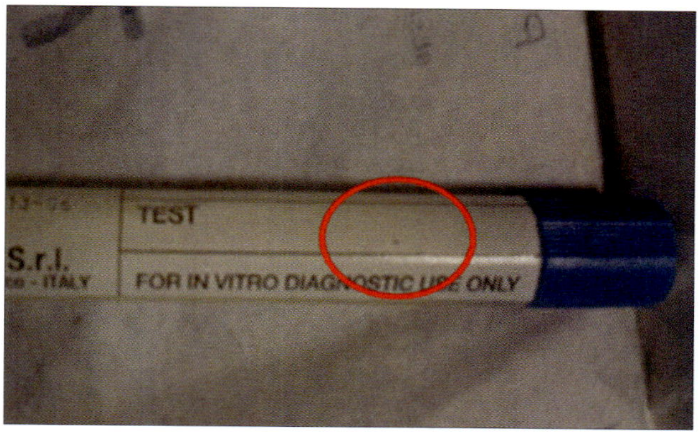

Fig. 10-13. Partícula única de grive adherida al exterior de tubos porta hisopos.

EVR o KPC en el exterior de los mismos, sin embargo en 3 de ellos desarrollaron más de 20 colonias de Estafilococo coagulasa negativo y en otros 2 tubos desarrollaron más de 20 colonias de SAMR. Debido a este hallazgo se procedió a realizar los hisopados nasales de estos dos pacientes los cuales dieron positivos a SAMR confirmando la colonización de los mismos.

La presencia del marcador grive en los tubos de transporte permite establecer tres niveles de riesgo diseminación, uno de alto riesgo que comprende los procedimientos 1SH y 1CH, otro con un nivel de riesgo moderado el procedimiento 2SH y por último uno de bajo riesgo, procedimiento 2 CH. Los resultados del método MABioR también permiten establecer tres grupos de riesgo uno de alto riesgo con más de 10 UBRs (procedimiento 1SH), un segundo grupo de riesgo moderado (procedimientos 1 CH y 2 SH) con valores de BioRIM comprendidos entre 1 y 10 y un procedimiento (2CH) de bajo riesgo con valores inferiores a 1 UBRs. Estos resultados están en concordancia con los obtenidos en otros ensayos por ejemplo en la evaluación de procedimientos punzocortantes donde se pudieron observar que valores del BioRIM por debajo de 1 UBRs señalan procedimientos con un bajo riesgo biológico. (Ver Tabla 10-5)

La introducción del método DPG como modelo de marcación permitiría a muy bajo costo establecer huellas de diseminación por contacto en tiempo real en procedimientos biomédicos; tanto en modelos de simulación utilizables en el diseño de procedimientos o en educación continua, así como en la práctica real para analizar el comportamiento del riesgo biológico por diseminación; en este último caso bastaría con marcar una o más superficies con grive de distintos colores y observar a distintos tiempos las rutas de diseminación institucionales.

Tabla 10-6. Nivel de Diseminación según procedimientos.

Procedimiento		Diseminación en guantes	Diseminación en hisopos	BioRIM (UBRs)
1 operador	(1SH)	+++	+++	7,29
1 operador	(1CH)	+++	++	4,74
2 operadores	(2SH)	+	+/-	2,18
2 operadores	(2CH)	+	-	0,18

BIBLIOGRAFÍA

http://www.academia.edu/9931891/APRENDIENDO_DE_UN_INCIDENTE_OLVIDADO_EL_EPISODIO_DE_AZUL.

Berg, P. "Potential biohazards of recombinant DNA molecules".Science 1974;(185): 303.

Álvarez, E.; García Cachau, M.; Campi, A.; Larrieu, E. "Normas de Bioseguridad en Facultades de Ciencias Veterinarias de Argentina" Ciencia Veterinaria. Facultad de Ciencias Veterinarias. U.N.L. Pam. – 2002. 35-40

Organización Panamericana de Salud "Curso de Gestión de Calidad para Laboratorios" Módulo 11"Bioseguridad" Washington D.C., 2005

Organización Mundial de la Salud, (OMS) "Manual de bioseguridad en el laboratorio". Primera Edición en Español 1983.

Organización Mundial de la Salud (OMS). "Manual de Bioseguridad en los Laboratorios". Tercera Edición en Español. 2005.

Jarne, A.R.,"Bioseguridad hospitalaria: nuevo enfoque teórico", Acta Bioquím. Clín. Latinoam. 1990; XXIV, (3): 241-246. 1974.

CDC. Updated U.S. Public Health Service "Guidelines for the Management of Occupational Exposures to HBV, HCV, and HIV and Recommendations for Post exposure Prophylaxis". Jun 29, 2001 / 50 (RR11);1-42.

Oficina Internacional del Trabajo. "Registro y notificación de accidentes del trabajo y enfermedades profesionales y lista de la OIT relativa a las enfermedades profesionales", Ginebra 2002 disponible en http://www.ilo.org/public/spanish/standards/relm/ilc/ilc90/pdf/rep-v-1.pdf.

Norma IRAM 80059, "Clasificación de microorganismos infectante por grupo de riesgo para humanos y animales y su relación con los niveles de bioseguridad según la actividad desarrollada". Instituto Argentino de Normalización. Buenos Aires. Argentina. 2000.

OMS. "Guía sobre higiene de manos". Pag. 8-12, Ginebra, 2009. disponible en http://www.sadi.org.ar/publicaciones-de-las-comisiones/item/252-guia-de-higiene-de-manos-oms.

Krause G., Trepka M.J., Whisenhunt R.S., Katz D., Hopkins R.S.,"Nosocomial transmission of hepatitis C virus associated with the use of multidose saline vials". Infect. Control Hosp. Epidemiol. 2003. Feb ;24(2) :122-7.

Patel P.R., Kirsten Larson A., et al "Hepatitis C Virus Infections From a Contaminated Radiopharmaceutical Used in Myocardial Perfusion Studies". JAMA, October 25, 2006—Vol 296, No. 16.

González-Candelas F., Alma Bracho M.,et al. "Patient-to-patient transmission of hepatitis C virus (HCV) during colonoscopy diagnosis".Virology Journal. 2010, 7:217

Gutelius B., Balter S., et al. "Multiple Clusters of Hepatitis Virus Infections Associated With Anesthesia for Outpatient Endoscopy Procedures". Gastroenterology.2010; 139:163–170.

Fischer G.E., Holmber S.D., et al. "Hepatitis C virus infections from unsafe injection practices at an endoscopy clinic in Las Vegas, Nevada", 2007-2008. Clin. Infect. Dis. 2010. Aug 1; 51(3):267-73.

Argentina, Ministerio de Salud, Instituto Nacional de Epidemiologia, "Desarrollo de un Sistema para la Autoevaluación de los Programas de Prevención y Control de Infecciones en Instituciones de Salud de la República Argentina" 2014 disponible en: http://www.vihda.gov.ar/sitio%20vihdaii/archivospublicaciones/Documento%20Taller%20INE%20SADI%20ADECI%202014%20(Preliminar).pdf

Jarne A.R., "De la bioseguridad en el laboratorio a la seguridad biológica en la bioquímica clínica, un cambio estratégico". Revista Argentina de Bioseguridad Vol. 1(1) 26-27. 2013.

"Manual de procedimientos de enfermería".Universidad Santo Tomas. Chile. 2012. Dispon. en http://es.slideshare.net/sontiax/manual-de-procedimientos -36509223

Sección 3ª

Inmunología

Inmunidad innata
Células y órganos del sistema inmune y tráfico linfocitario
Receptores antigénicos, estructura genética y función.
Procesamiento y presentación antigénicos
Educación tímica y tolerancia inmunológica
Inmunidad mediada por linfocitos B. Cooperación celular de la respuesta de anticuerpos.
Regulación de la respuesta inmune efectora
Inmunidad de las mucosas
Vacunas y adyuvantes
Inmunodeficiencias primarias e infecciones
Mecanismos de hipersensibilidad y procesos infecciosos
Fundamentos de técnicas para el inmunodiagnóstico de las infecciones

CAPÍTULO 11

INMUNIDAD INNATA

Carolina Jancic, Analía Trevani

1.1. Conceptos generales sobre inmunidad

Los seres humanos habitan un ambiente poblado de microorganismos capaces de invadirlos, provocarles trastornos patológicos y eventualmente su muerte. Sin embargo, sólo en ciertas ocasiones experimentan procesos infecciosos clínicamente evidentes. Ello obedece a la existencia de un sistema inmune altamente eficiente. La relevancia antiinfecciosa del sistema inmune se pone de manifiesto con la gran susceptibilidad a infecciones que padecen individuos con deficiencias inmunes heredadas o adquiridas. Su importancia también se refleja en la capacidad de la vacunación de proveer una protección efectiva frente a las infecciones.

El sistema inmune involucra mecanismos tanto innatos como adaptativos. Los mecanismos innatos se activan en forma inmediata al contacto con el microorganismo. Éstos involucran la participación de componentes celulares y humorales que están presentes y con capacidad de ejercer sus funciones efectoras incluso antes del contacto con el agente invasor o que se sintetizan rápidamente tras la infección. Las células que participan de la respuesta innata poseen receptores que les permiten discriminar lo extraño o potencialmente dañino de lo propio. Estos receptores son conocidos como receptores de reconocimiento de patrones (RRP). Ellos reconocen motivos moleculares conservados en grandes grupos de microorganismos que son llamados patrones moleculares asociados a patógenos o PAMP (del acrónimo en inglés, *pathogen-associated molecular patterns*). Los PAMP incluyen a componentes de las superficies bacterianas como el lipopolisacárido (LPS) de las bacterias Gram negativas, lipopéptidos, ácidos lipoteicoicos y flagelina; componentes de las paredes celulares de los hongos, como los betaglucanos y a los ácidos nucleicos microbianos, entre otros. Hasta el momento se han identificado y caracterizado muchas clases de RRP. Ellas incluyen a los receptores de tipo Toll (TLR), los de tipo RIG-1 (RLR), los de tipo NOD (NLR), los receptores lectina tipo C (CLR) y a diversos sensores de ácidos nucleicos. En la Tabla 1 se describen las distintas familias que agrupan a estos receptores y los ligandos que son reconocidos. A través de este conjunto de receptores, las células de la inmunidad innata logran identificar a los agentes invasores y accionan respuestas para intentar eliminarlos. A diferencia de la respuesta innata, la respuesta adaptativa involucra la participación de linfocitos T y B que poseen receptores capaces de reconocer a estructuras moleculares propias a cada microorganismo, conocidas como antígenos. Los linfocitos con capacidad para reconocer antígenos en cualquier microorganismo potencialmente invasor, ya están presentes antes de su ingreso a nuestro cuerpo. Sin embargo, sólo 1 de cada 10^5 o 10^6 linfocitos circulantes podrá reconocer un antígeno particular. Estos linfocitos, se encuentran en un estado virgen o nativo. Por ello, luego de producido el reconocimiento antigénico, proceso que ocurre en los órganos linfáticos secundarios, los linfocitos se activan y proliferan clonalmente, para luego diferenciarse en linfocitos T efectores y plasmocitos (en el caso de los linfocitos B), que ejecutarán funciones efectoras para eliminar al microorganismo infectante. Dado que este proceso demanda unos 4 a 7 días, los mecanismos inmunes innatos resultan fundamentales para controlar el proceso infeccioso en sus etapas tempranas y evitar la diseminación del patógeno. En muchas circunstancias, dependiendo del tamaño del inóculo y de la virulencia del microorganismo, estos mecanismos innatos logran por sí mismos erradicar la infección. En otros, sólo la contienen hasta tanto la respuesta adaptativa ejecute funciones que permitan eliminar al invasor o en su defecto restrinjan su potencial patogénico. Por otra parte, luego de la expansión clonal de linfocitos vírgenes que ocurre como consecuencia del reconocimiento antigénico, una pequeña proporción de las células hijas se diferencia a un fenotipo de memoria que persiste en el organismo a la espera del reingreso del patógeno. Los linfocitos de memoria son capaces de activarse mucho más rápida y eficientemente que los linfocitos vírgenes. Además, superan en cantidad a las células vírgenes específicas para ese antígeno que estaban presentes en el organismo antes de la respuesta primaria. Por ello, la respuesta secundaria a un antígeno, es decir, aquella que se produce como consecuencia de un segundo contacto con el mismo, es tan rápida y eficiente que suele impedir los síntomas de la enfermedad.

1.2. Introducción a la respuesta inmune innata

Los patógenos pueden ingresar a nuestro organismo a través de las extensas superficies mucosas, por laceraciones de la piel, a través de las picaduras de insectos vectores o por inoculación mediante agujas u objetos cortantes. Para poder responder a la invasión por una enorme variedad de microorganismos que pueden ingresar por sitios tan disímiles, los sensores innatos se encuentran localizados estratégicamente en diferentes sitios anatómicos, células y compartimientos subcelulares. El compartimiento anatómico donde el microorganismo es detectado le informa al hospedador el grado de amenaza que posee. Por ejemplo, los microorganismos en el lumen intestinal no disparan inflamación, mientras que aquellos que han cruzado la barrera epitelial inducen respuestas inflamatorias locales. Pero los patógenos en la sangre representan una amenaza grave que debe ser combatida a través de la ejecución de una intensa respuesta sistémica. Las consecuencias de la detección de microorganismos por el sistema inmune innato dependientes del compartimiento anatómico, son producto de la acción de distintas células centinela que están estratégicamente ubicadas para identificar la localización de los patógenos. El primer sistema de vigilancia que encuentran los patógenos está representado por células fagocíticas supraepiteliales. En las vías aéreas, los macrófagos alveolares se localizan dentro del lumen para detectar patógenos inhalados, mientras que en el intestino y en el tracto respiratorio, células dendríticas mieloides, las cuales se encuentran presentes constitutivamente en el tejido y poseen capacidad fagocítica, establecen uniones estrechas con células epiteliales, extendiendo prolongaciones o dendritas hacia el interior del lumen dentro del cual capturan microorganismos. Un segundo nivel de vigilancia está representado por los epitelios corporales, los cuales en algunos casos son el blanco de replicación de patógenos. Aún los patógenos que carecen de tropismo por células epiteliales deben cruzar esta barrera para acceder a sus nichos replicativos. Por este motivo, el reconocimiento de microorganismos por células epiteliales le informa al hospedador de la pérdida de integridad de la barrera. Las células epiteliales expresan RRP que al activarse inducen la síntesis de citocinas (ver recuadro 11-1) y quimiocinas que reclutan leucocitos circulantes para combatir la infección. Debajo de la capa epitelial, en la lámina propia, residen macrófagos, células dendríticas mieloides y mastocitos que expresan RRP que detectan la presencia de patógenos que han cruzado esa barrera. Dicho reconocimiento, conduce a la liberación de mediadores proinflamatorios que contribuyen a reclutar leucocitos desde la circulación. El tipo de leucocito que será reclutado dependerá de los mediadores liberados, cuya naturaleza variará según el conjunto particular de RRP que haya sido activado acorde al tipo de patógeno desafiante. Entre los leucocitos de la inmunidad innata, podrán reclutarse neutrófilos, monocitos, eosinófilos y células *natural killer* (NK), entre otros. Los leucocitos reclutados intentarán eliminar al patógeno, o en su defecto, contener su replicación. Con ese fin ejecutarán distintas funciones que incluyen a la fagocitosis, la secreción de gránulos con contenido tóxico, la liberación de intermediarios reactivos del oxígeno, la destrucción por apoptosis de células infectadas y la extrusión de trampas extracelulares de cromatina y proteínas antimicrobianas llamadas NET. Cuando estos sistemas de defensa locales no son suficientes, se activa una respuesta sistémica para evitar la dispersión del patógeno. En infecciones bacterianas, esta respuesta sistémica, conocida como respuesta de fase aguda, es consecuencia de la liberación de citocinas proinflamatorias como IL-1β, IL-6 y TNF-α en los focos de infección. Estos mediadores también ejercen efectos a distancia. A nivel hepático inducen la síntesis de proteínas de fase aguda. Estas proteínas incluyen, entre otras, a la proteína C reactiva (PCR) y a la lectina de unión a manosa (MBL) que promueven la remoción de patógenos a través de la activación del sistema complemento y la fagocitosis. En infecciones virales, la activación de receptores citosólicos para ácidos nucleicos en las células infectadas, conduce a la liberación de interferones de tipo I (IFN tipo I). Si el virus alcanza a la sangre, puede inducir la activación de TLR endosomales de células dendríticas plasmocitoides circulantes. Esto dispara la producción de muy altas concentraciones de IFN tipo I, el cual induce la transcripción de cientos de genes que codifican proteínas con función antiviral que son claves para suprimir la carga viral en el organismo. Aún no están claros los mecanismos innatos que contribuyen a la detección de infecciones por parásitos multicelulares. No obstante, se sabe que la respuesta innata promueve la expulsión de macroparásitos de los tractos intestinal y respiratorio a través de una incrementada producción de moco y de la estimulación del peristaltismo. A su vez, la respuesta innata conduce el secuestro de huevos de los parásitos a través de la formación de granulomas.

> Citocinas: Son proteínas de bajo peso molecular producidas y secretadas por distintos tipos celulares que inducen respuestas tras interactuar con receptores específicos. Pueden actuar en forma autócrina, parácrina o endócrina, induciendo acciones que contribuyen a regular la respuesta inmune. Algunas citocinas promueven el desarrollo de procesos inflamatorios, otras inducen efectos antiinflamatorios, otras estimulan la generación de ciertas estirpes hematopoyéticas mientras que otras, conocidas como quimiocinas, regulan el tráfico leucocitario.

Los acontecimientos mencionados demuestran que el sistema inmune innato no sólo involucra la actividad de leucocitos y mediadores humorales, sino también de otros tipos celulares como células epiteliales, endoteliales y parenquimatosas, dotadas de sensores innatos claves para accionar su participación en pos de evitar la infección o en su defecto, eliminar al invasor y restaurar la homeostasis. Se estima que las defensas innatas impiden que la mayor parte de los microorganismos que el ser humano diariamente inhala, ingiere o adquiere a través de heridas menores, establezcan infecciones. Sin embargo, resulta difícil conocer cuántas infecciones son repelidas de esta forma ya que no ocasionan síntomas. Éstos recién se producen cuando los microorganismos logran superar o evadir las defensas innatas por mecanismos que han desarrollado evolutivamente a lo largo de la coexistencia con su huésped. De este modo, establecen infecciones que le permiten replicarse y luego transmitirse a otros individuos para así perpetuarse.

La inmunidad innata no sólo contribuye a la eliminación o a la contención de la infección. También cumple un papel relevante en la inducción de la respuesta adaptativa subsiguiente. Esto se debe a que las células dendríticas mieloides, las cuales se encuentran distribuidas en todos los tejidos, son las responsables de capturar a antígenos del patógeno o a los propios microorganismos en el foco de infección, y de migrar a órganos linfáticos secundarios drenantes del mismo, a presentar a los antígenos a los linfocitos T específicos para inducir su activación. Esta migración es un acontecimiento fundamental para la activación de la respuesta adaptativa, pues los linfocitos vírgenes o nativos recirculan entre la sangre y los órganos linfáticos secundarios, pero no ingresan a tejidos periféricos. Por otra parte, la respuesta innata es también responsable del modelado de la respuesta adaptativa subsiguiente, ya que las citocinas generadas por las células de la inmunidad innata activadas, determinarán si la respuesta adaptativa estará dominada por la producción de anticuerpos o será principalmente mediada por células.

En los próximos párrafos, profundizaremos algunos de los aspectos mencionados, para ayudar a comprender el modo en que opera el sistema inmune innato en la defensa antiinfecciosa.

1.3. Barreras naturales: Piel y superficies mucosas

La piel representa en un humano adulto, una superficie de 1,5 a 2 m^2 que lo separa de un entorno poblado de microorganismos potencialmente patógenos. La parte más superficial de la piel es la epidermis, en cuyo estrato más externo los queratinocitos muertos están integrados con depósitos de queratina y lípidos. Éstos se desprenden en forma insensible. La descamación continua de las capas superficiales queratinizadas contribuye a evitar la colonización microbiana en conjunto con un pH ácido, un microambiente relativamente seco y una flora cutánea normal. En la epidermis también se alojan células de Langerhans, un tipo de célula dendrítica, que como veremos luego, está involucrada en la activación de respuestas adaptativas. En la dermis se encuentran mastocitos, macrófagos y células dendríticas, que juegan un papel clave en la iniciación de respuestas inflamatorias y en la activación de respuestas adaptativas. La dermis también exhibe irrigación sanguínea y linfática. Desde los vasos sanguíneos, nuevos leucocitos son reclutados para combatir la infección. A través de vasos linfáticos las células dendríticas activadas por el microorganismo invasor migran a los órganos linfáticos secundarios drenantes para presentar sus antígenos a los linfocitos T.

Los epitelios mucosos, por su parte, cubren una superficie amplia de aproximadamente 400 m^2 expuesta al medio externo y vulnerable a la infección. Para evitar la misma, los epitelios mucosos están dotados de mecanismos microbiostáticos y microbicidas, y además, presentan una alta tasa de recambio, lo que permite eliminar los microorganismos que llegaran a tomar contacto con ellos. Además, el epitelio secreta un líquido viscoso, el moco, que contiene glucoproteínas denominadas mucinas. El moco expresa una permeabilidad selectiva; permite la entrada y salida de nutrientes, gases y numerosos productos metabólicos, mientras que excluye patógenos y toxinas microbianas. Exhibe una alta tasa de reciclado, que en conjunto con movimientos ciliares del epitelio respiratorio, permite transportar microorganismos atrapados hacia la faringe, y de allí al estómago, donde los patógenos y las toxinas son inactivados con rapidez debido al contenido ácido de las secreciones. La acidez gástrica cumple un papel crítico en la esterilización del contenido de las secreciones de la mucosa ocular, de la nariz, de la boca y de los pulmones. En el tracto digestivo, el tránsito del moco hacia el exterior es facilitado por los movimientos peristálticos. Existen mecanismos adicionales que contribuyen a la inmunidad antimicrobiana en las mucosas, como la presencia de una estructura glucoproteica recubriendo la superficie de los enterocitos, denominada glucocálix, que evita la interacción de los microorganismos con las células del epitelio intestinal. Las secreciones mucosas también contienen diversas sustancias con actividad microbiostática y/o microbicida como la lactoferrina, la lisozima y la defensinas, las cuales actúan privando de hierro a los microorganismos, hidrolizando la pared celular bacteriana y afectando la permeabilidad de las superficies microbianas, respectivamente. El fluido que baña las superficies epiteliales del pulmón contiene proteínas surfactantes A y D que unen a los patógenos facilitando su reconocimiento y fagocitosis por macrófagos alveolares. Además, las secreciones mucosas contienen anticuerpos, fundamentalmente de clase IgA, que neutralizan microorganismos y toxinas bacterianas. La flora microbiana residente, en especial la que habita en la luz del tubo digestivo, cumple también un papel importante en la defensa contra patógenos, porque compite con ellos por los nutrientes y porque produce sustancias con actividad antimicrobiana, como ácidos grasos de cadena corta y las bacteriocinas.

La piel y las mucosas de los aparatos digestivo, respiratorio y genitourinario conforman poderosas barreras antimicrobianas que impiden, de modo muy eficiente, el establecimiento de focos infecciosos. No obstante, en ocasiones, estas barreras son superadas por los microorganismos patógenos, lo que da lugar al inicio de un proceso infeccioso. La presencia del invasor podrá ser advertida por distintos componentes celulares y humorales del sistema inmune innato. Cuál de estos componentes será activado dependerá de la naturaleza del agente, es decir, si se trata de una bacteria de ciclo de vida extracelular o intracelular, de un virus, un hongo o un parásito.

1.4. La respuesta inflamatoria

El reconocimiento del agente invasor como un elemento extraño, y el daño a los tejidos del hospedador que éste ocasiona, disparan el desarrollo de una respuesta inflamatoria, caracterizada por cuatro signos cardinales: calor, rubor, tumor y dolor. Estos signos son el resultado de acontecimientos que ocurren a nivel de los vasos sanguíneos que irrigan el tejido infectado. Los vasos locales incrementan su diámetro, experimentando un aumento en el flujo sanguíneo, lo que se manifiesta en el calor y rubor que exhibe el tejido. Los vasos sanguíneos locales también sufren un incremento en su permeabilidad producto de un debilitamiento de las uniones entre células endoteliales, dando lugar a la salida de fluido y proteínas plasmáticas hacia el foco de infección. Estos acontecimientos son responsables del edema o hinchazón que ocasiona el tumor observable. Además, mediadores como la bradiquinina, liberada como consecuencia de la activación que sufren las células endoteliales, así como la compresión mecánica de nervios, son responsables del dolor localizado que experimenta el individuo. Otro evento fundamental que acompaña a la respuesta inflamatoria es la expresión de moléculas de adhesión en la cara luminal del endotelio que limita los vasos sanguíneos que irrigan el tejido. Estas moléculas median la unión de leucocitos circulantes al endotelio, un efecto que es también promovido por el enlentecimiento de la velocidad de flujo producto de la vasodilatación. Las células adheridas pueden migrar hacia el foco infeccioso mediante un proceso conocido como extravasación, siguiendo gradientes de sustancias quimiotácticas. Estas sustancias incluyen a quimiocinas y otros quimioatractantes producidos en el foco de infección una vez que se advierte la presencia del agente infectante.

La respuesta inflamatoria es iniciada por la acción de diversos mediadores producidos tras la activación del sistema complemento y por el reconocimiento del microorganismo infectante a través de RRP.

1.5. El sistema complemento

El Complemento es un sistema complejo de vigilancia inmunológica que cumple un papel clave en la defensa anti-infecciosa y en la homeostasis del hospedador. Su activación es iniciada por cambios conformacionales en complejos moleculares que detectan señales de daño. Ello dispara una cascada de reacciones enzimáticas que suele estar altamente regulada para asegurar que el complemento se active únicamente en localizaciones específicas que requieran la defensa contra patógenos para evitar el daño innecesario a los tejidos del hospedador. Aún en ausencia de procesos inflamatorios, los componentes del sistema del complemento están presentes, aunque en pequeñas concentraciones, en el compartimiento extravascular. Esto le permite al organismo contar con una primera línea de defensa constitutiva, distribuida en forma relativamente homogénea a nivel tisular, para enfrentar a potenciales patógenos.

El sistema complemento está integrado por proteínas plasmáticas producidas principalmente por el hígado y también por proteínas de membrana expresadas sobre la superficie de las células. Su activación puede ser iniciada por tres vías: (1) la vía clásica, (2) la vía de las lectinas y (3) la vía alterna, las cuales conducen a una vía terminal en común.

En individuos sanos, la vía alterna es permanentemente activada a bajos niveles para monitorear la presencia de patógenos. Las células del huésped están protegidas contra el ataque por el complemento y son resistentes a los bajos niveles de activación persistente. El complemento sólo se activa en forma completa en caso de infecciones. Esta activación conduce al desarrollo de inflamación; a la opsonización del microorganismo, es decir, al recubrimiento por moléculas que favorecen su reconocimiento por células fagocíticas; a la fagocitosis del mismo y a su destrucción. El complemento puede contribuir también a la activación de la respuesta inmune adaptativa.

El componente central del sistema complemento es el C3. Las tres vías de activación de este sistema confluyen en la formación de sistemas enzimáticos conocidos como convertasas de C3 que escinden al C3 inactivo en dos fragmentos funcionales: el C3a y el C3b. El componente C3a es una anafilotoxina, una molécula proinflamatoria que activa a las células vecinas que posean receptores para su reconocimiento, mientras que C3b es una opsonina, que se une covalentemente a cualquier superficie próxima al sitio en dónde se generó. La vía alterna se activa en forma espontánea en el fluido extracelular y en el plasma, dado que el componente C3 sufre hidrólisis de un enlace tioéster interno que lo convierte en una forma activa llamada C3(H_2O). Este componente recluta a otras dos proteínas plasmáticas, el factor B y el factor D y el complejo es entonces escindido por el factor D, dando lugar a la formación de la convertasa de C3 de fase fluida de la vía alterna, llamada C3(H_2O)Bb. En condiciones fisiológicas normales este complejo genera pequeñas cantidades del componente C3b, el cual es capaz de unirse en forma covalente a cualquier superficie adyacente conteniendo grupos hidroxilos o aminos. Si C3b se une a la superficie de células del huésped, será inactivado por acción de proteínas de membrana y plasmáticas reguladoras del complemento. Ellas incluyen a la proteína cofactor de membrana, MCP; al factor acelerador del decaimiento, DAF; al receptor del complemento 1, CR1; y al factor plasmático H. La superficie de los patógenos, en cambio, carece de moléculas reguladoras del complemento, y como consecuencia, cuando C3b se asocia a ellas interactúa con el factor B y el D, y genera nuevas convertasas (C3bBb). Éstas clivan más moléculas del C3 induciendo la producción de C3a y C3b, los cuales contribuyen a la generación de un microambiente proinflamatorio y promueven la fagocitosis de microorganismos.

A diferencia de la vía alterna, la vía clásica y la de las lectinas sólo se activan "cuándo" y "dónde" el complemento es necesario. Esto obedece a que cada vía involucra moléculas clave que identifican en forma directa o indirecta a los microorganismos como extraños, y se unen a ellos induciendo la generación de una convertasa de C3 para cada vía. Las moléculas activadoras son el C1q, la proteína C reactiva (PCR) y la pentraxina 3(PTX3) en el caso de la vía clásica, y la lectina de unión a manosa (MBL) y las ficolinas H, L y M, en el caso de la vía de las lectinas. La molécula C1q tiene un origen extrahepático. Es sintetizada y secretada por células dendríticas inmaduras, monocitos y macrófagos. C1q reconoce y une inmunoglobulina M (IgM) e IgG cuando las mismas se han unido a un antígeno y formado un complejo inmune. Además, C1q une a pentraxinas como la PCR y la PTX3 que se hayan unido a superficies microbianas. Es decir, que la vía clásica puede ser activada en forma dependiente o independiente de complejos inmunes. La especificidad por el microorganismo infectante es consecuencia, en el caso de las inmunoglobulinas, de su capacidad de reconocer antígenos del microorganismo. En el caso de la PCR, su especificidad está dada por su habilidad para reconocer residuos de fosfocolina presentes en ciertos lipopolisacáridos de la superficie de los microorganismos y en el caso de la MBL, por su capacidad de reconocer patrones de carbohidratos repetidos sobre las paredes celulares de bacterias y hongos, y en la superficie de virus. Una vez que se unieron a sus blancos, C1q y MBL se asocian a complejos de serin proteasas. C1q se asocia a C1r y C1s, mientras que MBL se asocia a serin proteasas asociadas a MBL llamadas MASP-1 y -2. Estas proteasas clivan a los componentes subsecuentes en la cascada de activación, C4 y C2, y dan lugar a la generación de un complejo enzimático constituido por C4b2a, que es la convertasa de C3 de las vías clásica y de las lectinas. Esta convertasa escinde al componente C3 dando lugar a la generación de los componentes bioactivos C3a y C3b. A su vez, las moléculas de C3b generadas por la vía clásica dan lugar a la generación de convertasas de la vía alterna adicionales, que amplifican la generación de C3b con capacidad opsonizante y C3a con función anafilotóxica. Este bucle de amplificación aumenta el efecto de todas las vías. La unión de C3b a las convertasas de C3, induce la generación de un nuevo complejo enzimático que cambia la especificidad por su sustrato, la convertasa de C5. Para las vías clásica y de las lectinas, esta convertasa está constituida por C4b2aC3b y para la vía alterna C3bBbC3b. El clivaje de C5 origina una poderosa anafilotoxina, C5a, y al fragmento C5b, que inicia la fase terminal de la cascada que es común a todas las vías. En esta fase, el componente C5b recluta a los componentes C6, C7, C8 y C9, los cuales se polimerizan formando amplios poros en la superficie del microorganismo, conocidos como complejos de ataque a la membrana (CAM). Muchos patógenos son resistentes a las lesiones inducidas por los CAM. Por ejemplo, las bacterias Gram positivas tienen una pared celular muy gruesa que los CAM no pueden penetrar, siendo resistentes a la lisis mediada por complemento. Por el contrario, algunas bacterias Gram negativas, particularmente las especies de *Neisseria*, son sensibles a la acción de los CAM.

Independientemente de su capacidad de inducir la lisis de los microorganismos, la principal función del sistema complemento reside en su capacidad de estimular una fuerte respuesta inflamatoria tendiente a promover la eliminación del patógeno. Como hemos mencionado, las tres vías de activación del complemento inducen la producción de las anafilotoxinas C3a y C5a. Ambas median una actividad anafiláctica a través de su interacción con sus receptores específicos, C3aR y C5aR, presentes en mastocitos, células musculares lisas, células endoteliales, neutrófilos, eosinófilos, basófilos, monocitos, macrófagos, plaquetas y células dendríticas. Los mastocitos suelen encontrarse en la vecindad de vasos pequeños y vénulas postcapilares, así como en localizaciones subepiteliales. La unión de C3a y C5a a los receptores expresados sobre mastocitos induce su desgranulación, lo que ocasiona la liberación de aminas vasoactivas como la histamina, mediadores lipídicos como los leucotrienos, citocinas, en particular, el TNF-α, y quimiocinas. Estos compuestos median un incremento del flujo sanguíneo local, aumentan la permeabilidad de la barrera endotelial y la expresión de moléculas de adhesión por células endoteliales. Los cambios inducidos en la microvasculatura local facilitan la difusión de proteínas séricas (inmunoglobulinas, más componentes del complemento, proteínas de fase aguda, etc.) al sitio de lesión, así como la extravasación de neutrófilos en la fase temprana, y de monocitos y linfocitos, en estadios más tardíos del proceso infeccioso. Por otra parte, la acumulación de líquido intersticial (edema) producto del aumento de la permeabilidad vascular, favorece el flujo linfático, y en consecuencia, el movimiento de células dendríticas hacia los nódulos linfáticos locales, contribuyendo de este modo a la rápida iniciación de la respuesta inmune adaptativa. Los efectos de C3a y C5a sobre la microvasculatura local no dependen exclusivamente de su impacto sobre el mastocito. Estos factores actúan también en forma directa sobre las células musculares lisas vasculares induciendo su relajación, y sobre el endotelio, incrementando su permeabilidad y la expresión de moléculas de adhesión. Ello contribuye a la adhesión de leucocitos al endotelio, los cuales podrán acudir al sitio de infección siguiendo gradientes de sustancias quimiotácticas, entre otras del propio C5a, un poderoso atractante de neutrófilos y monocitos. Una vez que alcanzaron el foco infeccioso, estas células contribuirán a la remoción de los microorganismos, favorecida por la deposición de la opsonina C3b sobre la superficie de los mismos. Los fagocitos como neutrófilos, macrófagos y monocitos expresan receptores capaces de reconocer a C3b y C3bi, un producto generado cuando C3b es clivado por la serin proteasa plasmática Factor I. Existen cuatro receptores para los fragmentos del C3. Estos son CR1, CR2, CR3 y CR4. El C3b depositado sobre los microorganismos por CR1 (CD35). Si bien éste es incapaz de mediar per se, la internalización del patógeno, contribuye a su fagocitosis cuando la célula fagocítica recibe señales adicionales impartidas por otros receptores de reconocimiento, como TLR, RLC, receptores para el Fc de las inmunoglobulinas o receptores de citocinas. Los receptores de complemento 3 (CR3) y 4(CR4) reconocen C3bi y median la fagocitosis de microorganismos opsonizados con este componente.

Merece señalarse que las tres vías del complemento también se activan sobre la superficie de células apoptóticas, las cuales son continuamente generadas en el organismo durante la homeostasis celular normal. La activación del complemento sobre la superficie de células apoptóticas es consecuencia de alteraciones que sufren en sus membranas, las cuales son identificadas por C1q, MBL y ficolinas. Además, poseen una disminuida expresión de los reguladores de la activación del complemento. Una vez que las proteínas se han unido a las células apoptóticas pueden ser reconocidas a través de receptores expresados por macrófagos y células dendríticas, hecho que conduce a su fagocitosis y a la secreción de citocinas antiinflamatorias promoviendo la restauración de la homeostasis.

1.6. Rol de fagocitos mononucleares en el desarrollo de la respuesta inflamatoria

En los tejidos existe una población heterogénea de células mononucleares fagocíticas que incluye a los macrófagos, a las células dendríticas convencionales o mieloides y a los monocitos recién extravasados, que luego se diferenciarán a macrófagos o a células dendríticas dependiendo de las señales que reciban del microambiente. Estas células expresan numerosos RRP. Esto les permite actuar como centinelas para detectar la presencia de microorganismos invasores a través del reconocimiento de sus PAMP o de señales endógenas de daño (DAMP) que son moléculas liberadas de las células por el daño que les ocasiona el agente infectante. También, como hemos mencionado, pueden reconocer microorganismos opsonizados por anticuerpos o por complemento. El reconocimiento de los microorganismos por los fagocitos mononucleares dispara cascadas de señalización intracelulares que pueden dar lugar a la fagocitosis de los microorganismos, a la liberación de mediadores lipídicos de inflamación, a la secreción de quimiocinas que median el reclutamiento de nuevos leucocitos al sitio de infección, y de citocinas que promueven una respuesta inflamatoria y contribuyen al desarrollo de una respuesta inmune adaptativa.

Entre los mediadores lipídicos de inflamación, los macrófagos secretan prostaglandinas, leucotrienos y factor activador plaquetario. A su vez, los fagocitos mononucleares, pocas horas después de haberse iniciado el proceso infeccioso, incrementan notablemente la síntesis y secreción de las citocinas IL-1β, TNF-α e IL-6, en especial si este proceso es de naturaleza bacteriana. Estas citocinas median un conjunto de actividades que promueven el desarrollo de inflamación, por ello se las clasifica como **citocinas proinflamatorias**. A nivel local, el TNF-α induce un incremento en la permeabilidad vascular que promueve el flujo de proteínas plasmáticas al sitio de daño. En conjunto con la IL-1β, inducen un incremento en la expresión de moléculas de adhesión en la cara luminal del endotelio vascular favoreciendo la adhesión de leucocitos al endotelio, los cuales se han marginado como consecuencia de la vasodilatación y de la permeabilidad que experimentan los vasos que irrigan el tejido infectado. Además, inducen la maduración y migración de células dendríticas a los órganos linfáticos secundarios, promoviendo de este modo el inicio de la respuesta adaptativa. El TNF-α estimula a las células endoteliales a expresar proteínas que inducen la cascada de la coagulación de la sangre en los pequeños vasos locales, lo que produce su oclusión y detenimiento del flujo sanguíneo dentro de los mismos para evitar la dispersión del patógeno a tejidos distantes. Si las concentraciones de IL-1β, TNF-α e IL-6 se incrementan, dan lugar a un cuadro inflamatorio agudo y sistémico, denominado respuesta de fase aguda, que intenta resolver el proceso infeccioso con la eliminación de su agente causal. Las acciones sistémicas mediadas por estas citocinas son ejercidas sobre diferentes tejidos. A nivel hipotalámico, inducen el incremento en la temperatura corporal pues promueven la síntesis de prostaglandina E2 por la ciclooxigenasa 2; a nivel de la médula ósea y del pool marginal de neutrófilos, estimulan la liberación de estas células induciendo neutrofilia; y actuando a nivel hepático, inducen la producción de proteínas de fase aguda. Entre estas proteínas se incluyen la PCR y la MBL, que como ya mencionamos, permiten al hospedador contar en etapas tempranas del proceso infeccioso con moléculas con capacidad de reconocer al microorganismo como extraño y promover su eliminación a través de la activación del sistema complemento y la fagocitosis. Los fagocitos mononucleares, al igual que otras células que participan de la reacción inflamatoria antimicrobiana, como las células endoteliales, los mastocitos y los neutrófilos, también secretan quimiocinas. Éstas son citocinas que dirigen la migración de leucocitos a lo largo de un gradiente de concentración que se incrementa hacia el sitio dónde están siendo secretadas. En general, suelen estar unidas a la matriz extracelular o a la cara luminal del endotelio y además de contribuir a la extravasación, guían a los leucocitos al foco de infección para combatir a la misma. Dos de estas quimiocinas, CXCL8 y CCL2, en conjunto con otros quimioatractantes liberados en el foco infeccioso como C5a y el LTB4, cumplen un rol relevante en el reclutamiento de neutrófilos y monocitos al foco infeccioso. Existen evidencias de que el reconocimiento de un determinado microorganismo estimula la producción en el foco de infección de un grupo particular de quimiocinas que promoverá la extravasación de los leucocitos que posean receptores específicos para las mismas, induciendo de este modo la migración de aquellos leucocitos que sean más aptos para combatirlo.

Los macrófagos, junto a las células dendríticas, representan los principales productores de IL-12 e IL-18, dos citocinas que orientan el curso de la respuesta inmune adaptativa que comienza a gestarse en los órganos linfáticos secundarios drenantes del sitio de infección. Como se verá en el Capítulo 18, estas citocinas promueven la diferenciación de los linfocitos T $CD4^+$ hacia un perfil Th1. Además, cuando las células NK son reclutadas a focos de infección viral, la IL-12 las estimula a producir interferón-γ para combatir a la infección.

1.7. Mecanismos microbicidas de los fagocitos que contribuyen a la eliminación de los agentes infectantes

Los macrófagos, los neutrófilos y las células dendríticas fagocitan microorganismos y pueden destruirlos intracelularmente contribuyendo a su remoción. Sin embargo, en el caso de las células dendríticas, la fagocitosis tiene como consecuencia más relevante la promoción de la presentación antigénica, un aspecto que será abordado luego en este libro. Debido a que los neutrófilos son reclutados en forma temprana y masiva a los focos infecciosos, superando en uno o dos órdenes de magnitud a los macrófagos tisulares, representan un verdadero ejército microbicida, que contribuye a la eliminación de bacterias y hongos. Por tal motivo, describiremos los mecanismos que conducen a la destrucción intracelular de los microorganismos fagocitados tomando como ejemplo lo que acontece en los neutrófilos, teniendo en cuenta que sucesos similares ocurren el macrófagos, aunque su potencial bactericida es menor que el de los neutrófilos.

Cuando un microorganismo es reconocido como extraño a través de ciertos RRP con función endocítica, o por el reconocimiento de opsoninas como el C3b y los anticuerpos depositados sobre él, se inicia su internalización. El microorganismo es conducido a una vacuola denominada fagosoma a través de un proceso que recibe el nombre de fagocitosis. Al fagosoma se le fusionan gránulos que contienen moléculas con función antimicrobiana y que desencadenarán mecanismos microbicidas conocidos como independientes del oxígeno. Además, sobre la membrana de los fagosomas se ensamblará un complejo enzimático conocido como NADPH oxidasa, que mediará la producción de intermediarios reactivos del oxígeno (IRO) que serán los responsables de ejecutar mecanismos microbicidas dependientes del oxígeno. A continuación describiremos someramente cada uno de estos mecanismos.

Mecanismos microbicidas independientes del oxígeno: Involucran la participación de los componentes granulares de los neutrófilos, que incluyen tres tipos de sustancias antimicrobianas: (1) péptidos y proteínas catiónicas que se unen a las membranas microbianas; (2) enzimas; y (3) proteínas que privan a los microorganismos de nutrientes esenciales. Los primeros incluyen a las defensinas, a las catelicidinas como la LL-37, y a proteínas como la BPI, que merced a su alta carga eléctrica, interaccionan con las superficies microbianas y perturban su integridad. La segunda clase de antimicrobianos incluye a numerosas enzimas que participan en la destrucción del microorganismo. Algunas de estas son proteasas como la elastasa, la catepsina G, la proteinasa 3 y la lisozima. La tercera clase de antimicrobianos, consiste de proteínas que secuestran metales esenciales para la sobrevida de los microorganismos. Algunos ejemplos son la lactoferrina, que priva a los microorganismos de hierro y la calprotectina que secuestra zinc.

Mecanismos microbicidas dependientes del oxígeno: Como ya mencionamos involucran la acción de los IRO. La enzima NADPH oxidasa ensamblada en la membrana de los fagosomas genera anión superóxido. Este anión se dismuta rápidamente generando peróxido de hidrógeno, el cual puede ser sustrato de la enzima mieloperoxidasa (MPO), liberada al interior de los fagosomas por fusión de los gránulos del neutrófilo. La MPO cataliza la producción de poderosos antimicrobianos como los aniones hipohalitos, el más relevante de los cuales es el hipoclorito. Éstos a su vez pueden reaccionar con aminas, generando cloraminas. Todas estas moléculas median el daño oxidativo a distintos componentes del microorganismo fagocitado. El proceso que conduce a la generación de IRO se denomina estallido respiratorio.

En conjunto, estos dos mecanismos dependientes e independientes del oxígeno, crean un microambiente tóxico para la mayor parte de los microorganismos conduciendo a su destrucción.

El reconocimiento de los agentes invasores por los neutrófilos no siempre induce su fagocitosis. En algunos casos, puede también conducir la liberación de estructuras extracelulares similares a una red, que reciben el nombre de NET (del acrónimo en inglés, *neutrophil extracelular traps*). Estas estructuras están constituidas por la cromatina nuclear (DNA e histonas), proteínas de los gránulos y proteínas citoplasmáticas asociadas a ella. Las NET actuarían como una red de contención de la infección al mismo tiempo que mediarían la destrucción extracelular de los patógenos gracias a su capacidad de sostener una alta concentración local de sustancias antimicrobianas.

1.8. Efectores humorales y celulares involucrados en la respuesta inmune innata antiviral

La presencia de un virus invasor en un tejido es detectada fundamentalmente a través del reconocimiento de sus ácidos nucleicos por diversos receptores, como los receptores tipo RIG, los receptores TLR3, TLR7, TLR8 y TLR9, otros receptores para ácidos nucleicos, como ser el receptor AIM-2 perteneciente a la familia de los NLR, y sensores de DNA. El reconocimiento del ácido nucleico viral por las células de los tejidos conduce a la producción de los IFN tipo I y de otras citocinas. Los IFN tipo I actúan en forma autócrina, parácrina y endócrina. En forma autócrina ejercen efectos antivirales inhibiendo la replicación del virus en la célula infectada. Además, inducen un estado antiviral en las células vecinas no infectadas que tiende a evitar su infección. La mayoría de las células infectadas con virus sintetizan IFN tipo I, sin embargo, una subpoblación particular de células dendríticas, las dendríticas plasmacitoides, luego de un desafío viral producen concentraciones mil veces mayores de IFN tipo I que cualquier otro tipo celular. En condiciones homeostáticas, las células dendríticas plasmacitoides se encuentran en la circulación y en órganos linfáticos secundarios, sin embargo se localizan en los sitios de infección en condiciones inflamatorias. Todavía no está claro el modo en que son reclutadas a los tejidos infectados, pero en función de su capacidad sobresaliente de producir IFN tipo I cumplen un papel crítico en la inmunidad antiviral. Los IFN tipo I también promueven la secreción de citocinas y quimiocinas que contribuyen al reclutamiento y la activación de leucocitos, como monocitos y células NK al tejido inflamado. Las células NK tienden a limitar la expansión viral mientras se desarrolla la respuesta adaptativa, la que finalmente se encargará de erradicar al virus mediante la acción de linfocitos T citotóxicos y anticuerpos neutralizantes. Los IFN tipo I estimulan la activación de las células NK reclutadas y promueven la maduración células dendríticas mieloides, lo que facilita la inducción de respuestas inmunes adaptativas.

Las células NK son linfocitos que comprenden el 5-15% de los linfocitos circulantes. Su actividad es controlada por una amplia variedad de receptores que se expresan en la superficie celular. Estas células poseen receptores con función inhibitoria y receptores activadores, y su capacidad de responder ante un estímulo depende del balance entre las señales de activación e inhibición que recibe a través de sus receptores. Los receptores inhibitorios reconocen moléculas que se expresan en la superficie de todas las células nucleadas de organismo, conocidas como moléculas del complejo mayor de histocompatibilidad (CMH) de clase I. La disminución en la expresión de estas moléculas o la expresión de moléculas de clase I alteradas, es un evento común en las infecciones virales. Por otra parte, los receptores activadores reconocen moléculas expresadas en respuesta a estrés celular o metabólico y que, como consecuencia, incrementan su expresión cuando la célula es infectada por un virus, una bacteria intracelular o ha sufrido transformación neoplásica. Cuando las células NK son reclutadas a los focos de infección viral, son capaces de reaccionar frente a las células infectadas pues, al interactuar con ellas, el balance de las señales que recibe se inclina hacia la activación. Esto es consecuencia de que los receptores inhibitorios recibirán menos señales debido a la expresión disminuida o alterada de moléculas del CMH clase I y los receptores activadores reconocerán ligandos sobre las células infectadas. Una vez activada, la célula NK mediará su actividad citotóxica induciendo la muerte por apoptosis de la célula infectada. Además, cuando estas células son estimuladas por los interferones de tipo I y por la IL-12 producida por macrófagos y células dendríticas, secretan INFγ, el cual cumple un papel importante en el desarrollo y la modulación de la respuesta adaptativa que comienza a generarse y que mediará una acción antiviral poderosa.

1.9. Papel de las células dendríticas en la interfase entre la inmunidad innata y la adaptativa

Las células dendríticas son células presentadoras de antígeno profesionales que además de su rol en la respuesta inmune innata local, cumplen un papel clave en la iniciación de la respuesta inmune adaptativa. Están distribuidas en todos los tejidos periféricos, dónde exhiben una alta capacidad endocítica que les permite tomar muestras de su entorno con alta eficiencia, en un proceso de monitoreo continuo de posibles antígenos microbianos. Como expresan numerosos RRP, receptores para complemento y para IgG, pueden detectar rápidamente la presencia de invasores. Un ejemplo de ellas, lo constituyen las células de Langerhans que se ubican en la epidermis, donde forman un entramado celular merced a sus notables prolongaciones o dendritas, que funcionan como una red eficaz de captura de microorganismos que ingresan por la piel. En los tejidos periféricos, las células dendríticas se encuentran como células inmaduras. El reconocimiento del microorganismo, así como la estimulación de sus receptores para citocinas proinflamatorias como la IL-1b y el TNF-α, induce su maduración y migración a órganos linfáticos secundarios drenantes del sitio de infección a fin de promover la activación de la respuesta adaptativa. Durante este proceso de maduración, las células dendríticas procesan a los antígenos del agente invasor. Ellas degradan parcialmente sus proteínas a péptidos, para luego asociarlos a las moléculas del CMH de clase I y de clase II en un mecanismo conocido como procesamiento antigénico. Además pierden la expresión de moléculas que las mantenían unidas al parénquima del tejido y comienzan a expresar moléculas que promueven su migración a los órganos linfáticos secundarios, como el receptor de quimiocinas CCR7. Cuando ingresan a los órganos linfáticos secundarios drenantes del sitio de infección, completan su maduración. En estos órganos, las células dendríticas presentan a los linfocitos T los antígenos derivados del microorganismo asociados a moléculas del CMH sobre su superficie celular. Durante su maduración, las células dendríticas también incrementan la expresión de otras moléculas requeridas para la activación de los linfocitos T, conocidas como moléculas coestimulatorias, entre las cuales se destacan CD80 y CD86.

1.10. Fase de resolución de la inflamación

La respuesta inmune innata en muchos casos puede eliminar al agente invasor. Sin embargo, en otros, sólo contribuye a contener a la infección mientras se desarrolla una respuesta adaptativa. Esta última empleará muchos de los mecanismos efectores utilizados en la respuesta innata que hemos descrito. Sin embargo, la dirigirán con mucha mayor precisión. Los anticuerpos producidos por la respuesta adaptativa identificarán a los blancos a eliminar promoviendo eficientemente la activación del complemento sobre ellos y su fagocitosis mediada por receptores para IgG y para complemento. Las células T potenciarán las propiedades microbicidas y la secreción de citocinas por los macrófagos. Los anticuerpos también contribuirán a neutralizar la infectividad viral y a eliminar células infectadas por virus merced a la actividad citotóxica de las células NK, a través de un mecanismo conocido como citotoxicidad dependiente de anticuerpos (CCDA). En la mayor parte de los procesos infecciosos, estos mecanismos permitirán eliminar al patógeno. Se iniciará entonces una fase tendiente a reparar el tejido y alcanzar nuevamente la homeostasis.

A medida que la infección es controlada, cesa el reclutamiento de leucocitos al foco inflamatorio. En infecciones bacterianas, se producen mediadores lipídicos antiinflamatorios como las lipoxinas, las resolvinas y las protectinas que promueven el reclutamiento de monocitos/macrófagos y además, inhiben la extravasación y todas las funciones de los neutrófilos. Los neutrófilos del foco inflamatorio que ya cumplieron sus funciones mueren por apoptosis y son fagocitados por macrófagos. Esto reprograma a los macrófagos para que adopten un fenotipo antiinflamatorio, usualmente conocido como M2, para distinguirlo del fenotipo proinflamatorio o M1, y los conduce a secretar citocinas como la IL-10 y el factor de crecimiento tumoral beta (TGF-β), que entre otras funciones, inhiben la acción de las citocinas proinflamatorias y contribuyen a la resolución de la inflamación.

Tabla 11-1. RRP

Familia	Reconoce	Expresión en	Respuesta celular que media
Receptores de tipo Toll (TLR) TLR1/TLR2, TLR3, TLR4, TLR5, TLR2/ TLR6, TLR7, TLR8, TLR9, TLR10	Microorganismos extracelulares o fagocitados. Detectan componentes de la pared celular de bacterias y hongos como lipoproteínas, glicolípidos, lipopolisacáridos, ácidos nucleicos bacterianos y virales, flagelina, etc.	Membrana plasmática: TLR1/TLR2, TLR4, TLR5, TLR2/TLR6 Membrana endosomal: TLR3, TLR7, TLR8, TLR9	Dependen del tipo de célula respondedora. Pueden estimular la secreción de citocinas, quimiocinas, IFN tipo I, péptidos antimicrobianos, el estallido respiratorio de fagocitos, el incremento en la expresión de moléculas coestimulatorias en células presentadoras de antígeno.
Receptores de tipo NOD (NLR) NOD1, NOD2, NLRC4, NLRP3, AIM2, etc	Microorganismos o componentes de los mismos que acceden al citoplasma. Detectan peptidoglicano, flagelina, DNA doble cadena, toxinas bacterianas. También reconocen DAMP (patrones moleculares asociados al daño celular) liberados de células necróticas. Ejemplo, cristales de urato monosódico, ATP, etc	Citoplasma	Algunos como NOD1 y NOD2, estimulan la síntesis de citocinas y péptidos antimicrobianos. Otros como NLRC4, NLRP3 y AIM2, se activan por ligandos muy variados y forma complejos multiproteicos llamados inflamasomas. Estos complejos reclutan a una enzima, la caspasa-1, responsable del clivaje y activación de los precursores de las citocinas proinflamatorias IL-1β e IL-18.
Receptores lectina tipo C (CLR) Receptor de manosa, Dectina 1 y 2, lectina de unión a manosa, proteínas surfactantes pulmonares SP-A y SP-D, etc	Detectan microorganismos extracelulares, como hongos, virus, micobacterias y helmintos. Reconocen motivos de carbohidratos que no suelen estar presentes en los hidratos de carbono expresados por las células del huésped. Particularmente, motivos ricos en manosa, fucosa y β-glucano.	Membrana plasmática. Algunos, como las colectinas, se secretan a los fluidos corporales (plasma, líquido intersticial, líquido supraepitelial).	Algunos de los expresados en la membrana inducen la fagocitosis de los microorganismos reconocidos o la endocitosis de sus componentes. También pueden inducir la síntesis de citocinas y quimiocinas. Las colectinas promueven la activación del complemento y la fagocitosis de los microorganismos.
Receptores tipo RIG-1 (RLR) RIG-I, MDA-5	Reconocen RNA viral. Detectan características que son propias a los RNA de virus y están ausentes en células eucariotas. Unen RNA simple cadena con extremos 5´-trifosfatos o RNA doble cadena cortos o largos dependiendo del tipo de receptor.	Citoplasma	Inducen las síntesis de IFN tipo I y la síntesis de citocinas proinflamatorias.
Receptores scavenger MARCO, SR-AI y SR-AII, etc.	Reconocen un grupo heterogéneo de ligandos: entre ellos, LDL modificada (oxidada u acetilada), diferentes componentes microbianos y células apoptóticas.	Membrana plasmática	Algunos median la endocitosis de antígenos y la fagocitosis de los microorganismos
Sensores citoplasmáticos para DNA DAI, IFI16, cGAS, etc.	Reconocen DNA microbiano	Citoplasma	Inducen la producción de IFN tipo 1

BIBLIOGRAFÍA

Iwasaki A and Medzhitov R. Control of adaptive immunity by the innate immune system. Nat Immunol. 2015 Apr;16(4):343-53.

Takeuchi O, Akira S. Pattern recognition receptors and inflammation. Cell. 2010 Mar 19;140(6):805-20.

Merle NS, Church SE, Fremeaux-Bacchi V, Roumenina LT. Complement System Part I - Molecular Mechanisms of Activation and Regulation. Front Immunol. 2015 Jun 2;6:262. doi: 10.3389/fimmu.2015.00262.

Merle NS, Noe R, Halbwachs-Mecarelli L, Fremeaux-Bacchi V, Roumenina LT.

Complement System Part II: Role in Immunity. Front Immunol. 2015 May 26;6:257. doi: 10.3389/fimmu.2015.00257.

Amulic B1, Cazalet C, Hayes GL, Metzler KD, Zychlinsky A. Neutrophil function: from mechanisms to disease. Annu Rev Immunol. 2012;30:459-89.

Banchereau J, Briere F, Caux C, Davoust J, Lebecque S, Liu YJ, Pulendran B, Palucka, K. Immunobiology of dendritic cells. Annu. Rev. Immunol. 2000, 18:767–811.

CAPÍTULO 12

CÉLULAS Y ÓRGANOS DEL SISTEMA INMUNE Y TRÁFICO LINFOCITARIO

Fabio M. Cerban, Cinthia C. Stempin

Células del sistema inmune

La respuesta inmune innata y adaptativa dependen de la actividad de los leucocitos. Estas células se originan en la médula ósea y muchas de ellas maduran allí. Luego migran para proteger a los tejidos periféricos, algunas de ellas residen en ellos y otras están recirculando en la sangre y en un sistema especializado de vasos llamado sistema linfático.

Todas las células del sistema inmune derivan de un precursor madre hematopoyético común en la médula ósea que también da origen a los glóbulos rojos y las plaquetas. Existen dos linajes principales de células inmunes: el **Mieloide** que da lugar a las células inflamatorias de la respuesta inmune innata, como así también otras células del sistema inmune innato que son residentes de tejidos y el linaje **Linfoide** que da lugar a los linfocitos de la respuesta inmune adaptativa.

La producción de células de los diferentes linajes está finamente regulada por las necesidades del organismo, lo cual está reflejado por señales de los tejidos periféricos. Los factores de crecimiento hematopoyéticos son producidos constitutivamente por diferentes tipos celulares pero en presencia de una infección esta producción puede incrementarse a través de la producción de factores de crecimiento específicos por otros tejidos. Algunas células del sistema inmune completan su diferenciación en la médula ósea. Otras sin embargo, sufren diferenciación adicional luego de haber dejado la médula ósea y entrado al torrente sanguíneo o en los tejidos. Los linfocitos, células del sistema inmune adaptativo no adquieren su función diferenciada hasta que ocurre su encuentro con el antígeno (Ag) donde se convierten en células efectoras capaces de activar y/o destruir otras células.

Células fagocíticas

Las células fagocíticas del sistema inmune reconocen microorganismos a través de receptores que se unen a componentes microbianos conservados e incluyen los neutrófilos y macrófagos del sistema inmune innato, las cuales son células efectoras especializadas en internalizar y destruir microorganismos y células dendríticas, las cuales internalizan microorganismos para procesarlos y presentarlos a los linfocitos T.

Los **neutrófilos** son la población de leucocitos más abundante en circulación, y actúan rápidamente como primera línea de defensa de la inmunidad innata. Circulan en sangre y entran a los tejidos donde ingieren microorganismos y los matan a través de la secreción de distintos mediadores microbicidas almacenados en distintas vesículas especializadas. Estas vesículas aparecen como gránulos cuando son teñidos con colorantes neutrales y por esta razón los neutrófilos son también conocidos como granulocitos. Hay tres tipos fundamentales de gránulos en los neutrófilos, los gránulos azurófilos (también conocidos como gránulos primarios) son los más grandes, y se forman primeros durante la maduración de los neutrófilos. Contienen mieloperoxidasa (MPO), una enzima crítica en el estallido oxidativo. Además en estos gránulos se encuentran las defensinas y distintas proteasas. La segunda clase de gránulos, los específicos (o gránulos secundarios), son más pequeños, no contienen MPO, pero se caracterizan por la presencia de componentes de la enzima NADPH oxidasa y de lactoferrina. Estos gránulos se forman después de los gránulos azurófilos; también contienen una amplia gama de compuestos antimicrobianos. La tercera clase, los gránulos de gelatinasa (terciarios), son también MPO negativos, son más pequeños que los específicos y contienen pocos antimicrobianos, pero sirven como un lugar de almacenamiento para un número de metaloproteasas, como gelatinasa. Estos gránulos se forman más tarde durante la maduración de los neutrófilos. Una vez que los neutrófilos se activan por la ingestión de un microorganismo, vuelcan el contenido de sus gránulos al fagosoma. En los neutrófilos, el fagolisosoma se conforma por la fusión del fagosoma que confina al microorganismo con los gránulos y los lisosomas. Por lo tanto la acción combinada de los componentes de los gránulos y los lisosomas es altamente efectiva para destruir a los microorganismos internalizados. El otro rasgo característico de los neutrófilos es su núcleo multilobulado y por lo tanto también se los llaman leucocitos polimorfonucleares. Los neutrófilos se producen en la médula ósea y surgen de una línea común con los fagocitos mononucleares. La producción de neutrófilos es activada por el factor estimulador de colonias de granulocitos (G-CSF). Un ser humano adulto produce más de 1×10^{11} neutrófilos al día, y cada uno circula en la sangre sólo durante unas 6 h. Los neutrófilos pueden migrar al lugar de la infección en unas horas tras la entrada de microbios. Sin embargo, un neutrófilo circulante que no es reclutado en una zona de inflamación dentro de este período, sufre apoptosis y suele ser fagocitado por los macrófagos residentes del hígado o del bazo. Después de entrar en los tejidos, los neutrófilos actúan durante unas horas y después mueren.

Los **monocitos** y los **macrófagos** son fagocitos mononucleares que tienen un papel crucial pero distinto en la homeostasis tisular y la inmunidad. Los monocitos son actores clave durante la inflamación y en el desafío contra el patógeno, mientras que los macrófagos residentes de tejidos tienen funciones importantes en el desarrollo, la homeostasis del tejido y la resolución de la inflamación. Durante mucho tiempo se pensaba que los macrófagos derivaban de los monocitos circulantes de la sangre y se diferenciaban una vez que ingresaban a los tejidos. Sin embargo, aunque los monocitos claramente pueden dar lugar a macrófagos en ciertas condiciones y durante la inflamación, datos recientes han desafiado la generalidad de este dogma. Se ha demostrado que los monocitos no contribuyen sustancialmente al compartimento de los macrófagos de tejidos en condiciones normales; ya que los macrófagos de tejidos en el adulto son derivados de precursores embrionarios que se alojan en los tejidos antes del nacimiento y los macrófagos de los tejidos, bajo ciertas condiciones, pueden proliferar y mantenerse por auto-renovación.

Los monocitos son un grupo celular heterogéneo y se dividen en al menos dos subgrupos de acuerdo a diferencias en la expresión de las proteínas CD16 y CD14. El primero definido como CD16+CD14 bajo, se encarga de la vigilancia de los endotelios. En contraste, el subgrupo definido como CD16+CD14+ son los denominados monocitos inflamatorios que se extravasan rápidamente luego de una infección y pueden diferenciarse a células dendríticas y macrófagos.

Los macrófagos reciben nombres especiales de acuerdo al tejido en el que se localizan. Por ejemplo, en el sistema nervioso central se llaman células de la microglía, en el hígado células de Kupffer; en el pulmón macrófagos alveolares y en hueso osteoclastos.

Así como los neutrófilos, los macrófagos ingieren y destruyen microorganismos a través de la producción de especies reactivas del oxígeno y del nitrógeno que son tóxicas para los microorganismos. Además los macrófagos liberan citocinas que se unen a receptores en otras células y así instruyen a esas células para que participen en la defensa contra microorganismos. Asimismo son capaces de eliminar células muertas luego del proceso de infección y también de eliminar células que mueren por apoptosis, de esta manera contribuyen a la reparación y homeostasis de los tejidos. Esta función también la realizan a través de la liberación de citocinas que promueven el crecimiento de vasos sanguíneos y la síntesis de matriz extracelular rica en colágeno. Los macrófagos también participan como células efectoras en la respuesta inmune adaptativa ya que sirven como células presentadoras de antígenos, es decir muestran antígenos a los Linfocitos T cooperadores, lo que activa a este linfocito que produce citocinas que activan aún más al macrófago.

Los **Basófilos**, **mastocitos** y **eosinófilos** derivan de médula ósea y tienen la característica común de tener gránulos citoplasmáticos que contienen varios mediadores inflamatorios y antimicrobianos. Tienen un rol especial en la protección de infecciones con helmintos y la respuesta inmunitaria que causan enfermedades alérgicas.

Los **mastocitos** tienen un rol centinela y están presentes en la piel y en el epitelio mucoso, mientras que los **basófilos** y **eosinófilos** son células circulantes reclutadas de la sangre. Ellas pueden reconocer los microorganismos directamente y también pueden ser activadas por el complemento. Como los neutrófilos, se caracterizan por gránulos citoplasmáticos que muestran una densa tinción y como contienen mediadores citotóxicos también se los denominan granulocitos. Sin embargo mientras que los neutrófilos destruyen microorganismos internalizados a través de la fusión del contenido de sus gránulos con el fagosoma, compartimento que contiene al microorganismo, los eosinófilos, basófilos y mastocitos participan en la defensa inmune principalmente contra parásitos extracelulares que son muy grandes para ser internalizados por los fagocitos. Estas células liberan el contenido de sus gránulos al exterior luego de la activación, por lo tanto crean un ambiente hostil para el organismo invasor o en el caso de los eosinófilos directamente matan al parásito. Los basófilos y los mastocitos liberan moléculas como la histamina que son clínicamente importantes como mediadores de alergia. Además los mastocitos y basófilos expresan receptores de membrana plasmática para anticuerpos IgE e IgG y suelen estar cubiertos con estos anticuerpos (Acs). Cuando estos Acs situados en la superficie del mastocito se unen al antígeno, se inducen señales que llevan a la liberación del contenido de los gránulos al espacio extracelular. El contenido liberado, incluidas citocinas e histamina, promueve cambios en los vasos sanguíneos que producen inflamación.

Células presentadoras de antígeno

Las células presentadoras de antígeno (CPA, o por sus siglas en inglés: APC) son un grupo diverso de células del sistema inmunitario cuya función es la de captar, procesar y, como su nombre nos indica, presentar moléculas antigénicas sobre sus membranas para que sean reconocidos, en especial por linfocitos T. El resultado de la interacción entre una CPA y un linfocito T correspondiente inicia las respuestas inmunitarias antigénicas. Las CPA son células capaces de hacer endocitosis con el fin de internalizar y subsecuentemente procesar los antígenos extraños, no propios del hospedador. Una vez procesado el material foráneo, debe ser presentado en la superficie, sobre la membrana celular de la CPA unido a una molécula del complejo mayor de histocompatibilidad (CMH). Adicionalmente, las CPA proveen al linfocito estímulos a través de moléculas coestimuladoras de membrana necesarios para la activación del linfocito T. Los macrófagos y los linfocitos B también presentan antígenos a los linfocitos T en diferentes tipos de respuestas inmunitarias, sin embargo las células dendríticas son consideradas las principales CPA profesionales.

Las **Células Dendríticas** tienen como principal función la inducción de la inmunidad adaptativa. Al igual que los macrófagos funcionan patrullando los tejidos, mientras que las células dendríticas inmaduras operan como fagocitos, internalizando microorganismos y otras partículas. Pero mientras la función de los macrófagos es destruir los microorganismos que ellos ingieren, la función de las células dendríticas es procesar y presentar fragmentos de los microorganismos ingeridos a los Linfocitos T para que éstos los reconozcan. Luego de unos días en los tejidos periféricos las células dendríticas se diferencian a células maduras, con baja capacidad fagocítica que migran hacia los órganos linfáticos donde ellas encuentran células T que están recirculando. Las células dendríticas maduras se caracterizan por sus largas prolongaciones o ramas que dan origen a su nombre y que permiten hacer contacto con varias células T al mismo tiempo. La mayoría de las células dendríticas se denominan células dendríticas **convencionales**. En respuesta a la activación por los microorganismos, las células dendríticas convencionales de la piel, la mucosa y el parénquima orgánico adquieren movilidad, migran a los ganglios linfáticos y muestran antígenos microbianos a los linfocitos T.

Otro grupo de células dendríticas llamadas **plasmocitoides**, responde rápidamente ante infecciones virales ya que tienen receptores que reconocen los ácidos nucleicos virales y de esta manera estas células dendríticas producen grandes cantidades de unas proteínas solubles llamadas interferones de tipo I que tienen una potente actividad antiviral.

Las células dendríticas **foliculares** son otro tipo de células dendríticas que están presentes en los folículos secundarios de las áreas ricas en células B de los ganglios y del bazo, así como en los folículos linfoides asociados a mucosas. Estas células no derivan de precursores de la médula ósea y parecen no estar relacionadas con las células dendríticas convencionales. Estas células presentan gran cantidad de receptores para el complemento y para la IgG. La función de estas células es atrapar inmunocomplejos (complejos formados por antígenos y anticuerpos) que llegan a las áreas de células B de estos órganos linfoides secundarios, y se unen a los receptores para Fc de IgG de estas células, y de esta manera desempeñan un papel esencial en el desarrollo de las células B de memoria.

Linfocitos

Las dos clases de linfocitos son los Linfocitos B, los cuales maduran en la médula ósea, y los **linfocitos T**, los cuales maduran en el timo. Estos linfocitos no tienen características visuales diferenciales. La principal función de los linfocitos B es la producción de Acs. Dentro de los linfocitos T existen dos clases de acuerdo a su función: los linfocitos T citotóxicos (con el marcador CD8 de superficie) los cuales matan células infectadas con virus o bacterias intracelulares y los linfocitos T cooperadores (CD4+) los cuales activan otras células del sistema inmune, incluyendo los linfocitos B. Los linfocitos reconocen antígeno a través de receptores que son generados durante la diferenciación a través de un mecanismo único de recombinación genética que confiere efectivamente diversidad ilimitada en la especificidad de unión al antígeno. Cada linfocito expresa receptores antigénicos de una sola especificidad, pero la población total de linfocitos en un dado individuo es colectivamente capaz de reconocer cualquier antígeno. Los linfocitos maduros que todavía no han encontrado el antígeno son conocidos como linfocitos vírgenes. La diferenciación a células efectoras es estimulada por el encuentro con el antígeno y es precedida por una fase de vigorosa proliferación que selectivamente expande el número de aquellos linfocitos con receptores específicos para el antígeno inductor, mecanismo denominado expansión clonal. Los linfocitos B vírgenes, cuyo receptor antigénico es una inmunoglobulina unida a la superficie de las células, se diferencian luego de la activación a células plasmáticas que secretan inmunoglobulinas de la misma especificidad como la inmunoglobulina de superficie.

El linaje linfoide contiene una tercera clase de células que no tiene receptores específicos de antígenos y son capaces de matar células infectadas por virus inmediatamente sin activación previa y expansión clonal. Estas células son generalmente consideradas como parte del sistema inmune innato y son conocidas como **células natural killer** (NK). Ellas distinguen células infectadas de las no infectadas por un mecanismo que depende de la inhibición de la muerte por moléculas de superficie que son codificadas en el CMH y son expresadas sobre todas las células normales del organismo.

Órganos del sistema inmune

El sistema linfoide se divide en tejidos linfoides primarios y secundarios. Los **órganos linfoides primarios o centrales**, en los cuales los linfocitos expresan por primera vez sus receptores específicos para el antígeno y además proporcionan el entorno para la maduración fenotípica y funcional. Ellos son la médula ósea para e caso de los Linfocitos B y para los linfocitos T, la médula ósea y el timo. Mientras que los **órganos linfoides secundarios o periféricos**, es el lugar en el cual se inicia la respuesta del linfocito hacia el antígeno extraño ya que estos órganos proporcionan el entorno para que se produzca la interacción entre linfocitos con las CPA. Los órganos linfoides secundarios son los **ganglios linfáticos**, que recogen Ag de los tejidos, el **bazo** que recolecta Ag de sangre y **tejidos linfoides asociados a mucosas (MALT)**, que recogen Ag de las mucosas.

Órganos linfoides primarios

Timo

El Timo está formado por dos lóbulos rodeados por una cápsula de tejido conjuntivo. A su vez, los lóbulos están divididos en lobulillos separados entre sí por trabéculas de tejido conjuntivo. Cada lobulillo tímico está relleno de células linfoides denominadas timocitos, dispuestas en una corteza de gran densidad celular y una médula (interior) de menor densidad celular. Desde la corteza hasta la médula existe un gradiente de diferenciación, de modo que en la corteza se encuentran los timocitos más inmaduros, mientras que en la médula se localizan los timocitos en fases madurativas más avanzadas. Tanto la corteza como la médula están rellenas de una red de células no linfoides que constituyen el estroma tímico, y que consta de distintos tipos celulares: células epiteliales, que se encuentran en corteza y médula; células dendríticas interdigitantes sobre todo en el límite cortico-medular y macrófagos, con una localización similar a las células dendríticas. Todas estas células expresan en sus superficies moléculas CMH de tipo I y/o II, y participan en la maduración y selección de los timocitos hacia células T maduras. Adicionalmente las células epiteliales de la corteza tímica proporcionan la IL-7, que es necesaria en fases tempranas del desarrollo del linfocito T. Un subgrupo de estas células epiteliales que se encuentran sólo en la médula, las células epiteliales medulares tímicas, son importantes en la presentación de antígenos propios a los linfocitos T en desarrollo.

Los progenitores linfoides de los linfocitos, procedentes de la médula ósea, entran en el timo y comienzan a dividirse activamente en la corteza; sin embargo, allí mueren por apoptosis más del 95% de las células generadas, que son eliminadas por los macrófagos. Los sobrevivientes van emigrando hasta la médula, donde terminan de madurar, y salen del timo como células T vírgenes maduras, por medio de las vénulas postcapilares del timo.

Durante todo este proceso los timocitos van interactuando con células estromales provistas de CMH en sus membranas, produciéndose dos fases de selección de timocitos: selección positiva, en la cual sólo sobreviven aquellos timocitos que hayan generado receptores TCR capaces de reconocer moléculas CMH propias; los demás mueren por apoptosis y la selección negativa en la cual se eliminan por muerte celular programada los timocitos que habiendo superado la selección positiva hayan resultado autorreactivos, y reconozcan moléculas del propio individuo (autoantígenos) presentadas por el CMH propio. De esta forma sólo salen como linfocitos T maduros aquellas células capaces de reconocer antígenos extraños en el contexto del haplotipo propio del CMH. Por lo tanto el timo juega un papel fundamental en el desarrollo de los linfocitos T, sin embargo va involucionando con la edad, a partir de la pubertad.

Médula ósea

La producción de células sanguíneas, es un proceso complejo a través del cual las células troncales hematopoyéticas proliferan y se diferencian, dando lugar a los distintos tipos de células maduras circulantes (eritrocitos, granulocitos, linfocitos, monocitos y plaquetas). La hematopoyesis tiene lugar en la médula ósea, en donde una intrincada red de células estromales y sus productos, regulan cada una de las etapas que conducen a la generación de células primitivas, intermedias y maduras. La médula roja que se encuentra en estos huesos consta de una estructura reticular espongiforme localizada entre las trabéculas largas. Los espacios en esta estructura contienen una red de sinusoides llenos de sangre recubiertos de células endoteliales unidas a una membrana basal discontinua. Fuera de la red de sinusoides hay grupos de precursores de células sanguíneas en varios estadios de desarrollo así como adipocitos maduros. Los precursores de las células sanguíneas maduran y migran a través de la membrana basal sinusoidal y entre las células endoteliales para entrar en la circulación vascular. Cuando la médula ósea se daña o cuando se produce una demanda excepcional de producción de células sanguíneas nuevas, el hígado y el bazo se convierten a veces en zonas de hematopoyesis extramedular. Los eritrocitos, los granulocitos, los monocitos, las células dendríticas, las plaquetas y los linfocitos B, T y NK se originan todos de una célula troncal hematopoyética (HSC, del inglés hematopoietic stem cell) común en la médula ósea. Las HSC tienen dos características funcionales que las distinguen: son capaces de auto-renovarse (al dividirse, por lo menos una de las células hijas conserva las propiedades de la célula madre) y son pluripotenciales (pueden dar origen a los distintos linajes sanguíneos). Las HSC se mantienen dentro de nichos anatómicos microscópicos especializados en la médula. En estas localizaciones, las células estromales no hematopoyéticas proporcionan señales a través del contacto y de factores solubles necesarios para una división autorrenovable continua de las HSC. Las HSC dan lugar a dos tipos de células pluripotentes, los progenitores linfoide común y mieloide común. El progenitor linfoide común es una fuente de precursores comprometidos en una sola línea de linfocitos T, linfocitos B o linfocitos NK. La mayoría de los pasos en la maduración del linfocito B tienen lugar en la médula ósea, pero los acontecimientos finales se producen una vez que las células abandonan la médula ósea y entran en los órganos linfáticos. En cambio, la maduración de los linfocitos T se produce completamente en el timo por lo tanto requiere que los progenitores migren a este órgano. La maduración de las células NK tiene lugar completamente en la médula ósea. El progenitor mieloide común da lugar a la línea eritroide, megacariocítica, granulocítica y monocítica que originan eritrocitos, plaquetas, granulocitos (neutrófilos, eosinófilos, basófilos) y monocitos maduros. La mayoría de las células dendríticas surgen de la línea monocítica (Fig. 12-1).

Órganos linfoides secundarios

La arquitectura especial de los órganos linfáticos, la cual está organizada para recolectar Ags y CPA, asegura que cada linfocito virgen es continuamente puesto en contacto con ellos, por lo cual la selección clonal puede ocurrir, con la expansión del número de linfocitos específicos para antígeno.

Ganglios linfáticos

Están intercalados en la red de vasos linfáticos, frecuentemente en la confluencia de ramificaciones de vasos. Hay grupos de ganglios especialmente abundantes y estratégicamente situados en cuello (ganglios cervicales), axilas (axilares), ingles (inguinales), cavidad abdominal. Estos ganglios drenan regiones superficiales (piel) y profundas del cuerpo (excepto el interior de la cavidad craneal). Son la primera estructura linfoide organizada que se encuentra un antígeno que proceda de los espacios tisulares, y están especialmente diseñados para retener antígeno, (bien sea sólo o formando parte de inmunocomplejos) cuando la linfa percola por el interior de ellos, y para que interaccione con los linfocitos y otras células que van a iniciar la respuesta inmune específica.

Los ganglios humanos tienen forma arriñonada con una parte cóncava denominada hilio. La linfa llega al ganglio a través del vaso linfático aferente y sale por un único vaso linfático eferente que se encuentra a la altura del hilio. Histológicamente se distinguen varias zonas dentro del ganglio y los linfocitos B y T se encuentran en regiones diferentes de la corteza de los ganglios linfáticos, cada una con su propia arquitectura de fibras reticulares y células estromales. En la **corteza** se pueden distinguir: **folículos primarios**, que se organizan alrededor de las células foliculares dendríticas (FDC), que tienen largas prolongaciones que se intercalan para formar una red densa. En estos folículos primarios se encuentran linfocitos B vírgenes maduros en reposo. Los **centros germinales** se forman tras la estimulación antigénica, en ellos hay una proliferación notable de los linfocitos B, selección de los clones productores de anticuerpos de alta afinidad, generación de linfocitos B de memoria y células plasmáticas de larga vida (Fig. 12-2).

La corteza que se encuentra por debajo de los folículos se llama **corteza parafolicular o paracorteza**, y se organiza en cordones, que son regiones con una microanatomía compleja. Estas zona ricas en linfocitos T contienen una red de proteínas de la matriz y de células reticulares fibroblásticas (FRC), que se disponen para formar la capa externa de estructuras tubulares llamadas conductos de FRC, además de linfocitos T en la paracorteza también se encuentran células dendríticas y fagocitos mononucleares. Estos conductos comienzan en el seno subcapsular y se extienden a los vasos linfáticos del seno medular y los vasos sanguíneos corticales, que se llaman vénulas de endotelio alto (HEV, del inglés *high endotelial venules*). Los linfocitos B y T vírgenes entran al estroma del ganglio a través de las HEV. La densidad de linfocitos T alrededor de los conductos de la corteza es muy alta, la mayoría son linfocitos T CD4 cooperadores mezclados con algunos linfocitos T CD8 citotóxicos, aunque esta relación puede cambiar durante el curso de una infección viral. La separación anatómica de los linfocitos B y T en distintas áreas del ganglio depende de citocinas liberadas por las células del estroma del ganglio que dirigen la migración de los linfocitos, estas citocinas que dirigen la migración de los linfocitos a las distintas áreas se denominan quimiocinas y los linfocitos tienen receptores para las mismas. El antígeno llega sólo o transportado por células dendríticas. Las células dendríticas tisulares que han capturado antígeno migran desde los tejidos e ingresan al ganglio linfático a través de los vasos aferentes. Una vez en el ganglio son capaces de presentar antígenos a los linfocitos T vírgenes. Por otro lado, para la activación de las células B como para la generación de células de memoria, las células dendríticas foliculares del centro germinal, con sus largos procesos de membrana que atrapan complejos Ag-Ac, poseen un papel esencial. La localización de los linfocitos T y B en lugares anatómicamente distintos asegura que cada población linfocítica esté en estrecho contacto con la CPA apropiada, es decir, los linfocitos T con las células dendríticas y los linfocitos B con la FDC. Sin embargo, luego de la estimulación por los antígenos estos linfocitos comienzan a migrar y los linfocitos T activados migran a los folículos para ayudar a los linfocitos B o pueden salir del ganglio y entrar en la circulación, mientras que los linfocitos B activados migran hacia los centros germinales donde se diferencian a células B de memoria o célula plasmática secretora de Acs, que pasan a médula, produciendo Acs que salen por el linfático eferente, para alcanzar finalmente la circulación sanguínea, que los distribuye a todo el organismo. Las células B de memoria, que quedan en el folículo en la zona del manto y la linfa salen por el linfático eferente enriquecidas en Acs y linfocitos (Fig. 12-2).

Bazo

Es un órgano especializado en capturar antígenos, inmunocomplejos y células sanguíneas viejas transportados por la sangre. La arteria esplénica se ramifica en numerosas arteriolas, que descargan a la red de sinusoides esplénicos que forman la pulpa roja, recubierta de macrófagos y llena de un gran número de eritrocitos. Desde la red de sinusoides arrancan las vénulas, que finalmente se unen en una sola vena esplénica que sale del órgano y vuelca la sangre en la circulación portal. Posee una cápsula de tejido conectivo, de la que salen

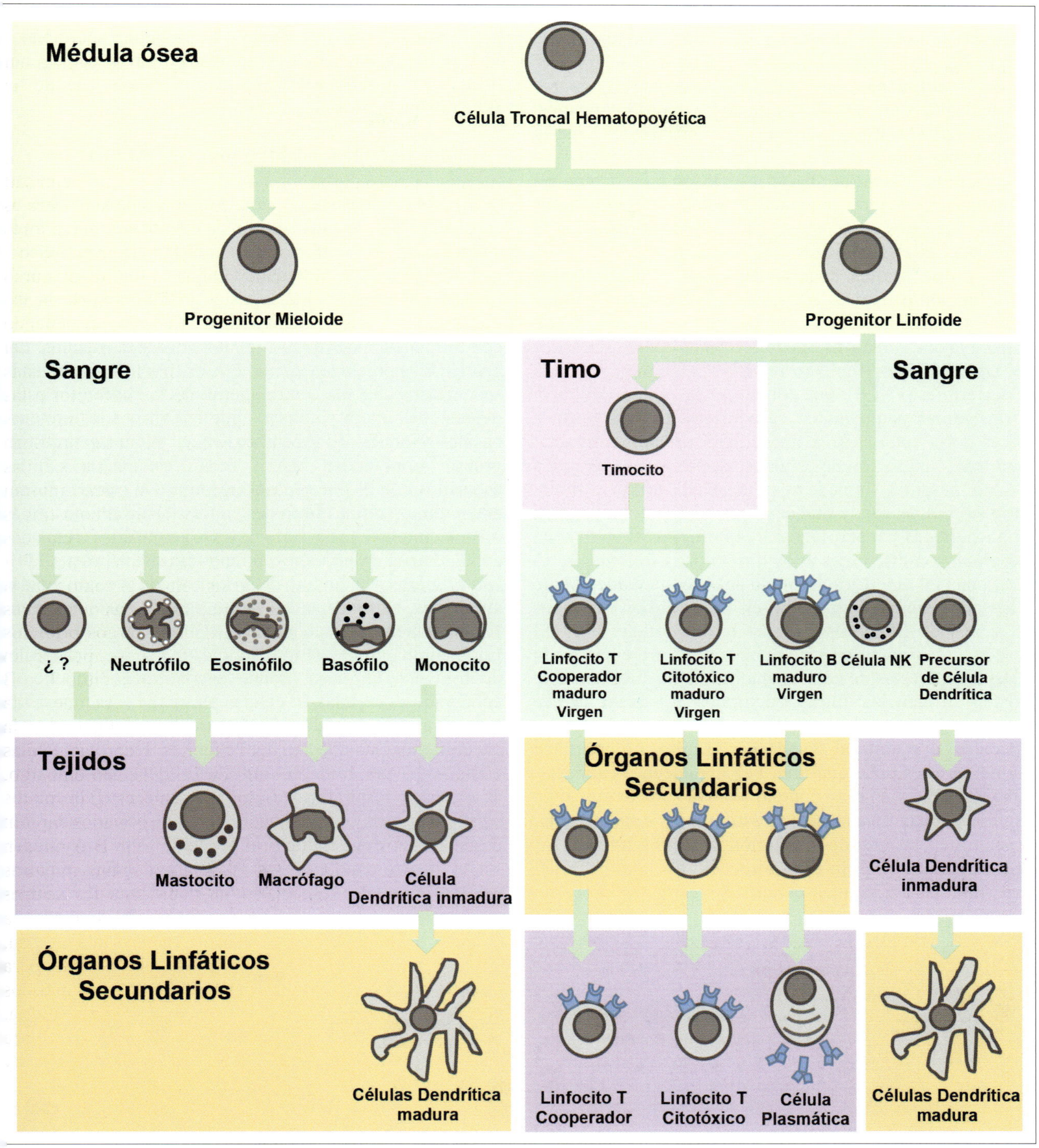

Fig. 12-1. Representación esquemática y simplificada de la formación de las células del sistema inmune. En la médula ósea una célula troncal hematopoyética da origen a dos precursores pluripotentes, el progenitor linfoide que en médula dará lugar a los linfocitos B, células NK y a una población de células dendríticas minoritarias. Mientras que un precursor linfoide migra a timo y allí se generan los linfocitos T. Los linfocitos T y B vírgenes ingresan al órgano linfático donde luego del encuentro con el antígeno, los linfocitos B se diferencian a células plasmáticas productoras de anticuerpos y los linfocitos T en células efectoras con una amplia variedad de funciones. Por otro lado, el progenitor mieloide da origen a los monocitos, células dendríticas, basófilos, eosinófilos y neutrófilos. Una población de monocitos al ser reclutada a los tejidos, bajo ciertas condiciones, puede dar origen a macrófagos y células dendríticas. Estas últimas tienen alta capacidad fagocítica y maduran luego de que fagocitan un microbio y posteriormente migran a los órganos linfáticos secundarios para presentar antígenos y activar a los linfocitos T. El precursor inmaduro que da origen a los mastocitos no se conoce aún, estas células migran a los tejidos y completan su maduración allí.

hacia el interior numerosas trabéculas que delimitan compartimentos. Se distinguen dos tipos de tejidos: la pulpa blanca y la pulpa roja.

En la **pulpa roja** se encuentran los macrófagos que sirven de filtro, eliminando de la sangre microorganismos, células dañadas y microorganismos opsonizados. Por lo tanto las personas que carecen de bazo son más propensas a infecciones causadas por bacterias encapsuladas, como los neumococos y los meningococos. Esto se debe a que estos microorganismos se eliminan habitualmente mediante la opsonización y la fagocitosis.

La **pulpa blanca** consiste en cúmulos de linfocitos cuya función principal es promover la respuesta inmune frente a antígenos que se encuentran en la sangre. La pulpa blanca consta de un tejido más denso alrededor de las arteriolas, llamado vaina o manguito linfoide periarteriolar (PALS), que constituye la zona T del bazo. Varias ramas pequeñas de cada arteria central pasan a través de la zona rica en linfocitos y drenan en el seno marginal. Una región de células especializadas que rodea al seno marginal, llamada zona marginal, forma el límite entre las pulpas roja y blanca. Esta zona marginal es rica en linfocitos B y macrófagos. Los linfocitos B en la zona marginal, son diferentes a los linfocitos B foliculares, ya que tienen un repertorio limitado de especificidades frente a los antígenos. Al igual que en los ganglios linfáticos las zonas de linfocitos T en el bazo contiene una red de conductos complejos compuestos de proteínas de la matriz recubiertos de células análogas a las FRC, aunque existen diferencias ultraestructurales. El bazo carece de vasos linfáticos. El Ag llega a través de la arteria esplénica, que entra al órgano por el hilio. La arteria se divide en arteriolas, que a su vez conducen a capilares, que se abren y vacían su contenido en la zona marginal de la pulpa blanca. En ausencia de estímulo, la zona marginal posee folículos linfoides primarios, parecidos a los de los ganglios, ricos en células B vírgenes. En la zona T del bazo (PALS) las células dendríticas captan y procesan el Ag, presentándolo en sus CMH-II a los linfocitos T, activándolos. Estos linfocitos T cooperan activando a las células B. Las células B activadas, junto con algunos linfocitos T migran a la zona marginal, convirtiendo los folículos primarios en secundarios (Fig. 12-2).

Tejido linfoide asociado a mucosas (MALT)

El MALT consiste en agregados de tejido linfoide no capsulado que se localizan en la lámina propia y áreas submucosas de los tractos gastrointestinal, respiratorio y genitourinario. Las amígdalas: linguales (en la base de la lengua), palatinas (en la parte posterior de la boca) y faríngeas o adenoides. Constan de nódulos linfoides no capsulados, con linfocitos, macrófagos, granulocitos y mastocitos. Las células B se organizan en numerosos folículos, incluyendo secundarios con sus centros germinales. Poseen un papel defensivo frente a patógenos que entran por los epitelios nasales y orales. El Apéndice, en el inicio del intestino grueso. Los tejidos MALT mejor estudiados son los asociados con el tracto gastrointestinal. A grandes rasgos encontramos células linfoides en tres localizaciones. En el mismo epitelio existen linfocitos intraepiteliales (IEL), que en una buena proporción son fenotípicamente $\gamma\delta$ y CD8+. Los primeros, son un tipo de linfocitos con poca diversidad antigénica, pero adaptados frente a ciertos patógenos que frecuentemente pueden intentar la entrada por este epitelio. En la lámina propia de todo el intestino se localizan miles de folículos linfoides, donde encontramos linfocitos T cooperadores, células B, células plasmáticas secretoras de IgA y macrófagos. Más abajo, ya en la capa submucosa, encontramos las Placas de Peyer, especie de nódulos, compuestos por folículos linfoides. En algunos de estos casos (tracto respiratorio, digestivo y urogenital) el epitelio respectivo está especializado en transportar antígenos desde la luz del conducto al tejido linfoide subyacente. En el intestino delgado, el Ag entra a través de unas células epiteliales especializadas, denominadas **células**

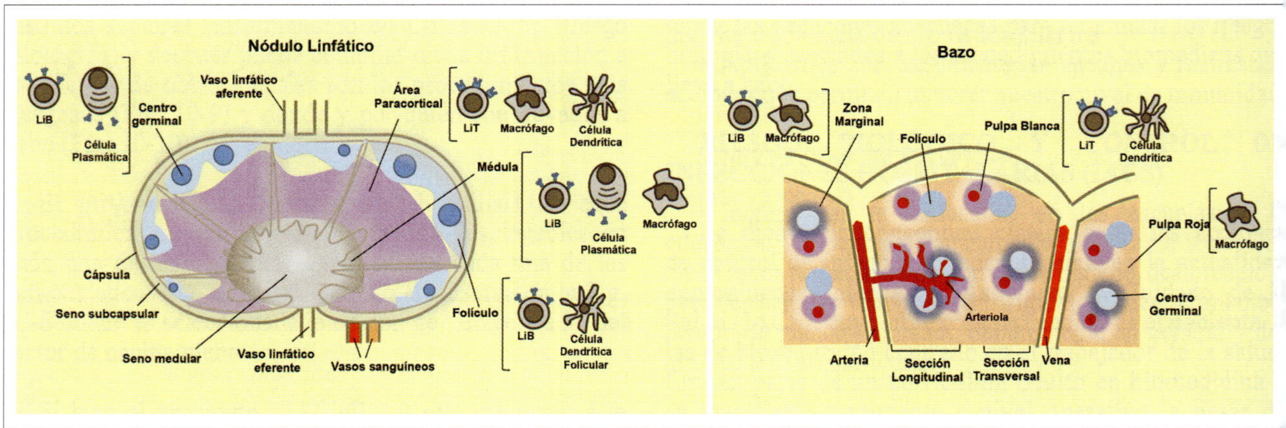

Fig. 12-2. Estructura de los órganos linfáticos secundarios. En los nódulos linfáticos y en el bazo los sitios de linfocitos B (Li B) se encuentran confinados a folículos. Los linfocitos B que se encuentran proliferando están concentrados en centros germinales. Las regiones de linfocitos T (Li T) se encuentran adyacentes a los folículos de linfocitos B. En el bazo estos forman los manguitos linfoides periarteriolares (PALS) y están rodeados por una región conocida como zona marginal. En los nódulos linfáticos, la zona de linfocitos T está separada del seno médular, el cual constituye una ruta de salida por el vaso linfático eferente, por la médula una región rica en macrófagos y células plasmáticas que secretan grandes cantidades de anticuerpos.

M que se sitúan en los llamados sitios inductivos, que son cortas regiones de la membrana mucosa emplazadas sobre folículos linfoides en los cuales se albergan varios linfocitos B, linfocitos T, macrófagos y células dendríticas. Los Ag endocitados por la célula M son transportados hacia el interior, donde son tomados y procesados por las células dendríticas para ser presentados a alguno de los linfocitos T cooperadores. Posteriormente se estimulan los linfocitos B del folículo subyacente al sitio inductivo. Algunos de estos linfocitos B sensibilizados van a la linfa, atraviesan los ganglios linfáticos mesentéricos, pasan por el conducto torácico a la sangre; desde la circulación sanguínea regresan por capilares a la lámina propia del intestino, donde se distribuyen y se diferencian a células plasmáticas secretoras de IgA, que recubren la zona apical de la luz intestinal y la IgA puede interaccionar con el Ag. El resto de los linfocitos B activados se diferencia *in situ* y las células plasmáticas liberan la IgA en la misma zona.

Migración de los leucocitos a los tejidos

La migración de un tipo particular de leucocito puede ser a un tipo restringido de tejido a un tejido con una infección o lesión activa. El proceso general de movimiento del leucocito desde la sangre a los tejidos se denomina reclutamiento. Esta migración de los leucocitos sanguíneos en los tejidos depende, en primer lugar, de la adhesión de los leucocitos al endotelio de las vénulas poscapilares y después del movimiento a través del endotelio y por debajo de la membrana basal hasta el tejido extravascular. Se trata de un proceso en el que cada paso está regulado por diferentes tipos de moléculas, como quimiocinas y moléculas de adhesión. Se produce el mismo proceso básico para diferentes tipos de leucocitos (neutrófilos, monocitos y linfocitos vírgenes y efectores) que se dirigen a diferentes tipos de tejidos (órganos linfáticos secundarios, tejidos infectados), aunque las quimiocinas y moléculas de adhesión varían de manera que dan lugar a diferentes propiedades migratorias a cada tipo de célula.

Proceso de adhesión de leucocitos a las células

La migración de los leucocitos desde la sangre a los tejidos comienza con la adhesión entre los leucocitos circulantes y las células vasculares endoteliales. Esta adhesión está mediada por dos clases de moléculas, **las selectinas y las integrinas**, cada una con sus ligandos respectivos. La expresión de estas moléculas varía entre diferentes tipos de leucocitos y en vasos sanguíneos de diferentes tejidos (Fig. 12-3).

Selectinas y ligandos de selectinas

Las selectinas y sus ligandos se expresan en los leucocitos y las células endoteliales. Las células endoteliales expresan dos tipos de selectinas, **selectina P** y **selectina E**. La selectina P, se almacena en los gránulos citoplásmicos de las células endoteliales y se redistribuye rápidamente en la superficie en respuesta a productos microbianos y citocinas. La selectina E se sintetiza y expresa en la superficie de la célula endotelial al cabo de 1 a 2 h en respuesta a IL-1, TNF, y de productos microbianos como el LPS. Los ligandos situados en los leucocitos que se unen a la selectina E y la selectina P de las células endoteliales son grupos glucídicos complejos sialilados relacionados con la familia Lewis X o Lewis A, presentes en varias glucoproteínas de superficie de los granulocitos, los monocitos y algunos linfocitos T efectores y de memoria previamente activados. El mejor definido de ellos es el sialil Lewis X. También existe la **selectina L**, que se expresa en los leucocitos, pero no en las células endoteliales. Los ligandos para la selectina L son sialomucinas que muestran las vénulas de endotelio alto, a las que se llaman, en conjunto, adresinas. Uno de los ligandos de la selectina L es sialil 6-sulfo Lewis X. La expresión de estos ligandos aumenta con la activación de las células endoteliales por citocinas. La selectina L de los neutrófilos sirve para unirlos a las células endoteliales que están activadas por el IL-1, el TNF y citocinas producidas en los lugares de inflamación. En la inmunidad adaptativa, la selectina L es importante para que los linfocitos T vírgenes se alojen en los ganglios linfáticos a través de las vénulas de endotelio alto.

Integrinas y ligandos de integrinas

Las integrinas son proteínas heterodiméricas de la superficie celular compuestas de dos cadenas polipeptídicas unidas de forma no covalente que median la adhesión de células a otras células o a la matriz extracelular a través de interacciones con varios ligandos. Hay más de 30 integrinas diferentes, todas con la misma estructura básica. Las integrinas más importantes en el sistema inmune son dos: **LFA-1** y **VLA-4**. Un ligando importante de LFA-1 es **ICAM-1**, una glucoproteína de membrana expresada en las células endoteliales activadas por citocinas y en otros diversos tipos celulares, incluidos los linfocitos, las células dendríticas, los macrófagos, los fibroblastos y los queratinocitos. La unión de LFA-1 a ICAM-1 es importante para las interacciones entre el leucocito y el endotelio. Otros dos ligandos para el LFA-1 son **ICAM-2**, que se expresa en las células endoteliales, e **ICAM-3**, que se expresa en los linfocitos. El VLA-4 se une a **VCAM-1**, que se expresa en las células endoteliales activadas por citocinas en algunos tejidos, y esta interacción es importante para el reclutamiento de leucocitos en los lugares de inflamación. Otra integrina importante es **Mac-1** que en los monocitos circulantes se une a ICAM-1 y media la adhesión al endotelio. Una característica importante de las integrinas es su capacidad para responder a señales intracelulares, aumentando rápidamente la afinidad por sus ligandos. Esto ocurre en respuesta a señales generadas por la unión de la quimiocina a receptores y, en los linfocitos, por señales intracelulares generadas cuando el antígeno se une su receptor. Las quimiocinas también inducen el agrupamiento de integrinas en la membrana. Esto aumenta la avidez de las interacciones de las integrinas con sus ligandos en las células endoteliales y, por lo tanto, induce una mayor unión de los leucocitos al endotelio.

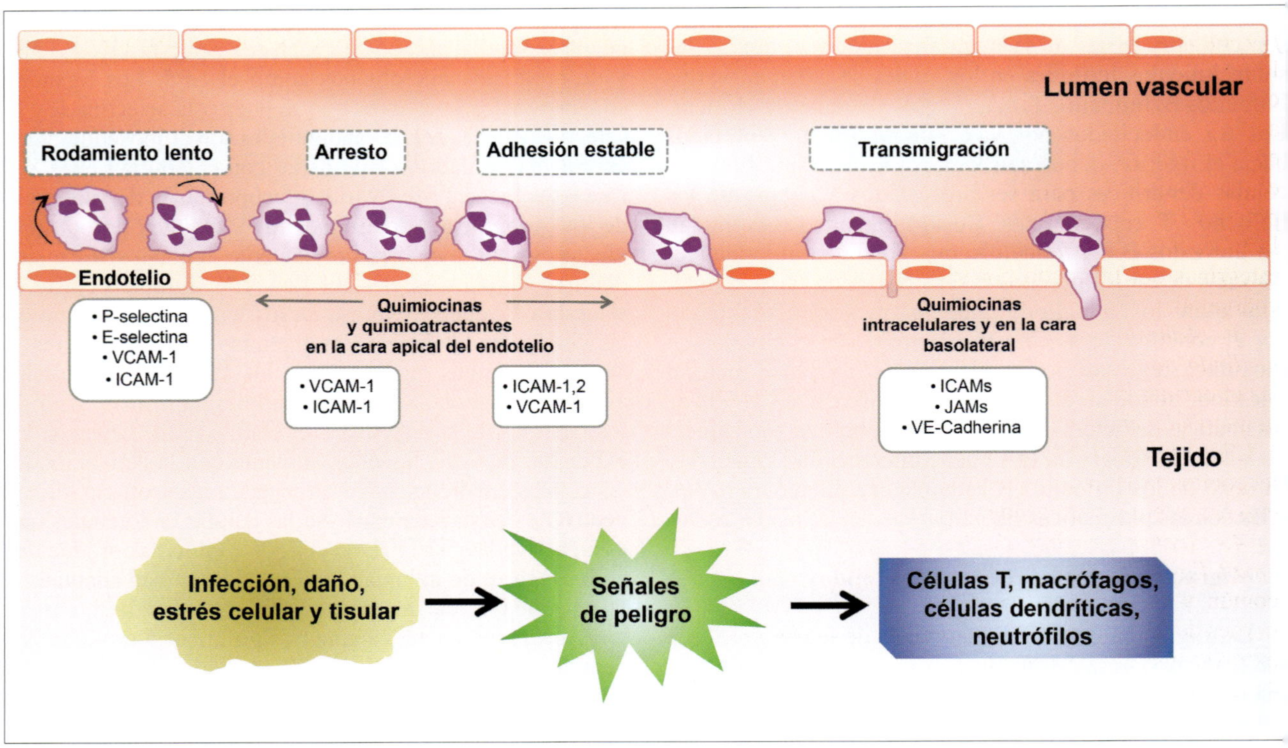

Fig. 12-3. Tráfico leucocitario. En respuesta a una amplia gama de activadores proinflamatorios y señales de peligro que pueden estimular a leucocitos y células vasculares se inicia una cascada de respuestas de adhesión y movilidad del leucocito sobre las células endoteliales. El balanceo de los leucocitos lleva a una adhesión firme y a un rastreo intravascular mediado secuencialmente por moléculas de adhesión como las selectinas endoteliales y las integrinas leucocitarias. Un delicado equilibrio regulado espacial y temporalmente entre las integrinas con sus ligandos y la maquinaria del citoesqueleto permite a los leucocitos arrestados analizar el lumen endotelial y responder a señales quimiotácticas.

Quimiocinas y receptores para quimiocinas

Las quimiocinas son una gran familia de citocinas con estructura homóloga que estimulan el movimiento del leucocito y regulan su migración desde la sangre a los tejidos. Algunas quimiocinas las producen los leucocitos y otras células en respuesta a estímulos externos y participan en reacciones inflamatorias y otras las producen de forma constitutiva los tejidos e intervienen en la organización tisular. La concentración local alta de quimiocinas, que se unen a sus receptores en los leucocitos aumenta la afinidad de las integrinas, lo que da lugar a una adhesión firme del leucocito, un paso fundamental para la salida de los mismos de los vasos sanguíneos hacia el tejido extravascular. Diferentes quimiocinas actúan sobre diferentes células y junto con los distintos tipos de moléculas de adhesión que expresan, controlan el tipo de infiltrado inflamatorio. Las quimiocinas extravasculares estimulan el movimiento de los leucocitos y su migración hacia el gradiente químico de la proteína secretada. De esta forma los leucocitos pueden dirigirse hacia las células infectadas en los tejidos o hacia regiones particulares dentro de los órganos linfáticos. Las quimiocinas son necesarias también para la migración de las células dendríticas desde los lugares de infección hacia los ganglios linfáticos que los drenan. Usan varios receptores para reconocer y responder a los microbios en los tejidos periféricos, y después migran a los ganglios linfáticos para contactar con los linfocitos T. La migración depende de la expresión de **CCR7** que le permite responder a **CCL19** y **CCL21**, dos quimiocinas que se producen en los ganglios linfáticos. El CCR7 también lo expresan los linfocitos T vírgenes, así las células dendríticas y los linfocitos T vírgenes se encuentran en el mismo lugar, y favorecen la presentación de antígenos a los linfocitos T.

Interacciones entre el leucocito y el endotelio y posterior extravasación del leucocito

Las selectinas, las integrinas y las quimiocinas actúan en conjunto para regular las interacciones entre el leucocito y el endotelio necesarias para la migración de los leucocitos hacia los tejidos. Este proceso se realiza en varias etapas:

1.- Rodamiento de los leucocitos sobre el endotelio mediado por selectinas. En respuesta a microbios y a citocinas, las células endoteliales aumentan la expresión en su superficie de selectinas. Los leucocitos se acercan al endotelio y debido a la vasodilatación y la menor velocidad del flujo sanguíneo, los ligandos de los leucocitos se unen a las selectinas de las células endoteliales. Debido a que las interacciones entre la selectina y su ligando tienen una baja afinidad con una disociación rápida, los leucocitos se desprenden y unen repetidamente, y ruedan a lo largo de la superficie endotelial. Luego hay una reducción de la velocidad de los leucocitos y esto permite mayores interacciones.

2.- Aumento de la afinidad de las integrinas mediado por quimiocinas. Las quimiocinas que se producen en la zona son transportadas a la superficie luminal de las células endoteliales y se muestran en concentraciones altas. Las quimiocinas se unen a receptores específicos en la superficie de los leucocitos que ruedan y producen el aumento de la afinidad de las integrinas del leucocito por sus ligandos y el agrupamiento en la membrana de las integrinas, lo que aumenta la avidez de la unión de las integrinas del leucocito por sus ligandos en la superficie endotelial.

3.- Adhesión estable de los leucocitos al endotelio mediada por integrinas. Junto al aumento de afinidad de las integrinas las citocinas (TNF e IL-1) también aumentan la expresión endotelial de ligandos de integrinas, VCAM-1, LFA-1 y Mac-1. El resultado de estos cambios es que los leucocitos se unen firmemente al endotelio, se reorganiza su cito esqueleto y se expanden sobre la superficie endotelial.

4.- Transmigración de los leucocitos a través del endotelio. La transmigración paracelular es el proceso más común y ocurre cuando los leucocitos migran entre los bordes de las células endoteliales hasta alcanzar los tejidos extravasculares. La transmigración paracelular (Fig. 12-4) depende de integrinas del leucocito y de sus ligandos sobre las células endoteliales, así como de otras proteínas, que se expresa en los leucocitos y las células endoteliales. Esto requiere una ruptura transitoria y reversible de las proteínas de unión que mantienen las células endoteliales unidas, sobre todo del complejo VE-cadherina. Por otro lado, los leucocitos se pueden mover a través de las células endoteliales en lugar de entre ellas en un proceso menos conocido como es la migración transcelular.

Migración de neutrófilos y monocitos a lugares de infección o lesión tisular

Luego de su maduración en la médula ósea, los neutrófilos y los monocitos entran en la sangre y circulan por todo el cuerpo. Los neutrófilos y los monocitos sanguíneos se reclutan en los tejidos infectados y dañados por medio de un proceso dependiente de selectinas, integrinas y quimiocinas en múltiples pasos, que sigue la secuencia básica común de la migración de todos los leucocitos hacia los tejidos que se describió arriba. Los neutrófilos y los monocitos expresan diferentes grupos de moléculas de adhesión y receptores para quimiocinas y, por lo tanto, migran a diferentes zonas inflamatorias o a la misma zona inflamatoria en distintos momentos.

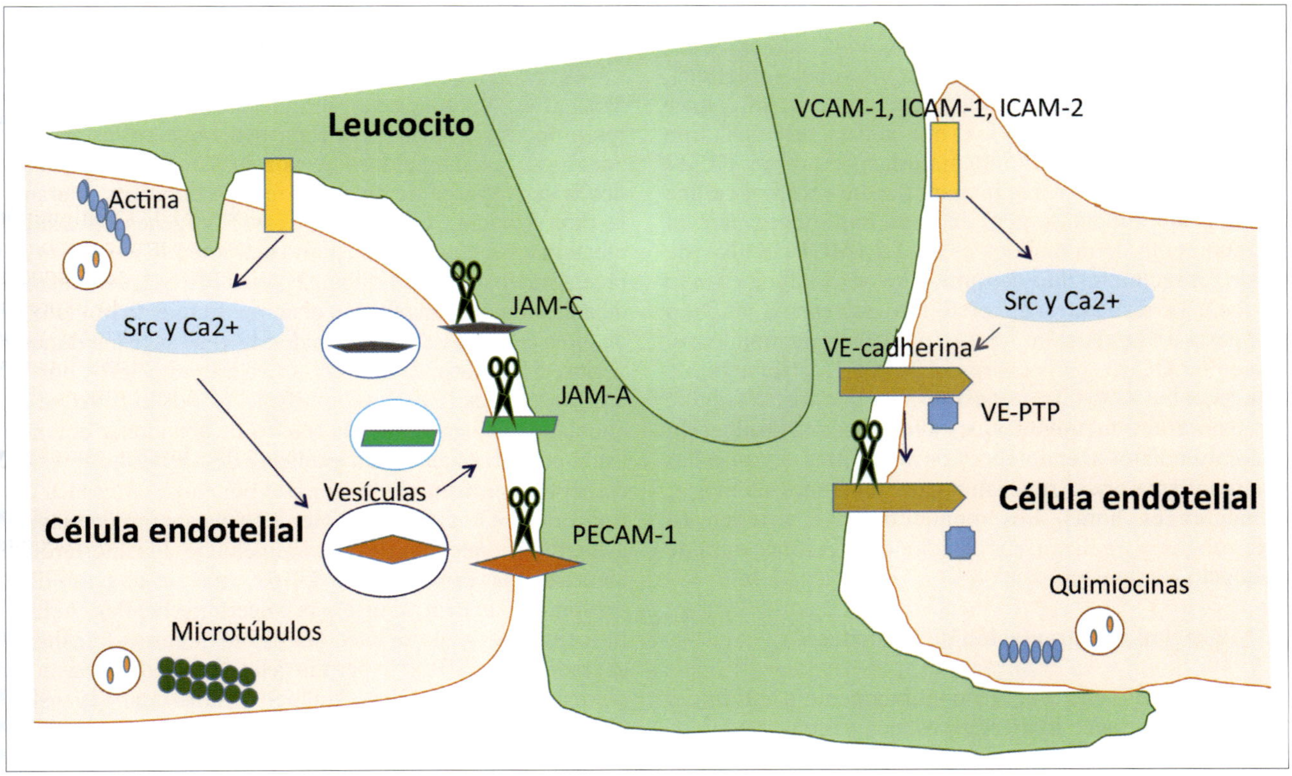

Fig. 12-4. Migración paracelular. La migración paracelular implica un coordinado desmontaje de VE-cadherina y de otras interacciones moleculares. ICAM-1, ICAM-2 y VCAM-1 transducen múltiples señales de afuera hacia adentro, que implican activación de una tirosina quinasa endotelial como Src y un aumento de Ca2+ citosólico libre. Esto modula numerosos eventos endoteliales, incluyendo la remodelación del citoesqueleto (filamentos de actina y microtúbulos) y se activa una maquinaria que facilita la apertura de conexiones y el cruce de leucocitos entre las uniones celulares endoteliales. La internalización y el reciclado de VE-cadherina están mediadas por múltiples fosforilaciones y desfosforilaciones de tirosina temporalmente controladas por distintos sensores endoteliales activados por la ocupación de leucocitos. Algunos de estos mecanismos también podrían ser utilizados para la ruta transcelular. Para simplificar, sólo las moléculas claves expresadas entre las células endoteliales adyacentes se muestran sin sus homólogos en las células endoteliales vecinas, y se omiten las integrinas de los leucocitos.

Los neutrófilos son el primer tipo de leucocito que se recluta de la sangre a la zona de infección o lesión tisular. Horas después sigue el reclutamiento de monocitos, que continúa, quizás durante días, después de que se detenga el reclutamiento de neutrófilos. Estos diferentes comportamientos migratorios reflejan variaciones en la expresión de moléculas de adhesión y de receptores para quimiocinas en los neutrófilos y los monocitos, y el hecho de que se expresen diferentes quimiocinas en diferentes lugares o en diferentes momentos en el mismo lugar. Tanto los monocitos como los neutrófilos expresan selectina L y ligandos de selectinas P y E, y utilizan las tres selectinas para mediar las interacciones iniciales que provocan el rodamiento sobre las células endoteliales activadas con citocinas. Los neutrófilos expresan las integrinas LFA-1 y Mac-1, que, al activarse, se unen a la ICAM-1 endotelial y median la adhesión firme de las células sobre la pared vascular. En cambio, los monocitos expresan LFA-1 y VLA-4, que se unen a la ICAM-1 y la VCAM-1. Los neutrófilos expresan **CXCRl** y **CXCR2**, que se unen a la familia de citocinas GRO que incluye **CXCL8 (IL-8)**, la principal quimiocina que apoya la migración del neutrófilo a los tejidos. De este modo, el reclutamiento temprano de neutrófilos refleja la producción temprana y abundante de CXCL8 por los macrófagos que residen en los tejidos en respuesta a las infecciones. Hay al menos dos poblaciones de monocitos en la sangre, en los seres humanos y los ratones, las poblaciones se definen, en parte, por la expresión de receptores quimiocinas. Los monocitos inflamatorios, que son el principal tipo reclutado en las zonas inflamatorias, expresan **CCR2** en los ratones y los seres humanos. Este receptor se une a varias quimiocinas, pero la más importante para el reclutamiento de monocitos es **CCL2 (MCP-1)**. De este modo, el reclutamiento de monocitos se produce cuando las células residentes en el tejido expresan CCL2 en respuesta a la infección. La otra población de monocitos, carece de CCR2, pero expresa **CX3CR1**. El ligando de este receptor, **CX3CL1**, se expresa en una forma soluble y una unida a la membrana que puede ayudar a la adhesión de los monocitos al endotelio. Los neutrófilos entran en las zonas inflamatorias, realizan varias funciones efectoras, y mueren en horas. Los monocitos se convierten en macrófagos y realizan sus funciones efectoras durante varios días a semanas.

Migración y recirculación de linfocitos T

Los linfocitos se mueven continuamente a través del torrente sanguíneo, los linfáticos, los tejidos linfáticos secundarios y los tejidos periféricos extralinfáticos. Las poblaciones de linfocitos con funciones diferentes muestran distintos patrones de movimiento a través de estos lugares. Cuando un linfocito T virgen maduro sale del timo y entra en la sangre, se aloja en los ganglios linfáticos, el bazo o los tejidos linfáticos de las mucosas, y se dirige hacia las zonas de linfocitos T de los tejidos linfáticos secundarios. Si el linfocito T no reconoce al antígeno en esos lugares, permanece virgen y abandona los ganglios o los tejidos linfáticos de mucosas a través de los linfáticos y finalmente drena en el torrente sanguíneo. Los linfocitos T vírgenes salen del bazo directamente a través de la circulación. Una vez de vuelta en la sangre, un linfocito T virgen se dirige a otros ganglios linfáticos secundarios. Este patrón de tráfico de linfocitos vírgenes, llamado recirculación linfocitaria, maximiza las probabilidades de que el número limitado de linfocitos vírgenes que han salido del timo y que son específicos para un determinado antígeno extraño se encuentren con su antígeno en algún lugar del cuerpo. Los linfocitos que han reconocido al antígeno y se han activado, proliferan y se diferencian para producir miles de linfocitos efectores y de memoria dentro de los tejidos linfáticos secundarios. Los linfocitos efectoresy de memoria pueden volver al torrente sanguíneo y después migrar a los lugares de infección o inflamación en los tejidos periféricos.

Migración de linfocitos T efectores a zonas de infección

Los linfocitos T vírgenes salen de los ganglios linfáticos por la acción de una sustancia quimiotáctica lipídica, 1-fosfato de esfingosina **(SIP)**, que se une a su receptor situado en los linfocitos T, **S1PR1**. Los linfocitos T efectores que se han generado por activación de linfocitos T vírgenes salen de los tejidos linfáticos secundarios a través del drenaje linfático y vuelven a la sangre circulante. Muchas de las funciones antimicrobianas protectoras de los linfocitos T efectores deben realizarse en las propias zonas de las infecciones y, por lo tanto, estas células deben ser capaces de dejar los tejidos linfáticos. Durante la diferenciación de los linfocitos T vírgenes en células efectoras, las células sufren un cambio en la expresión de receptores para las quimiocinas, el SlPRl y las moléculas de adhesión que determinan el comportamiento migratorio de estas células. La expresión de SlPRl se suprime durante varios días después de la activación mediada por el antígeno de los linfocitos T vírgenes y, por lo tanto, se ve alterada la capacidad de las células de abandonar el tejido linfático en respuesta a un gradiente de SIP. Esta supresión de SlPRl está controlada en parte por los interferones del tipo I que se expresan durante la respuesta inmune innata a las infecciones. El estímulo antigénico y los interferones aumentan la expresión de **CD69**, que se une a SlPRl y bloquea su expresión en la superficie celular. Así, el linfocito T activado se hace insensible de forma transitoria al gradiente de SIP. Esto permite a los linfocitos T activados permanecer en el órgano linfático y sufrir una expansión clonal y su diferenciación en linfocitos T efectores, un proceso que tarda varios días. Cuando se ha completado la diferenciación en células efectoras, las células vuelven a expresar SlPRl y, por lo tanto, se hacen reactivas al gradiente de concentración de SIP, que es bajo en el tejido linfático y alto en la linfa que drena. La expresión de **CCR7** también está muy reducida en los linfocitos T efectores y, en consecuencia, estas células no permanecen en las zonas del linfocito T donde se producen los ligandos de CCR7, **CCL19** y **CCL20**. Estos cambios en la expresión de SlPRl y CCR7 favorecen la salida de los linfocitos T efectores del tejido linfático hacia los linfáticos eferentes y su posterior retorno a la sangre circulante. La expresión de selectina L, que es necesaria para la entrada de linfocitos T vírgenes en los tejidos linfáticos secundarios, también se reduce en los linfocitos T efectores recién diferenciados. Por lo tanto, CCR7 y la selectina L, que son moléculas esenciales para la reentrada de los linfocitos T en los órganos linfáticos secundarios, faltan en los linfocitos T efectores, lo que impide que estas células vuelvan a entrar en los tejidos linfáticos y las mantiene disponibles para migrar a los tejidos infectados. Los linfocitos T efectores circulantes se alojan preferentemente en tejidos periféricos infectados mediante un proceso que se desarrolla en múltiples pasos y dependiente de selectinas, integrinas y quimiocinas. Como con los neutrófilos y los monocitos, el reclutamiento selectivo de linfocitos T efectores en los lugares de infección, pero no en los tejidos sanos, depende inicialmente de la respuesta inmune innata frente a los microbios, lo que lleva a la expresión de selectina E, selectina P y ligandos de integrinas en las células endoteliales de las vénulas poscapilares y a la producción local de varias quimiocinas. El resultado neto es un aumento de la adhesión del linfocito T al endotelio y de la transmigración a través de la pared de la vénula. Como los linfocitos T vírgenes no expresan ligandos para la selectina E y la selectina P ni los receptores para las quimiocinas que ligan quimiocinas inflamatorias, no son reclutados eficientemente en los lugares de infección. La activación de los linfocitos T efectores en los tejidos inflamados y la presencia continua de quimiocinas mantienen a las integrinas en estas células en estados de alta afinidad, y esto favorece la retención de los linfocitos T efectores en estos lugares. Hay diferentes subgrupos de linfocitos T efectores, cada uno con funciones diferentes, y estos subgrupos tienen patrones de migración distintos, aunque a menudo solapados. Los linfocitos T efectores son los linfocitos T CD8 citotóxicos y los linfocitos T CD4 cooperadores. Los linfocitos T cooperadores son los subgrupos Th1, Th2 y Th17, y cada uno expresa diferentes tipos de citocinas y protege contra diferentes tipos de microbios. La migración de cada subgrupo es diferente. Esto se debe a que los receptores para quimiocinas y de moléculas de adhesión que expresa cada subgrupo difieren y dan lugar al reclutamiento preferencial en zonas inflamatorias provocadas por diferentes tipos de infecciones. Algunas células efectoras tienen tendencia a migrar a tipos de tejidos particulares. Al capacitar a diferentes grupos de linfocitos T efectores a migrar a diferentes lugares, el sistema inmune adaptativo dirige células con funciones efectoras especializadas a lugares donde son más adecuadas para eliminar infecciones particulares. Los ejemplos más claros son los linfocitos T que se alojan preferencialmente en la piel o los que se alojan en el intestino. Los linfocitos T efectores que se alojan en la piel expresan un ligando glucídico para la selectina E llamado **CLA-1**, y los receptores **CCR4** y **CCR10** para quimiocinas, que se unen a **CCL17** y **CCL27**, quimiocinas que se expresan con frecuencia en la piel inflamada. Los linfocitos T efectores que se alojan en el intestino expresan la integrina ***a4b7***, que se une a **MadCAM-1** en las células endoteliales intestinales, y **CCR9**, que se une a **CCL25**, una quimiocina expresada en el intestino inflamado. Es notable que estos diferentes fenotipos migratorios de linfocitos T efectores que se alojan en la piel o en el intestino, pueden inducirlos diferentes señales enviadas a los linfocitos T vírgenes en el momento de la presentación del antígeno por las células dendríticas en los ganglios linfáticos subcutáneos o en el tejido linfático asociado al intestino, respectivamente. Aunque no se conoce la base molecular que lo regula, hay pruebas de que las células dendríticas en las placas de Peyer producen **ácido retinoico**, que promueve la expresión de *a4b*7 y CCR9 en los linfocitos T reactivos. De forma análoga, las células dendríticas de la piel que drenan los ganglios linfáticos producen **vitamina D**, que instruye a los linfocitos T para que expresen CLA-1, CCR4 y CCR10.

Migración de linfocitos B

Los linfocitos B vírgenes usan los mismos mecanismos básicos que los linfocitos T vírgenes para alojarse en los tejidos linfáticos secundarios de todo el cuerpo, lo que potencia la probabilidad de que respondan a antígenos microbianos en diferentes lugares. La salida de los linfocitos B de los órganos linfáticos secundarios depende de SlPl. Esto se ha demostrado claramente en los linfocitos B diferenciados secretores de anticuerpos, que abandonan los órganos linfáticos secundarios en los que fueron generados a partir de linfocitos B vírgenes por la activación con el antígeno y se alojan en la médula ósea u otros tejidos. Las células secretoras de anticuerpos que carecen de SlPRl, tienen una menor capacidad de emigrar desde el bazo a la médula ósea o de formar tejidos linfáticos asociados al intestino. Probablemente, los linfocitos B vírgenes que hayan entrado en los tejidos linfáticos secundarios, pero no se hayan activado por el antígeno, vuelvan a entrar en la circulación, como los linfocitos T vírgenes, pero no está claro cómo se controla este proceso. Existen subgrupos de linfocitos B comprometidos en la producción de tipos particulares de anticuerpos que migran desde los órganos linfáticos secundarios a tejidos específicos. Los mecanismos por los que diferentes poblaciones de linfocitos B migran a diferentes tejidos son similares a los mecanismos descritos para la migración de tejido de los linfocitos T efectores, y depende de la expresión de distintas combinaciones de moléculas de adhesión y de receptores para quimiocinas en cada subgrupo de linfocitos B. Por ejemplo, las células plasmáticas secretoras de IgG de médula ósea expresan VLA-4 y CXCR4 y se unen a VCAM-1 y CXCL12, expresados en células endoteliales de la médula ósea. En cambio, las células plasmáticas secretoras de IgA de las mucosas expresan *a4b*7, CCR9 y CCR10, se unen a MadCAM-1, CCL25 y CCL28, expresados en células endoteliales de las mucosas.

En resumen, la migración de los leucocitos desde la sangre a los tejidos se produce a través de las vénulas poscapilares y depende de moléculas de adhesión expresadas en los leucocitos y en las células endoteliales, así como de las quimiocinas. La migración de leucocitos a través de paredes activadas de las vénulas es fundamental para el inicio de una respuesta inmune ya que es un requisito previo a la entrada de las células efectoras tales como neutrófilos, monocitos y células T a sitios de infección o lesión. La estimulación de leucocitos es también clave en este proceso para mantener una mayor adhesividad temporal controlada de los mismos y para promover su cambio conformacional que lleva a la adhesión a la pared de los vasos sanguíneos para el inicio de la migración paracelular.

BIBLIOGRAFIA

De Franco A, Locksley R, Robertson M. Immunity: The Immune Response to Infectious and Inflammatory Disease. 2007. New Science Press: London. 387 p.

Murphy K, Travers P, Walport M. Immunobiology, 7th Ed.2008. Garland Science: New York. 865 p.

Abbas A, Lichtman A, Pillai S. Cellular and Molecular Immunology. 7th Ed. 2012. Elsevier Saunders. Philadelphia. 555 p.

Ginhoux F, Jung S. Monocytes and macrophages: developmental pathways and tissue homeostasis. Nature Reviews Immunology. 2014. 14: 392-404.

Radtke F, MacDonald HR,Tacchini-Cottier F. Regulation of innate and adaptive immunity by Notch. Nature Reviews Immunology. 2013. 13: 427-437.

NoursharghS, Alon R. Leukocyte Migration into Inflamed Tissues. Immunity. 2014; 41:694-707.

Haniffa M, Bigley V, Collin M. Human mononuclear phagocyte system reunited. Seminars in Cell and Developmental Biology. 2015; 41:59-69.

Van de Pavert S, Mebius R. New insights into the development of lymphoid tissues. Nature Reviews Immunology. 2010; 10:66-674.

CAPÍTULO 13

RECEPTORES ANTIGÉNICOS, ESTRUCTURA, GENÉTICA Y FUNCIÓN. ONTOGENIA B Y T

Mirta Giordano

Introducción a los receptores antigénicos

Las células del sistema inmune innato expresan un conjunto de receptores de reconocimiento de patrones (RRP) capaces de distinguir estructuras moleculares presentes en muchos microorganismos diferentes. En cambio, cada linfocito, ya sea T o B, expresa un tipo particular de receptor antigénico que se genera durante la ontogenia en los órganos linfáticos primarios. Los receptores antigénicos de los distintos linfocitos presentan variaciones en su secuencia de aminoácidos, lo que permite al conjunto reconocer una enorme diversidad de moléculas. Cuando un linfocito reconoce por primera vez al antígeno a través del receptor y se activa en forma adecuada, se genera un clon de linfocitos con idéntico receptor. La totalidad de los receptores antigénicos B y T con especificidades diferentes conforman el repertorio B y T respectivamente.

La diversidad de receptores antigénicos se produce a través de un mecanismo genético único que involucra la recombinación de fragmentos de genes. Aunque este proceso ocurre en tejidos diferentes, médula ósea para los linfocitos B y timo para los T, los eventos moleculares son similares. Para comprender cómo se genera este proceso singular es necesario empezar por conocer la estructura de los receptores antigénicos.

Estructura del receptor antigénico del linfocito B (BCR):

El BCR está constituido por una molécula de inmunoglobulina (Ig) asociada en forma no covalente a un par de heterodímeros, cada uno de ellos formado por una cadena Igα (CD79a) y una cadena Igβ (CD79b) (Fig. 13-1). El heterodímero Igα/Igβ cumple una doble función, colaborando con el transporte de la Ig a la membrana y transduciendo las señales de activación al interior del linfocito B una vez reconocido el antígeno. La Ig, que forma parte del BCR, es el mismo tipo de molécula que podemos encontrar soluble en el suero y que denominamos anticuerpo. Si bien existen cinco clases o isotipos de anticuerpos, todos comparten una estructura básica que veremos a continuación.

Estructura de la Inmunoglobulina:

La Ig es una glicoproteína que está constituida por cuatro cadenas polipeptídicas: dos cadenas de mayor peso molecular, las cadenas pesadas o H y dos cadenas livianas o L. Las cuatro cadenas están unidas entre sí por puentes disulfuro según se muestra en la Fig. 13-2. Una herramienta útil para dilucidar la estructura de la Ig ha sido la utilización de las enzimas proteolíticas papaína y pepsina, las que cortan a las cadenas pesadas por encima o por debajo del puente disulfuro intercatenario (Fig. 13-3). De esta manera se generan fragmentos de reconocen al antígeno (dos fragmentos Fab escindidos por la papaína o un fragmento $F(ab')_2$ escindido por la pepsina) y el fragmento denominado Fc. Éste último le otorga al anticuerpo soluble su capacidad funcional, ya que le permite unirse con receptores celulares específicos (receptores para Fc) y/o activar el complemento. Este tema será desarrollado más adelante.

La estructura terciaria de las cadenas H y L se basa en dominios globulares conectados entre sí por puentes disulfuro. En cada cadena polipeptídica, dos dominios globulares consecutivos están unidos entre sí por secuencias cortas de aminoácidos sin estructura especial. Este tipo de conformación es característica, no sólo de los anticuerpos, si no también de numerosas moléculas relevantes para la respuesta inmune, como por ejemplo las moléculas de histocompatibilidad, los correceptores CD4 y CD8 y varias moléculas de adhesión leucocitaria. Todas estas moléculas forman parte de la superfamilia de las inmunoglobulinas.

Cadenas livianas y pesadas

Existen dos tipos de cadena L, denominadas kappa (κ) y lambda (λ). No se han descripto diferencias funcionales entre anticuerpos que estén formados por una u otra cadena liviana. Por el contrario, el tipo de cadena pesada que presente un anticuerpo determina su actividad funcional. Hay cinco tipos de cadenas pesadas: delta (δ), mu (μ), gamma (γ), épsilon (ε) y alfa (α), que definen las cinco clases o isotipos de Igs: IgD, IgM, IgG, IgE e IgA respectivamente (Fig. 13-4).

Las cadenas pesadas δ, γ y α presentan entre el primer y segundo dominios contantes una secuencia de aminoácidos rica en prolina denominada región bisagra. Esta región confiere flexibilidad a las cadenas pesadas permitiendo que los dos brazos Fab puedan rotar independientemente uno del otro y de esta manera se facilita la interacción con el epitope antigénico. Las cadenas pesadas μ y ε que carecen de región bisagra poseen un dominio constante adicional que cumple un papel semejante.

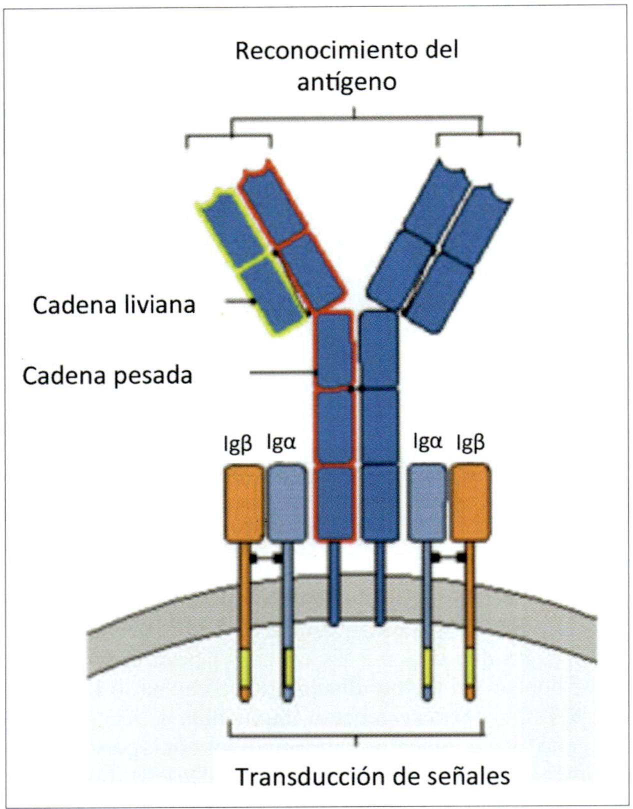

Fig. 13-1.

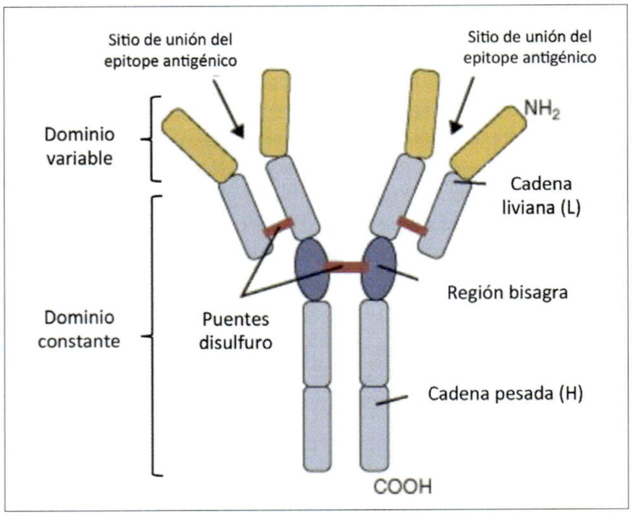

Fig. 13-2.

Los hidratos de carbono de las Igs se localizan en las cadenas pesadas y su porcentaje varía significativamente entre isotipos, siendo la menos glucosilada la IgG. Si bien no se conoce exactamente el papel que cumplen los glucanos en la molécula de Ig, se ha demostrado que algunos son necesarios para la interacción adecuada del fragmento Fc con su receptor de membrana.

En relación a los dominios carboxiterminales de las cadenas pesadas (CH3 en IgG, IgA e IgD; CH4 en IgM e IgE) es necesario distinguir entre las Igs de membrana y los anticuerpos libres. En estos últimos, el dominio globular típico de las Igs termina en una pequeña porción hidrofílica C-terminal, mientras que en las Igs de membrana la estructura es más compleja. En este caso, tras el dominio globular se presenta un secuencia extracelular hidrofílica seguida de una secuencia transmembrana hidrofóbica de unos 26 aminoácidos y una corta cola intracitoplasmática hidrofílica.

Regiones constante y variable de las cadenas H y L

Las cadenas H y L de distintos anticuerpos varían notablemente en su secuencia de aminoácidos y esta variabilidad se concentra en la porción amino-terminal de ambas cadenas. Es por ello que a este dominio o región se lo denomina variable (V), mientras que al resto de la cadena se la conoce como dominio o región constante (C) (Fig. 13-2).

La variabilidad de secuencia de los dominios variables no está repartida uniformemente, sino que existen segmentos denominados regiones hipervariables, donde se concentran las diferencias en aminoácidos entre distintos anticuerpos. Las regiones hipervariables conforman lo que se conoce como CDR (iniciales que corresponden en inglés a "regiones que determinan complementariedad") y son estas regiones justamente las que forman el sitio de unión de la Ig al epitope antigénico. Se pueden distinguir 3 CDR para la cadena pesada y otras 3 para la liviana. La región CDR3 suele ser la de mayor variabilidad (Fig. 13-5). Espacialmente, las regiones CDR de las cadenas L y H se proyectan hacia afuera, y están cercanas una de otra lo que crea la estructura tridimensional adecuada para la unión con el antígeno, que se conoce como paratope del anticuerpo. Por fuera de las regiones hipervariables, la mayor parte de los dominios variables L y H presentan muy pocas diferencias entre moléculas de Igs y reciben el nombre de regiones armazón o de entramado (*framework* en inglés).

Además de las cinco variantes isotípicas de cadena pesada que ya señalamos, se pueden encontrar algunas

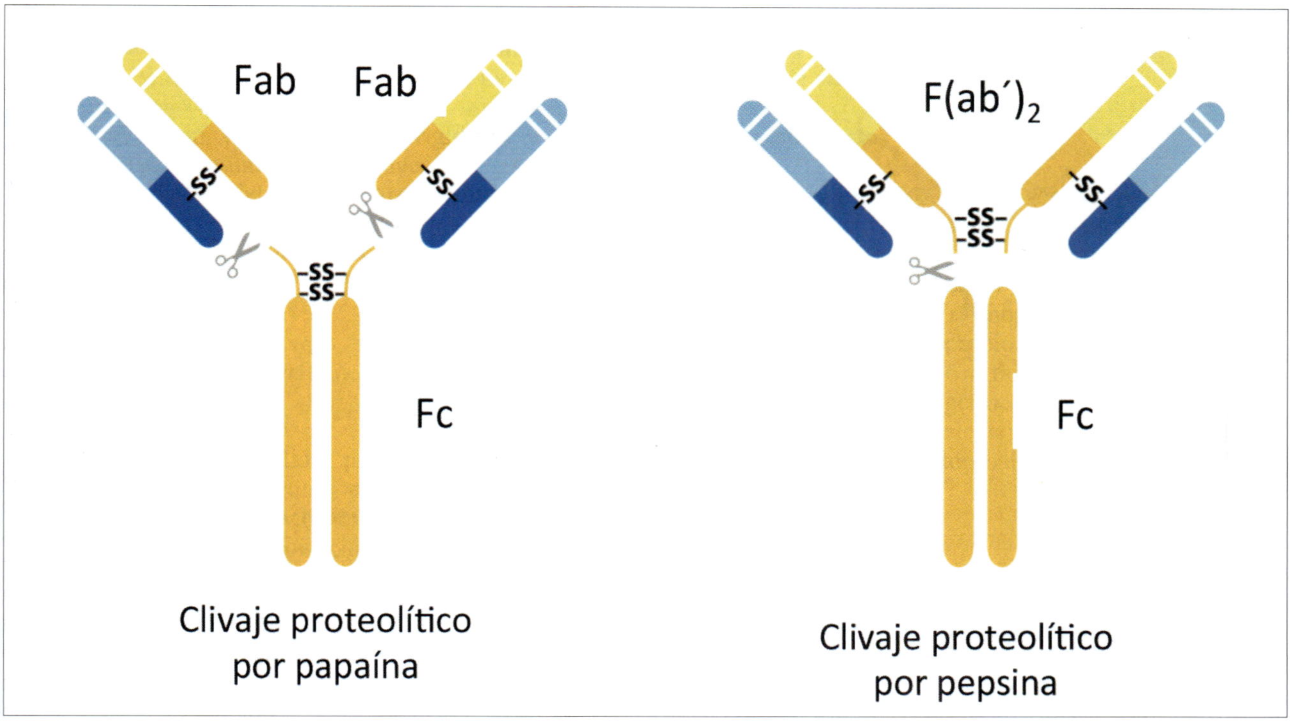

Fig. 13-3.

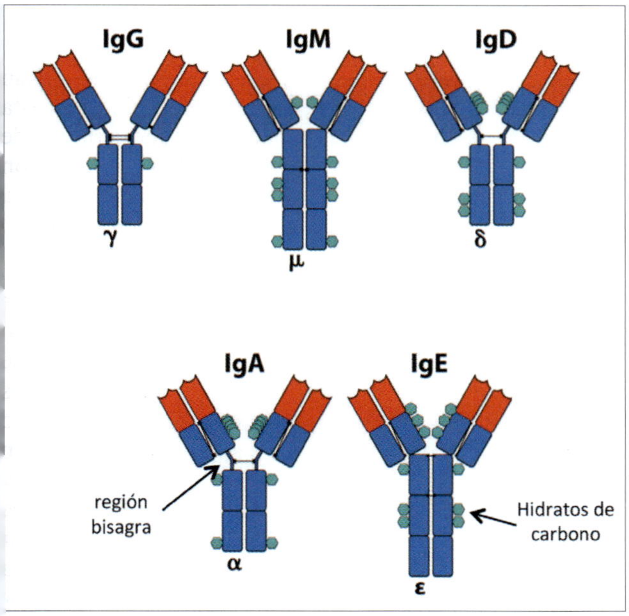

Fig. 13-4.

diferencias en la secuencia de aminoácidos de la porción constante de cadena pesada entre Igs pertenecientes al mismo isotipo. A estas diferencias se las conoce como alotípicas y se deben a variaciones entre alelos que codifican para la misma región H. Finalmente las diferencias que se observan en las porciones variables de las distintas Igs se denominan idiotípicas y están relacionadas con distintas secuencias de aminoácidos que determinan el paratope de cada anticuerpo. Por lo tanto, un clon determinado de linfocitos B comparte el mismo idiotipo ya que expresa una idéntica Ig.

Transducción de señales a través del BCR

Como se señalara anteriormente el receptor para el antígeno del linfocito B está formado por la Ig de membrana y las moléculas Igα (CD79a) e Igβ (CD79b). El reconocimiento del antígeno está a cargo de la Ig. En particular, las regiones hipervariables que conforman el paratope de la Ig interactúan con el epitope o determinante antigénico. Sin embargo, la unión entre el antígeno y la Ig es incapaz de transducir señales de activación al interior del linfocito B debido a que la porción intracitoplasmática de la cadena pesada es muy corta. Son las cadenas Igα e Igβ las encargadas de transducir estas señales. La señalización a través del BCR se inicia con el entrecruzamiento de las moléculas de Ig inducido por el antígeno (Fig. 13-6). La agregación del BCR recluta tirosina-quinasas de la familia Src, como Lyn, que fosforilan motivos ITAM (*immuno-receptor tyrosine-based activation motif*) presentes en la porción intracitoplasmática de las cadenas Igα e Igβ. La fosforilación de los dominios ITAM da como resultado el reclutamiento y activación de la quinasa Syk, la que a su vez es la encargada de iniciar una cascada de fosforilaciones y activaciones de importantes vías de transducción, como la de las MAPK, PI3K, NFAT y NF-κB. Los factores de transcripción activados por estas vías inducen la expresión de genes que conducen a la proliferación de los linfocitos B y a su diferenciación en células productoras de anticuerpos.

Correceptor del linfocito B

El BCR se encuentra asociado a un complejo

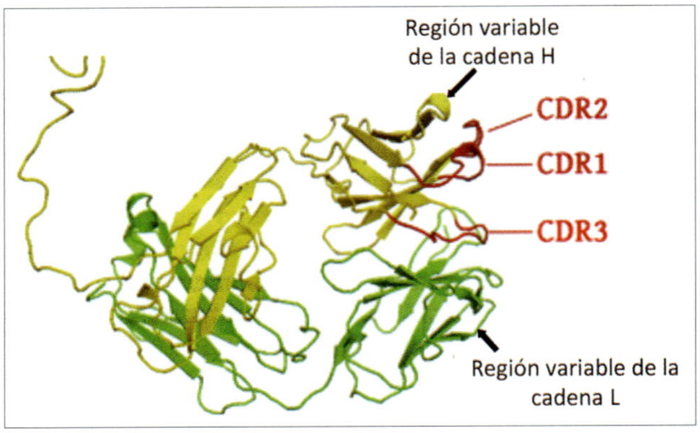

Fig. 13-5.

formado por las moléculas CD19, CD81 y CD21, las que conforman el correceptor del linfocito B (Fig. 13-7). CD19 es una glicoproteína que se expresa en todos los estadios de maduración de los linfocitos B, pero no en las células plasmáticas. La porción intracitoplasmática de CD19 presenta motivos ITAM que se fosforilan como consecuencia del entrecruzamiento del BCR y contribuyen a la transducción de señales activadoras. Por su parte, CD81 es una molécula fuertemente insertada en la membrana celular, que no transduce señales pero es fundamental para la expresión de CD19 en la membrana. CD21, también conocido como receptor 2 para complemento (CR2), cumple un papel muy importante en la activación de los linfocitos B cuando el antígeno está opsonizado con componentes activos de C3 (C3bi, C3d, C3dg). Es así que la opsonización posibilita la transducción de señales en el linfocito B con concentraciones muy bajas del antígeno, incapaces *per se* de inducir activación.

Por último debemos señalar que la activación del linfocito B también puede ser contrarrestada por señales inducidas

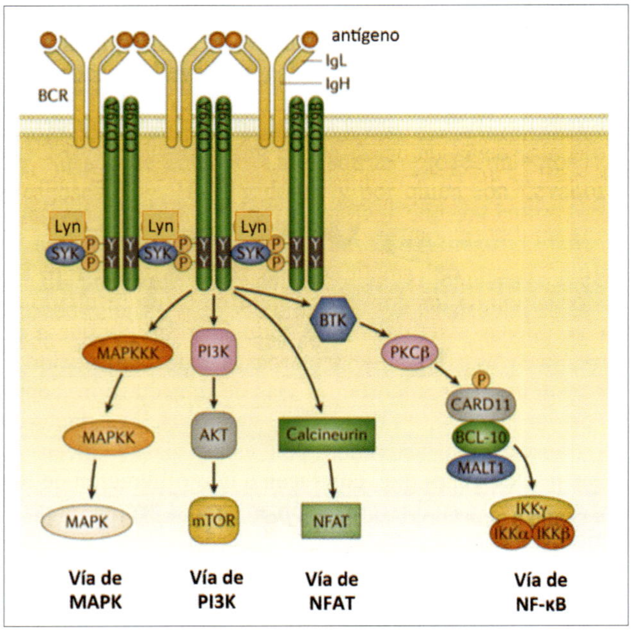

Fig. 13-6.

a través de determinados receptores de membrana como el receptor para Fc de IgG IIb (RFcgIIb) y la glicoproteína CD22. En el primer caso, cuando el antígeno se encuentra formando parte de un complejo inmune con anticuerpos de isotipo IgG, se induce la coagregación del BCR con el RFcgIIb. Dado que la porción intracitoplasmática de este receptor presenta motivos inhibitorios ITIM (*immuno-receptor tyrosine-based inhibitory motif*) que reclutan fosfatasas capaces de defosforilar tirosinas de los motivos ITAM, la activación a través del BCR se ve disminuida o ausente. En cuanto a CD22, se trata de una lectina que une residuos ácido siálico y es capaz de reclutar a la fosfatasa SHP-1, provocando la defosforilación de enzimas claves en la activación a través del BCR, como Syk y fosfolipasa Cγ2.

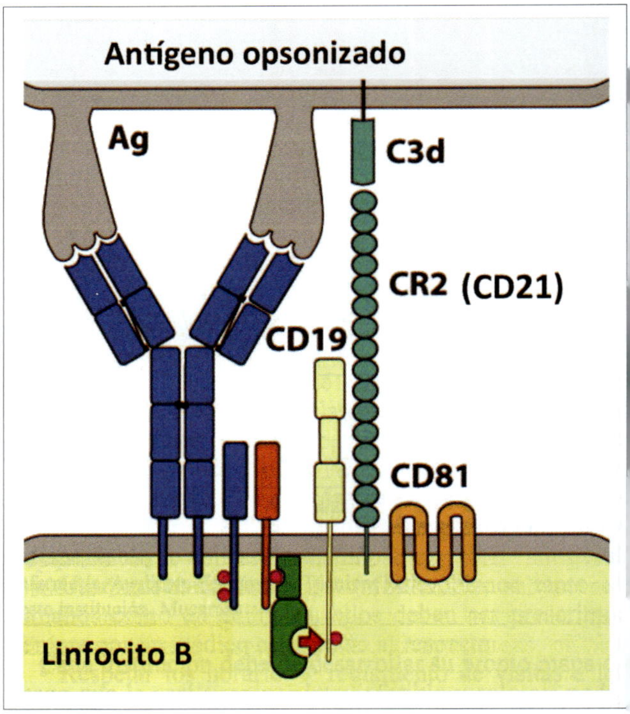

Fig. 13-7.

Estructura del receptor antigénico del linfocito T (TCR)

El TCR es un heterodímero formado por dos cadenas que se encuentran asociadas en forma no covalente a un complejo molecular denominado CD3 (Fig. 13-8). En la mayor parte de los linfocitos T el heterodímero está formado por las cadenas alfa y beta (TCRαß), mientras que en una población minoritaria el heterodímero está constituido por las cadenas gamma y delta (TCRgd). En este capítulo nos referiremos particularmente al TCRαß. De manera similar a lo que ocurre con las cadenas Igα e Igβ del receptor B, el complejo CD3 es necesario para la expresión del TCR y para la transducción de señales de activación al interior del linfocito T. El complejo CD3 está constituido por las cadenas CD3γ, CD3δ y CD3ε, que son proteínas integrales de membrana. Asimismo, el TCR está unido a un par de moléculas totalmente intracitoplasmáticas

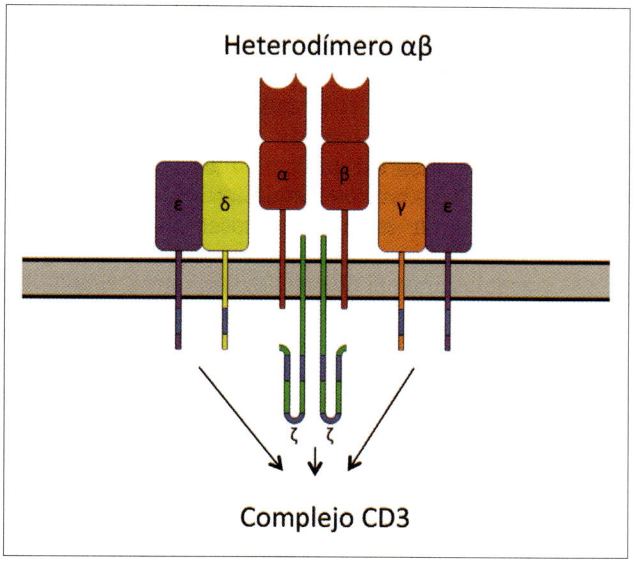

Fig. 13-8.

denominadas cadenas ζ (zeta) que presentan motivos ITAM, fundamentales para la transducción de señales una vez que el linfocito T ha reconocido al antígeno.

Las cadenas que conforman el TCR pertenecen a la superfamilia de las Igs y como tales están constituidas por dominios globulares. También a semejanza de las cadenas pesada y liviana de las Igs, las cadenas que forman el TCR presentan una región o dominio variable (Vα y Vβ) y una región o dominio constante (Cα y Cβ). Los dominios variables corresponden al extremo N-terminal de cada cadena y son los más alejados a la membrana plasmática. Como ocurre con las cadenas H y L, la variabilidad en la secuencia de aminoácidos se encuentra restringida a las regiones que determinan complementariedad con el antígeno, esto es los dominios CDR1, CDR2 y CDR3. Podría visualizarse al TCR como un fragmento Fab de Ig. A pesar de las grandes similitudes estructurales y funcionales de los receptores antigénicos de linfocitos B y T debe señalarse que el TCR no presenta una forma soluble con funciones efectoras como es el caso de los anticuerpos.

Transducción de señales a través del TCR

Los linfocitos T se activan a través del reconocimiento de epitopes antigénicos presentados junto con moléculas de histocompatibilidad (HLA) expresadas en la membrana celular. Una vez que el heterodímero α/ß (o γ/δ) ha reconocido al péptido antigénico las señales de activación hacia el interior del linfocito T son transducidas por el complejo CD3. Los caminos intracelulares son equivalentes a los descriptos para los linfocitos B e involucran la fosforilación de proteínas en cascada (Fig. 13-9). En este caso la fosfatasa CD45 cumple un papel relevante al permitir la activación de las quinasas de la familia Src, como Fyn y Lck, que son las encargadas de fosforilar en tirosina a los dominios ITAM presentes en el complejo CD3. La fosforilación de los dominios ITAM recluta y activa a la quinasa ZAP-70 que a su vez gatilla una cascada de fosforilaciones activadoras. La transducción de señales a través de estas vías resulta en la activación de factores de transcripción como NFATc, AP-1 y NK-κB que inducen la expresión de moléculas de membrana y solubles, entre ellas la IL-2 imprescindible para la proliferación de los linfocitos T.

Correceptores del linfocito T

Los linfocitos T, al igual que los B, expresan moléculas correceptoras del TCR, pero en este caso el correceptor define qué tipo de función cumplirá el linfocito que lo porta, como veremos en el capítulo 8. Son dos las moléculas correceptoras del linfocito T: CD4 y CD8, y sólo se expresan simultáneamente durante la ontogenia en el timo. Los linfocitos T que expresan CD4 reconocen péptidos antigénicos presentados junto con moléculas HLA-II, mientras que los que expresan CD8 reconocen los péptidos junto con moléculas HLA-I. Cuando el TCR interactúa con el péptido-HLA expresado por la célula presentadora de antígeno, el correceptor lo hace con porciones conservadas de la molécula HLA correspondiente, es decir de clase I para los linfocitos CD8 y de clase II para los CD4. Las moléculas correceptoras también reclutan quinasas de la familia Src e intervienen en la transducción de señales (Fig. 13-9).

Ontogenia B

Los linfocitos B, como todos los glóbulos blancos, se originan en la médula ósea a partir de una célula madre pluripotencial hematopoyética. Estas células dan lugar a dos tipos de progenitores: el progenitor mieloide y el

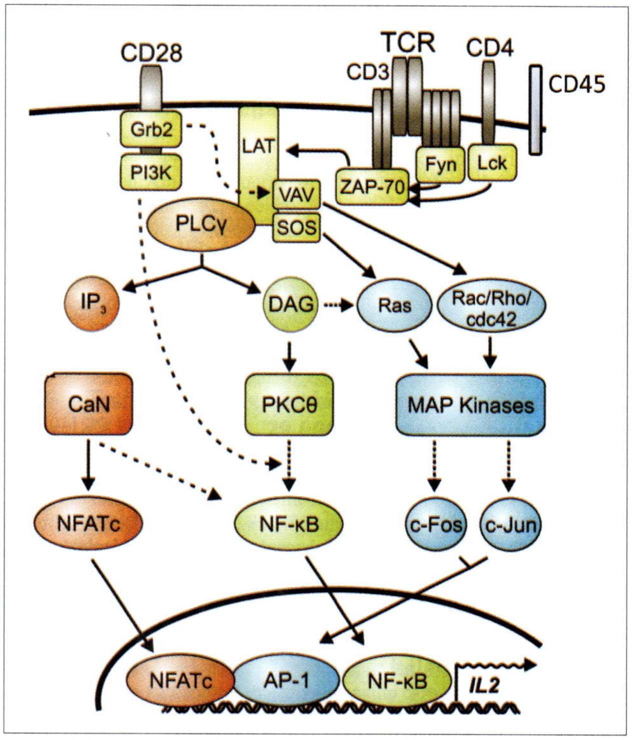

Fig. 13-9.

progenitor linfoide común. Es a partir de este último que se generan los linfocitos T y B, como así también las células NK. El proceso clave en la ontogenia B y T es la adquisición del receptor para el antígeno. En el caso de los linfocitos B el proceso completo ocurre en la médula ósea, mientras que en el caso de los linfocitos T, los precursores migran al timo, un tejido particularmente organizado para que se lleve a cabo la ontogenia T. En ambos casos, el proceso ocurre en etapas secuenciales, que deben completarse en forma correcta para que el linfocito maduro migre a la periferia. Es necesario resaltar que sólo los linfocitos que lograron expresar un receptor antigénico propio y funcional pueden abandonar la médula ósea o el timo, mientras que la mayoría de los linfocitos inmaduros muere durante la ontogenia.

Como dijimos anteriormente, la diversidad de receptores antigénicos es tan grande que si cada cadena pesada o liviana diferente debiera ser codificada por un gen particular no alcanzaría con todo el DNA que tenemos en nuestro genoma. Durante el proceso evolutivo se desarrolló una estrategia única que permite que una cantidad acotada de material genético sea suficiente para generar moléculas que reconozcan miles de millones de antígenos diferentes. Esta maravillosa estrategia es el proceso de reordenamiento o recombinación somática de genes de los receptores antigénicos, y es esencialmente igual para el BCR y el TCR.

Estructura de los genes de Igs

Para entender el proceso que da lugar a la diversidad de Igs es necesario conocer cómo están organizados los genes que codifican la porción variable de las cadenas H y L (Fig. 13-10). Como se observa en la figura, estos genes están separados en fragmentos denominados V, D y J para

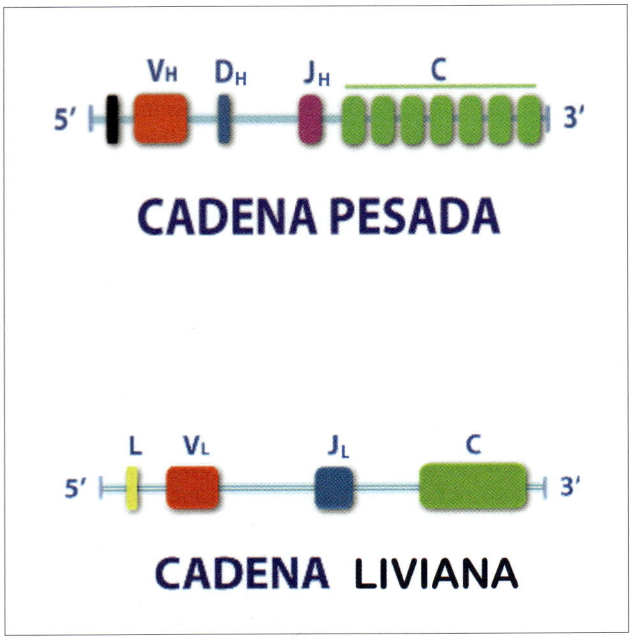

Fig. 13-10.

la cadena H, y V y J para la cadena L. No profundizaremos en la organización detallada de estos genes, pero debemos señalar que existen números fragmentos V_H, D_H, J_H, V_L y J_L. Es ésta justamente la clave para la generación de Igs con porciones variables diversas. En el proceso de adquisición del receptor antigénico, cada linfocito B recombina los fragmentos génicos de manera azarosa dando lugar a una porción variable única.

Reordenamiento de genes de la porción variable (V) de las cadenas H y L

Los genes que codifican las cadenas H y L de las Igs se encuentran en cromosomas distintos. El gen de cadena H se localiza en el cromosoma 14, el gen de cadena L kappa en el cromosoma 2 y el de cadena L lambda en el cromosoma 22. Durante el proceso de reordenamiento de los genes que codifican la porción variable de la cadena liviana (kappa o lambda), un fragmento V_L se une con uno J_L dando lugar a un exón continuo que se transcribe y traduce según se muestra en la Fig. 13-11. Para generar la cadena pesada, el proceso es similar, sólo que en este caso además de fragmentos V_H y J_H también se reordenan fragmentos D_H. El mecanismo de recombinación somática de genes de Igs depende de un complejo enzimático denominado recombinasa V(D)J. Este complejo está formado por algunas enzimas que se expresan en muchos tipos celulares y otras que son específicas de los linfocitos en desarrollo: las enzimas codificadas por los genes RAG-1 y RAG-2. Las enzimas RAG-1 y RAG-2 reconocen secuencias conservadas de nucleótidos que se encuentran flanqueando los fragmentos de genes que van a ser recombinados. Una vez que se asocian al DNA reconociendo estas secuencias, RAG-1 y RAG-2 cortan la doble hélice, mientras que otras enzimas del complejo, como la ligasa IV y DNA-PK, intervienen para reparar el DNA. La porción de DNA comprendida entre los dos fragmentos de genes recombinados se pierde, de manera que los linfocitos B maduros presentan genes de cadena pesada y liviana diferentes que el resto de las células del organismo.

Es importante señalar que la unión entre fragmentos recombinados por el complejo V(D)J es imprecisa debido a que se pueden agregar o eliminar nucleótidos durante la reparación del DNA. La adición de nucleótidos puede ocurrir por dos mecanismos: al generarse extremos cohesivos en la zona de corte, éstos se rellenan con nucleótidos P (denominados así por "secuencia palindrómica"), o por acción de la enzima TdT (deoxinucleotidil-transferasa terminal) que agrega nucleótidos sin templado. En cuanto a la eliminación de nucleótidos durante la reparación se debe a la actividad de una exonucleasa a través de mecanismos que no están bien dilucidados aún.

Los eventos de adición y eliminación de nucleótidos son azarosos lo que da lugar muchas veces a cambios en el marco de lectura que no permiten que se transcriba y traduzca una cadena proteica (H o L) funcional. Los reordenamientos de fragmentos de genes que no permiten la expresión de Igs funcionales se denominan "no productivos". Si un linfocito

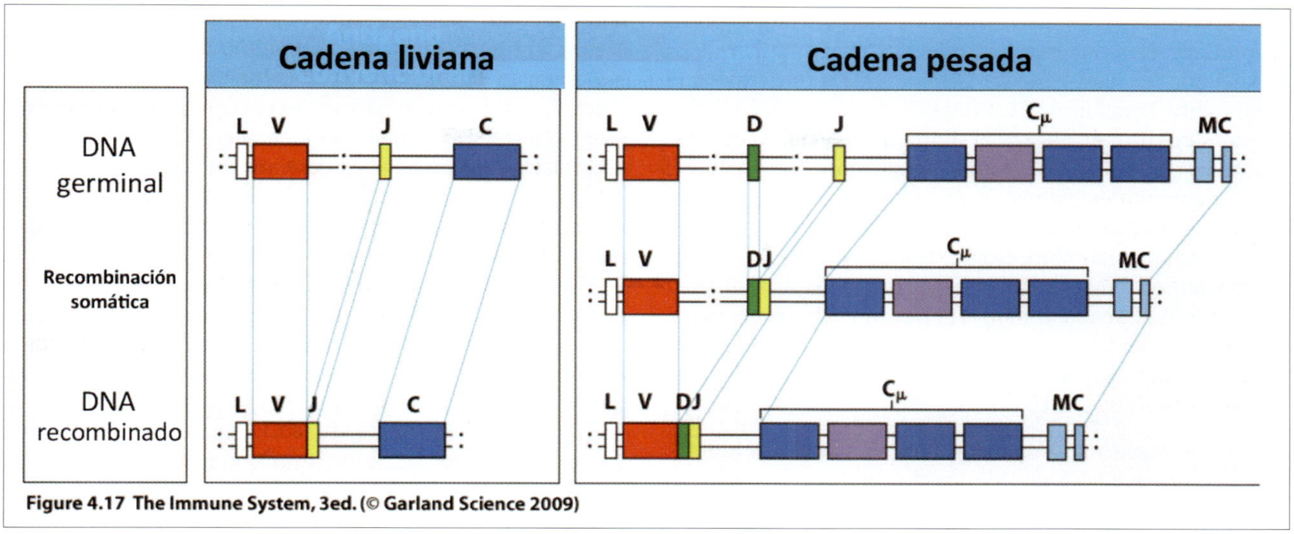

Fig. 13-11.

B durante la ontogenia no logra concretar reordenamientos productivos de sus cadenas H y L, no puede continuar con su desarrollo y muere por apoptosis.

Generación de la diversidad de Igs

El repertorio de receptores antigénicos de los linfocitos B se genera gracias a tres mecanismos moleculares diferentes:

1) la utilización de diferentes fragmentos V(D)J para recombinar la porción variable de las cadenas pesada y liviana. Cada linfocito B reordena fragmentos al azar. Considerando que existen alrededor de 40 genes V_H, 23 D_H y 6 J_H, sólo para la cadena pesada, es posible generar más de 5500 dominios variables distintos.

2) la unión imprecisa de los fragmentos, con el agregado o eliminación de nucleótidos.

3) la asociación entre cadenas H y L que implica que una misma cadena H asociada a cadenas L diferentes puede dar lugar a paratopes distintos.

Como se verá en el capítulo 6, en los linfocitos B maduros que han contactado con el antígeno suele ocurrir un cuarto proceso que colabora con el aumento de la diversidad de Igs. Este proceso se denomina hipermutación somática y se produce por la generación de mutaciones puntuales en la porción variable reordenada. Es la base molecular del aumento de la afinidad de los anticuerpos durante la respuesta humoral.

Ontogenia B y reordenamiento de genes de las cadenas H y L

Como dijimos anteriormente, los eventos de recombinación de los genes de Ig se deben producir en una secuencia precisa para que el linfocito B maduro pueda salir a la periferia con un receptor antigénico único y funcional. El proceso ocurre en la médula ósea y se completa en el bazo. Las células estromales de la médula ósea son imprescindibles para que la ontogenia B sea exitosa, no sólo porque actúan como una red de soporte sino también porque secretan factores que estimulan la proliferación y supervivencia de los linfocitos en los distintos estadios de diferenciación. Entre los factores más relevantes cabe señalar a la quimiocina CXCL12 (antes conocida como SDF-1), la interleucina 7 (IL-7) y la citocina SCF (*stem cell factor*) que se expresa en la membrana de las células estromales e interactúa con su ligando, *c-Kit*, una tirosina quinasa presente en la membrana de los precursores de los linfocitos B.

El camino de diferenciación de un linfocito B comienza con el reordenamiento de los genes de la cadena H, que se lleva a cabo en dos etapas: en la primera se recombina un fragmento D_H con uno J_H, y en la segunda etapa el fragmento D_HJ_H se recombina con un fragmento V_H dando lugar a un dominio variable de cadena pesada definitivo. En este estadio el linfocito se denomina pro-B. El reordenamiento D_HJ_H se produce en los dos cromosomas, mientras que la asociación del fragmento V_H al D_HJ_H se intenta primero en un cromosoma y, en caso de no ser exitoso, se intenta en el segundo cromosoma. Como se muestra en la Fig. 13-11, si los reordenamientos no son exitosos (o productivos) el linfocito muere ya que, sin su receptor antigénico un linfocito B no puede abandonar la médula ósea.

Llegado a este punto, la porción variable de la cadena pesada reordenada ($V_HD_HJ_H$) se une a un dominio constante μ, es decir que la primera cadena pesada que expresa un linfocito corresponde a una IgM. Sin embargo, aún no se ha producido el reordenamiento de los genes de la cadena liviana. En esta etapa de la maduración el linfocito expresa en la membrana la cadena pesada reordenada junto con una cadena liviana sustituta formada por dos proteínas denominadas λ5 y pre-B. A este complejo molecular se lo conoce como pre-BCR y es muy importante para continuar con la ontogenia B porque es capaz de transducir señales de activación que permiten la proliferación de los linfocitos en esta etapa. En estos linfocitos denominados pre-B se produce el reordenamiento de los genes de la cadena liviana que formará parte de la Ig definitiva que expresará el linfocito B maduro. El proceso también es secuencial, ya que en primer lugar, el linfocito intenta reordenar los genes de la cadena kappa de un cromosoma. Si el reordenamiento es exitoso, esta cadena liviana se expresa junto con la cadena pesada ya reordenada concluyendo los eventos de recombinación de genes. Sin embargo, si el reordenamiento no es exitoso, el linfocito intenta reordenar los genes de la cadena kappa del segundo cromosoma y, si fracasa nuevamente, se intentan reordenar los genes de cadena lambda de uno u otro cromosoma, tal como se muestra en la Fig. 13-12.

Un concepto importante es el de la exclusión alélica, que implica que sólo uno de los dos alelos que codifican para las cadenas H y L se expresan en cada linfocito B. La exclusión alélica es imprescindible para asegurar una única especificidad en todas las moléculas de Ig presentes en la membrana del linfocito.

Tolerancia central de los linfocitos B

Aquellos linfocitos que logran reordenar en forma exitosa los genes de la porción variable de las cadenas H y L expresan su receptor antigénico formado por una IgM con una porción variable propia junto con el heterodímero Igα-Igβ. Estos linfocitos se denominan B inmaduros y aún no están listos para migrar a la periferia. Debido a que los eventos de recombinación de genes producen receptores antigénicos al azar, es posible que algunos sean específicos contra antígenos propios. Estos linfocitos B no deben continuar su maduración ya que podrían inducir respuesta autorreactivas en la periferia. Por este motivo, los linfocitos B inmaduros son evaluados en cuanto a su capacidad para reconocer autoantígenos presentes en la médula ósea. A este proceso de chequeo se lo conoce como tolerancia central. Aquellos linfocitos B inmaduros que no reconocen antígenos, es decir que no reciben señales a través de su BCR, continúan con su desarrollo. La situación es más compleja para aquellos linfocitos B que sí reciben señales a través de su BCR. Si las señales son de baja intensidad, el linfocito B sufre lo que se conoce como anergia clonal, que es un estado en el que el linfocito puede migrar a la periferia pero no puede activarse y muere rápidamente. Si las señales que recibe el linfocito B inmaduro son intensas puede ocurrir que se induzca la muerte por apoptosis de ese linfocito autorreactivo y potencialmente peligroso, o puede ocurrir que se intente modificar el BCR autorreactivo. Este intento de modificación se conoce como edición del receptor e implica un nuevo reordenamiento de los fragmentos V y J de la cadena liviana. Si la nueva cadena L modifica la especificidad del BCR, es decir si éste ya no reconoce un autoantígeno, entonces el linfocito B inmaduro logra sobrevivir y puede completar su maduración.

Los linfocitos B que migran de la médula ósea se encuentran en un estadio de transición entre la inmadurez y la madurez y por eso reciben el nombre de linfocitos B transicionales (BTr). Los BTr se ubican en el bazo,

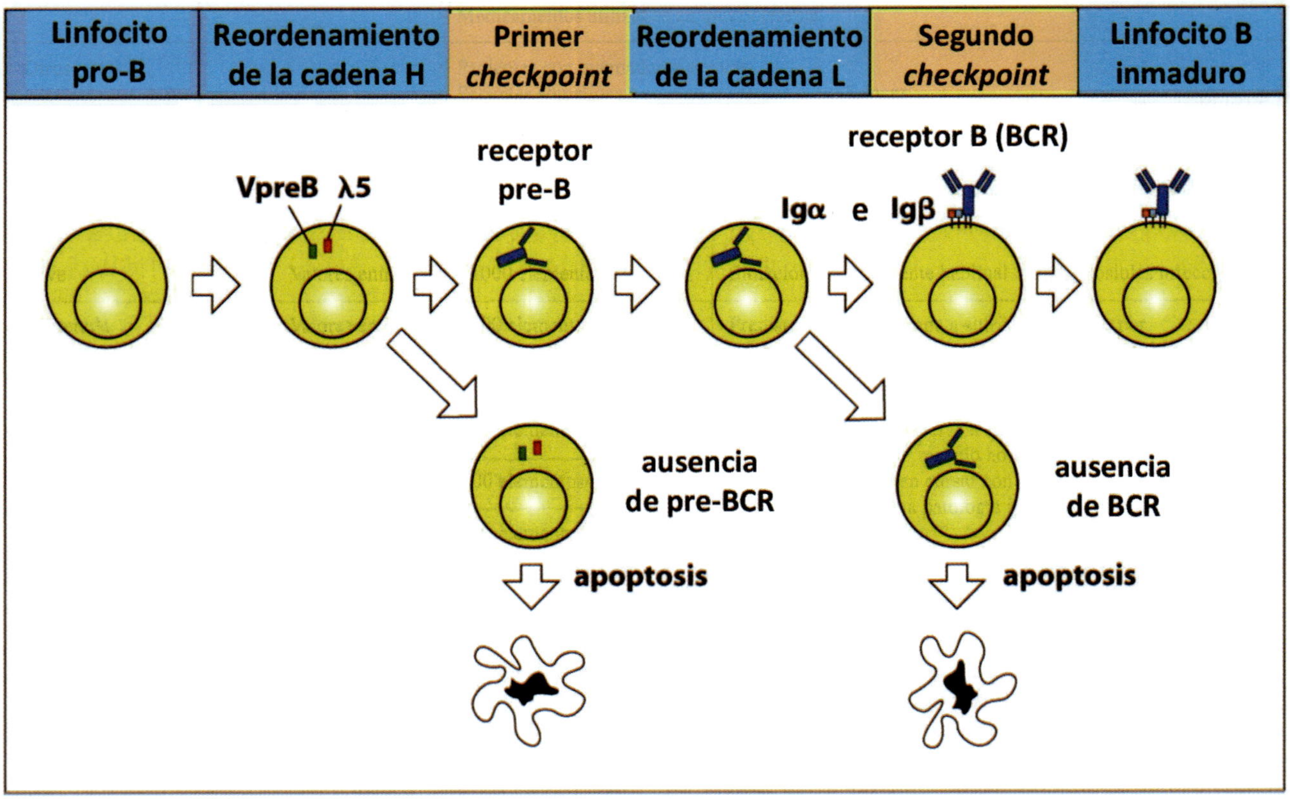

Fig. 13-12.

específicamente en la vaina linfoide periarteriolar (PALS de la sigla en inglés) donde pueden contactar con antígenos propios que no encontraron en la médula ósea y, en caso de reconocerlos a través del BCR, mueren por apoptosis. Es decir que en el bazo se completa la selección negativa de los linfocitos B para evitar fenómenos de autoinmunidad. Una vez completada la maduración, el linfocito B maduro expresa IgM e IgD en la membrana. Aunque se trate de dos isotipos diferentes de Igs la porción variable es idéntica, es decir que el linfocito tiene una única especificidad. El proceso molecular que permite la expresión de IgM e IgD en la misma célula se denomina corte y empalme alternativo (*splicing* alternativo). Para que se exprese la IgD, lo que sucede es que el fragmento $V_HD_HJ_H$ reordenado se transcribe junto con los exones constantes Cμ y Cδ. En un paso posterior, se corta el RNA de transcripción de manera tal que la porción variable se empalma con el transcripto Cδ. Este proceso no debe confundirse con el de cambio de isotipo de Ig que se produce en los linfocitos B luego del contacto con el antígeno, como se verá en el capítulo 6.

Cada día emigran de la médula ósea entre el 5 y 10% del total de linfocitos B que conforman el *pool* periférico. En condiciones no patológicas, el número de linfocitos es muy estable, por consiguiente la llegada de tantas células debe ser compensada por la muerte de un número equivalente. Se ha demostrado que la mayoría de los linfocitos B que mueren diariamente son los recién llegados a la periferia, que deben ingresar a los folículos linfoides para recibir señales de supervivencia. Dado que el número de folículos es limitado, la competencia por ingresar en ellos es alta y los linfocitos B que no lo logran en aproximadamente tres días mueren por apoptosis. Una de las moléculas claves secretadas por las células dendríticas foliculares para prolongar la supervivencia de los linfocitos B es el BAFF (*B-cell activating factor*), un miembro de la familia del TNF. Los animales que no expresan receptores para BAFF poseen muy pocos linfocitos B de larga vida en periferia.

Ontogenia de los linfocitos B1

El proceso de maduración de los linfocitos B que hemos descripto corresponde a la población más abundante, conocida como linfocitos B foliculares o B2. Existe otra población de linfocitos cuya ontogenia es diferente y que veremos brevemente a continuación. Se trata de la población B1, que es minoritaria en la sangre periférica y los órganos linfáticos secundarios, pero prevalece en las cavidades peritoneal y pleural. Estas células son las primeras que se generan durante el desarrollo embrionario siendo el hígado fetal su principal productor. A pesar de ser las primeras en generarse, no son totalmente maduras hasta los dos años de edad. Los linfocitos B1 que se formaron en el hígado fetal migran a las cavidades peritoneal y pleural en donde se autorrenuevan durante toda la vida del individuo. En el adulto, también se generan células B1 en la médula ósea, pero son minoritarias. En cuanto al proceso de reordenamiento de fragmentos de los genes V(D)J de la Ig, es esencialmente igual al que describimos para los linfocitos B2. Sin embargo, existe una diferencia importante y es la ausencia de la enzima TdT en el hígado fetal, lo que impide que se agreguen nucleótidos sin templado en las uniones entre fragmentos génicos. Es por ello que las Igs expresadas por los linfocitos B1 y, por consiguiente, los anticuerpos derivados de estas células, presentan menor diversidad que las Igs expresadas por los linfocitos B2.

Ontogenia T

Estructura de los genes del receptor T

La organización de los genes de las cadenas α y β (y también de las cadenas γ y δ) que codifican el receptor T es homóloga a la de los genes de las cadenas liviana y pesada de la Ig. Los genes que codifican la porción variable de la cadena α están formados por fragmentos V_α y J_α, mientras que los genes que codifican la porción variable de la cadena β presentan fragmentos V_β, D_β y J_β. Durante la ontogenia, que tiene lugar en el timo, se produce la recombinación somática de fragmentos V(D)J de manera similar a lo descripto para las cadenas H y L de Igs (Fig. 13-13). De hecho, las enzimas RAG-1 y RAG-2 encargadas del corte del DNA, así como las enzimas de reparación son las mismas que las utilizadas durante la ontogenia B. También en el caso del receptor T aumenta la diversidad debido a la imperfección en la unión de los fragmentos génicos donde se eliminan o agregan nucleótidos sin templado.

La mayor diferencia en la organización génica entre el BCR y el TCR se encuentra en los segmentos que codifican la porción constante de las distintas cadenas. Mientras que existen 5 loci para la región constante de la cadena H de Ig (delta, mu, gamma, épsilon y alfa), las regiones constantes de las cadenas α y β del TCR son mucho más sencillas. Esto se debe a que las Igs no sólo forman parte del receptor antigénico de membrana de los linfocitos B, sino también son moléculas solubles secretadas por las células plasmáticas con funciones efectoras cruciales. Las cadenas que forman el TCR son polipéptidos de transmembrana y tienen como función excluyente reconocer el péptido antigénico junto con moléculas de histocompatibilidad en la membrana de células presentadoras de antígeno.

Otra diferencia en la generación de diversidad entre el TCR y el BCR es que sólo la Ig sufre el proceso de hipermutación somática luego del reconocimiento del antígeno, como veremos en el capítulo 6. Si bien este mecanismo aumenta la diversidad del repertorio B, son los linfocitos T en su conjunto los que presentan mayor diversidad de receptores antigénicos. Esto se debe fundamentalmente a que el TCRα/β presenta mayor variabilidad a nivel de las uniones entre fragmentos génicos.

Reordenamiento de genes de la porción variable (V) del TCR:

El reordenamiento de los fragmentos de genes que

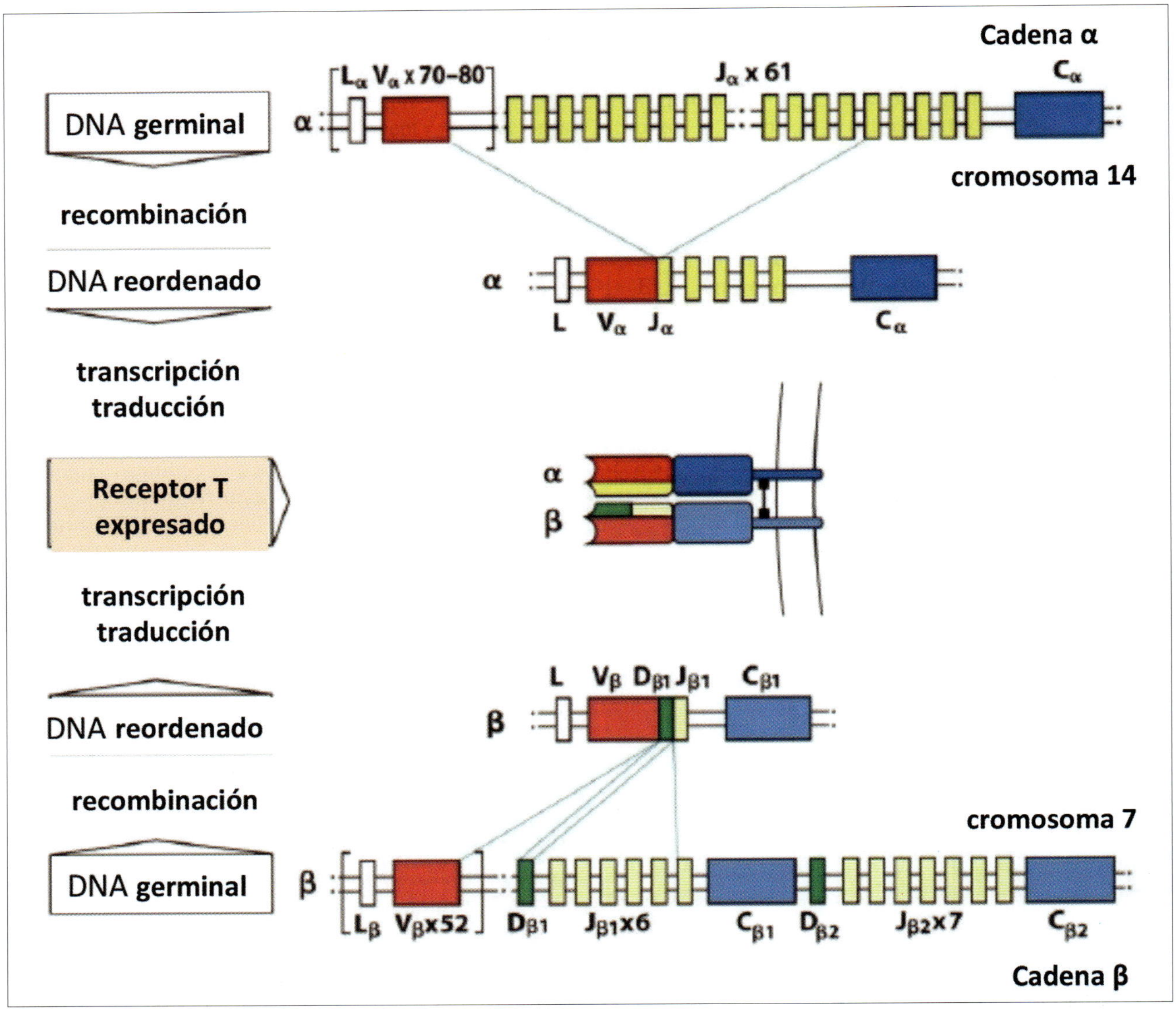

Fig. 13-13.

conforman el TCR sucede de manera coordinada tal como lo vimos para las cadenas H y L del BCR. En el caso del linfocito T, las células precursoras llegan al timo desde la médula ósea, conservando los fragmentos génicos del TCR en su conformación germinal, es decir como cualquier otra célula del organismo. Los reordenamientos de las cadenas γ, δ y β comienzan en forma simultánea. Si se produce un reordenamiento exitoso en las cadenas γ y δ, se detiene la recombinación en la cadena β y se expresa en la membrana un TCR γδ. Sin embargo, esto ocurre en una baja proporción de timocitos (nombre que reciben los linfocitos T durante la ontogenia). Lo más frecuente es que la cadena β consiga reordenar sus genes más rápidamente que las cadenas γ y δ, y por ello una mayor cantidad de timocitos continúa su desarrollo hacia el linaje Tα/β. El reordenamiento de los genes de la cadena β se produce en dos etapas, en forma similar a lo descripto para la cadena H de Ig. Primero se reordenan los fragmentos $D_β$-$J_β$ en ambos cromosomas y, luego se une un fragmento $V_β$ al $D_βJ_β$ ya reordenado. En el caso de la cadena β del TCR también existe exclusión alélica ya que la unión de $V_β$ al $D_βJ_β$ se intenta primero en un cromosoma y, sólo si el reordenamiento no es exitoso, se intenta en el segundo cromosoma. Una vez que el timocito reordena los genes de la cadena β, ésta se expresa en la membrana junto con una cadena α sustituta y el complejo CD3, constituyendo de esta manera el pre-TCR. En esta etapa los timocitos se multiplican activamente y comienzan a expresar los correceptores CD4 y CD8 en forma simultánea en la membrana. Cuando dejan de proliferar, las células reordenan los fragmentos génicos correspondientes a la cadena α, cada timocito de una manera particular y única. Si se logra un reordenamiento productivo de la cadena α, ésta se expresa con la cadena β reordenada previamente y se expresa entonces el TCR definitivo. Como se verá en el capítulo 5, los linfocitos T deben superar dos procesos de selección para emigrar del timo. No sólo sufren el proceso de tolerancia central que, como en el caso de los linfocitos B, elimina a los timocitos con TCR autorreactivos, sino que además pasan por un proceso de selección positiva. En este caso, sobreviven sólo aquellos timocitos que reciben señales apropiadas a través de sus TCR por reconocimiento de péptidos antigénicos junto con moléculas de histocompatibilidad. Es evidente que sólo una pequeña proporción de los timocitos que reordenan los genes del receptor antigénico sobreviven a las distintas etapas de selección y pueden abandonar el timo expresando en su membrana el TCR definitivo y uno de los dos correceptores T: CD4 o CD8.

BIBLIOGRAFIA

Inmunobiología de Janeway. 7ma edición, 2013. Murphy K, Travers P y Walport M http://www.ncbi.nlm.nih.gov/books/NBK10757/ (versión en inglés, gratuita)

Ontogenia B: el delicado equilibrio entre la diversidad y la autoinmunidad. Gamberale R. Revista Química Viva 3 (3): 84, 2004. http://www.quimicaviva.qb.fcen.uba.ar/v3n3/gamberale.pdf

B lymphocytes: how they develop and function. LeBien TW, Tedder TF. Blood 112 (5):1570, 2008.

Nemazee D. Receptor selection in B and T lymphocytes. Annual Reviews in Immunology 18:19-51, 2000.

CAPÍTULO 14

PROCESAMIENTO Y PRESENTACIÓN ANTIGÉNICOS

Diego Guerrieri, Nella Ambrosi, Mercedes L. Sánchez, H. Eduardo Chuluyan

1.- Introducción

Para que un linfocito T pueda activarse y proliferar en respuesta a un antígeno específico, es necesario que ese antígeno sea presentado por células denominadas células presentadoras de antígenos (CPA). Todas las células del organismo tienen la capacidad de procesar y presentar antígenos, siempre y cuando esas células expresen sobre su membrana plasmática moléculas del complejo mayor de histocompatibilidad (CMH) propia (ver el recuadro de las características del CMH).

Las primeras evidencias sobre la existencia de un procesamiento antigénico, previo a la activación del linfocito T, surgen de experimentos realizados *in vitro*, al incubar antígenos de naturaleza peptídica con monocitos/macrófagos. Luego de 5 minutos (Fig. 14-1C) o 5 horas (Fig. 14-1D) de incubación, los monocitos/macrófagos (que en este caso actuaban como CPA) eran lavadas y fijadas (con el objeto de inhibir el catabolismo celular), y enfrentadas a linfocitos T puros singeneicos; es decir que los monocitos/macrófagos derivaban del mismo individuo. Luego de 4-5 días de incubación, se observaba que los monocitos/macrófagos que habían estado incubadas 5 horas con el antígeno, eran capaces de inducir una fuerte respuesta proliferativa de los linfocitos T (Fig. 14-1D); en cambio las células que habían sido incubadas con el antígeno por tan solo 5 minutos, no lograban inducir la proliferación linfocitaria (Fig. 14-1C). Tampoco lograban inducir proliferación linfocitaria cuando se incubaba al antígeno aislado (Fig. 14-1A) o los monocitos/macrófagos (sin antígenos, Fig. 14-1B) en presencia de linfocitos T puros. De esta manera se puede concluir que: i) es posible inducir la proliferación de linfocitos T, en respuesta a un antígeno peptídico, siempre que exista una CPA; ii) para que ocurra esta presentación, no se requiere que la CPA esté viable.

Si repitiéramos el experimento, pero con los monocitos/macrófagos fijados previo al agregado del antígeno, el resultado sería diferente, independientemente del tiempo de incubación. En estos casos no sería posible observar proliferación linfocitaria (Fig. 14-1E), ya que para que exista procesamiento, es necesario que las células estén viables. Dicho de otra manera, los determinantes antigénicos reconocidos por los linfocitos T son generados por la actividad catabólica que depende de la viabilidad de las CPA. Por lo tanto, a diferencia de la presentación antigénica en donde no se requiere la viabilidad celular, para el procesamiento antigénico es necesario que la célula se encuentre viable.

Otros conceptos importantes, se derivan de los experimentos en los cuales se incubaban CPA (que ya habían procesado el antígeno) junto con linfocitos T de diferentes individuos (Fig. 14-1F). Es decir, las CPA y las células respondedoras (linfocitos T), no provenían del mismo individuo. En estos casos, tampoco se producía la proliferación linfocitaria "antígeno específica"; proliferación que sólo se pone en evidencia cuando las células presentadoras y las células respondedoras provienen del mismo individuo. Este tipo de experimentos y resultados sustentan la llamada "ley de restricción". Hoy sabemos que ese reconocimiento "antígeno específico" esta dado por la interacción entre el TCR en los linfocitos T con las moléculas del CMH del mismo individuo (propias) en la membrana de las CPA, y el fenómeno se denomina "restricción por el CMH".

Estos experimentos fueron repetidos por muchos laboratorios e investigadores alrededor del mundo, utilizando variables de tiempo, de antígenos e inhibiendo diferentes funciones celulares, como por ejemplo la inhibición de la función lisosomal. Es así como se llega a descubrir que determinados antígenos no eran presentados si las células presentadoras tenían la función lisosomal inhibida, en tanto que otros inducían la proliferación de linfocitos T, independientemente de la función lisosomal. A partir de estos hallazgos, se describen dos

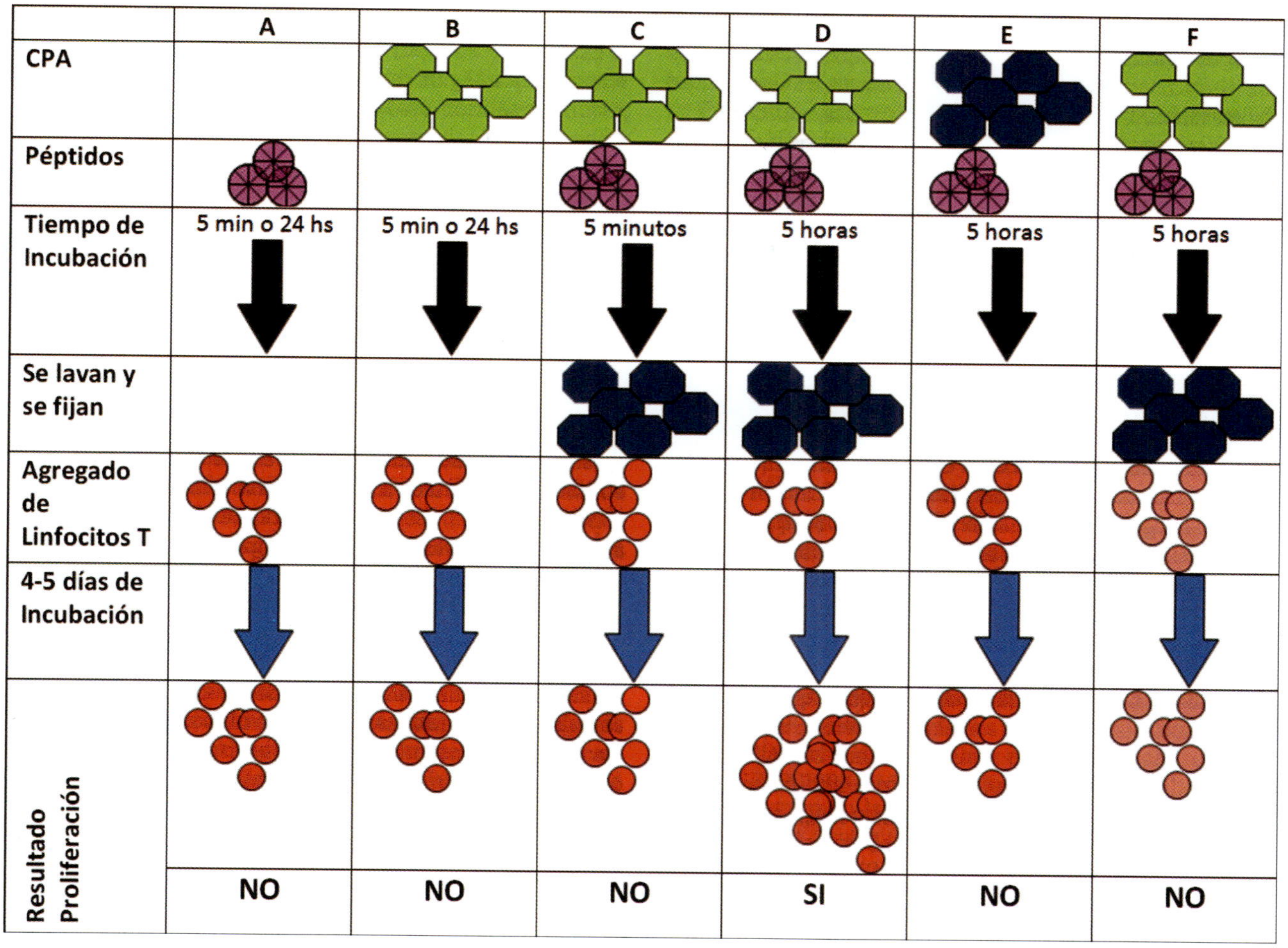

Fig. 14-1. Desarrollo conceptual del proceso de procesamiento y presentación antigénica.

vías de procesamiento antigénico: la dependiente y la independiente de los lisosomas. Las características que determinaban la utilización de una u otra vía, dependen del sitio de localización intracelular del antígeno: los antígenos que se localizaban en el compartimiento citosólico se procesaban de manera independiente a la función lisosomal; en cambio, aquellos que se ubican en el compartimiento vesicular o endosomal, requieren de una actividad lisosomal intacta. De esta manera se definen dos vías de procesamiento antigénico: la vía endógena o biosintética (independiente de la actividad lisosomal) y la vía exógena o endocítica (dependiente de la actividad lisosomal) (Fig. 14-2). Además, se descubrió que la mayoría de las células del organismo podían presentar antígenos por la vía independiente de lisosomas; en cambio, sólo unas pocas podían hacerlo por ambas vías. A estas últimas células se las denominó CPA profesionales, y corresponden a las células dendríticas, monocitos/macrófagos y linfocitos B.

La característica diferencial de todas las CPA, que les permite presentar los antígenos de naturaleza peptídica a los linfocitos T, es la expresión de las moléculas del CMH. Los loci del CMH contienen dos tipos de genes, que codifican dos grupos de proteínas, las de clase I y las de clase II (ver características del CMH, Cuadro 14-1). En tanto que las CPA expresan las moléculas del CMH de clase I, las CPA profesionales expresan ambas (clase I y II). Las cadenas polipeptídicas que conforman las moléculas del CMH de clase I y II, una vez sintetizados son translocadas al interior del retículo endoplásmico (RErugoso, donde se pliegan y ensamblan, para luego ser transportadas a la membrana celular. Una vez en la membrana, activarán diferentes tipos de linfocitos T, CD4 para lo que se presente por moléculas del CMH de clase II, y CD8 para los péptidos presentados por clase I. Esta respuesta diferencial tiene por objeto lograr la respuesta inmune más eficiente frente a microorganismos que pueden replicarse en diferentes sitios en el organismo. Por ejemplo, los linfocitos T CD4 se podrán diferenciar en células que ayuden a la producción de anticuerpos; anticuerpos que podrán neutralizar a los antígenos exógenos y/o facilitarán fagocitosis a través de la formación de complejos inmunes antígenos-anticuerpos. Pero también pueden diferenciarse en células que ayuden a activar a los macrófagos que alojan en el compartimento fagolisosomal al microorganismo. En tanto que los LT CD8, se activan y adquieren características de células citotóxicas, que terminarán por destruir a todas las células que tengan al antígeno en el citosol.

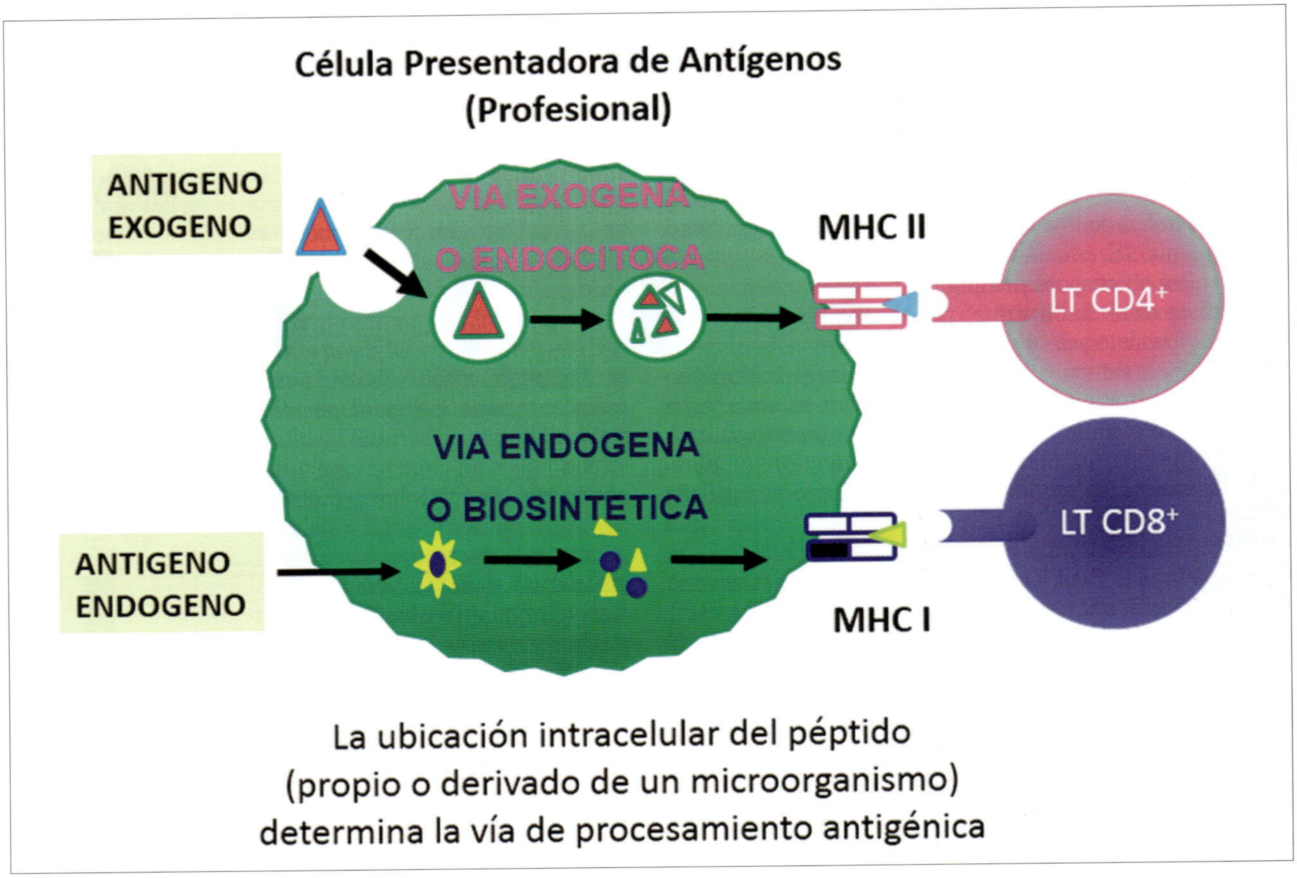

Fig. 14-2. Vías de procesamiento y presentación antigénica.

En definitiva, lo que hay que tener en claro es que el objetivo principal de los mecanismos de procesamiento y presentación es la de generar una respuesta inmune eficiente contra microorganismos que han invadido a un huésped, que pueden residir y replicarse en distintos lugares dentro de la célula. Sin embargo, es muy importante tener presente que estos mecanismos de procesamiento y presentación se encuentran siempre activos, aún en ausencia de agentes extraños. La capacidad de las CPA de lograr la proliferación de linfocitos T, dependerá de la existencia de linfocitos T antígenos específicos que reconozcan a los péptidos sobre las CPA, junto a otros factores, como una densidad de moléculas del CMH-péptidos apropiada, la presencia de señales coestimulatorias, y citocinas, entre otros.

2.- Células Presentadoras de Antígenos (CPA)

El procesamiento antigénico se refiere a un conjunto de eventos que se requieren para la activación T, pero no para la activación B. Además, involucra la acción de proteasas que escinden la proteína antigénica en péptidos pequeños, los cuales se ensamblarán en la estructura de las moléculas de clase I o II del CMH. Una vez ocurrida esta asociación, los complejos péptido antigénico/molécula del CMH se transfieren a la membrana plasmática de las CPA.

Para poder funcionar como CPA, las células deben cumplir dos propiedades: a) expresar moléculas de clase I y/o II del CMH, y b) contener proteasas capaces de degradar proteínas y generar péptidos adecuados para su presentación por las moléculas del CMH. La gran mayoría de las células del organismo presentan antígenos, a través de moléculas de clase I. Por el contrario, la presentación de antígenos a través de moléculas de clase II suele restringirse a pocos tipos celulares. Se destacan entre ellos los linfocitos B, los monocitos/macrófagos y las células dendríticas, las que se denominan células presentadoras de antígenos profesionales. De estas tres células, la única capaz de inducir una respuesta inmune primaria activando a linfocitos T vírgenes, son las células dendríticas.

Las células dendríticas se presentan en al menos dos estados diferentes: inmaduro y maduro. Las células dendríticas inmaduras se localizan en los tejidos periféricos, sobre todo en la piel y las mucosas, donde expresan una notable actividad endocítica y fagocítica, que les permite capturar en forma eficaz los microorganismos. La endocitosis de los componentes microbianos puede llevarse a cabo por dos mecanismos: endocitosis mediada por receptores o macropinocitosis, para antígenos solubles. En cambio, la fagocitosis se reserva para antígenos particulados. De esta manera, las células dendríticas inmaduras, son células que tienen una muy buena capacidad para procesar antígenos, pero son

Tabla 14-1. Características de las células dendríticas.

Células Dendríticas	Inmaduras	Maduras
Capacidad Endocítica	Elevada	Baja
Expresión de CMH I y II en membrana	Baja	Alta
Expresión de moléculas co-estimulatorias	Baja	Alta
Reciclaje de moléculas	Alta	Baja
Localización	sangre, tejidos linfoides y no linfoides (piel y mucosa)	Órganos linfáticos secundarios
Capacidad Presentadora	Baja	Alta

muy malas células presentadoras, ya que la mayoría de los complejos CMH-péptidos se encuentran recirculando entre el interior y la membrana plasmática de la célula.

La activación de las células dendríticas inmaduras, en respuesta a patrones moleculares asociados a patógenos (PAMP), y/o patrones moleculares asociados a daño (DAMP) y citocinas, induce el inicio del proceso de maduración. Este proceso se asocia con una serie de eventos que se manifiestan en forma coordinada en las células dendríticas y que median cinco efectos notables: a) su migración a los órganos linfáticos secundarios, b) la pérdida de su capacidad endocítica, c) la detención del mecanismo de reciclaje de los endosomas, d) la estabilización de la membrana plasmática con una alta expresión de moléculas CMH-péptidos, y e) la capacidad de activar a los linfocitos T vírgenes (Tabla 14-1). Es importante señalar, que la maduración máxima de las células dendríticas, se adquiere una vez que logran interactuar con los linfocitos T antígenos específicos en los órganos linfáticos secundarios.

Según la naturaleza de los estímulos que inducen la maduración, las células dendríticas podrán madurar en diferentes perfiles capaces de activar a los linfocitos $CD4^+$ y orientar su diferenciación en células T efectoras dotadas de una diferente funcionalidad. Así, las células dendríticas orientarán el curso de la respuesta inmunitaria adaptativa que ellas mismas pusieron en marcha.

Las células dendríticas plasmocitoides definen una segunda población de células dendríticas, que difiere notablemente en sus características y propiedades funcionales respecto de las células dendríticas convencionales. Las células dendríticas plasmocitoides se localizan en la circulación y en los órganos linfáticos secundarios. Pueden reclutarse en los tejidos periféricos en respuesta a procesos infecciosos o de daño tisular. Como células dendríticas plasmocitoides inmaduras presentan una extraordinaria capacidad para producir interferones de tipo I y, por lo tanto, desempeñan un papel relevante en la inmunidad antiviral. Su enorme capacidad para producir IFN de tipo I, sumada a la producción de otras citocinas, les confiere notables propiedades inmunorreguladoras y les permite estimular la actividad de diferentes tipos celulares, tanto de la inmunidad innata como adaptativa, que participan en la inmunidad antiviral.

Existen diferencias sustanciales entre las células dendríticas y las otras células presentadoras de antígenos profesionales (linfocitos B y macrófagos), que hace de las células dendríticas las más eficientes inductoras de respuestas inmunes. Entre las diferencias principales podemos mencionar que las células dendríticas: i) expresan una alta densidad de complejos CMH-péptidos en la membrana plasmática una vez que alcanzan la máxima maduración; ii) expresan altos niveles de moléculas co-estimulatorias, como CD80 y CD86, una vez que maduran; iii) responden a un número muy alto de estímulos madurativos que van desde PAMPs, pasando por DAMPs, citocinas, quimiocinas e incluso ligando de moléculas presentes en la membrana plasmática del linfocito T (como por ejemplo, CD40L); iv) al madurar expresan altos niveles de CCR7 (receptor de quimiocina) que le permite migrar al ganglio linfático regional, en respuesta a CCL19 y CCL21 (quimiocinas liberadas por las células endoteliales linfáticas); v) tienen, a diferencia de los macrófagos, una actividad proteolítica controlada; permitiendo de esta manera, que la fragmentación de las proteínas antigénicas por acción de las proteasas, genere fragmentos peptídicos de tamaños apropiados que se insertan en los huecos de las moléculas del CMH, estabilizando la molécula. Hay que tener presente, que cuanto mayor es la estabilidad de la estructura CMH-péptido, mejor y más eficiente será la respuesta inmune desencadenada. Esa estabilidad se obtiene generando péptidos que tengan una longitud y carga apropiada. En resumen, una proteólisis limitada, como la que se ve en las células dendríticas pero no así en el macrófago, favorece la presentación antigénica.

Existen dos grandes vías por las cuales los antígenos proteicos son procesados y presentados a los linfocitos T: la vía endógena o biosintética y la vía exógena o endocítica (Fig. 14-2). Las CPA presentan únicamente la vía endógena de procesamiento antigénico, dado que sólo expresan moléculas del CMH de clase I. En cambio, las CPA profesionales podrán procesar tanto por la vía endógena como endocítica, ya que expresan CMH de clase I y II.

La vía de procesamiento endógena genera fragmentos peptídicos de proteínas presentes en el compartimiento citosólico y es mediada por una enzima multicatalítica, denominada proteosoma. Estos fragmentos peptídicos serán ensamblados en el surco de las moléculas de clase I del CMH, las que luego serán presentadas a los linfocitos T CD8 (LT $CD8^+$). En cambio, la vía de procesamiento exógena genera fragmentos peptídicos de proteínas que están presentes en el interior de los endosomas, utilizando un conjunto de proteasas endosomales. Una vez generados los fragmentos, éstos serán ensamblados en el hueco de las moléculas de CMH de clase II, presentes en los compartimentos endosomales, y saldrán hacia la membrana plasmática de la célula para ser presentados a los linfocitos T $CD4^+$.

Cuadro 14-1.

Características Generales del Complejo Mayor de Histocompatibilidad (CMH)

- Genes localizados en el brazo corto del cromosoma 6.
- Codifican proteínas expresadas en la membrana de las células, conocidas como antígenos leucocitarios humanos o sistema HLA (en el humano).
- Participan en el reconocimiento del antígeno por parte de los linfocitos T.
- Son moléculas altamente polimórficas (expresión de muchas formas alélicas diferentes de un gen en un *locus* particular).
- Se expresan de manera codominante (formas alélicas de la madre y del padre).
- Son responsables del rechazo de un injerto u órganos trasplantado.
- La expresión de determinados alelos se asocia a una mayor vulnerabilidad a enfermedades (por ejemplo, espondilitis anquilosante, diabetes, entre otras).
- Comprenden tres clases: clase I, clase II y clase III; siendo las dos primeras las más relevantes en el procesamiento y presentación antigénica.

		Clase I	Clase II
Genes		**HLA-A, HLA-B y HLA-C**	**HLA-DP, HLA-DQ y HLA-DR.**
Estructura		Dímero α (polimórfica), β2 microglobulina (no polimórfica). 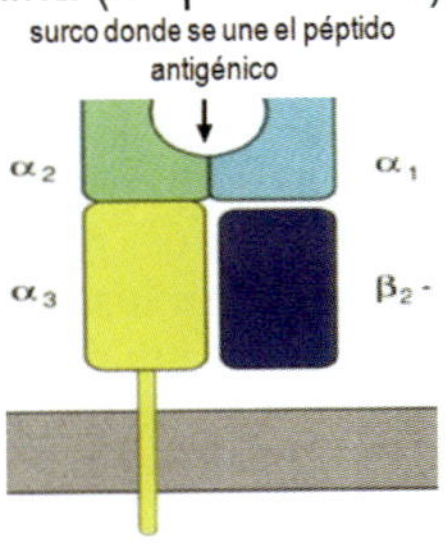 	Dímero α y β 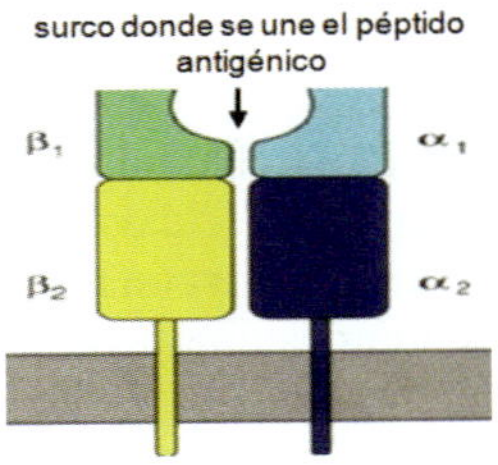
Expresión		Todas las células del organismo (excepto eritrocitos, trofoblastos y neuronas). Alta en tejido linfoide, moderada en el resto y baja en hepatocitos.	Macrófagos/monocitos, células dendríticas y los linfocitos B. Inducibles en: linfocitos T, NK, endotelio, queratinocitos, melanocitos, astrocitos, fibroblastos y células tumorales.
Regulación		Aumentan por acción de: Interferón α, β y γ	Aumentan por acción de: IFNγ, IL-4 e IL-13. Disminuyen por acción de IL-10 y TGFβ
Péptidos	**Tamaño**	Acomoda 8-11 residuos.	Acomoda 13-30 residuos.
	Origen	Degradación de proteínas endógenas. Células infectadas (péptidos derivados del agente infeccioso).	Productos del catabolismo del sistema de endomembranas procesado por la vía exógena.
	Sitio de unión	En el retículo endoplásmico	En los endosomas especializados
	Afinidad	Alta	Moderada
Función		Presentación de péptidos endógenos a TCR sobre los linfocitos T CD8	Presentación de péptidos exógenos al TCR de los linfocitos T CD4

3.- Vía endógena o biosintética

La vía endógena o biosintética (Fig. 14-3) es la vía usual para la presentación de péptidos derivados de las proteínas presentes en el citosol. Estos péptidos son presentados por las moléculas de clase I del CMH a los linfocitos T $CD8^+$. Los péptidos presentados por las moléculas de clase I se originan en la degradación de proteínas propias o proteínas provenientes de patógenos que se replican en el citosol. La degradación de proteínas es mediada por una

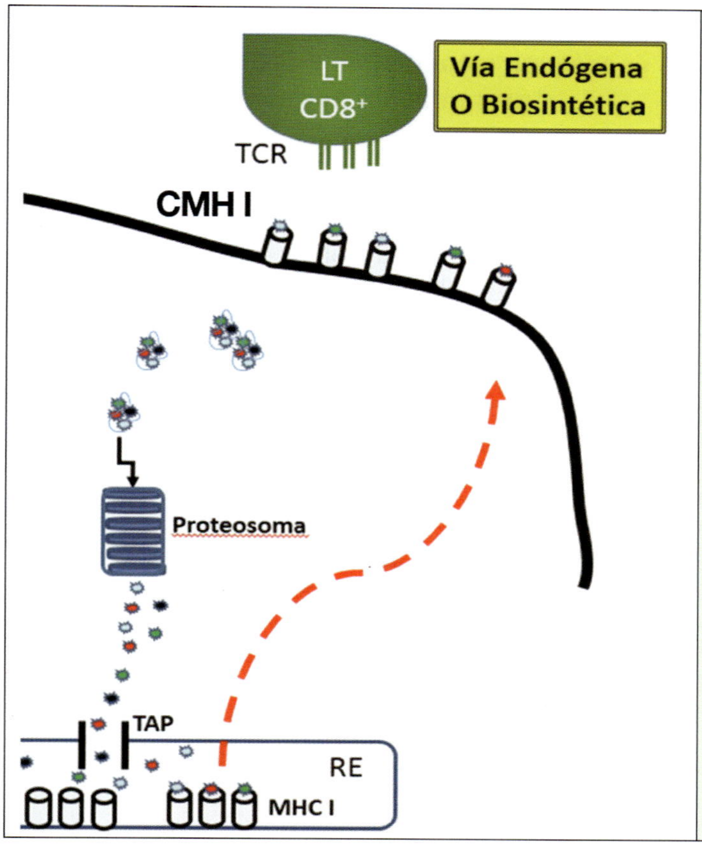

Vía endógena o biosintética de procesamiento antigénico.

- Los péptidos endógenos son ubiquitinizados y degradados por el proteosoma.
- La activación celular puede transformar el proteosoma en un inmunoproteosoma.
- Los epitopes resultantes de esa degradación, entran al retículo endoplásmico (RE) a través de los transportadores TAP.
- En el RE, se cargan las CMH I y salen a la membrana plasmática a través del trans-Golgi.
- En la membrana plasmática interactuarán con linfocitos T $CD8^+$ antígeno específicos.

Fig. 14-3. Vía Endógena o Biosintética.

unidad multicatalítica denominada proteosoma. Para ser reconocidas por el proteosoma, las proteínas citosólicas son modificadas mediante la unión de una o más copias de un polipéptido denominado ubiquitina, lo que facilita su degradación.

El proteosoma está constituido por un complejo multimérico integrado por 28 subunidades, cada una de las cuales tiene un peso molecular de 20-30 kDa, formando una estructura de 700 kDa. Algunas de las subunidades del proteosoma son codificadas por genes ubicados dentro del haplotipo de HLA (brazo corto del cromosoma 6) y su expresión es inducida por citocinas como IFN-γ. Estos cambios inducidos, permiten generar un proteosoma de mayor actividad denominado inmunoproteosoma. La diferencia central radica en que el inmunoproteosoma integrado por las subunidades inducibles corta a los polipéptidos después de la localización de los residuos hidrofóbicos y básicos, generando péptidos que tendrán mayor capacidad para transportase al interior del RE y de anclarse a las moléculas del CMH de clase I. En definitiva, por la acción del proteosoma se producen péptidos de 8 o 9 aminoácidos de longitud. El proteosoma también puede producir péptidos más largos que luego son procesados por aminopeptidasas en el citoplasma o en el RE. Los péptidos generados en el citosol son llevados hasta la membrana del RE, por la proteína de choque térmico Hsp70.

En la membrana del RE existen transportadores dependientes de ATP denominados TAP1 y TAP-2 (transportadores asociados a la presentación antigénica) que permiten que los péptidos generados en el citosol puedan ser translocados al interior del RE. El transporte de péptidos hacia la luz del RE requiere la hidrólisis de ATP. Se transportan con mayor eficacia los péptidos que tienen residuos básicos o hidrófobos en el extremo C-terminal, y una longitud de 8 a 15 aminoácidos. Los péptidos de mayor longitud son transportados con mucha menor eficiencia.

Una vez en el interior del RER, los péptidos se unen a las moléculas de clase I, las que se encuentran junto al dímero TAP en la cara luminal de la membrana del RE. Es imprescindible la unión de un péptido a fin de lograr una conformación estable de la molécula del CMH y permitir su transporte a la membrana celular. Hasta que este evento de ensamblado no ocurra, la molécula de CMH de clase I, requiere de chaperonas para su estabilización. Las proteínas chaperonas presentes en el RE son necesarias para la síntesis y el ensamblado de las moléculas del CMH de clase I antes de interactuar con el dímero TAP. La secuencia de eventos que llevan a una molécula de CMH estable comienza con la unión de la molécula de clase I sintetizada a la chaperona calnexina, que la mantiene parcialmente plegada. La cadena α de la molécula de clase I forma un heterodímero con la β2-microglobulina el cual se disocia de la calnexina y se asocia con un complejo proteico donde la calreticulina cumple funciones de

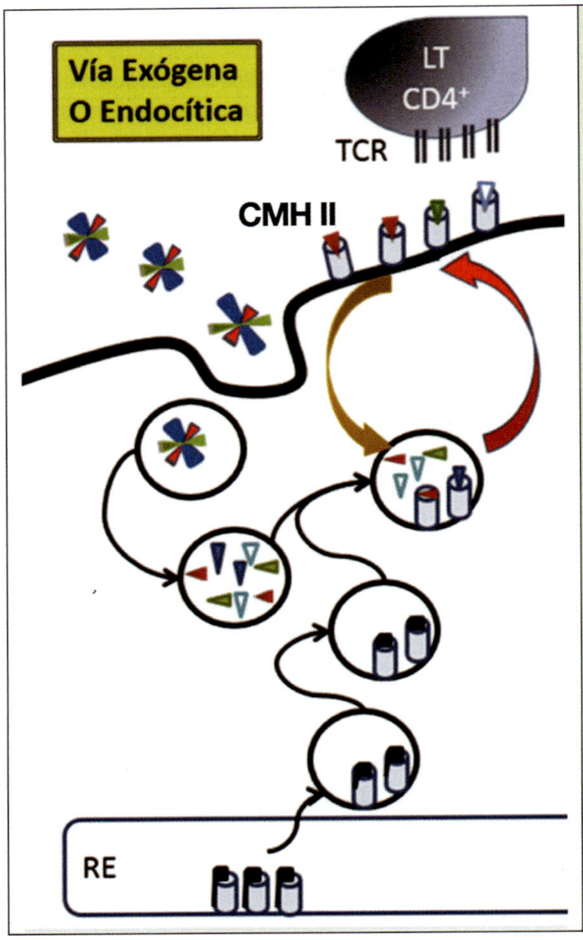

Vía exógena o endocítica de procesamiento y presentación antigénica.

- Comienza con la endocitosis del antígeno hacia los endosomas tempranos.
- Continúa hacia los endosomas tardíos, donde se produce la degradación de los péptidos en epítopes que competirán por el sitio de unión del surco de las moléculas del CMH II.
- Las moléculas de CMH de clase II migran desde el retículo endoplásmico (RE) hasta los endosomas tardíos.
- En el RE, el surco de las moléculas del CMH II, esta obstruido por una cadena invariante, que se va degradando a medida que migra
- La última porción de la cadena invariante (denominado CLIP), es removido por la molécula HLA-DM en los endosomas tardíos o lisosomas para permitir la carga de los péptidos.
- Una vez cargada las moléculas del CMH II, sale a la membrana plasmática.
- Las moléculas del CMH II, reciclan constantemente.

Fig. 14-4. Vía Exógena o Endocítica.

chaperona. Otra proteína de este complejo, la tapasina, se une a la proteína TAP-1. Así, la molécula de clase I del CMH unida a TAP-1 puede unir el péptido. La unión del mismo estabiliza la molécula de clase I, la cual se libera de la TAP y convenientemente plegada deja el RE para migrar a la membrana celular. Aquellas moléculas que no han unido péptidos son muy inestables y se degradan en el aparato de Golgi. Los péptidos transportados por la proteína TAP que no se unen a las moléculas de clase I, vuelven al citosol por un mecanismo dependiente de ATP pero independiente de TAP. Un detalle importante es que las moléculas de clase I permanecen en el RER por un corto tiempo y se encuentran en exceso con respecto a los péptidos presentes.

4.- Vía exógena o endocítica

Para que esta vía sea viable, se requiere que las CPA tengan capacidad de internalizar un antígeno, activar las enzimas proteolíticas que degraden el antígeno a péptidos, y cargar el péptido en las moléculas de CMH de clase II. Una vez internalizado el antígeno, éste llega a los endosomas tardíos, los que pueden migrar hacia el interior celular y fusionarse con los lisosomas.

La vía exógena o endocítica (Fig. 14-4) es la vía usual para la presentación de péptidos derivados de las proteínas presentes en el compartimento endosómico. Estos péptidos son presentados por moléculas de clase II del CMH a los linfocitos T CD4^{+}. Los péptidos presentados por las moléculas de clase II se originan en la degradación de proteínas provenientes de patógenos que se replican en el sistema endosómico o patógenos que han sido endocitados. La degradación de proteínas en los endosomas es mediada por diversas enzimas, entre las que se destacan diferentes catepsinas.

Al igual que las moléculas del CMH de clase I, las de clase II, también se encuentran en el RE, pero a diferencia de las de clase I, las de clase II no pueden ensamblar péptidos mientras se encuentren en el RE. Esto sucede, dado que una vez sintetizadas, las moléculas de clase II se unen a una cadena invariante en su surco. La cadena invariante también se denomina Li y corresponde al CD74. La cadena Li se une en forma no covalente al heterodímero $\alpha\beta$ de clase II y forma un trímero. Una parte de la cadena invariante ocupa la hendidura o el surco de la molécula e impide así la unión de péptidos presentes en la luz del RE. Durante el ensamblado de este trímero (α:β:Li) en el RE, sus componentes están también asociados a chaperonas, como la proteína calnexina. Luego se ensamblan tres trímeros para formar un nonámero que se separa de la calnexina y es transportado desde el RE a través del aparato de Golgi hacia el compartimiento endosómico. A medida que viaja a través del aparato de Golgi, la cadena invariante sufre diferentes grados de proteólisis, reduciendo su tamaño, de tal manera que cuando llega al compartimento endosomal, el hueco de la molécula del CMH queda cubierto por una porción de cadena invariante denominada CLIP. Finalmente, en el compartimento endosomal, el CLIP es desplazado por una molécula denominada HLA-DM, quedando el hueco libre para ser ocupado por algún péptido presente en el endosoma.

La actividad de la molécula HLA-DM es regulada por una segunda molécula de clase II denominada HLA-DO. La misma inhibe la eliminación de CLIP mediada por HLA-DM. A diferencia de HLA-DM, la expresión de DO no es estimulada por el IFN-γ, por lo tanto, durante el transcurso de procesos inflamatorios la actividad de HLA-DM tiende a imponerse sobre la actividad de HLA-DO.

Tras su unión al péptido, la molécula de clase II es transportada hasta la membrana celular, donde podrá presentar el péptido antigénico al linfocito T $CD4^+$. En la membrana, la vida media (estabilidad y persistencia) de los complejos molécula de clase II-péptido depende de un conjunto de factores, entre los que se destacan: a) la naturaleza de la célula presentadora de antígeno (la vida media del complejo es mayor en las células dendríticas que en los macrófagos y linfocitos B) y b) las propiedades del péptido. Las moléculas de clase II que se disocian de la cadena invariante son muy inestables. Si no unen péptidos, se degradan con rapidez. Por lo tanto, es frecuente que las moléculas de clase II presenten péptidos provenientes de la degradación de las mismas.

5.- Presentación cruzada de antígenos

Las dos vías de presentación antigénica descriptas más arriba, son incapaces de explicar determinadas respuestas inmunes que se observaban en circunstancias particulares, como por ejemplo la presencia de linfocitos T $CD8^+$ citotóxicos, frente a infecciones virales por virus que no infectan a las células dendríticas (las únicas células capaces de inducir una respuesta inmune primaria). El mismo tipo de respuesta T citotóxica se observa contra algunos patógenos que son fagocitados (*Leishmania*, *Salmonella*) o contra antígenos extracelulares que componen ciertas vacunas. En estos casos, y según los conceptos vertidos más arriba, la respuesta inmune lógica debería ser de tipo T $CD4^+$, ya que se trata de patógenos o componentes que son fagocitados y procesados por la vía exógena.

La explicación a la presencia de LT CD8 citotóxicos frente a productos fagocitados (antígenos exógenos), se encuentra en otro tipo de procesamiento y presentación antigénica denominado presentación antigénica cruzada (Fig. 14-5). Esta presentación cruzada se define como la capacidad que tienen algunos antígenos endosomales para ser presentados por las moléculas del CMH de clase I (además de ser presentados por las de clase II). La generación de los linfocitos T CD8+ citotóxicos por presentación cruzada se puede dar en las infecciones en compartimentos no linfoides (por ejemplo, los virus papiloma que infecta a células epiteliales); infecciones virales que inhiben la vía endógena; infecciones virales abortivas que no generan virus citoplasmáticos (por ej. vacunas para virus influenza, vaccinia, poliovirus); macrófagos que contienen micobacteria, salmonella y otros patógenos endosomales, resistentes a la degradación por proteasas lisosomales; o en ciertas células tumorales. El tipo de antígeno y el entorno estimulante, el tiempo y la fase de la respuesta inmune son cruciales para la determinación de la presentación cruzada eficiente, la que se describe fundamentalmente para las células dendríticas.

Se han propuesto diferentes modelos que tratan de explicar los mecanismos por los cuales los péptidos del compartimento endosomal, pueden acoplarse a las moléculas del CMH de clase I. El primero de estos modelos propone que ciertos péptidos endosomales pueden formar pequeños poros sobre las membranas de los endosomas, permitiendo que otros péptidos pasen a través de la membrana (Fig. 14-5). El canal conductor de proteínas, en la membrana de los endosomas se denomina Sec61. Una segunda posibilidad para el escape de los péptidos al citosol es la ruptura de la membrana del fagolisosoma, seguida por la interacción de los péptidos con la maquinaria de procesamiento citoplasmático. Esta ruptura puede observarse en aquellos fagosomas que contienen algunos microorganismos como el *Cryptococcus neoformans*. Otra posibilidad es la translocación de las moléculas de CMH I a diferentes compartimentos endolisosomales cargándose de péptidos en los mismos.

La presentación cruzada no se circunscribe únicamente a la presentación de péptidos del compartimento de membrana por las moléculas de CMH de clase I. También es posible la "presentación cruzada" de antígenos presentes en el citosol a través de moléculas de clase II del CMH a los linfocitos T CD4. En este proceso de presentación cruzada parece tener un rol predominante el mecanismo de autofagia.

La autofagia tiene un papel importante en el mantenimiento de la homeostasis celular proporcionando nutrientes durante los períodos de inanición, la eliminación de organelas dañadas e incluso en la eliminación eficaz de virus, bacterias, y parásitos. Existen al menos tres tipos diferentes de autofagia: autofagia mediada por chaperonas, microautofagia y macroautofagia. De esta manera, la autofagia, que es un proceso "autodigestivo", promueve el tránsito de componentes presentes en el citosol (organelas y moléculas) al compartimento endosómico, permitiendo la relocalización de antígenos citosólicos al compartimento endosómico para su degradación, y por lo tanto, la unión de los péptidos resultantes a las moléculas de clase II, allí presentes.

6.- Vía de presentación mediada por moléculas CD1

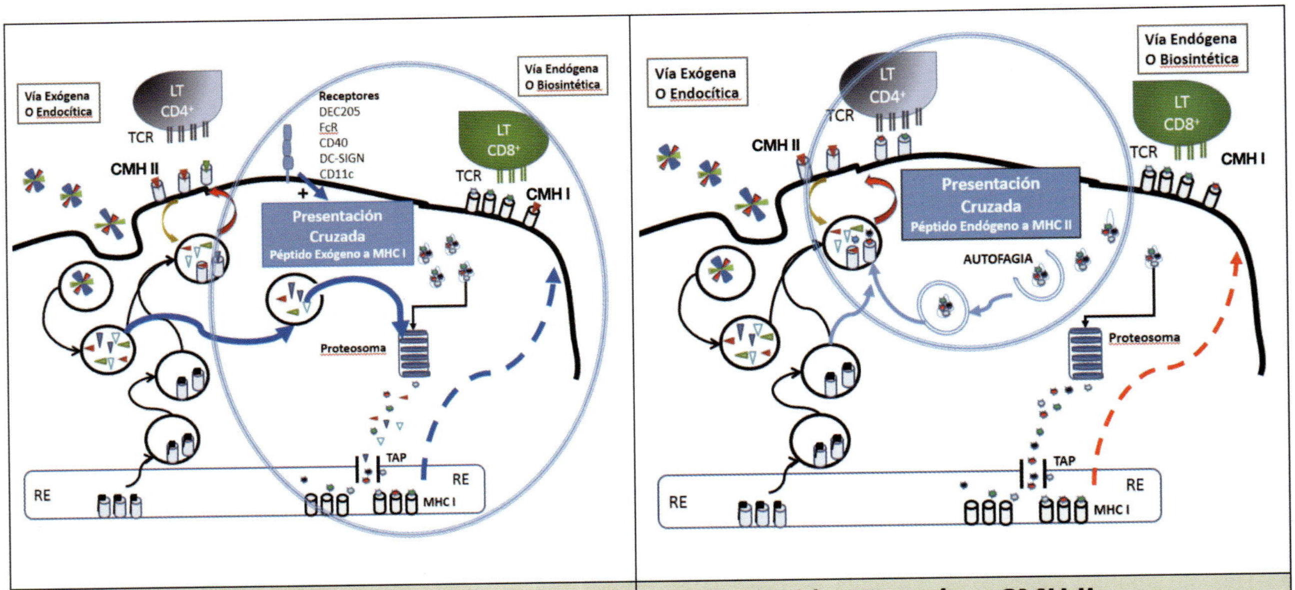

Presentación Cruzada a CMH I

- *Los péptidos endocitados (por fagocitosis, pinocitosis o acoplados a receptores), son exportados desde los endosomas hasta el citosol, donde sufren la degradación por el proteosoma.*
- *Los péptidos entran al retículo endoplásmico a través del TAP, donde se cargan a las moléculas del CMH I, saliendo a la membrana plasmática para su presentación a LT CD8⁺.*

Presentación Cruzada a CMH II

- *Los péptidos endógenos son capturados durante el proceso de autofagia y se movilizan hacia los lisosomas.*
- *En los lisosomas, los péptidos son degradados por proteasas, y los epitopes resultantes se cargan a las moléculas del CMH II, saliendo a la membrana plasmática para su presentación a los LT CD4+.*

Fig. 14-5. Presentación Cruzada.

Hasta aquí, se mencionaron las vías de presentación peptídicas. Sin embargo, existe una vía de presentación mediada por las moléculas CD1, que permiten la presentación de lípidos a los linfocitos Tγδ y a las células NKT.

El complejo CD1 en humanos, es una molécula homóloga a CMH de clase I que está codificado fuera del CMH y consiste en cinco genes, CD1A, CD1B, CD1C, CD1D y CD1E. Cuatro de las proteínas codificadas en este locus, CD1a, CD1b, CD1c, CD1d son conocidas por mediar la activación de células Tγδ por antígenos. Las tres primeras se expresan en el epitelio tímico cortical, las células de Langerhans, las células dendríticas y los linfocitos B; mientras que CD1d se expresa en el epitelio intestinal y todas las células derivadas de la médula ósea.

Las moléculas CD1 no son polimorfas y contienen una cadena α con tres dominios extracelulares y una cadena β2 microglobulina, asociadas de modo no covalente. Su funcion primaria es presentar lípidos a las células NKT y a los linfocitos Tγδ. Las moléculas CD1 pueden presentar lípidos propios, como fosfatidilinositol, fosfatidiletanolamina, fosfatidilglicerol y gangliósidos, como también lípidos provenientes de microorganismos.

Una vez sintetizadas, las moléculas CD1 son translocadas al RE y al aparato de Golgi, donde se cargan con lípidos propios e ingresan en la vía secretoria, permitiendo su expresión en la superficie celular. Luego, las moléculas CD1 son internalizadas al compartimento endosómico, evento crítico para que puedan cargarse con lípidos microbianos que hayan sido internalizados. Los distintos isotipos de CD1 presentan un tráfico diferencial. Las moléculas CD1a permanecen en la superficie durante largos períodos y en su tráfico sólo están implicados los endosomas que se reciclan desde la membrana celular. La molécula CD1b expresa secuencias en sus dominios citosólicos que le permiten interactuar con las proteínas adaptadoras AP2 y AP3, permitiendo su tráfico a los endosomas tempranos y tardíos (lisosomas), donde se cargan los lípidos, retornando a la superficie

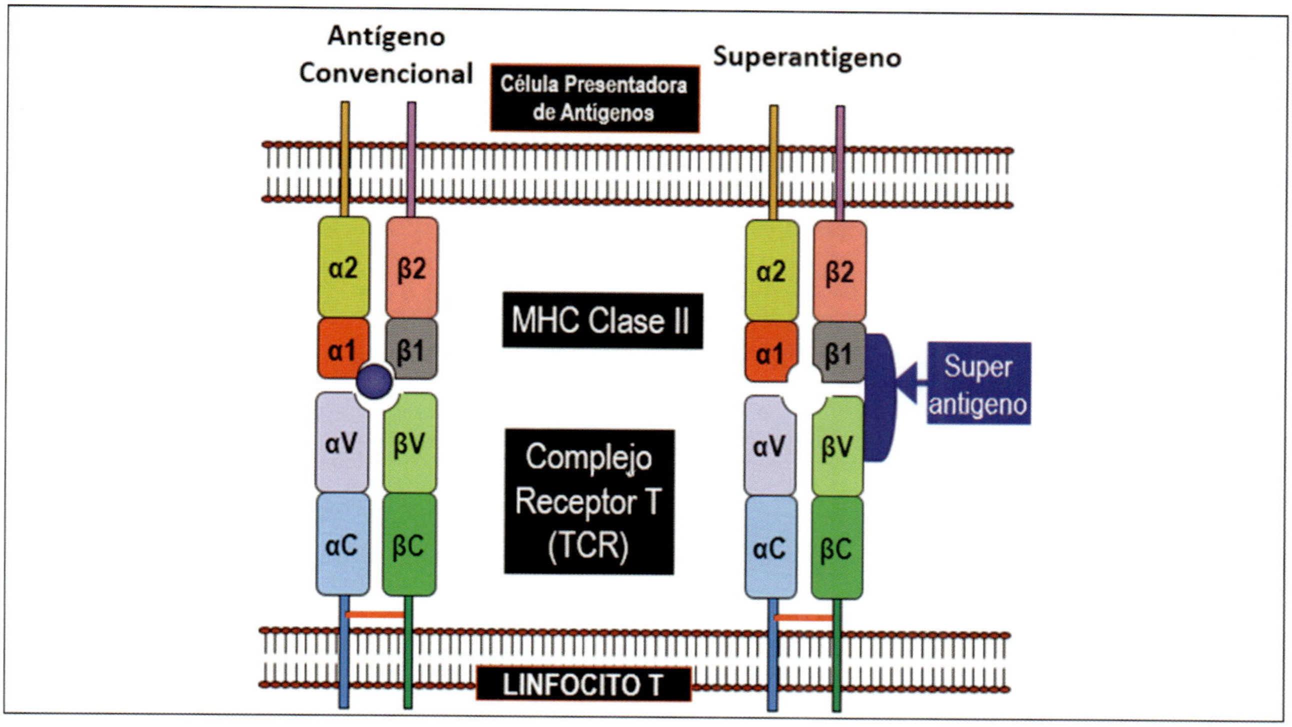

Fig. 14-6. Comparación del mecanismo de presentación antigénica clásica y la presentación de superantígenos.

celular, a fin de poder presentarlos a los linfocitos T. El tráfico de CD1c se vincula fundamentalmente con los endosomas tempranos, ya que CD1c no interactúa (o lo hace de modo ineficaz) con AP3. CD1d tiene un comportamiento similar a CD1c. Así, los distintos isotipos de CD1 podrán cargar antígenos lipídicos desde diferentes compartimentos endosómicos, para luego presentarlos a los linfocitos y a las células NKT.

7.- Superantígenos

En todos los casos de presentación antigénica, la respuesta T es la activación y la proliferación celular, siempre y cuando existan un número importante de moléculas presentadoras junto con moléculas coestimulatorias. Sin embargo, existe otra manera de inducir una respuesta proliferativa, que requiere de la presencia de moléculas del CMH, pero no necesita que el péptido haya sido procesado ni que se encuentre en el surco o hueco de la molécula. Su unión a las moléculas de CMH de clase II, lo hace sobre elementos conservados fuera del surco de unión a los péptidos, con relativamente alta afinidad (Kd=10^{-8}-10^{-7} M); en tanto que también se une sobre la cadena βV del TCR (Fig. 14-6).

Estos antígenos son toxina bacterianas denominados "superantígenos" por las propiedades hiperestimuladoras sobre los linfocitos T (Fig.14-6). Los superantígenos de los Estafilococos son estables y altamente resistentes a las proteasas y a la desnaturalización. Estos superantígenos inducen una alta proliferación de linfocitos T con liberación de grandes cantidades de citocinas y quimiocinas proinflamatorias, metaloproteasas, que sumado a la activación de la cascada de la coagulación, lleva a grandes daños tisulares en diferentes órganos y sistemas.

8.-Implicancias del procesamiento y la presentación antigénica en medicina

Una manera de poner en evidencia la relevancia de los procesos descriptos en este capítulo surge de aquellos pacientes que tienen una expresión defectuosa de CMH. Estas enfermedades son trastornos que llevan a cuadros raros y graves de inmunodeficiencias. Uno de los cuadros mejor estudiados es el del síndrome del linfocito desnudo. Estos pacientes expresan poco o nada de HLA-DP, DQ o DR en las CPA profesionales. Estos pacientes tendrán defectos en la ontogenia de los linfocitos T, con una reducción de linfocitos T CD4$^+$ maduros y defectos en la activación de linfocitos T. El cuadro es mortal y requiere ser tratado con un trasplante de médula ósea.

Otro cuadro grave es la deficiencia en moléculas del CMH de clase I. Estos pacientes tienen una reducción en el número y función de linfocitos T CD8$^+$. A veces, la ausencia de moléculas del CMH de clase I, se debe a mutaciones en los transportadores TAP. El cuadro se presenta con lesiones cutáneas granulomatosas necrosantes e infecciones bacterianas, pero no virales. Cabe aclarar, que en estos pacientes, la ausencia de clase I lleva a la activación de células NK, provocando las lesiones necrosantes.

La asociación entre HLA y enfermedad autoinmune, ya fue mencionada. Una de las enfermedades más estudiadas ha sido la diabetes de tipo I, la que se centra en una mayor probabilidad de padecerla en pacientes que expresan HLA-DQ8 y HAL-DQ2, y menor en los individuos que expresan HLA-DQ6. Nótese, que se habla de probabilidades, ya que la expresión de algunos de los HLA de mayor riesgo, no determina que el individuo vaya a padecer la enfermedad. De ahí que la determinación de HLA en toda la población, resulta innecesaria ya que no tiene valor diagnóstico. Sin embargo, es importante la determinación de los alelos de HLA en los individuos que se van a someter a un trasplante de órganos para buscar individuos histocompatibles para reducir el riesgo de rechazo de los injertos.

Es interesante recordar que muchos microorganismos patógenos evaden la respuesta inmune bloqueando los mecanismos de procesamiento y presentación antigénica. Por ejemplo, el virus del herpes simple codifica una proteína citosólica que se une a los dímeros TAP-1 y TAP-2, evitando la entrada de los péptidos al RE y la presentación de los epitopes víricos a los linfocitos T CD8.

Por último, resulta también interesante remarcar que las moléculas descriptas en los mecanismos de procesamiento y presentación antigénica pueden utilizarse como blancos terapéuticos. En este sentido, merecen destacarse el Bortezomib y el Carfilzomib, que se utilizan en el mieloma múltiple al inhibir el inmunoproteosoma de la célula tumoral, llevándola a la apoptosis.

BIBLIOGRAFÍA

Fainboim, Geffner. Introducción a la Inmunología Humana, 6ta. Edición Editoral Médica Panamericana.

Peakman, Vergani. Inmunología Básica y Clínica. 2da Edición. Editoral Elsevier Churchill Livinstone.

Abbas, Lichtman, Pillai. Inmunología Celular y Molecular. 7maEdición. Editoral Elsevier Saunders.

Vyas, Van der Veen, Ploegh. The known unknowns of antigen processing and presentation. Nat Rev Immunol, 2008. 8(8): p. 607-18.

CAPÍTULO 15

EDUCACIÓN TÍMICA Y TOLERANCIA INMUNOLÓGICA

Ana Rosa Pérez, Griselda Dídoli

Una de las características intrínsecas y más distintivas del sistema inmunitario es su capacidad de discriminar entre antígenos expresados por microorganismos o sustancias extrañas y aquellos normalmente expresados en los tejidos del individuo. Esta discriminación entre lo "**propio**" y lo "**no propio**" tiene vital importancia para nuestra supervivencia, ya que la respuesta inmune protectora sólo debe desarrollarse contra antígenos que normalmente no están presentes en nuestro organismo y debe "tolerar" a los que sí lo están. En consecuencia, la **tolerancia inmunológica** se define como la capacidad del sistema inmunitario de no reaccionar contra lo propio. En un individuo sano, el mantenimiento de la tolerancia se da a través de una compleja serie de mecanismos celulares y moleculares que permiten la eliminación o inactivación de las células potencialmente autorreactivas, ya sea linfocitos T o B. La falla en algunos de estos mecanismos puede generar una respuesta autoinmunitaria, que en determinadas condiciones, conduce al desarrollo de enfermedad autoinmune, ya sea órgano específica o generalizada.

La tolerancia inmunológica se da a dos niveles. El primero de ellos tiene lugar durante el desarrollo de los linfocitos en los órganos linfoides primarios (timo y médula ósea) y su propósito es eliminar **células inmaduras** que sean capaces de reconocer antígenos propios. A este mecanismo se lo conoce como **tolerancia central**, el cual es altamente eficaz y asegura que el posterior repertorio de linfocitos maduros sea incapaz de responder a antígenos propios y lesionar tejidos periféricos. Sin embargo, algunos linfocitos con potencial autorreactivo pueden abandonar el timo y poblar la periferia. Allí, cobra relevancia la llamada **tolerancia periférica**, que resulta en la inactivación o eliminación de **linfocitos maduros** que reaccionan contra antígenos propios. En otras palabras, la tolerancia periférica brinda mecanismos adicionales a los centrales que evitan que los linfocitos maduros puedan inducir daño tisular.

Educación Tímica y Tolerancia Central

Como se comentó anteriormente, se conoce como **tolerancia central** a una serie de procesos o mecanismos que tienen lugar en los órganos linfoides primarios (timo y médula ósea) y que dan como resultado la falta de respuesta a lo propio. Estos procesos han sido mucho más estudiados en el timo que en la médula ósea, y consecuentemente, se conocen más detalles de la tolerancia central de los linfocitos T que de los B.

Los mecanismos que intervienen en la adquisición de tolerancia central de los linfocitos T tienen lugar durante su ontogenia, tal como fue descrito en el **Capítulo 13**. Recordemos que los genes que codifican para los receptores de los linfocitos T o TCR (por "*T cell receptor*"), son reordenados al azar en cada individuo, por lo que las posibilidades de que algunos de ellos puedan reconocer antígenos propios presentados por las moléculas del complejo mayor de histocompatibilidad (CMH) es elevada. Para evitar que estos linfocitos potencialmente autorreactivos puedan llegar a dañar los tejidos del individuo, deben ser eliminados antes de que pueblen la periferia como células maduras.

El desarrollo de los linfocitos T en el timo (Fig. 15-1), comienza con la llegada de precursores desde la médula ósea a través de los vasos sanguíneos localizados en la unión corticomedular. Como parte de este proceso de diferenciación, los timoncitos migran desde la zona corticomedular hasta la corteza, posteriormente a la médula y luego regresan a la unión corticomedular para finalmente ser exportados a la periferia como linfocitos T maduros CD4 o CD8. Los correceptores CD4 y CD8 son habitualmente utilizados como marcadores de expresión a fin de categorizar las distintas subpoblaciones de timocitos y distinguir su secuencia de maduración, si bien también existen otras moléculas de superficie que colaboran en esta clasificación, tales como el TCR, CD44 y CD25. Los timocitos más inmaduros no expresan ni CD4 ni

CD8 por lo cual se los conoce como doble negativos (DN) y representan aproximadamente el 5% del total de timocitos. Esta población se subclasifica en función de su expresión de CD44 y CD25, distinguiéndose cuatro subpoblaciones (DN1 a DN4). En una etapa más avanzada de la diferenciación celular los genes que codifican para las cadenas α y β del TCR se reordenan totalmente (proceso mediado por las recombinasas Rag1 y Rag2). Esto permite que el TCR se exprese en baja densidad sobre la membrana celular junto al CD4 y al CD8, razón por la cual a los timocitos que se encuentran en esta etapa se los denomina doble positivos (DP). Los linfocitos DP se localizan en la corteza tímica y representan aproximadamente el 80% del total de timocitos. En este estadio, los timocitos experimentan una serie de mecanismos de "control de calidad" relacionados con su capacidad de interactuar con las moléculas del CMH. Aquellos linfocitos DP que no pudieron reordenar los genes del TCR en forma adecuada, que no consiguieron expresar correctamente el TCR en la membrana o bien que fueron incapaces de reconocer un péptido en el contexto de las moléculas del CMH, no serán útiles a la hora de desarrollar un respuesta inmune específica y serán eliminados por apoptosis, proceso que se conoce como **muerte por descuido o abandono**. Además, debido a que los timocitos DP corticales contienen un repertorio de TCR que no ha sido seleccionado en base a sus especificidades antigénicas, esta población es el principal objetivo de los procesos de **selección positiva** y **negativa**. Los timocitos DP que superan exitosamente el proceso de selección positiva, sobreviven y se diferencian hacia linfocitos simple positivos (SP), mientras que los que son seleccionados negativamente, mueren por apoptosis. En general se asume que la selección positiva precede a la negativa, sin embargo aún no hay evidencias claras de esto. Independientemente de esto último, se calcula que entre el 95-97 % de los timocitos DP muere a consecuencia de los distintos pasos de control que se efectúan en este estadio, y es por esta razón que normalmente se observa una gran cantidad de cuerpos apoptóticos en la corteza tímica. Posteriormente, los timocitos SP (que constituyen alrededor del 15 % del total de timocitos) interactúan con células presentadoras de antígenos medulares para completar su desarrollo, pudiendo aún ser eliminados por selección negativa a fin de asegurar la tolerancia central.

Los procesos de selección tienen por objetivo que los linfocitos T maduros que serán exportados a la periferia expresen únicamente TCRs capaces de reconocer antígenos extraños en el contexto del CMH y que sean tolerantes hacia los propios. Dependiendo del nivel de **afinidad** con que un determinado TCR reconozca los complejos

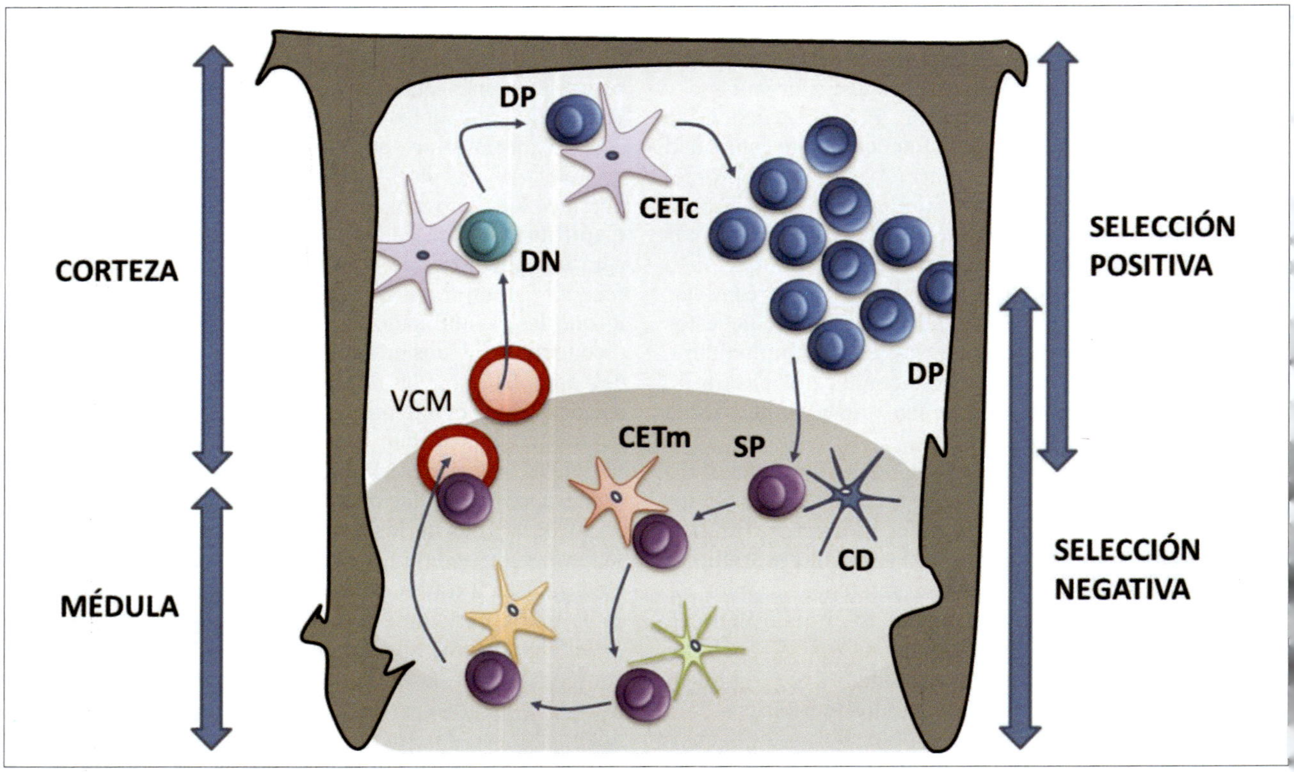

Figura 15-1: **Proceso normal de diferenciación y selección positiva y negativa.** La figura muestra los distintos estadios madurativos de los timocitos: doble negativos (DN), doble positivos (DP) y simple positivos (SP) en el contexto del estroma tímico. A medida que se diferencian, los timocitos migran desde la zona corticomedular hacia la corteza, donde interaccionan con las células epiteliales tímicas corticales (CETc) y luego se movilizan hacia la médula, en donde interaccionan con células epiteliales tímicas medulares (CETc) y células dendríticas (CD). En el estadio DP, las células experimentan la selección positiva y negativa. Las que son seleccionadas negativamente mueren por apoptosis, mientras que las que son seleccionadas positivamente se mueven hacia la médula y se diferencian en linfocitos SP CD4 o CD8, estadio en el cual aún pueden ser seleccionados negativamente. Finalmente, los linfocitos maduros son exportados a través de los vasos de la unión corticomedular (VCM) a los órganos linfoides periféricos.

'péptido propio-CMH" (p-CMH), se generarán señales cualitativamente diferentes que determinarán si el timocito es seleccionado positiva o negativamente. Cada interacción TCR-p-CMH presenta una afinidad característica y cuantificable, entendiéndose por **afinidad** a la intensidad de dicho reconocimiento. Mientras la selección positiva es favorecida en la corteza por interacciones de intensidad baja a intermedia, la selección negativa es consecuencia de interacciones de alta intensidad que ocurren tanto en la corteza como en la médula (Fig. 15-2).

En este contexto, es evidente que las interacciones que se desarrollan entre los linfocitos y las células presentadoras del estroma tímico tienen un papel relevante en la selección positiva y negativa. Básicamente, el estroma tímico es un microambiente tridimensional especializado y heterogéneo, compuesto por una red de **células epiteliales tímicas (CET),** células dendríticas (CDs), macrófagos y fibroblastos, que conforman nichos bien diferenciados: la corteza y la médula tímica. Cada uno de estos nichos aporta señales específicas que contribuyen no sólo al compromiso con el linaje T, a la supervivencia, proliferación y migración, sino que también a los procesos de selección positiva y negativa de los linfocitos T. No obstante que la presentación de péptidos por moléculas del CMH clase I normalmente sólo la realizan las células presentadoras profesionales (CDs y macrófagos), las CET presentan la particularidad de ser las únicas células no hematopoyéticas que exhiben un nivel elevado de expresión de las moléculas de clase II. Por otra parte, el procesamiento antigénico que realizan las CET a fin de presentar péptidos propios en el contexto del CMH no sería exactamente igual al que realizan las células presentadoras en la periferia, tal como se describió en el Capítulo 14. Sumado a esto, las CET corticales (CETc) y las CET medulares (CETm), a pesar de tener un origen en común, difieren en sus características funcionales y fenotípicas.

En la corteza, las CETc son las células encargadas de presentar antígenos propios a los timocitos DP, tanto en el contexto de las moléculas de clase I como de clase II del CMH. Para la presentación por clase I, las CETc utilizan, además de la maquinaria convencional, una maquinaria proteolítica citoplasmática especial llamada **timoproteasoma**, que posee algunas subunidades catalíticas diferentes a las de las presentadoras convencionales. La proteólisis mediada por el timoproteasoma genera péptidos que se unen con una afinidad baja a las moléculas de clase I, lo cual favorecería la **selección positiva**. De esta forma, los linfocitos DP que reconozcan un complejo péptido propio-CMH con afinidad baja a intermedia, podrán continuar con los pasos madurativos subsiguientes.

Curiosamente, las CETc no pueden llevar a cabo eficientemente la vía exógena tradicional de presentación por clase II. Sin embargo, pueden presentar péptidos sobre clase II derivando antígenos propios presentes en vesículas

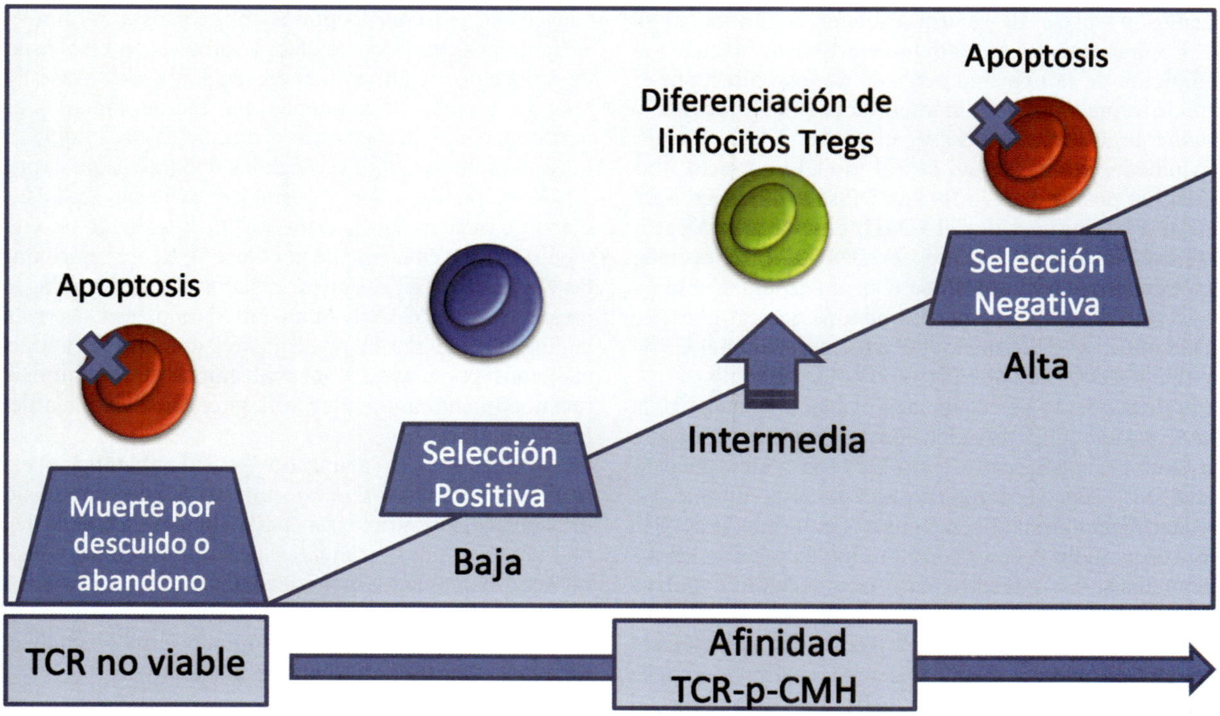

Fig. 15-2: La interacción TCR-p-CMH determina el destino de los linfocitos T. En el estadio doble positivo (DP), los linfocitos que no puedan expresar receptores (TCRs) viables mueren por apoptosis (Muerte por descuido o Abandono). Los linfocitos cuyos TCRs reconozcan exitosamente los complejos péptido propio-CMH p-CMH), serán seleccionados positivamente si interaccionan con una afinidad baja, mientras que serán seleccionados negativamente y morirán por apoptosis si interaccionen con alta afinidad. Los linfocitos que interaccionen con una afinidad intermedia se diferenciarán linfocitos T reguladores (Tregs).

llamadas **autofagosomas** al compartimiento lisosomal, lo que explicaría porque las CETc presentan una alta tasa de **autofagia**. La autofagia es un proceso a través del cual, porciones del citoplasma celular (organelas y proteínas) son englobadas por autofagosomas que posteriormente se fusionan con endosomas y lisosomas. En las CETc, la degradación proteolítica es al menos en parte llevada a cabo por dos proteasas particulares conocidas como **catepsina L** y **serin proteasa específica del timo.** Estas enzimas provocan el clivaje de las proteínas en residuos diferentes a los que generan las proteasas que se encuentran en las células presentadoras convencionales. De esta manera, la autofagia favorecería la carga no convencional de péptidos propios a las moléculas de clase II del CMH.

Como resultado de estos mecanismos especiales de presentación, los antígenos propios sufren un procesamiento atípico, permitiendo que las CETc exhiban un repertorio antigénico diferente del que podría exhibir una CETm o una célula presentadora profesional en la periferia, tanto en el contexto de las moléculas clase I como clase II.

Aún se debate la naturaleza de los mecanismos que determinan que un linfocito DP que se seleccionó positivamente se diferencie definitivamente (o se "comprometa") hacia el linaje CD4 o CD8. Uno de los modelos más aceptados, el **modelo instructivo**, postula que aquellos linfocitos DP que hayan reconocido un antígeno en el contexto de las moléculas de clase I, migrarán hacia la médula y se diferenciarán en linfocitos SP CD8, mientras que aquellos que lo hayan hecho en el contexto de las moléculas de clase II, se diferenciarán a linfocitos SP CD4. Contrariamente, el **modelo estocástico**, plantea que la inhibición de la expresión de uno de los correceptores ocurre de forma azarosa y sin importar si el TCR reconoció previamente un péptido sobre el CMH Clase I o II. Independientemente de cuál sea el modelo correcto, tras la selección positiva los linfocitos DP se diferencian a SP y quedan **restringidos por el CMH**, es decir que a partir de ese momento, los linfocitos T CD8 sólo reconocerán un péptido antigénico únicamente si se encuentra unido a una molécula del CMH clase I, mientras que un linfocito T CD4 sólo lo podrá hacer sobre una molécula del CMH clase II.

Mientras que la selección positiva ocurre sólo en la corteza (estadio DP), la selección negativa parece tener lugar tanto en la corteza (estadio DP) como en la médula (estadio SP), siendo preponderante en esta última. En ambas localizaciones, los timocitos que expresan TCRs que reconocen péptidos propios con alta afinidad son eliminados por apoptosis. En consecuencia, **la selección negativa representa el proceso que permite el establecimiento de la tolerancia a lo propio a través de la deleción de poblaciones autorreactivas**. Más aún, constituye un paso de control adicional, en donde aquellas células que fueron seleccionadas positivamente, aún pueden ser eliminadas por selección negativa. De esta manera la selección negativa "esculpe" el repertorio de los linfocitos T que poblarán la periferia, eliminando a nivel tímico aquellos clones que son potencialmente autorreactivos.

Al igual que lo que ocurre con las CETc, las CETm exhiben una serie de características propias que están estrechamente relacionadas a su función. El repertorio de antígenos propios presentados por las CETm es sorprendente grande y esto se debe a que las CETm presentan tanto antígenos derivados de moléculas propias de las células tímicas, como también **antígenos cuya expresión está restringida a tejidos periféricos (AgTPs),** como por ejemplo la insulina o la proteína básica de mielina. Esta expresión ectópica, denominada **expresión génica promiscua,** es en gran parte el resultado de un mecanismo especial mediado por un regulador transcripcional conocido como AIRE (por "**A**uto**I**mmune **RE**gulator"), el cual se expresa en alrededor del 40 % de las CETm. La expresión promiscua de antígenos tiene un papel muy importante en la prevención de la autoinmunidad, ya que posibilita que el repertorio de células T maduras con el que un individuo contará en la periferia sea tolerante a una gran proporción de AgTPs y no sólo a los antígenos propios del timo. La presencia de mutaciones en el gen que codifica para AIRE conduce al desarrollo de una enfermedad autoinmune multiorgánica poco frecuente llamada síndrome poliglandular autoinmune tipo 1 o poliendocrinopatía autoinmunitaria-candidiasis-distrofia ectodérmica (conocida por su sigla en inglés como APECED). En otras palabras, la presencia de alteraciones funcionales en AIRE afecta el procesamiento y presentación de autoantígenos por la CETm, lo que finalmente resulta en la pérdida tolerancia hacía AgTPs.

Las CDs presentes en la médula tímica también son capaces de presentar péptidos antigénicos a los linfocitos SP tanto por clase I como clase II e intervenir en el proceso de selección negativa. La presentación por clase II se produce a partir de antígenos que fueron captados en la periferia o por la fagocitosis de antígenos solubles que llegan por circulación. Las células dendríticas no expresan AIRE, y por lo tanto no pueden expresar AgTPs. Sin embargo pueden captar estos AgTPs a partir de las CETm y presentarlos eficazmente por clase II. Recordemos que en las CETm, los AgTPs son procesados por la vía endógena y presentados por clase I. Al mismo tiempo, las CDs realizan en forma eficiente la presentación cruzada de antígenos exógenos por clase I, lo cual amplía la posibilidad de reconocimiento antigénico y favorece la tolerancia de los linfocitos CD8.

Si bien se ha avanzado considerablemente en el conocimiento de los procesos implicados en la adquisición de tolerancia central, gran parte de estos conocimientos provienen de experimentos complejos realizados en ratones manipulados genéticamente, por esta razón uno de los mayores desafíos en este campo es comprender los mecanismos que naturalmente influencian y promueven la tolerancia central en los en seres humanos.

Tolerancia Periférica

La **tolerancia periférica** se produce una vez que los linfocitos han abandonado los órganos linfoides primarios y se encuentran en los órganos linfoides secundarios y periféricos. Como se mencionó anteriormente, funcion como un mecanismo de reaseguro para inactivar a los linfocitos T maduros y potencialmente autorreactivos que no hayan sido previamente eliminados por los mecanismos de la tolerancia central. Este mecanismo es además importante para tolerar antígenos propios que sólo se expresan en la vida adulta. Dentro de los mecanismos que se ponen en juego para la inducción de la tolerancia periférica se encuentran: la anergia, la inmunoignorancia, la deleción periférica y la supresión mediada por células T reguladoras.

La activación del linfocito T requiere de una primera señal que implica el reconocimiento TCR-p-CMH, y posteriormente de una segunda señal coestimulatoria. Sin embargo, cuando los linfocitos T reconocen antígenos sobre una célula presentadora en ausencia de moléculas coestimuladoras (como ocurre en ausencia de inflamación), se inactivan mediante un proceso de tolerancia denominado **anergia**.

Otro mecanismo de tolerancia periférica, está dado por la **supresión periférica** de linfocitos T autorreactivos que reconocen autoantígenos con una alta afinidad. Por ejemplo, la deleción periférica de linfocitos T suele producirse contra antígenos que aparecen durante la vida adulta, como por ejemplo los antígenos derivados de los espermatozoides. En este caso, estos linfocitos son eliminados por apoptosis tras el reconocimiento de ciertas moléculas de superficie que inducen la muerte celular, como la molécula Fas, perteneciente a la familia del receptor del factor de necrosis tumoral alfa.

La **inmunoignorancia** está originada por la ausencia de activación linfocitaria a pesar de la existencia de linfocitos autorreactivos. En este caso, el autoantígeno suele estar en concentraciones extremadamente bajas, o bien se halla secuestrado en los llamados sitios de inmunoprivilegio (como el globo ocular), en donde no es posible el contacto entre los antígenos y el sistema inmune.

Por último, la tolerancia periférica es también establecida por **supresión mediada por células T reguladoras naturales (nTregs).** Estas células, cuyo fenotipo es $CD4^+Foxp3^+$, se originan y maduran en el timo al igual que los linfocitos CD4 y CD8 convencionales, constituyen el 5% de la población de linfocitos maduros CD4 SP y se caracterizan por presentar una alta expresión de CD25 (cadena α del receptor para IL-2). La función de las células T reguladoras, una vez que abandonan el timo como células maduras es inhibir reacciones inmunes desarrolladas contra autoantígenos, tanto en el contexto de un órgano linfoide como en un tejido periférico. La expresión de Foxp3 es una condición necesaria para la diferenciación a este linaje celular supresor y el mantenimiento de la tolerancia periférica, ya que la presencia de mutaciones o deleciones en el gen *foxp3* conducen al desarrollo de enfermedades autoinmunes multiorgánicas severas. Bastan como ejemplos el síndrome de inmunodeficiencia, poliendocrinopatía y enteropatía ligado al cromosoma X (patología conocida como "IPEX" por su sigla en inglés) observado en seres humanos y un síndrome fatal similar a éste desarrollado en los ratones "scurfy".

Para que las T reguladoras puedan inhibir una respuesta desarrollada contra autoantígenos, ellas mismas deben reconocer antígenos propios. Aquí surge una pregunta: ¿Si reconocen antígenos propios, no deberían haber sido eliminadas en el timo por el proceso de selección negativa? Los factores que determinan que algunas células CD4 SP que reconocen antígenos propios sean eliminadas por selección negativa mientras que otras células CD4 SP se diferencien a células T reguladoras aún se desconocen con exactitud. Sin embargo, la respuesta a esta cuestión parece estar en algunos factores tales como la intensidad de la señal TCR-p-CMH, el tipo de células presentadora y la disponibilidad de ciertas citoquinas o factores de crecimiento que se producen localmente (como IL-2 e IL-15). Las CET parecen ser necesarias para la generación del repertorio de estos linfocitos supresores y su diferenciación estaría favorecida cuando se inducen señales en un rango de intensidad intermedia tras el reconocimiento del TCR por su p-CMH (Fig. 15-2), evitando así la selección negativa.

Tolerancia adquirida y tolerancia hacia antígenos extraños

Todo lo descrito hasta aquí está referido a la adquisición de tolerancia en forma natural (tanto central como periférica). Sin embargo, también puede inducirse tolerancia en forma artificial. Esto reviste una gran relevancia en la práctica médica, ya que permitiría controlar enfermedades autoinmunes, disminuir reacciones alérgicas y evitar el rechazo de aloinjertos.

Como comentamos anteriormente, la discriminación entre lo "propio" y lo "no propio" tiene vital importancia para nuestra supervivencia, ya que la respuesta inmune protectora sólo debe desarrollarse contra antígenos provenientes de microorganismos o sustancias extrañas. Paradójicamente, la exposición continua a antígenos microbianos también puede llevar a un estado de tolerancia, fenómeno que es explotado por algunos microorganismos para evadir la respuesta inmune y establecer infecciones crónicas.

BIBLIOGRAFÍA

Fundamental Immunology. William Paul. 7th Edition (2012). Lippincott, Williams&Wilki.

Cellular and Molecular Immunology. Abbas, Lichtman &Pillai. 8th Edition (2014). Elsevier.

Roitt›s Essential Immunology. Delve, Martin, &Roitt. 12th Edition. (2011). Willey Blackwell.

Introducción a la Inmunología Humana. Fainboim&Geffner. 6ta Edición. (2011) Editorial Médica Panamericana.

Antigen presentation in the thymus for positive selection and central tolerance induction. Klein, Hinterberger, Wirnsberger & Kyewski. (2009) Nat Rev Immunol. 9(12):833-44.

Journey through the thymus: stromal guides for T-cell development and selection. Takahama. (2006) Nat Rev Immunol. 6(2):127-35.

Regulatory T cells and immune tolerance. Sakaguchi, Yamaguchi, Nomura, Ono. (2008) Cell. 133(5):775-87.

CAPÍTULO 16

INMUNIDAD MEDIADA POR LINFOCITOS B - COOPERACIÓN CELULAR EN LA RESPUESTA DE ANTICUERPOS

Cristian G. Beccaria, Facundo Fiocca Vernengo, Melisa Gorosito Serran, Carolina L. Montes, Eva V. Acosta Rodríguez, Adriana Gruppi

Índice

1. Diferentes tipos de Linfocitos B maduros: Linfocitos B Foliculares, Linfocitos B de Zona Marginal y Linfocitos B-1

En adultos, se pueden diferenciar tres grandes grupos de linfocitos B maduros: linfocitos B Foliculares (FO), linfocitos B de Zona Marginal (ZM) y linfocitos B-1. El fenotipo y la localización microanatómica (nicho en la que cada subpoblación de linfocitos B reside) sugieren para cada una de las subpoblaciones de linfocitos B funciones especializadas.

Comúnmente al hablar de linfocitos B, se hace referencia a linfocitos B FO, puesto que estas células comprenden la gran mayoría de los linfocitos B que pueblan bazo, ganglios linfáticos, placas de Peyer, amígdalas y sangre, entre otros tejidos. Los linfocitos B FO, reciben este nombre porque en los órganos linfáticos secundarios se encuentran agrupados formando estructuras histológicas denominadas folículos (Fig. 16-1).

Los linfocitos B FO, como mencionamos, representan

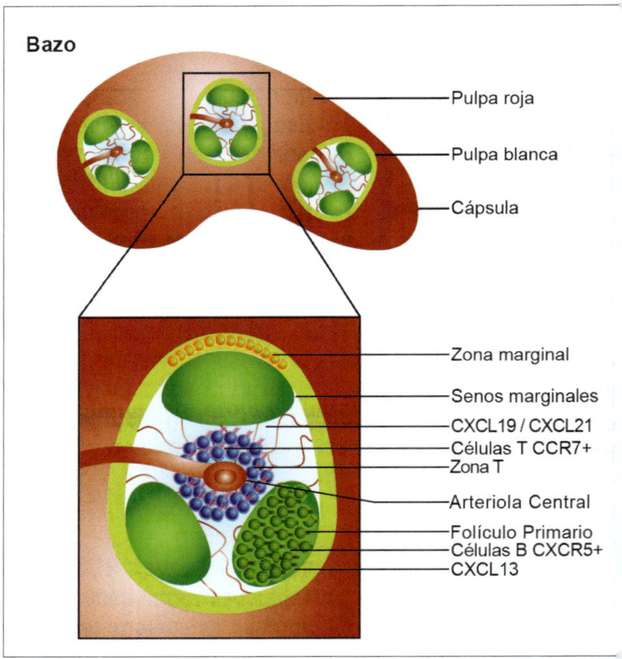

Fig. 16-1. Esquema de la estructura del Bazo, en donde se indica la pulpa blanca y la pulpa roja. La pulpa blanca está rodeada por una zona marginal de unos 100 um de ancho que la separa de la pulpa roja. La pulpa blanca posee folículos que contienen linfocitos B FO, linfocitos T que se ubican rodeando la arteriola central y linfocitos B de ZM que se ubican en la zona marginal. En la zona marginal se encuentran numerosos conductos vasculares pequeños, los senos marginales, alrededor de los folículos. La localización de los linfocitos B en folículos y de los linfocitos T en la zona periarteriolar depende de la expresión de las quimiocinas CXCL13 (expresada por células dendríticas foliculares) y CXCL19/CXCL21 respectivamente. Los linfocitos B expresan CXCR5, el cual interactúa con CXCL13 y los linfocitos T expresan CCR7, quien es receptor de CXCL19 y CXCL21.

el grupo numéricamente más importante de la población de linfocitos B en el bazo y los ganglios linfáticos, ya que comprenden entre el 80-90% de los linfocitos B en estos órganos. Estas células también reciben el nombre de linfocitos B-2, o "linfocitos B convencionales" y tienen la capacidad de recircular, patrullando nuestro organismo. La función principal de los linfocitos FO es reconocer Ags proteicos y diferenciarse en células productoras de anticuerpos específicos, gracias a la colaboración que reciben por parte de los linfocitos T CD4+cooperadores (Th, del inglés *T helper*). Los Ags proteicos se denominan Ags T-dependientes, porque para que el linfocito B genere una respuesta adecuada, necesita de la participación de los linfocitos T.

Las células B FO están programadas para producir anticuerpos de alta afinidad específicos para un patógeno, con la ayuda de las células Th. Con esta ayuda, los linfocitos B FO experimentan intensa proliferación, hipermutación somática y cambio de isotipo de inmunoglobulina (ver secciones posteriores), dando lugar a anticuerpos de alta afinidad de isotipos IgG, IgA e IgE. Los linfocitos B FO requieren de días a semanas para producir anticuerpos de distintos isotipos, mientras que los linfocitos B-1 o de ZM secretan anticuerpos en horas o días.

Los linfocitos B de ZM representan el 5-10% de los linfocitos B en el bazo. Se denominan así debido a su localización en la zona marginal del bazo, en la interfase entre la pulpa roja y la pulpa blanca (Fig. 16-1) adyacente a los senos marginales. Provienen de células progenitoras de médula ósea y no están presentes en ganglios linfáticos. No recirculan y por lo tanto no se encuentran en sangre. Estos linfocitos generan células plasmáticas (CP) de vida media corta que secretan mayoritariamente IgM. Para este proceso de conversión a células secretoras de IgM, no requieren de la cooperación de linfocitos T sino que aquellas señales que llevan al entrecruzamiento de la IgM (a través de la zona constante de la Ig, no de la zona que reconoce al antígeno) de membrana disparan su diferenciación en células plasmáticas. Los linfocitos B de ZM tienen un repertorio de reconocimiento de antígenos (Ags) sesgado a reconocer hidratos de carbono con epitopes repetidos, presentes en polisacáridos y glicolípidos así como ácidos nucleicos. Este tipo de estructuras están presentes en bacterias y virus. Las características de su receptor para el Ag (BCR, del inglés B *cell receptor*) y su localización anatómica permite que Ags particulados (especialmente bacterias encapsuladas) que ingresan por el torrente sanguíneo, se encuentren con estas células quienes actúan como una primera línea de defensa generando rápidamente una primera ¨onda¨ de anticuerpos contra el patógeno.

Los linfocitos B-1 son el principal subgrupo de linfocitos B presente en las cavidades peritoneal y pleural, constituyendo el 30-60% de todos los linfocitos en estos sitios. También pueden encontrarse en tejidos como bazo, pero en muy baja proporción (<1%). Mientras que los linfocitos B de ZM y los B FO derivan de precursores de médula ósea, hasta el momento no está dilucidado el origen y secuencia del desarrollo de los linfocitos B-1.Su número es mantenido en gran parte gracias a un proceso de autorrenovación. Este subgrupo de linfocitos B, a su vez se subdivide en dos grupos en base a la expresión del marcador celular CD5: los B-1a ($CD5^{+}$) y B-1b ($CD5^{neg}$). Los linfocitos B-1a producen anticuerpos naturales, los cuales son principalmente de isotipo IgM, poli-reactivos y con afinidad para el Ag relativamente baja. Estos anticuerpos juegan un papel importante en respuestas inmunes innatas contra patógenos. Los linfocitos B-1b, al igual que los B de ZM, están caracterizados por su habilidad de actuar en respuestas inmunes rápidas y producen anticuerpos de baja afinidad, de isotipo IgM o IgG3 específicos para el patógeno, y rápidamente pueden activarse de manera T-independiente, es decir sin la participación de células Th. Su activación, al igual que la de los linfocitos B de ZM, depende de receptores ¨innatos¨ como los receptores de tipo Toll (TLRs, del inglés Toll-like receptors). Estas características de las células B-1 y de ZM, en cuanto a las señales que disparan su activación, proliferación y diferenciación a células productoras de anticuerpos, las posiciona, a diferencia de los linfocitos B FO, como células con bajo umbral de activación.

2. **Primeros eventos de activación de un linfocito B luego del encuentro con su antígeno específico. Vías alternativas de diferenciación luego de su activación**

La organización, en órganos linfáticos secundarios, de los linfocitos B FO y de los linfocitos T se basa en patrones de migración gobernados por moléculas quimioatractantes. La zona donde residen los linfocitos B formando folículos es rica en la quimiocina CXCL13, la cual es producida por células dendríticas foliculares y el estroma folicular (Fig. 16-1). Los linfocitos B expresan el receptor de quimiocina CXCR5, ligando de CXCL13, por lo que esta dupla de proteínas media la migración de los linfocitos B hacia la zona del folículo. Por el contrario, los linfocitos T expresan CCR7, un receptor para las quimiocinas CXCL19 y CXCL21, secretados por las células del estroma donde se ubica la zona T (Fig. 16-1).

El reconocimiento del Ag por parte de los linfocitos B a través de su BCR, provoca una serie de cambios en la expresión de genes que facilita la presentación antigénica a los linfocitos T. Seguido a esto, los linfocitos B aumentan la expresión de CCR7, lo que les permite migrar hacia el borde T-B (Fig. 16-2.I).Los primeros días post interacción con el Ag, los linfocitos B proliferan en la unión de las zonas T/Folículo (Fig. 16-2. II), distribuyéndose en un patrón perifolicular, principalmente cerca de las áreas interfoliculares en los ganglios linfáticos y de los canales puente en el bazo.

Luego de recibir la colaboración de un linfocito Th, el cual reconoce péptidos del mismo Ag que activó a los linfocitos B, los linfocitos B tienen tres destinos potenciales: pueden diferenciarse a linfocitos B de centro germinal (CG) los cuales se ubican dentro de los folículos B, a linfocitos B de memoria temprana (o linfocito B de memoria independiente de CG) o a células plasmáticas secretoras de anticuerpos en focos extrafoliculares (de corta vida) (Fig. 16-2.III). Las señales que recibe el linfocito B para optar por uno de estos tres caminos no están totalmente dilucidadas. Se ha observado que si los linfocitos B maduros poseen un BCR con alta afinidad por el Ag, la respuesta extrafolicular es más prevalente que la reacción de CG. A la inversa, clones con reactividad más débil con el Ag son principalmente dirigidos a los CGs donde se someten a una maduración de la afinidad de su BCR. La generación de CGs depende totalmente de la interacción con los linfocitos Th, por ello, la respuesta de CG es T-dependiente.

3. Iniciación y Formación del Centro Germinal. Establecimiento de las Zonas Clara y Oscura

Los CGs son estructuras microanatómicas transitorias que se forman en órganos linfáticos secundarios o periféricos como consecuencia de la respuesta de los linfocitos B a Ags T-dependientes. Como se explicó anteriormente, dentro de los CGs los linfocitos B experimentan un incremento en la afinidad de los anticuerpos que producen, además de cambio de isotipo de inmunoglobulinas, y se diferencian a células plasmáticas secretoras de anticuerpos específicos para el Ag que activó al linfocito B y a linfocitos B de memoria, los cuales median y sostienen por largo tiempo respuestas inmunes protectoras contra patógenos.

En los últimos años, el uso de microscopía intravital permitió evidenciar los cambios fenotípicos y de migración que se experimentan en la formación del CG. La reacción de CG se inicia por interacciones que involucran múltiples tipos celulares, entre ellos células dendríticas, linfocitos T y el propio linfocito B. Tal como indicamos en la Fig.16-2 luego de la activación con el Ag, los linfocitos B y T específicos para el Ag se encuentran entre sí en la región interfolicular en los órganos linfáticos secundarios y comienzan a interactuar. Los linfocitos T CD4+ activados se comprometen a ser linfocitos cooperadores foliculares (Tfh, del inglés *folicular helpers*), a través del ¨*priming*¨ o sensibilización que han recibido por las células dendríticas en la zona T y comienzan a aumentar la expresión de Bcl-6. Bcl-6 es un factor de transcripción que es el regulador maestro del programa molecular que apoya la diferenciación de los linfocitos T CD4+ a Tfh. Hacia el día 2, luego del contacto con el Ag específico, la mayoría de los linfocitos T involucrados en la reacción del CG adquieren el fenotipo característico de Tfh que consiste en la expresión simultanea de las proteínas: CXCR5+, PD-1+, ICOS+ y BCl-6+.

I. **CG temprano**. Ocurre entre los 4 y 7 días postinmunización o encuentro con el Ag. Los linfocitos B migran hacia el centro del folículo donde proliferan intensamente y pueden sufrir de hipermutación somática conducida por la enzima AID (del inglés *activation-induced cytidinedeaminase*). Este proceso toma lugar entre una red de células dendríticas foliculares que retienen complejos inmunes conteniendo al Ag inmunizante. La proliferación de los linfocitos B genera un grupo de linfocitos B numéricamente más importante, que contiene solo unas pocas Tfh.

II. **CG maduro**. Ocurre entre los 8 y 21 días post-encuentro con el Ag. Se divide en dos zonas: una zona clara (ZC) que contienen CDF, linfocitos B de ZC conocidos como **centrocitos** y una alta densidad de células Tfh, y una zona oscura (ZO) formada por células que se encuentran en proliferación denominadas **centroblastos**. Macrófagos con cuerpos tingibles, que fagocitan linfocitos B que están muriendo se pueden observar a lo largo del CG. En este estadio los linfocitos Tfh pueden migrar a los CG vecinos. La figura inferior muestra una ampliación de los eventos que ocurren en el CG maduro.

III. **Disolución del CG**. Ocurre después de los 21 días post-inmunización. Los CGs comienzan a disiparse. Los linfocitos B se encuentran reducidos en número y los macrófagos con cuerpos tingibles son más evidentes.

Hacia el día 3, los precursores de linfocitos B de CG migran hacia el centro del folículo para formar CGs tempranos (Fig. 16-3.I). BCl-6, también está involucrado en este proceso y es un regulador de la diferenciación de linfocitos B maduros a célula de CG. Es importante aclarar que distintos tipos de Ags, en diferentes tejidos linfoides (como bazo, ganglios, placas de Peyer, amígdalas), pueden arrojar diferencias en la cinética y organización de los CGs.

Dentro del CG, los linfocitos B sufren varios ciclos de proliferación y los genes que codifican para las regiones variables de inmunoglobulinas se diversifican mediante

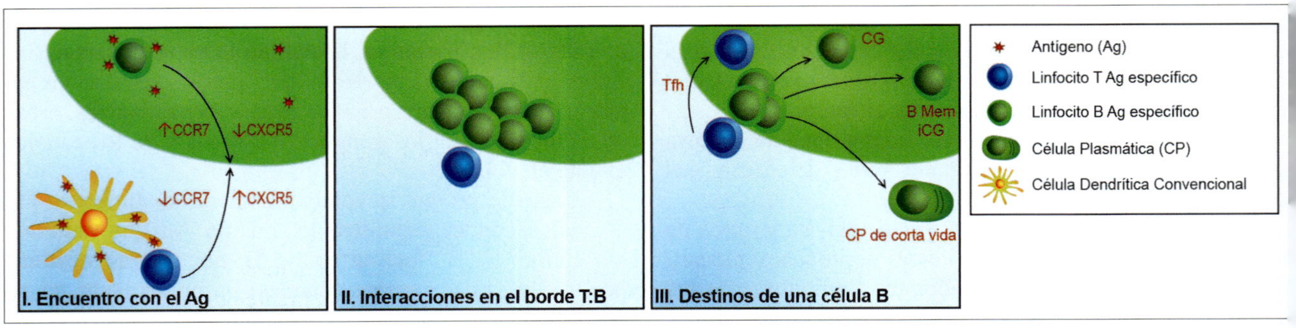

Fig. 16-2: Respuesta de los linfocitos B frente a antígenos. Luego del encuentro con el Ag los linfocitos B incrementan la expresión de CCR7 y disminuyen la expresión de CXCR5 y los linfocitos T incrementan la expresión de CXCR5 y disminuyen la expresión de CCR7, lo cual les permite desplazarse hacia la zona T:B. Luego de la interacción con el linfocito T, los linfocitos B pueden reingresar al folículo para generar CG, o pueden generar células plasmáticas extrafoliculares de corta vida o dar lugar a linfocitos B de memoria temprana o independiente de CG (iCG). En el caso del linfocito T, la interacción con el linfocito B promueve su diferenciación a linfocito T cooperador folicular (Tfh) y su migración hacia adentro del folículo.

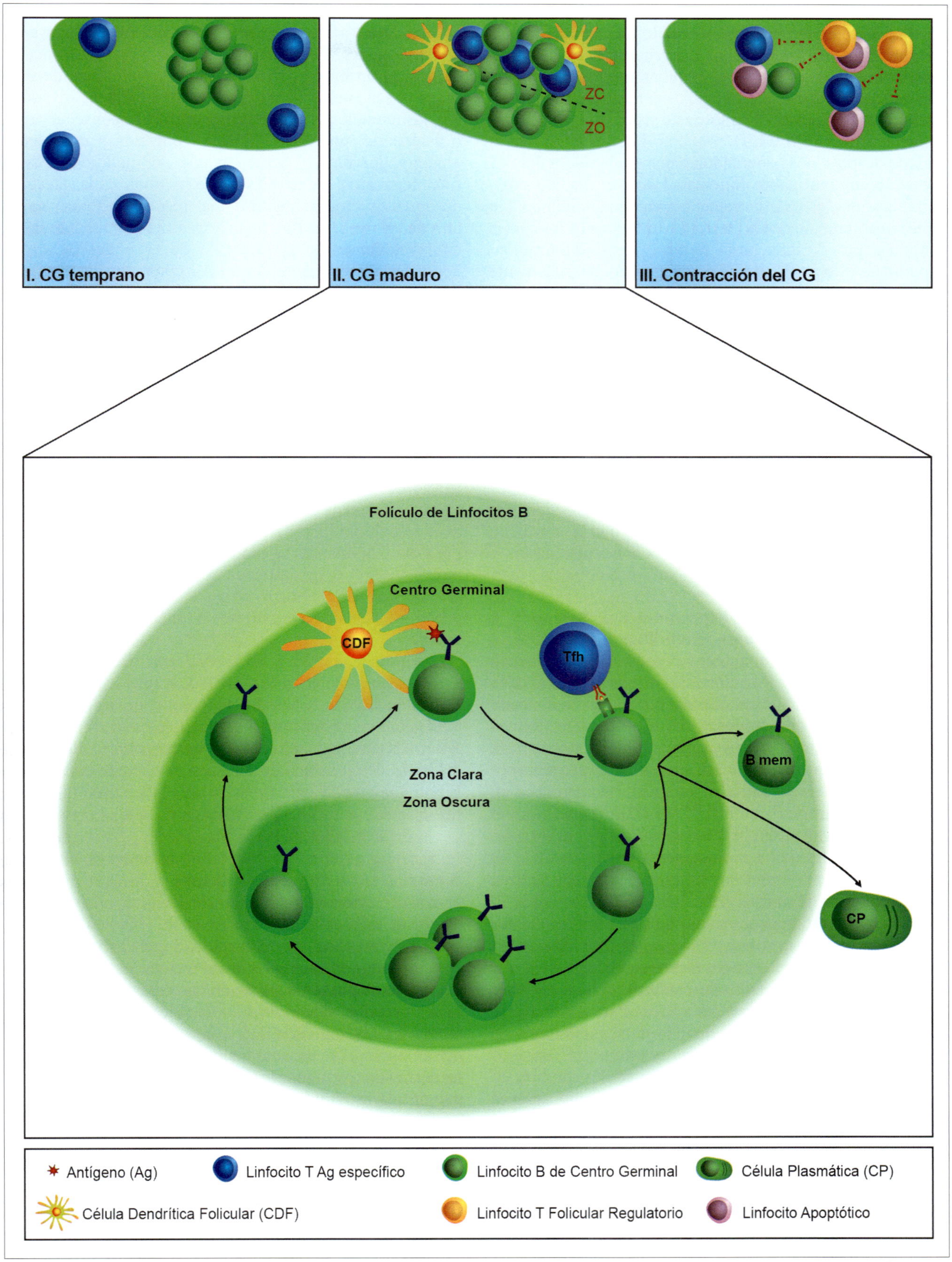

Fig. 16-3. Representación esquemática de la migración y cambios que sufren los linfocitos B en la generación de CG.

Hipermutación Somática (ver más adelante). Luego de 4 días post-inmunización, en los CGs tempranos, los linfocitos B crecen y se diferencian a células con características de blastos que rápidamente se dividen y comienzan a poblar la red de células dendríticas foliculares en el centro del folículo. Durante este proceso, los linfocitos B que expresan IgM e IgD, y que no interactuaron con el Ag, son desplazados generando un manto alrededor del CG que se denomina manto folicular. Hacia el día 5-6 post-inmunización, los CGs incrementan en tamaño debido a la rápida proliferación de los blastos de linfocitos B, los cuales continúan proliferando hasta el día 7 post-inmunización. A partir de este punto el CG se encuentra completamente establecido y comienza a polarizarse en dos microambientes conocidos como Zona Oscura (ZO) y Zona Clara (ZC) (Fig. 16-3. II), que reciben dichos nombres debido a su apariencia cuando se visualizan en un corte histológico teñido con hematoxilina/eosina. La ZO lleva este nombre debido a los núcleos de blastos densamente empaquetados que están proliferando dentro de una red interconectada de células reticulares que expresan CXCL12. La ZC está menos poblada por blastos de linfocitos B que la ZO y está caracterizada por la presencia de varios tipos celulares, los que incluyen: linfocitos Tfh, células dendríticas foliculares y macrófagos. Los blastos de linfocitos B que se ubican en la ZO y en la ZC fueron definidos como centroblastos y centrocitos, respectivamente (Fig. 16-3.II ampliada).

4. **Centro Germinal: Hipermutación Somática y cambio de Isotipo de inmunoglobulinas**

Para protegerse de un número extremadamente elevado de agentes patógenos y foráneos, el sistema inmune debe generar un repertorio de anticuerpos que puedan reconocer, neutralizar y eliminar a todos aquellos potenciales agentes extraños con los que se pueda encontrar. Para crear este gigantesco repertorio de anticuerpos, los progenitores de los linfocitos B se someten durante su desarrollo a un proceso denominado recombinación V(D)J, el cual permite a los linfocitos B ensamblar los genes que codifican las regiones variables de los anticuerpos tanto de las cadenas livianas como de la cadena pesada. Estos procesos ocurren en médula ósea durante el desarrollo de los linfocitos B. No obstante, los reordenamientos V(D)J no son suficientes para obtener anticuerpos capaces de conferir protección efectiva contra agentes tóxicos y patógenos, debido a que la mayoría de los anticuerpos derivados de células vírgenes poseen inadecuada afinidad por el Ag. Para hacer frente a esto, los linfocitos B experimentan un segundo ciclo de diversificación de anticuerpos, que ocurre en los órganos linfáticos secundarios y que consiste en sutiles cambios en la especificidad, mayor afinidad por el Ag y modificaciones en la clase de anticuerpos que producen, otorgándole así diversas funciones efectoras. Los procesos involucrados es este segundo ciclo de diversificación se denominan Hipermutación Somática y cambio de isotipo de Igs (CSR, del inglés class switch recombination). Ambos procesos están mediados por la expresión de la enzima AID.

La hipermutación somática es un proceso en el cual se acumulan mutaciones puntuales en las regiones variables de las cadenas livianas y pesadas de inmunoglobulinas, en una tasa ~10^6 mayor que las mutaciones observadas en otros genes. Esta acumulación de mutaciones ocurre en los centroblastos. Aunque el objetivo final de este proceso sea producir anticuerpos de alta afinidad por el Ag, las mutaciones pueden tener diferentes consecuencias, ocasionando: una mayor afinidad por el Ag, una menor afinidad por el Ag, o bien puede no modificarla. Será finalmente en la ZC del CG donde se produzca la selección de aquellos clones mutados que resultaron tener mayor afinidad por el Ag. Las mutaciones tienden a acumularse en las regiones de la molécula de Ig o del BCR que contactan directamente con el Ag como son las regiones determinantes de la complementariedad (CDR: del inglés Complementarity determining regions).

Mientras que la hipermutación somática puede originar clones de linfocitos B productores de anticuerpos altamente afines para un Ag, estos anticuerpos aún siguen siendo de isotipo IgM, que es el isotipo de anticuerpo que poseen los linfocitos B que emigraron de medula ósea y que no contactaron con su Ag específico. Los anticuerpos de tipo IgM poseen una vida media más corta y una capacidad funcional más limitada que los de isotipos IgG. La recombinación de genes que codifican a las cadenas pesadas de inmunoglobulinas permite la sustitución del isotipo IgM por otro, cambiando la cadena pesada de la IgM(m) por otra IgG, IgA o IgE(cadenas g, a o e, respectivamente), proveyendo así al anticuerpo nuevas funciones biológicas y permitiendo nuevos patrones de distribución través del cuerpo.

La inducción del CSR puede ocurrir en diferentes entornos de citocinas que resultan de la interacción entre los linfocitos B y las células T productoras de las mismas. El CSR también es dependiente de la expresión de la enzima AID y las características del anticuerpo generado dependen del perfil de citocinas presentes en el microambiente. Así, IFN-g favorece la diferenciación a IgG2a e IgG3, TGF-b a IgA o IgG2b e IL-4 a IgE o IgG1 (Fig. 16-4).

5. **Centro Germinal: Selección de clones de linfocitos B reactivos con antígenos extraños**

Luego de experimentar sucesivas rondas de hipermutación somática dentro de la ZO, los linfocitos B de CG mutados, con alta afinidad por el Ag, deben ser seleccionados en la ZC. Estudios recientes sugieren que la competencia por la cooperación ofrecida por los Tfh es el factor principal que determina la selección de los clones mutados. Los linfocitos B de CG capturan Ags vía BCR y presentan los Ags procesados bajo la forma de complejos formados por péptidos+MHC a los linfocitos Tfh. Mientras mayor sea la afinidad del BCR por el Ag, habrá mayor captura antigénica, resultando en una mayor densidad de péptidos-MHC en la superficie del linfocito B. Esto se traduce en que la célula está más preparada para recibir una mayor colaboración por parte de los linfocitos Tfh. Aquellos clones de linfocitos B que no reciben ayuda por parte de los Tfh mueren por apoptosis, mientras que los clones que sí la reciben, experimentan nuevas rondas de proliferación y maduración de la afinidad, o

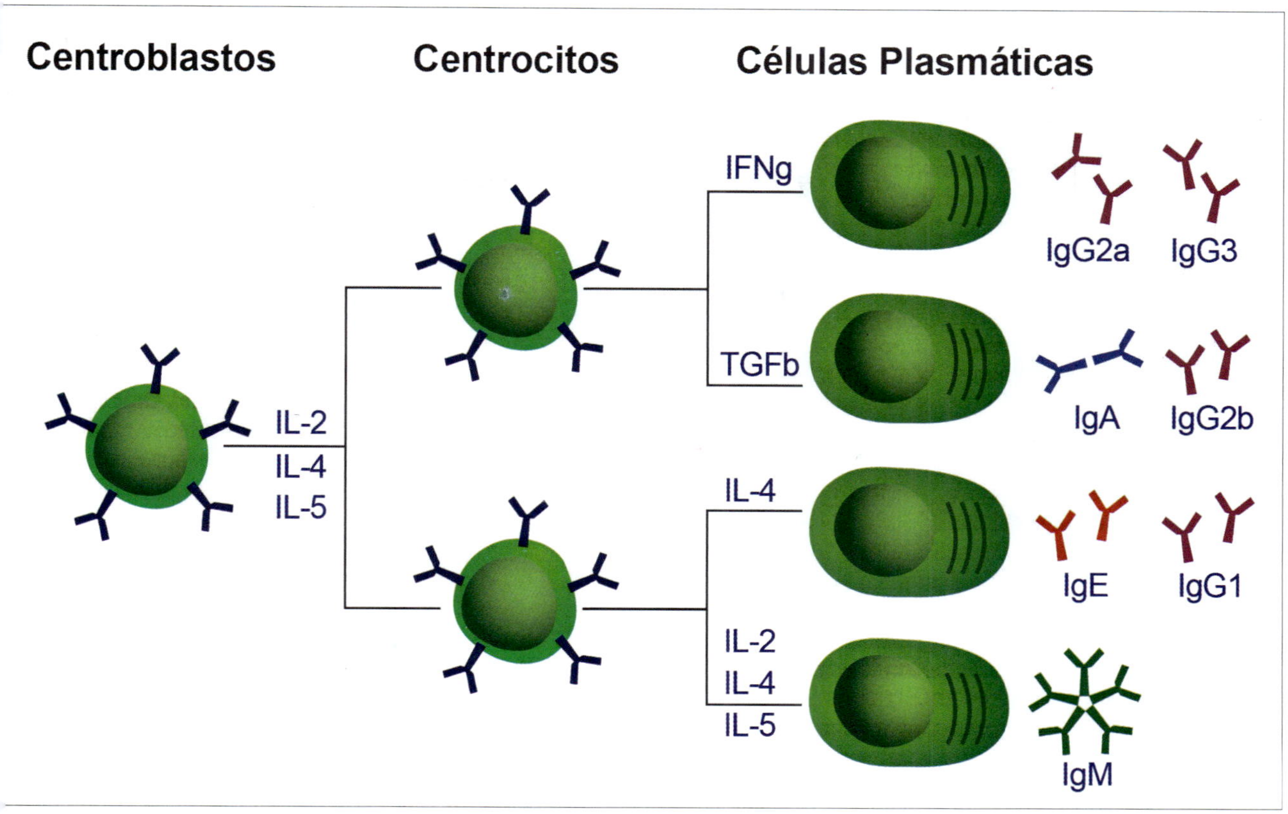

Fig. 16-4. Representación esquemática del rol de las citocinas sobre el cambio de isotipo de inmunoglobulinas producidas por los linfocitos B de CG.

bien, abandonan el CG dando lugar a células plasmáticas (secretoras de anticuerpos) de larga vida o a linfocitos B de memoria.

El destino del linfocito B está gobernado, en parte, por la interacción con los linfocitos Tfh a través de diferentes pares de moléculas indicados en la Fig. 16-5. Además de las interacciones entre las moléculas de superficie de las células, los linfocitos Tfh aportan ayuda a través de citocinas, las cuales incluyen IL-4 e IL-21 (Fig. 16-5). La falta de algunos de estos factores afecta profundamente la respuesta a Ags T-dependientes y la respuesta de CG.

La importancia de la reacción de CG y el cambio de isotipo de Igs se evidencia en ciertas inmunodeficiencias humanas en donde los pacientes son incapaces de generar CGs y anticuerpos de diferentes isotipos. Un ejemplo característico es el síndrome de Hiper IgM, que se debe a una falla en la expresión de CD40L por parte de los linfocitos T.

6. Centro Germinal: selección del destino de los linfocitos B en células plasmáticas de larga vida y linfocitos B de memoria

Los posibles destinos de una célula B de CG incluyen:

1) Muerte por Apoptosis, la cual ocurre cuando el linfocito B que sufrió hipermutación somática no reconoce Ags o complejos inmunes que incluyan al Ag sobre las células dendríticas foliculares;

2) Re-ingresar al CG y someterse a sucesivas rondas de replicación e hipermutación somática;

3) Diferenciarse a células plasmáticas o de memoria que persisten por años sin necesidad de re-exposición al Ag. Los mecanismos que dictaminan el destino de un linfocito B a célula de memoria o a célula plasmática no están completamente dilucidados.

Células Plasmáticas de larga vida.

La transformación de un linfocito B en una célula plasmática, secretora de anticuerpos, requiere de un dramático cambio en el programa transcripcional de la célula. El linfocito B silencia genes que definen a la identidad y función celular B y expresa los genes que confieren identidad y función a una célula plasmática. Si bien el perfil transcripcional que conduce a los linfocitos B a célula plasmática no ha sido completamente dilucidado, se ha identificado al factor de transcripción Blimp-1 como el regulador maestro de la diferenciación de linfocito B a célula plasmática.

Muchas de las células plasmáticas derivadas de CGs migran a la médula ósea, a tejidos linfoides asociados a mucosas, a focos de inflamación o permanecen en el órgano linfático secundario. La migración de la célula plasmática a médula ósea depende de la expresión de CXCR4 sobre su superficie. A través de este receptor la célula plasmática es retenida en la médula ósea por su ligando CXCL12, producido por células del estroma. En la médula ósea se desarrollan nichos o espacios que

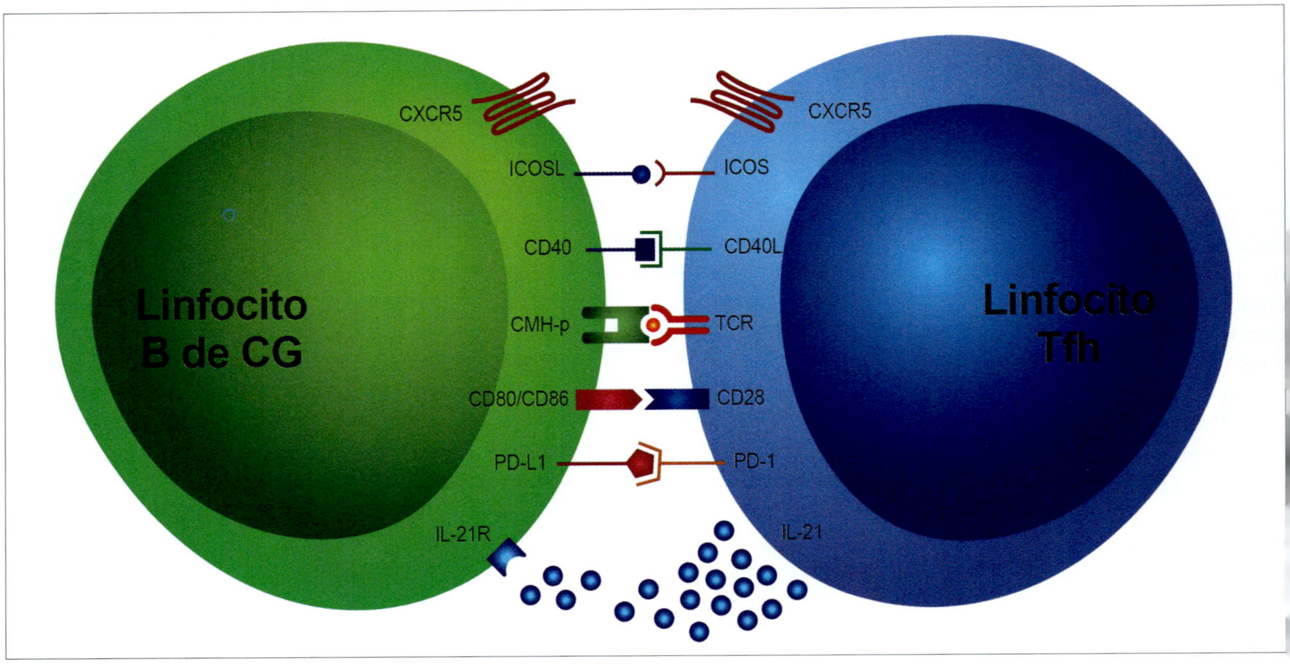

Fig. 16-5: Representación esquemática de la interacción de linfocitos B y Tfh a través de moléculas de superficie y de citocinas. Los linfocitos Tfh tienen una expresión incrementada de CXCR5 y por ello pueden migrar hacia el folículo para formar parte del CG. En el CG los linfocitos Tfh interaccionan con los linfocitos B a través de varias moléculas tales como CMH-péptido/TCR, ICOS/COS-L, PD-1/PD-L1, CD40/CD40L, IL-21R/IL-21. Luego de esa interacción los linfocitos B se pueden transformar en linfocitos B de memoria o células plasmáticas.

permiten la sobrevida de las células plasmáticas a través de señales cooperativas dadas por citocinas (BAFF y APRIL, dos citocinas pertenecientes a la superfamilia de TNF) y por ligandos para las integrinas LFA-1 y VLA-4 y el receptor de adhesión CD44.

Las células dendríticas que pueblan el bazo y el estroma de médula ósea secretan BAFF y APRIL. BAFF se une a tres receptores: BAFF-R, TACI y BCMA, mientras que APRIL se une a TACI y BCMA. Estas dos citocinas son clave en la sobrevida de las células plasmáticas de larga vida. Otras citocinas que también resultan importantes para la sobrevida de la célula plasmática son IL-5, IL-6 y TNF.

La habilidad de las células plasmáticas para migrar a través de un gradiente de CXCL12 es crucial no sólo para su sobrevida sino también para el mantenimiento de su homeostasis. Las células plasmáticas maduras pierden su habilidad de responder a la quimiotaxis, por lo que si son desplazadas de sus nichos de sobrevida, éstas son incapaces de reingresar. Así, las células plasmáticas formadas, en última instancia, poseen la habilidad de desplazar y reemplazar células plasmáticas pre-existentes. Este reemplazo presumiblemente permite el ingreso de nuevas especificidades al reservorio de células de larga vida pero a una velocidad que impide la pérdida repentina de la memoria anterior.

Linfocitos B de memoria.

Como mencionamos, el otro destino posible a célula plasmática de los linfocitos B que emigran de CG es el de linfocito B de memoria. Los linfocitos B de memoria se caracterizan porque responden más rápido y más eficientemente que los linfocitos B vírgenes luego de una re-exposición a mínimas cantidades de Ag, diferenciándose a células plasmáticas que secretan inmunoglobulinas. Luego del reencuentro con el Ag, los linfocitos B de memoria ingresan a CGs preexistentes formados en una respuesta primaria, donde se expanden y acumulan mutaciones. Los linfocitos B de memoria que han experimentado cambio de isotipo evidencian una gran expresión de correceptores requeridos para la interacción con los linfocitos T, a diferencia de un linfocito B virgen o un linfocito B que recientemente inicia la reacción de CG. Además, los linfocitos B de memoria tienen una potente actividad como célula presentadora de Ag en comparación a una célula virgen, lo cual provee una efectiva activación de los linfocitos Tfh afines. Si bien se desconoce el sitio donde se encuentran los linfocitos B que se diferencian a células de memoria, se sabe que la ZM del bazo contiene, además de los linfocitos B de ZM, linfocitos B de memoria.

7. **Regulación y control de la respuesta de Centro Germinal**

El tamaño y la especificidad de los CGs está influenciado por linfocitos T regulatorios (Tregs) Foxp3+. Los linfocitos T CD4+ que expresan el factor de transcripción Foxp3 son el grupo de células regulatorias más estudiadas y se caracterizan por su capacidad de suprimir las respuestas inmunes y ser esenciales para el mantenimiento de la tolerancia inmunológica. Recientemente se describió un grupo especial de Tregs, denominado células T foliculares regulatorias (Tfr, del inglés *T folicular regulatory cells* capaces de expresar Foxp3, CXCR5, Bcl-6, ICOS y PD-1, fenotipo similar al de las células Tfh. Mediante la expresión de CXCR5, molécula que censa gradientes de CXCL13, las Tfr pueden migrar a los CGs y suprimir respuestas efectoras B. Algunos de los mecanismos propuestos a través de los cuales las Tfr ejercerían su función regulatoria son:

-A través de la expresión de CTLA-4 (del inglés *Cytotoxic T-lymphocyte antigen 4*). CTLA-4 es una molécula inhibitoria cuya ausencia favorece la expansión de los CGs. El mecanismo íntimo de acción para controlar CGs ya establecidos se desconoce, pero se sabe que es independiente de su acción sobre las moléculas coestimulatorias CD80 o CD86

- secreción de citocinas supresoras (IL-10; TGF-β)
- citólisis de los linfocitos B de CG y Tfh
- y disrupción de la interacción entre Tfh-B de CG.

Por otra parte, además de los T regs otros mecanismos que regulan a los CGs involucran mecanismos de retroalimentación mediados por anticuerpos y linfocitos CD8+ con capacidad regulatoria.

7. Linfocitos B de Memoria Independientes de Centros Germinales

Uno de los descubrimientos más interesantes de los últimos años es el de haber podido demostrar que los linfocitos B de memoria pueden generarse, en respuesta a Ags T-dependientes, tanto luego de una respuesta de CG como independientemente de ella. Se ha descripto que los linfocitos B activados pueden interactuar con linfocitos T CD4 activados y específicos para el mismo Ag en la interfase B-T del folículo como se describió para la formación de CGs (Fig. 16-3). Los linfocitos T, los cuales aún no se han diferenciado a Tfh, acompañan a los linfocitos B y continúan interactuando y esta interacción resulta en una proliferación de linfocitos B y en una potencial bifurcación del destino de estas células: algunos linfocitos B aumentarán la expresión de Bcl-6 y formarán CGs y otros podrán dar origen a linfocitos B de memoria independientes de CGs. Si bien ambos tipos de linfocitos B de memoria comparten muchas características, las cuales dificultan el estudio de cada una de ellas por separado, las evidencias que apoyan la existencia de linfocitos B de memoria CG-independiente son las siguientes:

1) Es posible encontrar, muy tempranamente luego de la interacción con Ag, linfocitos B de memoria recirculantes, específicos para el Ag y que han sufrido cambio de isotipo pero no han experimentado hipermutación somática.

2) Bloqueando la formación de CGs con anticuerpos bloqueantes que interrumpen la señalización vía CD40-CD40L o ICOS-ICOSL, se observan linfocitos B de isotipo cambiado, con fenotipo de memoria, sin evidencia de hipermutación somática o maduración de la afinidad.

Las causas por las cuales un linfocito B regresa al folículo para dar lugar a la formación de CG o se transforma en un linfocito B de memoria directamente es aún motivo de investigación.

Por otra parte, durante muchos años se asumió que los linfocitos B de memoria sólo podían formarse en respuesta a Ags T-dependientes, usualmente Ags proteicos, y por lo tanto, los linfocitos B-2 eran los únicos linfocitos B que participaban en la generación de memoria B. No obstante, datos recientes mostraron claramente que las células B-1 también son capaces de generar memoria B en respuesta a estímulos T-independientes, con la particularidad de que los linfocitos B de memoria generados persisten sólo en cavidad peritoneal y son de isotipo IgM principalmente. Al reencontrarse con el Ag, la célula B-1 de memoria migra desde la cavidad peritoneal al bazo, donde se diferencia a célula plasmática.

8. Respuesta extrafolicular

Las respuestas extrafoliculares son las responsables de una rápida producción de anticuerpos luego del encuentro con un Ag. Típicamente, las células plasmáticas generadas en estas respuestas, se localizan en cordones medulares de ganglios linfáticos y en focos en la pulpa roja de bazo. Las células plasmáticas en estos focos, por lo general, no poseen propiedades migratorias, son de corta vida, y si bien pueden experimentar cierto grado de hipermutación somática, lo hacen a una magnitud mucho menor que la experimentada en CGs, dando lugar en su mayoría a anticuerpos de baja afinidad y de isotipo IgM. La sobrevida de las células, en estos focos, también depende de factores de sobrevida como BAFF, secretado por células dendríticas CD11c+.

BIBLIOGRAFÍA

Molecular Biology of B Cells, 2nd Edition. Tasuku Honjo, Michael Reth, Andreas Radbruch, and Frederick Alt. Academic Press, Elsevier. 2015

Introducción a la Inmunología Humana. Leonardo Fainboim, Jorge Geffner. 6º Edición. 2011. Editorial Panamericana.

Cellular and Molecular Immunology, 8th Edition. Abul K. Abbas, Andrew H. H. Lichtman and Shiv Pillai. Saunders, Elsevier. 2015

Diversity Among Memory B Cells: Origin, Consequences, and Utility. David Tarlinton and Kim Good-Jacobson. Science 341, 1205 2013.

Germinal Centers. Gabriel D. Victora and Michel C. Nussenzweig. Annu. Rev. Immunol. 2012. 30:429–57

Plasticity and Heterogeneity in the Generation of Memory B Cells and Long-Lived Plasma Cells: The Influence of Germinal Center Interactions and Dynamics. Kim L. Good-Jacobson and Mark J. Shlomchik. J Immunol 2010; 185:3117-3125.

Control systems and decision making for antibody production. Christopher C Goodnow, Carola G Vinuesa, Katrina L Randall, FabienneMackayn& Robert Brink. NatImmunol. 2010 Aug;11(8):681-8.

Follicular Helper CD4 T Cells (TFH). Shane Crotty. Annu. Rev. Immunol. 2011. 29:621–63

Determining germinal centre B cell fate. Zotos D, Tarlinton DM. Trends Immunol. 2012 Jun;33(6):281-8.

The establishment of the plasma cell survival niche in the bone marrow. Chu VT, Berek C. Immunol Rev. 2013 Jan;251(1):177-88.

Dynamics of B cells in germinal centres. De Silva NS, Klein U. Nat Rev Immunol. 2015 Mar;15(3):137-48.

T Follicular Regulatory Cells in the Regulation of B cell Responses. Peter T. Sage and Arlene H. Sharpe. Trends Immunol. 2015 Jun 16.

Memory B cells. Kurosaki T, Kometani K, Ise W. Nat Rev Immunol. 2015 Mar;15(3):149-59.

CAPÍTULO 17

REGULACIÓN DE LA RESPUESTA INMUNE EFECTORA

Élida María del Carmen Álvarez.

1.1 El sistema inmune genera una serie de estrategias efectoras para el control de la infección.

En la respuesta adaptativa los linfocitos, tanto T como B, se activan luego del contacto con el antígeno a través de la interacción con el receptor de superficie como primera señal y de una adecuada co-estimulación que genera la segunda señal de activación. La presencia de estas dos señales asegura una correcta interrelación entre las células inmunes participantes de la respuesta y conduce, luego de una repetitiva estimulación, a la expansión de clones específicos y la diferenciación a células efectoras específicas.

La inmunidad mediada por los linfocitos T (LT) es responsable del accionar y la coordinación de la inmunidad adaptativa que controla a las infecciones causada por agentes microbiológicos tales como bacterias, hongos, virus y protozoarios así como también alteraciones producidas en los tejidos normales, en situaciones que pueden conducir a la instauración de enfermedad, al instaurarse reacciones de hipersensibilidad.

Dos poblaciones, los linfocitos CD4 y CD8, una vez diferenciados en los órganos secundarios, ejercen su acción protectiva a nivel de tejidos periféricos donde se establecen interacciones celulares que conducen al establecerse mecanismos de control y eliminación.

Las células CD4+ son una población linfocitaria que presenta gran plasticidad, lo que a consecuencia de la presencia de CPA y las características del microambiente generado por el anfígeno condiciona las características fenotípicas y funcionales de las mismas que finalmente se subdividen en diferentes subpoblaciones efectoras (Fig. 17-1).

Los linfocitos T efectores generados luego de la activación de los linfocitos T vírgenes por parte del antígeno en los órganos secundarios, principalmente en los ganglios linfáticos, son capaces de migrar hacia los tejidos periféricos, como ya fuese descrito en capítulos previos. Para tal fin las células activadas deben manifestar cambios en la expresión de las moléculas de adhesión y de los receptores para quimiocinas hechos que les permite llegar a cualquier sitio donde reside la infección. Cada sub-población de LT presenta un patrón propio de expresión de receptores de quimiocinas y de moléculas de adhesión que en conjunto le otorgan un patrón migratorio característico. Por ello, la llegada de las células efectoras al sitio de infección se logra por la expresión de receptores para quimiocinas, inducidos durante la diferenciación final de los linfocitos, receptores que unen a sus ligandos específicos, los que fueron producidos en forma simultánea por la presencia de los diferentes agentes microbiológicos al actuar sobre las células endoteliales.

Las citocinas secretadas durante la fase innata de respuesta mantienen las señales inflamatorias que permiten retener a las células efectoras en el sitio de infección para desencadenar los mecanismos que logran la eliminación del patógeno. Entre las principales agentes quimioatractantes podemos citar a CXCL10, CCL4, CCL5, CCL17, CCL22, CCL25, CCL27.

Como se analizó en capítulos anteriores, la inducción de la respuesta adaptativa permite alcanzar diferentes calidades de la respuesta lo que depende de las características biológicas del agente inductor. Los linfocitos CD4 específicos para un anfígeno pueden alcanzar un estadio final de diferenciación con características fenotípicas y funcionales que los ubica en distintas sub-poblaciones. Estas diferentes tipos de sub-poblaciones funcionales son clave para generar una inmunidad eficaz y protectora contra la amplia diversidad de agentes microbiológicos.

A la luz del conocimiento actual, los investigadores reconocen una amplia variedad de poblaciones CD4+ funcionales con roles reguladores (Treg) y efectores, Th1 Th2, Th17, Thf (folicular) junto con Th9 y Th22. Estas dos últimas se caracterizan por la secreción de IL9 e IL22 respectivamente, Th9 participa de la respuesta inmune

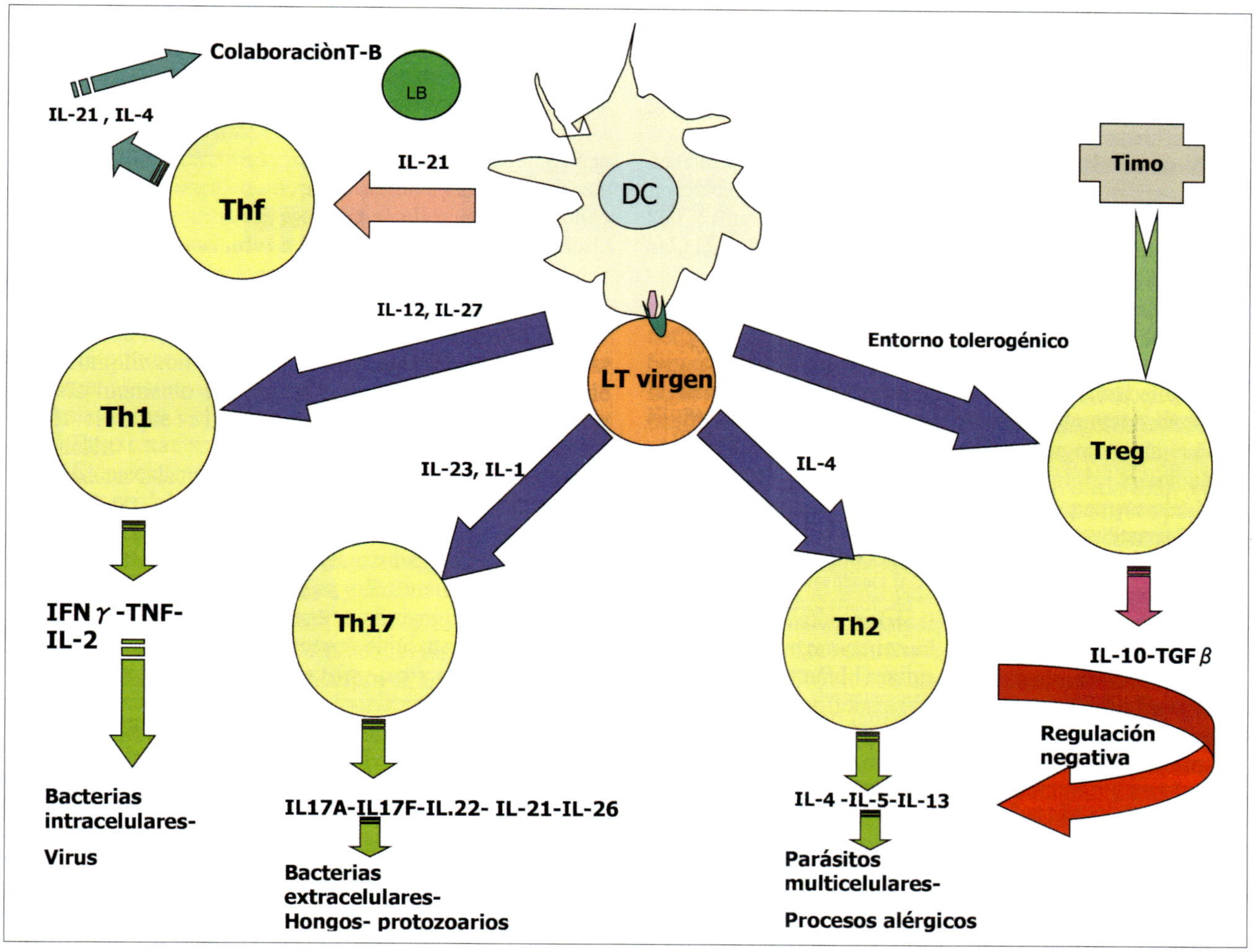

Fig. 17-1 Plasticidad de la respuesta mediada por los linfocitos colaboradores (helper) durante el desarrollo de la respuesta adaptativa

contra helmintos mientras que Th22 ejerce funciones contra bacterias a nivel de las mucosas, piel y pulmón.

En el alcance general de este libro y de acuerdo con las características del microorganismo, una respuesta inmune tiende a resolverse bajo un perfil Th1, Th17 o Th2, aunque no siempre se polarizan unívocamente hacia alguna de estas formas en particular en el caso de los procesos infecciosos que se desarrollan en los seres humanos.

Efectores Th1

Los efectores LTh1 (CD4+, CCR5+, CXCR3+) cumplen su función colaboradora reconociendo antígenos derivados de microorganismos que han sido fagocitados por los macrófagos o que infectan a los mismos. Ello permite que cumpla su rol mediando la instauración de una respuesta inflamatoria, a través de un reconocimiento antígeno específico. Para ejercer su rol funcional expresan el ligando de CD40 (CD40L) y secretan IFN-γ junto con LT e IL-2. La acción de IFN-γ sobre los fagocitos estimula la producción de especies reactivas del oxigeno (ERO), de óxido nítrico y de enzimas lisosomales mecanismos que en conjunto conducen a la eliminación del patógeno. Estas acciones resultan esenciales para el control de patógenos intracelulares como bacterias y protozoarios.

Sus acciones son también relevantes para favorecer y activar el accionar de las células NK y de LT CD8+, favoreciendo el desarrollo de una eficiente respuesta antiviral. El proceso de activación del fagocito se acompaña de la producción de factores soluble que activan a los fibroblastos los que en turno promueven la reparación tisular ocasionando la fibrosis del tejido donde reside la infección.

La respuesta inmunitaria frente a bacterias intracelulares como *Mycobacterium tuberculosis* es mediada por la diferenciación y rol efector de los LTh1, con la activación simultánea de linfocitos CD8+. La activación de los macrófagos por el IFN-γ es esencial, quien favorece la resolución de la infección gracias a la capacidad de producir elevados niveles de ERO y del nitrógeno hecho que se acompaña del rol protector de TNF-α.

Es importante notar que los LTh1 participan también en reacciones de hipersensibilidad y fenómenos de autoinmunidad. Se pueden mencionar a modo de ejemplo inmunopatologías asociadas a fenómenos de hipersensibilidad de tipo IV, como la instauración de granulomas pulmonares, y reacciones de autoinmunidad mediado por células como como ocurre en la diabetes de tipo I.

Efectores Th17

Los efectores LTh17 (CD4+, CCR6+) adquieren competencia funcional durante un proceso de diferenciación mediado por las citocinas IL-1β, TGF-β en ratones y por IL-6, IL-23, en humanos. Las células así diferenciadas secretan IL-17 A, IL-17 F, IL-21, IL-22 e IL-26. La IL-21 es un promotor autócrino de la diferenciación de los Th17. La presencia de las citocinas del medio favorecen el reclutamiento de neutrófilos al sitio de inflamación, lo que aumenta la actividad fagocítica tisular, la lisis bacteriana, la respuesta inflamatoria local y la eliminación de patógenos extracelulares como es el caso de los hongos y bacterias extracelulares. La IL-2 actúa como un regulador negativo de la diferenciación y dado que esta citoquina es esencial en la diferenciación de los LTreg, la señalización por IL-2 actúa como un elemento de regulación de la diferenciación de ambas subpoblaciones.

La producción de IL-25 (IL-17E) es un factor que regula negativamente el accionar de la población efectora Th17, moderando la respuesta inflamatoria. Estudios realizados con modelos de infecciones por helmintos ha marcado el rol que juega la IL-25 durante esta infección, limitando la inflamación intestinal y regulando la producción de IFN-γ e IL-17. Adicionalmente la IL-25 favorece un corrimiento de la respuesta hacia un perfil Th2.

Efectores Th2

Los efectores LTh2 (CD4+, CCR4+, CCR8+) son la población responsable de inducir por secreción de IL-5, la diferenciación final y activación de eosinófilos favoreciendo el proceso inflamatorio y regulando el accionar de los macrófagos, lo que posibilita su modulación a un perfil M2, perfil antiinflamatorio/tolerogénico. Esta subpoblación resulta fundamental en la defensa del huésped frente a parásitos multicelulares y es responsable de modular los mecanismos de hipersensibilidad mediados por IgE.

Un conjunto de respuestas inflamatorias se acompañan de un perfil Th2, este perfil efector se asocia con activación de mastocitos, basófilos y eosinófilos e hiperplasia en intestino y/o vías respiratorias de las células calciformes. Este tipo de respuestas es preponderante contra infecciones por helmintos en mucosas y resulta en una función protectora contra estos patógenos, acciones complementadas en mucosa por la diferenciación conjunta de LTh 9 como se mencionó precedentemente.

Linfocitos citotóxicos CD8 +

La población citotóxica (CD8+, CCR10+, CCR4+) positiva efectora se origina en los órganos secundarios, en esta etapa de diferenciación sintetizan los componentes de los gránulos secretorios (granzimas y perforinas) y adquieren la capacidad de sintetizar citocinas (IFN-γ y TNF-α). Esta población desempeña un rol fundamental en infecciones virales, ciertas bacterias o protozoarios así como en la respuesta antitumoral.

Ejercen su función en tejidos periféricos, para ello deben alcanzar el sitio de infección en respuesta al estímulo leucoquimiotáctico de CXCL9 y CXCL10. En la periferia, se produce un reconocimiento específico a través del TCR y al producirse una unión firme por el contacto con la superficie de la célula infectada, se incrementa la afinidad de LFA 1, lo que asegura la activación de las células CD8+. Los linfocitos activados ejercen un rol protectivo sobre las células y tejidos infectados a través de la acción citotóxica directa por secreción de granzima, perforina así como también por la expresión de Fas y su ligando (FasL) que conducen a la destrucción de la células infectada por la inducción de apoptosis. Otro mecanismo que opera en el control de la infección por parte de los linfocitos citotóxicos es la producción de IFN-γ y TNF-α. Este último efecto biológico, dependiente de la secreción de IFN-γ, se debe a que la secreción de esta citoquina estimula la actividad del macrófago y genera un contexto inflamatorio. Por su lado, la secreción de TNF-α, media y refuerza la acción inflamatoria en el tejido que favorece la presencia de células leucocitarias y un aumento de la inducción de muerte de las células infectadas.

1.2 Los anticuerpos como agentes de la respuesta efectora en la respuesta de los LB

Los linfocitos B activados por el antígeno en los órganos secundarios alcanzan su máximo grado de diferenciación a plasmocitos, las células encargadas de secretar los anticuerpos.

Los anticuerpos se producen en los órganos linfáticos tanto secundarios como médula ósea, pero una vez secretados alcanzar la circulación y desde allí pueden ejercer su acción en cualquier sitio de infección a nivel periférico. Estas moléculas son los efectores humorales encargados de ejercer acciones biológicas a través de la unión de los mismos a microbios extracelulares y sus toxinas, pudiendo ejercer acciones neutralizantes o involucrando la destrucción del agente agresor por activación del sistema complemento o su capacidad opsonizante, efectos que se alcanzan mediante la interacción de la región Fc con receptores presentes en la superficie celular que facilita la actividad de los fagocitos.

Así mismo, la acción de los anticuerpos favorece el control de las infección al poder bloquear la capacidad invasiva de ciertos agentes microbianos o facilitar la iniciación de mecanismos efectores específicos a través de la interacción con otras células encargadas de realizar la destrucción final de la célula infectada ejerciendo una acción citotóxica a través de las células NK o los eosinófilos, mecanismo biológico reconocido como ADCC (citotoxicidad celular dependiente de anticuerpos).

El rol efector de los diferentes isotipos de anticuerpos depende de sus capacidades funcionales y del tejido en que ejercen su acción. Los anticuerpos circulantes Ig M e IgG son agentes neutralizantes, interactúan con el sistema complemento para favorecer los mecanismos de destrucción por fagocitosis, lisis celular y estimular la inflamación.

A nivel de la mucosas, los anticuerpos del isotipo IgA producidos son transportados en forma activa mediante un receptor de Ig polimérica hacia la luz epitelial donde ejerce un efecto bloqueante de la capacidad invasiva a los epitelios y protege de infecciones por virus, bacterias, levaduras y protozoarios.

La IgE presenta actividad anafilotóxica siendo capaz de unirse a través de receptores específicos (RcFcƐ) de alta afinidad a mastocitos, basófilos y eosinófilos. Es responsable de las acciones alérgicas y participa de los mecanismos de reconocimiento y destrucción de helmintos a nivel intestinal, bronquial y hepático.

Los mecanismos efectores descriptos pueden generar algunas acciones controversiales, especialmente cuando se instalan infecciones crónicas. Estas respuestas inmunitarias crónicas tienen como consecuencia la instauración de acciones inmunopatológicas que pueden conducir al organismo a un proceso de autoinmunidad o de hipersensibilidad mediada por anticuerpos libres o formando parte de complejos inmunes con capacidad de activar el complemento por la vía clásica pertenecientes a los isotipos IgM e IgG.

1.2 La regulación inmune, un control necesario para aumentar la eficiencia y reducir el daño

El desarrollo de las respuestas inmunológicas eficaz y la inducción de mecanismos de control de la autoagresión requieren de un fino mecanismo que permita limitar la respuesta. Son diversos los mecanismos que regulan la magnitud de cualquier respuesta inmunitaria y su cesación cuando ya no es necesaria la continuidad de la respuesta hacia el antígeno. Las células T reg son una población linfocitaria con propiedades regulatorias que afectan a una amplia variedad de células de la respuesta adaptativa, principalmente a lo largo de la fase efectora de la respuesta. (Fig. 17-2).

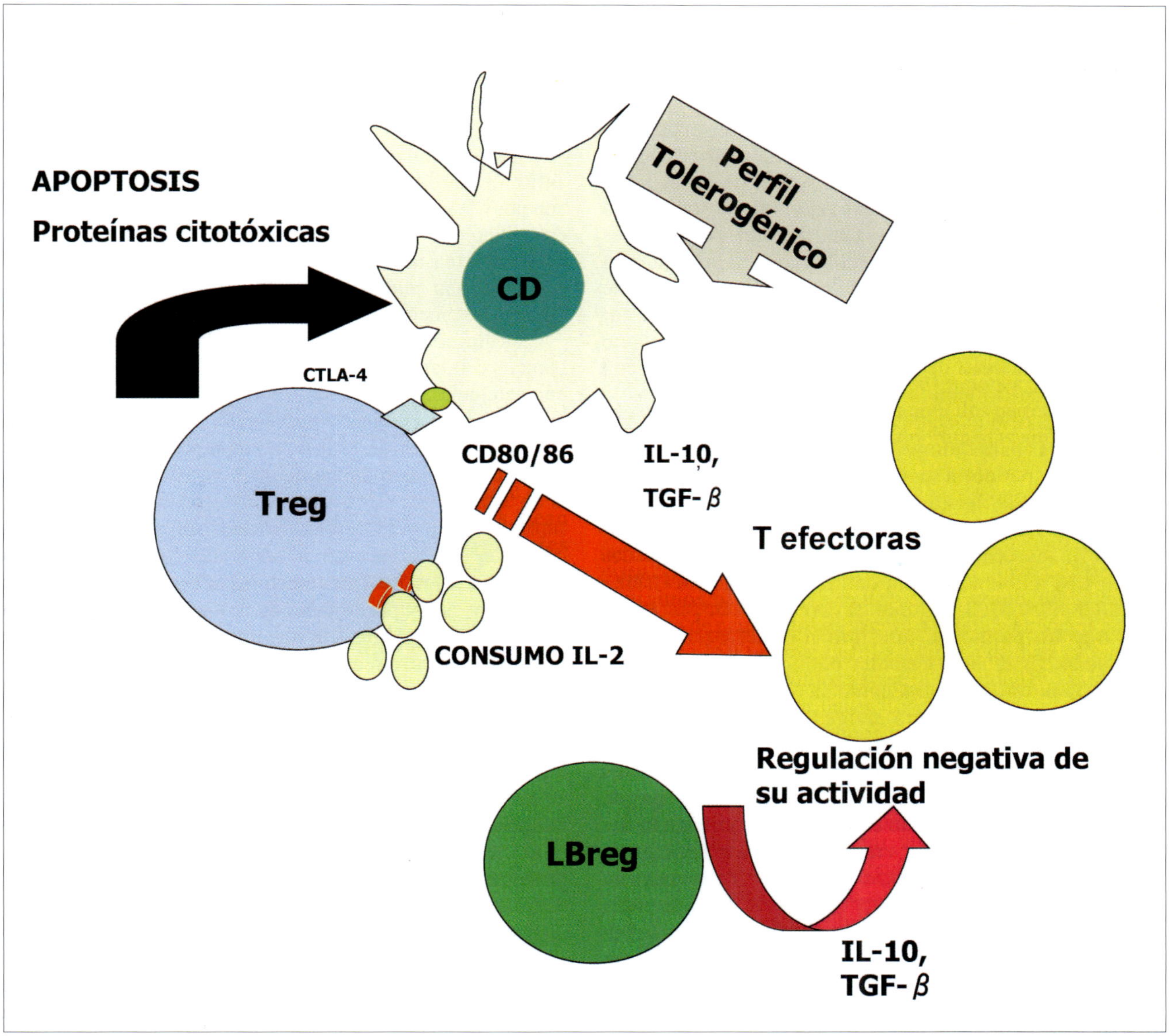

Fig. 17-2. La población Treg es actualmente clasificada en subpoblaciones funcionales de acuerdo con su origen y actividad supresora

La respuesta adaptativa posee poblaciones con funciones regulatorias (LTreg), una función tan esencial como la acción de los linfocitos efectores. Para alcanzar el control de la respuesta y mantener la homeostasis del sistema dos subpoblaciones son requeridas, las células T que durante la ontogenia tímica adquieren dicho fenotipo funcional (Treg t) que les permite el control de LT efectores autorreactivos y por ende son clave en el desarrollo de autoinmunidad y aquellos que pueden diferenciarse en la periferia (Treg p) y que adquieren su capacidad de regular la respuesta frente al desarrollo de respuestas inflamatorias intensas, por lo que su diferenciación le otorga un rol crítico en el mantenimiento de la tolerancia contra tejidos propios.

En individuos adultos, existe un conjunto de células con funciones regulatorias muchas de las cuales se inducen por diferenciación a un fenotipo supresor en respuesta al desafío antigénico y como consecuencia del microambiente en el que se produce la respuesta. Por ello, se han identificado diferentes poblaciones funcionales de células Treg tales como: CD4+ $CD25^{hi}$ T reg p, CD4 productores de IL-10 (Tr1) y los reguladores productores de TGFβ (Th3).

Los LTreg naturales (Treg t) surgen durante el proceso de diferenciación ontogénica en el timo (Cap 15). Esta población linfocitaria controla la respuesta y restringe la inflamación. Su función es ejercida al inhibir la posibilidad de activación de la proliferación de los clones linfocitarios T o B. Esta capacidad funcional la adquieren durante su propio desarrollo gracias a la expresión de un gen regulador responsable de la expresión del factor de transcripción FOXP3, una mutación del mismo genera un síndrome de inflamación descontrolada con afectación multiorgánica. Esta población, presenta la expresión fenotípica de CD4, CD25 y CTLA-4 junto con los receptores para quimiocinas CCR4 y CCR8 lo que les posibilita responder a una amplia gama de quimiocinas y les garantiza la llegada a diversas regiones periféricas, hecho que ha llevado a pensar que la capacidad migratoria es crítica para la función reguladora. Las principales citocinas quimioatractantes de los LTreg son CCL17 y CCL22, que favorece su migración a piel, hígado, pulmón e intestino. Los LTreg naturales reconocen fundamentalmente péptidos derivados de anfígenos propios, garantizando la funcionalidad de la tolerancia periférica contra antígenos propios.

Se han definido diferentes poblaciones de LTreg, de origen extratímico, los periféricos (Treg p). Estos últimos se diferencian funcionalmente en periferia, provienen de LT CD4+ vírgenes (FOXP3- CD25-), los que luego de adquirir la expresión del factor de transcripción FOXP3 y diferenciarse en los órganos secundarios en presencia del antígeno, cumplen un rol regulador. La presencia en el microambiente de TGFβ y de la IL-2, facilita la diferenciación en células iTreg. Este es un mecanismo relevante en el desarrollo de tolerancia inducida por vía oral pero contraproducente a lo largo de las infecciones crónicas o los procesos tumorales.

Existe una clara evidencia que durante el proceso de expansión linfocitaria se va adquiriendo de manera paralela al desarrollo de la respuesta, la capacidad de regular la magnitud de la misma y por ello durante la infección se alcanzan a expandir y diferenciar clones linfocitarios específicos con capacidad de regular negativamente la respuesta; que integrarían el conjunto de linfocitos reguladores inducibles, los que son clasificados como Tr1 o Th3.

El estudio de estas poblaciones linfocitarias permite inferir la presencia de diferentes mecanismos que controlan la activación y la actividad de los linfocitos efectores y autorreactivos. Las citocinas presentes durante la fase de respuesta en el microambiente en que se encuentran los LTreg son responsables del tipo de respuesta dada por estas células. Los LT inducibles FOXP3-, subpoblación Tr1 media su acción a través de la secreción de IL-10; de manera diferentes las células Th3 FOXP3-, son células reguladoras cuya función la realizan por secreción del TGF-β. Estos últimos participan en la tolerancia frente a anfífenos de la dieta o antígenos derivados de la flora comensal.

Los LTreg funcionales se caracterizan por la expresión de $CD44^{hi}$ y $CD62L^{low}$, además expresan la molécula coestimuladora ICOS y secretan altos niveles de IL-10.

La activación de las células Treg requiere mucho menos anfífeno que las células vírgenes, pudiendo ser activadas aun por CPA inmaduras. Una vez activadas por un antígeno específico, las LTreg pueden actuar sobre otros LT que no comparten la misma especificidad. Ello facilita que la acción de las células Treg sea predominante en caso de localizarse en el tejido un LT autorreactivos.

Los linfocitos LTreg son capaces de actuar sobre sus blancos celulares por diferentes mecanismos incluyendo el contacto célula- célula; secreción de citocinas inhibitorias; inducción de citólisis; modulación de la respuesta de las CPA a través de CTLA-4 y competición por la IL-2 presente en el microambiente.

Los LTreg y LT efectores para un mismo antígeno compiten por el acceso al antígeno lo que reduce la capacidad de los linfocitos efectores de permitir la inducción de la respuesta y por lo tanto de inducir inflamación. Bajo condiciones fisiológicas la magnitud de la reacción de los LT efectores es directamente proporcional a la relación entre los LT efectores y los LTreg. En virtud de ello, un desorden en la función y en el rol homeostático de los LTreg lleva al desarrollo de enfermedades autoinmunes o inflamatorias.

Como se mencionó, las citocinas forman parte de una red de transmisión de señales que regulan las actividades intercelulares generando una regulación interactiva. La producción de citocinas por los linfocitos T reguladores manifiesta una acción reguladora negativa mediada por IL-10 y TGF-β.

Entre las poblaciones Foxp3+ aquellas que expresan la exonucleotidasa CD39, presentan la particularidad de suprimir la producción de IL-17 en la subpoblación efectora Th17. Esto genera un mecanismo de regulación mutua entre ambas poblaciones, por ello la inactividad de la población Treg es responsable de los efectos nocivos de los LTh17 en patologías autoinmunes.

En el contexto del accionar de los LB cabe recordar que los LB pueden cumplir funciones regulatorias, lo que se asocia a la producción de las citocinas regulatorias IL-10 y TGF-β. Estas células con rol regulatorio, LBreg, pueden ser funcionalmente divididos en distintos subset capaces de inhibir la respuesta inflamatoria o inducir tolerancia. Particularmente, son los B reg productores de TGF-β los que participan de la tolerancia oral a bajas dosis en tanto que los LB productores de IL-10 se generan bajo un perfil inflamatorio y son capaces de suprimir la exacerbación del proceso inflamatorio favoreciendo la reversión del proceso.

BIBLIOGRAFÍA

Introducción a la Inmunología Humana. Leonardo Fainboim, Jorge Geffner. 6° Edición. 2011. Editorial Panamericana.

Inmunología Celular y Molecular.8° Edici-on. Abul K. Abbas, Andrew H. H. Lichtman and Shiv Pillai. , Elsevier. 2015

Regulation of human helper T cell subset differentiation by cytokines. Nathalie Schmitt and Hideki Ueno. Current Opinion in Immunology 2015, 34:130–136 Available online at www.sciencedirect.com

Thymic versus induced regulatoryT cells – who regulates the regulators? Pavoleri G, Scottà C, Nova-Lamperti E, John S, Lombardi G, Afzali B. 2013, 4: 1-22.

Mechanisms of Foxp3+ T Regulatory Cell-Mediated Suppression. Ethan M. Shevach. Immunity. 2009, 30: 639-645.

CAPÍTULO 18

INMUNIDAD DE MUCOSAS

Fernando G. Chirdo, Martín Rumbo

En el presente capítulo realizaremos un recorrido por las características sobresalientes del sistema inmune de mucosas humano. Se abordarán aspectos generales de las distintas mucosas, con algunos detalles de situaciones particulares en casos paradigmáticos.

1.- Introducción. La inmunidad de mucosas como sistema ancestral de protección

Las mucosas del organismo funcionan como sitios de intercambio de materia con el ambiente, debiendo por lo tanto mantener una serie de especializaciones histológicas que permitan cumplir esta función, en particular tener la mayor superficie expuesta del organismo, aspecto central para cumplir con un intercambio con el exterior muy controlado. De esta forma, por ejemplo la mucosa intestinal humana en base a una serie de pliegues a nivel anatómico, micro y ultraestructural equivale a una superficie expuesta de unos 30 m^2 en un adulto. Algo similar ocurre con el árbol respiratorio, donde un sistema de ramificaciones progresivas de las vías aéreas genera una superficie de intercambio desde el punto de vista funcional equivalente a la mucosa intestinal. Desde la aparición de los primeros metazoarios que organizaron su estructura anatómica a partir de un estoma y una cavidad de intercambio con el exterior se desarrollaron estrategias de defensa para prevenir el ingreso de microorganismos invasores a partir de estas estructuras de intercambio.

Dentro de las características generales de las mucosas debemos mencionar que, si bien todas mantienen aspectos en común, existen numerosas adaptaciones anatómicas e histológicas particulares, dependiendo del órgano considerado. Por otra parte, un elemento de especial interés lo constituye la presencia de distintos ecosistemas microbianos particulares de cada sitio mucosal que cumple distintas funciones, siendo en muchos casos críticos para la adquisición de las características funcionales completas de cada mucosa. Estos ecosistemas particulares se denominan genéricamente "microbiota", presentando distinto grado de complejidad dependiendo del sitio considerado. En particular, la microbiota colónica es la de mayor complejidad, pudiendo superar en al menos un orden de magnitud el número total de células del huésped y teniendo una complejidad superior a 1000 especies microbianas distintas, entre bacterias, hongos, virus y protistas. Por otra parte, se aprecia en forma creciente la complejidad de la microbiota de otros sitios, tales como vías aéreas superiores, tracto genitourinario inferior, intestino delgado, estómago, entre otros.

Por otra parte, esta constante exposición al ambiente exterior transforma a las mucosas en uno de los sitios más vulnerables del organismo, siendo el sitio de ingreso de la mayor parte de las infecciones. Esta situación ha llevado al desarrollo de una diversidad de mecanismos de defensa, implicando una especialización e interrelación funcional de las respuestas generadas en los distintos sitios mucosales.

El sistema inmune de mucosa (SIM) es desde el punto de vista de las células que lo componen, el más complejo y numeroso del sistema inmune. Este es el resultado de la respuesta que se fue desarrollando frente a la presión de selección ejercida por el medio externo constituido por un complejo y variado universo de microorganismos y antígenos que han estimulado y desafiado las superficies expuestas (piel, tracto gastrointestinal, respiratorio, y urogenital) a lo largo de la evolución. Es así, que en las mucosas se encuentran macrófagos, células dendríticas, linfocitos T y B, células linfoides innatas, polimorfonucleares, entre otras células, en un número superior a lo observado en otros tejidos, y con mayor heterogeneidad funcional. Estas células conjuntamente con células epiteliales con funciones especializadas conforman el SIM encargado de generar una respuesta frente al desafío permanente de antígenos y microorganismos reduciendo el daño tisular y manteniendo la integridad de la barrera mucosa. La función del SIM, en particular en intestino, es generar un estado de respuesta altamente regulado que permita reconocer y generar los mecanismos efectores adecuados frente a un universo de antígenos y microorganismos patógenos que ingresan atravesando la superficie mucosa y, al mismo tiempo, desarrollar una respuesta regulatoria (comúnmente llamada tolerancia) ante la microbiota y antígenos inocuos como proteínas dietarias, frente a los que una típica respuesta efectora produciría el establecimiento de una condición inflamatoria crónica y daño tisular masivo.

Además de la conocida función de absorción de nutrientes, la mucosa intestinal constituye un sitio de altísima actividad inmunológica. Se sabe que en los animales criados y mantenidos en condiciones libres de gérmenes, las estructuras linfoides del intestino están poco desarrolladas y el número de linfocitos en la mucosa intestinal está francamente disminuido. Esta circunstancia demuestra el rol del estímulo antigénico, aportado por la microbiota, para lograr un adecuado desarrollo del sistema inmune de la mucosa intestinal. Desde el punto de vista funcional, se deben coordinar actividades de alerta y protección frente a la infección y en paralelo, inducir una activa tolerancia frente a microorganismos de la microbiota y antígenos inocuos. Es de destacar que en la mucosa del intestino delgado se encuentra el mayor número de linfocitos T y linfocitos B de todo el organismo. En particular, en la *lamina propria* se encuentran aproximadamente 10^{10} linfocitos B por metro de intestino, relación que representa el 70-80% de todos los linfocitos B del organismo.

Las mucosas presentan varios mecanismos de defensa: mucinas, defensinas, anticuerpos secretorios, fundamentalmente de isotipo IgA y estructuras tisulares especializadas (uniones estrechas) que sellan células vecinas en la membrana apical-lateral. La gruesa capa de mucus impide el contacto directo y adhesión de los microorganismos presentes en el lumen con la membrana de las células epiteliales. La superficie apical del enterocito presenta microvellosidades (ribete en cepillo) cubiertas por una gruesa capa de glicocalix que actúa como barrera física y también biológica pues genera un microambiente degradativo donde se localizan enzimas como peptidasas, disacaridasas y fosfatasas.

La generación de tolerancia (o respuesta regulatoria) requiere un pasaje permanente de componentes de la microbiota y de antígenos de la dieta. El transporte, procesamiento y presentación de antígenos, así como la inducción local y expansión clonal de linfocitos efectores y reguladores específicos de antígeno, involucra una estrecha colaboración entre el tejido epitelial y el sistema inmune. En particular, en el tejido linfoide asociado al tracto gastrointestinal (GALT) se encuentran sitios estructurados (placas de Peyer, folículos linfoides aislados, estructuras linfoides terciarias y ganglios linfáticos mesentéricos), así como una inmensa variedad de células dispersas en la *lamina propria*. En el GALT no solo se generan los elementos regulatorios que actúan localmente sino que además se inducen elementos del sistema inmune que actuarán en sitios distantes como tracto respiratorio superior, glándula mamaria, entre otros (Fig. 18-1).

2.- Epitelio. Función barrera, inmunidad innata y pasaje selectivo de antígenos

El elemento común a las distintas mucosas es la barrera epitelial. Dependiendo del tipo de mucosa, existen distintos epitelios. En los sitios donde el intercambio es mayor, los epitelios son simples (vías respiratorias bajas, intestino, túbulos renales), mientras que en los órganos cuya función es de tránsito de materia, el epitelio puede

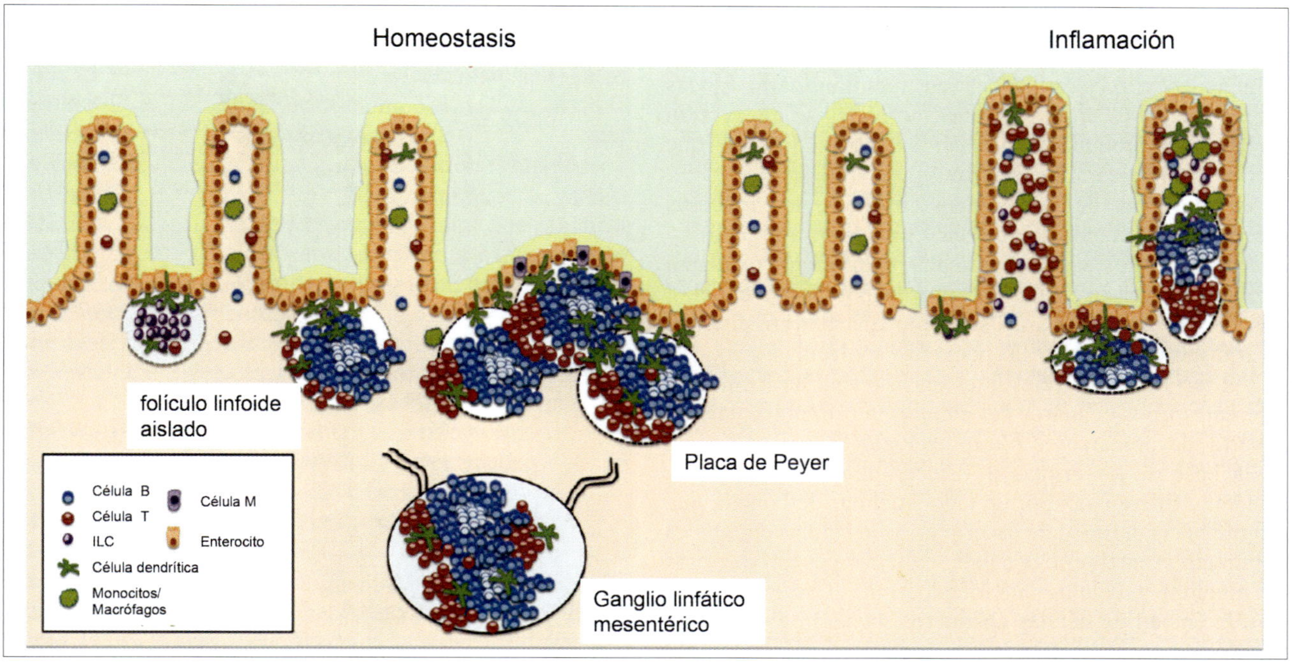

Fig. 18-1. Estructuras en el tejido linfoide asociado al tracto intestinal en homeostasis y en respuesta inflamatoria. (Tomado de Pearson C et al. trends Immunol 2012).

ser estratificado e incluso cornificado (cavidad oral, esófago, vejiga, vagina). En todos los casos, se destaca la presencia de distintos tipos celulares, entre ellos células especializadas en la producción de mucus, que actúa como elemento protector, facilita el tránsito de materia y retiene microorganismos potencialmente patógenos. El epitelio se destaca por su capacidad de interacción con el medio exterior. Dependiendo del tipo de mucosa, se pueden encontrar diferentes adaptaciones propias de la función del órgano correspondiente, tales como el intercambio gaseoso en los alvéolos pulmonares o la absorción de nutrientes en el intestino. En este capítulo solamente describiremos características asociadas a las funciones de defensa del organismo.

Las principales funciones de defensa de los epitelios de las mucosas pueden reducirse a dos ejes de la inmunidad innata: 1- constitución de una barrera capaz de excluir microorganismos potencialmente patógenos 2- detección de señales de peligro e inducción de mecanismos de defensa por reclutamiento de células inmunes o producción de efectores antimicrobianos. Los epitelios pueden participar, a su vez, en aspectos de la respuesta adaptativa que serán descriptos más adelante.

En las distintas mucosas, los epitelios constituyen una barrera física que separa el organismo del medio exterior. Esta barrera está constituida por los cuerpos celulares, estando selladas los espacios intercelulares por uniones estrechas entre las células epiteliales. De esta forma se definen dos dominios de membrana en cualquier epitelio mucosal, el dominio apical y el dominio basolateral, que contienen diferentes tipos de proteínas receptoras, transportadoras y complejos de transducción de señales. En las distintas mucosas, esta barrera se complementa con la producción de mucus hacia el dominio apical por células caliciformes, el cual varía en composición y espesor, siendo muy desarrollado en esófago, estómago e intestino grueso y de menor espesor en vías aéreas superiores, intestino delgado y porción terminal del tracto genitourinario. El vías aéreas inferiores en condiciones normales se encuentran surfactantes producidos por células especializadas, que facilitan el intercambio gaseoso.

A diferencia de los órganos linfoides, las mucosas presentan un contacto directo con los antígenos y microorganismos, y una coordinada organización mediante interacciones entre células del sistema inmune y el epitelio. Las células epiteliales, no son sólo una barrera física o de transporte selectivo de pequeñas moléculas sino, por el contrario, actores relevantes en la respuesta local. Los diferentes tipos celulares del epitelio intestinal se generan a partir de precursores pluripotenciales que se albergan en la base de las criptas de Lieberkuhn. Las células se dividen y diferencian por un lado a células de Paneth, que migran hacia el fondo de las criptas, y en células epiteliales columnares (enterocitos), células caliciformes (productoras de mucina) y células enteroendocrinas. Los enterocitos se diferencian en células absortivas, generan el ribete en cepillo que aumenta 20 veces la superficie de intercambio con el lumen, así como expresan diferentes sistemas de transporte y moléculas de adhesión. Estos cambios ocurren a lo largo de su camino hacia la punta de la vellosidad donde luego mueren, pierden su adhesión a la membrana basal y se desprenden. De esta manera, el epitelio completo se renueva cada 3 -5 días (Fig. 18-2A).

La células enteroendocrinas secretan somatostanina. Mientras que las células Goblet producen componentes del mucus. Ambos tipos celulares se encuentran en la vellosidad. En el epitelio se encuentran células secretoras de una variedad de mediadores anti-microbianos. Las células especializadas en esta función, células de Paneth, se encuentran en la base de las criptas y producen péptidos antimicrobianos, lisozima, lactoferrina, lactoperoxidasa. Estos componentes son sintetizados en condiciones basales pero diferentes estímulos incrementan su producción. Los péptidos antimicrobianos: defensinas α y β, catelicidinas, REG3γ, tiene un fuerte actividad bactericida y son claves en modular la microbiota y generar una activa defensa frente a microorganismos patógenos.

La capa de mucus constituye una barrera física que impide la adhesión de los microorganismos al epitelio, pero además tiene funciones regulatorias de la microbiota ya que funciona como un medio concentrador de elementos efectores como la IgA secretoria y los péptidos antimicrobianos. La capa de mucus está formada por glicoproteínas de gran tamaño, mucinas, entre las ellas MUC2 como componente principal, que interaccionan en forma covalente y no covalente con otras estructuras generando dos capas bien definidas, por un lado un capa densa y muy compacta asociada al epitelio y otra más laxa por sobre la primera. Estas capas están en continua renovación; los microorganismos, proteasas y la acción química, entre otros, la erosionan y degradan mientras que sus componentes son sintetizados activamente por las células de Goblet, y son coordinadamente reensamblados para generar nuevas estructuras.

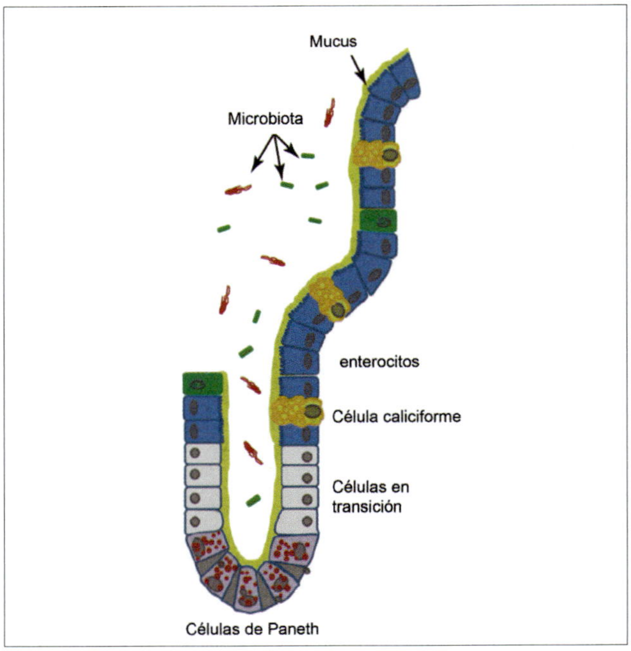

Fig. 18-2A. Diferenciación de distintos tipos celulares en el epitelio intestinal. Tomado de Vereecke *et al.* Trends Mol Med 2011.

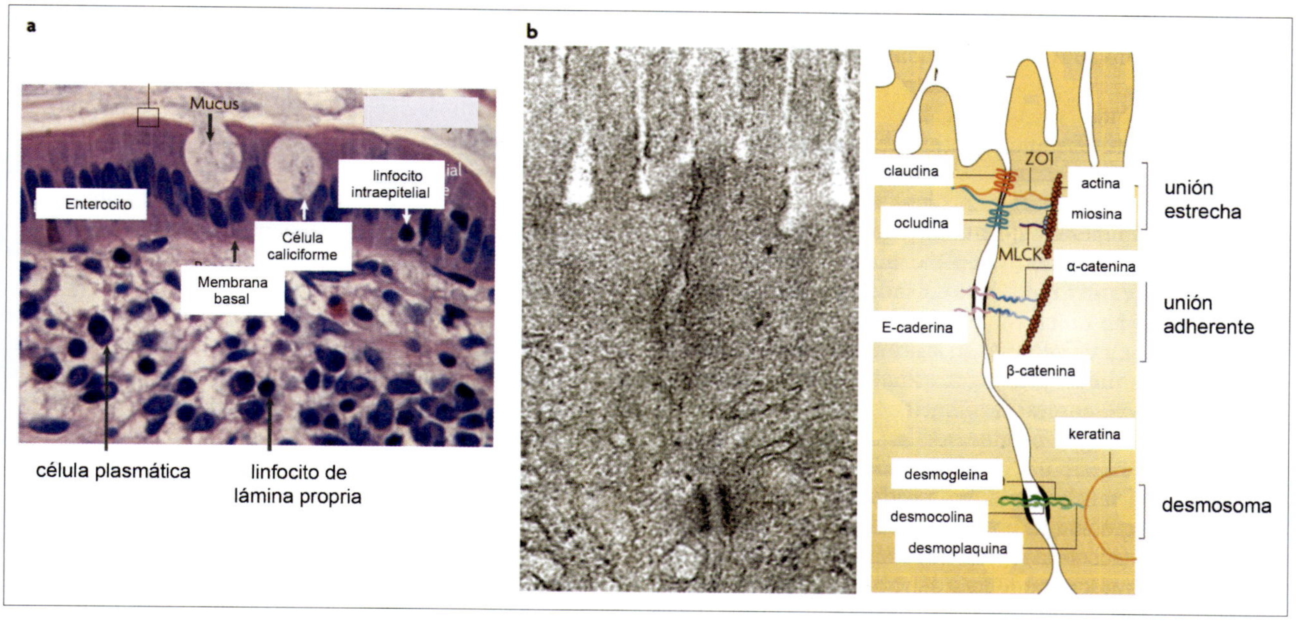

Fig. 18-2B. Epitelio. A.- Distribución celular en el epitelio. B.- Uniones intercelulares (tomado de A. Mucosal immunology xxxxx B. Turner Nat rev Immunol 2009.

El pasaje de antígenos y microorganismos en el lumen intestinal, genitourinario, y espacio alveolar en el pulmón, está controlado por complejas estructuras de interacción celular que colectivamente mantienen las células unidas y limitan el pasaje de diferentes elementos. En particular, estas uniones son estructuras macromoleculares compuestas por tres grupos principales de polipéptidos especializados "*Tight junctions*" (formadas por claudinas, ocludinas y zonulinas), "Adherens junctions" (formadas por E-caderina y cateninas α y β) y desmosomas. Bajo condiciones normales, estas estructuras impiden el ingreso de antígenos de tamaño mayor a 6-12 Å (más de 500 a 900 Da) y su función es regulada por moléculas del sistema inmune como factores de crecimiento, por agentes farmacológicos y/o por toxinas bacterianas. Por ejemplo, citoquinas proinflamatorias como IFNγ y TNFα aumentan la permeabilidad modificando la expresión la expresión de varios componentes de la unión estrecha (Fig. 18 2B).

Los epitelios de las distintas mucosas expresan una diversidad de receptores de la respuesta innata, dependiendo del tipo celular considerado. En vías aéreas están representados la mayoría de los TLRs. En tracto gastrointestinal, en particular en intestino existe mayor densidad de receptores TLR en la cara basolateral del epitelio. Dada la alta exposición a moléculas microbianas estos epitelios expresan enzimas como la fosfatasa alcalina que disminuyen la capacidad agonista de LPS bacteriano, a fin de evitar una activación desmedida de la respuesta innata, entre otras adaptaciones particulares con tal finalidad. Por otra parte, los epitelios de las distintas mucosas tienen capacidad de activar la respuesta innata a partir de sensores intracitosólicos que activan la vía del inflamosoma, tales como NLRP3, NLRP6, NLRP12 o NLRC4. También expresan sensores citosólicos de ácidos nucleicos como RIG-I, MDA o STING, los cuales se activan en casos particulares de infecciones virales o frente al sensado de moléculas de origen bacteriano.

La activación de las distintas vías de la inmunidad innata despliega un programa de respuesta que implica la expresión de muchos genes asociados con funciones de reclutamiento celular y defensa. En particular los epitelios son capaces de expresar distintas quimoquinas reclutadoras de células inmunes tales como CXCL1, CXCL2, CXCL5, CCL20, CXCL8 (en humanos), CXCL10, CXCL11, CCL2, entre otras. La expresión de estas proteínas resulta en el reclutamiento de neutrófilos, monocitos inflamatorios y células dendríticas que contribuyen a la neutralización de los microorganismos detectados y el procesamiento antigénico tendiente a la generación de una respuesta adaptativa. Por otra parte, los epitelios en estas circunstancias inducen la expresión de péptidos antimicrobianos de la familia de las defensinas, como β-defensina 1, las colectinas, como RegIIIγ, pentraxinas, como PTX3, entre otras. Si bien la función principal de estas moléculas es la de inactivar microorganismos, en muchos casos por desestabilización de sus membranas biológicas, muchos a su vez funcionan como factores quimiotácticos para distintas células del sistema inmune, reforzando el efecto de reclutamiento mencionado anteriormente. En general, la mayor parte de estos productos génicos son secretados hacia el polo apical de la célula epitelial.

Las células epiteliales, a través de la señalización de los PRR, tanto inducidas por MAMPs como por señales de daño, secretan factores solubles con funciones muy diversas: citoquinas proinflamatorias (IL-1α, IL-1β, IL-15, IFN tipo I, TNFα e IL-6), citoquinas anti-inflamatorias (TGFβ e IL-10), factores de diferenciación de linfocitos T (IL-7 e IL-15), TSLP, prostaglandina E_2 (PGE_2).

3.- La Inmunoglobulina A, un elemento central en la protección de las mucosas

En las secreciones se han detectado inmunoglobulinas de todos los isotipos aunque la relación de concentración de cada uno de ellos es muy diferente a la observada en sangre periférica. También se encuentran diferencias cuando se comparan diferentes mucosas como por ejemplo intestino y tracto genitourinario. En particular, la IgA se encuentra en un 30% en sangre periférica, pero es el componente efector mayoritario en las secreciones, constituyendo cerca del 80% en lágrimas, saliva, calostro, leche y en el fluido nasal e intestinal. En pacientes con déficit selectivo, parcial o total, de IgA se observa una compensación en la producción de inmunoglobulinas de los otros isotipos, principalmente IgM. Casi la totalidad de la IgA es producida localmente por células plasmáticas presentes en la mucosa y es transportada selectivamente a las secreciones cumpliendo un rol crítico en la protección de la superficie mucosa.

Se encuentran dos isotipos para la IgA, denominados IgA_1 e IgA_2, que pueden encontrarse como formas monoméricas en sangre periférica (85% IgA_1, 15% IgA_2), o mayoritariamente asociada al componente secretorio (SC) y al péptido J, formando dímeros (principalmente) o trímeros. Las proporciones de uno y otro isotipo son diferentes, siendo la IgA_1 predominante en los tejidos linfoides secundarios y en la mayoría de los tejidos asociados a las mucosas del tracto respiratorio e intestinal proximal, mientras que la subclase IgA_2 es mayoritaria en el intestino grueso. En el yeyuno se encuentra 70-80% de plasmocitos que expresan la subclase IgA_1, mientras que en colon existen 60-70% de subclase IgA_2. Las citoquinas como TGFβ, IL-5, IL-6 e IL-10, probablemente inducidas por la microbiota, generan una mayor producción selectiva de IgA y, en particular, IL-6 induce una mayor producción de IgA_2 que IgA_1.

Es de destacar que la IgA mantiene su actividad biológica en el lumen intestinal aun en presencia de una intensa actividad proteolítica. La resistencia de IgA a la degradación enzimática es debida a que un polipéptido (componente secretorio) bloquea la accesibilidad de las enzimas para realizar el clivaje. El componente secretorio se une a la IgA dimérica durante su pasaje transcelular en el enterocito (Fig. 18-3). El mecanismo de transporte de IgA desde la *lamina propria* al lumen es altamente eficiente y se basa en la unión de los dímeros a un receptor ubicado en la membrana basolateral del enterocito (denominado receptor de Inmunoglobulina polimérica, pIgR). El pIgR se expresa en la membrana basolateral de las células epiteliales del tracto gastrointestinal y en el epitelio de las glándulas secretorias (lacrimales, salivales y mamarias). El complejo pIgA-pIgR es internalizado, transportado en una vacuola y liberado en la región apical de la célula epitelial. Cuando va a ser liberado al lumen, parte del pIgR es degradado quedando una porción (el componente secretorio) covalentemente unido a la IgA dimérica. Este mecanismo requiere la continua expresión del pIgR en la membrana de la célula epitelial. La expresión del pIgR es incrementada por citoquinas producidas localmente. La misma ruta de transporte se observa para IgM, aunque el transporte de pIgA supera al de IgM. Esto es debido a que la pIgA se produce en niveles mayores y tiene mayor movilidad a través de la membrana basal. En un adulto, cada día, se transporta al lumen intestinal más de 40 mg/Kg de peso corporal, estimándose la producción total de IgGs en 30 mg/kg día.

El epitelio también expresa el receptor neonatal para el fragmento Fc (FcRn) que tiene como función la captura de inmunoglobulinas adquiridas durante el amamantamiento. Este receptor también se expresa en el epitelio de adultos donde participaría en un mecanismo de vigilancia inmune. Funciona en forma bidireccional y, a diferencia del pIgR, no requiere proteólisis y puede ser reciclado.

En el lumen, la IgA ejerce uno de los mecanismos más relevantes para la contención de microorganismos y de sustancias nocivas. La IgA realiza un bloqueo estérico, función denominada exclusión inmune, que evita la adhesión de antígenos a la superficie del enterocito por formación de complejos inmune de gran tamaño que quedan retenidos en la capa de mucus. Neutraliza toxinas, virus y microorganismos, los cuales por estar cubiertos por IgA tienen dificultado el ingreso mediado por receptor. Además, se ha demostrado *in vitro* que la IgA inhibe la activación del complemento y compite con complejos inmunes activadores del sistema de complemento. De esta manera, se reduce la activación de la cascada de activación del complemento que podría conducir a un daño tisular masivo.

La IgA secretoria es producida principalmente en forma local, siendo las placas de Peyer el principal sitio generador de linfocitos B precomprometidos a producir IgA. En el contexto de la placa de Peyer, la activación de linfocitos B es preferencialmente dirigida (switch) a diferenciar linfocitos B IgA^+. Posteriormente, estos linfocitos B efectores viajan a los ganglios linfáticos mesentéricos, para pasar luego al conducto torácico donde pasan finalmente a la circulación sistémica. Estos linfocitos B ($a_4\beta_7^+$) interaccionan con la molécula MadCAM1 expresada en regiones específicas del endotelio (vénulas con endotelio alto) de la mucosa intestinal, produciéndose su transmigración a la *lamina propria.* Como consecuencia, la mucosa intestinal está densamente poblada por linfocitos B IgA^+ y plasmocitos secretores de IgA. En ratones existe otro mecanismo, independiente de los linfocitos T, de producción de IgA inducida por flora comensal que no requiere la presencia de placas de Peyer u otra forma de tejidos linfoides organizados. La síntesis de IgA secretoria inducida por la flora comensal constituiría el mecanismo predominante de protección frente al ingreso e invasión de los microorganismos presentes en el lumen intestinal. Esta IgA es, en gran medida, producida por células B que en el ratón se diferencian en la cavidad peritoneal

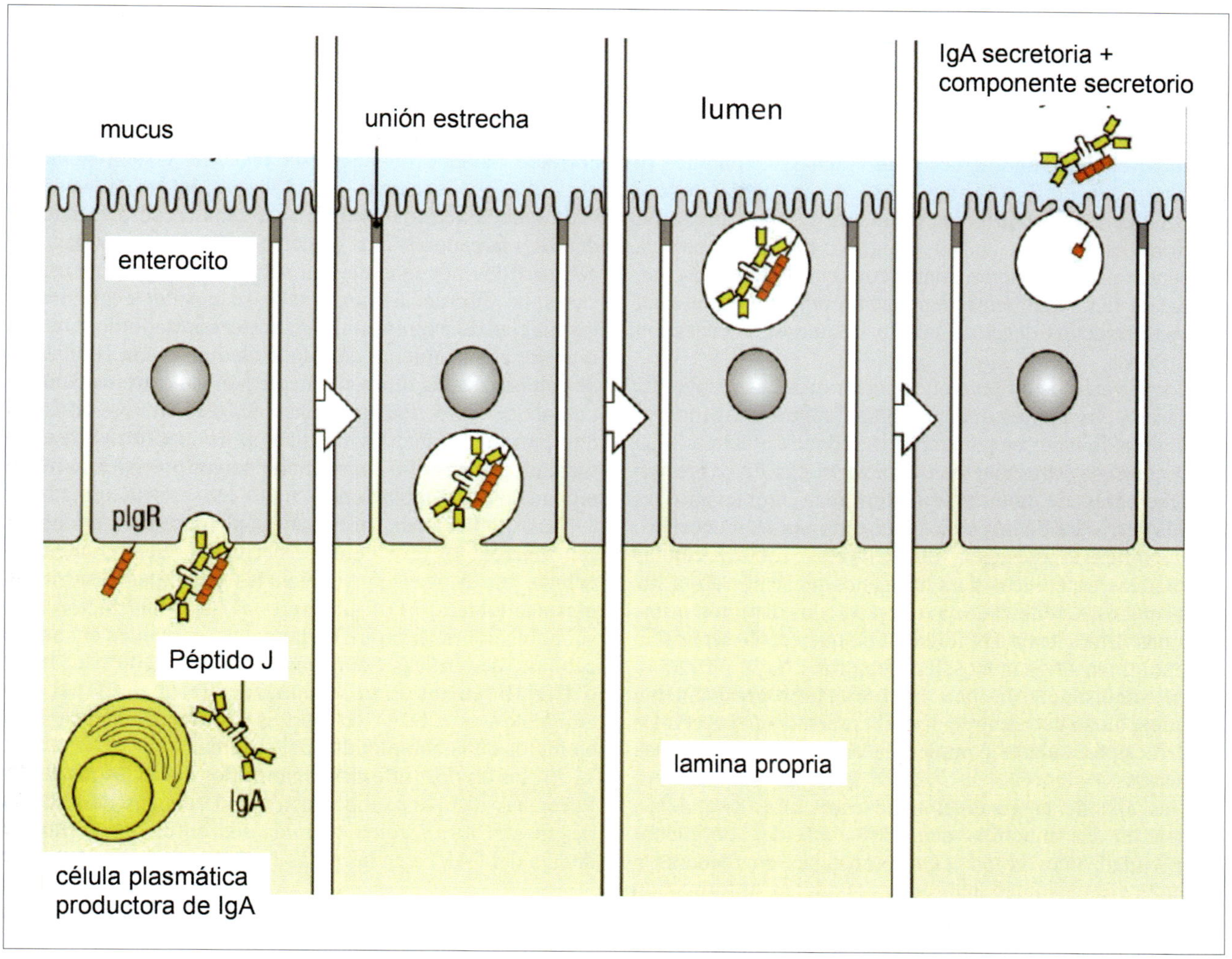

Fig. 18-3. Transporte de IgA en el epitelio intestinal. Tomado de Janeway's Immunobiology.

y se encuentran dispersas en la *lamina propria* del intestino.

4.- Estructuras linfoides organizadas en la mucosa. Estructura y ontogenia de las placas de Peyer. Epitelio asociado a folículo (FAE)

La forma tradicional de caracterizar las distintas funciones inmunes a lo largo de las diferentes mucosas consiste en una clasificación funcional en sitios inductivos de la respuesta inmune y sitios efectores. Esta conceptualización un tanto extrema se basa en la existencia de estructuras linfoides organizadas distribuidas a lo largo de distintas mucosas, en donde se registra una alta actividad de activación linfocitaria y por otra parte grandes superficies pobladas por distintos tipos celulares, en particular muchos de ellos derivados de poblaciones que fueron activadas en los sitios inductores.

Este paradigma fue desarrollado en base a observaciones de la inmunidad del tracto gastrointestinal, donde se destaca la presencia de estructuras linfoides organizadas, especialmente en el intestino delgado, las placas de Peyer. Estas estructuras se caracterizan por la presencia asociada de varios folículos linfoides principalmente constituidos por linfocitos B, en donde es habitual encontrar centros germinales con expresión de enzimas necesarias para la mutación somática y switch de isotipo de inmunoglobulinas. Se destacan también la presencia de zonas interfoliculares ricas en linfocitos T. Estas estructuras linfoides típicamente se encuentran en la región subepitelial, íntimamente relacionadas con el epitelio que, en estas regiones, toma el nombre de epitelio asociado a folículos (FAE de sus siglas en inglés). En órganos que presentan una organización de distintas capas histológicas, los folículos se encuentran en la mucosa, pudiendo extenderse hacia la submucosa, dependiendo del tipo de estructura y órgano en cuestión. Estas estructuras se caracterizan a su vez por poseer distintas poblaciones de células presentadoras de antígenos, con una distribución particular. Típicamente en la región cercana al FAE existe una profusa presencia de distintas poblaciones de células dendríticas. Esta región es clave pues como veremos, está ampliamente expuesta a material que ingresa al compartimento subepitelial a partir de especializaciones que operan en estas estructuras. Esto facilita la captación de antígenos por las células presentadoras de antígenos, fomentando la inducción de respuesta celular.

Por su organización histológica y actividad funcional, las estructuras foliculares que encontramos en distintas mucosas (placas de Peyer en intestino delgado, folículos aislados en intestino grueso, amígdalas, adenoides y folículos asociados a bronquiolos en vías respiratorias) constituyen órganos linfoides secundarios. Su organización funcional es similar a los ganglios linfáticos con la diferencia principal de no contar con un linfático aferente, el cual es funcionalmente remplazado por el FAE, el cual ingresa antígenos desde la luz de la mucosa en cuestión (Fig. 18-4).

Como veremos en secciones posteriores, las respuestas celulares y humorales que se montan contra antígenos en estos sitios inductores generan una activación celular y su diferenciación particular con características de expresión de receptores de homing que terminan reubicando las células derivadas de la misma en distintos sitios mucosales. Esto explica la presencia de linfocitos T, B y células plasmáticas específicas para antígenos presentes en la luz de las mucosas, reubicados a lo largo de los distintos sitios, en zonas diferentes a las foliculares, que en consecuencia se denominan sitios mucosales efectores.

La adquisición de una microbiota progresivamente compleja luego del nacimiento y el desarrollo de las células dendríticas foliculares completa la organogénesis de estas estructuras.

Más allá de la generación de estructuras complejas, existen en las mucosas acúmulos linfoides de menor complejidad, tales como las criptopatches en roedores o folículos aislados intestinales que completan su formación en la vida postnatal que cumplen funciones análogas a las estructuras de mayor complejidad. La plasticidad y la redundancia pareciera ser una norma en este tipo de estructuras, las cuales pueden aumentar su complejidad y número en situaciones de infección, tal como ha podido ser evidenciado en distintos modelos experimentales.

5.- Macrófagos y Células Dendríticas en las mucosas

Los macrófagos y células dendríticas (CD) comprenden diferentes subpoblaciones celulares que, en conjunto, cumplen muy variadas funciones, desde elementos de reconocimiento que inducen la cascada proinflamatoria temprana de la respuesta innata, células con funciones efectoras para la eliminación de microorganismos, regulación y activación de linfocitos T. Esta división funcional estrictamente regulada permite mantener el correcto balance de respuesta efectora y de regulación en la mucosa intestinal. Sin embargo, la comprensión de cada fenómeno ha sido difícil de adquirir ya que muchos de los marcadores que caracterizan a estas células son compartidos por más de una subpoblación o, en muchos casos, las diferencias funcionales se asocian a cambios en los niveles de expresión de un marcador definido. De esta manera, el aislamiento de células definidas con el objetivo de caracterizarlas funcionalmente ha sido extremadamente complejo. Solo recientemente el uso de metodología que permite el análisis simultáneo de un alto número de marcadores permitió conocer con mayor precisión el rol de alguna de estas poblaciones.

Las poblaciones principales pueden ser agrupadas en macrófagos (o células derivadas de monocitos), células dendríticas convencionales y células dendríticas plasmacitoideas. De acuerdo a la localización las subpoblaciones variarán. En humanos, se pueden encontrar células dendríticas convencionales $CD103^{+}$ $CD11b^{+}$ o $CD11b^{-}$ en intestino y pulmón, $CD1c^{+}$ o $CD141^{+}$ en amígdalas, y $CD1a^{+}$ en dermis, solo por dar algunos ejemplos de la complejidad del sistema.

En los tejidos linfoides organizados como las placas de Peyer, las distintas subpoblaciones de células dendríticas tienen una localización definida sea en el domo (región debajo del FAE) o en las áreas T.

6.- Pasaje de antígeno a través de la barrera epitelial. Captura de antígeno por las células M.

Tal como discutimos en las secciones iniciales, los epitelios de las mucosas constituyen una barrera física que regula el intercambio con el medio exterior, dependiendo del tipo de mucosa que se considere. Sin embargo, más allá de las funciones de intercambio propias de cada tipo mucosal, existen mecanismos particulares que permiten el ingreso de antígenos al organismo y en particular, especializaciones regionales orientadas al muestreo de antígenos luminales por tipos celulares especializados.

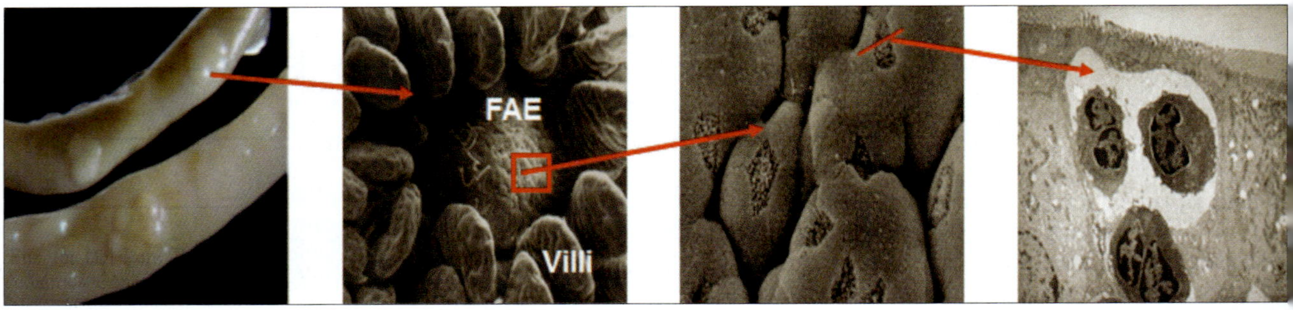

Fig. 18-4: Detalle de estructuras y células asociadas al muestreo antigénico en Placas de Peyer. Las placas de Peyer tienen un epitelio con caracteristicas especiales (FAE) que contiene células M. Las células M tienen un borde apical que no forma ribete en cepillo, tal como se aprecia en la micrografia electronica de barrido y un bolsillo basolateral en el que se encuentran células inmunes.

En el caso del intestino, tanto delgado como grueso, el compartimento luminal es rico en distintas moléculas derivadas de la digestión de los alimentos, así como del metabolismo de la microbiota. Moléculas con capacidad antigénica, tanto péptidos como proteínas pueden ingresar al compartimento subepitelial a partir del pasaje paracelular atravesando la barrera molecular constituida por las uniones estrechas, estructuras descriptas previamente. Como mencionamos, en situaciones inflamatorias, la presencia de citoquinas en el medio extracelular, como TNFα o IFNγ, aumenta la permeabilidad de la vía paracelular. Si bien no existen estructuras especialmente adaptadas al procesamiento de los antígenos ingresados por la vía paracelular, los mismos pueden interactuar con células B o células presentadoras de antígeno y comenzar el montado de una respuesta adaptativa contra este tipo de antígenos. Esto podría explicar la presencia de anticuerpos en compartimento sistémico contra antígenos dietarios.

En las estructuras linfoides que funcionan como sitios inductivos, tales como placas de Peyer en intestino delgado, folículos linfoides aislados en intestino grueso y estructuras linfoides de vías aéreas superiores (amígdalas, adenoides, tejido linfoide organizado en bronquios) el epitelio adquiere un fenotipo particular, tal como se discutió en secciones anteriores, y funcionan mecanismos de muestreo antigénico por la vía transcelular. En todas estas estructuras, la presencia de células M (células con microdominios) en el epitelio es característico. Estas células se caracterizan por la ausencia de una membrana apical organizada en ribete en cepillo, un citoplasma de muy poco desarrollo y una alta actividad fagocítica, sin formación de lisosomas secundarios. En forma diferente a lo que ocurre en la mayoría de los tipos celulares, las vesículas fagocíticas no se fusionan con otras vesículas tipo lisosoma primario, sino que atraviesan el escaso citosol de la célula M, fusionándose con la membrana del lado basolateral y en consecuencia vertiendo su contenido al compartimento basolateral. Este proceso, conocido como transcitosis resulta en la traslocación de material, tanto macromoléculas como microorganismos, del compartimento luminal al compartimento interno. Típicamente, el citoplasma de las células M tiene mucho menor espesor que el de los enterocitos adyacentes, por lo que queda definido un bolsillo del lado basolateral de las células M, el cual es ocupado por distintas células del sistema inmune, típicamente linfocitos (Fig. 18-4).

La superficie apical de las células M presenta un patrón diferencial de glicosilación con respecto a las células epiteliales, siendo esta propiedad una de las empleadas para realizar estudios por inmunomarcación para la detección de este tipo celular, del cual se puede encontrar del orden de las decenas a centenas por folículo, dependiendo de la extensión del mismo. Dada la complejidad de su estudio *in vitro*, la caracterización molecular de la superficie de las células M aún se encuentra en desarrollo. La actividad transcitótica que expresan las células M ha sido aprovechada como portal de ingreso al organismo por distinto tipo de microorganismos capaces de generar infecciones mucosales o sistémicas, tales como *Yersinia enterocolítica*, *Shigella flexneri*, *Salmonella entérica*, *Brucella abortus*, Candida, reovirus, poliovirus, entre otros.

Si bien la presencia de células M está ampliamente documentada en sitios inductivos se ha descripto que, en muy baja frecuencia, se las puede encontrar en otro tipo de epitelios, tales como las vellosidades del epitelio absorptivo en intestino delgado, por lo que se especula que podrían contribuir al muestreo antigénico en dichos sitios.

Un tercer mecanismo de muestreo antigénico que ha sido postulado en distintos sitios mucosales es el muestreo realizado directamente por células próximas al epitelio con capacidad de extender unas prolongaciones hacia el lumen del intestino. Esto puede ser logrado sin generar una disrupción de la barrera epitelial debido a la capacidad de estas células de expresar moléculas que participan en las uniones estrechas epiteliales, tales como claudinas y ocludinas. De esta forma, una protrusión celular tipo dendrita puede atravesar la barrera epitelial remodelando las uniones estrechas intercelulares y exponer una porción de membrana directamente a la luz de la mucosa, lo que permite el ingreso directo de material luminal por endocitosis a la célula que establece la protrusión. Ha sido demostrado que en ratones este proceso es dependiente de la expresión de la molécula CX3CR1 y que este proceso es más frecuentemente observado en íleon terminal. Por otra parte, también ha sido descripto que este mecanismo puede operar directamente en epitelios asociados a folículos, en sitios inductivos en distintas mucosas, como así también en vías aéreas.

Si bien los distintos mecanismos de muestreo antigénico han sido observados en distintas condiciones, no existe una clara identificación de las consecuencias funcionales de cada tipo de mecanismo. Se espera mejorar la comprensión del rol que puede cumplir cada tipo de mecanismo de muestreo en la instrucción de un tipo de respuesta inmune particular.

7.- Migración celular en la mucosa intestinal

Las células del sistema inmune que se localizan en la mucosa intestinal llegan desde la sangre periférica por medio de un sistema de reclutamiento selectivo que consiste básicamente en dos etapas. La primera ocurre en el pasaje a través del endotelio de los vasos en la mucosa, mediante la interacción entre la integrina $\alpha 4\beta 7$ y la molécula MadCAM1, que se encuentra en el endotelio cuboide especializado de las vénulas postcapilares, denominado vénulas con endotelio alto. Una vez en el tejido las células se mueven en respuesta a un gradiente de señal de quimoquinas. En este caso, la señal más determinante es CCL25, producida por los enterocitos, que es reconocida por el receptor CCR9 presente en las células que están migrando.

Un caso particular es el reclutamiento de linfocitos T α/β, linfocitos T γ/δ, y células NK en el epitelio intestinal (llamados linfocitos intraepiteliales). Estas células llegan a localizarse en el compartimiento epitelial en función de la expresión de $\alpha_E\beta_7$ en las células que migran y E-caderina en los enterocitos.

Entre las poblaciones relevantes en la mucosa se encuentran las células dendríticas. En el contexto de una respuesta inflamatoria, el epitelio produce CCL20, una quimoquina que media el reclutamiento de precursores de células dendríticas que expresan $CCR6^+$. La misma respuesta inflamatoria induce una rápida diferenciación de estos precursores que captan antígeno y modifican la expresión de sus receptores de quimoquinas (dejan de expresar CCR6 y expresan CCR7). CCR7 guía, vía vasos linfáticos, a las células dendríticas a las áreas T de los ganglios mesentéricos, donde estimulan a los linfocitos T $CD4^+$ vírgenes diferenciándolos a Th1, Th2, Th17 o Treg. Las quimoquinas CCL21 y CCL19 determinan el reclutamiento de las células dendríticas $CCR7^+$. En el mismo proceso de activación y diferenciación de los linfocitos T, las células dendríticas inducen la expresión de marcadores de "*homing*". Las moléculas de "*homing*" son las encargadas de direccionar los linfocitos T activados para que, ahora como efectores, regresen a la *lamina propria.* Para la migración hacia el intestino, se induce un sistema de moléculas de adhesión y quimoquinas, que permiten el direccionamiento selectivo. Los linfocitos T, diferenciados en los ganglios mesentéricos, expresan $\alpha_4\beta_7$ y CCR9, que interaccionan con la molécula de adhesión MacCAM1 y la quimoquina CCL25, respectivamente. $\alpha_4\beta_7$ y CCR9 son inducidos por las células dendríticas intestinales, en particular aquellas que expresan CD103. Estas células dendríticas son únicas en su capacidad de producir ácido retinoico, factor determinante, junto con TGFβ, en la inducción de las moléculas de "*homing*" y como veremos luego en la inducción de linfocitos T reguladores.

8.- Linfocitos T reguladores inducidos en la mucosa intestinal.

Los procesos de selección tímica, que ya han sido descriptos en el Capítulo 15, permiten la generación del repertorio de linfocitos T funcionales, eliminando aquellos que presentan autorreactividad. En el timo también se generan linfocitos T reguladores, particularmente aquellos que expresan TcR con afinidades elevadas frente a complejos péptido-MHC propios. Estos Tregs centrales o tímicos tiene un repertorio dirigido a estructuras propias y su función es controlar la respuesta autoinmune. Sin embargo, en el intestino se generan otros linfocitos Tregs, llamados inducidos (iTregs), que se diferencian a partir de linfocitos T $CD4^+$ y cuya función es evitar una respuesta exacerbada frente a componentes de la microbiota o antígenos inocuos de la dieta. Esta función es central a la homeostasis del intestino ya que el desarrollo de una respuesta convencional frente a esos componentes conduciría a una inflamación crónica y daño tisular.

La generación de los linfocitos iTregs ocurre en los ganglios mesentéricos con la participación de células dendríticas $CD103^+$ que han migrado desde la *lamina propria.* Los factores TGFβ y ácido retinoico, que ya mencionamos, son determinantes en la generación de las iTregs. Las iTregs expresan FoxP3, y las moléculas de "homing" $a_4\beta_7$ y CCR9, que permitirán, luego de su recirculación, localizarlas en la *lamina propria* de la mucosa intestinal donde producen IL-10. En la actualidad se conoce que la función de las iTregs depende de las células $CX3CR1^+$ que producen IL-10 en forma abundante, y contribuyen al sostenimiento del entorno regulatorio de la mucosa intestinal en condiciones homeostáticas. Este entorno permite la diferenciación de los precursores de células dendríticas a células dendríticas regulatorias ($CD103^+$) que migrarán a los ganglios linfáticos para allí generar iTregs.

9.- Inducción y diferenciación de la respuesta T (Th1, Th2, Th17). Subpoblaciones "no clásicas" de linfocitos en mucosas y su participación en la polarizacion de la respuesta

Como vimos en el Capítulo 17, para la activación de la respuesta adaptativa, el linfocito T debe recibir varias señales simultáneas, las que resultan en el tipo de polarización de respuesta T lograda: señal 1 sensada a través del receptor T, (péptido presentado en el contexto de moléculas MHC de la célula presentadora), señal 2 (activación de distintos receptores de membrana a partir de ligandos presentados en la membrana de la célula presentadora) y señal 3 (distintos factores solubles, principalmente citoquinas presentes en el entorno de la activación, muchas de ellas provistas en forma parácrina por la misma célula presentadora de antígenos, pero a la que pueden contribuir otros tipos celulares del entorno tisular considerado). En las mucosas, especialmente la presencia de citoquinas y ligandos solubles es particular y define el tipo de respuesta a desarrollar. En condiciones no inflamatorias, ácido retinoico, TGFβ, IL10 y especialmente en el colon, ácidos grasos de cadena corta, son señales críticas para la inducción de iTregs.

Las mucosas, por otra parte, se caracterizan por la presencia de poblaciones linfocitarias no clásicas, entre ellas los denominados "linfocitos innatos", que no expresan receptor T ni CD3, pero son capaces de producir gran cantidad de citoquinas frente a la estimulación de receptores de membrana. En una visión muy simplificada podemos encontrar linfocitos innatos tipo 1 (ILC1), productores fundamentalmente de IFNγ frente a la estimulación con IL-12, linfocitos innatos tipo 2 (ILC2), productores de IL-4, IL-5 e IL-13, frente a la estimulación con IL-33 y linfocitos innatos tipo 3 (ILC3), productores de IL-22 e IL-17 frente a la estimulación con IL-23. Por otra parte, la presencia de linfocitos T γ/δ o con receptores T invariantes es frecuente en mucosas, pudiendo contribuir al entorno de citoquinas y ligandos presentes en el medio extracelular de la *lamina propria.* Frente a eventos infecciosos/inflamatorios, estos circuitos pueden activarse, contribuyendo significativamente a la rápida producción de citoquinas a nivel local, lo que impacta en el tipo de polarización que resulte de la activación de linfocitos T. Dependiendo de la naturaleza del evento infeccioso/inflamatorio, en las mucosas se puede generar respuesta T con distinta polarización, incluyendo los distintos tipos de respuesta vistos previamente Th1, Th2, Th17, entre otras.

En general, los eventos de activación que tienen lugar en las mucosas inducen la expresión de los marcadores de "*homing*" mencionados en secciones anteriores como $\alpha_4\beta_7$, CCR9 y CCR10, que determinan una relocalización de células T efectoras en distintos sitios de las mucosas. Por otra parte, es característica la presencia de un componente Th17 en muchas situaciones de activación de la respuesta T en mucosas, debido a que muchas señales presentes en el entorno de las mucosas, entre ellas la presencia de TGFβ y moléculas derivadas de la microbiota tienen capacidad de favorecer este tipo de polarización.

10.- La microbiota es crítica en el mantenimiento de la homeostasis de la mucosa intestinal

Tal como se mencionó al inicio de este capítulo, la presencia de una diversa microbiota en el lumen de distintas mucosas es crítica para el correcto funcionamiento del sistema inmune de mucosas. La distribución de microorganismos, en cuanto a diversidad y cantidad es variable de acuerdo a la mucosa considerada, presentando a su vez una dinámica particular de acuerdo a hábitos alimentarios, edad, uso de antibióticos, entre otras. (Fig. 18-5).

En el caso particular del tracto gastrointestinal, en las porciones distales del intestino delgado y en particular en el intestino grueso encontramos la mayor diversidad de microorganismos, pudiendo llegar a superar las 1000 especies distintas y en números del orden de los trillones, superando en número a la totalidad de células del organismo humano. La mayor parte de estos microorganismos pertenece a los phylum Firmicutes y Bacteroidetes, muchos de ellos anaerobios no cultivables por métodos microbiológicos tradicionales. La aplicación de técnicas de secuenciación masiva de ácidos nucleicos desarrollada en los últimos años ha permitido apreciar la complejidad y diversidad de esta microbiota, así como la gran influencia que puede tener en el desarrollo de funciones particulares del sistema inmune de mucosas.

Moléculas constitutivas de la microbiota que funcionan como MAMPs son necesarias para una correcta homeostasis del epitelio intestinal, así como para el reclutamiento de distintas poblaciones de células inmunes a los compartimentos epitelial y subepitelial, los cuales son críticos para la inducción de mecanismos basales de defensa de las mucosas, así como la correcta expresión de funciones de reparación frente al daño de la barrera epitelial. Por otra parte, metabolitos generados por la microbiota, en particular ácidos grasos de cadena corta son una de las fuentes principales de energía para los enterocitos y por tanto claves para la correcta fisiología del epitelio intestinal. Por otro lado, en los últimos años se ha determinado que estos metabolitos, a partir de su unión a receptores de membrana asociados a proteínas G (GPCRs) expresados en distintas poblaciones inmunes, son importantes para la modulación de la respuesta innata en mucosas, así como para el correcto establecimiento de una respuesta T regulatoria que contribuya a la homeostasis inmune en las mucosas.

En muchas patologías que implican un desbalance en la fisiología inmune de mucosas, tales como enfermedad inflamatoria intestinal, enfermedad celiaca, alergias, se han visto cambios característicos en las poblaciones

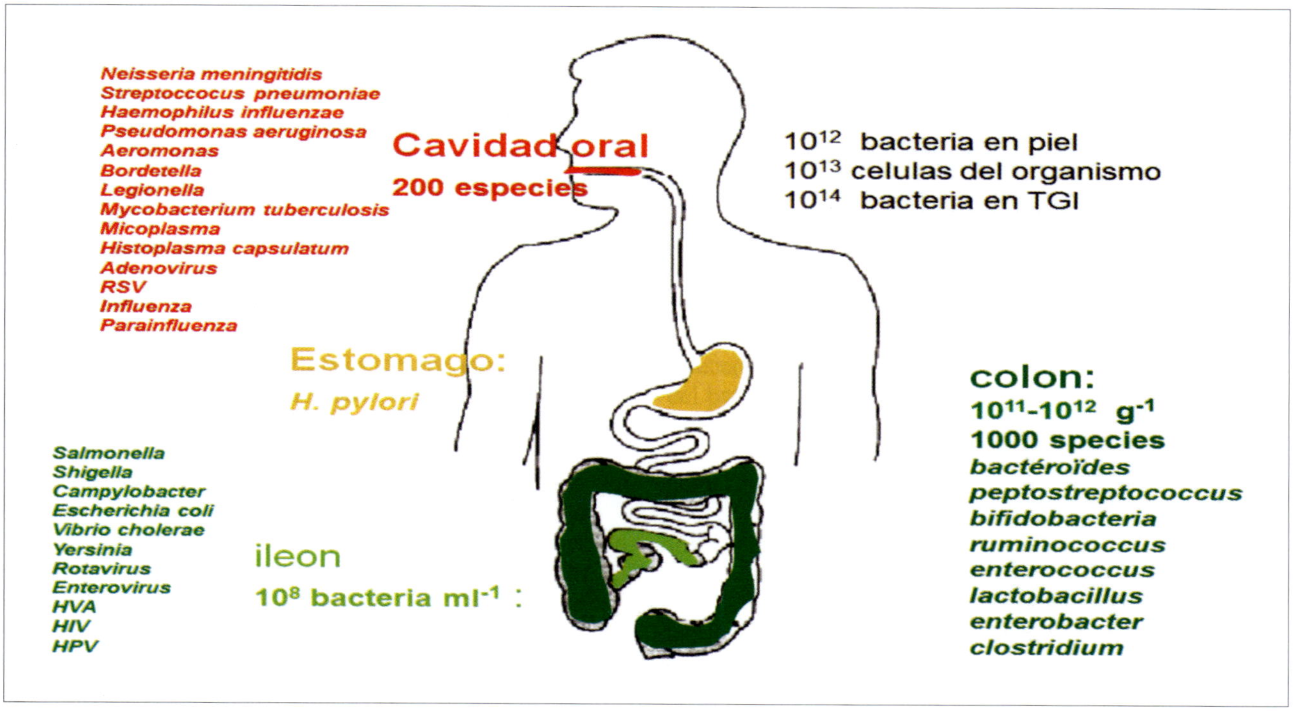

Fig. 18-5. Patógenos presentes en distintas localizaciones del tracto gastrointestinal. Distintas mucosas contienen diferente densidad y complejidad de microbiota. Muchos patógenos tienen tropismo por distintas mucosas como portal de ingreso al organismo para desencadenar infecciones.

microbianas de las mismas. Dada la complejidad de estas situaciones, en la mayoría de los casos ha sido difícil establecer una relación causal, pero existe expectativa en la posibilidad de generar intervenciones que permitan restablecer el balance en la microbiota como estrategias para contribuir al manejo de estas patologías.

11. Infección en mucosas: respuesta inflamatoria e inmunidad protectiva. Establecimiento de distintos perfiles de respuesta

Las mucosas, como se mencionara al inicio del capítulo, son blanco o portal de ingreso al organismo de muchos microorganismos infecciosos, los cuales han desarrollado estrategias evolutivas que les permiten sobrepasar los mecanismos constitutivos de defensa que operan en las mucosas. Dependiendo del tipo de microorganismo, se pueden establecer infecciones que afectan el compartimento epitelial o infecciones que generen invasión y multiplicación en la región subepitelial o aún diseminarse al resto del organismo. En todos estos casos, operan mecanismos articulados de activación de la respuesta innata y la respuesta adaptativa que, en última instancia, terminan controlando la infección. En otros capítulos se describen casos particulares de infecciones que afectan las mucosas.

Como criterio general se debe considerar que el tipo de respuesta predominante dependerá de factores particulares del agente infeccioso: el tipo de moléculas agonistas de la respuesta innata que exponga, el grado de invasividad y compartimento histológico y subcelular en que cumpla su ciclo vital, entre otras características. Por ejemplo, en una visión muy simplificada, podemos considerar que las bacterias principalmente extracelulares y de baja invasividad como *Bordetella pertussis* generan respuestas principalmente Th1 y Th17, mientras que muchos parásitos pluricelulares luminales tales como los enterobios generan respuestas Th2. Muchos parásitos unicelulares con capacidad de realizar ciclos intracelulares que afectan las mucosas pueden desencadenar distinto tipo de respuesta, tal como *Toxoplasma gondii*, con un componente principal Th1, mientras que bacterias intracelulares y con capacidad de diseminación como *Mycobacterium tuberculosis* o *Lysteria monocytogenes* generan una respuesta Th1. Más allá de esta simplificación extrema, se debe considerar que todos estos microorganismos han desarrollado estrategias evolutivas para contrarrestar los mecanismos efectores iniciales para cumplir su ciclo reproductivo en el huésped. Esto implica el desarrollo de sofisticadas estrategias de evasión, neutralización o manipulación de los mecanismos efectores en sí mismos o los sistemas de alerta que conducen a su generación. El conocimiento acumulado en los últimos años a nivel celular y molecular del modo de acción de los mecanismos particulares que se ponen en juego en cada tipo de interacción huésped patógeno revela el grado de sofisticación y fineza en que han co-evolucionado tanto los patógenos como los sistemas de defensa del huésped. A lo largo de este libro se desarrollarán en detalle algunos casos particulares de relación huésped-patógeno que ilustrarán estos conceptos.

BIBLIOGRAFÍA

Brandtzaeg P, Kiyono H., Pabst R., and Russell MW. Terminology: nomenclature of mucosa-associated lymphoid tissue. Mucosal Immunol. 2008. 1(1): 31-37.

Mestecky J., Strober W., Russell M.W., Kelsall B., Cheroutre H and Lambrecht B. Mucosal Immunology. 4th Edition. 2015

Mowat AM, Agace WW. Regional specialization within the intestinal immune system. Nat Rev Immunol. 2014. 14(10):667-85.

Murphy K. Janeway's Immunobiology. 8th Edition. 2012

Pearson C, Uhlig HH, Powrie F. Lymphoid microenvironments and innate lymphoid cells in the gut. Trends Immunol. 2012. 33(6):289-96.

Turner JR. Intestinal mucosal barrier function in health and disease. Nat Rev Immunol. 2009 Nov;9(11):799-809

CAPÍTULO 19

VACUNAS Y ADYUVANTES

Karina A. Pasquevich, Lorena Coria, Juliana Cassataro

ENFERMEDADES INFECCIOSAS Y VACUNAS

La vacunación continúa siendo la herramienta más efectiva en la prevención de las enfermedades infecciosas. El objetivo primordial de ésta es la generación de una respuesta inmune eficiente contra antígenos (Ags) administrados capaz de conferir protección a largo plazo frente a la infección. Es importante resaltar que la mayoría de las vacunas actuales solo previenen la enfermedad pero no protegen frente a la infección. El concepto de protección de una vacuna es básicamente estadístico y debe ser entendido en términos poblacionales. La inmunización reduce la propagación de un agente infeccioso al reducir la cantidad y/o duración de la replicación del patógeno impidiendo que se establezcan los síntomas y efectos patológicos.

La historia de la vacunación experimental comenzó hacia fines del siglo XVIII cuando Edward Jenner (1796) demostró la efectividad de la inoculación en los humanos del virus de la viruela bovina como vacuna para prevenir la viruela humana. A principios del siglo XIX se instauraron los conceptos de atenuación, virulencia y pasajes. En 1885 Louis Pasteur desarrolló la primera vacuna para humanos contra la rabia y poco tiempo después comenzaron a desarrollarse las vacunas a microorganismos muertos o inactivados.

Por más de un siglo el desarrollo de las vacunas siguió los principios de Pasteur: "aislar, inactivar e inyectar" los microorganismos causantes de la enfermedad. De esta manera se han producido vacunas virales y bacterianas consistentes en patógenos completos muertos, patógenos atenuados vivos o componentes purificados de dichos patógenos. La mayoría de las vacunas desarrolladas fueron atenuadas por pasajes sucesivos en cultivos o inactivadas por medio de tratamientos físicos o químicos.

A pesar de que la erradicación mundial del patógeno es el objetivo ideal de la vacunación hasta el presente sólo la viruela ha sido erradicada, la eliminación local o el control de la diseminación de los patógenos son los resultados más frecuentes de los programas de vacunación. Junto con ellos, la vacunación ha permitido la reducción de la mortalidad, la morbilidad y las discapacidades provocadas por muchas enfermedades infecciosas.

Las contribuciones clave de la vacunación en la salud mundial hasta el momento incluyen: la erradicación de la viruela a nivel global, la casi completa eliminación de la poliomielitis y la reducción de más del 95% en la incidencia de enfermedades como la difteria, el tétanos, la tos convulsa, paperas, sarampión y rubéola. Más recientemente, las vacunas contra hepatitis A, hepatitis B, *Haemophilus influenzae* tipo b y neumococos han contribuido a reducir las muertes causadas por estos agentes infecciosos. A pesar de estos avances, aún son necesarias vacunas efectivas para la prevención de varias enfermedades importantes como el síndrome de inmunodeficiencia adquirida (SIDA) producido por el virus de la inmunodeficiencia humana (HIV), la leishmaniasis, la malaria y la tuberculosis.

RESPUESTA INMUNE Y VACUNAS

Un factor clave en el diseño racional de nuevas vacunas es el conocimiento del tipo de respuesta inmune protectora requerida para controlar y eliminar la infección por un determinado patógeno. Esto depende principalmente de las características del microorganismo, es decir, de la manera en que infecta al hospedador, su localización durante la infección, si produce o no toxinas, etc. El desarrollo de vacunas eficaces se ha visto limitado por la falta de conocimiento y caracterización acerca del repertorio de mecanismos capaces de conferir protección contra un determinado microorganismo. Por esto es importante dilucidar el mecanismo de acción y el tipo de respuesta inmune inducida por las vacunas, así como también tener en cuenta las estrategias de escape y evasión del patógeno. A pesar de ello, no existen estrategias y herramientas universalmente aceptadas para el diseño de vacunas y su descubrimiento continúa siendo un proceso básicamente empírico.

El tipo de respuesta obtenida luego de una inmunización depende del procesamiento que sufra el Ag y de la activación diferencial que se produzca sobre las células del sistema inmune. Es ampliamente conocido el papel fundamental que desempeñan las células dendríticas (DCs) en la detección de patógenos o vacunas y en la integración de esta información para regular la cantidad, calidad y duración de la respuesta inmune adaptativa. Las DCs inmaduras residen en la periferia donde sirven de centinelas para Ags foráneos (por ejemplo las vacunas) y patógenos microbianos. Los Ags son constantemente capturados por las DCs vía pinocitosis y/o fagocitosis. Los agentes microbianos y/o muchas vacunas poseen motivos conservados denominados patrones moleculares asociados a patógenos (PAMPs) y/o señales de daño (DAMPs) los cuales son detectados por los receptores de reconocimiento de patrones (RRPs) en la DC. Como se explicó en el Capítulo 11, la activación de los RRPs resulta fundamental para la activación de la DC y el inicio de la respuesta inmune (Señal 0) (Fig. 19-1).

Las DCs residentes localizadas en los tejidos procesan y presentan los Ags en las moléculas de histocompatibilidad de tipo I (MHCI) o tipo II (MHCII). Posteriormente a la estimulación de los RRPs (Señal 0), se pone en marcha una cadena de señalización intracelular en la DC que termina en la liberación de mediadores solubles, como citocinas y quimiocinas inflamatorias como parte de la respuesta innata inmediata. Este encuentro de la DC con el PAMP o el Ag vacunal da inicio a un proceso de maduración que induce su migración hacia los ganglios linfáticos. Dado que los linfocitos T (LT) y B (LB) se encuentran en los órganos linfoides secundarios, es necesario que el Ag alcance estos órganos para ser presentado a los LT (señal 1). Durante la activación y migración de las DCs éstas aumentan la expresión en membrana de moléculas co-estimulatorias (CD80, CD86 y CD40) mediante las cuales interactúan con los LT $CD4^+$ y $CD8^+$ vírgenes induciendo su activación (señal dos). La estimulación de la célula presentadora de Ag profesional (CPA) es fundamental para una apropiada inducción de respuestas celulares que involucran a los LT y LB. La ausencia de la señal dos de estimulación en los LT puede llevar a la tolerancia inmunológica o la anergia.

Es importante destacar que las DCs son las únicas CPAs capaces de activar a los LT vírgenes. Luego de su activación los LT tienen el potencial para diferenciarse en diferentes tipos de células efectoras, el destino que tomen dependerá del tipo de Ag o patógeno fagocitado y de la activación diferencial de las DCs.

Inicialmente, la dicotomía Th1/Th2 definía dos perfiles de linfocitos Th basados en la secreción de IFN-γ (Th1) e IL-4 (Th2). Los linfocitos Th1, a partir de la secreción de IFN-γ inducen la activación de los macrófagos. La respuesta de tipo Th1 también favorece respuestas inmunes celulares del tipo T $CD8^+$ y CTLs y la generación de anticuerpos (Acs) de tipo IgG2a e IgG3. La respuesta de tipo Th2 se caracteriza por la secreción de IL-4, IL-5 e IL-6 y la inducción de Acs IgG de isotipo IgG1, IgE e IgA en ratones. Este tipo de LT promueve la producción, reclutamiento y activación de eosinófilos, la producción de Acs IgE y la activación de mastocitos.

Sin embargo, datos experimentales mostraron que este modelo, basado en dos tipos de células Th era insuficiente para explicar los múltiples aspectos de la iniciación, regulación y coordinación de las respuestas inmunes. En los últimos 10 años, se han caracterizado nuevos perfiles de células Th que han sido designados como: Th17, Th9 y Th22 de acuerdo a la secreción de citocinas (Th-17: IL-17, IL-21 e IL-22, Th9: IL-9 y Th22: IL-22, TNF-α e IL-13). Las células Th17 inducen el reclutamiento y activación de neutrófilos. Las células Th22 se encuentran en la piel

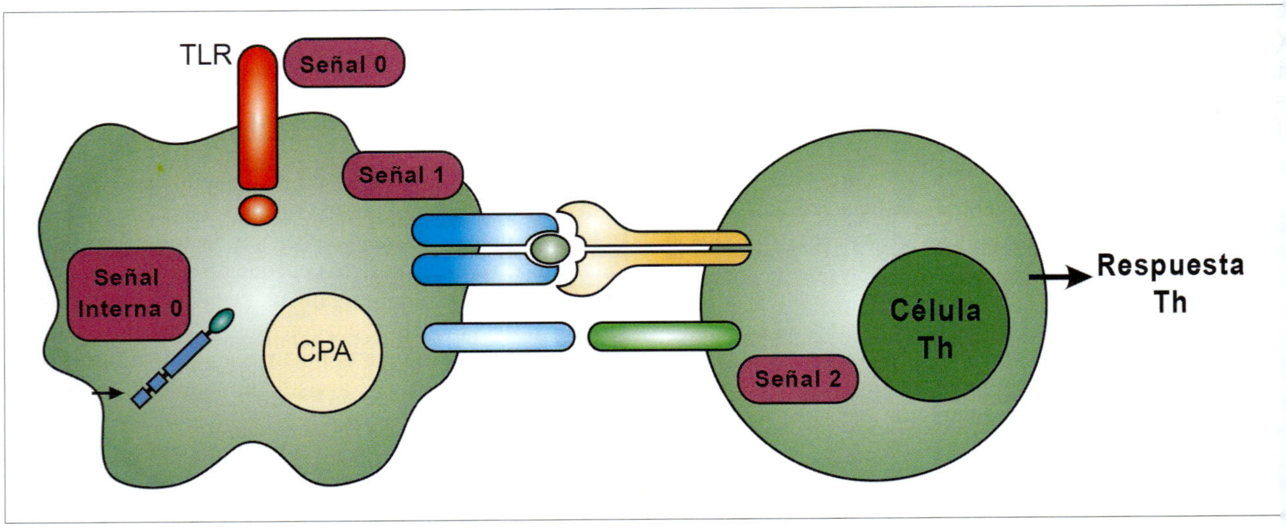

Fig 19-1. Señales importantes para la activación de LT por las DCs. La iniciación de la respuesta de tipo T helper requiere de 3 señales. La seña 0 implica el reconocimiento del patógeno por los RRP de las DCs. En segundo lugar, el procesamiento y presentación de los Ags provenientes de patógeno a los LT (Señal 1) acompañado por la expresión de moléculas co-estimulatorias y secreción de citocinas (Señal 2). Adaptado de Guy,B *et a* 2007.

y parecen participar en la inmunidad antibacteriana y antifúngica mientras que las células Th9 podrían participar de la inmunidad frente a los parásitos helmintos y también en el desarrollo del asma. Por otro lado, células Thf (Th foliculares) se especializan en promover la diferenciación de LB en plasmocitos productores de Acs.

Adicionalmente, se ha descubierto un tipo de células llamadas LT supresores: los LT regulatorios (Tregs). Estos LT regulan el balance entre la tolerancia y las respuestas inmunes mediante la acción de citocinas como TGF-β y/o IL-10 y moléculas de membrana como CTLA4 y GITR. Dentro de este tipo de LT se han descripto varias poblaciones incluyendo $CD4^{+}$ $CD25^{+}Foxp3^{+}$ Tregs, Tr1 y Th3.

INMUNIZACIÓN ACTIVA Y PASIVA

La inmunidad frente a microorganismos infecciosos puede adquirirse mediante inmunización pasiva o activa. En ambos casos la adquisición de inmunidad puede ocurrir de manera natural (por transferencia pasiva de Acs de la madre al feto o luego de adquirir una enfermedad infecciosa) o de manera artificial (mediante inyección de Acs preformados o de vacunas).

Inmunización pasiva: la inmunización pasiva, en la que Acs preformados son transferidos a un receptor, ocurre naturalmente en la transferencia de Acs maternos al feto en desarrollo a través de la placenta y al bebé durante la alimentación con calostro o leche materna. La inmunización pasiva también puede realizarse mediante la inyección de Acs pre-formados.

Aunque en la mayoría de los casos ha sido sustituida por los antibióticos, la inyección de Acs continúa aplicándose en la actualidad en casos específicos. Al no activar al sistema inmune, la inmunización pasiva no genera respuestas de memoria y la protección conferida es por lo tanto transitoria (semanas/meses). Se utilizan **mezclas de inmunoglobulinas humanas** de diversas especificidades **(inmunoglobulinas polivalentes)** en personas con inmunodeficiencia congénita o adquirida. Estas mezclas suelen contener Acs suficientes frente a las infecciones más frecuentes. Una dosis de 100 - 400 mg confiere protección a pacientes con hipogamaglobulinemia durante un mes.

Se utilizan **inmunoglobulinas específicas** de forma profiláctica cuando hay una probabilidad de exposición a una infección en particular, o como tratamiento de un estado de enfermedad ya adquirida por el individuo. En estos casos se utiliza como fuente de Acs, inmunoglobulinas específicas provenientes de pacientes que han padecido la enfermedad y se han recuperado o fueron vacunados recientemente (**inmunoglobulinas hiperinmunes**), **sueros heterólogos hiperinmunes** de animales que fueron expuestos a los agentes o **anticuerpos monoclonales humanizados.**

La Tabla 19-1 resume los tipos de inmunización pasiva más comunes y los casos en los que se indica. La inmunización pasiva puede salvar vidas cuando se utiliza para neutralizar toxinas en circulación, como en el caso de individuos expuestos a botulismo, tétanos, difteria así como para neutralizar la acción de venenos de ofidios o insectos luego de una mordida. También se utiliza la inmunización pasiva para viajeros o trabajadores de la salud que se expondrán a un agente infeccioso para el cual carecen de inmunidad o en recién nacidos como profilaxis o tratamiento para evitar que contraigan enfermedades riesgosas como la hepatitis B o la varicela.

Por tratarse de hemoderivados, los tratamientos con inmunoglobulinas humanas poseen ciertos riesgos biológicos asociados. Estas mezclas se preparan mezclando sueros de más de 1000 donantes que fueron testeados previamente para los virus de HIV, hepatitis A, B y C. Los métodos de control y los procesos de fabricación actuales, hacen que las inmunoglobulinas puedan considerarse muy seguras respecto al riesgo de trasmisión de virus. A pesar de que la probabilidad de transmisión viral es cada vez menor, no puede garantizarse la total seguridad de las inmunoglobulinas y por lo tanto se recomienda utilizarlas sólo en aquellas situaciones en las que su eficacia esté demostrada, valorando siempre la relación beneficio-riesgo. Otro riesgo asociado a la inmunización pasiva es la generación de respuestas de Acs fuertes contra determinantes isotípicos de los Acs de otra especie o determinantes idiotípicos de los Acs de la misma especie, que pueden llevar a la formación de inmunocomplejos, anafilaxia o reacciones de hipersensibilidad.

Inmunización activa: la inmunización activa tiene como fin la inducción de inmunidad protectora y memoria inmunológica. La inmunización activa puede ocurrir de forma natural mediante la infección con un microorganismo o puede ser adquirida artificialmente mediante la administración de vacunas.

TIPOS DE VACUNAS

La mayoría de las vacunas que han sido exitosas se han desarrollado a partir de **microorganismos inactivados (muertos) o vivos atenuados**, ya que estos son capaces de inducir respuestas inmunes de larga duración. Las vacunas consistentes en cepas vivas atenuadas de un patógeno al ser inoculadas en un individuo suelen seguir el curso de la infección natural del patógeno del que provienen. De esta manera, la permanencia del microorganismo en el individuo vacunado permite que la exposición al mismo sea más duradera, estimulando continuamente el sistema inmune sin producir la enfermedad. En el caso de inyecciones de microorganismos muertos o preparaciones antigénicas inactivadas se requieren múltiples inoculaciones y el empleo de adyuvantes para lograr un efecto similar. Tanto las vacunas a cepas atenuadas como aquellas que se basan en microorganismos inactivados presentan todos o casi todos los Ags presentes en el patógeno. Estas vacunas son capaces de inducir fuertes respuestas adaptativas humorales y celulares.

La vacuna contra la tuberculosis, Bacillus Calmette-Guérin (BCG), así como la vacuna contra el virus de la poliomielitis (Sabin) y las vacunas contra el sarampión, la rubéola o parotiditis se componen de microorganismos vivos atenuados. Estas vacunas se administran en muchos

Tabla 19-1. Inmunización Pasiva

Inmunoglobulinas humanas normales (obtenidas de mezclas de sueros de personas sanas)	
Enfermedad	**Indicación**
Hipogamaglobulinemia	Profilaxis, tratamiento. Terapia de reemplazo en desórdenes con deficiencia de anticuerpos.
Hepatitis A.	Profilaxis (viaje), post-exposición (≤14 días post-exposición).
Sarampión.	Profilaxis en niños menores de 1 año, en mayores que no han sido vacunados y en inmunocomprometidos que no reciben terapia de reemplazo con inmunoglobulinas de manera rutinaria.
Inmunoglobulinas humanas específicas (obtenidas de mezclas de sueros de personas hiperinmunes, vacunadas o convalecientes)	
Enfermedad	**Indicación**
Hepatitis B (HBV).	Post-exposición. Prevención de la transmisión perinatal. Exposición de no respondedores de vacunas. Prevención de la recurrencia de la hepatitis B en pacientes con trasplante de hígado, accidentes laborales, abuso sexual
Botulismo.	Botulismo infantil.
Difteria, tétanos.	Profilaxis, tratamiento.
Varicela-zóster.	Tratamiento en inmunodeficiencias, neonatos y bebés prematuros expuestos durante el parto, cuyas madres no poseen evidencia de inmunidad anti-varicela.
Rabia.	Post-exposición (más vacuna).
Citomegalovirus (CMV).	En trasplantados (médula ósea u órganos sólidos) de riesgo alto (donante positivo y receptor negativo para CMV, trasplantes con terapia anti-linfocítica). Prevención/tratamiento de la infección perinatal (madres con infección primaria durante el embarazo).
Suero equino	
Enfermedad	**Indicación**
Gangrena gaseosa, mordeduras de serpientes, picaduras de escorpión.	Post-exposición.
Botulismo.	Post-exposición. Envenenamiento por consumo de alimentos contaminados. Contaminación de heridas.
Anticuerpos monoclonales humanizados	
Enfermedad	**Indicación**
Virus sincicial respiratorio (RSV).	Profilaxis en niños prematuros, nacidos a las 35 semanas o menos de gestación y menores de 6-12 meses de edad al inicio de la estación de riesgo de infección por RSV. Niños menores de 2 años de edad que hayan requerido tratamiento para la displasia broncopulmonar durante los últimos 6 meses o con cardiopatía congénita hemodinámicamente significativa.

países del mundo, incluida la Argentina. La vacuna contra *Bordetella pertussis* causante de la tos convulsa, la vacuna antigripal y la vacuna contra la hepatitis A son ejemplos de vacunas que se componen de microorganismos inactivados incluidas en el calendario de vacunación de la Argentina (Tabla 19-2).

Sin embargo, la utilización de cepas atenuadas presenta desventajas relacionadas con su baja seguridad, por ejemplo en individuos inmunocomprometidos, la posibilidad de reversión espontánea a cepas virulentas y la liberación del microorganismo al ambiente. Se han reportado casos de parálisis asociados con reversiones de la vacuna Sabin oral contra el virus de la poliomielitis (OPV es una cepa atenuada) (aproximadamente 1 caso en 2,5 millones de vacunados). Sin embargo, se continúa utilizando en países con alta incidencia de la enfermedad debido a que induce una efectiva respuesta inmune protectora en mucosa gastrointestinal.

Vacunas a subunidad

Los problemas de seguridad asociados con las vacunas basadas en microorganismos inactivados o vivos atenuados han incentivado el desarrollo de nuevas vacunas más eficaces y seguras. Estas nuevas vacunas están basadas en componentes parcialmente purificados de los patógenos (vacunas a subunidad), entre las cuales encontramos vacunas compuestas por: toxinas detoxificadas, polisacáridos, proteínas purificadas/recombinantes y vacunas a DNA o RNA. En el desarrollo de vacunas a subunidad lo más importante y complejo es la elección del mejor Ag que sea capaz de montar una adecuada y eficiente respuesta inmune protectora contra el patógeno.

La vacunas compuestas por toxoides se desarrollaron a partir del conocimiento de que algunas bacterias como *Clostridium tetani* y *Corynebacterium diphtheriae* producen toxinas involucradas en la patogénesis en el huésped. Es sabido que la neutralización de estas toxinas mediante Acs previene la enfermedad. Las vacunas contra este tipo de bacterias se basan en versiones detoxificadas de estas toxinas (**toxoides**). Las vacunas contra la difteria y el tétanos son ejemplos de toxoides utilizados como vacunas, los cuales generalmente se administran en forma combinada (Tabla 19-2).

Tabla 19-2. Tipos de vacunas presentes en el calendario Nacional de vacunación de la República Argentina.

Tipo de Vacuna	Vacunas presentes en el calendario nacional de vacunación (Argentina)
Viva atenuada	***Bacteriana*** BCG (tuberculosis) ***Viral*** Sabin (OPV, poliomielitis) Sarampión, Rubéola y parotiditis (Triple Viral) Fiebre amarilla Fiebre hemorrágica
Inactivada	***Bacteriana*** *Bordetella pertussis* (tos convulsa) ***Viral*** Antigripal Hepatitis A Salk (poliomielitis)
Toxoides	Difteria (DT) Tétanos (TT)
Polisacarídica conjugada	Haemophilus influenzae B Antineumocócica
Recombinantes	Hepatitis B (HBV) Virus del papiloma Humano (HPV)

Adaptado del manual de Recomendaciones Nacionales de Vacunación Argentina. 2012. Ministerio de Salud. Presidencia de la Nación. Argentina.

De la misma forma, los Acs dirigidos contra los polisacáridos de las cápsulas de algunas bacterias (por ej., *Neisseria meningitidis, Haemophilus influenzae y Streptococcus pneumoniae*) son capaces de producir inmunidad antibacteriana. Las vacunas contra estos organismos se desarrollan a partir de polisacáridos extraídos de cultivos bacterianos. Estas vacunas son efectivas en adultos pero muy poco inmunogénicas en niños menores a 2 años de edad a causa del estado inmaduro del sistema inmune y el tipo de respuesta independiente de LT que inducen estos polisacáridos. Esta limitación se ha resuelto mediante el uso de proteínas transportadoras (*carriers*), como por ejemplo el toxoide tetánico (TT), las cuales al inducir respuestas de tipo Th permiten generar memoria inmunológica contra el polisacárido. Por ejemplo, el desarrollo de una **vacuna conjugada** contra *Haemophilus influenzae* B ha sido producida siguiendo este concepto (Tabla 19-2).

Las **vacunas recombinantes** son aquellas que utilizan la tecnología del DNA recombinante en alguna etapa de su producción. De esta forma, la ingeniería genética hace posible la expresión de genes de diferentes patógenos en organismos de fácil crecimiento. Los sistemas de expresión más utilizados son las bacterias (*Escherichia coli*), levaduras o baculovirus y en los últimos años se han obtenido algunos Ags recombinantes en plantas. Las proteínas obtenidas, se purifican y pueden ser administradas por diferentes vías. Tienen la ventaja de tener una composición bien definida, se puede estandarizar su proceso de producción y principalmente se elimina todo riesgo de reversión o efectos secundarios al ser incapaces de multiplicarse en el individuo inmunizado.

Actualmente, es limitado el número de vacunas recombinantes aprobadas para su uso en humanos. La vacuna recombinante contra el virus de la hepatitis B (HBV) está disponible desde 1981 y consta de Ags de la superficie de los virus producidos en levaduras y adsorbidos en sales de aluminio. Recientemente, se ha incluido al calendario nacional de vacunación la vacuna contra el virus del papiloma humano (HPV), la cual combina la expresión de proteínas del virus en partículas tipo virus (VLPs) (Tabla 19-2).

Aunque las vacunas a subunidad poseen muchas cualidades ventajosas, su habilidad para estimular potentes respuestas inmunes es menor comparada con las formulaciones tradicionales compuestas por patógenos enteros, esto se debe al limitado número de componentes capaces de estimular el sistema inmune que contienen, así como a su incapacidad de replicar *in vivo*. Dada la baja inmunogenicidad de los Ags puros se hace necesario que incorporen compuestos inmunoestimulantes (adyuvantes) los cuales pueden influenciar el tipo y la potencia de la respuesta inmune inducida así como también permiten disminuir las dosis administradas para producir una respuesta protectora duradera y con ello reducir el costo de las vacunas.

SEGURIDAD Y EFICACIA

Las vacunas tienen que cumplir los máximos estándares de seguridad.

La gran mayoría de las más de mil millones de dosis de vacunas fabricadas mundialmente cada año son administradas a bebés, niños y adultos sanos. Por lo tanto, es crucial que quede demostrado que las vacunas sean seguras y eficaces.

Los organismos reguladores de cada país exigen que las vacunas sean sometidas a un programa de desarrollo riguroso y extensivo en el laboratorio, estudios clínicos en animales y humanos, para determinar su seguridad y eficacia. Los datos de seguridad de una vacuna son estudiados a lo largo de su desarrollo de investigación (Fase I a III) y son parte de los requisitos para obtener la autorización de venta. La seguridad de las vacunas y la vacunación abarca tanto las características de los productos, como su forma de aplicación.

La calidad de las vacunas es supervisada por las autoridades sanitarias, quienes controlan las prácticas de fabricación, los antecedentes clínicos y efectúan el control de calidad de cada lote. Como parte de esta revisión se analizan todos los componentes de una vacuna antes de la autorización, incluyendo los componentes activos y otras sustancias. Luego de que la vacuna ha sido aprobada, se controla su seguridad y eficacia permanentemente para cada lote de producción.

Vigilancia post-vacunación

El seguimiento durante la comercialización puede poner en evidencia problemas no frecuentes que presuponen entrenamiento para observar, informar y comunicar. Los prospectos incluyen información sobre la composición detallada, origen y tipo de vacuna, precauciones, contraindicaciones y advertencias. La reacción de cada individuo puede variar y se ha informado que algunos componentes, entre ellos, conservadores derivados del mercurio y trazas de antibióticos pueden provocar algunas reacciones que remiten sin consecuencias o reacciones alérgicas a las proteínas de huevo en las vacunas contra la fiebre amarilla, contra la gripe o vacuna triple viral.

El seguimiento post-vacunación permite detectar reacciones post-vacunales y efectos farmacológicos o terapéuticos beneficiosos, no previstos en las etapas previas de control y evaluación. Un sistema de vigilancia en vacunas requiere de una fluida comunicación entre los programas de vacunación, los servicios de salud donde se aplican las vacunas, los profesionales que habitualmente están relacionados al tema y la autoridad regulatoria, que en la Argentina es la Administración Nacional de Alimentos, Medicamentos y Tecnología (ANMAT). Los casos de reacciones post-vacunales son notificados simultáneamente al Programa Nacional de Inmunizaciones y al ANMAT. Cada caso debe ser analizado cuidadosamente para no llegar a conclusiones erróneas debido a una mala aplicación de una vacuna (debido a errores operativos en la aplicación, fallas en la cadena de frío, uso de vacunas vencidas, uso de diluyentes no apropiados, fallas en los equipos, etc.).

DISEÑO RACIONAL DE VACUNAS

¿Cuál es la formulación óptima?

Los tres factores más importantes a tener en cuenta en el diseño de vacunas son: i) los Ags capaces de participar en una respuesta protectora frente a la enfermedad, ii) los sistemas y las vías de administración óptimos para inducir la respuesta deseada y iii) los potenciadores inmunes (adyuvantes) adecuados para generar una respuesta eficaz (Fig. 19-2).

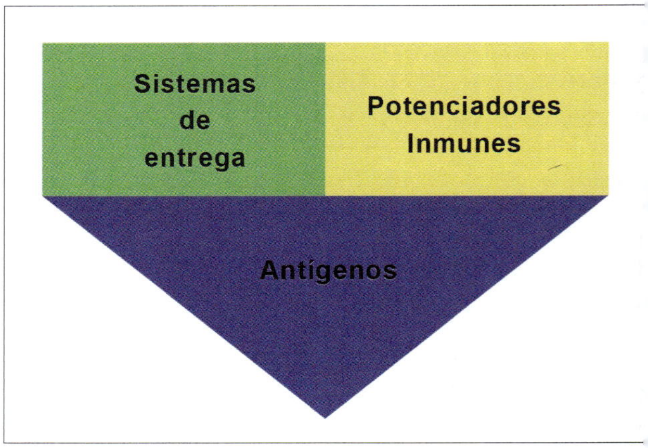

Fig. 19-2. Principales factores involucrados en el diseño racional de vacunas.

I. Antígenos

La selección del Ag y la optimización en esta selección representa la piedra angular del diseño de vacunas. Durante mucho tiempo y hasta el día de hoy se seleccionan Ags en base a sus niveles de expresión, su capacidad de actuar como factores de virulencia y/o si se encuentran conservados en el microorganismo. Finalmente y más allá de las especulaciones los Ags deben testearse empíricamente.

Con el advenimiento de la genómica, se ha desarrollado un nuevo proceso para la identificación de Ags: la vacunología reversa, término acuñado por el Dr. Rappuoli para describir la búsqueda de Ags de interés vacunal a partir del genoma microbiano. Esta tecnología se desarrolló a partir de la necesidad de identificar Ags vacunales para el meningococo serogrupo B, los cuales fueron incorporados en una nueva vacuna que está en fase clínica. Específicamente, el potencial codificante del genoma del patógeno es explotado mediante una selección *in silico* de exploración de alto rendimiento y tecnología de perfiles (por ejemplo genómica y proteómica) para definir Ags candidatos. Incluso, esta técnica permite el desarrollo de péptidos sintéticos, los cuales pueden ser producidos a bajo costo e incorporados a las vacunas a subunidad. Este nuevo enfoque permite identificar rápidamente Ags de proteínas de un organismo de una manera imparcial.

II. Sistemas de administración

Los sistemas de administración abarcan las vías de administración, las dosis y las estrategias de *delivery* de

Ag. Especialmente, se necesitan sistemas de entrega en el caso de Ags que no son eficientemente transportados a los sitios inductivos y presentados luego de su administración. Por ejemplo, la rápida degradación del Ag puede resultar en una respuesta débil o ausente contra el mismo. Para superar esta deficiencia se han estudiado distintas estrategias que mejoran la llegada del Ag a la CPA, por ejemplo, el uso de vectores virales recombinantes que pueden infectar directamente a las CPAs. El transporte del Ag hacia la DC también puede darse acoplando Ags con Acs específicos contra moléculas de la membrana, lo cual induce la captura y activación de LB y LT. Se ha visto que la fusión de Ags de HIV a fragmentos de Acs específicos contra la molécula DEC205 en la DC induce potentes respuestas inmunes en primates.

Idealmente una vacuna debe ser segura, potente, estable a distintas temperaturas y generar inmunidad protectora y duradera en los individuos inmunizados. Además su producción, purificación y caracterización debe ser eficiente, requiriendo un mínimo número de etapas, ser de bajo costo y permitir su uso en distintos grupos etarios y con diferentes trasfondos genéticos (diferentes haplotipos). El desarrollo de nuevas vacunas que cumplan estos requisitos se ha visto impedida por la falta de adyuvantes y sistemas de administración seguros y eficientes, así como también por un limitado conocimiento de las respuestas inmunes necesarias contra ciertos patógenos que sean capaces de generar inmunidad protectora.

III. Adyuvantes

Los adyuvantes son sustancias que, incorporadas al Ag o administradas simultáneamente con él, hacen más efectiva la respuesta inmune contra el mismo. Los adyuvantes inmunológicos fueron descriptos originalmente en la década de 1920 por el biólogo francés G. Ramon, quien demostró que la respuesta a las toxinas del tétanos y la difteria se veía incrementada con la inyección de estas vacunas en combinación con otros compuestos como el agar, la tapioca o las saponinas. Desde ese entonces y hasta la actualidad numerosas sustancias han sido estudiadas como adyuvantes; el de mayor éxito sin duda ha sido el aluminio, en sales de hidróxido o de fosfato, aprobado para uso en humanos desde 1924 (Tabla 19-3).

Luego de más de 90 años de la introducción de las sales de aluminio al día de hoy se han incorporado nuevos adyuvantes en vacunas humanas (principalmente con licencia europea): i) MF59 (una emulsión de aceite en agua) utilizado en la vacuna contra la influenza Fluad®; ii) virosomas (proteoliposoma compuesto por fosfolípidos, hemaglutinina del virus de la influenza y un Ag blanco determinado) usado en la vacuna contra la hepatitis A Epaxal®; iii) basados en monofosforil lípido A (MPL): un agonista del receptor tipo Toll 4 (TLR4) que en combinación con sales de aluminio (AS04) es un componente de la vacuna contra la hepatitis B Fendrix® y de la vacuna del HPV Cervarix® (aprobado en Estados Unidos y en la Argentina); iv) AS03 una emulsión de aceite en agua que ha sido aprobada para la vacuna contra la gripe pandémica (Prepandrix); v) la subunidad B de la toxina colérica (TC-B) utilizada en la vacuna oral contra *Vibrio cholera* (Dukoral®) y vi) liposomas utilizados en la vacuna contra virus de hepatitis A y contra influenza **(Tabla 3).**

Los adyuvantes pueden mejorar la respuesta inmune hacia un Ag de diversas maneras: incrementando la magnitud de la respuesta inmune contra un Ag débil; aumentando la velocidad y duración de la respuesta inmune inducida; modulando la avidez o modificando la distribución de isotipos o subclases de los Acs inducidos; estimulando y modulando la respuesta inmune celular; promoviendo la inducción de una respuesta inmune local (ej.: mucosas); disminuyendo la cantidad de Ag necesaria y reduciendo el costo de una vacuna; o impidiendo la competencia de Ags que existe en las vacunas combinadas. Los adyuvantes deben seleccionarse para su uso en base a la ruta de administración y el tipo de respuesta inmune necesaria para esa vacuna en particular (Acs, celular y/o de mucosas).

¿Cómo actúan los adyuvantes?

El mecanismo de acción de los adyuvantes varía mucho, dependiendo del tipo de adyuvante utilizado. La mayoría de ellos implican la interacción directa o indirecta del adyuvante con las CPAs, principalmente las DCs ya que estas cumplen un rol fundamental en la generación de la respuesta inmune *in vivo* al ser las únicas células capaces de activar LT vírgenes.

Los mecanismos adyuvantes descriptos hasta el momento incluyen: i) aumentar la vida media biológica o inmunológica del Ag vacunal (por ejemplo, el efecto *depot*), ii) favorecer la infiltración celular, inflamación y tráfico celular hacia el sitio de inyección, particularmente mejorar la entrada del Ag a las CPAs, iii) promover el estado de activación de las CPAs para una eficiente presentación antigénica o iv) inducir la producción de citocinas inmunomoduladoras que dirigen la respuesta hacia un perfil Th particular (Fig. 19-3).

El mecanismo más conocido es el efecto *depot*, propio de las sales de aluminio o de los adyuvantes oleosos como el Adyuvante de Freund Incompleto (IFA), que consiste en retener el Ag en el lugar de inoculación durante el mayor tiempo posible, evitando así su desaparición en la circulación sanguínea, permitiendo que se produzca una reacción inflamatoria local que facilite la llegada a esa área de CPAs que transporten el Ag hacia el ganglio linfático donde se generará la respuesta inmune. Muchos adyuvantes actúan como vehículos promoviendo una liberación gradual del Ag en el sitio de inyección e incrementando la captura del Ag y su exposición por la DC, este es el caso de los adyuvantes particulados como las sales de aluminio, los liposomas, las emulsiones y las micropartículas. Además, este tipo de adyuvantes tienen la capacidad de unir Ags y formar agregados multimoleculares que facilitan su captura por la CPA mediante fagocitosis. Algunos de estos compuestos poseen también propiedades inmunoestimulatorias que estimulan la maduración de la CPA y contribuyen a la activación de LT mediante su interacción con las CPA. Por ejemplo, los agonistas de TLR -el lipopolisacárido (LPS) o el DNA

Tabla 19-3. Adyuvantes aprobados o ensayados en formulaciones vacunales para su uso en humanos.

Nombre (año de licencia)	Clase	Componentes	Vacunas (enfermedades)
Adyuvantes aprobados para su uso en vacunas humanas			
Alum* (1924)	Sales minerales	Fosfato de aluminio o hidróxido de aluminio	Varias
MF59 (Novartis; 1997)	Emulsión aceite en agua	Escualeno + polisorbato80 + trioleato de sorbitan	Fluad (gripe estacional), Focetria (gripe pandémica), Aflunov (gripe pre-pandémica)
ASO3 (GlaxoSmithKline; 2009)	Emulsión aceite en agua	Escualeno + Tween 80 + tocoferol	Pandremix (gripe pandémica), Prepandrix (gripe pre-pandémica)
Virosomas (BernaBiotech; 2000)	Liposomas	Lípidos + hemaglutinina	Inflexal (gripe estacional) Epaxal (hepatitis A)
ASO4* (GlaxoSmithKline; 2005)	Agonista TLR4 absorbido en Alum	Hidróxido de aluminio + MPL	Fendrix (hepatitis B), Cervarix (papiloma virus humano)
Adyuvantes testeados en humanos pero no aprobados para su uso al día de hoy			
CpG 7909, CpG 1018	Agonista TLR9	Oligonucleótidos CpG solos o combinados con alum/emulsiones	
Imidazoquinolinas	Agonista TLR7 y TLR8	Moléculas pequeñas	
PolyI:C	Agonista TLR3	Análogos de RNA doble cadena	
Pam3Cys	Agonista TLR2	Lipopéptido	
Flagelina	Agonista TLR5	Proteína bacteriana conjugada a Ag	
Iscomatrix	Combinación	Saponina + colesterol + dipalmitoilfosfatidilcolina	
ASO1	Combinación	Liposoma + MPL + saponina (QS21)	
ASO2	Combinación	Emulsión agua en aceite + MPL + saponina (QS21)	
AFO3	Emulsión aceite en agua	Escualeno + montano 80 + Eumulgina B1PH	
CAF01	Combinación	Liposoma + DDA + TDB	
IC31	Combinación	Oligonucleótido + péptidos catiónicos	

AFO3, formulación adyuvante 03; CAF01, formulación adyuvante catiónica 01; DDA, dimetil-dioctadecilamonio; MPL, monofosforil lípido A; Pam3Cys, tripalmitoil-s-gliceril cisteína; Poly:IC, ácido poli-inosínico/policitidílico; TDB, dibehenato de trehalosa; TLR, receptor de tipo Toll.
**Adyuvantes aprobados en los Estados Unidos*
Adaptado de Rappuoli R. et al. 2011 y Reed SG et al. 2013.

bacteriano (CpGs)- han demostrado tener capacidad adyuvante debido a que son capaces de estimular/madurar a las DCs. Estos compuestos inmunoestimulatorios pueden combinarse para obtener el tipo de respuesta deseada (Fig. 19-3).

Clasificación

Los adyuvantes admiten varias clasificaciones de acuerdo a su fuente, mecanismo de acción o propiedades fisicoquímicas, sin embargo la más utilizada los agrupa en: inmunoestimulantes, vehículos o aquellos que comparten ambas propiedades. Los inmunoestimulantes actúan directamente sobre el sistema inmune para incrementar la respuesta hacia el Ag. Ejemplos de estos incluyen: ligandos de TLR, citocinas, saponinas y exotoxinas bacterianas. Mientras que los vehículos presentan de manera óptima el Ag al sistema inmune y sirven de matriz para los Ags, entre ellos encontramos las sales minerales, emulsiones, liposomas, virosomas y microesferas poliméricas biodegradables (Fig. 19-4).

Vehículos

- **Sales de aluminio:** Las sales de aluminio han sido por casi un siglo el principal adyuvante utilizado en vacunas humanas. Tradicionalmente se creía que la función primaria de las sales de aluminio era la formación d un depósito de Ag que permitía su liberación lenta en e sitio de inoculación (efecto *depot*) y esto aseguraba un continua captura por las CPAs. Sin embargo, actualment se ha propuesto que este mecanismo no sería indispensabl para su función adyuvante sino que ésta radicar principalmente en la capacidad del aluminio en form de sales de estimular la respuesta inmune innata. Se h reportado que el aluminio induce inflamación en el siti de inyección reclutando y activando DCs, monocitos macrófagos. Además, aumenta la captación de los Ags pc las DCs y la maduración de las mismas. Se ha descript que el aluminio es capaz de inducir la secreción de IL-1b IL-18 por DCs y monocitos. También se ha propuesto qu induce la liberación de ácido úrico, el cual actúa como ur señal endógena de peligro que induce el reclutamiento c DCs inflamatorias y la activación de las mismas.

Si bien las sales de aluminio son el adyuvante vacun más utilizado y seguro hasta el momento, con un recor mundial de individuos vacunados difícil de alcanz presenta un problema significativo en relación al tipo c respuesta inmune que induce, restringida principalmente una respuesta inmune humoral y celular de tipo Th2 con al producción de Acs pero no estimula respuestas celulares c tipo Th1 o citotóxicas necesarias para la erradicación c patógenos intracelulares o tumores.

- Emulsiones: Existen dos tipos de emulsiones utilizad

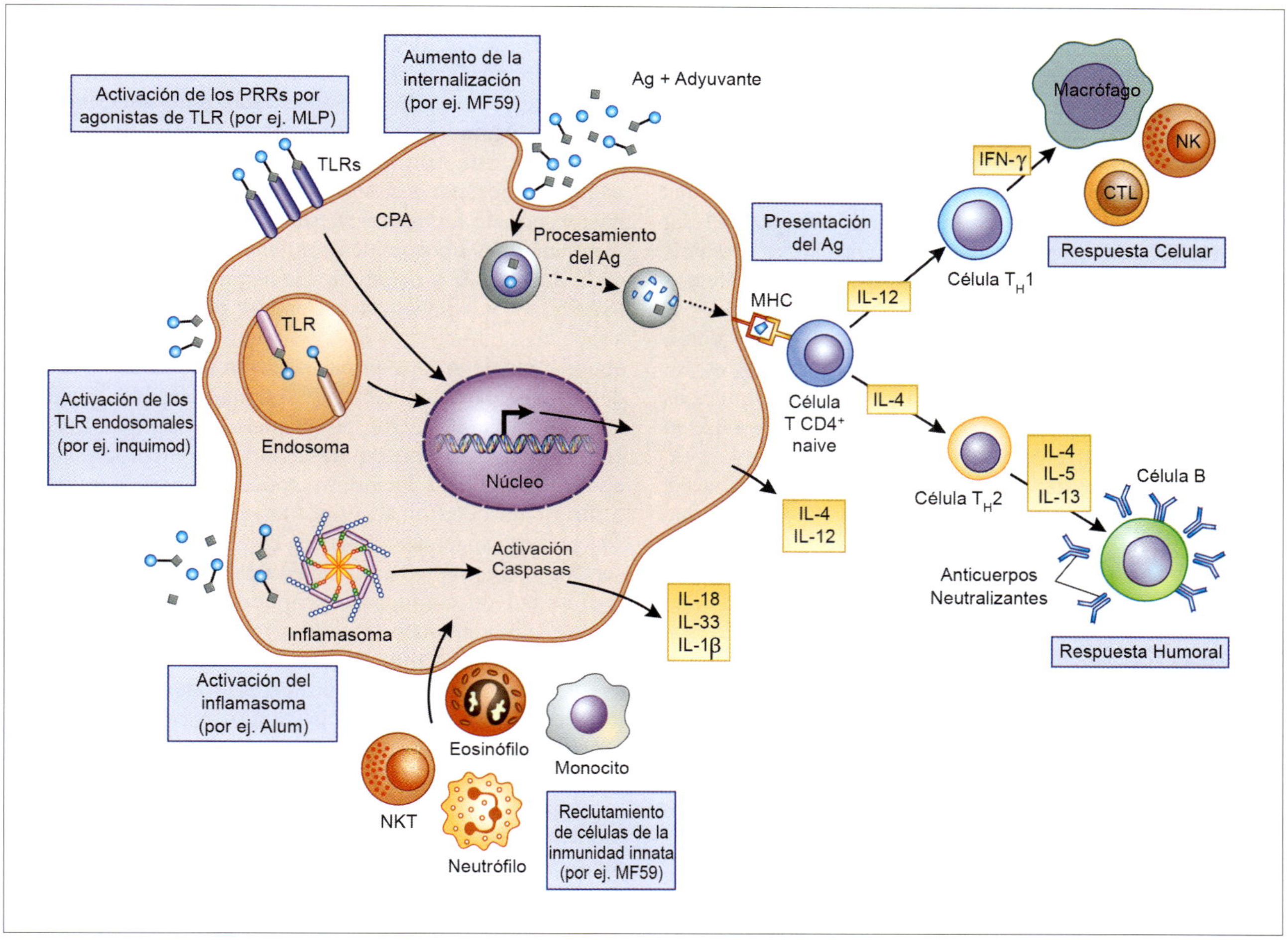

Fig 19-3. Mecanismos de acción de los adyuvantes. Se han postulado varios mecanismos mediante los cuales los adyuvantes pueden ejercer su acción. Muchos adyuvantes actúan como ligandos de RRPs activando la respuesta inmune innata. La señalización mediante RRPs activa factores de transcripción que inducen la expresión de citocinas y quimiocinas que reclutan células de la inmunidad innata en el sitio de inyección e inducen la activación de DCs dirigiendo el curso de la respuesta inmune adaptativa. La activación del inflamasoma forma parte del mecanismo de acción de las sales de aluminio, lo cual lleva a la producción de citocinas proinflamatorias (IL-1β e IL-18) y al reclutamiento de monocitos/macrófagos. Ciertos adyuvantes influencian la internalización, procesamiento y presentación del Ags por las moléculas MHC. Es posible que algunos adyuvantes actúen mediante múltiples mecanismos. Adaptado de Reed SG et al. 2013.

en formulaciones vacunales: i) emulsiones agua en aceite y ii) emulsiones aceite en agua. Las emulsiones agua en aceite actúan generalmente como vehículos reteniendo el Ag en el sitio de inyección prolongando su vida media y en consecuencia su presentación al sistema inmune (efecto *depot*).

El adyuvante de Freund completo (CFA) es una de las **emulsiones agua en aceite** más conocidas, el cual además contiene micobacterias muertas por calor. Ha demostrado ser un adyuvante muy potente, incluso mayor a las sales de aluminio, por tal motivo ha sido ensayado como adyuvante en vacunas a subunidad proteicas. Sin embargo su uso en

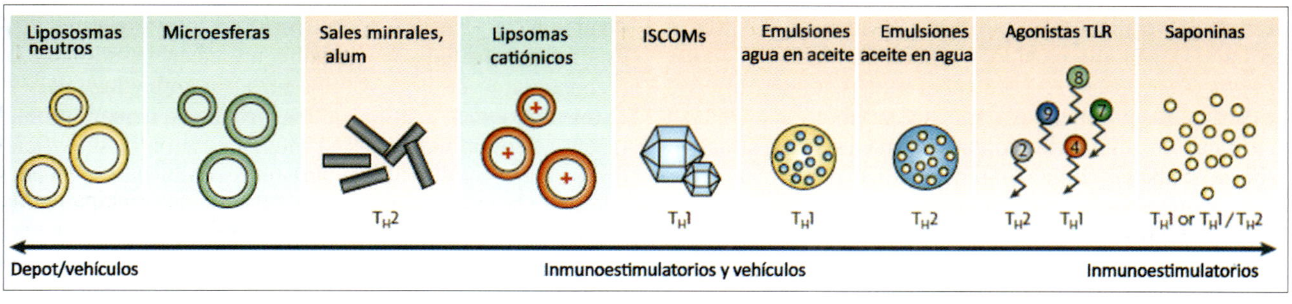

Fig. 19-4. Propiedades de los adyuvantes. Los compuestos adyuvantes pueden clasificarse de acuerdo a su modo de acción: depot, vehículos y/o inmunoestimulatorios; y el tipo de respuesta inmune que inducen (Th1 y/o Th2). Adaptado de Guy,B et al. 2007.

ratón produce gran variedad de efectos adversos como pérdida de peso, leucocitosis y peritonitis granulomatosa lo que ha estimulado el desarrollo de versiones modificadas de este adyuvante como el adyuvante de Freund incompleto (IFA, sin micobacterias), Montanide ISA 51 (contiene mono-oleato de manide), Montanide ISA 720 (contiene escualeno), etc. A pesar de que estos adyuvantes han demostrado incrementar la inmunogenicidad del Ag no cumplen con los requisitos de seguridad en ensayos clínicos observándose, en muchos casos, múltiples efectos secundarios adversos.

Las **emulsiones de tipo aceite en agua** se consideran más seguras que las agua en aceite. El MF59 es un representante típico de este tipo de emulsiones compuestas por escualeno, que a diferencia de las emulsiones agua en aceite no posee un efecto *depot* en el sitio de inyección sino que actúa mediante la inducción de quimiocinas a nivel local que permiten el reclutamiento de monocitos que capturan el Ag. Además, estimula la diferenciación de los monocitos en DCs facilitando su migración a los ganglios linfáticos donde se inicia la respuesta inmune adaptativa. Otra emulsión aceite en agua ensayada como adyuvante es el AS03, el cual consta de α-tocoferol, escualeno y polisorbato 80. Tanto el AS03 como el MF59 se utilizan en vacunas a subunidad proteica contra el virus de la influenza (Tabla 19-3).

- **Polímeros:** Compuestos de nanopartículas y micropartículas poliméricas han sido estudiados como potenciales adyuvantes vacunales. Los polímeros más conocidos y utilizados son: ácido poliláctico (PLA), quitosan, ácido poli-láctico-co-glicólico (PLGA), polipéptidos, poliestireno, polietilenglicol y sus copolímeros. Usualmente, el Ag es absorbido o atrapado en la superficie de las partículas lo que permite su liberación lenta. El PLGA es uno de los polímeros más ampliamente estudiado como vehículo para Ags vacunales. Los poliésteres de PLGA permiten una liberación continua de los Ags encapsulados, lo cual promueve una estimulación constante de la CPA. Además, el PLGA estimula la secreción de IL-1β lo cual conlleva a la activación de caspasa-1 y consecuentemente a la activación del inflamasoma.

Una de las últimas innovaciones en polímeros es el desarrollo de dendrímeros y polímeros dendríticos. Los dendrímeros están compuestos de unidades repetitivas de polímeros que se enraízan en un núcleo central. Los Ags pueden conjugarse al final de los polímeros ramificados permitiendo la presentación de múltiples epitopes. Se ha desarrollado un polímero dendrítico de t-butil acrilato (PtBA) que ha sido evaluado en la vacuna contra *Streptococcus* grupo A. La disponibilidad de una variedad de estructuras poliméricas seguras y flexibles en cuanto su modificación química lo propone como un sistema atractivo especialmente como vehículo de vacunas peptídicas.

- **Liposomas:** Los liposomas, bicapas lipídicas compuestas de fosfolípidos naturales o sintéticos que rodean un centro acuoso, han sido estudiados como vehículos de Ags en formulaciones vacunales. El determinante antigénico puede estar encapsulado en el centro acuoso, integrado a la bicapa lipídica o unido a la superficie externa de los liposomas. De esta forma, el Ag queda eficientemente protegido de la degradación enzimática y puede ser capturado por las CPAs dada la naturaleza particulada de los liposomas. Se ha observado que los complejos liposoma-Ag inducen una respuesta inmune celular mayor a la observada con las sales de aluminio cuando son administrados por vía subcutánea. Del mismo modo, se han observado fuertes respuestas citotóxicas inducidas con formulaciones liposomales conteniendo péptidos del virus de la hepatitis C y del síndrome respiratorio agudo severo (SARS). Los liposomas catiónicos permiten una fuerte atracción química con la CPA como consecuencia de la abundancia de grupos aniónicos en su membrana. Además de la carga, la composición y el tamaño de los liposomas contribuyen a su acción adyuvante. Los últimos avances en formulaciones liposomales incluyen la incorporación de agonistas de TLR y ligandos manosilados para incrementar o dirigir un determinado tipo de respuesta (CTL, Th1, o Th2). Los sistemas basados en liposomas mostraron ser muy efectivos como vehículos y su versatilidad y posibilidad de conjugación con diferentes tipos de Ags resulta muy ventajoso en el desarrollo de vacunas.

- **Partículas tipo virus:** Las partículas tipo virus (VLP) están compuestas de proteínas virales recombinantes que se autoensamblan mimetizando la conformación de virus nativos, sin embargo son seguras ya que carecen del material genético viral. Las VLPs tienen el tamaño ideal para ser eficientemente capturadas por las CPAs, incluso son capaces de acceder al citosol y ser procesadas mediante la vía de presentación endógena lo que les permite inducir fuertes respuestas CTLs. La disposición altamente repetitiva y ordenada de los Ags en las VLPs permite la inducción de respuestas inmunes humorales potentes. Los Ags pueden ser incorporados en las VLPs por recombinación genética o acoplamiento químico. Las vacunas comerciales, aprobadas para su uso, compuestas de VLP incluyen Gardasil® y Cervarix® las cuales proveen protección contra el HPV y Engerix® y Recombivax HB® que protegen contra el HBV.

- **Virosomas:** Los virosomas se componen de envolturas virales reconstituidas en ausencia de genoma viral. A diferencia de las VLPs, los virosomas consisten en proteínas de la envoltura del virus embebidas en membranas lipídicas liposomales. La integración de los Ags en estas construcciones se puede realizar: i) por fusión directa a la membrana, ii) absorción a la superficie virosomal, iii) por conjugación química a los lípidos o iv) por encapsulación dentro de la vesícula. La mayoría de los virosomas que están siendo estudiados actualmente están basados en la reconstitución de la envoltura del virus influenza (IRIV). Estos virosomas contienen las proteínas hemaglutinina (HA) y neuraminidasa (NA) intercaladas en la superficie de la bicapa lipídica. Estas proteínas posibilitan su fusión a las membranas celulares de la CPA y su posterior captura y procesamiento por la vía endógena de presentación lo que permite la inducción de respuestas de tipo T $CD8^+$ y CTL. Su potencial uso como adyuvantes ha sido ensayado en vacunas peptídicas contra varias enfermedades que requieren este tipo de respuestas para su prevención, entre ellas la malaria, hepatitis y melanoma.

- **Saponinas:** Las saponinas han sido extensamente utilizadas como adyuvantes en vacunas veterinarias. La más utilizada es QuilA y sus derivados, extraídos de la corteza del árbol *Quillaja saponaria*. La QuilA se compone de una mezcla de saponinas con sus porciones carbohidratos unidas a un ácido triterpenoide mediante uniones glucosídicas. Fracciones purificadas de QuilA son utilizadas como adyuvantes ya que por su naturaleza oligosacarídica permite una eficiente captura del complejo mediante endocitosis mediada por receptores de lectina tipo C presentes en la superficie de las CPAs. Sin embargo, uno de sus oligosacáridos se encuentra acilado por dos unidades repetitivas de ácidos lipofílicos alifáticos, lo que contribuye por un lado a su habilidad para inducir respuestas inmunes de tipo CTL y por otro provoca cierta inestabilidad y toxicidad al compuesto. A pesar de que las saponinas deaciladas mostraron ser menos tóxicas y capaces de estimular respuestas de tipo Th2 no inducen respuestas de tipo Th1 y CTL.
- **Iscoms:** Los complejos inmunoestimulatorios, más conocidos como ISCOMs, son estructuras lipídicas compuestas de colesterol, fosfolípidos y saponina que contienen los Ags en su interior. Los Iscoms no actúan a través de un RRP determinado, sin embargo son capaces de incrementar la captura del Ag y prolongar su retención por las DCs en los ganglios linfáticos activando la DC y promoviendo respuestas inmunes fuertes. Esta tecnología ha permitido el desarrollo de ISCOMATRIX®, el cual puede ser combinado con una variedad de Ags y se ha reportado que induce respuestas de tipo T $CD8^+$.

Inmunoestimulatorios

- **Ligandos de TLR:** Dentro de los RRP, los receptores de tipo Toll (TLR) son los más estudiados y de mayor interés como potenciales adyuvantes. Los TLR son proteínas transmembrana de tipo I con un dominio extracelular con motivos repetitivos ricos en leucina intercalados que son los que median el reconocimiento de los PAMPs. La activación de los TLR juega un rol importante en el inicio de respuestas inmunes adaptativas. Se ha demostrado que adyuvantes compuestos por ligandos TLR son capaces de inducir respuestas celulares T fuertes y esto condujo a una exhaustiva investigación para su uso como potenciales adyuvantes.

Uno de los PAMPs más estudiados es el LPS, el cual se encuentra en la membrana externa de las bacterias Gram negativas. El LPS está compuesto por un polisacárido hidrofílico y un fosfolípido lipofílico (Lípido A). El lípido A es el componente inmunorreactivo del LPS, es reconocido por TLR4 induciendo la activación de DCs e iniciando una respuesta inmune adaptativa de tipo Th1. Sin embargo el uso del lípido A como adyuvante está asociado a una alta toxicidad y efectos adversos pudiendo inclusive causar shock séptico.

El **monofosforil lípido A (MPL®)** es un derivado del LPS de *Salmonella minnesota* y un potente estimulador de respuestas humorales y celulares. En el MPL® se ha modificado la estructura del Lípido A mediante la remoción de grupos fosfatos específicos de los azúcares y variando sus cadenas aciladas, lo que reduce considerablemente su toxicidad. El adyuvante AS04, una combinación del agonista TLR4 (MPL®) absorbido en sales de aluminio es el primer compuesto que contiene un agonista de TLR que ha sido aprobado para su uso en vacunas humanas (Fendrix® para el HBV y Cervarix® para el HPV). Estudios recientes sobre el mecanismo de acción del AS04 revelan que permite una activación transitoria del factor de transcripción NF-kB y producción de citocinas promoviendo la estimulación de la CPA. Una nueva generación de compuestos agonistas de TLR4 están actualmente siendo testeados como adyuvantes entre ellos los aminoalquil-glucosamino-fosfatos (AGPs), uno de los cuales (RC-529) ha sido aprobado para su uso en una vacuna contra el HBV (Dynavax).

La flagelina es el componente estructural mayoritario de los flagelos bacterianos. Su actividad inmunoestimulatoria se debe a que es un ligando de TLR5. Varios estudios han demostrado su efectividad como adyuvante ya que es capaz de promover la producción de citocinas pro-inflamatorias (TNF-α, IL-1, IL-6 e IL-8) inducir el reclutamiento de linfocitos B y T a los órganos linfáticos secundarios y activar DCs. Induce respuestas Th1/Th2 contra los Ags conjugados así como también respuestas mediadas por Acs IgG e IgA. Esta propiedad inmunoestimulatoria de la flagelina ha permitido el desarrollo de proteínas de fusión Ag-flagelina que están actualmente siendo testeadas como formulaciones vacunales en modelos animales. Sin embargo, se ha descripto que luego de varias inmunizaciones con flagelina se produce una respuesta de Acs neutralizantes anti-flagelina que impiden la acción de dosis posteriores, así como también la inducción de Tregs.

La identificación de agonistas de TLR naturales ha llevado al diseño de ligandos sintéticos que pueden unir TLRs y activar la señalización intracelular con más precisión y seguridad. Muchos compuestos que demostraron tener propiedades adyuvantes inmunoestimulatorias luego fueron identificados como agonistas TLR, entre ellos oligonucleótidos conteniendo motivos de DNA bacteriano (CpG-ODN) son agonistas de TLR9, poly (I:C) de TLR3, lipopéptidos y Pam3Cys de TLR2 e imidazoquinolinas de TLR7/TLR8 (Tabla 19-3).

- **Proteínas de membrana bacteriana como adyuvantes:** Se ha descripto que las lipoproteínas bacterianas son activadores poderosos de células endoteliales, neutrófilos, monocitos/macrófagos, células B y DCs y aumentan la respuesta humoral a niveles comparables o superiores al CFA. Estos efectos están mediados por el receptor de TLR2 y CD14. Además de las lipoproteínas que activan la inmunidad innata vía TLRs, las bacterias Gram negativas expresan proteínas de la membrana externa (Omp) como OmpA y porinas. En contraste con la mayoría de las proteínas solubles que inducen una respuesta inmune débil o tolerancia cuando son administradas en ausencia de adyuvantes, OmpA de diferentes especies inducen una respuesta humoral y citotóxica específica. Entre ellas, OmpA de *Klebsiella pneumoniae* (KpOmpA) tiene propiedades como *carrier* de

Ags. Las proteínas de membrana externa de Brucella spp. (Omp16 y Omp19) poseen actividad inmunoestimulatoria y han demostrado tener actividad adyuvante frente a Ags co-administrados. Las porinas de bacterias Gram negativas incluyendo *Salmonella, E. coli* y *Neisseria spp.* también inducen inflamación, activación de células B humanas y murinas y liberación de citocinas de células humanas. Las porinas purificadas de *Neisseria* spp. pueden inducir una respuesta inmune en humanos y animales en ausencia de adyuvantes, pueden aumentar la respuesta inmune humoral contra péptidos poco inmunogénicos y han sido utilizadas en preparados vacunales como la vacuna anti-*Haemophilus influenzae tipo b* o la vacuna anti-melanoma.

PERSPECTIVAS

La vacunación constituye uno de los mayores triunfos de la inmunología. La misma ha permitido a nivel global la erradicación o la disminución sustancial de muchas enfermedades humanas, reduciendo la mortalidad o la morbilidad de éstas.

Sin embargo, aún hay muchas enfermedades humanas que carecen de vacuna efectiva. El desarrollo de nuevas vacunas es un campo activo de investigación que abarca el conocimiento de las respuestas protectoras para cada enfermedad, la búsqueda de antígenos que evoquen respuestas adecuadas protectoras y el desarrollo de sistemas de entrega y adyuvantes.

BIBLIOGRAFÍA

Male, D.K., J. Brostoff, and I.M. Roitt, **Immunology 8**: Immunology. 2012: Elsevier/Saunders.

Kindt, T.J., et al., **Kuby Immunology**. 2007: W. H. Freeman.

Normas Nacionales de Vacunación (Resolución 498/2008). Disponible en: http://www.colfarma.org.ar/ar/descargas/varios/08VACUNASNormas.pdf

Rappuoli, R., et al., **Vaccines, new opportunities for a new society**. Proc Natl Acad Sci U S A, 2014. 111(34): p. 12288-93.

Raab, C.P., **Passive immunization**. Prim Care, 2011. 38(4): p. 681-91, viii.

Reed, S.G., M.T. Orr, and C.B. Fox, **Key roles of adjuvants in modern vaccines**. Nat Med, 2013. 19(12): p. 1597-608.

Guy, B., **The perfect mix: recent progress in adjuvant research**. Nat Rev Microbiol, 2007. 5(7): p. 505-17.

CAPÍTULO 20

INMUNODEFICIENCIAS PRIMARIAS E INFECCIONES

Liliana Bezrodnik

Introducción

Las Inmunodeficiencias Primarias (IDP) representan el fracaso en la función de algún o algunos de los componentes del sistema inmune. Son consideradas dentro de las enfermedades *"raras"* o *"huérfanas"*, pero su mejor diagnóstico ha revelado en los últimos años una mayor prevalencia de muchas de estos desórdenes por lo cual debemos asumirlas como enfermedades poco pensadas y/o mal diagnosticadas. Publicaciones recientes han reportado una prevalencia de las IDP de 1 cada 10.000 recién nacidos, la misma pueden diferir según los diferentes grupos étnicos y países.

La difusión actual de los conocimientos de la inmunología básica entre la comunidad médica y el avance de técnicas moleculares para el diagnóstico ha permitido un mayor reconocimiento de estas entidades, lo que ha contribuido a una mejor definición de las IDP. El diagnóstico molecular ha permitido describir más de 200 síndromes bien definidos. Por otra parte, estas enfermedades han revolucionado el pensamiento médico clínico y científico pues representan modelos naturales espontáneos de seres humanos deficientes en un gen que conduce a mecanismos inmunopatogénicos que dejan al paciente susceptible a padecer múltiples infecciones, alergias, enfermedades autoinmunes, enfermedades inflamatorias, síndromes linfoproliferativos y/o cáncer. Por otra parte, la elucidación de las vías afectadas a través de diagnósticos moleculares y ensayos funcionales con células de los pacientes ha contribuido al conocimiento y/o validación en seres humanos de nuevos procesos inmunológicos que previamente sólo se habían conocidos en animales de laboratorio a partir del empleo de ratones genéticamente manipulados.

Los defectos inmunitarios en las IDP cuantitativos y/o funcionales pueden involucrar a todos los componentes del sistema inmune (IDP combinadas severas) o algunos de sus componentes (Linfocitos T, Linfocitos B, NK, anticuerpos, células fagocíticas, etc.) que conducen a la pérdida específica del sistema inmune dejando al individuo sin protección frente a la agresión de gérmenes comunes u oportunistas. La gravedad, recurrencia o cronificación de estos cuadros depende del grado y tipo de defecto presente en cada caso.

Ante estos cuadros siempre se debe tener en cuenta otras causas predisponentes para el desarrollo de infecciones recidivantes o recurrentes como enfermedades metabólicas, malformaciones estructurales (en el aparato respiratorio o urinario) y tratamiento inmunosupresor. Diversos agentes infecciosos virales, bacterianos, parasitarios y fúngicos pueden generar estados de inmunodeficiencias difíciles de diferenciar de los síndromes de IDP.

Clasificación

En noviembre del 2015 el Grupo Europeo de IDP (ESID) junto a la Unión Internacional de Sociedades de Inmunología (IUIS), modificaron la clasificación de las IDP de acuerdo al defecto molecular encontrado, mecanismos patogénicos descriptos y relacionado con el compromiso inmune clínico y de laboratorio. Es interesante observar que actualmente se divide en 9 grupos o tablas cada uno de ellos con varios síndromes y diferentes defectos moleculares que ubican a cada cuadro dentro de cada uno de estos grupos. No obstante, la nueva clasificación se encuentra sujeta a revisión permanente y continuos cambios debidos a los nuevos diagnósticos realizados cada año (Tabla 20-1).

Dentro de la nueva clasificación se han ubicado algunos síndromes dentro de dos categorías por ejemplo en la Tabla 20-1 y Tabla 20-3 como la *Deficiencia de CD40Ligando (Síndrome de Hiper IgM ligado al X)* dado que los pacientes pueden presentar como primeras manifestaciones infecciosas defectos específicos contra gérmenes capsulados característicos de las deficiencias de anticuerpos pero en su evolución presentan infecciones oportunistas clásicas de las deficiencias celulares.

Clasificación ESID/IUIS, 2015

- **Tabla 1: Inmunodeficiencias combinadas severas**
- **Tabla 2: Inmunodeficiencias bien definidas y asociadas a otros defectos**
- **Tabla 3: IDP predominantemente de anticuerpo**
- **Tabla 4: IDP por desregulación**
- **Tabla 5: IDP con defectos del fagocito en número, función o ambos**
- **Tabla 6: IDP de la inmunidad innata**
- **Tabla 7: IDP por desórdenes autoinflamatorios**
- **Tabla 8: Deficiencia del complemento**
- **Tabla 9: Deficiencias por fenocopias**

Las IDP generan en niños y adultos una mayor susceptibilidad a presentar infecciones recurrentes en algunos casos severas en su forma de presentación clínica pero en otros pacientes pueden ser no invasivas con respuesta a los tratamientos antibióticos pero que se reiteran en el tiempo ó presentan una respuesta parcial a los mismos ó requieren un tratamiento por vía endovenosa. Entre la primera manifestación y el diagnóstico en general, se ha reportado que en diferentes estudios existe un retraso en el diagnóstico de alrededor de 6 años como promedio, esto conlleva a un retraso en la terapéutica apropiada con las posibles complicaciones y secuelas que padece el paciente, por lo cual frente a pacientes con cuadros infecciosos reiterados debe realizarse una evaluación inmunológica.

Las manifestaciones clínicas se presentan con mayor frecuencia en la infancia (durante las primeras horas de vida, segundo semestre de vida y primera infancia) pero también en niños mayores, adolescentes e inclusive en la vida adulta. Las formas de presentación clínica dependen del área inmune comprometida.

El tipo de gérmenes prevalente en cada paciente (bacterias, virus, hongos y parásitos) guarda relación con el tipo de inmunodeficiencias que éste padece, pacientes con *Deficiencias Severas*, los cuales presentan compromiso del sistema inmune celular y humoral, son susceptibles a infecciones por gérmenes comunes y oportunistas. Las *Deficiencias Humorales* pueden manifestarse por la presencia de: otitis media, sinusitis, bronquitis, neumonías recurrentes, meningitis, etc. que en general responden a los antibióticos, pero al suspenderlos se repite el cuadro, estas deficiencias se producen por un defecto en los anticuerpos encargados de neutralizar a un conjunto significativo de bacterias y virus, pero no de infecciones fúngicas y parasitarias. Ello refleja un alto grado de especialización de los diferentes componentes de la respuesta inmunitaria.

Los antecedentes familiares y personales son esenciales por lo cual la anamnesis es una herramienta fundamental para el médico tratante. Los datos como consanguinidad familiar, pérdida de embarazos, niños fallecidos a edades tempranas sin diagnóstico por infecciones severas, si son todos varones nos orientarán a deficiencias ligadas al X como forma de herencia, ó reacciones anómalas frente a vacunas por ejemplo Becegeítis luego de recibir la BCG, ó niños con su calendario de vacunación completo que sufren un sarampión, etc.

En pacientes infectados el germen rescatado de los cultivos (hemocultivo, urinario, absceso, etc.) nos permite orientar la pesquisa diagnóstica y poder sospechar frente a la posible clase de IDP, por ejemplo si nos encontramos con un niño con infecciones bacterianas, virales y parasitarias primero debemos pensar en una *Deficiencia Humoral* por compromiso de anticuerpos, si a esto se agrega el rescate de gérmenes oportunistas y micosis pensar en *Deficiencias Celular Combinadas*. En pacientes con micosis e infecciones oportunistas que asocian granulomas hacer los test diagnósticos para descartar la enfermedad del fagocito *(Enfermedad Granulomatosa Crónica)*. Infecciones por *Neisseria* spp. nos orientan a pensar en una posible *Deficiencias de Complemento* y pacientes con infecciones virales severas como son cuadros de verrugas persistentes y diseminadas nos orientan a pensar en posibles defectos de las células NK.

El aparato respiratorio y sus anexos son los más comprometidos por los procesos infecciosos. Los pacientes son especialmente susceptibles a padecer sinusitis, otitis supuradas, bronquitis y neumonías. Las infecciones recidivantes del parénquima pulmonar conducen con frecuencia al desarrollo de bronquiectasias y secuelas pulmonares persistentes.

Infecciones en el aparato digestivo, piel y sistema nervioso central también son frecuentes, algunos pacientes presentan como primera manifestación un cuadro de sepsis.

Cuadro 20-1

Sistema Inmune	Bacterianas	Virus	Micosis	Parásitos	Micobacterias
Deficiencias de Anticuerpos	X	X Enterovirus		X *Giardia lamblia*	
Deficiencias Combinadas Severas	X	X	X	X	X
Deficiencias de NK		X	X		
Enfermedad del Fagocito	X		X		X
Deficiencias del complemento	X				

Tabla 20-1. Clasificación de IDP.

Categoría de la enfermedad	Ejemplo de Diagnóstico
Inmunodeficiencia Combinada de células T y B **• 29 Síndromes reportados con diferentes mutaciones genéticas descriptas**	• Inmunodeficiencia Combinada Severa • Síndrome de Ommen • Deficiencia de ADA • Deficiencia HLA- II • Síndrome de Hiper IgM (CD40 L y CD40)
Síndromes Bien Definidos con inmunodeficiencia **• 16 Síndromes Diferentes con mutación descripta y varios subtipos**	• Síndrome de Wiskott Aldrich • Síndrome de Hiper IgE • Enfermedad Hepática Veno-Oclusiva con Inmunodeficiencia
Deficiencia Predominantemente de Anticuerpos **• 15 Síndromes diferentes con mutación genética descripta**	• Deficiencia selectiva de IgA • Agammaglobulinemia • Inmunodeficiencia Común Variable • AID y UNG
Enfermedades por Disregulación **• 6 Síndromes diferentes con mutación descripta y varios subtipos**	• Inmunodeficiencia Primaria asociada a Poliendocrinopatía Ligado al X (IPEX) • Síndrome de Hermansky-Pudlak • Síndrome Linfoproliferativo ligado al X (XLP) • Síndrome Linfoproliferativo Benigño (ALPS)
Defecto del fagocito **• 4 Síndromes diferentes con mutación descripta y varios subtipos**	• Enfermedad Granulomatosa Crónica • Defecto Moléculas de Adhesión • Síndrome de Schwachman-Diamond
Defectos de la Inmunidad innata **• 11 Síndromes diferentes con mutación descripta y varios subtipos**	• Candidiasis Mucocutánea Crónica • Defecto de la vía IFNgamma/IL12 (MSMD) • Deficiencia de NEMO
Síndromes Autoinflamatorios **• 18 Síndromes diferentes con mutación descripta y varios subtipos**	• Fiebre Periódica Hereditaria
Deficiencia de complemento **• 25 Síndromes diferentes con mutación descripta y varios subtipos**	• Angioedema Hereditario
Deficiencia por fenocopias **• 9 Síndromes diferentes con mutación descripta y varios subtipos**	• Asociado a mutaciones somáticas del TNFSRF6, ALPS/SFAS • RADS • RALDS • Asociado a autoanticuerpos • Angioedema adquirido

Manifestaciones infecciosas según el tipo de defecto inmune

La frecuencia y el tipo de infección nos permiten comenzar a pensar cuál es el defecto o los defectos que permiten a ese paciente tener ese tipo de manifestación clínica (ver Cuadro 20-1).

Como hemos mencionado más arriba las infecciones son una característica frecuente en las IDP, más del 90% de los pacientes debutan con un cuadro y las características de los microorganismos nos ayudan a pensar frente a qué posible defecto nos enfrentamos.

Aunque estos desórdenes son complejos y algunos de ellos pueden tener más de un defecto en los diferentes integrantes componentes del sistema inmune que hacen que los pacientes puedan presentar en su evolución predisposición a padecer infecciones más graves.

Dentro de las IDP tradicionales existen un grupo de ellas que las tomaremos como ejemplo.

Deficiencias predominantemente de anticuerpos

Las deficiencias predominantemente de anticuerpos se caracterizan en su mayoría por presentar los pacientes susceptibilidad a infectarse con gérmenes capsulados y ciertos virus.

Dentro de este grupo de deficiencias se han identificado diferentes síndromes que se diferencias por su forma de herencia, edad de presentación, variabilidad clínica y compromiso genético. La Agammaglobulinemia ligada al X (ALX), la Inmunodeficiencia común variable (IDCV) y las deficiencias denominadas *"Síndromes de Hiper IgM"* que incluyen un grupo de diferentes defectos moleculares que influyen en el *switch* de isotipos de inmunoglobulinas por lo cual los pacientes presentan aumento de IgM en sangre periférica y descenso de IgG, IgA e IgE, pero dependiendo de la alteración genética se presentan con susceptibilidad a bacterias capsuladas y otros niños a infecciones más severas *(CD40L, CD40, AID, UNG)*. Todas ellas son las deficiencias más características dentro de estos desórdenes por lo cual la usaremos como ejemplo de este tipo de enfermedades.

Agammaglobulinemia Ligada al X

La *Enfermedad de Bruton o Agammaglobulinemia ligada al X (ALX)* fue la primera IDP descripta por el Dr. O Bruton en 1952, en un niño de 8 años que padecía cuadros infecciosos bacterianos recurrentes asociado a la falta de la fracción gamma del proteinograma, dado este hallazgo fue denominada *Agammaglobulinemia.* En 1993 se informó que el defecto causante de la ALX se debía a una mutación en el gen de la *Tyrosine quinasa de Bruton o BTK*, proteína con actividad enzimática y miembro de la familia de receptores tirosinquinasas, cuya función es actuar como sitio de interacción con otras proteínas que regulan su actividad de quinasas de BTK. Las células B requieren de esta enzima para la adecuada fosforilación de la fosfolipasa Cγ (PLCγ) permitiendo así la producción de fosfatidil inositol 3 (IP3) que induce la movilización de Ca++ intracelular y generación de diacilglicerol (DAG) que activa una proteinquinasa C (PKC), esta vía de señalización conduce a la activación de factores de transcripción como NF-κB que a su vez regula un programa de transcripción genética necesario para la supervivencia de la célula B y la progresión del ciclo celular, además Btk es regulador de la apoptosis del LB y coopera con los genes supresores de tumores. Btk es esencial durante la ontogenia B pues es requerida durante el camino ontogénico del linfocito pro B en su paso a pre B, lo que conlleva a un freno en la producción de linfocitos B maduros y su ausencia en sangre periférica y ganglios acompañado de una severa hipogammaglobulinemia de los tres serotipos de inmunoglobulinas.

La falta de anticuerpos deja susceptibles a estos niños a infecciones bacterianas recurrentes y/o severas desde los primeros meses de vida sobre todo luego de la caída de los anticuerpos recibidos por la madre a través de la placenta, por lo cual se debe pensar en todo niño varón luego de los 6 a 12 meses de vida. La ausencia de anticuerpos también deja a los niños sin protección frente a las inmunizaciones recibidas. La ausencia de IgA y mecanismos protectores a nivel de mucosas hace también que estos niños puedan infectarse con enterovirus y presentar casos de infección por polio y en niños vacunados con VPO padecer de un cuadro de polio posvacunal.

Defectos puntuales en los mecanismos ontogénicos B (λ5/14.1, Igα, Igβ, BLNK, PI3K, LLCR8) producen frenos madurativos tempranos del linfocito B se presentan como *Agammaglobulinemia Autosómica Recesiva* con la misma susceptibilidad de los niños y/o niñas portadoras frente antígenos bacterianos y en general sus cuadros infecciosos son más severos que la AXL.

Inmunodeficiencia común variable

La IDCV representa una de las deficiencias primarias sintomáticas más frecuentes luego de la DSA, según las series tienen una incidencia de 1/10000 a 1/25000.

En 1953 fue descripta por primera vez por Janeway. Se presenta en niños mayores de 4 años, adolescentes y adultos. Solo el 10% de estos Síndrome se ha podido encontrar el gen que los compromete (ICOS, TACI, CD19, CD20, CD27, CD21, BAFF-R, CD80)

La presentación clínica es muy heterogénea pero el 90% de los pacientes presentan infecciones bacterianas recurrentes que afectan el sistema respiratorio, digestivo, articular, sepsis.

Tanto agentes Gram positivos como negativos pueden ser la causa. Algunos pacientes con compromiso celular presentan también susceptibilidad frente a infecciones virales y oportunistas.

Se diagnostica por la disminución de uno o más isotipo de inmunoglobulinas con alteración de la respuesta humoral frente a diferentes estímulos antigénicos y compromiso del compartimento de células B (disminución de células *naive*, previo o posterior al *switch* con aumento de células transicionales). Estos pacientes presentan una gran variabilidad clínica y pueden asociar a los procesos infecciosos cuadros de autoinmunidad, citopenias, granulomas, etc.

Inmunodeficiencias combinadas

Las Inmunodeficiencias combinadas severas (IDCS) constituyen un conjunto de síndromes de transmisión genética autosómica recesiva o ligadas al sexo que se presentan en los primeros meses de vida los cuales dependen de un diagnóstico precoz para poder evitar la muerte temprana por infecciones severas.

Pueden dividirse en formas tempranas o clásicas que se presentan en los primeros meses de vida y tardías o no clásicas que se manifiestan más tardíamente y a veces en la vida adulta.

Todas se caracterizan por presentar infecciones severas por gérmenes comunes y oportunistas debido al compromiso severo T, B y/o NK.

Estos pacientes representan una urgencia médica por la gravedad de su compromiso clínico y las infecciones recurrentes y severas representan la primera manifestación clínica.

Una vez diagnosticados deben recibir tratamiento sustitutivo con gammaglobulina humana, profilaxis antibiótica para la prevención de *Pneumocystis jiroveci*, tratamiento antiviral y anti fúngico como profilaxis, en niños que recibieron vacuna BCG deben ser tratados con 4 drogas tuberculostáticas, suspender la lactancia para prevenir infección por Citomegalovirus. El tratamiento definitivo es el Trasplante con Células Progenitoras de Médula Ósea.

Deficiencias de los fagocitos

Las deficiencias de los fagocitos son un grupo de

enfermedades poco frecuentes producidas por defecto en el número (neutropenias) o funcionales (enfermedad granulomatosa crónica).

Enfermedad Granulomatosa Crónica (EGC)

Representa la deficiencia más frecuente dentro de las deficiencias funcionales de fagocito, descripta en 1954 por primera vez por Janeway y en 1959 por Briges.

Estos cuadros están relacionados con la incapacidad para generar intermediarios del oxigeno debido a deficiencias en el sistema de la NADPH oxidasa, complejo constituido por componentes de membrana gp 91phox y p22 phox que forman el citocromo b558 y citosólico p 47 phox, p67phox, p40 y Rac. La activación del fagocito por agentes solubles o el propio proceso de fagocitosis promueve la translocación de los componentes citosólico de la membrana de los fagocitos donde se constituye la NADPH oxidasa que genera anión superóxido por transferencia de un electrón a una molécula de O2. El anión superóxido es muy inestable y se transforma espontáneamente o por acción de la superóxido dismutasa en peróxido de hidrógeno que a su vez puede degradarse por acción de la catalasa o transformarse en radical hidroxilo o ácido hipocloroso especies que presentan una actividad oxidante. La alteración de esta vía por mutaciones genéticas en alguno de sus componentes deja susceptibles a los pacientes frente a infecciones recurrentes por gérmenes catalasa positiva en piel, tejidos subcutáneos y órganos como pulmones e hígado. Los agentes infecciosos más frecuentes son *Staphylococcus aureus, Aspergillus, Burkholderia cepacia, Nocardia y Serratia marcescens.* Son frecuentes la formación de granulomas asociados a vísceras huecas (aparato digestivo y urinario) o sólidas (ganglio, hígado y bazo)

Las manifestaciones clínicas suelen ser en los primeros meses de vida y pueden presentarse como infección grave y severa.

Síndrome de Hiper IgM

Como su nombre lo indica los síndromes de Hiper-IgM (SHIM) se caracterizan por la presencia de niveles elevados (o normales) de Ig M acompañados de niveles plasmáticos de IgG, IgA e IgE. Este tipo de IDP representan cuadros complejos que según el gen involucrado presentan una susceptibilidad solo a gérmenes capsulados y otros pacientes con compromiso celular como las mutaciones en CD40L asocian infecciones por gérmenes oportunistas.

Estos fenómenos están relacionados con defectos en los procesos de cambio isotópicos (CSR) e Hipermutación somática (HMS) en las regiones variables de los genes de inmunoglobulinas.

Los niños presentan infecciones severas bacterianas como primera manifestación en los primeros meses de vida dependiendo de la mutación genética los pacientes desarrollan infecciones oportunistas.

Los genes involucrados son *CD40L, CD40, AID (activation induced citidin-deaminase), UNG (uracil N-glycosylase), PMS2 (componentes del sistema de reparación de apareamientos erróneos), NEMO (NF-κB essential modulator o IKKγ).* Las mutaciones en CD40, AID, UNG son autosómicas recesivas por lo cual la pueden padecer hombres y mujeres. CD40L (deficiencia ligada al sexo), la padecen niños, siendo sus madres portadoras. Es una deficiencia severa.

Síndrome de Hiper Ig E

Síndrome de Hiper Ig E (SHIE) por mutaciones en el factor de transcripción 3 (STAT3) es una enfermedad rara que se caracteriza por infecciones recurrentes en piel (abscesos) por infecciones por *Staphylococcus aureus, Candida, Aspergillus y virus,* neumonías necrotizantes con formación de neumatocele asociado a niveles séricos elevados de IgE. Es un desorden multisistémico dado que los pacientes presentan otras alteraciones como por ejemplo óseas y vasculares. Existen otras mutaciones que dan lugar al SHIE autosómica dominante como las mutaciones de TYK2 (Tirosin quinasa 2 de los linfocitos T) y DOCK8 (codificador de la citocina 8).

Deficiencia del complemento

Las deficiencias del complemento representan alrededor del 3% de todos los registros sobre IDP. Pueden estar afectados todo los componentes del sistema de complemento y salvo el angioedema hereditario que se transmite en forma dominante y la deficiencia de properdina que lo hace en forma recesiva ligada al X, el resto de las deficiencias se trasmite en forma autosómica recesiva.

La deficiencia de los componentes del complemento de la vía clásica C1, C4 y C2 los pacientes presentan una alta susceptibilidad a padecer infecciones por cocos Gram positivos (estreptococos y estafilococo). También se caracterizan por desarrollar enfermedades autoinmunes.

Las deficiencias de C3 también se manifiestan por su asociación frecuente con infecciones por cocos Gram Positivos.

Es característico de los componentes finales de la vía común (C5-C9), de las proteínas plasmáticas de control del complemento (factor I, factor H y properdina) la predisposición para contraer infecciones por *Neisseria,* en particular *N. meningitidis.*

Infecciones Centinelas

En los últimos 15 años se han identificado nuevas IDP son la consecuencia de defectos puntuales del sistema inmune (SI) que alteran en algunos casos moléculas y receptores que intervienen en la cascada de señalización necesarias como mecanismos de respuesta efectora contra ciertos microorganismos específicos dejando susceptible al paciente que lo padece a un tipo o tipos específico de patógenos puntuales. Es así que por ejemplo de infecciones recurrentes o severas por micobacterias atípicas son sugestivas de una "*Enfermedad con Susceptibilidad*

Tabla 20-2. Infecciones Centinelas e IDP definidas

Infecciones	Síndrome de IDP bien caracterizado y defectos genéticos reconocidos
Virus	
Encefalitis por Herpes Simple	TBK1, TLR3, TRAF3, TRIF, UNC93B
Herpes simple cutáneo	Defectos T graves, DOCK8, GATA2, WAS
Enfermedad Crónica por EBV	CD21, CD27, CORO1A, ITK, MAGT1, PRKCD, CXCR4
Síndrome Hemofagocítico por EBV	AP3B1, LYST1, PRF1, RAB27A, SH2D1A, STX11, UNC13D, XIAP
CMV	Defectos T graves, Síndrome de Good, DOCK8, GATA2, ST1M1, WAS
Papiloma virus	Linfopenia idiopática CD4, ATM, CD40L, EVER1, EVER2, DOCK8, GATA2, IKBKG, MST1, RORH, STK4, CXCR4
Micobacterias	CYBA, CYBB, GATA2, INFGR1, INFGR2, IKBKG, IL12, IL12RB1, IRF8, NCF1, NCF2, NCF4, STAT1, TYK2
Micosis	
Candida	AIRE, CARD9, IL17F, IL17RA, STAT1
Aspergillus	Linfopenia idiopática CD4, DOCK8, GATA2, CYBA, CYBB, NCF1, NCF2, NCF4, STAT3
Bacterias	
Pseudomonas	Neutropenia congénita, IRAK4, ITGB2, MYD88, XLA con neutropenia, CD40L con neutropenia
Salmonella	CYBA, CYBB, INFGR1, INFGR2, IKBKG, IL12, IL12RB1
Serratia	CYBA, CYBB, NCF1, NCF2, NCF4
Neisseria	C5, C6, C7, C8A, C8B, C8G, C9, CFD, CFH, CFI, CFP
***Streptococcus* pneumoniae**	C1QA, C1QB, C1QC, C4A + C4B, C2, C3, IRAK4, MYD88

Mendeliana", otro ejemplo infecciones recurrentes por meningococo sugieren una deficiencia en el sistema de complemento. Tabla 20-2.

Encefalitis por Herpes Simple

El virus Herpes Simplex 1(HSV1) es una infección común el 85% de la población normal presenta serología positiva. Generalmente se manifiesta como una infección limitada cutánea en el borde de los labios y tiene un buen pronóstico por otro lado la encefalitis (HSE) por HSV1 es un evento raro, grave y de mal pronóstico con una mortalidad en el 70% de los enfermos.

Esta manifestación clínica se asocia siempre con defectos en el sistema inmune. El primer defecto en que se fue asociado a una IDP fue en pacientes con errores genéticos en la producción del interferón (IFN) en los que los niños afectados no contaban con el efecto protector antiviral del IFN. Se ha registrado en pacientes con antecedentes de consanguinidad.

Mutaciones en genes que codifican para los receptores Toll 3 (TLR3) y diferentes miembros de la vía de señalización de los TLR también se asocian a una susceptibilidad a padecer este cuadro. Las mutaciones que codifican en el gen UNC93B1, TLR3, Receptor de Toll-interleucina 1(TIR) y el dominio de la proteína adaptadora del interferón β inducible (TRIF), Factor 3 del receptor asociado a TNF (TRAF3) y la familia de TRAF de membrana asociado al NF-κB (TANK) unido a quinasa 1 (TBK1). En el 2006 se descubrió que mutaciones en UNC93B se asociaban a HSE, la forma de herencia es autosómica recesiva (AR). UNC93B1 es esencial en el retículo endoplásmico para poder recibir las señales desde los TLR y comenzar la respuesta. Su alteración produce la abolición de los mecanismos de respuesta inducidos luego del encuentro del antígeno con TLR3, 7, 8 y 9 que son agonistas de los IFN tipo I y III para la producción de IFN. TLR3 debe estar intacto pues resulta la llave de la HSE, es un receptor de reconocimiento de patrones endosomales (PRR) que interactúa con los gérmenes de doble cadena de ácido ribonucleico y es un importante inductor intracelular de la inducción de una respuesta adecuada frente a una infección viral. Se han descripto mutaciones autosómica dominante

(AD) y AR en TLR3 que producen como consecuencia el fracaso en la producción de los IFN tipo I y III.

TRAF3 es un mediador localizado en la cascada de respuesta del IFN como el receptor del Factor de Necrosis Tumoral. Se han descripto mutaciones en esta proteína que dejan a los pacientes susceptibles solo a HSE no a otros virus. TRAF3 cumple un rol esencial en el sistema nervioso central frente a la protección del HSV1.

TRIF es solo una proteína adaptadora de la vía del TLR3 mientras que otros TLR utilizan para esta función al MyD88. En el 2011 se describió en una niña de 2 años con HSE una mutación en esta proteína.

En el 2012 se halló en dos pacientes no relacionados con HSE presentaban una mutación en TBK1, quinasa que participa en el camino de activación del IFN con una importante función de la actividad moduladora sobre el factor regulador 3 del IFN (IRF3).

Se ha registrado HSE como complicación no común en pacientes con IDVC y también en pacientes con deficiencia de DOCK8 o GATA2 (mutación en el factor GATA2 de trascripción del endotelio y células hematopoyéticas, que predispone a infecciones virales y micobacterias asociados en algunos pacientes con linfedema).

Virus del Epstein Barr

El Epstein Barr (EBV) es otro miembro de la familia herpes y se ha visto implicado en la patogénesis de linfomas, cáncer nasofaríngeo, carcinomas y el disparador de enfermedades autoinmunes.

El 95% de la población presenta serología positiva antes de la vida adulta, siendo en la mayoría de los niños la infección asintomática, en los adultos el 70% asocia un Síndrome Mononucléosico.

Defectos genéticos dentro de las células T y B revelan una susceptibilidad mayor tanto de padecer una infección grave por EBV como un cuadro linfoproliferativo. Estos incluyen la deficiencia en el dominio 2 que contiene el gen 1A que incluye el dominio Src (SLAM associated protein o SH2D1A-SAP), proteína inhibidora de la apoptosis ligada al X (XIAP), la quinasa T inductora de interleucina 2 (IL2) (ITK), Transportador de Mg1 (MagT1), protein quinasas C δ (PKCδ), Coronin 1A y deficiencia del CD27. Todos estos defectos pueden predisponer que frente a una infección por EBV los pacientes sufran una Mononucleosis severa, fase acelerada de un Síndrome Hemofagocítico (HLH), aplasia de médula o linfomas.

Coffen y cols. (1998) identificaron al gen SAP como una factor adaptador necesario para la señalización de linfocitos T, B NK y NKT. La ausencia de SAP conlleva la pérdida de función del receptor 2B4, normalmente asociada con SAP e relacionada con la citotoxicidad mediada por células T CD8+ y células NK, este mecanismo es indispensable para la eliminación de células infectadas por EBV. SAP es crítica para el desarrollo normal de células NK.

El primer cuadro que se describió fue en varones denominado Síndrome de Purtilo o XLP1 (enfermedad linfoproliferativo ligada al X) producida por mutación en SAP. Los pacientes que padecen de esta mutación luego de su exposición frente al EBV desarrollan hipogammaglobulinemia severa, infecciones y/o linfomas, se caracterizan desde el laboratorio por asociar niveles séricos muy disminuidos de células NKT. Posteriormente se se describieron mutaciones también ligadas al cromosoma X en la molécula XIAP (XLP2) con la misma forma de presentación clínica.

La deficiencia de ITK se caracteriza porque los pacientes debutan con una mononucleosis fulminante y aquellos niños que sobreviven presentan una alta susceptibilidad a padecer linfoma de Hodgkin. La forma de herencia es AR, la Tirosin quinasa (ITK) cumple la función de modular la respuesta de células T y se expresa en varias células incluida el LT (NK, NKT). Su función regula la activación de las células T a través de la fosfolipasa Cγ (PLCγ), la actividad citotóxica de células NK y la eliminación de células B.

Mutaciones en la proteína de transporte del magnesio (MagT1) produce alteraciones de la respuesta T y este defecto se asocia a un cuadro de Mononucleosis Crónica. Se presenta en varones porque su forma de herencia es ligada al cromosoma X, la primera vez que se describió en dos hermanos fue el 2011.

Otras mutaciones descriptas en los últimos años en proteínas necesarias en el control de una respuesta frente a la infección por EBV son la deficiencia de PKCδ que se manifiesta como cuadros crónicos con linfadenopatías, esplenomegalia e hipergammaglobulinemia. Esta quinasa es necesaria para controlar la proliferación B. Mutaciones en Coroin1A (CORO1A) proteína necesaria para inducir apoptosis tanto en las células T y NK. Los pacientes presentan infección descontrolada por EBV.

La deficiencia de CD27 fue identificada como una deficiencia por errores congénitos frente al control del EBV que conlleva a una hipogammaglobulinemia severa. Su diagnóstico se realiza por la ausencia de la expresión de este marcador sobre el LT.

Citomegalovirus

Citomegalovirus (CMV) es un miembro de la familia *Herpesviridae*. Participan en el control de la infección por CMV las células endoteliales, leucocitos, células dendríticas, fibroblastos y células del musculo esquelético. La primera infección se caracteriza por la replicación del virus en células de la mucosa epitelial por lo cual el virus se lo encuentra en saliva, orina, secreciones genitales y leche materna. Esta fase puede ser asintomática o en algunos casos el paciente presenta un Síndrome Mononucléosico. Luego el virus se disemina dentro de los monocitos y células dendríticas y puede quedar como una infección latente.

Se han detectado mutaciones en TLR2 que conlleva al fracaso de la respuesta innata y la producción de interferón frente a la exposición del CMV.

En pacientes con deficiencias celulares y en IDCV pueden presentar diversas manifestaciones frente al CMV: Neumonitis, colitis, hepatitis, encefalitis, rinitis, etc., con una alta mortalidad.

Esto demuestra la importancia de la interacción activa y

coordinada de la respuesta inmune innata como adaptativa sobre todo un linfocito T activo y con capacidad efectora frente a este virus. Por lo cual es muy importante frente a niños con IDCS prevenir la exposición frente a este virus y como describimos en párrafos anteriores suspender la lactancia materna dado que puede ser transmitido por esta vía.

Otras deficiencias T como la deficiencia de CD40L como el Síndrome de Wiskott Aldrich (WAS IDP que se presenta en varones porque es una enfermedad ligada al cromosoma X con plaquetopenia, eccema e infecciones) presentan una alta susceptibilidad frente a este virus y a padecer cuadros severos.

Se han descripto infecciones severas por CMV en pacientes con deficiencias de NEMO, GATA2.

Infecciones por Papiloma virus

El virus de papiloma humano (HPVs) está compuesto por un grupo de virus de doble cadena de DNA y sin envoltura que infectan las células epiteliales (queratinocitos) de la piel y son la causa de las verrugas. Existen más de 120 tipos de HPV y se clasifican según el tropismo que presentan para piel o mucosas y su potencial rol oncogénico.

La inmunidad celular juega un role efector con capacidad para limitar esta infección pero se ha identificado también mecanismos humorales como la producción de anticuerpos específicos y células NK a través de mecanismos de citotoxicidad que participan activamente en su control.

Se han reportado deficiencias primarias que asocian verrugas y se han clasificado en 3 categorías. La primer enfermedad descripta es la Epidermólisis verruciforme (EV) y Papilomatosis respiratoria (RRP) los pacientes presentan una alta susceptibilidad HPV. La segunda está integrada por un grupo de deficiencias severas que asocian una deficiencia severa (WHIM, DOCK8, ICL, GATA2, Netherton, RHOH) y se presentan con verrugas diseminadas. El tercer categoría se presenta en IDP donde se puede encontrar las verrugas pero no siempre están (IDCV, NEMO- NF-κB essential modulator, IDCS, Ataxia Telangiectasia).

Susceptibilidad a Micobacterias

El grupo de gérmenes denominado como *Micobacterias* causan severas infecciones en el humano. La más común es la *Mycobacterium tuberculosis* (Fig. 20-1).

Se han descripto en la década del 90 una serie de mutaciones genéticas en proteínas necesarias para el control de este microorganismos que dejan a los individuos susceptibles a infecciones por este grupo de gérmenes denominadas *Susceptibilidad Mendeliana a infecciones por Micobacterias (MSMD)* en donde defectos puntuales en la vía de IL12/IFN-γ son la causa de estos cuadros. La característica de estos cuadros es la presencia de infecciones severas y/o recurrentes frente a micobacterias en niños, adolescentes y adultos. El proceso de fagocitosis de micobacterias por parte de los macrófagos induce la producción de IL12. Esta citocinas es un heterodímero con un peso molecular aproximado de 70kDa. (IL12p70) conformado por la unión de IL12p40 e IL12p35, estimula a los linfocitos T/CD3+ y a las *células natural killer* (NK) a través de su receptor. El receptor de IL12 (IL12R) es otro heterodímero compuesto por dos cadenas: ILRβ1 e ILRβ2. Ambos receptores son glucoproteínas transmembrana de tipo 1 que pertenece a la superfamilia de receptores gp130, la primera se encuentra unida a Tky2 tiene una función agonista, mientras que la segunda está unida a la Janus cinasa 2 (Jak2) y cumple una función de señalización. La estimulación de Jak2-Tky2 y la fosforilación de STAT4 posteriormente inducen la producción de IFN-γ. Este actúa con todas las células mononucleares que presentan su receptor IFN-γ1 e IFN-γ2. El IFN-γ promueve la transcripción de una gran variedad de genes con múltiples funciones. La unión del IFN-γ induce la transactivación y fosforilación de la tirosina del IFN-γR1, que representa el sitio donde se une a STAT1 para ser fosforilado por las moléculas de Jak. Una vez que STAT1 es fosforilado comienza su proceso de dimerización y forma el complejo conocido como GAF (*gamma activating factor*) que se transloca al núcleo celular e induce la transcripción de genes regulados por IFN-γ. Además existe un segundo factor de transcripción generado por la estimulación con IFN-γ, ISGF3 (interferón stimulated gamma factor 3) conformado por STAT1, STAT2 y p48. El normal funcionamiento de esta vía es esencial para la protección en el humano contra micobacterias, micosis profundas y sobre todo los mecanismos de IL12 en la mucosa intestinal juegan un rol protector frente a la Salmonella.

Una de las primeras manifestaciones pueden ser en niños que han recibido la vacuna de BCG (Bacilo Calmette-Guerin) la presencia de Becegeítis (infección local con ganglio satélite) o Becegeosis (infección diseminada). Estos niños presentan también infecciones por Salmonella. En estos niños está prohibida la vacunación con BCG.

Las mutaciones puede estar presente en cualquiera de los integrantes de la vía IL12/IFN-γ (Receptor de IL12, Receptor CD23. Deficiencia IL12p40, Receptor del IFN-γ, Factor 8 regulador del IFN (IRF8), Deficiencia del factor de transcripción STAT1.

La característica de estos cuadros es la infección frente a micobacterias poco virulentas, *Salmonella* y se han descripto infección por micosis profundas como *Histoplasmosis, Criptococosis*.

La infección por micobacterias también puede ser la primera manifestación de niños con EGC.

Otras deficiencias que asocian este tipo de infección son GATA2, IDCS, Síndrome de Hiper IgE, NEMO.

Susceptibilidad a Candida

La candidiasis es una infección fúngica producida por la *Candida albicans* que infectan piel, faneras, mucosa oral y genital.

La Candidiasis Mucosa Crónica es una IDP

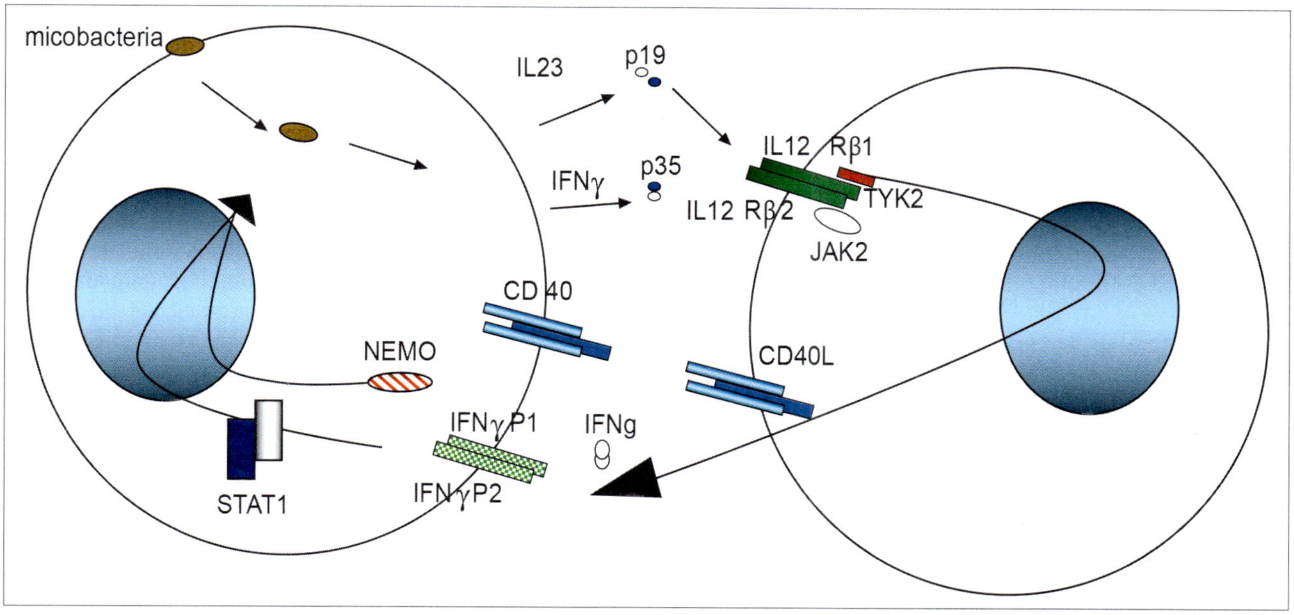

Fig. 20-1: Componentes necesarios en la cascada de activación para una respuesta efectora del sistema inmune contra la micobacteria

característica por infecciones recurrentes y persistentes por *Candida* y se asocia a alteraciones de células T productoras de IL17 (Th17).

La infección por cándida es una manifestación clásica de los *Síndrome de Hiper IgE (SHIE)* por mutaciones en el factor de transcripción 3 (STAT3) y es el germen marcador de una deficiencias relacionadas a mutación en el gen AIRE (21q22) del cual resulta un cuadro clínico caracterizado por presentar poliendocrinopatía autoinmune, candidiasis y distrofia ectodérmica (*autoimmune polyendocrinopathy, candidiasis and ectodermal dystrophy, APCED*). La deficiencia de AIRE conduce al fracaso en la normal expresión tímica de los antígenos lo que produce la producción de células autos reactivos y la posterior producción de autoanticuerpos, esto induce a la predisposición a infecciones por *Candida* aunque no se tiene aun en claro el mecanismo puntual se sospecha que la misma se debe a que AIRE se expresa normalmente en células dendríticas siendo importante para la maduración y producción de citocinas de estas células.

Otras deficiencias que asocian esta manifestación son la deficiencia CARD9, STAT1, Deficiencia de IL17F y del receptor IL17A. Todos ellas pueden presentarse clínicamente como un Síndrome Mucocutáneo Crónico.

La deficiencia de CARD9 tiene una forma de herencia AR y fue descripta en el 2009 en pacientes con predisposición a padecer infecciones micóticas. CARD9 es una proteína que participa de mecanismos reguladores en la generación de citocinas inflamatorias y en el desarrollo de células Th17 y la generación de IL17.

La IL17 es una citocina la cual se le atribuye un importante y casi exclusivo rol dentro del mecanismo de defensa contra la Candidiasis mucocutánea, por lo cual diversas mutaciones en genes necesarios para su producción y control dan como resultado la mayor predisposición a padecer esta infección así como infecciones por *Staphylococcus aureus*.

Aspergillus

Los hongos del género *Aspergillus* forman esporas aéreas (conidios) muy pequeñas (2.5-3.5 µm), que al ser inhaladas deben ser eliminadas en la mucosa respiratoria por un mecanismo activo llevado a cabo por el sistema inmune respiratorio. Cuando éste se encuentra alterado se produce una infección pulmonar con una alta morbimortalidad en los pacientes. La forma más frecuente es el *Aspergillus fumigatus* con una alta capacidad patogénica en los tejidos de pacientes con inmunodeficiencia.

Los conidios inhalados se internalizan en las células epiteliales del árbol respiratorio y pueden interactuar con las células endoteliales e invadir los tejidos.

TLR2 y TLR4 reconocen patentes moleculares de este microorganismo e inducen el comienzo de una respuesta innata frente al mismo. Se han reportado mutaciones en estos receptores que se asocian a enfermedad invasiva por *Aspergillus*.

También se observó en pacientes neutropénicos asociado a quimioterapia o niños con neutropenia congénita.

Es una complicación infecciosa frecuente y grave en pacientes con EGC, SHIE, Inmunodeficiencias celulares.

En la EGC se han registrado no solo el *A. fumigatus* sino también *A. nidulans*, este último es más severo pero ambos producen una alta mortalidad. Los cuadros pueden comenzar en el pulmón pero puede diseminarse y un alto porcentaje de los pacientes presentan osteomielitis y meningitis por *Aspergillus*.

En los SHIE *Aspergillus* se localiza en las cavidades (Neumatocele) donde los coloniza produciendo una lesión local "aspergilomas". En ocasiones estos se rompen e invaden los vasos sanguíneos produciendo hemoptisis en los pacientes y en otros casos llevan a una neumonía necrotizante.

Las deficiencia de DOCK8 inmunodeficiencia combinada severa con un perfil humoral que asocia una Hiper IgE también pueden padecer infección por *Aspergillus*.

Esta infección también se ha reportado en pacientes con Deficiencia en las Moléculas de Adhesión *(LAD)*, evento sumamente raro que asocia lesiones profundas en piel úlceras y abscesos con alta susceptibilidad a infecciones bacterianas y micóticas.

El WAS, GATA2, Síndrome de DiGeorge y Linfopenia idiopática CD4 también tienen una alta predisposición para padecerla.

Infecciones por Gram negativos y Gram positivos

Cuando hablamos de infecciones por gérmenes Gram negativos estamos hablando de alteración de los mecanismos de la fagocitosis.

Tanto las deficiencias secundarias (tratamiento inmunosupresor, infecciones virales, etc.) como las deficiencias primarias con compromiso de las mucosas y piel pueden asociar infecciones por *Klebsiella pneumoniae, Pseudomonas, Escherichia coli*.

Deficiencias de la respuesta innata como las deficiencias de MyD88 e IRAK4 han presentado infección por *Pseudomonas aeruginosa* sin neutropenia.

Estos son gérmenes marcadores de la EGC los cuales como dijimos en párrafos anteriores también pueden padecer infecciones por *Burkholderia cepacia* causan neumonías y *Granulibacter bethesdensis* que es una bacteria emergente.

Infecciones por *Salmonella* se han registrado en niños con deficiencias humorales (AXL), MSMD, EGC.

La *Bartonella henselae* se ha reportado en pacientes con enfermedad maligna y en pacientes con linfopenia CD4.

Los gérmenes Gram positivos pueden ser una complicación frecuente en casi todas las IDP sobre todo las deficiencias predominantemente de anticuerpos. Las complicaciones más frecuentes son Neumonías, Otitis, Sinusitis.

Los gérmenes reportados son *S. pneumoniae, H. influenzae, S. aureus* y característico de las deficiencia de complemento *N. meningitidis*.

Comentario final

Ante infecciones recurrentes sean o no severas se debe sospechar una posible IDP.

Existen signos de alarma que debemos considerar cuando debemos realizar la primera evaluación inmunológica de nuestro paciente:

SIGNO 1: Cuatro o más infecciones nuevas en el oído (otitis) en 1 año.
SIGNO 2: Dos o más sinusitis graves en 1 año.
SIGNO 3: Dos o más meses tomando antibióticos con poca mejoría.
SIGNO 4: Dos o más infecciones pulmonares (neumonías) en 1 año o una por año consecutivo.
SIGNO 5: Dificultades para crecer o aumentar de peso normalmente.
SIGNO 6: Abscesos (colección de pus) recurrentes por debajo de la piel o en órganos.
SIGNO 7: Infección por Candidiasis /Muguet persistente en la boca o en la piel después del año vida.
SIGNO 8: Necesidad de antibióticos endovenosos para curar una infección.
SIGNO 9: Enfermedades hematológicas de causa no clara (anemia, citopenias).
SIGNO 10: Una o más infecciones profundas o severas.
SIGNO 11: Diarrea persistente o crónica con pérdida de peso de causa no conocida.
SIGNO 12: Episodio o enfermedad autoinmune (ataque inmune a algo propio del cuerpo).
SIGNO 13: Ciertas infecciones virales a repetición (Herpes, condilomas).
SIGNO 14: Algún familiar con Inmunodeficiencia Primaria.

El diagnóstico precoz evita secuelas graves en estos pacientes y puede evitar la mortalidad y mejorar la calidad de vida con los tratamientos adecuados.

BIBLIOGRAFÍA

Immunologic Disorders in Infants and Children, Richard E Stiehm; Hans D Ochs; Jerry A Wilkenstein. 5th edition. Philadelphia. Elsevier Saunders, cop. 2004.

Grupo de inmunología pediátrica. Registro Argentino de inmunodeficiencias primarias. Segundo informe. Arch. Argent. Pediatr. 2007; 105 (5): 453-460.

Notarangelo, L. Primary immunodeficiencies. J. Allergy Clin Immunol. 2010, Feb; 125 (2 Suppl 2): S 182-94.

Rezaei N., Aghamohammadi A., Notarangelo L. Primary Immunodeficiency Diseases. Definition, Diagnosis and Management. An Introduction to Primary Immunodeficiency Diseases, 2014, P 1-30.

Verbsky, J.W. and T.A. Chatila, *Immune dysregulation, polyendocrinopathy, enteropathy, X-linked (IPEX) and IPEX-related disorders: an evolving web of heritable autoimmune diseases.* Curr Opin Pediatr, 2013, **25**(6): p. 708-14.

Ramírez, Erika Carolina, Sara Espinosa Padilla, Francisco Espinosa Rosales, Panorama epidemiológico de las inmunodeficiencias primarias en México. Revista de Alergia de México 2010, 57 (5), 159-163.

Isaac J. Nijmann, Joris Van Montfrans, Marlow Hoogstraat, et. al. Targeted next generation sequencing: A novel diagnostic tool for primary immunodeficiencies. Immune deficiencies, infections and systemic immune disorders. J Allergy Clin. Immunol 2014; 133:529-34.

Primary Immunodeficiencies Disease: An Update on the classification from IUIS Committee. Frontiers in Immunology April 2014, vol 5, 1-33.

Griffith, Linda *et al* "Primary Immunodeficiency Treatment Consortium report. J. Allergy Clin. Immunol. 2013. Vol 133, N 2.

Sorensen, Ricardo *et al*. Collaborating improve Quality of life of Immunodeficiency primary. World PI Week, 2013. J. Clin. Immunology 2013, 33, 1145-1146.

CAPÍTULO 21

MECANISMOS DE HIPERSENSIBILIDAD Y PROCESOS INFECCIOSOS

Guillermo H. Docena

Generalidades y definiciones

Dado que el hombre y las distintas especies se desarrollan en un medio ambiente rodeado de sustancias antigénicas, les resultaría imposible sobrevivir sin los mecanismos de defensa o mecanismos inmunológicos. A su vez muchos de estos antígenos son inocuos, o inclusive beneficiosos para su desarrollo, por lo cual los organismos deben aprender a convivir con ellos o preservarlos. A lo largo de la escala evolutiva los microorganismos han sido la presión selectiva ejercida por el medio que ha moldeado el sistema inmune de los distintos organismos y hemos aprendido a co-existir aún reconociéndolos como antigénicos o "extraños". De esta manera los mecanismos de defensa difieren según se trate de un pez que vive en el agua, un reptil que vive en el agua o en la tierra, una planta que crece en una zona desértica, una planta que crece en una zona tropical, un invertebrado que vive en el agua, en el aire o en la tierra, o un vertebrado (Fig. 21-1). Esta variedad de sistemas vivos ha desarrollado evolutivamente diferentes complejidad de mecanismos inmunológicos para poder sobrevivir y adaptarse al medio en el que se desarrollan, siendo mamíferos y aves las especies en las que puede encontrarse la mayor complejidad. Al mismo tiempo los microorganismos, principalmente procariotas, han desarrollado una enorme variedad de mecanismos para poder sobrevivir y adaptarse, en un determinado medio, a proliferar y persistir. Actualmente, somos testigos de esta co-evolución entre microorganismos y organismos a través por ejemplo del virus de HIV y su impacto en humanos, o las variantes del virus de Influenza y su incidencia en cerdos, aves, humanos, etc.

En este sentido en las últimas décadas los mecanismos de reconocimiento y efectores de la inmunidad innata han sido reconsiderados en cuanto a su complejidad, exquisita especificidad y eficiencia en el control y eliminación de microorganismos patogénicos. Se han descripto mecanismos que son comunes en plantas, insectos y mamíferos para el reconocimiento, a través de receptores específicos, de componentes conservados y vitales presentes en la cubierta y en el interior de los procariotas.

Pero la simbiosis entre microorganismos y organismos no sólo se produce en el medio ambiente, sino también en el interior de ciertos organismos, y afecta el metabolismo y sistema inmune del hospedador. De esta manera en humanos, como en otras especies animales (rumiantes, ratones, termitas, etc) ha sido fundamental para asegurar

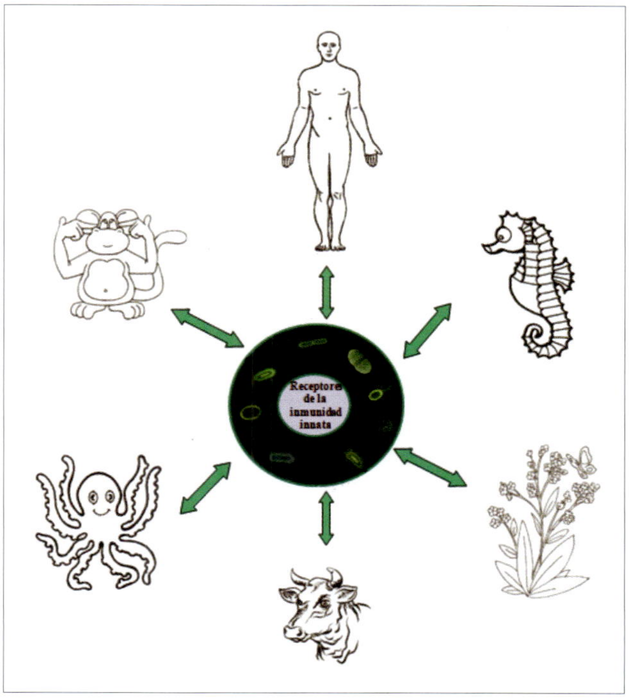

Fig. 21-1. Relación entre los sistemas inmunes de los diferentes organismos vivos y los microorganismos presentes en el medio ambiente.

la sobrevivencia de la especie, "aprender a convivir" con una compleja y cuantiosa comunidad de procariotes. La inmunidad innata y la adaptativa funcionan a través de una compleja red de células y moléculas dirigidas a detectar y clasificar a los antígenos, para luego controlarlos o eliminarlos cuando sea necesario. Sin embargo, existe un grado aún mayor de complejidad que consiste en la posibilidad de co-existir, en simbiosis y mutualismo, con microorganismos en el propio organismo, y esta es la situación que se presenta con la microbiota o el microbioma del intestino. Inclusive se ha postulado que la evolución de las especies podría depender de la relación entre el DNA presente en el núcleo y organoides de las células eucariotas y el material genético contenido en el microbioma (150 veces más grande que el del organismo). Esto determina que esta simbiosis desarrollada a lo largo del proceso evolutivo haya moldeado la creación de nuevas especies con la consiguiente modificación de los sistemas inmunes de los mismos (Brucker 2013).

La inmunidad innata, a través de distintos receptores (receptores tipo Toll, receptor de manosa, receptores scavengers, etc) es la encargada de la detección y clasificación de los antígenos procarióticos (a través de la identificación de los MAMPs o patrones moleculares asociados a microorganismos), o de componentes derivados del daño de las células del huésped (detección de DAMPs o patrones moleculares asociados a daño) e inducir los mecanismos específicos de defensa. Sin embargo, en el universo de antígenos en el que se desarrolla un ser vivo también hay que considerar a los antígenos ambientales y los de la dieta, dado que a pesar de ser inocuos constituyen sustancias extrañas para el sistema inmune. Frente a esta variedad de antígenos el sistema inmune tiene la capacidad de montar mecanismos activos de *tolerancia* frente a antígenos dietarios y microorganismos presentes en la microbiota (que necesita preservar), y al mismo tiempo activar mecanismos capaces de eliminar microorganismos patógenos. La compleja red de moléculas y células que intervienen en la regulación del funcionamiento del sistema inmune operan fundamentalmente en las mucosas, sitio donde existe un continuo desafío antigénico.

La mucosa del tracto gastrointestinal es la mucosa más compleja y desarrollada donde el sistema inmune aprende contra qué antígenos inducir tolerancia o "no respuesta", y contra qué antígenos inducir mecanismos activos que los controlen, y en el mejor de los casos, los eliminen. El tracto gastrointestinal es un tubo de aproximadamente 8 metros de longitud, con una superficie expuesta de aproximadamente 300 m^2 (150 veces superior a la superficie de la piel en un adulto). Los principales sitios donde se concentran los antígenos son la cavidad oral y el colon. Para el caso en particular de los antígenos que desencadenan una respuesta alérgica, *alergenos*, éstos son antígenos ampliamente distribuidos en el medio ambiente y en la dieta, y en su gran mayoría son sustancias inocuas. Los alergenos más importantes son proteínas, glicoproteínas e hidratos de carbono. Sustancias como el aire, agua, humedad o irritantes químicos que frecuentemente se los suele confundir con sustancias que inducen reacciones alérgicas, no son alergenos. Sin embargo, pueden generar reacciones similares a las alergias, de hecho se las denomina alergias físicas, aunque los mecanismos involucrados son completamente diferentes.

En un individuo normal o no alérgico la respuesta inmune frente a los alergenos es la tolerancia específica, que evita la inducción de procesos inflamatorios frente a estos antígenos. La instauración de los mecanismos de tolerancia oral (fenómeno de tolerancia instaurado frente a antígenos que ingresan por la vía oral) resulta crítico para asegurar el proceso de absorción de nutrientes en el intestino. Pero al mismo tiempo resulta un mecanismo esencial para mantener el estado de mutualismo antes mencionado con la microbiota intestinal. Inclusive es importante resaltar que la microbiota contiene numerosos microorganismos patógenos, que si no contactan la cara apical o luminal de las células epiteliales no producen daño en la mucosa. Justamente ésta es una de las funciones de los microorganismos comensales, competir con los patógenos en número para evitar que colonicen el compartimento epitelial y el medio interno. Dependiendo de la composición de la microbiota comensal será el impacto que los patógenos ejerzan sobre la fisiología intestinal. Así como se ha demostrado que muchos patógenos son capaces de evolucionar a partir de microorganismos comensales, actualmente se postula que bacterias saprófitas de la microbiota son evolutivamente mas evolucionados con respecto a los patógenos (por ejemplo Salmonella). Mecanismos similares de no activación inmunológica se han desarrollado frente antígenos no procarióticos e inocuos, como las sustancias del medio ambiente, de la dieta o componentes propios (auto-antígenos), para evitar la instauración de procesos inflamatorios. Sin embargo, existen situaciones en las que el sistema inmune no funciona adecuadamente y se activan en forma desregulada procesos inflamatorios: son las *reacciones de hipersensibilidad* o *alergias*.

El término *alergia,* que significa "respuesta alterada o excesiva", ha sido descripto clínicamente a partir de los trabajos de Gell y Coombs en la década del 60. Sin embargo, este tipo de manifestaciones ya se reconocieron desde la época de los egipcios, griegos o en China. Gell y Coombs clasificaron estas reacciones en 5 tipos de reacciones llamadas *reacciones de hipersensibilidad* (Gell & Coombs 1963), en base al tiempo que demoraba la aparición de los síntomas y las dosis de antígenos necesarias para su inducción. Actualmente, y sobre la base del conocimiento de los mecanismos moleculares y celulares involucrados, los mecanismos de hipersensibilidad se clasifican en 4 tipos (que se corresponden con los de Gell y Coombs):

Tipo I: hipersensibilidad inmediata o mediada por anticuerpos IgE

Tipo II: hipersensibilidad citotóxica o dependiente de anticuerpos (IgG e IgM)

Tipo III: hipersensibilidad mediada por complejos inmunes

Tipo IV: hipersensibilidad retardada o mediada por células

Si bien estas reacciones también pueden ser clasificadas según sean originadas por anticuerpos (Tipo I á III) o células (tipo IV), en todas participan células, y tienen en común que el mecanismo que finalmente alterará el tejido u órgano es la inflamación. Otro aspecto muy importante que reúnen las reacciones de hipersensibilidad es que requieren contactos repetitivos con el antígeno para que se manifiesten. Por lo tanto un único contacto con el alergeno no es capaz de generar una reacción de hipersensibilidad y sólo la instauración de los procesos inflamatorios en forma repetitiva puede llegar a alterar el funcionamiento e inclusive la arquitectura histológica de un órgano. Esto llevó a definir el término *sensibilización*, que se refiere al mecanismo inducido por el primer contacto con el antígeno en el cual se generan los elementos efectores. Por lo tanto, las reacciones de hipersensibilidad requieren que el individuo haya sido previamente sensibilizado, o que haya sido expuesto al menos una vez al antígeno desencadenante y que existan sucesivas exposiciones al alergeno.

Las *enfermedades alérgicas* son por lo tanto manifestaciones clínicas producto de una falla en los mecanismos de activación o regulación de la respuesta inmune frente a antígenos inocuos, ampliamente distribuídos en el medio ambiente, y están mediadas por cualquiera de los 4 mecanismos de hipersensibilidad mencionados. Inclusive es común observar en pacientes alérgicos varios mecanismos de hipersensibilidad que se presenten en forma simultánea o secuencial en el tiempo. Esto determina que en numerosas ocasiones se identifiquen más de un elemento inmunopatogénico (células y/o moléculas), y que se trate de patologías complejas y heterogéneas.

El término *atopia*, o "fuera de lugar", fue originalmente propuesto por Coca en 1923 y se refiere al estado de hipersensibilidad que presentan ciertos individuos (individuos susceptibles) ante la presencia de sustancias o condiciones que para el resto de la población son inocuas, y que además presentan una predisposición genética para producir anticuerpos IgE (Kay 2001). Por lo tanto en pacientes suele coincidir la alergia y atopía.

Reacciones de hipersensibilidad Tipo I

Las reacciones de hipersensibilidad tipo I, inmediatas, atópicas o mediadas por IgE suelen ser las de mayor consideración por ser probablemente las más frecuentes (aunque esto puede deberse a que son las que más fácilmente se evidencian experimentalmente) y las más graves. La anafilaxia, producto de la activación de basófilos en circulación, y mastocitos en tejidos, produce una inflamación sistémica, que si afecta a varios órganos, entre ellos corazón y pulmón, ponen en riesgo la vida del paciente. Por lo tanto, en este punto radica la importancia del diagnóstico diferencial de una alergia, y la determinación de la existencia de anticuerpos IgE específicos del alergeno.

Estas reacciones se caracterizan por la producción de exacerbada de *inmunoglobulinas IgE,* para lo cual se requiere la activación de linfocitos B (LB) a células plasmáticas productoras de anticuerpos, con la participación de los linfocitos T (LT) *$CD4^+$ o colaboradores, de* fenotipo Th2 (Th2). La IgE producida y secretada por las células plasmáticas pasa a circulación y se une a los receptores de alta afinidad presentes en mastocitos tisulares, basófilos en circulación periférica y eosinófilos (en tejidos y en circulación). Esta fase de la respuesta alérgica se denomina *fase de sensibilización* y es producto del primer contacto con el alergeno. Cuando esto se produce en forma repetitiva en individuos alérgicos resulta en una exagerada producción y secreción de anticuerpos IgE (Fig. 21-2). En individuos no alérgicos, la IgE se produce en cantidades menores, aún frente a exposiciones repetitivas a los alergenos. Sólo se encuentran niveles elevados de IgE en infecciones contra determinados macro-parásitos, como los helmintos.

En individuos alérgicos, exposiciones posteriores al alergeno determinan su unión a la IgE en la membrana plasmática de las células sensibilizadas, y el entrecruzamiento de al menos dos moléculas de IgE por el alergeno dispara la activación celular con la consiguiente degranulación y liberación al medio extracelular del contenido de sus gránulos citosólicos en forma inmediata. Entre ellas se encuentran sustancias con una intensa actividad inflamatoria, tales como la histamina. Pero además se induce la síntesis de sustancias pro-inflamatorias tales como leucotrienos, prostaglandinas, citoquinas, quimiocinas y factores de crecimiento. Sin embargo los gránulos citoplasmáticos de los mastocitos, basófilos y eosinófilos contienen también numerosas enzimas, citoquinas y quimiocinas (Fig. 21-2). Por lo tanto, la activación celular genera la rápida liberación de sustancias con actividad farmacológica pro-inflamatoria, lo que genera un foco inflamatorio inmediato o agudo, mientras que la inducción de la síntesis de otras sustancias pro-inflamatorias en forma más tardía perpetúa el proceso inflamatorio en el tiempo. Esta segunda etapa de la reacción alérgica se denomina *fase efectora*. En conjunto estos mecanismos determinan que exista una reacción inflamatoria inmediata, y otra tardía en el órgano o tejido (órgano de choque u órgano blanco) donde el alergeno activa al sistema inmune (Fig. 21-2). Para que este proceso inflamatorio se traduzca en un daño tisular es necesario que se induzca en forma repetitiva, y de esta manera la inflamación crónica, caracterizada por la presencia de un infiltrado inflamatorio (suelen observarse LT, eosinófilos, neutrófilos y mastocitos), altera la arquitectura histológica del órgano.

El hecho que en estos pacientes se observe la presencia de IgE específica del alergeno, significa que se activan linfocitos Th2 específicos y que existen células de memoria. Para que sea posible la inducción de la inmunidad adaptativa es necesario que el alergeno active la inmunidad innata. Aunque es muy incipiente, se están describiendo propiedades adyuvantes inherentes a los alergenos, principalmente en proteínas presentes en el polen de ciertos vegetales, o en los sistemas biológicos naturales en los cuales se encuentra el alergeno al momento de la exposición (Ruiter 2012).

Por lo tanto, una reacción alérgica requiere de una fase

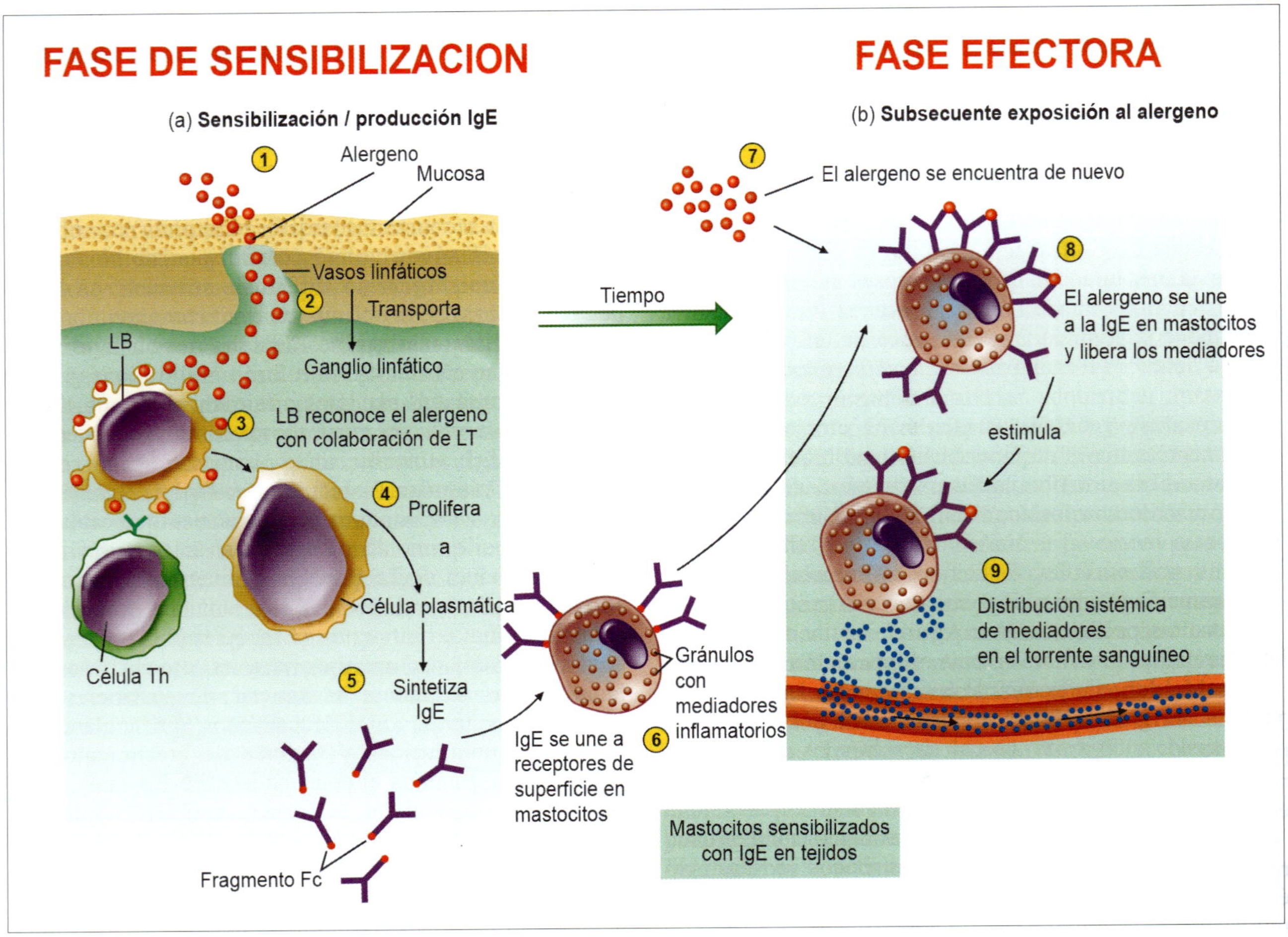

Fig. 21-2. Fases en una reacción alérgica mediada por IgE.

de sensibilización inicial, y una fase efectora posterior, y puede dar origen a una reacción inmediata (en minutos) y luego una reacción tardía (en horas o días); a su vez la inflamación aguda puede transformarse en crónica de no eliminarse la exposición al alergeno. Esta complejidad en cuanto a la variedad de mecanismos que se ponen en juego a lo largo de la reacción alérgica determina que se trate de patologías muy complejas y heterogéneas, y que por lo tanto no se trate de una única entidad clínica, sino un síndrome con múltiples manifestaciones. De esta manera puede presentarse desde formas leves e intermedias (tos, picazón, malestar abdominal, rinitis, dermatitis, urticaria, síndrome de alergia oral, etc) hasta graves (asma, anafilaxia, etc), que afectan a distintos órganos (piel, pulmón, intestino, etc), y pueden manifestarse a distintas edades. A su vez estas distintas entidades clínicas pueden clasificarse según estén mediadas por mecanismos IgE-dependientes, no dependientes o mixtas (Fig. 21-3).

Epidemiología de las enfermedades alérgicas e Hipótesis de la Higiene

Es sabido que las alergias tienen una base poligénica de predisposición (se han mapeado diferentes genes en distintos cromosomas), que al interactuar con distintos factores ambientales disparadores (partículas diesel y demás contaminantes ambientales, microorganismos del medio ambiente, etc), determinan una herencia *multifactorial*. Desde hace varias décadas se han estudiado e identificado numerosos genes polimórficos en pacientes alérgicos que afectan la predisposición individual al desarrollo de las alergias (atopía), la mayoría de los cuales están relacionados con la activación y regulación de los linfocitos T. Sin embargo, la predisposición genética por sí sola no puede explicar el marcado aumento en la prevalencia de estas enfermedades observado en las últimas 3 décadas. La bibliografía refiere que por cada década que transcurre se ha duplicado la incidencia de las enfermedades alérgicas (Hadley 2006). Este marcado aumento en la presentación de estas inmunopatologías determina que actualmente en ciertas regiones del mundo se reporten valores que oscilan entre el 30 y 40% de la población (Sicherer 2010), cifra que representa cientos de millones de individuos afectados.

Dado que no es posible considerar que en pocas décadas transcurridas la genética de la raza humana haya cambiado, se ha propuesto que la influencia de factores ambientales sobre la expresión de esta base genética predisponente determina el marcado cambio registrado en su incidencia, en determinadas regiones del mundo. Estudios epidemiológicos han revelado que más del

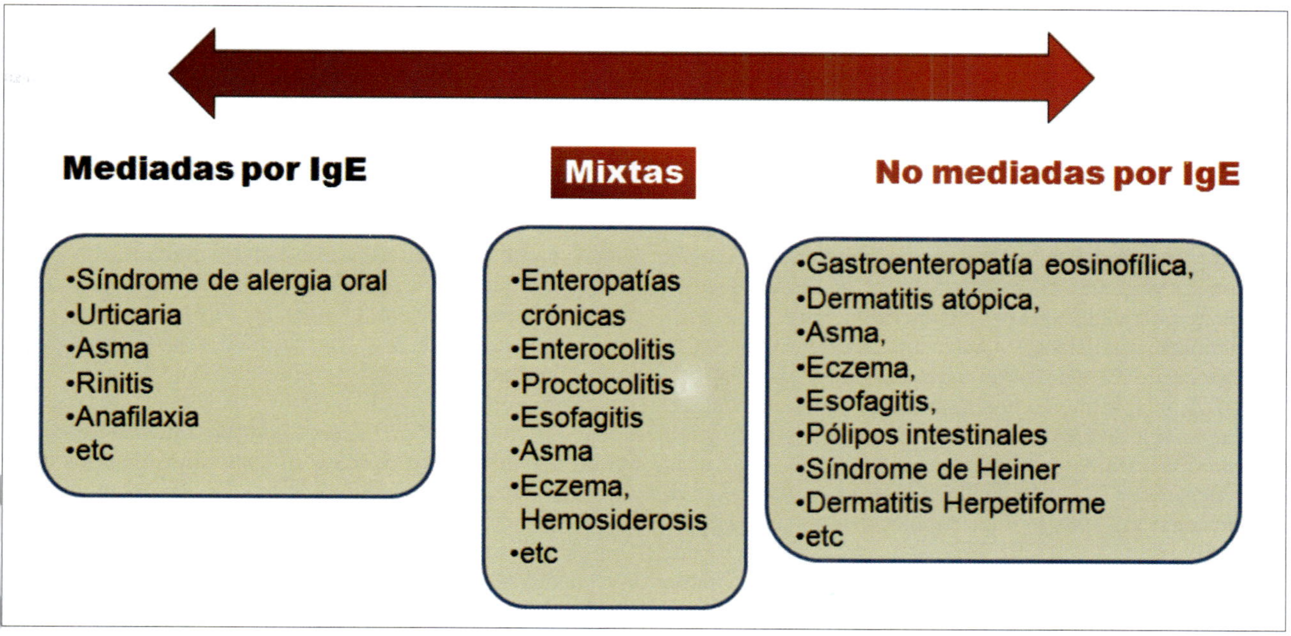

Fig. 21- 3. Diferentes entidades clínicas en una alergia alimentaria.

25% de la población general se encuentra sensibilizada, particularmente en países industrializados, lo cual representa una cifra alarmante al punto de considerarla una epidemia (Sicherer 2010).

Aunque estas enfermedades no se encuentran *a priori* relacionadas con la exposición a microorganismos, éstos están íntimamente involucrados en la inducción y regulación de los mecanismos inmunológicos específicos contra los alergenos. La *Hipótesis de la Higiene*, luego de casi 30 años de debate sobre su validez, pretende fundamentar estos cambios observados hacia finales del siglo XX (Strachan 1989). La misma postula que una menor exposición a microorganismos intracelulares patógenos ha sido determinante en la mayor instauración de mecanismos Th2-dependientes frente a la exposición a alergenos (Okada 2010). Es sabido que los principales mecanismos inmunológicos efectores que nos protegen de los microorganismos intracelulares son los Th1-dependientes. Estos a su vez ejercen un efecto contra-regulatorio de los mecanismos inmunológicos Th2-mediados, importantes frente a antígenos extracelulares. Por lo tanto, una menor estimulación de la rama efectora Th1-dependiente será clave para una desregulación de la activación de los mecanismos mediados por los linfocitos Th2, principalmente a edades tempranas (Fig. 21-4).

La *Hipótesis de la Higiene* postula que los hábitos de vida en sociedades occidentalizadas contempla vivir en ambientes más limpios, aguas menos contaminadas, mejores planes de vacunación desde edades tempranas, mejores antibióticos para el control de infecciones, alimentos menos contaminados (pasteurización y esterilización de la leche y otros alimentos, mantenimiento de la cadena del frío), menor contacto con mascotas, tamaño familiar más reducido, etc. Es decir que desenvolverse en un "mundo más limpio" ha determinado que estemos menos expuestos a los microorganismos que estimulan los mecanismos dependientes de los linfocitos Th1, a partir del mismo nacimiento. Por otro lado, estos hábitos de vida han determinado que estemos en mayor contacto con alergenos debido a hábitos de vida más intra-domiciliarios, ambientes más amoblados y alfombrados, con sistemas centralizados de circulación de aire, en contacto con mascotas (fuente de alergenos), etc. Estos factores en su conjunto han impactado notablemente sobre el sistema inmune, dado que éste recibe una menor carga de información proveniente del medio ambiente relacionada con los microorganismos o las infecciones, a diferencia de lo que ha ocurrido durante los miles o cientos de miles de años en los que se desarrolló el proceso evolutivo en

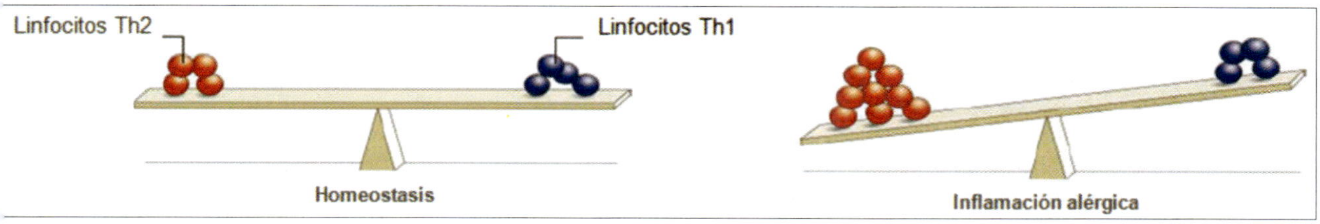

Fig. 21-4. Hipótesis de la Higiene formulada por Strachan (1989)

contacto y convivencia con los microorganismos. En este sendero evolutivo los microorganismos han sido la fuerza selectiva del medio para moldear el sistema inmune y principalmente su funcionamiento. En las últimas décadas, el control de las enfermedades infecciosas se ha observado principalmente para hepatitis A, sarampión, rubéola, infecciones gastrointestinales en chicos (diarrea), parasitosis (filariasis, esquistosomiasis, etc), etc. En países que no presentan estos estándares de vida las infecciones son más frecuentes y la prevalencia de enfermedades alérgicas es mucho menor. Un ejemplo muy ilustrativo que sostiene esta hipótesis es lo que ha ocurrido con la unificación de Alemania Federal y Alemania Democrática (1990). En la primera, con hábitos de vida occidental, los datos de prevalencia de enfermedades alérgicas eran superiores a la última, con hábitos de vida rural. Luego de la re-unificación, y que Alemania del Este se occidentalizara, ésta alcanzó las cifras de Alemania Occidental (Hirsch 1999).

Evolutivamente estos mecanismos IgE-dependiente se han desarrollado como mecanismo de defensa frente a determinados parásitos (macroparásitos que habitan en órganos huecos). Sin embargo, en países occidentalizados estos mecanismos se activan frente a antígenos inocuos el medio ambiente, muy diferentes a los antígenos parasitarios. En conclusión, la *Hipótesis de la Higiene* postuló que una menor exposición a antigénicos pro-Th1, y mayor estímulos pro-Th2, producto de los cambios producidos en nuestra interacción con el medio ambiente, junto a cambios en los hábitos de vida, se refleja en que individuos con susceptibilidad genética sean más propensos a desarrollar reacciones alérgicas en algún momento de su vida, frente a antígenos inocuos a los que se encuentra expuesto en forma repetitiva.

Sin embargo, el marcado control de las principales infecciones por microorganismos intracelulares no se corresponde con un aumento únicamente de las inmunopatologías Th2-dependientes (asma, rinitis, dermatitis atópica, etc). Se ha observado que también las enfermedades Th1-mediadas (diabetes Tipo 1, esclerosis múltiple, enfermedad de Crohn, etc) han sufrido un importante aumento en su incidencia en las últimas décadas. Esto ha determinado que en los comienzos del siglo XXI haya sido propuesto por J-F Bach (Bach 2002) una modificación y ampliación de la *Hipótesis de la Higiene* para poder comprender no sólo el aumento en la incidencia de las alergias, sino también de las enfermedades autoinmunes (Fig. 21-5).

La *Hipótesis de la Higiene ampliada* permite explicar el brote epidémico producido en los últimos tiempos tanto en las enfermedades inmunológicas Th1 como en las Th2. La descripción de las distintas poblaciones de linfocitos T regulatorios (Treg) permitió plantear un nuevo paradigma en cuanto al control de las poblaciones de linfocitos T, y de la respuesta inmune. Las subpoblaciones de Treg ejercen, a través de una variedad de mecanismos (contacto célula-célula o mediante la secreción de citoquinas supresoras) aún no completamente caracterizados, el control de células de la inmunidad innata y de la adaptativa, entre ellos los linfocitos T. De esta manera es posible comprender el incremento producido en las últimas décadas de las enfermedades autoinmunes (mediadas por linfocitos Th1) y alergias (mediadas por linfocitos Th2) a través de la depresión en la activación de los Treg (Fig. 21-6).

La incidencia de los factores ambientales ha sido documentada como uno de los principales causales de estos cambios epidemiológicos, a través de las migraciones poblacionales. Individuos provenientes de regiones con

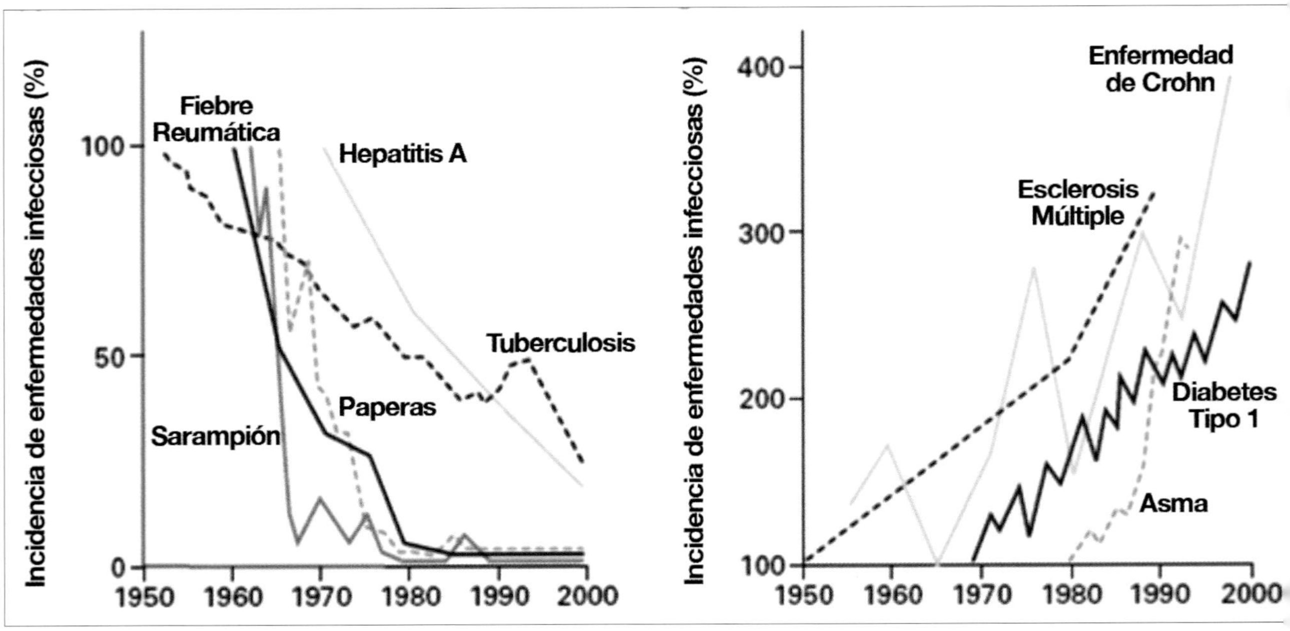

Fig. 21-5. Control de infecciones y aumento de las inmunopatologías (tomado de Bach NEJM 2002)

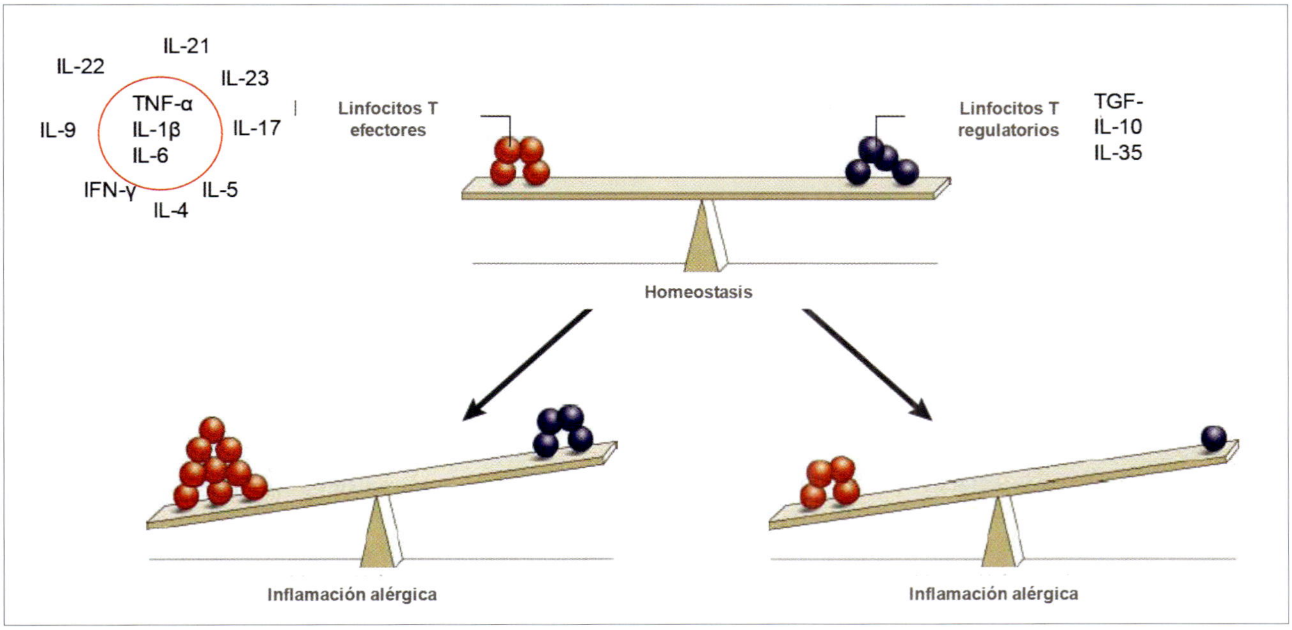

Fig. 21-6. Hipótesis de la Higiene ampliada formulada por J-F Bach

baja incidencia de enfermedades autoinmunes, al migrar a países occidentalizados (por ejemplo de Pakistán a Reino Unido) dan una descendencia con la misma incidencia para enfermedades tales como la Diabetes mellitus tipo 1 o esclerosis múltiples, que en estos países. Para tratar de comprender los factores causales de estos cambios se han realizado numerosos estudiados e identificado distintos factores tales como estado sanitario y socio-económico de la población, polución ambiental, etc y no se ha logrado identificar una única causa como la responsable de estos cambios epidemiológicos producidos. Sin embargo, se ha observado que la exposición a agentes infecciosos podría ser un factor protector frente a las alergias y enfermedades autoinmunes, principalmente luego de la Segunda Guerra Mundial.

Más recientemente se ha demostrado que microorganismos patógenos, y muchos de los comensales que componen la microbiota tienen capacidad de inducir Treg en la mucosa intestinal. Los primeros, básicamente como un mecanismo de evasión del sistema inmune, mientras que los últimos, para inducir el estado de tolerancia inmunológica que les permite residir en el lumen intestinal sin ser eliminados. De esta manera se postula que los microorganismos con los cuales hemos co-evolucionado durante cientos de miles de años resultan indispensables para protegernos de ciertas inmunopatologías. Esto surge en primera instancia de hallazgos epidemiológicos, y luego a partir de estudios en modelos animales y estudios clínicos de inmunointervención, donde se busca restaurar los mecanismos de tolerancia para corregir el defecto inmunológico y revertir la patología.

Existen evidencias preliminares que demuestran que el empleo de probióticos en el tratamiento de enfermedades atópicas y autoinmunes podría tener un rol favorable en el tratamiento de estas enfermedades (dermatitis atópica, Diabetes mellitus Tipo 1, enfermedades inflamatorias gastrointestinales, etc). Sin embargo, su efecto pro-tolerogénico no ha sido rigurosamente demostrado, lo mismo que su inocuidad.

Composición de la microbiota e impacto en la prevalencia de las inmunopatologías

El advenimiento de nuevas metodologías para identificar microorganismos (secuenciación del DNA que codifica para el RNA ribosomal 16S por pirosecuenciación), que complementan los clásicos métodos microbiológicos y el secuenciamiento de sus genomas, ha permitido identificar y caracterizar la composición de la microbiota en situaciones fisiológicas y patológicas. Esto ha permitido postular que existe una "microbiota sana" y una "microbiota patológica".

Se sabe que la microbiota está compuesta por más de 1000 especies de bacterias, constituyen 10 veces más células (10^{14} microorganismos) que las de todo el organismo (10^{13} células) y contiene 150 veces más genes que los del organismo (3.3 10^{6} genes). En un adulto el peso de la microbiota es aproximadamente 3-5 Kg, y constituye el 50% del peso de la materia fecal (10^{12} bacterias/gr de materia fecal). Al conjunto de microorganismos y genes de la micrpobiota se lo denomina microbioma, y por las funciones que aporta al organismo se lo considera un órgano más. Es importante aclarar que el microbioma no se hereda, a diferencia del genoma humano, sino que se adquiere desde el mismo momento del nacimiento, y se modifica a lo largo de la vida, y en forma diferencial para cada individuo.

Los microorganismos que componen la microbiota cumplen un papel esencial en el desarrollo y correcto funcionamiento del sistema inmune asociado a las mucosas, principalmente a través del estímulo de la producción de citoquinas inmunosupresoras tales como IL-10 o TGF-β (Wills-Karp y col. 2001). Se ha observado que animales generados y crecidos en bioterios libres de gérmenes no desarrollan un sistema inmune asociado a mucosas, y muestran serias deficiencias en la respuesta inmune frente a distinto tipo de antígenos.

De esta manera se puede definir una "microbiota sana" como aquella cuya composición permite desarrollar un sistema inmune de mucosas adecuado, define funciones fisiológicas y metabólicas relevantes, y permite mantener la integridad de la barrera epitelial. La composición de la misma dependerá de aspectos genéticos del individuo, del tipo de nacimiento (cesárea o parto natural), de su interacción con el medio ambiente, de la dieta, de la edad y de numerosos otros factores probablemente aún no definidos.

Por otro lado, existen evidencias experimentales que describen que la composición de la microbiota se encuentra alterada en diferentes patologías. En niños con alergia alimentaria y dermatitis atópica (Ouwehand 2001) se ha caracterizado una menor diversidad de microorganismos, mayor porcentaje de gérmenes aeróbicos (*Staphylococcus aureus* y coliformes), y menor proporción de bacterias anaerobias tales como *Lactobacillus*, *Bifidobacterium* y *Bacteroides*. En niños nacidos por cesárea también se ha observado que desarrollan una microbiota con diferente composición con respecto a un niño nacido por parto natural (adquisición más lenta de *Escherichia coli*), y concomitantemente se ha reportado una mayor incidencia de enfermedades alérgicas en estos pacientes. En pacientes con Enfermedad de Crohn se ha detectado una menor biodiversidad de la microbiota, principalmente para el filum *Firmicutis*. En obesidad se ha hallado una relación más elevada de *Firmicutes/Bacteroides* con menor proporción de *Bacteroides*. Por otro lado, y sobre la base de estas evidencias, existen trabajos que demuestran que la restitución de la microbiota sana permitiría controlar estas patologías. En modelos animales de colitis se ha demostrado las propiedades protectoras y anti-inflamatorias de bacterias del género *Firmicutes prautsnitzii*, y el sobrenadante del cultivo de las mismas. Especificamente, el polisacárido A aislado de *Bacteroides fragilis* (presente en la microbiota humana) ha mostrado tener un efecto protector en modelos experimentales de colitis. También en alergia experimental se ha demostrado que es posible desencadenar cuadros de alergia alterando la flora intestinal mediante la administración de antibióticos (Bashir 2004), y que el tratamiento con bacterias o productos bacterianos permite re-establecer la homeostasis inmunológica (Ibañez 2013, Smaldini 2014a, Smaldini 2014b). Asimismo en humanos el trasplante fecal o de la microbiota ha permitido prevenir y controlar enfermedades inflamatorias gastrointestinales, enfermedades infecciosas y cáncer (Borody 2011, Dasgupta 2013, Dzutsev 2015)

Por lo tanto existe un número creciente de evidencias experimentales que indican que cambios en la composición de la microbiota impactan en el funcionamiento del sistema inmune asociado a la mucosa intestinal y de la inmunidad sistémica. Esto podría explotarse en terapias que permitan manipular el sistema inmune y la instauración de diferente tipo de patologías..

Por lo tanto existen mecanismos comunes que median la protección ejercida por procesos infecciosos frente a enfermedades autoinmunes y alérgicas.

Estos nuevos conceptos sobre la Hipótesis de la Higiene y el control que los procesos infecciosos ejercen sobre la regulación del sistema inmune, abre nuevas e interesantes perspectivas terapéuticas para la prevención y el control de las enfermedades alérgicas y autoinmunes, entre otras. El desarrollo de nuevos y más potentes adyuvantes pro-activadores de la respuesta inmune, o pro-tolerogénicos permitirá contar con inmunoterapias correctivas sobre aquellas patologías en las que se conozcan los mecanismos defectuosos que gobiernan su fisiopatogenia. El empleo de agonistas de los TLR y nuevas moléculas con capacidad de inducir Treg permitirán simular en forma controlada los procesos infecciosos de manera de corregir los desórdenes inflamatorios en ensayos pre-clínicos empleando modelos animales, y en ensayos clínicos. Sin embargo resta mucho camino por recorrer para optimizar estos procedimientos, y poder contar terapias estandarizadas en cuanto a seguridad y eficiencia.

BIBLIOGRAFÍA

Bach Jean-François. The Effect of Infections on Susceptibility to Autoimmune and Allergic Diseases. N Engl J Med 2002; 347:911-920.

Bashir ME, Louie S, Shi HN, Nagler-Anderson C. Toll-like receptor 4 signaling by intestinal microbes influences susceptibility to food allergy. J Immunol. 2004;172(11):6978-87.

Borody TJ, Khoruts A. Fecal microbiota transplantation and emerging applications. Nat Rev Gastroenterol Hepatol. 2011;9(2):88-96.

Brucker RM, Bordenstein SR. The hologenomic basis of speciation : gut bacteria cause hybrid lethality in the genus Nasonia. Science. 2013;341(6146):667-9.

Hadley C. Food allergies on the rise? Determining the prevalence of food allergies, and how quickly it is increasing, is the first step in tackling the problem. EMBO Rep.; 7(11): 1080–1083.

Dasgupta S, Kasper DL. Relevance of commensal microbiota in the treatment and prevention of inflammatory bowel disease. Inflamm Bowel Dis. 2013;19(11):2478-89.

Dzutsev A, Goldszmid RS, Viaud S, Zitvogel L, Trinchieri G. The role of the microbiota in inflammation, carcinogenesis, and cancer therapy. Eur J Immunol. 2015 Jan;45(1):17-31.

Gell PGH, Coombs RRA, eds. Clinical Aspects of Immunology. 1st ed. Oxford, England: Blackwell; 1963.

Hirsch T. Indoor allergen exposure in west and East Germany: a cause for different prevalences of asthma and atopy? Rev Environ Health. 1999;14(3):159-68.

Ibañez AE, Smaldini P, Coria LM, Delpino MV, Pacífico LG, Oliveira SC, Risso GS, Pasquevich KA, Fossati CA, Giambartolomei GH, Docena GH, Cassataro J. Unlipidated outer membrane protein Omp16 (U-Omp16) from Brucella spp. as nasal adjuvant induces a Th1 immune response and modulates the Th2 allergic response to cow's milk proteins. PLoS One ;8(7):e69438.

Okada H, C Kuhn, H Feillet, J-F Bach. The 'hygiene hypothesis' for autoimmune and allergic diseases: an update. Clin Exp Immunol. 2010;160(1): 1–9.

Oral delivery of Brucella spp. recombinant protein U-Omp16 abrogates the IgE-mediated milk allergy. Smaldini PL, Ibañez AE, Fossati CA, Cassataro J, Docena GH. Hum Vaccin Immunother. 2014;10(7):2015-23.

Ouwehand AC, Isolauri E, He F, Hashimoto H, Benno Y, Salminen S. Differences in Bifidobacterium flora composition in allergic and healthy infants. J Allergy Clin Immunol. 2001;108(1):144-5.

Ruiter B, Shreffler WG. Innate immunostimulatory properties of allergens and their relevance to food allergy. Semin Immunopathol. 2012;34(5):617-32.

Sicherer SH, Muñoz-Furlong A, Sampson HA. J Allergy Clin Immunol. 2010;125(6):1322-6.

Smaldini PL, Stanford J, Romanin DE, Fossati CA, Docena GH. Down-regulation of NF-κB signaling by Gordonia bronchialis prevents the activation of gut epithelial cells. Innate Immun. 2014;20(6):626-38.

Strachan DP. Hay fever, hygiene, and household size. BMJ. 1989;299(6710):1259-60.

CAPÍTULO 22

FUNDAMENTOS DE TÉCNICAS PARA EL INMUNODIAGNÓSTICO DE LAS INFECCIONES

Daniel González Maglio, Mariela Paz, Adrián Friedrich, Juliana Leoni

Introducción

Ha sido descrito en otros capítulos, el sistema inmune es capaz de combatir eficientemente infecciones en una gran cantidad de órganos, siendo uno de los mecanismos fundamentales la activación de linfocitos B, y la consecuente generación de anticuerpos específicos contra el agente infeccioso. Estos anticuerpos son capaces de reconocer con una alta afinidad y especificidad al patógeno particular, sea éste una bacteria, un virus, un parásito o un hongo. Para cumplir con su función, los anticuerpos son distribuidos por todo el cuerpo a través de la circulación sanguínea, desde donde son capaces de extravasar (debido a la alteración en la permeabilidad vascular) a los tejidos que se encuentran bajo un proceso inflamatorio. En ese sitio cumplen con sus funciones efectoras, como por ejemplo neutralización, opsonización y activación del sistema de complemento, con el fin de atacar y eliminar al agente infeccioso.

La detección de un agente infeccioso particular puede realizarse mediante métodos directos que permitan evidenciar al patógeno en fluidos y tejidos. Por otro lado, gracias a la característica antes mencionada del sistema inmune de producir anticuerpos específicos, también es posible detectar infecciones en forma indirecta, en el laboratorio, utilizando una simple muestra de sangre y diferentes técnicas inmunoserológicas.

Asimismo, mediante el uso de técnicas inmunológicas también es posible detectar la presencia de moléculas diferentes a los anticuerpos en diversos tipos de muestras biológicas. Estas moléculas denominadas antígenos pueden ser proteínas, hidratos de carbono, DNA, lípidos, etcétera. Su detección es posible gracias al reconocimiento específico por parte de anticuerpos que, en este caso, son utilizados como una herramienta de laboratorio y pueden ser desarrollados para este fin utilizando animales de laboratorio.

Las técnicas de laboratorio utilizadas en el serodiagnóstico de enfermedades infecciosas han sido descritas inicialmente hace casi un siglo y desde entonces no han dejado de evolucionar. A lo largo de este capítulo desarrollaremos las bases de las distintas técnicas de laboratorio en inmunología discutiendo su utilidad y presentando diversos ejemplos.

Breve historia de la evaluación de anticuerpos circulantes

Hacia fines del siglo XIX ya eran muy bien conocidas las epidemias causadas por diversos agentes infecciosos; sin embargo, las ideas prevalentes en relación al funcionamiento del sistema inmune eran muy distintas de las actuales. Fue hacia fines de ese siglo y principios del siglo XX comenzó a surgir la idea de un sistema capaz de proteger a nuestro cuerpo de los agentes que causaban enfermedades. En esa época, existieron fuertes discusiones sobre si la capacidad de defensa residía en células (como afirmaban los "celularistas" encabezados por el ruso Illia Metchnikov, quien describió la teoría de la fagocitosis) o en componenetes solubles que se distribuían por todo el cuerpo a través de la circulación (como aseguraban los "humoralistas" con Paul Erlich, quien presentó la teoría de las cadenas laterales, hoy conocidas como anticuerpos). La importancia de ambas teorías fue reconocida en 1908, cuando Metchnikov y Erlich recibieron conjuntamente el premio Nobel de Medicina (Kaufmann 2008).

Los "humoralistas" realizaron una serie de experimentos que dieron lugar al establecimiento de principios inmunoquímicos que llevarían a las primeras técnicas de diagnóstico inmunológico: las técnicas de precipitación y de aglutinación. Básicamente, lo que realizaron fueron pruebas mezclando el suero de animales infectados (suero "inmune") con aislamientos de los microorganismos o con lisados obtenidos de los mismos. Lo que observaron fueron reacciones muy particulares: al mezclar el suero "inmune" con lisados de microorganismos se podía observar claramente un incremento en la turbidez por formación de un precipitado blanquecino, de naturaleza proteica. Esta reacción no ocurría si el suero provenía de un animal no infectado o si el suero inmune era mantenido solo en las condiciones de reacción. Los componentes del suero "inmune" causantes de esa precipitación fueron denominados *precipitinas*. Asimismo, al enfrentar el suero inmune en cuestión a una suspensión de los microorganismos enteros, se podía observar la formación de grumos que se separaban de la suspensión. Los componentes solubles del suero que formaban la mencionada aglutinación de los microorganismos fueron denominadas *aglutininas*. No paso mucho tiempo desde entonces para demostrar que precipitinas y aglutininas eran el mismo tipo de moléculas, que fueron llamadas Anticuerpos.

Descripción básica de inmunoensayos

a. Técnicas de precipitación

A partir de la descripción de la reacción de precipitación específica de los sueros inmunes de reactividad conocida, fue posible establecer que si un suero incógnita generaba un precipitado al ser mezclado con un lisado bacteriano particular se debía a que presentaba anticuerpos específicos y, por lo tanto, el individuo de quien provenía el suero se encontraba infectado por ese microorganismo en particular.

Este principio básico llevó al desarrollo de distintas técnicas de laboratorio para estudiar la presencia de anticuerpos o antígenos en distintas muestras biológicas.

I. Precipitación en medio liquido

Las técnicas de precipitación en medio líquido son reacciones que se basan en la formación de agregados multimoleculares ("redes") de anticuerpos unidos específicamente a su antígeno específico. El grupo de técnicas que utilizan este principio para la detección de anticuerpos presenta muy baja sensibilidad, cuando la evaluación del precipitado se realiza mediante la simple observación del operador. Estas prácticas incluyen la antigua técnica de formación del anillo o "*ring test*", donde el suero en estudio es colocado en el fondo de un pequeño tubo y sobre este se coloca cuidadosamente una solución del antígeno. Gracias a la mayor densidad del suero, se mantienen dos fases separadas en cuya interfase puede observarse la formación de un anillo de precipitación, en el caso de que los anticuerpos se encuentren presentes. Esta técnica, aunque antigua y de baja sensibilidad, es aún utilizada en la actualidad gracias a su sencillez y baja necesidad de equipamiento (Burniston et al. 2010; Sivan et al. 2015).

Otra de las técnicas históricas basadas en este principio es la denominada curva de precipitación, donde se prepara una serie de tubos que contienen el suero en estudio, que es posteriormente enfrentado con soluciones del antígeno de diferente concentración. De esta forma, en cada tubo se forma una cantidad de precipitado distinta, que depende de la proporción de inmunorreactantes; ya que tanto un exceso de antígeno como un exceso de anticuerpo llevan a una menor cantidad de precipitado por exceso de inmunorreactantes. Este concepto dinámico de formación de precipitado permite determinar, para esta reacción, una zona de tubos (o un tubo en particular) donde se presenta la mayor cantidad de precipitado, debido a que todo el anticuerpo presente en ese tubo interactuó formando la red con todo el antígeno ofrecido. Esta zona es denominada "zona de equivalencia" y tiene la particularidad, como se mencionó anteriormente, de presentar todo el anticuerpo específico formando parte del precipitado (Fig. 22-1). El inmunoprecipitado del tubo correspondiente a la zona de equivalencia puede ser lavado, solubilizado (por ejemplo en un *buffer* de pH ácido) y la concentración proteica fácilmente cuantificada (por ejemplo, por detección espectrofotométrica a 280 nm). De esta forma es posible calcular la concentración de anticuerpos específicos dentro de un suero, siendo esta la única técnica existente para obtener una medida de masa/volumen de anticuerpos específicos (Margni 1996).

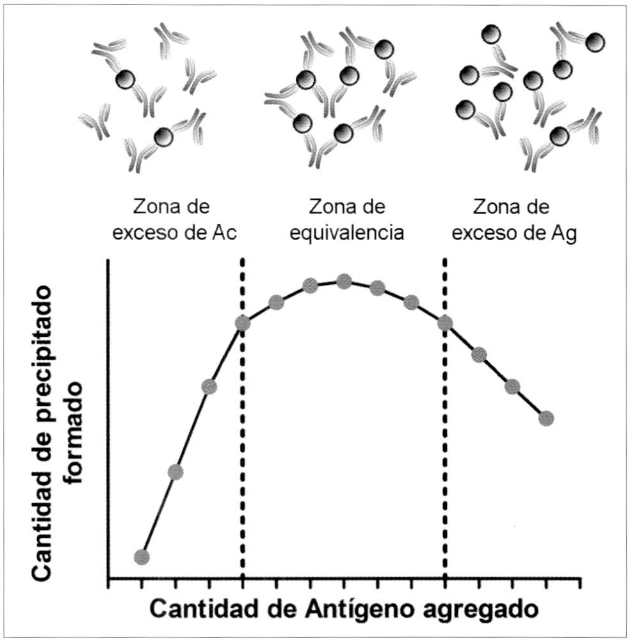

Fig. 22-1. Curva de precipitación en medio líquido. Se destacan las zonas de menor cantidad de precipitado debido tanto a exceso de anticuerpo como de antígeno. La zona central de la curva corresponde a la mayor cantidad de precipitado en la zona de equivalencia.

La relación de moléculas de antígeno y anticuerpos presentes en el punto de equivalencia es denominada "relación de equivalencia" y representa la idea de cuántas moléculas de anticuerpo son capaces de unirse a una misma molécula de antígeno. Esta relación depende del tamaño molecular del antígeno, la cantidad y tipo de determinantes antigénicos presentes y la dificultad de acceso espacial que el anticuerpo pueda tener a los mismos.

Estas técnicas son actualmente de muy poca utilidad, pero es interesante destacar que sobre ellas se construyeron en gran medida las técnicas modernas que permiten el inmunodiagnóstico de una gran variedad de patologías, entre ellas las enfermedades infecciosas.

II. Precipitación en medio gelosado

Según lo mencionado anteriormente, las interacciones entre moléculas solubles, como lo son los anticuerpos y muchos antígenos, puede ser llevada a cabo en un medio líquido. Sin embargo, estas reacciones presentan una buena cantidad de desventajas. Por ejemplo, en el caso de estudiar un suero de un individuo presuntamente infectado por una bacteria enfrentándolo a un lisado conteniendo antígenos solubles de la bacteria en cuestión, puede llevarse a cabo la mezcla de ambos componentes y observar el resultado en el tubo: formación de precipitado significa presencia de anticuerpos, ausencia de precipitado significa que los mismos no se encuentran presentes (al menos en las concentraciones necesarios para ser detectados por esta técnica). Pero, ¿cuántos antígenos bacterianos se están reconociendo?, ¿son estos antígenos de superficie o citoplasmáticos?, si algunos antígenos presentes en el lisado son similares a los presentes en otros microorganismos ¿cómo puedo asegurar que la infección en curso se debe al microorganismo en estudio y no a otros mediante la evaluación de la presencia de anticuerpos? Todas estas preguntas (y otras que puedan formularse) difícilmente puedan ser contestadas por la formación de un precipitado en un tubo.

Una alternativa metodológica del estudio de la interacción entre antígenos y anticuerpos es la realización de reacciones en medio gelosado (por ejemplo, conteniendo agar o agarosa). En estos soportes se realizan pequeños orificios en el gel denominados pocillos, en donde son depositadas las soluciones de antígenos y anticuerpos. El medio gelosado presenta una particularidad fundamental, que lo diferencia del medio líquido: en este medio las moléculas no se mueven libremente, si no que dependen de la difusión en el gel. Y en ésta difusión intervienen el tamaño molecular (a menor tamaño, mayor difusión) y la concentración (a mayor concentración, mayor difusión) de las moléculas. De esta forma, en una mezcla compleja de antígenos solubles (como puede ser un lisado bacteriano), cada antígeno que lo compone difundirá de acuerdo a su propio tamaño molecular y concentración dentro de la mezcla, obteniéndose una separación de los antígenos a medida que difunden en el gel. Básicamente, en un medio gelosado es posible distinguir múltiples sistemas de interacción antígeno-anticuerpo en un mismo ensayo. La reacción “positiva” se evidencia como una banda de precipitación a simple vista en la zona donde interaccionan antígenos y anticuerpos luego de su difusión, y se puede llegar a observar más de una banda al enfrentar adecuadamente en pocillos hechos en el gel un suero con una mezcla antigénica.

Esta técnica denominada doble inmunodifusión es útil también para la comparación estructural de antígenos y anticuerpos, ya que las bandas de precipitación de dos antígenos o mezclas antigénicas frente a un mismo suero pueden generar las denominadas bandas de identidad, de identidad parcial, de no identidad y de doble identidad parcial (Fig. 22-2) (Ouchterlony and Nilsson 1986).

Una modificación de las técnicas de precipitación en medio gelosado incluye la aplicación de un campo

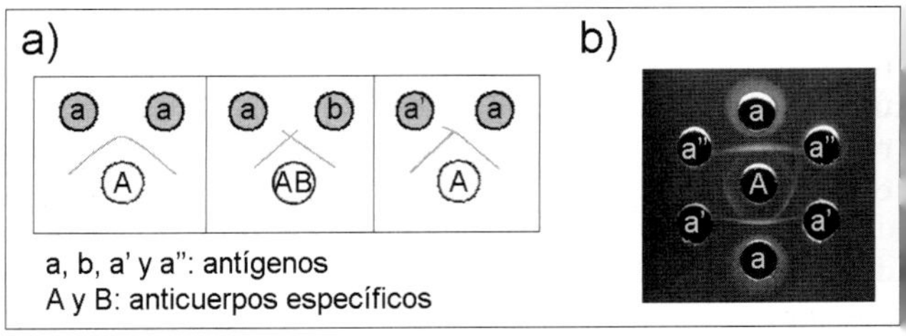

Fig. 22-2. a) Esquemas de reacción de doble inmunodifusión. Con letras minúsculas se representan antígenos y con letras mayúsculas los correspondientes anticuerpos específicos. Los antígenos a’ y a” son similares al antígeno a, aunque presentan diferencias. **b)** Fotografía de una doble inmunodifusión donde se indican los antígenos y anticuerpos con el mismo código mencionado en la figura a).

eléctrico a las muestras de antígenos y anticuerpos para forzar su migración, en lugar de dejar que dichas moléculas difundan libremente. La principal limitación de esta técnica, además de la baja sensibilidad (similar a las otras técnicas del grupo), es la necesidad de que anticuerpos y antígenos migren en sentido opuesto en un campo eléctrico a un pH determinado (de allí su nombre, contrainmunoelectroforesis); es decir que los puntos isoeléctricos de ambos tipos de moléculas presenten algunas unidades de diferencia. Utilizando esta técnica es posible evidenciar la presencia de anticuerpos específicos en tan sólo 30 minutos. Esta técnica ha sido muy útil en la determinación tanto de antígenos como de anticuerpos para diagnosticar distintos tipos de infecciones (Colding and Lind 1977; Van der Auwera et al. 1983; Boreland and Gillespie 1984), sólo por citar unos pocos ejemplos.

Tanto las técnicas de doble inmunodifusión como la de contrainmunoelectroforesis son útiles únicamente para la detección cualitativa de las moléculas en estudio (antígenos o anticuerpos).

Para un detección cuantitativa de antígenos se utilizan las técnicas de precipitación en medio gelosado denominadas inmunodifusión radial (IDR) y Rocket, pero ninguna tiene utilidad aplicada en el inmunodiagnóstico de enfermedades infecciosas.

b. Técnicas de aglutinación

Este grupo de técnicas, de suma utilidad en la actualidad, se caracteriza por la formación de grumos visibles macroscópicamente como consecuencia de la interacción antígeno-anticuerpo. La formación de estos grumos o aglutinado se debe a que uno de los inmunorreactantes se encuentra conformando una partícula, natural o artificial. El antígeno puede formar parte naturalmente de una partícula (por ejemplo, antígenos de la superficie de un microorganismo) o bien ser “particulado” artificialmente a través de su inmovilización sobre partículas inertes o células (partículas de látex y glóbulos rojos, respectivamente). Sobre estas partículas inertes también es posible inmovilizar anticuerpos, generando un reactivo que ofrece mayor sensibilidad que el uso de un anticuerpo específico en solución. Estas técnicas serán desarrolladas más adelante dentro del presente capítulo, aunque es importante mencionar que presentan mayor sensibilidad que las técnicas de precipitación, no requieren de equipamiento especial, son de desarrollo rápido (desde unos pocos minutos a un par de horas) y pueden ofrecer resultados tanto cualitativos como semicuantitativos (en el caso de los anticuerpos).

c. Técnicas de fijación de complemento

Una de las características funcionales de los anticuerpos, luego de unirse a su antígeno, es la de activar el sistema de complemento. Esta capacidad biológica fue utilizada para desarrollar una técnica de laboratorio que, utilizando al sistema de complemento como una herramienta de detección, logra evidenciar la interacción entre antígenos y anticuerpos evaluando la lisis de glóbulos rojos.

Esta técnica fue desarrollada por Jules Bordet y utilizada por August von Wassermann (junto a Albert Neisser y Carl Bruck) para desarrollar un método de diagnóstico para la sífilis en 1906 (Test de Wassermann), ha caído actualmente en desuso debido a la disponibilidad de nuevas y mejores técnicas, pero que fue durante buena parte del siglo XX una herramienta para el control y tratamiento de la enfermedad (Bialynicki-Birula 2008).

La técnica de fijación de complemento consiste en hacer interaccionar la muestra en estudio (donde se puede estudiar la presencia tanto de anticuerpos específicos como de antígenos de cualquier clase) con la correspondiente contraparte debidamente preparada en el laboratorio: anticuerpos específicos obtenidos en animales, en el caso de estudiar la presencia de antígenos, o antígenos provenientes de lisados de microorganismos o antígenos particulares debidamente purificados. Luego de que se lleva a cabo la interacción antígeno-anticuerpo se agrega un suero animal como fuente de complemento, debidamente valorada (se deben incorporar un número preciso de las denominadas "dosis hemolíticas"), y se incuba nuevamente. Al cabo de esta incubación, se agrega un "sistema de detección" consistente en glóbulos rojos ovinos sensibilizados con anticuerpos específicos (llamados "hemolisina"), que serán lisados por el complemento agregado en el paso anterior únicamente si éste no fue "consumido". El consumo o fijación del complemento se debe exclusivamente a la presencia de la molécula en estudio dentro de la muestra, ya que en ausencia de éste no existe complejo antígeno-anticuerpo capaz de fijar y consumir el complemento agregado. La liberación de hemoglobina es determinada espectrofotométricamente como indicador del grado de lisis de glóbulos rojos.

La técnica es relativamente sencilla y de mayor sensibilidad que las técnicas de precipitación y aglutinación, pero su puesta a punto y desarrollo requieren de muchos cuidados experimentales ya que se utilizan muchos componentes en la reacción. Por este motivo, y también debido a la gran sensibilidad y plasticidad de las técnicas de interacción primaria que se desarrollarán a continuación, el uso de esta técnica actualmente es muy limitado.

d. Técnicas de interacción primaria

A diferencia de la interacción secundaria, la interacción primaria no es visualizable macroscópicamente. Por lo tanto, las técnicas denominadas de interacción primaria se caracterizan por utilizar una molécula particular como "reportera" de la unión entre antígenos y anticuerpos. Lo que se observa (o cuantifica) en las distintas técnicas es, justamente, a esta molécula reportera, cuya presencia se puede evaluar directa o indirectamente. De acuerdo al tipo de molécula que se utilice como reportera, el grupo de ensayo presentará un nombre genérico particular. Con respecto a la evaluación directa, se puede evidenciar la presencia de moléculas fluorescentes en reacciones de inmunofluorescencia y de átomos radiactivos en técnicas inmunoradiométricas o radioinmunoensayos. Por otro lado, el uso de enzimas como moléculas reporteras llevan a los denominados enzimoinmunoensayos (de enorme desarrollo durante varias décadas) los cuales permiten una evaluación indirecta, ya que no se observa o cuantifica la presencia de la enzima, si no un producto o subproducto de ésta. De todos modos, y en términos generales, este grupo de técnicas presentan una gran sensibilidad, pudiendo utilizarse para detectar cantidades muy bajas tanto de antígenos como de anticuerpos en diferentes tipos de muestras. Las particularidades de estas técnicas, así como su uso actual en el diagnóstico de enfermedades infecciosas, serán tratadas en detalle más adelante en el presente capítulo.

En la Tabla 22-1 se indican las sensibilidades relativas (comparadas a la doble inmunodifusión) y el límite de detección de las distintas técnicas presentadas en esta introducción, de acuerdo a los datos publicados por el Dr. Ricardo A. Margni (Margni 1996).

Tabla 22-1. Sensibilidades relativas de las técnicas inmunológicas presentadas en el capítulo.

Técnica inmunológica	[Ac] detectada (µg/ml)	Sensibilidad Relativa
Precipitación en medio gelosado	20	1
Precipitación en medio líquido	10	2
Fijación de complemento	0.2	100
Aglutinación directa	0.4	50
Aglutinación indirecta	0.15	133
Inmunofluorescencia Indirecta	0.05	400
Indirecto	0.01	2000

Características de la interacción Antígeno-Anticuerpo

La interacción molecular entre los anticuerpos y antígenos correspondientes depende la complementariedad entre los sitios de reconocimiento: el paratope en el anticuerpo y el epitope en el antígeno. Esta complementariedad está determinada por la composición de aminoácidos del paratope, que pueden aportar a éste restos hidrofílicos, hidrofóbicos, ácidos o básicos, y se encuentran anclados al esqueleto proteico (o *backbone*, en inglés) que le otorga una determinada forma en el espacio. Los restos de aminoácidos que conforman el paratope son muchos y se encuentran determinados por el azar, producto de la recombinación aleatoria de genes que determinan la complementariedad (Abbas et al. 2012). Finalmente, el paratope presenta una superficie de interacción que, por la sumatoria de las fuerza de interacción de los distintos restos, se une con alta especificidad a su antígeno, en una unión denominada de tipo "llave-cerradura" (Fig. 22-3).

La especificidad de los anticuerpos es tan elevada que estas moléculas son capaces de reconocer a su "blanco" (el antígeno) aún cuando éste se encuentre en bajas cantidades y formando parte de una mezcla compleja, como por ejemplo un suero humano o animal. Esta capacidad es sumamente útil en ensayos de laboratorio, donde los anticuerpos generados en animales de experimentación son una herramienta, para poder evaluar la presencia o cantidad de diversas moléculas de interés en muestras biológicas.

A pesar de lo mencionado, los anticuerpos pueden "fallar" en su especificidad por un antígeno particular. Es decir que habiendo sido producidos contra un antígeno particular, por ejemplo durante una infección o un plan de inmunización, pueden reconocer otros antígenos diferentes. A este reconocimiento se lo denomina reactividad cruzada y puede deberse a similitudes moleculares entre los dos antígenos reconocidos o a que ambos antígenos comparten una porción exactamente idéntica. Un ejemplo de la primera situación es el reconocimiento de moléculas de superficie bacteriana, como por ejemplo el ácido lipoteicoico; aunque los anticuerpos contra esta molécula sean producidos durante una infección por *Staphylococcus aureus*, los mismos serán capaces de reconocer moléculas similares en otras bacterias gram positivas. Para ejemplificar el segundo caso de reactividad cruzada se puede mencionar la producción de anticuerpos específicos para la hormona gonadotrofina coriónica humana (GCh) en animales de laboratorio para utilizar como reactivo biológico en la evaluación cuali y cuantitativa de esta hormona en fluidos biológicos humanos. Si se realiza la inmunización con la hormona entera se obtendrán anticuerpos contra la cadena α que es compartida con otras hormonas, por lo que éstas serán reconocidas por los anticuerpos producidos debido a su reactividad cruzada. Para cumplir con el objetivo de producir un reactivo específico para la GCh es necesario realizar la inmunización con la cadena β, cuya secuencia es específica de cada una de las hormonas de la familia. De esta manera los anticuerpos generados sólo reconocerán a GCh en presencia de otras hormonas con cadenas compartidas.

Técnicas de aglutinación aplicadas al estudio de enfermedades Infecciosas

El principio de la aglutinación entre anticuerpos específicos y antígenos que se encuentran integrando una partícula (antígenos "particulados") es utilizable en distintos tipos de técnicas de laboratorio. Las técnicas de aglutinación pueden aportar información cualitativa (presencia o ausencia únicamente de anticuerpos o antígenos) o bien semicuantitativa, en el caso de evaluar anticuerpos. Esta semicuantificación refiere a una cantidad de anticuerpo específico, pero no en unidades de concentración sino en un número sin unidades denominado "Título". El título se obtiene a partir de ensayar muchas diluciones seriadas del suero en estudio y será la inversa de la última dilución que arroja un resultado positivo en la

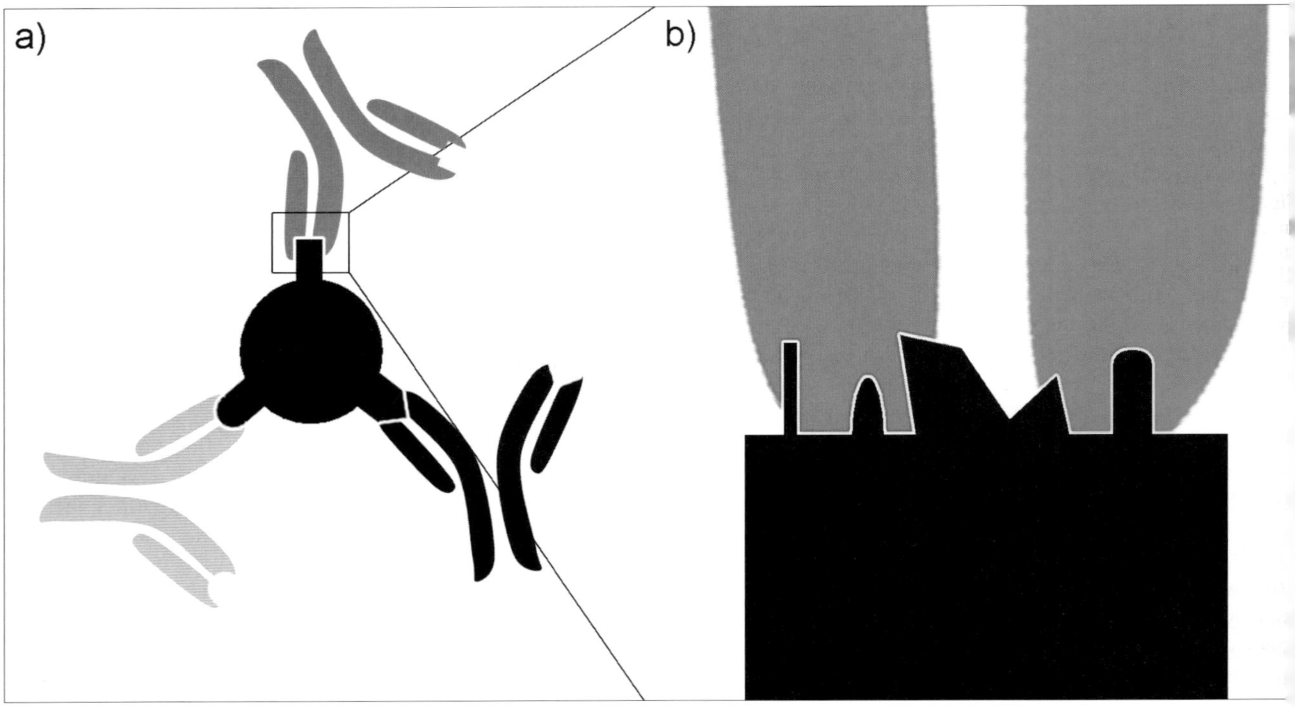

Fig. 22-3. Representación esquemática de la interacción entre antígenos y anticuerpos. a) Esquema de la interacción entre un antígeno con varios epitopes y sus correspondientes anticuerpos específicos. **b)** Esquema ampliado de la zona de interacción entre el paratope y el epitope, representando la compleja interacción entre ambas zonas de las moléculas involucradas.

écnica realizada. De esta forma el título da una idea de su "potencia", o sea, de cuantas veces se puede diluir un suero le manera que la cantidad de anticuerpos que haya en esa lilución sea todavía suficiente para generar la reacción de aglutinación. Este título guarda relación directa no sólo con la concentración de los anticuerpos específicos, sino ambién con su afinidad global.

Las técnicas de aglutinación pueden realizarse sobre listintos soportes, como placa, microplacas y tubos. El oporte en placa suele utilizarse para reacciones cualitativas inmediatas, como por ejemplo la determinación de grupo sanguíneo: se mezcla el reactivo correspondiente anticuerpos anti-A, anti-B y anti-D) con la muestra sangre fresca del individuo) y se observa la presencia o ausencia de formación de la malla de aglutinación entre los nticuerpos y los glóbulos rojos (Fig. 22-4.a). El soporte en microplaca permite la realización de diluciones seriadas de as muestras (sueros en estudio) en forma rápida y efectiva, in la necesidad de instrumental complejo de laboratorio. Una vez diluido el suero, se agrega sobre éste la suspensión

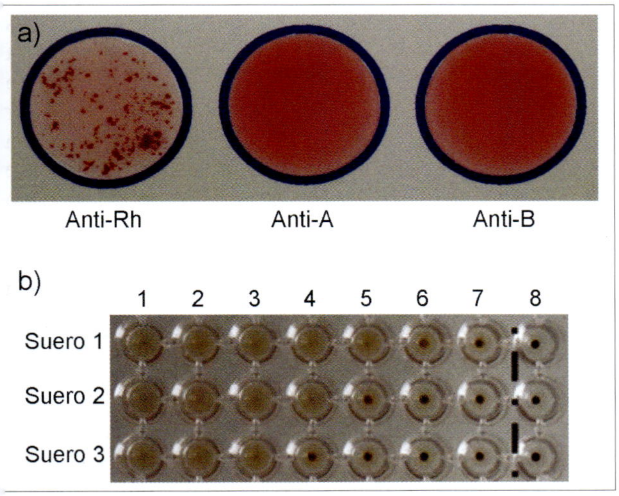

ig. 22-4. Reacciones de aglutinación. a) Fotografía de una aglutinación n placa para tipificación de glóbulos rojos con anticuerpos específicos nti-Rh, anti-A y anti-B. La imagen corresponde a un dador de grupo O h positivo. **b)** Fotografía de una reacción de hemoaglutinación indirecta n microplaca. Se presentan 3 sueros en diluciones seriadas al medio pocillos 1 al 7) desde una dilución inicial de 1/40. Se observa el diferente ítulo de cada uno de los sueros. Los pocillos 8 corresponden al control on glóbulos rojos no sensibilizados.

lel antígeno particulado y se incuba la reacción durante n tiempo adecuado. Durante esta incubación las partículas rán sedimentando en el fondo del pocillo de la microplaca el fondo de los pocillos tiene forma de "U") y formando n "botón", en el caso de una reacción negativa, o un manto", en el caso de una reacción positiva (4.b). La eacción en tubo requiere, luego de la incubación de los eactivos y la muestra, una centrifugación para observar inalmente la forma en la que se resuspende el precipitado: na suspensión aglutinada se resuspenderá en forma de rumos, mientras que una no aglutinada lo hará en forma le nube difusa.

Los tres tipos de técnicas mencionados pueden ser empleados en el diagnóstico de enfermedades infecciosas. A su vez, las técnicas de aglutinación se pueden clasificar según como está constituida la partícula interactuante: aglutinación directa, aglutinación indirecta y aglutinación reversa (Fig. 22-5). La aglutinación directa se caracteriza por utilizar directamente una partícula "natural" en la reacción, es decir, una célula eucariota o una bacteria sin ningún tratamiento. La determinación de grupo sanguíneo es un ejemplo de una reacción de aglutinación directa. En la aglutinación indirecta la partícula utilizada es "artificial" en el sentido que se utiliza un soporte para unirle antígenos solubles. De esta forma, antígenos que son incapaces de generar reacciones de aglutinación, se transforman en antígenos "aglutinables", con el consiguiente aumento en la sensibilidad de detección de anticuerpos. Como soportes se utilizan muy comúnmente glóbulos rojos de animales (generando las llamadas reacciones de hemoaglutinación indirectas) y partículas de látex. Finalmente, en la aglutinación reversa también se utilizan partículas artificiales, pero en este caso se inmovilizan anticuerpos específicos sobre las partículas. Estas reacciones son sumamente útiles para la detección de antígenos solubles en muestra problema. Un ejemplo de aglutinación reversa, comúnmente utilizada como prueba de embarazo, es la detección de gondatrofina coriónica humana (GC) en muestras de orina por medio del uso de partículas de látex sensibilizadas con anticuerpos específicos anti-GC.

A continuación se comentan brevemente algunas reacciones de aglutinación útiles en el diagnóstico de enfermedades infecciosas.

a. Aglutinación directa

Como se mencionó anteriormente, estas técnicas se caracterizan por utilizar partículas naturales. Es importante mencionar que utilizando microorganismos muertos se pueden evaluar únicamente anticuerpos dirigidos contra los antígenos de la superficie microbiana, ya que todos aquellos anticuerpos que reconozcan antígenos citoplasmáticos no intervendrán en la reacción de aglutinación. Esto puede llevar a una disminución en la sensibilidad de detección (sólo se evalúan una porción de los anticuerpos producidos por el individuo infectado) y a una mayor posibilidad de reacciones cruzadas (por el reconocimiento de moléculas de superficie comunes entre distintas especies de bacterias, por ejemplo).

A continuación se dan algunos ejemplos del uso de aglutinación directa en enfermedades infecciosas:

I. Prueba de Rosa de Bengala para detección de infección por *Brucella* sp.

En esta técnica se utiliza una suspensión de *Brucella abortus* inactivada con fenol, que es posteriormente teñida con los colorantes verde brillante y cristal violeta, para facilitar la visualización de la reacción de aglutinación. La reacción, cualitativa y rápida, se lleva a cabo en placas (o portaobjetos) mezclando el suero del individuo en estudio con la suspensión de *Brucella* inactivada y coloreada. Posee muy buena sensibilidad y su resultado se alcanza

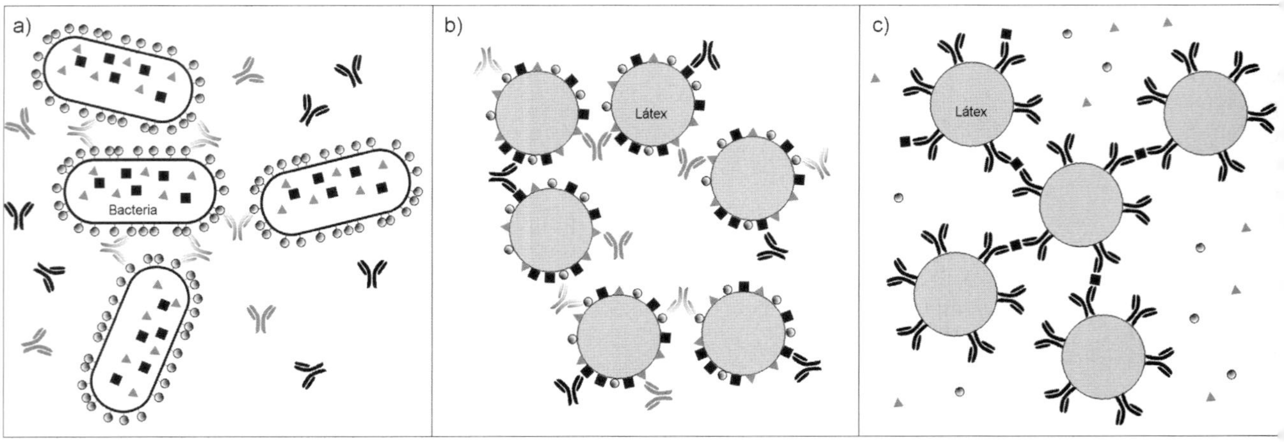

Figura 25-5. Esquemas de las reacciones de aglutinación. a) Aglutinación directa de una bacteria. Partes de los anticuerpos específicos, los dirigido contra antígenos citoplasmáticos no son determinados con esta técnica. **b)** Aglutinación indirecta de partículas de látex. En este caso es posible evalua todos los anticuerpos presentes sensibilizando las partículas con antígenos citoplasmáticos y de superficie. c) Aglutinación reversa de partículas de láte para la evaluación de la presencia de antígenos solubles en una mezcla.

en escasos minutos, lo que la hace una muy buena técnica para emplear en el *screening* de pacientes sospechados de una infección por este patógeno.

II. Test de Widal para el diagnóstico de fiebre tifoidea.

Este test se fundamenta en la aglutinación de suspensiones de *Salmonella typhi* inactivada a través del reconocimiento de dos antígenos de superficie: el antígeno O, un hidrato de carbono que genera anticuerpos de tipo IgM, y el antígeno H, antígeno flagelar, proteico, que genera anticuerpos de tipo IgG. La aparición de estos anticuerpos así como su mantenimiento en circulación es diferente, reflejando los distintos tipos de respuesta característicos de cada isotipo (los anti-O aparecen primero en el curso de la infección y los anti-H después). Las suspensiones bacterianas reciben tratamientos para mantener sólo uno de los antígenos mencionados, lo que les da la especificidad en la capacidad de evaluación de anticuerpos. Esta técnica se realiza en placa, a modo de *screening*, y en tubo, para evaluar el título de los sueros positivos. El título que se considera como positivo depende de la zona geográfica, ya que en zonas endémicas existe reactividad cruzada con cepas de *Salmonella* no causantes de fiebre tifoidea y los valores de corte son mayores. Su uso ha sido prácticamente abandonado en países desarrollados, debido a problemas de sensibilidad y especificidad y que los mencionados países presentan muy bajos casos de fiebre tifoidea (Olopoenia and King 2000).

III. Reacción de Paul-Bunnel para el diagnóstico de mononucleosis infecciosa por el virus Epstein-Barr (Monotest).

Las reacciones de reactividad cruzada entre epitopes o moléculas de células no relacionadas es, generalmente, un problema para las pruebas de diagnóstico de enfermedades infecciosas. Sin embargo, es exactamente este principio el que es explotado a favor del diagnóstico de mononucleosis infecciosa por el virus Epstein Barr. Individuos infectados por este virus presentan anticuerpos que reconocen cierto hidratos de carbono presentes en glóbulos rojos animale (anticuerpos heterófilos), aglutinándolos. La reacción de carácter inespecífico pero útil en la práctica clínica puede realizarse en microplacas, permitiendo fácilment la titulación del suero en estudio. Una reacción positiv es indicadora de presencia de anticuerpos heterófilos pero el diagnóstico de mononucleosis producida por e virus mencionado se realiza teniendo en cuenta además e resultado de otros tests más específicos y también junto la clínica del paciente. Es necesario destacar que existe l posibilidad de obtener resultados falsos positivos o falso negativos, aunque con baja frecuencia.

IV. Serotipificación de bacterias

Si bien en la mayoría de las reacciones d inmunoserología se detecta la presencia de anticuerpo como medida indirecta del estado de enfermeda infecciosa de un paciente, algunas veces se puede realizar l determinación directa del patógeno en muestras biológicas este es el caso de la serotipificación de bacterias. Alguna de ellas, como *Escherichia coli* y *Salmonella typh* presentan ciertos antígenos en su superficie que permiten s identificación más allá de las pruebas bioquímicas que la caracterizan. Estos antígenos (antígeno O y antígeno H) so identificados a través del uso de anticuerpos comerciale específicos. En estos casos, en reacciones cualitativas se enfrenta al aislamiento de la bacteria en estudio (pc ejemplo, aislada de un paciente) y se la enfrenta a distinto anticuerpos específicos. La observación del fenómeno d aglutinación indica la presencia del antígeno particula en la bacteria aislada reconocido por ese antisuero, y pc ende, del tipo de bacteria presente. Esta identificació puede resultar de mucha importancia debido al carácte particularmente patogénico de ciertos serotipos de la bacterias mencionadas, por ejemplo la *E. coli* O157:H productora de la toxina tipo Shiga o verotoxina (STEC HUS, por sus siglas en inglés) causante del síndrom urémico hemolítico (SUH).

b. Aglutinación indirecta

Como se mencionó anteriormente, estas técnicas se aracterizan por utilizar partículas modificadas o artificiales glóbulos rojos o partículas de látex). En el caso de estas eacciones, y dependiendo de la fuente de antígenos nmovilizada sobre las partículas, es posible determinar la resencia de gran cantidad de anticuerpos, aún aquellos irigidos contra antígenos citoplasmáticos de un patógeno. stas reacciones presentan una sensibilidad mayor que las eacciones de aglutinación directa.

A continuación se dan algunos ejemplos del uso de glutinación indirecta en enfermedades infecciosas:

I. HAI Chagas

En esta reacción de hemaglutinación indirecta (HAI) e inmovilizan antígenos citoplasmáticos de *Tripanosoma ruzi* sobre glóbulos rojos de ovejas. La reacción se ealiza en microplacas, estudiando diluciones seriadas del uero. Es necesario, como en todas las técnicas, realizar os controles adecuados. En este caso es necesario econocer si la aglutinación de los glóbulos rojos ensibilizados se debe al reconocimiento de los antígenos el parásito o al reconocimiento del propio soporte: el lóbulo rojo. Cómo se mencionó anteriormente, estos lóbulos rojos son utilizados en la reacción de Paul-unnel, de lo que se desprende que el suero de algunos acientes puede contener anticuerpos que los reconozcan. or este motivo, es necesario realizar siempre un control nfrentando al suero (en la menor dilución ensayada) a lóbulos rojos sin sensibilizar (control de anticuerpos eterófilos). Si estos anticuerpos estuvieran presentes, erá necesario eliminarlos de la muestra mediante su dsorción a glóbulos rojos no sensibilizados y posterior entrifugación. Otro control necesario será el de utoaglutinación de glóbulos rojos sensibilizados, ya que s modificaciones químicas que sufren estas células para ealizar la inmovilización de antígenos y el tiempo de onservación de las mismas puede afectar a su estabilidad por lo tanto aglutinar entre sí. Este control se realizará nfrentando la suspensión de glóbulos rojos al *buffer* de eacción, y en caso de producirse la aglutinación se debe escartar el lote de partículas.

II. Detección de anticuerpos en el Tifus: el test de Veil-Felix.

La presencia de anticuerpos en el Tifus causado por acterias del género *Rickettsia* puede ser estudiada por ste test, que se basa en la aglutinación de partículas ensibilizadas con antígenos bacterianos que no provienen e las bacterias causantes de la patología (*Rickettsia*) no de bacterias que habitan el tracto gastro intestinal y e comportan como patógenos oportunistas (*Proteous lgaris*). Los antígenos de *P. vulgaris* que presentan eactividad cruzada con *Rickettsia* y son utilizados para la etección son los llamados OX2, OX19 y OXK, que aportan iferente sensibilidad de detección para distintas cepas de *ickettsia*. Este tipo de reacción, al igual que la detección e anticuerpos heterófilos en mononucleosis infecciosa or aglutinación directa, presenta baja sensibilidad y especificidad, ya que puede generar falsos positivos por reacciones frente a otras bacterias que no sean *Rickettsia*.

III. Prueba de *screening* para el diagnóstico de infección por el Virus de la Inmunodeficiencia Humana

La reacción de aglutinación de partículas de látex sensibilizadas con antígenos recombinantes del virus de la inmunodeficiencia humana es una reacción muy útil en el *screening* de pacientes infectados por el virus. Esta reacción, de buena sensibilidad y de gran sencillez, permite evaluar la presencia de anticuerpos específicos sin necesidad de disponer de equipamiento especial, lo que la hace sumamente útil. En el caso de esta infección, es necesario realizar una prueba confirmatoria del diagnóstico, que puede ser realizada por *Western blot* (técnica que desarrollaremos más adelante en este capítulo).

c. Aglutinación reversa

La inmovilización de anticuerpos sobre partículas de látex permite incrementar la sensibilidad de la detección inmunológica específica, así como detectar mediante reacciones de aglutinación la presencia de antígenos solubles particulares en una muestra. Esta técnica es útil, en el caso del estudio de enfermedades infecciosas, para incrementar la sensibilidad en la tipificación de bacterias, como *E. coli*, comparado con la aglutinación directa. También es útil en la identificación rápida de antígenos solubles de estreptococos, liberados por la bacteria y cuya presencia en suero o líquido cefalorraquídeo es indicador de una infección. En este último caso, es posible además identificar el grupo de la bacteria causante de la infección, por ejemplo *Streptococcus* del grupo B.

Técnicas de interacción primaria aplicadas al estudio de enfermedades infecciosas

Las técnicas de interacción primaria han tenido un enorme desarrollo a lo largo de las últimas décadas. Es posible encontrar una gran variedad de diseños de reacción y de usos, tanto en términos generales como en relación a su uso en el diagnóstico de enfermedades infecciosas.

A continuación se realizará una breve explicación de los inmunoensayos más utilizados, junto con esquemas de reacción y comentarios sobre utilidades particulares.

a. Enzimoinmunoensayos

Como ya fue mencionado, estos ensayos consisten en la valoración de antígenos o anticuerpos en muestras biológicas mediante antígenos o anticuerpos unidos a una enzima. A su vez, la presencia de esta enzima es evidenciada por una reacción colorimétrica catalizada por la misma.

Dentro de estos ensayos podemos mencionar los ensayos homogéneos, que se realizan íntegramente en solución (sin separación de los inmunorreactantes), y los heterogéneos, que se caracterizan por la inmovilización a un soporte sólido (multiplacas de poliestireno) de cualquiera de los inmunorreactantes y posteriores lavados que buscan separar interacciones inespecíficas (toda reacción que no sea entre antígenos y anticuerpos). Los primeros tienen una utilidad más limitada, en general para la detección de moléculas pequeñas como las hormonas tiroideas, mientras que los últimos permiten la detección de una gran diversidad de moléculas y también permiten la amplificación de la señal de la reacción para aumentar la sensibilidad de estos ensayos.

Los enzimoinmunoensayos heterogéneos implican la inmovilización de un inmunorreactante a los pocillos de una microplaca y reciben el nombre genérico de ELISA (del inglés *Enzyme-Linked ImmunoSorbent Assay*). En estos ensayos es posible detectar la presencia tanto de anticuerpos como de antígenos en una gran variedad de muestras (suero, orina, homogenato de tejido, etc.). Todos estos ensayos explotan la capacidad general de las proteínas de unirse al plástico mediante uniones hidrofóbicas tan fuertes que no es posible separar la proteína una vez unida a la placa. Cabe aclarar que no sólo las proteínas son capaces de ser inmovilizadas en las placas de ELISA, sino que también es posible inmovilizar otros antígenos como DNA, lípidos complejos (LTA y LPS) y otros. Una vez realizada esta etapa de "sensibilización" de las placas, es necesario realizar un bloqueo de los sitios de unión remanentes, utilizando proteínas inertes para el sistema de detección (los bloqueantes más comúnmente utilizados son leche descremada, albúmina bovina o sueros animales). Posteriormente, y dependiendo del ensayo utilizado, se realiza el paso de incubación con la muestra que contiene (o no) el analito en estudio; para finalmente dar lugar a la incubación con el reactivo denominado "conjugado": antígenos o anticuerpos unidos covalentemente a una enzima. Es importante destacar que entre cada uno de los pasos deben realizarse lavados adecuados para eliminar todas aquellas moléculas que se unan inespecíficamente al pocillo de reacción. Por último, la enzima unida a la reacción es utilizada para transformar un sustrato (o mezcla de sustrato y cromógeno) capaz de generar color en el pocillo de reacción, en forma proporcional a la cantidad de analito en la muestra.

Utilizando estas reacciones es posible evaluar anticuerpos específicos, por ejemplo contra agentes infecciosos, utilizando él o los antígenos adecuados inmovilizados. Estas reacciones pueden realizarse de modo cualitativo (evaluar únicamente la presencia o ausencia de los anticuerpos específicos) o de modo semicuantitativo. De forma alternativa, es posible inmovilizar anticuerpos de reactividad conocida para la evaluación de antígenos en mezclas complejas. Esta determinación, a diferencia de lo mencionado para los anticuerpos, permite realizar una cuantificación del antígeno, ya que se puede realizar una curva de calibración utilizando un estándar de concentración conocida.

A continuación, se detallan distintos diseños de ELISA para la evaluación tanto de anticuerpos como de antígenos, con sus correspondientes esquemas de reacción.

I. Evaluación de anticuerpos

Existen distintas variantes de ensayos para la determinación de anticuerpos, entre ellos los ELISA indirectos y los de captura, que se describirán a continuación.

El ELISA indirecto se caracteriza por la inmovilización del antígeno o una mezcla de los mismos en el soporte, para luego incubar la muestra en estudio o los correspondientes controles. De esta forma, los anticuerpos específicos presentes en la muestra se unen específicamente al antígeno y permanecen unidos luego de los lavados. En el paso posterior se incorpora un anticuerpo conjugado a una enzima con una especificidad determinada por algún isotipo de anticuerpos de la especie correspondiente permitiendo la detección de IgG, IgM, anticuerpos de todos los isotipos en simultáneo, etc. En este tipo de ensayo es posible utilizar como sensibilizante un solo tipo de antígeno inmovilizado, como por ejemplo en la detección de infección por el virus de Epstein-Barr o EBV (antígeno recombinante EA o antígeno recombinante EBNA), así como también mezclas de antígenos microbianos, como por ejemplo en la detección de infección por el virus Varicela Zoster, por el protozoo causante de la toxoplasmosis, o por la bacteria *Bordetella pertussis*, entre muchos otros. La elección del tipo de antígeno a utilizar depende de muchos factores, pero en general se puede decir que los ensayos con lisados de patógenos pueden llevar a reacciones de reactividad cruzada con otros patógenos por presentar muchas moléculas similares, aunque no idénticas. De esta forma, la utilización de proteínas recombinantes puede otorgarle al diagnóstico un mayor grado de selectividad. La sensibilidad de esta técnica es mayor que la de las técnicas de aglutinación, pero además permite diferenciar claramente el isotipo de anticuerpos presentes en la muestra. Para realizar esta evaluación simplemente se modifica el anticuerpo conjugado, de acuerdo a las necesidades. De esta forma, es posible determinar si la infección en estudio es reciente (caracterizada por la presencia de IgM específica) o de mayor tiempo de evolución (caracterizada por la presencia de IgG específica).

La concentración relativa de los distintos isotipos de inmunoglobulinas puede llevar a dificultades en la valoración de anticuerpos que no sean del isotipo mayoritario (IgG). Por este motivo, en algunos casos es aconsejable realizar un ELISA de captura de anticuerpos como por ejemplo en el caso de intentar detectar IgM específica contra algún patógeno. En otros casos, como en el caso de la determinación de IgE específica, la realización de un ELISA de captura es estrictamente necesaria, por estar este isotipo en concentraciones más de mil veces menor a la de IgG (10 mg/ml vs. 0,01 mg/ml). La realización de este tipo de ensayos incluye la sensibilización de la placa con anticuerpos específicos contra el isotipo de anticuerpo que se desea capturar; por ejemplo, utilizando un anticuerpo anti-cadena pesada se capturará específicamente a la IgM. Posteriormente se agrega la muestra (o los correspondientes controles) cuyas moléculas de IgM serán capturadas independientemente de su especificidad. Luego de los correspondientes lavados se agrega el antígeno (o mezcla de antígenos) a los pocillos para determinar la especificidad de las IgM capturadas. En este paso puede utilizarse directamente al antígeno

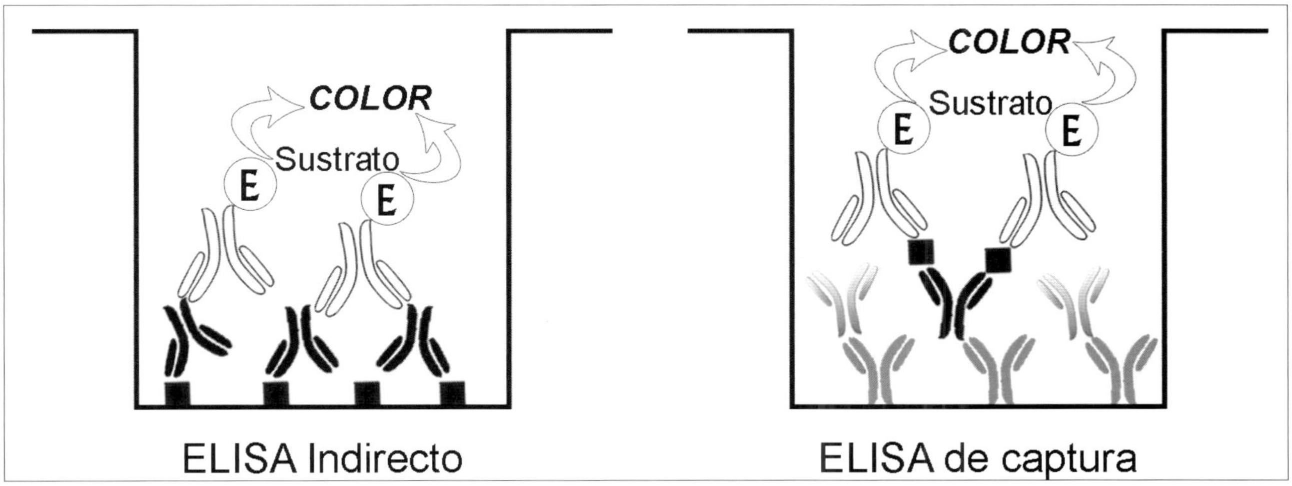

Fig. 22-6. Esquemas de reacciones de ELISA indirecto y de captura para la evaluación de anticuerpos específicos en una muestra.

conjugado a la enzima, con lo que la reacción puede ser revelada, o bien puede utilizarse un anticuerpo conjugado dirigido contra el o los antígenos utilizados (Fig. 22-6). Entre muchos ejemplos de ensayos de ELISA de captura para el diagnóstico de enfermedades infecciosas, se pueden mencionar la determinación de IgM específica contra el virus del Dengue o el virus Chikungunya y la detección de IgE específica en cisticercosis. La detección de IgE específica, por otro lado, es de gran utilidad en distintos tipos de alergia.

La positividad de las reacciones de aglutinación resultan fácilmente evaluables, según la presencia o ausencia del fenómeno de aglutinación. Pero, teniendo en cuenta que el ensayo de ELISA arroja un valor continuo de densidad óptica (DO) a una determinada longitud de onda (dependiendo del sustrato), para poder evaluar la positividad de la reacción es necesario disponer de un valor de corte (denominado habitualmente en inglés como *cut off*). Éste se puede calcular a partir de la valoración de la señal producida por un gran número de individuos sanos (que no posean los anticuerpos en estudio), con el posterior cálculo de la DO media más 2 o 3 desvíos estándar, dependiendo del grado de especificidad y sensibilidad que se quiera otorgar al ensayo. Para mayor detalle respecto al análisis de datos de estos ensayos consultar (Wright et al. 1993; Margni 1996).

La valoración de anticuerpos, además de cualitativa, puede realizarse en forma semicuantitativa, es decir que la reacción arrojará un título de reactividad o potencia de la muestra en estudio. Es importante tener en cuenta que es imposible realizar una curva estándar adecuada para evaluar la reactividad de anticuerpos, ya que el resultado del ensayo dependerá tanto de la concentración como de la afinidad de los anticuerpos. Esta última es completamente heterogénea e imposible de estandarizar, ya que cada individuo responde en forma particular generando un **pool** único de afinidades y concentraciones. Entonces, una opción para alcanzar una idea de la cantidad de anticuerpos en una muestra es realizar diluciones de la misma para evidenciar cuánto se puede diluir la muestra

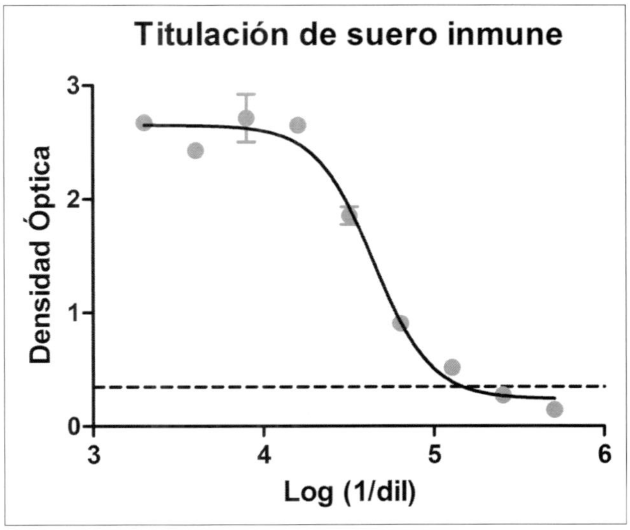

Fig. 22-7. Ejemplo de una titulación de un suero inmune en un esquema de ELISA indirecto. A medida que la muestra sufre diluciones sucesivas disminuye la densidad óptica en el pocillo de reacción. Se indica el valor de corte (línea punteada) para la titulación. El título resultante es de 128000.

y seguir observando reacción, obteniendo de esta forma su título (Fig. 22-7). Alternativamente, y de acuerdo a la señal producida por el suero en una dilución única, es también posible otorgar un valor de unidades de reactividad al suero en estudio para expresar su potencia. El cálculo de estas unidades es utilizado en gran variedad de **kits** de diagnóstico y la forma de calcularlas varía de acuerdo al **kit** empleado.

II. Evaluación de antígenos

La evaluación de antígenos puede realizarse mediante ELISA de captura (o sándwich) y ELISA competitivo (Fig. 22-8). En el caso de valoración de antígenos, es posible contar con antígenos estándar y, teniendo en cuenta que los anticuerpos a utilizar son una herramienta idéntica para todas las muestras, la afinidad de la unión no se ve

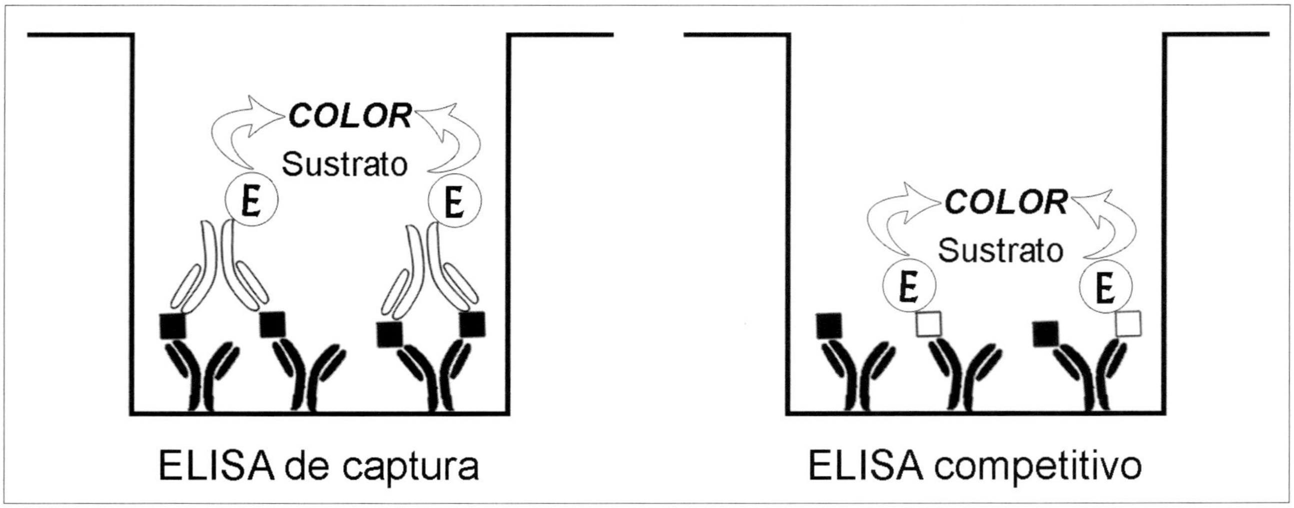

Fig. 22-8. Esquemas de reacciones de ELISA de captura y competitivo para la cuantificación de antígenos en una muestra.

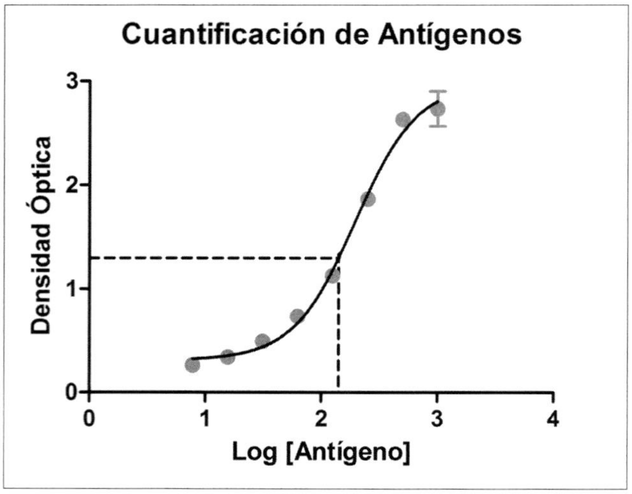

Fig. 22-9. Ejemplo de una curva estándar de concentración en un esquema de ELISA de captura para antígeno. A mayor concentración del analito estándar se incrementa la densidad óptica en el pocillo de reacción. La densidad óptica producida por la muestra será interpolada en la curva para obtener el valor de concentración del analito. Se indica la interpolación del valor de densidad óptica correspondiente a una muestra incógnita. La concentración del analito en la muestra es 141 pg/ml.

modificada. De esta forma es posible construir curvas estándar donde el valor de DO obtenido para la muestra puede ser fácilmente interpolado (Fig. 22-9). El ensayo de captura es muy similar al explicado anteriormente para los anticuerpos, sólo que en este caso será necesario utilizar un segundo anticuerpo conjugado con la enzima. Es importante destacar que el tamaño molecular del antígeno debe ser suficientemente grande para ser reconocido por dos anticuerpos simultáneamente; esta reacción no puede ser utilizada para péptidos pequeños o moléculas simples como hormonas o drogas. Estos últimos pueden ser valorados mediante ensayos de ELISA competitivos, que también son útiles para cualquier otro tipo de antígenos. En los ensayos competitivos también se inmoviliza un anticuerpo específico, pero posteriormente se establece una competencia por los sitios de unión entre el antígeno presente en la muestra (o los correspondientes estándares de concentración conocida) y un antígeno idéntico marcado con la enzima. De esta forma, cuanto mayor sea la concentración del antígeno en la muestra, menos conjugado se unirá al anticuerpo de captura y menor será la señal final de la reacción.

En el caso de las enfermedades infecciosas, puede ser útil la cuantificación de antígenos provenientes de patógenos. Algunos ejemplos son la detección de la proteína p24 del Virus de la Inmunodeficiencia Humana o el antígeno de superficie del Virus de la Hepatitis B (HBs), que pueden ser encontrados en el suero de individuos infectados, o de Rotavirus o *Helicobacter pilori* en materia fecal.

b. Inmunofluorescencia

Las técnicas de inmunofluorescencia (IF) implican el uso de anticuerpos conjugados a moléculas fluorescentes. Su uso principal, aunque no único, se basa en la observación, al microscopio de la fluorescencia, de la reacción antígeno-anticuerpo. A diferencia de la técnica de ELISA, en IF no se utilizan antígenos solubles, sino que el soporte de la reacción implica el uso de células (eucariontes o procariontes): cortes de tejido, células cultivadas *in vitro* o suspensiones celulares fijadas sobre un portaobjeto. Se diferencian las técnicas directa e indirecta de acuerdo a si el anticuerpo conjugado reconoce directamente a la impronta o a un anticuerpo primario no conjugado (Fig. 22-10). Existe una muy amplia disponibilidad de fluorocromos que se utilizan para estas técnicas, siendo el isotiocianato de fluoresceína (FITC, sus siglas en inglés) el más comúnmente utilizado (fluoresce emitiendo luz verde).

I. Inmunofluorescencia Directa (IFD)

En esta técnica se estudia la presencia de antígenos particulares en una muestra de células o de tejidos. La muestra es fijada sobre un portaobjetos e incubada con el anticuerpo específico conjugado. Luego de una incubación y lavados, la positividad de la reacción se observa como

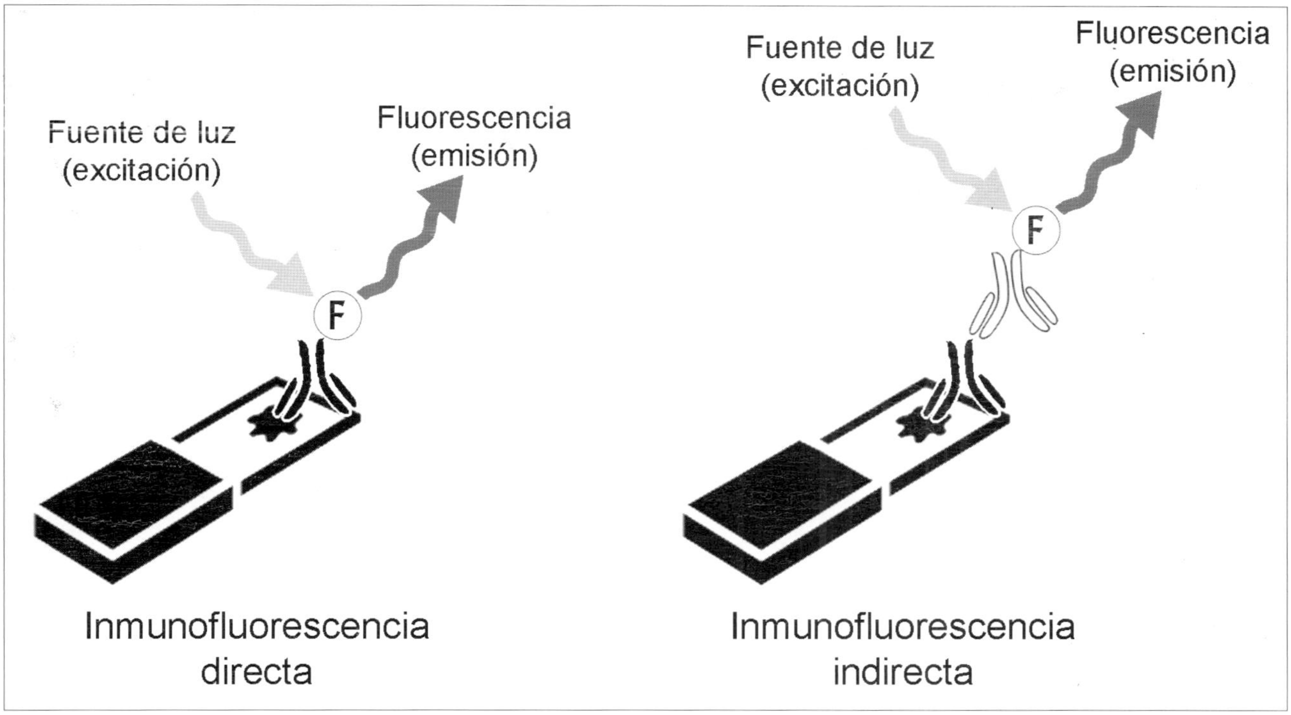

Fig. 22-10. Esquemas de reacciones de inmunofluorescencia directa (IFD) e indirecta (IFI). En la reacción de IFD una muestra de tejido o células es estudiada con un anticuerpo conjugado a un fluorocromo. La técnica de IFI puede ser utilizada para la evaluación de anticuerpos en una muestra y también de antígenos. La emisión de luz luego de la excitación se observa a través de un microscopio de fluorescencia.

un patrón de fluorescencia determinado (es decir, cómo y dónde se encuentra la fluorescencia). Esta técnica es rápida, pero presenta una baja sensibilidad. Es útil para la evaluación de infecciones respiratorias virales, ya que con un simple hisopado de fauces o de nariz es posible obtener material celular suficiente para preparar una impronta, que será fijada (por ejemplo utilizando acetona fría) y enfrentada a anticuerpos específicos conjugados, por ejemplo contra el virus de Influenza. En caso de encontrarse las células infectadas por el virus la reacción se verá claramente al microscopio.

II. Inmunofluorescencia Indirecta (IFI)

A diferencia de la IFD, esta técnica permite evaluar tanto los antígenos en una muestra celular, como los anticuerpos presentes en muestras de fluidos. En el caso de la evaluación de células, la única diferencia respecto a la IFD es que el anticuerpo específico no se encuentra conjugado al fluorocromo, sino que se utiliza un segundo anticuerpo dirigido contra la especie animal en la que haya sido producido el anticuerpo primario. Esta modificación le otorga a la IFI una mayor sensibilidad respecto a la IFD.

En el caso de la evaluación de anticuerpos específicos, es posible utilizar cualquier tipo de improntas para la detección: desde células infectadas por virus hasta parásitos enteros. Una vez preparada la impronta con material conocido, se la incuba con la muestra en estudio, por ejemplo un suero. Una vez incubada y lavada, se revelará la reacción utilizando anticuerpos anti-Inmunoglobulinas humanas conjugados a un fluorocromo. Este conjugado, al igual que lo que ocurría en ELISA, puede darle a la reacción especificidad por el isotipo de anticuerpo. Esta técnica es muy útil para distintas parasitosis, ya que aporta información sobre la localización celular de los antígenos que están siendo reconocidos. Por ejemplo, es posible evaluar si los antígenos que son reconocidos en un parásito se encuentran en la superficie o en el citoplasma celular (Fig. 22-11). De esta forma, la IFI puede aportar información adicional respecto a un ELISA, si se utilizan lisados para la sensibilización. Esta técnica es útil en el diagnóstico de diferentes parasitosis (toxoplasmosis, hidatidosis, etc), infecciones virales (EBV, citomegalovirus, etc) y bacterianas (sífilis, legionelosis, etc). La IFI puede realizarse de manera de obtener un resultado cualitativo (presencia o ausencia) o semicuantitativo (título de anticuerpos). La principal desventaja de este método de evaluación radica en que, al no obtenerse valores numéricos como en el ELISA, el resultado es subjetivo, siendo este muy dependiente de la pericia del operador.

c. *Western blot*

La detección de antígenos solubles por ELISA presenta una alta sensibilidad, pero para poder evaluar el reconocimiento diferencial de distintos antígenos de un patógeno es necesario contar con los mismos purificados (generalmente expresados como proteínas recombinantes). Esta limitación hace que sea muy costosa la evaluación simultánea de anticuerpos dirigidos contra distintos antígenos de un patógeno. La técnica de *Western blot* (WB) incluye una separación electroforética de un mezcla

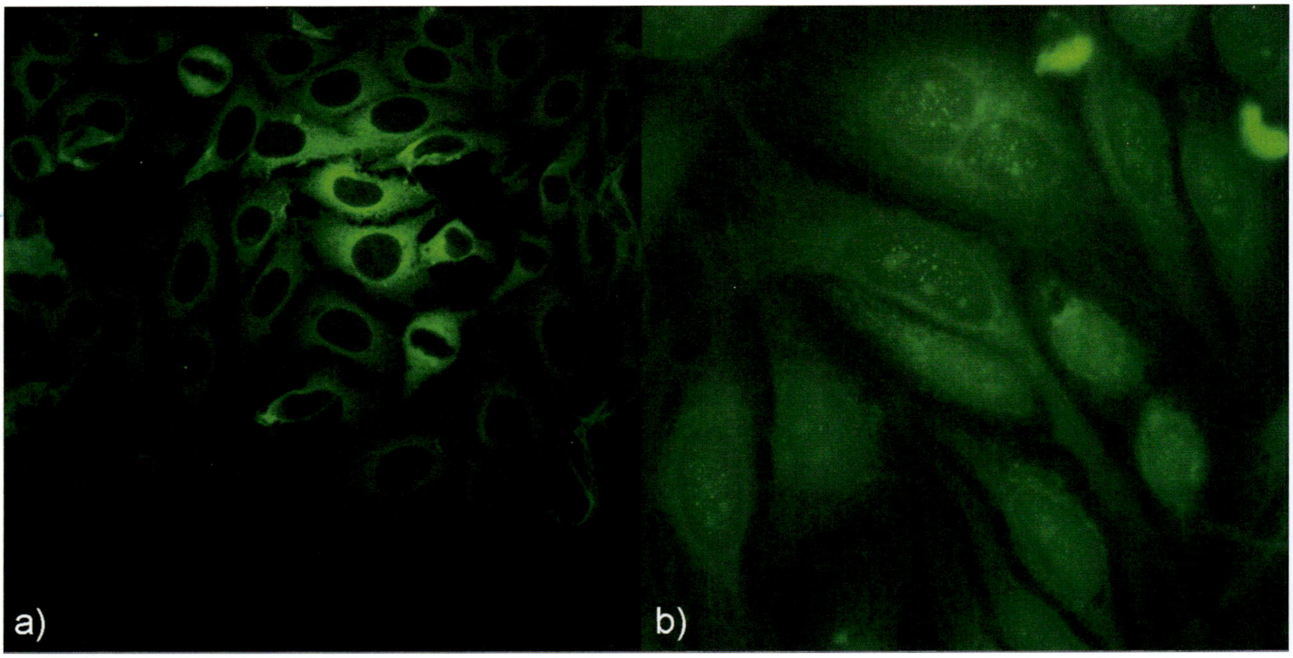

Fig. 22-11. Inmunofluorescencia indirecta para la detección de anticuerpos anti-HSV utilizando una impronta de células humanas infectadas.

de proteínas (por ejemplo aquellas presentes en un lisado microbiano), para proceder luego a la inmunorreacción. Básicamente, los distintos antígenos de una mezcla serán separados de acuerdo a su tamaño molecular en un gel de poliacrilamida y posteriormente serán transferidos a un soporte rígido como las membranas de nitrocelulosa o PVDF (soportes sólidos con capacidad de unión a proteínas). Posteriormente, se cortan las tiras donde fue la mezcla antigénica y se bloquean los sitios libres de la membrana, con algunos de los bloqueantes mencionados anteriormente para ELISA. Las tiras ya bloqueadas son entonces enfrentadas con los sueros incógnita, cuyos anticuerpos específicos (de estar presentes) se unirán a los antígenos correspondientes. Finalmente, al igual que en los ELISA indirectos, se agregará el conjugado y el reactivo de color que, en este caso, se torna coloreado e insoluble por acción de la actividad enzimática. De esta forma, la presencia de anticuerpos específicos se evidencia como una banda coloreada, con la movilidad electroforética correspondiente al antígeno que esté siendo reconocido (Figura 22-12).

Esta técnica es de gran utilidad en el diagnóstico de la infección por el Virus de la Inmunodeficiencia humana (HIV), donde se utiliza como prueba confirmatoria luego de las pruebas de *screening* (ELISA o aglutinación). En este ensayo se separan todos los antígenos virales y, de acuerdo al tipo de bandas que son reconocidas, se puede confirmar o no la infección (Tabla 22-2).

Existen otras técnicas similares al WB que también son muy utilizadas para el diagnóstico de la infección por HIV, pero no incluyen separación electroforética de antígenos. Estas son el Dot blot y el LIA (*linear immune assay*). Ambas técnicas involucran una membrana de nitrocelulosa o PVDF a la cual se le adhieren en forma manual antígenos del patógeno, en el Dot blot en forma de gota y en el LIA, en forma de líneas o bandas. El revelado es casi idéntico al WB, obteniendo puntos o bandas coloreadas, según la técnica empleada. El Dot blot generalmente utiliza mezclas de antígenos para pegar en la membrana, y lo que se discrimina con el ensayo es si el paciente posee anticuerpos dirigidos contra el virus HIV1 o HIV2. Para confeccionar un LIA se necesita contar con todos los antígenos del virus indispensables para el diagnóstico, producidos de manera recombinantes y puros (García *et al.* 2011). Esto hace que la técnica resulte altamente costosa, pero sumamente práctica, ya que los kits traen la tira con todos los antígenos pegados y bloqueda, lista para incubar con las muestras de sueros incógnita.

Tabla 22-2. Criterios de positividad para el ensayo de *Western blot* en el estudio de la infección por el Virus de la Inmunodeficiencia Humana.

	Centro para el control de enfermedades (CDC)	Organización Mundial de la Salud (OMS)	Cruz Roja Americana	Consorcio de Estandarización de la Serología de Retrovirus
Criterio de positividad para el *Western blot*	Al menos 2 bandas de p24, gp41, y gp160/gp120	Presencia de 2 bandas de reacción	Presencia de 3 bandas de reacción, al menos una de cada tipo de gen (env, pol y gag)	Presencia de al menos una de gp120 o gp160 y una de p24 o p31

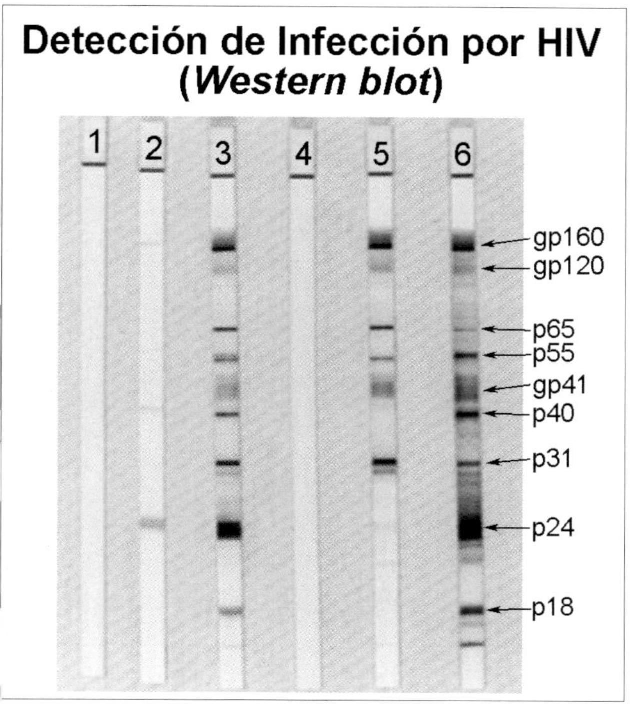

Fig. 22-12. Evaluación de 6 sueros humanos utilizando tiras comerciales de *Western blot* para VIH. Se destacan las bandas correspondientes a las distintas proteínas y glicoproteínas del virus.

Técnicas de Inmunidad Celular

El grupo de técnicas que evalúan la respuesta inmune celular es sumamente extenso e imposible de abordar en el presente capítulo. Sus utilidades incluyen la evaluación de la respuesta de linfocitos T, tanto colaboradores como citotóxicos e incluyendo el grado de activación y el perfil de la misma (Th1, Th2, etc.), la respuesta linfocitos B, macrófagos, células dendríticas, etc. Incluyen el aislamiento de las células que se desean evaluar, su estimulación *in vitro* y la valoración de las distintas respuestas. Estas técnicas no presentan una utilidad central en la evaluación clínica de enfermedades infecciosas, aunque cobran especial importancia en investigación y desarrollo, por ejemplo permitiendo evaluar los mecanismos inmunológicos montados en determinado tipo de infección o la respuesta específica frente a determinados tipos de vacunas.

Por otro lado, existen pruebas que evalúan la inmunidad celular *in vivo*, es decir que permiten determinar la presencia de linfocitos T específicos contra determinados antígenos. Una de estas pruebas es la reacción de hipersensibilidad retardada, que consiste en administrar un antígeno (o mezcla de antígenos) en forma intradérmica, generalmente en el antebrazo (en seres humanos). En caso de que existan linfocitos T efectores específicos para ese antígeno, se generará una reacción inflamatoria localizada cuya induración puede ser medida a las 24, 48 o 72 horas utilizando una regla. El tamaño del halo de induración será directamente proporcional al grado de activación de los linfocitos. Esta prueba no es capaz de generar respuestas en individuos que nunca hayan estado expuestos al antígeno. El uso más clásico de esta prueba en enfermedades infecciosas es la intradermoreacción de Mantoux o prueba de la tuberculina, donde se estudia la respuesta contra un derivado proteico purificado (PPD) de *Mycobacterium tuberculosis*. La reacción puede generar halos pequeños en individuos vacunados con BCG, pero en caso de una infección por *Mycobacterium* el halo supera los 10 mm (Yang *et al.* 2012).

Conclusiones

Existe una gran variedad de ensayos de laboratorio que permiten colaborar con mayor o menor certeza en el diagnóstico de diferentes enfermedades infecciosas, descriptas detalladamente en libros de técnicas inmunológicas (Luttmann et al. 2009). Las distintas técnicas presentan diferentes niveles de sensibilidad, aunque no siempre la mejor elección es la técnica más sensible. La practicidad, la rapidez y la necesidad o no de equipamiento especial también son elementos a tener en cuenta en la elección de una técnica particular. Además, para ciertos patógenos las respuestas de reactividad cruzada son más importantes que para otros, por lo que en algunos casos será necesario utilizar proteínas recombinantes purificadas para la detección de anticuerpos específicos, pero en otros casos bastará con lisados del patógeno. Este tipo de variaciones genera un impacto importante en el costo de las distintas técnicas de diagnóstico. Teniendo en cuenta estos argumentos, no existe una regla universal para elegir la mejor técnica en el diagnóstico inmunológico de enfermedades infecciosas. De hecho existen algoritmos diagnóstico para muchas de estas enfermedades, donde se aplican secuencialmente y de manera lógica acorde a los resultados, al menos dos técnicas inmunológicas de distinto fundamento. Usualmente la primera es una técnica de *screening* de alta sensibilidad y mediana especificidad, luego un resultado positivo se comprueba utilizando una técnica confirmatoria de alta especificidad y mediana sensibilidad. Cada enfermedad infecciosa, en el caso de que sea aplicable, tiene su algoritmo único y particular.

BIBLIOGRAFÍA

Abbas, A. K., Lichtman, A. H. and Pillai, S. 2012. Desarrollo linfocitario y reordenamiento del gen del receptor para el antígeno. *In*: Abbas, A. K., Lichtman, A. H. and Pillai, S. (eds.), *Inmunología Celular Y Molecular*, 173–202. Elsevier Saunders.

van der Auwera, P., André, A., Bulliard, G., Legrand, J. C., Gordts, B., Van Landuyt, H. and Schuyteneer, F. 1983. Comparison of latex agglutination and counterimmunoelectrophoresis in the diagnosis of acute Streptococcus pneumoniae infections. *European journal of clinical microbiology* 2 (6): 534–540.

Bialynicki-Birula, R. 2008. The 100th anniversary of Wassermann-Neisser-Bruck reaction. *Clinics in dermatology* 26 (1): 79–88.

Boreland, P. C. and Gillespie, S. H. 1984. Counterimmunoelectrophoresis in the diagnosis of whooping cough. *Journal of clinical pathology* 37 (8): 950–951.

Burniston, I., Roy, L., Picado, A., Das, M., Rijal, S., Rogers, M., Coosemans, M., Boelaert, M., Davies, C. and Cameron, M. 2010. Development of an enzyme-linked immunosorbent assay to identify host-feeding preferences of Phlebotomus species (Diptera: Psychodidae) in endemic foci of visceral leishmaniasis in Nepal. *Journal of medical entomology* 47 (5): 902–906.

Colding, H. and Lind, I. 1977. Counterimmunoelectrophoresis in the diagnosis of bacterial meningitis. *Journal of clinical microbiology* 5 (4): 405–409.

García, F., Álvarez, M., Bernal, C., Chueca, N. and Guillot, V. 2011. Diagnóstico de laboratorio de la infección por el VIH, del tropismo viral y de las resistencias a los antirretrovirales. *Enfermedades Infecciosas y Microbiologia Clinica* 29 (4): 297–307.

Kaufmann, S. H. E. 2008. Elie Metchnikoff's and Paul Ehrlich's impact on infection biology. *Microbes and infection* 10 (14-15): 1417–1419.

Luttmann, W., Bratke, K., Küpper, M. and Myrtek, D. 2009. *Inmunología Manual de técnicas de investigación en el laboratorio*. Elsevier GmbH., Zaragoza (Versión Española), .

Margni, R. A. 1996. *Inmunología e Inmunoquímica*. *In* Margni, R. A. (ed.) Editorial Médica Panamericana, Buenos Aires, .

Olopoenia, L. a and King, a L. 2000. Widal agglutination test - 100 years later: still plagued by controversy. *Postgraduate medical journal* 76 (892): 80–84.

Ouchterlony, Ö. and Nilsson, L. A. 1986. Immunodiffusion and immunoelectrophoresis. *In*: Weir, D. M. (ed.), *Handbook of Experimental Immunology. 1-Immunochemistry*, 32.1–32.50. Blackwell Scientific Publications, Londres.

Sivan, A., Shriram, A. N., Sunish, I. P. and Vidhya, P. T. 2015. Host-feeding pattern of Aedes aegypti and Aedes albopictus (Diptera: Culicidae) in heterogeneous landscapes of South Andaman, Andaman and Nicobar Islands, India. *Parasitology research* 114 (9): 3539–3546.

Wright, P. F., Nilsson, E., Van Rooij, E. M., Lelenta, M. and Jeggo, M. H. 1993. Standardisation and validation of enzyme-linked immunosorbent assay techniques for the detection of antibody in infectious disease diagnosis. *Revue scientifique et technique (International Office of Epizootics)* 12 (2): 435–450.

Yang, H., Kruh-Garcia, N. A. and Dobos, K. M. 2012. Purified protein derivatives of tuberculin--past, present, and future. *FEMS immunology and medical microbiology* 66 (3): 273–280.

Sección 4ª

Bacteriología

Introducción a la biología comparativa para distinguir los grupos microbianos de importancia biomédica
Microscopía microbiana
Procariotas: Dominios *bacteria* y *archaea*
División celular bacteriana
Nutrición y crecimiento bacteriano
Metabolismo bacteriano
Biofilms
Expresión de genes y regulación metabólica
La información genética en las bacterias
Mecanismos de variación genética: Mutaciones
Mecanismos de variación genética: Transferencia horizontal de genes
Taxonomía microbiana
Patogénesis bacteriana
Mecanismo de acción de antimicrobianos de uso clínico
Resistencia a los antibióticos
Pruebas de sensibilidad a los antibacterianos
Esterilización y desinfección

CAPÍTULO 23

INTRODUCCIÓN A LA BIOLOGÍA COMPARATIVA PARA DISTINGUIR LOS GRUPOS MICROBIANOS DE IMPORTANCIA BIOMÉDICA

Gabriel Gutkind

Según el diccionario de la Real Academia de la Lengua Española, nuestro objeto de estudio puede ser definido de acuerdo a:

Microbio

Adapt. del francés *microbe,* y este del griego μικρός*mikrós* 'pequeño' y βίος*bíos* 'vida'.

Organismo unicelular solo visible al microscopio.

Microbiología:

De *microbio* y *-logía*..

Estudio de los microbios.

Microbiología

Por lo tanto, la microbiología es la ciencia que estudia a los microorganismos

¿Qué son los microorganismos?

Son organismos cuyo tamaño individual no permite diferenciarlos a simple vista. Pertenecen a diferentes grupos poco relacionados entre sí.

La propia definición de la microbiología implica una definición operativa, un límite, que separa su objeto de estudio de otras ciencias, relacionada al tamaño de los organismos a los que se aplica. Podría aceptarse que este límite de tamaño es de unos 100 micrones. Lo que es mayor a 100 micrones puede ser examinado a simple vista aunque su estructura no.

Sin embargo, los seres vivos potencialmente causantes de un cuadro infeccioso pueden ser de diferentes grupos evolutivos, muy diferentes en su organización. En general, los podemos agrupar en una de cuatro grandes categorías: bacterias (organización celular procariota), hongos y parásitos (organización celular eucariota), y virus (no tienen estructura celular). Cada uno de estos grupos define su propia disciplina (bacteriología, micología, parasitología y virología)

Por qué se los agrupa en una disciplina?

Si bien los microorganismos pueden ser muy diferentes entre sí, las técnicas usadas para cultivarlos, identificarlos y estudiarlos son semejantes. La Microbiología es una disciplina coherente por su metodología y aproximación a los problemas.

Esta disciplina implica desarrollar habilidades para, en general, trabajar sobre poblaciones de microorganismos homogéneas, obtenidas a partir de uno sólo, el que debe ser aislado de otros que puedan estar presentes en la misma muestra, en medios de cultivo o soportes libres de otros microorganismos contaminantes, utilizando material estéril, y realizando las transferencias de manera que minimicen la posibilidad de contaminaciones a partir del ambiente.

Si lo aplicamos a la salud, generalmente es sobre estas poblaciones homogéneas que se identifica al microorganismo por sus actividades metabólicas, el aspecto de los cultivos y su examen microscópico, y, muchas veces, se ensaya la sensibilidad a antibióticos, la producción de toxinas, etc.

Para un correcto procesamiento, muchas veces el paso inicial implica el examen microscópico de una porción de la muestra a fin de orientar los procesos a ser empleados en función de lo observado.

Evolución de la clasificación de los microorganismos

Las conocidas y viejas clasificaciones que ubicaban a los seres vivos en diferentes reinos (*animalia*, *plantae*, *fungi*, *protista,* y *monera)* (anteriormente parte de los protistas) eran fáciles de seguir conceptualmente a partir de su aspecto, pero muchas veces eran irrelevantes en cuanto a diferencias evolutivas.

Protista englobaba originalmente a los organismos unicelulares, divididos en superiores (con célula eucariota) e inferiores (con célula procariota). *Monera* agrupó a estos últimos.

Sin embargo, las diferencias en la sensibilidad a algunos antibióticos, y los primeros sistemas eficientes de secuenciación, mostraron que entre los procariotas había

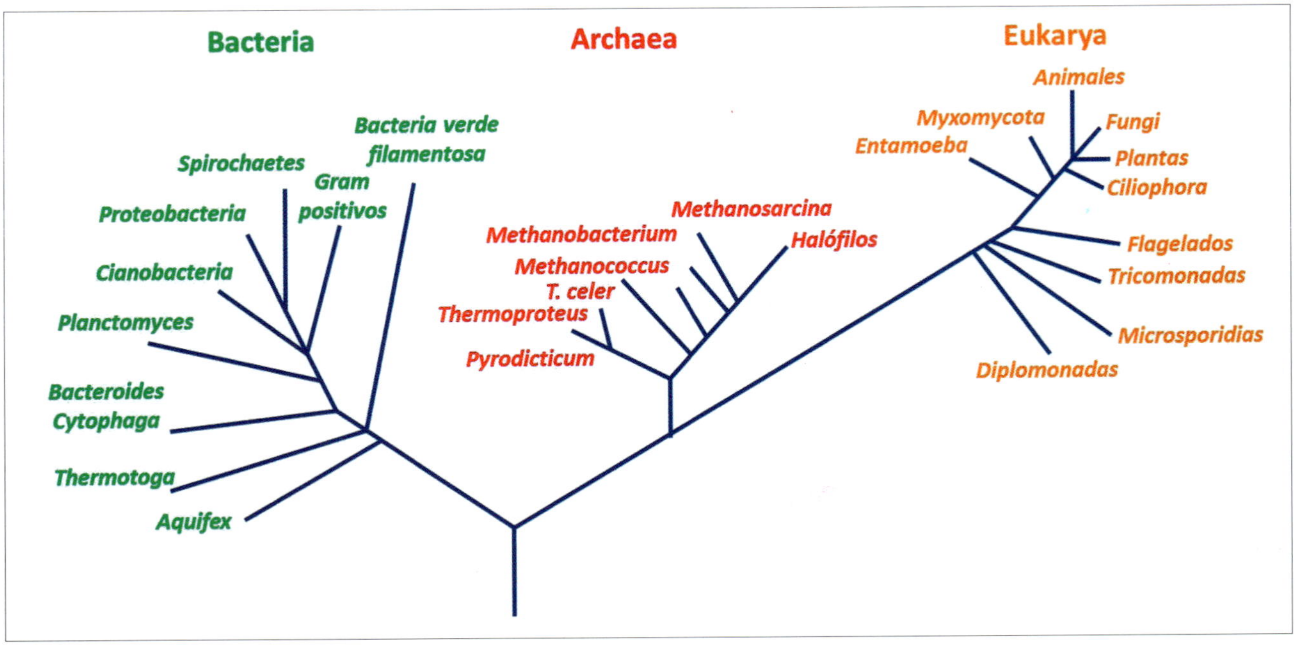

Fig. 23-1. Esquema del árbol filogenético de los Dominios.

dos grandes líneas evolutivas, muy diferentes una de otra, que definen los Dominios *Bacteria* y *Archaea (ver Cap. 25)*, y los separan de los organismos con estructura eucariota (Dominio *Eukarya)*, mucho más cercanos evolutivamente entre sí.

Hoy consideramos a los seres vivos con estructura celular como pertenecientes a tres grandes dominios, evolutivamente más consistentes, donde dos son de estructura procariota, las bacterias "verdaderas" (Eubacteria-en realidad las que conocíamos desde los inicios de la microbiología), las bacterias inicialmente consideradas como más antiguas (de ahí su nombre como "Archibacteria"), que hoy sabemos evolucionaron paralela e independientemente de las eubacterias, y los organismos eucariotas, surgidos por la formación de una (o más) quimeras en las que bacterias evolucionaron hacia mitocondrias o cloroplastos, embebidos en un citoplasma de origen archibacteriano, que también dio origen al núcleo de los eucariotas.

Tamaño de células procariotas y eucariotas

Si pudiéramos limitar las comparaciones de tamaño entre los diferentes grupos de microorganismos a algunas especies que consideráramos típicos representantes de cada grupo, y al de algunas organelas subcelulares de células eucariotas, usando como ejemplo de protozoos a las amebas, de bacterias a *Escheria chiacoli*, e incluimos algunos de los virus que afectan a los humanos, tendríamos un gráfico como el correspondiente a la Fig. 23-2.

Organización celular en procariotas

Si bien la diferenciación entre los Dominios *Bacteria* y *Archaea* se presenta más extensivamente en capítulos posteriores (Cap. 25), sòlo como introducción, recordaremos que la célula procariota (para los dos dominios con esa organización) no posee un núcleo verdadero, delimitado por una membrana, ni organelas intracelulares membranosas

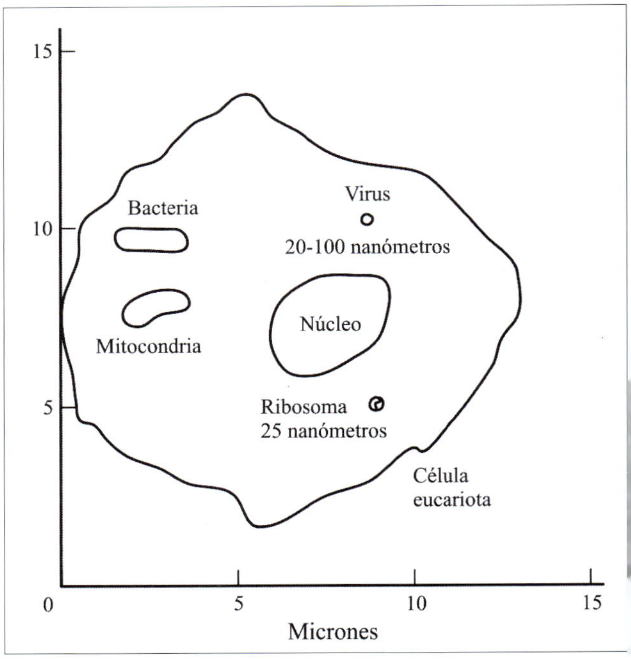

Fig. 23-2. Diagrama que muestra los tamaños relativos promedio de células eucarióticas, prototipo de protozoos, levaduras y células somáticas de metazoos. Como se verá más adelante, las células de los hongos no levaduriformes tienen una característica (células cenocíticas) que no amerita incluirlas en esta comparación. Además, se incluye a bacterias y virus. Las variaciones del rango de tamaños en el ámbito de los virus es muy grande: desde 20 nm a 150 nm. En las bacterias tenemos algunas muy grandes, y las ahora llamadas nanobacterias.

cerradas, como cloroplastos y mitocondrias, así como tampoco aparato de Golgi, o retículo endoplásmico. El DNA no está asociado a histonas, y generalmente se considera que tienen un solo cromosoma, circular y covalentemente cerrado, manteniéndose haploide excepto cuando el DNA es replicado durante el crecimiento que lleva a la división celular, por fisión binaria. Como en todas las definiciones biológicas, esto es sólo una simplificación, ya que algunas bacterias tienen dos cromosomas (*Vibrio cholerae*, el bien conocido agente del cólera, es uno de ellos), y en algunas bacterias el cromosoma es lineal, manteniéndose funcionalmente cerrado por proteínas que cohesionan ambos extremos.

Además del cromosoma bacteriano, puede existir DNA extracromosómico (plásmidos), de menor tamaño que el cromosoma bacteriano, que codifica para información genética suplementaria y no esencial para el desarrollo bacteriano, pero que puede codificar para características ventajosas en ambientes particulares (factores de virulencia, mecanismos de resistencia a factores ambientales y antibióticos, producción de bacteriocinas, sustancias tóxicas para microorganismos semejantes que estén compitiendo con aquellos que portan la información, etc.), y juegan un papel esencial en la adaptación al medio y en la evolución bacteriana.

Los ribosomas son más pequeños que su contraparte eucariota, lo que es explotado por diferentes familias de antibióticos que inhiben la síntesis de proteínas de manera diferencial.

De existir flagelos, son de estructura más simple que su contraparte eucariota.

La mayor parte de los procariotas tienen pared (diferente en los dos dominios), y, salvo muy pocas excepciones, no tienen esteroles en sus membranas.

Un esquema que puede mostrar diferencias esenciales entre células procariotas y eucariotas se presenta en la Fig. 23-3.

Organización celular en eucariotas microscópicos

La organización y funcionalidad de las diferentes organelas subcelulares de una célula eucariota animal o

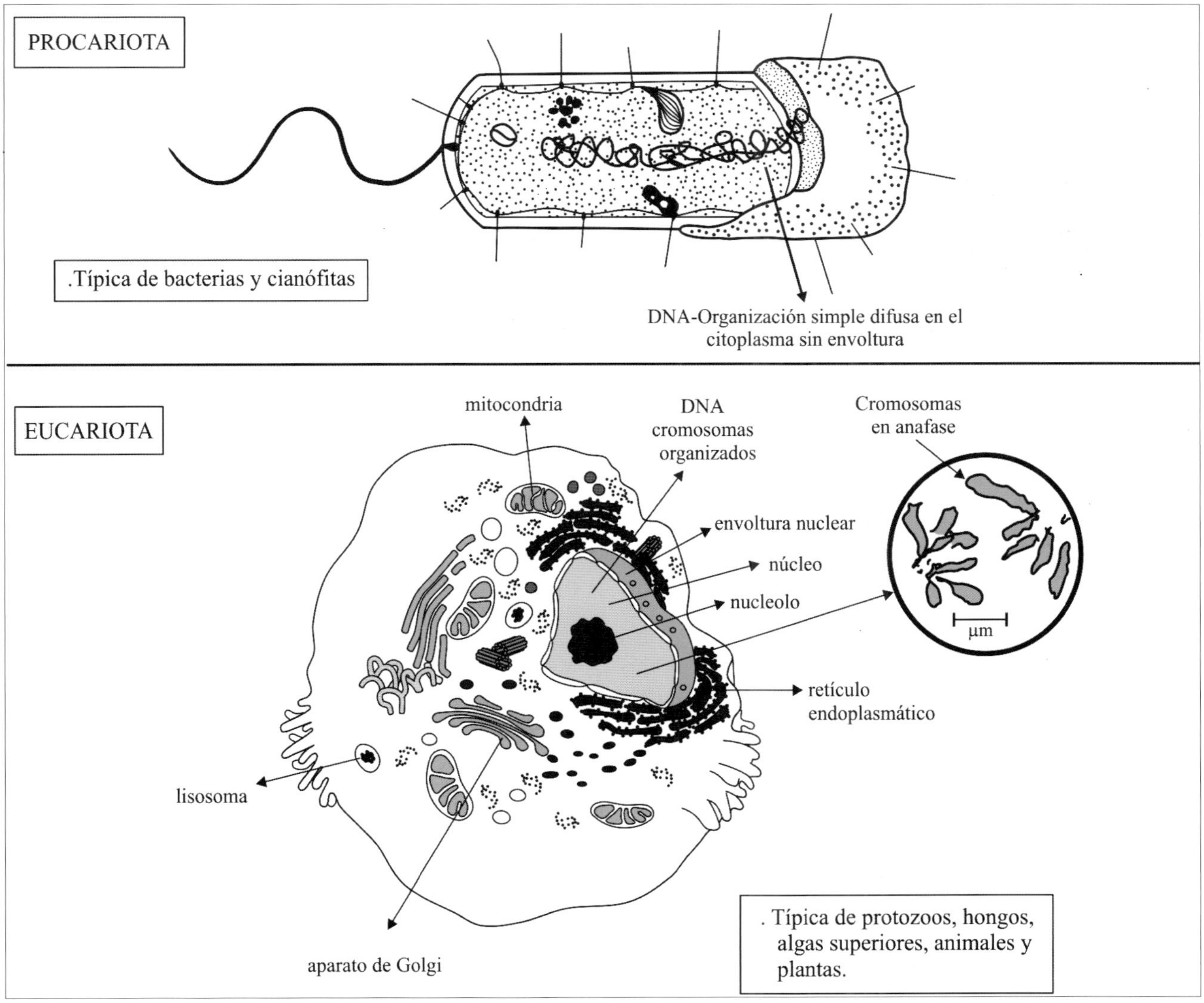

Fig. 23-3. Estructura básica de una célula eucariota y procariota.

vegetal es normalmente bien conocida por alumnos de cualquier carrera biomédica al momento de tomar cursos de microbiología, por lo que no se insistirá en este capítulo sobre ellas, salvo para resaltar algunas particularidades.

La primera de ellas, es que el modelo general de célula eucariota incluye como organela intracelular a las **mitocondrias**, como lugar donde ocurre mayor parte de los procesos de obtención de energía por respiración. En contraposición, en las células bacterianas esos procesos ocurren asociados a sus membranas citoplasmáticas. Debe recordarse que algunos agentes infecciosos bien conocidos, como los parásitos unicelulares *Entamoeba histolytica*, *Trichomonas vaginalis* y *Giardia lamblia* tienen una estructura eucariota, en la que no existen mitocondrias, por lo que tienen un metabolismo anaerobio.

Los **cloroplastos** de las plantas superiores y algas, en los que también la mayor parte de los procesos de transferencia energética ocurre asociado a su estructura membranosa, tienen como contraparte en las bacterias fotosintéticas (cianófitas) procesos asociados a la membrana citoplasmática, o a sus invaginaciones. Normalmente no se incluye en los libros de microbiología médica a estas bacterias fotosintéticas, pero debe recordarse que algunas especies cuando sobrecrecen y producen los llamados florecimientos (o "*blooms*" de algas en ambientes acuáticos) son capaces de producir neurotoxinas que, concentradas en bivalvos que se alimentan por filtración del fitoplancton, son responsables de intoxicaciones importantes en humanos, y animales marinos.

Algunos ejemplos de protozoos

Entre los organismos eucariotas capaces de producir infecciones en los humanos (y, en general, también en animales) se encuentran organismos unicelulares. Entre ellos, algunos de los protozoos ya han sido nombrados, y son claramente microscópicos, con morfologías muy variadas que pueden incluir estadios de gran movilidad,y quistes, estructuras reproductivas de gran resistencia en el ambiente. Además de los ya mencionados de importancia como patógenos intestinales (aunque si salen del tracto intestinal pueden ser causantes de graves enfermedades sistémicas) y urogenitales, también hay protozoos que producen infecciones de altisimo impacto en la sangre, y tejidos (*Trypanosoma cruzi*, causante de la enfermedad de Chagas-Maza, plasmodios responsables de las fiebres palúdicas, leishmanias productoras de leishmaniasis visceral, entre otros).

Los quistes, en aquellos protozoos capaces de producirlos, son en cambio células inmóviles, con paredes rígidas en las que normalmente se encuentra quitina, un polímero polisacarídico también importante en hongos (ver más adelante) e insectos. En todos estos casos, la observación microscópica es esencial para su reconocimiento.

¿Por qué se incluyen en este libro parásitos multicelulares que no son microorganismos?

Los parásitos multicelulares (metazoos), capaces de tener diferenciaciones tisulares y órganos, son también incluidos en los libros de texto de microbiología médica, pese a no ser el objeto de estudio de la microbiología, por ser visibles, y generalmente identificables sin necesidad de cultivo (aunque a veces sea más sencillo seguir microscópicamente sus huevos, ¡pero ello no los hace microorganismos!).

Es su carácter infeccioso (especialmente la capacidad de multiplicarse y la producción de daño en el hospedador) lo que hace práctico su estudio en paralelo con los agentes infecciosos microscópicos, aún si alguno de estos puede tener tamaños de hasta 10 metros de largo (algunos gusanos planos como las tenias), o decenas de centímetros (algunos gusanos redondos como los áscaris). Dentro de los parásitos, también se incorpora en los libros de texto de microbiología el estudio de algunos insectos y ácaros, por sí mismos (piojos, sarna como ejemplos), o como vectores de enfermedades (las recientes emergencias o reemergencias de Zika, Dengue, fiebre amarilla o paludismo son ejemplos asociados a mosquitos que aparecen en los periódicos cada semana, sin olvidar las cucarachas, moscas, etc).

Algunos conceptos introductorios sobre los hongos potencialmente patógenos

Si bien algunos hongos semejan macroscópicamente a plantas, los hongos no son capaces de fotosintetizar, y no forman tejidos especializados. Su "cuerpo" se denomina, históricamente, talo, y es necesario definir claramente si son unicelulares o multicelulares. Si el talo es unicelular, normalmente se divide por gemación o escisión, y son denominados levaduras. Si el talo está compuesto de filamentos cilíndricos con crecimiento apical (a los que se denomina hifas), su conjunto clásicamente se denomina micelio, y, si este es laxo, y poco diferenciado, normalmente denominamos a los hongos como mohos (recordar los mohos del pan, como ejemplo). Algunos hongos llegan a producir estructuras reconocibles a simple vista (clásicos hongos de copa como los champiñones, a los que se denomina en general setas), muchas veces asociados a material vegetal en descomposición o aun como patógenos vegetales. En todos los casos, los hongos son células eucariotas típicas, en las que se encuentra una pared rigida que normalmente tiene quitina y otros polímeros (ver Fig. 23-4).

Entre los hongos miceliares, podemos encontrar algunos en los que las hifas están separadas en células con un tabique entre ellas (micelio tabicado), o son directamente estructuras sin tabicación, en las que se encuentran núcleos inmersos a lo largo de la hifa (micelio cenocítico). En cualquier caso, aun los tabicados, tienen poros que permiten el intercambio de material citoplasmático y de señalización entre las células. Algunas zonas del micelio pueden diferenciarse (color, aspecto) constituyendo el llamado micelio de fructificación, a diferencia del adherido al sustrato al que llamamos micelio vegetativo. Todos los hongos necesitan materia orgánica como fuente nutricional, y la obtienen naturalmente a partir de organismos vivos (a los que parasitan) o de material en descomposición (en este caso los consideramos saprófitos).

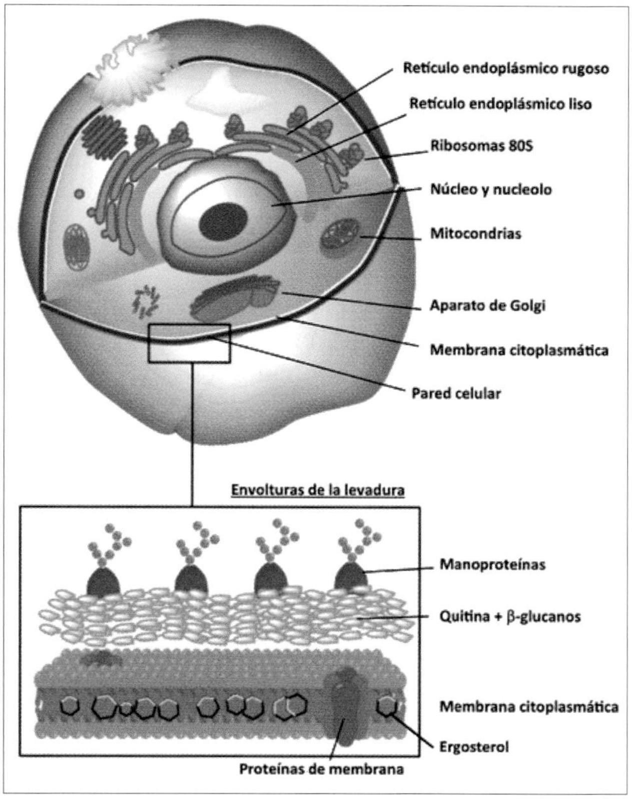

Fig. 23-4. Esquema de una célula levaduriforme y sus envolturas.

Los hongos pueden reproducirse de manera asexuada o sexuada, incluyendo estadios diploides y haploides, y son capaces de formar diferentes estructuras, morfológicamente muy distintas, que sirven para su reconocimiento e identificación microscópica inicial.

Entre los hongos patógenos para los humanos, algunos tienen la capacidad de crecer alternativamente como hongos miceliares o levaduriformes, dependiendo de factores ambientales (temperatura, tensión de oxígeno, concentración de algunos nutrientes, solo como ejemplo), lo que puede llevar a confusiones en su identificación (lo que crece en los medios de cultivo tiene una estructura morfológica que no es lo que se ve en el tejido infectado). Esta característica es llamada **dimorfismo,** y es de suma importancia en el diagnóstico de las infecciones micóticas.

Si bien muchas infecciones producidas por hongos en pacientes con un sistema inmune funcional suelen ser de bajo compromiso para su salud (las micosis superficiales de piel, uñas), algunas micosis profundas, de distribución global (como histoplasmosis), o regionalmente endémicas (como las infecciones por coccidioides y paracoccidioides) pueden tener un profundo impacto en la salud de la persona infectada. Además, las infecciones micóticas producidas por hongos oportunistas son cada vez más frecuentes en pacientes con diferentes factores de riesgo, especialmente aquellos que llevan a una disminución del sistema inmune, tanto de origen infeccioso como mediado por el uso de inmunomoduladores, incluyendo los pacientes trasplantados.

Virus y otros agentes sin estructura celular

Históricamente se consideró a los virus como elementos no vivos, ya que no se había demostrado que tuvieran alguna actividad metabólica por sí mismos, y solo eran capaces de replicarse en el interior de una célula blanco, siendo el ejemplo de parasitismo extremo en el que los genes que eran conservados solo eran los necesarios para tener estructuras que les permitiera reconocer sus células blanco, y una vez dentro de éstas, la capacidad de generar la maquinaria para tomar el control celular dando lugar a la formación de nuevos virus (replicación viral).

Sí bien el tema sigue siendo controversial, el reconocimiento de la variedad (y cantidad) de secuencias que se asemejan a estructuras virales recuperadas de diferentes ambientes, su asociación a fenómenos de transferencia o reacomodamiento de genes, y sus restos detectados dentro de los genomas de especies superiores, dan a estos elementos un papel importante en la evolución.

Históricamente, se consideró que los virus eran capaces de tener su información genética codificada por un solo tipo de ácido nucleico, alternativamente DNA o RNA (pero no los dos), y una cobertura de proteínas (cápside) que proteja al ácido nucleico de la degradación, y muchas veces provee de alguna herramienta para el reconocimiento de receptores específicos en la célula blanco. Otra característica de los virus es que su ácido nucleico (o el producto de su transcripción) sea utilizado como molde para la síntesis de proteínas utilizando la maquinaria ribosomal de la célula hospedadora.

Algunos virus, además de la cobertura proteica, pueden estar envueltos en una membrana que es reclutada de la célula infectada al momento de la liberación de nuevos virus completos. En este caso, se encontrarán elementos utilizados en el reconocimiento asociados a esta membrana. La estructura completa de cada unidad viral se la denomina virión, y la existencia de una membrana externa define a los virus en una de dos categorías, desnudos o envueltos. (Fig. 23-5).

Sin embargo, estos conceptos se han modificado a través del tiempo. Casi medio siglo ha transcurrido desde el descubrimiento de los que, en un principio, se consideraron virus muy pequeños, consistentes en una muy corta cadena de RNA. El RNA de estos elementos, que no pueden ser llamados virus (no producen viriones) sino **viroides**, puede ser tan pequeño como menos de trescientos nucleótidos. Son particularmente importantes por sus efectos sobre diferentes especies vegetales de gran importancia económica para el ser humano (citricos y papas, por ejemplo).

En el otro extremo, algunos **virus gigantes**, con tamaños mayores al de algunas bacterias, y cuyos DNA contienen más de mil genes (también, más que algunas bacterias) y contienen genes que codifican enzimas capaces de modificar aminoácidos. Sin embrago, aún en estos casos, un virus no tiene actividad metabólica fuera de una célula hospedadora. Los miembros de este grupo, los *Mimivirus*, parásitos de amebas (protozoos) de vida libre,

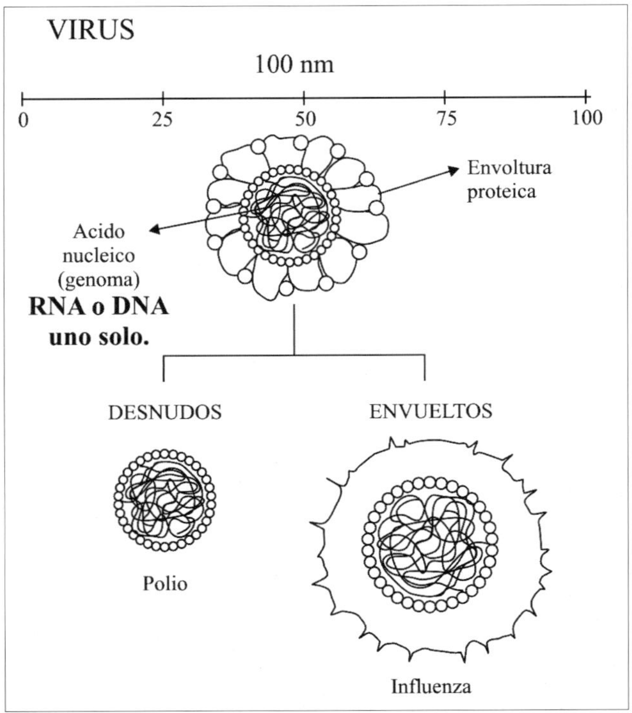

Fig. 23-5. Distintos tipos de virus.

podrían ser muy activos como herramienta reclutadora de genes que participan en el flujo horizontal de información genética entre especies, y son notablemente abundantes en la biosfera marina.

Los virus capaces de infectar bacterias son llamados **bacteriófagos**, algunos de los cuales tienen arquitecturas muy complejas. Además de su significado evolutivo, (el descubrimiento de su participación en los procesos de transferencia genética es uno de los hitos de la microbiología), serán analizados más adelante por su capacidad de llevar información suplementaria de importancia infectológica, como los genes de algunas toxinas. En este caso, las bacterias infectadas por los bacteriófagos son más virulenta que aquellas que no lo son. Si bien no serán tratados en este libro, existen obviamente fagos que infectan archibacterias; si bien han sido mucho menos estudiados, existen micovirus capaces de infectar tanto hongos levaduriformes como miceliares.

El nivel de complejidad de los virus es tal que reconocemos virus que infectan virus y son cotransportados y replicados cuando infectan al mismo tipo celular hospedador.

Hemos definido anteriormente a los **plásmidos** como elementos genéticos que portan información supletoria a la central definida y presente en el/los cromosomas bacterianos. Los plásmidos son elementos centrales en la variación e intercambio de material genético entre especies bacterianas, y, en el marco de la salud, responsables de la eficiente diseminación de mecanismos de resistencia a los antibióticos (entre otras características).

Sin ser este el sitio (por su carácter introductorio) para una profunda discusión, hoy reconocemos que los plásmidos tienen elementos comunes con virus, viroides, bacteriófagos, al igual que otros **elementos transponibles**, y **secuencias de inserción**. Restos de muchos de estos elementos son reconocidos y, de hecho, abundantes en los genomas de todas las especies superiores (incluyendo a los humanos), por lo que parecen haber tenido una importante participación en los intercambios de genes que llevaron a la evolución y a procesos de especiación, y quizás hasta sean contemporáneos en su origen con los primordios de vida antes de la existencia del primero organismo con estructura celular, y hayan evolucionado (co-evolucionado) con las formas de vida celulares.

El considerarlos como seres vivos (o no), depende de la definición de que es un organismo vivo, dominada hasta hace poco por la teoría celular (que puede y debe ser repasada de cualquiera de los libros de biología general). Periódicamente se desafía este paradigma, que en realidad está definido por sí mismo (una construcción humana basada en evidencias a un momento del conocimiento científico), y se ha propuesto que una definición de vida que no contemple la estructura celular como requisito sería mucho más abarcativa, y definiría quizás mucho mejor la historia evolutiva (aún de los organismos celulares).

Así, si se considerase una jerarquía taxonómica que incluyese a **seres vivos sin estructura celular,** cualquiera sea su nombre definitivo, hoy ha sido revivida la denominación como **Acytota**, que podría incluir a todos estos elementos, agrupados por tener ácidos nucleicos con proteínas asociadas, envueltos o no en membranas (clásicamente virus), y aquellos que solo tienen ácidos nucleicos (desde RNA no codificante de proteínas, viroides, elementos transponibles en general, autorreplicativos, lo que incorporaría a los plásmidos), y cuyo límite podría incluir a algunas proteínas a las que se ha denominado **priones**, formas amiloides autopropagadas de varias proteínas codificadas cromosomalmente, que producen al menos algunas enfermedades neurodegenerativas claramente caracterizadas como infecciosas, como el Kuru en poblaciones aborígenes caníbales, la enfermedad de Creutzfeldt–Jakob, las encefalopatías espongiformes animales (entre ellas el llamado "mal de la vaca loca") en infecciones semejantes en otros niveles de complejidad eucariota, incluyendo a los hongos).

BIBLIOGRAFÍA

Kejnovsky E, Trifonov, E. Horizontal transfer-imperative mission of acellular life forms, Acytota. *Mobile Genetic Elements* 2016; 6:2, e1154636.

Refos JM, Vonk AG, Eadie K, Lo-Ten-Foe JR, et al. Double-Stranded RNA Mycovirus infection of *Aspergillus fumigatus* is not dependent on the genetic make-up of the host. *PLoS ONE.* 2013;8: e77381. doi:10.1371/journal.pone.0077381.

WicknerRB, Fujimura T, Esteban R. Viruses and prions of *Saccharomyces cerevisiae. Adv Virus Res. PLoS ONE.* 2013, 86: 1–36.doi:10.1016/B978-0-12-394315-6.00001-5.

Woese CR, Kandler O, Wheelis ML. Towards a natural system of organisms: proposal for the domains Archaea, Bacteria, and Eucarya. *Proceedings of the National Academy of Sciences.*1990; 87: 4576-4579.

CAPÍTULO 24

MICROSCOPÍA MICROBIANA

Nicolás Favale, Bruno Santacreu, Gabriel Gutkind

Los microscopios son instrumentos ópticos que tienen como primera finalidad producir una imagen ampliada sobre un detector. El detector puede ser una cámara fotográfica, una cámara de captura digital o como ha sido históricamente, el ojo humano. De esta manera permite, a partir de la imagen ampliada, mostrar los detalles en forma visible para el ojo humano o el detector empleado. En pocas palabras el microscopio facilita la resolución de detalles que escapan a la simple observación directa.

A pesar de las recientes innovaciones, en lo que refiere al análisis y digitalización de las imágenes, los microscopios continúan siendo una herramienta que se rige por las reglas físicas de la óptica. Si bien la construcción de los microscopios se ha visto mejorada a través de los años, continúa siendo un arreglo de lentes que requiere extremos cuidados y conocimiento por parte del usuario. Por ello, el conocer los fundamentos básicos de cada tipo de microscopía y el propio microscopio efectivamente disponible, es una condición requerida para comprender su funcionamiento, sus alcances, sus limitaciones, para extraer el máximo provecho de su utilización en cada caso.

En forma simplificada un microscopio consta de una fuente de luz, que interacciona con un espécimen o muestra, para luego alcanzar el detector. Son las interacciones Luz-Luz y Luz-Materia las que posibilitan el desarrollo de la microscopía óptica. De no existir estos fenómenos físicos, no podría existir el microscopio (Fig. 24-1).

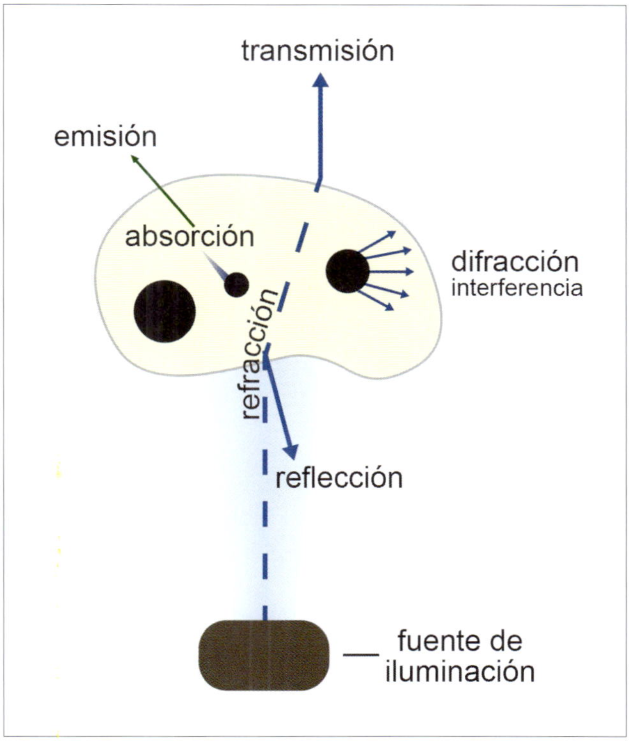

Fig. 24-1. Interacciones Luz-Luz y Luz-Materia.

1. Componentes básicos del microscopio de campo claro convencional directo.

Los componentes de un microscopio de campo claro convencional pueden observarse en la Fig. 24-2. Podemos dividir de manera descriptiva a los componentes de un microscopio en componentes mecánicos y componentes ópticos. Para que el funcionamiento del microscopio sea el adecuado, los componentes ópticos deben estar correctamente montados, alineados y asegurados sobre los primeros. Dentro de los componentes mecánicos podemos destacar el **estativo,** que constituye una estructura firme y ajustable que garantiza la correcta alineación de todos los componentes. Por otro lado, tenemos la **platina,** que es la superficie sobre la cual se dispone y se asegura (mediante **pinzas**) el espécimen ha ser observado. La posición vertical (eje z) como la posición lateral (ejes x-y) de la platina deben poder ser modificadas. En el caso del eje z el movimiento se realizará con los tornillos macrométrico y/o micrométrico. Mientras el tornillo macrométrico permite movimientos más grandes y rápidos, el tornillo micrométrico permite el ajuste final del espécimen ubicado sobre la platina, de manera más fina (y lenta).

Es importante destacar que en los microscopios directos el ajuste de posición z se hace por desplazamiento de la platina, mientras que en los microscopios invertidos, lo que se ajusta es la posición del objetivo siendo fija la posición de la platina. A su vez, la platina puede ser regulada en los ejes x-y por dos tornillos (uno para el eje x otro para el eje y), lo que permite desplazar el espécimen y así observar diferentes campos del mismo.

Los componentes ópticos se encuentran alineados gracias a los componentes mecánicos. Serán los encargados de enfocar y recibir la luz que atraviesa el espécimen. Si observamos el camino óptico de un microscopio, este está constituido, en primera medida por un **dispositivo de iluminación**. Este dispositivo además de poseer la fuente de luz, cuenta con las lentes colectoras. La luz generada será enfocada por el **condensador**, atravesaran el espécimen para ingresar por el **objetivo,** siguiendo con el **ocular**, para finalizar en el **detector** (Fig. 24-2).

El dispositivo iluminador como se describió está constituido por la fuente de luz, y una lente colectora o de campo. Respecto de la fuente de luz, esta dependerá principalmente del tipo de microscopía que se desea realizar. En el caso de la microscopía de campo claro y de contraste óptico, se busca obtener un espectro de iluminación continuo y homogéneo que se corresponda con la luz detectada por el ojo humano (luz visible). Esta luz visible representa solo una reducida fracción del espectro de radiación electromagnética, estando comprendida en el rango que va aproximadamente entre 400 y 700 nm. En la actualidad las lámparas incandescentes halógenas (tungsteno-halógeno) son las más difundidas en la microscopía de campo claro. Estas lámparas contienen una pequeña proporción de halógeno (yodo o bromo), lo que les otorga una mayor vida útil y mejores prestaciones, respecto de las lámparas de tungsteno incandescentes clásicas. En los últimos años, han cobrado importancia los dispositivos de iluminación LED, sin embargo es mas habitual encontrar lámparas halógenas en la práctica cotidiana.

El dispositivo de iluminación además posee un sistema óptico que consta de una **lente colectora** o de campo, que tiene como función proyectar los rayos sobre el condensador. A su vez puede tener un **diafragma de iris de campo o diafragma de Köhler** (DC), que controla el tamaño del campo de iluminación. Este último diafragma, es de importante utilidad cuando se quiere lograr la iluminación de Köhler (se discute más adelante).

El **condensador** tiene como función formar el cono de luz que incidirá e iluminará el espécimen. El cono de luz formado, una vez que haya atravesado el espécimen, se invertirá y atravesará el lente del objetivo siguiendo con el camino óptico del microscopio. Es por esto que el correcto enfoque del condensador resulta fundamental en la obtención de imágenes de calidad en el microscopio.

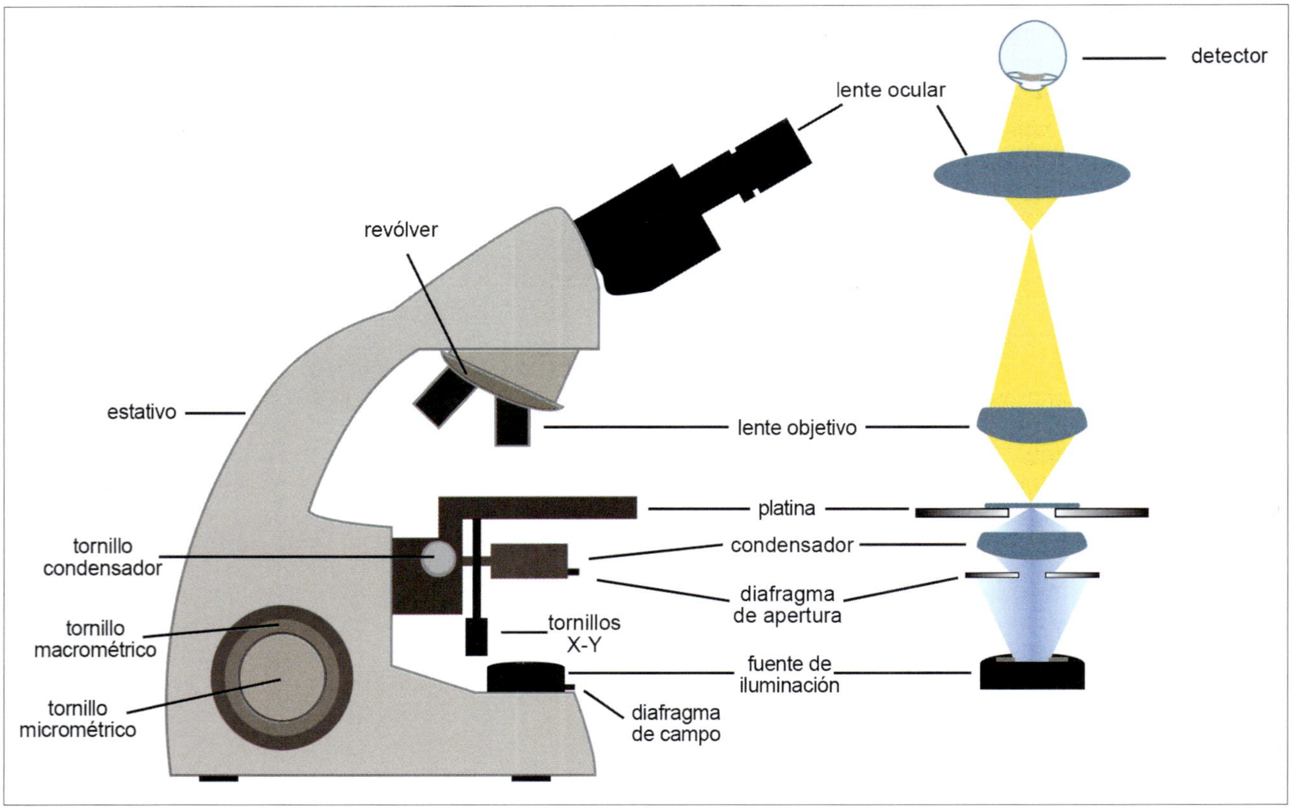

Fig. 24-2. Representación esquemática de un microscopio óptico y sus partes, en comparación con el camino óptico de la luz.

Para ello, la altura del condensador debe ser ajustada mediante un tornillo que regula la altura del mismo para tal fin (tornillo condensador). Por otro lado, también puede ser ajustada la posición de los ejes x-y, permitiendo el centrado del condensador por el ajuste de los tornillos de centrado. Los condensadores cuentan con un **diafragma de apertura** (DA), que tiene como función cambiar el ángulo del cono de luz generado. Este ajuste modifica la apertura numérica del condensador y así también la resolución y el contraste generado. Este punto será discutido más adelante.

Siguiendo el camino óptico, una vez que ha atravesado el espécimen, la luz ingresa a las lentes más próximas al objeto de estudio, los **objetivos**. Estos se encuentran montados sobre el **revólver** que permite, mediante la rotación del mismo, el cambio de los diferentes objetivos disponibles. Los objetivos son el "corazón" de la óptica del microscopio. Esto es así, dado los múltiples elementos que lo componen. Si bien todos los componentes del microscopio son importantes para alcanzar el éxito de la técnica, los objetivos constituyen una pieza fundamental en el funcionamiento y la obtención de imágenes de calidad. El objetivo es una suma de varias lentes individuales dentro de una estructura cilíndrica para lograr la magnificación de las estructuras que se busca observar, y evitar diferentes tipos de aberraciones (esféricas y cromáticas). Los tres tipos de objetivos en calidad creciente y corrección de aberraciones ópticas (y costo) son: acromáticos, fluorita o semi-apocromáticos y apocromáticos.

Un hecho determinante en el correcto uso de un microscopio, es conocer la información codificada en los objetivos. Esta información brindará características importantes que serán de utilidad para el usuario (Fig. 24-3). La importancia de cada unos de estos datos se discute mas adelante.

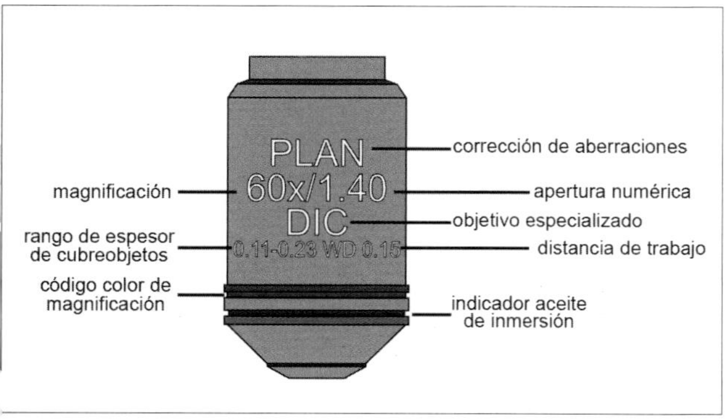

Fig. 24-3. Representación esquemática de un objetivo donde se muestra cómo se encuentra habitualmente codificada las características del mismo.

Luego de la magnificación del espécimen, dada por los objetivos, los haces de luz llegan al siguiente elemento óptico del microscopio, y más próximo al detector, el **ocular**. Las funciones del ocular son lograr una magnificación final del espécimen previamente aumentado por el objetivo. El detector recibirá esta imagen magnificada secundariamente que le permitirá observar con mayor detalle las estructuras del espécimen en estudio.

Resumiendo, los diferentes componentes tienen como función primordial magnificar y contrastar un espécimen, para lograr la observación final por el detector.

2. Los tres parámetros básicos del microscopio óptico

El proceso de observación en un microscopio puede tener diferentes requisitos según las necesidades del usuario. Así que diferentes necesidades van a requerir diferentes ajustes de los parámetros del microscopio. Los tres parámetros fundamentales que se deben tener en cuenta en toda técnica de microscopía son: la **Resolución**, la **Magnificación** y el **Contraste.** El ajuste de estos tres parámetros se encuentra interrelacionado. Ejemplo de ésto, es que al aumentar el contraste de una imagen, podemos ir en detrimento de la resolución y viceversa. Es por esto que, conocer la relación de estos parámetros y su ajuste, es tarea del usuario para así obtener los resultados deseados.

2.1. Resolución

La resolución de un microscopio puede definirse como *la capacidad de un sistema óptico de diferenciar dos puntos como tales*. De aquí se desprende que el **Límite de Resolución** se defina como la distancia mínima a la que pueden estar dos objetos y ser observados como tales. En microscopía suele utilizarse otro parámetro que resulta de la inversa del límite de resolución, y que no debe ser confundido con este último, denominado **Poder Resolutorio.**

Si bien generalmente cuando se habla de resolución se hace referencia a la distancia de dos puntos en forma lateral (ejes xy), lo que se conoce como **resolución espacial**, pero también existe la **resolución axial** dada por la capacidad del sistema de resolver dos puntos sobre el eje z.

Deben conocerse los efectos dados por la interacción luz-luz y luz-materia, que si bien como se mencionó son necesarios para la función del microscopio, también introducen limitaciones físicas a la técnica.

Para comprender el límite de resolución de un microscopio, debemos saber que la resolución de un sistema de imágenes puede verse limitada por la difracción de los rayos de luz, que generará imágenes borrosas. La difracción es un fenómeno característico de las ondas, el cual consiste en la desviación de estas al encontrar un obstáculo o al atravesar una rendija (Fig. 24-4-A). Si suponemos que un agujero es iluminado, el punto formado por un sistema óptico perfecto con una apertura circular (objetivo), genera un patrón de difracción conocido como patrón y disco de **Airy** (Fig. 24-4-B). Entonces cuando se ilumina un apertura circular, en lugar de observan un punto definido, se observa un punto difuso central (**disco de Airy**), que posee aproximadamente el 90% de la intensidad total, seguido de anillos concéntricos luminosos y oscuros (**patrón de Airy)** producidos por el fenómeno de interferencia.

La pregunta que se puede formular entonces es: ¿Cuál es la relación entre el patrón de Airy y la resolución? La

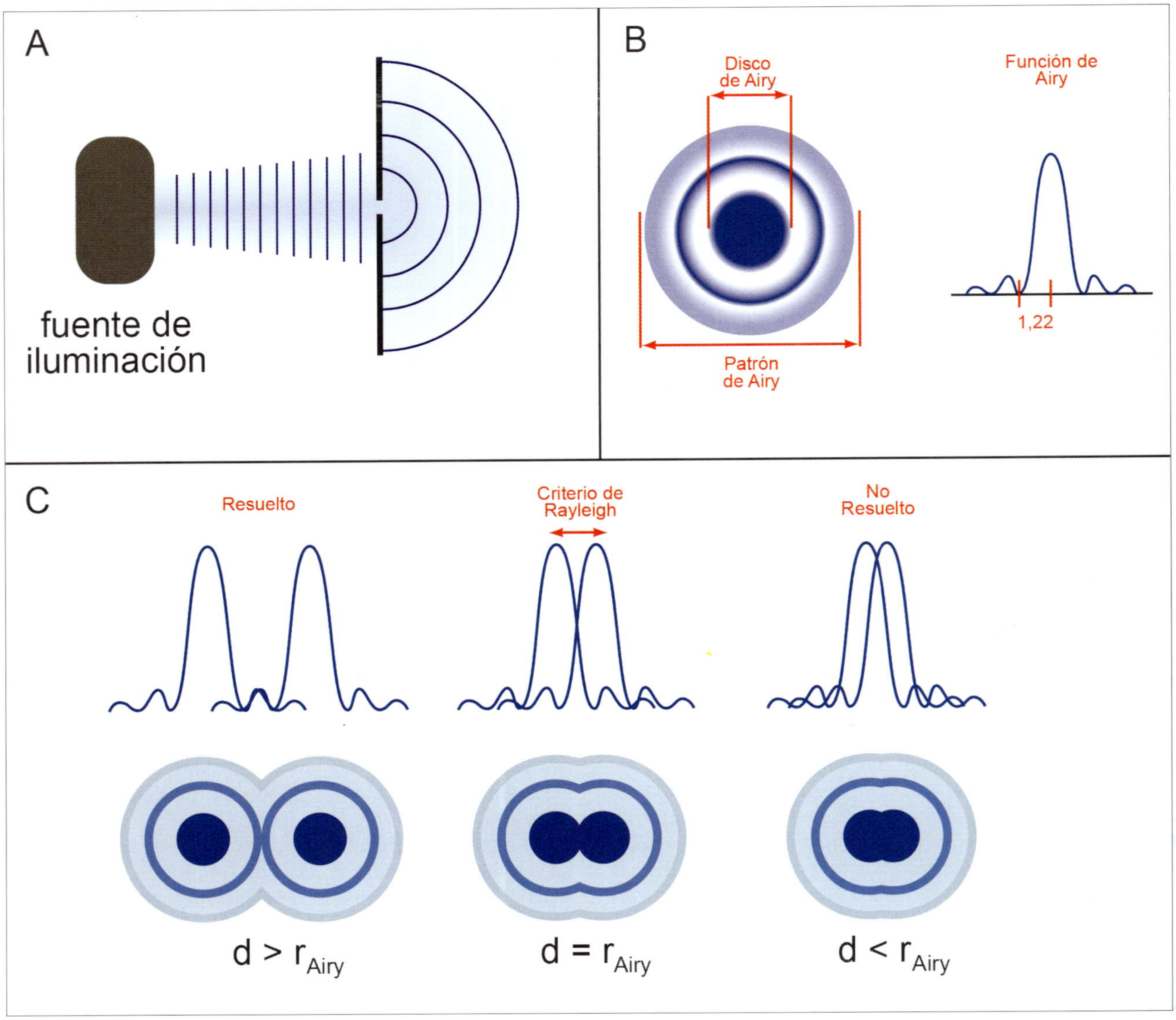

Fig. 24-4. A. Efecto de la difracción sobre una onda que atraviesa un orificio o rendija. **B**. Patrón de difracción conocido como patrón y disco de Airy. **C.** Relación entre el disco de Airy y la capacidad de resolver dos puntos en un sistema óptico. Se ve tres casos: Resuelto (máximos separados), límite de resolución (criterio de Rayleigh – el máximo coincide con el mínimo del segundo punto) y no resulto (superposición de los máximos).

respuesta a esta pregunta se encuentra respondida por el Criterio de Rayleigh (Lord Rayleigh 1842-1919), donde se enuncia que en un sistema óptico se pueden distinguir dos puntos cuando el máximo de un punto (disco de Airy) coincide con el primer mínimo del otro (patrón de Airy) (Fig. 24-4-C).

Así, el límite de resolución entre dos puntos, será cuando el máximo de un punto se encuentre con el primer "valle" del segundo. El limite de resolución estará dado por la difracción que sufran los puntos en el sistema óptico, característica propia de cada objetivo, que puede ser calculado teóricamente por la siguiente ecuación.

$$\text{Resolución espacial} = d_0 = 1{,}22 \,.\, \lambda / (AN_{\text{objetivo}} + AN_{\text{condensador}})$$

Donde λ es la **longitud de onda de la luz** que ingresa al sistema óptico, AN es la **apertura numérica** y el factor de 1,22 que proviene de la distancia desde el primer máximo un disco de Airy hasta el primer mínimo del segundo patrón (Fig. 24-4-B).

Observando la ecuación se puede deducir que a **menor longitud de onda**, **menor límite de resolución (mejor resolución)**. Sin embargo, en un sistema óptico este descenso en la longitud de onda tiene un límite dado por el propio ojo humano, ya que 400 nanometros (nm) resulta la menor longitud de onda detectable. Por esto, en algunos casos pueden utilizarse menores longitudes de onda si se utiliza un detector apropiado (cámaras digitales).

El otro parámetro que puede modificarse es la apertura numérica (**AN**) tanto del **objetivo** como del **condensador** del sistema de iluminación. Dado que en términos generales la AN del condensador suele ser mayor que la AN del objetivo, la limitante del sistema óptico (aunque no siempre y debe ser tenido en cuenta) suele ser AN del objetivo. Es por esto que la ecuación suele simplificarse como:

$d_0 = 0{,}61 . \lambda / AN_{\text{objetivo}}$

Resumiendo, el límite de resolución es un parámetro que depende de la **longitud de onda** de la luz que ingrese al objetivo y la **apertura numérica** de objetivo, siendo importante destacar que la resolución **no depende** de la magnificación del objetivo.

El valor de la AN de cada objetivo no hace falta que sea calculado, ya que se encuentra codificado en el mismo (Fig. 24-3).

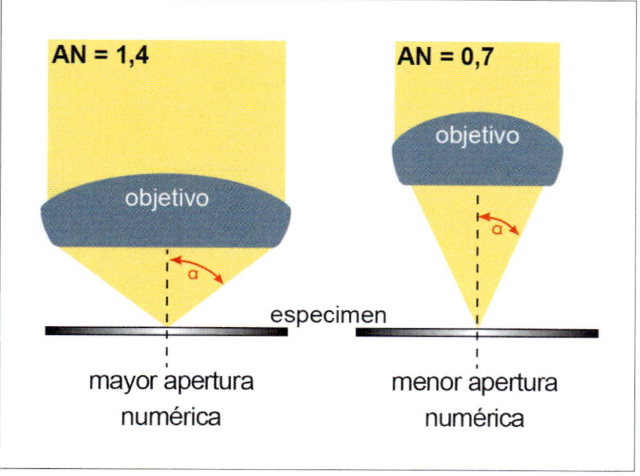

Fig. 24-5. Ángulo del cono de rayos recogidos por la lente del objetivo y su relación con la apertura numérica.

Conceptualmente el término apertura numérica es una característica propia de cada objetivo, que nos indica la capacidad de este elemento óptico de capturar la luz. Esta capacidad de capturar luz permite resolver con mayor detalle el espécimen (Fig. 24-5). La AN puede calcularse por la siguiente ecuación:

$AN = \text{sen}\, \boldsymbol{\alpha} . n$

Entonces: $d_0 = 0{,}61 . \lambda / \text{sen}\, \boldsymbol{\alpha} . n$ *(ecuación de Abbe)*

Donde sen **α** es el seno del ángulo del cono de rayos recogidos por la lente del objetivo, desde un punto central de la muestra, y *n* representa el índice de refracción del medio que separa al espécimen de la lente del objetivo.

De esta ecuación podemos ver que cuanto mayor sea el ángulo (Fig. 24-5), mayor será la AN y así menor (y mejor) el límite de resolución.

La resolución puede ser mejorada mediante el incremento del el ángulo **α** o del índice de refracción del material que separa la muestra del objetivo (*n*). En el caso del ángulo **α** dependerá de la construcción de la lente del objetivo. Actualmente existen lentes que permiten enfocar muy próximas al espécimen, logrando así maximizar el tamaño de este ángulo. Por otro lado para incrementar el índice de refracción debe remplazarse el medio que separa el espécimen del objetivo (Fig. 24-6).

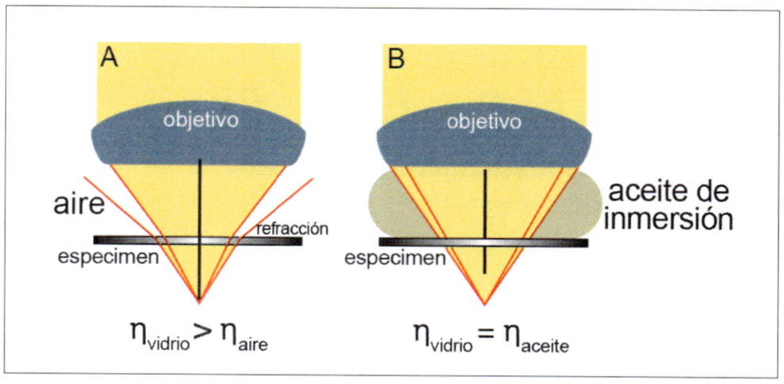

Fig. 24-6. Efecto del cambio de medio (n) que separa al objetivo del espécimen. Se observa como al utilizar medios como mayor índice de refracción (aceite), favorece el ingreso de rayos al objetivo, y así se mejora la resolución.

Dentro de los diferentes medios que separan el espécimen del objetivo, podemos ver que si el medio es aire (n=1,00), el límite de resolución (para una longitud de onda de 400 nm) es de 900 nm (Fig. 24-6-A). Por otro lado, existen diferentes objetivos que utilizan medios de inmersión que remplazan el aire por otros compuestos. Se pueden encontrar diferentes objetivos diseñados para el uso de diferentes medios como agua (*n*=1,33), glicerol (*n*=1,470) y el más comúnmente usado, aceite de inmersión (*n*=1,515). Dado que el aceite posee un mayor índice de refracción que el aire, ingresarán un mayor número de rayos al objetivo, que en presencia de aire, se perderían por refracción y reflexión. De allí, que con objetivos de inmersión que utilizan aceite, pueda lograrse (para una longitud de onda de 400 nm) límites de resolución que alcanzan aproximadamente los 200 nm (Fig. 24-6-B).

El valor de límite de 200 nm es conocido como Límite de difracción de Abbe, en honor a los trabajos de Ernest Abbe (1840-1905). Abbe determinó que este valor constituía el límite de resolución teórico de un microscopio óptico. En la actualidad, se ha logrado "superar" este límite teórico dada la utilización de nuevas técnicas de microscopía como el microscopio STED (*stimulated emission depletion microscopy*) desarrollado por Stefan W. Hell y el microscopio de emisión molecular única (single-molecule microscopy) desarrollado por Eric Betzig y William Moerner. Ambos tipos de microscopía le valieron a sus descubridores el premio Nobel de Química en el año 2014. Sin embargo, éstos no son de uso habitual en el trabajo de microbiología.

Debe recordarse que elementos menores a 200 nm pueden ser detectados, aunque no discernidos. Esto se debe a que no debe confundirse el concepto de **resolución** con el concepto de **detección**. Un ejemplo ilustrativo de este fenómeno es la observación del luciérnagas en una noche. Claramente el ojo humano no es capaz de distinguir un insecto a 500 metros de distancia en una noche, sin embargo, dado que las luciérnagas "emiten" luz pueden ser observadas. Es claro que el observador no puede reconocer características de la estructura de estos insectos (por ejemplo número de patas), pero si puede identificar su localización espacial y el movimiento del insecto, a pesar que está fuera de su poder resolutivo. Igual ejemplo puede aplicarse a la práctica de la microscopía, donde si tenemos a manera de ejemplo una proteína que emite luz, como ocurre en la microscopía de fluorescencia, puede ser observada a pesar de estar muy por debajo del límite de resolución del microscopio. Debe quedar claro que esta estructura podrá observarse, pero por el mismo efecto de difracción mencionado, la estructura se visualizará del tamaño del límite de resolución. Así, por ejemplo, un filamento de actina de 10 nm de espesor podría ser observado por fluorescencia, pero su tamaño al microscopio será de 200 nm no pudiendo distinguir si se observan uno o más filamentos.

Un concepto fundamental en microscopía es que **la resolución es independiente de la magnificación**, por lo que si una estructura está por debajo del límite de resolución del objetivo utilizado, la magnificación de la imagen solo arrojará como resultado una imagen con igual resolución, pero de mayor tamaño. Un ejemplo práctico de este fenómeno resulta cuando se amplía una imagen de baja resolución en forma digital. En ese caso no se observará mayor detalle de la imagen, sino que se observará de mayor tamaño (Fig. 24-7).

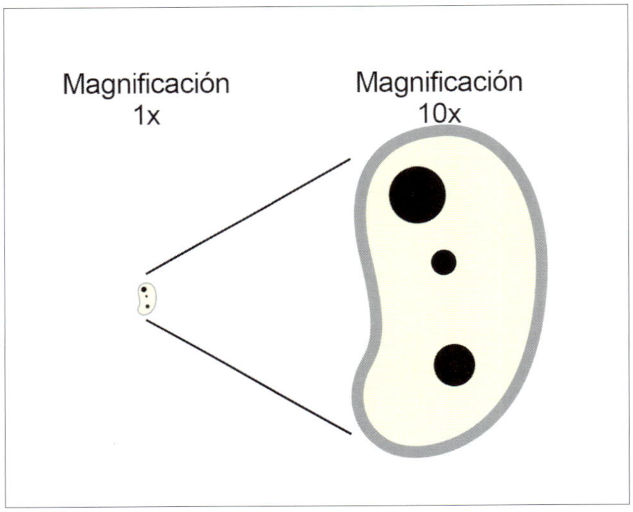

Fig. 24-7. Ejemplo práctico donde se muestra que magnificar (digitalmente) un objeto no es sinónimo de aumentar la resolución.

Otro parámetro importante que debe ser recordado, es la **Intensidad**. Para obtener imágenes claras y nítidas, debemos recolectar la mayor cantidad de luz posible del preparado. La intensidad puede ser calculada por la siguiente ecuación:

$$\text{Intensidad} = (AN_{objetivo})^4 / (M_{objetivo})^2$$

Donde $AN_{objetivo}$ es la apertura numérica del objetivo y $M_{objetivo}$ es la magnificación del objetivo. Como puede observarse, a igual apertura numérica, los objetivos de menor magnificación son capaces de producir imágenes de mayor intensidad obteniéndose así imágenes de mayor nitidez. Esto es así, ya que a menor magnificación (e igual AN) se recolectan mayor cantidad de rayos de luz provenientes del espécimen. En la actualidad pueden alcanzarse en la fabricación igual apertura numérica tanto en los objetivos de 60x como los de 100x. Esto ha llevado en la práctica a optar por el uso de objetivos 60x en lugar de 100x, ya que los primeros otorgan igual resolución con mayor intensidad.

A continuación se discute el concepto de **magnificación**.

2.2. Magnificación

La **magnificación** es quizás el parámetro más intuitivo y sencillo de comprender en microscopía. Para comprender el fenómeno de magnificación debemos retomar el concepto de refracción. La refracción es el fenómeno por el cual una onda electromagnética (luz) cambia de dirección y velocidad cuando pasa de un medio a otro con distinto índice refractivo. Este fenómeno es conocido como refracción y esta definido por la ley de Snell:

$$n1 \,.\, \text{sen}\, \theta 1 = n2 \,.\, \text{sen}\, \theta 2$$

Donde $\theta 1$ es el ángulo de la luz incidente en la interface, y $\theta 2$ es el ángulo resultante del cambio de medio. $n1$ y $n2$ son los índices de refracción de cada uno de los medios (Fig. 24-8)

Sobre la base de este principio físico es que se rige la utilización de las lentes. Por definición una lente convergente produce que haces paralelos de luz cuando atraviesan la misma, converjan en un único punto denominado **foco (f)**, siendo la distancia de este punto hasta la lente conocida como **distancia focal** (Fig. 24-9). En un ejemplo sobre simplificado, si un objeto (espécimen) se encuentra a una distancia de la lente que es mayor a la distancia focal (f) y menor a dos 2 veces a ésta (2f), podemos ver que la marcha de rayos dará como resultado una imagen real (ya que podría ser proyectada sobre una superficie), invertida (vemos que está apuntando hacia la dirección contraria del objeto original) y magnificada (es más grande que el objeto original) (Fig. 24-9 Imagen A). Esto es lo que ocurre en el microscopio por acción del objetivo. Ahora si a este sistema óptico le agregamos oculares, la resultante será una imagen invertida-virtual y con una mayor magnificación (Fig. 24-9 Imagen B). Vemos que la imagen es virtual ya que espacialmente se observará próxima a la base del microscopio (aproximadamente a 25 cm). Es por este fenómeno de proyectar una imagen virtual que suele denominarse al ocular, como lente de proyección.

Como puede observarse en este ejemplo sobre simplificado la utilización del ocular da como resultado una imagen de mayor magnificación que la lograda sólo con el objetivo. Para calcular la magnificación total lograda se utiliza la siguiente ecuación:

$$M_{total} = M_{objetivo} \times M_{ocular}$$

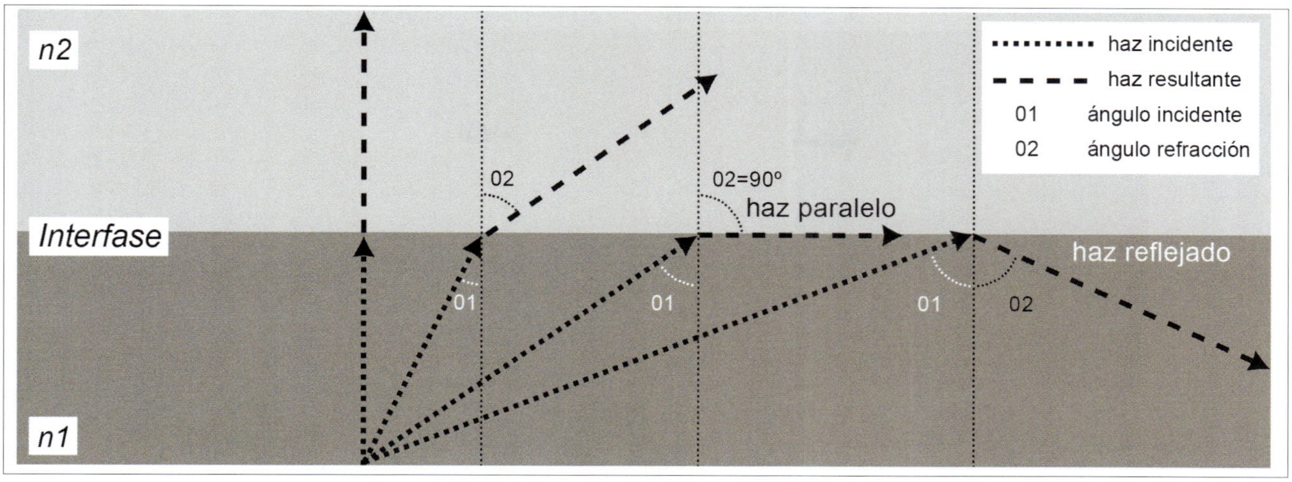

Fig. 24-8. Ley de Snell. Esquema que muestra el cambio de velocidad (línea punteada) y dirección cuando una onda pasa de un medio de mayor a uno de menor índice de refracción. Este cambio dependerá del ángulo de incidencia.

Donde vemos que cuando tenemos, por ejemplo, un objetivo 100x y utilizamos un ocular de 10x, la magnificación de la imagen obtenida será 1000 veces mayor al tamaño original del objeto observado.

El valor de magnificación de los diferentes objetivos (y oculares) se encuentra inscripto en los mismos (Fig. 24-3).

Cuando las imágenes son captadas por cámaras digitales, para conocer la magnificación total, debe remplazarse la magnificación del ocular por la magnificación de la lente de acople que este siendo utilizada.

2.3. Contraste

El contraste resulta un parámetro fundamental en el reconocimiento de estructuras por el observador. El ojo humano solo puede identificar un límite entre dos estructuras solo si hay una diferencia de brillo (y así de contraste) mayor al 2% y no gradual entre ellas. Es por esto que el correcto ajuste del contraste resulta fundamental en la observación. Mientras que los dos parámetros anteriores (resolución y magnificación) están generalmente determinado por la configuración y los componentes del microscopio, en el caso del contraste su calibración depende directamente del ajuste del microscopio. Para lograr el contraste óptimo es esencial que la iluminación sea la correcta. Como puede observarse en la Fig. 24-10, la correcta iluminación, y así el contraste, determinan la calidad de detalles observados en la imagen.

La correcta iluminación resulta un parámetro fundamental, sin embargo el manejo de este parámetro suele ser el menos conocido. La modificación de la intensidad de luz, mediante el regulador de voltaje, como así también el tamaño del cono de luz mediante el diafragma de apertura del condensador, son parámetros que requieren un ajuste preciso para obtener los resultados deseados.

La modificación del cono de luz regulado mediante el **diafragma de apertura** (DA), modificará además del

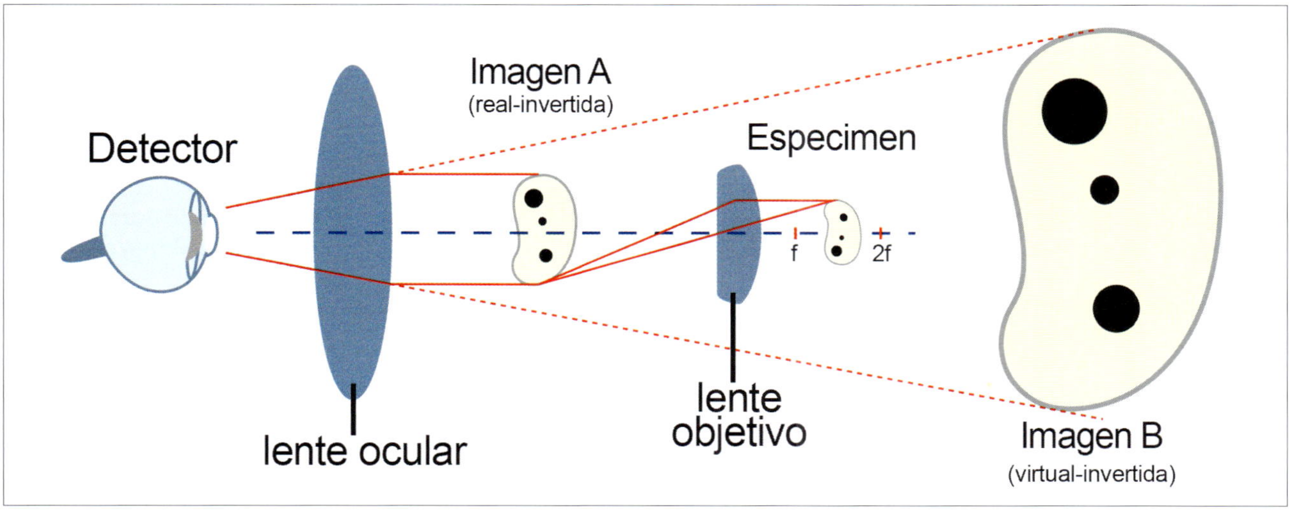

Fig. 24-9. Ejemplo sobre simplificado de la marcha de rayos en un sistema óptico que consta de objetivo y ocular. El espécimen situado a un distancia, mayor a la distancia focal (f) y menor a dos 2 veces a esta (2f), dará como resultado una imagen real invertida y magnificada, por efecto del objetivo (Imagen A). EL ocular por su parte generará a partir de esta Imagen A, una imagen invertida virtual, y de mayor tamaño aun (Imagen B).

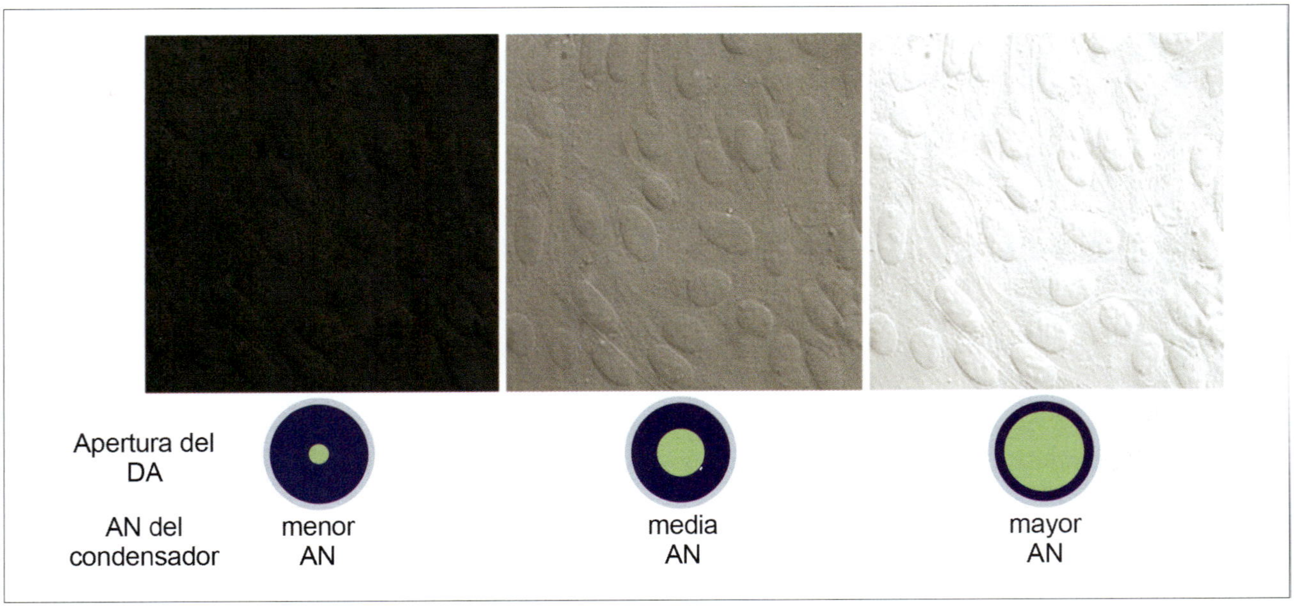

Fig. 24-10. Ejemplo de cómo cambia la imagen obtenida, de un mismo espécimen, según el ajuste del diafragma de apertura de apertura del condensador (DA).

contraste la apertura numérica del condensador (Fig. 24-10). Si se recuerda la resolución del microscopio depende tanto de la AN $_{objetivo}$ como de la AN $_{condensador,}$ por lo que, si modificamos el cono de luz para mejorar el contraste, cerrando el DA**,** también estaremos comprometiendo la AN del condensador, y por ende la resolución de la imagen obtenida. Si se cierra demasiado el DA, tendremos imágenes de alto contraste pero de menor resolución, mientras que si se abre demasiado el DA tendremos imágenes de la máxima resolución posible, pero de pobre contraste.

Es por esto que debe encontrarse la relación de compromiso que permita la obtención de la imagen deseada.

En la historia de la microscopía se han desarrollado diferentes sistema de iluminación. En un principio se utilizaba la **iluminación Nelsoniana** o **Iluminación crítica**, sin embargo en la actualidad la técnica más utilizada es la **Iluminación de Köhler**.

La iluminación Nelsoniana, desarrollada en el siglo XIX por Edward Nelson, se basa en la presencia de una lente condensadora que permite enfocar la fuente de luz sobre el plano del espécimen. Así la fuente de luz se encuentra enfocada en el mismo plano focal que la muestra (Fig. 24-11- Iluminación crítica). La particularidad de este sistema de iluminación es que el espécimen se comporta como una fuente de luz (auto-luminiscente). La principal desventaja de este método es que al estar en los mismo planos focales, espécimen y fuente de luz, se requieren de fuentes de iluminación homogéneas. Así cualquier imperfección del sistema óptico de iluminación, como así también la propia fuente de luz (filamento) se superponen en la imagen obtenida. Es sobre la base de este problema que August Köhler (1866-1948) en el año 1893 planteo el sistema de iluminación en planos conjugados, denominado Iluminación de Köhler.

La iluminación de Köhler se basa en la existencia de dos conjuntos de planos conjugados: los rayos de iluminación y los rayos que forman la imagen (Fig. 24-11-Iluminación de Köhler).

Cuando existen diferentes conjuntos de planos conjugados los elementos situados en uno de estos conjuntos no serán visibles en el otro conjunto de planos conjugados. Entonces dado que la iluminación se encuentra en otro conjunto de planos conjugados distinto de los planos del espécimen, la imagen del filamento como así también las imperfecciones del sistema óptico de iluminación, no serán observadas en la imagen obtenida. De esta manera, se pueden lograr iluminaciones homogéneas incluso a partir de fuentes de iluminación heterogéneas, como lo son las lámparas incandescentes.

La Iluminación de Köhler requiere de la alineación del condensador tanto en los ejes x e y, como z. Esta calibración debe ser realizada con regularidad para obtener las máximas prestaciones del microscopio. Más aún la calibración del eje z debe realizarse para cada uno de los objetivos utilizados.

Además de las diferentes configuraciones de los sistemas de iluminación, existen diferentes estrategias que se valen de cambios en la iluminación para incrementar el contraste, y así lograr imágenes con mayor detalle. Estas estrategias han permitido el desarrollo de diferentes tipos de microscopios.

3. Tipos de microscopios

Como se comentó más arriba, para que el ojo humano pueda diferenciar la presencia de dos estructuras próximas, debe existir un contraste entre estas que permita la visualización de límites. Si tenemos en consideración que las células están constituidas en su mayoría por agua, y que el resto de las moléculas presentes no presentan color, resulta necesario establecer estrategias que permitan colorear o incrementar el contraste.

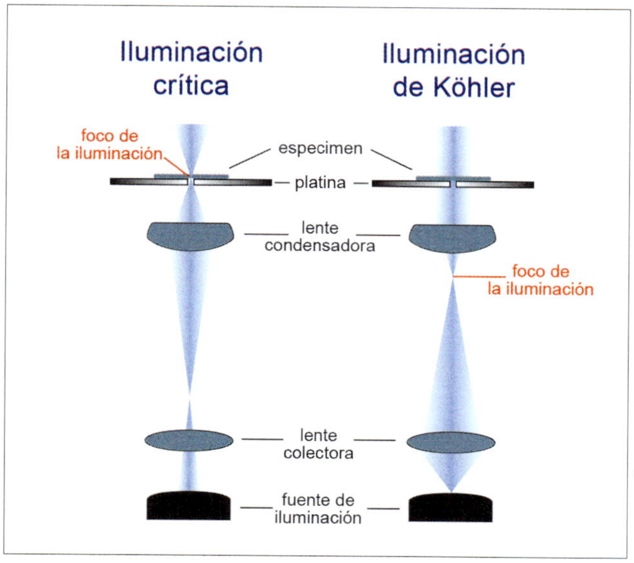

Fig. 24-11. Diferente enfoque de los haces de luz de la iluminación dependiendo el tipo de iluminación utilizada. Iluminación crítica, el foco de los haces de luz se hace sobre el espécimen. Iluminación de Köhler, el foco de los haces de luz está por debajo del espécimen.

3.1. Microscopio de campo claro

El microscopio más difundido y utilizado es el de **campo claro**. En este tipo de microscopía el espécimen es iluminado por el sistema de iluminación, y el objetivo tomará los rayo que han atravesado el espécimen (microscopio de transmisión). Como se expresó, dada las características de la muestra, la observación directa resulta en muchos casos en imágenes de pobre contraste. Es por esto que es común el uso de diferentes técnicas de coloración o tinción, que permiten realzar el contraste y favorecen el reconocimiento de estructuras por parte del observador (ver Fig. 24-2). La utilización de colorantes es un práctica común y habitual en los laboratorios de microbiología, que serán desarrolladas en forma general, más adelante.

Sin embargo, teñir o utilizar un colorante en un espécimen no siempre es conveniente o posible, sobre todo cuando se requiere la observación de células vivas.

A continuación se discuten diferentes **técnicas de contrastado óptico** como son la **microscopía de campo oscuro**, **microscopía de contrate de fase** y **microscopía de contraste por interferencia diferencial** (también denominada DIC, por sus siglas en inglés o Interferencia de Nomarski).

3.2. Microscopio de campo oscuro

El **microscopio de campo oscuro,** es útil cuando los índices de refracción de las estructuras a observar no presenten grandes diferencias. Esta técnica se valdrá de como la luz que atraviesa diferentes estructuras dentro de la célula sufre difracción y dispersión. Para lograr este cometido en el microscopio se coloca en el condensador un **anillo de campo oscuro** que impide el pasaje de la luz central (Fig. 24-12-A). Esta luz, que normalmente pasaba

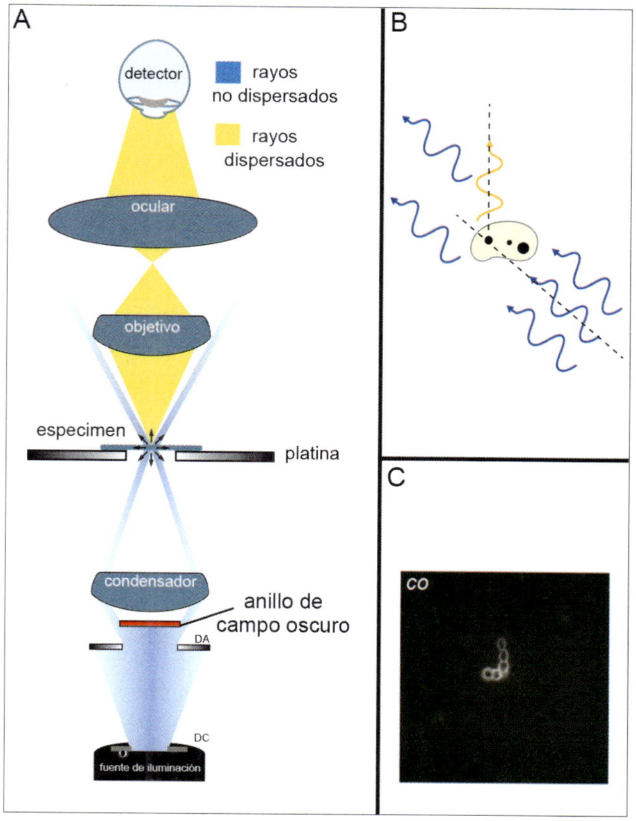

Fig. 24-12. Microscopio de campo oscuro. **A.** Esquema de marcha de rayos. **B.** Representación esquemática del efecto que sufre la luz cuando interactúa con el espécimen. **C.** Foto de levaduras obtenida por este microscopio.

a través del espécimen e ingresaba al objetivo, ahora no ingresará en forma directa. Esto es así ya que la luz que ahora llega al espécimen, cae por fuera del ángulo (θ) del objetivo. Entonces, solo ingresarán al objetivo aquellos rayos de luz que hayan sufrido una dispersión o difracción por la interacción de los mismos con las estructuras del espécimen (Fig. 24-12-B). Es por esto que la imagen presentará un fondo negro, y se observará estructuras brillantes producto de la luz dispersada por las estructuras del espécimen (Fig. 24-12-C).

Un ejemplo de la vida cotidiana que ilustra el funcionamiento del microscopio de campo oscuro, es cuando podemos observar la presencia de partículas de polvo que atraviesan una fuente de luz (como por ejemplo una ventana) en una ambiente no iluminado. La luz que llega al detector (ojo), es producto de la dispersión provocada por la partícula en suspensión. El mismo principio aplica a la microscopía de campo oscuro.

Como fue antedicho, sobre un fondo oscuro pueden observarse estructuras que están aún por debajo del poder de resolución del microscopio óptico. Un ejemplo de la microbiología convencional, es la detección de espiroquetas en el diagnóstico de la sífilis primaria, cuando ellas son más delgadas que los 200 nm establecidos como límite de resolución.

Como característica interesante se destaca que al descartar toda la luz que no ha interactuado, se puede aumentar en gran medida el contraste con el correcto ajuste, hecho que no puede lograrse en las técnicas que se describen a continuación.

3.3. Microscopio de contraste de fase

En la década de 1930 el físico holandés Frits Zernike tuvo la idea de combinar en un microscopio el cambio de fase que puede sufrir la luz (cuando atraviesan estructuras con diferente índice de refracción) junto con la luz que no ha sufrido el cambio de fase. Esta idea cristalizada, en lo que se conoce como microscopio de contraste de fase, le permitió nada menos que ganar el Premio Nobel de Física en 1953. El microscopio de contraste de fase generará una imagen en la cual el **grado de contraste** dependerá del índice de refracción que presenten las diferentes estructuras del espécimen. Cuanto mayor el índice de refracción presenten estas estructuras, más oscura se verá en la imagen, sobre un fondo brillante. Los haces de luz que atraviesan las diferentes estructuras, con diferente índice de refracción, presentarán un cambio de fase (retardado). A su vez, la luz que interacciona con el espécimen sufre una cambio en ángulo de desplazamiento (Fig. 24-13-B). Así combinando ambos haces de luz, el que sufrió refracción con el que no la ha sufrido, se genera la imagen.

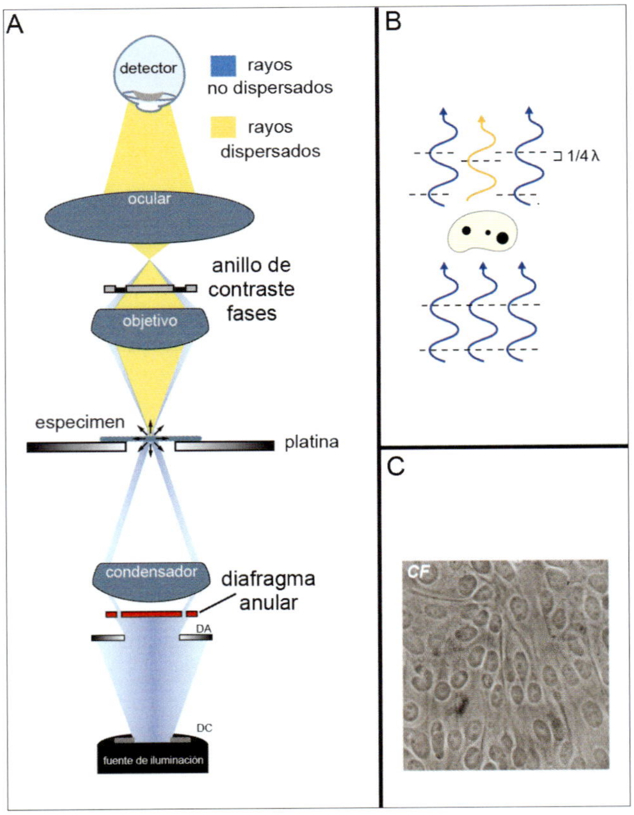

Fig. 24-13. Microscopio de contrate de fase. **A.** Esquema de marcha de rayos. **B.** Representación esquemática del efecto que sufre la luz cuando interactúa con el espécimen. **C.** Foto de monocapa de células eucariontes obtenida por este microscopio.

Técnicamente en el microscopio de contraste de fase se genera un cono de luz por el uso de **diafragma anular** que iluminará el espécimen (Fig. 24-13-A). Este dispositivo (diafragma anular) a diferencia de lo descripto para campo oscuro, permite que tanto los haces de luz, que sufrieron, como los que no sufrieron cambios por interacción con el espécimen, ingresen al objetivo. La luz que ha interactuado con las estructuras del espécimen sufrirá refracción y cambiará su velocidad y dirección. Este cambio producirá un cambio de fase, que se verá incrementado cuando pase por el **anillo de contraste de fase** en el objetivo. A su vez el anillo de contraste de fase producirá una disminución de amplitud de la luz, en la luz que no ha sido dispersada. Posteriormente la luz dispersada como no dispersada, se vuelven a combinar en el plano de formación de la imagen. De esta manera si no existiera un cambio en la fase de la onda, ambos ondas de luz sufrirán una interferencia positiva (sumarán), observándose esto como un fondo iluminado. Ahora si una de las ondas ha sufrido refracción y ha cambiado de fase, la interferencia será negativa (restarán) generando así una zona de bajo brillo hasta oscuridad.

De esta manera a diferencia de lo observado para campo oscuro, las imágenes formadas son de fondo claro, y las zonas de mayos índice de refracción y espesor se verán oscuras (Fig. 24-13-C). Esta técnica resulta de gran utilidad para la observación de células vivas, muestras de poco espesor y homogéneas.

3.4 Microscopio de contraste por interferencia diferencial (DIC)

Este tipo de microscopía fue desarrollada por el físico polaco-francés Georges Nomarski, de allí que también sea conocido como técnica de Nomarski. Esta técnica basa la generación de contraste por interferencia de haces de luz polarizada muy próximos (menor al límite de resolución) que atraviesan la muestra. Nuevamente el contraste se va a generar por la presencia de estructuras próximas que presenten diferencias en el índice de refracción. Dada la proximidad espacial de los rayos utilizados, el contraste generado estará dado por los cambio locales del índice de refracción de la estructura iluminada.

Técnicamente el microscopio DIC presenta una mayor complejidad que el microscopio de contraste de fase, ya que ópticamente requiere de dos polarizadores (polarizador y analizador) y además utiliza dos prismas de Wollastron (Fig. 24-14-A). El polarímetro genera un haz de luz polarizada, que al pasar por el prisma de Wollastron (dado que es birrefringente) dividirá al haz en dos haces opuestamente polarizados y separados por una distancia inferior, al límite de resolución (200 nm). Ambos haces interactuarán con zonas próximas de la muestra, y sufrirán el cambio de velocidad, según el índice de refracción de cada zona iluminada (Fig. 24-14-B). Ambos haces se recombinan en un nuevo prisma y experimentan interferencia, siendo

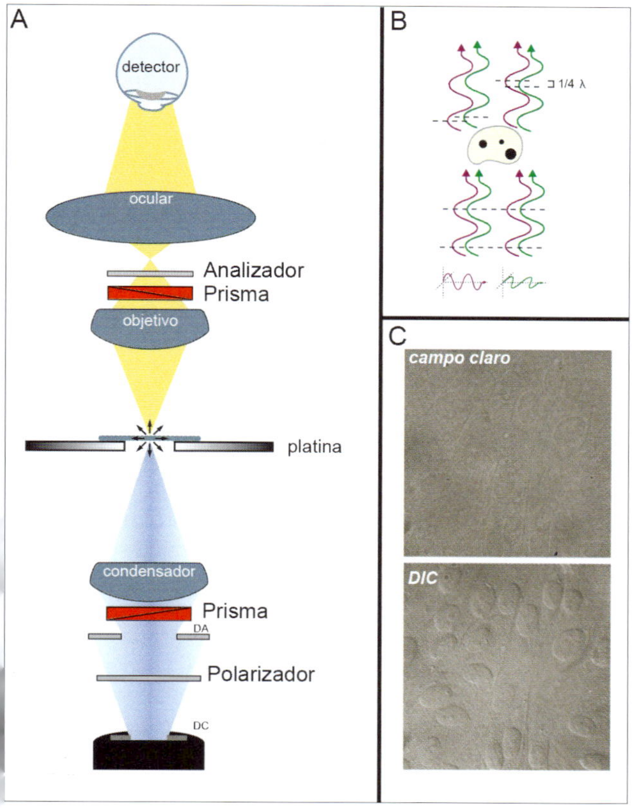

Fig. 24-14. Microscopio DIC. **A.** Esquema de marcha de rayos. **B.** Representación esquemática del efecto que sufre la luz cuando interactúa con el espécimen. **C.** Fotos de igual campo de una monocapa de células eucariontes, vistas por campo claro y DIC.

el resultado dependiente del grado en la diferencia del índice de refracción sufrido por ambos haces (de allí el termino diferencial en el nombre de la técnica). Luego el analizador, removerá la luz polarizada que haya sido transferida directamente si interactuar.

De esta manera en la imagen se observa un "sombreado", dando una impresión de relieve (Fig. 24-14-C). A pesar de la apariencia de tres dimensiones que presentan las imágenes de DIC, no debe interpretarse como tal, ya que es producto del contraste generado por los diferentes índices de refracción (y espesor) en estructuras próximas y no necesariamente representan volumen.

Esta técnica no es adecuada en especímenes muy finos (en este caso se recomienda microscopía de contraste de fase), pero si el espécimen tiene el espesor necesario o incluso si son gruesos con altos índices de refracción, resulta la técnica de elección para la observación dentro de las técnicas de contrastado óptico.

4. Observación microscópica en el laboratorio de microbiología

Son demasiadas las tinciones que pueden ser requeridas para el examen de muestras que requieran diagnóstico microbiológico como para intentar su enumeración exhaustiva en un capítulo introductorio. Estas pueden ir desde aquellas en las que se intenta aclarar o digerir parte del material del paciente para favorecer la visualización de los elementos microbianos (por ejemplo, la utilización de soluciones concentradas de hidróxido de potasio para las capas externas de la epidermis y pelos infectados por algunos hongos productores de micosis superficiales), hasta la utilización del microscopio de fluorescencia para detectar estructuras que puedan ser reconocidos con reactivos fluorescentes (como la observación de las paredes ricas en quitina usando soluciones de blanco de calcoflúor, frecuentes en micología y parasitología), o el uso de anticuerpos marcados con fluorocromos (diferentes métodos de inmunodiagnóstico).

Otras muestras son procesadas utilizando coloraciones habituales de histología o citología como las diferentes variantes de la coloración de Giemsa. Si bien no son muchos (actualmente) los laboratorios que cuentan con microscopios con condensadores de campo oscuro, esta técnica de observación marcó una época en el diagnóstico de la sífilis primaria, entre muchos otros ejemplos.

A continuación, se presentan algunos conceptos generales de coloraciones o tinciones clásicas de la microbiología biomédica. Otras coloraciones pueden ser halladas en los ejemplos de diagnóstico específicos, en los capítulos en los que se trata cada grupo de microorganismos como agentes infecciosos en particular.

Tinciones y coloraciones en microbiología

Como se explicó anteriormente, los microorganismos no son fácilmente observables por microscopía óptica (campo claro) por si mismos, ya que las imágenes no tienen buen contraste (salvo excepciones), y, en caso de ser microorganismos presentes en una muestra de material clínico, es casi imposible diferenciarlos del fondo de células humanas y sus detritos presentes.

Por ello, es muy frecuente emplear coloraciones que mejoran el contraste; en muchos casos, además pueden dar información de suma utilidad para facilitar la toma de decisiones para el procesamiento de las muestras, y la realización de informes preliminares como primer guía para la elección de tratamiento, aún antes del cultivo de los microorganismos.

Casi todas las coloraciones tienen como primer paso una etapa de fijación de los microorganismos, previamente deshidratados sobre un porta objetos. De las técnicas de fijación, la más frecuentes implican la acción del calor, pasando el portaobjetos conteniendo el material a ser observado por la llama del mechero a fin de calentar el material de manera controlada, o el uso de alcoholes como el metanol; en cualquier caso, se reducen los riesgos de manipulación del material a ser coloreado, se preservan mínimamente las características y distribución espacial del material a ser observado, y el material queda adherido a la superficie del portaobjetos.

En general, las **tinciones** pueden ser clasificadas en **simples**, cuando se utiliza un solo colorante que permite observar la forma, tamaño y agrupación de los microorganismos presentes, o **diferenciales,** cuando más de un colorante es utilizado en la misma coloración, lo que también provee información en función de la afinidad o capacidad de retención de cada colorante.

Entre las primeras, las que utilizan **azul de metileno** permiten una buena observación microscópica, y son muy sencillas de realizar, ya que una vez realizado el extendido a partir del material (generalmente cultivos en medio liquido o una suspensión de microorganismos desarrollados en medio sólido en un líquido), el material puede ser secado cerca del mechero de trabajo, mientras continúa el procesamiento de otras muestras, y, una vez seco, es fijado pasándolo tres o cuatro veces sobre la llama del mismo. Una vez frío, se cubre el extendido con una solución de azul de metileno al 1% en agua destilada por aproximadamente un minuto, se lava con agua, y se deja secar, observándose las estructuras microbianas de un color azul-celeste, generalmente utilizando el objetivo de 100x (objetivo de inmersión) para bacterias y 40x (seco) en el diagnóstico de algunas infecciones fúngicas.

Entre las coloraciones diferenciales, las más frecuentemente utilizadas son la coloración de Gram, Ziehl -Neelsen y sus variantes. Mucho menos empleada, la tinción de esporas por verde de malaquita es otro buen ejemplo.

La **coloración de Gram** (desarrollada inicialmente por Christian Gram a mediados del siglo 19) permite agrupar a las bacterias en uno de dos grupos, las que toman y retienen el colorante de Gram (cristal violeta) a las que vamos a definir como **gram positivas**, y las que no, que denominaremos **gram negativas**. Para observar las bacterias que no lo retienen, se utiliza un colorante que puede teñir todas las bacterias, pero que queda enmascarado en las primeras por la intensidad del color violeta obtenido. Por ello, las bacterias gram positivas se ven de un intenso color violeta, y las gram negativas, del color del contracolor, normalmente safranina, de un suave rosado. La diferenciación entre ambos grupos bacterianos implica profundas bases taxonómicas y estructurales, y, en general, marca aquellas que tienen una gruesa pared (peptidoglicano) por fuera de la membrana celular de las que tienen una capa delgada o no tienen pared (ver en los siguientes capítulos).

Es generalmente la primer coloración realizada sobre las muestras que van a ser procesadas, y también la primer coloración realizada sobre los microorganismos cultivados.

Como en muchas otras coloraciones, los reactivos pueden ser preparados en el propio laboratorio, y filtrados apropiadamente, pero su calidad debe ser controlada utilizando microorganismos de referencia. Como uno de los problemas habituales es la formación de precipitados durante la propia coloración, que confunden su interpretación, es habitual utilizar kits comerciales, ya que son de muy bajo costo.

Las levaduras (y hongos en general) retienen el colorante violeta y se verán gram positivas, aunque en este caso las diferencias estructurales son mucho más profundas que la mera presencia de una gruesa pared, que es totalmente diferente en su composición. Esto es, debe quedar claro aquí que los conceptos de gram positivos o gram negativos, pueden implicar si toman o no el colorante violeta...o las diferencias estructurales entre dos grandes grupos de bacterias, y no ser confundidos, ya que en otras jerarquías no es relevante el concepto taxonómico implicado.

Desde el punto de vista práctico, el procedimiento implica fijar a la llama, y cubrir la superficie del extendido con una solución de cristal violeta (aproximadamente 0,5% en una solución hidroalcohólica (con oxalato de amonio o fenol, según el protocolo que sea utilizado en su preparación), dejar actuar aproximadamente 30 segundos, enjuagar con una pequeña cantidad de agua corriente y cubrir con una solución de Lugol (iodo-iodurada), que actúa como mordiente en el contenido citoplasmático bacteriano (esta solución, es relativamente inestable y su calidad es crítica para una correcta coloración) por otros 30 segundos, lavada y cubierta con una solución de alcohol-acetona por unos 10 segundos, lo que remueve el colorante en las bacterias gram negativas. Después de otro corto lavado, se agrega el contracolor, normalmente safranina en una solución hidroalcohólica. Una vez lavado, el material es secado a temperatura ambiente, y observada finalmente con un objetivo de inmersión. Las bacterias gram positivas se verán violetas, las gram negativas de color fucsia o rosado. Las estructuras fúngicas en general violetas. En al caso de microorganismos que forman endosporas, es habitual observar las células vegetativas en proceso de esporulación teñidas de violeta, pero las endosporas no toman este color (tampoco el contracolor) por lo que se ven como zonas sin teñir dentro de los bacilos capaces de formarlos.

Coloración de Ziehl-Neelsen (y sus semejantes como la coloración de **Kinyoun**)

Algunas bacterias gram positivas presentan una capa externa compuesta, esencialmente por lípidos (que no forman una verdadera membrana biológica) con ácidos grasos de cadena muy larga, que en general se denominan ácidos micólicos. En el caso de las micobacterias, estos pueden llegar a tener cerca de un centenar de átomos de carbono, mientras que en otros microrganismos, si bien son más cortos (por ejemplo en las nocardias llegan a tener unos 50 átomos de carbono) son con mucho más largos que los que constituyen las membranas, lo que hace a los microorganismos profundamente hidrofóbicos y en muchos casos recalcitrantes a ser coloreados aún con la coloración de gram. La presencia de esta cubierta hace que, si son coloreados, resistan el lavado de los colorantes empleando una solución de alcohol-acidificada, por lo que se los denomina á**cido alcohol resistentes**. Dos coloraciones habituales explotan esta característica, la de Ziehl-Neelsen y la de Kinyoun. En los dos casos se favorece el ingreso de un colorante como la fucsina empleando la presencia de fenol (que favorece la penetración a través de la cubierta lipídica). En la primera, esto es favorecido aún más por el calentamiento de la muestra en presencia de la solución colorante. Una vez coloreadas, se intenta el lavado con diferentes soluciones que incluyen alcohol y un ácido mineral, y se contracolorea finalmente con azul de metileno. Los microorganismos que tomaron el color rojo producido por la fucsina y no pueden ser decolorados, mantendrán un color rojo que se destaca, en los extendidos examinados con el objetivo de inmersión, del material contracoloreado de color celeste/azul, diferenciándose así de las células del paciente u otras bacterias. En el caso particular de la coloración de Ziehl-Neelsen, la mera presencia de bacilos ácido alcohol resistentes en material clínicamente relevante se constituye en el elemento de diagnóstico esencial para iniciar el tratamiento de los pacientes con tuberculosis pulmonar. La coloración de Kinyoun es frecuentemente empleada para el reconocimiento de nocardias, y dada la menor longitud de sus ácidos micólicos, las condiciones de tratamiento son más suaves que en la Ziehl-Neelsen.

Tinciones negativas

Las suspensiones coloidales (como la **tinta china**) no pueden atravesar la cápsula de algunos microorganismos invasivos. Entre las causas de infecciones del sistema nervioso central, la rápida detección de algunas levaduras permite instaurar un tratamiento antibiótico diferencial de cualquier infección bacteriana. *Criptococcus neoformans* puede ser rápidamente diagnosticado en una muestra de líquido cefalorraquídeo, haciendo un rápido examen microscópico del líquido mezclado con tinta china. Las levaduras visibles (entre porta y cubreobjetos) utilizando el objetivo seco de 40x pueden ser vistas rodeadas de un halo transparente, claramente delimitado, donde las muy finas partículas de carbón de la tinta no pueden penetrar. En este caso, las levaduras no necesitan ser teñidas para poder ser vistas. En el caso de bacterias capsuladas, normalmente se mezcla una colonia de los microorganismos desarrollados con una gota de tinta china, se extiende como una capa muy delgada, se seca y fija, y se colorean las bacterias con azul de metileno, que serán visibles de color celeste-azul, rodeadas de un halo transparente, mientras que la tinta china dará un sombreado exterior al observar con el objetivo de inmersión.

Debe recordarse que, como todo el trabajo en el laboratorio de microbiología, deben utilizarse

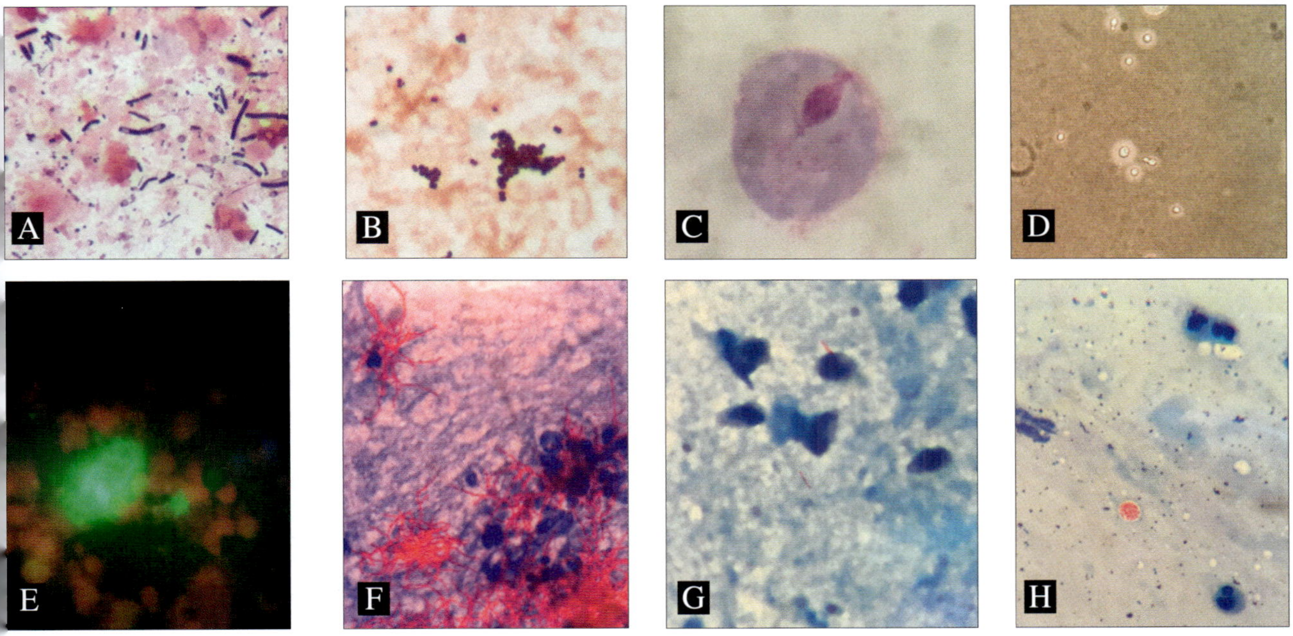

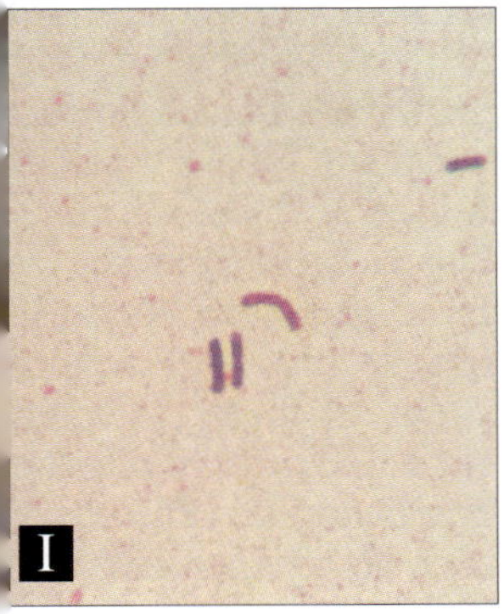

Fig. 24-15. **A.** Coloración de Gram. Bacilos gram positivos esporulados (entre otros), observación microscópica de materia fecal, utilizando un objetivo 100x. **B.** Coloración de Gram. Cocos gram positivos en racimos, observación microscópica a partir de un hemocultivo utilizando un objetivo de 100x. **C.** Coloración de Giemsa. *Trichomonas vaginalis*, observación microscópica de una muestra de fondo de saco vaginal, utilizando un objetivo 100x. **D.** Tinción negativa con tinta china. *Cryptococcus neoformans*, observación microscópica de una muestra de líquido cefalorraquídeo, obutilizando un objetivo 40x. **E.** Coloración de Kinyoun. Nocardia brasiliensis, observación microscópica a partir de un lavado broncoalveolar, utilizando un objetivo 100x. **F.** Coloración de Ziehl Neelsen. *Mycobacterium tuberculosis*, observación microscópica a partir de un lavado broncoalveolar, utilizando un objetivo 100x.**G.** Tinción por inmunofluorescencia indirecta (IFI). *Pneumocystis jirovecii*, observación microscópica a partir de un lavado broncoalveolar, utilizando un objetivo 40x. **H.** Coloración de Ziehl Neelsen. "Globby" de *Mycobacterium leprae*, observación microscópica de una escarificación, utilizando un objetivo 100x. **I.** Coloración de Gram. Bacilos gram positivos, observación microscópica a de un cultivo en caldo tioglicolato, utilizando un objetivo de 100x.

procedimientos correctamente estandarizados y validados mediante el empleo de microorganismos de referencia. La observación microscópica requiere de entrenamiento que sólo puede ser adquirido con el propio ejercicio del trabajo diario. Afortunadamente, hoy son accesibles diferentes herramientas (incluyendo el empleo de teléfonos celulares) que permiten obtener imágenes de razonable calidad que pueden ser consultadas con referentes de cada área específica por vía electrónica.

Las imágenes de la página anterior solo intentan ser utilizadas para una primer aproximación, acorde al contenido de este capítulo introductorio.

Las fotografías mostradas fueron gentilmente provistas por el Dr. F. Magariños, Hospital Interzonal de Agudos Luisa C. de Gandulfo, Lomas de Zamora (Provincia de Buenos Aires).

BIBLIOGRAFÍA

Optical Imaging Techniques in Cell Biology. 2da Edition. (2007), Guy Cox , CRC Press Taylor and Francis Group.

An Introduction to MICROSCOPY. (2010), Suzanne Bell Keith Morris, CRC Press Taylor and Francis Group.

The Imagen Processing Handbook. 6ta Edición (2011) John C. Russ, CRC Press Taylor and Francis Group.

Planos conjugados y sistema de iluminación de Köhler en microscopía óptica. García-Escudero et al Rev Esp Patol. 2017;50(2):113-123

CAPÍTULO 25

PROCARIOTAS: DOMINIOS *BACTERIA* Y *ARCHAEA*

Laura Bonofiglio, Gabriel Gutkind, Pablo Power

Dominios *Bacteria* y *Archaea*

Hace ya más de 40 años que es conocida la existencia de dos grandes líneas evolutivas de organismos procariotas (organismos unicelulares, con células de menor tamaño que las células eucariotas, que carecen de un núcleo y de típicas organelas rodeadas por membranas). Las diferencias en la sensibilidad a algunos antibióticos inhibidores de la síntesis de proteínas, junto con estudios basados en la secuencia del rRNA sugirieron que los organismos vivos podían agruparse en tres dominios (Fig. 25-1): *Bacteria, Archaea* y *Eucarya*.

Tanto *Bacteria* como *Archaea* son de estructura procariota. En el dominio *Bacteria* (bacterias verdaderas o eubacterias) se encuentran incluidas la mayoría de los procariotas, que incluyen los patógenos de humanos y animales. Entre otras características, las bacterias poseen pared celular de peptidoglicano (que contiene ácido murámico) y los lípidos de las membranas son mayoritariamente fosfolípidos en los que los ácidos grasos (lineales) están formando ésteres con glicerol, de manera similar a las células eucariotas. Si bien no es absoluto, no contienen entre sus lípidos derivados del colesterol, lo que las diferencia de las membranas de los eucariotas.

Las archeas difieren de las bacterias por la ausencia de ácido murámico en sus paredes, y sus lípidos de membrana son largas cadenas isoprenoides unidas a azúcares por uniones éter (no éster), entre otras características peculiares

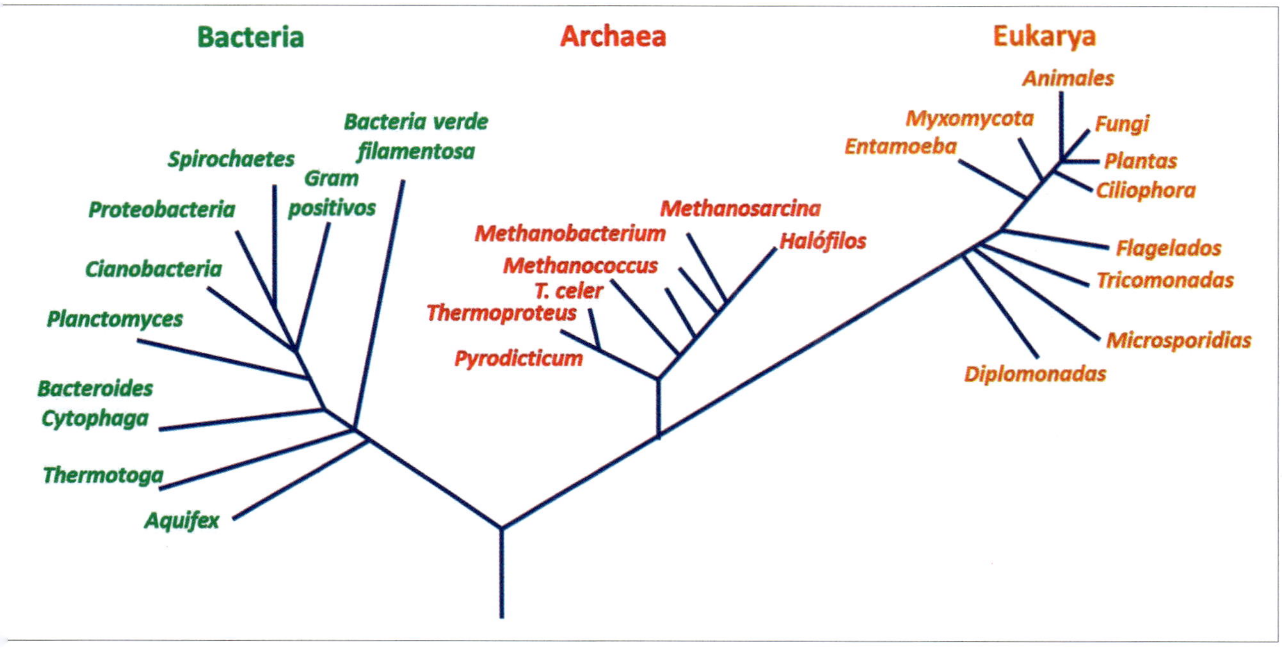

ig. 25-1. Esquema del árbol filogenético de los Dominios.

(Tabla 25-1). A su vez, ambos grupos difieren de *Eucarya* en la ultraestructura celular y otras propiedades, aunque comparten algunas propiedades bioquímicas.

Para evitar confusiones, como criterio general se empleará el término procariota que incluirá a *Bacteria* y *Archaea*, y tanto en este capítulo como en los siguientes, el término bacteria se empleará específicamente para células del dominio Bacteria.

Estructura de la célula procariota

Tamaño, forma y agrupamiento

La mayor parte de las bacterias pueden diferenciarse en dos formas básicas, bacilos y cocos; los bacilos son bacterias que tienen forma de bastón y los cocos, son esencialmente esféricos. Además podemos encontrar cocobacilos, que son bacilos de forma redondeada y pequeña, que pueden confundirse con los cocos. Sin embargo, algunas especies tienen formas peculiares, como una coma, (vibrios por ejemplo) y otras formas sofisticadas, como espirales, llamadas espiroquetas, como en el caso de *Treponema pallidum*. Más aún, algunas especies se caracterizan por mostrar diferentes formas en el mismo cultivo, por lo que se denominan microorganismos pleomórficos, como las corinebacterias.

La observación microscópica permite no sólo reconocer la forma de cada microorganismo, sino también cómo se agrupan en un cultivo en medio líquido, que es una observacion importante para la caracterización y reconocimiento de muestras clínicas. Así, puede observarse si los microorganismos se presentan aislados, o forman cadenas (por ejemplo), que indica que no llegan a separarse totalmente después de la división celular. En el caso de los estreptococos, se observan largas cadenas que reflejan la división celular siempre en el mismo plano. En otros, como los estafilococos, la división se realiza en planos aleatorios, por lo que si no se separan se ven racimos de microorganismos; en algunos casos se ve a los microorganismos formando grupos de dos cocos unidos (diplococos), como en *S. pneumoniae*. Si la división ocurre en varios planos consecutivos se pueden observar racimos muy ordenados y simétricos como en el caso de *Micrococcus sp*.

El tamaño de las bacterias es variable, con una longitud media de 1 a 5 mm, que sin embargo varía entre los 0,3 μm (*Mycoplasma sp.*) hasta 7μm (cianobacterias), si bien algunas espiroquetas pueden llegar a tener 500 μm de largo. Se debe tener en cuenta que la longitud de una célula bacteriana puede variar considerablemente según el estado de crecimiento y el medio de cultivo utilizado. Ninguna de estas es visible como células individuales al ojo humano, ya que aún las más largas tienen un diámetro inferior al que puede resolverse sin un microscopio. De hecho, algunas espiroquetas son aún de difícil visualización en fresco por encontrarse debajo de lo que puede ser resuelto por microscopia óptica convencional.

Hace algunos años, fue hallado en el intestino de un pez de aguas cálidas, *Acanthuras nigrofiscus*, un microorganismo peculiar que aún no ha podido ser cultivado en el laboratorio, *el Epulopiscium fishelsoni*. Debido a su tamaño y a su movilidad, fue considerado al principio como un protozoario ya que las células individuales miden entre 30 y 300 μm, pudiendo en algunos casos llegar a medir hasta 600 μm. Estudios posteriores de hibridación y secuenciación del RNA ribosomal 16S lo han ubicado dentro de los procariotas, como un microorganismo Gram positivo (ver más adelante), relacionado filogenéticamente con el género *Clostridium*. Bacterias aún más grandes (de cerca de 2 mm) han sido reconocidas en diferentes ambientes marinos.

Organización de la célula procariota

En general, las bacterias tienen una pared celular que posee una estructura química particular y compleja. Contenida por esta pared, y limitada externamente por una membrana citoplasmática se encuentra la matriz citoplasmática. En algunos microorganismos se encuentra una envoltura externa por afuera de la pared, con estructura de membrana pero con algunos componentes peculiares. También, asociadas a membrana, pared o envoltura externa pueden encontrarse pelos, flagelos, y eventualmente una cápsula (generalmente polisacarídica) que envuelve a toda la bacteria, que contribuye, en los microorganismos clínicamente relevantes, a evadir los mecanismos de defensa del hospedador.

Algunos géneros bacterianos (micoplasma, ureaeplasma) son productores de enfermedades en humanos o animales no tienen pared por fuera de la membrana citoplasmática y generalmente son más frágiles mecánica y osmóticamente. Entre las archeas, también existen algunas especies que han perdido la capacidad de sintetizar su pared. Sin embargo, salvo estas excepciones, todo el resto de las bacterias tiene pared, y a ésta se la considera esencial para el mantenimiento de la viabilidad bacteriana.

Otras estructuras asociadas físicamente a las envolturas (pelos, flagelos y la cápsula) pueden no ser esenciales (es decir, son estructuras facultativamente presentes) para el desarrollo en medios de cultivo, pero claramente participan en el desarrollo de la colonización, infección y enfermedad producida por cada microorganismo en particular.

En este capítulo profundizaremos las estructuras de la célula bacteriana (Fig. 25-2).

Matriz citoplasmática

La matriz citoplasmática queda limitada y contenida por la membrana citoplasmática. Dentro de esta matriz coloidal en la que el agua representa más del 70% del contenido, se encuentra una gran variedad de pequeñas moléculas, iones inorgánicos, ribosomas y enzimas involucrados en las reacciones anabólicas y catabólicas necesarias para el crecimiento celular y la reproducción. Es en el citoplasma donde ocurre el metabolismo celular, la síntesis proteica, y la síntesis del DNA y RNA. Si bien las bacterias no tienen organelas diferenciables, el material

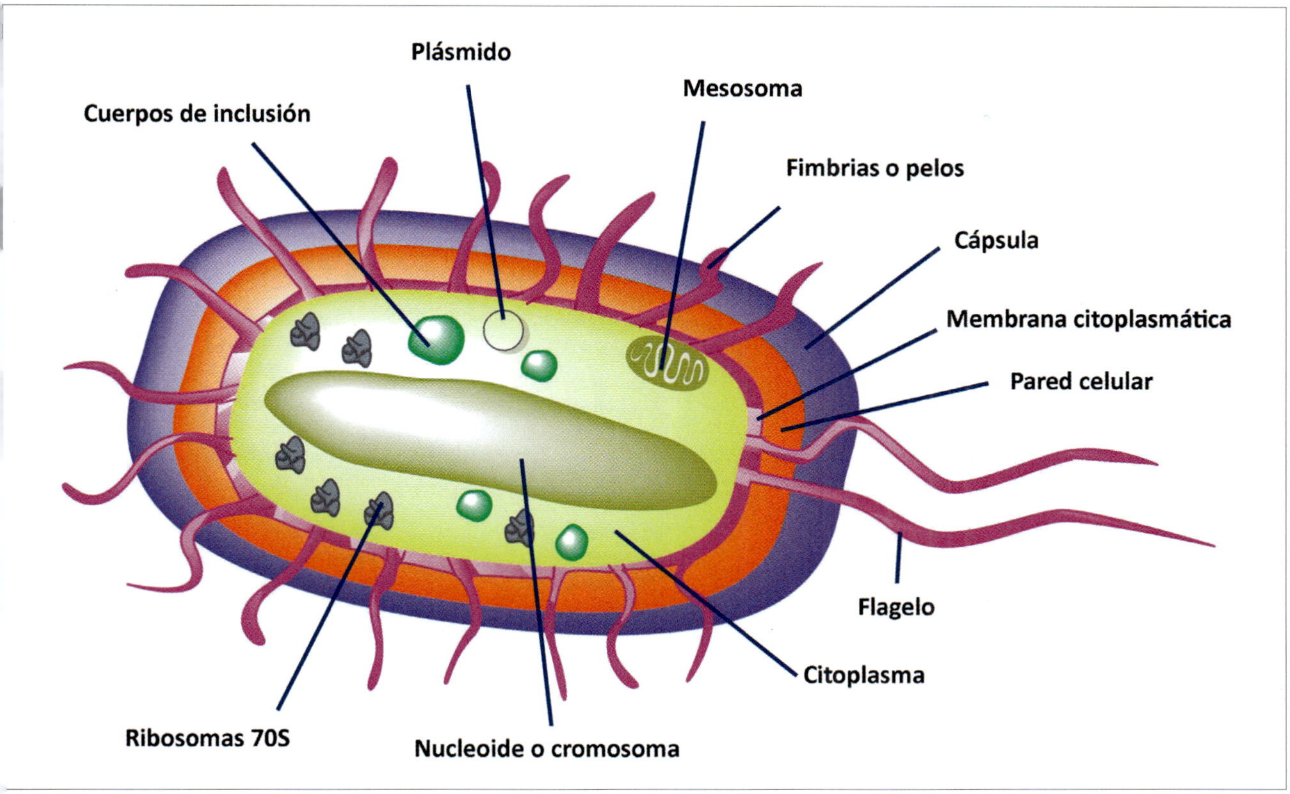

Fig. 25-2. Morfología general de una célula bacteriana típica. Gram positiva.

dentro del citoplasma se encuentra de manera organizada y bien compartimentada. El DNA bacteriano se encuentra superenrollado y plegado, de modo de minimizar el espacio que requeriría estando desplegado.

En la matriz citoplasmática podemos encontrar cuerpos de inclusión, cuya función (entre otras) es la reserva de compuestos de carbono, o sustancias inorgánicas como reservas de energía; la cantidad puede variar con las necesidades nutricionales de la célula. Algunos están envueltos con una cobertura de proteínas muy ordenada que las separa de la matriz citoplasmática, con monocapas de lípidos, o pueden permanecer libres en el citoplasma. También pueden concentrar en su interior algunas enzimas que realizan funciones cuyos productos pueden ser tóxicos. En general los cuerpos de inclusión pueden observarse al microscopio óptico sin tinciones especiales, pero el uso de la mismas mejora la visualización.

Entre los cuerpos de inclusión orgánicos encontramos a aquellos formados por ácido β-hidroxi-butírico (PHBA). Algunos cuerpos de inclusión pueden estar formados por gránulos pequeños de glucógeno, polímero de glucosa, observables al microscopio óptico luego de utilizar la tinción de iodo (color rojo). Posee las mismas funciones de reserva que los de PHBA. Algunas cianobacterias no fotosintéticas poseen cuerpos de inclusión que contienen cianoficina, un polímero compuesto por aminoácidos que no se sintetizan en los ribosomas. Los gránulos de cianoficina acumulan el exceso de nitrógeno, y son visibles al microscopio de contraste de fase.

Las vacuolas de gas, compuestas por vesículas de gas, quedan envueltas por una trama muy ajustada de proteínas pequeñas, muy hidrofóbicas, que forman un cilindro rígido hueco e impermeable al agua. Su presencia puede ser regulada por factores ambientales y les permite regular la flotabilidad en ambientes acuáticos, para obtener luz, nutrientes y oxígeno. Una vez que no los necesitan, el colapso de dichas vesículas les permite descender.

Los cuerpos de inclusión inorgánicos acumulan reservas de fosfato inorgánico en forma de gránulos de polifosfato, que se tiñen con colorantes básicos como el azul de toluidina y azul de metileno y se observan de color rojo-violeta. Debido a esa variación de color se los llama gránulos metacromáticos o de volutina. Están presentes, por ejemplo, en microorganismos clínicamente relevantes como *Yersinia pestis*, *Corynebacterium difteriae* y *Mycobacterium tuberculosis*.

Las bacterias púrpuras del azufre y las filamentosas no fotosintéticas que obtienen energía mediante oxidación del sulfuro de hidrógeno a azufre molecular, depositan el azufre en forma de gránulos citoplasmáticos para luego usarlos en caso de ausencia de sulfuro de hidrógeno. Otros cuerpos de inclusión inorgánicos como los magnetosomas pueden ser utilizados para que las bacterias se orienten según el campo magnético terrestre, dado que poseen hierro en forma de magnetita. En aquellos microorganismos que utilizan el CO_2 como fuente de carbono se observa la presencia de carboxisomas que poseen enzimas esenciales para la conversión de CO_2 a compuestos orgánicos.

Tabla 25-1. Comparación de los dominios *Bacteria*, Archaea y *Eucarya*.

Propiedad	***Bacteria***	***Archaea***	***Eucarya***
Organelasmembranosas típicas	Ausente	Ausente	Presente
Pared celular (En las que la posean)	Mayoría de las especies: peptidoglicano con ácido murámico	Diferentes tipos, sin ácido murámico	Sin ácido murámico
Lípidos de membrana	Ácidos grasos de cadena recta con enlace éster	Cadenas alifáticas ramificadas con enlace éter	Ácidos grasos de cadena recta con enlace éster
Vesículas de gas (en las que las produzcan)	Presente	Presente	Ausente
Particularidades del tRNA	Timina presente en la mayoría	Sin timina en el brazo T o TψC del RNA	Timina presente
	N-formilmetionina transportada por el tRNA iniciador	Metionina transportada por el tRNA iniciador	Metionina transportada por el tRNA iniciador
mRNA policistrónico	Presente	Presente	Ausente
Intrones	Ausente	Ausente	Presente
Maduración por corte y empalme	Ausente	Ausente	Presente
Ribosomas			
Cromosomas	70S	70S	80S
Sensibilidad al cloranfenicol y kanamicina	Sensible	No sensible	No sensible
RNA polimerasa dependiente del DNA			
Número de enzimas	Una	Varias	Tres
Estructura	Patrón simple	Patrón complejo	Patrón complejo
Sensibilidad a la rifampicina	Sensible	No sensible	No sensible
Metabolismo			
Metanogénesis (presencia de especies en el grupo con capacidad para hacerlo)	Ausente	Presente	Ausente
Fijación del nitrógeno (presencia de especies en el grupo con capacidad de realizarla)	Presente	Presente	Ausente
Fotosíntesis (presencia de especies en el grupo con capacidad de realizarla)	Presente	Ausente	Presente
Quimiolitotrofía (Presencia de especies con capacidad para ello)	Presente	Presente	Ausente

Ribosomas

La mayor parte de los ribosomas bacterianos se encuentran libres en el citoplasma. Por su tamaño (aprox. 25 nm de diámetro) no son observables por microscopía óptica. Están compuestos por dos subunidades, la subunidad mayor y la menor. Los ribosomas procariotas son de menor tamaño que los eucariotas (70 versus 80S), pero los pertenecientes a las archeas, son del mismo tamaño, son mucho más parecidos a los eucariotas en su funcionamiento. Los ribosomas 70S están formados por dos subunidades: 50S (subunidad mayor) y 30S (subunidad menor), las que se hallan unidas en presencia de altas concentraciones de iones magnesio. El símbolo S es la unidad de Svedberg, que es un parámetro que mide la velocidad con que se mueven las partículas en un campo gravitatorio establecido mediante ultracentrifugación. La relación entre S y la masa no es lineal, por lo que los valores de S no son aditivos. Cada subunidad ribosomal está compuesta por proteínas y rRNA. La subunidad 50S está constituida por rRNA 5S y rRNA 23S y unas 34 moléculas proteicas, denominadas L1 a L34. La subunidad 30S está compuesta por rRNA 16S (aprox. 1500 ribonucleótidos) y 21 moléculas proteicas denominadas S1 a S21. EL rRNA 16S posee cuatro dominios cuya estructura secundaria es conservada en los procariotas.

Para que el ribosoma sea activo casi todas las proteínas ribosomales deben estar presentes. Muchas de las proteínas ribosomales son modificadas por metilación o acetilación en la posición amino terminal o por la metilación de residuos internos de lisina. El papel de estas modificaciones está asociado con el montaje del ribosoma y en la modulación de la interacción proteína-RNA y proteína-proteína. Algunas poliaminas (como la espermidina) pueden asociarse aumentando la estabilidad del ribosoma completo aún a bajas concentraciones de magnesio.

Como veremos en otros capítulos, algunos de los antibióticos clínicamente útiles tienen su blanco de acción en el ribosoma procariota, los ribosomas citoplasmáticos de los organismos eucariotas y de las *archeae* no son afectados por los mismos antibióticos.

El número de ribosomas varía en una célula en crecimiento, momento en el que la síntesis de proteínas es activa, y se agrupan formando cadenas unidas por RNA mensajero (polisomas) cercanas al cromosoma bacteriano. En *Escherichia coli* por ejemplo, pueden alcanzar de 10000 a 20000 ribosomas.

Cromosoma y plásmidos

Los procariotas poseen DNA doble cadena circular, covalentemente cerrado y dada su longitud (que en una bacteria típica excede un milímetro) debe estar muy plegado. Si bien los límites son muy amplios, existen bacterias cuyo genoma es mucho mas chico y otras que duplican este número, consideraremos que, en general, ronda los 4500 kilo pares de bases (kb), lo que da lugar a entre 2000 y 3000 genes. Es por ello que debe disponerse de manera compacta pero conservando la capacidad de desenrollarse para poder realizar la replicación en el momento que la célula se esté dividiendo. Al microscopio óptico puede observarse como una masa o nucleoide con la tinción de Feulgen, si bien es difícil evitar que se tiña el RNA.

Aunque el DNA bacteriano representa un 2 a 3 % de la masa celular, ocupa aproximadamente el 10% del volumen de la célula. Al intentar aislar el cromosoma bacteriano, el 80% del material aislado es DNA, el 10% RNA y el 10% restante son proteínas. La mayor parte de estas proteínas son RNA polimerasas. En asociación con el DNA se han hallado también proteínas similares a las histonas que limitarían el superenrollamiento actuando como auxiliares de la DNA girasa.

Durante la multiplicación, el DNA se mantiene como una red de cromatina difusa y nunca se agrega de manera de formar un cromosoma bien definido. El DNA está unido a la membrana celular en lugares estratégicos durante la replicación, lo que permite separar o segregar mecánicamente luego las copias del DNA replicado en las células progenie.

Las bacterias pueden poseer material genético extracromosomal (o sea, que no forma parte del "cromosoma" bacteriano) que se replica de manera independiente del cromosoma. Este material genético se denomina plásmido, y en general es circular y doble cadena. El tamaño puede variar entre 1kb o hasta más de 200 kb. Cuando los plásmidos están presentes pueden conferir ventajas adaptativas a las bacterias.

Si bien no son esenciales, ya que las bacterias pueden crecer aún después de haberlos perdido, se encuentran en casi todas las especies bacterianas, aportando genes que pueden codificar para resistencia a antibióticos, metales pesados, resistencia a la injuria por radiación UV, producción de bacteriocinas que inhiben el crecimiento de bacterias competidoras, metabolismo de productos orgánicos alternativos, producción de toxinas y otros factores de virulencia, además de codificar para su propia replicación, mantenimiento y potencial transferencia a otras bacterias.

Membrana plasmática

La membrana actúa como barrera física y osmótica entre el citoplasma y el medio ambiente y ejerce un control selectivo del movimiento de sustancias desde y hacia el medio interno y externo. Las sustancias pueden ingresar por difusión simple, difusión facilitada o transporte activo (asociado al consumo de energía). En la membrana ocurren distintos procesos metabólicos como la respiración, la fotosíntesis, la síntesis de lípidos y una parte del proceso de síntesis de la pared celular. En la membrana podemos encontrar proteínas relacionadas con la secreción de las exotoxinas. Su espesor es de 8nm y está compuesta por proteínas (50 a 75%), lípidos (20 al 35%) e hidratos de carbono pero en menor proporción. La estructura de la membrana plasmática puede observarse mediante microscopía electrónica.

Los lípidos de membrana son fosfolípidos que poseen ácidos grasos, (extremo hidrofóbico), orientados hacia el centro de la membrana, y glicerol (extremo hidrofílico), unidos mediante enlaces éster y grupos fosfatos cargados que están orientados hacia la superficie e interactúan con la matriz citoplasmática o el medio externo. De esta manera la forma que se organiza es de una bicapa lipídica. Los fosfolípidos que la componen son fosfatidil-etanol-amina y fosfatidil-glicerol. La estabilidad de la membrana plasmática está dada por los hopanoides, que son moléculas pentacíclicas parecidas a los esteroles, por puentes de hidrógeno e interacciones hidrofóbicas, y por la presencia de cationes (Mg^{2+} y Ca^{2+}) que interactúan por medio de interacciones iónicas con los grupos polares de carga negativa de los fosfolípidos (Fig. 25-3).

La membrana no posee ácidos grasos poli-insaturados salvo en algunas excepciones como en las bacterias fotosintéticas. El largo de las cadenas de los ácidos grasos le permite a la bacteria modular la fluidez de la membrana como respuesta a los cambios de temperatura.

La membrana citoplasmática es, además, el sitio donde se ubican los citocromos y donde se realiza el metabolismo oxidativo. También es el lugar donde se ubican las proteínas nacientes destinadas a la excreción, toxinas y otros factores de virulencia.

Proteínas de membrana: La membrana posee proteínas estructurales que pueden estar asociadas tanto en la superficie externa como interna. En la superficie externa se pueden encontrar proteínas relacionadas con la biosíntesis de los componentes de pared y proteínas fijadoras de sustratos. En la superficie interna se encuentran las proteínas asociadas a los procesos de respiración. Otras

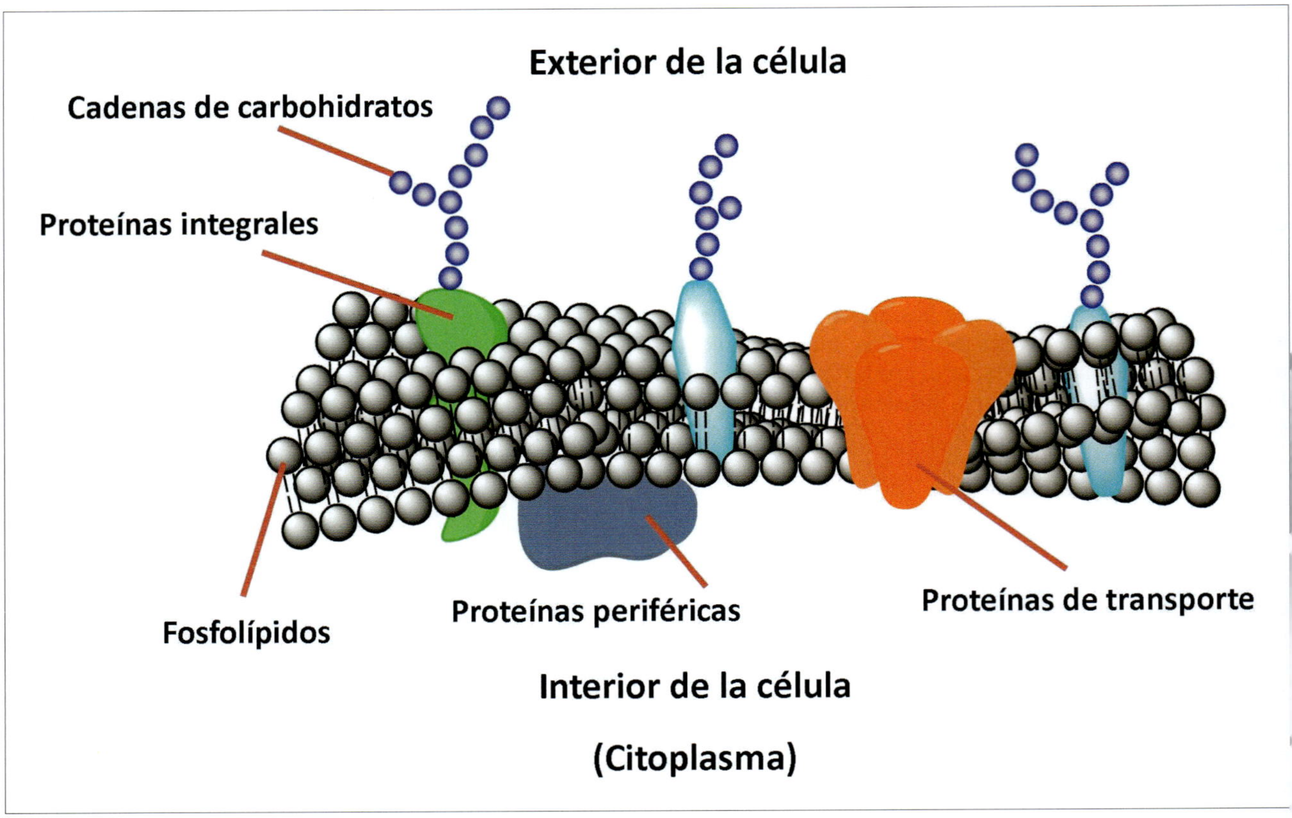

Fig. 25-3. Estructura de la membrana citoplasmática bacteriana.

proteínas llamadas permeasas atraviesan la membrana de lado a lado y están implicadas en el transporte activo de pequeños sustratos.

La capacidad de la membrana citoplasmática como barrera osmótica está demostrada entre otras cosas por la capacidad de las bacterias de concentrar ciertas sustancias en contra de un gradiente de concentración. Sustancias tales como fosfatos, ésteres de fosfatos, purinas, pirimidinas, y otras sustancias solubles pueden estar dentro de la célula en alta concentración y de ese modo contribuyen al mantenimiento de la presión osmótica interna.

Los mesosomas son invaginaciones de la membrana de estructura laminar, tubular o vesicular. A diferencia de la membrana plasmática contienen alta concentración de enzimas respiratorias.

La superficie de la membrana posee moléculas receptoras especiales que ayudan a detectar y responder ante sustancias químicas del medio externo, a los que se denomina quimiorreceptores (ver más adelante).

Las bacterias verdes fotosintéticas poseen estructuras llamadas clorosomas que son estructuras especializadas cilíndricas, debajo de la membrana plasmática a la cual están adheridas. En la misma se alojan pigmentos fotosintéticos mientras que los componentes de los transportadores de electrones se localizan en la membrana plasmática. Si bien las bacterias no tienen las típicas organelas de las células eucariotas, las cianobacterias contienen un sistema de citomembranas de sacos aplanados, independientes de la membrana plasmática.

Pared celular

El peptidoglicano se encuentra en todas las bacterias con excepción de los micoplasmas y algunas archeas. Se localiza al exterior de la membrana plasmática y limita el volumen del contenido citoplasmático, oponiendo un soporte mecánico a la presión o turgencia del citoplasma. Debido a la alta concentración de solutos que contiene, el citoplasma posee mayor presión osmótica que el medio extracelular. La presencia de la pared impide físicamente que el volumen citoplasmático aumente debido al ingreso de agua a favor del gradiente de concentración. La pared también le da forma a la célula, protege del ambiente externo, impide el pasaje de algunas moléculas y tiene un importante papel en la división celular.

Si bien se organiza como una supra-macromolécula que envuelve totalmente la célula bacteriana, es permeable al pasaje de nutrientes hacia el interior de la célula y de enzimas y productos de excreción hacia el exterior. Algunos de sus componentes confieren patogenicidad a los microorganismos y ayuda a proteger a la célula de componentes tóxicos. La pared (y sus procesos biosintéticos) son el sitio blanco de acción de algunas familias de antibióticos. La pared tiene receptores para bacteriófagos, y como veremos más adelante, otras estructuras o apéndices se anclan en ella.

Según la respuesta a la tinción de Gram, las bacterias pudieron clasificarse en dos grandes grupos, las bacterias Gram positivas y las Gram negativas. Como se explicará más adelante, ambos grupos se diferencian inicialmente, en la composición de la pared. Otros grupos de bacterias como las micobacterias y las archeas poseen pared pero de una composición diferente.

La unidad repetitiva (monomérica) que se repite en el peptidoglicano es un disacárido que contiene N-acetil-D-glucosamina y ácido N-acetil-murámico, unidos por enlaces β1-4 (Fig. 25-4). Al grupo carboxilo del N-acetil-murámico se unen cortas cadenas peptídicas. Estas cadenas están compuestas por los aminoácidos: L-alanina (L-Ala), ácido D-glutámico (D-Glu), un di-aminoácido que generalmente es el meso-diaminopimélico (DAP), que no se encuentran presentes en las proteínas y dos D-alanina (D-Ala). La alternancia entre formas D y L de los aminoácidos permite que se puedan acomodar adecuadamente en su estructura final. La presencia de D-aminoácidos protege a las bacterias de las proteasas. Muchas bacterias sustituyen al DAP por L-lisina (L-Lys).

Las cadenas de peptidoglicano están entrecruzadas por sus péptidos, en los que el carboxilo de la D-Ala en el cuarto lugar se une al grupo amino del DAP o al di-aminoácido de una hebra paralela. A veces esta unión ocurre a través de otros puentes interpeptídicos intermediarios (Fig. 25-5). La resistencia mecánica y osmótica característica de las bacterias se logra una vez que el peptidoglicano está

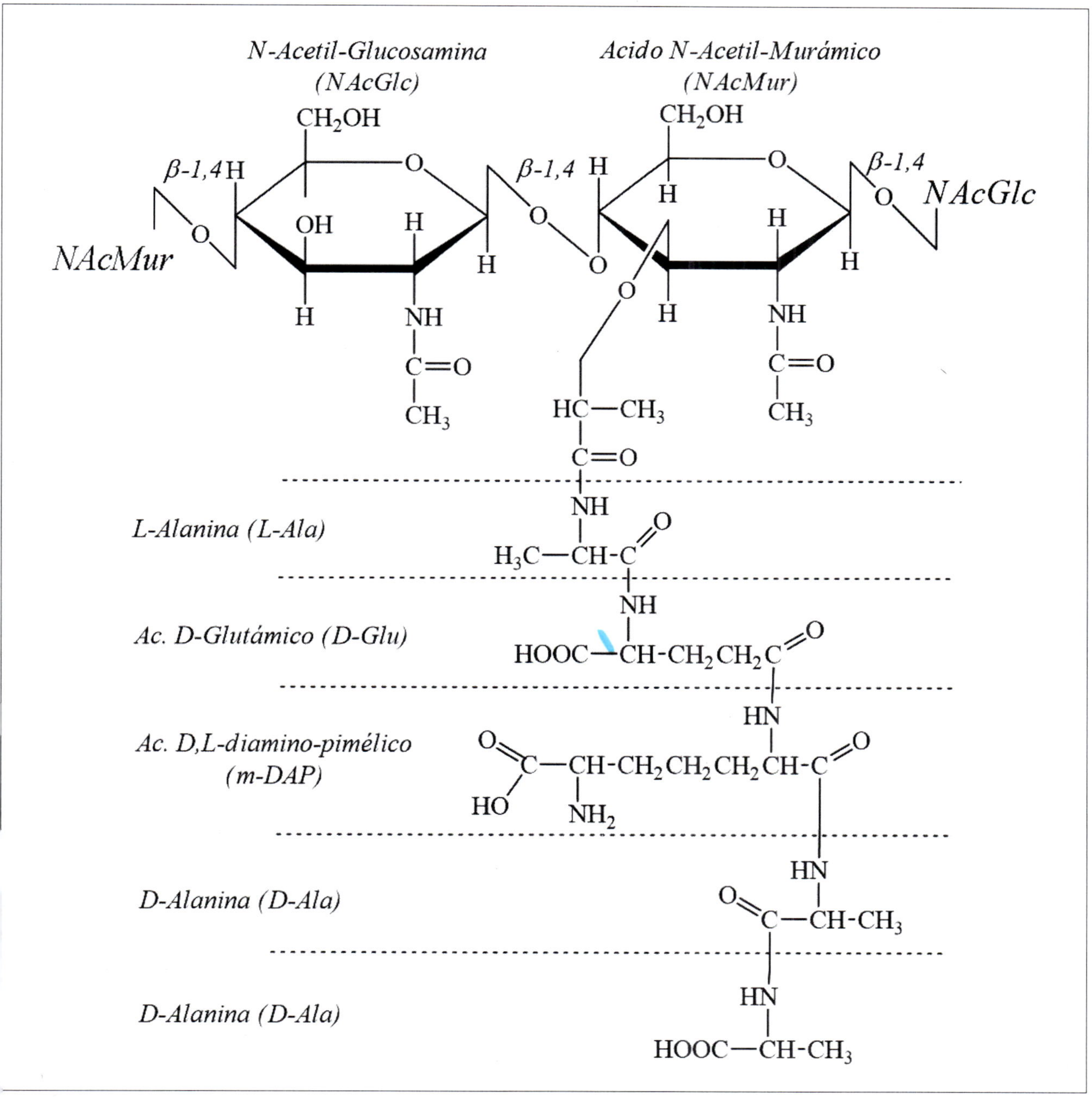

Fig. 25-4. Composición de la subunidad del peptidoglicano.

entrecruzado. El número de puentes peptídicos varía entre las diferentes bacterias, siendo característico de cada tipo y varía en función al estado de la célula y las condiciones generales del cultivo.

Pared de bacterias Gram positivas

Al realizar cortes delgados y transversales de células Gram positivas se observa la existencia de una gruesa pared celular que recubre a la membrana citoplasmática. Esta capa está formada por una capa gruesa de peptidoglicano (15 a 60 nm), ácidos teicoicos lipoteicoicos y ácidos teicurónicos.

La pared está formada por varias capas de peptidoglicano (hasta 25) y el mismo representa el 90% del peso seco de la pared. El puente entre cadenas adyacentes puede realizarse de manera directa o, con participación de otros péptidos cortos que definen quimiotipos de peptidoglicano.

La pared posee ácidos teicoicos, que son polímeros lineales de glicerol o ribitol unidos por puentes fosfodiéster; a su vez pueden estar sustituidos por glucosa, D-Ala o N-Acetil-glucosamina. La composición del ácido teicoico puede variar según la especie bacteriana y el medio de desarrollo. Un extremo de los ácidos teicoicos queda anclado covalentemente a algún grupo 6-OH del ácido murámico. Se extienden hacia afuera del peptidoglicano y confieren carga negativa a la superficie bacteriana. Participan en el control de la activación de enzimas autolíticas (ver capítulos de mecanismo de acción y resistencia a antibióticos) y poseen propiedades antigénicas.

Algunas bacterias, en ausencia de fosfatos, no pueden sintetizar ácidos teicoicos y en su lugar sintetizan ácidos teicurónicos que son polisacáridos que contienen N-acetil –manosurónico o D-glucosurónico (Fig. 25-6).También en este caso las superficies bacterianas son negativamente cargadas.

Las bacterias Gram positivas además pueden tener otros polímeros asociados a la pared que contienen ramnosa, ácido neuramínico y/o colina; embebidas en la matriz, además pueden poseer proteínas que están siendo exportadas al exterior o que participan del recambio de la propia pared o que están ancladas como la proteína M de estreptococos del grupo A (un importante factor de virulencia).

Pared de bacterias Gram negativas

También en este caso las cadenas polisacarídicas paralelas son heterogéneas en su longitud. En general, el entrecruzamiento entre los péptidos de cadenas paralelas y cercanas se realiza de manera directa entre el aminoácido en posición 4 y el amino extra de la lisina o el ácido diamininopimélico de la cadena adyacente. La cantidad de peptidoglicano presente para formar la malla alrededor de cada célula es apenas suficiente como para la formación de una capa delgada, que representa solo aproximadamente el 5-10% del peso de las envolturas (Fig. 25-6). En este caso, las posibilidades de entrecruzamiento solo pueden darse con las hebras paralelas que se encuentran en un mismo plano y las bacterias Gram negativas tienen por lo tanto menor grado de entrecruzamiento que sus contrapartes Gram positivas.

Membrana externa

Las bacterias Gram negativas presentan por fuera de la matriz de peptidoglicano una membrana externa, que define por su presencia un espacio periplásmico entre la membrana citoplasmática y la misma. En ese espacio periplásmico se encuentra embebido el peptidoglicano.

La membrana externa es una doble capa asimétrica formada por lipopolisacárido (LPS) y fosfolípidos de aproximadamente 8 nm de espesor. Entre los lípidos de la capa interna, predominan fosfolípidos como fosfatidiletanolamina, fosfatidilglicol y cardiolipina, mientras que en la capa externa se encuentran en mayor proporción los lipopolisacáridos.

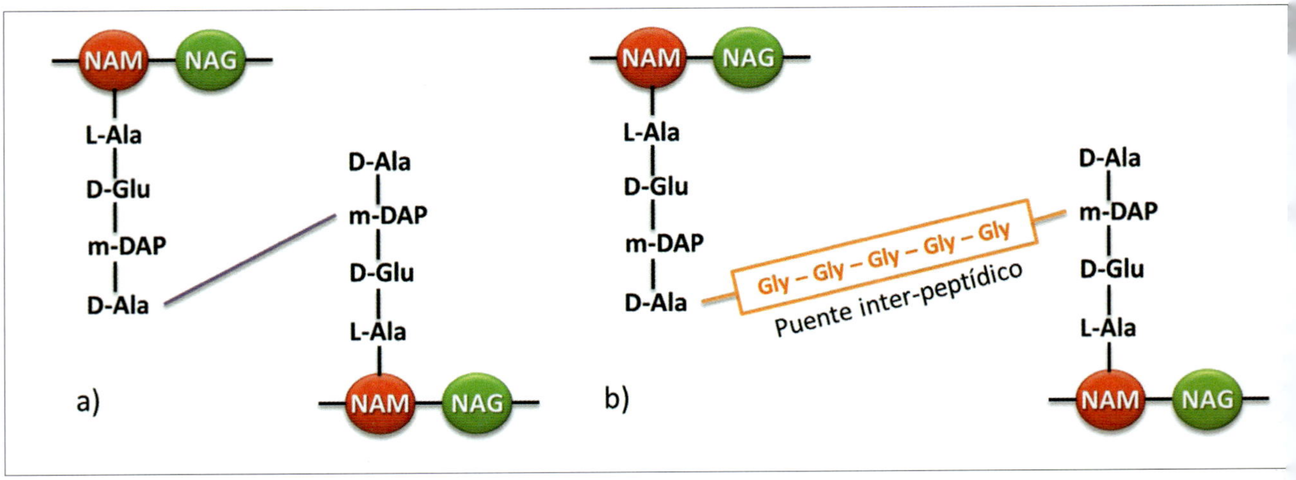

Fig. 25-5. Entrecruzamiento del peptidoglicano: a) el peptidoglicano de *Escherichia coli* y otras bacterias Gram negativas es entrecruzado por enlace directo entre cadenas adyacentes; b) en bacterias como *Staphylococcus aureus*, participa un puente inter-peptídico de penta-glicinas. NAM: ácido N-acetil murámico; NAG: N-acetil glucosamina; m-DAP: ácido meso-diamino-pimélico.

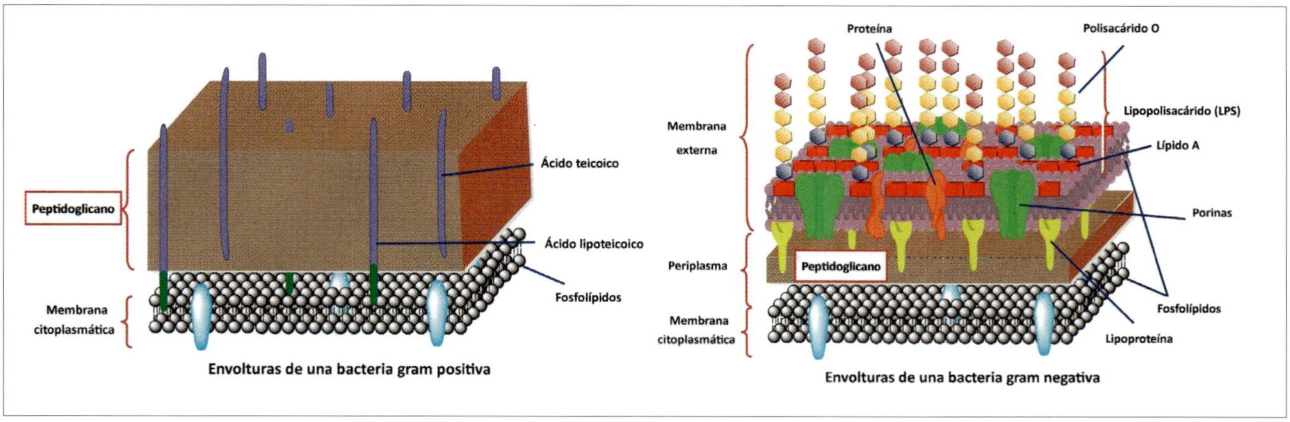

Fig. 25-6. Envolturas comparativas de bacterias Gram positivas y Gram negativas.

La porción lipopolisacárida compleja de la membrana externa está compuesta por un lípido complejo, tóxico, el *lípido* A o región III, así como por una región polisacárida variable, antigénica que corresponde al antígeno O somático de las bacterias Gram negativas (polisacárido O especifico o región I) y el polisacárido del centro o región II. La especificidad serológica reside en la región I y la toxicidad en la región III.

El antígeno O (región I) está formado por unidades repetitivas de oligosacáridos de 3 o 4 residuos formando una cadena de hidratos de carbono de hasta 40 azúcares de longitud que cubre la superficie bacteriana y excluye a los compuestos hidrofóbicos. Como se verá en otros capítulos, las cadenas hidrocarbonadas varían en la composición y otorgan variabilidad al antígeno O, que es específica de especie en Gram negativos.

Polisacárido central (región II): en esta región podemos diferenciar un área interna y otra externa. El área interna contiene ácido 2-ceto-3-desoxioctónico (CDO) y heptosa (ambos son exclusivos de las bacterias). El CDO está unido a la glucosamina del lípido A. El centro externo está compuesto por glucosa, galactosa y N-acetil-glucosamina.

El lípido A está compuesto por unidades de N-acetil-glucosamina fosfato, unida a ácidos grasos de cadena larga por uniones β(1,6). El ácido graso que está conservado es el ácido β-hidroxi-mirístico y el resto de los ácidos grasos y sustituyentes varían entre las especies (Fig. 25-7). Las propiedades endotóxicas (pirogenicidad, letalidad, actividad de necrosis tisular, activación de complemento, etc.) termoestables del LPS se deben en gran parte al lípido A.

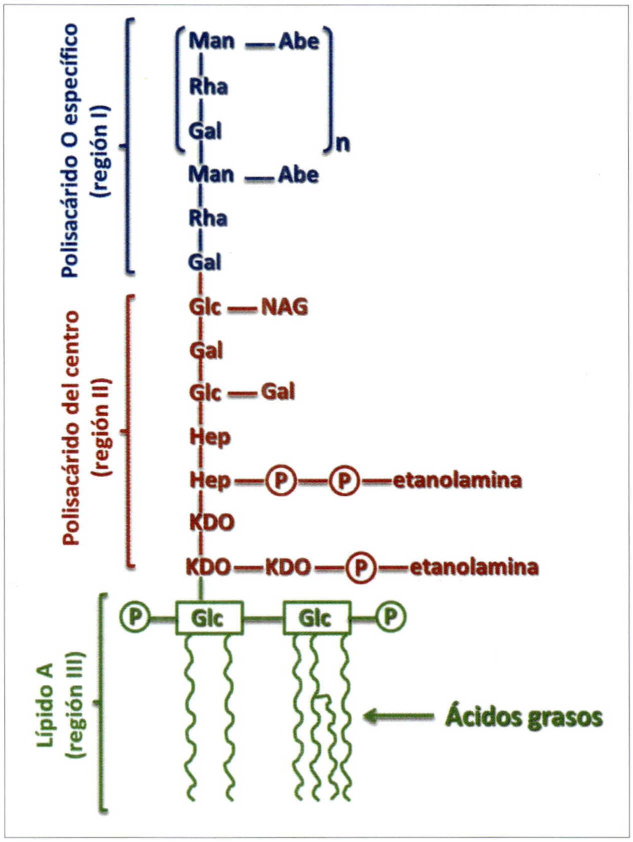

Fig. 25-7. Estructura del lipopolisacárido (LPS).

Los **fosfolípidos** de la membrana externa se encuentran del lado celular y son cualitativamente diferentes a los de la membrana plasmática. Están presentes la fosfatidil-etanolamina, fosfatidil-glicerol y cardiolipina. Además en esta capa se encuentra una lipoproteína (lipoproteína de unión o lipoproteína de Bayer) muy abundante que sirve de anclaje de la membrana externa a la pared ya que se une covalentemente por un extremo a algún ácido diaminopimelico libre en cadenas de peptidoglicano, y por el otro insertan en forma no covalente su extremo lipídico en la membrana externa. Sin embargo, esta unión no implica que la envoltura externa comparta el esfuerzo mecánico para sostener la presión de turgencia del contenido citoplasmático.

A las **proteínas** presentes en la membrana externa se las llama OMP por su sigla en inglés ("*outer membrane protein*"). Entre ellas vamos a nombrar las porinas, proteínas de masa molecular aproximada de 35000 Da que forman canales de difusión transmembrana no específicos, por el cual circulan sustancias hidrofílicas de bajo peso molecular (entre 600-3000 Da), por ejemplo OmpC, OmpD y OmpF halladas en *E. coli* y *Salmonella* Typhimurium.

Algunas proteínas de membrana externa actúan como receptores de fagos, por ejemplo LamB en *E. coli* que es receptora del fago λ y es responsable del pasaje de maltodextrina a través de la membrana. Otra porina, Tsx, actúa como receptora para el bacteriófago T_6 y es responsable de la difusión transmembrana de nucleósidos y algunos aminoácidos.

Existe otro grupo de proteínas abundantes que no son porinas, por ejemplo OmpA, que participa en el anclaje de la membrana externa a la capa de peptidoglicano.

Otras proteínas presentes en menor cantidad, son responsables del transporte de pequeñas moléculas específicas como la vitamina B_{12} y los sideróforos de hierro. Tienen gran afinidad por sus sustratos. También incluyen un número limitado de enzimas y algunas proteínas de unión a penicilina.

La membrana externa actúa como un tamiz para el pasaje de moléculas hidrofóbicas, las moléculas de gran tamaño como las vitaminas deben entrar por transportadores específicos. Además impide la pérdida de proteínas periplásmicas y protege de la acción de las sales biliares o de enzimas hidrolíticas del medio.

El espacio periplásmico delimitado entre ambas membranas contiene al peptidoglicano, enzimas hidrolíticas que participan en la degradación de oligómeros en el marco restringido de este espacio, en lugar de tener que ser secretados al medio externo como en los Gram positivos, lo que los hace mucho más eficientes en el empleo de sus propias enzimas. Numerosos solutos, proteínas de unión a sustrato y transportadores, enzimas degradadoras, todo se encuentra exportado en un espacio controlado.

Pared celular de micobacterias

Las características tintoriales de las micobacterias (como la ácido alcohol-resistencia), la resistencia a los fármacos y al menos parte de la patogenicidad, se relacionan con la composición de la pared celular que estructuralmente, a primera vista, es análoga a la de las bacterias Gram negativas. Sin embargo, son funcionalmente muy dispares. En ambos casos, por afuera de la capa de peptidoglicano se encuentra una envoltura, que en los Gram negativos funciona como una membrana biológica, pero en las micobacterias es una capa cérea que provee impermeabilidad y no es funcionalmente una membrana, ni se encuentran proteínas o lípidos parecidos. De hecho, las micobacterias están relacionadas con microorganismos Gram positivos, pero la segunda envoltura no les permite incorporar el cristal violeta de la coloración de Gram; en los Gram negativos el colorante puede ingresar y no es retenido, lo que es el fundamento de la coloración.

En los microorganismos relacionados con las micobacterias podemos encontrar una capa de peptidoglicano que sirve como anclaje a una envoltura externa en la que se encuentran ácidos grasos ramificados de gran tamaño (ácidos micólicos). Estos están anclados al peptidoglicano a través de arabinogalactanos. Los ácidos micólicos forman una envoltura sin movilidad lateral, de consistencia cérea, que limita tanto el ingreso como el egreso de sustancias hidrosolubles. No existen en esta capa proteínas que actúen como canales de transporte.

Sin embargo, anclados en la membrana citoplasmática se encuentran lipoarabinomananos, y fosfatidilinositolmanósidos. En este caso, las extensiones polisacarídicas de los primeros permitirán mantener canales de comunicación con el exterior celular, permitiendo el tránsito de nutrientes y productos de secreción.

Las micobacterias están rodeadas además de gran cantidad de glicolípidos específicos de especie: glicopeptidolípidos (GPLs), lipopolisacáridos con trehalosa (LOSs) y glicolípidos fenólicos (PGLs).

En particular, los PGLs son considerados importantes factores de virulencia, ya que son capaces de secuestrar los productos de la respuesta inflamatoria y del estallido respiratorio, protegiendo a las estructuras subyacentes de sus daños.

Bacterias sin pared celular

Entre las formas que existen naturalmente sin pared, encontramos las bacterias del género *Mycoplasma y Ureaplasma* (*Bacteria*). Los micoplasmas son pequeños microorganismos procariotas limitados por membranas que requieren colesterol para incorporarlo a la membrana celular de modo de hacerla más resistente, por ejemplo a variaciones de presión osmótica. Estos esteroles son obtenidos del medio de crecimiento o de los animales infectados. Aun siendo frágiles mecánicamente, son patógenos relevantes para humanos y animales.

Al carecer de pared, son naturalmente resistentes a la acción de los antibióticos que bloquean su síntesis. La falta de una pared rígida, determina que sean muy pleomórficos, o sea que pueden presentar distintos tipos morfológicos; cocos, cocos y cadenas, cocos con túbulos, células filamentosas con estructuras terminales, células filamentosas con ramificaciones y células en forma de pera en la observación microscópica.

Formas L: son bacterias que han perdido su capacidad de sintetizar paredes celulares completas. Se pueden observar formas L de bacterias Gram negativas y de bacterias Gram positivas, generalmente cuando crecen en tejidos de animales infectados. Algunas formas L sintetizan parcialmente pared celular mientras que otras carecen totalmente de ella. Morfológicamente se parecen a los micoplasmas, pero son bacterias no relacionadas.

Protoplastos y esferoplastos: También es posible producir células sin pared, de manera experimental, al digerir la pared bacteriana con enzimas y agentes quelantes, manteniendo a las mismas en un medio hipertónico de sacarosa (20%) o sales (KCl 0,5 M), en este caso se libera un cuerpo esférico, sin pared, que se conoce con el nombre de protoplasto. Los protoplastos adquieren una forma esférica porque la presión osmótica interna impulsa en todas direcciones de la superficie interna de la membrana citoplasmática. Los protolastos son muy frágiles y deben ser mantenidos en soluciones isotónicas con su contenido citoplasmáticos.El protoplasto puede cumplir en estas condiciones casi todas las funciones biológicas: síntesis de enzimas, esporulación (si este proceso se ha iniciado en la célula intacta) o soportar la multiplicación de fagos cuando la célula ha sido previamente infectada. Sin embargo, se han detectado algunas diferencias metabólicas según esté o no la pared. Esto indicaría que aparte de su función física de contención la pared condiciona algunos aspectos del metabolismo.

Si la célula ha adquirido una forma esférica por ruptura de la pared, pero todavía retiene restos de ésta se habla de *esferoplastos.* El termino *protoplastos,* en general es usado para las bacterias Gram positivas y el de esferoplastos, para las Gram negativas ya que estas inevitablemente retienen algunos componentes de la membrana externa. Los *esferoplastos* también son osmóticamente sensibles aun cuando presenten "pedazos" de pared asociados a la membrana citoplasmática.

La pared celular de Arquibacterias (Archaea)

Las arquibacterias comprenden tres clases muy distintas de bacterias: las *metanógenas,* las *halófilas extremas* y las *termoacidófilas.*

Tienen múltiples tipos de pared, pero en ninguna de ellas la pared tiene como base estructural el ácido murámico ni poseen estructuras que contenga D-aminoácidos.

Los principales componentes de la pared son proteínas, glicoproteínas o polisacáridos. Algunas arquibacterias (*Methanobacteriales*) contienen "seudomureína" que es análoga al peptidoglicano bacteriano, pero contiene ácido L-talosaminurónico unido a N-acetilglucosamina mediante uniones β(1-3). Los aminoácidos de la seudomureína son siempre de configuración L.

Thermoplasma, un género de las termoacidófilas, no posee pared celular. Las membranas celulares de las halófilas extremas y de las termoacidófilas están formadas por lípidos no habituales. Estos lípidos están compuestos, al igual que los de las eubacterias, por un grupo glicerol ligado a dos largas cadenas hidrobarbonadas pero en el caso de a*rquibacterias*, la unión entre el glicerol y las cadenas es un enlace de tipo éter (-O-). En las eubacterias, este enlace es de tipo éster. Las cadenas hidrocarbonadas no son ácidos grasos clásicos, sino isoprenoides, que en microorganismos presentes en ambientes muy extremos tiene dos extremos polares, uno a cada lado de la membrana, unidos por estos isoprenoides que se orientan simétricamente en la misma.

Cápsulas y capas mucosas

Los microorganismos Gram positivos y Gram negativos pueden fabricar y exportar polímeros de alto peso molecular que se adhieren al exterior celular formando una capa por fuera de la pared. Si esta capa está bien organizada y tiene límites claramente definibles se la denomina cápsula, si los límites son más laxos se la denomina capa mucosa.

Las cápsulas pueden estar compuestas por polisacáridos que pueden ser polímeros de galactosa, ramnosa, glucosa o fructosa, por ejemplo en estreptococos. Además pueden tener asociados polipéptidos o estar compuestas solamente de polipéptidos, por ejemplo la cápsula de *Bacillus anthracis* que está formada por un polímero de ácido D-glutámico.

La cápsula representa el primer punto de contacto entre la bacteria y los componentes del sistema inmune e impide la unión de los anticuerpos y la fijación de los componentes del sistema de complemento a la superficie, lo que modula o restringe las posibilidades de fagocitosis (ver los capítulos específicos de virulencia y patogénesis bacteriana).

Además, el polisacárido capsular permite la adhesión a algunos tejidos o superficies e interviene en la formación de *biofilms*.

Si bien la pérdida de la cápsula no afecta la viabilidad bacteriana, en muchos microrganismos patógenos es imprescindible para producir infección en sus hospedadores.

Apéndices bacterianos

Son estructuras variadas con funciones diferentes y se encuentran en la estructura externa de la célula. No todas las bacterias las poseen.

Flagelos

Los flagelos no son esenciales para la viabilidad de las bacterias y son responsables de la motilidad, intervienen en la adhesión, colonización y formación de *biofilms*.

Los flagelos son filamentos largos que pueden medir hasta 20 µm y poseen un ancho de 20 nm. Se extienden por fuera de la membrana y pared celular. Las bacterias que poseen flagelos pueden presentar distinto número, desde uno (bacterias monótricas), hasta cientos y los mismos pueden distribuirse en un polo de la célula (flagelo polar, en bacterias monótricas), en ambos lados (bacterias anfítricas) o por toda la célula (bacterias perítricas), además pueden poseer un grupo de flagelos en uno o ambos lados (bacterias lofótricas).

Los flagelos pueden dividirse conceptualmente en tres estructuras: el filamento (externo respecto de la célula), el cuerpo basal (anclado en la membrana plasmática) y el gancho (une el filamento al cuerpo basal). El filamento es un cilindro hueco conformado por subunidades proteicas de peso molecular entre 30 kDa a 60 kDa (Fig. 25-8). La estructura de la proteína llamada flagelina es específica de especie y es sintetizada en las cercanías del botón flagelar citoplasmático, mediante autoensamblaje de estas proteínas en el extremo distal del filamento. El gancho en cambio está constituido por una sola proteína de 30 a 45 kDa. El cuerpo basal está formado por 10 a 13 proteínas que se disponen en forma de anillos que rodean al filamento y en general son 4 anillos. El anillo M está embebido en la membrana citoplasmática y permite que el flagelo rote, el anillo S se encuentra entre la membrana plasmática y el peptidoglicano. Los anillos exteriores del cuerpo basal P y L se asocian con las capas de peptidoglicano y de la membrana externa, respectivamente.

En bacterias Gram positivas el flagelo es similar, con la excepción que el cuerpo basal contiene sólo dos anillos, uno de ellos embebido en la membrana plasmática y el otro asociado al peptidoglicano.

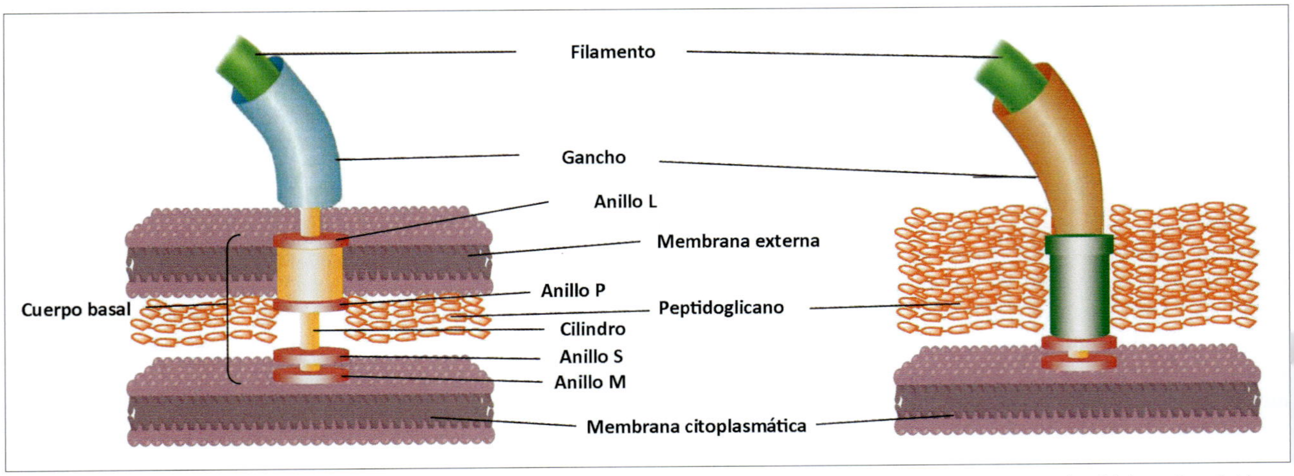

Fig. 25-8. Esquema del flagelo en bacterias Gram negativas (izquierda) y Gram positivas (derecha). Adaptado de Prescott Microbiology, 9a edición.

Movimiento flagelar

El flagelo tiene forma de hélice rígida y la bacteria se mueve al moverse dicha hélice. La dirección de la rotación flagelar determina la naturaleza del movimiento bacteriano.

El flagelo es una estructura rígida y es por ello que debe existir un motor en su base. La fuerza que mueve al flagelo para impulsar a las bacterias parece ser generada en el anillo M al rotar en el sentido inverso a las agujas del reloj. La energía se obtiene de una corriente protónica generada en la membrana plasmática. Asociado al cuerpo basal y proyectándose dentro del citoplasma se encuentra un anillo que contiene las "proteínas del switch", proteínas Mot y Fli y actúa como el corazón del motor. Es en ese evento donde se produce el acople ente el pasaje de protones o iones sodio a través del motor del flagelo (complejo Mot), con generación de la rotación del mismo.

Pelos, fimbrias

Son apéndices más cortos y finos que los flagelos y no están relacionados con la motilidad. A aquellos relacionados con la transferencia de material genético los llamaremos pelos (*pili*) sexuales, que son en general más largos y se encuentran de a uno o dos por célula. Llamaremos fimbrias a aquellos que no intervienen en la transferencia de genes, son numerosos y tapizan la superficie celular. Los pelos sexuales están formados por una proteína llamada pilina. Actúan en la adherencia célula-célula en el proceso de conjugación bacteriana y pueden ser receptores de bacteriófagos. Las fimbrias son más cortas que los flagelos pero más numerosas. Están formadas por subunidades proteicas hidrofóbicas que poseen proteínas mayoritarias. Las fimbrias y pili se originan en la membrana plasmática y atraviesan la pared celular. Las células fimbriadas se adhieren a interfases, superficies hidrofóbicas y receptores específicos. En general, los extremos de las fimbrias contiene proteínas que tiene una elevada afinidad por oligosacáridos o glicopeptidos específicos, que proveen un sitio de anclaje especifico, según el tipo celular que los produzca.

Además las fimbrias ejercen función de lectina y adhesina para poder adherirse y colonizar tejidos.

Quimiotaxis

Es el movimiento de las bacterias por atracción o repulsión hacia sustancias químicas, nutrientes, sustancias peligrosas, productos de residuo. Además las bacterias pueden responder a señales lumínicas, de temperatura o gravedad. La existencia de un gradiente quimiotáctico hace que los movimientos sean hacia esa dirección. Las bacterias móviles contienen receptores (quimiorreceptores) localizados en diferentes sitios como el lado interno de la pared celular o en una región situada por debajo de ella. Estas sustancias son detectadas por los quimiorreceptores y transmiten señales al flagelo para iniciar el movimiento,

Endosporas bacterianas

Las esporas bacterianas son estructuras especiales que permiten que las bacterias puedan sobrevivir largos períodos de tiempo en condiciones adversas. Las células vegetativas de las bacterias que pueden formar esporas comienzan a esporular generalmente en la fase estacionaria, cuando cesa el crecimiento debido a condiciones ambientales adversas, como la ausencia de fuentes de carbono, nitrógeno, el calor y/o desecación. Cada célula forma una espora interna que luego es liberada por autolisis de la célula vegetativa. Las esporas bacterianas en general se las denomina endosporas, dado que se forman dentro de la célula. Pueden estar situadas centralmente, cerca de un extremo o ser terminales. Luego en condiciones adecuadas son capaces de restablecer la forma vegetativa.

La endospora se encuentra rodeada por una capa delgada llamada exosporio. La cubierta de la endospora se encuentra debajo del exosporio y es responsable de la refringencia que se observa al microscopio. El córtex se encuentra debajo de la cubierta de la endospora y está constituida por peptidoglicano que presenta modificaciones en su composición respecto de la célula vegetativa. La pared celular se encuentra dentro del córtex y rodea al protoplasto. El protoplasto contiene las estructuras celulares normales como el ribosoma y el nucleoide pero son metabólicamente inertes. Además la endospora contiene entre sus componentes al ácido dipicolínico que forma complejos de calcio en el protoplasto.

El proceso de esporulación es complejo dado que involucra diferentes etapas que implican la activación de genes que determinan la composición y formación de la espora y la inactivación de otros genes involucrados en la función vegetativa de la célula. Algunos géneros pueden esporular, como por ejemplo *Clostridium, Bacillus* (bacilos) y *Sporososarcina* (cocos).

Estadíos que involucran la formación de la endospora (Fig. 25-9):

1) La célula vegetativa presenta dos cromosomas hacia el final de la fase exponencial y se forma un filamento axial de material nuclear.

2) La membrana se pliega de manera interna para englobar una de las hebras de DNA y se forma el septo de la pre-espora.

3) La membrana continúa creciendo y engloba a la espora inmadura con una segunda membrana

4) Se forma el córtex en el espacio situado entre las dos membranas y es en este lugar que se acumula el calcio y el ácido dipicolínico.

5) Síntesis de la cubierta de proteínas

6) Madura la endospora

7) Se lisa el esporangio y se libera la endospora

La estabilidad al calor en la espora estaría relacionada con la presencia de ácido dipicolínico y calcio. Además las esporas tienen bajo contenido de agua, no presentan metabolismo detectable.

El proceso de germinación, que es el proceso por el cual se forma la célula vegetativa, ocurre en tres etapas: la activación, que es un proceso que prepara la espora para la germinación. Muchas veces las esporas no son capaces de germinar aún en medios ricos en nutrientes, a menos que hayan sido activadas. La latencia de las esporas puede ser destruida por calor, pH ácidos o por la presencia de compuestos con grupos SH libre.

En la iniciación hay captación de agua, liberación de dipicolinato de calcio y varios constituyentes de las esporas son degradadas por enzimas hidrolíticas; se pierden las características de refringencia y la resistencia a agentes químicos y físicos y comienza la actividad metabólica.

En la etapa de liberación se degradan la corteza y las

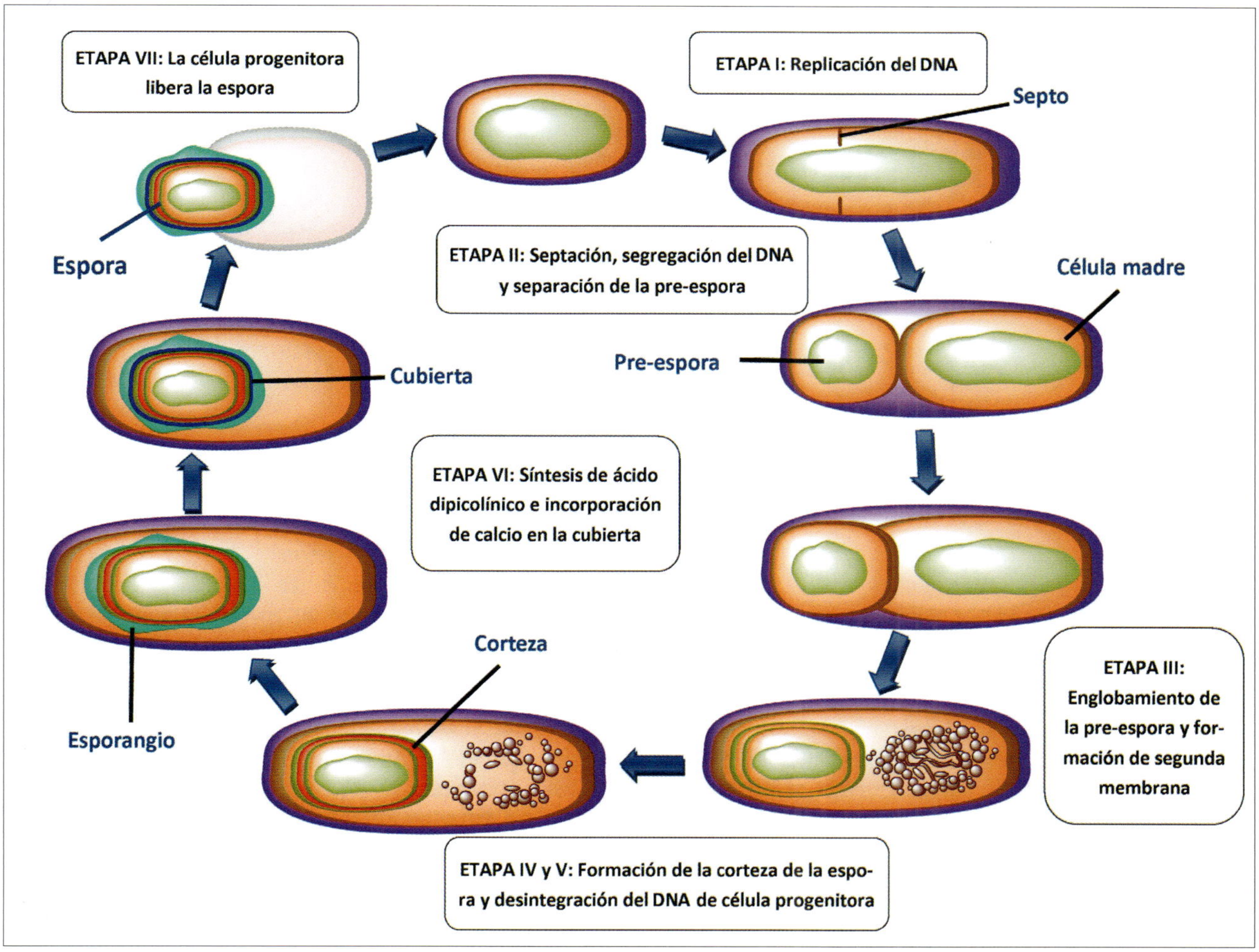

Fig. 25-9. Formación de endosporas bacterianas. Adaptado de Prescott Microbiology, 9a edición.

capas exteriores y hay biosíntesis activa y luego se produce la liberación celular volviendo a formarse una célula vegetativa.

BIBLIOGRAFÍA

Archibald AR, Hancock IC, Harwood CR. Cell wall structure, synthesis and turnover. En: *Bacillus subtilis* and Other Gram-Positive Bacteria, capítulo 27. Sonenshein A, Hoch J, Losick R (ed). ASM Press. 1993

Brennan PJ. Structure, function, and biogenesis of the cell wall of *Mycobacterium tuberculosis*. *Tuberculosis*. 2003; 83: 91-97.

Hanson RS, Peterson JA, Yousten AA. Unique biochemical events in bacterial sporulation. *Annual Review of Microbiology*. 1970; 24: 53-90.

Jann K, Jann B. Bacterial capsules. *Current Topics in Microbiology and Immunology*. Springer Berlin Heidelberg. 1990.

Jones CJ, Aizawa SI. The bacterial flagellum and flagellar motor: structure, assembly and function. *Advances in Microbial Physiology*. 1991; 32: 109-172.

Kandler O, König H. Cell wall properties in Archaea (Archaebacteria). *Cellular and Molecular Life Sciences*. 1998; 54: 305-308.

Lewin B. Genes IX. McGraw-Hill, 9 ed.; 2008.

Ottow JCG. Ecology, physiology, and genetics of fimbriae and pili. *Annual Review of Microbiology*. 1975; 29: 79-108.

Schleifer KL, Kandler O. Peptidoglycan types of bacterial cell walls and their taxonomic implications. *Bacteriological Reviews*. 1972; 36: 407-477

Willey JM, Sherwood LM, Woolverton CJ. Prescott's Microbiology. McGraw-Hill, 9 ed.; 2014.

Woese CR, Kandler O, Wheelis ML. Towards a natural system of organisms: proposal for the domains Archaea, Bacteria, and Eucarya. *Proceedings of the National Academy of Sciences*. 1990; 87: 4576-4579.

Yeates TO, Crowley CS, Tanaka S. Bacterial microcompartment organelles: protein shell structure and evolution. *Annual Review of Biophysics*. 2010; 39: 185-205.

CAPÍTULO 26

DIVISIÓN CELULAR BACTERIANA

Beatriz Passerini de Rossi, Ana Amoroso

Introducción

El ciclo celular comprende una secuencia de eventos que va desde la formación de una nueva célula hasta la división siguiente. Los microorganismos eucariotas presentan estrategias reproductivas que pueden incluir la reproducción asexual (mitosis) y la reproducción sexual (meiosis) en un mismo individuo, dependiendo del estadio de su ciclo celular. En cambio la gran mayoría de las bacterias y archeas se reproducen por fisión binaria, una forma relativamente simple de división celular.

Si bien existe una gran diversidad de estrategias reproductivas en bacterias y archeas, ciertas características son comunes a todas estas formas de replicación: el genoma celular se replica y se segrega para formar dos genomas; al mismo tiempo cada genoma empieza a encerrarse dentro de su propia membrana plasmática y su propia pared celular y finalmente las dos células hijas se separan.

Ciclo celular bacteriano

El ciclo celular ha sido estudiado extensivamente en *Escherichia coli* y en *Bacillus subtilis*. Gran parte de la información disponible proviene de estudios hechos sobre estas dos especies bacterianas. La descripción de la división bacteriana en este capítulo se refiere principalmente a *E. coli*.

Durante el ciclo celular bacteriano (Fig. 26-1) una célula madre crece; durante su crecimiento, todos los constituyentes celulares aumentan proporcionalmente, luego la célula madre se divide en dos células hijas idénticas. Cada célula hija recibe el material genético, los ribosomas, complejos macromoleculares, proteínas e iones que le permitirán vivir de forma independiente; este proceso es llamado fisión binaria.

Durante la fisión binaria pueden distinguirse dos grupos de eventos, los que implican: a) la replicación y repartición del material genético, y los que implican: b) el crecimiento de las envolturas celulares y la formación del tabique celular o *septum* que separara las células hijas (citocinesis). Ambos grupos de eventos se producen en forma **simultánea** y requieren un alto grado de **regulación** espacio-temporal para poder preservar la integridad física de la célula.

La división celular requiere la participación de un **complejo** de al menos veinte **proteínas** distintas, llamado **divisoma**. Las proteínas del divisoma participan activamente en la replicación y partición del cromosoma, en la invaginación de las envolturas celulares, en la síntesis de peptidoglicano en el sitio de división (*septum*) y en la separación de las células hijas. Muchos de los genes que codifican las proteínas del divisoma, se localizan en un clúster o grupo de genes llamado *dcw* (*division cluster wall*). Este clúster es un elemento bien conservado, con idéntica organización en un gran número de genomas bacterianos, lo que muestra su importancia en el dominio *Bacteria*.

a) Replicación y partición del cromosoma bacteriano

Estructura del cromosoma bacteriano

La estructura primaria del DNA está dada por la secuencia de desoxirribonucleótidos que contienen bases púricas (adenina y guanina) y pirimidínicas (timina y citosina). La molécula de DNA está formada por dos cadenas de desoxirribonucleótidos con una orientación antiparalela (el extremo 5'-fosfato libre de una cadena se enfrenta al extremo 3'-hidroxilo de la otra) donde las purinas de una cadena forman puentes de hidrógeno con las pirimidinas de la cadena complementaria. La purina adenina se aparea con la pirimidina timina mediante dos puentes de hidrógeno, mientras que guanina se aparea con citosina mediante tres puentes de hidrógeno.

Las moléculas de DNA adoptan una configuración helicoidal que implica un compactamiento respecto a una molécula extendida, esta estructura secundaria es la de

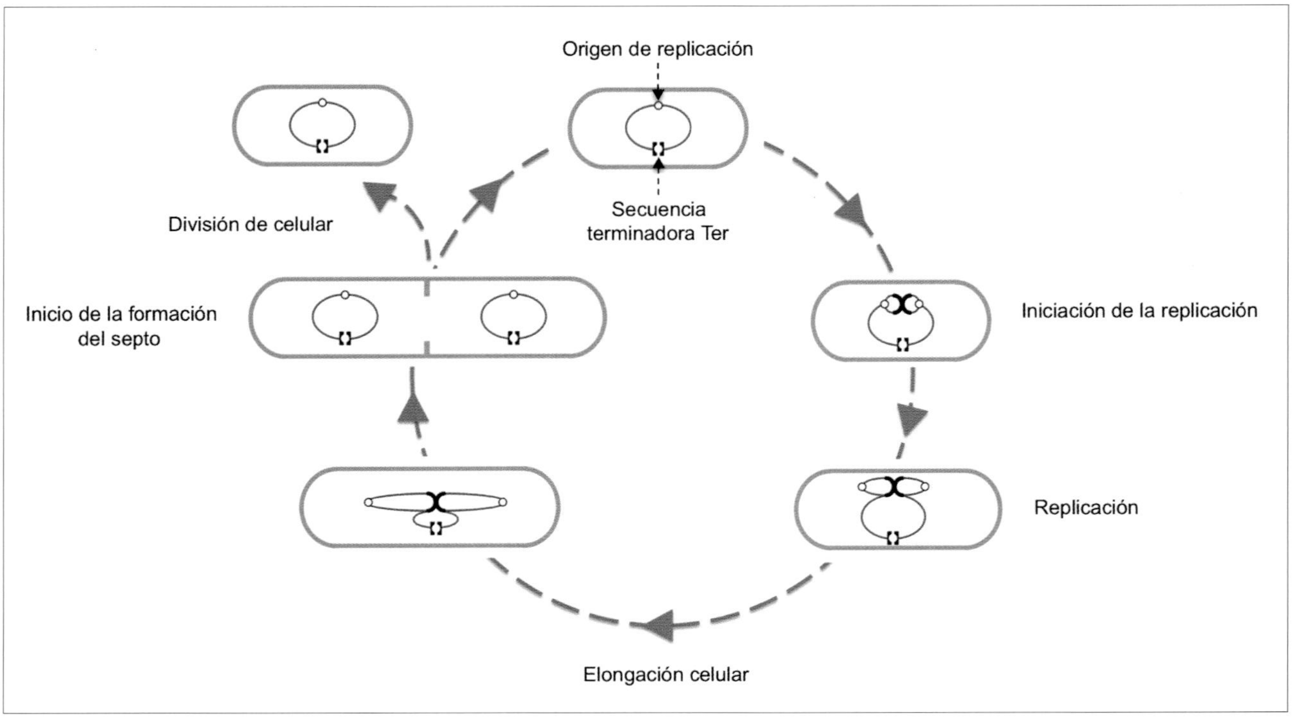

Fig. 26-1. El ciclo celular de *Escherichia coli*. Durante el ciclo celular bacteriano la célula se prepara para la replicación aumentando su volumen y el tamaño de sus envolturas celulares. La primera etapa del ciclo celular ocurre cuando el origen de replicación migra hacia el centro de la célula y las proteínas del replisoma se ensamblan. Los cromosomas sintetizados se mueven desde el centro de la célula hacia los polos. Con la aparición del anillo FtsZ, el divisoma comienza a formarse, y el septo comienza a crecer hacia el interior de la célula. Una vez que el septo se ha sintetizado, las células hijas se separan para iniciar un nuevo ciclo.

menor energía libre. La disposición helicoidal del DNA da como resultado la formación de surcos estéricamente evidentes en la superficie de su molécula que favorecen el reconocimiento de determinadas secuencias por proteínas específicas que participan en la duplicación, la transcripción, o en la recombinación genética.

La mayoría de los cromosomas bacterianos, así como los plásmidos, existen como moléculas circulares covalentemente cerradas. Una excepción es el cromosoma linear de *Borrelia burgdorferi*. La circularidad ayuda a establecer una supraestructura esencial en el DNA, denominada superenrollada o superhelicoidal (estructura terciaria). El superenrollamiento en los nucleosomas de las células eucarióticas es mantenido gracias al enrollamiento del DNA alrededor de un complejo de proteínas básicas denominadas histonas. En cambio, las bacterias poseen pocas proteínas similares a las histonas (*histone-like proteins*), y el **superenrollamiento** es el resultado, fundamentalmente, del balance de la actividad enzimática de las **topoisomerasas I y II.** Estas proteínas producen cortes en las cadenas de DNA, aumentan o disminuyen el superenrollamiento por el movimiento de una cadena sobre la otra y resellan (actividad nucleasa y ligasa, respectivamente). La topoisomerasa I produce cortes en una sola cadena mientras que la **topoisomerasa II o DNA girasa** corta ambas cadenas. Todas las topoisomerasas pueden relajar el DNA pero la girasa puede además catalizar la formación de superhélices negativas con gasto de ATP, y es imprescindible para la viabilidad de las bacterias.

La girasa está compuesta por dos subunidades GyrA y dos subunidades GyrB. Las quinolonas son antibióticos que, en bacterias Gram negativas, inhiben la actividad ligasa de la girasa dejando intacto el dominio nucleasa (se unen a la subunidad GyrA) y tienen efecto bactericida (Ver Cap. Mecanismos de acción de antibacterianos de uso clínico). En bacterias Gram positivas, las quinolonas se unen a la topoisomerasa IV (subunidad ParC), una topoisomerasa de tipo II.

El cromosoma bacteriano está organizado en 20 a 70 dominios superhelicoidales, cada dominio está superenrollado en forma individual y puede relajarse independientemente. Este mecanismo facilita la expresión de los dominios individuales, a la vez que evita que el DNA se desenrolle en una extensión mayor, lo que perjudicaría la expresión de otros genes ya que el inicio de la replicación y de la transcripción requieren DNA superenrollado. La naturaleza símil-nucleosoma de estas estructuras es avalada por el aislamiento de cuatro **proteínas similares a histonas** (HU, IHF, H-NS y FIS) a partir de preparaciones de DNA de *E. coli*, sin embargo, estas proteínas sólo son suficientes para interactuar con el 20% del DNA y serían auxiliares de las topoisomerasas.

Los cromosomas bacterianos, al igual que los plásmidos y los genomas de los fagos suelen ser **replicones** únicos. Un replicón o unidad de replicación está constituido por: a) una secuencia de nucleótidos fija y heredable donde comienza la replicación (**origen de replicación, *oriC***), b) los genes que codifican las proteínas que se unen al origen para iniciar la replicación, y c) el DNA que se replica bajo su control. En cambio, el análisis de la replicación del DNA eucariota muestra entre 10^3 y 10^4 orígenes de replicación por célula. El genoma humano contiene 46 cromosomas y cada cromosoma consiste en varias docenas de replicones.

Replicación del cromosoma bacteriano

La replicación del cromosoma bacteriano es **semiconservativa** debido a que cada cadena de la molécula DNA actúa como molde para la síntesis de la cadena hija complementaria, y ocurre en forma bidireccional a partir del **origen de replicación (*oriC*)** (Fig. 26-2A). En *E. coli*, la secuencia *oriC* posee 245 pb y es el sitio donde se ensamblan las proteínas que generan la horquilla de replicación. La replicación cromosómica puede dividirse en tres etapas: iniciación, elongación y terminación.

Iniciación: En *E. coli*, cuando la célula alcanza una **masa de iniciación**, la **proteína de iniciación DnaA** se une al origen de replicación *oriC* en cuatro secuencias repetidas de 9 pb (formando el **orisoma**) y causa la separación inicial de las cadenas en tres secuencias repetidas de 13 pb ricas en AT del *oriC*, con hidrólisis de ATP. Esto permite la unión de otras proteínas. La proteína **DnaC** es la chaperona de **DnaB, la helicasa**, y permite su unión al *oriC*. La helicasa promueve la separación (desnaturalización) de las cadenas parentales (rompe los puentes de hidrógeno) para crear la horquilla de replicación. En el *oriC* se forman una burbuja de replicación, también llamada estructura θ, con 2 horquillas que se alejan del origen de replicación en direcciones opuestas (replicación bidireccional). El **replisoma** es el complejo enzimático que se ensambla en la horquilla de replicación para sintetizar el DNA. En el replisoma participan la **DNA polimerasa III**; el

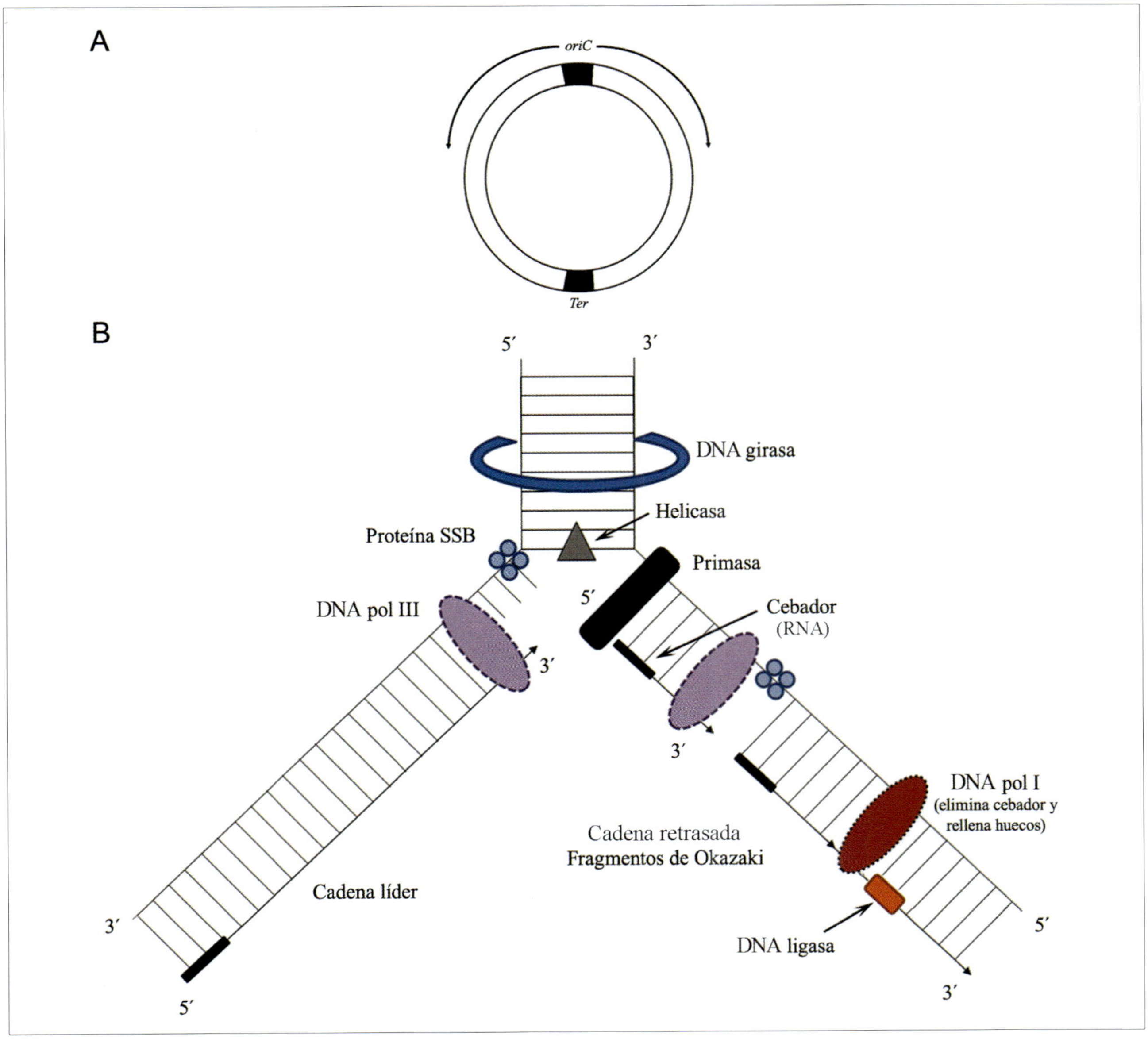

Fig. 26-2. Replicación del cromosoma bacteriano. A) Replicación bidireccional a partir del *oriC*. B) Horquilla de replicación.

primosoma, formado por la **primasa (DnaG)** que es una RNA polimerasa y la **helicasa**; las proteínas de unión a DNA de simple cadena (proteínas **SSB**, por *single-strand-binding*) y las topoisomerasas.

A medida que la helicasa desenrolla la doble hélice con gasto de ATP, induce la formación de superenrollamientos por delante de la horquilla que frenarían el avance del replisoma. La DNA girasa es la encargada de aliviar dichos superenrollamientos, y las proteínas SSB impiden que las cadenas parentales se reasocien antes de su replicación.

Elongación: En *E. coli* la pieza central de la replicación es la **DNA polimerasa III,** codificada por *polC*, mientras que la **DNA pol I** (*polA*) cumple un papel subsidiario en la replicación y también participa en la reparación DNA dañado. Existen otras tres DNA polimerasas implicadas en la replicación en presencia de DNA dañado: la DNA pol II (*polB*) y las polimerasa conocidas como mutasas, DNA pol IV (*dinB*) y DNA pol V (*umuC* y *umuD*), que carecen de actividad correctora (Ver Cap. Mecanismos de variación genética: Mutaciones). Todas las polimerasa utilizan como molde o templado una cadena de DNA parental y actúan agregando desoxirribonucleótidos al extremo 3'-OH libre de una molécula cebadora o *primer*, mediante la formación de una unión fosfodiéster y liberación de pirofosfato. Los cebadores pueden ser secuencias de DNA o RNA; en la replicación se utilizan cebadores RNA ya que su síntesis por las RNA polimerasas no requiere cebador, en cambio, en la reparación encontramos cebadores DNA. Además, las DNA polimerasas I, II y III poseen una función correctora de bases mal apareadas que reduce los errores en la duplicación. Cuando incorporan un desoxirribonucleótido equivocado al cebador, ejercen una actividad exonucleolítica 3'-5' para eliminarlo. La exonucleasa es capaz de remover también desoxirribonucleótidos complementarios, sin embargo, sólo tiene la oportunidad de hacerlo con los no complementarios ya que aquellos mal apareados inhiben fuertemente la adición del próximo desoxirribonucleótido. Esa pausa en la polimerización permite la acción de la exonucleasa.

Debido a que las cadenas del DNA son antiparalelas y que las DNA polimerasas necesitan un extremo 3'-OH libre para incorporar desoxinucleótidos, una cadena parental, la cadena líder, puede copiarse en forma continua; pero la otra cadena, retrasada o *lagging*, debe hacerlo en fragmentos denominados fragmentos de Okazaki (Fig. 26-2B). La síntesis de ambas cadenas es realizada por un **complejo denominado DNA pol III holoenzima** que consta de diversas subunidades. Existen dos copias del centro catalítico (*core*) compuesto por las subunidades α con actividad polimerasa, ε con actividad correctora exonucleasa 3' $\rightarrow$ 5' y la subunidad θ. Las copias del centro catalítico están en contacto mediante dos copias de la subunidad τ que mantienen la estructura dimérica. Además, dos copias de proteínas denominadas abrazaderas deslizantes (*sliding clamps*) correspondientes a las sububidades β, mantienen en contacto al DNA que se está replicando con los centros catalíticos para aumentar la procesividad de la DNA pol III (evitando que se separe del templado).

En el caso de la cadena líder la replicación comienza a partir de la síntesis de un cebador de RNA por la primasa. La síntesis de la cadena retrasada requiere la acción de un complejo de proteínas denominado primosoma. La DNA pol III sintetiza segmentos discontínuos que son unidos gracias a la acción de la DNA pol I y la DNA ligasa. La DNA pol I elimina los cebadores por su acción de exonucleasa 5'-3' y luego rellena los huecos actuando como polimerasa, en un proceso denominado *nick-traslation*. La continuidad de la nueva cadena es establecida por la ligasa. Esta enzima cataliza la formación de uniones fosfodiéster entre desoxirribonucleótidos vecinos con gasto de energía (NAD). La especificidad de la ligasa asegura que no se reparen moléculas aberrantes. La Fig. 26-2B esquematiza el crecimiento de la hebra de DNA en una horquilla de duplicación.

Resumiendo, la principal función de la DNA pol III es la síntesis de las nuevas cadenas de DNA (incluyendo la actividad correctora), la DNA pol I elimina los cebadores y rellena los huecos en la síntesis de la cadena retrasada; ambas enzimas participan también de los procesos de reparación (rellenado de huecos por DNA pol I) y recombinación. La DNA pol II se encarga de reiniciar la replicación en la horquilla de replicación cuando su progreso es bloqueado por un daño en el DNA.

A medida que la replicación prosigue, los cromosomas sintetizados se mueven hacia los polos de la célula.

Terminación: Las horquillas de replicación se alejan del *oriC* en direcciones opuestas hasta reunirse en la **secuencia terminadora *Ter***, que es fija y heredable, a 180° del punto de inicio. La secuencia *Ter* es el sitio de unión de la proteína **Tus** (por *Terminus Utilization Substance*), y la replicación finaliza cuando la horquilla de replicación encuentra el complejo Tus-Ter.

La DNA girasa interviene en la etapa de terminación separando los cromosomas hijos interconectados topológicamente (segregación). Produce el corte de 2 cadenas de 1 cromosoma circular para permitir el pasaje del otro cromosoma a través de la brecha. Resumiendo, las topoisomerasas cumplen las siguientes funciones en la replicación: a) alivian la tensión que se crea delante de la horquilla de replicación al desenrollarse el DNA; b) mantienen el DNA superenrollado, esta configuración activada es necesaria para que se unan al DNA las proteínas involucradas en la iniciación de la replicación; y c) permiten la correcta segregación de los cromosomas hijos ya que permiten separar cromosomas ligados (esta actividad también permite separar concatémeros y es importante en la recombinación).

Frecuencia de iniciación de la replicación

La velocidad de crecimiento de la célula está regulada por la frecuencia de iniciación de la replicación, que depende de la concentración de las proteínas que la inician. Cada vez que la concentración de estas proteínas alcanza un determinado nivel se inicia una nueva ronda de replicación a partir del *oriC*, aún cuando la ronda anterior no haya concluido, y en esos casos las células hijas heredan DNA parcialmente replicado. Entre estas proteínas iniciadoras estarían DnaA, las proteínas que forman parte del primosoma, la DNA girasa y otras proteínas no caracterizadas.

Partición del material genético o segregación

Como se ha mencionado, a medida que la replicación prosigue, los cromosomas sintetizados se mueven hacia los polos de la célula. Este mecanismo de partición del material genético no ha sido completamente elucidado. Una teoría sugiere que, en los bacilos, la proteína del citoesqueleto **MreB** (*murein cluster* B), homóloga de la actina eucarionte, se polimeriza y forma una espiral. Los *oriC* de cada nuevo cromosoma se asociarían a la espiral de MreB, y la elongación de esta especie de cables helicoidales facilitaría la movilización de los cromosomas hacia los polos. MreB es una proteína del citoesqueleto involucrada en la citocinesis y como se describirá más adelante, en la determinación de la forma celular.

Entre otros factores, aun no completamente elucidados, la terminación de la replicación del DNA, al mismo tiempo que la obtención de una masa umbral son necesarias para iniciar la septación y la división celular.

b) Crecimiento, septación y separación de las células hijas

Antes de que las células hijas se dividan, es necesario que el sitio donde va a formarse el septo sea seleccionado, que un anillo, esencialmente proteico, llamado Z se forme en el sitio de septación, que luego el **anillo Z** se una a la membrana plasmática, que se forme secuencialmente el divisoma para poder sintetizar el septo, y finalmente que ocurra la constricción de la célula, con la formación del septo. La secuencia de todos estos eventos dará origen a dos células hijas idénticas.

La presencia de un grupo de proteínas llamadas **Fts** (*Filament-forming temperature sensitive*), por la morfología de largos filamentos que presentan las mutantes defectivas en alguna de estas proteínas) es indispensable para que la formación del divisoma (Fig. 26-3) y la división celular ocurran. Estas proteínas están presentes en todos los procariontes, incluidas archeas.

*-El **anillo FtsZ** y el reclutamiento de las proteínas del divisoma*

FtsZ es la primera proteína que interviene en la formación del divisoma. Presenta similitudes estructurales con las tubulinas que intervienen en la división celular de los eucariontes, y se la encuentra también en las mitocondrias y en los cloroplastos.

FtsZ se polimeriza luego de la replicación del DNA, formando un anillo (*Z-ring*) en el medio de la célula. La formación del anillo es una etapa clave para la división celular, ya que el anillo FtsZ se convertirá en el plano de la división celular. La polimerización y la despolimerización de FtsZ ocurren con aporte de energía proveniente de GTP.

En *E. coli*, existen dos sistemas que controlan cuando y donde se formará el anillo FtsZ. El primero es el **sistema Min** (formado por tres proteínas: MinC, MinD y MinE) que restringe la formación del anillo al centro de la célula. Este sistema genera un gradiente de la proteína MinC, que es un inhibidor de la polimerización de FtsZ. a lo largo del eje longitudinal de la célula, siendo los polos de la célula las zonas donde la concentración de inhibidor alcanza su máxima expresión, y el centro de la célula, la zona con mínima concentración de MinC. El gradiente de MinC es generado por un complejo proteico, compuesto por MinD y MinE (MinDE), que se desplaza en forma oscilatoria entre los dos polos de la célula; la oscilación se debe a cambios conformacionales y a interacciones intermitentes entre MinDE y la membrana plasmática, con aporte de energía de MinDE. Como MinC interacciona con MinD, MinC viaja a través de la célula solidariamente con la oscilación de MinDE.

Cuando el sistema Min no está presente, el anillo FtsZ se localiza de forma incorrecta, generando células sin material genético y de tamaño pequeño (*minicells*). En *B. subtilis*, no existe MinE, pero su función es asumida por la proteína DivIVA.

El anillo FtsZ solo se forma en regiones donde no hay DNA, lo que indica que el genoma interviene en un segundo mecanismo que regula el posicionamiento del divisoma. La **oclusión del genoma** es el segundo mecanismo de regulación que impide la formación del divisoma donde se encuentra el genoma; cuando el genoma se duplica y se segrega, dejando libre el centro de la célula, permite que se forme el anillo Z así como permite la correcta segregación del material genético en las células hijas.

La coexistencia de estos dos sistemas de regulación muestra la importancia que tiene para la célula donde se localiza la polimerización de FtsZ. Esta es la etapa clave y el punto de iniciación para que se forme el divisoma, que es el complejo macromolecular multiproteico responsable de la división celular.

La formación del anillo FtsZ depende, como mencionado, de la polimerización de FtsZ, pero también de su anclaje a la membrana citoplasmática. El anclaje de FtsZ a la membrana ocurre a través de dos proteínas: FtsA y ZipA.

FtsA es una proteína muy conservada, que une ATP, que se localiza en el medio de la célula y que interviene en el anclaje del anillo FtsZ a la membrana. También está involucrada en el reclutamiento de otras proteínas del divisoma: PBP3 y FtsN.

ZipA es una proteína de membrana esencial, que solo se encontró en las gammaproteobacterias. ZipA se une directamente a FtsZ y es necesaria para el reclutamiento de otras proteínas del divisoma como FtsK, FtsQ, FtsL y FtsN.

Cuatro proteínas, no esenciales, ZapA, ZapB, ZapC y ZapD interaccionan directamente con FtsZ, y estabilizan el anillo formado. Estas 4 proteínas no se encuentran en todas las especies bacterianas, pero si en todas las gammaproteobacterias. ZapA es la primera de las proteínas en unirse a FtsZ, las otras proteínas Zap llegan después, secuencialmente. En bacterias Gram positivas, la proteína SepF es la que promueve la estabilización del anillo FtsZ.

FtsE es una ATPasa que junto con la proteína de membrana FtsX forman un complejo similar a un ATPtransportador que interviene también en la formación del anillo FtsZ y en su estabilización en el sitio de división. El complejo FtsEX también interviene como un activador de hidrolasas (Ver Capítulo Mecanismos de acción de antibacterianos de uso clínico) que intervienen en el clivaje del peptidoglicano permitiendo la separación de las células hijas.

La maduración del divisoma

Una vez que el anillo FtsZ se formó, se observa un corto periodo de transición entre el ensamblado completo del divisoma y el comienzo de la división celular. Durante este periodo, un grupo de proteínas responsables de la síntesis del peptidoglicano septal en el sitio de división son secuencialmente reclutadas en el medio de la célula de forma interdependiente. Esta etapa, conocida como maduración del divisoma, es la que da origen a un complejo macromolecular funcional.

Las proteínas que intervienen en la maduración del divisoma son reclutadas de forma secuencial. Primero es reclutada FtsK, una proteína esencial para la división celular que interviene en la segregación del genoma. Luego, las proteínas que se unen a la cara interna de la membrana FtsQ, FtsL y FtsB se agrupan en un complejo (FtsQLB). El complejo formado luego llega al sitio de división, interaccionando con otras proteínas. La presencia del complejo formado es necesaria para el reclutamiento secuencial de las otras proteínas del divisoma y para la conexión entre los eventos que ocurren asociados a la membrana y los que ocurren en el citoplasma durante la división (ver Tabla 26-1).

La formación del septo celular

El precursor lipídico, lípido II, (Ver capítulo Mecanismos de acción de antibacterianos de uso clínico) debe ser translocado al espacio periplásmico para proveer el disacárido pentapéptido a las enzimas encargadas de la síntesis de peptidoglicano. En *E. coli*, la proteína FtsW seria la flipasa que efectúa la translocación. FtsW además interactúa con varias proteínas de la división celular (FtsQ, FtsL, FtsN, PBP3 y PBP1b) y es necesaria para que PBP3 sea reclutada al sitio de división y contribuya a la polimerización de las cadenas de peptidoglicano y a su incorporación al peptidoglicano pre-existente en el sitio de división celular.

FtsN es una de las ultimas proteínas a ser reclutadas en el sitio de división. Esta proteína facilitaría la formación y la estabilidad del divisoma, interaccionando con PBP3, PBP1b, FtsA y FtsQ, y modulando la actividad sintética y concertada de PBP3 y PBP1b. Una parte de FtsN interacciona con el peptidoglicano, y reconocería una arquitectura del peptidoglicano que seria especifica del septo (Fig 26-3).

La hidrólisis del peptidoglicano septal y la división celular

Las proteínas AmiA, AmiB y AmiC son amidasas que clivan la unión amida entre el acido N-Acetil Murámico y la L-Alanina. Se sintetizan en el citoplasma y son translocadas al periplasma mediante dos mecanismos de translocación distintos. Su implicación en la división celular se demostró mediante el estudio de mutantes: las defectivas en las tres enzimas mostraron un fenotipo de largas cadenas, donde la mayoría de las células no podían separarse. AmiC y AmiB se localizan en el sitio de división, en cambio AmiA se encuentra dispersa a través de todo el periplasma. Otras dos proteínas, EnvC y NlpD, que también se localizan en el sitio de división,

Tabla 26-1. Proteínas del divisoma de *Escherichia coli*.

Grupo activo en:	Proteína	Función
Citoesqueleto	FtsZ	Proteína similar a la tubulina. Formación del anillo Z en el medio de la célula.
	MreB	Proteína similar a la actina. Formación de cables helicoidales, que contribuyen a la forma de la bacteria
Anclaje a la membrana y regulación de FtsZ	FtsA, ZipA,	Anclaje a la membrana de FtsZ
	ZapA, ZapB, ZapC, ZapD	Estabilización del anillo Z y regulación de su dinámica
Maduración y estabilidad del divisoma. Unión al peptidoglicano	FtsK, FtsQ, FtsL	Reclutamiento de las proteínas del divisoma
	FtsW	Translocacióndel Lípido II
	FtsN	Estabilidad del divisoma
Síntesis del peptidoglicano	PBP1b, PBP3	Síntesis del peptidoglicano. Regulación de la síntesis septal
Hidrolisis del peptidoglicano	AmiA, AmiB, AmiC	Clivaje del peptidoglicano septal previo a la separación de las células hijas
	FtsE, FtsX, NlpD, EnvC	Control del clivaje del peptidoglicano septal

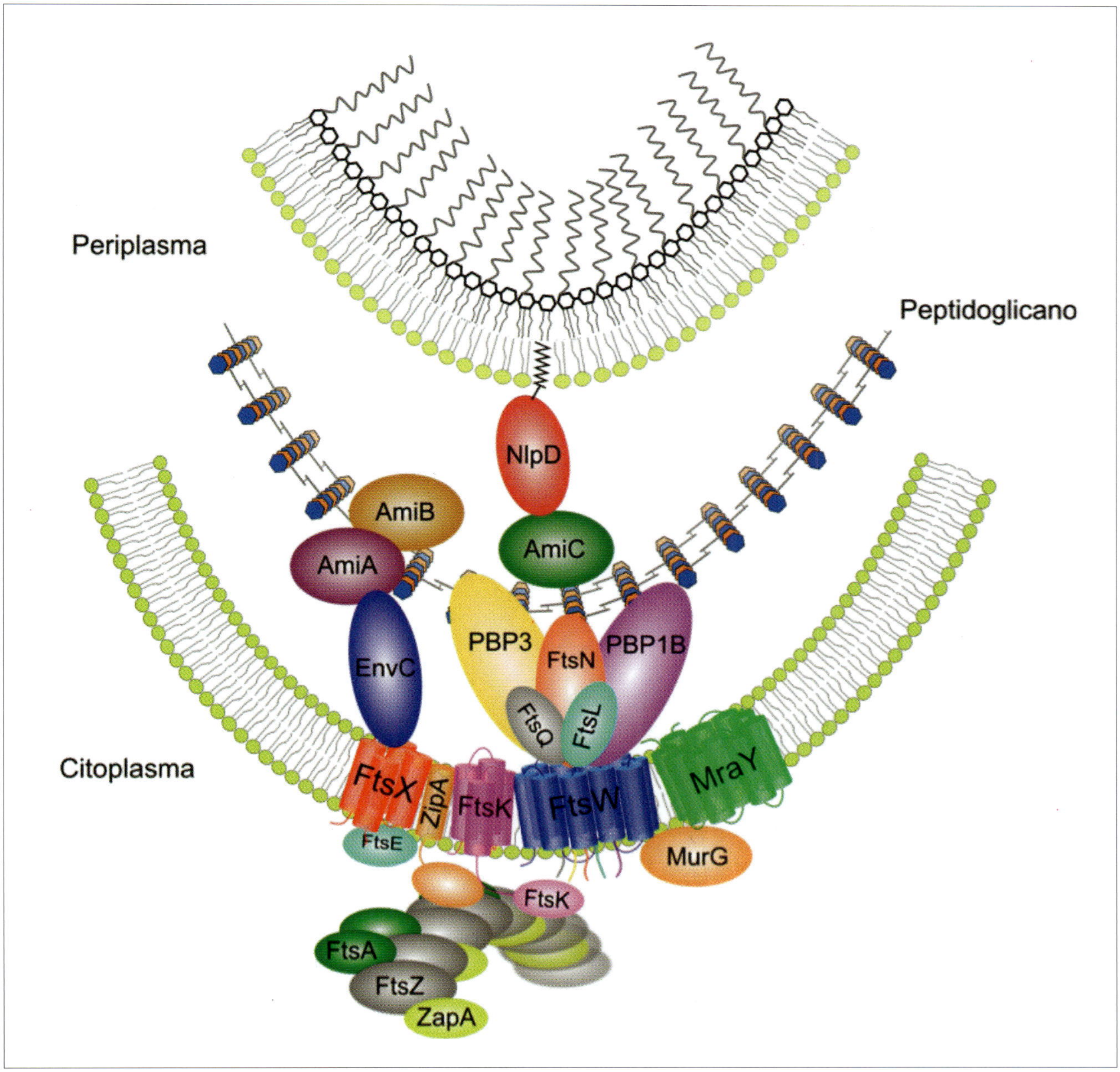

Fig. 26-3. Formación del divisoma en *Escherichia coli*. El divisoma es un complejo supramolecular compuesto de distintas proteínas, que son reclutadas secuencialmente. El primer paso para su formación es la polimerización de FtsZ para formar un anillo contráctil. Este anillo es estabilizado y anclado a la membrana, que comienza a invaginarse en el lugar donde va a formarse el septo, una vez que la maduración del divisoma ha ocurrido.

no poseen actividad hidrolítica sobre el peptidoglicano *in vitro*, pero activan a AmiA, AmiB y AmiC, y requieren de la actividad ATPasa de FtsE.

Para que AmiB y AmiC puedan localizarse en el sitio de división, es necesario, además de la presencia de FtsN y FtsEX, que haya síntesis de peptidoglicano septal, gracias a la actividad de PBP3 o de PBP1b. Este peptidoglicano septal es hidrolizado por la amidasa, que libera cadenas de glicanos carentes de péptidos (clivaje de la unión N-Acetil Murámico-L-Ala). Estas cadenas de glicanos interaccionan con FtsN acumulada en el sitio de división, estimulando la síntesis de peptidoglicano septal. De esta forma, la disponibilidad de sustrato para las amidasas presentes en el sitio de división constituye otro mecanismo de control de la hidrólisis del peptidoglicano que asegura la septación celular.

Determinación de la forma celular

La mayoría de las bacterias posee una pared celular. La forma que adquiere la célula bacteriana es determinada, en gran parte, por el modo en que la pared crece y se recambia.

Si consideramos que, de manera general, existen dos formas de bacterias: las cilíndricas como *E. coli* y *B. subtilis*, y las esféricas como *Staphylococcus aureus* y *Streptococcus pneumoniae,* podríamos decir que las células cilíndricas (bacilos) crecen principalmente

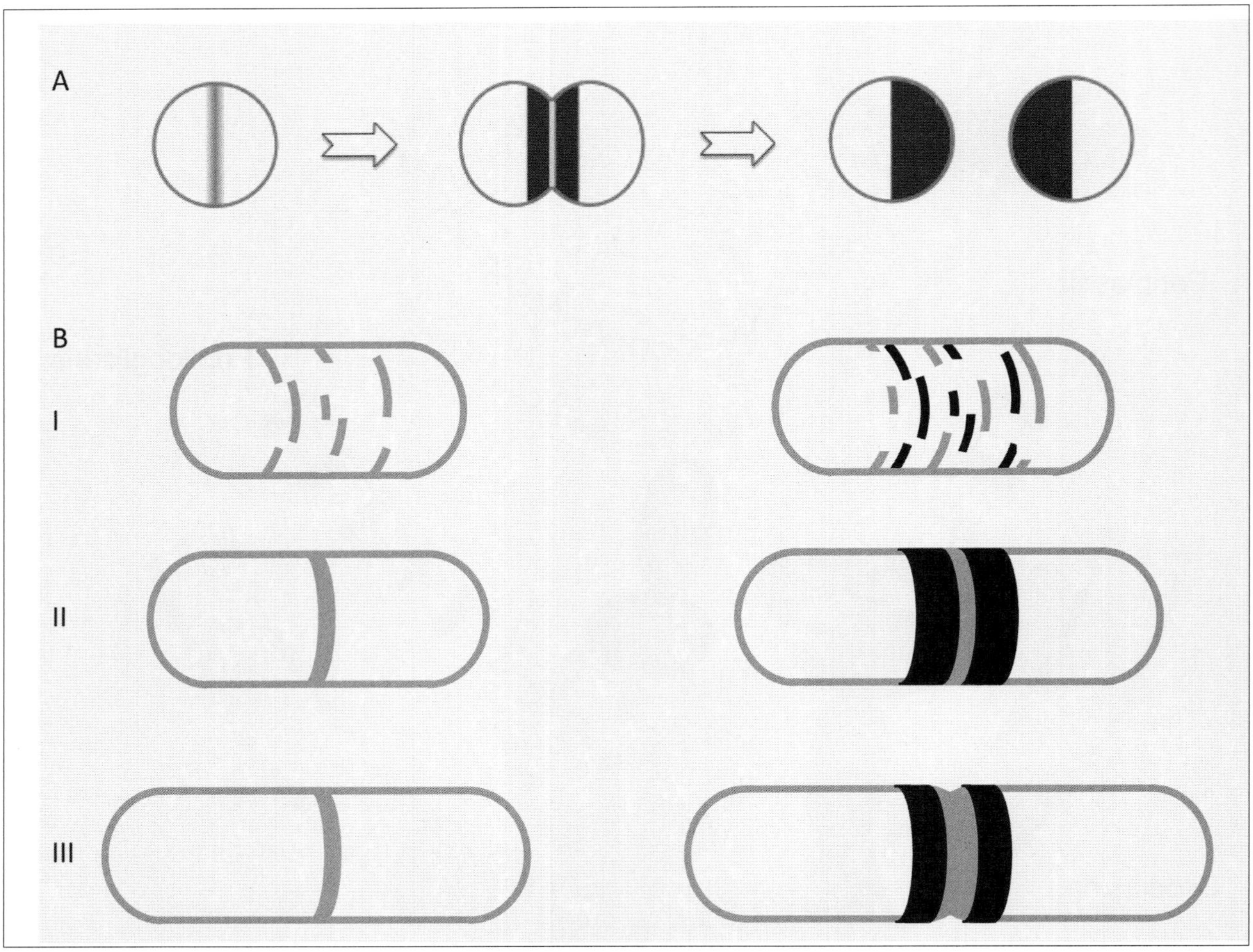

Fig. 26-4. Determinación de la forma celular. A) Las células esféricas solo sintetizan peptidoglicano nuevo durante la división celular, en el septo. Las células hijas poseen una mitad de su pared con peptidoglicano recién sintetizado y la otra mitad con peptidoglicano que viene de la división celular precedente. B) En los bacilos, durante el crecimiento celular la pared es sintetizada por el elongasoma en la parte lateral del cilindro y no en los polos. Esta disposición del crecimiento de la pared es debida a la localización de la proteína MreB (presente en bacilos y archeas); II) Cuando la división celular comienza, y el anillo Z se forma, la síntesis de la pared, a cargo del divisoma, se localiza en el medio de la célula, donde se originara el septo; III) Una vez que la división ocurre, las células hijas poseen un nuevo polo recién sintetizado y otro que viene del ciclo celular precedente.

extendiendo el largo del cilindro, y que sus polos solo crecen durante el periodo muy acotado de la división celular, mientras que las células esféricas crecen principalmente a partir del septo, por eso se las ve principalmente como diplococos, ya que deben dividirse para poder crecer (Fig. 26-4).

El crecimiento y la división celular de los bacilos pueden explicarse como un cambio secuencial entre dos modos de crecimiento. En las células hijas, recién divididas, el peptidoglicano se sintetiza en la pared lateral, lo que resulta en la elongación de la célula hasta alcanzar una longitud correspondiente al doble del largo de la célula hija recién dividida. Cuando llega el momento de la división celular, el complejo proteico que sintetiza el peptidoglicano en la **pared lateral** (conocido como **elongasoma**) pasa de síntesis de pared lateral a síntesis de **pared septal** (a cargo del **divisoma**).

Tres proteínas están directamente implicadas en el elongasoma: PBP2, RodA y MreB. MreB es una proteína, homóloga de la actina eucarionte, que forma una especie de cables helicoidales que se extienden a lo largo del citoplasma. Cuando la célula está creciendo, la pared se sintetiza en las paredes del cilindro pero no en los polos, y MreB funciona como una especie de esqueleto dentro del citoplasma sobre el que trabaja el elongasoma. Cuando el anillo FtsZ se forma en el medio de la célula, la síntesis de peptidoglicano se activa en esa región y pasa a estar a cargo del divisoma. Al mismo tiempo los cables de MreB colapsan para formar dos anillos que rodean al anillo FtsZ. Luego de la división celular, los anillos de MreB servirán para la formación de los nuevos cables de MreB en las células hijas, que van a reclutar las enzimas que sintetizarán la pared, siguiendo la forma del esqueleto formado por MreB. El estudio de diferentes mutantes defectivas permite confirmar que el "citoesqueleto" bacteriano (y las proteínas que lo constituyen) es quien determina la forma de la bacteria, si bien todavía no se conoce exactamente como la forma es determinada y conservada de generación en generación.

BIBLIOGRAFÍA

Egan, AJ, Vollmer W. The physiology of bacterial cell division. *Ann. N.Y. Acad. Sci.* 2013; 1277: 8–28.

Errington J. Bacterial morphogenesis and the enigmatic MreB helix. *Nat. Rev. Microbiol.* 2015; 13:241-248.

KatayamaT, Ozaki S, Keyamura K, Fujimitsu K. Regulation of the replication cycle: conserved and diverse regulatory systems for DnaA and *oriC*. *Nat.Rev.Microbiol.* 2010, 8:163–170.

Lewin B. Gene XI, Oxford University Press and Cell Press, 2014.

Lutkenhaus J, Pichoff S, Du S. Bacterial Cytokinesis: From Z Ring to Divisome. *Cytoskeleton* 2012; 69:778–790.

Madigan MT, Martinko JM, Parker J. Brock Biología de los Microorganismos, 10ª edición, Prentice Hall Iberia, Madrid, 2004.

Rowlett VW, Margolin W. The Min system and other nucleoid-independent regulators of Z ring positioning. *Front. Microbiol.* 2015; 6:478.

Rowlett VW, Margolin W. The bacterial divisome: ready for its close-up. *Philos Trans R Soc Lond B Biol Sci.* 2015 Oct 5; 370(1679). pii: 20150028. doi: 10.1098/rstb.2015.0028

Willey J, Sherwood L, Woolverton C. Prescott's Microbiology. Eighth Edition. Mc Graw-Hill International Education, New York, 2011.

Zaritsky A, Woldringh CL. Chromosome replication, cell growth, division and shape: a personal perspective. *Front. Microbiol.* 2015; 6:756.

CAPÍTULO 27

NUTRICIÓN Y CRECIMIENTO BACTERIANO

Mirta A. Franco

Introducción

En este capítulo intentaremos brindar los conocimientos básicos para comprender qué son capaces de hacer las bacterias cuando se encuentran en medios aptos para su desarrollo, a partir de reconocer que su objetivo principal es duplicarse.

El ciclo de vida bacteriano comienza cuando se origina una nueva bacteria, como resultado de la fisión binaria de la bacteria parental, y culmina con su propia división para originar dos nuevas bacterias "hijas", semejantes entre sí y a la bacteria que les dio origen. Durante ese ciclo la bacteria necesita duplicar todos sus componentes, para lo cual deben cumplirse una serie de requisitos, variables entre diferentes grupos de bacterias, que podemos resumir de manera general en las siguientes etapas:

1. Las células bacterianas deben encontrarse en medios que les provean elementos químicos esenciales (carbono, nitrógeno, azufre, fósforo, etc.) bajo la forma de determinados compuestos químicos, denominados *nutrientes,* que puedan ser incorporados dentro de ellas y ser transformados químicamente.

2. Los nutrientes intracelulares, que constituyen las materias primas del metabolismo, deberán ser transformados químicamente mediante reacciones enzimáticas, que en su conjunto constituyen el *metabolismo celular,* deberán realizarse de acuerdo con un plan determinado de distribución del flujo de energía y de materia, garantizado por *mecanismos regulatorios*. Dentro de estas transformaciones químicas podemos mencionar:

2.1. La degradación de nutrientes (catabolismo), fuente de los precursores, la energía y, eventualmente, el poder reductor, necesarios para la biosíntesis.

2.2. La transformación de los precursores en los monómeros constituyentes de las macromoléculas (biosíntesis).

2.3. La polimerización de los monómeros en macromoléculas (proteínas, ácidos nucleicos, polisacáridos, lípidos, etc.).

2.4. La organización de las macromoléculas en las diferentes estructuras celulares.

3. El metabolismo deberá conducir a la duplicación de todos los componentes celulares y, en consecuencia, asegurar la *división celular* que da lugar al aumento del número de bacterias, es decir al *crecimiento de la población*, responsable de la perpetuación de las especies bacterianas.

De hecho, todos los mecanismos antes planteados dependen también de factores físicos ambientales, entre los cuales la temperatura, el pH, la actividad de agua, la presión y la composición atmosférica son fundamentales, variando las exigencias críticas entre las distintas especies.

Aún aceptando que la multiplicación de las bacterias es el objetivo principal del metabolismo bacteriano, no podemos desconocer que dicho metabolismo tiene otras implicancias. Muchos *productos del metabolismo son explotados industrialmente* (alcoholes, ácidos orgánicos, antibióticos, enzimas, etc.). Otros productos metabólicos, que son propios de ciertas especies y no de otras, *son utilizados para la identificación* de las especies que los producen (ácido láctico, butilenglicol, ácido propiónico, etc.).

Por otra parte, las bacterias participan en los *ciclos geoquímicos de los elementos*. Los microorganismos, en su conjunto, pueden metabolizar tal diversidad de sustancias orgánicas que se considera que cualquier sustancia orgánica natural puede ser degradada por, al menos, algún microorganismo. Es decir, que *todas las sustancias orgánicas naturales son biodegradables*. Puesto que esta capacidad de los microorganismos es consecuencia de la evolución, no sería sorprendente que muchos compuestos sintéticos (plásticos, insecticidas, etc.) que hoy no pueden ser degradados por los microorganismos y se acumulan en la naturaleza con consecuencias desfavorables para la calidad de vida, puedan ser degradados en el futuro mediante bacterias que hayan adaptado sus sistemas degradativos.

Además, el conocimiento del metabolismo bacteriano permite diseñar y utilizar sustancias que interfieren con ese metabolismo. Esas sustancias, al controlar la multiplicación bacteriana, actúan como antibacterianos.

En la Fig. 27-1 se esquematizan las relaciones entre las funciones mencionadas.

EL MEDIO AMBIENTE DE LAS BACTERIAS: REQUERIMIENTOS NUTRICIONALES

En este capítulo describiremos brevemente las características del medio ambiente requeridas para la multiplicación bacteriana.

Para que las bacterias puedan duplicarse, su medio ambiente les debe:

• *Aportar nutrientes*, es decir compuestos químicos que puedan originar los precursores, la energía y el poder reductor necesarios para la biosíntesis de todos los componentes celulares.

• *Brindar las condiciones físicas y químicas apropiadas* para el mantenimiento de su viabilidad y el cumplimiento eficiente de sus funciones.

El medio ambiente nutritivo

Todos los seres vivos utilizamos compuestos químicos presentes en el ambiente para construir las moléculas necesarias para fabricar "células nuevas". De ellos, los microorganismos son los más versátiles, los que pueden utilizar una gran variedad de compuestos para cubrir sus requerimientos nutricionales. Las bacterias deben tomar del medio externo los compuestos capaces de aportarles todos los elementos químicos que las componen, así como los que les permitan generar la energía y el poder reductor necesarios para llevar a cabo los procesos biosintéticos y todo otro tipo de trabajo. Esos compuestos químicos, denominados *nutrientes*, sólo pueden ser incorporados por las células bacterianas cuando se hallan en solución; aun aquellos compuestos que constituyen la fase gaseosa de un cultivo son asimilados en forma disuelta, y su solubilidad en agua es a menudo el factor limitante del crecimiento bacteriano.

Los elementos químicos que necesitan todas las bacterias son esencialmente los mismos. Aproximadamente el 80% del peso de todas las células bacterianas es agua. El análisis de la composición elemental del material sólido reveló que más del 95% está constituido por unos pocos elementos: carbono, oxígeno, hidrógeno, nitrógeno,

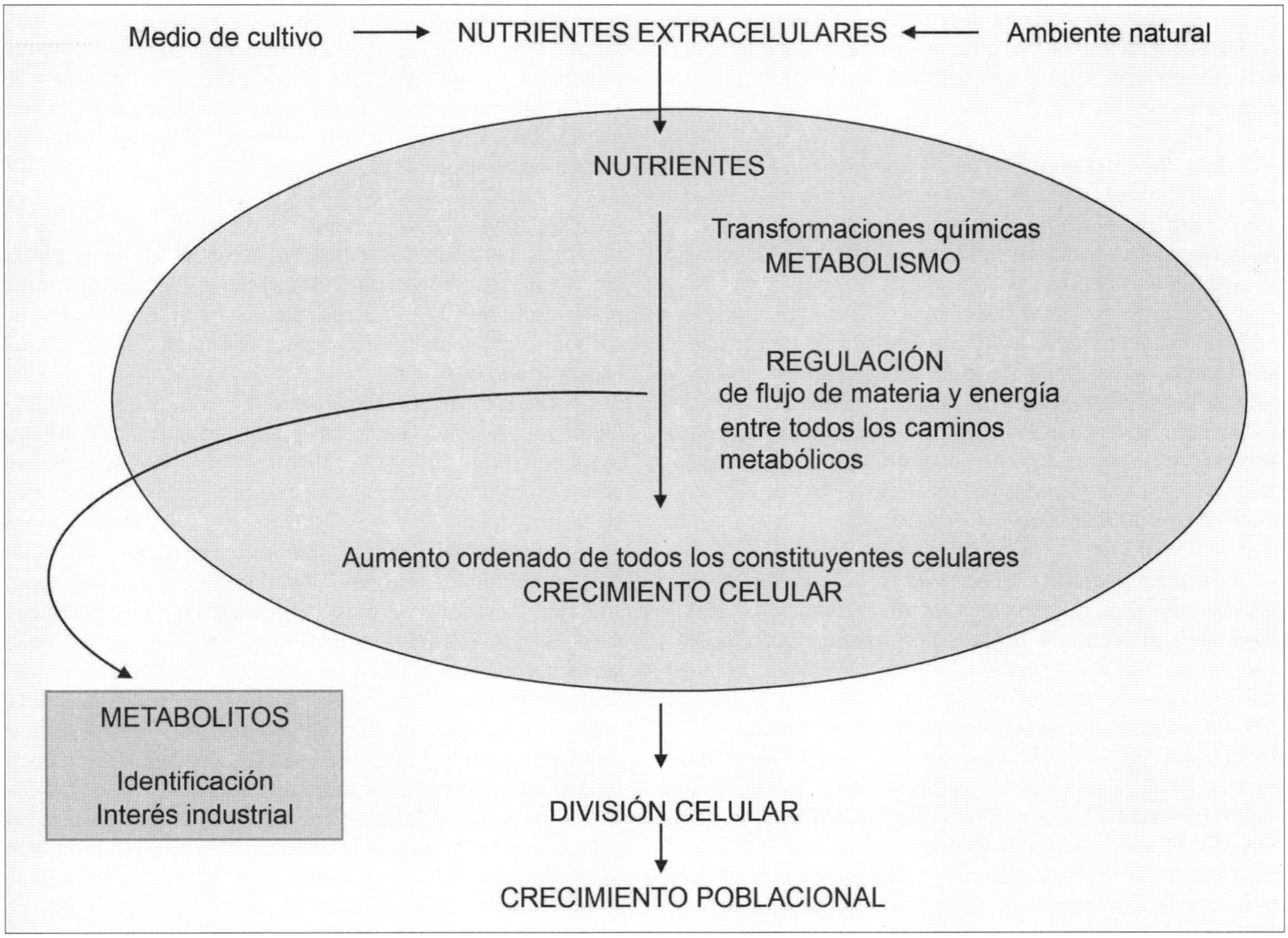

Fig. 27-1. Esquema integrativo de las funciones bacterianas: nutrición, metabolismo y crecimiento.

azufre, fósforo, potasio, calcio, magnesio y hierro. Éstos se denominan *macroelementos* pues se requieren en cantidades relativamente grandes. Carbono, oxígeno, hidrógeno, nitrógeno, azufre y fósforo son constituyentes de carbohidratos, lípidos, proteínas y ácidos nucleicos. Los restantes existen en las células como cationes y son necesarios para la actividad de diferentes enzimas.

Además de los macroelementos, todos los microorganismos necesitan cantidades muy pequeñas de otros elementos, tales como cobalto, cobre, manganeso, molibdeno y cinc, denominados *microelementos o elementos traza*. Los elementos traza son necesarios sólo para la actividad de ciertas enzimas y es difícil demostrar su presencia en forma constante dentro de la célula. Además de los elementos comunes mencionados, algunas bacterias pueden tener requerimientos particulares, relacionados con su naturaleza y ambiente especiales.

Si bien los constituyentes de proteínas, ácidos nucleicos y coenzimas son esencialmente los mismos en todas las especies bacterianas, la capacidad para sintetizar los precursores biosintéticos depende de la dotación enzimática de las células de cada especie. Por ello, aunque los elementos químicos que necesitan todas las bacterias son esencialmente los mismos, la adaptación evolutiva las ha llevado a diversificarse de manera extraordinaria con respecto a los compuestos orgánicos e inorgánicos que pueden utilizar como nutrientes, produciendo un alto grado de especialización en lo que se refiere a las moléculas particulares que permiten la asimilación de determinados elementos.

Las diferencias en los requerimientos nutricionales de las bacterias reflejan las diferencias en su capacidad para utilizar sustancias particulares como fuentes de los elementos químicos necesarios para sintetizar los componentes celulares.

Estas características nutricionales, por su diversidad y, en algunos casos, por su especificidad, pueden utilizarse para la identificación y clasificación de las bacterias.

Por otra parte, cuando un microorganismo es incapaz de sintetizar un compuesto orgánico particular o alguno de sus precursores, ese compuesto debe ser provisto por el medio, y constituye un *factor de crecimiento*.

El medio debe proveer todos los nutrientes y factores de crecimiento necesarios, en las cantidades apropiadas para cubrir los requerimientos específicos de las células bacterianas.

Cuando los estudios de las características morfológicas, fisiológicas y bioquímicas de los microorganismos requieren su cultivo en el laboratorio, es necesario recurrir a medios de cultivo apropiados. De acuerdo a las consideraciones anteriores, podemos afirmar que el diseño racional de un medio de cultivo debe contemplar no sólo la composición elemental de la célula bacteriana, sino también las capacidades enzimáticas que determinan la calidad de los nutrientes requeridos para llevar a cabo la generación de energía y de poder reductor y la biosíntesis de los componentes celulares.

Requerimiento de elementos químicos y fuentes que los proveen.

Requerimiento de carbono

De acuerdo a los compuestos químicos que pueden utilizar como fuentes de carbono, las bacterias se clasifican en autótrofas y heterótrofas.

Las bacterias autótrofas utilizan el CO_2 como fuente única o principal de carbono. La conversión de CO_2 en constituyentes orgánicos de la célula es un proceso de reducción que requiere un aporte neto de energía, ya sea derivada de la luz (fotosíntesis) o de la oxidación de compuestos inorgánicos reducidos (respiración anaeróbica).

Las bacterias heterótrofas obtienen el carbono a partir de nutrientes orgánicos. Merece destacarse la gran diversidad de compuestos orgánicos que pueden utilizarse como fuentes de carbono. De hecho, suele decirse que no existe ningún compuesto orgánico natural que no pueda ser incorporado o degradado por algún microorganismo. Algunas especies bacterianas pueden usar más de 100 compuestos carbonados diferentes, mientras que otras utilizan sólo unos pocos. Los compuestos carbonados orgánicos tienen generalmente un doble papel nutricional, ya que sirven a la vez de fuente de carbono y de fuente de energía. La mayoría de los organismos que dependen de fuentes de carbono orgánico requieren también pequeñas cantidades de CO_2 que es utilizado como cofactor en reacciones biosintéticas.

Requerimiento de oxígeno

Todas las bacterias requieren oxígeno elemental para sintetizar sus componentes. Lo obtienen principalmente a partir de la misma molécula que les sirve como fuente de carbono, ya sea ésta un compuesto orgánico o CO_2 y, en menor grado, del agua.

A diferencia del requerimiento común de oxígeno elemental, algunas bacterias pueden requerir y/o tolerar oxígeno molecular (O_2) y otras no. De acuerdo al comportamiento frente al oxígeno molecular, las bacterias se clasifican en:

• ***Aerobias obligadas o estrictas*** (por ejemplo, el bacilo de la tuberculosis y algunos bacilos esporulados). Crecen sólo en presencia de oxígeno molecular pues producen energía por respiración aeróbica. En ellas el oxígeno molecular funciona como agente oxidante terminal (aceptor final de electrones). Algunas bacterias aerobias, como las del género *Campylobacter*, son *micraerófilas,* requieren niveles de O_2 inferiores a su concentración en la atmósfera, generalmente menores al 10%,

• ***Anaerobias facultativas*** (por ejemplo, numerosas especies de la familia de las enterobacterias). No requieren oxígeno molecular, pero cuando está disponible lo utilizan como aceptor final de electrones. En ausencia de O_2 producen energía mediante reacciones de fermentación o a través de cadenas respiratorias que no tienen al O_2 como aceptor final de electrones (respiración anaeróbica).

• ***Anaerobias aerotolerantes*** (por ejemplo, la mayoría de las bacterias acidolácticas). No requieren ni utilizan oxígeno molecular. Estas bacterias se parecen a las anaerobias facultativas, ya que pueden crecer en presencia o en ausencia de O_2 pero, a diferencia de ellas, su metabolismo es siempre de tipo fermentativo.

• ***Anaerobias obligadas o estrictas*** (por ejemplo, especies del género *Clostridium*). No requieren oxígeno molecular pero, a diferencia de las anaerobias facultativas y aerotolerantes, tampoco lo toleran. Crecen sólo en ausencia de O_2, el cual puede inhibir o matar estas bacterias. Producen energía por medio de fermentaciones o de respiración anaeróbica.

El diferente comportamiento de las bacterias frente al O_2 se debe a varios factores, entre ellos la inactivación de proteínas (por ejemplo, la oxidación de grupos sulfhidrilos de la enzima nitrogenasa) y el efecto de derivados tóxicos del O_2 (radicales superóxido e hidroxilo y peróxido de hidrógeno) que son oxidantes poderosos. Tanto es así, que los neutrófilos y macrófagos utilizan estos productos tóxicos del oxígeno para destruir bacterias patógenas.

Muchas bacterias poseen enzimas que las protegen de los productos tóxicos del oxígeno. Las bacterias aerobias y las anaerobias facultativas generalmente contienen las enzimas superóxido dismutasa y catalasa, que catalizan la destrucción del radical superóxido y de peróxido de hidrógeno, respectivamente. Las bacterias anaerobias aerotolerantes pueden carecer de catalasa pero casi siempre tienen superóxido dismutasa. Todos los anaerobios estrictos carecen de ambas enzimas o son deficientes en ellas.

Las características antes mencionadas generan problemas de diversa complejidad a la hora de recuperar bacterias anaerobias estrictas a partir de muestras clínicas. Se requieren tecnologías especiales, no accesibles en todos los laboratorios.

Requerimiento de nitrógeno

Las formas de nitrógeno asimilables por las bacterias también son muy diversas. En las células el nitrógeno se encuentra principalmente en forma reducida, como grupos aminos. Por ello la asimilación de sales de NH_4^+ o compuestos orgánicos con grupos aminos (aminoácidos o productos más complejos de la degradación de proteínas, tales como peptonas) no requiere reacciones de óxido-reducción. La asimilación de nitrógeno en este estado de oxidación, mediante reacciones catalizadas por enzimas específicas, da origen a tres aminoácidos: ácido glutámico, asparagina y glutamina. Estos tres productos son precursores directos de las proteínas. Además, el ácido glutámico y la glutamina intervienen en la transferencia de grupos amino y amido para las otras sustancias nitrogenadas precursoras de macromoléculas celulares. Las sustancias orgánicas nitrogenadas, tales como aminoácidos, pueden cubrir simultáneamente los requerimientos de nitrógeno, de carbono y generar energía.

El nitrógeno en estado inorgánico oxidado (por ejemplo los iones NO_3^-) debe ser reducido antes de ser incorporado a la materia viva. Este proceso de reducción asimilatoria del nitrato, requiere un complejo enzimático constituido por nitrato y nitrito reductasas.

A diferencia de los organismos eucarióticos, varios grupos procarióticos también pueden utilizar el nitrógeno molécular. Este proceso se denomina *fijación de* N_2, implica la reducción preliminar a NH_3 por una nitrogenasa y es de gran importancia ecológica y económica.

Requerimiento de fósforo

El fósforo intracelular se encuentra como anión PO_4^{3-} y como fosfatos orgánicos (ácidos nucleicos, fosfolípidos, etc.). En los medios de cultivo, el fósforo se encuentra casi siempre como fosfatos inorgánicos y entra en la célula como anión fosfato. Cuando la fuente de fósforo es un fosfato orgánico, generalmente es necesario que enzimas hidrolíticas extracelulares liberen el fosfato como paso previo a su captación. El fosfato es el nutriente limitante en muchos ambientes acuáticos, de modo que cuando se vierten compuestos fosfatados, como los detergentes, se favorece el crecimiento de microorganismos y se produce el fenómeno de eutroficación.

Requerimiento de azufre

El azufre se encuentra dentro de la célula bacteriana en forma reducida, como grupos sulfhidrilos. Usualmente en los medios de cultivo se encuentra como sulfatos, siendo necesaria su reducción previa a la incorporación en los compuestos orgánicos celulares. Menos frecuentemente puede ser suministrado por aminoácidos azufrados (cisteína y metionina), en los que presenta el mismo estado de oxidación que en el material celular. En estos casos los aminoácidos podrían actuar simultáneamente como fuentes de azufre, de carbono, de nitrógeno y de energía.

Requerimiento de elementos traza

Las bacterias requieren concentraciones muy bajas de algunos compuestos químicos inorgánicos que aportan elementos esenciales que forman parte de coenzimas o actúan como cofactores de reacciones enzimáticas. Estos elementos traza, por su bajo requerimiento, generalmente no constituyen factores limitantes del crecimiento bacteriano. En los medios de cultivo artificiales, preparados en el laboratorio, suelen ser suficientes las concentraciones aportadas por las impurezas de las drogas utilizadas en su preparación.

Requerimiento de factores orgánicos de crecimiento

Hemos visto que las exigencias nutritivas de un organismo dado están determinadas por su metabolismo energético característico y por sus facultades biosintéticas. Cualquier compuesto orgánico que una bacteria no pueda sintetizar a partir de los nutrientes principales, debe ser administrado como tal. Debido a que estos compuestos deben cubrir necesidades biosintéticas particulares, se requieren en concentraciones mucho menores que la fuente de carbono principal. Se los denomina *factores orgánicos de crecimiento* e incluyen:

1. Aminoácidos: requeridos como constituyentes de proteínas y coenzimas.

2. Purinas y pirimidinas: requeridas como constituyentes de ácidos nucleicos y coenzimas.

3. Vitaminas: compuestos orgánicos que forman parte de grupos prostéticos o centros activos de ciertas enzimas (por ejemplo, el ácido nicotínico que forma parte del nicotinamida adenina dinucleótido).

Las bacterias que requieren factores de crecimiento se denominan *auxótrofas* y, generalmente, se producen por mutaciones en las células *protótrofas*, que no requieren factores de crecimiento, de la misma especie.

Categorías nutricionales de los microorganismos

Los microorganismos se pueden agrupar en categorías nutricionales de acuerdo a sus requerimientos de fuentes de energía y de carbono y a los compuestos dadores de electrones. De acuerdo a la fuente de energía pueden ser: *fotótrofos*, los que usan energía luminosa, o *quimiótrofos*, los que producen energía por oxidación de compuestos químicos, orgánicos o inorgánicos. De acuerdo a los dadores de electrones o de átomos de hidrógeno, pueden ser: *litótrofos*, los que los obtienen a partir de compuestos inorgánicos reducidos, u *organótrofos*, aquéllos que lo hacen a partir de compuestos orgánicos. Ya hemos visto que de acuerdo a la fuente de carbono, pueden ser *autótrofos* o *heterótrofos*.

A pesar de la gran diversidad metabólica de los microorganismos, la mayoría de ellos puede incluirse en las siguientes cuatro clases nutricionales: fotolitoautótrofos, fotoorganoheterótrofos, quimiolitoautótrofos o quimioorganoheterótrofos. Entre las bacterias fotolitoautótrofas destacamos a las cianobacterias y entre las fotorganoheterótrofas a las bacterias púrpuras no sulfúreas. Entre las bacterias quimiolitoautótrofas encontramos a las bacterias del hidrógeno, y a especies de los géneros *Thiobacillus* y *Nitrosomonas*. La gran mayoría de las bacterias patógenas son quimioorganoheterótrofas. En la tabla 27-1 se presentan las características de cada una de estas cuatro clases nutricionales.

Medios de cultivo

Un medio de cultivo cualquiera, debe ser una solución equilibrada de todos los nutrientes y factores de crecimiento requeridos por la especie bacteriana a cultivar, en concentraciones que permitan un buen crecimiento de la misma. Para confeccionar un medio de cultivo, lo primero es preparar una base mineral que proporcione todos los nutrientes inorgánicos necesarios. Este medio basal puede suplementarse luego, si es necesario, con sustancias orgánicas tales como fuentes de carbono y de energía, y algún factor de crecimiento requerido. Estos suplementos variarán de acuerdo con las propiedades nutricionales particulares del microorganismo que se desea cultivar. Tenemos así construido un medio de cultivo líquido en el que las bacterias crecerán libremente. El agregado de agar-agar en concentraciones del 1,5% al 2,0% permite obtener medios gelificados, en los que el crecimiento bacteriano podrá desarrollase sobre la superficie del medio o en su interior, formando las clásicas colonias aisladas. En condiciones controladas, cada colonia resulta del crecimiento poblacional originado a partir de una sola bacteria sembrada.

Para promover el desarrollo bacteriano, los medios de cultivo deben cumplir además ciertos requisitos: condiciones osmóticas favorables, una concentración de iones hidrógeno (pH) incluida en la escala tolerada por el organismo en cuestión y un potencial de oxidación-reducción apropiado. Este último depende en parte de la composición del medio de cultivo, y también de la fase gaseosa en contacto con el medio (Fig. 27-2).

En cultivos estáticos en medios líquidos, la difusión del componente gaseoso establecerá un gradiente de

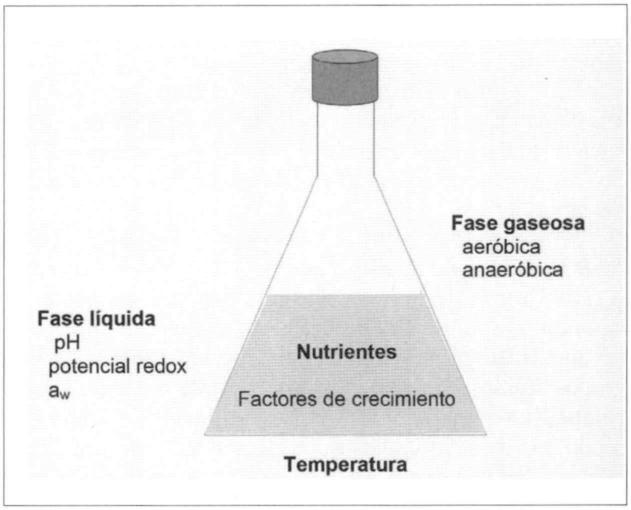

Fig. 27-2. Elementos fundamentales de un cultivo en medio líquido.

Tabla 27-1. Clases nutricionales de las bacterias. Clasificación de acuerdo al sustrato oxidable (dador de electrones) y a la fuente de carbono.

Clase nutricional	Sustrato oxidable	Fuentes de Energía	Fuentes de Carbono
Fotolitoautótrofas	Compuestos inorgánicos reducidos (H_2O, H_2S, S^0)	Luz	CO_2
Fotoorganoheterótrofas	Compuestos orgánicos	Luz	Compuestos orgánicos
Quimiolitoautótrofas	Compuestos inorgánicos reducidos	Compuestos inorgánicos reducidos (H_2, S, H_2S, Fe^{2+}, H_3N, NO_2-)	CO_2
Quimioorganoheterótrofas	Compuestos orgánicos	Compuestos orgánicos	Compuestos orgánicos

concentración en la fase líquida. Si la fase gaseosa es aire (aerobiosis), las bacterias aeróbicas crecerán cerca de la superficie mientras que las bacterias anaeróbicas (facultativas o tolerantes) crecerán hacia el fondo del líquido de cultivo. En muchos casos, en que se quiere favorecer el crecimiento de bacterias aeróbicas, los cultivos se realizan con agitación permanente del medio, a los efectos de aumentar la disponibilidad del oxígeno disuelto.

La temperatura de incubación es otro factor importante que condiciona el crecimiento bacteriano. La influencia de estos factores sobre el crecimiento bacteriano se verá más adelante.

Clasificación de los medios de cultivo

Los medios de cultivo se pueden clasificar según diferentes criterios. De acuerdo con la naturaleza de los compuestos químicos utilizados podemos clasificarlos en medios sintéticos y complejos.

Medios sintéticos. Son aquéllos de composición química cuali y cuantitativamente definida. Se utilizan fundamentalmente para investigar requerimientos nutricionales y para obtener resultados reproducibles en procesos de producción de masa bacteriana, por ejemplo para la producción de vacunas. En la tabla 27-2 se muestra la composición de un medio sintético apto para el cultivo de *E. coli*

Los medios sintéticos cuya composición representa la base mínima de nutrientes capaz de permitir el desarrollo de las bacterias en estudio se denominan *medios mínimos.*

Medios complejos. Son los que contienen ingredientes de composición química no establecida o variable. Algunos de los ingredientes utilizados en estos últimos son extractos vegetales, animales o microbianos. Consisten en una mezcla compleja y poco definida de materias primas que suministran todos los nutrientes esenciales para muchas especies bacterianas; por ejemplo: extracto de carne, extracto de levadura, triptona (hidrolizado de proteínas). Los medios complejos son, por lo tanto, útiles para el cultivo de una amplia gama de microorganismos, incluidos aquéllos cuyos requerimientos de factores de crecimiento no se conocen con exactitud o son múltiples. En la tabla 27-3 se muestra la composición de un medio complejo ampliamente utilizado en bacteriología. La adición de mayor cantidad y/o calidad de nutrientes permite obtener medios de cultivo más ricos (por ejemplo, infusión de cerebro-corazón, agar sangre, etc.) aptos para el cultivo de bacterias con mayores exigencias nutricionales.

Además de los nutrientes, se pueden incorporar a los medios de cultivo otras sustancias con fines específicos, para seleccionar y/o diferenciar especies bacterianas, Estos medios permiten investigar la presencia de determinadas especies bacterianas en diferentes tipos de muestras.

Medios selectivos

Si los requerimientos de un microorganismo son conocidos, es posible desarrollar un conjunto de condiciones en las que el crecimiento de una bacteria específica sea favorecido y el de otra/s sea impedido, permitiendo el aislamiento de la bacteria favorecida a partir de poblaciones mixtas. Esta estrategia es utilizada frecuentemente en microbiología clínica, y permite recuperar una bacteria buscada, aún cuando esté en menor proporción, en una muestra biológica con alto contenido de otras varias especies, como por ejemplo en materia fecal, contenido vaginal, etc. Los microorganismos pueden ser también obtenidos selectivamente a partir de sus ambientes naturales (agua, suelo, etc.). La selección puede hacerse por *aislamiento directo* o por *enriquecimiento.*

Aislamiento directo. Se emplean medios sólidos, de esta forma se reduce la competencia entre los diferentes tipos bacterianos; la dispersión de los organismos sobre el medio elimina en gran parte una competencia por los nutrientes y por eso las bacterias que crecen lentamente son capaces de

Tabla 27-2. Medio de cultivo químicamente definido para el cultivo de *Escherichia coli* salvaje

Ingredientes	Cantidad	Fuente de
Glucosa	1,0 g	Carbono Energía Oxígeno Hidrógeno
Fosfato monoamónico	5,0 g	Nitrógeno Fósforo. " Buffer"
Fosfato dipotásico	1,0g	Fósforo K^+ " Buffer"
Cloruro de sodio	5,0 g	Iones: Cl^-, Na^+ Requerimientos osmóticos
Sulfato de magnesio. $7H_2O$	0,2 g	Azufre, Mg^{2+}
H_2O	1000 ml	Solvente

Tabla 27-3. Medio de cultivo complejo para el cultivo de *Escherichia coli* salvaje

Ingredientes	Cantidad	Fuente de
Extracto de carne	3,0 g	Sustancias de origen animal hidrosolubles: Carbohidratos Compuestos orgánicos nitrogenados Compuestos orgánicos azufrados Vitaminas Sales
Peptona	5,0 g	Nitrógeno orgánico Azufre orgánico Algunas vitaminas
Cloruro de sodio	8,0 g	Iones : Cl^-, Na^+ Requerimientos osmóticos
H_2O	1000 ml	Solvente

producir colonias físicamente separadas de las que crecen rápidamente. Por ejemplo, el agar con eosina y azul de metileno es ampliamente usado para aislar enterobacterias (bacterias Gram negativas), pues estos colorantes inhiben el desarrollo de una gran variedad de bacterias Gram positivas.

Enriquecimiento. Esta técnica se basa en una libre competencia entre diferentes organismos en un medio líquido. Si se inocula en un medio selectivo líquido una variedad de organismos y se incuba bajo determinadas condiciones, aquellas bacterias para las que el ambiente sea más favorable crecerán más que las otras y finalmente serán predominantes. Esta técnica es muy usada para investigar en una muestra la presencia de bacterias que representan un bajo porcentaje de la población total; por ejemplo la búsqueda de salmonelas en materia fecal.

Medios diferenciales

Permiten revelar características específicas de las bacterias. Por ejemplo el medio agar-sangre, que contiene 5% a 7% de sangre de carnero o caballo, permite detectar la formación de hemolisinas; o los medios con un azúcar y un indicador de pH que vira de color cuando el medio se acidifica a causa de la fermentación del azúcar. Estos medios son de suma utilidad para identificar bacterias.

Para mayor información sobre medios de cultivo se aconseja consultar catálogos de medios comerciales. Durante el estudio particular de las especies microbianas patógenas se verá la diversidad de fórmulas desarrolladas.

Absorción de nutrientes

Un aspecto importante que se debe considerar en el problema de la nutrición es la absorción de los nutrientes presentes en el medio de cultivo y el ambiente externo.

Las bacterias vivas son capaces de mantener en su interior un ambiente químico relativamente constante aunque se produzcan cambios bastante importantes en el medio externo. Esto quiere decir que la bacteria debe absorber y guardar selectivamente ciertas sustancias y al mismo tiempo eliminar otras, manteniendo constantes los valores fisiológicos compatibles con su viabilidad. La encargada de esta absorción selectiva es la membrana citoplasmática, de composición lipoproteica.

Como se describe en el capítulo correspondiente, además de la membrana citoplasmática, las bacterias poseen otras envolturas que deben ser atravesadas por los nutrientes. La pared no constituye una barrera importante para la entrada de los nutrientes a la célula ya que es muy porosa y permite la entrada de la mayoría de los materiales, excepto aquéllos que son insolubles o particulados (por ejemplo, la celulosa). En las bacterias Gram negativas existe, además, una membrana externa que es la primera barrera frente a la captación de los nutrientes. El tamaño y las características de las porinas de la membrana externa regulan el paso de los nutrientes, de modo que sólo pueden acceder al espacio periplásmico moléculas de tamaño inferior al de un trisacárido y cuya concentración en el medio externo sea superior a la de dicho espacio.

Una sustancia puede penetrar a través de la membrana citoplasmática por uno de los siguientes mecanismos:

Difusión simple

Las moléculas de nutrientes que atraviesan libremente la membrana celular difunden desde el medio de mayor concentración al medio de menor concentración sin gasto de energía, hasta igualar las concentraciones a ambos lados de la membrana. La velocidad de la difusión pasiva depende de la diferencia de concentración entre el exterior y el interior de la célula.

Pocas sustancias pueden difundir libremente hacia el interior de la célula bacteriana cuando su concentración fuera de ella es mayor que en su interior, es decir cuando existe un gradiente de concentración. Son moléculas pequeñas sin carga, tales como el oxígeno molecular, el gas nitrógeno, el amoníaco y el agua. Estas sustancias no pueden concentrarse dentro de la célula sino que tienden a igualarse las concentraciones a ambos lados de la membrana.

Difusión facilitada

Al igual que en la difusión simple los sustratos se mueven a favor de un gradiente de concentración, pero participan proteínas transportadoras, a veces llamadas permeasas, que se unen específicamente al nutriente a ser transportado. El proceso no requiere energía y las concentraciones del nutriente transportado fuera y dentro de la célula tienden a igualarse. La velocidad de la difusión facilitada también aumenta con las diferencias de concentraciones del sustrato dentro y fuera de la célula, pero en general la variación es más rápida y más sensible que en la difusión pasiva. Cuando se saturan las proteínas transportadoras, la velocidad de difusión facilitada se hace independiente del gradiente de concentración. En las bacterias, también la difusión facilitada es un mecanismo que se utiliza para transportar pocos nutrientes. Por ejemplo, *E. coli*, *Salmonella typhimurium, Pseudomonas* spp y *Bacillus* spp incorporan glicerol por este mecanismo.

Transporte activo

El transporte activo permite la entrada y/o salida de nutrientes en contra de gradientes de concentración, con gasto de energía. Esta energía puede ser obtenida por hidrólisis de ATP o a partir del gradiente de concentraciones de ciertos iones (protones). El transporte activo es saturable, ya que cuando en el interior de la célula se alcanza un cierto nivel, no se absorbe más sustancia aunque la concentración externa aumente mucho. En estos mecanismos de transporte activo participan proteínas con una marcada especificidad que actúan como bombas transfiriendo moléculas específicas a través de las membranas. Las bacterias incorporan la mayoría de los nutrientes (azúcares, aminoácidos, vitaminas) por este mecanismo, ya que sus concentraciones suelen ser relativamente bajas en el medio ambiente.

Una variedad de transporte activo que tiene lugar sólo en bacterias y para ciertas moléculas es la *translocación de grupo*. Por este mecanismo el nutriente es modificado químicamente al mismo tiempo que es transportado. Esta modificación química requiere energía pero impide que la molécula modificada vuelva a salir de la bacteria. Por ejemplo, la glucosa es fosforilada durante su captación por las bacterias. La glucosa fosforilada, que ya no puede salir de la célula, es sustrato del metabolismo celular a través de varias vías centrales.

La mayoría de los compuestos orgánicos de alto peso molecular (por ejemplo, polisacáridos y proteínas) no pueden ser absorbidos como tales ni utilizados directamente en el metabolismo celular, deben ser hidrolizados previamente en compuestos más pequeños. La hidrólisis se lleva a cabo por exoenzimas específicas (hidrolasas) que las bacterias segregan hacia el medio. Por ejemplo, la enzima amilasa rompe polímeros de glucosa, almidón y glucógeno, en polímeros más pequeños llamados dextrinas y disacáridos maltosa, que posteriormente son incorporados al medio interno bacteriano. Otras exoenzimas producidas por las bacterias son: celulasa (hidroliza la celulosa), quitinasa (hidroliza la celulosa), lipasas (hidrolizan las grasas y otros ésteres), etc.

Captación de hierro

Como ya hemos mencionado, casi todas las bacterias requieren hierro, que forma parte de los citocromos y de muchas enzimas. La captación del hierro es dificultosa, pues los compuestos férricos son muy insolubles. Muchas bacterias, cuando se encuentran en medios con poco hierro disponible, secretan moléculas de bajo peso molecular denominadas *sideróforos*, que forman complejos con el ion férrico y lo transportan al interior de la célula, a través de su unión a receptores en la superficie de las bacterias. Una vez en el interior de las bacterias el ion férrico (Fe^{3+}) se reduce a ion ferroso (Fe^{2+}). En los tejidos vivos, el hierro disponible puede ser insuficiente para cubrir los requerimientos de especies bacterianas patógenas, cuya sobrevivencia depende de la capacidad para producir sideróforos.

Cultivos puros

En la mayoría de sus ambientes naturales, los microorganismos forman poblaciones mixtas, constituidas por diferentes especies. La caracterización de las especies, como así también cualquier tipo de estudio microbiológico, ya sea fisiológico, bioquímico, genético, clínico o ecológico, tiene como punto de partida la obtención de cultivos puros de cada una de las especies involucradas.

Existen varias técnicas para obtener cultivos puros, pero en Bacteriología las más utilizadas son aquéllas que se basan en la obtención de una *población bacteriana derivada de una sola célula*. En la práctica esto se consigue sembrando en medios sólidos las poblaciones que contienen la especie a aislar, de manera que una célula origine una colonia macroscópicamente visible. De acuerdo al concepto enunciado, cada colonia constituirá un cultivo puro. La formación de colonias aisladas en medios gelificados puede lograrse de varias maneras (Fig. 27-3):

Por agotamiento en superficie. Con un asa cargada con una suspensión bacteriana se realizan trazos sobre la superficie de un medio de cultivo adecuado, contenido en una placa de Petri. Se comienza por uno de los bordes y se extiende a toda la placa. Se genera un gradiente de concentración de bacterias a lo largo de los diferentes trazos y, en algunos de ellos, se obtienen células individuales que, luego de la incubación, darán lugar a colonias aisladas.

Por diseminación en superficie. Se siembra con pipeta un volumen determinado de una suspensión bacteriana convenientemente diluida sobre el centro de la superficie de un medio adecuado gelificado, contenido en una placa de Petri. Luego se disemina por toda la superficie del medio con la ayuda de una espátula triangular de vidrio, hasta que el líquido sea absorbido por el medio. Si el número de bacterias en la dilución es lo suficientemente bajo como para que todas las bacterias queden separadas, luego de la incubación cada una de ellas formará una colonia. Esta técnica se usa corrientemente para contar las bacterias viables presentes en una suspensión. Para más detalles, ver cómo se realiza una curva de crecimiento.

En profundidad. Se siembra con pipeta un volumen determinado de una dilución de la suspensión bacteriana en un tubo de ensayo con medio fundido y mantenido a aproximadamente 45°C. Se agita para homogeneizar y se vuelca asépticamente en una placa de Petri estéril. Se deja gelificar y se incuba. Luego de la incubación se observarán colonias en el interior del medio de cultivo. Si la dilución es adecuada, también se pueden contar las colonias.

CRECIMIENTO BACTERIANO

En bacterias, como en otros sistemas biológicos, *el crecimiento puede definirse como el aumento ordenado de los componentes de la célula.* Cuando una población bacteriana se halla en un medio adecuado, al que está totalmente adaptada, en un estado de crecimiento balanceado, la duplicación de la biomasa es paralela a la duplicación de otras propiedades de la población que pueden medirse (RNA, DNA, proteínas, etc.). En estas condiciones la biosíntesis de todos los componentes celulares es coordinada y regulada. Otras veces el aumento de la biomasa no refleja realmente el crecimiento de la población, ya que puede deberse solamente a un aumento de productos de almacenamiento, tales como glucógeno, poli β-hidroxibutirato, etc. o a la síntesis de estructuras facultativas, como por ejemplo la cápsula; que no van acompañados por el aumento de los demás componentes celulares.

En general, el "crecimiento" de una célula lleva a su multiplicación, y en el caso particular de bacterias (organismos unicelulares) la duplicación por el mecanismo de fisión binaria da lugar a un aumento exponencial del número de individuos en la población.

En la Fig. 27-4 se esquematiza el proceso de fisión binaria que da lugar a la duplicación celular, utilizando como modelo lo que ocurre en *Escherichia coli.*

Crecimiento Poblacional

De acuerdo a lo dicho anteriormente, cuando una célula bacteriana se encuentra en un medio en el que puede sintetizar en forma regulada todos sus componentes se observa primero un crecimiento individual, es decir un aumento de su biomasa y de su tamaño, y luego un crecimiento de la población, debido a sucesivas divisiones celulares por fisión binaria. En consecuencia, la biomasa del cultivo aumenta continuamente, mientras que la división celular ocurre a intervalos de tiempo regulares, que dependen de la especie bacteriana y de las condiciones del cultivo.

En bacteriología la palabra *crecimiento* refiere en general al aumento del número de individuos (bacterias) en un medio de cultivo, es decir al crecimiento de la población. Muy pocas veces la palabra crecimiento se utiliza para referirse al aumento de tamaño de una bacteria. Razones prácticas hacen muy difícil determinar el aumento

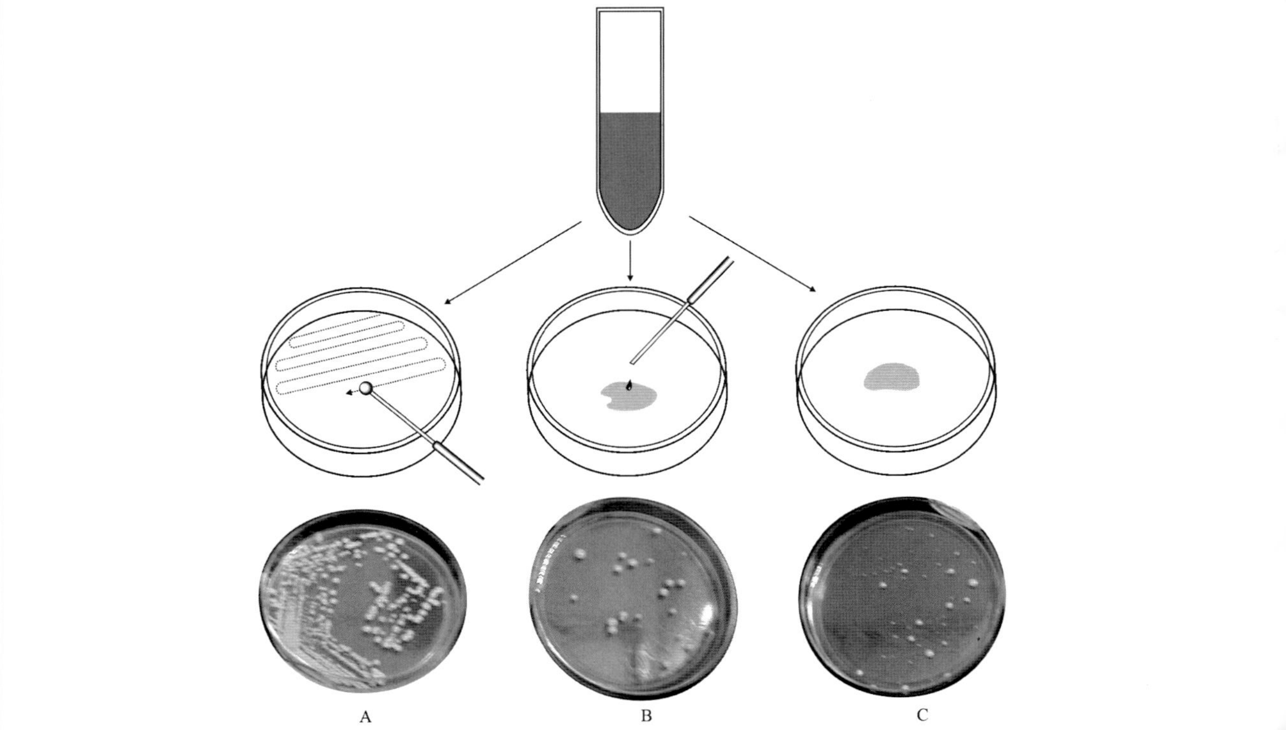

Fig. 27-3. Técnicas de aislamiento bacteriano. A: agotamiento en superficie; B. diseminación en superficie; C. en profundidad.

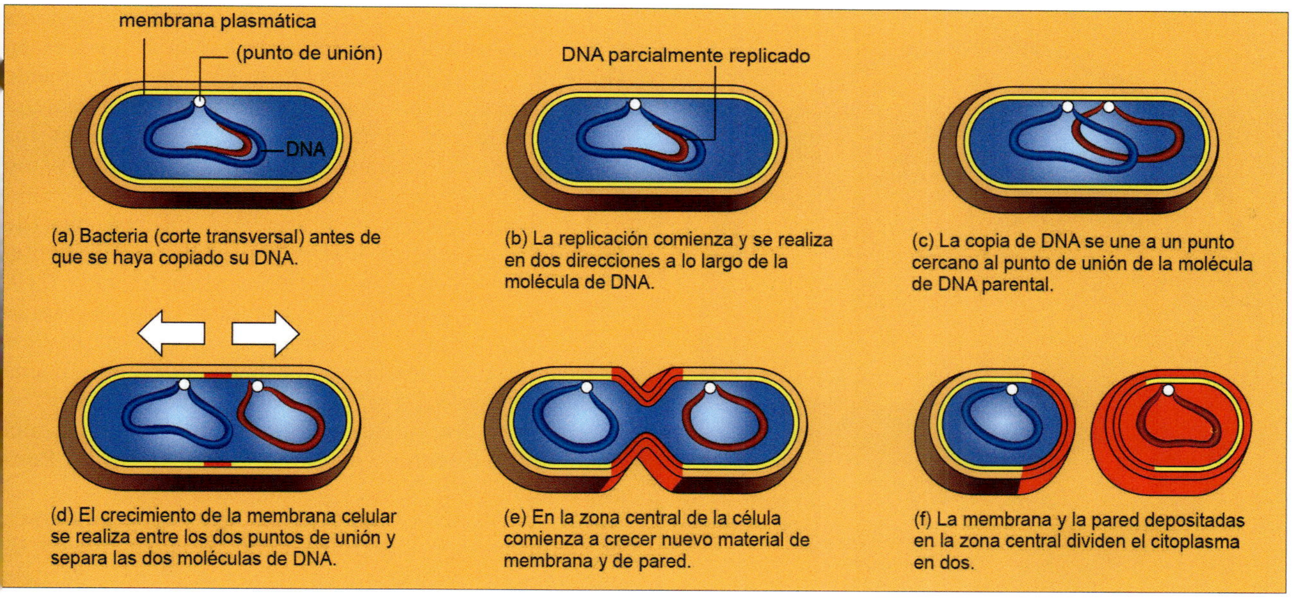

Fig. 27-4. Esquema de un ciclo de división bacteriana por fisión binaria.

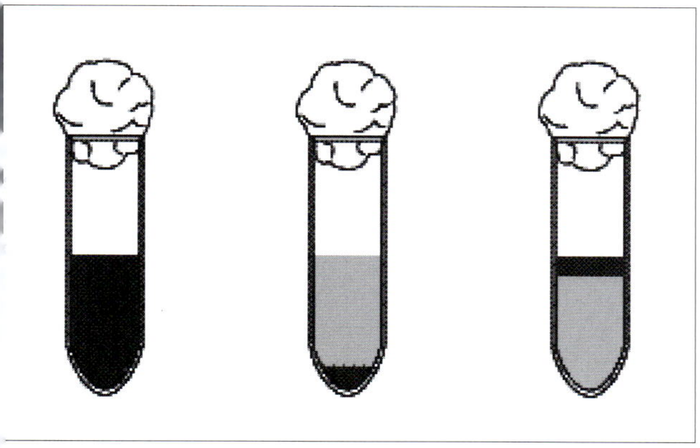

Fig. 27-5. Visualización del crecimiento bacteriano en medios líquidos. a) turbidez, b) formación de sedimento y c) formación de película.

de volumen y/o peso individual de bacterias y lo más común es que hablemos de medidas promedio de los integrantes de una población bacteriana.

¿Cómo se visualiza el crecimiento? Si el medio de cultivo es líquido, el aumento del número de bacterias se visualiza como aumento de la turbidez y/o formación de sedimento o película (Fig. 27-5).

En cambio, en un medio agarizado el aumento del número de bacterias produce colonias macroscópicamente visibles, que pueden presentar diferentes tamaños, bordes, consistencia, color, elevación, etc. (Fig. 27-6).

Medición del crecimiento

De acuerdo al objetivo de la medición del crecimiento bacteriano, existen diferentes maneras de hacerlo, ya sea estimando el aumento del número de microorganismos o de la masa celular (Tabla 27-4).

Tabla 27-4. Métodos para evaluar el crecimiento bacteriano. Los métodos varían de acuerdo a su objetivo, pudiéndose estimar el aumento del número de microorganismos o de la masa celular.

Medición del número de bacterias	
Método	**Expresión de los resultados**
Recuento microscópico	Número de bacterias totales/ml
Recuento en placas Superficie o profundidad	Número de bacterias viables/ml ó g
Filtración a través de membrana	Número de bacterias viables/ml ó g
Número más probable (NMP)	NMP/100 ml
Medición de la masa celular	
Método	**Expresión de los resultados**
Determinación del peso seco	Unidades de peso/ml ó g
Turbidimetría	Absorbancia / Transmitancia

Medición del número de bacterias

Las técnicas para medir el número de bacterias presentes en una población pueden cuantificar el número de bacterias viables, es decir de aquéllas que son capaces de multiplicarse, o el número de bacterias totales, que incluye las bacterias viables y no viables.

Recuento de bacterias viables

La cuantificación del número de bacterias viables en una muestra determinada, es uno de los problemas más importantes en la bacteriología, en estudios básicos, ecológicos, tecnológicos y en la práctica clínica.

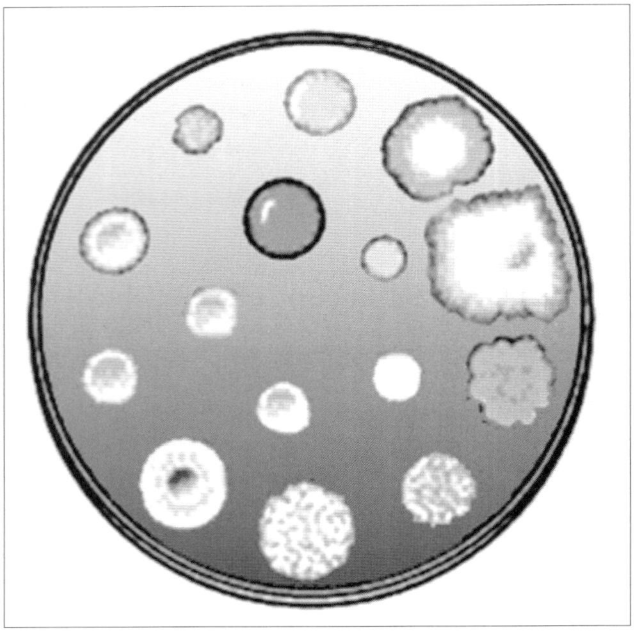

Fig. 27-6. Visualización del crecimiento bacteriano en medios sólidos. Observación de colonias macroscópicamente visibles de diferentes tamaños, bordes, consistencia, color, elevación, etc.

Las técnicas corrientemente empleadas se basan en la capacidad de las bacterias viables para formar colonias cuando se encuentran en medios agarizados aptos para su crecimiento. Actualmente, existen equipos comerciales de reactivos fluorescentes que colorean de manera diferente células vivas y muertas, que luego pueden contarse sobre una membrana filtrante de policarbonato teñida de negro, con la ayuda de un microscopio de epifluorescencia. Esta técnica permite el recuento directo de las bacterias vivas y muertas presentes en una muestra.

Otro método es el denominado Número Más Probable (NMP), que resulta útil para el recuento de microorganismos que producen algún producto detectable en un medio líquido y que, en consecuencia, permite diferenciarlos de otros microorganismos presentes en la muestra, por ejemplo para el recuento de coliformes en aguas. Este método es más útil cuando las bacterias a contar no crecen en medios sólidos.

Criterio de unidades formadoras de colonias (UFC).

La cuantificación de bacterias viables por el criterio de Unidades Formadoras de Colonias se basa en la capacidad que tiene cada bacteria viable para multiplicarse y generar una colonia.

Se puede realizar por "*plaqueo*" en medios agarizados o por *retención en una membrana filtrante.*

> ***Plaqueo:*** *neologismo que significa sembrar un material en un medio gelificado, contenido en una placa de Petri. Incubar y analizar el crecimiento bacteriano que se evidencia en forma de colonias aisladas.*

Las técnicas de "plaqueo" son simples, sensibles y muy usadas para recuentos de bacterias viables en alimentos, agua, medicamentos, etc., pero no puede asegurarse que toda colonia derive de una sola bacteria y es por eso que la forma correcta de expresar los resultados no es como número de bacterias viables sino de *unidades formadoras de colonias.*

La forma corriente de realizar un recuento de unidades formadoras de colonias es la siguiente: Se realizan diluciones seriadas, usualmente 1/10, del cultivo o suspensión bacteriana y se siembran volúmenes medidos de varias diluciones en medios agarizados adecuados para la especie en estudio. Dicha siembra puede hacerse:

a) por diseminación sobre la superficie del medio ya gelificado, contenido en las placas de Petri correspondientes o

b) por incorporación del inóculo en un volumen de medio fundido y enfriado a aproximadamente 45°C, que luego se vuelca en una placa de Petri y se deja gelificar.

Se deben utilizar varias placas por dilución, dependiendo de la precisión deseada, pero nunca menos de dos. Las placas sembradas se incuban en condiciones adecuadas y, finalmente, se cuenta el número de colonias en las placas correspondientes a la dilución que presente entre 30 y 300 colonias por placa. Esta exigencia deriva de estudios estadísticos que indican que la mayor reproducibilidad se obtiene entre estos límites.

Para calcular el número de unidades formadoras de colonias por mililitro del cultivo o suspensión original se aplica la siguiente fórmula:

$$UFC/ml = \frac{\text{N° de colonias por placa (promedio)}}{\text{Volumen sembrado x dilución}}$$

En la Fig. 27-7 se esquematiza el procedimiento para contar las UFC/ml en una suspensión bacteriana, utilizando la técnica de siembra por diseminación en superficie. Si, por ejemplo, un volumen de 0,1 ml de la dilución 1 x 10^{-4} de un cultivo origina un promedio de 120 colonias por placa, el número de UFC por mililitro de cultivo será de 1,2 x 10^{7} (120 UFC / 0,1ml x 10^{-4}).

La técnica de recuento del número de bacterias por filtración a través de membranas, cuyos poros son menores que el tamaño de las bacterias, resulta muy útil cuando la concentración de bacterias presentes en una muestra es baja, pues permite filtrar volúmenes mayores que los que pueden plaquearse directamente. Luego de filtrar el cultivo o la suspensión que contiene las bacterias a cuantificar, la membrana se coloca sobre la superficie de un medio agarizado o sobre una fina almohadilla de papel absorbente ("pad") embebido con medio líquido, se incuba en condiciones adecuadas y, finalmente, se cuenta el número de colonias sobre la membrana, que corresponde a las UFC presentes en el total del volumen filtrado.

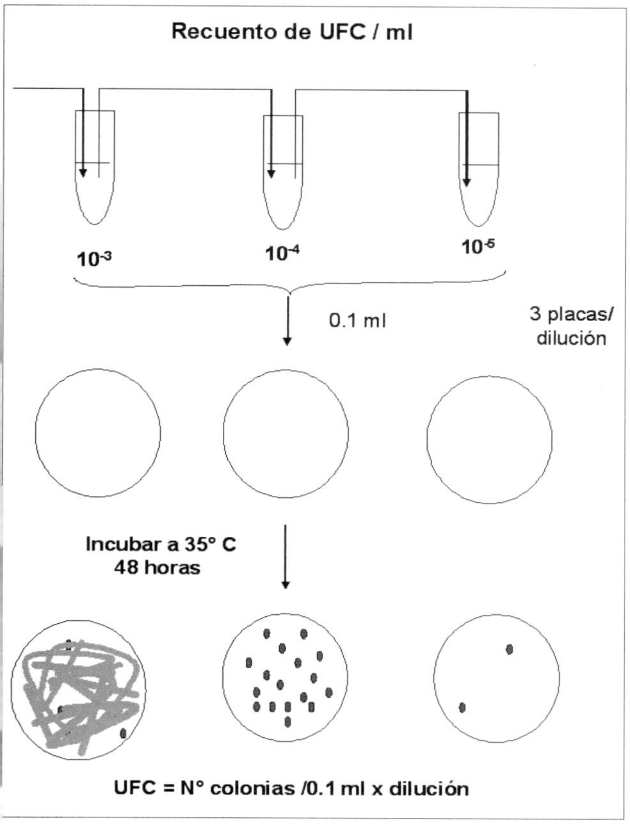

Fig. 27-7. Recuento de unidades formadoras de colonias utilizando la técnica de siembra por diseminación en superficie.

Tanto para la técnica de "plaqueo" directo como para la de filtración se pueden utilizar medios especiales, selectivos y/o diferenciales, que permiten contar sólo el número de bacterias específicas.

Número más probable

La concentración de microorganismos viables puede ser estimada por el método del número más probable (NMP). Este método se basa en el hecho de que cuanto mayor es el número de bacterias en una muestra, mayor será la dilución necesaria para reducir ese número hasta el punto en que no se observe crecimiento en algunos tubos de las series de diluciones. Se infiere matemáticamente el recuento de viables a partir de la fracción de tubos que no muestran crecimiento.

Consiste en realizar varias diluciones de la muestra, inocular varias réplicas de las mismas en tubos conteniendo un medio de cultivo líquido apropiado y registrar el número de tubos con crecimiento o presencia de alguna característica diferencial (por ejemplo, formación de gas por fermentación de la lactosa del medio) en cada dilución. El NMP es la el número estadístico más probable, con una probabilidad del 95% de estar en el rango correcto. Es un método estadísticamente ineficiente, por lo que es necesario sembrar varios tubos con cada dilución. En la Fig. 27-8 se muestra un ejemplo utilizando una tabla con tres niveles de diluciones y 5 tubos por dilución.

Recuento de bacterias totales

En algunos casos es necesario establecer en una población bacteriana cual es el número total de bacterias presentes, sin distinguir entre viables y no viables, ya sea porque interesa un componente de la biomasa (por ejemplo en ciertas vacunas) o porque interesa evaluar la actividad de un antimicrobiano.

Recuento directo

Es el método más barato y rápido para contar bacterias totales. Una manera de realizarlo es utilizando las cámaras de recuento de Petroff-Hausser. Estas cámaras son similares a las cámaras hematimétricas, que se utilizan para el recuento de las células sanguíneas, pero tienen un espesor menor, de 0,02 mm, que las hace particularmente aptas para el recuento de bacterias. La superficie de la cámara es de 1 mm^2 y está dividida en 25 cuadrados. Luego, el número de bacterias por mm^3 se calcula multiplicando el número de bacterias en un cuadrado por el número de cuadrados (25) y por la inversa del espesor (1/0.02 = 50). Esta técnica requiere un alto nivel de control de calidad operativa y aun así tiene un amplio margen de variación. En las cámaras de recuento diseñadas para bacterias sólo pueden contarse con cierto grado de exactitud suspensiones que contengan 10^7 células/ml o más.

Para el recuento directo también puede usarse el contador de Coulter. El método se basa en hacer pasar una alícuota de la suspensión a través de un orificio muy pequeño, de 30 micrómetros de diámetro, que cierra un circuito eléctrico. La detección se basa en las diferencias de conductividad entre las bacterias y el líquido de suspensión. Cada vez que una bacteria pasa a través del orificio, la conductividad disminuye y se registra electrónicamente. Uno de los principales inconvenientes de este método para contar bacterias es que el líquido de suspensión debe estar libre de partículas extrañas que puedan ser contadas como células u obturar el orificio, dependiendo de su tamaño.

Determinación del peso de la fracción celular

Como ya hemos dicho, el crecimiento bacteriano va acompañado de un aumento continuo de la masa celular en el cultivo. La masa celular en un cultivo bacteriano puede medirse directamente determinando el *peso de la fracción celular* o indirectamente por *turbidimetría*.

Se puede determinar el peso seco o húmedo de la fracción celular de una alícuota de un cultivo o de una suspensión bacteriana. Como el contenido de humedad de la fracción húmeda puede ser variable, resulta más reproducible la determinación del peso seco. Para ello, alícuotas del cultivo o de la suspensión a analizar se colocan en pesafiltros previamente tarados, se evapora en estufas hasta peso constante. La diferencia entre éste y la tara corresponde al peso celular en la alícuota. En ciertos casos es necesario lavar la fracción celular de las alícuotas por sucesivas centrifugaciones y resuspensiones en soluciones acuosas adecuadas para eliminar material externo adherido a la superficie de las bacterias. Esta técnica tiene la desventaja de que es poco sensible, se requiere grandes cantidades de microorganismos y suficiente cantidad de muestras para

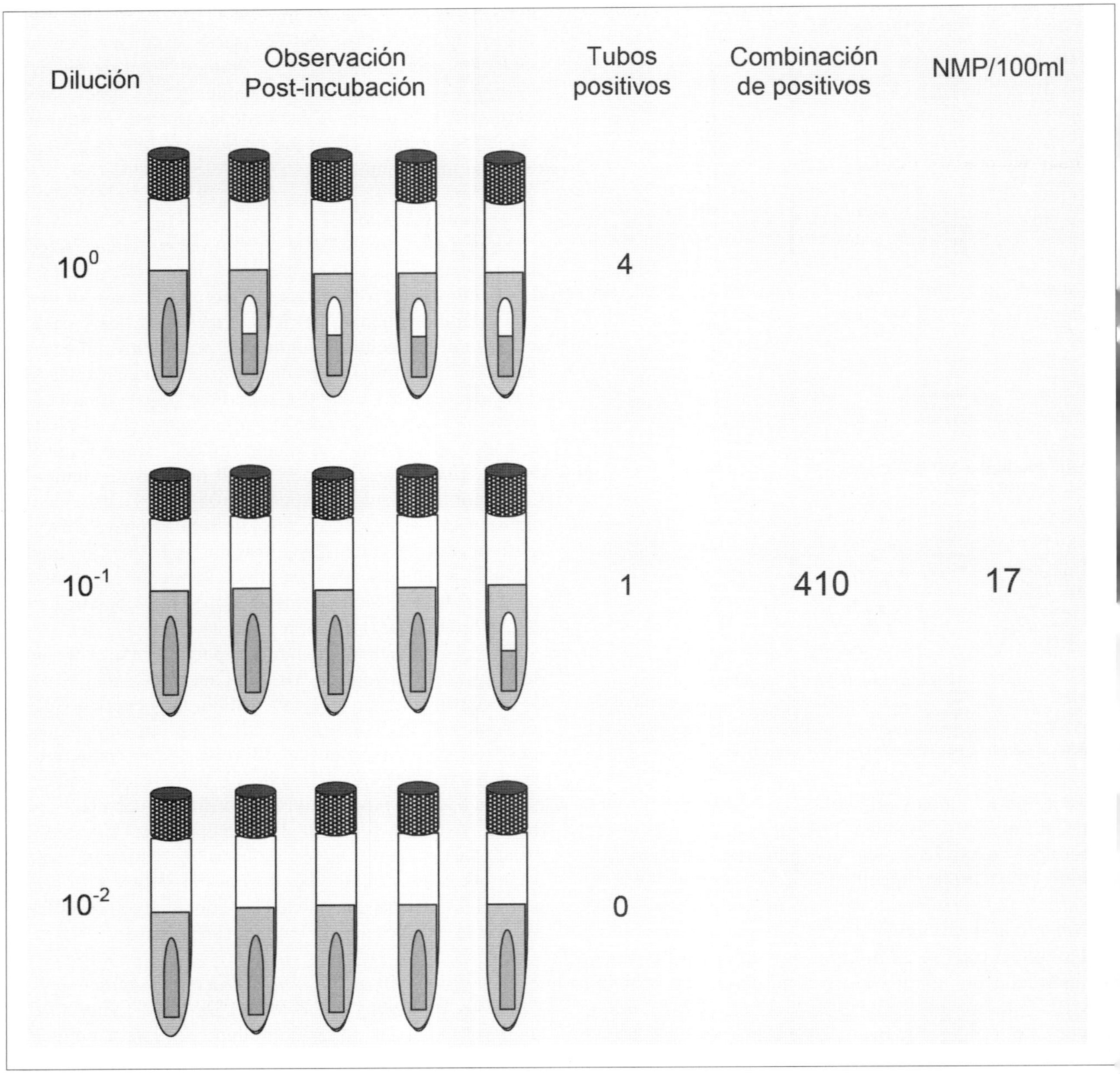

Fig. 27-8. Recuento de bacterias por el método del número más probable. Se consideran positivos los tubos en los que se observa formación de gas. El NMP/100ml es el que corresponde al número 410 en la tabla para niveles de diluciones de 5 tubos por dilución.

cumplir exigencias estadísticas de reproducibilidad, que la transforman en una técnica larga y engorrosa. Su principal aplicación es para medir la masa de cultivos de hongos filamentosos.

Manteniendo el mismo principio de la obtención de células por centrifugación de un volumen determinado de la suspensión bacteriana, se puede estimar la masa celular midiendo en el sedimento final, el contenido de diferentes elementos (nitrógeno, carbono) y/o macromoléculas como ácidos nucleicos, proteínas, etc.

Determinación de la absorbancia

Una técnica más rápida, más sensible y de uso corriente se basa en medir espectrofotométricamente la *dispersión de la luz* producida por las bacterias presentes en un cultivo o en una suspensión. A medida que aumenta la concentración de bacterias el cultivo se vuelve más turbio (aumenta la absorbancia) y la luz transmitida es menor (disminuye la transmitancia). Debido a que las células de una especie bacteriana tienen tamaños relativamente constantes, la dispersión de la luz puede considerarse proporcional a la concentración de bacterias en la suspensión. La relación lineal entre absorbancia y concentración celular sólo se cumple en un rango determinado de concentraciones y, además, la absorbancia de una suspensión bacteriana no depende sólo de la masa celular sino también de otros factores, como por ejemplo la forma de las bacterias. Por ello es aconsejable realizar una curva de calibración para cada sistema, de modo de establecer la relación entre la absorbancia y el número de bacterias, efectuando distintas diluciones de una suspensión concentrada y midiendo sus respectivas absorbancias.

Esta técnica es de gran aplicación en los ensayos microbiológicos de factores de crecimiento y antibióticos en medios líquidos. También se aplica esta técnica para estandarizar suspensiones inóculo, aunque en la práctica diaria de laboratorio, se utilizan comparadores de turbidez (escala de *Mc Farland*) con los cuales se efectúan cálculos de concentración de bacterias.

Curva de crecimiento

Cuando un número (N_0) de bacterias, cuyos ciclos celulares no están sincronizados (coexisten bacterias "recién nacidas" con bacterias en distintas etapas de sus ciclos de división), se inoculan en un medio de cultivo líquido que les provee todos los nutrientes necesarios y se incuban en condiciones adecuadas a sus requerimientos, se produce un aumento de la población. Si se grafica el logaritmo del número de bacterias viables y totales presentes en un cultivo cerrado versus el tiempo de incubación, se obtienen las denominadas curvas de crecimiento, en la que pueden observarse las siguientes fases (Fig. 27-9):

Fase de adaptación, fase de latencia o fase "lag" (la palabra inglesa "lag" es universalmente utilizada para identificar esta fase y su traducción literal es *retardo*). Durante esta fase el metabolismo de las bacterias inoculadas se adapta a las nuevas condiciones de cultivo. Si bien las bacterias son metabólicamente activas, no se observa aumento de su número. La fase "lag" puede asimilarse de alguna manera a un período de sincronización, en el que la gran mayoría de las células llegan a estar preparadas para dividirse. Su duración depende de la historia previa inmediata de las bacterias inoculadas (medio de cultivo y fase de crecimiento de los que proceden), de la naturaleza del medio y de las condiciones físicas de incubación (temperatura, fase gaseosa, etc.).

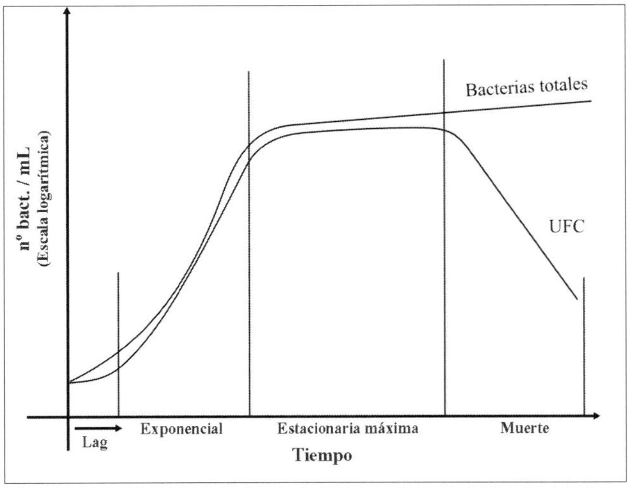

Fig. 27-9. Curva de crecimiemto bacteriano indicando las cuatro fases típicamente observadas.

Puede ser muy corta o estar ausente cuando las bacterias están capacitadas para utilizar inmediatamente los nutrientes (por ejemplo cuando provienen de un cultivo en fase exponencial en el mismo medio de cultivo) o relativamente larga cuando las células: a) están injuriadas, b) son viejas y, por lo tanto, deficientes en ATP, cofactores esenciales y ribosomas y c) cuando la composición del medio es diferente a la de aquél del que provienen y hace necesaria la inducción de algunas enzimas para poder utilizar algún nutriente esencial.

También influyen sobre su duración algunos factores físicos que modifican la velocidad de las reacciones enzimáticas, como la temperatura de incubación, el pH y la fase gaseosa.

Fase de crecimiento exponencial o logarítmica: Durante esta fase cada bacteria es capaz de duplicar su masa y originar dos células hijas a intervalos de tiempo regulares; dando lugar al crecimiento exponencial de la población. La fase de crecimiento exponencial representa así la etapa en la que la velocidad de crecimiento es constante y máxima en esas condiciones de cultivo. La velocidad de crecimiento máxima depende de las características genéticas de la especie bacteriana, de la composición del medio de cultivo y de las condiciones de incubación. Aunque la división celular ocurre a intervalos regulares, la falta de sincronización entre los ciclos individuales de cada célula hace que el aumento del número de bacterias, al igual que el de la masa celular, se observe como una función continua. La composición química y las propiedades fisiológicas de las bacterias en fase de crecimiento exponencial son relativamente uniformes; por eso es la etapa de elección para realizar estudios bioquímicos y fisiológicos.

El período de tiempo entre dos divisiones sucesivas se denomina *tiempo de duplicación o tiempo de generación* (g) y es una estimación de la velocidad de crecimiento. Cuando g = 30 minutos, la población se duplica cada 30 minutos, es decir 2 veces por hora. Cuando g es menor, por ejemplo 20 minutos, se producen 3 divisiones por hora, es decir la velocidad de crecimiento es mayor. Luego, la relación entre g y velocidad de crecimiento es inversa, a mayor g menor velocidad de crecimiento y viceversa.

La expresión matemática del crecimiento exponencial es:

$$N_t = N_0 \times 2^n$$

donde
N_t = número de bacterias al tiempo t
N_0 = número inicial de bacterias (tiempo 0)
n = número de generaciones

y

$$n = \frac{\log N_t - \log N_0}{\log 2}$$

La velocidad de crecimiento se puede expresar también como la constante de velocidad de crecimiento (k), que representa el número de generaciones por unidad de tiempo, usualmente por hora.

$$k = \frac{n}{t} \quad \text{cuando } n = 1 \text{ , } t = g. \quad \text{Luego} \quad k = \frac{1}{g}$$

Fase estacionaria máxima: El crecimiento bacteriano en un cultivo cerrado, en el que no hay aporte de nuevos nutrientes ni remoción de los productos de excreción del metabolismo, es autolimitado. Luego de varias generaciones diversos factores, entre ellos la disminución o agotamiento de los nutrientes disponibles, la acumulación de productos metabólicos tóxicos y la disminución del espacio vital, hacen que la multiplicación bacteriana cese o que su velocidad de crecimiento disminuya a niveles que se equilibran con la velocidad de muerte.

La concentración de células en esta fase se denomina *cosecha máxima*, y depende del tipo de microorganismo, de la composición del medio y de las condiciones de incubación. La determinación de la cosecha máxima es de gran importancia, pues permite definir innumerables variables para seleccionar el mejor medio y establecer las mejores condiciones de cultivo.

Fase de muerte: La definición de muerte es difícil de establecer. Desde un punto de vista biológico la muerte bacteriana representa la pérdida de su capacidad de multiplicación, aunque no significa necesariamente pérdida absoluta e inmediata de todas las funciones celulares. El único criterio válido de muerte bacteriana es la pérdida irreversible de la capacidad de reproducirse en cualquier medio adecuado para ello.

Queda así definido un concepto fundamental, *la viabilidad,* que permite diferenciar en una población dos clases de bacterias: a) las bacterias viables (o vivas) que son aquéllas que conservan su capacidad reproductora y b)las bacterias no viables (o muertas) que son las que han perdido esa capacidad.

Por lo tanto, la observación de la fase de muerte, sólo es posible cuando se analiza la evolución en el tiempo del número de bacterias viables presentes en la población. La muerte bacteriana responde a una cinética exponencial, es decir que en períodos de tiempo iguales se mueren porcentajes constantes de la población.

En algunos casos la muerte bacteriana va acompañada de lisis celular, observándose no sólo disminución del número de bacterias viables sino también de la masa celular. Sin embargo, es conveniente destacar que esta disminución de masa celular refleja la lisis de bacterias muertas y no necesariamente se corresponde exactamente con la fase de muerte. Estos conceptos son muy importantes para la interpretación de muchos problemas bacteriológicos y deben incorporarse sólidamente.

Además, la muerte de las bacterias puede provocarse por el uso de agentes antimicrobianos físicos y químicos con actividad bactericida. Este tema se desarrolla en un capítulo posterior. Brevemente comentaremos aquí que las drogas antibacterianas pueden tener dos acciones diferentes: la acción inhibidora del crecimiento o actividad bacteriostática y la acción inductora de la muerte (pérdida de la viabilidad) o actividad bactericida. Un sin número de tecnologías se han desarrollado para diferenciar estas actividades, incluyendo además de las técnicas convencionales la utilización de equipos informatizados, pero el fundamento sigue siendo el *análisis de la curva de crecimiento bacteriano,* en sus fases básicas.

Factores que modifican el crecimiento bacteriano

De acuerdo a lo que hemos visto, la multiplicación bacteriana requiere el aporte de sustancias químicas (nutrientes) y condiciones físicas y químicas adecuadas. El conocimiento de los factores que modifican el crecimiento bacteriano nos permitirá abordar dos aspectos opuestos:

1) establecer condiciones de laboratorio en las cuales una o más especies bacterianas puedan desarrollar satisfactoriamente, de modo de poder evidenciar y cuantificar su presencia en cualquier muestra.

2) establecer condiciones desfavorables para el desarrollo bacteriano, que permitan impedir o reducir la proliferación bacteriana indeseable.

Veremos a continuación cuáles son los principales factores que inciden sobre el crecimiento bacteriano.

Concentración de nutrientes y factores de crecimiento

Entre los principales factores que modifican la velocidad de crecimiento debemos considerar la calidad y cantidad de los nutrientes disueltos en el medio de cultivo. Cualitativamente estos nutrientes deben proveer todos los elementos químicos (carbono, nitrógeno, oxígeno, hidrógeno, azufre, iones inorgánicos) que necesitan las bacterias para biosintetizar sus componentes y la energía necesaria para llevar a cabo sus funciones. De acuerdo a las capacidades metabólicas de las bacterias, diferentes formas químicas de un mismo elemento pueden determinar velocidades de crecimiento diferentes. Por otra parte, la

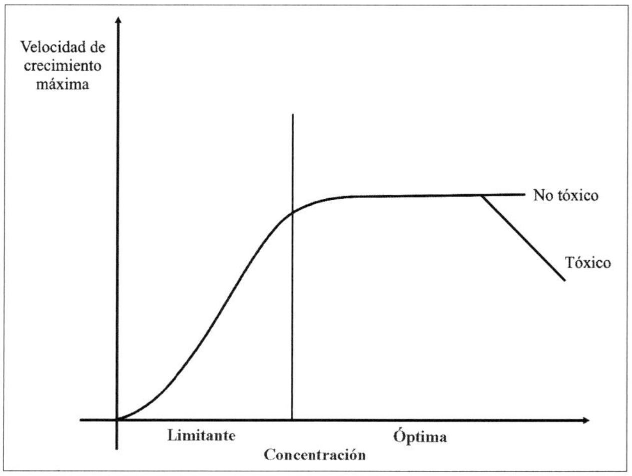

Fig. 27-10. Influencia de la concentración de un nutriente o factor de crecimiento sobre la velocidad de crecimiento.

concentración de cada uno de esos compuestos químicos también influye sobre la velocidad de crecimiento (Fig. 27-10).

En general, puede definirse una *concentración óptima* para cada nutriente que es aquélla que permite alcanzar la mayor velocidad de crecimiento máxima en determinadas condiciones. Concentraciones inferiores a la óptima se denominan *concentraciones limitantes*. En el rango de las concentraciones limitantes, un aumento de la concentración del nutriente se traduce en un aumento de la velocidad de crecimiento de acuerdo a una función hiperbólica, probablemente debido a la saturación de los sistemas de transporte. Por encima de la concentración óptima pueden darse dos efectos, que el aumento de la concentración del nutriente no modifique la velocidad de crecimiento o que la disminuya, esto último por efectos tóxicos derivados de las altas concentraciones del nutriente. También la cosecha máxima puede verse disminuida en presencia de concentraciones limitantes de un nutriente requerido.

Además de los nutrientes, muchas bacterias requieren *factores orgánicos de crecimiento*, es decir sustancias que no pueden sintetizar a partir de los nutrientes generales y que deben ser agregadas a los medios de cultivo para cubrir requerimientos específicos. Existe una diferencia sustancial en lo que se refiere a los rangos de concentraciones, que en el caso de los factores de crecimiento es del orden de nano o picogramos, muy inferior al de los nutrientes comunes. Además, a diferencia de lo que ocurre con los nutrientes generales, para cultivar bacterias auxótrofas (que requieren uno o más factores de crecimiento) no se puede reemplazar un factor de crecimiento requerido por otro compuesto químico, excepto que se trate de un precursor del mismo. El efecto de la variación de la concentración del factor de crecimiento sobre la velocidad de crecimiento y el rendimiento de masa celular máxima es análogo al descripto para los nutrientes. Esta es la base de los ensayos microbiológicos de vitaminas y otros factores de crecimiento.

Rendimiento de crecimiento

El rendimiento de conversión de nutrientes y factores de crecimiento en masa celular se conoce como *rendimiento de crecimiento* (Y), y se expresa como gramos de células formadas por gramo o por mol de sustrato consumido:

$$Y = \frac{\text{Gramos de células formadas}}{\text{Gramos de sustrato consumido}}$$

En medios ricos, las bacterias aerobias pueden asimilar entre el 20% y el 50% del carbohidrato que sirve como fuente de carbono, mientras que las bacterias fermentadoras usan el carbohidrato fermentable sólo como fuente de energía y otras sustancias (por ejemplo, aminoácidos) como precursores biosintéticos.

La eficiencia del uso de ATP es prácticamente constante para la mayoría de las bacterias, cuando crecen en medios con altas concentraciones de azúcares:

$$Y_{ATP} = \frac{\text{Gramos de células formadas}}{\text{Mol de ATP producido}} \cong 10.5 \text{ g/mol}$$

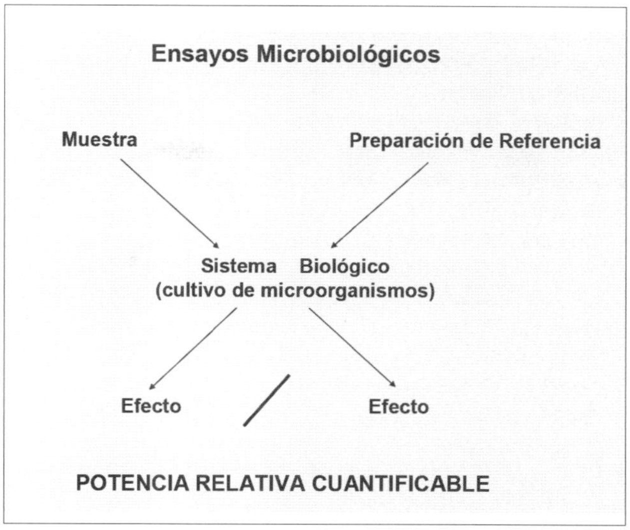

Fig. 27-11. Fundamento de los ensayos microbiológicos. La potencia de una muestra resulta de relacionar los efectos que producen sobre el mismo sistema biológico (cultivo bacteriano) la muestra a valorar y una preparación de referencia constituída por la misma sustancia presente en la muestra.

Ensayos microbiológicos

En el punto anterior señalamos que el aumento de la concentración de un factor de crecimiento, en el rango de concentraciones limitantes, da lugar a un incremento del crecimiento. Esta observación permitió diseñar ensayos sensibles y específicos que permiten cuantificar sustancias hidrosolubles que actúan como factores de crecimiento de diferentes bacterias (Fig. 27-11). Estos ensayos se basan en determinar, a un tiempo dado, el crecimiento de una bacteria de ensayo auxótrofa frente a distintas concentraciones de una preparación de referencia de la sustancia a ensayar y comparar este crecimiento con el que produce una muestra que contiene la misma sustancia, cuya actividad se quiere conocer.

Por ejemplo, si deseamos determinar la concentración de vitamina B_{12} en una solución polivitamínica, debemos disponer de una suspensión de bacterias auxótrofas para vitamina B_{12}, (es decir que no la sinteticen), de un medio de cultivo basal que no contenga vitamina B_{12} y de un patrón de vitamina B_{12} de concentración conocida (preparación de referencia). Se prepara una serie de medios de cultivos, de acuerdo al diseño experimental elegido, que contienen diferentes concentraciones de vitamina B_{12}, agregando diferentes diluciones de la preparación de referencia al medio de cultivo basal. Se siembran esos medios, previamente esterilizados, con la suspensión del auxotrófo. A un tiempo dado, se detiene el crecimiento, se mide la absorbancia de los cultivos y se construye una

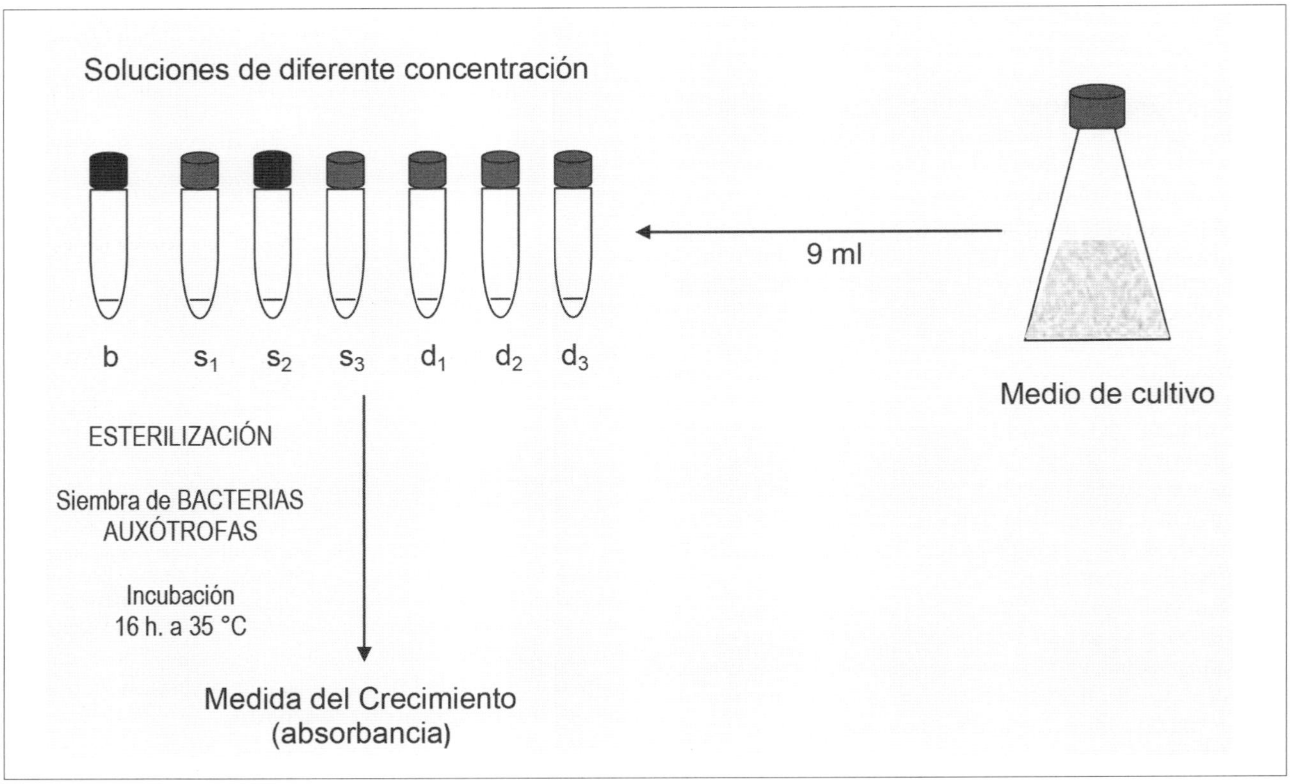

Fig. 27-12. Diseño balanceado 2 x 3 + 1 para valoración de vitamina B12. En cada uno de seis tubos se coloca un volumen igual de soluciones de diferente concentración de la muetra (d_1, d_2 y d_3) y de la preparación de referencia (s_1, s_2 y s_3). El séptimo tubo corresponde a la concentración cero y contiene sólo el mismo volumen del diluyente. A cada tubo se agrega un volumen medido del medio de cultivo basal que carece de vitamina B_{12}. Se esterilizan los tubos y luego de enfriarse se inoculan con una suspensión de bacterias auxótrofas para vitamina B_{12}. Se incuban y se registra la absorbancia de cada tubo. Se grafica absorbancia vs. concentración de B_{12} para la muestra y para la preparación de referencia. La potencia de la muestra estará dada por la relación de las pendientes de ambas curvas.

curva de absorbancia versus la concentración de vitamina B_{12} originalmente presente en los medios. Paralelamente se realiza el mismo procedimiento reemplazando las diluciones de la preparación de referencia por diluciones de la muestra a analizar, tratando de que las concentraciones de ambas preparaciones, patrón y muestra, sean semejantes. De esta manera se obtienen dos curvas que, si satisfacen los requisitos de regresión, linealidad y similitud, permiten calcular la concentración de vitamina B_{12} en la muestra. En la Fig. 27-12 se esquematiza el diseño balanceado 2 x 3 + 1 que permite analizar los criterios de validez cuando existe linealidad entre la respuesta observada y la concentración de vitamina B_{12} en el medio.

Concentración de oxígeno molecular

Hemos visto que, de acuerdo a su requerimiento de oxígeno molecular, las bacterias se clasifican en aerobias y anaerobias. Para las bacterias aerobias el O_2 es un requisito indispensable, mientras que entre las anaerobias podemos distinguir varios tipos: las bacteria anaerobias facultativas no requieren O_2, pero cuando está presente lo utilizan; las anaerobias aerotolerantes no requieren ni utilizan O_2 y las anaerobias estrictas no sólo no requieren O_2 sino que les resulta altamente tóxico, ya que induce las alteraciones metabólicas ya mencionadas antes y la muerte bacteriana.

El crecimiento de las bacterias aerobias y de las anaerobias facultativas en presencia de O_2 depende de la concentración de oxígeno en solución. Dado que el oxígeno es relativamente insoluble (<10 mg/l), su concentración en los cultivos disminuye rápidamente. En medio sólidos, las bacterias aerobias pueden crecer fácilmente sobre la superficie del medio. En los cultivos líquidos estáticos, el crecimiento aeróbico generalmente ocurre cerca de la superficie en contacto con el aire, pues lejos de ella las condiciones se hacen anaerobias y se impide el crecimiento.

Para aumentar la cosecha máxima de una bacteria aeróbica o anaeróbica facultativa en un cultivo líquido es necesario aumentar la superficie de contacto entre la fase líquida y el aire. La forma más utilizada para lograrlo es por ejemplo la agitación mecánica o el burbujeo de aire estéril. En ambos casos es conveniente regular las proporciones de las fases líquida y gaseosa del cultivo, dejando el mayor espacio posible dentro del frasco a esta última. En los laboratorios de microbiología es bastante común disponer de baños de temperatura regulada, con agitadores continuos, que mantienen los frascos de cultivo a la temperatura programada y en movimiento. En algunos casos todo el sistema puede estar recubierto por una campana en la cual se puede regular la fase gaseosa.

El cultivo de bacterias anaerobias y en especial de las anaerobias estrictas u obligadas es realmente un complejo problema técnico, en el que aun disponiendo de equipos modernos se requiere un alto nivel de especialización. Algunas patologías, como tétanos, botulismo, gangrenas y problemas de patología bucal y genital, requieren estudios de investigación, metodologías diagnósticas y sobre todo la producción de masas microbianas destinadas a producir vacunas y antisueros contra las enfermedades.

Para el cultivo y manejo adecuado de las bacterias anaerobias estrictas debe evitarse su exposición al oxígeno del aire para evitar los efectos tóxicos del mismo. El cultivo de las bacterias anaerobias también puede realizarse en medios sólidos o en medios líquidos. En medios sólidos, pueden cultivarse ya sea sobre la superficie de placas con agar nutritivo, incubadas en una atmósfera libre de oxígeno, o bien dentro de un medio agarizado desoxigenado y solidificado. Para la incubación anaeróbica de los cultivos en placa se usan vasijas de distintos tipos, en los cuales se puede evacuar el aire y llenarlas con nitrógeno puro, hidrógeno o una mezcla de cualquiera de estos dos gases y CO_2. A veces el aire es reemplazado por hidrógeno y las últimas trazas de oxígeno son eliminadas por combustión, lo que se efectúa con ayuda de un catalizador que va incorporado a la vasija. En medios líquidos, las bacterias anaerobias pueden ser protegidas de los efectos tóxicos del oxígeno mediante la incorporación al medio de un fuerte agente reductor. La inclusión de ascorbato, tioglicolato sódico, cisteína o trazas de sulfito sódico en el medio de cultivo, permite manejar anaerobios que no requieren condiciones rigurosas de exclusión del O_2. El medio puede liberarse del oxígeno disuelto por ebullición y luego protegerse cubriendo su superficie con una capa de aceite mineral. A tales medios se les suele incorporar una pequeña cantidad de agar para aumentar su viscosidad y disminuir la disolución del O_2 del aire. Un ejemplo de esto último lo constituye el medio tioglicolato usado en los ensayos de esterilidad para revelar la eventual presencia de bacterias anaerobias en una muestra.

La manera más útil para medir el grado de anaerobiosis de un medio de cultivo es el potencial de oxidación-reducción o potencial redox (Eh). En medios corrientes, la mayoría de las bacterias anaerobias son inhibidas a valores de Eh mayores que –100 mV, y algunas no inician su crecimiento con potenciales superiores a –330 mV.

Actividad de agua y presión osmótica

Los microorganismos necesitan disponer de agua en el medio para poder crecer. La cantidad de agua disponible en un medio o *actividad de agua* (a_w) depende del efecto osmótico, es decir de su interacción con las moléculas de solutos, y de la posibilidad de adsorción sobre superficies de sólidos. La actividad de agua de un medio es igual a la relación entre la presión de vapor de la solución y la del agua pura:

$$aw = \frac{P_{solución}}{P_{agua}}$$

Puede calcularse a partir de la humedad relativa en una cámara sellada en la que se ha alcanzado el equilibrio entre el medio de cultivo y el aire (por ejemplo, si la humedad es del 95%, la actividad de agua del medio es 0,95).

La actividad de agua está inversamente relacionada a la presión osmótica (p), a mayor presión osmótica menor a_w:

$$\pi = \frac{R\,T}{V} \ln a_w$$

donde R es la constante gaseosa,
T es la temperatura absoluta y
V es el volumen de 1 mol de agua

La mayoría de las bacterias tienen valores óptimos de a_w superiores a 0.98. Las variaciones en la a_w pueden afectar la velocidad de crecimiento, la composición celular y las actividades metabólicas de las bacterias; por ello la desecación o el agregado de grandes cantidades de sales o azúcares son métodos muy efectivos para preservar los alimentos de la contaminación microbiana, es bien conocido que los jarabes y las jaleas son poco susceptibles a la contaminación bacteriana.

Los microorganismos denominados *osmotolerantes*, que pueden retener agua y mantener una alta concentración interna de solutos, son capaces de crecer en un amplio rango de actividad de agua o presión osmótica. Por ejemplo, *Staphylococcus aureus* puede cultivarse en medios que contienen concentraciones de cloruro de sodio de hasta 3 moles por litro y algunas levaduras, como *Saccharomyces cerevisiae,* en soluciones de azúcares de $a_w = 0.6$. Algunas bacterias halófilas crecen mejor en altas concentraciones de cloruro de sodio y $a_w \cong 0.80$.

pH

Aunque algunas bacterias pueden crecer a pH 1,0 y otras a pH 11,0, la mayoría de las especies bacterianas crecen en un rango estrecho de pH, que en la mayoría de los casos está cercano a la neutralidad. Cada especie crece en un rango definido de pH y posee un pH óptimo de crecimiento: las *acidófilas* entre 0 y 5,5, las *neutrófilas* entre 5,5 y 8,0 y las *alcalófilas* entre 8,5 y 11,5. En general, una disminución del pH produce una disminución de la velocidad de multiplicación bacteriana. Este fenómeno es utilizado desde hace muchísimo tiempo para aumentar la vida útil de alimentos lácteos (leches acidificadas, yogur, etc.).

Los cambios de pH del medio pueden modificar la ionización de los nutrientes y reducir su asimilación por los microorganismos. A pesar de las amplias variaciones de pH del medio, el pH interno de la mayoría de las bacterias se mantiene próximo a la neutralidad. Se han propuesto diferentes mecanismos para explicarlo: impermeabilidad de la membrana a protones, intercambio de iones sodio o potasio por protones, etc. Sin embargo, variaciones drásticas de pH pueden inhibir la actividad de enzimas y proteínas transportadoras de membrana y, si el pH interno de las células disminuye mucho, las bacterias mueren.

Muy frecuentemente, los microorganismos provocan el cambo del pH de su propio hábitat pues producen y liberan metabolitos ácidos o básicos. Por ejemplo, es bien conocido que la fermentación de hidratos de carbono produce ácidos orgánicos y que la degradación de aminoácidos genera amonio. El pH de los cultivos se controla usualmente incorporando al medio soluciones "buffers" (por ejemplo,

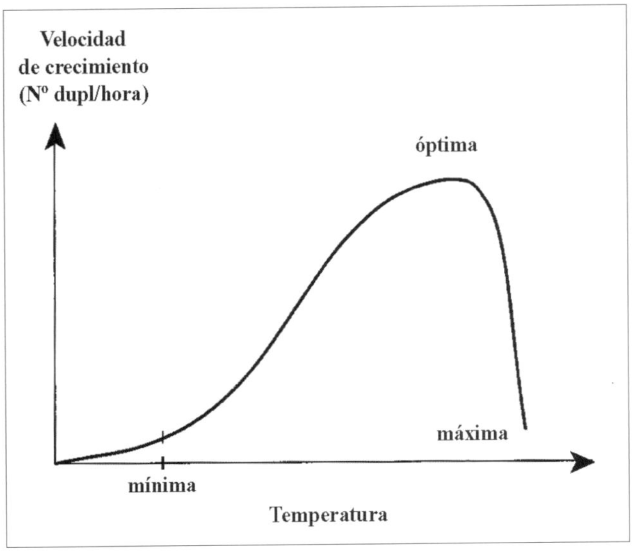

Fig. 27-13. Influencia de la temperatura de incubación sobre la velocidad de crecimiento. La temperatura óptima es la que posibilita la mayor velocidad de crecimiento máxima. Por debajo de la temperatura óptima existe un rango más o menos extendido de temperaturas en las que las bacterias crecen, aunque con velocidades máximas cada vez menores a medida que se alejan de la temperatura óptima. Por encima de la temperatura óptima el rango de temperaturas compatibles con la viabilidad bacteriana es mucho más reducido y la disminución de la velocidad de crecimiento más abrupta.

una mezcla de fosfatos monoácido y diácido), aunque su potencial regulador es limitado; para un control más eficiente se debe recurrir a la adición automática de ácidos o bases.

Algunos medios de cultivo tienen incorporados indicadores de pH. En ellos, el viraje del color indica una modificación del pH debida a una determinada actividad metabólica. Estos medios son aplicados comúnmente en microbiología para identificación de bacterias.

Temperatura

Además de la composición de los medios de cultivo y los factores ya mencionados, un factor muy importante que altera la velocidad de crecimiento es la temperatura de incubación. Del mismo modo que para los nutrientes podía definirse una concentración óptima, también puede definirse una temperatura óptima como la que posibilita la mayor velocidad de crecimiento máxima. Por debajo de la temperatura óptima existe un rango más o menos extendido de temperaturas en las que las bacterias crecen, aunque con velocidades máximas cada vez menores a medida que se alejan de la temperatura óptima, debido a que disminuyen las velocidades de las reacciones enzimáticas (Fig. 27-13). Éste es el fundamento del alargamiento de la vida útil de un producto conservado a temperaturas de refrigeración. Por encima de la temperatura óptima la velocidad también disminuye, pero el rango de temperaturas compatibles con el crecimiento es muy estrecho pues temperaturas altas producen desnaturalización proteica. De esta manera, la temperatura máxima está mucho más cerca de la óptima de lo que lo está la temperatura mínima. Si bien en su conjunto las bacterias son capaces de multiplicarse en un amplio rango de temperaturas, no todas las especies tienen la misma temperatura óptima ni el mismo rango de temperaturas compatibles con el crecimiento. Existen especies capaces de desarrollar a temperaturas superiores a 40°C (*termófilas e hipertermófilas*), otras que lo hacen entre 20°C y 40°C (*mesófilas*) y otras a temperaturas inferiores a 20°C, incluso a temperaturas de refrigeración (*psicrófilas y psicotrofas*) (Fig. 27-14).

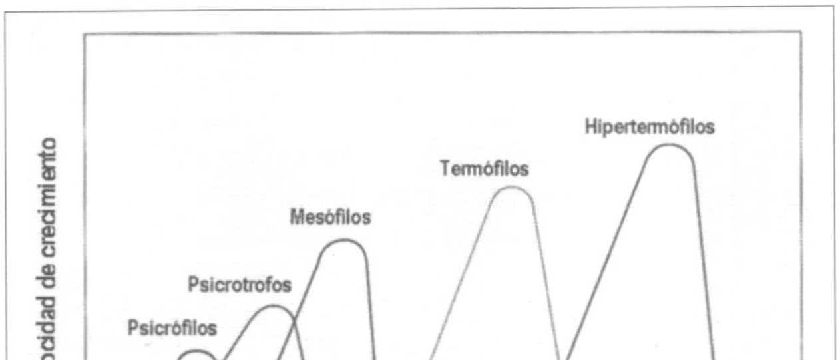

Fig. 27-14. Clasificación de los microorganismos de acuerdo a sus temperaturas cardinales.

La mayoría de las bacterias de interés clínico son mesófilas. Entre las bacterias termófilas, una mención especial merece *Geobacillus stearothermophilus*, cuyas endosporas se utilizan como indicadores de efectividad de los procesos de esterilización por calor húmedo a presión superior a la normal (Ver esterilización por calor). Otro ejemplo, de gran importancia en Biología Molecular, es el termófilo *Thermus aquaticus*, cuya DNA-polimerasa, por ser termoestable, es utilizada para desnaturalizar DNA en las reacciones en cadena de la polimerasa (PCR).

El conocimiento del comportamiento de las especies bacterianas frente a la temperatura brinda una importante orientación en el análisis microbiológico de alimentos refrigerados y nos permite optimizar las condiciones de conservación en frío.

Por otra parte, las altas temperaturas tienen una acción deletérea sobre la mayoría de las bacterias, por los que constituyen el agente esterilizante de elección.

Otros factores físicos que pueden afectar el crecimiento son la *presión hidrostática* y las *radiaciones* principalmente ionizantes y ultravioleta. En cuanto a la presión, sólo es importante en bacterias capaces de crecer en las profundidades de océanos. Las radiaciones ionizantes son dañinas para las bacterias, ya que en bajos niveles producen mutaciones, que pueden ser letales, pero en altas dosis son directamente letales; a tal punto que se utilizan como agentes esterilizantes (Ver capítulo de esterilización).

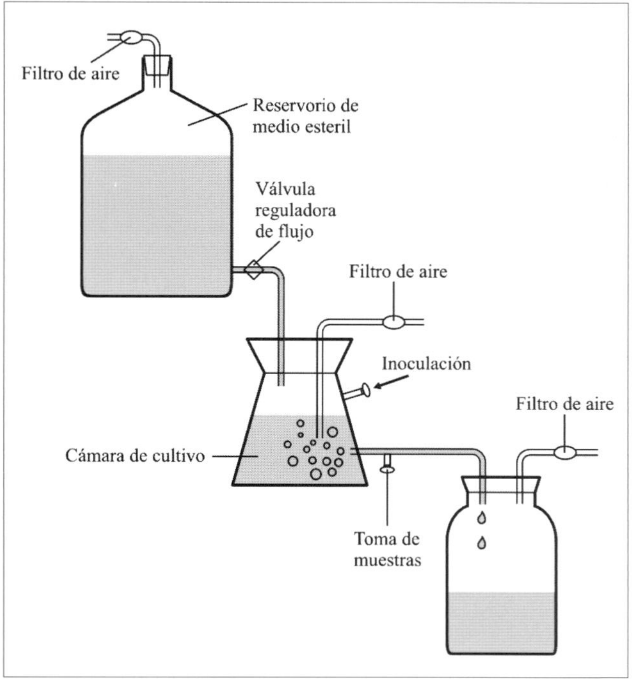

Fig. 27-15. Cultivo continuo. Diagrama simplificado de un quimiostato.

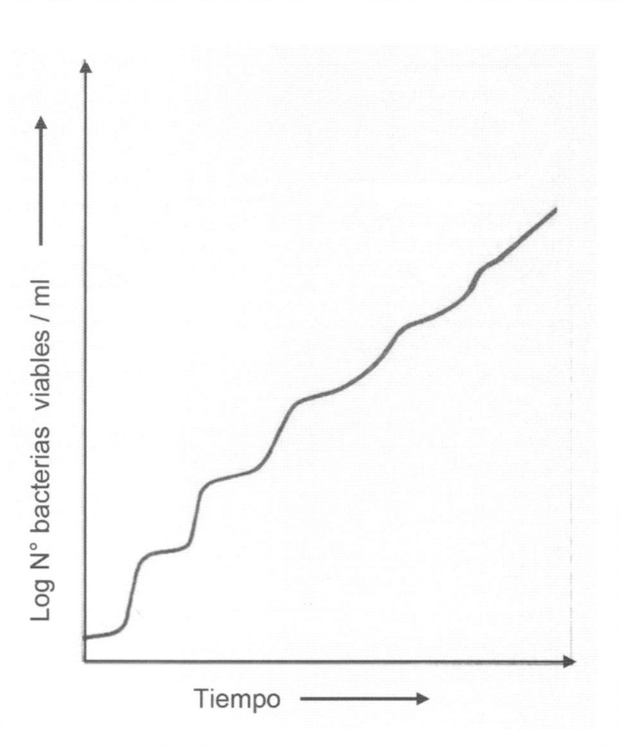

Fig. 27-16. Curva de crecimiento típica de un cultivo sincronizado. El estado de sincronización dura muy pocas generaciones, pues los ciclos celulares individuales no tienen la misma duración y se van desfasando.

Cultivo continuo

Cuando las bacterias se cultivan en un ambiente cuya composición se mantiene constante porque continuamente se le agregan nutrientes y se eliminan productos de desecho, *la población bacteriana se mantiene en fase de crecimiento exponencial y la concentración de masa es constante*. Estas condiciones se alcanzan en el laboratorio a través de un sistema de cultivo continuo, siendo los más usados: 1) quimiostatos y 2) turbidostatos.

En un quimiostato se eliminan alícuotas de cultivo que son reemplazadas con la misma velocidad por medio de cultivo fresco que posee un nutriente (por ejemplo, un aminoácido) en concentración limitante (Fig. 27-15). La velocidad de crecimiento está determinada por la velocidad de incorporación del nutriente limitante y la concentración celular por la concentración de dicho nutriente.

Un turbidostato tiene una fotocélula que mide la turbidez del cultivo, regulando la velocidad de flujo del medio para mantener una turbidez predeterminada.

Los sistemas de cultivos continuos son muy útiles para realizar estudios en condiciones que simulan lo que ocurre en ambientes naturales.

Cultivo sincronizado

Hemos dicho que si bien las bacterias se dividen a intervalos de tiempo regulares, la velocidad de crecimiento de un cultivo en la fase exponencial aparece corrientemente como una función continua. Esto se debe a que todas las bacterias no se dividen simultáneamente. Para obtener *cultivos sincronizados*, en los que las bacterias se dividen al mismo tiempo (Fig. 27-16), se pueden modificar las propiedades físicas del ambiente o la composición química del medio de cultivo. Por ejemplo, si la temperatura o la concentración de un nutriente esencial son muy inferiores a los valores óptimos, la actividad metabólica será muy baja y las células no se dividirán. Cuando se aumente rápidamente la temperatura de incubación o la concentración del nutriente esencial, las bacterias se dividirán sincronizadamente. También se pueden sincronizar cultivos seleccionando células por tamaño o por edad. Lamentablemente, el estado de sincronización dura muy pocas generaciones, pues los ciclos celulares individuales no tienen la misma duración y se van desfasando.

Los cultivos sincronizados permiten estudiar etapas particulares del ciclo celular que, por razones técnicas, no es posible realizar sobre células individuales.

BIBLIOGRAFÍA

Albert G, Moat AG, Foster JW, Spector MP. Introduction to Microbial Physiology. En: *Microbial Physiology 4th ed.* John Wiley & Sons, Inc., Publication. NY, 2002: 19-24.

Cote RJ, Gherna RL. *Nutrition and media in methods for general and molecular bacteriology. 2d.* ed., P. Gerhardt, editor, American Society for Microbiology, Washington, DC, 1999:155-178.

Ingraham JL, Ingraham CA. El crecimiento de los microorganismos. En: *Introducción a la Microbiología.* Editorial Reverté, Barcelona, 1998: 191-212

Madigan MT, Martinko JM, Stahl D, Clark DP. Brock Biology of Microorganisms 13th ed. Pearson

Martinez H, Buhse T, Rivera M, Ayala G, Parmananda P, Sanchez T. Effect of the volumen-to-surface ratio of cultures of Escherichia coli growth: an experimental and theoretical analysys. *Curr Microbiol* 2012; 65(1): 60-65

Neidhart FC. Bacterial Growth: Constant Obsession with dN/dt. *J. Bacteriol.* 1999; 181 (24) 7405-7408.

Neidhart FC, Ingraham JL and Schaechter M. *Physiology of the Bacterial Cell: A Molecular Approach.* Sinauer Associates, Sunderland, MA. 1990

Prescott – Harley – Klein. *Microbiología,* 5° ed. Mac Graw Hill Interamericana de España S.A.U., 2004: 118-142.

Sawers G. The aerobic/anaerobic interface. *Curr Open Microbiol.* 1999; 2 (2): 181-187 (Review).

Tortora - Funke – Case. *Introducción a la Microbiología* 9° ed. Editorial Médica Panamericana, Buenos Aires, Argentina, 2007: 159-183.

Yates GT, Smotzer T. On the lag phase and initial decline of microbial growth curves. *J. Theor. Biol.* 2007; 244(3): 511-517

CAPÍTULO 28

METABOLISMO BACTERIANO

Mirta A. Franco

Los nutrientes presentes ya sea en los medios de cultivo o en los ambientes naturales, a los que nos referimos en el capítulo anterior, pueden ser sustrato de una serie de reacciones enzimáticas que en su conjunto constituyen el *metabolismo bacteriano*.

La raíz científica de su estudio es objeto de la química biológica, de la que ha derivado la biología molecular, por lo que remitimos al estudio de estas disciplinas para ahondar en su conocimiento. Sin embargo, es de hacer notar que gran parte del avance del conocimiento de estas ciencias, sobre todo de la biología molecular, se ha generado en la investigación de modelos bacterianos. Por ello, en este capítulo se hará una breve revisión de las características del metabolismo bacteriano, especialmente de aquéllas en las que las bacterias difieren de otros organismos celulares.

Criterios de división del metabolismo

Si bien el metabolismo es una actividad totalmente coordinada dentro de la célula bacteriana, para facilitar su comprensión se lo suele clasificar agrupando cadenas de reacciones o vías metabólicas de acuerdo a diferentes criterios. Los criterios de división más comúnmente empleados son:

• ***Cambios de energía libre***. Según los cambios de energía libre que ocurren durante el metabolismo se pueden diferenciar dos tipos de vías metabólicas: 1) las que producen energía, ya sea a partir de la degradación de compuestos químicos complejos u oxidación de nutrientes inorgánicos simples (catabolismo); o por transformación de la energía luminosa en energía química (fotosíntesis) y 2) las que utilizan esa energía para llevar a cabo la biosíntesis de nuevas moléculas (anabolismo).

• ***Fuente única o principal de carbono***. Según la naturaleza química de la fuente única o principal de carbono se pueden diferenciar dos tipos de vías metabólicas: 1) las que permiten sintetizar todos los componentes carbonados de la célula a partir de CO_2 (metabolismo autotrófico) y 2) las que requieren compuestos orgánicos (metabolismo heterotrófico).

• ***Utilización del oxígeno molecular***. Según la utilización o no del oxígeno molecular como último aceptor de electrones se pueden diferenciar dos tipos de vías metabólicas: 2) las que utilizan el oxígeno molecular (metabolismo aeróbico) y 2) las que se llevan a cabo en ausencia de él (metabolismo anaeróbico).

• ***Naturaleza química del sustrato***. Según la naturaleza química del sustrato modificado por las enzimas, se pueden diferenciar las vías metabólicas de acuerdo a los grupos de moléculas con estructuras químicas y funciones afines. Así se habla de metabolismo de hidratos de carbono, de proteínas, de lípidos, de ácidos nucleicos, etc.

El desarrollo de este capítulo se basará en el primero de los criterios, es decir diferenciando al metabolismo productor de energía del metabolismo biosintético. Se hará especial referencia a las vías metabólicas que generan energía química en bacterias quimiorganoheterótrofas, ya que ellas incluyen a las bacterias de importancia en medicina, y a las vías catabólicas, que son las que presentan la mayor diversidad entre bacterias y resultan aplicables a su identificación. En cambio, las vías biosintéticas en general son semejantes a las que ocurren en organismos superiores, por lo que no serán tratadas en este capítulo. Por otra parte, la síntesis de moléculas específicas en bacterias se tratará en los capítulos correspondientes a la función de dichas moléculas.

Relación entre metabolismo productor de energía y biosíntesis. Transferencia de energía

El metabolismo productor de energía comprende las transformaciones que producen energía química aprovechable, ya sea por:

a) movilización de la energía contenida en compuestos

químicos a través del *catabolismo,* como ocurre en los organismos *quimiotrofos*, o

b) transformación de la energía luminosa en energía química a través de la *fotosíntesi*s, como ocurre en los organismos *fototrofos*.

La *biosíntesis*, también denominada metabolismo biosintético, anabolismo o metabolismo asimilatorio, comprende las transformaciones químicas que conducen a la síntesis de los componentes celulares más complejos, y eventualmente de productos exocelulares, a partir de los nutrientes presentes en el medio.

Aunque muchas vías biosintéticas siguen rutas diferentes de las catabólicas, hay otras que pueden cumplir ambas funciones. A estas vías metabólicas que cumplen una doble función (catabólica y anabólica) se las denomina anfibólicas o *anfibolismo.* Dos ejemplos muy conocidos de vías anfibólicas son la glucólisis y el ciclo de los ácidos tricarboxílicos. La mayoría de las reacciones que constituyen estas vías son reversibles, pudiendo tanto degradar como sintetizar compuestos químicos. Unas pocas enzimas degradativas son irreversibles y deben ser reemplazadas por otras en la vía biosintética; por ejemplo en la glucólisis la enzima fosfofructoquinasa actúa en el sentido degradativo, transformando fructosa 6-fosfato en fructosa 1,6-difosfato, y la enzima fructosa 1,6- disfosfatasa lo hace en el sentido biosintético, transformando fructosa 1,6-difosfato en fructosa 6-fosfato. La presencia de estas dos enzimas diferentes permite regular independientemente las funciones catabólicas y biosintéticas de la vía anfibólica.

La oxidación de compuestos químicos orgánicos e inorgánicos reducidos (catabolismo) y la absorción de energía luminosa por pigmentos fotosintéticos les permiten a las bacterias generar energía química aprovechable, principalmente bajo la forma de ATP. El ATP producido se usa para producir diferentes formas de trabajo, entre ellos la biosíntesis de los componentes celulares, desde el transporte de los nutrientes al interior de la célula hasta la polimerización de los diferentes monómeros, pasando por la síntesis de precursores e intermediarios, algunos de los cuales son formados durante la degradación de los compuestos químicos. Algunos productos de desecho del catabolismo y biopolímeros exportables pueden ser explotados industrialmente y/o utilizados para identificar grupos bacterianos.

> *La producción de energía está asociada a reacciones de oxidación y se acumula en compuestos químicos con enlaces de alta energía, de los cuales el principal es el adenosintrifosfato (ATP).*

El ATP se sintetiza a partir de ADP y fosfato inorgánico mediante reacciones enzimáticas de transferencia del grupo fosfato. La posición intermedia del ATP en la escala termodinámica de la energía del enlace fosfato y la especificidad de las enzimas que intervienen en la transferencia de fosfato entre ADP y ATP hace que el sistema ADP-ATP sea el intermediario común entre las reacciones que producen energía y las que la consumen.

> *El ATP es el principal responsable del acoplamiento entre el metabolismo productor de energía y la biosíntesis.*

No toda la energía contenida en las denominadas fuentes de energía es transformada en ATP, ya que una fracción del cambio de energía libre total se libera en forma de calor. Cuanto mayor es dicha fracción, menor es la eficiencia del proceso productor de energía.

Existen, además, otros múltiples puntos de acoplamiento entre el catabolismo y la biosíntesis. Por ejemplo, productos (principalmente los de 2, 3 ó 4 átomos de carbono) que se forman durante la degradación de compuestos químicos son, a su vez, intermediarios en la biosíntesis de aminoácidos, purinas, pirimidinas, nucleótidos, lípidos, etc. Por ejemplo, la dihidroxicetona-P generada como intermediario en la glucólisis es, a su vez, precursor en la biosíntesis de lípidos y la eritrosa-P, que se genera como intermediario del ciclo de las hexosas monofosfato, es un precursor en la biosíntesis de los aminoácidos aromáticos. En la Fig. 28-1 se esquematiza la relación entre producción de energía y biosíntesis.

No obstante la participación universal del ATP en la transferencia de energía, otros compuestos con enlaces de alta energía participan en reacciones específicas de distintas vías biosintéticas. Algunos ejemplos son: la participación de GTP en la biosíntesis de proteínas, de UTP en la biosíntesis del peptidoglicano de la pared bacteriana, de dTTP en la biosíntesis de lipopolisacáridos de la pared bacteriana, de acetil coenzima A en la biosíntesis de ácidos grasos, etc.

METABOLISMO PRODUCTOR DE ENERGÍA

Como ya se dijo, las bacterias obtienen energía química aprovechable por movilización de la energía libre contenida en compuestos químicos (catabolismo, metabolismo degradativo o desasimilacion) o por transformación de la energía luminosa en energía química (fotosíntesis).

La energía aprovechable se conserva principalmente en los enlaces fosfoanhidridos del ATP y queda disponible para la biosíntesis, el movimiento, el transporte de nutrientes y cualquier otra forma de trabajo. Esta conservación de energía se realiza por medio de reacciones enzimáticas sucesivas y acopladas que constituyen vías o caminos metabólicos.

Las vías catabólicas que producen la oxidación de compuestos químicos reducidos y la conservación de la energía en el ATP son la *fermentación* y la *respiración* (Fig. 28-2). Merece aclararse que en este capítulo se incluye dentro de la respiración a la oxidación de compuestos inorgánicos reducidos con transferencia de electrones a una cadena de transporte, aunque algunos autores la describen como un proceso separado al que denominan quimiolitotrofía, ya que es característica de los organismos quimiolitotrofos.

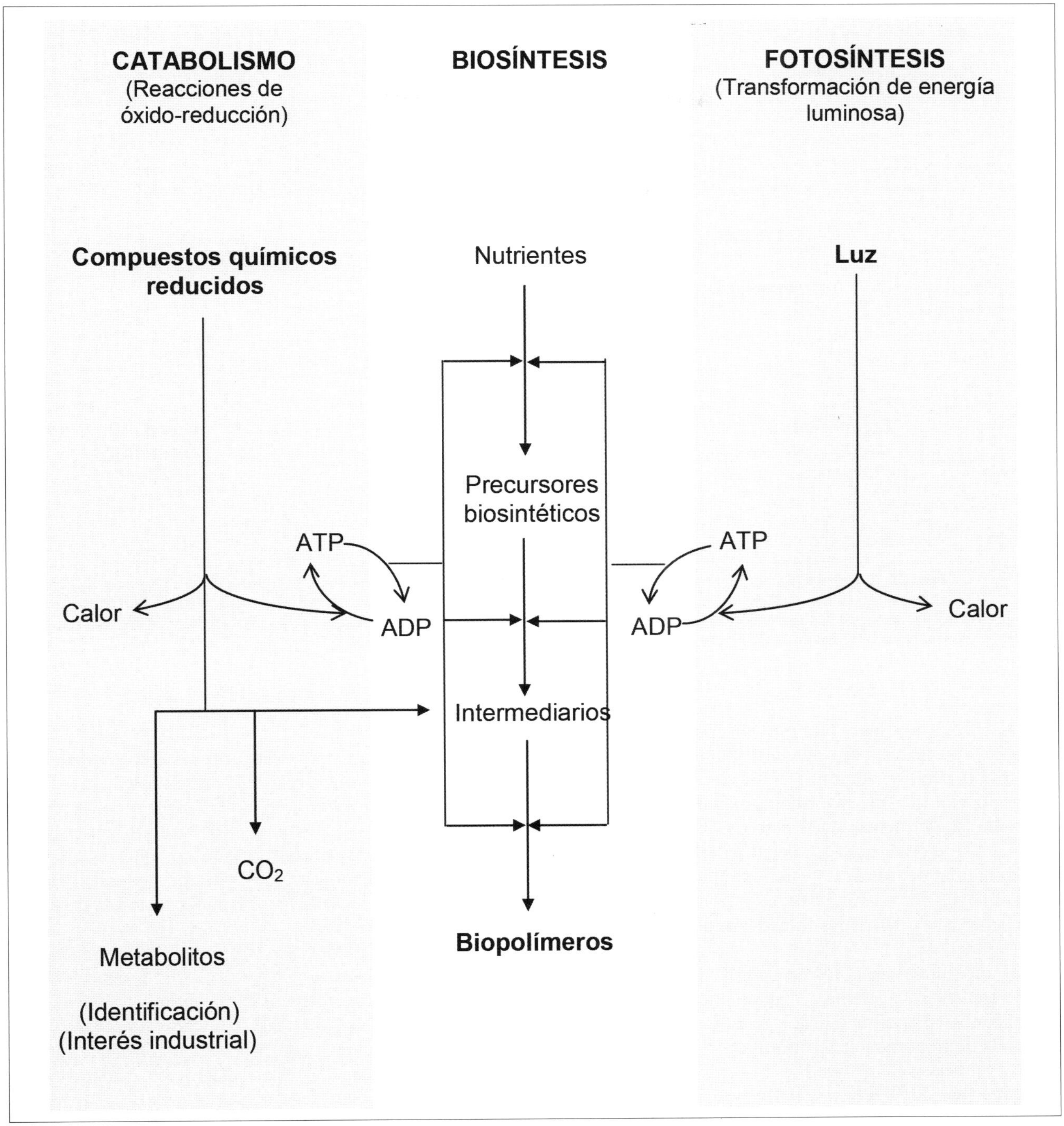

Fig. 28-1. Relación entre producción de energía y biosíntesis. La oxidación de compuestos químicos reducidos, así como la transformación de energía luminosa en energía química, producen ATP que es utilizado para diferentes formas de trabajo celular, entre ellos la síntesis de biopolímeros. Parte de la energía de los compuestos químicos y de la luz es disipada como calor. El catabolismo de los compuestos químicos produce, además, intermediarios metabólicos y otros metabolitos, algunos de los cuales sirven para la identificación de las bacterias y otros son explotados industrialmente.

A pesar de la gran diversidad de compuestos orgánicos que pueden actuar como fuentes de energía en bacterias quimioorganoheterótrofas, las vías metabólicas a través de las cuales producen energía química aprovechable son relativamente pocas y, además, en muchos aspectos, semejantes a las que ocurren en otros organismos heterótrofos.

A continuación se describirán las características generales de los procesos catabólicos de fermentación y respiración y de la fotosíntesis bacteriana.

Fermentación

Se denominan fermentaciones a las vías metabólicas mediante las cuales los compuestos orgánicos forman piruvato y las transformaciones posteriores de éste, en

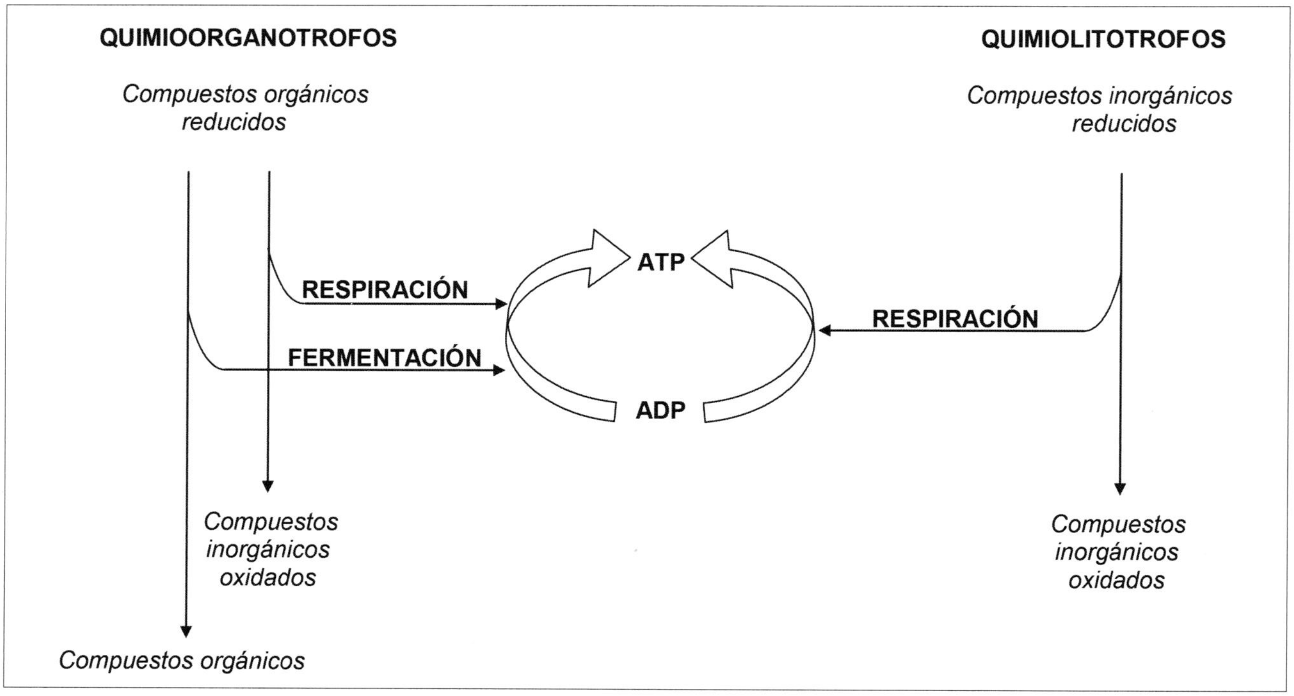

Fig. 28-2. Vías catabólicas en bacterias quimioorganotrofas y quimiolitotrofas. En las bacterias quimioorganotrofas los sustratos oxidables (dadores primarios de electrones) son compuestos orgánicos y los aceptores finales de electrones son compuestos orgánicos más oxidados derivados del mismo sustrato, en la fermentación, y compuestos inorgánicos oxidados en la respiración. En las bacterias quimiolitotrofas los sustratos oxidables por respiración son compuestos inorgánicos reducidos y los aceptores, compuestos inorgánicos oxidados

anaerobiosis, sin participación de una cadena de transporte de electrones.

Las transformaciones del piruvato permiten regenerar el NAD^+ que había sido reducido durante la formación del mismo. No son importantes desde el punto de vista de producción de energía, aunque algunas de ellas (por ejemplo, las fermentaciones ácido mixta y propiónica) producen algo de energía adicional a la producida durante la formación del piruvato. Los productos finales, que generalmente dan su nombre a la fermentación, varían de acuerdo a las diferentes transformaciones del piruvato (Tabla 28-1).

La bioquímica de los procesos fermentativos se describirá más adelante, cuando se describan los mecanismos bioquímicos de generación de ATP en bacterias quimioorganoheterótrofas.

> *Durante la fermentación se producen reacciones de oxidación-reducción entre diferentes compuestos orgánicos derivados del mismo sustrato fermentable, uno de los cuales actúa como dador de electrones (se oxida) y otro como aceptor de electrones (se reduce), manteniéndose el balance de oxidación-reducción, es decir que el nivel de oxidación de los productos finales es similar al del sustrato.*

Para que esto ocurra el sustrato fermentable debe ser un compuesto con un nivel de oxidación intermedio (ni muy oxidado ni muy reducido), lo que limita la calidad de sustancias fermentables. Los sustratos fermentables típicos son los hidratos de carbono, aunque algunos microorganismos pueden fermentar ácidos orgánicos, aminoácidos, purinas y pirimidinas.

> *Las fermentaciones son procesos generadores de ATP por fosforilaciones a nivel de sustrato.*

En las fosforilaciones a nivel de sustrato una parte de la energía liberada se conserva en compuestos ricos en energía formados por la acción de deshidrogenasas, y luego se transfiere al sistema ADP/ATP por la acción de quinasas.

> *Las fermentaciones son procesos poco eficientes como generadores de energía, ya que los productos finales conservan gran parte de la energía del sustrato.*

Las fermentaciones son procesos por los que pueden obtener energía las bacterias anaerobias estrictas y las bacterias anaerobias facultativas cuando no disponen de oxígeno molecular. También es el proceso por el que siempre obtienen energía las bacterias anaerobias aerotolerantes.

> *Las fermentaciones pueden realizarse en anaerobiosis estricta o en aerobiosis, pero en ningún caso utilizan el oxígeno molecular como aceptor de electrones. Son procesos anaeróbicos.*

Respiración

La respiración es un proceso de oxidación-reducción en el que *el sustrato oxidable (dador de electrones) es un*

Tabla 28-1. Destino del ácido pirúvico en anaerobiosis (sin participación de cadena transportadora de electrones).

Fermentación	Productos finales	Bacterias representativas
Ácido mixta	Ácido láctico Ácido acético Ácido succínico Ácido fórmico (CO_2 + H_2) Etanol	*Escherichia* *Salmonella*
Butilenglicólica	Etanol Ácido láctico Ácido fórmico Butilenglicol Acetoína CO_2, H_2	*Enterobacter* *Serratia*
Láctica Homoláctica	Ácido láctico	*Streptococcus* *Lactobacillus casei*
Heteroláctica	Ácido láctico Etanol Ácido acético CO_2	*Leuconostoc* *Lactobacillus*
Propiónica	Ácido propiónico Ácido acético CO_2 , H_2	*Propionibacterium*
ABE (acetona – butanol – etanol)	Ácido butírico Butanol Acetona Isopropanol CO_2	*Clostridium*

compuesto químico reducido, ya sea orgánico o inorgánico y el aceptor final de electrones es un compuesto inorgánico. La naturaleza del aceptor final de electrones varía según que la respiración se produzca en aerobiosis o en anaerobiosis. En el primer caso el aceptor final de electrones es el oxígeno molecular y el proceso se denomina respiración aeróbica. En el segundo caso el aceptor final de electrones es otro compuesto inorgánico oxidado (nitrato, sulfato, sufito, tiosulfato, carbonato o Fe^{3+} o, más raramente, una molécula orgánica (por ejemplo, fumarato) y el proceso se denomina respiración anaeróbica.

> *Durante la respiración, los compuestos orgánicos pueden ser oxidados completamente a CO_2, por lo tanto cualquier compuesto con un nivel de oxidación menor al del CO_2 puede ser degradado por respiración.*

Esto explica la biodegradabilidad potencial de todos los compuestos orgánicos naturales a que nos referimos en el capítulo anterior. Si bien la respiración permite una oxidación completa del sustrato respirable, algunos microorganismos producen sólo oxidaciones parciales, como en el caso de las bacterias acéticas.

> *Acorde con la capacidad de oxidación total de los sustratos, el rendimiento energético de la respiración es mucho mayor que el de las fermentaciones.*

Dicho en otras palabras, las bacterias que llevan a cabo un proceso respiratorio producen una mayor cantidad de energía química utilizable y sintetizan mucho más material celular por unidad de sustrato. Sin embargo, a partir de los mismos sustratos, se obtiene mayor energía en la respiración aeróbica que en la respiración anaeróbica, debido a que el potencial de reducción de los aceptores de electrones en esta última es menos positivo que el del O_2. Más adelante se describirá con algún detalle la bioquímica de los procesos respiratorios.

> *En la respiración se genera ATP como consecuencia del pasaje de electrones desde el dador primario al aceptor final, a través de una cadena de transporte de electrones. El mecanismo se denomina fosforilación oxidativa.*

La respiración aeróbica es el mecanismo por el que obtienen energía las bacterias aerobias y las anaerobias facultativas en aerobiosis.

La respiración anaeróbica puede ser el camino de obtención de energía en las bacterias anaerobias obligadas, y en las anaerobias facultativas cuando no disponen de O_2; las primeras utilizan preferentemente carbonatos y sulfatos como aceptores finales de electrones y las últimas, nitratos.

Bioluminiscencia

La luminiscencia parece ser una vía lateral de la

respiración que no determina la producción de ATP sino que provoca la excitación de un compuesto intermediario que emite luz. Se produce sólo en presencia de oxígeno, por lo que la producción de luz se considera un proceso oxidativo aeróbico en el que se produce la oxidación de una flavoproteína (luciferina) por el O_2, en presencia de la enzima luciferasa.

La mayoría de las bacterias luminosas (*Photobacterium*) son microorganismos anaerobios facultativos, aislados del mar y de aguas salobres. En ellas, tanto el crecimiento como la luminiscencia están fuertemente influidos por las condiciones de cultivo.

Incluimos aquí este concepto por su aplicación práctica, ya que la producción lumínica por las bacterias luminiscentes es un método muy sensible para detectar O_2 en solución.

Fotosíntesis

Algunas bacterias, denominadas fototrofas, obtienen energía química aprovechable no por oxidación de compuestos químicos sino por fotosíntesis, es decir, transformando la energía luminosa en ATP y NADH o NADPH.

> *La fotosíntesis comprende: a) una fase luminosa, durante la cual la energía luminosa es atrapada y convertida en energía química y NAD(P)H y b) la fase oscura, en la que la energía química y el poder reductor obtenidos se usan para fijar CO_2 y sintetizar los componentes celulares.*

La fotosíntesis responde a la ecuación general:

$$2\,AH_2 + CO_2 \longrightarrow (CH_2O) + 2\,A + H_2O$$

donde A puede ser oxígeno, como ocurre en plantas, algas y cianobacterias, u otros dadores de electrones (por ejemplo, azufre), como ocurre en bacterias sulfúreas. La ecuación de la fotosíntesis corresponde a una reacción biosintética, con fijación de CO_2 a través del Ciclo de Calvin.

En la fase luminosa, la energía radiante es absorbida por el sistema de pigmentos fotosintéticos y es transferida a los centros de reacción en los que produce la activación de las clorofilas, que ceden electrones. Los electrones son transportados a través de sistemas de transporte generando ATP por el mecanismo de *fotofosforilación*, análogo a la fosforilación oxidativa.

> *Las bacterias fotosintéticas verdes y púrpuras se diferencian de las cianobacterias en varios aspectos. Las principales diferencias se deben a la carencia del fotosistema II.*

En consiguiente:

a) Producen ATP sólo por fotofosforilación cíclica.

b) La fotosíntesis es anoxigénica, ya que al no existir transporte de electrones no cíclico no utilizan H_2O como dador de electrones y no producen O_2.

c) Las bacterias fotosintéticas requieren generación de poder reductor neto pues usan CO_2 como fuente principal de carbono.

$$H_2A + NAD(P)^+ + n\,ADP + n\,Pi \longrightarrow A + NAD(P)H + H^+ + n\,ATP$$

En la fase oscura se requieren varias moléculas de ATP y de NADPH para reducir una molécula de CO2:

$$CO_2 + 3\,ATP + 2\,NADPH + 2\,H^+ + H_2O \longrightarrow (CH_2O) + 3\,ADP + 3\,Pi + 2\,NADP^+$$

Para sintetizar NADH y NADPH usan como dadores de electrones H_2, H_2S, S^0 y compuestos orgánicos con potencial de oxidación más negativo que el agua.

d) Las bacterias verdes y púrpuras poseen pigmentos fotosintéticos denominados *bacterioclorofilas a* y *b*, con máximos de absorción desplazados a la región infrarroja, con respecto a las clorofilas de eucariotas.

La fotosíntesis anoxigénica es característica de bacterias fototrofas anaerobias obligadas y algunas anaerobias facultativas, que en presencia de O_2 la reemplazan por la respiración aeróbica.

> *En las cianobacterias, el sistema fotosintético es similar al de las células eucarióticas (algas y plantas superiores). La generación de ATP y NADPH requiere la actividad de dos tipos de centros de reacción que contienen clorofilas, los fotosistemas I y II, localizados en las membranas tilacoides.*

El mecanismo podría resumirse como sigue:

a) Las moléculas de clorofila del fotosistema I son excitadas por la luz y emiten electrones. La clorofila queda cargada positivamente (oxidada) y los electrones se usan para reducir NADP a NADPH.

b) Simultáneamente, las moléculas de clorofila del fotosistema II también son excitadas y emiten electrones, que pasan a través de una cadena de transporte y reducen la clorofila oxidada del fotosistema I. Como resultado se genera una fuerza motora de protones que da lugar a la síntesis de ATP, por un proceso conocido como fotofosforilación no cíclica.

c) La clorofila oxidada del fotosistema II es un agente fuertemente oxidante que toma electrones de moléculas de H_2O, generando O_2.

Se cree que el O_2 generado por las cianobacterias originó hace millones de años el cambio de la atmósfera de la tierra y permitió la evolución de los organismos aerobios.

Transporte de electrones

Toda oxidación consiste en una pérdida de electrones, esto puede ocurrir por ganancia de oxígeno o por pérdida de hidrógenos. Las oxidaciones biológicas son deshidrogenaciones llevadas a cabo enzimáticamente por enzimas denominadas deshidrogenasas, cuyas coenzimas actúan como transportadores de esos electrones. Las principales coenzimas transportadoras de hidrógeno son dos nucleótidos de piridina: nicotinamida adenina dinucleótido (NAD) y nicotinamida adenina dinucleótidofosfato (NADP). Ambas coenzimas sufren reducciones y oxidaciones reversibles de acuerdo con la siguiente ecuación:

$$NAD(P)^+ + 2H \rightleftharpoons NAD(P)H + H^+$$

Los electrones transferidos desde diversos dadores al NADH o a una flavoproteína son luego transportados en un sistema asociado a membranas (plasmática en procariotas y mitocondrial en eucariotas). Los sistemas o cadenas de transporte de electrones están constituidos por transportadores de potencial de oxidación-reducción creciente. De esta manera pueden cumplir dos funciones básicas: a) aceptar electrones del dador y transferirlos al aceptor y b) conservar como ATP parte de la energía liberada durante la transferencia electrónica. En varios puntos de la cadena de transporte de electrones, la expulsión de protones de la célula genera un gradiente de H^+ y una diferencia de potencial eléctrico (fuerza impulsora de protones) a ambos lados de la membrana. Las bacterias, al igual que las mitocondrias y los cloroplastos utilizan en esencia el mismo tipo de proteína de membrana, el complejo F_0F_1, para sintetizar ATP. El complejo F_0F_1, ahora denominado ATP sintasa, es un miembro de la clase F de bombas de protones impulsadas por ATP. En todos los casos la ATP sintasa se ubica en el dominio globular F_1, que cataliza la síntesis de ATP, sobre la cara citosólica de la membrana. Los protones siempre fluyen a través de la ATP sintasa desde la cara exoplásmica de la membrana hacia la citosólica, impulsados por una combinación entre el gradiente de concentración de protones y el potencial eléctrico de membrana. Estas similitudes entre las bacterias, las mitocondrias y los cloroplastos tienen sin duda un origen evolutivo originando la hipótesis de que estos orgánulos surgieron al principio de la evolución de las células eucariotas por endocitosis de bacterias capaces de efectuar la fosforilación oxidatva o la fotosíntesis, respectivamente.

Debido a que hay una serie de oxidaciones por cada par de hidrógenos que pasan al aceptor final, es posible generar más de un enlace fosfato de alta energía por cada átomo de oxígeno consumido. En mitocondrias, cuando el NADH es el dador de electrones el cociente P/O (consumo de fosfato/consumo de oxigeno) es de aproximadamente 3. Es decir, se sintetizan 3 moléculas de ATP por cada átomo de oxígeno consumido y cada molécula de NADH oxidada. Con otros dadores de electrones el cociente P/O puede ser diferente. En bacterias no hay datos concluyentes, pero estos cocientes podrían ser menores y el mecanismo menos eficiente.

En la fosforilación oxidativa la síntesis de ATP acoplada con el transporte de electrones es un medio para obtener energía de la oxidación del NADH.

Transportadores de electrones

En las bacterias, que son células procariotas, los transportadores de electrones y las enzimas involucradas están localizados en la membrana citoplasmática. Las cadenas respiratorias de las bacterias difieren entre sí debido a que las moléculas transportadoras utilizadas por una bacteria y la secuencia en la que operan pueden ser diferentes de las de otras bacterias y de las de los sistemas mitocrondriales de las células eucariotas. Si bien poseen los mismos tipos básicos de transportadores, tienen mayor grado de diversidad, especialmente en el número y las propiedades de los citocromos, que las de los organismos eucariotas. Además, una misma bacteria puede poseer varios tipos de cadenas transportadoras de electrones.

Los principales componentes que participan en el transporte de electrones desde un sustrato orgánico al O_2 son:

a) deshidrogenasas que contienen nucleótidos de piridina (NAD y NADP) o de flavina (FMN y FAD). La coenzima que participa más frecuentemente en la oxidación de la glucosa es el NAD^+, mientras que las deshidrogenasas asociadas a $NADP^+$ usualmente transfieren electrones de intermediarios del catabolismo a intermediarios biosintéticos. Los nucleótidos de piridina dan cuenta de casi todo el hidrógeno transferido en condiciones anaeróbicas, aunque algunas reacciones específicas requieren la participación de flavoproteínas reducidas. Otras deshidrogenasas son flavoproteínas, cuya coenzima es la riboflavina. Las flavoproteínas son más oxidadas que los nucleótidos de piridina y aceptan hidrógeno de ellos. Un ejemplo de ellas es la NADH deshidrogenasa, que cataliza la transferencia de electrones del NADH al próximo componente de la cadena de transporte.

Otras flavoproteínas son activas en deshidrogenaciones primarias (succínico deshidrogenasa) y otras son reoxidadas por el O_2 (flavin oxidasas). Estas últimas, al entrar en contacto con el O_2 le transfieren directamente el hidrógeno originando peróxido de hidrógeno. En ausencia de catalasa el peróxido de hidrógeno se acumula en la célula y es una de las causas de la toxicidad del O_2 para las bacterias anaerobias. Además, estas oxidaciones (y posiblemente otras oxigenaciones) producen pequeñas cantidades de radicales superóxido (O_2^-), aún más tóxicos que el H_2O_2. Las bacterias aerobias y las anaerobias aerotolerantes poseen la enzima *supeóxido dismutasa* que impide la acumulación letal de superóxido catalizando la siguiente reacción:

$$2\,O_2^- + 2\,H^+ \longrightarrow O_2 + H_2O$$

Muchas de estas bacterias poseen además una enzima *catalasa* que descompone el H_2O_2. Otras poseen *peroxidasas* que catalizan la oxidación de compuestos orgánicos a expensas de la reducción de H_2O_2 a H_2O.

b) proteínas con hierro y azufre. Contienen Fe y una cantidad equimolecular de azufre ácidolábil. Sufren transiciones reversibles $Fe^{2+} \leftrightarrow Fe^{3+}$. Por ejemplo, la *ferredoxina* de bacterias anaerobias estrictas (*Clostridium* spp) es una proteína de bajo peso molecular cuyo potencial redox estándar es muy bajo, similar al del electrodo de hidrógeno, y le permite usar H_2 como agente reductor en el metabolismo anaeróbico autotrófico, así como también liberar H_2. Las ferrodoxinas participan en la fotosíntesis y en la fijación de N_2.

c) quinonas. En mitocondrias la principal es la ubiquinona, pero en bacterias participan otras quinonas. Algunas bacterias también tienen *ubiquinonas* (coenzima Q), pero en la mayoría de las bacterias grampositivas la ubiquinona es reemplazada por la menaquinona y en muchas enterobacterias están presentes ambas. Generalmente son transportadores intermediarios entre flavoproteínas y citocromos.

d) citocromos. Son compuestos porfirínicos que contienen Fe, capaces de sufrir cambios reversibles $Fe^{2+} \leftrightarrow Fe^{3+}$. Se han identificado gran variedad de ellos en bacterias, contrastando con la relativa uniformidad observada en mitocondrias. Muchas bacterias anaerobias facultativas, como *E. coli*, carecen de citocromo *c*, cuya presencia o ausencia puede ser detectada por la prueba de la oxidasa, de gran utilidad en diagnóstico. *Pseudomonas aeruginosa* presenta un sistema de citocromos complejo que, además, depende de las condiciones de cultivo. En condiciones anaeróbicas y presencia de nitrato, se aislaron cinco citocromos de *P. aeruginosa,* algunos funcionalmente equivalentes a los citocromos animales, aunque no idénticos, que también actúan en la reducción de nitrato a nitrito. La citocromo oxidasa que contiene citrocromo a_2 actúa también como nitritorreductasa, transfiriendo los electrones tanto al oxígeno como al nitrito. Muchas bacterias anaeróbicas y todas las bacterias lácticas carecen de citocromos y de citocromooxidasa. Aunque en general las bacterias anaerobias no tienen citocromos, las que usan nitratos o sulfatos como aceptores finales de electrones, poseen estos transportadores.

En bacterias nitrificantes y bacterias que oxidan azufre, los electrones entran a la cadena a nivel del citocromo c.

También participan en la fotosíntesis.

MECANISMOS BIOQUÍMICOS DE LA GENERACIÓN DE ATP

Dado que la diversidad metabólica de las bacterias es enorme y que los objetivos y destinatarios de este texto se relacionan con el área biomédica, se hará referencia fundamentalmente a las bacterias quimiorganoheterótrofas, que comprenden a las bacterias patógenas, y con mucho menor detalle a las bacterias pertenecientes a otras clases nutricionales.

BACTERIAS QUIMIOORGANOHETERÓTROFAS.

Compuestos orgánicos como fuente de energía, de carbono y de electrones.

Las bacterias quimioorganoheterótrofas pueden usar una amplia gama de compuestos orgánicos como fuentes de energía. El catabolismo de los compuestos orgánicos, que implica su oxidación, conduce también a la formación de muchos compuestos que se incorporan a las vías biosintéticas.

Se usará como ejemplo el catabolismo de la glucosa, no sólo porque es utilizada por un amplio espectro de bacterias sino también porque la capacidad de usar otros hidratos de carbono, y aún otros compuestos diferentes, depende no sólo de disponer de los sistemas de transporte sino también de poder convertirlos en intermediarios comunes a los de la degradación de la glucosa.

Se conocen varias vías metabólicas para la degradación de la glucosa, en todas ellas la formación de piruvato ocupa una posición central. Por ello consideraremos las siguientes etapas:

1. Formación de piruvato
2. Destino del piruvato

Formación de piruvato

La formación de piruvato a partir de la glucosa es un proceso que no requiere O_2 y ocurre tanto en aerobiosis como en anaerobiosis.

En las bacterias existen, al menos, tres vías metabólicas para transformar la glucosa en piruvato. Ellas son: la vía glucolítica (glucólisis o de Embden-Meyerhof-Parnas), la vía del fosfogluconato (también denominada de las pentosas fosfato o de las hexosas monofosfato) y la vía del ácido 2-ceto 3-desoxi 6-fosfoglucónico (o de Entner Doudoroff).

La vía glucolítica (EMP) y la del fosfogluconato (HMP) ocurren en una gran variedad de microorganismos procariotas y eucariotas, aunque las propiedades de algunas de las enzimas pueden ser diferentes de acuerdo a la especie.

Glucólisis

Esta vía se lleva a cabo en el citoplasma bacteriano, está ampliamente distribuida entre las bacterias y es la más común para la degradación de la glucosa a piruvato. En la Fig. 28-3 se muestra la serie de reacciones que transforman glucosa en piruvato por esta vía.

En las etapas iniciales la glucosa se transforma, sucesivamente, en glucosa 6-fosfato y fructosa 6-fosfato, compuestos a través de los cuales se pueden incorporar otros azúcares a la vía glucolítica. La nueva fosforilación de fructosa 6-fosfato a fructosa 1,6-difosfato, catalizada por una fosfofructoquinasa, ocupa una posición estratégica:

$$\text{Fructosa 6-fosfato} + \text{ATP} \underset{\textit{fosfofructoquinasa}}{\overset{\textit{fructosa 1,6 difosfatasa}}{\rightleftharpoons}} \text{Fructosa 1,6-difosfato} + \text{ADP}$$

Esta reacción está sujeta a regulación y constituye uno de los puntos de control del metabolismo, ya que la fosfofructoquinasa es una enzima alostérica que responde

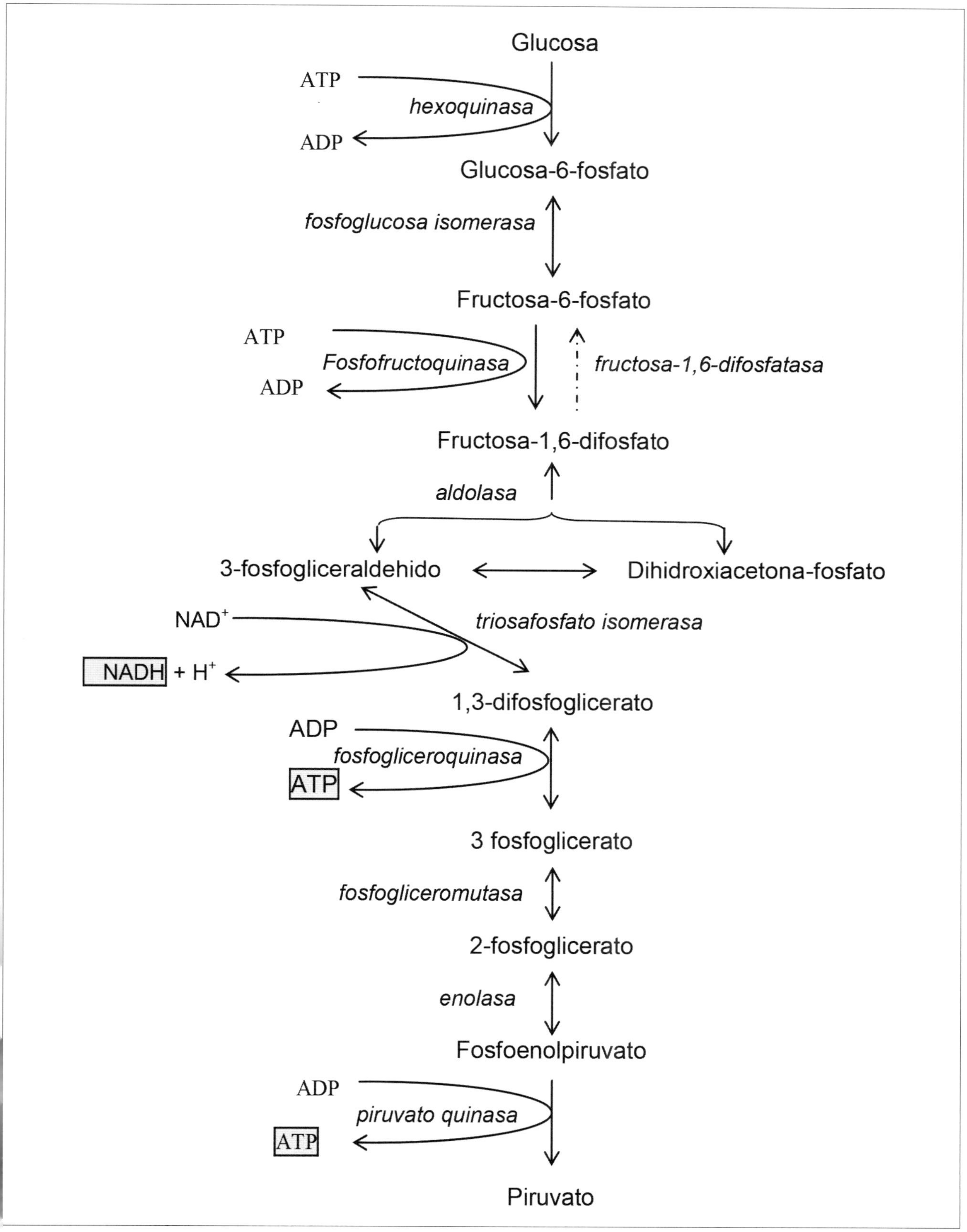

Fig. 28-3. Conversión de glucosa a piruvato por la vía de Embden-Meyerhof-Parnas (glucólisis). Una molécula de glucosa origina dos moléculas de piruvato, dos moléculas de ATP, por fosforilación a nivel de sustrato, y dos moléculas de NADH, que deberán ser reoxidadas posteriormente en aerobiosis o en anaerobiosis.

a cambios en el nivel de nucleótidos de adenina. El control en este punto asegura que cuando abunda el ATP disponible, como ocurre cuando piruvato y lactato son oxidados a CO_2 a través del ciclo de los ácidos tricarboxílicos, se bloquea la glucólisis y se favorece la síntesis de glucosa. A la inversa, cuando es necesario generar energía por esta vía, se favorece la degradación de la glucosa y se bloquea la síntesis de carbohidratos. Este fenómeno se observa cuando bacterias anaerobias facultativas disponen de O_2 y su metabolismo fermentativo es reemplazado por la respiración aerobia, de mayor rendimiento energético, y se conoce como *efecto Pasteur*

Hasta aquí la glucólisis no sólo no produce ATP sino que consume dos moléculas de ATP por cada molécula de glucosa.

La reacción característica de la glucólisis es la escisión de la fructuosa1,6-difosfato por una aldolasa para dar una mezcla de triosafosfatos: gliceraldehído 3-fosfato y dihidroxiacetona fosfato. Si bien cumplen la misma función, las aldolasas de bacterias y de hongos poseen propiedades diferentes a las de los animales. El gliceraldehido 3-fosfato, formado directamente en esta reacción y el proveniente de la dihidroxiacetona fosfato, es un intermediario clave de varias vías metabólicas, ya que también puede desviarse hacia la biosíntesis de lípidos a través de su transformación en glicerol fosfato. En la glucólisis el grupo aldehído del gliceraldehído 3-fosfato se oxida a carboxilo cediendo electrones que reducen NAD^+ a NADH (el cual deberá ser reoxidado durante las posteriores transformaciones del piruvato en las fermentaciones o en las cadenas transportadoras de electrones en la respiración), y se incorpora un grupo fosfato formando una molécula de alta energía: el 1,3-difosfogluconato. Luego se transfiere un grupo fosfato del 1,3-difosfo glicerato a ADP, permitiendo conservar la energía liberada de la oxidación de un grupo aldehido en la unión fosfato de alta energía del ATP. Estas reacciones constituyen un ejemplo de generación de ATP por fosforilación a nivel de sustrato. El grupo fosfato del 3-fosfoglicerato pasa a la posición 2 y el 2-fosfoglicerato se transforma en otra molécula de alta energía, el fosfoenolpiruvato, que cede el grupo fosfato para generar otra molécula de ATP y piruvato.

De esta manera, a través de la vía glucolítica se generan 2 moléculas de ATP (por fosforilación a nivel de sustrato) y 2 moléculas de NADH por cada molécula de glucosa degradada a piruvato. La glucólisis puede representarse por la siguiente ecuación:

$$\text{Glucosa} + 2\,\text{ADP} + 2\,P_i + 2\,\text{NAD}^+ \rightarrow 2\,\text{Piruvato} + 2\,\text{ATP} + 2\,\text{NADH} + 2\,H^+$$

Este proceso es el principal movilizador de la energía química en la mayoría de los microorganismos quimioorganoheterótrofos. Para más detalles consultar un texto de bioquímica.

Vía del fosfogluconato

La vía del fosfogluconato puede coexistir con las vías glucolíticas y de Entner-Doudoroff. Permite fermentar hexosas, pentosas y otros carbohidratos. Como proceso generador de ATP es menos eficiente que la glucólisis y sólo para algunos microorganismos, como los fermentadores heterolácticos, es la principal vía productora de energía. Para la mayoría de los microorganismos sus funciones más importantes son:

a) aportar NAPDH como dador de electrones para reacciones biosintéticas,

b) aportar precursores biosintéticos: ribosa-5-fosfato para la síntesis de ácidos nucleicos, eritrosa-4-fosfato para la síntesis de aminoácidos aromáticos, entre otros.

c) permitir degradar pentosas a través de la vía glucolítica y

d) formar glucosa a partir de CO_2 durante la fase oscura de la fotosíntesis, a través de una modificación.

Esta vía se origina a partir de la glucosa 6-fosfato de la glucólisis. La dirección del flujo y el camino tomado por la glucosa después de incorporarse a la vía del fosfogluconato están determinados, en gran medida, por las necesidades relativas de NADPH y de ribosa 5-fosfato en las células. Sólo en microorganismos que biosintetizan activamente lípidos prevalece la ruta oxidativa completa (Fig. 28-4). En ella, la glucosa 6-fosfato se oxida a 6-fosfogluconato que luego se decarboxila y oxida a ribulosa 5-fosfato. Las deshidrogenasas que actúan requieren $NADP^+$ como aceptor de electrones. Es de naturaleza cíclica, la ribulosa-5-fosfato y la ribosa-5-fosfato (producida por isomerización reversible de la ribulosa) se transforman en xilulosa 5-fosfato, que es el punto de partida de una serie de reacciones catalizadas por transcetolasas y transaldolasas que llevan al compuesto inicial de la vía, la glucosa 6-fosfato. Por una serie de reacciones en las que 6 moléculas de glucosa 6-fosfato se transforman en 6 moléculas de ribulosa-5-fosfato y CO_2, una molécula de glucosa 6-fosfato es oxidada completamente a CO_2 y 12 moléculas de $NADP^+$ se reducen a NADPH, según la siguiente ecuación:

$$\text{Glucosa 6-fosfato} + 12\,\text{NADP}^+ + 7\,H_2O \rightarrow 6\,CO_2 + 12\,\text{NADPH} + 12\,H^+ + P_i$$

En algunos microorganismos o circunstancias metabólicas, como cuando el requerimiento de ribosa 5-fosfato es mayor que el de NADPH, la vía se reduce a las primeras reacciones, y responde a la ecuación:

$$\text{Glucosa 6-fosfato} + 2\,\text{NADP}^+ + H_2O \rightarrow \text{Ribosa 5-fosfato} + CO_2 + 2\,\text{NADPH} + 2\,H^+$$

La coexistencia de esta vía y la glucolítica asegura a las células aporte de energía, a través de la glucólisis, y de intermediarios biosintéticos (pentosas fosfato) y coenzimas (NADPH) a través de la vía del fosfogluconato. Esto es así en la mayoría de los microorganismos quimioorganoheterótrofos. Sin embargo, las bacterias que producen fermentación heteroláctica utilizan esta vía para obtener energía a partir de hexosas y pentosas pues carecen de algunas enzimas glucolíticas (fosfofructoquinasa, aldolasa y triosafosfato isomerasa), pero poseen la enzima fosfocetolasa que rompe la xilulosa 5-fosfato en acetilfosfato y gliceraldehido 3-fosfato, lo que explica la producción de etanol en esas bacterias. Algunas otras

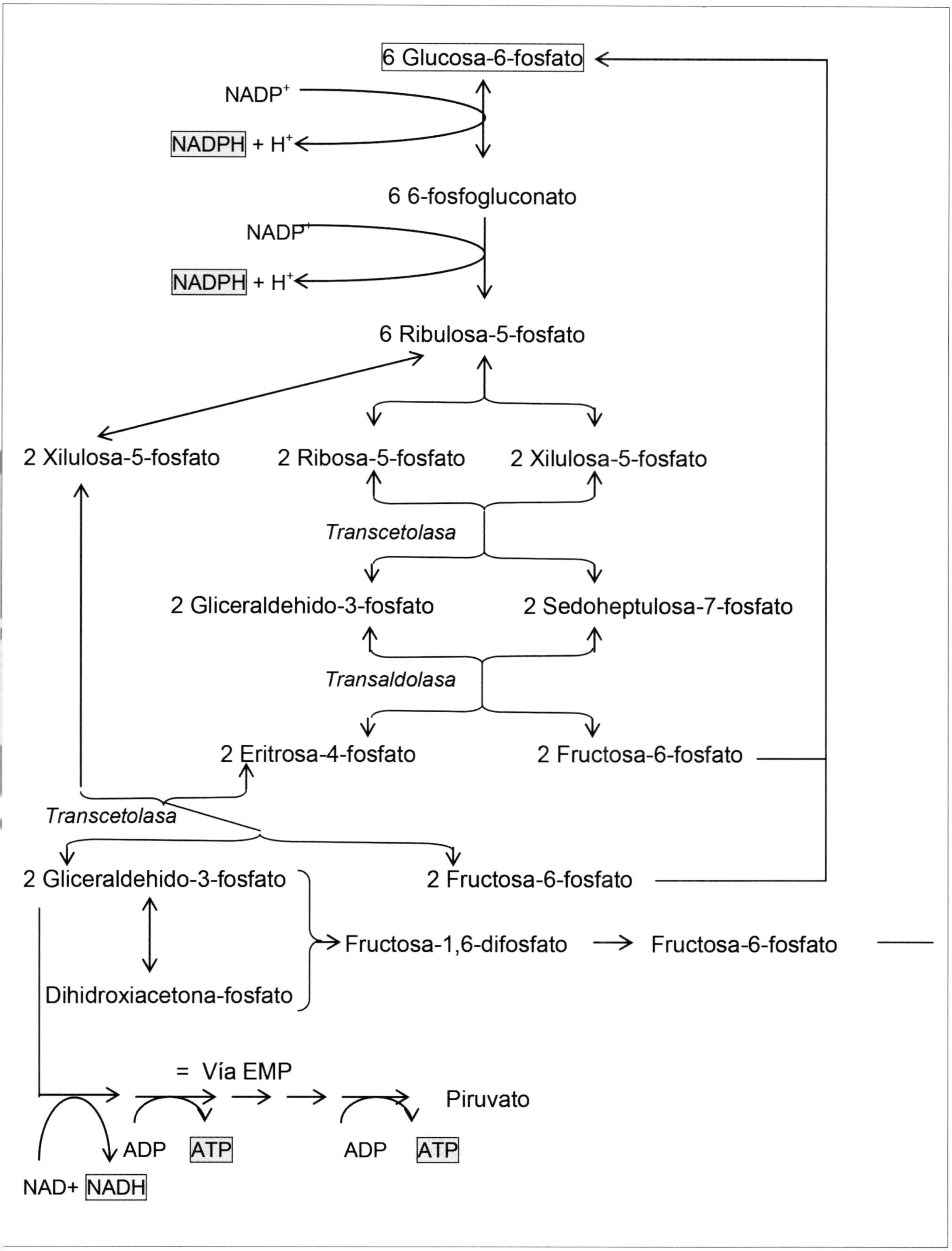

Fig. 28-4. Conversión de glucosa-6-fosfato a piruvato por la vía del fosfogluconato.

pocas especies bacterianas, entre ellas *Brucella abortus* y *Acetobacter* spp, utilizan la vía del fosfogluconato para obtener ATP. En estos casos se produce 1 molécula de ATP por cada molécula de glucosa degradada, y NADH en lugar de NADPH.

Vía de Entner-Doudoroff

La vía de Entner Doudoroff (ED) diverge de la anterior a partir del 6-fosfogluconato, que es deshidratado y clivado para dar gliceraldehido 3-fosfato más piruvato. Este último origina etanol y CO_2, a través de reacciones similares a las que ocurren durante la fermentación alcohólica en levaduras. Se caracteriza por la presencia de un intermediario, el ácido 2-ceto 3-desoxi 6-fosfoglucónico, y produce 1 molécula de ATP, 1 molécula de NADPH y 1 molécula de NADH por molécula de glucosa degradada (Fig. 28-5). Esta vía es característica de un grupo restringido de bacterias, entre las que se cuentan especies de los géneros *Pseudomonas* y otras pocas bacterias gramnegativas. También se la ha descripto en *Escherichia coli,* pero sólo cuando crece en presencia de gluconato. Parece no existir en bacterias grampositivas, a excepción de *Enterococcus faecalis*. Aunque esta vía sólo ha sido establecida como sistema funcional en las bacterias mencionadas, se han encontrado enzimas características de ella en otros microorganismos.

Las tres vías están interconectadas, por ello cuando mutantes de *E. coli* que no pueden llevar a cabo la glucólisis crecen en un medio glucosado, producen energía por la vía del fosfogluconato y reducen su velocidad de crecimiento. En cambio, si las mutantes presentan un bloqueo en la vía del fosfogluconato obtienen energía a través de la glucólisis y los intermediarios a partir de otras vías metabólicas, no observándose ningún efecto sobre la velocidad de crecimiento. Si la mutación afecta la vía de Entner-Doudoroff y las células crecen en un medio con gluconato, utilizan la vía del fosfogluconato.

Destino del piruvato

El metabolismo del piruvato sigue diferentes vías según se lleve a cabo en aerobiosis o en anaerobiosis.

En aerobiosis, el piruvato sufre una oxidación cíclica conocida como ciclo de Krebs de los ácidos tricarboxílicos (CAT). La mayoría de la energía liberada durante la oxidación de la glucosa a CO_2 es retenida en las coenzimas reducidas NADH y $FADH_2$ generadas durante la glucólisis y el CAT. La transferencia de electrones desde el NADH y el $FADH_2$ a través de una serie de transportadores de electrones permite liberar la energía libre del NADH y $FADH_2$ en cantidades pequeñas y almacenarla como fuerza protón-motriz. La energía liberada durante la oxidación de una molécula de NADH o $FADH_2$ por el O_2 es suficiente para conducir la síntesis de varias moléculas de ATP a partir de ADP y Pi.

En anaerobiosis, el piruvato puede sufrir diferentes *reacciones específicas* que constituyen las denominadas fermentaciones o ser oxidado y generar energía por transporte de electrones a través cadenas anaerobias (respiración anaeróbica). En las diferentes fermentaciones se transfieren dos electrones desde cada molécula de NADH, generado durante la degradación de la glucosa a piruvato, a una molécula orgánica aceptora para regenerar NAD^+, el cual es requerido para la continuación de la glucólisis.

Metabolismo aeróbico del piruvato. Respiración aeróbica

La oxidación cíclica, aeróbica, del piruvato produce energía por fosforilaciones oxidativas asociadas a la cadena de transporte de electrones, en proporciones mucho mayores que la originada durante la formación del piruvato.

Si bien este ciclo constituye la principal vía de obtención de energía en bacterias aerobias, no sólo provee energía metabólica sino también el esqueleto carbonado para la síntesis de los materiales celulares, tanto en bacterias aerobias como anaerobias. Si bien estas últimas carecen de algunas actividades enzimáticas que destruyen la naturaleza cíclica de las reacciones, la mayoría de ellas están presentes y dan lugar a intermediarios biosintéticos, aún en anaerobiosis.

Decarboxilación oxidativa del piruvato. En aerobiosis, el piruvato obtenido por degradación de la glucosa sufre una decarboxilación oxidativa y es transformado en acetil-CoA por un complejo piruvato deshidrogenasa; los electrones son llevados como NADH a la cadena respiratoria.

Oxidación de la acetil-CoA. La acetil-CoA es oxidada cíclicamente a través del ciclo de los ATC: Primeramente se condensa con oxalacetato para formar citrato, que se convierte en isocitrato. El isocitrato se oxida y se descarboxila dos veces para dar α-cetoglutarato y luego succinil-CoA, generando 2 moléculas de NADH. En los pasos siguientes se producen 1 molécula $FADH_2$ y 1 molécula de NADH por cada molécula de acetil-CoA y una molécula de GPT por fosforilación a nivel de sustrato. Finalmente se forma nuevamente oxalacetato que entra al ciclo. Así, la oxidación completa del grupo acetilo de una molécula de acetil-CoA a CO_2 a través del CAT genera 3 moléculas de NADH, 1 molécula de GPT y 1 par de electrones que entra a la cadena de transporte independientemente de los nucleótidos de piridina (Fig. 28-6).

Cualquier sustrato capaz de generar acetil-CoA puede ser oxidado por este ciclo, que es un punto de encuentro entre el metabolismo de carbohidratos, lípidos y proteínas.

Si la función del CAT fuera solamente la oxidación terminal de grupos acetilos, el oxalacetato actuaría como catalizador y se regeneraría continuamente. Sin embargo, como ya se dijo, este ciclo genera intermediarios biosintéticos. Luego, en organismos en crecimiento el ciclo no es cerrado y se requiere un aporte neto de oxalacetato para reponer los intermediarios usados en reaciones biosintéticas. La síntesis de oxalacetato puede llevarse a cabo por:

a) *carboxilación de piruvato o fosfoenolpiruvato.* De esta manera el carbono del piruvato entra al CAT por dos vías: vía acetil-CoA y vía oxalacetato.

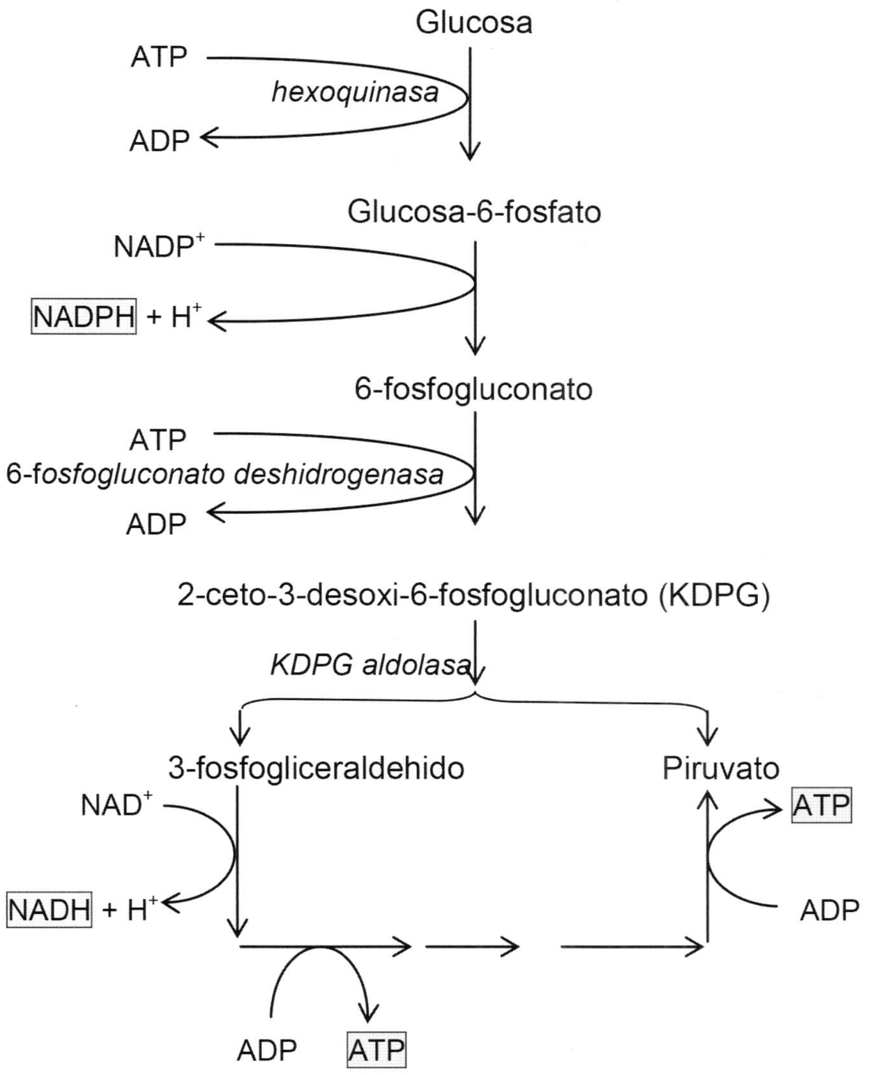

Fig. 28-5. Conversión de glucosa a piruvato por la vía de Entner-Doudoroff. Una molécula de glucosa origina una molécula de piruvato y una de 3-fosfogliceraldehido, que es convertido a piruvato por enzimas comunes a la glucólisis.

b) *ciclo del glioxilato.* Las bacterias que crecen con ácidos grasos o acetato como única fuente de carbono, producen acetil-CoA sin intervención del piruvato y, en consecuencia, no se produce oxalacetato por carboxilación de piruvato o fosfoenolpiruvato. En estas condiciones se induce la síntesis de enzimas que posibilitan un "bypass" en el CAT, conocido como ciclo del glioxilato, en el que el oxalacetato se sintetiza por oxidación de malato, obtenido a su vez por condensación de acetil-CoA con ácido glioxílico proveniente del clivaje del ácido isocítrico (Fig. 28-7).

Metabolismo anaeróbico del piruvato

En anaerobiosis, las bacterias quimioorganoheterótrofas pueden obtener energía a partir del piruvato por oxidación o por fermentación del mismo. La oxidación del piruvato en anaerobiosis (respiración anaeróbica) produce un mayor rendimiento energético que las fermentaciones, por esta razón es un mecanismo que se mantiene evolutivamente. Sin embargo, la respiración anaeróbica es menos eficiente que la respiración aeróbica para generar ATP, debido a que los aceptores finales de electrones tienen potenciales de reducción menos positivos que el O_2.

Respiración anaeróbica

Algunas bacterias quimioorganoheterótrofas anaerobias obligadas o facultativas poseen cadenas de transporte de electrones, pero en estos casos el aceptor final no es el O_2 sino otros compuestos inorgánicos oxidados, como nitrato, sulfato y CO_2, entre otros, o más raramente, compuestos orgánicos como el fumarato.

El sistema mejor caracterizado en el que la reducción de compuestos inorgánicos está asociada con la producción de ATP por fosforilación oxidativa, es la reducción desasimilatoria de nitrato, también denominada *respiración de nitratos*. Se ha demostrado en una amplia variedad de especies bacterianas, incluyendo bacterias aerobias,

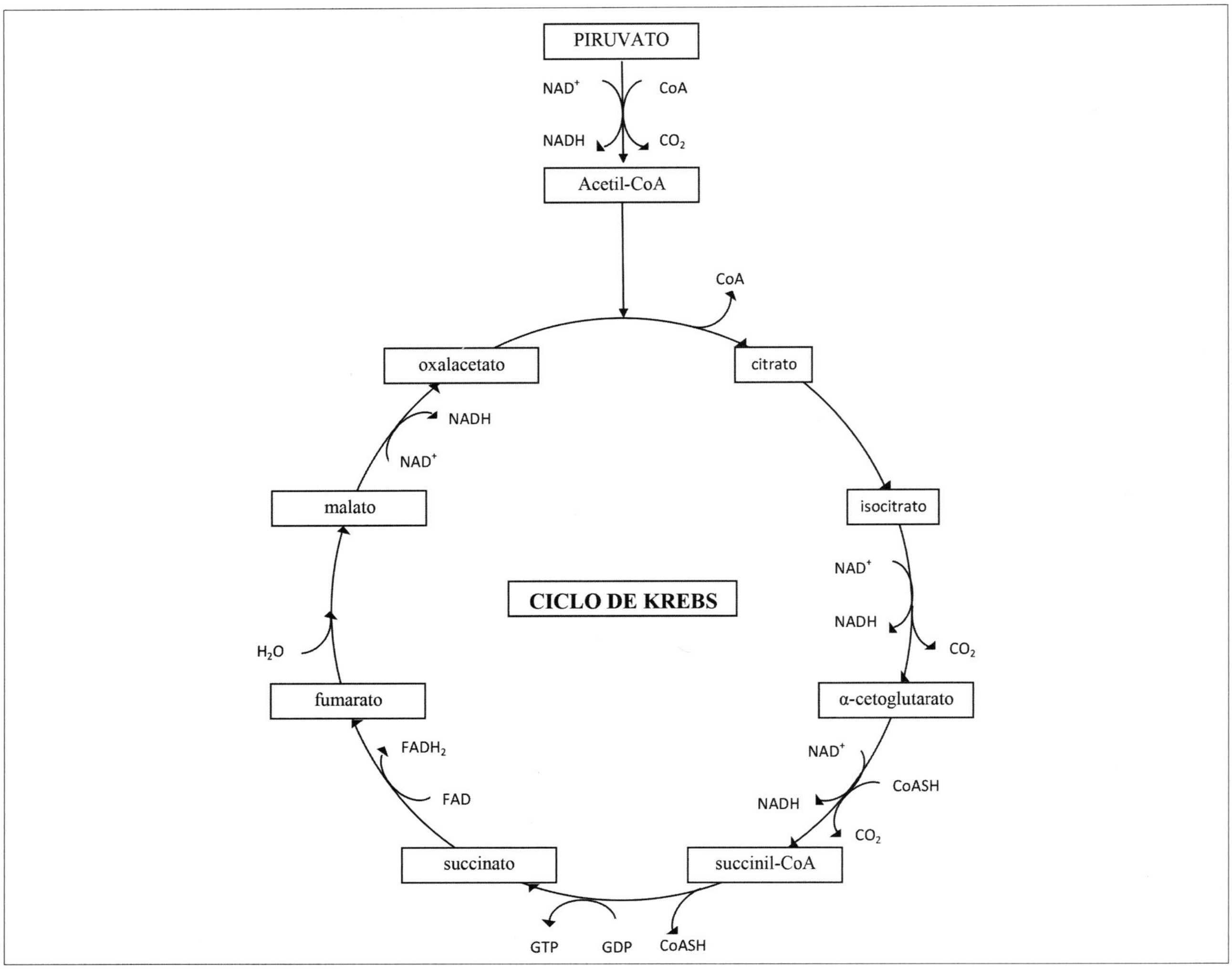

Fig. 28-6. Ciclo de Krebs de los ácidos tricarboxílicos

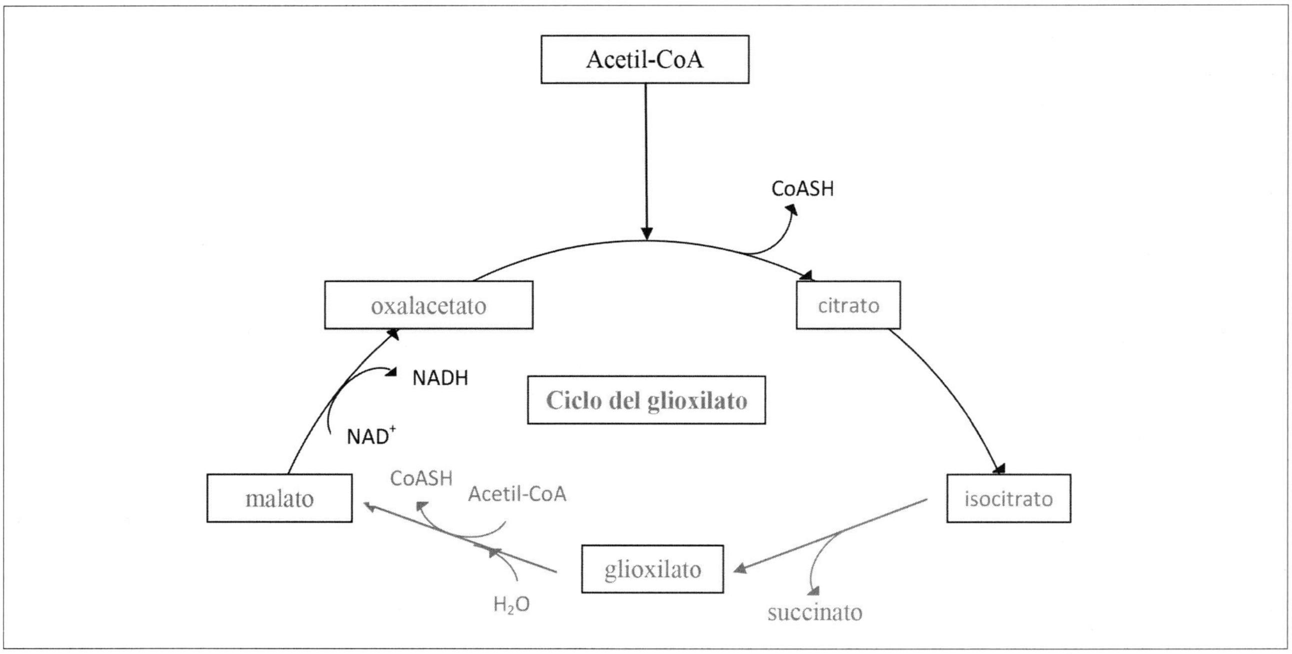

Fig. 28-7. "Bypass" del ácido glioxílico.

anaerobias facultativas y anaerobias estrictas u obligadas. La reducción de nitrato a nitrito es catalizada por un sistema de transporte de electrones asociado a membranas que incluye deshidrogenasas, transportadores de electrones y nitrato reductasa. Cuando el producto final de la reacción es nitrito, su propia toxicidad limita el crecimiento de las bacterias. En algunas bacterias, llamadas desnitrificantes, la reducción llega al nivel de nitrógeno molecular. Esta desnitrificación es llevada a cabo por algunas especies de *Pseudomonas* y *Bacillus*, que pueden usar alternativamente la respiración aeróbica en presencia de O_2 (el O_2 reprime la síntesis de nitrato reductasa) y la respiración anaeróbica en ausencia de él. En suelos anaeróbicos, la desnitrificación afecta negativamente la fertilidad.

Bacterias anaeróbicas obligadas como las metanogénicas y las pertenecientes al género *Desulfovibrio* obtienen energía por respiración anaeróbica. Las primeras usan CO_2 o carbonato como aceptor final de electrones, que se reduce a metano, y las últimas usan sulfato que se reduce a H_2S.

Otras bacterias anaerobias, obligadas y facultativas, usan fumarato como aceptor final de electrones.

Fermentaciones

La función principal de las fermentaciones es la de regenerar el NAD^+ necesario para la formación del piruvato. En ausencia de aceptores de electrones exógenos, la reoxidación del NADH se acopla a reducciones del piruvato o de sus derivados. Las vías a través de las cuales se producen esas reacciones y los productos finales de las mismas, son características de grupos de microorganismos que contribuyen a su identificación y, por lo tanto, serán analizadas en los capítulos correspondientes. La explotación industrial de algunos productos metabólicos ha dado origen a la Microbiología Industrial.

Es de destacar que, aunque no es su función principal, algunas fermentaciones, como las propiónica y butírica, producen energía adicional bajo la forma de ATP.

Simplemente a título de ejemplos se describen algunas de las fermentaciones cuyos productos son útiles para el diagnóstico bacteriológico, como las fermentaciones ácido mixta y butilenglicólica, o poseen interés desde el punto de vista industrial, como las fermentaciones láctica, propiónica, ABE (acetona-butano-etanol) y de aminoácidos. Si bien no es un proceso bacteriano se incluye la fermentación alcohólica que ocurre en levaduras, por su gran aplicación en panificación y en la elaboración de bebidas alcohólicas.

Fermentación ácido mixta

Es un tipo de fermentación fórmica. Es característica de muchas enterobacterias y se usa como criterio de identificación. El piruvato se desdobla, con participación de la coenzima A, en acetil-CoA y formato. La acetil-CoA se transforma en acetil-fosfato y, finalmente, en ácido acético, con producción adicional de ATP. Además de formiato y acetato se producen ácido láctico y pequeñas cantidades de etanol, de acuerdo a lo que se muestra en la Fig. 28-8. El formiato puede acumularse o desdoblarse dando lugar a cantidades equimoleculares de CO_2 e H_2, que se visualiza como producción de gas. Esto último ocurre en condiciones ácidas por acción de una higrogenilasa fórmica, complejo enzimático inducible que se inhibe en aerobiosis.

En *Escherichia coli*:

$$2 \text{ glucosa} \rightarrow 2 \text{ ácido láctico} + \text{ácido acético} + \text{etanol} + 2\ CO_2 + 2\ H_2$$

La acidez producida por esta fermentación disminuye el pH a menos de 4,4 y se revela con el indicador de pH rojo de metilo que vira del amarillo (neutro) al rojo (ácido).

Fermentación butilenglicólica (butanodiólica)

Es otro tipo de fermentación fórmica y también se usa comúnmente como criterio de identificación. A través de ella dos moléculas de piruvato son decarboxiladas para dar una molécula de acetoína, que luego se reduce a 2,3-butilenglicol. Esta última reducción es lentamente reversible en medio fuertemente alcalino, regenerando la acetoína (Fig. 28-9). La acetoína es revelada por la reacción de Voges Proskauer, otra prueba diagnóstica que permite diferenciar, entre otros, distintos géneros de enterobacterias. La menor acidez de los productos finales de esta fermentación reduce la autolimitación impuesta por la fermentación ácida mixta y, por lo tanto, la producción de gas suele ser mayor.

Fermentación láctica

En bacterias se distinguen dos tipos de fermentaciones que producen lactato: la fermentación homoláctica y la heteroláctica (Fig. 28-10).

En la fermentación homoláctica el lactato es el único o el principal producto de la fermentación. Es la más simple de las fermentaciones y es idéntica a la que ocurre en el tejido muscular de mamíferos. Es característica de todas las especies de *Pediococcus* y de *Streptococcus* (entre ellos *S. cremoris* y todos los estreptococos patógenos) y de muchas especies de *Lactobacillus*. Responde al siguiente mecanismo: la glucosa es transformada en piruvato por la vía glucolítica, con la consabida producción de 2 ATP y la reducción de 2 NAD^+ a 2 NADH por mol de glucosa. Luego el piruvato es reducido a lactato por acción de una láctico deshidrogenasa y se regenera el NAD^+.

En la *fermentación heteroláctica* se produce una mezcla de productos finales, entre los que se encuentran lactato, acetato, etanol y CO_2. Es característica de bacterias del género *Leuconostoc* y de algunas especies de *Lactobacillus*. En la fermentación heteroláctica la glucosa se transforma en piruvato por una vía constituida por las primeras reacciones de la vía del fosfogluconato, pero utilizando NAD^+ en lugar de $NADP^+$. El rendimiento energético es la mitad que el de la vía glucolítica, se produce una sola molécula de piruvato por mol de glucosa y el resto de la molécula es transformado en acetato (o etanol) y CO_2.

La fermentación láctica es aplicada en la industria láctea y en la conservación de alimentos.

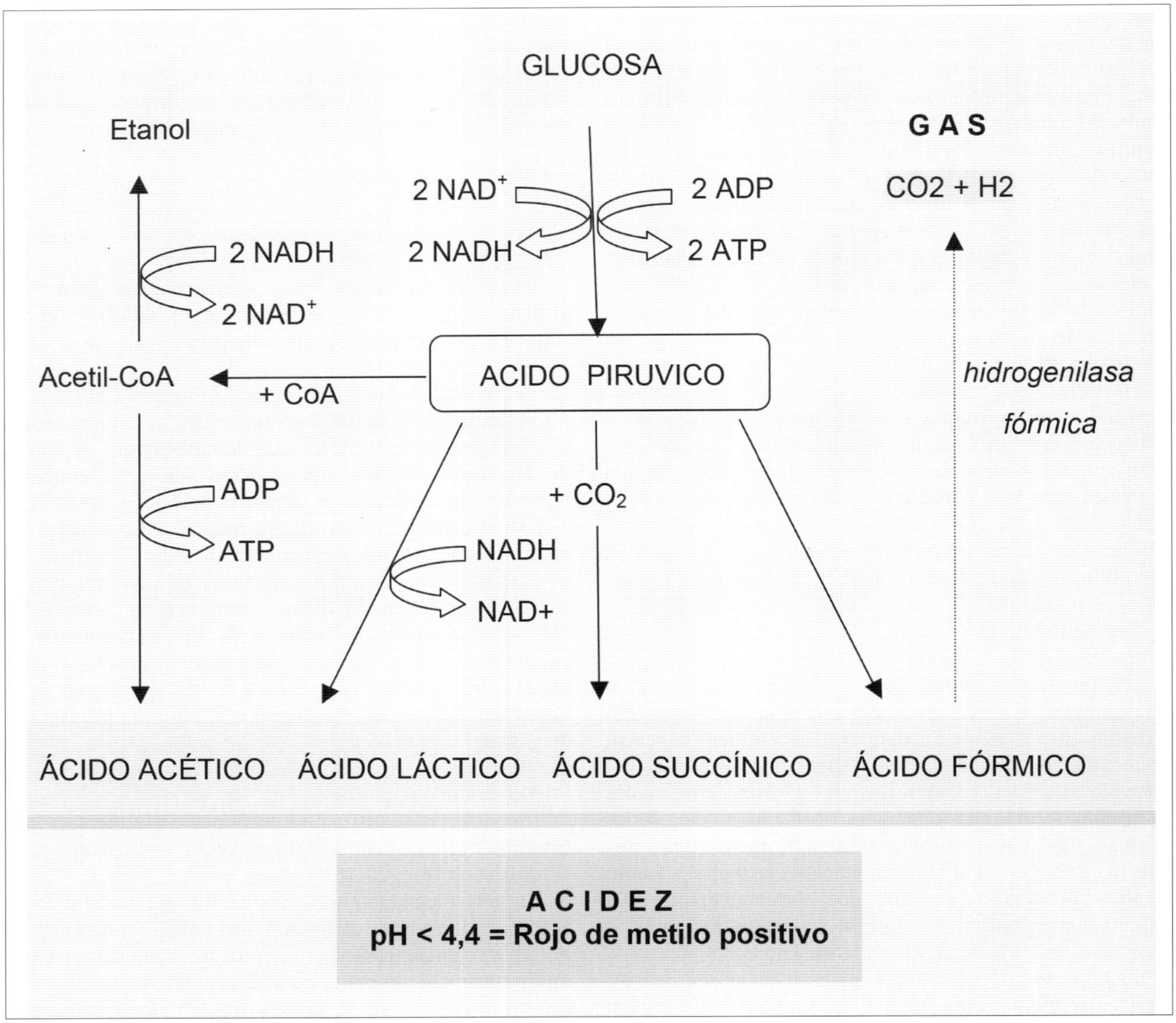

Fig. 28-8. Fermentación ácido mixta en Escherichia *coli* (reacción para identificación). Es un tipo de fermentación fórmica que produce una mezcla de ácidos capaz de llevar el pH del cultivo a menos de 4,4. Esta acidez se revela con el indicador de pH rojo de metilo que vira del amarillo al rojo.

Fermentación propiónica

La fermentación propiónica es característica de bacterias anaerobias. La producen las especies del género *Propionibacterium* y algunos clostridios. Durante la fermentación propiónica se produce una cantidad de energía adicional a la obtenida durante la formación de piruvato, equivalente a 1 mol de ATP por cada 9 átomos de carbono (3 moléculas de piruvato o lactato).

Las bacterias que llevan a cabo esta fermentación transforman la glucosa en piruvato por la vía glucolítica. Luego una parte del piruvato es transformada a propionato a través de un ciclo que involucra su carboxilación a oxalacetato, reducción a succinato y una posterior carboxilación para originar el propionato. En este ciclo participan derivados acetil-CoA capaces de transferir la energía adicional antes mencionada. El piruvato que sufre las reacciones antedichas puede provenir de la glucosa, como ya se vio, pero también puede formarse a partir de lactato. Es decir, que las bacterias que llevan a cabo la fermentación propiónica pueden crecer en un medio con lactato en lugar de glucosa, pero en este caso el crecimiento es muy lento pues el rendimiento energético es muy bajo. También puede producirse una fermentación secundaria a una fermentación láctica de la siguiente manera: la glucosa es convertida a lactato por la fermentación láctica y ese lactato sufre una segunda fermentación a propionato. De esta manera, la fermentación propiónica se usa en la industria quesera para elaborar los quesos tipo suizos. El CO_2 que se produce después de una fermentación láctica de la leche completada por otros microorganismos origina los agujeros característicos y el ácido propiónico le confiere sabor (Fig. 28-11).

ABE (Acetona – butano – etanol)

Es característica de muchas bacterias del género *Clostridium*. La degradación de la glucosa por la vía

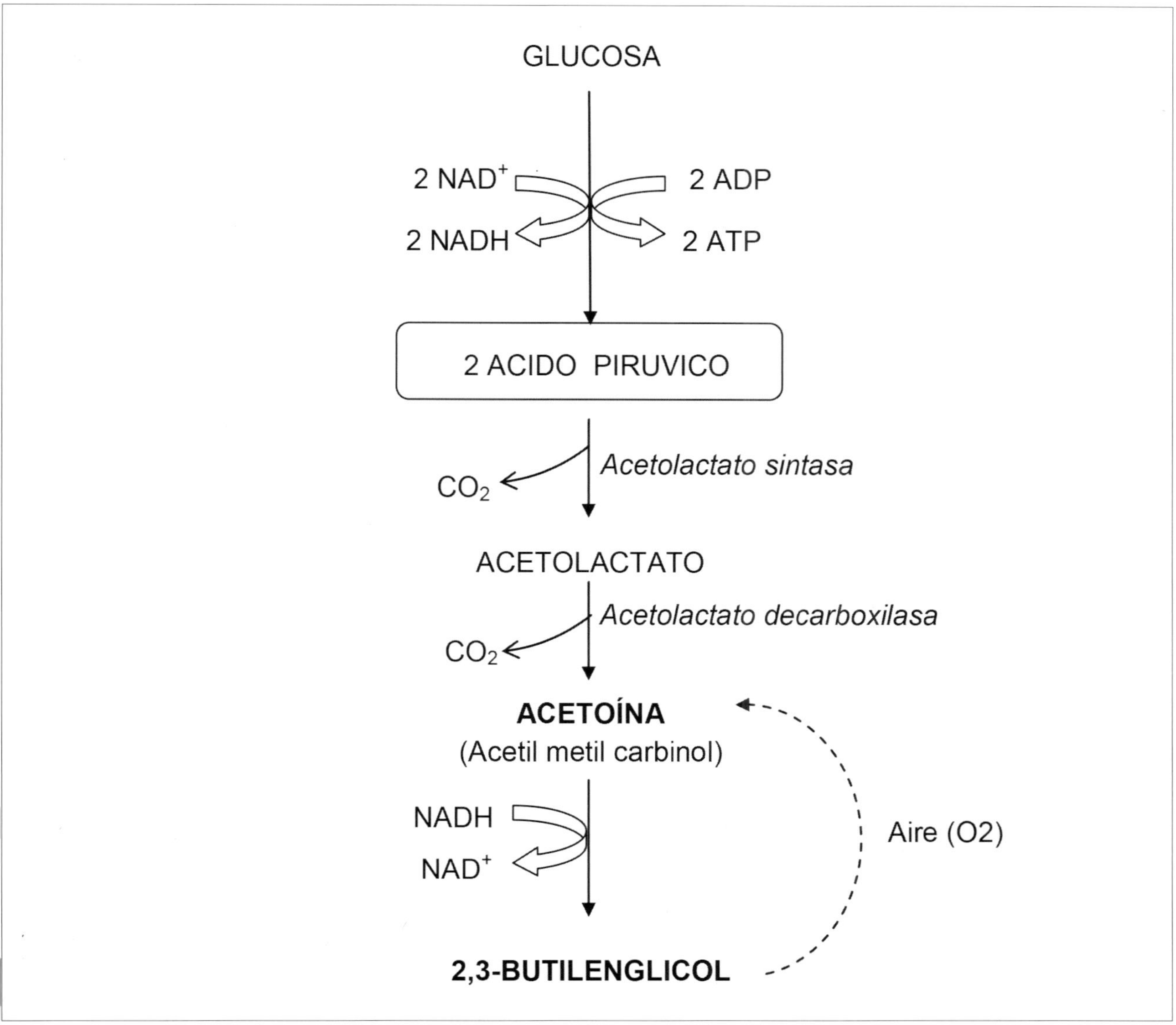

Fig. 28-9. Fermentación butilenglicólica. En las bacterias que las que está presente esta vía, como las bacterias entéricas y *Bacillus* spp, la mayor parte del ácido pirúvico formado se condensa para formar ácido oxalacético, éste es decarboxilado para formar la acetína, que por reducción origina 2,3-butilenglicol. Esta última reacción es lentamente reversible en presencia del oxígeno del aire. La acetoína es revelada por el reactivo de Voges Proskauer en reacciones de identificación. Una pequeña parte del ácido pirúvico formado sufre la fermentación ácido mixta.

glucolítica produce ácido pirúvico, que se oxida a acetil-CoA transfiriendo dos electrones a ferredoxina que, a su vez, puede cederlos a hidrogenasas. La reacción clave de estas fermentaciones es la formación de acetoacetil-CoA por condensación de dos moléculas de acetil-CoA, provenientes no sólo del ácido pirúvico sino también de acetato. Acetoacetil-CoA es central en todas las reacciones fermentativas de los clostridios que producen compuestos de cuatro carbonos, los que varían en las diferentes especies del género *Clostridium*. La reducción del acetoacetil-CoA para formar ácido butírico produce ATP adicional (Fig. 28-12).

Los productos de interés industrial de esta fermentación incluyen solventes orgánicos (acetona, butanol y etanol), ácidos orgánicos (acético, butírico y láctico) y gases (CO_2 e H_2). Cabe recordar aquí que durante la segunda guerra mundial eran muy necesarios la acetona, usada como solvente, y el butanol, usado para producir caucho. Por ese entonces J. Weizmann desarrolló un proceso de fermentación para obtener estos productos utilizando *Clostridium acetobutylicum,* lo que es considerado como el nacimiento de la Microbiología Industrial.

Fermentación alcohólica

La fermentación alcohólica más difundida fue utilizada empíricamente desde mucho antes de conocerse su mecanismo para la fabricación de bebidas alcohólicas (vinos, cervezas) y del pan. Es característica de levaduras (*Saccharomyces cerevisiae*), de algunos mohos (género *Fusarium*) y de muy pocas especies bacterianas. En realidad, la producción de etanol por bacterias se realiza a través de la fermentación heteroláctica.

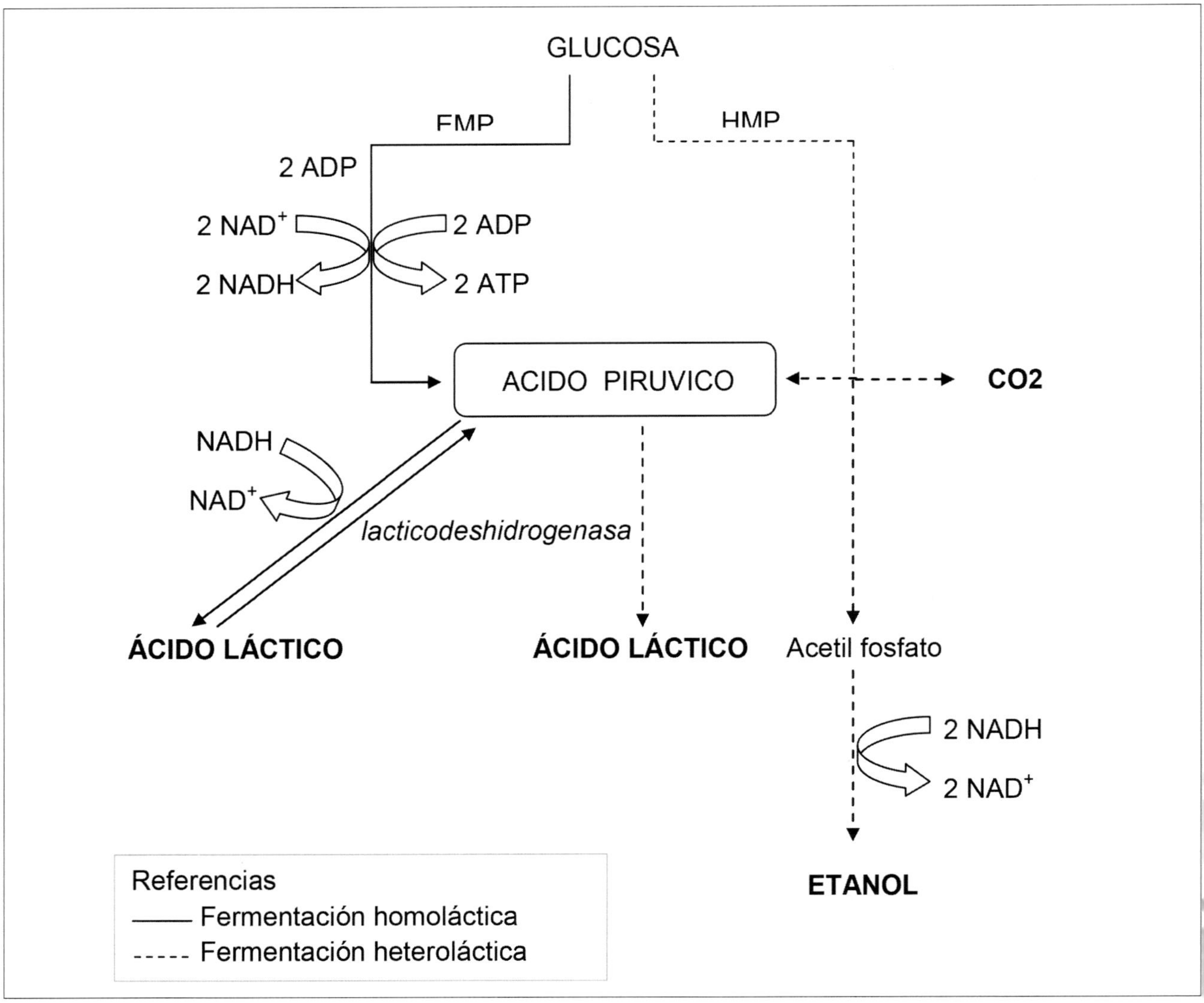

Fig. 28-10. Fermentaciones lácticas. En la fermenteación homoláctica, característica de *Streptococcus* spp y *Lactobacillus* casei, entre otros, se producen 2 moléculas de ácido pirúvico por cada molécula de glucosa, por la vía de EMP. En la fermentación heteroláctica, característica de *Leuconostoc* y ciertas especies de *Lactobacillus*, las bacterias degradan la glucosa a ácido pirúvico por la vía de las HMP. Se produce 1 molécula de ácido pirúvico por molécula de glucosa y etanol.

El mecanismo de la fermentación alcohólica es el siguiente: la glucosa es transformada en piruvato por la vía glucolítica. Durante esas etapas se producen 2 moléculas de ATP por molécula de glucosa y se reducen 2 NAD^+ a NADH. El piruvato formado se decarboxila a acetaldehido en una reacción catalizada por una piruvato decarboxilasa (que requiere pirofosfato de tiamina). El acetaldehido se transforma en etanol por la acción de una alcohol deshidrogenasa, al tiempo que se reoxida el NADH originado durante la formación del piruvato (Fig. 28-13).

Fermentación de compuestos orgánicos nitrogenados

Algunas bacterias anaerobias, como por ejemplo algunos clostridios proteolíticos, prefieren fermentar los aminoácidos producidos como resultado de la acción de proteasa exocelulares. En las especies patógenas *Clostridium botulinum* y *Clostridium sporogenes* la fermentación de aminoácidos se explica por la reacción de Stickland: una oxidación-reducción que involucra un par de aminoácidos, uno de los cuales actúa como dador de electrones (se oxida) y el otro como aceptor de electrones (se reduce). Un ejemplo es la fermentación de alanina y glicina (Fig. 28-14), en la que la alanina se oxida y la glicina se reduce produciéndose acetato, CO_2, NH_3 y cierta cantidad de ATP, por fosforilación a nivel de sustrato, durante la transformación de acetil-P en acetato.

Catabolismo de macromoléculas

Los polisacáridos externos son degradados por las bacterias mediante la secreción de enzimas hidrolíticas (amilasas, celulasas, etc.) que originan moléculas más pequeñas que pueden ser asimiladas. Además, algunas

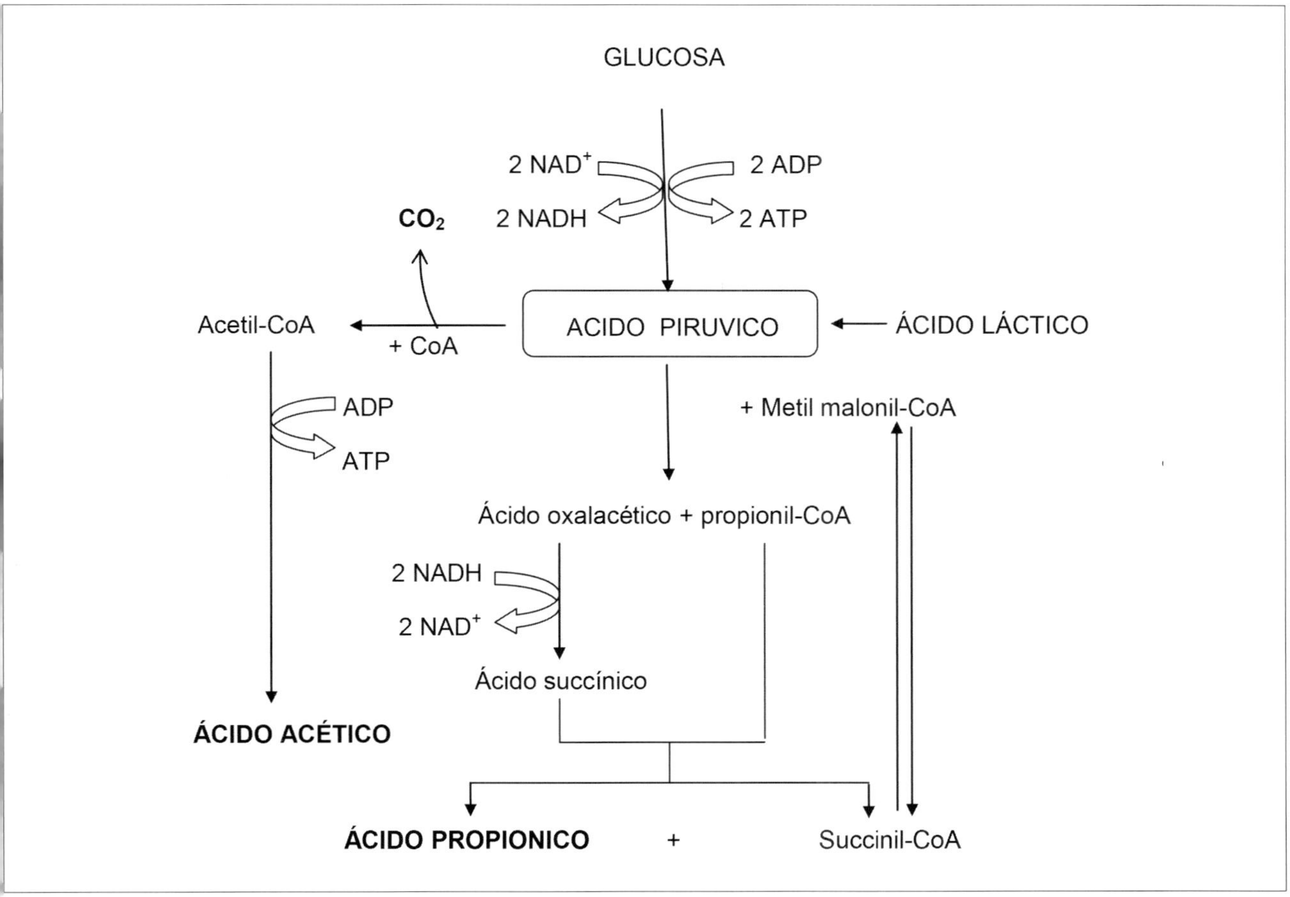

Fig. 28-11. Fermentación propiónica. Característica de bacterias anaerobias del género *Propionibacterium* y algunos clostridios. La fermentación de 3 moléculas de propionato origina 1 molécula de ácido acético, 2 moléculas de ácido propiónico, 1 molécula de CO2 y 1 molécula de ATP.

bacterias pueden sobrevivir durante períodos de tiempo considerables en ausencia de nutrientes exógenos, catabolizando polímeros de reserva tales como glucógeno, almidón y poli-β-hidroxibutirato.

Los microorganismos también pueden utilizar lípidos como fuente de energía. Un ejemplo son los triglicéridos, que al ser hidrolizados por lipasas microbianas originan glicerol y ácidos grasos. El glicerol es posteriormente fosforilado, oxidado a dihidroxiacetona fosfato y metabolizado a través de la glucólisis. Los ácidos grasos son convertidos en ésteres de coenzima A y oxidados en el ciclo de la β-oxidación para producir acetil-CoA, que puede incorporarse al CAT o utilizarse en procesos biosintéticos. El ciclo produce, además de acetil-CoA, NADH y $FADH_2$ que pueden ser oxidados en cadenas transportadoras de electrones y generar más ATP.

Algunas bacterias patógenas pueden utilizar proteínas como fuente de carbono y de energía. Secretan proteasas que hidrolizan las proteínas y los aminoácidos resultantes son incorporados a la célula y metabolizados. El primer paso en el catabolismo de los aminoácidos es la desaminación para producir un ácido orgánico, que luego puede convertirse en piruvato, acetil-CoA o productos intermedios del CAT oxidados para obtener energía.

BACTERIAS QUIMIOLITOTROFAS

Como ya se ha dicho, en las bacterias quimioorganotrofas los sustratos oxidables (dadores primarios de electrones) son compuestos orgánicos y los aceptores finales de electrones son compuestos orgánicos más oxidados derivados del mismo sustrato, en la fermentación y compuestos inorgánicos oxidados en la respiración. En cambio, en las bacterias quimiolitótrofas los sustratos oxidables por respiración son compuestos inorgánicos reducidos, tales como H_2, sulfuros y otros compuestos azufrados reducidos, amonio, nitrito o Fe^{2+}. El aceptor de electrones puede ser O_2, nitrato o sulfato.

En general, las bacterias quimiolitótrofas son, además, autótrofas (quimiolitoautotrofas) y fijan el CO_2, utilizado como fuente de carbono, a través del ciclo de Calvin. No obstante, algunas bacterias quimiolitótrofas pueden comportarse como heterótrofas si disponen de compuestos orgánicos reducidos.

El uso de compuestos inorgánicos reducidos como sustratos del metabolismo respiratorio está restringido a bacterias. Aunque son de escasa importancia médica, las bacterias quimilitoautótrofas se encuentran muy distribuidas en la naturaleza y juegan un importante rol en el mantenimiento de los ciclos geoquímicos. Los sustratos

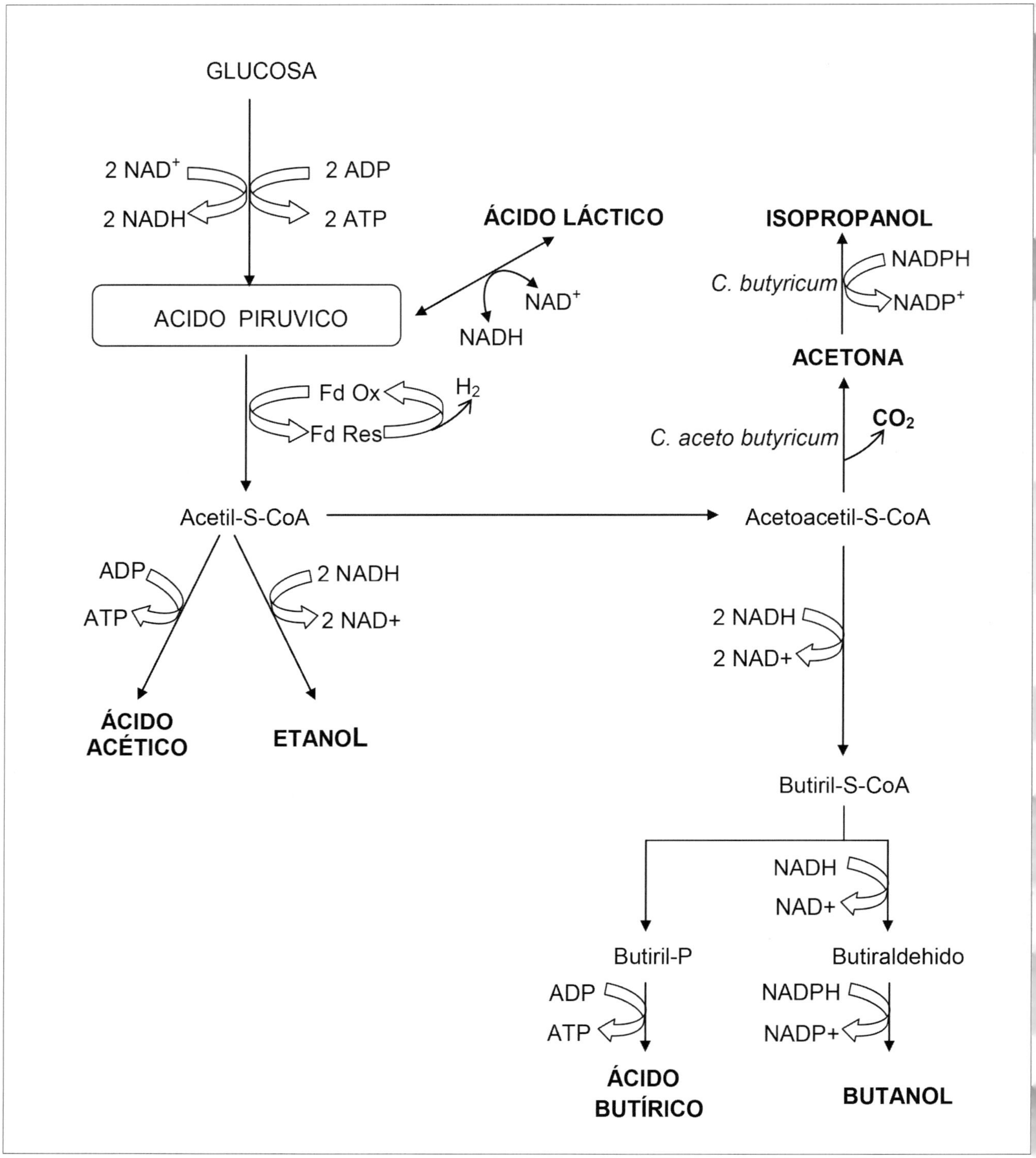

Fig. 28-12. Fermentación ABE (acetona–butanol–etanol). Es característica de varias especies del género Clostridium. El Acetoacetil-CoA ocupa una posición clave en la obtención de los diferentes productos finales, que varían de acuerdo a la especie de Clostridium. La formación de ácido butírico como producto final va acompañada de producción adicional de ATP.

inorgánicos son oxidados por diferentes complejos enzimáticos y diferentes vías. En este metabolismo respiratorio la única función de la oxidación del sustrato es proveer ATP, por fosforilación oxidativa, y poder reductor. La oxidación de H_2 y de compuestos azufrados reducidos transfiere electrones directamente al NAD^+ generando poder reductor. Sin embargo, cuando los dadores de electrones son nitrito o Fe^{2+}, la reducción del NAD^+ a partir de los mismos es termodinámicamente desfavorable. En esos casos la reducción del NAD^+ se lleva a cabo por medio de un *transporte inverso de electrones con consumo de ATP.*

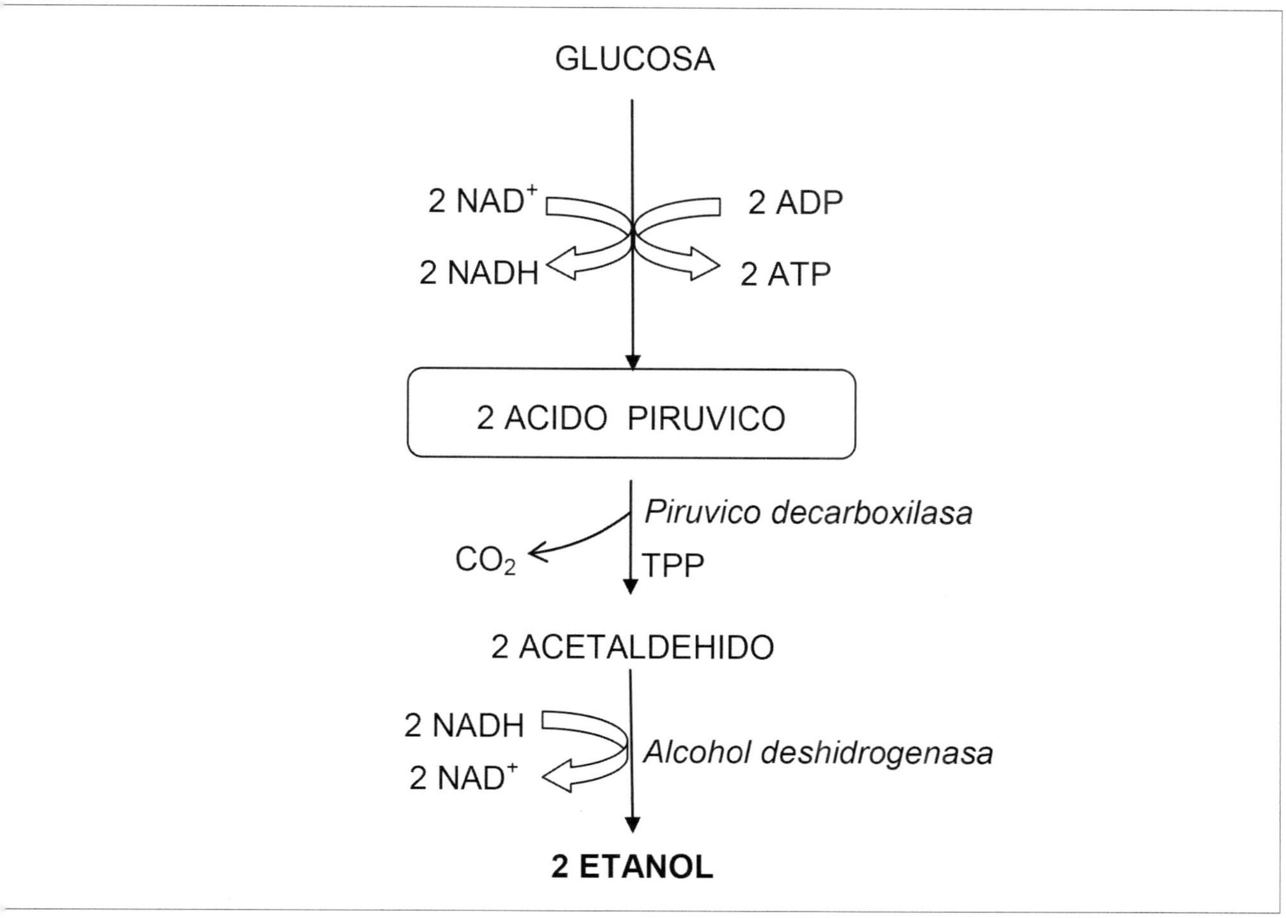

Fig. 28-13. Fermentación alcohólica. Característica de levaduras, ampliamente utilizada en panificación y elaboración de bebidas alcohólicas.

Las bacterias que oxidan compuestos nitrogenados mejor estudiadas son las *bacterias nitrificantes*, son mayoritariamente anaerobias obligadas e incapaces de utilizar compuestos orgánicos como fuente de carbono. Algunas oxidan amonio (*Nitrosomonas*) y otras nitrito (*Nitrobacter*). Cuando estos dos géneros se asocian, el amoníaco del suelo es oxidado a nitrato y el proceso se denomina nitrificación.

Las bacterias que pueden oxidar el H_2 para producir energía poseen una enzima hidrogenasa que cataliza la siguiente reacción:

$$H_2 \longrightarrow 2\,H^+ + 2\,e^-$$

Los electrones son cedidos al NAD^+ y transportados al O_2 (aceptor final) a través de la cadena respiratoria para sintetizar ATP por fosforilacón oxidativa.

Las bacterias oxidantes del azufre son muy versátiles desde el punto de vista metabólico. Algunas especies pueden utilizar CO_2 como fuente de carbono y otras son heterótrofas, algunas son aerobias y otras crecen en anaerobiosis utilizando S^0 como aceptor final de electrones. Especies del género *Thiobacillus*, uno de los mejor estudiados, oxidan S^0, H_2S y otros compuestos azufrados a H_2SO_4.

PODER REDUCTOR

Como ya se ha dicho la producción de energía se asocia a oxidaciones. Toda oxidación consiste en una pérdida de electrones, que puede ocurrir por ganancia de oxígeno o por pérdida de hidrógenos.

Las oxidaciones biológicas son deshidrogenaciones; de esta manera la liberación de energía es gradual y permite un mayor aprovechamiento como energía química. Las deshidrogenaciones son llevadas a cabo enzimáticamente por enzimas denominadas deshidrogenasas, cuyas coenzimas actúan como transportadores de esos electrones. Las principales coenzimas transportadoras de hidrógeno son dos nucleótidos de piridina: nicotinamida adenina dinucleótido (NAD) y nicotinamida adenina dinucleótidofosfato (NADP). Ambas coenzimas sufren reducciones y oxidaciones reversibles de acuerdo con la siguiente ecuación:

$$NAD(P)^+ + 2H \rightleftharpoons NAD(P)H + H^+$$

Los nucleótidos de piridina participan tanto en la transferencia de poder reductor como en la generación de poder reductor neto. La transferencia de poder reductor

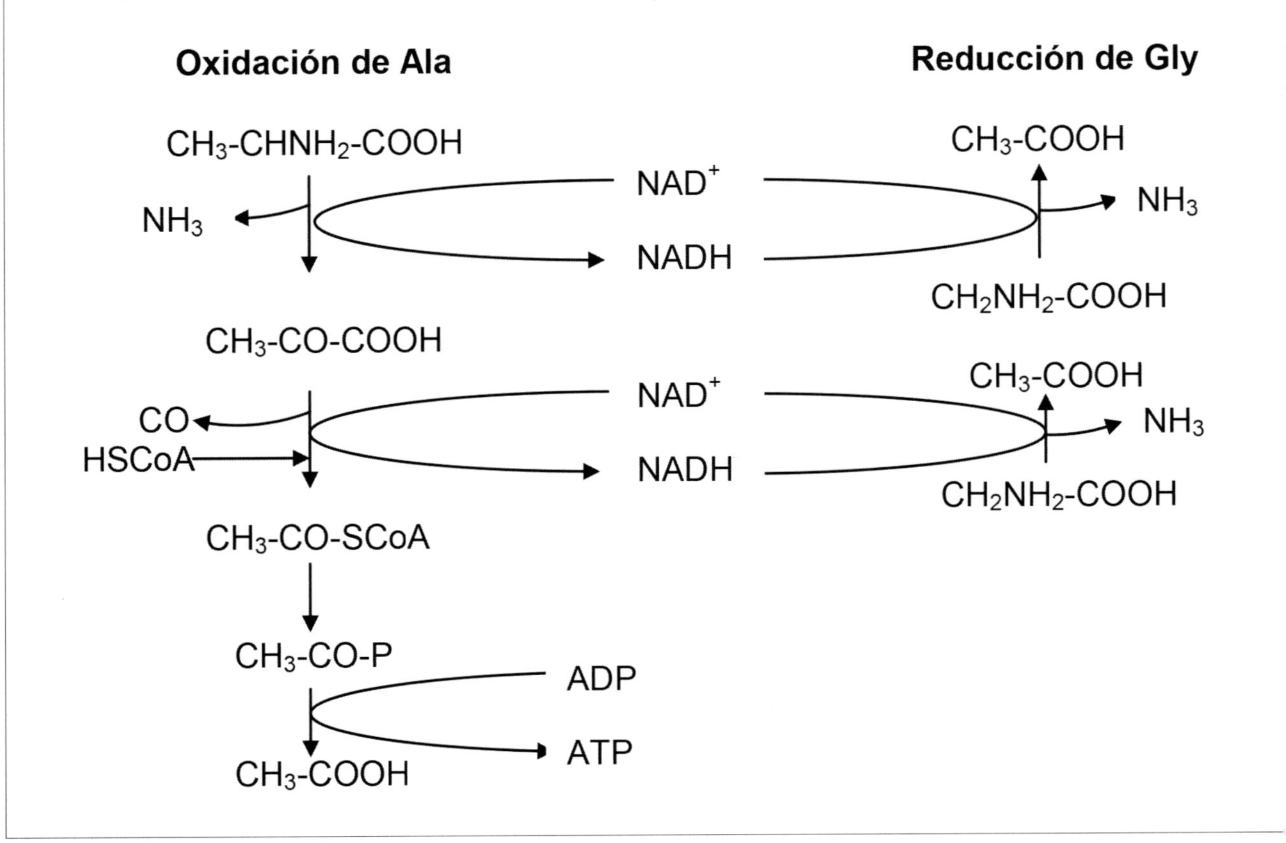

Fig. 28-14. Fermentacion de aminoacidos por *Clostridium perfringens*. La oxidación de 1 molécula de alanina (dador de electrones) acoplada a l reducción de 2 moléculas de glicina (aceptor de electrones) produce 1 molécula de ATP.

ocurre en microorganismos quimioheterótrofos y se produce cuando el nucleótido de piridina produce una cupla, ya sea entre la deshidrogenación de un sustrato y el transporte de electrones o entre la oxidación de un intermediario y la reducción de otro. En cambio, los microorganismos autótrofos requieren generación neta de poder reductor para reducir el CO_2. En este último caso los electrones provenientes de la oxidación de compuestos inorgánicos o de la fotosíntesis producen NADH que, a su vez, reduce al CO_2.

Las bacterias que crecen anaeróbicamente en general usan sólo NAD como transportador de electrones, mientras que las bacterias aerobias pueden contar con una variedad de deshidrogenasas dependientes de NADP. En un cultivo bien aireado el NADP existe predominantemente en su forma reducida (NADPH), es generado por la vía del fosfogluconato y por la deshidrogenasa cítrica, y oxidado solamente por ciertas reacciones biosintéticas. Por el contrario, el NAD existe predominantemente en la forma oxidada (NAD^+) porque está enlazado con el poderoso sistema oxidante del transporte de electrones. En consecuencia, la célula puede llevar a cabo simultáneamente reacciones biosintéticas oxidativas ligadas al NAD^+ y reacciones reductoras ligadas al NADPH (por ej: a-cetoglutarato / glutamato, acetato / ácidos grasos).

Aunque los nucleótidos de piridina dan cuenta de casi todo el hidrógeno transferido en condiciones anaeróbicas, hay otras reacciones que participan en algunos casos específicos. La formación de ciertas coenzimas esenciales para el crecimiento que participan en la transferencia de metilos (cobalamina y tetrahidrofolato), requieren la participación de *flavoproteínas* reducidas. Estos transportadores de hidrógeno son más oxidados que los nucleótidos de piridina y aceptan hidrógeno de ellos. Su coenzima es la riboflavina. Las bacterias anaerobias estrictas poseen *ferredoxina*, una proteína de bajo peso molecular que contiene hierro. Su potencial redox estándar es muy bajo, similar al del electrodo de hidrógeno, por lo que permite usar H_2 como agente reductor en el metabolismo anaeróbico autotrófico, así como también la liberación de H_2 por algunos anaerobios. Las ferrodoxinas participan en la fotosíntesis y en la fijación de N_2. Aunque en general las bacterias anaerobias no tienen *citocromos* las que usan nitratos o sulfatos como aceptores finales de electrones, poseen estos transportadores.

BIOSÍNTESIS

A pesar de la diversidad de mecanismos, todos los caminos metabólicos vistos hasta aquí, tienen la misma función común, la de proveer precursores e intermediarios biosintéticos, ATP y poder reductor (cuando es necesario para llevar a cabo las reacciones de biosíntesis.

En las bacterias, como en todas las células, los principales productos de la biosíntesis son los ácidos nucleicos y las proteínas. Las reacciones bioquímicas bacterianas que llevan a su formación presentan muy poca variación con las del resto de los organismos. Por este motivo, y dada la extensión del tema, no serán tratadas en este capítulo.

En la biosíntesis de otros constituyentes celulares, como polisacáridos y lípidos, existe un mayor grado de diversidad, y algunos de ellos son específicos de un grupo determinado de organismos. Estos se verán en los capítulos correspondientes.

BIBLIOGRAFÍA

Bernstein H and Bernstein C. Bacterial Metabolism. En Edward Bittar and Neville Bittar (eds) *Principles of Medical Biology.* 1997; pág. 23-40. Jai Press Ltd. London England.

Borisov VB, Murali R, Verkhovskaya ML, Bloch DA, Han H, et al. Aerobic respiratory chain of *Escherichia coli* is not allowed to work in fully uncoupled mode. *Proc Natl Acad Sci U S A.* 2011; 108: 17320–17324.

Gunsalus IC, and Shuster CW. 1961. Energy-yielding metabolism in bacteria. En I. C. Gunsalus and R. Y. Stanier (ed.), *The bacteria, vol. 2.* 1961; pág. 1-58. Academic Press Inc., NY.

Herrmann G, Jayamani E, Mai G, Buckel W. Energy Conservation via Electron-Transferring Flavoprotein in Anaerobic Bacteria *J. Bacteriol.* 2008; 190 (3): 784-791

Lee J, Jang Y, Choi S, Song H, Cho J, Seung D, Papoutsakis E, Bennet G, Lee S. Metabolic Engineering of *C. acetobutylicum* ATCC 824 for Isopropanol-Butano-Ethanol Fermentation. *Appl.Environ. Microbiol.* 2012; 78: 1416-1423.

Lodish H et al. Energética cellular. En Biología Celular y Molecular 5° ed. 2005; pág. 301-350. Ed. Médica Panamericana. Buenos Aires, Argentina.

Madigan MT, Martinko JM, Stahl D and Clark DP. Brock Biology of Microorganisms 13th ed. Pearson

Moat AG, Foster JW and Spector MP. Introduction to Microbial Physiology. En: *Microbial Physiology 4th ed.* 2002; pág. 13-19. John Wiley & Sons, Inc., Publication. NY.

Murima P, McKinney JD, Pethe K. Targeting bacterial central metabolism for drug development. .*Chem Biol.* 2014; 21(11):1423-1432.

Neidhart FC, Ingraham JL and Schaechter M. Physiology of the Bacterial Cell: A Molecular Approach.1990; Sinauer Associates, Sunderland, MA.

Ohmura N, Sasaki K, Matsumoto N and Saiki H. Anaerobic Respiration Using Fe^{3+}, S^0, and H_2 in the Chemolithoautotrophic Bacterium *Acidithiobacillus ferrooxidans J Bacteriol.* 2002; 184(8): 2081–2087.

Seeliger S, Janssen PH and Schink B. Energetics and kinetics of lactate fermentation to acetate and propionate via methylmalonyl-CoA or acrylyl-CoA. *FEMS Microbiol. Lett.* 2002; 211: 65-70.

Stanier RY, Ingraham JL, Weelis ML and Painter PR. Microbiología 2° ed. 1992. Cap. 4: Metabolismo microbiano: resacciones de mantenimiento, pág 84-107. Editorial Reverté, Barcelona, España.

Willey J, Sherwood L and Woolverton C. Prescott´s Microbiology 9th ed. 2013; Cap. 9: Metabolism: The Generation of Energy. Mc Graw-Hill Higher Education.

CAPÍTULO 29

BIOFILMS

Beatriz Passerini de Rossi, María G. Paraje, Laura Friedman

Introducción

La forma tradicional de estudiar la fisiología microbiana es mediante el empleo de cultivos puros de bacterias planctónicas, de libre flotación en medios líquidos. Sin embargo, diversos estudios realizados en una gran variedad de hábitats demostraron que la mayoría de los microorganismos se desarrollan y persisten adheridos a superficies (células sésiles) dentro de ecosistemas estructurados denominados *biofilms* o biopelículas, y no como organismos de crecimiento libre en soluciones acuosas (células planctónicas). La primera descripción de un *biofilm* fue realizada por Anton van Leeuwenhoek en 1684, quien en sus estudios pioneros de microscopía observó la placa dental. Durante el siglo XX varios trabajos comienzan la descripción de microorganismos adheridos a superficies y a partir de la década del 70 los trabajos de Costerton y colaboradores inician el estudio sistemático en esta área, y en 1978 introducen el término *biofilm*.

Los *biofilms* son comunidades de microorganismos que crecen adheridos a una superficie, biótica o abiótica, embebidos en una matriz de sustancias poliméricas extracelulares (EPS). Estos ecosistemas organizados pueden estar formados por una o varias especies microbianas. Los *biofilms* constituyen un grave problema tanto para la medicina (infecciones difíciles de erradicar) como para la industria (biocorrosión, contaminación microbiana), y provocan el biodeterioro de patrimonios culturales. Por otra parte, los *biofilms* están relacionados con algunos procesos beneficiosos (biolixiviación, biorremediación, etc.). En este capítulo nos referiremos al estudio de los *biofilms* en el área biomédica, área que adquiere relevancia a partir de la década del 90.

Estudios de proteómica y transcriptómica demostraron que los microorganismos en el *biofilm* presentan un fenotipo diferente al de sus contrapartes planctónicas, debido a la expresión diferencial de numerosos genes. Actualmente se considera que la capacidad de formar *biofilms* es un importante factor de virulencia microbiano ya que facilitan la persistencia en el hospedador, la evasión de la respuesta inmune y la sobrevivencia frente a altas concentraciones de antimicrobianos. Además, la alta densidad poblacional del *biofilm* favorece los mecanismos de transferencia horizontal de genes. Según el Centro para el Control y la Prevención de Enfermedades de los Estados Unidos (CDC), los *biofilms* causan el 65% de las infecciones en el mundo desarrollado, destacándose aquéllas asociadas a dispositivos médicos y ciertas infecciones crónicas. La capacidad de formar *biofilms* no parece estar restringida a un grupo específico de microorganismos y actualmente se considera que bajo las condiciones adecuadas la mayoría de ellos es capaz de formarlos.

Etapas de la formación del *biofilm*

La formación de *biofilms* es un proceso complejo, controlado por sistemas o cascadas de regulación. Los mecanismos moleculares de regulación pueden diferir de un organismo a otro, pero las etapas de formación y maduración de los *biofilms* están conservadas. Dichas etapas son: 1) Adhesión reversible a la superficie biótica o abiótica, 2) Adhesión irreversible y comienzo de la síntesis de la matriz de sustancias poliméricas extracelulares (EPS), 3) Crecimiento y agregación de células con formación de microcolonias, 4) Maduración de la estructura del *biofilm*, 5) Dispersión, desprendimiento de células del *biofilm* para colonizar otras superficies (Fig. 29-1).

La iniciación de este proceso depende de la presencia de factores de adherencia microbianos y de las propiedades fisicoquímicas del medio (temperatura, pH, etc.) y del sustrato o soporte. Se ha demostrado que las características fisicoquímicas del sustrato (ej. hidrofobicidad, rugosidad, etc.) son importantes en la adhesión reversible de las bacterias, mientras que las adhesinas bacterianas son generalmente necesarias para la adherencia irreversible al soporte. En algunas bacterias la movilidad mediada por flagelos permite establecer el contacto inicial con la superficie. En las bacterias Gram negativas, los pili de tipo I y IV son importantes para la etapa de adhesión irreversible. La movilidad tipo *twitching*, mediada por el pili de tipo IV, es necesaria para la migración de las células a lo largo de la superficie con la consecuente formación de agregados celulares o microcolonias. En *Pseudomonas aeruginosa* luego de la adhesión disminuye la expresión de los flagelos, mientras que se incrementa la expresión del pili tipo IV.

Luego de la adhesión se produce la multiplicación de las bacterias y comienza la producción de exopolisacáridos que junto con proteínas y DNA extracelular forman la matriz de EPS. La composición del exopolisacárido difiere entre las especies bacterianas. *P. aeruginosa* produce tres exopolisacáridos: Pel (rico en glucosa), Psl (rico en manosa), y alginato (compuesto de ácido gulurónico y ácido manurónico) en las cepas mucosas de *P. aeruginosa* aisladas de infecciones crónicas como la fibrosis quística. Otros exopolisacáridos son, por ejemplo, celulosa en *Salmonella* spp., un exopolisacárido rico en glucosa y galactosa en *Vibrio cholerae* y poli-*N* acetilglucosamina (PNAG) o PIA (*polysaccharide intercellular adhesin*) en *Staphylococcus aureus*.

El proceso de maduración culmina con la formación de estructuras tridimensionales, características del *biofilm*, con canales por donde circulan agua, nutrientes, y residuos. La producción de la matriz es esencial para la construcción y el mantenimiento de dichas estructuras tridimensionales similares a los hongos de sombrero o a columnas que caracterizan a ciertos tipos de *biofilms* bacterianos. Finalmente ocurre la dispersión, en la cual algunas células, que vuelven al estado planctónico, o agregados celulares, se liberan para colonizar otras regiones. El proceso de formación del *biofilm* está regulado por el sistema de *quorum sensing* (QS).

Sistemas de *quorum sensing*

El *quorum sensing* es un mecanismo de comunicación célula-célula mediante el cual las bacterias regulan, en forma

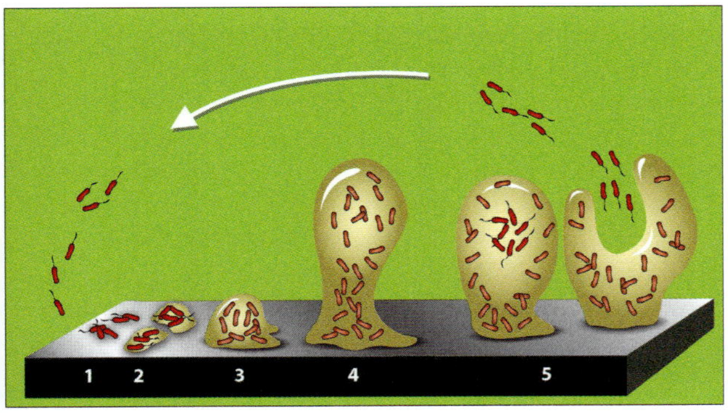

Fig. 29-1. Etapas de la formación de biofilms. 1) Adhesión reversible a la superficie biótica o abiótica, 2) Adhesión irreversible y comienzo de la síntesis de la matriz de EPS, 3) Crecimiento y agregación de células con formación de microcolonias, 4) Maduración de la estructura del biofilm, 5) Dispersión, desprendimiento de células del biofilm para colonizar otras superficies.

concertada, la expresión de ciertos genes en respuesta a la densidad celular. Este sistema está basado en la producción de moléculas señal difusibles, cuya acumulación en el medio permite a las bacterias censar la densidad poblacional (percepción de quorum). Cuando se alcanza la concentración umbral o crítica de la molécula señal, la activación de una cascada de transducción de señales inicia una respuesta fisiológica coordinada en la población. Además, los genes responsables de la síntesis de señales de QS son autorregulados positivamente, convirtiendo la producción de estas moléculas en un evento de autoinducción; por ello las moléculas señal son denominadas autoinductores (AI).

El sistema de QS regula una amplia variedad de procesos fisiológicos tales como la formación de *biofilms*, la producción de factores de virulencia y de metabolitos secundarios (pigmentos, antibióticos), la inducción del estado de competencia, la movilidad, la producción de bioluminiscencia y la esporulación.

En bacterias Gram negativas el sistema LuxI/LuxR es el más frecuente, y utiliza como moléculas señal N-acil-homoseril lactonas (HSLs), también denominadas autoinductores de tipo 1 (AI-1). Las HSLs comparten el anillo de lactona y difieren en la extensión de la cadena lateral (4 a 16 carbonos), que además puede tener modificaciones químicas que incluyen sustituciones carbonilos o hidroxilos e insaturaciones en la posición C-7 y C-8 de la cadena acilada. En las bacterias Gram positivas los AI más frecuentes son péptidos cíclicos pequeños.

En la Fig. 29-2 se encuentran esquematizadas las principales estructuras de las moléculas AI que se describen en este capítulo. Algunas bacterias producen un solo autoinductor y otras varios, lo cual genera cascadas de regulación complejas, de organización en paralelo o jerárquicas. A continuación se describirán distintos modelos de QS.

El sistema LuxI-LuxR de *Vibrio fischeri*

El primer ejemplo descripto de un sistema de QS en bacterias Gram negativas fue el de la bacteria bioluminiscente *Vibrio fischeri*, que establece una relación simbionte con el calamar hawaiano *Euphrymna scolopes* y coloniza el órgano generador de luz del mismo. El sistema de QS consta de dos proteínas LuxI, encargada de sintetizar el AI *N*-(3-oxohexanoil)-HSL (3OC6-HSL), y LuxR, un activador de la transcripción encargado de la percepción de la señal y de la regulación de la respuesta.

Cuando la densidad celular es baja se sintetizan pequeñas cantidades del AI, y la producción de luz no es evidente. En cambio, cuando *V. fischeri* se encuentra en el órgano generador de luz del calamar, la densidad celular es elevada y la concentración del AI aumenta hasta alcanzar un umbral a partir del cual se une a *LuxR*, y el complejo *LuxR-HSL* se une a la secuencia *lux box* y promueve la transcripción del operón *luxCDABEG* responsable de la síntesis de la enzima luciferasa que oxida el sustrato luciferina. Los genes *luxA* y *luxB* codifican las subunidades de la enzima luciferasa mientras que los genes *luxC-E* codifican proteínas responsables de la síntesis de luciferina. La expresión de

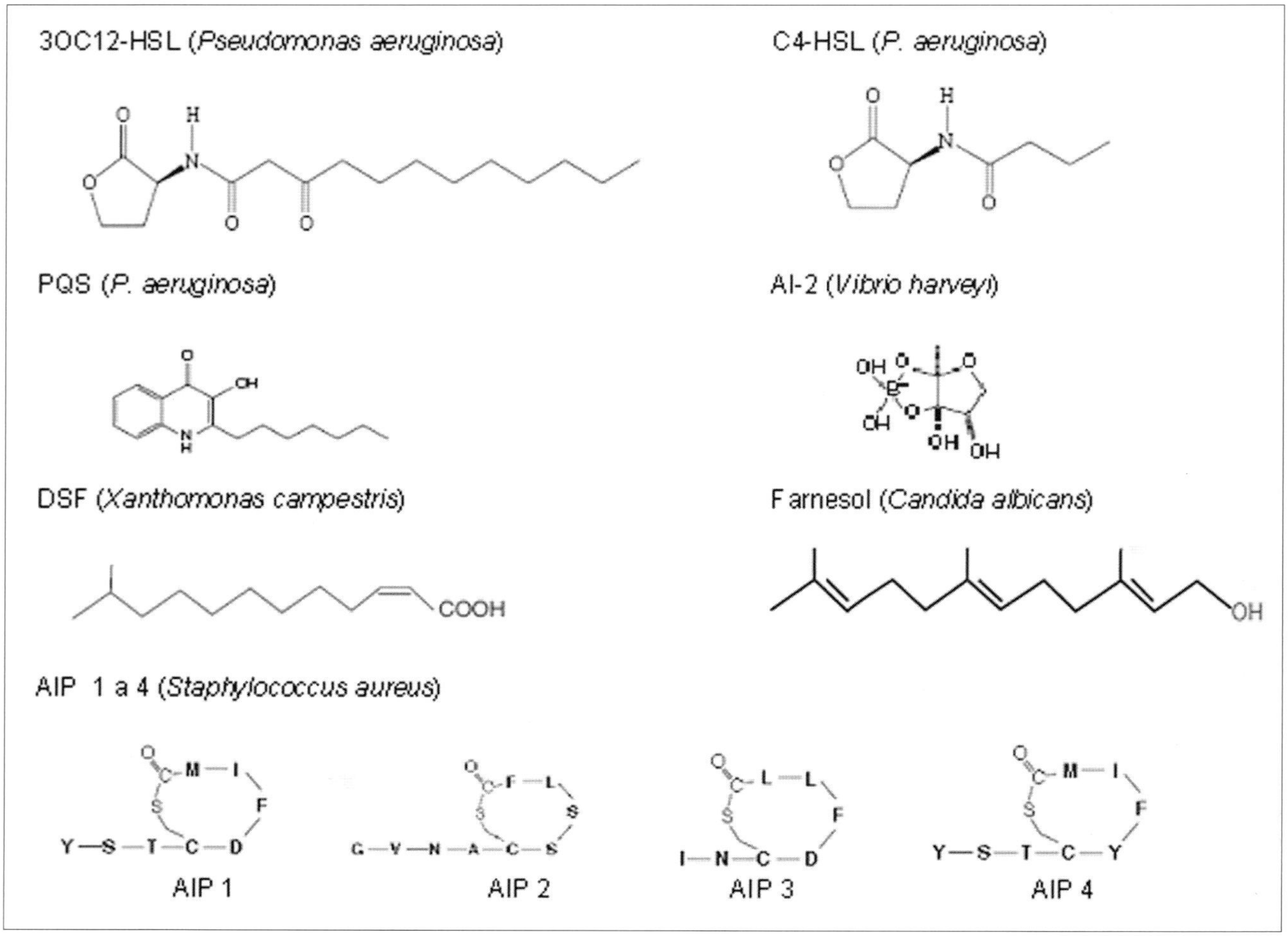

Fig. 29-2. Diferentes autoinductores de *quorum sensing*

luxI también es controlada positivamente por el complejo *LuxR-HSL*, lo que ocasiona un rápido aumento de la cantidad del AI (Fig. 29-3).

Los sistemas *LuxI/LuxR* se han estudiado extensamente por ejemplo, en *Pseudomonas* spp., *Vibrio* spp.y *Serratia* spp. Otras bacterias Gram negativas donde se han identificado diversos sistemas de regulación mediados por HSLs son, entre otras *Agrobacterium tumefaciens, Acinetobacter* spp, *Erwinia carotovora, Pantoea stewartii, Ralstonia solanacearum*, y *Rhizobium leguminosarum*.

Principales sistemas de QS de *Pseudomonas aeruginosa*

P. aeruginosa es una bacteria Gram negativa capaz de sobrevivir en un amplio rango de ambientes, es un patógeno oportunista de importancia clínica, asociado a diversas patologías principalmente en pacientes inmunocomprometidos, y es uno de los principales agentes causales de infecciones intrahospitalarias. Causa infecciones respiratorias en pacientes con fibrosis quística (FQ), inmunosuprimidos y asistidos con ventilación mecánica. También se relaciona con complicaciones infecciosas de heridas y quemaduras. Las infecciones por *P. aeruginosa* son difíciles de erradicar debido a su multirresistencia a antibióticos y a su capacidad de formar *biofilms*.

La FQ es una enfermedad genética autosómica recesiva. Se debe a una mutación del gen que codifica la proteína reguladora de la conductancia transmembrana de la fibrosis quística (CFTR), la cual altera el transporte de cloro a través de las membranas y modifica las secreciones bronquiales que se hacen más viscosas. En el paciente con FQ se produce de manera característica la colonización-infección de la vía aérea por distintos microorganismos, principalmente *P. aeruginosa*. En la infección crónica, *P. aeruginosa* sobrevive bajo la presión selectiva de la respuesta inmune y de antibióticos, desarrollando *biofilms* y procesos de microevolución adaptativa debidas a variación genética. Los fenotipos adaptativos observados son: el fenotipo mucoide, la hipermutabilidad y la resistencia a los antibióticos. Las cepas mucosas producen el exopolisacárido alginato que como se ha mencionado, forma parte de la matriz del *biofilm*. La hipermutabilidad se debe a alteraciones en los mecanismos de reparación del DNA, como el de *mismatch repair*. El problema de la resistencia se desarrolla en un ítem posterior de este capítulo.

Los sistemas de QS de *P. aeruginosa* regulan la producción de múltiples factores de virulencia, incluyendo elastasa, proteasa alcalina, exotoxina A, ramnolípidos (surfactantes), piocianina, lectinas y superóxido dismutasa;

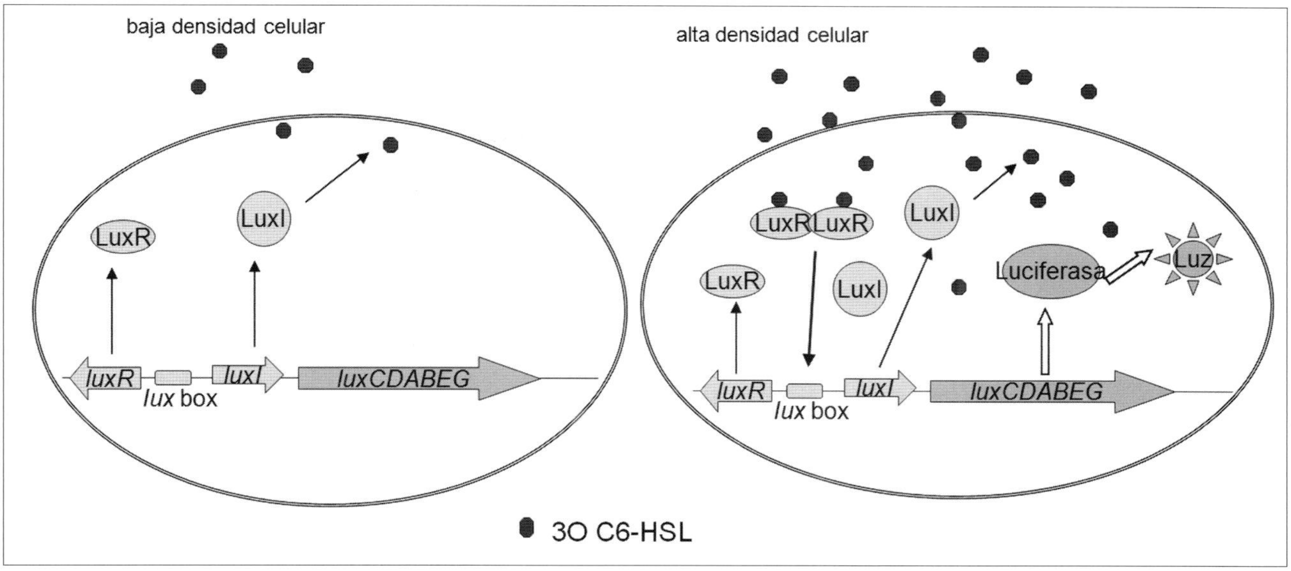

Fig. 29-3. El sistema LuxI-LuxR de *Vibrio fischeri*.

promueven la maduración del *biofilm* y regulan la expresión de bombas de eflujo de antibióticos, todo lo cual refleja su papel clave en la patogénesis de este microorganismo. *P. aeruginosa* posee dos sistemas de comunicación de tipo LuxI/LuxR denominados LasI/LasR y RhlI/RhlR, los cuales funcionan en serie para controlar la expresión de diferentes factores de patogenicidad y la formación de *biofilms*.

La enzima LasI sintetiza el autoinductor N-3-oxododecanoil homoseril lactona (3OC12-HSL) que se une a la proteína receptora LasR. Cuando el complejo LasR-HSL alcanza la concentración umbral, se une a los promotores de los genes que regula y activa su transcripción. Además activa la transcripción del gen *lasI*, estableciendo así el característico mecanismo de retroalimentación positiva o autoinducción. Por último, este complejo activa la expresión de los genes *rhlI* y *rhlR* iniciando el otro circuito de QS. La sintasa RhlI cataliza la síntesis de N-butiril-homoseril lactona (C4-HSL) que se une a la proteína RhlR y este complejo activa la trascripción de genes de virulencia tardía. El proceso de regulación de RhlI/RhlR por acción del sistema LasI/LasR es un ejemplo de activación secuencial y jerárquica de circuitos de QS. Las cepas mutantes incapaces de elaborar ambas HSLs producen *biofilms* notoriamente más delgados, sin su arquitectura típica, y fácilmente removibles de las superficies con agentes surfactantes. La adición de HSLs al medio de cultivo de las cepas mutantes da origen a *biofilms* similares a los de las bacterias salvajes, confirmando la participación de este tipo de moléculas en el desarrollo y estructura del *biofilm*.

A esta red regulatoria se suma el producto de un gen homólogo a *luxR*, denominado QscR (*quorum sensing control*) que es una proteína receptora huérfana que detecta 3OC12- HSL y regula negativamente la transcripción de *lasI* y *rhlI*.

El tercer sistema de QS no utiliza HSL sino que depende del AI 2-heptil-3-hidroxil-4-quinolona, denominado PQS (*Pseudomonas quinolone signal*). Este AI se une al activador transcripcional PqsR para activar su regulón. La expresión de *pqsR* es regulada positivamente por el complejo LasR/3OC12-HSL y reprimida por RhlR/C4-HSL. PQS fue estudiado inicialmente por su actividad antimicrobiana y por potenciar la producción de biosurfactantes. Además, PQS regula la formación de *biofilms*, la liberación de vesículas de membrana externa que contienen DNA, la producción de factores de virulencia (elastasa, piocianina y lectina) y la homeostasis del hierro.

Como hemos mencionado, los sistemas de QS de *P. aeruginosa* son jerárquicos. LasR se encuentra en la cima de esta jerarquía y el complejo LasR/3OC12HSL activa su propio regulón y los genes responsables de los sistemas RhlI-RHLR y PQS (Fig. 29-4).

Un aspecto interesante de las moléculas AIs es su efecto directo sobre las células del hospedador. Por ejemplo, 3OC12-HSL induce directamente la apoptosis en macrófagos y neutrófilos, inhibe la proliferación linfocitaria y regula la producción del factor de necrosis tumoral TNF-α, y de la interleucina-12 (IL-12). Además afecta a uno de los mayores reguladores de la respuesta inmune, el factor de transcripción NF-κB. Este factor también es regulado por PQS. Ambos AI se detectan en esputos y lavados broncoalveolares de pacientes con FQ y se ha demostrado que presentan efectos inmunosupresores.

Otras señales de QS en bacterias Gram negativas

Otras moléculas que intervienen en sistemas de comunicación bacterianos son: butirolactonas (*Pseudomonas aureofaciens*), metilester del ácido 3-hidroxipalmítico (*Ralstonia solanacearum*), diketopiperacinas o dipéptidos cíclicos (*P. aeruginosa*, *P. fluorescens*, *Enterobacter agglomerans y Citrobacter freundii*), e indol y derivados indólicos en Enterobacterias.

En *Xantomonas campestris* el sistema de QS no está

mediado por un AI del tipo HSL. En esta especie el AI, derivado de un ácido graso, es el ácido *cis*-11-metil-2-dodecenoico, conocido como DSF (*difusible signal factor*) (Fig. 29-2). Esta molécula o derivados estructurales han sido identificados en otras especies bacterianas como *Xanthomonas* spp., *Stenotrophomonas maltophilia*, *Xylella fastidiosa* y *Burkholderia cenocepacia*. *P. aeruginosa* produce un compuesto relacionado, el ácido cis-2-decenoico.

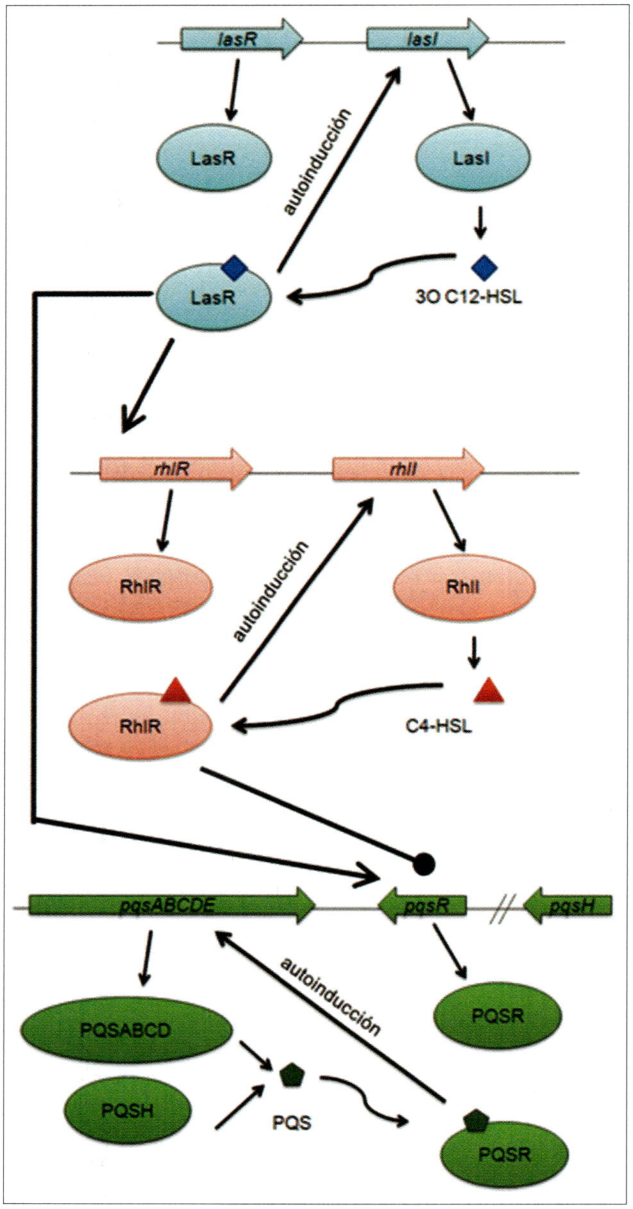

Fig. 29-4. Principales sistemas de *quorum sensing de P. aeruginosa*. Los sistemas de QS de P. *aeruginosa* son jerárquicos. LasR se encuentra en la cima de esta jerarquía y el complejo LasR/3OC12-HSL activa su propio regulón y los genes responsables de los sistemas RhlI-RHLR y PQS. Los tres sistemas participan en la activación transcripcional de genes responsables de la virulencia y la formación de biofilms. La expresión de *pqsR* es regulada positivamente (⟶) por el complejo LasR/3OC12-HSL y reprimida por RhlR/C4-HSL (—●). (Ver imagen en color en el CD).

Sistemas *agr* y *sarA* de QS de *Staphylococcus aureus*

Staphylococcus aureus es un patógeno que produce diversas infecciones graves incluyendo bacteriemias con puerta de entrada en catéteres intravenosos o heridas quirúrgicas, endocarditis, abscesos, meningitis, osteomielitis y artritis séptica. También es agente causal de infecciones crónicas asociadas a prótesis e implantes, y de infecciones en pacientes fibroquísticos. Se ha descripto un amplio espectro de factores de virulencia de *S. aureus* que incluyen adhesinas, toxinas, y la capacidad de formar *biofilm*.

En *S. aureus* el regulador global *agr* (*accesory gene regulator*) codifica el sistema de QS (Fig. 29-5). En esta bacteria el AI que activa la cascada de QS es un autoinductor peptídico (AIP) codificado por el gen *agrD*. El AI es sintetizado como un péptido lineal de 46 aa que luego es procesado para producir un péptido cíclico con un anillo tiolactona de 7 a 9 residuos, dependiendo de la cepa. Los AIP de *S. aureus* se clasifican en 4 grupos en base a los residuos de aa conservados; las cepas que producen AIPs del mismo grupo pueden actuar colaborativamente en la activación del QS, en cambio, los AIPs de distinto grupo pueden interferir entre sí. Los AIP son procesados y secretados mediante una proteína de membrana denominada AgrB.

El sistema de detección y respuesta a los AIPs es un sistema sensor transductor de dos componentes formado por AgrC, que es una histidín-quinasa de membrana citoplasmática, y AgrA, la molécula reguladora de la respuesta transcripcional. Cuando la población de *S. aureus* aumenta, AIP se une a AgrC y produce su fosforilación. Luego, este fosfato es transferido a AgrA, que activa la transcripción desde los promotores P2 y P3 del operón *agr*. Desde el promotor P2 se transcriben los genes relacionados con la síntesis, maduración y detección del AI, que incluyen los genes a*grBCDA*, por ello su activación produce una rápida amplificación de la señal de QS. Desde P3 se activa la transcripción de RNAIII, un RNA regulatorio de 514 nucleótidos que es el efector principal de QS, y la del gen *hld* que codifica una δ hemolisina de 26 aa que inhibe la formación de *biofilms*, probablemente por su actividad surfactante (detergente).

RNA III regula a nivel transcripcional y postranscripcional la expresión de factores de virulencia. Regula positivamente la expresión de las proteasas extracelulares aureolisina (Aur) y Spl que participan en la dispersión del *biofilm*, y de toxinas como la hemolisina A y la leucocidina de Panton–Valentine. RNA III reprime la expresión de adhesinas asociadas a la pared celular tales como la proteína A y las proteínas que unen fibronectina (Ver Capítulo Estafilococos, tomo 2).

Por lo tanto, en esta especie el sistema de QS *agr* activa la producción de factores de virulencia y regula negativamente la formación de *biofilms* promoviendo su dispersión.

La regulación de la producción de factores de virulencia y la formación de *biofilms* involucra circuitos de regulación más complejos. Los principales reguladores de la expresión del operón *agr* son AgrA (ya descripto) y SarA (*staphylococcal accessory regulator A*), los cuales convergen en los promotores P2 y P3 y poseen funciones opuestas en la formación de *biofilms*. Recientemente, se han desarrollado inhibidores de SarA que inhiben la formación de *biofilms* y en consecuencia, se proponen como candidatos para nuevas estrategias terapéuticas.

Sistemas de QS de *Candida albicans*

A pesar de la cantidad creciente de información sobre QS en bacterias, en microorganismos eucariotas este sistema era desconocido hasta el descubrimiento en *C. albicans* de farnesol como molécula señal.

Desde la década de los 80, se ha observado un importante incremento a nivel mundial en la incidencia de infecciones producidas por hongos. Antes, las micosis superficiales y endémicas eran prevalentes, siendo las más frecuentes las de la mucosa oral asociada al uso de prótesis. Sin embargo, en las dos últimas décadas, ha aumentado la frecuencia de micosis sistémicas, principalmente entre los pacientes con infecciones asociadas a dispositivos médicos (prótesis, catéteres intravasculares, etc), inmunosuprimidos (sometidos a trasplantes de órganos, quimioterapia antineoplásica, con síndrome de inmunodeficiencia adquirida SIDA, etc.) y tratados con antibióticos de amplio espectro. Así, las infecciones fúngicas invasivas, especialmente las producidas por hongos patógenos oportunistas como *C. albicans*, se han convertido en una importante causa de morbi-mortalidad. Estas infecciones están asociadas a la formación de *biofilms*.

C. albicans es la cuarta causa de infecciones asociadas a catéteres vasculares y la tercera a catéteres urinarios. Estudios realizados en la Argentina demuestran que *C. albicans* es el causante del 40,9 % de estos episodios y que la incidencia de esta micosis está en aumento. Además, en los últimos años, especies de *Candida* spp. como *C. dubliniensis, C. glabrata, C. krusei y C. tropicalis*, han cobrado importancia.

C. albicans es un hongo oportunista dimórfico. Se encuentra como levadura en la flora comensal o microbiota que coloniza la mucosa oral, vaginal y el tracto gastrointestinal de los humanos, pero como hemos mencionado, puede ser causa de infecciones sistémicas, donde se encuentra en forma miceliar y levaduriforme. El dimorfismo se define como la interconversión reversible de la morfología, desde la forma de levadura (blastosporo) a la forma filamentosa (hifas). La formación de *biofilms* y la virulencia están relacionadas con el dimorfismo, que se ve afectado por las condiciones ambientales (pH, nutrientes, temperatura, presencia de suero, etc.). Distintas señales de QS estimulan o reprimen la formación de hifas.

En el *biofilm* de *C. albicans* se distinguen dos capas: una delgada capa de células de levadura en la base, cubierta por una capa de hifas más gruesa pero menos compacta. Tanto el dimorfismo como la formación del *biofilms* son fundamentales en la patogénesis fúngica y están regulados por QS. El autoinductor farnesol es un sesquiterpeno que inhibe la transición de levadura a hifa y la formación de *biofilms*. Una vez que las levaduras comienzan la filamentación, la adición de farnesol no tiene efecto sobre el desarrollo de la estructura del *biofilm*. Análisis por *microarray* (transcriptómica) de *biofilms* expuestos a farnesol mostraron que el AI regula además la expresión de los genes relacionados con la resistencia a los antifúngicos, el mantenimiento de la pared celular, la hidrofilicidad de la superficie celular, el transporte de hierro y proteínas de choque térmico.

La cascada de señalización que controla la expresión

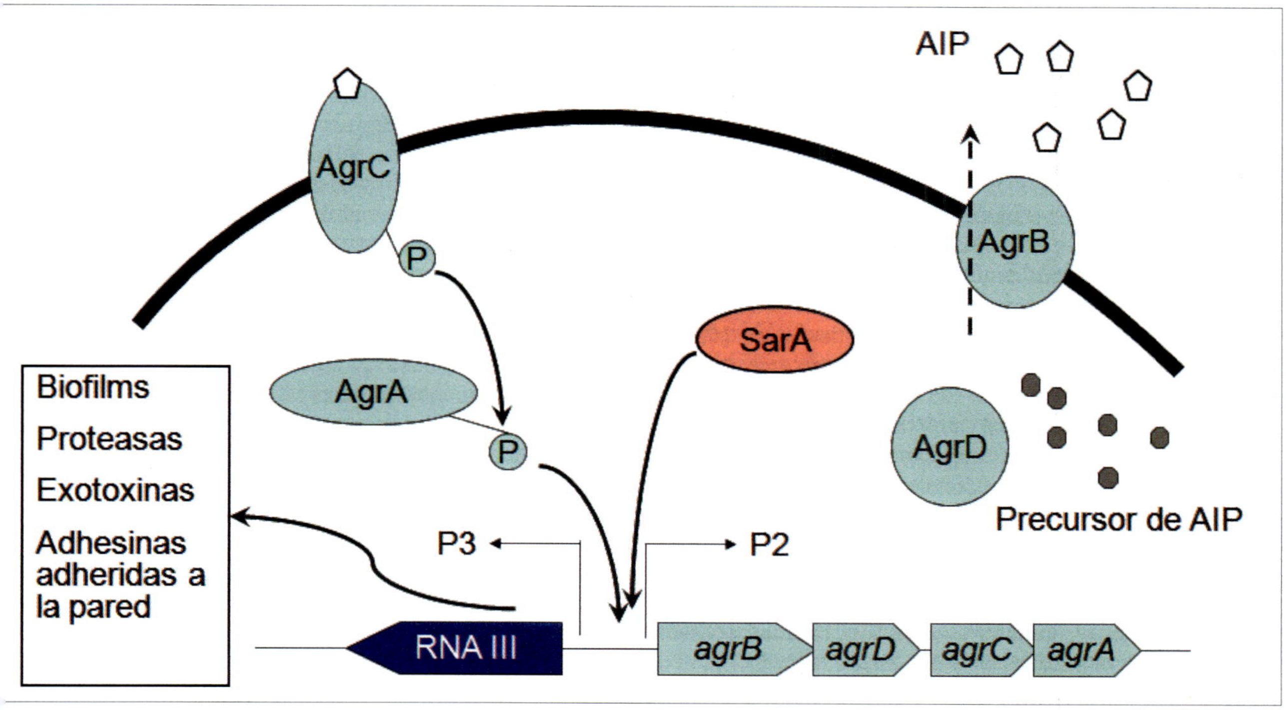

Fig. 29-5. Sistemas de *quorum sensing* de *Staphylococcus aureus: agr y sarA*

de los genes que regulan el QS en *C. albicans* sigue sin estar totalmente esclarecida. Se ha demostrado que las vías implicadas en la regulación de la filamentación en *C. albicans*, como la vía de Ras-cAMP-PKA y Tup1, están relacionadas con la respuesta a farnesol. Las proteínas RAS son GTPasas eucariotas conservadas que cumplen una función central en sensar y responder a cambios ambientales. La activación de Ras1 activa la adenil ciclasa Cyr1, con el consecuente aumento del AMPc que se une a la subunidad regulatoria de la proteína kinasa A (PKA) activando diversos factores de transcripción, como Efg1. Esto conduce a la filamentación, la adherencia y a la formación de *biofilms*. Como hemos mencionado, el AI de QS farnesol inhibe la filamentación y lo hace a través de la inhibición de Cyr1. Además, la acción del farnesol involucra el reclutamiento del represor transcripcional Tup1.

Por último, estudios genéticos realizados con mutantes de *C. albicans* deficientes en la producción de la proteína de señalización histidin quinasa Chk1p, sugieren que la misma podría mediar los efectos de farnesol.

Además de farnesol, se han descripto otros AI que derivan de alcoholes aminoacídicos aromáticos esenciales como la tirosina (tirosol, que estimula la formación de hifas), fenilalanina (feniletanol) y triptófano.

Comunicación inter-especie y comunicación procariota-eucariota

Hemos descripto que los microorganismos producen pequeñas moléculas difusibles (AI) que actúan como señales para comunicarse entre individuos de la misma especie. Además, algunos AI de procariotas permiten la comunicación con otras especies y/o con células eucariotas como levaduras (*cross-talk*). La percepción de estas señales puede modular diferentes aspectos del comportamiento microbiano tales como la formación de *biofilms* y la síntesis de factores de virulencia. Estas interacciones entre diferentes microorganismos pueden ser cooperativas o antagónicas.

Comunicación inter-especie mediada por AI de bacterias Gram negativas

Se describirán dos ejemplos de bacterias que frecuentemente forman *biofilms* mixtos en los pulmones de pacientes fibroquísticos. La comunicación en *biofilms* mixtos de *P. aeruginosa* y *Burkholderia cepacia* se establece mediante HSLs. Es importante destacar que *B. cepacia* es capaz de percibir las HSLs producidas por *P. aeruginosa* y aumentar la producción de exoproteasas, pero no viceversa.

El AI de *S. maltophilia,* DSF, modifica la arquitectura de los *biofilms* de *P. aeruginosa* y aumenta su resistencia a polimixinas, antibióticos que se utilizan en el tratamiento de infecciones por cepas multirresistentes de *P. aeruginosa*. Esto adquiere mayor relevancia en el tratamiento de pacientes fibroquísticos, ya que se ha detectado la presencia de DSF en esputo de aquellos pacientes con infecciones mixtas.

Comunicación inter-especie en bacterias Gram positivas

Un ejemplo interesante es el de *Lactobacillus reuteri* RC-14, una bacteria probiótica, que modula la virulencia de *S. aureus* via la secreción de moléculas señal de comunicación célula-célula. En co-cultivos *L. reuteri* RC-14 sintetiza dichas moléculas que inhiben la expresión de superantígenos, y de RNAIII, la molécula efectora del locus *agr* de *S. aureus*.

Comunicación entre bacterias Gram negativas y Gram positivas

La señal de QS de *P. aeruginosa*, 3-oxo-C12-HSL, tiene un efecto inhibitorio sobre la producción de hemolisinas de *S. aureus*, pero aumenta la producción de la proteína A. Estos efectos podrían deberse a la inhibición por parte de la HSL del sistema *agr* de QS de *S. aureus*.

Comunicación inter-especie mediada por el Autoinductor-2

La producción y la detección de la mayoría de AI se limitan a los organismos de una especie. Por el contrario, el autoinductor-2 (AI-2), que está ampliamente distribuido en bacterias Gram positivas y Gram negativas, ha sido propuesto como una señal interespecie universal.

Los AI-2 fueron identificados por primera vez en la bacteria marina *V. harveyi*. Su estructura es diferente a la de las HSL, aunque su anillo base es el mismo. La enzima que cataliza su biosíntesis se denomina LuxS. Este sistema otorga a una bacteria la capacidad de evaluar o censar la densidad poblacional de otras especies bacterianas en comunidades mixtas.

El producto biosintetizado por LuxS es una molécula lineal inestable la 4,5- dihidroxi-pentanodiona (DPD) que espontáneamente adopta una estructura cíclica produciendo diversas furanonas (AI-2) según la especie bacteriana. En *V. harveyi* el AI-2 es un diesterfuranosil borato, mientras que el AI-2 de *Salmonella* entérica subesp. entérica serovar *Tyhimurium* no posee un átomo de boro (Fig. 29-2).

El AI-2 es detectado por sistemas de dos componentes. Se han caracterizado diversos receptores proteicos específicos de AI-2: la familia LuxP en *Vibrio* spp., y LsrB en Enterobacterias. Los miembros del género *Vibrio* poseen 3 sistemas de QS que funcionan en paralelo, el AI-2 y su sensor LuxP, el autoinductor CAI 1 y su sensor CqsS, y la HSL y el sensor LuxN. Los tres sistemas convergen en una única cadena de autofosforilación (proteínas citoplasmáticas LuxU y LuxO).

Algunas bacterias como *P. aeruginosa* no poseen el gen *luxS* y por lo tanto no producen AI-2. Sin embargo este patógeno puede detectar el AI-2 producido por la flora orofaringea y modular la expresión de factores de virulencia en pacientes fibroquísticos.

Comunicación procariota-eucariota

C. albicans es el hongo que se encuentra con más frecuencia asociado a diferentes bacterias en infecciones mixtas. La comunicación eucariota-procariota (*cross kingdom*) se basa en el efecto que produce la señal de QS de *C. albicans* (farnesol) sobre las bacterias y el efecto de diferentes AI bacterianos sobre el hongo.

A continuación se analizará la comunicación bidireccional

antagónica entre *P. aeruginosa* y *C. albicans*. El farnesol disminuye la producción de PQS de *P. aeruginosa* y en consecuencia su virulencia, ya que PQS regula positivamente la producción de piocianina. Por su parte, el AI de *P. aeruginosa*, 3OC12-HSL, en *biofilms* mixtos con *C. albicans*, reprime la filamentación, posiblemente por un mecanismo similar al del farnesol.

En un estudio reciente se determinó que otro bacilo Gram negativo no fermentador, *S. maltophilia,* posee un efecto antagónico sobre la filamentación y el crecimiento planctónico y en *biofilms* de *C. albicans*. La señal de QS de *S. maltophilia* (DSF) está estructuralmente relacionada con el farnesol. Para determinar la participación de DSF en los efectos antagónicos, *C. albicans* fue cultivada en presencia de *S. maltophilia* K279a o de su mutante K279a *rpfF*, que no produce DSF. Se observó una reducción significativa del número de viables de *C. albicans* en cultivos planctónicos y *biofilms* desarrollados en presencia de *S. maltophilia* K279a. Las imágenes de microscopía confocal revelaron que *S. maltophilia* K279a produce la muerte de hifas y levaduras en *biofilms* mixtos. En cambio, la presencia de la mutante *rpfF* no afectó la morfología ni la viabilidad fúngica. En conclusión, *S. maltophilia* interfiere, a través de DSF, con dos factores de virulencia de *C. albicans*, la transición levadura-hifa y la formación de *biofilms*.

Una de las asociaciones cooperativas más estudiadas de *biofilms* es la de *C. albicans* y estreptococos orales. *Streptococcus gordonii,* flora normal de la cavidad oral, mejora la supervivencia y la persistencia de *C. albicans*, contribuyendo al desarrollo de infecciones fúngicas. La levadura puede adherirse selectivamente a las bacterias unidas a las células del hospedador por interacciones proteína-proteína. Se ha demostrado que *S. gordonii* adsorbe proteínas salivales (proteínas básicas ricas en prolina) que son reconocidas por *C. albicans* y facilitan su adhesión, junto con los polipéptidos de la superficie de la bacteria que contribuyen a la coagregación. Dicha coagregación facilita la formación de *biofilms* mixtos permitiendo la comunicación célula-célula. A través del AI-2, *S. gordonii* suprime la inhibición mediada por farnesol de la formación de hifas, mejorando así el potencial de *C. albicans* para formar *biofilms* e invadir tejidos. Además, *S. gordonii* promueve el crecimiento del hongo mediante la secreción de productos metabólicos que pueden ser utilizados como fuente de carbono. Como contrapartida, *C. albicans* mejora la supervivencia y la colonización de *S. gordonii* mediante la provisión de factores estimulantes de crecimiento bacteriano y por la reducción de la tensión de oxígeno.

Recientemente se ha descubierto que la comunicación eucariota-procariota (*cross-kingdom*) se extiende, las bacteria pueden comunicarse con el hospedador vía señales de QS. *Lactobacillus plantarum* DC400, una bacteria probiótica, produce la feromona plantaricina A (PlnA) que aumenta la viabilidad y previene el daño por .interferon-γ de células Caco-2/TC7, eliminando el efecto negativo de las citoquinas.

Biofilms en procesos infecciosos crónicos y asociados a dispositivos médicos

El desarrollo como *biofilm* es una estrategia de los microorganismos para colonizar ecosistemas abióticos y bióticos. Numerosas evidencias relacionan la formación de *biofilms* con los procesos infecciosos crónicos (osteomielitis, otitis media, endocarditis de válvulas nativas, neumonía en pacientes fibroquísticos, etc) y con infecciones asociados a dispositivos médicos (infecciones intrahospitalarias asociadas a prótesis de cadera, catéteres intravasculares, catéteres urinarios etc. Ver Tabla 29-1).

Los procesos infecciosos asociados a la presencia de *biofilms* poseen características comunes: presencia de daño tisular y/o cuerpos extraños preexistentes, colonización por microorganismos con capacidad de formar *biofilms*, resistencia mediada por el *biofilm* a la terapia antibiótica y a la respuesta inmune innata y adquirida del hospedador, e infecciones persistentes. En muchos casos, el estudio microscópico permite observar la presencia de agregados celulares embebidos en la matriz de EPS en los tejidos afectados o en las prótesis.

En estos casos el tratamiento antibiótico sistémico generalmente resulta ineficaz ya que los microorganismos no pueden ser eliminados por las concentraciones clínicamente utilizables de antibióticos y en algunos casos sólo se resuelve la infección retirando quirúrgicamente la prótesis o implante donde se ha formado el *biofilm*.

Efectos benéficos de los *biofilms*

La microbiota residente del tracto genital inferior femenino se compone de manera predominante de *Lactobacillus* spp. Estas bacterias protegen la mucosa vaginal frente al establecimiento de microorganismos patógenos mediante tres mecanismos complementarios: 1) La adherencia específica al epitelio, que bloquea su colonización por patógenos, 2) La producción de compuestos antimicrobianos y 3) La coagregación con los patógenos, que potencia su efecto microbiocida.

Los *biofilms* tienen un papel importante en las infecciones vaginales como vaginosis bacteriana y vaginitis por *Candida* spp., particularmente por la falla del tratamiento y la recurrencia. *Lactobacillus* spp. previene la colonización por *C. albicans* e inhibe su crecimiento y virulencia. Estas bacterias reducen la adhesión de *C. albicans* a las células epiteliales, ya sea por competencia con las levaduras por los sitios de adhesión, debido a que *Lactobacillus* spp. tiene mayor afinidad por los receptores celulares del hospedador, o por los surfactantes que secretan, los cuales pueden disminuir la unión fúngica. La mayoría de las cepas de *Lactobacillus* spp. liberan peróxido de hidrógeno, ácido láctico y otros ácidos grasos que inhiben la proliferación de la levadura y la formación de hifas. Sustancias similares a bacteriocinas producidas por *Lactobacillus* spp. suprimen el crecimiento del hongo.

El desequilibrio en la microbiota causado por el tratamiento con antibióticos de amplio espectro es un factor predisponente a la colonización por *C. albicans,* debido a la disminución del número de los competidores bacterianos. Por lo tanto, las terapias con antimicrobianos de espectro reducido que se dirigen específicamente a los patógenos causantes de la infección, en contraste con antibióticos de amplio espectro,

Tabla 29-1. ***Biofilms*** **en procesos infecciosos crónicos y asociados a dispositivos médicos**

	Patología		
	Fibrosis quística	**Infección asociada a catéter intravascular**	**Herida crónica**
Tejido dañado Cuerpo extraño	Defecto canal transporte Cl-, moco viscoso Predisposición a infecciones	Biomaterial susceptible a la colonización microbiana	Presencia de tejido necrótico que facilita la colonización microbiana
Evolución lenta	varios años	semanas	semanas -meses
Respuesta pobre al tratamiento antibiótico	No se logra eliminar los microorganismos	Tratamiento usual: eliminación del catéter. Alternativa: uso de antimicrobianos sistémicos más "*lock solutions*"	Respuesta marginal, requiere eliminar quirúrgicamente los tejidos necróticos
Daño en tejidos vecinos	El tejido pulmonar es invadido por leucocitos PMN, fuerte reacción inflamatoria, pérdida de la función pulmonar	Sepsis, infección por vía hematógena de otros órganos	-

pueden ayudar a prevenir problemas secundarios que surgen de la perturbación de la microflora vaginal.

La vaginosis bacteriana se caracteriza por el reemplazo de los lactobacilos vaginales por otras bacterias, tales como *Gardnerella vaginalis*, *Prevotella*, *Mycoplasma hominis*, y *Peptostreptococcus.* Estudios *in vitro* demostraron que el H_2O_2 producida por *Lactobacillus* spp. es tóxica para *G. vaginalis* y que la capacidad de coagregarse disminuye la adherencia del patógeno. Además, se ha descripto el efecto bactericida *in vitro* de una bacteriocina producida por *Lactobacillus* spp. sobre *G. vaginalis.*

Recientemente se ha propuesto el uso de probióticos para la prevención y el tratamiento de infecciones asociadas a *biofilms*. El término probiótico designa "microorganismos vivos que, administrados en cantidades adecuadas, ejercen un efecto beneficioso sobre la salud" (Ver Cap. Biotecnología). Muchos *Lactobacillus* spp. se utilizan como probióticos, la mayor parte de los trabajos realizados para seleccionar cepas con propiedades probióticas han partido de muestras de mucosa vaginal. Se han realizado ensayos clínicos que sustentan la eficacia de *L. gasseri*, *L. rhamnosus* y *L. fermentum*, administrados de forma oral o intravaginal, en la prevención de la colonización y la infección de la vagina por *C. albicans* o los agentes causantes de vaginosis bacterianas. Los probióticos son efectivos como coadyuvantes en el tratamiento de las infecciones vaginales más frecuentes. Diferentes estudios demostraron que *L. rhamnosus* GR-1 y *L. reuteri* RC-14 aumentan la eficacia del fluconazol sobre *C. albicans*, y de metronidazol sobre *biofilms* de *G. vaginalis.*

Metodologías para el estudio de *biofilms*

La necesidad de contar con técnicas estandarizadas para el estudio de los *biofilms* y para la evaluación de estrategias de control y erradicación de los mismos ha planteado un desafío en los estudios microbiológicos.

Los *biofilms* se estudian en: 1) Sistemas de cultivos estáticos en los cuales no hay renovación del medio de cultivo (cerrados o en *batch*) utilizando microplacas, tubos de ensayo, o láminas de diversos materiales de interés sumergidas en medios de cultivo apropiados; y en 2) Sistemas de cultivos contínuos, los cuales permiten estudiar el proceso de maduración del *biofilm*, generalmente asociados a microscopía confocal láser de barrido.

Los sistemas basados en microplacas son utilizados frecuentemente para evaluar la capacidad de formar *biofilms*, el efecto de distintas condiciones de cultivo y el de sustancias inhibitorias en la formación de los mismos.

Se han desarrollado diferentes técnicas microbiológicas, microscópicas y fisicoquímicas para el análisis de los *biofilm*. Las mismas incluyen:

1.- Técnicas cuantitativas:

a) Recuentos de viables: Permiten cuantificar los microorganismos adheridos a superficies, luego de su despegado.

b) La utilización de tinciones, incluyendo tinciones vitales y con indicadores metabólicos como las sales de tetrazolio, diacetato de fluoresceína y resazurina o azul de Alamar, en ensayos sobre *biofilms* formados en microplacas permite cuantificar la viabilidad. Una técnica de particular importancia es la tinción con cristal violeta como indicador de biomasa total (matriz, células vivas y muertas). Además, algunos colorantes como el calcofluor permiten evaluar componentes específicos de la matriz.

2.- Técnicas basadas en la observación directa de la adherencia y colonización microbiana utilizando microscopios ópticos, confocales o electrónicos.

Los microscopios ópticos de campo claro o de epifluorescencia son la opción más antigua y asequible, pero presentan limitaciones como la necesidad de tinción y/o fijación de las muestras con la consecuente muerte de los microorganismos, y la imposibilidad de estudiar la estructura tridimensional del *biofilm*.

La microscopia confocal, que suprime varias de las limitaciones de la microscopia óptica, se basa en eliminar la luz reflejada o fluorescente procedente de los planos fuera de foco. Para ello se ilumina una pequeña zona de la muestra y se toma el haz luminoso que proviene del plano focal, eliminándose los haces procedentes de los planos inferiores y superiores. Los microscopios confocales combinan la iluminación láser, las imágenes confocales y el uso de objetivos apocromáticos.

Las principales ventajas de la microscopía confocal son su mayor resolución y contraste, y la posibilidad de realizar secciones ópticas, variando el plano de enfoque el sistema es capaz de tomar imágenes a diferente profundidad para poder obtener información tridimensional (3D) de la muestra. Además, es posible aplicar técnicas de análisis de imágenes ya que las mismas se obtienen de modo digital (Fig. 29-6). Una de las características más notables de la microscopía confocal es la posibilidad de realizar la reconstrucción 3D para visualizar la estructura tridimensional de la muestra. Además, como esta técnica no requiere fijación, permite obtener imágenes en 2 y 3 dimensiones a lo largo del tiempo si se dispone de un sistema de cultivo continuo acoplado al microscopio confocal.

Existe una gran cantidad de fluorocromos o colorantes fluorescentes que permiten marcar la mayoría de los componentes celulares y monitorear la integridad celular (células vivas, muertas, apoptosis), etc. Algunos de los colorantes más utilizados son los derivados de la acridina y el ioduro de propidio. También se emplea la proteína verde fluorescente (GFP) producida por la medusa *Aequorea victoria*. El gen codificante de GFP ha sido clonado en plásmidos bacterianos y la proteína se expresa constitutivamente en las especies en las cuales es introducido y permite la observación de los *biofilms* sin otro proceso de tinción. Además es posible obtener por técnicas de DNA recombinantes proteínas de fusión con un dominio fluorescente para estudiar su expresión o localización en diferentes condiciones

En resumen, la microscopía confocal permite estudiar la arquitectura del *biofilm*, las interacciones entre las bacterias y la superficie, y con el uso combinado de determinados marcadores evidenciar y cuantificar el contenido de células viables o componentes de la matriz celular *in situ.*

La microscopía electrónica de barrido permite la observación de microorganismos adheridos a superficies opacas como plásticos, metales, cerámicas o catéteres, que no sería posible por otros métodos. Esta técnica ha sido empleada para visualizar *biofilms* en diversos dispositivos médicos. Cabe destacar que es destructiva ya que implica un paso previo de deshidratación y obviamente no permite evaluar la viabilidad de los microorganismos.

Por último, la microscopía de fuerza atómica es una técnica no invasiva que permite observar estructuras con una precisión de nanómetros y ha sido empleada exitosamente para medir fuerzas de interacción con el sustrato y observar interacciones de las estructuras de la superficie celular con diferentes soportes (Fig. 29-6).

Hemos comentado que los *biofilms* no sólo se desarrollan en superficies abióticas sino también en superficies bióticas. Se han desarrollado modelos que emplean líneas celulares que simulan la interacción de bacterias y levaduras con, por ejemplo, células de mucosas.

Además, se han desarrollado diversos modelos en vertebrados que simulan la interacción de dispositivos médicos con el hospedador y el microorganismo de interés. Por ejemplo, se ha utilizado un modelo en rata para monitorear la formación de *biofilms* de *S. aureus* y *S. epidermidis* en catéteres que se localizan en la vena cava superior. Luego de la inserción, el catéter es contaminado con la cepa de interés para estudiar *in vivo* el efecto inhibitorio de antimicrobianos.

Actividad de antimicrobianos sobre *biofilms*: El problema de la resistencia

Los esquemas terapéuticos de control de las infecciones agudas generalmente no son exitosos en las infecciones causadas por *biofilms* ya que la sensibilidad a antimicrobianos de los mismos es hasta 1000 veces menor que la de su contraparte planctónica.

La resistencia a los antimicrobianos se asocia generalmente con cambios genéticos (adquisición de genes de resistencia o mutaciones). Sin embargo, en ciertas condiciones como el crecimiento en *biofilms* la resistencia

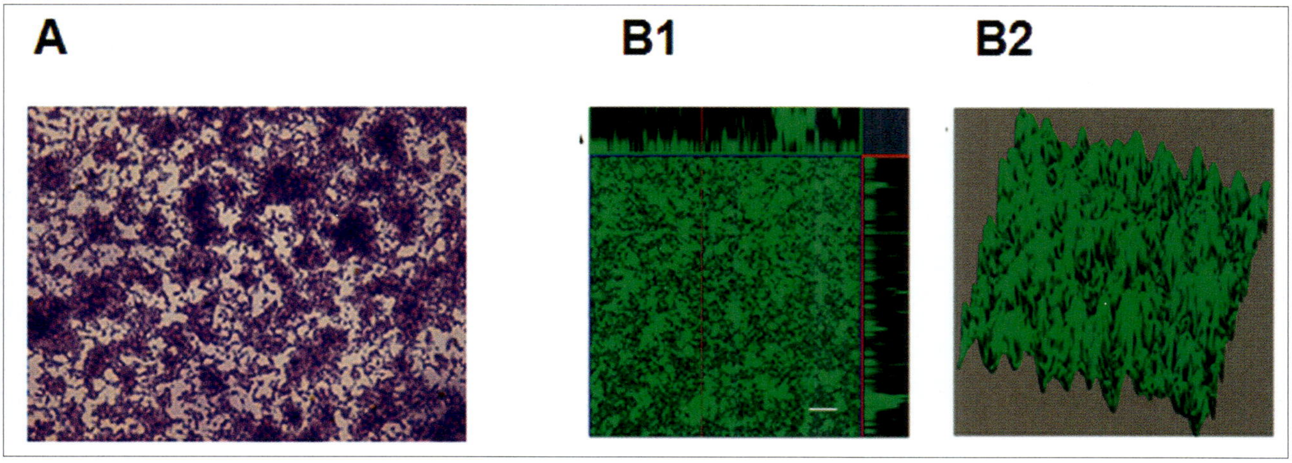

Fig. 29-6. Imágenes de *biofilms* obtenidas por microscopía óptica y confocal láser de barrido. A- Microscopía óptica. Biofilms de *S. maltophilia* teñidos con cristal violeta donde se observan las microcolonias. B- Microscopía confocal. Biofilms de *S. maltophilia* teñidos con Syto9. B1- El panel central representa el plano x–y, y los paneles laterales superior y derecho representan los planos x–z e y–z, respectivamente. B2- Reconstrucción 3D de la estructura del biofilm obtenida con el programa Image J.

no depende de cambios genotípicos, se trata de una resistencia fenotípica y por lo tanto, reversible al volver al modo planctónico. Se han planteado diversos modelos para explicar la resistencia fenotípica en los *biofilms*. 1) La matriz de EPS actuaría como una barrera de difusión física y química previniendo la penetración de ciertos antibióticos. Asimismo, las matrices funcionarían como resinas de intercambio iónico, las cuales serían capaces de unir a las moléculas de antibióticos. Las enzimas capaces de degradar antibióticos como las β-lactamasas quedarían inmovilizadas en la matriz del *biofilm*, de manera tal que al difundir los antibióticos encontrarían en su camino a las enzimas que los inactivarían con mayor efectividad. 2) La velocidad de crecimiento de las bacterias, dentro de la estructura del *biofilm* estaría disminuida debido a la limitación de nutrientes. Como consecuencia, muchos antibióticos serían menos efectivos ya que su actividad es mayor en células que se dividen rápidamente. 3) Las bacterias presentes en las capas superficiales "absorberían el daño" y protegerían a las situadas en el interior. 4) La existencia de un fenotipo específico del *biofilm* que se induce como consecuencia de la regulación por QS. Por ejemplo, las células sésiles serían capaces de expresar mayores niveles de las bombas de eflujo que pueden expulsar los antibióticos hacia el ambiente extracelular. 5) La mayor proporción de individuos persistentes en los *biofilms*, con muy baja actividad metabólica. Se denominan células persistentes a sub-poblaciones de células que presentan un fenotipo de tolerancia a los antibióticos pese a no presentar genes codificantes de mecanismos de resistencia. Este fenómeno se ha descripto en diferentes especies bacterianas Gram positivas y Gram negativas y se han identificado diversos mecanismos involucrados en el establecimiento del fenotipo persistente. En *E. coli*, se han descripto las células persistentes o "dormidas" que no se encuentran en fase de crecimiento y que presentan una reducción de su actividad metabólica, lo que explicaría su tolerancia a los antibióticos bactericidas. Las células persistentes, que sobreviven al tratamiento antibiótico, "resucitan" en condiciones apropiadas para reestablecer la infección (infecciones crónicas y recurrentes o recidivantes). 6) La generación de gradientes de concentración de nutrientes, oxígeno y pH, que crean diferentes microambientes en los que se dificulta la acción de los antimicrobianos.

Los métodos convencionales que determinan la susceptibilidad a antimicrobianos se realizan sobre cultivos de bacterias planctónicas (ensayos de difusión: antibiograma, ensayos cuantitativos: CIM, CBM, ver Capítulo Antimicrobianos) y no son útiles para estudiar la susceptibilidad del *biofilm*. Un problema relacionado con la práctica clínica es la ausencia de métodos estandarizados para determinar la sensibilidad del *biofilm* a los antimicrobianos. A continuación se describen algunos de los métodos propuestos.

El método denominado *Calgary biofilm system* utiliza una microplaca con una tapa especial con 96 púas que se introducen y ajustan perfectamente en cada uno de los 96 pocillos. Los *biofilms* formados sobre las púas de la tapa se pueden llevar a otra placa para su exposición a la acción de distintas concentraciones de antimicrobianos. Luego de la incubación, se realizan recuentos de viables. Otros métodos, más sencillos y económicos utilizan microplacas de 96 pocillos para formar los *biofilms* que luego se exponen a los antimicrobianos. Dentro de éstos, existen métodos que determinan el número de bacterias viables midiendo la cantidad de ATP por bioluminiscencia. En otras técnicas se elimina el antimicrobiano, se lavan los pocillos y se agrega medio de cultivo fresco, se incuba y se detecta visualmente el crecimiento por turbidez. De esta manera se determina la mínima concentración que inhibe el "recrecimiento" del *biofilm* (*minimal regrowth concentration*, MRC).

En *S. maltophilia*, patógeno nosocomial multirresistente, se estudió el efecto de ciprofloxacina y levofloxacina sobre cultivos planctónicos y *biofilms* utilizando las técnicas de CIM y MRC, respectivamente. Los aislamientos sensibles a fluoroquinolonas de acuerdo a la CIM, fueron altamente resistentes al crecer en *biofilms*, de acuerdo a la MRC. Por lo tanto, las concentraciones terapéuticas de estas fluoroquinolonas no pueden ser usadas como monoterapia para la erradicación de *biofilms*, sin embargo, podrían ser candidatos para estudios de sellado antibiótico (*lock solutions*).

En el caso de infecciones por *biofilms* en catéteres permanentes, la alternativa de su remoción es compleja para el paciente. Por ello, en ciertos casos se utiliza en combinación con terapia sistémica, la técnica de sellado antibiótico. La misma involucra la instilación de una solución concentrada de un antimicrobiano en el catéter por un período de tiempo limitado. Dicha solución nunca entra en contacto con el paciente ya que por su concentración es tóxica. El propósito del sellado de los catéteres es esterilizar y mantener estéril el interior de dicho catéter, y además de antimicrobianos se han utilizado otras sustancias. Por ejemplo, se realizó un estudio comparativo de la actividad *in vitro* de diferentes *lock solutions* (levofloxacina, EDTA, levofloxacina-EDTA, etanol y etanol-EDTA) sobre *biofilms* de *S. maltophilia* preformados en catéteres de silicona. Después de 24h de exposición, levofloxacina logró erradicar el *biofilm*, mientras que EDTA solo redujo su viabilidad. La combinación EDTA-levofloxacina no mostró sinergia. En cambio, etanol 25% o la asociación etanol-EDTA, erradicaron el *biofilm* luego de 1h de tratamiento. Estos resultados sugieren que etanol en baja concentración, solo o en combinación con EDTA, sería una alternativa útil en la prevención y el tratamiento, en combinación con antimicrobianos de uso sistémico, de bacteriemias por *S. maltophilia* asociadas al uso de catéteres.

Estrategias de control de *biofilms*

Hemos comentado la relevancia de los *biofilms* en la patogénesis microbiana y las dificultades que presenta su erradicación. Por ello, se han propuesto nuevas estrategias de intervención para la prevención y el tratamiento de las infecciones asociadas a *biofilms*.

Con el objetivo de prevenir la formación de *biofilms* se

han desarrollado materiales modificados para minimizar su colonización. Por ejemplo, se utilizan biomateriales recubiertos con antibióticos, entre otros vancomicina y gentamicina, para prevenir la colonización de prótesis durante la intervención quirúrgica. También, se emplean catéteres impregnados con sustancias antimicrobianas, aunque su eficiencia en la prevención e impacto en el surgimiento de resistencia está en discusión. Los antibióticos y desinfectantes más utilizados son cefazolina, chlorhexidina-sulfadiazina de plata, minociclina-rifampicina, sales de plata, triclosán, biguánidos y biguánidos poliméricos. Asimismo, se evalúan nuevos biomateriales de mayor biocompatibilidad con los tejidos circundantes a fin de minimizar la reacción inflamatoria contra el implante, y otros biomateriales en los cuales los microorganismos presentan menor adherencia.

Los tratamientos antimicrobianos convencionales se basan en la pérdida de viabilidad o inhibición del crecimiento de los microorganismos. Sin embargo, el descubrimiento del QS ha orientado la búsqueda hacia sustancias, naturales y sintéticas, que presenten actividad anti QS a fin de disminuir la expresión de factores de virulencia, incluyendo la formación de *biofilms*. Se ha postulado denominar a estas drogas, en fase de desarrollo, "antipatogénicas". Entre otras, se han evaluado furanonas halogenadas que poseen una estructura química análoga a la de las HSLs. El precursor de esta familia, es una furanona bromada aislada a partir del alga *Delisea pulchra* que inhibe la colonización bacteriana actuando como inhibidor de QS. Estas moléculas se unen a los mismos receptores de HSL, pero en lugar de activarlos, los bloquean, inhibiendo la consiguiente formación de *biofilms*. Se está intentando desarrollar inhibidores basados en derivados de la furanona, pero los productos sintetizados hasta el momento retienen la toxicidad de la molécula original. Recientemente, el proceso de inhibición del QS se ha denominado *quorum quenching* (QQ), y diferentes líneas de investigación realizan la búsqueda de moléculas con actividad QQ frente a diversos autoinductores. Algunos microorganismos producen enzimas, con actividad lactonasa, que degradan las HSL.

Una estrategia en estudio es la desagregación de los *biofilms* formados empleando enzimas que degradan la matriz del *biofilm* por ejemplo la enzima dispersina B que degrada el PNAG, DNAsaI que degrada el DNA extracelular y proteinasa K.

BIBLIOGRAFÍA

Antunes LC, Ferreira RB, Buckner MM, Finlay BB. Quorum sensing in bacterial virulence. *Microbiology* 2010; 156: 2271-2282.

Coenye T, Nelis HJ. *In vitro* and *in vivo* model systems to study microbial *biofilm* formation. *J Microbiol Methods* 2010; 83: 89-105.

Estrela AB, Abraham WR. Combining *biofilm*-controlling compounds and antibiotics as a promising new way to control *biofilm* infections. *Pharmaceuticals* 2010; 3: 1374-1393.

Inglis DO, Sherlock G. Ras Signaling Gets Fine-Tuned: Regulation of Multiple Pathogenic Traits of *Candida albicans*. *Eukaryot Cell* 2013; 12: 1316–1325.

Karatan E, Watnick P. Signals, regulatory networks, and materials that build and break bacterial *biofilms*. *Microbiol Mol Biol Rev* 2009; 73: 310-47.

Passerini de Rossi B, Calenda M, Vay C, Franco M. *Biofilm* formation by *Stenotrophomonas maltophilia* isolates from device-associated nosocomial infections. *Rev Argent Microbiol* 2007; 39: 204-212.

Passerini de Rossi B, García C, Calenda M, Vay C, Franco M. Activity of levofloxacin and ciprofloxacin on *biofilms* and planktonic cells of *Stenotrophomonas maltophilia* isolates from patients with device-associated infections. *Int J Antimicrob Agents* 2009; 34: 260-264.

Passerini de Rossi B, Feldman L, Saliba Pineda M, Vay C, Franco M. Comparative *in vitro* efficacies of ethanol-, EDTA- and levofloxacin-based catheter lock solutions on eradication of *Stenotrophomonas maltophilia biofilms*. *J Med Microbiol* 2012; 61:1248-1253.

Passerini de Rossi B, García C, Alcaraz E, Franco M. *Stenotrophomonas maltophilia* interferes via the DSF-mediated quorum sensing system with *Candida albicans* filamentation and with its planktonic and *biofilm* modes of growth. *Rev Argent Microbiol* 2014; 46: 288-297.

Painter KL, Krishna A, Wigneshweraraj S, Edwards AM. What role does the quorum-sensing accessory gene regulator system play during *Staphylococcus aureus* bacteremia? *Trends in Microbiology* 2014; 22: 676-685.

Paraje María Gabriela. Antimicrobial resistance in *biofilms*, in: Science against microbial pathogens: communicating current research and technological advances (volume 2). Microbiology Book Series, number 3. Editor: Antonio Méndez-Vilas - Publisher: Formatex Research Center- ISBN (13): 978-84-939843-2-8 - December 2011. pag: 736-744.

Pereira CS, Thompson JA, Xavier KB. AI-2-mediated signalling in bacteria. *FEMS Microbiol Rev* 2013; 37: 156-81.

Romero Diaz R, Picciafuoco S, Paraje MG, Villegas N, Arce J, Albesa I, Cremonezzi D, Commisso R, Paglini-OlivaR. Relevance of *biofilms* in pediatric tonsillar disease. *Eur J Clinical Microbiol&Infect Dis* 2011; 30: 1503-1509.

Vuotto C, Longo F, Donelli G. Probiotics to counteract biofilm-associated infections: promising and conflicting data. IJOS 2014; 6: 189–194.

Williams P. Quorum sensing, communication and cross-kingdom signalling in the bacterial world. *Microbiology* 2007; 153: 3923-3938.

Zernotti ME, Angel Villegas N, Roques Revol N, Baena-Cagnani CE, Arce Miranda JE, Paredes ME, Albesa I, Paraje MG. Bacterial *biofilm* evidence in nasal polyposis. *J Investig Allergol Clin Immunol* 2010; 20: 380-385.

CAPÍTULO 30

EXPRESIÓN DE GENES Y REGULACIÓN METABÓLICA

Beatriz Passerini de Rossi, Marta Mollerach

La expresión génica

La expresión génica es el proceso por el cual la información contenida en el DNA es utilizada para sintetizar los productos del gen. Estos productos son generalmente las proteínas (enzimas, o proteínas estructurales), pero hay genes que no codifican para proteínas sino que sus productos son el RNA ribosomal o el RNA de la transferencia. La expresión de un gen que codifica una proteína implica los procesos de **transcripción** y **traducción** (Fig. 30-1).

Durante la transcripción se forma una molécula de RNA mensajero (mRNA) idéntica complementaria y antiparalela a un determinado segmento de una hebra de DNA que sirve de molde. La síntesis ocurre en la dirección 5' a 3' y es complementaria al templado (3'-5'). La enzima responsable de este proceso es una RNA polimerasa DNA dependiente que no requiere cebador. Los sustratos de esta enzima son ribonucleótidos trifosfato que contienen adenina, uracilo, guanina y citocina.

En la replicación el cromosoma se copia completamente, pero la transcripción es un proceso más selectivo. En un momento dado sólo son transcritos ciertos genes o grupos de genes, de acuerdo a las necesidades de cada momento, para ello la expresión de la información genética está perfectamente regulada en una célula. Esto requiere de la acción de diferentes mecanismos y secuencias reguladoras específicas que indican el principio y el fin de los segmentos que deben ser transcritos.

En todas las especies las RNA polimerasas son las enzimas centrales en el proceso de transcripción, pero el número y la composición de las mismas varia en los diferentes dominios. Por ejemplo, las bacterias contienen un único tipo de RNA polimerasa, que cataliza la síntesis de todos los tipos de RNA: mRNA, RNA ribosomal (rRNA) y RNA de transferencia (tRNA). En cambio, los organismos eucariotas contienen tres tipos de RNA polimerasa (RNA pol I-III) que sintetizan las diferentes clases de RNA.

A pesar de estas diferencias, existen también similitudes, como por ejemplo, todas las especies disponen de mecanismos por los cuales la transcripción se puede regular para adecuar la expresión génica a las necesidades espaciales y temporales.

El proceso de transcripción

En todas las especies, la transcripción se inicia con la unión del complejo de la RNA polimerasa (u holoenzima) a una secuencia de DNA especial ubicada al comienzo del gen y conocida como el **promotor**. La región promotora incluye el primer par de bases que es transcrito a RNA (punto de inicio de la transcripción, ó +1) y una región contigua corriente arriba que se describirá más adelante. Desde esta posición la RNA polimerasa se desplaza a lo largo del templado, esto es definido como elongación del transcrito, lo cual al mismo tiempo hace que el promotor quede "libre" para que el proceso de transcripción pueda

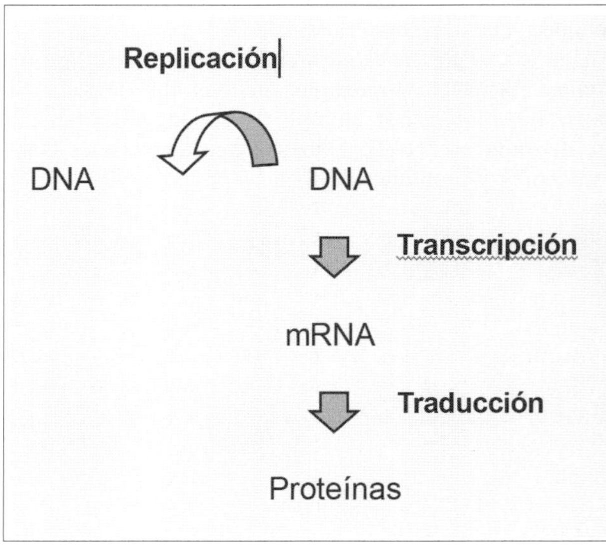

Fig. 30-1. Flujo de la información genética en bacterias: desde el DNA a las proteínas

comenzar una vez más. La RNA polimerasa se desplaza a lo largo del templado hasta que alcanza una secuencia terminadora donde el proceso de transcripción se detiene. Es decir que la unidad transcripcional se extiende desde el promotor al terminador.

La transcripción en bacterias

Como hemos mencionado, en las bacterias, la transcripción se lleva a cabo por un único tipo de RNA polimerasa. Esta polimerasa es una proteína multimérica que contiene cinco subunidades que forman la enzima core o núcleo (2 subunidades α, una β, una subunidad β' y una subunidad ω) y una sola subunidad reguladora conocida como factor sigma (σ). Cuando esta subunidad se une al *core*, la holoenzima, o enzima completa, puede reconocer al **promotor**. El factor σ no tiene actividad catalítica y una vez que comienza la síntesis del RNA se disocia del complejo. Las subunidades β y β' forman el centro activo de la enzima: el canal principal a través del cual el DNA pasa durante el ciclo de la transcripción, el canal secundario a través del cual los ribonucleótidos sustrato alcanzan el sitio de polimerización, y el canal de salida a través del cual el producto (RNA naciente) se va separando de la enzima (Fig. 30-2).

Típicamente los promotores bacterianos están formados por dos secuencias de DNA hexaméricas situadas aproximadamente 10 y 35 bases corriente arriba del sitio de inicio de transcripción (denominados elementos -10 y -35, respectivamente). Estos dos elementos de seis pares de bases son las secuencias de reconocimiento más importantes El elemento -10, también denominado *Pribnow box* o *TATA box*, cuya secuencia consenso es TATAAT, y el elemento -35 (secuencia consenso TTGACA) interaccionan directamente con la subunidad σ de la holoenzima. Cada promotor puede diferir de la secuencia consenso en una o más posiciones, sin embargo las bases TA inicial y la T final del elemento -10 resultan cruciales para el reconocimiento del promotor.

Luego de su unión al promotor, la enzima separa (desenrolla) un segmento corto las hebras de DNA alrededor de la región -10 formando una "burbuja" de 12 a 14 pb y utiliza así la cadena molde para dirigir la síntesis de RNA. La primera base incorporada en la síntesis de RNA suele ser una purina (ATP o GTP) y dado que estos fosfatos no se eliminan durante la transcripción, el extremo 5`del mRNA procariota tiene un trifosfato unido a la ribosa. El grupo 3'-OH libre del nucleótido incorporado reacciona con el nucleósido 5' trifosfato que va a ser incorporado. Este pierde los dos fosfatos terminales y el fosfato α forma el enlace fosfodiester con el que se une a la cadena de RNA que se está sintetizando. El factor sigma se separa y la enzima continúa el proceso de elongación, es así como la burbuja se desplaza a lo largo del DNA en dirección 5' a 3' incorporando los nucleótidos en el extremo 3' OH, hasta encontrar una secuencia de terminación en el DNA. Cuando esto sucede la RNA polimerasa y el mRNA recién formado se disocian del DNA.

Existen dos clases de terminadores de la transcripción. Aquellos que son reconocidos por la RNA polimerasa por sí misma, sin el reclutamiento de ningún factor celular (terminadores intrínsecos) y los que requieren una proteína celular denominada Rho (terminadores Rho dependientes). Los terminadores intrínsecos presentan una región rica en G+C y secuencias palindrómicas, lo que permite la formación de una horquilla en el RNA que se está transcribiendo, o sea que la terminación de la transcripción depende del RNA producto; otra característica de estos terminadores es la presencia de 7 residuos U, luego de la horquilla. La proteína Rho es un factor celular que causa la terminación de la transcripción, se une al RNA ya transcrito y se desplaza en el hasta alcanzar el sitio donde está el hibrido DNA-RNA. Cuando la RNA polimerasa alcanza el sito de terminación, la proteína Rho desestabiliza el complejo y el RNA se libera.

El mRNA procariota contiene la información para la síntesis de proteínas y en el extremo 5' una secuencia que no es traducida, denominada secuencia líder que precede al codón de iniciación. Debido a la organización de los genes bacterianos en operones, los mRNA correspondientes a muchos operones son policistrónicos, es decir, en un mismo mRNA está transcrita la información de los distintos genes de ese operón.

Factores sigma que controlan la transcripción en bacterias

Las diferentes especies bacterianas difieren significativamente en el número de factores sigma que pueden expresar. Sin embargo, las bacterias contienen un factor σ primario que es responsable de la transcripción de genes generales (*housekeeping*) para el crecimiento y la supervivencia y además codifican múltiples factores σ alternativos. En el caso particular de *E. coli,* σ^{70} es el factor sigma primario, y presenta además al menos siete factores alternativos. Cada uno de ellos controla la transcripción de un conjunto único de genes, es decir que los factores sigma son de alguna manera capaces de seleccionar y reconocer un grupo específico de promotores. Cuando las células de *E. coli* son sometidas a una agresión de altas temperaturas, se produce la inducción de unos 17 genes (genes de la respuesta al calor), cuyos productos tienden a evitar ciertos daños ocasionados por este agente. Esta respuesta está mediada por una nueva subunidad sigma, denominada σ^{32}. La nueva holoenzima reconoce a los genes de la respuesta al calor, los cuales poseen un promotor con una región -10 diferente. Una situación análoga ocurre cuando hay limitación de fuente de nitrógeno (por ejemplo, no existe NH_4^+), una nueva subunidad sigma (llamada σ^{54}) desplaza a σ^{70}, y entonces la holoenzima reconoce promotores distintos, correspondientes a operones cuyos productos permiten utilizar otras fuentes de N más raras.

En *Bacillus subtilis,* la esporulación bacteriana es otro ejemplo evidente de la especialización de los factores sigma para reconocer diferentes promotores. En esta especie bacteriana se reconocen dos estados: las células vegetativas (presentes básicamente en un cultivo en desarrollo) y las esporas. Los genes implicados en la formación de esporas no se expresan normalmente durante el crecimiento vegetativo. Sorprendentemente, la expresión de un gen que

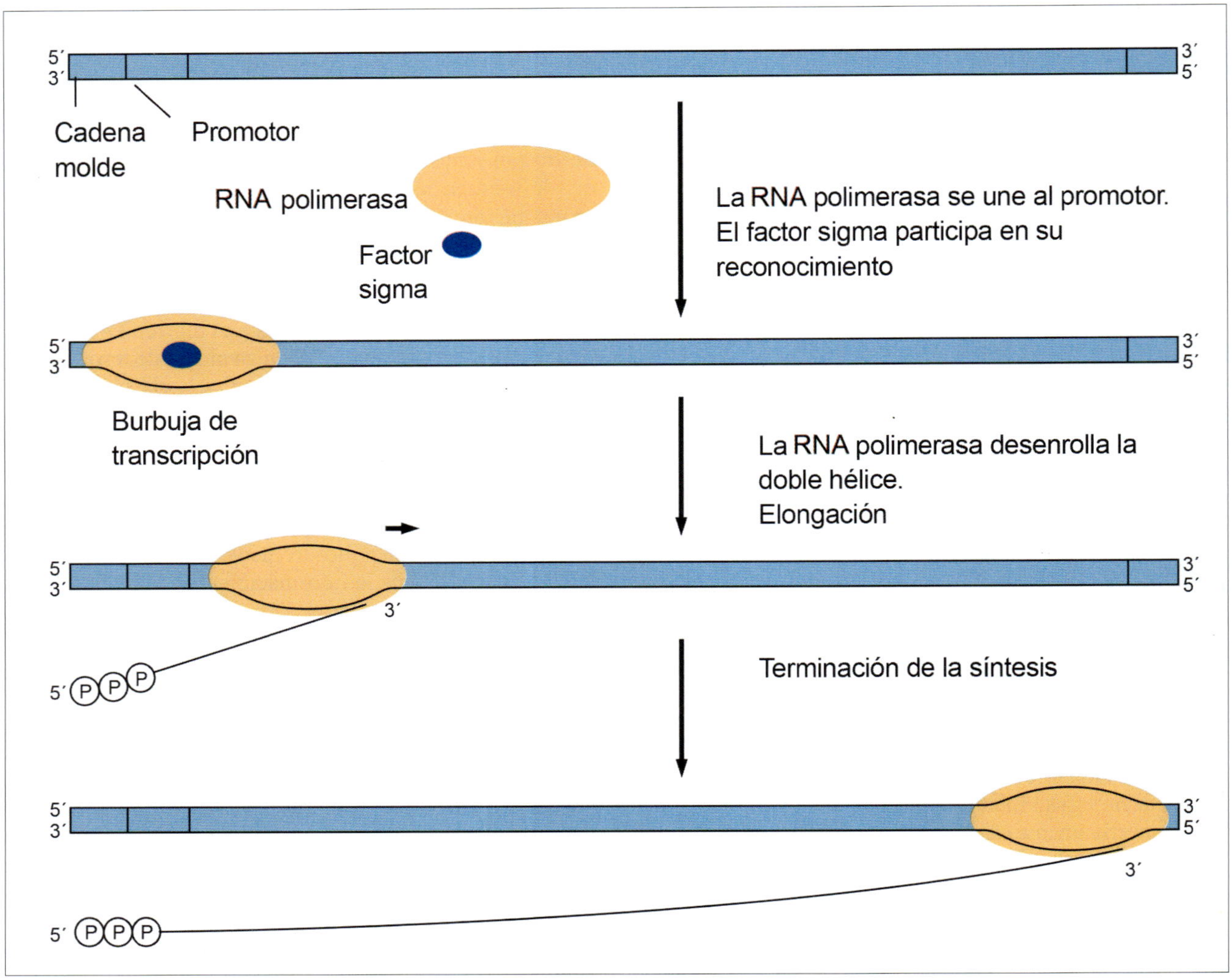

Fig. 30-2. Transcripción del RNA mensajero procariota a partir del DNA. (Adaptado de Microbiología, Prescott, Harley, Klein, 2002)

codifica un factor sigma nuevo se expresa primero que los genes implicados en la esporulación. Luego, la expresión subsiguiente de otros factores sigma "encenderá" nuevos conjuntos de genes que son necesarios de manera más tardía en el proceso de esporulación. Cada factor sigma reconoce los promotores de un grupo de genes y no a otros que sí son reconocidos por otros factores sigma. Por lo tanto, mientras que las bacterias logran la transcripción de todos los genes utilizando un único tipo de RNA polimerasa, el uso de diferentes subunidades de factor sigma proporciona un nivel adicional de control.

La transcripción en eucariotas

Como ya se ha visto, las células eucariotas son más complejas que las bacterias en muchos aspectos e incluso lo son con respecto a la transcripción. Específicamente, en eucariotas, la transcripción se lleva a cabo con la participación de tres tipos diferentes de RNA polimerasa (RNA pol I-III). Estas polimerasas, además de tener una composición propia (diferente número y tipo de subunidades), se especializan en la síntesis de distintos tipos de RNA. La RNA pol I transcribe RNA ribosomales 18S/28S, la RNA pol II es responsable de la síntesis de RNA mensajero y algunos RNA pequeños que actúan como reguladores, y la RNA pol III transcribe RNA pequeños, tales como los RNA de transferencia (tRNA), el RNA ribosomal 5S y otros RNA pequeños. Todas las RNA polimerasas eucariotas tienen 12 subunidades, algunas de ellas comunes a los 3 tipos. Las subunidades mayores son homólogas a las subunidades β y β' de la RNA polimerasas procariotas.

La RNA polimerasa II transcribe los genes que codifican proteínas, por lo cual ha sido particularmente estudiada por los científicos que estudian la regulación de la expresión de genes eucariotas.

Existen diferencias importantes en la transcripción cuando se comparan eucariotas y procariotas. En primer lugar transcripción en los eucariotas ocurre a partir de un templado de cromatina y no de DNA desnudo como en el caso de los procariotas. Esta diferencia no es menor, ya que para que ocurra la transcripción la cromatina debe estar en una estructura abierta y aun así el nucleosoma debe ser removido del promotor para que la RNA polimerasa pueda unirse. Una segunda diferencia es que la RNA polimerasa procariota puede "leer" el DNA, encontrar la región promotora y unirse. En cambio el DNA eucariota no puede ser leído, por lo cual la iniciación a partir de los promotores eucariotas involucra un gran número de factores que deben unirse previamente y se han denominado factores de transcripción basales. Luego la RNA polimerasa puede unirse a este complejo de DNA/factores de transcripción basales, este complejo recibe el nombre de promotor *core* (región que contiene todos los elementos necesarios para que se una la RNA polimerasa y comience a funcionar).

En el caso de todas las RNA polimerasas eucariotas, son los factores de transcripción, y no las RNA polimerasas, los responsables de reconocer las secuencias promotoras.

Los promotores utilizados por la RNA polimerasa II presentan elementos de secuencia cercanos al punto de inicio que son reconocidos por factores de transcripción basal y luego por la polimerasa (Fig. 30-3). Existen otras secuencias, ubicadas en las regiones lindantes llamadas *enhancers* que determinaran si el promotor va a ser expresado y también si esto ocurrirá en todos los tipos celulares o en un tipo celular especifico. Este tipo de elemento involucrado en la transcripción está ubicado a una cierta distancia del promotor core, y es blanco para la regulación temporal y también tejido especifica en células eucariotas.

Cuando se comparan diferentes promotores de la RNA pol II se observa que éstos son muy diversos, sin embargo, se destaca la presencia de algunas secuencias cortas que presentan homología. La caja TATA (TATA box) situada aproximadamente a 25 pares de bases del sitio de inicio constituye el único elemento ubicado corriente arriba con una localización relativamente fija respecto del punto de inicio de la transcripción. La caja TATA constituye el núcleo central del promotor junto con otros motivos comunes frecuentes como la caja CAAT y la caja GC, aproximadamente 75 pares de bases y 90 pares de bases corriente arriba, respectivamente. A diferencia de la polimerasa bacteriana, la RNA polimerasa II requiere factores de transcripción adicionales, además de los generales y secuencias de reconocimiento específicas en las regiones promotoras que parecerían ser distintas en diferentes genes eucariotas.

El RNA mensajero en los eucariotas se produce por modificación postranscripcional de RNA precursor (sintetizado por la RNA polimerasa II). Los genes de eucariotas están en general interrumpidos por secuencias no codificantes (intrones), que separan las regiones codificantes (exones). Antes que se inicie el proceso de traducción el transcrito debe ser procesado para eliminar los intrones (*splicing*), esto es realizado por un complejo de varios componentes llamado espliceosoma (*spliceosome*). En el procesamiento de los mRNA eucarioticos se destacan 2 etapas que tienen lugar en el núcleo antes que el mRNA sea transportado al citoplasma. La primer etapa se denomina *capping* (poner el capuchón) y consiste en la adición de una guanina metilada al fosfato del extremo 5`. La otra etapa del procesamiento es el corte del extremo 3`del pre mRNA y la adición de una cola de poliA (poliadenilación). En la Fig. 30-4 se resumen las principales etapas del procesamiento de pre-mRNA de las células eucariotas.

Estabilidad del RNA mensajero

El RNA mensajero juega un papel central en la síntesis de proteínas, no solo porque lleva codificada la información para la síntesis de una determinada cadena polipeptídica, sino también porque contiene la información de la frecuencia con que será traducido y cuanto tiempo será la vida de esta molécula. Se trata de información codificada en *cis* en la molécula de RNA y que es propia de cada una de ellas.

Los extremos de los mRNA procariotas no son modificados luego de la transcripción, entonces comienzan con el nucleótido 5' trifosfato y terminan con el ultimo nucleótido que fue agregado por la RNA polimerasa antes de la terminación. El extremo 3' de varios RNA mensajeros procariotas presenta una

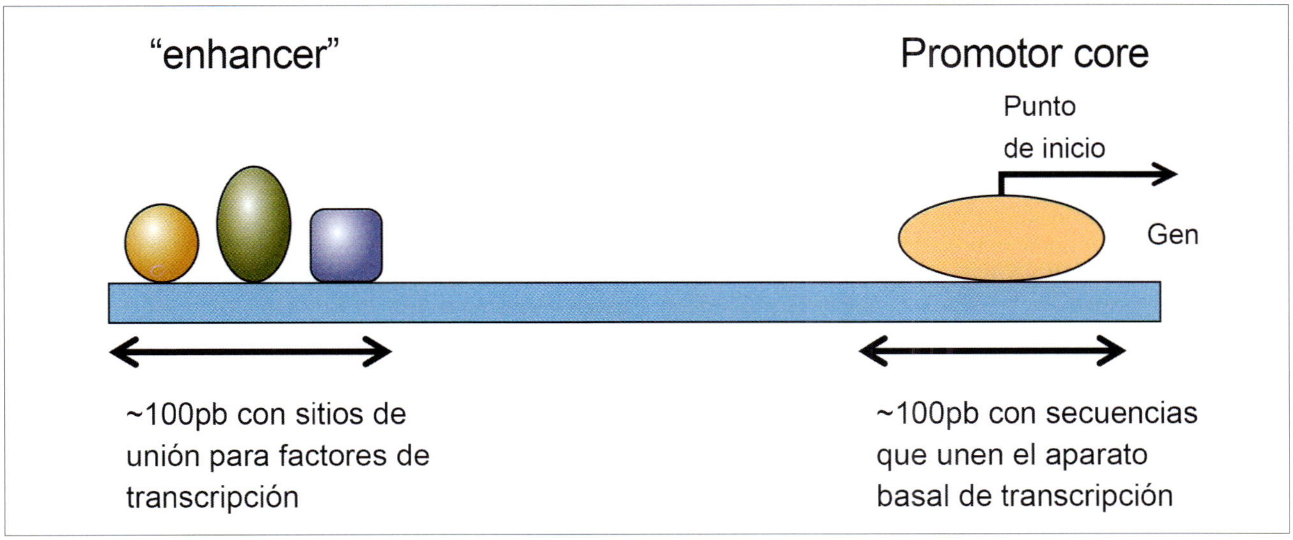

Fig. 30-3. Estructura general del promotor de un gen eucariota que es transcrito por la RNA polimerasa II. (Adaptado de *Lewin's Genes XI*, Krebs y col.)

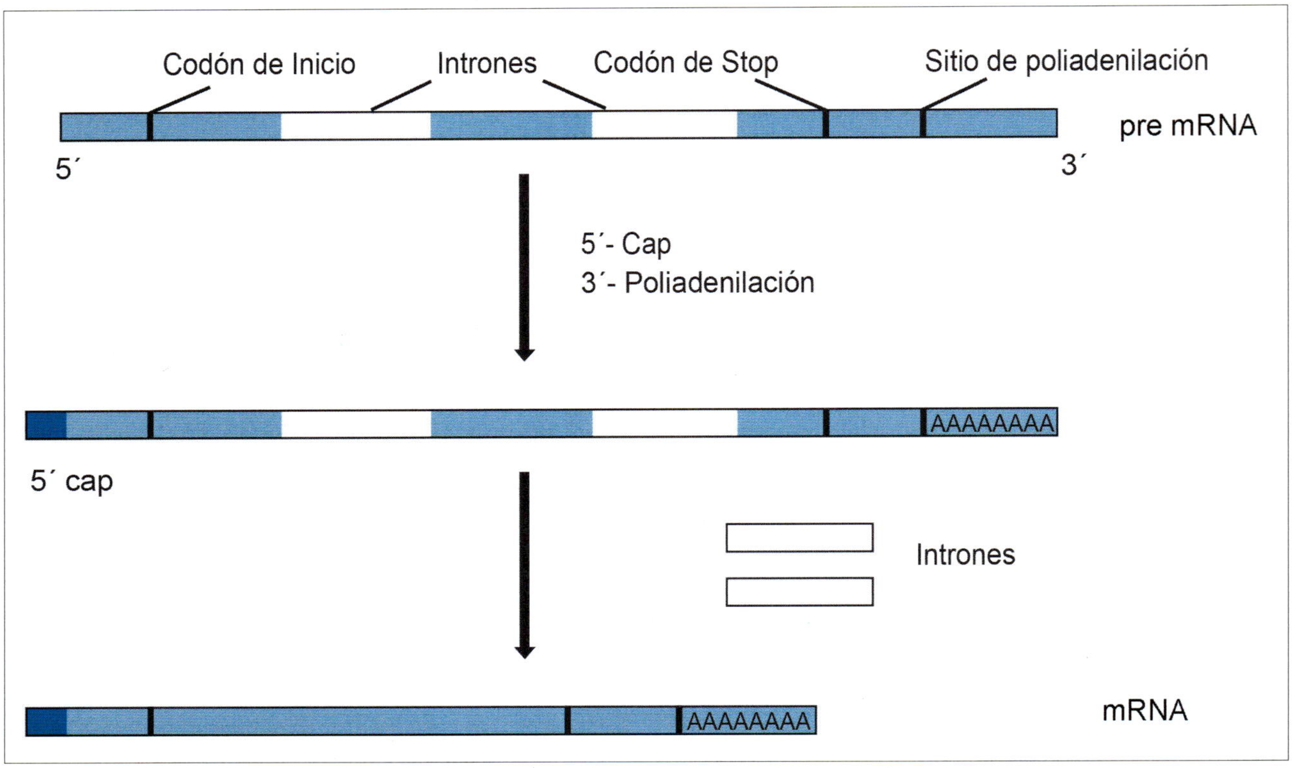

Fig. 30-4. Formación del mRNA maduro en eucariotas

estructura en horquilla involucrada en la terminación intrínseca como ya fue descrito. Los mRNA eucariotas mientras son transcritos sufren el proceso de *capping* y poliadenilación.

Las moléculas de RNA presentan diferencias muy marcadas en cuanto a su estabilidad, pudiendo variar 100 veces o aun más. En *E. coli* la vida media típica del mRNA es de alrededor de 3 minutos, pero la de algunos RNA es de 20 segundos y la de otros de 90 minutos. De esta manera, la abundancia de un determinado mRNA en una célula es una consecuencia de la combinación entre su velocidad de síntesis y su velocidad de degradación. Por lo tanto, el espectro de proteínas sintetizadas en una célula es reflejo de la abundancia de los mRNA que las codifican, y además de la eficiencia traduccional. La ventaja de los mRNA menos estables es la facilidad con la que se pueden poner en evidencia los cambios en el perfil transcripcional.

La degradación del mRNA procariota se lleva a cabo por una combinación de enzimas con actividad endo y exonucleolitica. Se inicia con la remoción del pirofosfato del extremo 5', el mRNA monofosforilado es degradado durante la traducción con la participación de endonucleasas y seguido por digestión 3' a 5' de los fragmentos resultantes. Las enzimas que participan en la degradación del RNA trabajan en forma de un complejo que se ha denominado degradosoma.

El RNA eucariota está protegido de las exonucleasas por tener sus extremos modificados. La degradación de la gran mayoría de los RNA eucariotas es dependiente de la deadenilacion, es decir la degradación se inicia generalmente por la remoción de la "cola" de poliA catalizada por poli A nucleasas o deadenilasas, Se han descrito diferentes rutas para la degradación de los RNA eucariotas con la participación de distintas enzimas. La velocidad de degradación de los mRNA eucariotas está controlada por factores del mismo mensajero actuando en *cis* y factores presentes en la célula regulando en *trans*.

El proceso de traducción

La síntesis de proteínas o traducción es la última etapa de la expresión génica. En esta etapa la secuencia de nucleótidos del RNA mensajero es traducida a la secuencia de aminoácidos de la cadena polipeptídica. El primer aminoácido que se incorpora es el correspondiente al NH_2 terminal y se van incorporando los siguientes aminoácidos hasta que finalmente se incorpora el correspondiente al COOH terminal.

A medida que el mRNA está siendo sintetizado, los ribosomas se unen al extremo 5' para iniciar la *traducción*. Esto constituye otro rasgo característico de la expresión genética en procariotas: **la transcripción y la traducción están estrechamente acopladas**. Mientras no están en actividad las subunidades del ribosoma están libres en el citoplasma y se asocian en el momento de la traducción; frecuentemente varios ribosomas están asociados a una molécula de mRNA formando un poliribosoma o polisoma, y cada uno de ellos sintetiza una cadena polipeptídica.

La traducción puede dividirse en tres etapas: iniciación, elongación y terminación; etapas que requieren la participación de distintos RNA de transferencia (tRNA) que transportan aminoácidos activados, GTP y factores de traducción. Cada tRNA transporta en la adenina de su extremo 3' un aminoácido específico, la especificidad de la unión se debe a la acción de las aminoacil-tRNA-sintetasas. La incorporación de los aminoácidos correctos durante la síntesis de una cadena polipeptídica se logra por la complementariedad de bases entre el triplete del mRNA (codón) y el del tRNA (anticodón). El código genético es universal y se lee como secuencias de tres bases en el mRNA (codones). Este código es redundante porque existe más de un codón para cada aminoácido (excepto para triptofano y metionina), por ello un cambio en la tercera base no necesariamente implica un cambio en el aminoácido codificado. Existen 64 codones, de los cuales 61 codifican los 20 aminoácidos y 3 son señales de terminación (codones stop).

Para leer el código genético no son necesarios 61 tRNA ya que algunos pueden leer más de un codón que codifique el mismo aminoácido. Esto se logra por el balanceo que es permitido en el apareamiento de la base que ocupa la tercera posición en el codón.

El proceso de traducción comienza con la unión de la subunidad ribosomal 30S al extremo 5' del mRNA, la subunidad menor del ribosoma reconoce al codón AUG que codifica para N-formil-metionina (Fig. 30-5). Esto también es característico de la mayor parte de lo polipéptidos de las bacterias: el primer aminoácido que se incorpora no es la metionina, sino la N-formil-metionina, pero una vez finalizada la síntesis puede ser clivado del extremo amino-terminal o puede removerse el grupo formilo. Luego, el anticodón del tRNA-f-met se une al codón del mRNA y la primera etapa concluye con la unión de la subunidad 50S. Existe un factor de iniciación (IF3) que posee una función de disociación de ribosomas, esta actividad asegura un "*pool*" de partículas 30S para iniciar la traducción, neutralizando la tendencia espontánea de las subunidades 30S de unirse a las 50S. Luego, este factor es liberado para que se produzca la unión de la subunidad 50S. En procariotas, además de IF3 se requieren otros factores de iniciación, como IF2 e IF1. El factor IF2 se une a GTP y a tRNA-f-met y dirige la unión de f-met a la subunidad 30S. El GTP se hidroliza durante la unión de las subunidades 50S y 30S. El tercer factor de iniciación IF1 es necesario para liberar IF2 y GDP del ribosoma 70S y también colabora en la unión de la subunidad 50S a la 30S. Los eucariotas requieren más factores de iniciación, pero el proceso es bastante similar al de los procariotas.

Durante la elongación se incorporan en forma secuencial los aminoácidos a la f-metionina. El proceso de elongación incluye 3 fases, la unión del aminoacil-t-RNA, la reacción de transpeptidación y la translocación, y la síntesis progresa así hacia el carboxilo terminal (Fig. 30-6). El ribosoma presenta tres sitios para la unión de los tRNA: 1) el **sitio A o aceptor** es el sitio que acepta al nuevo aminoacil-tRNA cuyo anticodón reconoce el codón del mRNA, 2) el **sitio P o peptidil o donador** lleva la cadena creciente del polipéptido (peptidil-tRNA) y el **sitio de salida o sitio E** (del inglés, *exit*). Al inicio de un sitio de elongación el sitio donador está ocupado por tRNA-f-met o por peptidil-tRNA, mientras que el de aceptor y el de salida están vacíos. En la primera fase se produce la unión del aminoacil-t-RNA al sitio A vacío (para esto se requiere GTP y factor de elongación EF-Tu que dona el aminoacil-tRNA al ribosoma). Luego de la hidrólisis del GTP, el complejo EF-Tu-GDP abandona el ribosoma. Este último complejo se transforma en EF-Tu-GTP con la ayuda de otro factor de elongación EF-Ts y posteriormente unirá otro aminoacil-tRNA.

Las uniones peptídicas las cataliza una proteína de la subunidad 50S, la **peptidiltransferasa**. Con esta reacción se inicia la segunda fase del ciclo de elongación y en ella el grupo α-amino del aminoácido del sitio A realiza un ataque nucleofílico al grupo α-carboxilo del aminoácido C-terminal del tRNA del sitio P. La cadena polipeptídica crece en un aminoácido y es transferida al tRNA del sitio A. La fase final del ciclo de elongación es la translocación. En ella el peptidil-tRNA se desplaza del sitio A al P, el ribosoma se desplaza a lo largo del mRNA para que un nuevo codón se sitúe en el sitio A y el tRNA vacío abandona el sitio P desplazandose al sitio E y a continuación abandona el ribosoma. En este proceso participan EF-G o proteína translocasa y ocurre la hidrolisis de GTP.

El proceso continúa hasta que el complejo ribosoma-mRNA llega a una secuencia de terminación o codón *stop*. Los codones *stop* o codones sin sentido, no tienen tRNA complementarios, no pueden ser leídos, pero son reconocidos por los factores de liberación. Entonces, el péptido se libera y se disocian los ribosomas y el mRNA (Fig. 30-7) y los elementos del sistema de traducción pueden iniciar la lectura de otro mRNA. Los RNA ribosomales y de transferencia son estables, mientras que la vida media de los mRNA, como ya fue descrito, es variable.

Aunque el mecanismo de síntesis de proteínas es muy similar en procariotas y en eucariotas, los ribosomas eucariotas son sustancialmente diferentes de los eucariotas, lo cual explica la diferente sensibilidad a antimicrobianos que inhiben la síntesis de proteínas.

Regulación de la expresión génica

En una célula tienen lugar cientos de reacciones enzimáticas simultáneamente, ya sean de naturaleza catabólica o anabólica. Sin embargo, no todas ellas ocurren con la misma frecuencia porque, por ejemplo, algunos compuestos son necesarios en grandes cantidades, otros en cantidades mucho menores; y algunos compuestos sólo serán necesarios en determinadas condiciones de crecimiento y no en otras. Además, las bacterias para sobrevivir deben lograr adaptarse a los cambios en las condiciones del medio ambiente (variaciones en la concentración y/o tipo de nutrientes disponibles, en la osmolaridad, en la temperatura, y más aún competir con otros microorganismos). Por lo tanto, para una célula es necesario **regular las diferentes reacciones bioquímicas** en función de las condiciones de crecimiento, con el objeto de optimizar la utilización de recursos.

Los principales mecanismos mediante los cuales puede operar la regulación dentro de una célula son controlando la **actividad** de una enzima preexistente o controlando la **cantidad** de enzima que se sintetiza.

La regulación de la **actividad** de una enzima ocurre una vez que esta se ha sintetizado, es decir es un mecanismo

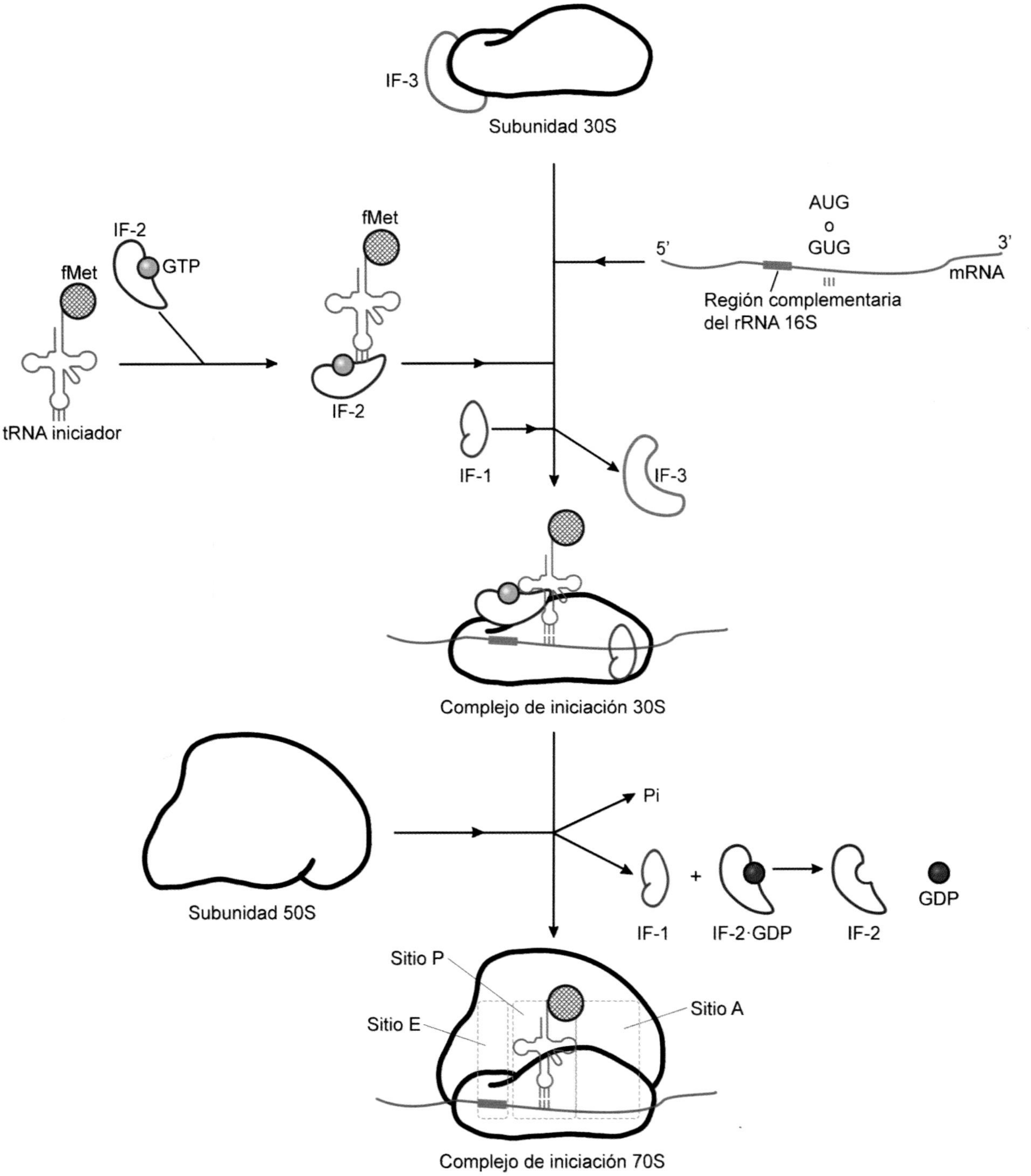

Fig. 30-5. Iniciación de la síntesis de proteínas en procariotas. (Adaptado de Microbiología, Prescott, Harley, Klein, 2002)

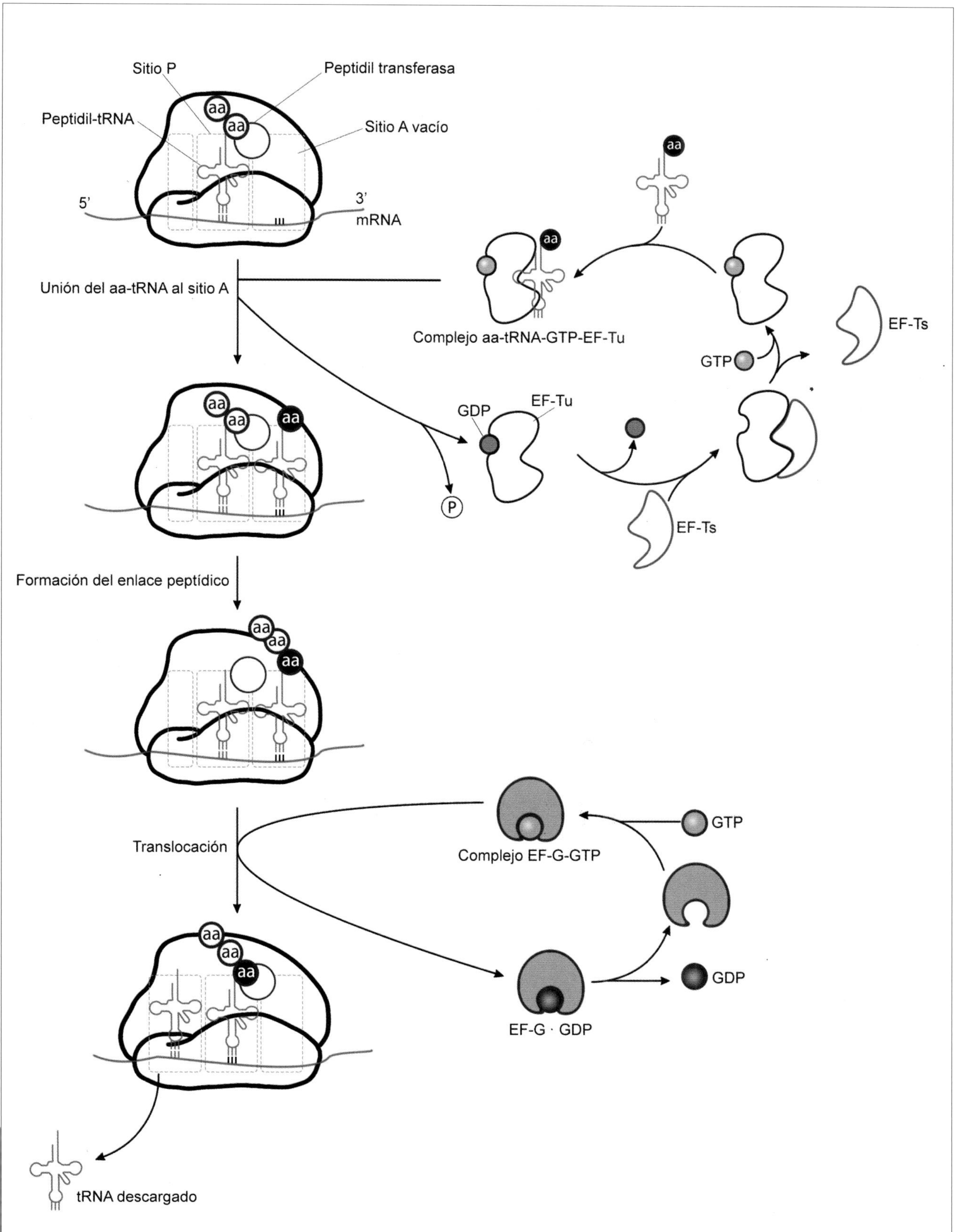

Fig. 30-6. La etapa de elongación de la síntesis proteica en procariotas. (Adaptado de Microbiología, Prescott, Harley, Klein, 2002)

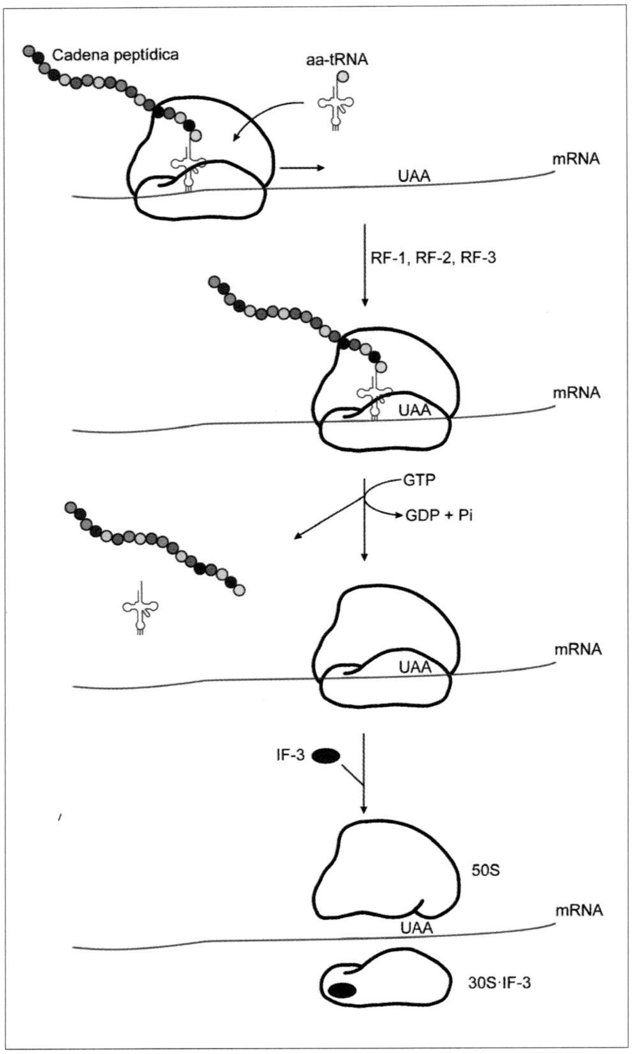

Fig. 30-7. La terminación de la síntesis proteica en procariotas. (Adaptado de Microbiología, Prescott, Harley, Klein, 2002)

de control postraduccional y puede llevarse a cabo mediante diferentes estrategias, una de las más comunes es la regulación temporal y reversible de las **enzimas alostéricas**. Sin embargo en este capítulo nos limitaremos a los mecanismos que regulan la expresión génica y no a los que operan sobre el producto génico.

Regulación de la síntesis de mRNA

La regulación de la **actividad** de una enzima es un mecanismo de "ajuste fino", porque le permite a la célula ajustar rápidamente y modificar en cada momento la actividad metabólica. Además de ese mecanismo ya mencionado, las células son capaces de controlar la expresión de sus genomas; este mecanismo de ajuste es comparativamente más lento que el anterior, ya que cuando se requiere de una nueva enzima, la célula deberá sintetizarla y esperar que se acumule en cantidad suficiente para que se registre un cambio en el metabolismo. Inversamente, cuando una enzima deja de sintetizarse pasará un tiempo antes que la enzima existente desaparezca y eso se traduzca en la fisiología celular. Sin embargo, la regulación de la expresión génica complementa la regulación de la actividad enzimática y permite a la célula una mejor utilización de la energía y de los nutrientes.

Regulación mediante factores sigma

Como ya se describió antes, la regulación de la expresión génica mediada por los diferentes factores sigma es un excelente mecanismo de control que permite a la célula cambiar drásticamente el perfil de transcripción, por ejemplo en respuesta a un shock térmico, o cuando se requiere la síntesis de determinados productos génicos en una secuencia temporal específica (por ejemplo, durante el proceso de esporulación en *Bacillus subtilis*).

Inducción y represión enzimática

En la célula existen algunas enzimas que son sintetizadas continuamente y sus niveles se mantienen constantes. Los genes que codifican están enzimas se transcriben de manera permanente y codifican enzimas denominadas **constitutivas**, las cuales en general desempeñan un papel esencial en el metabolismo central, por ejemplo las enzimas de la glucólisis pertenecen a este grupo.

Otras enzimas no se sintetizan de manera permanente, pero su síntesis puede ser inducida en determinadas condiciones. Muchas de estas enzimas **inducibles** están involucradas en la utilización de una fuente de energía específica. Por ejemplo, la enzima β-galactosidasa es requerida para hidrolizar el disacárido lactosa en los monosacáridos glucosa y galactosa; la síntesis de esta enzima cuando no es necesaria su función representaría un desperdicio de recursos por parte de la célula. La β-galactosidasa es el típico ejemplo de una enzima inducible.

Los genes que codifican enzimas involucradas en la síntesis de aminoácidos se comportan de manera diferente a los que codifican enzimas catabólicas; la presencia del aminoácido en el medio inhibe la formación de enzimas involucradas en su biosíntesis. Esto es también "económico" para la célula dado que no es necesario producir enzimas para sintetizar una sustancia que ya está disponible en el medio donde está desarrollando. Estas enzimas son **reprimibles**.

El mecanismo de inducción y represión

Antes de describir los diferentes ejemplos de regulación transcripcional resumiremos los tipos de regulación más frecuentemente utilizados por las bacterias y definiremos algunos de los términos utilizados para describir los factores involucrados.

Las proteínas cuya síntesis se regula a nivel de la transcripción son codificadas por genes organizados en un **operón.** Un operón consiste en un sitio **promotor** y un sitio **operador** adyacentes a los **genes estructurales**, y un **gen regulador** que puede estar situado en cualquier lugar del cromosoma.

La transcripción de los operones bacterianos está regulada por proteínas denominadas **represores** o **activadores**, que

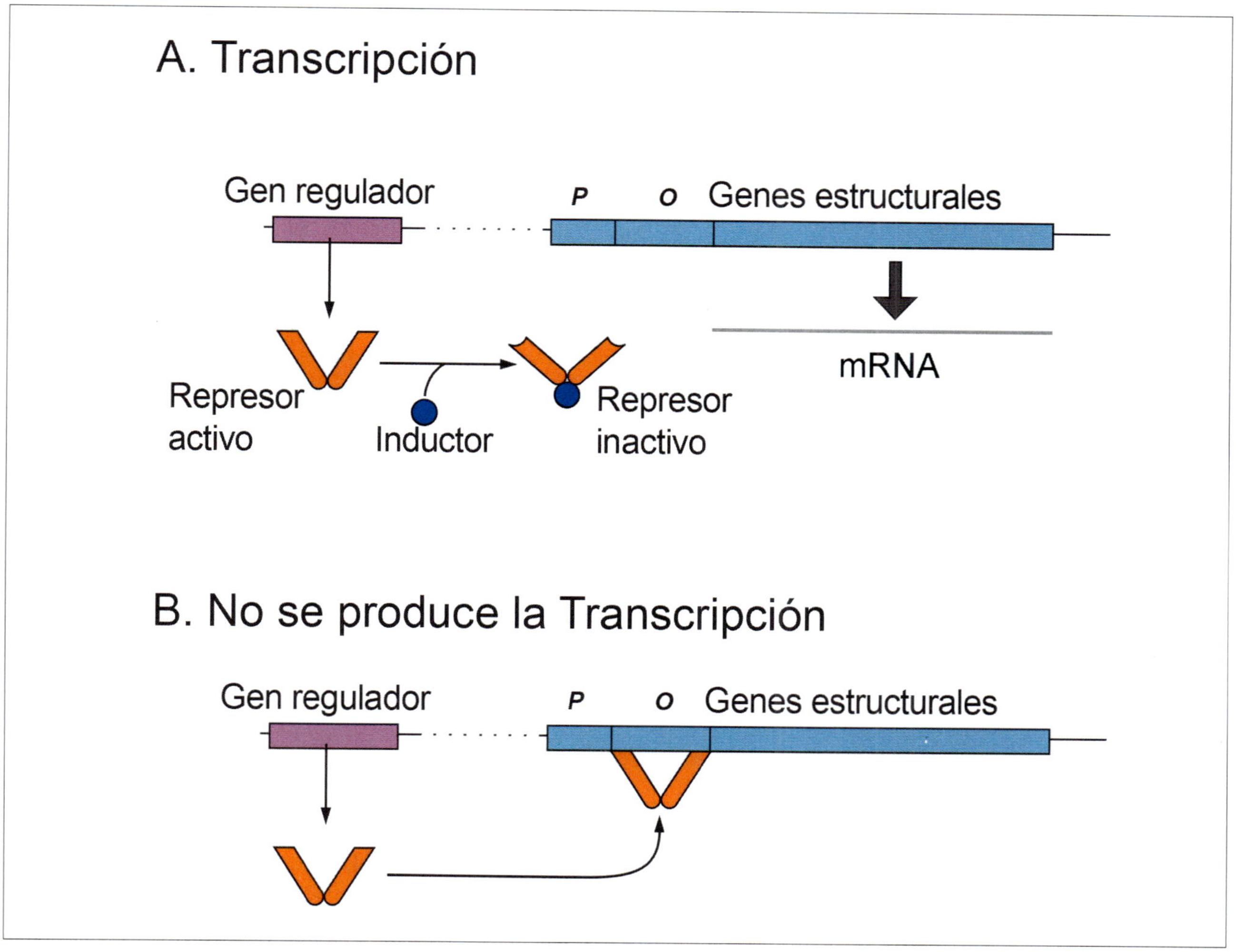

Fig. 30-8- Inducción de la expresión de un gen. El gen regulador sintetiza un represor activo que se une al operador (O) y bloquea la unión de la RNA polimerasa al promotor (P) impidiendo la transcripción. (B); En cambio, cuando está presente el inductor, la proteína represora es inactivada y hay transcipcion (A). (Adaptado de Microbiología, Prescott, Harley, Klein, 2002)

están codificadas por **genes reguladores**. Las proteínas regulatorias (represoras o activadoras) se unen al DNA en sitios cercanos al promotor regulando la transcripción del gen estructural ubicado "corriente abajo" o de los genes que integran ese operón. Los represores y los activadores actúan de manera opuesta: los represores se unen a sitios denominados **operadores** y "apagan" el funcionamiento del promotor, por lo tanto el gen o los genes adyacentes no se transcriben; los activadores, en cambio, se unen al sitio operador y "encienden" el promotor facilitando la transcripción génica. En general los represores se unen al promotor o a una región cercana a este, de manera que bloquean el acceso de la RNA polimerasa; en cambio, los activadores se unen "corriente arriba" de la secuencia -35 de la región promotora donde pueden contactar con la RNA polimerasa unida al promotor. Cuando una proteína reguladora en su estado activo "apaga" la transcripción del operón se habla de **regulación o control negativo**. Si la proteína reguladora en su forma activa "enciende" la transcripción, se dice que existe un **control positivo** de ese operón.

Inductores y correpresores

Para que una proteína reguladora esté en estado activo debe unirse a una pequeña molécula denominada **efector**. Cuando la unión del efector a una proteína reguladora (represor o activador) determina la iniciación de la transcripción, se dice que ese efector funciona como **inductor** (Fig. 30-8). En cambio, cuando la unión del efector a la proteína reguladora implica el bloqueo de la transcripción, ese efector se denomina **correpresor** (Fig. 30-9).

El operón lactosa: un ejemplo no tan simple de regulación negativa

Como ya se describió antes las enzimas del metabolismo de la lactosa son inducibles (las mismas se sintetizan sólo cuando hay lactosa en el medio. El operón lactosa contiene 3 genes estructurales: *lacZ*, *lacY y lacA* y elementos regulatorios que controlan su expresión. Los genes estructurales se transcriben en un único mRNA policistrónico a partir de un único promotor dónde se regula

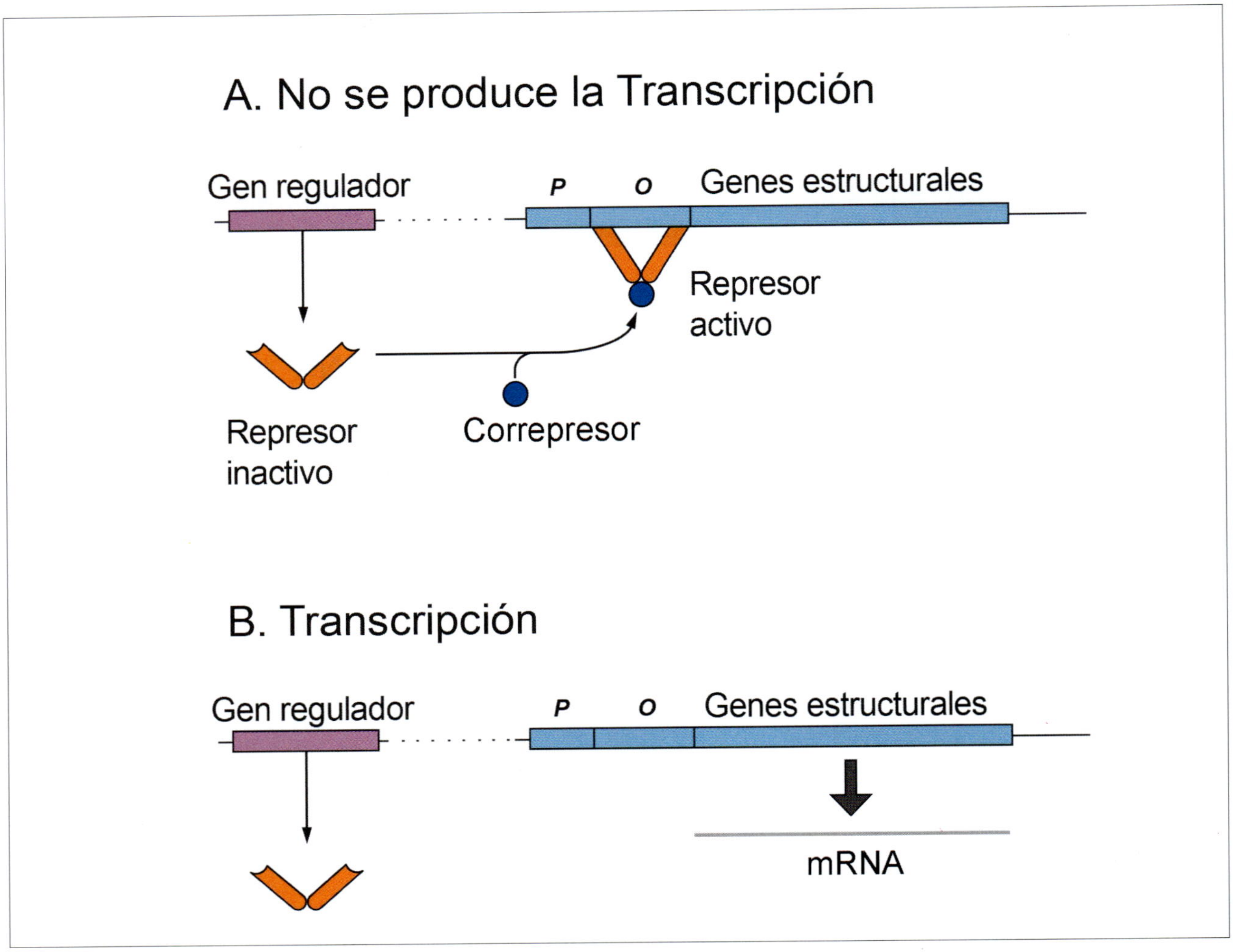

Fig. 30-9. Represión de la expresión génica. El gen regulador sintetiza una proteína represora inactiva que debe ser activada por un correpresor para unirse al operador (O) y bloquear la transcripción (A). En ausencia del corepresor, el represor es inactivo y se produce la transcripción (B). (Adaptado de Microbiología, Prescott, Harley Klein, 2002)

su transcripción. Los productos de estos genes le permiten a la célula incorporar y metabolizar β-galactósidos como la lactosa. El producto del gen *lacZ* es la β-galactosidasa que degrada azúcares complejos que contienen enlaces β-galactósidos en azúcares simples (por ejemplo la lactosa es clivada en glucosa y galactosa), el gen *lacY* codifica una permeasa que permite la entrada de β-galactósidos a la célula, y el gen *lacA* codifica una transacetilasa que transfiere grupos acetilo desde acetil-CoA a β-galactósidos.

¿Por qué estos genes estructurales se expresan solamente cuando la lactosa está presente? En ausencia de β-galactósidos, una proteína represora codificada por el gen regulatorio *lacI* se une a la secuencia operadora cercana al promotor impidiendo la unión de la RNA polimerasa y bloqueando de esta manera la transcripción de los genes estructurales del operón (Fig. 30-10 A).

Cuando la lactosa está presente, un derivado de la misma (la alolactosa) actúa como inductor. Esta pequeña molécula se une a la proteína represora cambiando su conformación, y este cambio conformacional determina que la proteína represora no pueda unirse más al operador. En esta situación la RNA polimerasa puede unirse al promotor e iniciar la transcripción de los genes estructurales de este operón (Fig. 30-10 B).

Este no es el único tipo de regulación que posee el operón lactosa; además, está sometido a otro tipo de control presente en la célula que se denomina **represión catabólica.** Este sistema garantiza que los genes para la utilización de la lactosa no se expresen si en el medio existe una mejor fuente de carbono y energía para la célula, como sería la glucosa. Como veremos a continuación la represión catabólica y la inducción en presencia de lactosa permiten explicar la curva de crecimiento diáuxico (Fig. 30-11). Cuando *E. coli* crece en presencia de glucosa y lactosa, las células utilizan primero la glucosa, cuando ésta se agota cesa la represión catabólica y se induce la transcripción del operón lactosa. El tiempo necesario para dicha inducción corresponde a la fase lag o de latencia que se observa antes de comenzar la utilización de la lactosa como fuente de carbono y energía.

La represión catabólica es un mecanismo de **control global**, es decir es utilizado para regular muchos genes diferentes en respuesta a un cambio en el medio ambiente.

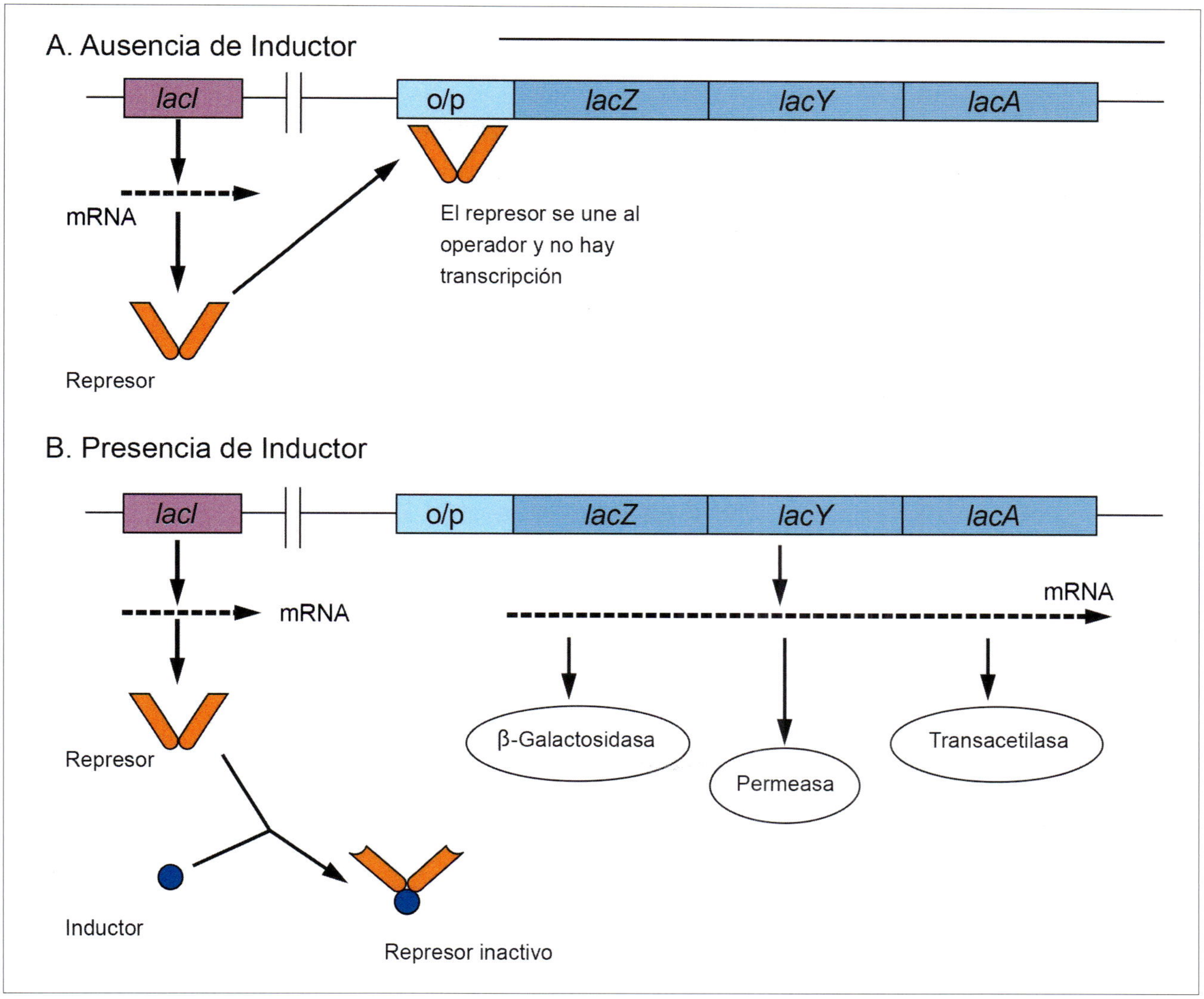

Fig. 30-10. Regulación del operón *lac* (Adaptado de *Molecular Genetics of Bacteria*, Dale JW y Park SF)

Mediante este mecanismo la célula inhibe la síntesis de una gran diversidad de enzimas no relacionadas, principalmente enzimas catabólicas, cuando la célula crece en presencia de glucosa. Es importante aclarar que no todas las bacterias poseen este mecanismo de control global en respuesta a la presencia de glucosa.

¿Cómo funciona la represión catabólica? Las enzimas controladas por este mecanismo se sintetizan solamente cuando existe una **proteína activadora**, denominada **proteína activada por catabolito (CAP)**, que se ha unido primero al DNA y permite así la unión de la RNA polimerasa. Pero, CAP solamente se une al sitio activador del DNA cuando su efector, el adenosín monofosfato cíclico (AMPc), está unido a ella (Fig. 30-12) En ausencia de CAP-AMPc, la RNA polimerasa se une muy débilmente al promotor. El AMPc es entonces un elemento clave de este mecanismo de control; es sintetizado por la enzima adenilatociclasa a partir de ATP y su concentración dentro de la célula varía inversamente con el nivel de glucosa ingresada. Es decir, las concentraciones celulares de AMPc son bajas cuando existe suficiente suministro de glucosa. En esta situación se desactiva CAP y se inhibe la expresión del operón lactosa. La disminución de AMPc en presencia de glucosa puede explicarse al considerar el efecto del sistema de la fosfoenolpiruvato: fosfotransferasa (PTS) sobre la actividad de la adenilatociclasa: en el transporte de la glucosa a través de la membrana, existe una enzima del sistema PTS que actúa transfiriendo un fosfato a la glucosa durante su transporte (recordemos que entra como glucosa-6-fosfato, ver Capitulo de Metabolismo). La forma fosforilada de esta enzima también activa la adenilatociclasa, pero cuando la glucosa está siendo constantemente transportada por el sistema PTS, la cantidad de esta enzima en su estado fosforilado es baja, por lo que la adenilatociclasa está menos activa y los niveles de AMPc bajan.

En resúmen, en presencia de glucosa la represión catabólica bloquea la expresión del operón lactosa y de otros operones que estén bajo este mismo sistema de control global. Cuando los niveles de glucosa caen comienza a aumentar el nivel de AMPc por lo tanto CAP-AMPc se unen

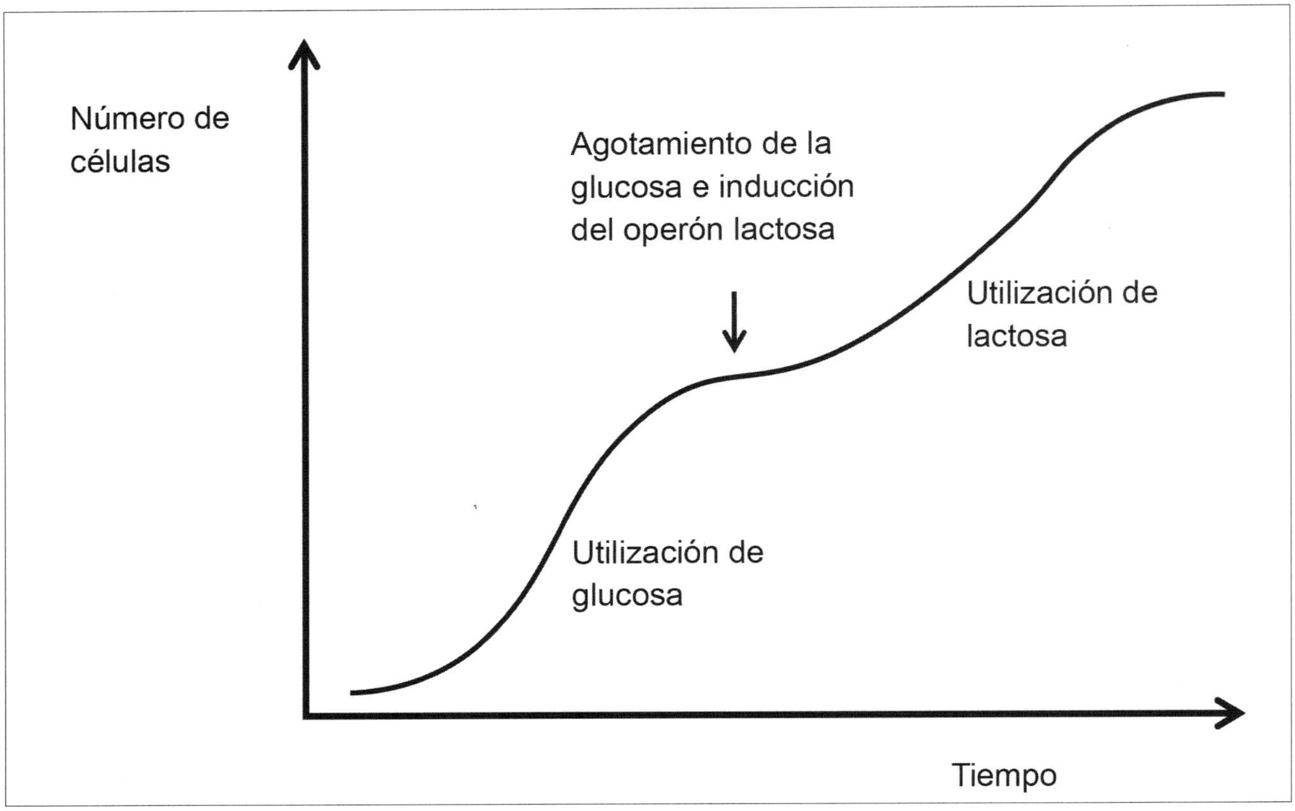

Fig. 30-11. Crecimiento diaúxico y represión catabólica en *Escherichia coli*

a su sitio y promueven la transcripción, pero además debe estar presente el inductor (la alolactosa) para evitar que el represor se una al operador. Cumplidos estos dos requisitos se producirá la transcripción es por eso que el operón lactosa no es simplemente un ejemplo de control negativo, sino también de control global (Fig. 30-12).

Otros mecanismos regulatorios globales

La represión catabólica no es el único mecanismo de control global, en *E. coli,* por ejemplo se han descripto además varios otros, que le sirven a las células para regular simultáneamente varios operones. Por ejemplo, frente a una limitación de aminoacil-tRNA se desencadena una modificación de la transcripción de varios genes, entre ellos los que codifican tRNA y rRNA, denominada respuesta estricta.

La respuesta a un shock térmico es otro mecanismo de control global, mediado por el factor σ^{32}, que se caracteriza por la expresión de más de 20 genes que codifican diferentes proteínas de shock térmico.

De manera similar, frente a un daño en el DNA producido por luz ultravioleta o por algún otro agente se produce la inducción de los genes SOS (ver Capítulo Mecanismos de variación genética: Mutaciones) mediada por la inactivación de la proteína represora LexA. Esta respuesta es también un mecanismo regulatorio global.

La respuesta a modificaciones bruscas del pH, a cambios abruptos de la presión osmótica, a la presencia de formas reactivas del oxígeno, a la entrada en fase estacionaria, etc., representan diferentes ejemplos de respuestas en las que interviene algún tipo de sistema global de regulación. El estudio de los mecanismos moleculares involucrados en sistemas globales de regulación es actualmente un área de investigación en desarrollo activo en muchas especies bacterianas.

El operón triptofano: regulación negativa y atenuación

El operón triptofano de *E. coli* es el clásico ejemplo de un operón biosintético regulado negativamente por un represor. Este operón contiene 5 genes estructurales que codifican para 5 enzimas involucradas en la ruta biosintética de este aminoácido. Como en muchos operones existe más de un mecanismo de regulación operando en su control. Como podría esperarse en el caso de una ruta biosintética, existe una proteína represora codificada por el gen regulatorio *trpR*, la cual en exceso de triptofano inhibe la transcripción de los genes del operón. El triptofano actúa como correpresor y es un ejemplo típico de control negativo (represión) (Fig. 30-9). Aunque este representa el principal mecanismo de control, la continuación de la transcripción también está controlada por el mecanismo de atenuación.

La **atenuación** es un mecanismo de control de la transcripción muy utilizado por las bacterias. En este caso el control tiene lugar una vez que se ha iniciado la transcripción, pero antes de que ésta termine. La síntesis de varios aminoácidos está sometida a control por atenuación.

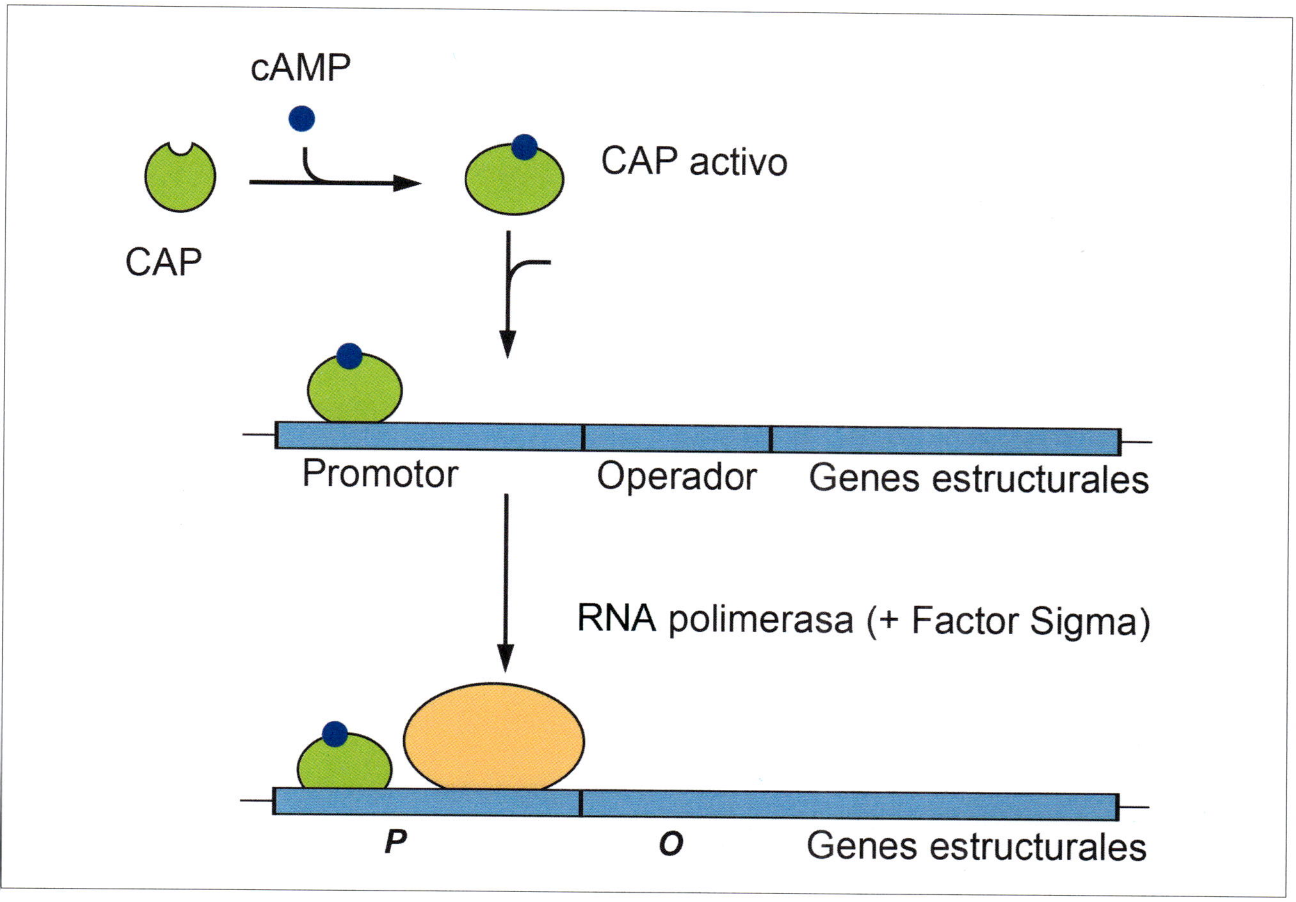

Fig. 30-12. Control positivo del operón lactosa. Cuando el AMPc está ausente o presente en niveles bajos, la proteína CAP permanece inactiva y no se une al promotor. En esta situación la RNA polimerasa tampoco se une al promotor y no se produce la transcripción de los genes del operon lactosa. En cambio, cuando la proteína CAP forma un complejo con el AMPc se une al DNA y se produce la transcripción por la RNA polimerasa. (Adaptado de Microbiología, Prescott, Harley, Klein, 2002)

El control del operón triptofano ha sido uno de los primeros ejemplos descriptos en *E. coli*.

En el operón triptofano existe una secuencia líder ubicada entre el operador y el primer gen estructural. Esta región codifica para la síntesis de un péptido líder y es responsable de controlar la continuación de la transcripción una vez que la RNA polimerasa se ha unido al promotor. Este control ocurre porque la región líder contiene además un atenuador (Fig. 30-13). El atenuador es un terminador rho-independiente con un corto segmento rico en GC y seguido de 8 residuos U. El mRNA transcripto a partir de esa secuencia líder posee 4 regiones (1 a 4), que pueden formar tres horquillas diferentes (horquilla 1:2, horquilla 2:3, horquilla 3:4). La cantidad de triptofanil-tRNA presente en la célula determinará cuál de las diferentes estructuras secundarias posibles formará ese mRNA. Recordemos que la formación de estructuras secundarias (horquillas) en el mRNA resulta de un apareamiento complementario de las bases del RNA transcripto a partir de secuencias repetidas invertidas.

El comportamiento del ribosoma durante la traducción regulará la actividad de la RNA polimerasa. Esto es posible porque en procariotas la transcripción y la traducción están estrechamente acopladas. Cuando hay triptofano en el medio, la cantidad de triptofanil-tRNA es suficiente para la síntesis proteica, por lo tanto el ribosoma continuará leyendo el mRNA hasta que alcance el codón de terminación del péptido líder. Al no estar la región 2 disponible se forma la horquilla 3:4, y la RNA polimerasa se detiene en el atenuador y los genes estructurales del operón triptofano no se transcriben (Fig. 30-14).

Si no hay triptofano disponible, el ribosoma se detiene al llegar a los dos codones adyacentes que codifican para triptofano localizados en la región 1 de la secuencia del péptido líder. Cuando esto ocurre no puede formarse la horquilla 1:2, y el segmento 2 se aparea con el 3 antes de que la región 4 sea sintetizada. Así esta región quedará libre y no se formará la horquilla de terminación. Consecuentemente, al estar ausente el triptofano se transcribirán los genes estructurales del operón triptofano. Este mecanismo de control mediado por una aminoacil-tRNA específico se denomina atenuación.

En resumen, el control de la transcripción del operón triptofano se logra con la participación de dos mecanismos: el control negativo mediado por una proteína represora y la atenuación, que operan de manera conjunta logrando un control eficiente.

Es oportuno recordar aquí que en esta ruta metabólica

no sólo operan los mecanismos que regulan la transcripción del mRNA sino que también existe regulación sobre la *actividad* enzimática. Cuando hay triptofano en la célula, éste se une a la primer enzima de la ruta biosintética inhibiendo así la síntesis de más triptofano. Es decir, este es un ejemplo más de inhibición por retroalimentación.

Regulación génica mediada por RNA antisentido

Como hemos visto hasta ahora los mecanismos que regulan la expresión génica involucran la participación de diferentes tipos de proteínas regulatorias. Sin embargo, en ciertos casos la molécula reguladora puede ser RNA y no una proteína. El RNA antisentido es una molécula de RNA regulatoria con una secuencia nucleotídica complementaria al mRNA blanco (RNA con sentido), el apareamiento del RNA antisentido al mRNA produce la inhibición de la traducción. El RNA antisentido se puede sintetizar a partir del mismo gen que codifica para el mRNA siempre y cuando tenga un segundo promotor orientado en sentido contrario en el otro extremo del gen.

Un ejemplo para ilustrar este mecanismo es la síntesis de la porina OmpF en *E. coli*. El RNA MicF es un RNA antisentido del mRNA que codifica OmpF; pero no es la secuencia complementaria de la totalidad del mRNA, sino de la región a partir de la cual se inicia la traducción. Cuando en la célula aumenta la cantidad de RNA MicF, está bloqueada la unión de los ribosomas al sitio de iniciación de la traducción y disminuirá la síntesis de la porina OmpF. Esta situación ocurre en determinadas condiciones ambientales tales como aumento de la temperatura, presencia de solventes orgánicos o determinados antibióticos, en las cuales está activada la transcripción de *micF*.

Regulación de la expresión génica en eucariotas

La expresión diferencial del genoma eucariota es responsable de mecanismos moleculares que controlan la diferenciación celular y la respuesta del organismo ante diferentes estímulos. En células eucarióticas el control de la expresión génica es un proceso mucho más complejo que en procariotas. La diferencia principal es la presencia de la membrana nuclear que impide la transcripción y la traducción simultánea tal como ocurre en procariotas.

Mientras que en procariotas el principal punto de control es el inicio de la transcripción, en eucariotas la regulación opera a diferentes niveles y por variados mecanismos:

1. Estructura de la cromatina: La estructura física del DNA, tal como existe compactada en la cromatina, puede afectar la capacidad de los factores de transcripción de las RNA polimerasas para encontrar el acceso a determinados genes y para activar su transcripción
2. Iniciación de la transcripción: Este es el control más importante de la expresión de los genes eucariotas. Los factores que actúan a este nivel incluyen la fuerza de los elementos promotores específicos de cada gen (según la secuencias de DNA en dichas regiones), la presencia o ausencia de secuencias *enhancer*, y la interacción entre múltiples proteínas activadoras e inhibidoras de la transcripción.
3. Procesamiento y modificación del transcrito: Los transcritos eucarióticos tal como fue descrito deben ser procesados (*capping*, poliadenilación, remoción de los intrones) para generar el RNA maduro.

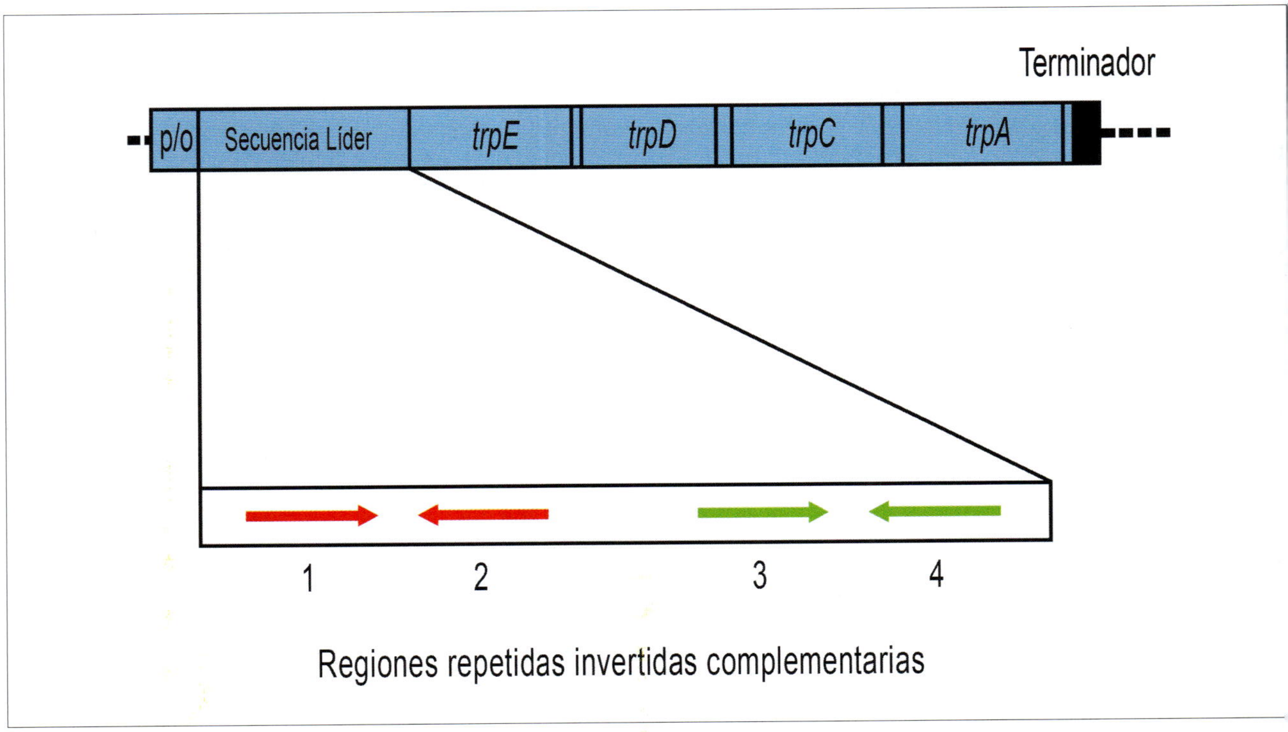

Fig. 30-13. Estructura del operón Triptofano. (Adaptado de *Molecular Genetics of Bacteria*, Dale JW y Park SF, 2004)

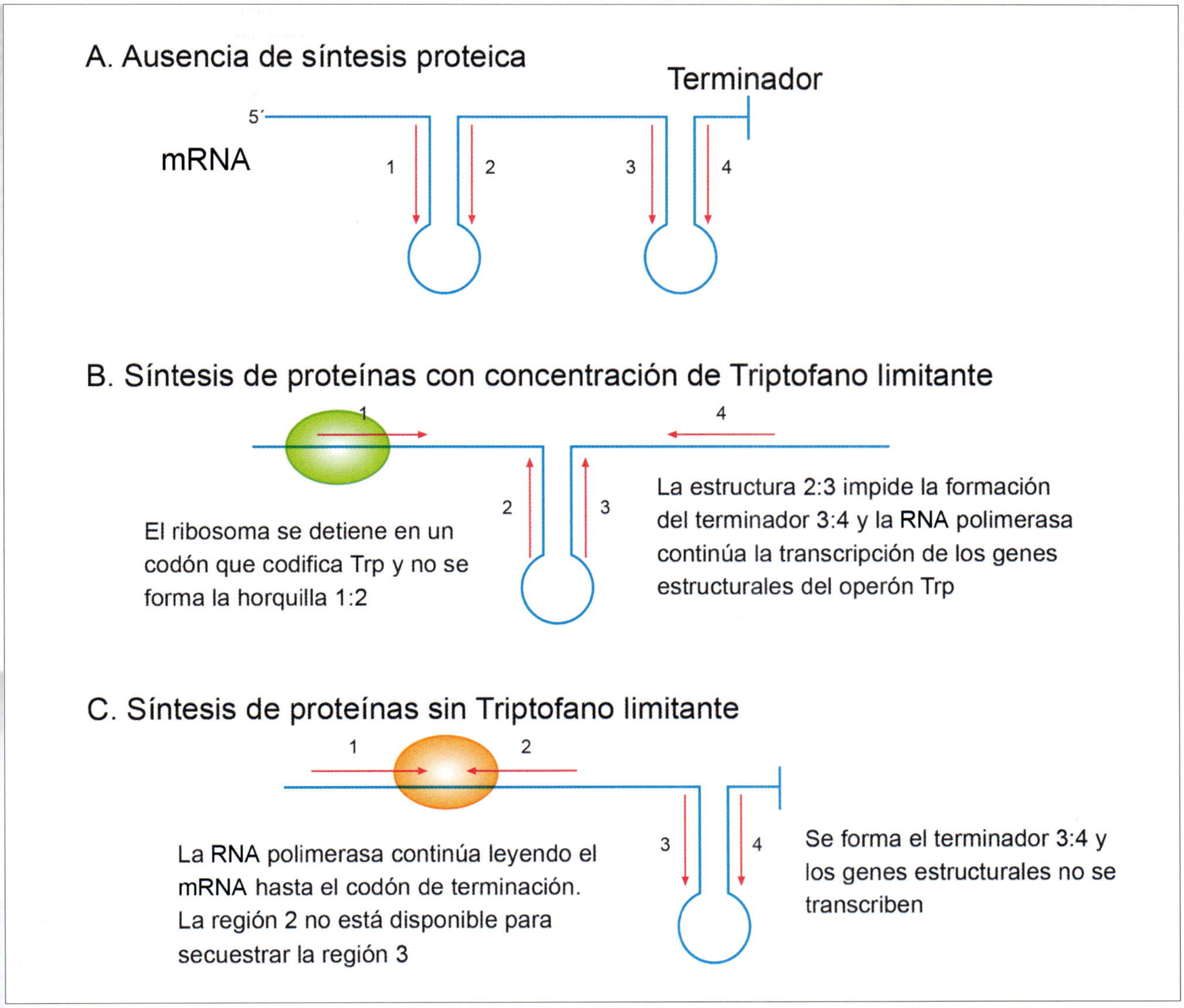

Fig. 30-14. Control del operón Triptofano mediante atenuación. (Adaptado de *Molecular Genetics of Bacteria*, Dale JW y Park SF, 2004)

4. Transporte del RNA: El mRNA debe abandonar el núcleo para poder ser traducido a proteína.

5. Estabilidad del transcrito: A diferencia de los mRNA procariotas, cuyas vidas medias son en general de un rango de 1 a 5 minutos, los mRNA eucarióticos pueden variar mucho en sus estabilidad. Algunos RNA presentan, principalmente en la región 3’, señales para una rápida degradación.

6. Iniciación de la traducción: Dado que muchos mRNA tienen múltiples codones metionina, la capacidad de los ribosomas para reconocer y poner en marcha la síntesis a partir del correcto codón AUG puede afectar la expresión de un determinado gen.

7. Micro RNAs o RNA pequeños: Los organismos eucariotas disponen de un repertorio variado de transcritos pequeños no codificantes (RNA que no codifican para proteínas), de aproximadamente 21-25 nucleótidos, que desempeñan un importante papel como reguladores de la expresión génica. El control puede ser ejercido ya sea en el nivel de la traducción de los mRNA, la estabilidad del mRNA o a través de cambios en la estructura de la cromatina.

8. Modificaciones postraduccionales: Modificaciones que operan sobre el producto génico, es decir sobre la actividad de las proteinas (modificaciones que incluyen glicosilación, acetilación, fosforilación, etc; o el transporte de las proteínas a su lugar de acción, u operando sobre la estabilidad de las proteínas).

BIBLIOGRAFÍA

Clancy S. RNA transcription by RNA polymerase: prokaryotes vs eukaryotes. *Nature Education* 2008; 1:125.

Dale JW, Park SF. Molecular Genetics of Bacteria, 4th ed. John Wiley & Sons, Canada 2004.

Haugen SP, Ross W, Gourse RL. Advances in bacteril promoter recognition and its control by factors that do not bind DNA. *Nature Rev Micro* 2008; 6: 507-520.

Krebs JE, Goldstein ES, Kilpatrick ST. Lewin's Genes XI. 11th ed. Jones & Bartlett LeRNAing, USA, 2014.

Lugo-Trampe A, Trujillo-Murillo K. MicroRNAs: reguladores clave de la expresión génica. Medicina Universitaria 2009; 11: 187-192.

Prescott L, Harley, J. y Klein, D. Microbiology. 5th ed. McGraw-Hill, London, 2002.

Ralston, A. Operons and prokaryotic gene regulation. *Nature Education* 2008; 1: 216.

CAPÍTULO 31

LA INFORMACIÓN GENÉTICA EN LAS BACTERIAS

Beatriz Passerini de Rossi, José Di Conza

El cromosoma bacteriano

La estructura del cromosoma bacteriano se ha descripto en el capítulo de División celular. Se ha demostrado que existe una enorme diversidad en el tamaño y la organización de los genomas procariotas. El tamaño de los cromosomas bacterianos oscila entre 0,6 Mb a más de 13 Mb, y el tamaño de los cromosomas de las arqueas fluctúa desde 0,5 a 5,8 Mb. En comparación, los cromosomas eucarióticos van desde 2,9 Mb (microsporidios) a más de 4.000 Mb, aunque los genomas más grandes están llenos de una enorme cantidad de DNA repetitivo antiguamente conocido como "DNA basura". En la Fig. 31-1 se muestran algunos ejemplos de tamaño del genoma de bacterias y arqueas.

El genoma bacteriano más pequeño identificado hasta el momento es el de *Mycoplasma genitalium*, un patógeno intracelular obligado con un tamaño de genoma de 0,58 Mb que carece de genes que codifican enzimas necesarias para la biosíntesis de aminoácidos, de la pared celular de peptidoglicano, y de muchos otros genes biosintéticos. En contraste con estas bacterias intracelulares obligadas, las bacterias de vida libre deben poseer muchos genes destinados a la biosíntesis y construcción de diversas estructuras celulares, y al transporte de nutrientes. Los organismos de vida libre más pequeños tienen un tamaño de genoma de más de 1 Mb. Algunos genomas bacterianos son bastante grandes, incluso más grandes que los genomas eucarióticos más pequeños. Recientemente se ha descripto el genoma de la bacteria del suelo *Ktedonobacter racemifer* con un tamaño de 13,6 Mb, 1,5 Mb superior que el genoma de la levadura *Saccharomyces cerevisiae*.

Composición de bases del genoma bacteriano

La composición de bases del DNA bacteriano, determinada por métodos químicos y fisicoquímicos, es constante y característica para cada especie. Dicha composición se expresa en términos de la fracción molar (en porcentaje) de guanina más citosina, es decir, ([G+C]/[G+C+A+T]) x 100. La composición nucleotídica de los genomas procariotas varía enormemente: 20 a 78 moles % de G+C, y esto está relacionado con la composición de los codones. Las diferencias ocurren generalmente en la tercera base del codón y reflejan el uso preferencial en una especie de uno o dos codones entre aquellos que codifican el mismo aminoácido (redundancia del código genético). En cambio, los genomas de todos los vertebrados, incluyendo humanos, contienen aproximadamente 44 moles % de G+C.

Debe recordarse que la similitud en el % de G+C no necesariamente significa homología del DNA, es decir, no implica una similitud en la secuencia de bases. Microorganismos no relacionados filogenéticamente pueden tener % de G+C similares.

Número de copias de un gen

Un gen es la unidad de información genética, es un segmento de DNA cuya secuencia de bases determina la estructura de una proteína (aunque algunos genes no codifican proteínas sino por ejemplo RNA ribosomal o de transferencia). En el cromosoma de *E. coli* K-12 se han identificado aproximadamente 4.290 genes que codifican para proteínas y más de 85 genes para los distintos RNA. Si bien las bacterias generalmente poseen una sola copia de cada gen (microorganismos haploides), existen excepciones. Por ejemplo, existen 7 regiones altamente homólogas en el cromosoma de *E. coli* que codifican RNA ribosomal 23S, 16S y 5S (*rrn loci*).

Secuencias repetidas

A diferencia de los genomas eucariotas, los genomas de las bacterias poseen pocas secuencias repetidas y la mayoría de la información es codificada por secuencias

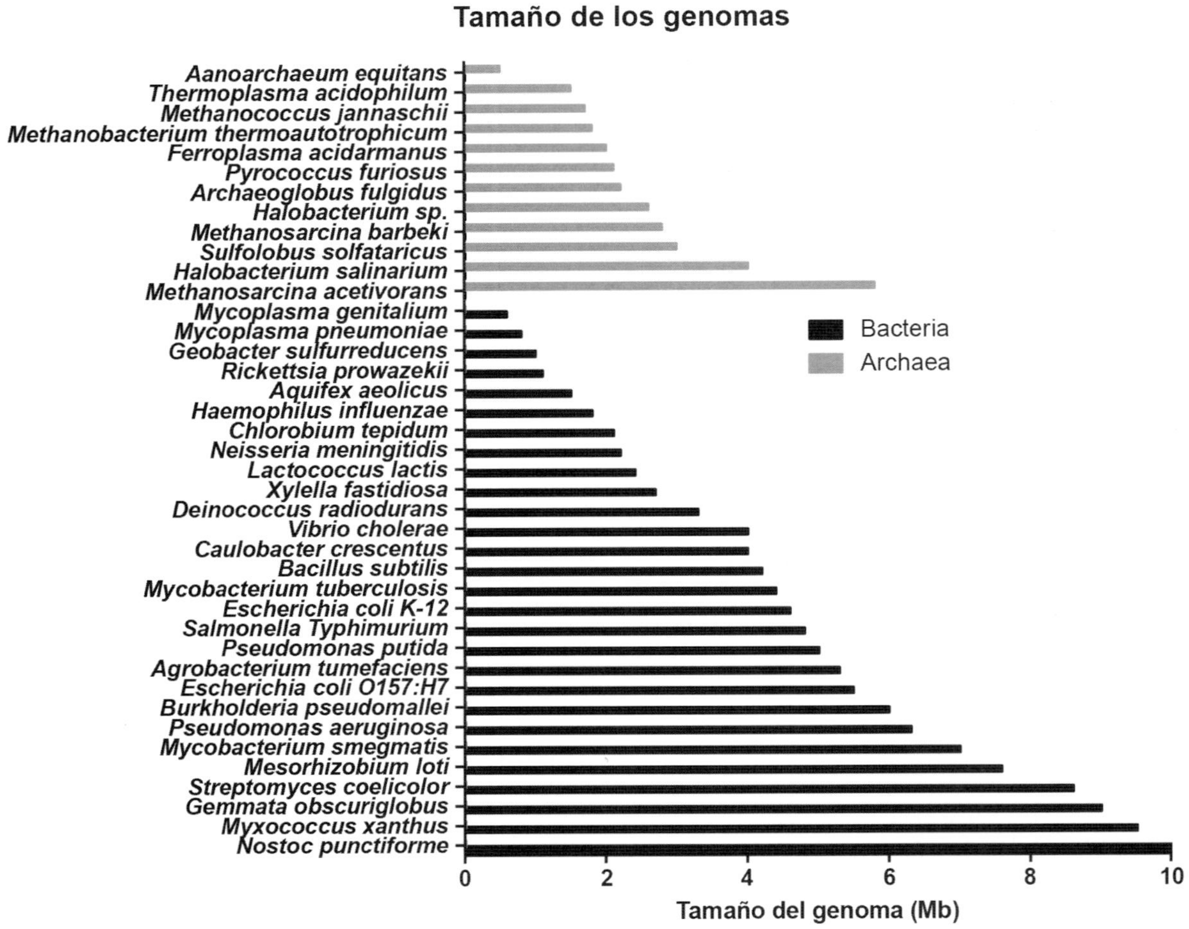

Fig. 31-1. Tamaño de genomas procariotas. Extraído y modificado de http://www.sci.sdsu.edu/~smaloy/MicrobialGenetics/topics/chroms-genes-prots genomes.html

únicas (una única copia de cada gen). Sin embargo, existen pequeñas secuencias repetidas (SR) a lo largo de los cromosomas bacterianos que sirven de sitio de interacción proteína-DNA. Por ejemplo, la secuencia repetida *chi* de 8 pb presente en *E. coli* y otras enterobacterias permite la recombinación homóloga. Esta secuencia sería reconocida y clivada por la endonucleasa RecBC para generar DNA de simple cadena, paso necesario para la recombinación mediada por la proteína RecA (Ver Cap. Transferencia horizontal de genes). Otros ejemplos son las secuencias repetidas distribuidas a lo largo del genoma que serían reconocidas por la girasa para establecer los dominios, y las secuencias de inserción (IS) que se describen en el ítem "Elementos móviles".

Por otro lado, las SR permiten flexibilidad genética y, en consecuencia fenotípica. Ellas pueden funcionar en varios niveles de regulación de la expresión génica. Las variaciones en el número o cambios en la naturaleza de las unidades de repetición por *locus* pueden ser el resultado de procesos de recombinación, reparación o de procesos inadecuados de síntesis de DNA. Estos fenómenos pueden producirse con relativa facilidad y las bacterias utilizan esta estrategia azarosa para adaptar su repertorio genético en respuesta a la presión selectiva ambiental. Es decir, la variación mediada por SR tiene importantes implicaciones para la patogénesis bacteriana y la aptitud evolutiva.

Una aplicación importante es el análisis molecular de los cambios en las SR a lo largo del genoma de una especie bacteriana que permite el estudio epidemiológico sobre la propagación de ciertos clones de bacterias patógenas exitosas. Por ejemplo, mediante el uso de técnicas de tipificación molecular (Ver Cap. de Taxonomía).

Estudio de genomas bacterianos

Como hemos mencionado, el análisis de genomas bacterianos muestra una enorme variabilidad respecto a tamaño y al porcentaje de G+C. Diferentes institutos de investigación han emprendido la secuenciación completa o incompleta de genomas bacterianos. Las secuencias parciales o totales son de dominio público en sitios de Internet como www.ncbi.nlm.nih.gov/Entrez/Genome/org html, www.sanger.ac.uk/Projects/Microbes/, http://www ebi.ac.uk/genomes/wgs.html.

Los avances tecnológicos que aceleran los procesos de secuenciación junto a la reducción de los costos para estos estudios han permitido un incremento casi exponencial en la cantidad de proyectos genómicos para microorganismos procariotas. Así, de los 30 genomas bacterianos completos descriptos en el año 2000 en la actualidad se dispone de más de 3600 (abril de 2015). Los resultados de la secuenciación del genoma completo y su posterior anotación indican que no es posible asignar una función biológica determinada a un número inusualmente elevado de las regiones codificantes. Por otra parte, aproximadamente un cuarto de dichas regiones codificantes serían únicas para una determinada especie bacteriana, ya que las potenciales proteínas no presentarían similitud con otras proteínas bacterianas conocidas. Esto sugiere un sesgo considerable al proponer un número limitado de microorganismos como modelos bacterianos de estudio debido a la gran diversidad.

A principios de 2015, el archivo público *Entrez Genome* contenía 33.200 proyectos de genomas procariotas registrados que representan a más de 5.000 especies diferentes; la abundancia de estos proyectos distribuidos según grupos taxonómicos se muestran en la Tabla 31-1.

En muchos casos, el conocimiento de la secuencia de un gen permite predecir su función y es esencial para decidir el tipo de experimento confirmatorio. La predicción se basa en comparar la secuencia en estudio con secuencias depositadas en bases de datos que presenten similitud (http://www.ncbi.nlm.nih.gov/BLAST/), sin embargo, no siempre dichas predicciones son fiables. Por ello, para el análisis predictivo *in silico* de la función de algunos genes también se utilizan datos estructurales obtenidos por proteómica y por cristalografía de rayos X de proteínas que presentan similitud con la hipotética proteína codificada por el gen en estudio. Estos estudios permiten evaluar características de la arquitectura de las proteínas o enzimas como el plegado y la presencia de sitios activos accesibles o de motivos estructurales conservados; otros investigadores proponen el estudio de relaciones evolutivas, o sea, un enfoque filogenómico.

El estudio de la totalidad: las disciplinas "ómicas"

El estudio del genoma ha dado paso a otros, aún más complejos, que se basan en el examen de un gran volumen de datos, y para ello se respaldan en las técnicas rápidas y automatizadas de alto rendimiento (*high-throughput techniques*) y del posterior análisis bioinformático.

Con el sufijo "ómicas" se hace referencia a varias disciplinas como la **genómica**, la **metagenómica**, la **proteómica**, la **transcriptómica** y la **metabolómica**.

En la microbiología, la **metagenómica**, es una variante de la genómica en la que se estudian los genomas de comunidades enteras de microorganismos, sin la necesidad de aislarlos previamente. Esta disciplina es también conocida como genómica ambiental o genómica de las comunidades. La metagenómica presenta una gran ventaja, ya que con los métodos de cultivo tradicionales no se estaría recuperando gran parte de la microbiota colectiva (microorganismos fastidiosos, de crecimientos lentos o no cultivables), y se cree que se "pierden" hasta un 99 % de los microorganismos contenidos en una muestra. De este

Tabla 31-1. Distribución de los proyectos de genomas procariotas en función de los rangos taxonómicos.

Rango taxonómico			Número de proyectos (porcentaje)	Porcentaje
Archaea			502 (1,5)	
Bacteria			32703 (98,5)	
	Proteobacteria		15311 (46,8)	
		Gamma		73,0
		Alpha		11,5
		Beta		8,8
		Delta/Epsilon		6,6
		Otros		0,1
	Firmicutes		10329 (31,6)	
		Bacilli		88,0
		Clostridia		10,6
		Negativicutes		0,9
		Erysipelotrichia		0,4
		Otros		0,1
	Actinobacteria		4156 (12,7)	
	Spirochaetes		529 (1,6)	
	Chlamydiae / Verrucomicrobia		233 (0,7)	
	Otros		2145 (6,6)	
Procariotas			**33205 (100)**	

modo, se obtiene información de la riqueza, diversidad y distribución de especies como así también de la función potencial de estas especies en la estructura de la comunidad de la que forman parte. Es así como la metagenómica se convierte en una herramienta ventajosa y posibilita la construcción de bibliotecas genómicas de muestras complejas de diversos microorganismos.

Los proyectos metagenómicos se inician a partir de la toma de una muestra de un ambiente particular (sedimentos, agua, suelo, tracto digestivo, boca, etc.). Luego se extrae el DNA de la muestra, y se lo secuencia para estudios comparativos o para la búsqueda de genes específicos.

Bajo la denominación de "genómica funcional" se agrupan la transcriptómica, la proteómica y la metabolómica ya que estudian a los productos de la expresión de los genes.

La **transcriptómica** estudia y compara los conjuntos de RNA mensajeros o transcriptos presentes en un microorganismo. Los transcriptomas son muy variables, ya que muestran qué genes se están expresando en un momento dado. Por ello, los transcriptomas son particularmente interesantes para compararlos en una misma célula cultivada en diferentes condiciones ambientales. Además, pueden ayudar a entender los complicados procesos de selección y diferenciación celular al compararlos en células salvajes vs. mutadas, o planctónicas vs. *biofilms*.

La transcriptómica requiere del diseño de micromatrices (*microarrays*). La idea básica de las micromatrices es construir, sobre una membrana o lámina de vidrio, una colección de fragmentos de DNA específicos (genes a estudiar). Por otro lado, se marca el RNA o el DNA copia (DNAc) de una población celular problema y se usa esta preparación para hibridar con el DNA de la micromatriz. Para facilitar la comparación se hibrida simultáneamente la misma micromatriz con una muestra de RNA o DNAc de referencia.

La **proteómica** analiza y compara el patrón de proteínas presentes en un microorganismo en un momento o condición particular. No sólo se limita a analizar el resultado de la expresión génica, tanto cuali- como cuantitativamente, sino que también estudia las modificaciones post-traduccionales que pueden sufrir las proteínas, así como la interacción entre ellas. Las técnicas empleadas son, principalmente, electroforesis en geles bidimensionales, espectrometría de masa y micromatrices de proteínas.

Además de ayudar a entender la complejidad de los procesos celulares y las respuestas fisiológicas de los microorganismos a su entorno, la proteómica es esencial para el desarrollo de nuevos métodos de diagnóstico, prevención (vacunas) y tratamiento.

La **metabolómica** es el estudio y la comparación de los metabolomas, es decir, la colección de todos los metabolitos o moléculas de bajo peso molecular presentes en un microorganismo en un momento dado. Estos metabolitos incluyen a intermediarios del metabolismo, a metabolitos secundarios y a moléculas de señalización. Tanto en las especies procariotas como en las eucariotas, el metaboloma es muy dinámico y cambia ante la menor variación externa (constantes físicas del ambiente, composición química del entorno).

Debido a que son muchos los tipos de metabolitos que puede generar una célula, también son varios los métodos que se emplean en el análisis. Para su estudio se necesita primero separar los metabolitos, y para ello se suelen emplear las técnicas de cromatografía en fase gaseosa, cromatografía líquida de alto rendimiento (HPLC) o electroforesis capilar. Luego la detección de los metabolitos se realiza en base a técnicas como la espectrometría de masa y la espectroscopía de resonancia magnética nuclear.

Elementos genéticos extracromosomales

Las bacterias pueden contener plásmidos, profagos y elementos móviles (secuencias de inserción, transposones, integrones). Estos elementos genéticos extracromosomales no son esenciales para la viabilidad de las bacterias. A continuación se detallan estos vehículos de comprobada cooperación en los ciclos evolutivos.

Los profagos intervienen en la transferencia de genes por transducción, y alguno de ellos codifican las toxinas de importantes patógenos bacterianos, siendo responsables del fenómeno de conversión génica (Ver Capítulos Transferencia horizontal de genes y Bacteriófagos).

Plásmidos y episomas

Los plásmidos son moléculas de DNA doble cadena, circular, covalentemente cerradas, autorreplicativas, que se heredan de forma estable y que, en general, no son esenciales para la vida de la bacteria. Los plásmidos, poseen un tamaño molecular muy variable (entre 2 y 200 kb), y llevan una parte muy pequeña de la información genética de la célula que suele representar una ventaja adaptativa ante el cambio del nicho ecológico o bajo ciertas condiciones de crecimiento. Sin embargo, la célula puede perder el plásmido, proceso conocido como cura de plásmido, y sobrevivir. La cura de plásmido es un proceso irreversible que puede ocurrir en forma espontánea o ser provocado por agentes químicos, como naranja de acridina, que interfieren en la replicación del plásmido.

Los plásmidos se duplican en forma autónoma, su replicación es independiente de los mecanismos que controlan la duplicación del cromosoma bacteriano y se mantienen estables sin integrarse al mismo. Los episomas en cambio, pueden duplicarse en forma autónoma pero también pueden integrarse al cromosoma bacteriano por recombinación específica de sitio y duplicarse junto con el resto de los genes cromosómico. Dependiendo de la presencia o no de secuencias homólogas, un mismo elemento genético puede existir como episoma en una especie bacteriana y como plásmido en otra.

Clasificación de plásmidos

Existen diversas formas de clasificar los plásmidos: de acuerdo a la función que codifican, al número de copias por bacteria, al grupo de incompatibilidad, o a su capacidad de movilización.

Clasificación de acuerdo a la función que codifican

Los genes plasmídicos codifican proteínas que son sintetizadas por la maquinaria de la célula hospedadora, la cual adquiere funciones adicionales como virulencia, resistencia a antibacterianos, rutas metabólicas alternativas, producción de bacteriocinas, etc.

En base a estas funciones se suele diferenciar entre: 1- plásmidos de virulencia, responsables de la producción de factores de virulencia (sideróforos, toxinas, hemolisinas, coagulasa, adhesinas, factores de colonización); 2- plásmidos metabólicos (degradación de petróleo por algunas especies de *Pseudomonas*, fijación biológica de nitrógeno); 3- plásmidos productores de bacteriocinas; 4- plásmidos de resistencia (resistencia a antibióticos; a metales pesados divalentes como Cd, Hg, Pb, Co y Ni; a la luz UV; a fagos específicos). Si bien existen muchos plásmidos que codifican mecanismos de resistencia a antibióticos, esta información se encuentra generalmente codificada en elementos transponibles e integrones. Finalmente, se conoce como plásmidos crípticos a aquellos a los que no se les ha podido adjudicar una función.

Clasificación de acuerdo al número de copias

Se denominan plásmidos relajados a aquéllos con múltiples copias por célula y plásmidos restringidos a los que presentan una o pocas copias. Sin embargo, plásmidos con el mismo número de copias, agrupados en una misma categoría, no necesariamente están relacionados.

Clasificación de acuerdo al grupo de incompatibilidad

Criterio de incompatibilidad: dos plásmidos son incompatibles si no son capaces de coexistir en forma estable en una misma célula. Los plásmidos que no pueden coexistir en forma estable se clasifican en un mismo grupo de incompatibilidad. Para explicar el fenómeno de incompatibilidad es necesario analizar los mecanismos de replicación, regulación de la replicación y partición, que aseguran que un plásmido pueda ser heredado en forma estable por las bacterias que se están dividiendo.

Replicación: todos los plásmidos utilizan sistemas codificados por la célula hospedadora ya que la información genética necesaria para su replicación está codificada por un pequeño replicón básico de 1-3 kb. En el caso del factor F, este replicón básico contiene: el origen de replicación para la transferencia conjugativa (*oriT*) y el origen de replicación vegetativa (*oriV*); el gen *repE*, que codifica la proteína E que interviene en la iniciación de la replicación y también actúa como represor; y los *loci incB* e *incC* que le confieren características de incompatibilidad (Fig. 31-2). Estos últimos *loci* poseen secuencias de 19 pb que se repiten 4 veces en *incB* y 5 veces en *incC*. El operador del gen *repE* posee una secuencia de bases similar a la secuencia repetida de 19 pb presente en los *loci incB* e *incC*.

Regulación: La regulación de la replicación del factor F se basa en la concentración de la proteína E disponible. Existen dos sistemas de regulación de la concentración de la proteína E: a) por unión de la proteína E, que actúa como represor, al operador del gen *repE* se inhibe la expresión del gen y por lo tanto su propia biosíntesis, y b) por unión de la proteína E a las secuencias afines en *incB* e *incC* disminuye el número de moléculas disponibles para ser utilizadas en la replicación.

Conociendo este sistema se puede inferir su relación con el fenómeno de incompatibilidad. La regulación de la replicación tiene como consecuencia que una especie dada de plásmidos posea un número de copias constante. Si en una misma célula existen dos especies de plásmidos que comparten un mismo sistema de replicación, él o los reguladores no discriminarán entre ellos y se regularán como si fueran una especie única. A medida que las bacterias se dividan se irá perdiendo una u otra especie de plásmido hasta que existan dos poblaciones de bacterias: una con una especie y otra con la otra especie de plásmido.

Mecanismos de partición de plásmidos: La existencia de un mecanismo de partición de plásmidos, en especial para los de bajo número de copias, fue sugerida por el hecho de que dichos plásmidos luego de la división celular se transfieren en forma estable a las células hijas, es decir se heredan. Existen en la membrana plasmática bacteriana sitios específicos a los que se pueden unir determinada especie de plásmido antes del proceso de división celular. Estos sitios están especialmente distribuidos de modo tal que por lo menos una molécula de plásmido se transmita a cada célula hija. En el funcionamiento de los sistemas de partición participan componentes codificados por la célula y por el plásmido. Las proteínas codificadas por el plásmido actuarían asociando la molécula del plásmido con proteínas de los sitios específicos de la membrana citoplasmática bacteriana.

Los mecanismos de partición están relacionados con el fenómeno de incompatibilidad. Si dos especies distintas de plásmidos comparten un mismo sistema de partición, los sitios de la membrana no discriminarán las dos especies de plásmidos, las que se particionarán como una especie única y como consecuencia, a medida que las bacterias se dividen, se perderá una u otra especie de plásmido en cada bacteria.

Clasificación de acuerdo a su capacidad de movilización

Muchos plásmidos, como el factor F (Fig. 31-3), son conjugativos, es decir son responsables de este mecanismo de transferencia horizontal de genes. Los plásmidos conjugativos promueven su propia transferencia; para ello poseen el operón *tra* cuyos genes están relacionados con la transferencia. Los plásmidos conjugativos poseen los siguiente módulos genéticos: a- el módulo MOB (del inglés "mobilizable") y b- el módulo MPF ("mating pair formation"), necesario para el apareamiento; ambos forman la región *tra* (Fig. 31-3). El módulo MOB contiene el origen de replicación para la transferencia (*oriT*) y codifica una relaxasa y una proteína de acoplamiento (T4CP). La relaxasa reconoce una secuencia específica del *oriT*, escinde una de las hebras de DNA, y forma un complejo de nucleoproteínas (relaxosoma) que sería el sustrato translocado. El módulo MPF codifica el sistema de secreción tipo IV (T4SS) formador de pili sexual.

Otros plásmidos, denominados movilizables, se pueden transferir de bacteria a bacteria con la ayuda de un plásmido conjugativo. Los plásmidos movilizables poseen su propio *oriT* y codifican la relaxasa, y solo algunos codifican además T4CP, pero todos ellos carecen del módulo MPF (Fig. 31-3).

Los plásmidos no movilizables carecen del módulo MOB (o poseen un MOB no funcional) y del módulo

MPF. Sin embargo, pueden ingresar a la célula receptora por transducción generalizada utilizando un vector fágico o por transformación (Ver Cap. Transferencia horizontal de genes).

Elementos móviles o transponibles

Los elementos transponibles fueron descubiertos en eucariotas por Bárbara McClintock quien al estudiar el maíz encontró que estos elementos móviles causaban cambios fenotípicos, ya que su inserción en un gen producía la inactivación del mismo, por ejemplo, en el gen asociado al color. Este descubrimiento no fue comprendido en su época pero le valió un reconocimiento tardío, el premio Nobel en Fisiología o Medicina en 1983.

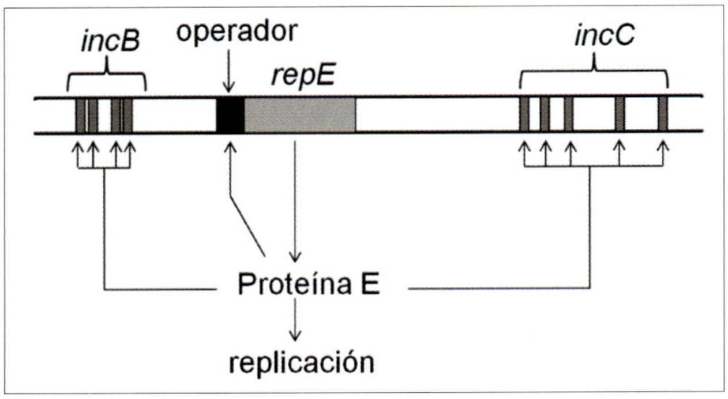

Fig. 31-2. Regulación de la replicación del plásmido F. Depende de la concentración de la proteína E disponible. Existen dos sistemas de regulación de la concentración de la proteína E: a) la misma se une al operador e inhibe su transcripción (represión de su propia biosíntesis) y b) por unión de la proteína E a las secuencias afines (homólogas al operador) en los loci incB e incC y disminuye el número de moléculas de proteína E disponibles para ser utilizadas en la replicación.

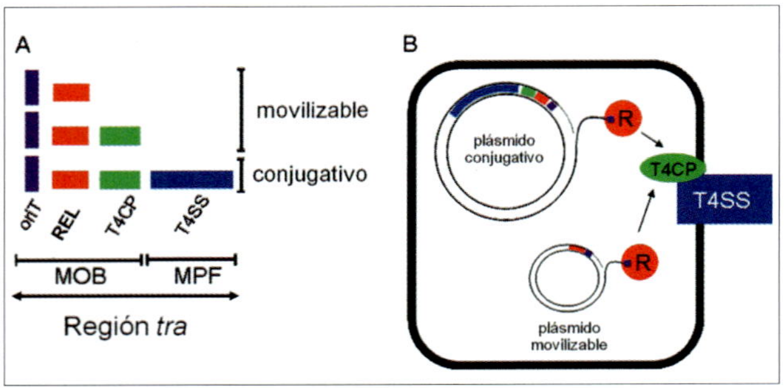

Fig. 31-3. Constitución de los plásmidos transmisibles. A- componentes de un plásmido conjugativo: el módulo MOB contiene un origen de transferencia (oriT), una relaxasa (REL), una proteína de acoplamiento de tipo IV (T4CP), el módulo MPF contiene un sistema de secreción tipo IV (T4SS). Ambos módulos forman la región tra. El T4SS es, un complejo de 12 a 30 proteínas, dependiendo del sistema. Los plásmidos movilizables contienen sólo un módulo MOB (con o sin T4CP) y necesitan de MPF de un plásmido conjugativo co-residente para convertirse en transmisibles por conjugación. (B) Esquema de algunas interacciones esenciales en el proceso de conjugación. La relaxasa (R) escinde en un sitio específico dentro del oriT y con este paso se inicia la conjugación. La hebra de DNA que contiene la proteína relaxasa (R) unida covalentemente a su extremo 5 'es desplazada por un proceso de replicación del DNA a conjugar en curso. La relaxasa interactúa con la proteína T4CP y luego con otros componentes del T4SS. Como resultado, se transporta a través del pili sexual a la célula receptora. Adaptado de Smillie et al, 2010.

También se los ha detectado en levaduras (elementos Ty) y en el cromosoma de *Drosophila*; por lo tanto se sospecha que estos elementos transponibles sean una característica general del DNA. En este ítem nos referiremos a elementos móviles de procariotas.

Los elementos móviles o transponibles son segmentos discretos de DNA con capacidad para moverse (transposición) entre una localización genética (sitio donador) y otra (sitio receptor). Las secuencias de inserción (IS) y los transposones (Tn) son unidades genéticas discretas que utilizan el mecanismo de recombinación específica de sitio para insertarse en numerosos sitios de diversos replicones: fagos, plásmidos o el cromosoma bacteriano. La transposición es catalizada por una enzima llamada transposasa (TnpA) codificada por el propio elemento transponible. Su inserción en un gen altera su expresión (mutágenos biológicos, Ver Cap. Mutaciones).

Los elementos transponibles más simples, las secuencias de inserción (IS), poseen entre 800 y 1400 pb, presentan secuencias terminales cortas (10-40 pb) repetidas e invertidas: IR, conocidas como extremos palindrómicos; y poseen información para su propia transposición: *tnpA* (transposasa) y en algunos casos *tnpR* (resolvasa) (Fig. 31-4A). Existen elementos transponibles que contienen genes adicionales, aparte de aquellos requeridos para la transposición, como por ejemplo genes de resistencia a antibacterianos.

Un grupo notorio de estos transposones son los llamados **transposones compuestos o de clase 1**. En general, son considerados sistemas modulares constituidos por una región central que contiene los genes que confieren nuevas características fenotípicas, flanqueados por elementos IS idénticos o muy similares, que pueden estar en la misma orientación o, más frecuentemente, en orientación invertida (Fig. 31-4B). En un transposón compuesto, una o ambas IS pueden ser funcionales, y por lo tanto cualquiera de las dos puede regir la transposición. Como ejemplos de transposones compuestos que contienen genes de resistencia a antibióticos en bacterias Gram negativas (particularmente en enterobacterias) podemos citar a Tn*5* (que contiene genes de resistencia a kanamicina y estreptomicina flanqueados por dos copias de IS*50*), Tn*9* (que codifica resistencia a cloranfenicol y es cercado por IS*1*) o Tn*10* (donde las copias de IS*10* engloban los genes de resistencia a tetraciclina). Probablemente, estos transposones se formaron cuando dos IS se ubicaron flanqueando los genes de resistencia que se movilizan junto a ellas.

Otro grupo de elementos transponibles son los llamados **transposones complejos** habitualmente denominados como **transposones clase 2** o de la **Familia Tn*3***. Este es, probablemente, el grupo mayoritario de elementos genéticos transponibles, y se encuentran ampliamente distribuidos entre las enterobacterias. La génesis de este tipo de elementos es menos fácil de explicar. Las funciones de transposición y las que confieren nuevas características fenotípicas no han sido ensambladas en un sistema modular sino que se presentan en un sistema complejo. Los ejemplos más conocidos de transposones complejos son Tn*3* y Tn*21*. Como ejemplo se esquematiza Tn*3* (Fig. 31-5) que presenta en los extremos dos secuencias IR esenciales para la transposición, posee los genes *tnpA* y *tnpR*, y el gen bla_{TEM} que codifica una ß-lactamasa. El mecanismo de transposición involucra los siguientes pasos: la transposasa TnpA reconoce la secuencia blanco del sitio receptor y las IR de Tn*3* y efectúa cortes de cadena única, para iniciar una recombinación específica de sitio. Los extremos libres de Tn*3* invaden el sitio receptor y a partir de las cadenas parentales del transposón, que se exponen como cadenas únicas, se sintetizan nuevas cadenas de Tn*3*. La función de replicación es provista por la célula hospedadora (DNA pol y ligasa). Se forma un cointegrado en el que las moléculas dadora y receptora se hallan covalentemente unidas con una molécula de Tn*3* en cada extremo de la unión. La resolvasa TnpR lleva a cabo la resolución del cointegrado mediante recombinación entre las copias de Tn*3*. La resolvasa se une a las secuencias cortas, sitios *res*, de ambos transposones que se hallan alineadas en el cointegrado. La transposición origina la duplicación de la secuencia blanco del receptor en la que se inserta el Tn*3*, conocidas como secuencias repetidas directas (DR).

Durante la transposición de Tn*3* se produce una duplicación del mismo, de modo tal que el transposón no se pierde de su sitio original. Este proceso es conocido como transposición replicativa.

Otros transposones, como Tn*10*, "saltan" sin replicarse, es decir se escinden de un sitio donador para pasar al sitio receptor que puede ser otra localización dentro del mismo replicón u otro replicón (de un plásmido al cromosoma o entre plásmidos). Este proceso es conocido como transposición conservativa.

Tn*3*, Tn*21* y elementos similares son, probablemente, elementos algo más antiguos que la mayoría de los transposones compuestos y su diversidad surge como resultado de múltiples eventos de recombinación donde se incluyen tanto inserciones como deleciones de otros elementos móviles. En ellos, se ha demostrado que el incremento del tamaño del elemento transponible reduce su frecuencia de transposición.

Los transposones no sólo codifican resistencia a los

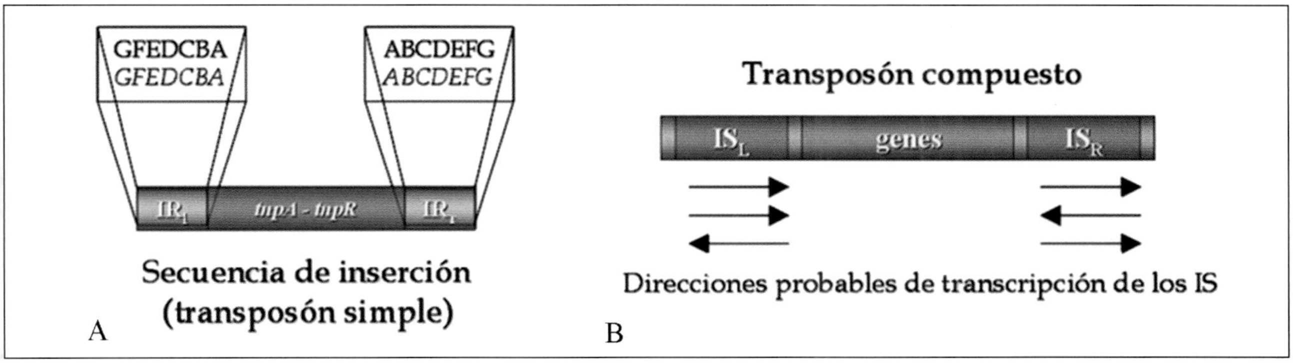

Fig. 31-4. Elementos transponibles. A- componentes de un plásmido conjugativo: el módulo MOB contiene un origen de transferencia (oriT), una relaxasa (REL), una proteína de acoplamiento de tipo IV (T4CP), el módulo MPF contiene un sistema de secreción tipo IV (T4SS). Ambos módulos forman la región tra. El T4SS es, un complejo de 12 a 30 proteínas, dependiendo del sistema. Los plásmidos movilizables contienen sólo un módulo MOB (con o sin T4CP) y necesitan de MPF de un plásmido conjugativo co-residente para convertirse en transmisibles por conjugación. (B) Esquema de algunas interacciones esenciales en el proceso de conjugación. La relaxasa (R) escinde en un sitio específico dentro del oriT y con este paso se inicia la conjugación. La hebra de DNA que contiene la proteína relaxasa (R) unida covalentemente a su extremo 5 'es desplazada por un proceso de replicación del ADN a conjugar en curso. La relaxasa interactúa con la proteína T4CP y luego con otros componentes del T4SS. Como resultado, se transporta a través del pili sexual a la célula receptora. Adaptado de Smillie et al, 2010.

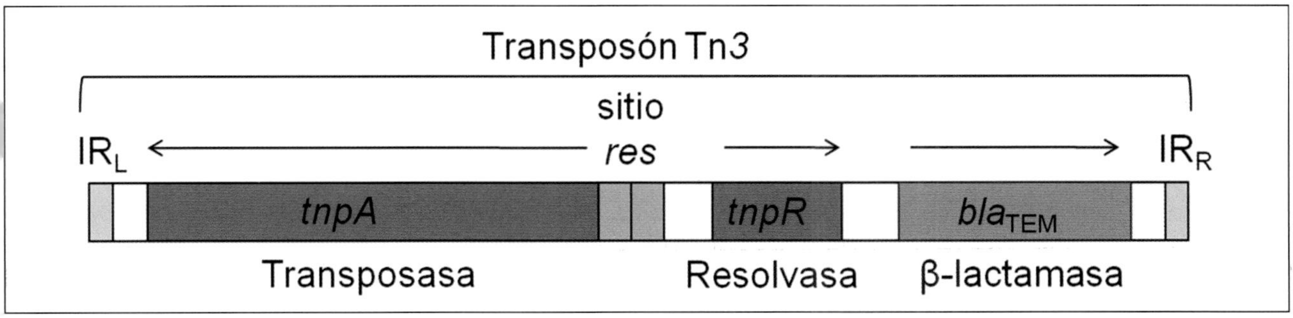

Fig. 31-5. Organización del transposón Tn3. Contiene las secuencias que codifican para la transposasa TnpA (reconoce la secuencia blanco del sitio receptor y las IR de Tn3 donde efectúa los cortes) y la resolvasa TnpR (resuelve el cointegrado durante la transposición). La resolvasa se une a los sitios res, de ambos transposones, que se hallan alineados en el cointegrado. Además, contiene un gen blaTEM que codifica para una β-lactamasa que confiere resistencia a antibióticos. Cada secuencia IR posee una extensión de 38 pb. Las flechas indican la dirección de la transcripción de los genes.

antibióticos, también codifican por ejemplo, toxinas (Tn*1681* codifica la toxina estable al calor de *E. coli* enterotoxigénica) y enzimas catabólicas (Tn*951* posee el operón *lac* y confiere la posibilidad de degradar lactosa a cepas de *Yersinia enterocolitica*).

Elemento conjugativo integrador (ICE)

Los ICE, también conocidos como transposones conjugativos, son un grupo diverso de elementos genéticos móviles que se encuentran en las bacterias Gram positivas y Gram negativas. Estos elementos se encuentran principalmente integrados en el cromosoma del hospedador, pero conservan la capacidad de escindirse (generando un intermediario circular no replicativo) y transferirse por conjugación.

Algunos ICE tienen un sitio de integración específica en el genoma del hospedador (sitio *att* o de inserción), mientras que otros son más promiscuos y pueden integrarse en muchos lugares. Por ejemplo, SXT, un ICE presente en *Vibrio cholerae*, tiene un sitio primario de integración en el extremo 5´ del gen *prfc* (que codifica un factor importante para la terminación de la traducción). En contraste, Tn*916*, un ICE que participa en la transmisión de resistencia a tetraciclinas en los estreptococos, tiene una preferencia por el DNA rico en AT en muchos hospedadores y se integra en diferentes sitios cromosómicos. Después de la transferencia, la DNA polimerasa en el receptor sintetiza la hebra complementaria para regenerar la forma de doble cadena, circular. Un evento de recombinación específica de sitio posterior permite su integración en el cromosoma hospedador.

Integrones y genes en casete

Se podría pensar a los integrones como verdaderos kits naturales de clonado y expresión de genes. Ellos brindan la maquinaria completa para una eficiente adquisición o escisión de marcos abiertos de lectura (*open reading frames*, ORFs), a través de eventos de recombinación específica de sitio. Sus componentes esenciales son: 1- el gen que codifica para una recombinasa específica de sitio (*intI*) perteneciente a la familia de las integrasas, similar a la integrasa del fago λ; 2- un sitio primario de recombinación (*attI*), adyacente a *intI*, que es reconocido por la integrasa para mediar la recombinación; y 3- un promotor fuerte, que se solapa con el gen *intI*, orientado correctamente para la expresión de los genes incorporados. Los integrones pueden estar localizados en el cromosoma o en plásmidos.

Se denomina gen en casete a la estructura *attC*-ORF, donde *attC* es el sitio secundario de recombinación que se encuentra asociado comúnmente a un único ORF que carece de promotor propio. Los genes en casete son segmentos de DNA circulares no replicativos que se integran por recombinación específica de sitio en un sitio *attI* del integrón. Así, los genes en casete son pequeños elementos móviles (260-1500 pb) que generalmente se encuentran dentro de integrones, dando lugar a lo que se

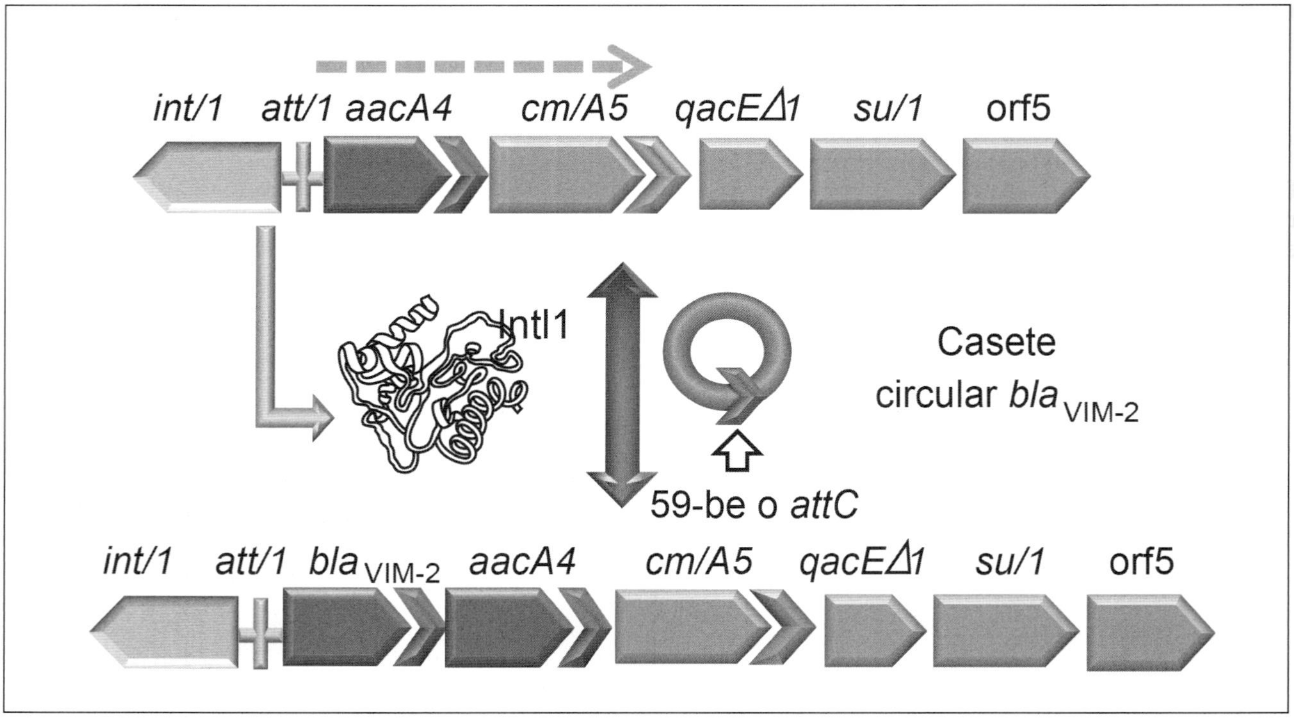

Fig. 31-6. Inserción de un gen en casete en integrones clase 1. Como ejemplo de gen a incorporar se seleccionó el casete que codifica para una β-lactamasa (carbapenemasa VIM-2). Dentro de la región variable del integrón ya existen genes en casete que codifican para resistencia a aminoglucósidos (aacA4) y a cloranfenicol (cmlA5). Se muestra la estructura del gen en casete circular blaVIM-2 donde se destaca el sitio attC o 59-be, el cual es reconocido por la integrasa IntI1 (integrasa clase 1). La flecha en línea de puntos indica la dirección de la transcripción de los casetes. Adaptado del trabajo de Di Conza, Gutkind, 2010.

conoce como **región variable** del integrón (Fig. 31-6).

Los integrones pueden contener varios genes en casete cuya expresión depende del promotor del integrón. Es por ello que las bacterias que poseen integrones tienen la posibilidad de incorporar genes que se encuentran en el citoplasma bacteriano bajo la forma de genes en casete. De esta manera, los integrones pueden adquirir nuevos determinantes de virulencia, de resistencia a antibióticos, nuevas funciones metabólicas, etc. Por ello, los integrones brindan a la bacteria hospedadora una amplia versatilidad de adaptación a nuevas condiciones de supervivencia.

Clasificación de los integrones

Los integrones se clasifican en dos grandes grupos: los llamados integrones de resistencia a antibióticos y los superintegrones. Ampliaremos las características del primer grupo por ser considerado el de mayor relevancia clínica. Los integrones de resistencia a antibióticos suelen estar asociados a elementos transponibles y poseer una localización plasmídica.

Los integrones de resistencia presentan genes en casete agrupados en arreglos relativamente pequeños. En base a la secuencia aminoacídica de las integrasas se clasifican en integrones clase 1, 2 y 3. Los **integrones clase 1** son los prevalentes en aislamientos clínicos y se hallan altamente asociados a bacilos Gram negativos multirresistentes. Contienen dos segmentos conservados que flanquean una región central (región variable), donde se insertan los casetes que codifican para la resistencia a antibióticos. El segmento 5'conservado (5'CS) incluye el gen de la integrasa (*intI1*) y el sitio *attI1*. En general, el segmento 3'conservado (3'CS) incluye el gen *qacED*1, delecionado pero funcional, que codifica resistencia a antisépticos y desinfectantes; el gen *sul1* que codifica resistencia a las sulfonamidas y un marco de lectura abierto (orf5) de función desconocida (Fig. 31-7A). La presencia de dos o tres casetes en la región variable suele ser lo más observado en las secuencias depositadas en base de datos.

En aislamientos clínicos, los **integrones clase 2** se encuentran en menor proporción que los de clase 1. Los mismos se encuentran formando parte de transposones de la familia Tn*7* y presentan una región 5´CS típica con las particularidades correspondientes a esta clase (*intI2*, *attI2*). La secuencia de aminoácidos de IntI2 presenta una identidad del 40% con IntI1. El gen *intI2* es frecuentemente interrumpido prematuramente por un codón de terminación convirtiéndolo así en un pseudogen. Sin embargo, recientemente se han descrito nuevos integrones clase 2 donde se observa una sustitución en la base que originaba el codón de terminación temprano dentro de *intI2*, demostrándose la funcionalidad de la integrasa. En la mayoría de los integrones clase 2 la región 3´CS está compuesta por 5 genes (*tnsA*, *tnsB*, *tnsC*, *tnsD* y *tnsE*) involucrados en la transposición de Tn*7*. El arreglo de genes en casete presente en Tn*7* contiene los genes *dfrA1* (que confiere resistencia a trimetoprima), *sat2* (que otorga resistencia a estreptotricina, un antibiótico muy empleado en la industria de alimentos y en veterinaria pero no en la clínica humana) y *aadA1* (que codifica una enzima que otorga resistencia a espectinomicina y estreptomicina) (Fig. 31-7B).

Son pocos los reportes clínicos de **integrones clase 3** caracterizados en detalle y la mayoría están confinados al continente asiático y europeo. La secuencia de aminoácidos deducida para esta integrasa muestra una identidad del 60,9 % con la integrasa IntI1.

Plásmidos de resistencia a antimicrobianos

La resistencia a múltiples antibióticos se produce por ejemplo por la adquisición de un plásmido de resistencia, conocido también como plásmido R. Muchos plásmidos R de bacterias Gram negativas son conjugativos. El comportamiento "promiscuo" que presentan los plásmidos conjugativos R es el factor principal en la diseminación de genes de resistencia a antibióticos y de otros inhibidores del crecimiento.

Uno de los plásmidos R más estudiado es el plásmido R100 (94,5 kb) también conocido como NR1 (Fig. 31-8), el cual contiene los genes necesarios para el proceso autónomo de replicación vegetativa (*oriV* denominado en este caso *repA*), el origen de replicación para la transferencia (*oriT*), la región *tra* y los genes de resistencia para diferentes familias de antibióticos. Estos genes están dentro de diferentes elementos transponibles. La región delimitada por las secuencias de inserción (IS*1a* y IS*1b*) denominada Tn*2670* posee determinantes de resistencia codificados

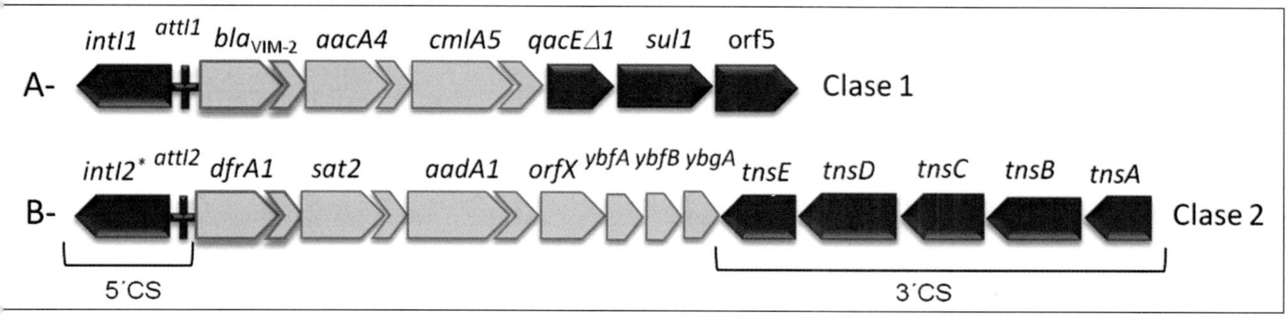

Fig. 31-7. Integrones de resistencia. Las regiones conservadas se marcan en gris oscuro y las regiones variables en gris claro. A- Integrón de clase 1, a la izquierda de la región variable se encuentra la región 5´CS (CS segmento conservado) y a la derecha la región 3´CS. B- Integrón de clase 2, a la izquierda se localiza la región 5´CS (el asterisco en intI2* indica que es un pseudogen) y a la derecha, la región 3´CS. Adaptado de Di Conza et al., 2010.

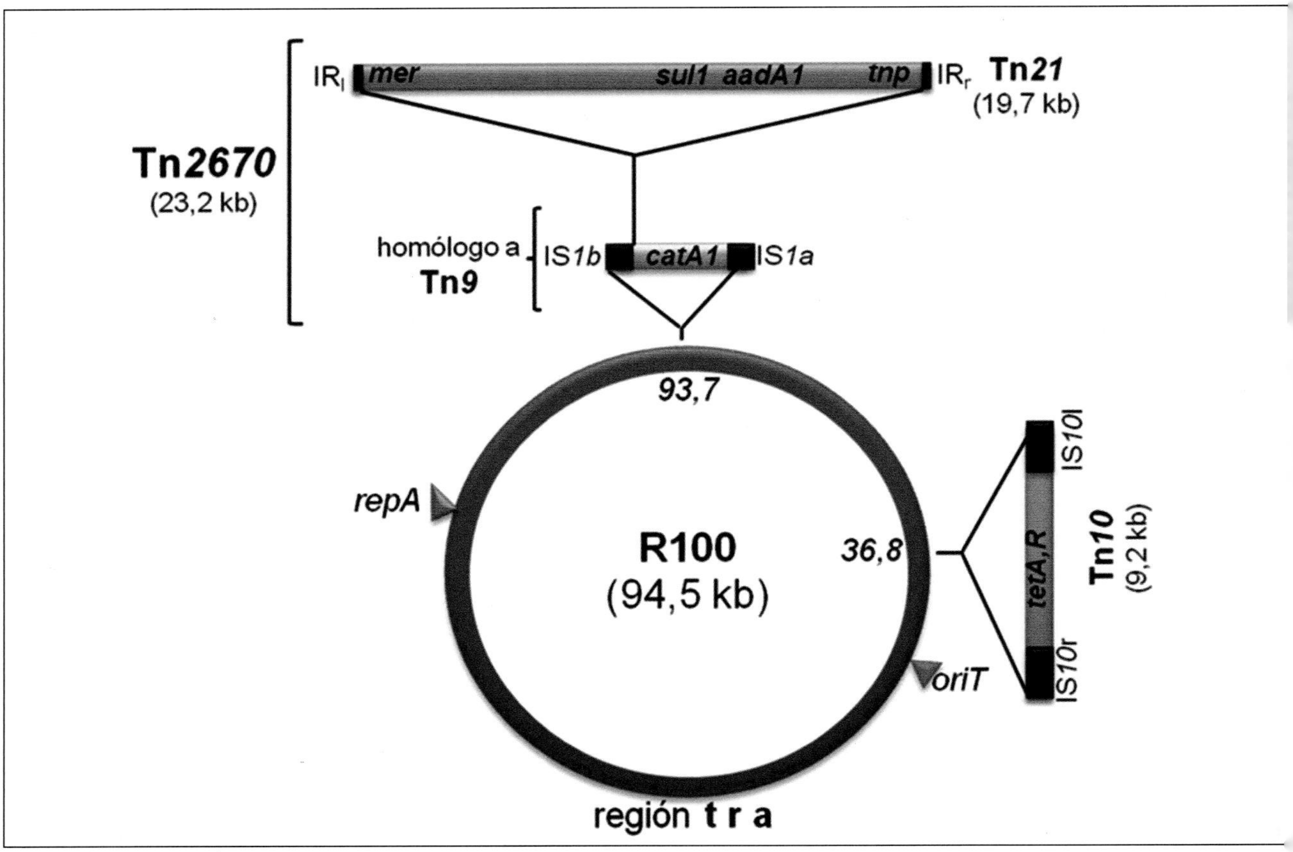

Fig. 31-8. Esquema del plásmido conjugativo R100 que codifica resistencia a múltiples antibióticos. Es un plásmido auto-transmisible que pertenece al grupo de incompatibilidad FII y posee dos componentes: 1- un factor de transferencia de la resistencia, que lleva los genes de la auto-transmisibilidad (región tra), de replicación autónoma (repA) y el origen de la transferencia (oriT) para el proceso de conjugación y, 2- una región delimitada por repeticiones directas (IS1a y IS1b) denominada Tn2670 que posee determinantes de resistencia codificados en un transposón homólogo a Tn9, que contiene el gen catA1 (resistencia a cloranfenicol) y el transposón Tn21. En su estructura, Tn21 presenta el operón mer (resistencia a compuestos mercuriales) y los genes aadA1 (resistencia a aminoglucósidos) y sul1 (resistencia a sulfonamidas), y está delimitado por regiones invertidas y repetidas (IRl y IRr). R100 contiene también el transposón Tn10, que porta los genes tetA (resistencia a la tetraciclina) y tetR (represor) y está limitado por las secuencias de inserción IS10. Adaptado del trabajo de Liebert et al., 1999.

en un transposón homólogo a Tn*9*, que contiene el gen *catA1* (resistencia a cloranfenicol) y el transposón Tn*21*. En su estructura, Tn*21* presenta el operón *mer* (resistencia a compuestos mercuriales) y los genes *aadA1* (resistencia a aminoglucósidos) y *sul1* (resistencia a sulfonamidas), y está delimitado por regiones invertidas y repetidas (IRl y IRr). R100 contiene también el transposón Tn*10*, que porta los genes *tetA* (resistencia a la tetraciclina) y *tetR* (represor) y está limitado por las secuencias de inserción IS*10*.

Muchos plásmidos que confieren resistencia a bacterias Gram positivas no son conjugativos y se transfieren mediante un vector viral (transducción generalizada), por ejemplo los plásmidos de penicilinasa de *Staphylococcus aureus*.

Sistemas de adicción toxina-antitoxina

Por definición, los plásmidos no son imprescindibles para la supervivencia celular; sin embargo, muchos plásmidos codifican para sistemas de adicción generalmente basados en los factores toxina/antitoxina, los cuáles son capaces de matar a la célula que no ha heredado el plásmido durante la división celular. Estos sistemas promueven eficientemente la permanencia del plásmido en la población bacteriana independientemente de la presencia de alguna presión de selección. La toxina posee una elevada vida media lo que le permite mantenerse activa incluso en las células hijas. En cambio, la antitoxina posee escasa vida media permitiendo que sobrevivan sólo aquellas células donde se encuentre el plásmido que las codifica. Las toxinas son siempre proteicas, no así las antitoxinas. Basados en la naturaleza de la antitoxina y en su modo de acción, los sistemas toxina/antitoxina son actualmente divididos en 3 clases: tipo I, II y III. Las antitoxinas de tipo I y III son pequeños RNA que inhiben la expresión de la toxina (tipo I) o su actividad (tipo III). Las antitoxinas de sistemas de tipo II son proteínas que inactivan a las toxinas por formación de complejos proteína-proteína. Los genes codificantes de toxina y antitoxina, se encuentran en un operón dentro de la secuencia plasmídica. Como se ha mencionado, la célula puede perder el plásmido, proceso conocido como cura de plásmido. La presencia de los sistemas de adicción dificulta el curado de plásmidos con agentes químicos o físicos. Esta característica permite que ciertos plásmidos tengan la capacidad de permanecer dentro de los organismos con el paso de las generaciones en ausencia de una presión selectiva externa.

Las secuencias codificantes de toxinas y antitoxinas están bastante conservadas por lo que se las utiliza para aportar información en la caracterización de plásmidos.

Efecto de la presencia de elementos genéticos móviles

Los elementos genéticos móviles de presencia corriente en bacilos Gram negativos (plásmidos, transposones y el sistema integrón/gen en casete) desempeñan un papel fundamental en el reclutamiento y la diseminación de genes incluso entre bacterias poco relacionadas filogenéticamente.

La relación conjugativa promiscua que existe entre las enterobacterias es atenuada por la incapacidad de ciertos plásmidos de establecerse en forma estable en células que alberguen plásmidos del mismo grupo de incompatibilidad, y por la capacidad de las bacterias de hidrolizar DNA extraño mediante enzimas de restricción. Estas barreras para la adquisición de genes pueden ser superadas por la transposición de Tn desde el plásmido al cromosoma o a un replicón que se hubiera establecido previamente en la célula receptora. Este mecanismo también puede superar barreras de rango de huésped.

Algunas bacterias utilizan elementos transponibles, que provocan rearreglos en el DNA, para regular ciertos genes: la variación de fase de *Salmonella* Typhimurium, que puede expresar antígenos flagelares H1 o H2, depende de la orientación de un elemento transponible adyacente al gen de la flagelina. Además, como se discutirá en otro capítulo, la transposición de elementos móviles tiene un **efecto mutagénico**.

Se debe destacar que estas plataformas genéticas no quedan restringidas sólo a aislamientos provenientes de diferentes nosocomios del área de la salud ya que han sido detectadas en aislamientos derivados de pacientes de la comunidad, de muestras procedentes de diferentes nichos ambientales, e incluso de animales de granja, zoológicos y mascotas. En resumen, debemos considerar a cada uno de estos ambientes microbianos como potencial reservorio para el intercambio y la diseminación de genes.

BIBLIOGRAFÍA

Boucher Y, Labbate M, Koenig JE, Stokes HW. Integrons: mobilizable platforms that promote genetic diversity in bacteria. *Trends in Microbiology* 2007; 15: 301-309.

Di Conza J, Power P, Gutkind G. Intercambio de mecanismos de resistencia entre bacterias gram negativas. *Revista farmacéutica Reviews* 2013; 155: 57-69.

Di Conza JA, Gutkind GO. Integrones: el coleccionista de genes. *Revista Argentina de Microbiología* 2010; 42: 63-78.

Fraser Cl, Eisen J., Fleischmann R, Ketchum K, Peterson S. Comparative genomics and understanding of microbial biology. CDC Emerging Infectious Diseases, Sep.-Oct. 2000, Vol. 6, N° 5.

Fozo E, Hemm M, Storz G. Small toxic proteins and the antisense RNAs that repress them. *Microbiology and Molecular Biology Reviews* 2008; 72: 579-589.

Garcillán-Barcia MP, de la Cruz F. Ordering the bestiary of genetic elements transmissible by conjugation. *Mobile Genetic Elements* 2013; 3:1, e24263; January/February.

Krawiec S, Riley M. Organization of the Bacterial Chromosome. *Microbiological Reviews* 1990; 54: 502-539.

Lewin B. Gene XI, Oxford University Press and Cell Press, 2014.

Liebert CA, Hall RM, Summers AO. Transposon Tn*21*, flagship of the floating genome. *Microbiology and Molecular Biology Reviews* 1999; 63: 507-522.

Madigan MT, Martinko JM, Parker J. Brock Biología de los Microorganismos, 10ª edición, Pearson - Prentice Hall Iberia, Madrid, 2004.

Prescott LM, Harley JP, Klein DA. Microbiology, 4th edition, WCB/ McGraw-Hill, 1999.

Recchia GD, Hall RM. Gene cassettes: a new class of mobile element. Microbiology 1995; 141: 3015-3027.

Smillie C, Garcillán-Barcia MP, Francia V, Rocha EP, de la Cruz F. Mobility of Plasmids. *Microbiology and Molecular Biology Reviews* 2010; 74: 434-452

Tatusova T, Ciufo S, Fedorov B, O'Neill K, Tolstoy I. RefSeq microbial genomes database: new representation and annotation strategy. *Nucleic Acids Research* 2014; 42: Database issue D553–D559.

Wozniak RA, Waldor MK. Integrative and conjugative elements: mosaic mobile genetic elements enabling dynamic lateral gene flow. *Nature Reviews Microbiolgy* 2010; 8: 552-563.

CAPÍTULO 32

MECANISMOS DE VARIACIÓN GENÉTICA: MUTACIONES

Beatriz Passerini de Rossi, María M. Rodríguez

Las mutaciones, los mecanismos de transferencia horizontal de genes y los mecanismos de recombinación proveen las bases de la variabilidad genética sobre la que operan las fuerzas de la evolución. En este capítulo nos referiremos a las **mutaciones como fuente de variabilidad genética**, y a los distintos mecanismos que, en contraposición, contribuyen a la estabilidad de la información genética.

A continuación definiremos los términos genoma, genotipo y fenotipo. El conjunto de genes presentes en una célula se denomina **genoma**. Los procariotas son **haploides**, es decir, poseen generalmente un solo juego de genes (una sola copia de cada gen). Cada gen puede existir en varias formas estructurales o alelos y los alelos presentes en una célula constituyen su **genotipo**. La expresión del genotipo determina las propiedades estructurales y fisiológicas de una célula, que constituyen su **fenotipo** (características observables).

El genotipo se designa con tres letras minúsculas seguidas por una letra mayúscula, todas en cursiva, para indicar el gen. El fenotipo se designa con una letra mayúscula seguida de dos letras minúsculas, y un signo más o menos como superíndice indica la presencia o ausencia del carácter. Por ej. el gen *recA* codifica la proteína RecA, y las cepas que sintetizan esta proteína son $RecA^{+}$.

Mutación y variabilidad genética

La palabra mutación proviene del latín *mutare* que significa cambiar. Se define como mutación a cualquier alteración permanente y heredable de la secuencia de bases del DNA (cambio genotípico), la cual puede o no tener un efecto fenotípico detectable. Las mutaciones pasan de una generación a otra en virtud de la replicación semiconservativa del DNA.

Las alteraciones en el DNA no constituyen necesariamente un proceso sin retorno ya que existen **mecanismos de reparación**. Si se corrige el error antes de que la célula se divida no habrá mutación. En cambio, si la mutación se establece puede reflejarse en un cambio concomitante en alguna propiedad de la célula: requerimientos nutricionales; morfología; composición antigénica; virulencia; susceptibilidad a antibióticos, bacteriófagos, luz UV, etc. (cambio fenotípico).

La mutación es un fenómeno individual en el que sólo un microorganismo y su progenie se ven afectados (**transferencia vertical**). A pesar de la baja frecuencia de mutación en cada ciclo celular, los cortos tiempos de generación hacen que ningún cultivo sea genéticamente puro y que cualquier cambio en el medio pueda ser selectivo para un determinado mutante, originando un cambio en la población en las posteriores generaciones.

Las mutaciones pueden ocurrir espontáneamente o pueden ser inducidas por agentes mutagénicos que directa o indirectamente provocan alteraciones en la estructura del DNA.

Los microorganismos con características alteradas, debido a la baja frecuencia de su aparición, son difíciles de detectar en ausencia de ambientes que les permitan multiplicarse con preferencia a la abrumadora mayoría de las células **salvajes (*wild type*)**. Sin embargo, un mutante resistente a un antibiótico puede reemplazar rápidamente a una población de células susceptibles cuando el inhibidor está presente en el medio (selección). El antibiótico es el agente que permite seleccionar al mutante preexistente pero no es el responsable de la aparición del mismo. La prueba de fluctuación de Luria y Delbrück demostró que las mutaciones ocurren al azar y no son determinadas por las condiciones selectivas.

Las mutaciones que involucran una sola base o unos pocos pares de bases se denominan **mutaciones puntuales** y se originan por **sustitución**, **microdeleción** o **microinserción** de nucleótidos (Fig. 32-1). Las sustituciones se clasifican en **transversiones**, sustitución de una purina por una pirimidina o viceversa, y **transiciones**, sustitución de una purina por otra purina o de una pirimidina por otra pirimidina. Las mutaciones que involucran segmentos de DNA se originan por macroinserciones o macrodeleciones.

Los efectos de una mutación son potencialmente ilimitados. Pueden afectar a las propiedades del DNA respecto de su función replicadora así como a la transferencia de la información. La mayor parte del DNA está involucrado en la especificación de la estructura primaria de proteínas, esto implica una gran probabilidad de que las alteraciones en la secuencia de nucleótidos se expresen como alteraciones en las proteínas. El código genético es universal y se lee como secuencias de tres bases en el mRNA (codones). El código es redundante o degenerado porque existe más de un codón para cada aminoácido (excepto para triptofano y metionina), por ello un cambio en la tercera base no necesariamente implica un cambio en el aminoácido codificado. Existen 64 codones, de los cuales 61 codifican los 20 aminoácidos y 3 son señales de terminación (codones stop, sin sentido o de terminación).

Debido a que el mensaje codificado en el mRNA se lee como una serie de tripletes (codones), las **microdeleciones** y las **microinserciones** provocan un **corrimiento del marco de lectura** (Fig. 32-1) con un **extensivo cambio de sentido**. Con menor frecuencia, ocasionan **mutaciones sin sentido** al generan codones sin sentido que provocan una terminación prematura de la cadena polipeptídica. Ambos efectos producen generalmente la inactivación del producto génico. Los codones sin sentido, cuando se ubican en moléculas de mRNA policistrónico (que codifica 2 o más proteínas), pueden tener un efecto pleiotrópico (afectan a más de una característica fenotípica).

Las **sustituciones** también pueden provocar mutaciones sin sentido, pero es mayor la probabilidad de crear **mutaciones con sentido equivocado (por cambio de sentido)** en las que se altera el triplete del código de manera de especificar un aminoácido distinto del normalmente ubicado en esa posición en la proteína. Las alteraciones pueden variar desde la inactivación total de una enzima hasta los cambios más sutiles en su capacidad catalítica. A diferencia de las microinserciones o microdeleciones que alteran el marco de lectura e involucran a todos los codones a partir del sitio de la mutación, las sustituciones provocan el cambio de un solo codón.

Las mutaciones con **sentido equivocado** también pueden provocar **mutaciones condicionales** debido a que el nuevo aminoácido genera una inestabilidad estructural. Las mutaciones condicionales se expresan en determinadas condiciones. Por ejemplo, el mutante posee una enzima termosensible cuya estructura secundaria o terciaria es compatible con su función biológica a temperaturas moderadas (**condición permisiva**) pero no altas (**condición restrictiva o no permisiva**). La temperatura elevada induce cambios en la conformación que son incompatibles con la función biológica de la enzima y, en el caso de las **mutaciones condicionales letales**, incompatibles con la viabilidad del mutante (por ej. mutaciones en la DNA polimerasa). Las mutaciones condicionales letales son muy útiles para estudiar aquellos genes esenciales para la bacteria.

Además, las mutaciones por sustitución pueden producir **mutaciones silenciosas,** que no se expresan fenotípicamente. Hay dos tipos de mutaciones silenciosas. Unas producen, por ejemplo, una sustitución en la tercera base del DNA que codifica un codón, lo cual puede generar un triplete diferente que codifique para el mismo aminoácido (los codones GCU, GCC, GCG y GCA codifican para alanina). Las otras, denominadas **sustituciones neutras**, producen un cambio del aminoácido, pero su reemplazo en la proteína no afecta su actividad. Esto ocurre, por ejemplo, cuando un aminoácido es sustituido por otro de propiedades similares (glutamato por aspartato).

Mutaciones espontáneas

Las mutaciones espontáneas se atribuyen principalmente a errores al azar de las DNA polimerasas durante la replicación del DNA (por cambios tautoméricos, ver más adelante), y además, a errores en la reparación o recombinación del DNA. Por otra parte, muchos productos o intermediarios del metabolismo son mutagénicos, incluyendo peróxidos, ácido nitroso, formaldehído y análogos de las purinas. Estos **mutágenos endógenos** producen la despurinización (pérdida de la base por ruptura del enlace glucosídico), la desaminación (la citocina se convierte en uracilo que se aparea con A) y daños por oxidación (8-oxo-7,8-dihidro-desoxi-guanina que se aparea erróneamente con A).

Un mecanismo adicional que provoca una inactivación génica es la inserción de secuencias de nucleótidos extrañas dentro del gen. Se sabe que una gran cantidad de mutaciones espontáneas se generan por la translocación de secuencias de inserción (IS, Ver Cap. La información genética en las bacterias) de una región de un genóforo (cromosoma, plásmido) a otra región del mismo o de otro genóforo. La capacidad de translocación de las secuencias de inserción sería también responsables de reordenamientos en el cromosoma: duplicaciones, inversiones y deleciones.

La **frecuencia de mutación espontánea** es baja y se produce con una probabilidad que oscila entre 10^{-7} y 10^{-12} por organismo (una bacteria de cada 10^{7} o 10^{12} tendrá una mutación). La frecuencia de mutación espontánea aumenta por alteración de genes que están involucrados en la replicación, reparación y recombinación, por ejemplo, el gen que codifica la actividad exonucleolítica de la DNA pol III que elimina bases mal apareadas y los genes *mut* que codifican el sistema de corrección conocido como *mismatch repair.*

Mutagénesis inducida

La frecuencia de mutación puede ser aumentada significativamente por la acción de agentes mutagénicos que pueden ser de naturaleza física o química. Hemos mencionado que gran cantidad de mutaciones espontáneas se generan por translocación de elementos móviles como las IS, este mecanismo es la base de la mutación por mutágenos biológicos.

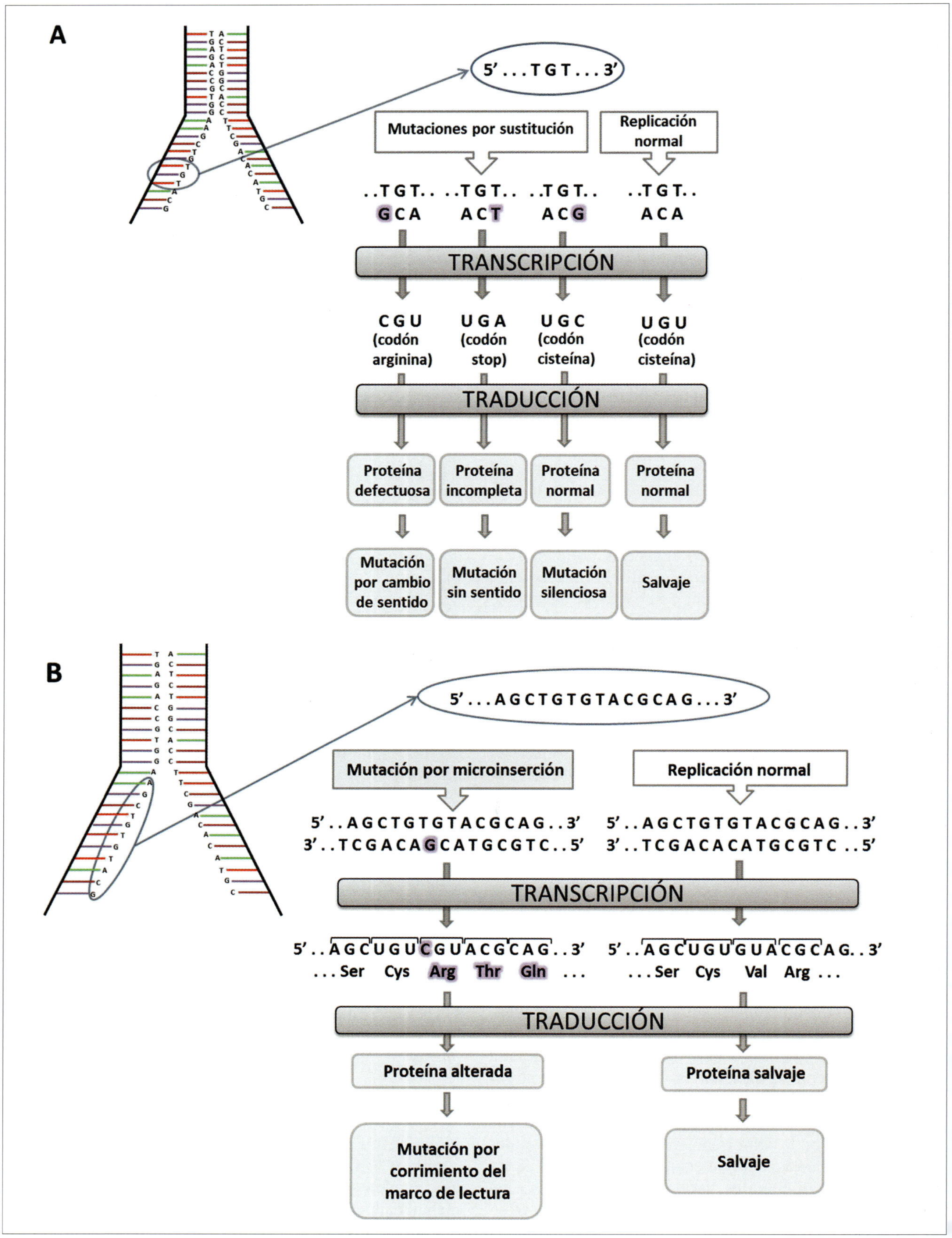

Fig. 32-1. Mutaciones puntuales, A: Por sustitución de nucleótidos en la secuencia de DNA y B: Por microinserción.

Agentes físicos

Los más destacados son la luz ultravioleta (UV) y las radiaciones de alta energía. El efecto primario de las radiaciones UV sobre el DNA es la producción de dímeros de pirimidina con formación de un anillo de ciclobutano. Estos dímeros son estables y se forman principalmente entre pirimidinas de una misma cadena. Las mutaciones provocadas por la radiación UV no son causadas directamente por los dímeros de pirimidinas, sino que son el resultado de un proceso de reparación post-replicativa proclive a errores (reparación SOS). Se producen transiciones, transversiones y deleciones. Los mecanismos de reparación serán considerados más adelante.

Las radiaciones ionizantes, con mayor poder de penetración, son efectivas en virtud de su capacidad de producir radicales libres. Provocan roturas monocatenarias en el DNA originando deleciones en sitios múltiples.

Agentes químicos

1) Agentes que modifican las purinas o pirimidinas de manera de provocar errores en el apareamiento de bases o que labilizan las bases para una modificación química espontánea. El ácido nitroso (HNO_2) puede actuar sobre adenina o citosina induciendo transiciones, por ejemplo, deamina la adenina para formar hipoxantina. La adenina se aparea con timina durante la replicación, pero la hipoxantina se aparea con citosina provocando una transición de un par AT a uno GC. Los agentes alquilantes monofuncionales actúan de manera similar, el etil metano sulfonato (EMS) alquila un nitrógeno de la guanina de forma tal que al replicarse aparea con timina. La alquilación también puede inducir la lenta hidrólisis de la purina.

Los agentes alquilantes bifuncionales reaccionan con ambas cadenas del DNA introduciendo enlaces transversales que impiden su replicación. Esta región es eliminada por una nucleasa, por lo que el resultado final es una deleción. Pertenecen a este grupo la N-metil-N'-nitro-N-nitrosoguanidina (NTG), las mostazas nitrogenadas y la mitomicina C.

2) Agentes que interactúan con el DNA y su estructura secundaria, promoviendo errores en la replicación y en la recombinación. Un grupo de colorantes de molécula plana, los colorantes de acridina (proflavina, naranja de acridina y bromuro de etidio), son capaces de intercalarse entre las bases de la misma cadena, especialmente en sitios caracterizados por la reiteración de bases (ej. AAAA). Durante la replicación, esta conformación anormal puede conducir a microinserciones o microdeleciones, originando mutaciones por corrimiento de lectura.

La actividad mutagénica de estos colorantes se incrementa por alquilación de la molécula. Estos compuestos se conocen como medias mostazas nitrogenadas (ICR 91).

3) Análogos de base que son incorporados en el DNA y provocan errores de incorporación. Según Watson y Crick pueden ocurrir transiciones cuando las bases que actúan de molde durante la replicación sufren cambios tautoméricos de electrones. Un cambio de la forma ceto a la forma enólica en la timina o de la forma amino a la forma imino en la adenina cambia la especificidad de las uniones hidrógeno de estas bases, de modo que la timina podría aparearse con guanina y la adenina con citosina. Estos cambios tautoméricos ocurren mucho más frecuentemente en compuestos tales como el 5-bromouracilo (5-BU) y la 2-aminopurina (2-AP), análogos estructurales de la timina y la adenina, respectivamente.

A diferencia de los agentes químicos que provocan alquilaciones o deaminaciones y que pueden actuar sobre las bases ya incorporadas al DNA, los análogos de base y las acridinas son efectivos solamente sobre moléculas de DNA que se están replicando.

Ciertos análogos de bases que son incorporados en el DNA viral o que inhiben su síntesis sin afectar a los humanos son utilizados como antivirales (azidotimidina, aciclovir y ribavirín).

Mutágenos biológicos

Los elementos móviles tienen un efecto mutagénico debido a que al insertarse dentro de un gen interrumpen la continuidad del código genético, además, los procesos de transposición dentro del mismo replicón se asocian con inversiones o deleciones del cromosoma de acuerdo con la forma en que se resuelve el cointegrado. Con menor frecuencia, la inserción de ciertos elementos móviles puede activar genes bacterianos debido a que poseen promotores fuertes cerca de sus extremos.

Los transposones y el fago Mu se utilizan como mutágenos ya que pueden insertarse en diferentes sitios del cromosoma dando lugar generalmente a la pérdida de la función del gen. Por lo tanto, al igual que los mutágenos físicos y químicos, originan mutaciones al azar. En cambio, se pueden obtener mutaciones específicas mediante mutagénesis dirigida (Ver Cap. Mecanismos de variación genética: Transferencia horizontal de genes).

Estrategias que preservan la fidelidad de la replicación del DNA

Hemos mencionado que los errores en la replicación del DNA producen mutaciones. Sin embargo, dentro de los mecanismos que contribuyen a la estabilidad de la información genética existen tres sistemas que intentan preservar la fidelidad de la replicación del DNA. Dos de ellos actúan durante la replicación para evitar errores; el primero involucra la selección del nucleótido adecuado por la DNA pol mediante una reacción reversible. A pesar de que es posible insertar cualquier desoxirribonucleótido, sólo el complementario es el energéticamente favorecido de manera que el desoxirribonucleótido equivocado sería rechazado. El segundo sistema es el de la actividad correctora (exonuclesa 3'-5') de las DNA polimerasas. La exonucleasa es capaz de remover también desoxirribonucleótidos complementarios, sin embargo, sólo tiene la oportunidad de hacerlo con los no complementarios ya que aquellos mal apareados inhiben fuertemente la adición del próximo desoxirribonucleótido. Esa pausa en la polimerización permite la acción de la exonucleasa.

El tercer sistema actúa después que finaliza la replicación para corregir bases mal apareadas que escaparon a la actividad correctora de la DNA polimerasa. Por ejemplo, en *E. coli* existe un sistema enzimático conocido como ***mismatch repair*** (Fig. 32-2). El sistema enzimático está codificado por los genes *mutH*, *mutL*, *mutS* y *mutU*. Un modelo propone que la proteína MutS reconoce y se une a las bases mal apareadas y a continuación se une MutL. Luego MutS se transloca hasta encontrar una secuencia GATC no metilada cercana al segmento erróneo y forma un *loop*. La proteína MutH se une al complejo MutSL y cliva el DNA en la secuencia GATC no metilada de la cadena recién sintetizada. Una exonucleasa remueve el segmento erróneo asistida por la proteína MutU (también denominada UvrD o helicasa II) que desenrolla el DNA. Las proteínas de unión a cadena simple (SSB) protegen el templado que es copiado por la DNA pol I (rellena huecos), y por último la ligasa restablece la continuidad de la molécula. El DNA parental que sirve de templado está protegido porque las adeninas de los sitios Dam, en las secuencias GATC, están metiladas. Este sistema corrector debe operar antes de que la nueva cadena de DNA sea metilada por la Dam metilasa, cuya función es identificarla como cadena "vieja" en la próxima replicación.

Sistemas de reparación que contribuyen a la estabilidad

Las bacterias no están indefensas ante un daño genético ya que poseen enzimas capaces de reparar algunos tipos de estructuras genéticas aberrantes. Algunos sistemas permiten la **remoción directa del daño**, regenerando la base normal. Las **alquiltransferasas** (ej. metiltransferasa) remueven los grupos alquilo introducidos en las bases por ciertos mutágenos (EMS, NTG). A continuación se describe el efecto directo de la **fotoliasa**.

Existen dos procesos pre-replicativos capaces de eliminar los dímeros de pirimidinas generados por la exposición a la radiación UV. Uno de ellos ocurre sólo en presencia de luz y se conoce como fotorreactivación, y el otro, se denomina reparación por escisión. La **fotorreactivación** se produce cuando las células tratadas con luz UV son inmediatamente irradiadas con luz de 300 a 400 nm de longitud de onda que activa la enzima fotoliasa. Esta enzima hidroliza la unión covalente en los dímeros de pirimidinas y recupera la secuencia salvaje.

El mecanismo de **reparación por escisión** (Fig. 32-3) es un mecanismo de reparación general que se dispara por la distorsión de la doble hélice, generada por ejemplo por la presencia de un dímero de timina. La **endonucleasa UvrABC**, conocida como correndonucleasa-UV o endonucleasa de corrección, produce cortes en la cadena que contiene el dímero para eliminar las bases dañadas y algunas bases localizadas a ambos lados de la lesión (un total de aproximadamente 12 nucleótidos). Mutaciones en los loci *uvrABC* impiden este mecanismo de reparación y provocan un aumento de sensibilidad a la radiación UV (Ver Test de Ames). El proceso comienza cuando UvrA reconoce el daño y junto con UvrB se unen al dímero de timina. Luego, UvrA se libera y se une UvrC para producir cortes a ambos lados del daño. La proteína UvrD (helicasa II) desenrolla la región y se libera el segmento dañado. La DNA pol I rellena la brecha a partir del 3'-OH libre, sintetiza el segmento faltante utilizando la cadena complementaria como molde y por último la ligasa restablece la continuidad de la molécula de DNA.

La correndonucleasa-UV también corrige enlaces entre bases de distintas cadenas, como los producidos por mitomicina C. Sistemas similares pueden reparar otros tipos de lesiones, por ejemplo, se conocen enzimas capaces de iniciar la remoción de bases alquiladas y otras que remueven hipoxantina. La enzima **N-glucosilasa** rompe el enlace glucosídico que une la base alquilada con el azúcar-fosfato, con lo cual la base es desplazada sin romper la continuidad de la cadena de DNA. Entonces, la **endonucleasa AP**, que reconoce sitios apurínicos o apirimidínicos (sitios AP), realiza el corte para iniciar un proceso similar al de eliminación de los dímeros de pirimidinas.

Sistema SOS: reparación propensa a error

Las bacterias mutantes que carecen de vías *uvr* de reparación, son más sensibles a la mutagénesis por UV ya que realizan una reparación post-replicativa. Esto también ocurre cuando se somete a la radiación UV una población que se está duplicando activamente, condición que favorece la obtención de mutantes, ya que no alcanza a realizar la reparación pre-replicativa. En la **reparación post-replicativa** se activa el **sistema SOS de reparación propenso a error**, y es el mecanismo de reparación el que origina la mutación por UV. Esta reparación es uno de los muchos procesos regulados por el sistema regulador SOS que es activado por la presencia de DNA de simple cadena (ssDNA) que constituye la señal de daño.

La regulación del sistema SOS, extensivamente estudiada en *E. coli*, depende de 2 proteínas: el **represor LexA** y la **proteína RecA**, que normalmente actúa como **recombinasa** (Ver recombinación generalizada, Cap. Mecanismos de variación genética: Transferencia horizontal de genes). Frente a una señal de daño RecA se activa (RecA*) y actúa como **proteasa** (Fig. 32-4).

Durante el crecimiento normal el represor LexA se une a secuencias específicas de 20 pb (SOS *box* o LexA *box*) de los operadores de los genes que componen el regulón SOS y previene su expresión. El grado de represión depende de si el gen posee una SOS box débil (secuencia menos conservada) o fuerte. Los genes *recA* y *uvrABCD* poseen SOS *boxes* débiles, y en consecuencia, existe una expresión basal que se incrementa notoriamente cuando se induce el sistema SOS. En cambio, los genes que codifican la DNA pol IV y V, cuya función describiremos a continuación, poseen SOS *boxes* fuertes y sólo se expresan ante la señal de daño.

La señal de daño se genera por la imposibilidad de la DNA pol III de copiar la estructura anómala que presenta dímeros de pirimidinas. La actividad correctora de la DNA pol III elimina repetidas veces la última base añadida que produce una distorsión del DNA (debido a que el dímero no se acopla bien con ninguna base) y finalmente

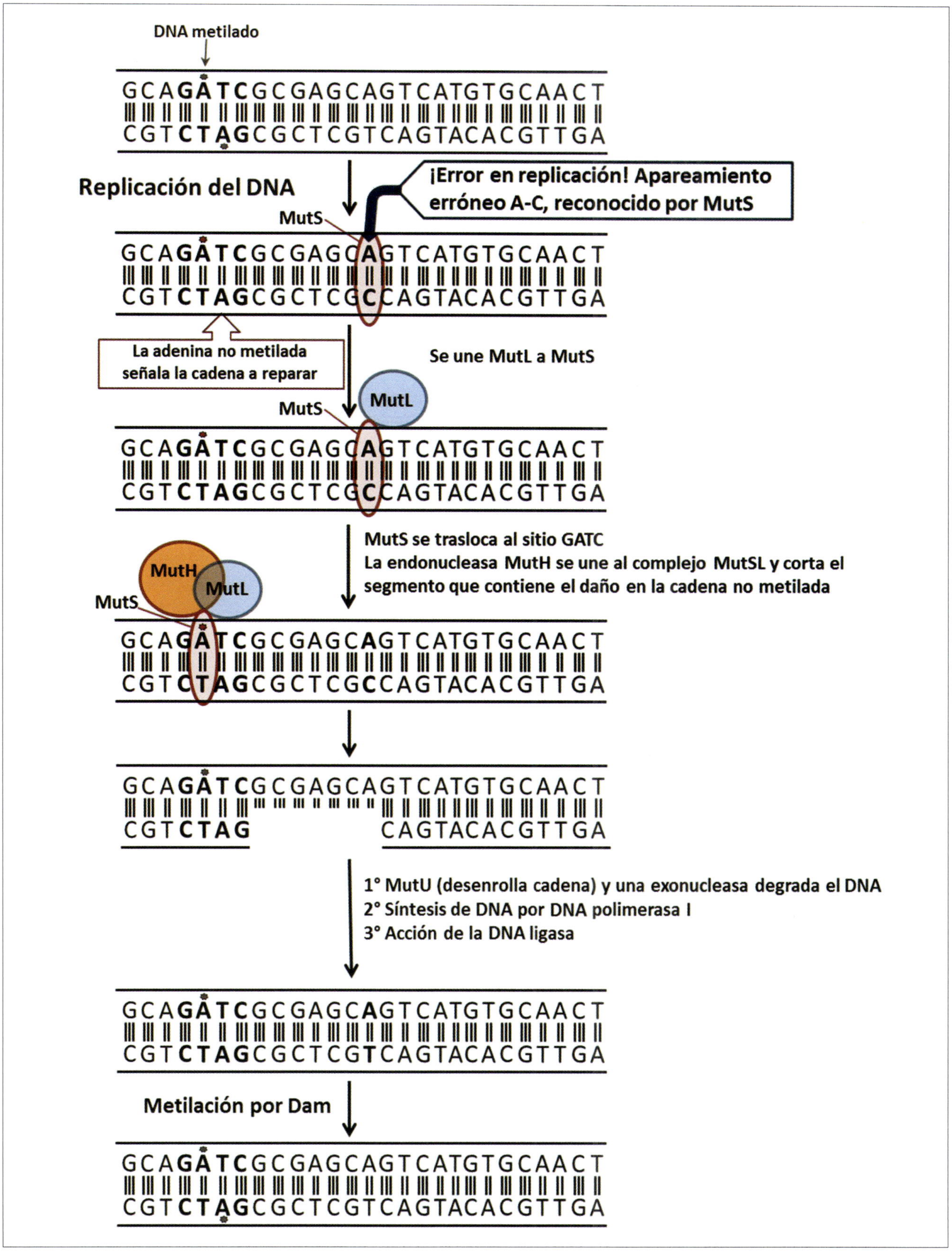

Fig. 32-2. Sistema de reparación: ***mismatch repair.***

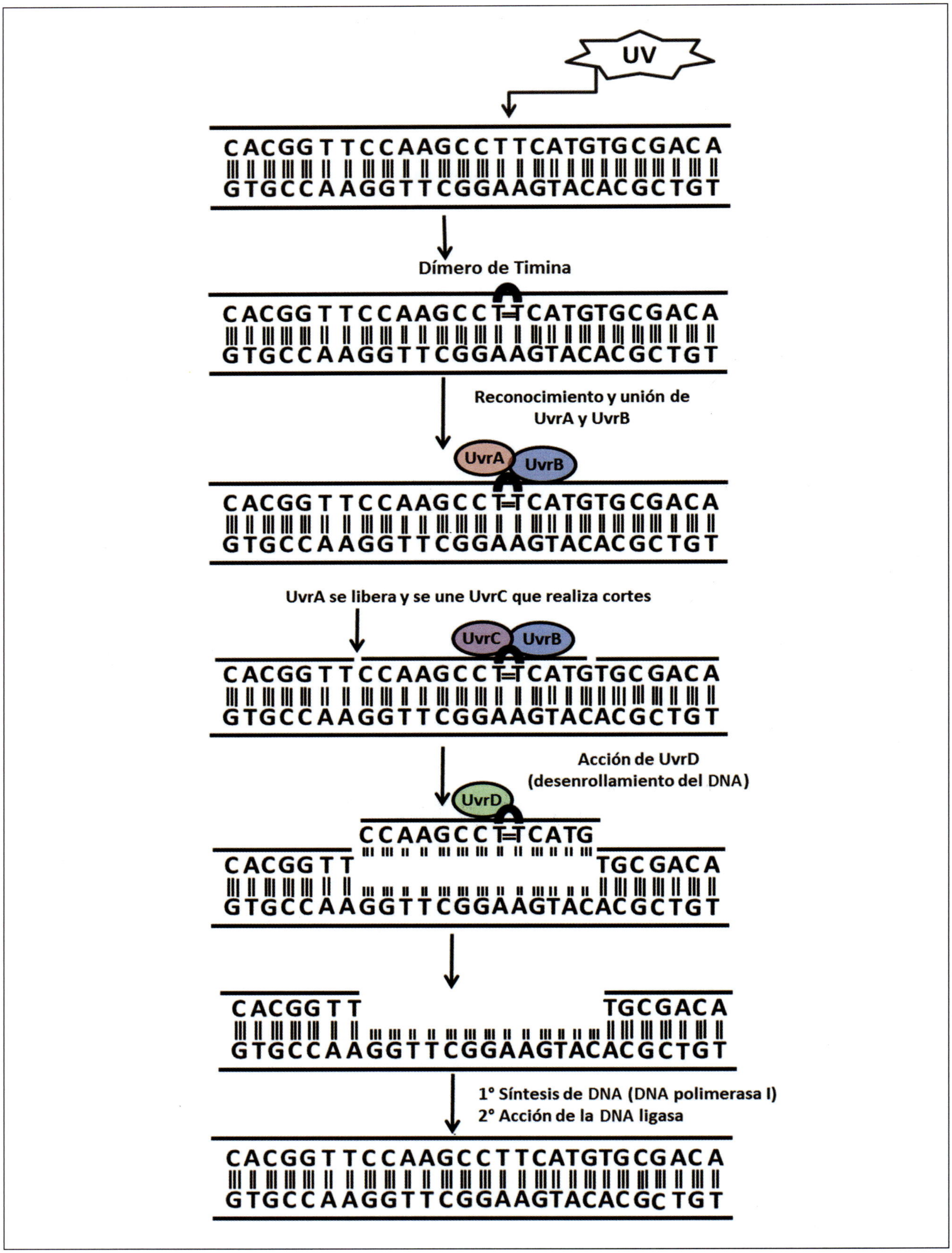

Fig. 32-3. Sistema de reparación por escisión.

la replicación continua más adelante produciendo una brecha de DNAss que es la señal de daño que activa a la proteína RecA. Entonces, RecA* activada se une al DNAss en la horquilla de replicación formando un filamento de nucleoproteína que estimula, actuando como coproteasa, la actividad autoproteolítica latente de LexA, permitiendo así la transcripción de más de 40 genes.

Entre estos genes se encuentran *recA* y *uvrABCD.* Además, el sistema SOS regula los genes que codifican las **DNA pol IV** (*dinB*) y **DNA pol V** (*umuC* y *umuD*), que carecen de actividad correctora y por ello, afectan la fidelidad de la replicación. Estas DNA polimerasas se conocen como **DNA mutasas** y tienen la capacidad de reiniciar la replicación a una cierta distancia de la zona lesionada, incluso, replican el molde que contiene el dímero introduciendo mutaciones y también producen mutaciones al replicar otras zonas no lesionadas del DNA. La mutagénesis inducida por irradiación UV se debe principalmente a la acción del **DNA pol V** (UmuD'$_2$C). Los genes *umu* se denominan así porque producen ***u****ltravioleta* ***mu****tagenesis*. La recombinación dependiente de RecA, favorecida por los elevados niveles de esta proteína, también contribuiría a la remoción de los dímeros de pirimidina.

El papel de RecA* en las células donde se induce el sistema SOS es: 1) colaborar en el clivaje de LexA, 2) procesar proteolíticamente UmuD para obtener UmuD', requisito para la sintesis de la DNA pol V (UmuD'$_2$C), y además, en células lisogénicas 3) clivar CI, represor del fago λ, lo que induce un ciclo lítico (Ver Cap. Mecanismos de variación genética: Transferencia horizontal de genes y Cap. Bacteriófagos).

Frente a un daño, la DNA pol V copia un molde defectuoso a costa de introducir errores pero este proceso debe interrumpirse abruptamente para asegurar la viabilidad de la célula. Defais *et al.* han estudiado la cinética de inducción y la vida media de la reparación SOS en *E. coli.* a 37°C, la actividad reparadora y mutagénica son máximas aproximadamente a los 30 minutos de la irradiación y decaen con una vida media de 30 minutos.

Otros agentes que causan lesiones que interfieren en la replicación del DNA (mitomicina C, metil metano sulfonato, etc.) también son capaces de inducir la reparación SOS.

Recientes investigaciones demostraron que el sistema SOS es responsable de mutaciones que originan resistencia a antimicrobianos. Por ejemplo las quinolonas, cuyo blanco molecular es la DNA girasa, inducen el sistema SOS, y se han detectado mutantes resistentes a ciprofloxacina originadas por este mecanismo. Por ello se han iniciado estudios centrados en inhibir el sistema SOS para reducir el aumento de la resistencia.

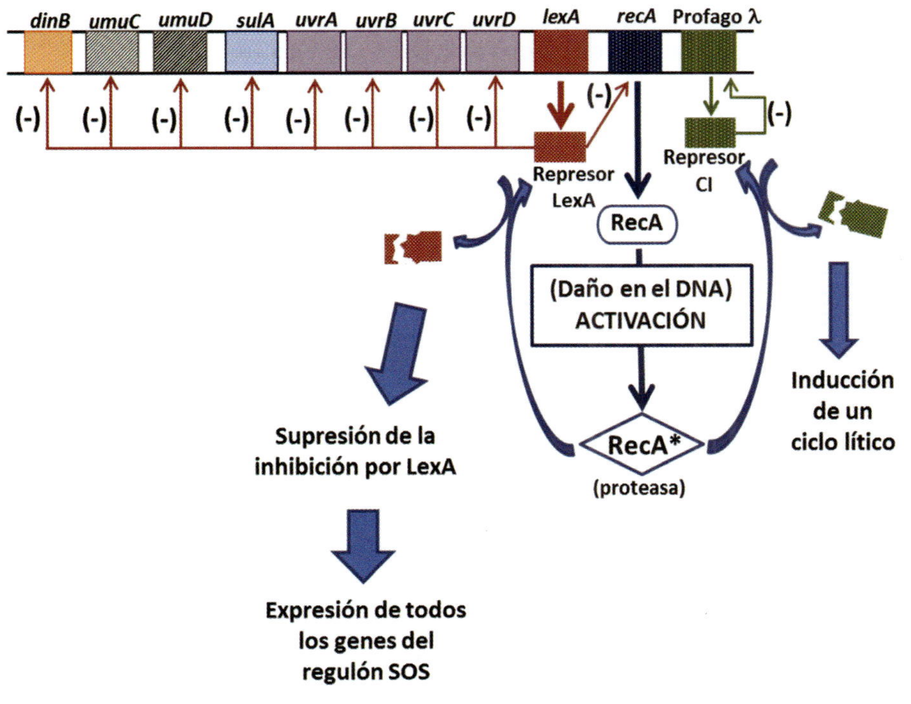

Fig. 32-4. Sistema de reparación SOS propenso a error. El sistema SOS, de reparación post-replicativa propensa a error, es activado por la presencia de DNA de simple cadena que constituye la señal de daño. Su regulación depende de 2 proteínas: el represor LexA y la proteína RecA, que normalmente actúa como recombinasa pero frente a una señal de daño se activa (RecA*) y actúa como proteasa. RecA* colabora en el clivaje de LexA permitiendo así la transcripción de más de 40 genes. Entre estos: *recA*, *uvrABCD* (vía de reparación por escisión), *dinB y umuC-umuD*, que codifican las **DNA pol IV y DNA pol V (DNA mutasas)**. Además, en células lisogénicas RecA* cliva al represor del fago λ (CI), lo que induce un ciclo lítico.

Reversión de las mutaciones

Un organismo mutante puede recuperar su fenotipo salvaje original por una segunda mutación denominada **mutación reversa o retromutación**. Las **mutaciones puntuales** pueden revertir por acción de mutágenos que provoquen mutaciones puntuales del mismo tipo, por ejemplo, las mutaciones producidas por acridinas pueden revertir por agentes que provoquen microdeleciones y microinserciones pero no por aquellos que inducen sustituciones. Las mutaciones que afectan segmentos de DNA sólo pueden revertir mediante procesos de recombinación, que se analizarán en el siguiente capítulo.

Los experimentos corrientes de reversión sólo permiten demostrar la recuperación del fenotipo original. Dicha recuperación puede deberse a una segunda mutación en el mismo sitio afectado por la mutación primitiva o en un sitio diferente, ya sea dentro del mismo gen o de otro. Cuando la mutación reversa se produce en el mismo sitio que la primitiva y restaura la secuencia de bases original, constituye una **retromutación verdadera**. También puede producirse en el mismo sitio pero sin restaurar el genotipo original aunque codifique el mismo aminoácido u otro funcionalmente equivalente. Las retromutaciones que sólo restauran el fenotipo original se denominan **mutaciones supresoras** y pueden ser intragénicas o extragénicas (Fig. 32-5).

Las mutaciones supresoras intergénicas o extragénicas alteran un componente del proceso de traducción (tRNA o la enzima aminoacil-tRNA-sintetasa) para corregir el error de código originado por la primera mutación.

En una población bacteriana las velocidades de mutación y retromutación junto con las presiones selectivas conducen a un equilibrio o a un pseudo equilibrio e impiden, luego de varias generaciones, que se pierdan las características de esa determinada especie.

Test de Ames

Una aplicación de las mutaciones reversas es la detección de compuestos mutagénicos. Se basa en el hecho de que si un compuesto es capaz de revertir una mutación, es también capaz de producirla y presenta la ventaja de eliminar la necesidad de encontrar las condiciones apropiadas para detectar la expresión de la mutación.

El test de Ames fue desarrollado en la década del 70 por el profesor de Bioquímica Bruce Nathan Ames de la Universidad de California, Berkeley, EE.UU. Se trata de un ensayo microbiológico rápido y sensible que permite evaluar el potencial efecto mutagénico de compuestos químicos como una medida indirecta del posible efecto carcinogénico sobre seres humanos. Gracias a este ensayo, en 1975, se demostró que el 60-90% de las sustancias químicas carcinogénicas eran a su vez mutagénicas.

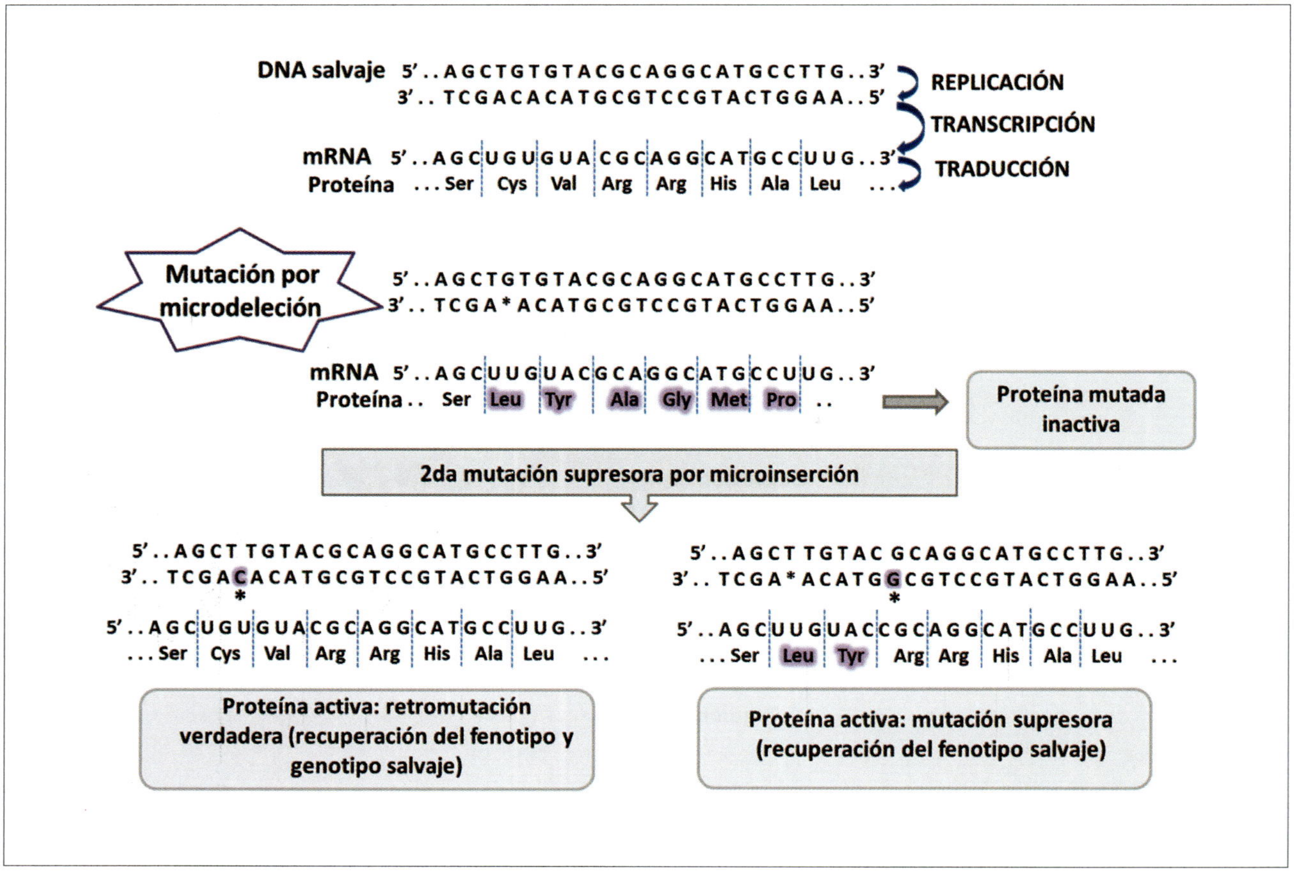

Fig. 32-5. Retromutación verdadera y supresora.

El test de Ames se basa en la reversión de auxótrofos a protótrofos para la detección de compuestos mutagénicos. Utiliza varias cepas de *Salmonella enterica* subespecie *entérica* serovariedad Typhimurium (*Salmonella* Typhimurium) **auxótrofas** para el aminoácido **histidina** (construidas por ingeniería genética) que poseen distintas mutaciones puntuales (microinserciones o microdeleciones, o sustitución de pares de bases) en genes del operón histidina (Tabla 32-1). El genotipo de estas cepas se expresa como ***his***$^-$ y el fenotipo omo **His**$^-$. Estas cepas no son capaces de desarrollar en medios de cultivo sin histidina.

Desde la descripción de este ensayo, Ames y sus colaboradores continuaron la manipulación de las mutantes originales *his*$^-$, introduciéndoles otras mutaciones (Tabla 32-1) que aumentaron su sensibilidad y, por consiguiente, su capacidad de detectar mutágenos:

• ***bioΔuvrB***: La mutación por supresión de *uvrB* cromosómico elimina el sistema de reparación de DNA por escisión. Esto aumenta la mutabilidad de la bacteria y la hace más sensible a la irradiación con luz UV. La macrodeleción abarca también el gen para la síntesis de biotina, lo que hace que la bacteria sea también auxótrofa para biotina.

• ***rfa***: Esta mutación elimina una porción de la cadena lateral polisacarídica del lipopolisacárido (LPS) de membrana externa, por lo cual aumenta la permeabilidad de la bacteria para compuestos voluminosos. La bacteria se vuelve sensible, por ejemplo, al colorante Cristal Violeta.

• **Plásmido pKM101**: Este plásmido contiene los genes *mucA* y *mucB* (codificantes de la polimerasa pol RI), que son genes homólogos a *umuD* y *umuC*, codificantes de la DNA pol V o DNA mutasa que se sintetiza cuando se activa el sistema SOS de *E. coli*. Estos genes son los responsables de la resistencia a la muerte por UV y de la susceptibilidad a la mutagénesis química e inducida por UV mediante un aumento de la ruta de reparación propensa a error. El plásmido contiene también un gen *bla* que codifica para una β-lactamasa, enzima responsable de conferir resistencia a ampicilina, propiedad que se utiliza como marcador de su presencia.

El rango de mutagenicidad de compuestos químicos en diferentes organismos puede diferir en cuanto al metabolismo de los componentes a evaluar. En algunos casos, el hígado detoxifica compuestos, pero en otros, los compuestos resultantes del metabolismo hepático resultan más tóxicos. Como las bacterias, a diferencia de los mamíferos y otros vertebrados, son incapaces de metabolizar productos químicos mediante citocromos P450, un componente clave del ensayo para detectar sustancias **promutagénicas**, es el agregado de un **Sistema exógeno de activación metabólica de mamífero**. Para ello se emplea habitualmente la fracción microsomal de hígado de rata S-9 (**s**obrenadante a **9**000 g de homogenato de hígado de rata) que ha sido previamente tratada con inductores enzimáticos del tipo bifenilos policlorados (Aroclor 1254 o fenobarbital). A esta fracción se le añaden los cofactores NADP y G6P para obtener la **mezcla S-9**.

Si bien este ensayo no utiliza animales vivos, en la manera en que se utilizaban en los ensayos de predicción de carcinogénesis previos (con procedimientos costosos y demandantes de tiempo), los compuestos que den positivo el test de Ames, luego serán sometidos a otros ensayos *in vivo* en mamíferos como rata o ratón antes de ser etiquetados como carcinógenos humanos.

Previo a la realización del test de Ames, debe comprobarse la identidad genética de las cepas de *Salmonella* Typhimurium y su tasa de reversión espontánea al fenotipo His$^+$. Para ello se realizan los siguientes ensayos, incluyendo la cepa salvaje His$^+$ (Fig. 32-6).

Dependencia de histidina: Siembra de las cepas en placa con medio mínimo-glucosa (placas MMG) + biotina→ no hay desarrollo microbiano de las cepas mutantes debido a la ausencia de histidina.

Dependencia de biotina: Siembra de las cepas en placa MMG + histidina→ no hay desarrollo microbiano de las cepas mutantes debido a la ausencia de biotina.

Dependencia de histidina y biotina: Siembra de las cepas en placa MMG + biotina + histidina→ desarrollo microbiano de todas las cepas.

Presencia del marcador *rfa*: Siembra de las cepas en placa MMG + biotina + histidina (o placa con medio de cultivo complejo, TSA) + colocación de un disco de papel con Cristal Violeta → halo de inhibición alrededor del disco en las cepas mutantes, a diferencia de la cepa salvaje que desarrolla sin o con mínimo halo de inhibición alrededor del disco.

Supresión *uvrB*: Siembra de las cepas en placa con medio de cultivo complejo, TSA. Inmediatamente, irradiar con luz UV. Las cepas mutantes no desarrollan o lo hacen en menor medida que la cepa salvaje.

Presencia del plásmido pKM101: Siembra de las cepas en placa con medio de cultivo complejo adicionado con ampicilina → resistencia a ampicilina → desarrollo microbiano de las cepas mutantes, a diferencia de la cepa salvaje que no desarrolla (sensible a ampicilina).

Frecuencia de mutación espontánea: Los valores de reversión espontánea deben encontrarse dentro del rango de valores históricos para cada cepa. Ver la metodología a continuación.

Técnica del test de Ames

La técnica de Ames consiste en enfrentar diferentes cepas de *Salmonella* Typhimurium auxótrofas para histidina a diferentes concentraciones de un compuesto para evaluar su posible capacidad mutagénica (Fig. 32-7). Sobre el medio mínimo-glucosa (placas MMG) se plaquea un agar de superficie (Top Agar) que contiene una concentración de biotina necesaria para el desarrollo de las cepas (por ser también auxótrofas para biotina) y una concentración "traza" de histidina, que permite unas pocas replicaciones bacterianas necesarias para poder detectar la mutación (retardo fenotípico, que se explica más adelante). Al Top Agar, se le adiciona la cepa de *Salmonella* y, dependiendo si se desea evaluar promutágenos, la mezcla S-9.

Una vez solidificado el medio de superficie se colocan

Tabla 32-1. Genotipos relevantes de algunas de las cepas de *Salmonella* Typhimurium utilizadas en el test de Ames aislamientos humano.

Cepa	Mutación puntual operón histidina	Reversión (detecta)	*bio-uvrB*	LPS	Plásmido	Genotipo
TA1535	*hisG46* Sustitución	Sustitución de bases	Deleción	*rfa*	-	*hisG46, rfa, bioΔuvrB*
TA100	*hisG46* Sustitución	Sustitución de bases	Deleción	*rfa*	pKM101	*hisG46, rfa, bioΔuvrB*, Ap^R
TA1537	*hisC3076* Microinserción	Corrimiento del marco de lectura	Deleción	*rfa*	-	*hisC3076, rfa, bioΔuvrB*
TA97a	*hisC3076* Microinserción	Corrimiento del marco de lectura	Deleción	*rfa*	pKM101	*hisC3076, rfa, bioΔuvrB*, Ap^R
TA1538	*hisD3052* Microdeleción	Corrimiento del marco de lectura	Deleción	*rfa*	-	*hisD3052, rfa, bioΔuvrB*
TA98	*hisD3052* Microdeleción	Corrimiento del marco de lectura	Deleción	*rfa*	pKM101	*hisD3052, rfa, bioΔuvrB*, Ap^R

Ap^R: resistencia a ampicilina, codificada en el plásmido pKM101. ***hisG46***: marcador de las cepasTA1535 y TA100. Mutación puntual (sustitución de leucina [GAG/CTC] por prolina [GGG/CCC]) que detecta sustituciones de pares de bases, principalmente de los pares G-C. ***hisC3076***: marcador de las cepasTA1537 y TA97a. Mutación+1 del tipo corrimiento del marco de lectura (microinserción) próximo al sitio de secuencias repetidas –C-C-C-, que revierten al estado salvaje por mutaciones de corrimiento del marco de lectura. ***hisD3052***: marcador de las cepasTA1538 y TA98. Mutación -1 del tipo corrimiento del marco de lectura (microdeleción) próximo a la secuencia repetitiva –C-G-C-G-C-G-C-G, que detecta inserciones de pares G-C.

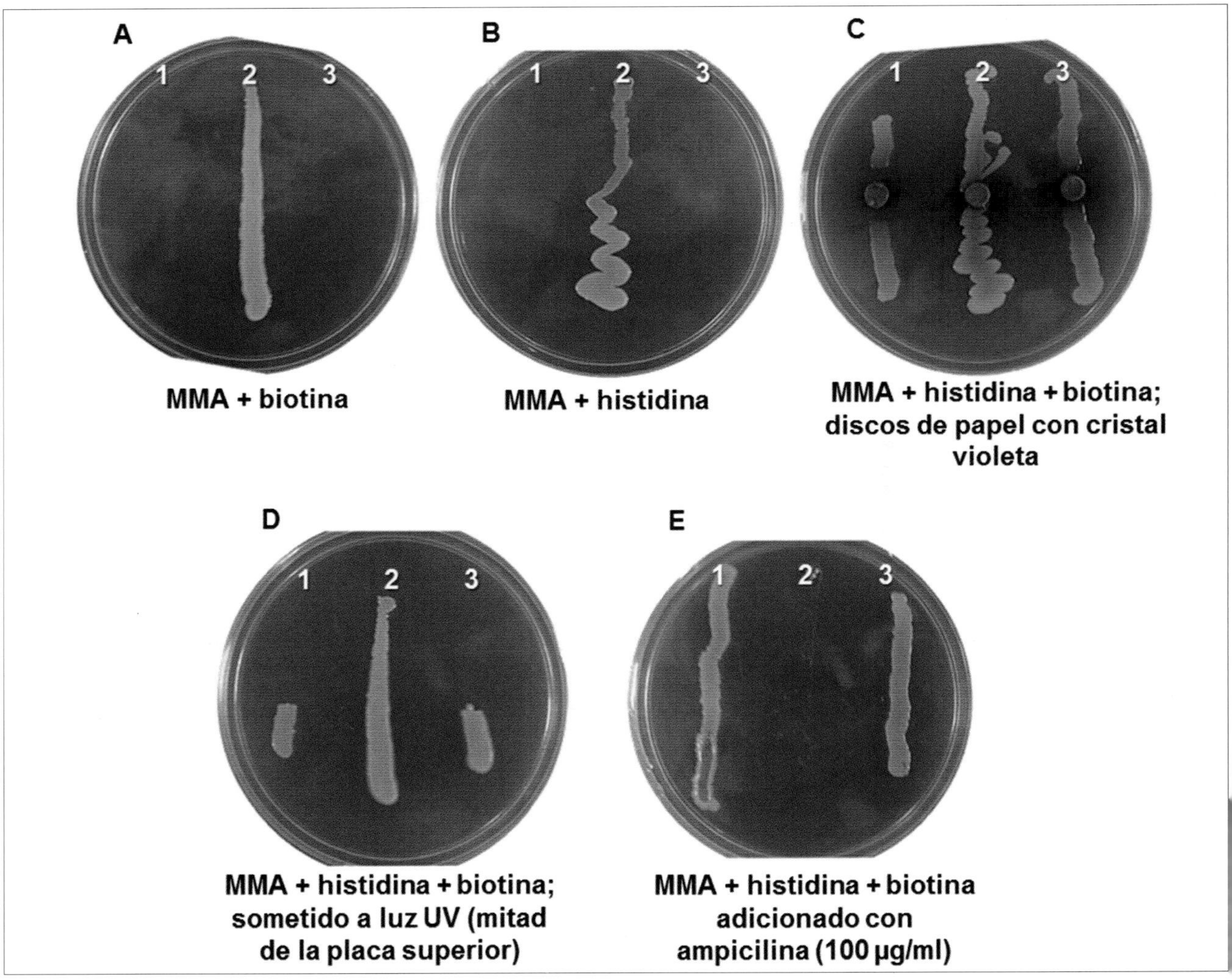

Fig. 32-6. Comprobación de la identidad genética de las cepas. A: dependencia de histidina; B: dependencia de biotina; C: presencia del marcador *rfa*; D: dependencia de histidina y de biotina y deleción *uvrB*; E: presencia del plásmido pKM101. En todas las placas están sembradas, de izquierda a derecha, las cepas *Salmonella* Typhimurium TA98, *Salmonella* Typhimurium salvaje y *Salmonella* Typhimurium TA100,

discos de papel conteniendo el compuesto a evaluar (en diferentes concentraciones), un control positivo específico para cada una de las cepas de ensayo (mutágeno conocido especificado en la Farmacopea argentina, y un control negativo (solvente del compuesto químico a evaluar). Además, una de las placas no lleva ningún disco, y se utiliza como control de **revertantes espontáneas His$^+$**, mencionado anteriormente. Estas bacterias recuperan su fenotipo His$^+$ por mutaciones espontáneas (retromutaciones) con una frecuencia mayor que la de la cepa salvaje debido a las mutaciones incorporadas que impiden los mecanismos de reparación correcta. El control negativo deberá generar revertantes en un rango similar a la placa de revertantes espontáneas.

Cuando se agrega un mutágeno a la placa, el número de colonias revertantes aumenta de manera dependiente de la dosis de dicho mutágeno. Debido a que los compuestos químicos pueden producir mutaciones por distintos mecanismos, para la realización de un ensayo general de mutagénesis, deben emplearse al menos tres cepas mutantes generadas por diferentes mecanismos (microdeleciones, microinserciones y sustitución de pares de bases) (Tabla 32-1). Recordemos que las mutaciones puntuales pueden revertir por acción de mutágenos que provoquen mutaciones del mismo tipo, por ejemplo, las mutaciones producidas por acridinas pueden revertir por agentes que provoquen microdeleciones y microinserciones pero no por aquellos que inducen sustituciones.

Luego de 48 a 72 h de incubación, se cuenta el número de colonias desarrolladas en cada placa. El **compuesto es mutagénico** si el número promedio de revertantes es al menos dos veces mayor que el número de revertantes detectadas en el control negativo (frecuencia espontánea) y existe correlación entre el incremento de revertantes por placa en función del aumento de la concentración del compuesto.

En la técnica descripta (con discos de papel), puede observarse diferente disposición en el crecimiento de las colonias en el medio. Al colocarse el compuesto en el disco de papel, se genera un gradiente de concentración, de mayor a menor, desde el borde del disco hacia el borde de la placa. Un efecto fácilmente observado es el mayor número de colonias en la cercanía del disco (**anillo de revertantes**) debido a la influencia del compuesto con actividad mutagénica. En la Fig. 32-7 se puede observar este efecto concentración-dependiente en el resultado del control positivo y, más marcadamente, en el resultado del compuesto X. En algunos casos, la mayor concentración del compuesto mutagénico resulta letal para las cepas mutantes, lo que se manifiesta como un halo de inhibición de crecimiento inmediatamente alrededor del disco conteniendo el compuesto testeado.

Para finalizar, Bruce Ames ha trabajado toda su vida abocado a detectar componentes que causen mutaciones, exponiendo su labor en numerosos trabajos científicos. Su trabajo fue fundamental para demostrar mutaciones en el DNA y relacionarlas con carcinogénesis. Ha identificado muchos mutágenos incluyendo pesticidas como el DDT, aditivos comestibles como AF-2 (ya no permitido), productos para el cabello, entre otros.

Expresión fenotípica de las mutaciones

Muchas funciones celulares tales como la utilización de determinadas fuentes de carbono, nitrógeno, azufre y fósforo, la síntesis de precursores de macromoléculas y coenzimas, la regulación de la síntesis y actividad enzimática, la síntesis de algunos componentes de la superficie celular, etc., no son indispensables en todas las condiciones de cultivo. Así, la incapacidad de un mutante para utilizar determinada fuente de carbono (pérdida de una actividad enzimática o de transporte) puede ser subsanada mediante la utilización alternativa de otro compuesto carbonado. Cuando una mutación provoca la inactivación de una enzima de un camino biosintético no indispensable, la célula se hace dependiente de factores de crecimiento. Esta característica fenotípica se denomina auxotrofismo. El estado salvaje original, independiente de esos factores, se denomina prototrofismo. Los caminos biosintéticos no indispensables son aquellos cuyos productos finales son moléculas capaces de entrar a la célula (aminoácidos, purinas, pirimidinas, vitaminas). Las rutas biosintéticas de los aminoácidos están constituidas de modo tal que el efecto de la pérdida de actividad de una enzima anterior a una ramificación de la ruta es el de obtener un mutante con múltiples requerimientos (auxótrofo para dos o más aminoácidos); también pueden surgir requerimientos múltiples por pérdida de una actividad enzimática común a dos rutas diferentes.

Las mutaciones también pueden conferir un aumento de la sensibilidad o resistencia a inhibidores. Ya se ha mencionado que la sensibilidad de las bacterias a la luz UV es mucho mayor si se pierde alguna de las enzimas que efectúan la reparación del DNA dañado. La resistencia a antimicrobianos podría deberse a mutaciones que provoquen impermeabilidad de la membrana a la droga, o disminución de la afinidad del blanco celular por el antimicrobiano. Estos mecanismos son responsables de la adquisición de resistencia cromosómica a antibióticos. Por ej., una mutación en el gen que codifica la proteína S12 de la subunidad ribosomal 30S genera mutantes resistentes a la estreptomicina (modificación del sitio blanco).

La mutaciones que alteran una función no indispensable permiten el estudio de caminos metabólicos, funciones regulatorias y otros aspectos de la fisiología celular, dando origen a la bioquímica genética.

Las mutaciones que alteran un gen cuyo producto es indispensable en cualquier condición de cultivo y que no puede ser aportado por el medio de cultivo, constituyen mutaciones letales. Entre estos productos están las polimerasas que replican y transcriben el DNA, los diversos componentes del aparato de traducción y proteínas esenciales para el proceso de división celular y algunas proteínas de membrana. El objetivo de aplicar las técnicas de la genética bioquímica al análisis de las funciones génicas imprescindibles llevó a la utilización de mutantes letales condicionales, descriptas anteriormente

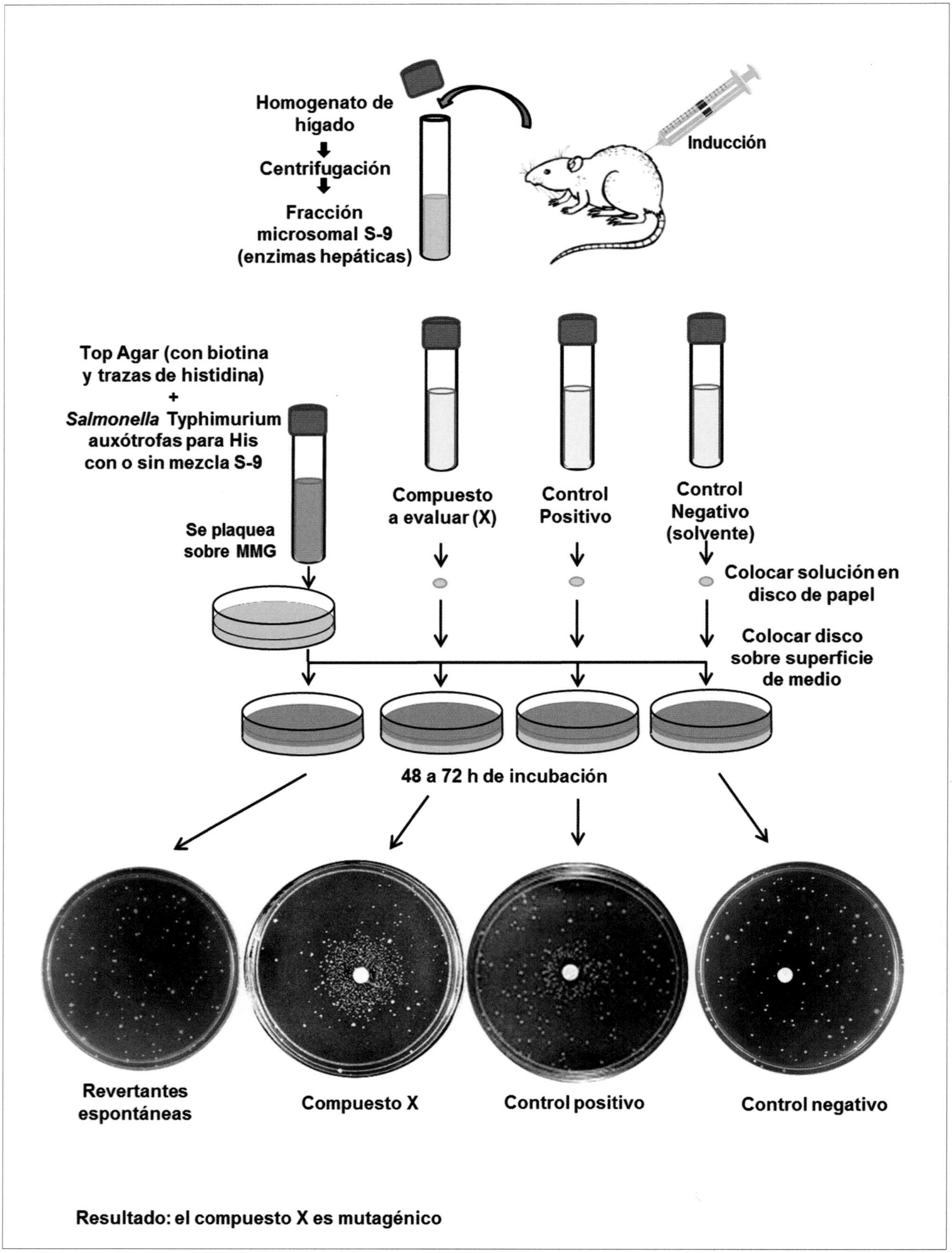

Fig. 32-7. Test de Ames: Esquema de la metodología para la evaluación de la actividad mutagénica de compuestos químicos.

Retardo fenotípico

Cuando el efecto primario de una mutación es la pérdida de un producto génico estable, pueden ocurrir varias generaciones antes de que la mutación se exprese fenotípicamente. Este fenómeno es conocido como retardo fenotípico y corresponde al tiempo requerido para la dilución del producto génico que dejó de ser sintetizado.

Experimentalmente se observa que cuando una suspensión bacteriana sensible a un bacteriófago es sometida a la acción de un agente mutagénico e inmediatamente plaqueada en presencia de esos fagos, casi no se encuentran mutantes resistentes al fago. Sin embargo, si transcurren varias generaciones entre el tratamiento mutagénico y el enfrentamiento con los bacteriófagos, el número de mutantes resistentes aumenta en función del número de generaciones transcurridas hasta estabilizarse. Este fenómeno puede explicarse teniendo en cuenta que las bacterias sensibles al fago poseen receptores específicos que dejan de sintetizarse por acción del agente mutagénico. Cuando una bacteria sensible a un fago se convierte en genotípicamente resistente todavía posee los receptores preexistentes y por lo tanto, sigue siendo fenotípicamente sensible hasta que transcurran varias generaciones y se "diluyan" los viejos receptores. La expresión fenotípica se retrasa hasta que las células mutantes carezcan de los receptores necesarios para la adsorción del fago.

Se observa retardo fenotípico cuando se obtienen mutantes auxótrofos o mutantes que pierden la capacidad de utilizar un compuesto como fuente de carbono o nitrógeno. El efecto primario de la mutación es la pérdida de una actividad enzimática, al ocurrir la mutación la célula posee muchas moléculas de la enzima, que han de ser diluídas por división celular para que se observe el efecto de la mutación.

El significado del retardo fenotípico puede verse en el enriquecimiento por penicilina de mutantes auxótrofos (ver más adelante). La penicilina actúa sólo sobre células en crecimiento activo, si los sobrevivientes a la acción mutagénica se tratan inmediatamente con este antibiótico, mueren tanto los mutantes como los salvajes. Es necesario que transcurran varias generaciones antes de tratarlos con penicilina para que la mutación se exprese fenotípicamente (Fig. 32-8).

Cuando una mutación conduce a la ganancia, y no a la pérdida, de un producto génico, la expresión fenotípica es más rápida pero de todas formas es necesario tener en cuenta el retardo fenotípico.

Segregación de equivalentes cromosómicos

El retardo fenotípico tiende a enmascarar otro factor que también retrasa la expresión fenotípica de las mutaciones: la existencia de varios equivalentes cromosómicos en algunas bacterias. Si bien las bacterias son haploides, pueden presentar más de una copia de algunos genes cuando se dividen rápidamente. En esas circunstancias, una mutación puede afectar sólo una copia del gen dando lugar a un heterocarionte. Si la mutación causa la pérdida de un producto génico será recesiva, porque las otras copias del gen continuarán fabricando dicho producto. Así, será necesaria la segregación del heterocarionte para obtener un homocarionte en el que se manifieste la mutación (segregación de equivalentes cromosómicos).

Las bacterias son haploides porque todos sus equivalentes cromosómicos son idénticos. Aunque se produzca heterogeneidad por mutación o por transferencia genética, los procesos de división celular y segregación generalmente restauran la haploidía en pocas generaciones.

Enriquecimiento de la población mutagenizada en el mutante deseado

Debe destacarse que al someter una población salvaje a la acción de un agente mutagénico se obtiene una población mixta compuesta por bacterias salvajes que no fueron afectadas o repararon el daño del DNA y mutantes. Las mutaciones se producen al azar y por ello es probable obtener el mutante deseado, pero además siempre se generan muchos otros mutantes.

Se recurre a técnicas de enriquecimiento cuando no es posible el desarrollo del mutante deseado sin que lo hagan también las bacterias salvajes. Por ejemplo, si se desean obtener mutantes auxótrofos para triptofano (Trp^-) a partir de una población salvaje protótrofa para este marcador (Trp^+, capaz de sintetizar triptofano), la única manera de cultivar las mutantes es en presencia de triptofano y en estas condiciones también crecerán las salvajes. El método se basa en la inhibición temporaria de la población mutante. Se logra cultivando la población mixta (Trp^+ y Trp^-), a la cual se le permitió previamente replicarse en presencia de triptofano (retardo fenotípico), en condiciones selectivas en las que sólo las salvajes sean capaces de reproducirse (medio mínimo líquido carente de triptofano) y en presencia de un bactericida, como la penicilina, que actúe sólo sobre células en crecimiento. El antibiótico matará sólo a las salvajes y permanecerán latentes las mutantes Trp^- que no se reproducen en ausencia de triptofano. De esta forma, el mutante deseado estará presente en la población mixta en mayor proporción con respecto a la inicial. Luego se elimina el bactericida y se procede a seleccionar los mutantes Trp^- utilizando la técnica de réplica (Fig. 32-8).

Para eliminar el bactericida se puede hacer pasar el cultivo a través de una membrana filtrante, y luego se procede a lavar las células retenidas en la membrana con medio de cultivo fresco o, se puede agregar un inhibidor del antibiótico (en el caso de utilizar penicilina, se puede agregar una ß-lactamasa).

Selección de mutantes

Se utilizan condiciones de crecimiento selectivas o diferenciales que permiten distinguir los organismos

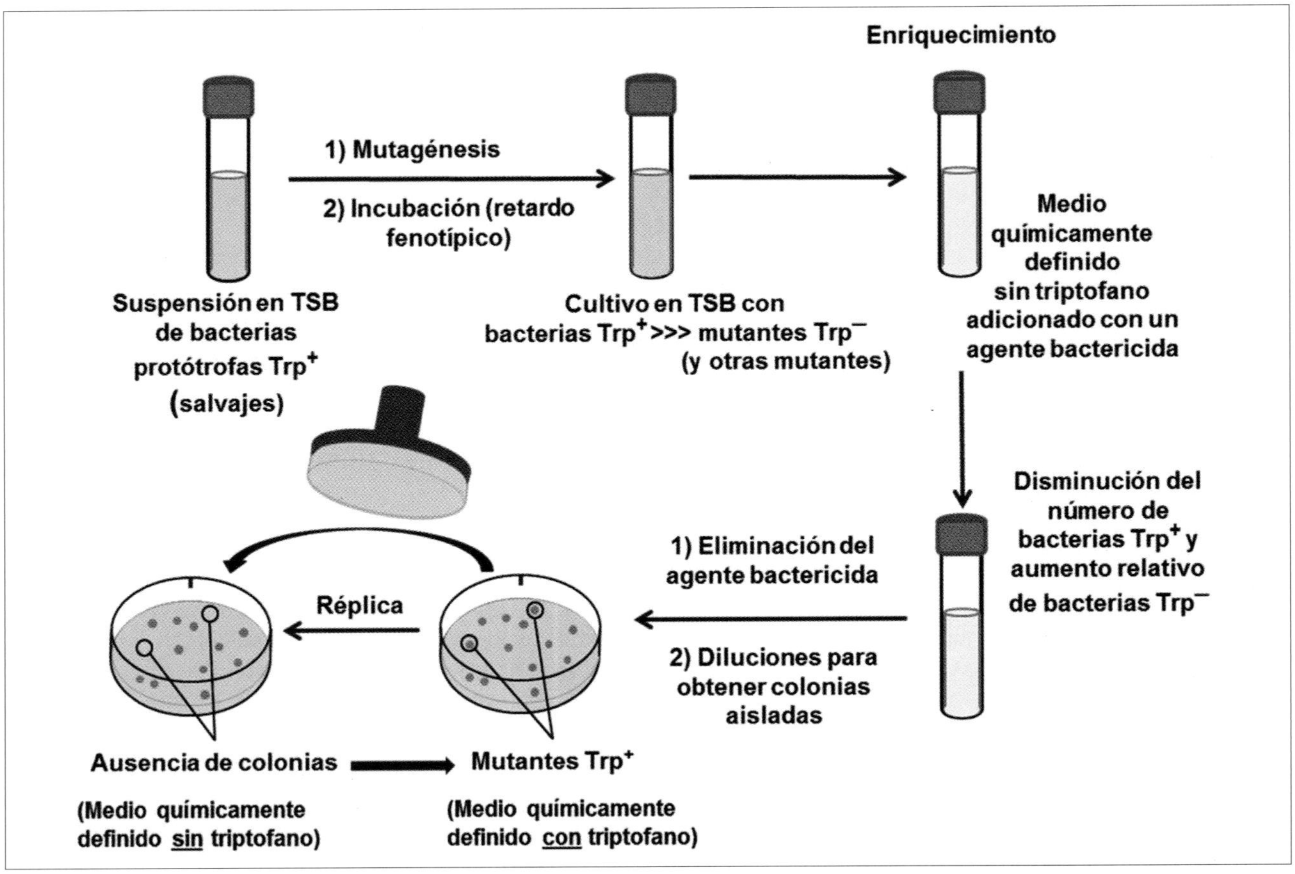

Fig. 32-8. Enriquecimiento en mutantes auxótros y selección.

mutantes de los salvajes. Los métodos que emplean condiciones selectivas pueden inhibir o matar a la población salvaje o a la mutante.

Inhibición de la población salvaje

Este método es aplicable a la selección de mutantes que adquieren una actividad enzimática y por lo tanto se hacen independientes de la presencia de un factor de crecimiento. Por ejemplo, si se quieren seleccionar mutantes Trp^+ a partir de una población Trp^+ y Trp^-, se inocula un medio sólido carente de triptofano con un número elevado de bacterias de la población mixta ($>10^6$ UFC), ya que en ella la proporción del mutante deseado es pequeña. En este medio sólo desarrollarán las mutantes Trp^+, dando colonias visibles. También pueden seleccionarse mutantes que adquieren la capacidad de utilizar un determinado compuesto como fuente de carbono, sembrando la población mutagenizada en un medio que contenga dicho compuesto como única fuente de carbono.

Muerte de la población salvaje

Si se quiere seleccionar un mutante resistente a un antibiótico, por ejemplo estreptomicina (Str^r), es suficiente incubar la población mutagenizada compuesta por bacterias sensibles (Str^s) y resistentes (Str^r) en ausencia del antibiótico (retardo fenotípico) y luego sembrarla en un medio de cultivo sólido suplementado con el antibiótico. Sólo desarrollarán colonias del mutante Str^r. También pueden seleccionarse mutantes resistentes a un fago sembrando la población mutagenizada, a la cual se le permitió previamente replicarse en ausencia del fago (retardo fenotípico), en un agar nutritivo al que se agrega una suspensión del fago.

Inhibición o muerte de la población mutante

Se aplica a la selección de mutantes auxótrofos o termosensibles, que requieren condiciones de crecimiento en las que también desarrollan los organismos salvajes. La selección de auxótrofos, que generalmente es precedida por un enriquecimiento en el mutante deseado, puede llevarse a cabo utilizando la técnica de siembra por réplica. Se cultiva la población mixta en placas matrices que contienen un medio de cultivo que permite el desarrollo de todas las bacterias presentes (mutantes y salvajes); una vez obtenidas las colonias aisladas, éstas se transfieren mediante un sello estéril de terciopelo o gasa a otras placas orientadas idénticamente y que contienen un medio que permite sólo el desarrollo de las células salvajes. Las colonias salvajes desarrollan en los dos medios pero las mutantes lo hacen sólo en la placa matriz y pueden ser detectadas comparando la ubicación de las colonias en los dos tipos de placas (Fig. 32-8). En el caso de un mutante letal condicional termosensible, la placa matriz se incuba a 30°C y a partir de las colonias aisladas se realiza una réplica, en el mismo medio de cultivo, que se incuba a 42°C. Los mutantes sólo crecerán en la placa matriz.

Métodos que emplean condiciones diferenciales

Los métodos que emplean condiciones diferenciales permiten distinguir visualmente las colonias mutantes de las salvajes. Por ejemplo pueden distinguirse bacterias fermentadoras de un azúcar de otras que no poseen esta propiedad incorporando un compuesto de tetrazolio, incoloro, al medio de cultivo que contiene dicho azúcar. Las bacterias que fermentan el azúcar disminuyen el pH provocando la reducción del tetrazolio a formazán de color rojo, insoluble. Las bacterias no fermentadoras originan colonias blancas.

En muchos casos, dependiendo de las características de los mutantes, los compuestos necesarios para permitir su diferenciación pueden ser letales. En esos casos se recurre a la selección por réplica, utilizando el mismo medio de cultivo en la placa matriz y en la réplica, pero revelando sólo una de ellas (por ej.: detección de bacterias productoras de amilasas utilizando lugol para revelar).

Presiones selectivas en el ambiente natural

Hasta ahora se han considerado fuerzas selectivas que actúan en cultivos artificiales. En la naturaleza la selección actúa de un modo aún más exigente. Por ejemplo, un microorganismo del suelo debe ser capaz no sólo de sobrevivir bajo un conjunto de condiciones físico-químicas, sino también en competición con las otras formas microbianas que comparten ese nicho ecológico. Cualquier mutación que disminuya la capacidad del microorganismo para competir será seleccionada negativamente y eliminada con rapidez. La naturaleza tolera muy poca variación en las poblaciones microbianas, las leyes de la competencia demandan que cada especie retenga el conjunto de genes que le confiere la mejor adaptación.

Adaptación genética y cambio epigenético

La adaptación genética consiste en la acción de la selección sobre las variaciones heredables. En la naturaleza la adaptación genética es el mecanismo principal de evolución.

Un cambio en las propiedades de la célula que no se debe a un cambio en la información genética se denomina cambio epigenético. El cambio epigenético se define como la alteración del fenotipo sin cambios en el genotipo. En esta adaptación fisiológica la célula sufre un cambio en respuesta directa al ambiente. Por ejemplo, un cambio fenotípico debido a la inducción de enzimas, que involucra a toda la población y es reversible (inducción de las enzimas necesarias para metabolizar una fuente de carbono, de aquellas responsables de la fotosíntesis, etc.).

Uso de mutantes

Es ampliamente conocida la utilidad que brindan los mutantes bacterianos auxótrofos. A título de ejemplo pueden mencionarse: 1) La valoración de factores de crecimiento (valoración microbiológica de vitaminas), 2) El esclarecimiento de caminos metabólicos, 3) La detección de propiedades mutagénicas (Test de Ames), y 4) Estudios de mecanismos regulatorios. El auxotrofismo ha sido también utilizado como criterio de selección de cepas que superproducen y excretan aminoácidos y bases.

BIBLIOGRAFÍA

Ames BN, McCann J, Yamasaki E. Methods for detecting carcinogens and mutagens with the Salmonella/mammalian-microsome mutagenicity test. *Mutation Research* 1995; 31: 347-364.

Farmacopea Argentina Octava Edición, Volumen I, 2010. Ensayo de *Salmonella*/fracción microsomal (test de Ames) para detección de mutagenicidad.

Janion C. Inducible SOS Response System of DNA Repair and Mutagenesis in *Escherichia coli*. *Int J Biol Sci* 2008; 4:338-344.

Jarosz DF, Beuning PJ, Cohen SE, Walker GC. Y-Family DNA polymerases in *Escherichia coli*. *Trends Microbiol* 2007; 15: 70– 77.

Lewin B. Gene XI, Oxford University Press and Cell Press, 2014.

Madigan MT, Martinko JM, Parker J. Brock Biología de los Microorganismos, 10ª edición, Prentice Hall Iberia, Madrid, 2004.

Kristien Mortelmans K, Zeiger E. The Ames *Salmonella*/microsome mutagenicity assay. *Mutation Research* 2000; 455: 29–60.

Prescott LM, Harley JP, Klein DA. Microbiology, 5ta edición, WCB/McGraw-Hill, 2004.

CAPÍTULO 33

MECANISMOS DE VARIACIÓN GENÉTICA: TRANSFERENCIA HORIZONTAL DE GENES

Beatriz Passerini de Rossi, José Di Conza

Las mutaciones, los mecanismos de transferencia de genes y los mecanismos de recombinación proveen las bases de la variabilidad genética sobre la que operan las fuerzas de la evolución. En este capítulo nos referiremos a los mecanismos de transferencia horizontal de genes, y a los distintos mecanismos que en contraposición, contribuyen a la estabilidad de la información genética.

Ya hemos visto en el capítulo anterior que la mutación es un fenómeno individual en el que sólo un microorganismo y su progenie se ven afectados (transferencia vertical). En cambio, en los mecanismos de transferencia horizontal de genes (THG) se transfiere una parte del genoma de una célula dadora que denominaremos exogenote a una célula receptora, cuyo genoma constituye el endogenote. Los mecanismos clásicos de THG incluyen la transformación, la transducción y la conjugación.

El exogenote puede sufrir distintos destinos (Tabla 33-1). Un destino es la recombinación en la cual: a) porciones del DNA del exogenote reemplazan a segmentos del DNA del endogenote (sustitución de genes), o b) se produce la integración del exogenote (adición de genes). Se originan así organismos con genomas recombinantes que derivan de dos organismos parentales. Si no ocurre un proceso de recombinación, el exogenote puede tener otros destinos: a) persistir y replicarse, para lo cual debe poseer los elementos genéticos para su propia replicación (ej. plásmidos); b) persistir sin replicarse (por ej. transducción abortiva); o c) ser degradado por enzimas de restricción.

RECOMBINACIÓN

En los procariotas pueden existir dos tipos de recombinación: 1) generalizada u homóloga, que ocurre entre regiones cuyas secuencias de bases poseen extensa homología (recombinación promovida por **RecA en** *E. coli*), 2) específica de sitio, donde las moléculas dadora y receptora poseen pequeñas secuencias con homología (ej. integración del fago λ en el cromosoma de *E. coli*).

La recombinación generalizada es una recombinación por sustitución, promueve un intercambio eficaz de información genética entre grupos altamente relacionados; mientras que la recombinación específica de sitio es una recombinación por adición.

Recombinación generalizada

Las moléculas de DNA recombinante son heterocigotas parciales. La heterocigocidad, que desaparece después de un ciclo de replicación, corresponde a una región de DNA heterodúplex compuesta por cadenas únicas de cada progenitor. Los modelos de recombinación proponen que el DNA heterodúplex se forma por el intercambio de una hebra única de un cromosoma, por la de otro cromosoma. La condición para esta asimilación es la complementariedad de las bases dentro de las regiones participantes. En la Fig. 33-1 se muestra que el intercambio de la cadena única es iniciado por una endonucleasa, que produce una muesca en una hebra de la molécula dadora de DNA doble cadena (dsDNA). Este corte inicial es seguido por el desplazamiento de la hebra contigua por acción de la DNA pol que inicia la síntesis de DNA en el extremo 3'-OH del corte. La cadena única que es liberada localmente de la estructura, queda disponible para desplazar una cadena similar de una región homóloga en la molécula receptora. La cadena del DNA desplazada es eliminada por acción de una endonucleasa después de la formación de una estructura tripartita.

Se han identificado varios loci genéticos involucrados en la recombinación en *E. coli*. Se adjudica un papel central al **gen *recA*** ya que las mutaciones que lo inactivan causan un cese casi total de la recombinación homóloga. El producto del gen *rec*A es una proteína de 37.800 Da que posee actividad de proteasa y recombinasa ATP-dependiente. La proteína RecA cataliza la asimilación de DNA de cadena única por una molécula doble de DNA en una reacción que requiere hidrólisis de ATP y apareamiento de bases homólogas, esta reacción lleva a la formación de un heterodúplex. La proteína RecA puede utilizar DNA de cadena única o doble con muescas. Existen factores que aumentan la frecuencia de recombinación: a) la presencia de horquillas de replicación, y b) el incremento del nivel de transcripción, debido a la presencia de zonas unicatenarias en el cromosoma receptor.

Los genes ***recBC***, codifican las subunidades de una exo y endonucleasa ATP-dependiente, conocida como exonucleasa V. Estos genes también poseen una actividad de desenrollamiento del dsDNA y mediante ambas actividades proporcionan DNA de cadena única, que es el sustrato de la enzima RecA.

La probabilidad de recombinación dentro de una longitud dada de DNA cromosómico de *E. coli* no es constante y la misma aumenta en ciertas regiones debido a la presencia de una secuencia específica de DNA, designada *chi*. La secuencia *chi* es una secuencia repetida de 8 pb que está presente cada 5 a 15 kb. Evidencias recientes sugieren que la enzima RecBC recorre el dsDNA desenrollándolo (luego de su paso el DNA vuelve a enrollarse) hasta que reconoce a la secuencia *chi* y actúa como nucleasa proveyendo DNA de cadena única.

Otras enzimas colaborarían en el proceso de recombinación: las DNA pol, con sus actividades de polimerasa y exonucleasa, y la ligasa, para sellar las muescas que se generan durante la recombinación. También participarían otras proteínas involucradas en la replicación del DNA: la proteína SSB que se une a DNA de cadena única para evitar que forme una estructura secundaria, y las topoisomerasas con actividad de sellar muescas (topoisomerasa I) y aquellas productoras de superenrollamiento negativo (topoisomerasa II o DNA girasa), que proporcionarían la energía para la asimilación de cadenas.

Recombinación específica de sitio

La integración del fago λ en *E. coli* K12 ocurre por recombinación entre los **sitios *att*** (*attachment sites*) del cromosoma del fago y de la bacteria (Ver Fig. 33-5 y Cap. Bacteriófagos). Estos sitios contienen secuencias centrales idénticas de 15 pb. La integración del fago λ depende de la función de la **integrasa**, que es el producto del gen *int* del fago λ, que puede catalizar reacciones de cierre de muescas en el DNA en ausencia de ATP. Se cree que la integrasa hace muescas en regiones centrales de los sitios *att* del fago y de la bacteria, y se produce un apareamiento de bases homólogas seguido de cierre de las cadenas para unir las moléculas.

La escisión del profago λ del cromosoma bacteriano es una inversión exacta del proceso de integración, esta recombinación requiere la acción de la integrasa y de la proteína fágica escisionasa, codificada por el gen *xis*. Ocasionalmente se produce una escisión imprecisa de l que puede generar partículas de transducción especializada (ver más adelante). El sitio *att* primario de *E. coli* K12 se ubica entre los genes ***gal*** y ***bio***. La integración de λ puede ocurrir en otros sitios en el cromosoma si el locus *att* es eliminado por mutación. Estos sitios secundarios que presentan cierta homología con el sitio *att* son reconocidos mucho menos eficazmente por la integrasa.

El bacteriófago Mu quizás sea el elemento transponible más grande (38 kb). Otro ejemplo de recombinación específica de sitio es la transposición de elementos de inserción simples (IS) y de transposones (Ver Cap. La información genética en las bacterias). Mediante el proceso de transposición ciertos elementos genéticos pueden moverse hacia diversas secuencias blanco en una forma intramolecular (en el mismo replicón) o intermolecular (por ej. del cromosoma a un plásmido o viceversa).

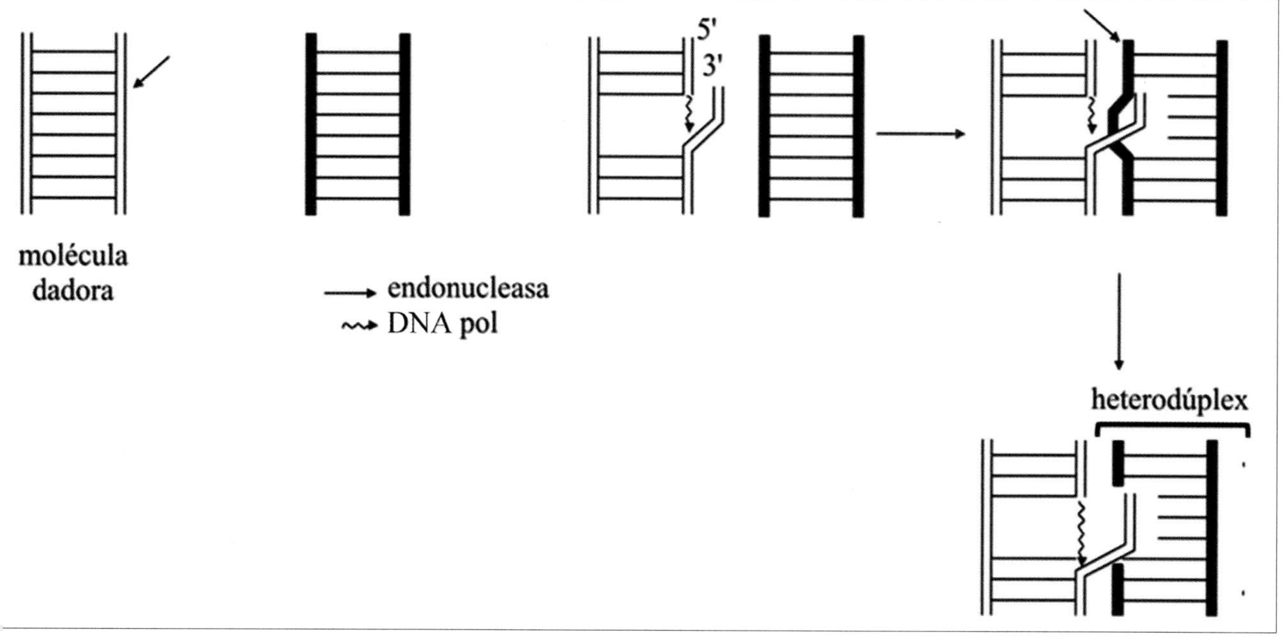

Fig. 33-1. Recombinación generalizada asimétrica

Sistemas que contribuyen a la estabilidad: Restricción y modificación de DNA

El Premio Nobel de Medicina de 1978 fue concedido a los microbiólogos Werner Arber, Daniel Nathans y Hamilton Smith por el descubrimiento de las **endonucleasas de restricción**, lo que condujo al desarrollo de la tecnología de DNA recombinante.

La existencia de **enzimas de restricción** limita la transferencia de genes exitosa e impide una colectivización genética entre las distintas especies bacterianas. La degradación del DNA extraño (exogenote) que ha ingresado a una célula hospedadora fue descubierta en infecciones por fagos. Este fenómeno, denominado **restricción**, es el resultado de la acción de endonucleasas específicas (enzimas de restricción) que degradan el DNA extraño. Sin embargo, el DNA de un fago que ha escapado a la restricción y se ha replicado en un hospedador bacteriano determinado ya no es atacado por las enzimas de restricción de hospedadores de la misma estirpe, debido a que su DNA ha sido protegido por **enzimas de modificación**. Los procesos de modificación involucran la metilación de unas pocas bases en los sitios del DNA que constituyen el blanco de las enzimas de restricción, siendo la S-adenosil-metionina el dador de grupos metilo.

Distintas enzimas de restricción pueden estar presentes en una misma especie bacteriana. Por ejemplo, el fago λ que se ha replicado en la cepa de *E. coli* K12, posee un DNA que ha sido modificado específicamente de manera tal que las enzimas de restricción de esa cepa no pueden atacarlo. Por lo tanto, λK12 tendrá una eficiencia de plaqueo máxima (EP = 1, eficiencia de formar placas de lisis) al sembrarlo sobre la misma estirpe K12; pero la misma será sólo de $1x10^{-4}$ sobre *E. coli* B ya que sólo 1 de cada 10.000 fagos escapará a la acción de las enzimas de restricción de esta cepa y será modificado antes de que ocurra su degradación, evidenciando que la restricción no es absoluta. Los fagos producidos en la cepa B (lB), tendrán un DNA modificado inmune a las enzimas de restricción de la cepa B pero que será fácilmente degradado por las de la cepa K12.

Algunos virus se protegen del ataque de las enzimas de restricción modificando su propio DNA. El fago T4 posee bases inusuales (hidroximetilcitosina e hidroximetilcitosina glucosilada) que lo hacen resistente a la mayoría de las endonucleasas.

Un concepto fundamental es que el cromosoma bacteriano está protegido de la degradación ya que existe un sistema de modificación para cada enzima de restricción producida por la bacteria: **sistemas de restricción-modificación**. Si una bacteria pierde, debido a una mutación, la capacidad de sintetizar una enzima de modificación no será viable debido a que la enzima de restricción de ese sistema cortará su propio DNA.

El fenómeno de restricción-modificación condiciona la eficiencia de los procesos de transferencia de genes. El exogenote puede ser degradado por las enzimas de restricción de la célula receptora, y si escapa a esta restricción será modificado.

La información genética de los sistemas de restricción-modificación puede ubicarse en el cromosoma o en plásmidos, y algunos fagos poseen sus propios sistemas de restricción. Existen sistemas de restricción-modificación de tipo I y de tipo II. En el primero ambas actividades están presentes en una única unidad funcional y existe especificidad respecto al sitio de metilación pero no al de clivaje, mientras que en el tipo II las endonucleasas y metilasas existen como proteínas separadas y el sitio de reconocimiento en el DNA es el sustrato para ambas. Debido a que la secuencia de nucleótidos en el sitio de reconocimiento gobierna la especificidad del sistema y es el sitio de acción de la endonucleasa, todos los fragmentos de DNA producidos a partir de una molécula de DNA no metilada por una enzima de restricción de tipo II contienen los mismos extremos. Se han determinado las secuencias de los sitios de reconocimiento de muchas de estas enzimas de tipo II y todas poseen simetría bivalente. Algunas clivan el DsDNA generando extremos que no se superponen (extremos romos), mientras que otras lo clivan al sesgo generando fragmentos con extremos complementarios de cadena única (extremos cohesivos). Estas nucleasas específicas de sitio se emplean en ingeniería genética. Por ejemplo, *Eco*R1 es el sistema de restricción-modificación del plásmido R1 de resistencia antibiótica de *E. coli* (Fig. 33-2).

MECANISMOS DE TRANSFERENCIA HORIZONTAL DE GENES

A través de los mecanismos de transferencia horizontal de genes (transformación, transducción y conjugación) se transfiere una parte del genoma de una célula dadora (exogenote) a una célula receptora, cuyo genoma constituye el endogenote. En la Tabla 33-1 se resumen las características de las células dadoras y receptoras involucradas en estos mecanismos y los distintos destinos que puede sufrir el exogenote.

Transformación

El proceso de transformación involucra la captación de moléculas de **DNA desnudo** por la célula bacteriana receptora. El DNA transformante puede ser de origen bacteriano, viral o plasmídico. La presencia en el medio de DNasa, enzima que cliva el DNA libre, inhibe la transformación. La sensibilidad a DNasa permite diferenciar la transformación de otros mecanismos de transferencia de genes.

Cuando la bacteria dadora se lisa libera su DNA (cromosomal y si existiese, plasmídico) al medio. La célula receptora debe estar en **estado de competencia** para captar el DNA exógeno. En general, la competencia está regulada por ejemplo por sistemas de dos componentes que activan la transcripción de genes que codifican las proteínas que participan en la captación, el transporte y el procesamiento del DNA (proteína de membrana de unión del DNA, nucleasas, etc.)

Para ciertas bacterias Gram positivas, los cultivos resultan competentes sólo cuando se llega a una densidad celular crítica, ya que en esas condiciones se alcanza la concentración adecuada de una proteína denominada

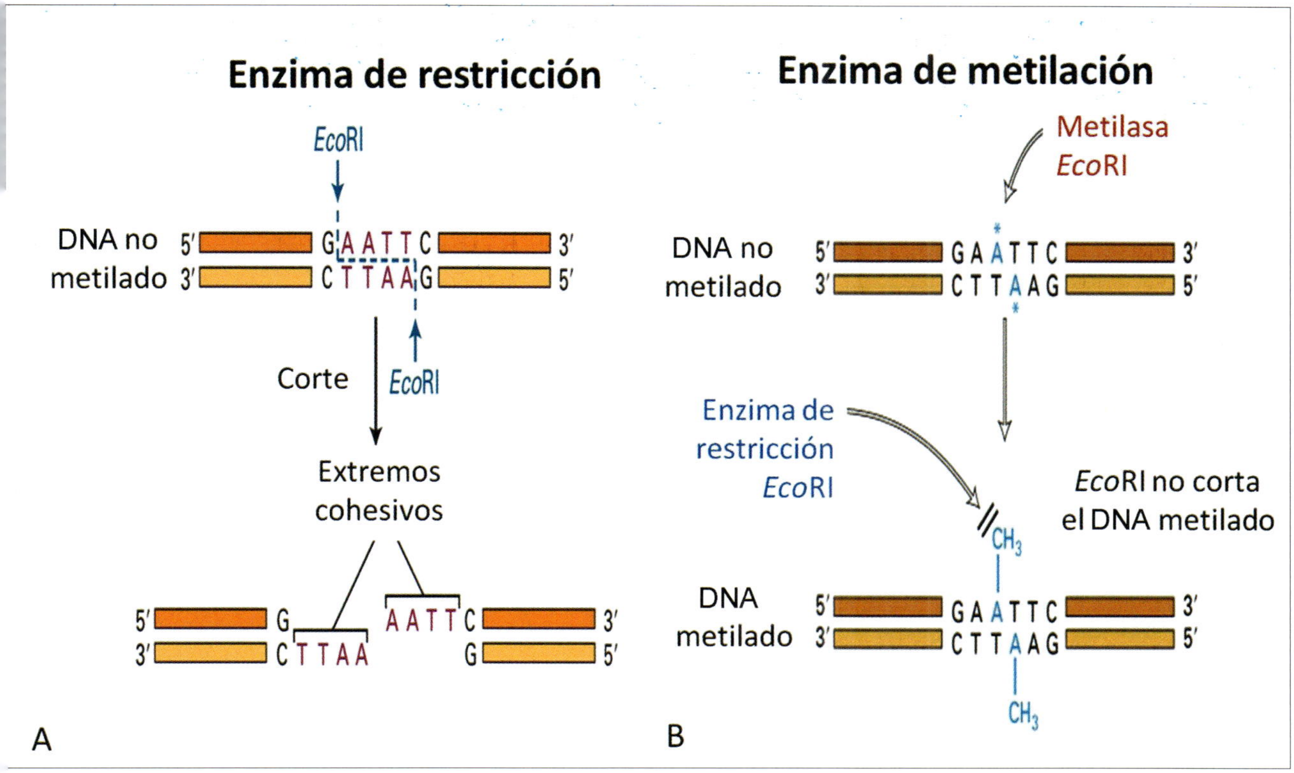

Fig. 33-2. Sistema de restricción-modificación *Eco*R1

factor de competencia. En *Streptococcus pneumoniae* la competencia surge al final de la fase de crecimiento exponencial. Durante el crecimiento las células sintetizan y exportan un péptido llamado CSP (péptido estimulador de la competencia) que al llegar a la concentración umbral se une a una histidin quinasa sensora que, tras autofosforilarse, fosforila al regulador de respuesta que activa operones de competencia (*com*). En *Bacillus subtilis* la competencia natural está asociada a la regulación por la densidad celular via *quorum sensing* (Ver Cap. Biofilms).

La adsorción de DNA transformante por células competentes involucra una unión reversible seguida por otra irreversible. La reacción de unión es específica para DNA de doble cadena y en general es independiente de la secuencia del DNA. En bacterias Gram positivas los DNA heterólogos (de otras especies) se unen y son captados tan eficazmente como los DNA homólogos, aunque sólo estos últimos participan en la posterior recombinación generalizada con el endogenote. En cambio, algunas bacterias Gram negativas como *Haemophilus influenzae*, si bien pueden unir DNA heterólogo, requieren la presencia de una determinada secuencia corta en el DNA para que éste sea efectivamente captado, y por lo tanto, sólo pueden ser transformadas por DNA de cepas estrechamente relacionadas.

En las células competentes de *S. pneumoniae* el DNA transformante se une a una proteína de unión a DNA de la superficie celular (posiblemente desenmascarada por autolisinas) y es cortado por una endonucleasa en pequeños fragmentos de 5 a 15 kb. En las bacterias Gram positivas una cadena de DNA es digerida por una exonucleasa asociada a la envoltura, mientras que la otra cadena es captada y protegida de la degradación por una proteína específica del estado de competencia (Fig. 33-3A). Si existe extensa homología, la proteína específica del estado de competencia es reemplazada por RecA y el DNA transformante recombina con el endogenote (recombinación generalizada).

A diferencia de las bacterias Gram positivas, la transformación natural en las Gram negativas no depende de una señal activadora segregada al medio (factor de competencia). En *H. influenzae* complejos receptores de superficie, dispuestos en prolongaciones vesiculares de la membrana externa denominados **transformosomas,** reconocen una secuencia específica de 11 pb presente en los fragmentos de DNA homólogos. El DNA entra en forma de **doble cadena** a través del transformosoma y solo una de ellas es incorporada al endogenote por recombinación.

En ambos procesos de transformación con DNA cromosomal se genera un heterodúplex donde la heterocigocidad se refleja en bases mal apareadas, y luego de la replicación, se generan dos poblaciones homocigotas, una con los genes exógenos incorporados (genotipo recombinante) y otra que retiene el genotipo original (Fig. 33-3B). El tamaño de los fragmentos de DNA transformante que se incorporan al cromosoma receptor oscilan entre 2 y 5 kb, esto representa de 2 a 5 genes. Otro destino del DNA transformante es ser digerido por enzimas de restricción antes de lograr recombinar.

La transformación es un proceso que ocurre en la naturaleza por DNA de células lisadas, sin embargo, ciertas especies de bacterias como *E. coli*, no son capaces de realizarlo en forma natural. En este último caso, el estado de

Tabla 33-1. Mecanismos de transferencia horizontal de genes

Mecanismo	**Bacteria**		**Exogenote (DNA transferido)**	**Destino del exogenote**
	Dadora	**Receptora**		
Transformación	Lisis celular	Estado de competencia	DNA desnudo (cromosomal, plasmídico o viral)	Restricción Recombinación Replicación autónoma (plásmido)
Transducción Generalizada	Bacteria en la que el fago realiza un ciclo lítico	Receptores para el fago	Cualquier gen cromosomal o un plásmido	Restricción Recombinación Replicación autónoma (plásmido)
Especializada	Bacteria lisogénica que sufre un ciclo lítico	Receptores para el fago	Genes cromosomales adyacentes al sitio de integración del fago	Restricción Recombinación
Conjugación	F^+	F^-	Plásmido F	Restricción Recombinación (episomas) Replicación autónoma
	Hfr	F^-	Genes cromosomales	Restricción Recombinación
	F'	F^-	Plásmido F'	Restricción Recombinación Replicación autónoma

Las bacterias F^+, Hfr y F' poseen el factor F en tres estados: como un plásmido de replicación autónoma (F^+), integrado en el cromosoma bacteriano (Hfr), o como un plásmido de replicación autónoma que contiene algún gen cromosomal bacteriano (F'). F^-: bacterias que no contienen el factor F.

competencia puede ser inducido por medios artificiales tales como la exposición breve al cloruro de calcio, procesos de congelamiento (-70°C) y descongelamiento (37°C), o por electroporación (cortos pulsos de corriente eléctrica de alto voltaje) que alteran la permeabilidad de las envolturas y permiten la captación de DNA exógeno. La **transformación artificial** con plásmidos es mucho más eficiente que con DNA cromosómico y es una metodología muy utilizada en ingeniería genética.

Cuando la transformación se realiza con DNA plasmídico, una vez ingresado a la célula, el mismo puede replicarse en forma autónoma o integrarse por recombinación específica de sitio en el cromosoma bacteriano si existe cierta homología (episomas). Los plásmidos también pueden ser degradados por enzimas de restricción.

Por último, cuando el DNA transformante es de origen viral, el proceso se denomina transfección. Una vez ingresado el DNA a la célula, puede ser digerido por enzimas de restricción, puede integrarse al cromosoma bacteriano quedando en estado de profago (lisogenización) o puede producir un ciclo lítico, dependiendo de la naturaleza del fago y de las condiciones fisiológicas del hospedador (Ver Cap. Bacteriófagos).

Transducción

En la transducción **el DNA de la célula dadora se presenta protegido por la cápside de un fago**, no desnudo como en la transformación. La comprensión de este fenómeno requiere el conocimiento del proceso de infección viral que involucra los siguientes pasos: 1) Adsorción del fago a sitios estereoespecíficos de la superficie bacteriana (receptores), 2) Inyección de su DNA, e 3) Iniciación de un ciclo lítico o lisogénico dependiendo del fago (Ver Cap. Bacteriófagos). Se conocen dos mecanismos de transducción, la transducción generalizada y la especializada.

Transducción generalizada

En la transducción generalizada **cualquier gen de la célula dadora tiene la misma probabilidad de ser transferido** y sólo dos genes estrechamente ligados (cercanos en su ubicación en el cromosoma) pueden ser co-transducidos por la misma partícula fágica. Cuando el fago inicia un **ciclo lítico en la célula dadora**, produce muchas copias de su genoma (se produce la ruptura del cromosoma bacteriano que así, aporta bases nucleotídicas para esta síntesis) y sintetiza proteínas específicas, algunas de las cuales están destinadas a formar las cápsides que son rellenadas con el DNA del fago. Sin embargo, el proceso es poco específico y sólo requiere de un tamaño de DNA adecuado y por lo tanto, algunas cápsides son rellenadas por error con DNA de la célula dadora generando partículas de transducción generalizada que no contienen DNA del fago y son liberadas junto con una proporción mucho mayor de partículas fágicas normales (Fig. 33-4).

Los fagos lisogénicos o temperados (cuando realizan un ciclo lítico en la bacteria dadora) y los fagos virulentos pueden llevar a cabo la transducción generalizada. Los fagos de transducción generalizada más estudiados han sido los fagos temperados P22 de *Salmonella enterica* subespecie *entérica* serovariedad Typhimurium (*Salmonella* Typhimurium) y P1 de *Escherichia coli*. En el caso de los fagos virulentos se utilizan determinadas condiciones para evitar que las partículas fágicas normales lisen a las células

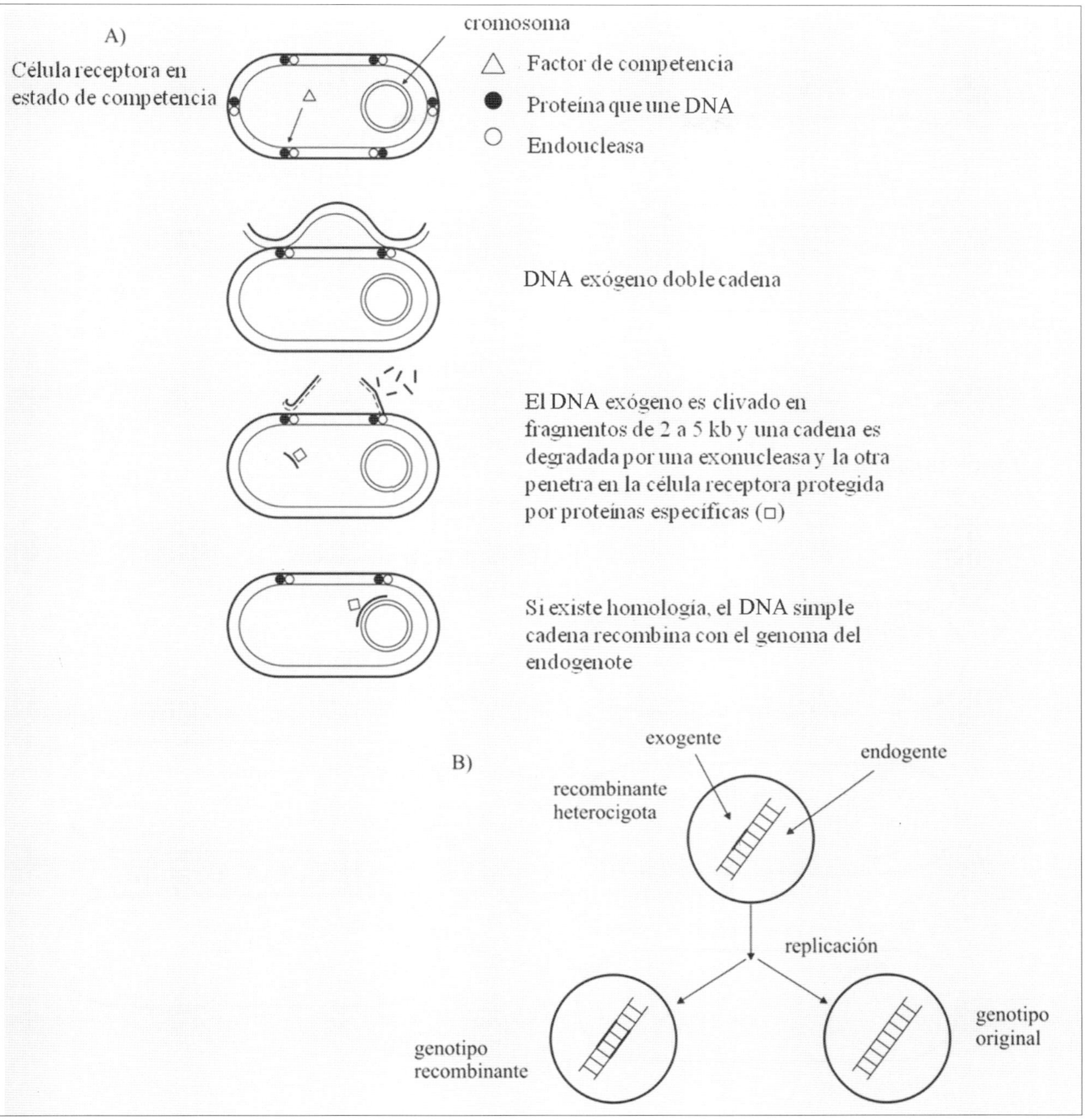

Fig. 33-3. Transformación bacteriana. A. Etapas de la transformación en bacterias Gram positivas. B. Obtención del genotipo recombinante.

receptoras (agente quelante de calcio después de la infección inicial para inhibir un nuevo ciclo viral) o variantes genéticas con virulencia reducida.

El DNA introducido por la partícula transductora podrá, si existe homología, recombinar con el endogenote por un mecanismo de recombinación generalizada dependiente de RecA. El DNA exógeno también puede ser digerido por enzimas de restricción. Si el exogenote es un plásmido, este puede además replicarse sin integrarse. La transducción generalizada es responsable por ejemplo de la transferencia de plásmidos no conjugativos productores de penicilinasa en *Staphylococcus aureus*.

Transducción especializada

Para que se produzcan partículas de transducción especializada es necesaria la **incorporación del DNA del fago al cromosoma de la célula dadora**. Esta integración, que se produce por recombinación específica de sitio, es reversible y depende de la existencia de pequeñas secuencias homólogas en ambos genomas (sitios *att*). Este requisito explica el hecho de que los fagos lisogénicos ocupen posiciones fijas al integrarse en el cromosoma bacteriano y en consecuencia, siempre **transducen los mismos genes cromosomales**, que corresponden a aquellos **adyacentes al sitio de inserción.**

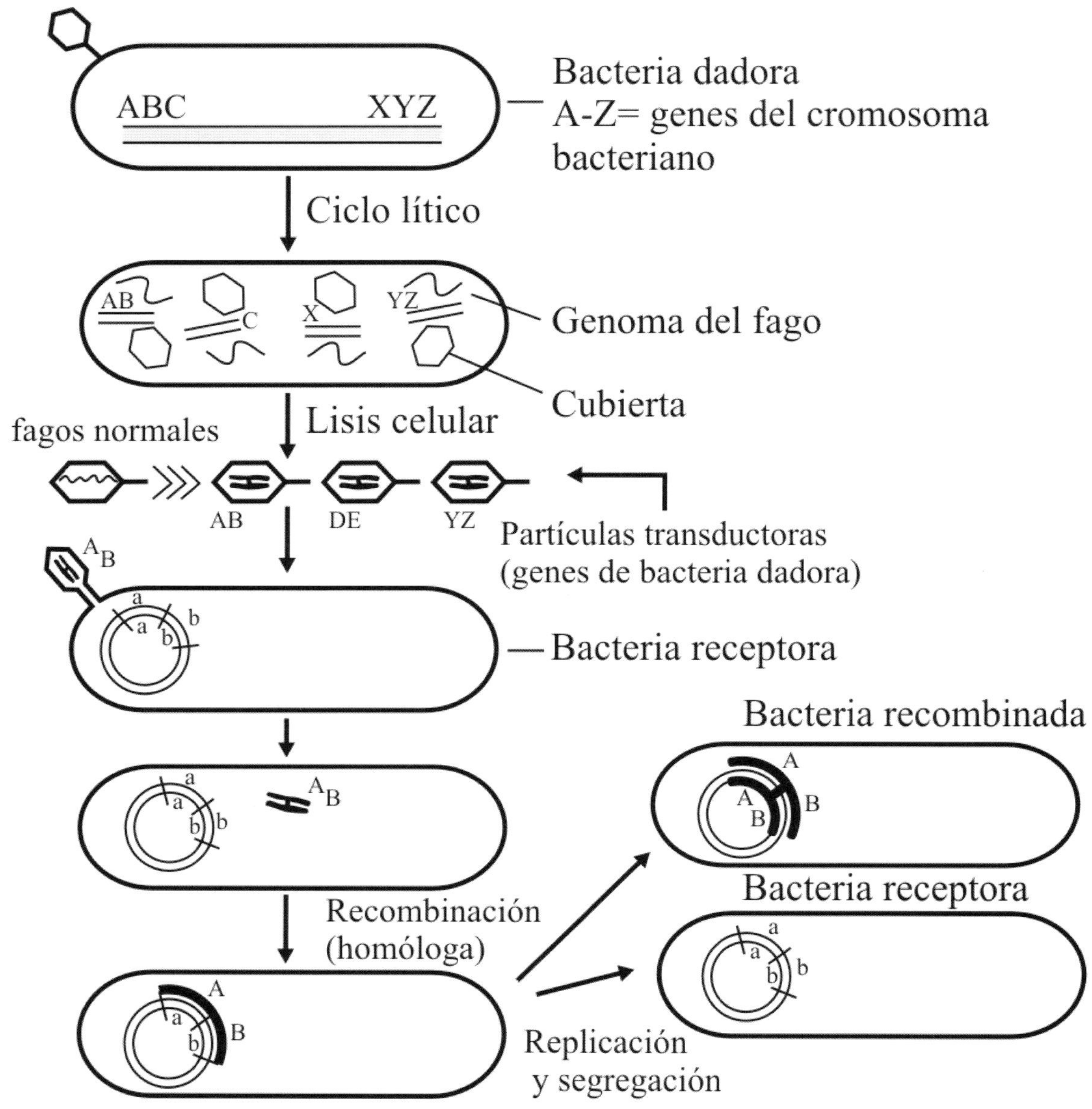

Fig. 33-4. Transducción generalizada

Para comprender este mecanismo es necesario conocer los ciclos líticos y lisogénicos que pueden realizar los fagos temperados (Ver Cap. Bacteriófagos). El proceso, ejemplificado con el fago λ implica los siguientes pasos: 1) Integración del fago λ en el cromosoma de *E. coli* entre los loci *gal* (genes involucrados en la utilización de gactosa) y *bio* (síntesis de biotina) (Fig. 33-5A), 2) Inducción de un ciclo lítico, y 3) Formación de partículas de transducción especializada.

El DNA del fago λ integrado en el cromosoma de la bacteria dadora (profago) puede escindirse al inducirse un ciclo lítico, por ejemplo con luz UV que activa el sistema SOS (Ver Cap. Mecanismos de variación genética: Mutaciones). La proteína RecA* activada actúa como coproteasa, cliva al represor de λ (CI) y en consecuencia se inicia el ciclo lítico. El profago se escinde del cromosoma bacteriano por recombinación específica de sitio. En baja proporción, un error en el sitio de recombinación origina partículas de transducción especializada que contienen parte del genoma del fago y el gen *gal* o *bio* (Fig. 33-5B). Este proceso da como resultado la exclusión de parte del genoma del fago en la partícula transductora ya que el tamaño del DNA que se encapsida es fijo. Si sólo se han perdido porciones no esenciales del genoma de λ las partículas de transducción se denominan por ejemplo λ*pgal* (p, por formación de placas) ya que siguen siendo capaces de crecer en forma vegetativa. Sin embargo, pueden formarse partículas defectuosas incapaces de crecimiento vegetativo en las que el DNA bacteriano ha reemplazado genes esenciales del fago y se las denomina λ*dgal* (d, de defectuoso). Estas partículas necesitan un fago ayudante (helper) para realizar un ciclo lítico.

Cuando se utiliza un fago λ transductor para convertir una cepa gal^- en gal^+, pueden existir dos vías de recombinación: la región de DNA del fago que posee el gen gal^+ puede participar en una recombinación generalizada (dependiente de RecA) con la región gal^- del hospedador (sustitución de genes); o con mayor frecuencia, λ*gal* puede integrarse por recombinación específica de sitio (sitios *att*, recombinación aditiva) y así se conservan ambos alelos de *gal* (clon parcialmente diploide, fenotípicamente Gal^+) (Fig. 33-5B). Otro destino del exogenote es ser degradado por enzimas de restricción.

Conversión fágica

Muchas bacterias son lisogénicas, normalmente la presencia del profago pasa inadvertida porque no altera el fenotipo bacteriano, pero puede ser demostrada induciendo un ciclo lítico con radiación UV.

Sin embargo, ciertos profagos poseen genes que codifican factores de virulencia bacterianos y por lo tanto su presencia modifica el fenotipo (Ver Cap. Bacteriófagos). A diferencia de la transducción especializada donde el fago es sólo un vector que permite la transferencia de genes bacterianos, la conversión por fagos implica la adquisición de una función (ejemplo producción de una toxina) codificada por el genoma del fago, el cual, además, no ha perdido ningún segmento de DNA.

Conjugación

La conjugación requiere el **contacto de las células dadora y receptora**. Este contacto es mediado por el **pili**

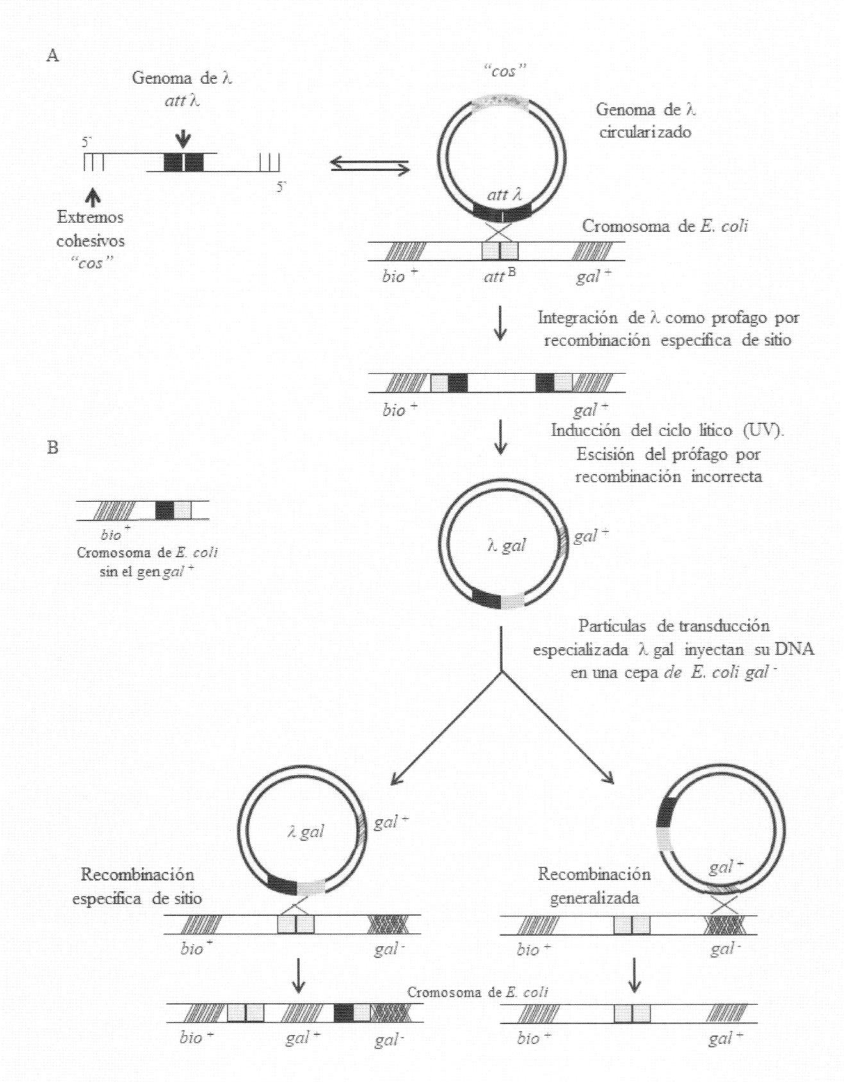

Fig. 33-5.A. Integración del genoma de λ en el cromosoma bacteriano. B. Origen de partículas de transducción especializada.

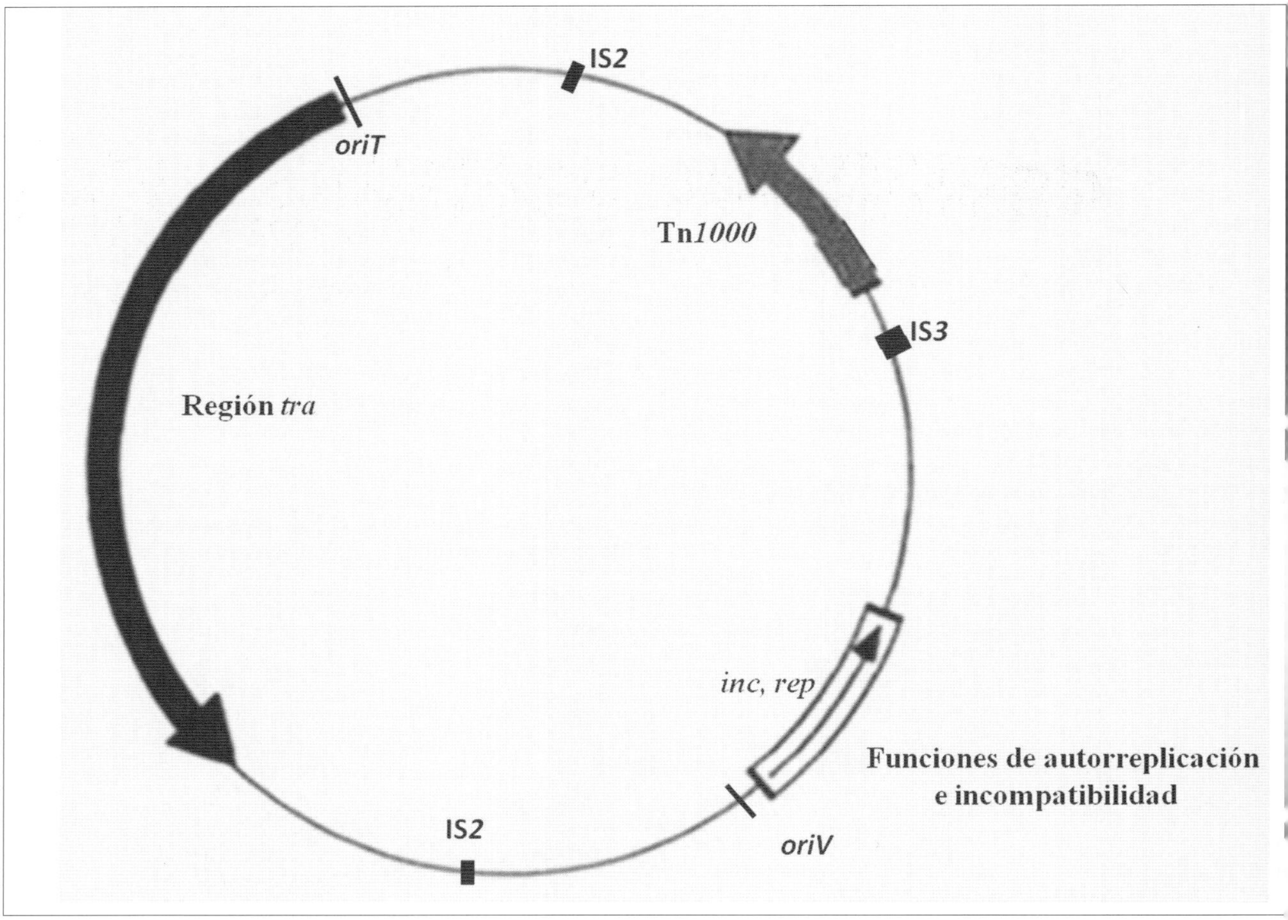

Fig. 33-6. Plásmido F

sexual que se encuentra en la superficie de la bacteria dadora y que es codificado por un plásmido conjugativo denominado **factor de fertilidad, factor F o plásmido F** (Fig. 33-6). Este episoma que confiere fertilidad a la célula de *E. coli* es una molécula circular de dsDNA (95 kb) que posee genes involucrados en la replicación autónoma (*rep*, *inc*) y el origen de replicación vegetativa (*oriV*); y otra región que gobiernan el proceso de transferencia conjugativa. Esta última posee el origen de replicación para la transferencia (*oriT*) y los genes *tra*, involucrados en la síntesis de pilina y el montaje del pili sexual, la estabilización de las parejas que están conjugando, y la producción de proteínas de membrana que forman parte de un sistema de exclusión que reduce la capacidad de las células que poseen el factor F de actuar como receptoras en la conjugación. En el Capítulo Información genética en las bacterias hemos hecho referencia a la regulación de la replicación del factor F y al sistema de partición.

El factor F puede existir en tres estados: 1) Como un plásmido de replicación autónoma, 2) Integrado en el cromosoma bacteriano, y 3) Como un plásmido de replicación autónoma que contiene algún gen derivado del cromosoma bacteriano. La terminología aplicada a las células que poseen el factor F en esos tres estados es: **F⁺, Hfr y F'**, respectivamente. Las células que no contienen el factor de fertilidad se denominan **F⁻** (Fig. 33-7). Los tres tipos de células dadoras se caracterizan por la capacidad de transferir diferentes exogenotes.

Conjugación F^+ x F^-

La célula F^+ es capaz de transferir solamente el plásmido F y la célula F^- que lo recibe se convierte en F^+ (Fig. 33-8). Esta transferencia no involucra la pérdida del factor F de la célula dadora, debido a que el mecanismo de transferencia involucra la replicación del mismo.

La transferencia del factor F es gatillada por la formación de una pareja estable. El pili sexual F es un complejo proteico multimérico, considerado como sistema se secreción tipo IV (T4SS), compuesto por subunidades de pilina F. Aunque en un principio se pensó que el pili F era un conducto para la transferencia de DNA, su función real sería la de poner en contacto las células dadoras y receptoras. Al formarse la pareja, el pili sexual sufre una rápida retracción y promueve el contacto, a través del cual se realiza la transferencia genética. La conjugación involucra la formación de muescas, mediada por endonucleasas, en una cadena del DNA del factor F en el origen de transferencia (*oriT*) y el pasaje de DNA de cadena única 5' terminal hacia el receptor. La cadena única es convertida en DNA doble por replicación discontinua en la célula receptora, y al completarse la transferencia y la replicación del factor F se produce su

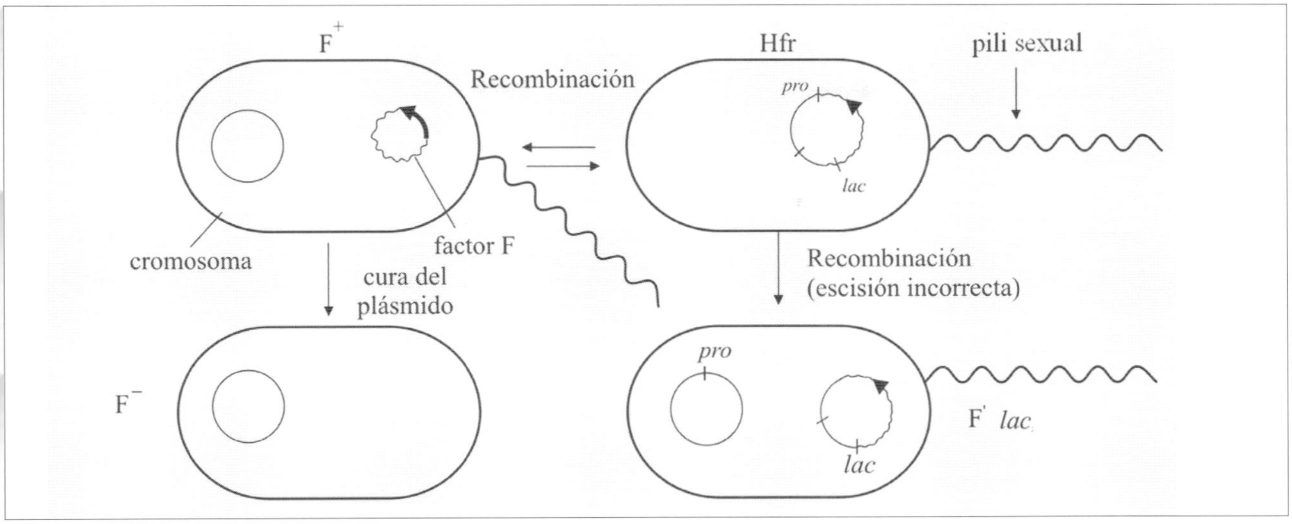

Fig. 33-7. Conjugación: células dadoras (F^+, Hfr, F') y receptoras (F^-)

circularización. A medida que la cadena única de DNA pasa hacia el receptor, el factor F de la bacteria dadora recupera su forma dúplex por replicación (modelo de círculo rodante). Esto explica porqué la célula dadora sigue siendo F^+ luego de la transferencia.

Conjugación Hfr x F^-

Las células Hfr son capaces de transferir genes cromosomales de la célula dadora. La transferencia de todo el cromosoma rara vez sucede. Con mayor frecuencia se transfieren porciones relativamente grandes del cromosoma, de allí la denominación Hfr: alta frecuencia de recombinación (*high-frecuency recombination*). La cruza Hfr x F^- rara vez conduce a la adquisición del plásmido F por la célula F^- dado que para que todo el factor F se transfiera es necesario que las células permanezcan unidas 90 min, y normalmente las parejas tienden a separarse antes.

La transferencia de genes desde una célula Hfr se inicia en el origen de transferencia (*oriT*). Sin embargo, dado que el factor F está integrado en el cromosoma bacteriano, la transferencia de la secuencia F inicial es seguida por secuencias cromosómicas contiguas. La transferencia del cromosoma dador tiende a interrumpirse y en consecuencia la frecuencia con que un gen es heredado por los recombinantes, disminuye exponencialmente cuando aumenta su distancia respecto al *oriT*. Como se ha mencionado, los recombinantes que se producen en los cruzamientos Hfr x F- suelen ser F- ya que una parte del factor F va ligada al último gen cromosomal que se transfiere. En el raro caso en que todo el cromosoma Hfr con la secuencia F distal sea transferido al receptor F-, este último adquiere genes cromosomales y el plásmido F.

La integración del factor F en el cromosoma de la célula F^+ puede ocurrir en diferentes posiciones, originando diferentes células Hfr. La integración se produce por recombinación específica de sitio entre las secuencias de inserción (IS) presentes en el cromosoma bacteriano y en el factor F (IS*2*, IS*3*). La ubicación de las IS en el cromosoma bacteriano determina los posibles sitios de integración del factor F, y en consecuencia, una misma célula F^+ puede originar diferentes células Hfr (Fig. 33-9). El sitio de integración impone una orientación específica al *oriT*, en relación a los genes cromosómicos flanqueantes. Debido a la naturaleza polarizada de la transferencia de DNA mediada por el factor F, esta orientación define la dirección de la transferencia del cromosoma para un Hfr dado. En consecuencia, los distintos Hfr transfieren los genes cromosomales en diferente orden y en direcciones opuestas.

Conjugación F' x F^-

La escisión precisa del factor F del cromosoma de la célula Hfr ocurre por recombinación específica de sitio entre las secuencias que participaron en el suceso de integración. Ocasionalmente, un error en la recombinación es el responsable de la escisión incorrecta del factor F, que adquiere algún gen cromosomal. Se generan así, células dadoras F' que poseen una deleción cromosómica correspondiente al fragmento integrado en el factor F (Fig. 33-7). Si este fragmento contiene genes indispensables para la célula, la pérdida del plásmido F' acarrea la muerte de la célula.

La transferencia mediada por células F' primarias también se conoce como sexducción. El cruzamiento de células F' primarias x F^- genera células F' primaria y F' secundaria. Esta última posee un estado merodiploide con respecto al gen o los genes cromosomales presentes en el factor F' y en su cromosoma (Fig. 33-10).

Se ha diseñado un método para seleccionar estirpes F' secundarias. Si llamamos a^+-----z^+ a los marcadores que transfiere una célula Hfr, no aparecerán recombinantes z^+ hasta que se transfiera todo el cromosoma (90 min. a 37°C); pero si el cultivo Hfr posee algunas células F' en las que el marcador z^+ esté unido al factor F, esas células transferirán el conjunto F-z^+ en los 10 o 20 primeros minutos. Por lo tanto, si se interrumpe la conjugación a los 20 min. y se seleccionan los raros recombinantes z^+, éstos corresponderán en general a células F' secundarias. Por este procedimiento

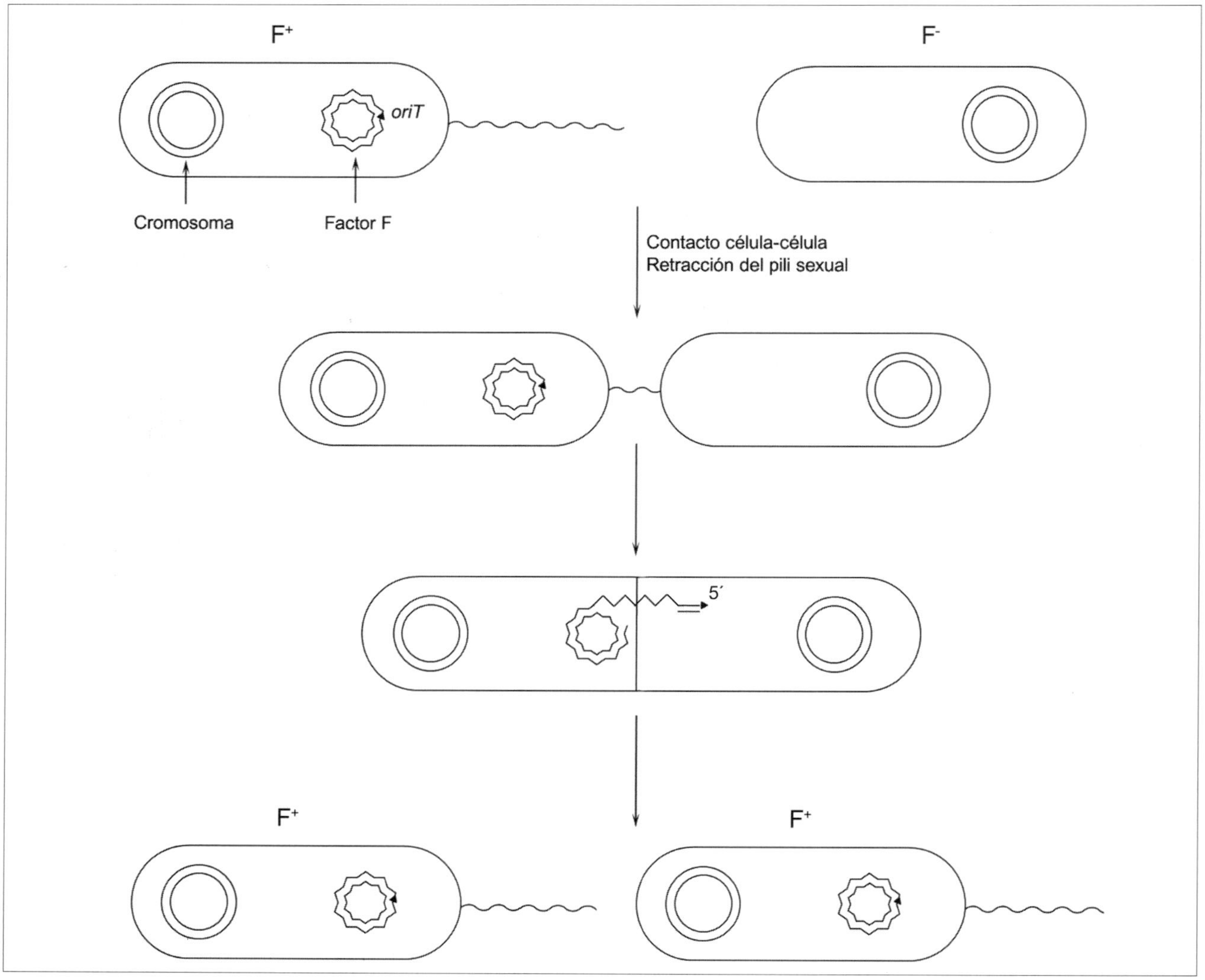

Fig. 33-8. Conjugación: F^+ x F^-

se aislaron los diploides F-*lac* que se utilizaron en estudios genéticos de regulación.

Conjugación en el grupo entérico y otras bacterias Gram negativas

Las células F^+ de *E. coli* son capaces de conjugar con cualquier bacteria entérica Gram negativa. El rendimiento de los cruzamientos intergenéricos es muy variable, desde 10^{-4} por donante en cruzamientos *E. coli* x *Salmonella* spp., hasta 10^{-8} en *Salmonella* spp. x *Serratia* spp.

Se ha demostrado transferencia de genes cromosómicos debida a un factor sexual con caracteres parecidos a los de F en otro importante grupo de bacterias Gram negativas: las pseudomonas, en particular en *P. aeruginosa*.

Recordemos además que al analizar el tema plásmidos se destacó la existencia de algunos plásmidos de resistencia y bacteriocinogénicos conjugativos, capaces al igual que el factor F de integrarse y movilizar el cromosoma bacteriano.

Los plásmidos bacteriocinogénicos representan una ventaja en la supervivencia, impidiendo la colonización de nichos ecológicos por microorganismos intrusos. Las bacteriocinas se unen a sitios estereoespecíficos en la superficie bacteriana y la perturbación metabólica que producen difiere entre los distintos tipos de bacteriocinas (cesación de la síntesis de DNA, RNA y proteínas, cesación de la respiración celular o filtración celular). La célula que posee el plásmido no es destruida por la bacteriocina ya que el plásmido también codifica una proteína que le confiere inmunidad. Las bacteriocinas más estudiadas han sido las colicinas (producidas por *E. coli*), de las cuales existe una gran variedad. Existen plásmidos bacteriocinogénicos que parecen ser análogos al factor F, codifican pili sexual y promueven su propia transferencia por contacto intercelular. Algunos plásmidos colicinogénicos son capaces de promover la transferencia de genes del hospedador mientras que otros, incapaces de transferencia autónoma, necesitan la ayuda del factor F. Los plásmidos bacteriocinogénicos representan una ventaja en la supervivencia, impidiendo la colonización de nichos ecológicos por microorganismos intrusos.

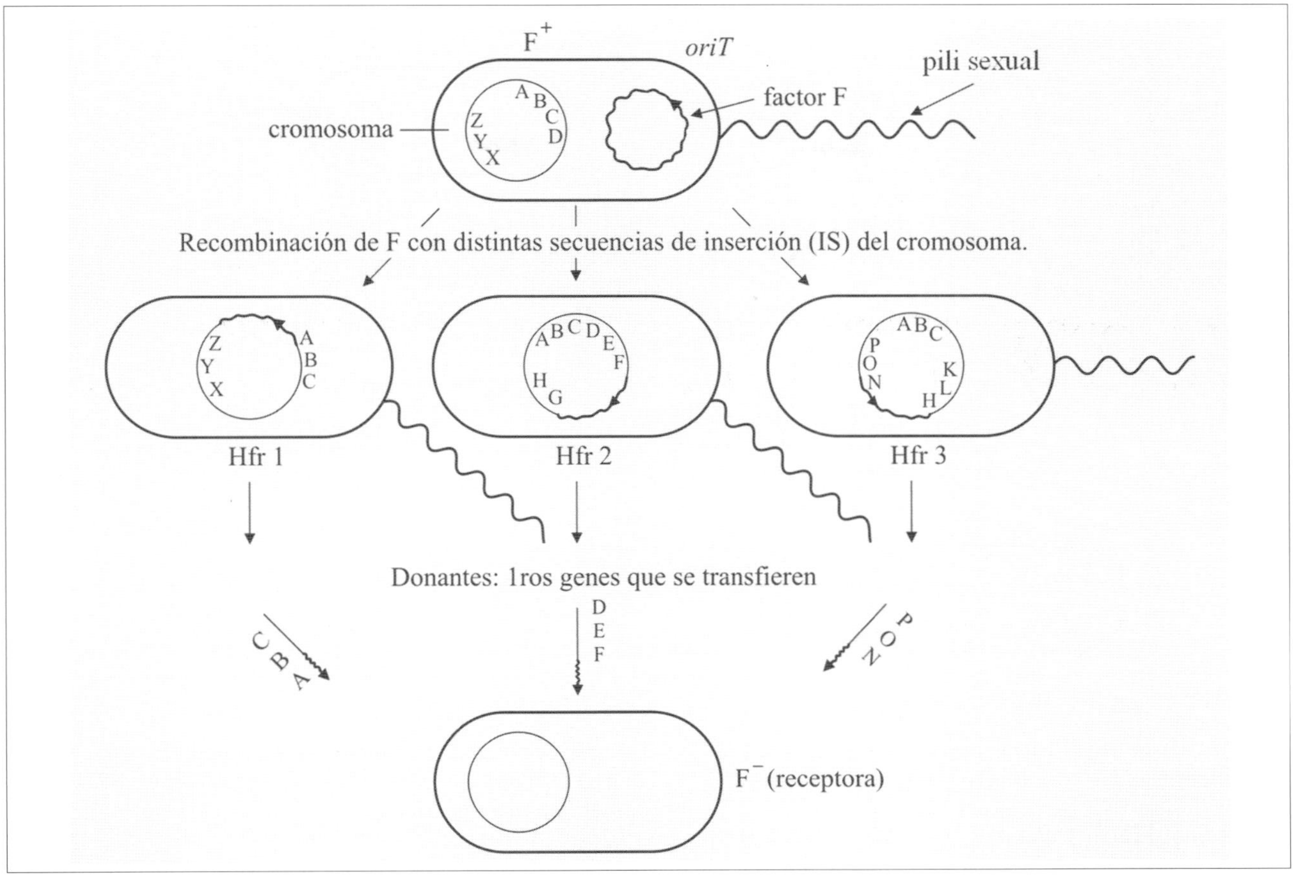

Fig. 33-9. Generación de distintas células Hfr

Conjugación en bacterias Gram positivas

En *Enterococcus faecalis*, la transferencia conjugativa del plásmido pAMß1 se logra utilizando membranas filtrantes que facilitan el contacto célula-célula. Ciertas cepas de esta especie poseen otro grupo de plásmidos como el pAMg1 que codifican hemolisinas y bacteriocinas y que se transfieren eficazmente por conjugación en medio líquido. Este último sistema involucra la secreción por parte de la célula receptora de un agente que induce el aglutinamiento (CIA, del inglés: *clumping-inducing-agent*). El CIA es un péptido de 1.000 Da, sensible a la quimotripsina, que interactúa con receptores de la superficie de la célula dadora (que contiene el plásmido) e induce la síntesis de una sustancia agregante. Así, las células dadoras se adhieren a las receptoras y forman pares estables. La síntesis de CIA se reprime en la célula receptora que adquiere el plásmido y así, éstas ya no son capaces de inducir aglutinación en otras células que contienen el mismo plásmido. Existen diferentes CIA y cada uno parece ser específico para un plásmido dado y es sintetizado en ausencia del mismo. Dado que los CIA promueven la comunicación entre microorganismos que lleva a la conjugación, se los ha denominado feromonas sexuales (Fig. 33-11).

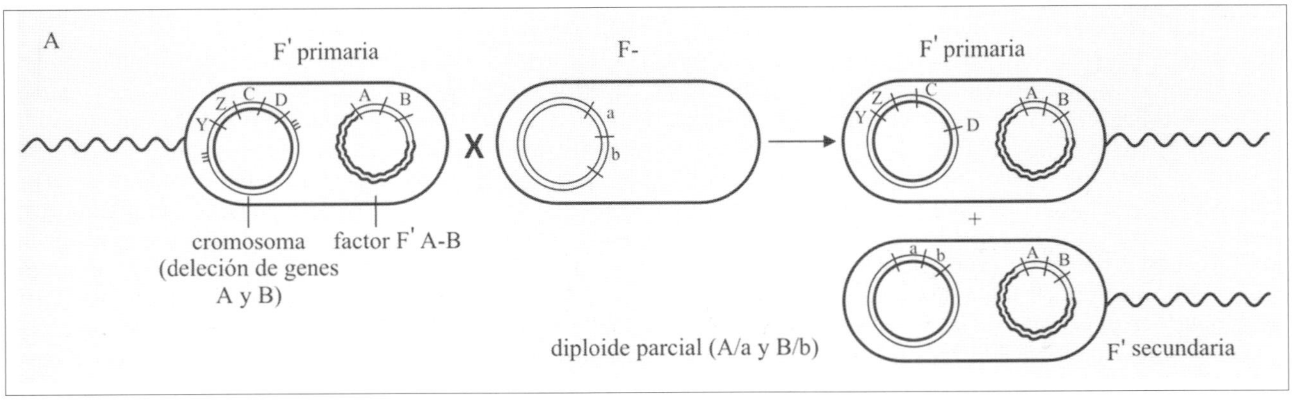

Fig. 33-10. Conjugación: F' x F⁻

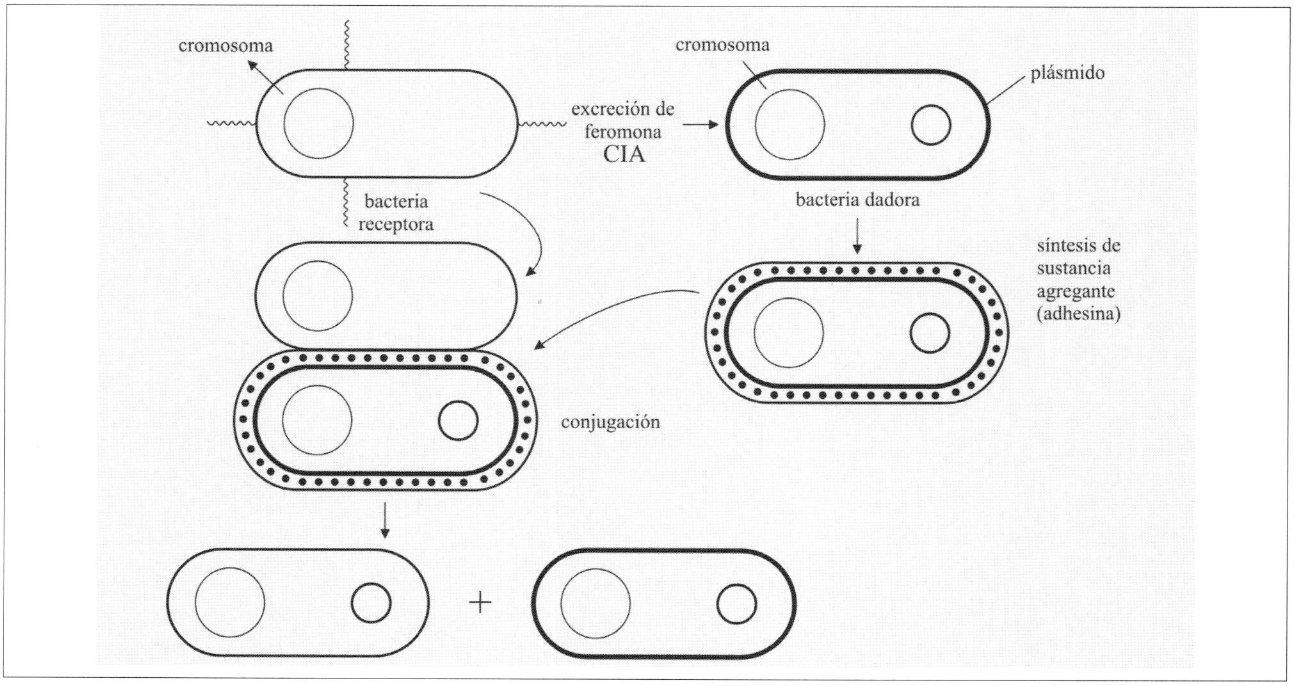

Fig. 33-11. Conjugación en bacterias Gram positivas

Transferencia horizontal de genes (THG): mecanismos clásicos y nuevos descubrimientos

Los mecanismos clásicos de THG antes descriptos ocurren en la naturaleza y participan activamente en la evolución de las especies bacterianas. Ni la transformación ni la transducción requieren que las células dadora y receptora estén presentes en el mismo lugar. En cambio, la conjugación requiere el contacto de ambas células. La mayoría de los eventos de THG ocurren entre especies relacionadas que ocupan el mismo hábitat, tales como el suelo, ambientes acuáticos o el mismo hospedador. El crecimiento en biofilms en estos hábitats favorece la THG.

Actualmente se utiliza el término **moviloma** para referirse al conjunto de elementos genéticos móviles de un genoma, e incluye a plásmidos, profagos, elementos transponibles e integrones descriptos en el capítulo La información genética en las bacterias, y las islas de patogenicidad (PAI). Todos ellos participan en los mecanismos de THG. Las PAI son secuencias de DNA que se caracterizan por contener genes asociados a virulencia y que pueden estar tanto en plásmidos, como en el cromosoma bacteriano. Poseen también genes que codifican transposasas e integrasas, que les permiten insertarse en ciertos sitios dentro del genoma bacteriano. Entre los genes de virulencia se encuentran aquellos relacionados con la adherencia, producción de toxinas, invasividad, resistencia a antibióticos y formación de biofilms. Las PAI son un grupo de islas genómicas que pueden ser transferidas horizontalmente e incorporadas "en bloque" en el genoma de la bacteria receptora.

Recordemos que existen mecanismos (enzimas de restricción, rango de hospedador de plásmidos, receptores de fagos) que contribuyen a la estabilidad de la información genética ya que le permiten a la bacteria protegerse del DNA exógeno y evitar la "promiscuidad" de los intercambios genéticos.

Nuevas formas de comunicación: vesículas de membrana (VM) y nanotubos

Las bacterias se comunican principalmente a través de factores extra celulares secretados. Existen diferentes sistemas de secreción que permiten a la bacteria translocar proteínas efectoras a su hospedador eucariota. Por otra parte, las bacterias también se comunican entre ellas, por ejemplo a través de autoinductores de quorum sensing (Ver capítulo Biofilms).

Además de los sistemas de secreción, las bacterias Gram negativas poseen otro método para la liberación de sustancias: la formación de **vesículas de membrana (VM)**, por evaginación de pequeñas porciones de la membrana externa que se liberan al ambiente. Las VM son estructuras esféricas que encierran sustancias tales como toxinas, autoinductores de *quorum sensing* e incluso DNA, por lo que pueden participar en la THG.

Recientemente G. Dubey y S. Ben-Yehuda publicaron un interesante descubrimiento utilizando como modelo *Bacillus subtilis*, la formación de **nanotubos** para la comunicación intercelular. La microscopía electrónica reveló que los nanotubos que conectan bacterias cercanas estarían formados por estructuras derivadas de las membranas, aunque falta investigar su composición. A través de dichos nanotubos se pueden transportar moléculas tan grandes como proteínas o DNA. Estos autores demostraron la transferencia de un plásmido de resistencia no conjugativo de una cepa a otra (transferencia heredable). Curiosamente, demostraron que los nanotubos pueden ser formados por otras especies bacterianas, tanto Gram positivas (*Staphylococcus aureus*) como Gram negativas (*E. coli*), y permiten la transferencia de componentes citoplasmáticos intra e inter especies. Por ejemplo, *B. subtilis* pudo transferir la proteína GFP (proteína verde fluorescente) a estas otras dos especies (transferencia no heredable).

Este proceso tiene alguna semejanza con la conjugación, sin embargo, no depende de la presencia de un plásmido conjugativo que codifique el pili sexual. La información genética para formar los nanotubos está localizada en el cromosoma de la bacteria. Algunos autores consideran que los nanotubos presentan muchas similitudes con las VM antes descriptas, y que ambos sistemas proveen nuevas rutas de comunicación y de THG entre bacterias.

INGENIERÍA GENÉTICA

La ingeniería genética es una disciplina eminentemente técnica que utiliza recursos derivados de la biología molecular para la resolución de problemas prácticos. El objetivo de esta disciplina es vasto, y puede ocuparse de tópicos sencillos como la obtención de productos ya existentes (sobre todo proteínas de manera más eficaz, más ecológica y más económica) o de otros más complejos como la corrección de los defectos genéticos o la creación de nuevas cepas (microorganismos), variedades (plantas) y razas (animales) para una obtención más eficiente de sus productos.

El DNA recombinante

El DNA recombinante es una molécula de DNA artificial creada *in vitro* de manera deliberada por la unión de secuencias de DNA provenientes de dos fuentes u organismos diferentes. Al introducirse este DNA recombinante en un organismo, se produce una alteración genética que conlleva a la modificación de rasgos existentes o a la expresión de nuevos rasgos.

Para la creación de un **DNA recombinante** la metodología empleada implica la obtención de fragmentos definidos de DNA eucariota o procariota (inserto) mediante el empleo de enzimas de restricción, y su posterior ligación a un elemento genético autorreplicable, denominado **vector de clonación.** Posteriormente esta construcción debe introducirse por **transformación o transducción** en un microorganismo (bacterias, levaduras) o en líneas celulares eucariotas que sintetizarán el producto codificado por el DNA recombinante.

La insulina humana fue el primer éxito de la clonación de genes en bacterias, luego se logró expresar la hormona de crecimiento humana en *E. coli*, y otros productos como el interferón, el factor VII de coagulación de la sangre y el activador tisular del plasminógeno. Otra aplicación fue la producción por microorganismos de proteínas virales para usarlas como vacunas más seguras. Un ejemplo es la vacuna de subunidades que se obtuvo contra el virus de la hepatitis B. Para ello se insertó el gen que codifica el antígeno de superficie del virus de hepatitis B (HBsAg) bajo el control de un promotor de levadura. El antígeno producido por la levadura es capaz de conferir protección y esta vacuna segura reemplazó la primera vacuna que se preparaba a partir de plasma sanguíneo de individuos infectados crónicamente.

Otro aspecto interesante es el fitomejoramiento, por ejemplo, la obtención de especies **transgénicas** con resistencia incrementada a herbicidas, virus, nematodes, a condiciones salinas extremas, o con mejor contenido proteico o mayor eficiencia fotosintética. A modo de ejemplo se puede citar el grupo de van Montagu, en Bélgica, que logró una planta transgénica capaz de combatir por sí misma y aniquilar a la oruga *Manduca sesta*. La bacteria *Bacillus thuringiensis* segrega una toxina letal para la oruga, esta proteína ha sido clonada y expresada en plantas. Recientemente, en Argentina, el grupo de la Dra. Raquel Chan, quien está al frente del Instituto de Agrobiotecnología del Litoral– CONICET, logró darle a las semillas de soja, maíz y trigo, la propiedad de ser resistentes a la sequía. Esta propiedad permitirá producir más alimentos y aumentar el PBI.

La obtención de animales transgénicos por manipulación de células germinales está orientada a mejorar características de importancia económica (carne, lana, etc.). Se ha logrado la transformación de óvulos de ratón con vectores que contienen múltiples copias del gen de la somatotrofina de rata. Los óvulos fueron fecundados *in vitro* y los embriones implantados en madres sustitutas. La progenie resultante estaba constituida por ratones gigantes cuyo peso superaba dos y tres veces el de sus progenitores.

En la actualidad la ingeniería genética contempla una serie de actividades o metodologías que escapa a la finalidad de este libro. En este capítulo se describen algunos de los métodos más comunes empleados en la biología molecular, que van desde las primeras herramientas utilizadas a algunos de los métodos recientemente desarrollados.

Vectores de clonado

La clonación puede considerarse un proceso de amplificación, en la que actualmente tenemos una copia y queremos muchas copias idénticas. Con el fin de clonar un fragmento de DNA, se crea y se amplifica una molécula de DNA recombinante formada por: 1- un **vector de clonado**, que es la molécula de DNA capaz de actuar como vehículo del inserto y que permiten su replicación y mantenimiento, y 2- un **inserto** o la molécula a ser clonada. Las dos clases más populares de vectores derivan de plásmidos y de virus, respectivamente.

Los vectores de clonado utilizados son: a) plásmidos, b) bacteriófagos, c) cósmidos y d) virus de células eucariotas. Estos vectores aceptan diferente cantidad de inserto. Los plásmidos con grandes cantidades de DNA cromosómico en general no son estables y tienden a producir, al replicarse, plásmidos más pequeños por deleción del inserto. En cambio, las estirpes del fago λ utilizadas como vectores aceptan fragmentos de DNA de mayor tamaño (<23 kb), mientras que los cósmidos permiten clonar fragmentos aún mayores (hasta 45 kb).

a) Plásmidos

Los plásmidos fueron los primeros vectores de clonado, son fáciles de aislar y purificar y pueden introducirse en bacterias mediante transformación. En general, los plásmidos utilizados poseen como marcador genes que codifican resistencia a antibióticos, característica sumamente útil para la posterior selección de los clones bacterianos que poseen el plásmido híbrido.

Actualmente la mayoría de los plásmidos contienen un sitio múltiple de clonación o *polylinker,* que es un segmento de DNA con varios sitios de restricción únicos para diferentes endonucleasas, que facilita la introducción de insertos. Estos plásmidos pueden amplificar fragmentos de DNA no mayores a 10 kb. A modo de ejemplo podemos citar el vector de clonado pUC-19 que se describe más adelante.

b) Bacteriófagos

Los vectores basados en genomas de bacteriófagos también tienen la desventaja que sólo una cantidad limitada de DNA puede ser empaquetado en la cápside viral.

Los fagos más utilizados son los colifagos λ, M13 y Mu (Ver Cap. Bacteriófagos) El fago λ posee la particularidad de que el tercio central de su genoma no es esencial para el crecimiento lítico. Con el fin de lograr un vector adecuado se seleccionaron derivados de λ que poseían sitios para la enzima de restricción *Eco*R1 solamente en las regiones no esenciales del genoma viral. Por digestión con esta enzima se obtienen fragmentos de diferente peso molecular que se separan por electroforesis en geles de agarosa y luego se recuperan los brazos derecho e izquierdo del genoma viral (segmentos esenciales) que se unen al inserto que posee extremos compatibles (por provenir de la digestión del DNA a clonar con la misma enzima de restricción). El DNA recombinante es encapsidado *in vitro*, pero esto no ocurre con los segmentos de λ que no contienen un inserto ya que el llenado de la cabeza del fago no ocurre si el tamaño del DNA es inferior al 75% del tamaño del DNA viral.

El fago M13 posee DNA monocatenario y se utiliza como vector de clonación ya que luego de un ciclo replicativo los fagos filamentosos se liberan sin causar la muerte celular y así, las bacterias infectadas se convierten en una fuente permanente del DNA clonado.

c) Cósmidos

Las ventajas de los plásmidos y los fagos se combinan en el cósmido, que se propaga como un plásmido pero utiliza el mecanismo de empaquetamiento del fago λ. En resumen, un cósmido es un plásmido que contiene un marcador de resistencia y la región *cos* del fago λ, que le

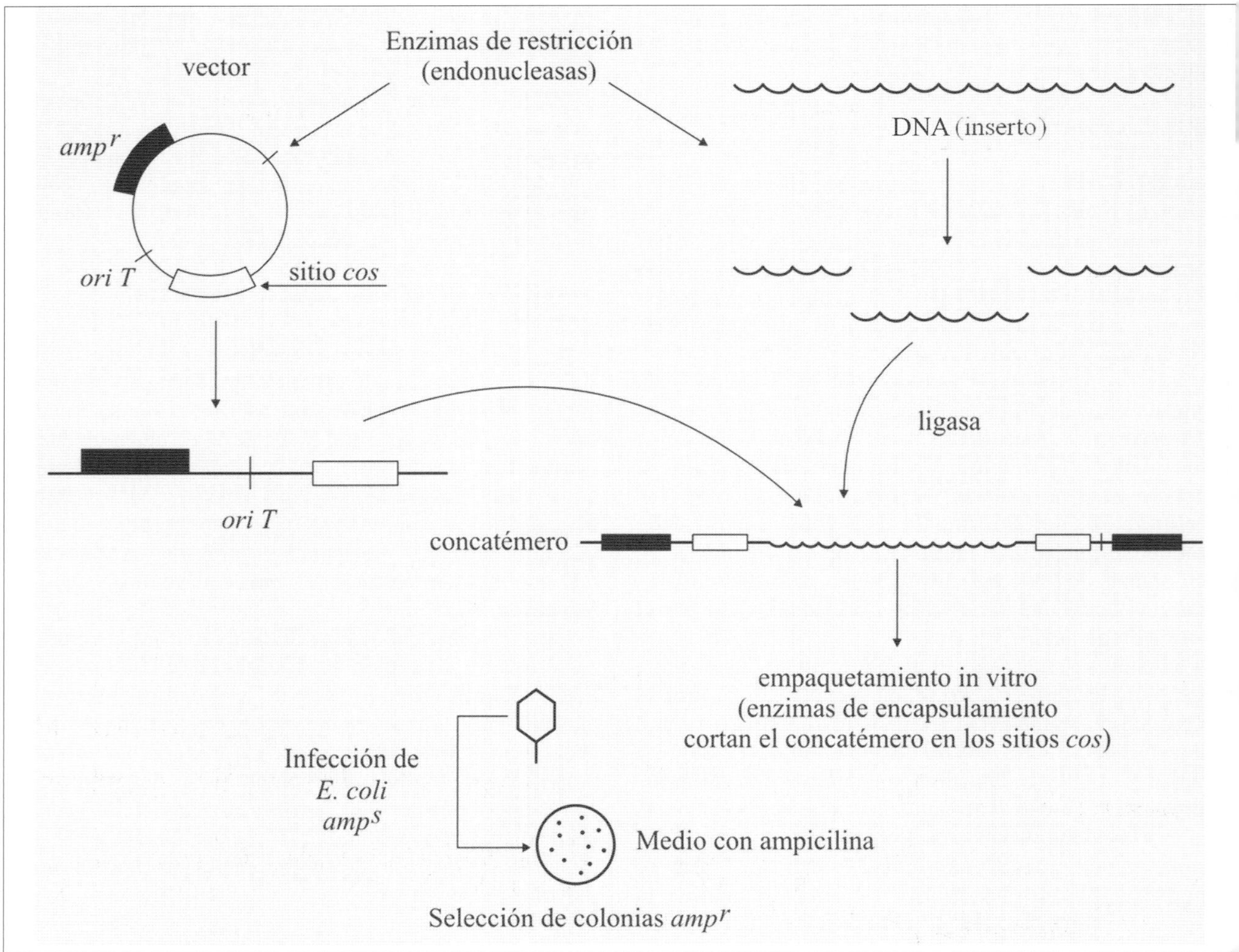

Fig. 33-12. Clonado utilizando un cósmido como vector

permite ser empaquetado en las cápsides de dicho fago para su eficiente introducción en bacterias. Recordemos que durante el ciclo lítico de replicación del fago λ se sintetizan cientos de copias de su DNA que se concatenan (se unen) a través de las secuencias *cos*. Las enzimas de maduración de λ cortan el concatémero en segmentos flanqueados por las secuencias *cos*, y se efectúa el llenado de las cabezas (Ver Cap. Bacteriófagos).

Los cósmidos poseen un tamaño pequeño (4 a 6 kb) lo cual permite introducir insertos de mayor tamaño (hasta 45 kb). El DNA recombinante inyectado en la bacteria receptora se circulariza gracias a los extremos *cos* del fago y se replica como un plásmido expresando la resistencia que codifica. En la Fig. 33-12 se esquematiza el clonado utilizando un cósmido como vector.

d) Otros vectores

Algunos virus de células eucariotas han sido utilizados como vectores de clonado. El virus SV40 (*simian virus* 40) posee un dsDNA circular, cuyo tamaño al igual que el del genoma de l, condiciona su encapsidación. Se han obtenido variantes de este virus con diferentes deleciones de su genoma (de hasta un 40%) que pueden ser sustituidas por fragmentos de DNA exógeno (inserto). En muchos casos se necesita la presencia de un virus auxiliar para que se produzca descendencia vírica. También se utilizan como vectores el adenovirus y el virus de la vacuna. Éste último se ha utilizado en el desarrollo de nuevas vacunas. Otros vectores virales eucariotas derivan de los baculovirus, virus DNA que se replican en células de insectos.

El vector utilizado para la clonación de grandes insertos de DNA (> 1Mb) es el cromosoma artificial de levadura (YAC). Un YAC tiene un origen de replicación de levadura, un centrómero para garantizar una adecuada separación, y los telómeros para dar estabilidad. El mismo se propaga como un cromosoma de levadura.

Una clase muy útil de vectores, conocidos como vectores *shuttle* (lanzadera), puede ser utilizada en más de una especie de célula hospedadora. El vector contiene orígenes de replicación y marcadores seleccionables, tanto para *E. coli* como para la levadura *Saccharomyces cerevisiae*.

Otros vectores como los vectores de expresión pueden contener promotores para dirigir la expresión de genes. Cualquier marco de lectura abierto se puede insertar en este tipo de vectores y se expresa sin modificación adicional. Estos promotores pueden ser continuamente activos, o pueden ser inducibles de modo que sólo se expresen en condiciones específicas.

Alternativamente, el objetivo puede ser estudiar la función de un promotor de interés clonado a fin de comprender la regulación normal de un gen. En este caso, en lugar de utilizar el gen real, podemos utilizar un gen indicador (*reporter*) fácilmente detectable bajo el control del promotor de interés. El tipo de gen *reporter* depende de si estamos interesados en la cuantificación de la eficiencia del promotor o en la determinación del patrón de expresión en diferentes condiciones ambientales.

Construcción de DNA recombinante

El vector de clonado se selecciona en función de la pregunta que se desea responder. Los vectores de clonado frecuentemente empleados en bacterias permiten la selección

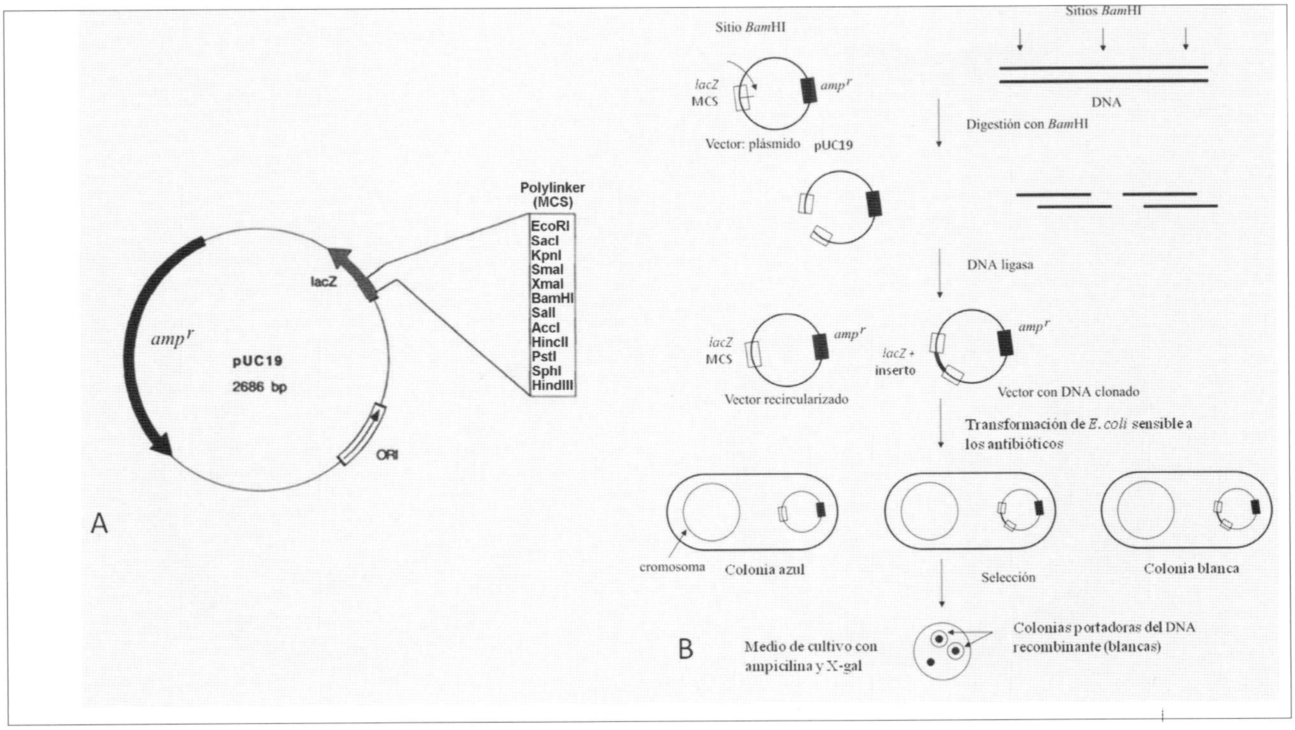

Fig. 33-13. A. Plásmido pUC-19. B. Clonado en pUC-19 y selección de bacterias portadoras de DNA recombinante

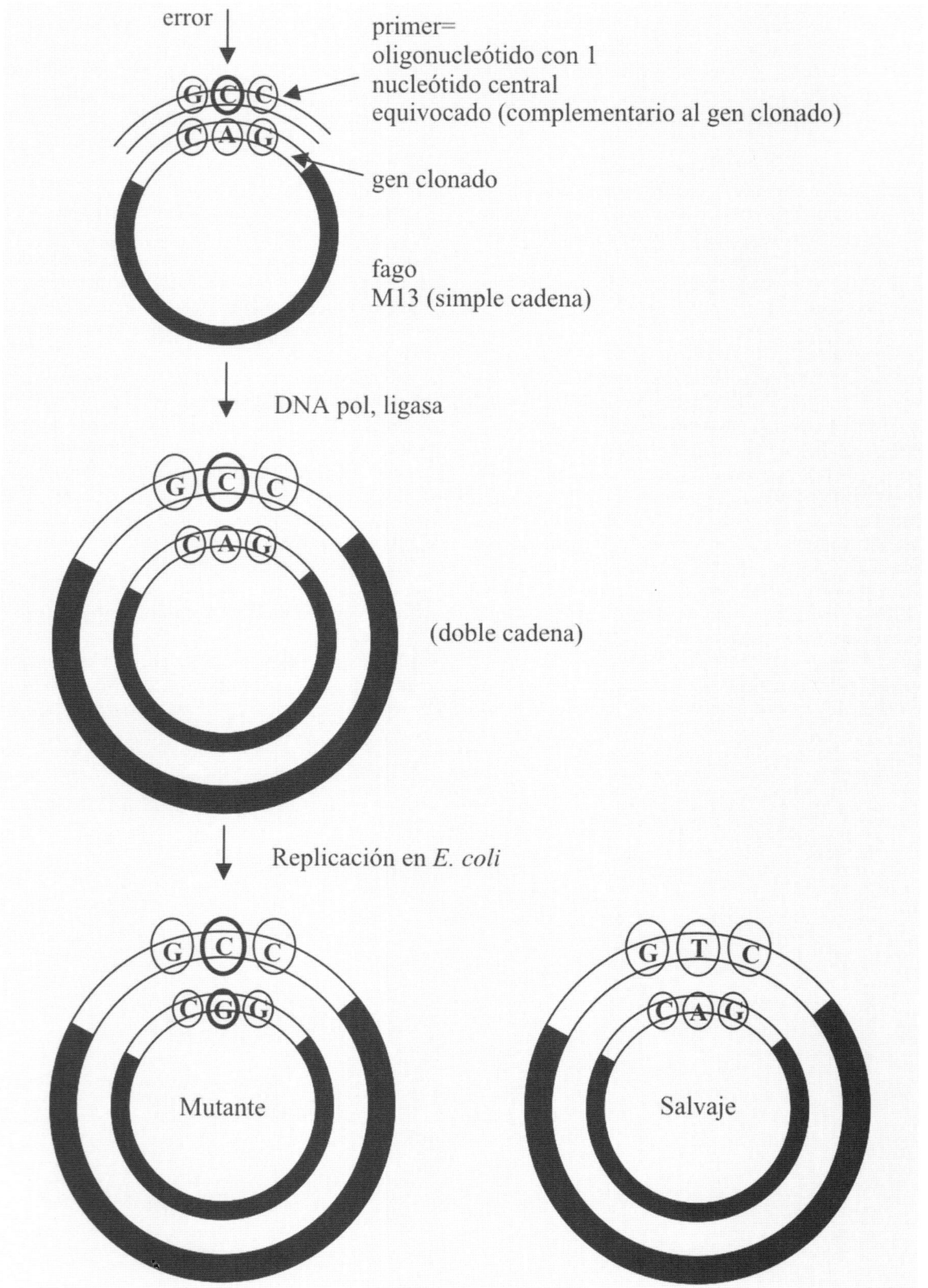

Fig. 33-14. Mutagénesis dirigida utilizando el fago M13

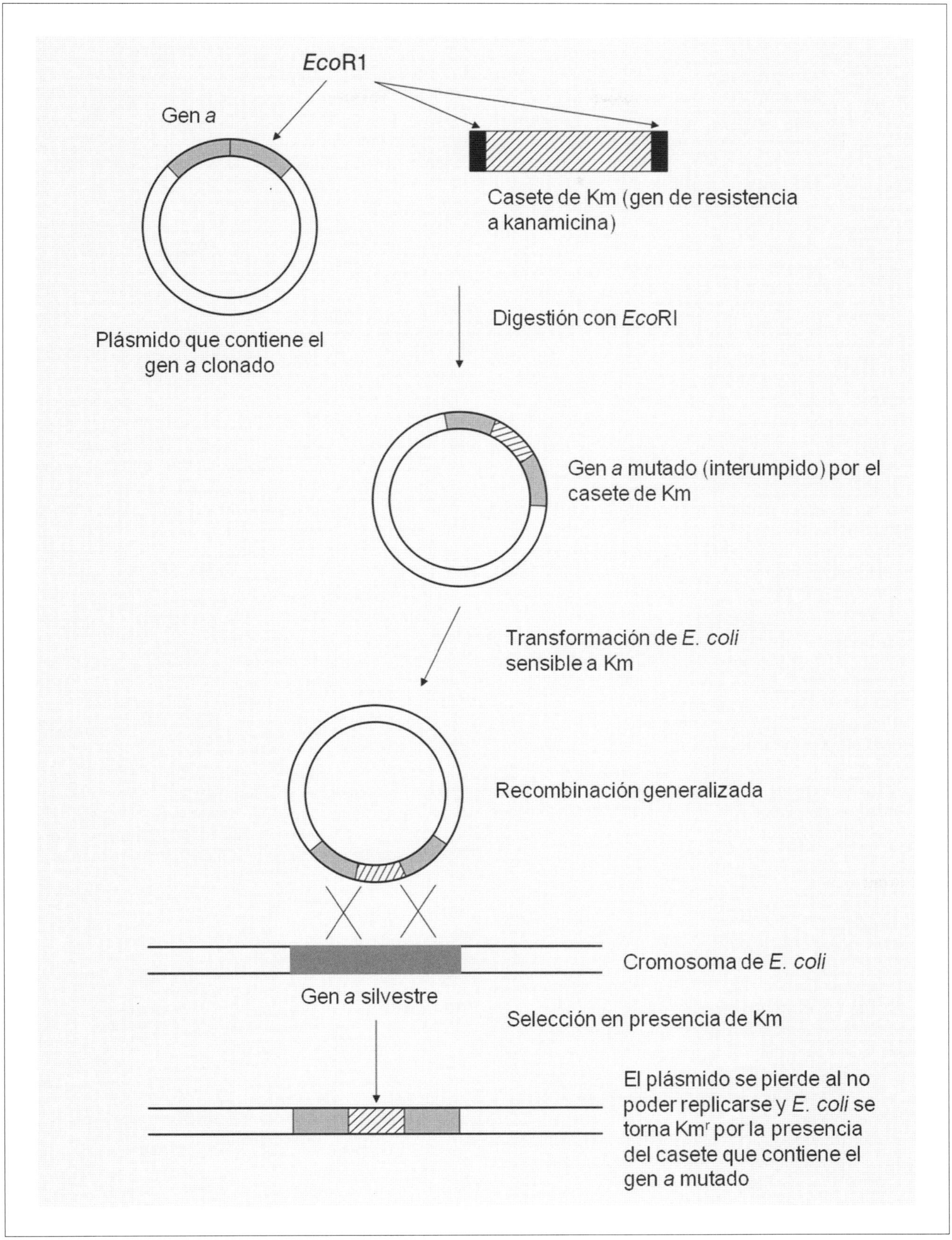

Fig. 33-15. Mutagénesis dirigida empleando un casete de kanamicina

de colonias que contengan el DNA recombinante mediante la visualización de un cambio de color. Un ejemplo es el plásmido pUC-19 que contiene un gen que codifica para la resistencia al antibiótico ampicilina, *amp*^{r}, lo que permite la selección de bacterias que contienen el vector, y el gen *lacZ* de *E. coli* (ver Capítulo Regulación de la expresión génica), que permite la selección de colonias que contienen el vector con el inserto. El gen *lacZ* se ha diseñado para contener un **sitio de clonado múltiple** (MCS) o *polylinker*. Esta es una secuencia de oligonucleótidos con una serie de diferentes sitios de reconocimiento de endonucleasas de restricción dispuestos en tándem en el mismo marco de lectura que el gen *lacZ*. El gen *lacZ* codifica para la enzima β-galactosidasa (β-gal), que escinde el enlace galactósido de la lactosa. También puede escindir el enlace galactósido de un sustrato artificial llamado X-gal (5-bromo-4-cloro 3 indolil-β-D-galactopiranósido) que produce un color azul cuando se escinde por acción de la enzima. Este compuesto se puede añadir a los medios de cultivo bacteriano. Si se clona un fragmento de DNA (inserto) en el MCS, el gen *lacZ* se interrumpirá, inactivándolo, y el producto resultante ya no será capaz de escindir X-gal, dando lugar a colonias bacterianas blancas en lugar de colonias azules.

La Fig. 33-13A ejemplifica el plásmido pUC-19. La existencia de sitios únicos de corte en el MCS permite digerir el vector con una enzima de restricción y linearizarlo sin perder ningún fragmento. En el ejemplo de la Fig. 33-13B, el vector y el DNA a clonar se digieren con *Bam*HI y los fragmentos con extremos complementarios se unen utilizando DNA ligasa. La inserción del DNA en el vector lleva a la inactivación del gen *lacZ*. Sin embargo, algunas moléculas del vector se recircularizan sin inserto, conservando la capacidad de expresar la enzima β-gal. A continuación se utiliza esta mezcla de moléculas para transformar una cepa de *E. coli lacZ*$^-$ sensible a ampicilina. Si se utiliza un medio de cultivo con ampicilina y X-gal, se podrán diferenciar las colonias blancas de bacterias que contengan el vector con el inserto, de las azules que contienen solo el vector.

Mutagénesis dirigida

Las mutaciones inducidas por agentes físicos, químicos y biológicos son mutaciones sobre cualquier secuencia, mutaciones al azar (Ver Cap. Mecanismos de variación genética: Mutaciones). En cambio, la **mutagénesis de sitio dirigido** o **mutagénesis dirigida** es una técnica de biología molecular utilizada para crear **mutaciones** sobre una secuencia conocida y en la posición de interés. De este modo la obtención de moléculas mutadas permite relacionar la alteración estructural con modificaciones de la función biológica de una proteína.

La mutagénesis dirigida se basa en producir la modificación deseada en el gen de interés, introducir el gen mutado en una célula hospedadora y lograr su expresión. A continuación daremos algunos ejemplos de estas técnicas

Por ejemplo, se puede producir una deleción por digestión parcial del gen clonado (cortando con enzimas de restricción, permitiendo la acción posterior de una exonucleasa y ligando).

Otro método utiliza un vector de DNA simple cadena, el fago M13, para clonar el gen de la proteína en estudio. Luego, se sintetiza químicamente un oligonucleótido que es complementario a la secuencia del gen que se desea mutar salvo en el centro de la secuencia, que contiene uno o dos errores (sustituciones, inserciones o deleciones). Los extremos del oligonucleótido aparean con el gen clonado aunque las bases de la secuencia central no sean complementarias, y sirven de cebador para la síntesis que realiza la DNA pol alrededor del vector circular. La ligasa cierra el dúplex circular que es introducido en una bacteria. El vector se replica originando un fago con el gen salvaje y otro con el gen mutado (Fig. 33-14).

Por último, la mutagénesis por inserción de casetes es otra técnica que puede aplicarse a proteínas cuyos genes hayan sido clonados, y conduce a la interrupción génica y por ello a la pérdida de la función de dicho gen (mutaciones denominadas *knockout)*. El casete (Ver Cap. Información genética en las bacterias), disponible comercialmente, es un fragmento de DNA que posee en sus extremos sitios de corte para varias enzimas de restricción y que contiene un gen que confiere resistencia a un antibiótico, por ejemplo, kanamicina (Km). La mutagénesis por casete se ejemplifica en la Fig. 33-15 y comprende las siguientes etapas: 1) Un vector plasmídico donde se ha clonado el gen de interés se corta con una enzima de restricción (ej. *Eco*R1) que produce un solo corte en dicho gen, y el casete se digiere con la misma enzima, 2) Se ligan el vector y el casete, y se obtiene un plásmido que contiene el gen de interés con una mutación por inserción del casete de Km, 3) Este plásmido se utiliza para transformar bacterias sensibles a Km, que contienen el gen salvaje en su cromosoma. En alguna de ellas ocurrirá una recombinación generalizada que conducirá al reemplazo del gen salvaje por el gen interrumpido por el casete, que además confiere resistencia a Km, 4) Si se utiliza un plásmido que no se pueda replicar en el hospedador, los transformantes de interés se seleccionan en presencia del antibiótico.

BIBLIOGRAFÍA

Dubey GP, Ben-Yehuda S. Intercellular Nanotubes Mediate Bacterial Communication. *Cell* 2011; 144: 590–600.

Le PT, Pontarotti P, Didier Raoult D. Alphaproteobacteria species as a source and target of lateral sequence transfers. *TRENDS in Microbiology* 2014; 22: 147-156.

Lewin B. Gene XI, Oxford University Press and Cell Press, 2014.

Madigan MT, Martinko JM, Parker J. Brock Biología de los Microorganismos, 10ª edición, Prentice Hall Iberia, Madrid, 2004.

Popa O, Dagan T. Trends and barriers to lateral gene transfer in prokaryotes. *Current Opinion in Microbiology* 2011; 14:615–623.

Prescott LM, Harley JP, Klein DA. Microbiology, 5ta edición, WCB/McGraw-Hill, 2004.

Reddy CA. Methods for general and molecular microbiology. 3rd edition. ASM Press, Washington DC, 2007.

CAPÍTULO 34

TAXONOMIA MICROBIANA

Sabrina Di Gregorio, Marta Mollerach

Evolución microbiana y biodiversidad

Hasta la primera mitad del siglo XX, la opinión predominante sostenía que en nuestro planeta no había existido ninguna forma de vida durante la mayor parte de su historia debido a que los macrofósiles más antiguos tienen dataciones de 600 - 700 millones de años. Sin embargo, actualmente se sabe que la vida microbiana ya existía hace aproximadamente 3800 millones de años según indican los datos obtenidos a partir de microfósiles. Las primeras formas de vida, los procariotas primitivos, habrían existido 3000 millones de años antes que apareciesen las plantas y animales macroscópicos y más de 1000 millones de años antes que los primeros eucariotas unicelulares (Fig. 34-1).

Durante ese período las bacterias generaron moléculas de oxígeno y crearon los ciclos biogeoquímicos generales que hicieron de nuestro planeta un sitio habitable; la Tierra es un sistema cerrado y la vida terminaría si los diferentes compuestos no fuesen reciclados. Durante su larga historia los microorganismos desarrollaron una gran variedad de capacidades metabólicas de manera que pudieron sobrevivir ante condiciones sumamente variadas y cambiantes: hay bacterias capaces de obtener energía oxidando el azufre, otras lo hacen por reducción del sulfato, o por oxidación del amonio, o por oxidación del metano, o por reducción del nitrato, por nombrar sólo algunos de los diferentes tipos metabólicos de bacterias. También las bacterias se desarrollaron como especialistas en la adquisición de nuevo material genético y en la remodelación de sus genomas. Todo esto les permitió crear nuevas capacidades y colonizar diferentes nichos dando como resultado la presencia de bacterias en prácticamente todos los lugares de la Tierra. Además, la aparición de los eucariotas, tanto uni como pluricelulares, representó la aparición de nuevos hábitats que aprovecharon para colonizar. La gran diversidad microbiana puede ser estimada considerando un panorama que incluya las diferentes formas, tamaños, estrategias metabólicas, movilidad, diferente tipo y

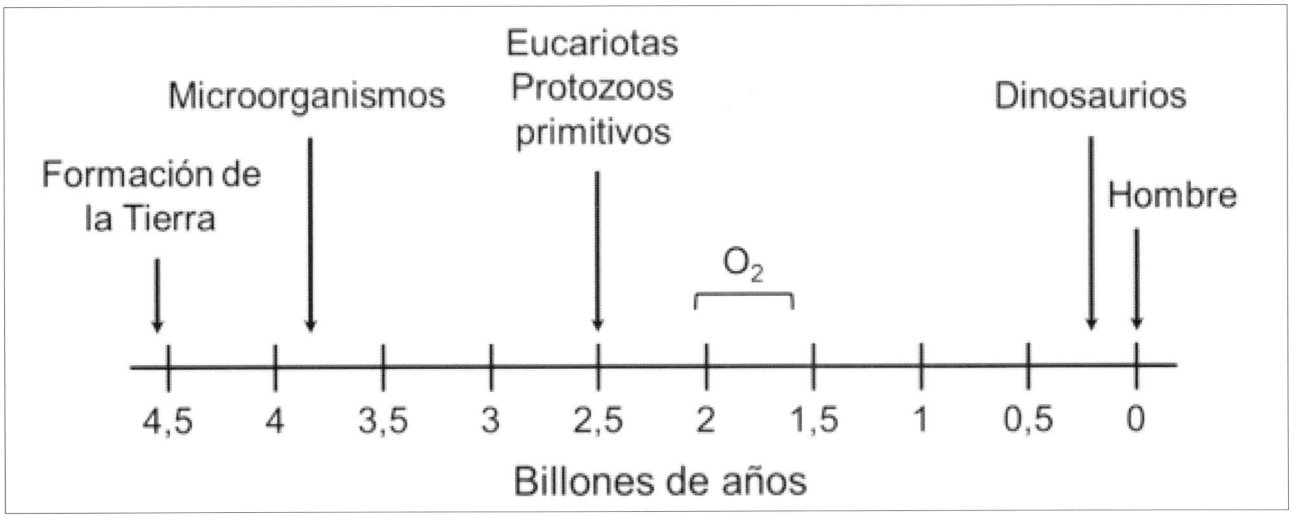

Fig. 34-1. La aparición de los seres vivos desde la formación de la Tierra.

composición de estructuras, diferentes estrategias de división, diferente adaptación a diversos hábitats y muchos otros aspectos estructurales y funcionales.

Cronómetros evolutivos

El estudio de las relaciones filogenéticas muestra la historia evolutiva de los seres vivos. Un punto de inflexión en los estudios de evolución fue la utilización de moléculas como cronómetros moleculares o cronómetros evolutivos. La hipótesis del cronómetro molecular asume que el número de cambios en las secuencias de estas moléculas es, de manera general, equivalente al tiempo transcurrido desde la divergencia de dos líneas evolutivas que comparten dicha molécula. Tanto proteínas como ácidos nucleicos han sido ampliamente utilizados como cronómetros moleculares en la resolución de filogenias de muy distintos grupos de seres vivos, pero son los ácidos nucleicos los que han tenido una especial incidencia en la elaboración del árbol evolutivo de los procariotas y en particular los análisis de secuencias de los RNA ribosómicos (rRNA). Estas secuencias han sido utilizadas como base fundamental de una **clasificación evolutiva o filogenética.**

Las características principales que debe tener una molécula para ser útil como cronómetro molecular son: que se encuentren presentes y posean funciones homólogas en todo los organismos a estudiar, no estar sometidas a transferencia horizontal y ser altamente estables, por lo que es posible establecer relaciones entre la distancia evolutiva y las mutaciones acumuladas, razón por la cual se los llama cronómetros evolutivos.

En procariotas, la subunidad pequeña del ribosoma (30S) está compuesta por rRNA 16S. A partir del análisis de alineamientos de secuencias del rRNA 16S (o su equivalente 18S en eucariotas) por métodos computacionales, se pudieron identificar regiones altamente conservadas y otras variables. Se hallaron secuencias de nucleótidos cortas, características de determinado grupo o grupos de microorganismos en regiones definidas del rRNA 16S, que fueron denominadas secuencias *signature*. Las contribuciones de Carl Woese en la década de 1970, estudiando las secuencias del gen codificante del rRNA 16S permitieron construir posteriormente el árbol evolutivo de la vida. Hasta ese entonces, el sistema de los cinco reinos (monera, protista, fungi, plantae y animalia) unificaba dentro de los monera (procariotas) a las arquibacterias y las eubacterias. Debido a las grandes diferencias encontradas a nivel del rRNA estos dos grupos de procariotas fueron separados. El árbol evolutivo de la vida, indica que tres líneas evolutivas (dominios) divergieron a partir de un estadío común ancestral para formar los tres dominios *Archaea, Bacteria* **y** *Eucarya* (Fig. 34-2). Existen secuencias *signature* que definen cada uno de los tres dominios primarios y a su vez, otras que definen los taxones principales dentro de cada dominio.

Características de los dominios primarios

Aunque los dominios primarios han quedado inicialmente definidos a partir de la comparación de las secuencias de su rRNA, posteriormente se han caracterizado diversas propiedades fenotípicas asociadas a cada uno de estos dominios, algunas de ellas de manera exclusiva y otras presentes en dos de los tres dominios. En la Tabla 34-1 se presentan de manera comparativa algunas de las características fenotípicas asociadas a *Bacteria, Archaea* **y** *Eucarya.*

Taxonomía y clasificación de los organismos procariotas

Frente a la gran diversidad de organismos procariotas,

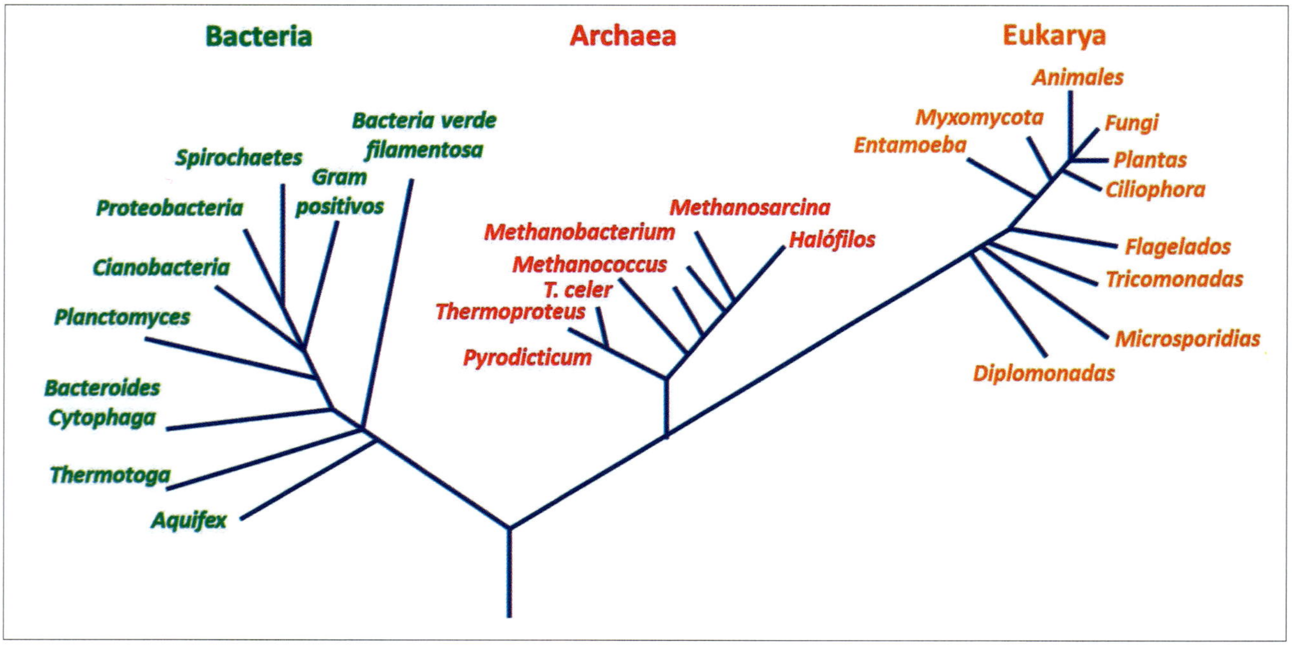

Fig. 34-2. Filogenia de los seres vivos. El árbol de la vida.

Tabla 34-1. Principales casracterísticas de los dominios *Bacteria*, Archaea y *Eucarya*.

Característica	*Bacteria*	*Archaea*	*Eucarya*
Estructura celular	Procariota	Procariota	Eucariota
Pared celular con ácido murámico	Si	No	No
Lípidos de membrana	Uniones éster a ácidos grasos de cadena lineal	Uniones éter a hidrocarburos alifáticos ramificados	Uniones éster a ácidos grasos de cadena lineal
Ribosomas	70S	70S	80S
tRNA iniciador unido a	Formilmetionina	Metionina	Metionina
Sensibilidad ribosómica a toxina diftérica	No	Si	Si
Sensibilidad a cloranfenicol y kanamicina	Si	No	No
mRNA policistrónico	Presente	Presente	Ausente
RNA polimerasa DNA dependiente	Una, sensible a rifampicina	Varias, insensibles a rifampicina	Tres, insensibles a rifampicina

los microbiólogos han necesitado organizarlos, es decir clasificarlos, para poder abordar su estudio. Ya antes del desarrollo explosivo de las técnicas moleculares, que permitieron la construcción del árbol de la vida y el desarrollo de una clasificación filogénetica, los microorganismos, como todos los seres vivos, habían sido esencialmente clasificados en base a sus características fenotípicas.

La taxonomía es, en sentido amplio, la ciencia encargada de la clasificación de los seres vivos. La clasificación, la nomenclatura y la identificación son tres áreas diferentes, pero interrelacionadas de la taxonomía. La **clasificación** es la organización de los organismos en grupos taxonómicos (*taxa*) teniendo en cuenta las similitudes y las relaciones existentes entre ellos. La **nomenclatura** es la asignación de nombres a esos grupos taxonómicos, teniendo en cuenta reglas establecidas. La **identificación** es el área de mayor aspecto práctico y consiste en determinar a qué grupo taxonómico pertenece un aislamiento dado.

Categorías o rangos taxonómicos

Los diferentes niveles o rangos utilizados en la clasificación de los microorganismos se denominan categorías taxonómicas. La categoría taxonómica básica es la **especie**, la cual, en microbiología, puede ser definida de manera operativa como un conjunto de microorganismos similares que comparten gran cantidad de propiedades estables y difieren considerablemente de otros grupos de microorganismos. Sin embargo, también puede ser definida de manera algo más precisa a partir de las secuencias del rRNA16S o de los porcentajes de homología DNA - DNA. Según esta definición, los microorganismos de una misma especie, presentan un alto grado de similitud fenotípica, un porcentaje de homología DNA-DNA mayor o igual al 70% y las secuencias del 16S rRNA tienen más del 97% de similitud.

Es este punto, es importante destacar que el concepto "especie" es una construcción humana desarrollada con la intención de organizar las observaciones de los organismos vivos y facilitar la comunicación, pero debemos reconocer que su definición es aún hoy controvertida entre los científicos que se ocupan de este tema.

Un grupo de especies que comparten características significativas se agrupan en un mismo **género**, y los géneros relacionados conformarán una **familia**. Y así se irán agrupando en categorías taxonómicas superiores **órden, división**, etc., hasta alcanzar el nivel taxonómico más alto que es el **dominio**. En la Fig. 34-3 se ejemplifica la ubicación de la especie *Klebsiella pneumoniae* en las diferentes categorías taxonómicas.

En resumen, cada categoría agrupa unidades taxonómicas de nivel inferior dando como resultado un conjunto de grupos ordenados jerárquicamente.

Sistemas de clasificación

La clasificación de los microrganismos se realiza mediante el análisis de una serie de características (ver más adelante), que son utilizadas para construir un determinado sistema de clasificación.

Los diferentes sistemas de clasificación han evolucionado con el impacto de los avances de la tecnología. A mediados del siglo 18, el botánico sueco Carl Linneo desarrolló el primer esquema de clasificación, que estaba basado en el análisis de características morfológicas. Hoy es posible obtener mayor cantidad de información genotípica, incluso secuenciar genomas completos, y es así como se han ido generando diferentes aproximaciones (fenotípica, genotípica, filogenética) que han proporcionado distintos esquemas.

De manera general, los microorganismos pueden clasificarse considerando la totalidad de características observables (**clasificación fenética**) o en base a sus probables relaciones evolutivas (**clasificación filogenética**).

La clasificación de los microorganismos nunca ha permanecido estable y probablemente no lo haga nunca. Esto se debe en parte al espectacular desarrollo de las técnicas analíticas moleculares que han tenido lugar en las últimas décadas.

La **taxonomía clásica** está basada en la caracterización: morfológica, fisiológica y bioquímica.

La **taxonomía molecular,** en cambio, agrega el análisis de ácidos nucleicos a la taxonomía convencional. Las primeras determinaciones utilizadas en este caso, incluyeron el % de G+C, e hibridación DNA-DNA.

Obviamente cuánto mayor sea la cantidad de características comparadas tanto mejor será el esquema de clasificación. En este sentido el desarrollo de la computación en la última mitad del siglo 20 hizo posible una aproximación cuantitativa al análisis de los caracteres estudiados, conocida como **taxonomía numérica**. La información obtenida del análisis de diferentes características o propiedades de los microorganismos es codificada apropiadamente para su análisis numérico en una computadora mediante un programa apropiado. Este programa expresa en términos numéricos las relaciones entre los microorganismos para definir género y especie.

Estas múltiples perspectivas intentan ser consensuadas a través de la **taxonomía polifásica** o taxonomía de consenso, en la cual se propone integrar la información fenotípica, genotípica y filogenética. Sin embargo, no existe en realidad una clasificación "oficial" de los microorganismos, pero sí existen esquemas de clasificación más aceptados o más utilizados por la comunidad científica que son modificados a medida que se incorpora mayor cantidad de información en el análisis.

Nomenclatura bacteriana

Los microorganismos pueden ser nombrados utilizando una nomenclatura informal o vernácula (ej: neumococo, estafilococos, etc) o bien mediante la nomenclatura científica que se ajusta a reglas internacionales de nomenclatura (ej: *Streptococcus pneumoniae, Staphylococcus* spp.). Las reglas de la nomenclatura bacteriana se encuentran en una publicación llamada *The International Code of Nomenclature of Bacteria,* que indica las normas que deben seguirse para designar organismos aislados por primera vez como nuevos géneros o especies. Este código rige la nomenclatura de todos los procariotas, tanto los que pertenecen al dominio *Bacteria* como los que pertenecen al dominio *Archae***.**

En la denominación de las especies se utiliza el **sistema binomial** desarrollado en el siglo XVIII por el científico sueco Carl Linneo (Carl von Linné). Según este sistema, el nombre de las especies incluye dos partes: el nombre del género, acompañado del epíteto específico de especie. Estos nombres son derivados griegos o latinos que describen alguna propiedad característica del organismo en estudio (ej: *Bacillus stearotermphilus*, bacilo "amante del calor"), o en algunos casos en honor a la persona que lo describió por primera vez (ej: *Escherichia coli* descubierta por Theodore Escherich).

CATEGORÍA TAXONÓMICA	
Dominio	***Bacteria***
Phylum	Proteobacteria
Clase	Gammaproteobacteria
Orden	*Enterobacteriales*
Familia	*Enterobacteriaceae*
Género	*Klebsiella*
Especie	*Klebsiella pneumoniae*

Tabla 34-2. Ubicación de *Klebsiella pneumoniae* en las categorías taxonómicas.

Cómo se ha mostrado en la Tabla 34-2 todos los nombres de las categorías taxonómicas oficiales se escriben en letra itálica, y en el caso de las especies, una vez que ésta ha sido nombrada por primera vez en un texto puede luego abreviarse utilizando la inicial del nombre del género acompañada del epíteto específico de especie (ej: *Escherichia coli* la primera vez y *E. coli* en las sucesivas referencias a este microorganismo). La abreviatura "*sp.*" se utiliza para designar a una sola especie, mientras que la abreviatura "*spp.*" se utiliza para designar a más de una especie. Por ejemplo, al escribir *Staphylococcus sp.*, se hace referencia a una de las especies del género *Staphylococcus,* sin precisar cuál de ellas, mientras que *Staphylococcus spp.* hace referencia a varias o a todas las especies de este género.

A lo largo del tiempo, se han descubierto nuevas especies y renombrado muchas otras. Cuando esto sucede, la descripción de la nueva especie y su nuevo nombre debe ser enviado para su publicación en el *International Journal of Systematic and Evolutionary Bacteriology* (IJSB), siendo esta la revista oficial del Comité de Sistemática de Procariotas de la Unión Internacional de Sociedades de Microbiología.

El Manual Bergey: *Bergey´s Manual of Systematic Bacteriology*

En el año 1923, David Bergey, Profesor de Bacteriología de la Universidad de Pennsylvania publicó un tratado denominado *Bergey´s Manual of Determinative Bacteriology***,** presentando la clasificación bacteriana para su utilización en la identificación de especies. Este manual llegó hasta a su novena edición.

En el año 1984 aparece un trabajo más detallado, en cuatro volúmenes denominado *Bergey´s Manual of Systematic Bacteriology*. Actualmente está vigente la segunda edición del mismo, que ha sido publicada en cinco volúmenes. Este tratado taxonómico, el más completo sobre todas las especies reconocidas de procariotas, representa el mejor y más aceptado consenso con respecto a la clasificación de los microorganismos en el momento de su publicación. Es una referencia permanente para los microbiólogos ya que ofrece una muy completa información fenotípica, genotípica y filogenética de los microorganismos procariotas. En la Tabla 34-3 se resume la organización de la segunda edición del *Bergey´s Manual of Systematic Bacteriology* y se recomienda consultar la página web del "*Bergey´s Manual Trust*" (www.cme.msu.edu/Bergeys/).

Tabla 34-3. Organización del Manual Bergey (*Bergey's Manual of Systematic Bacteriology*, segunda edición).

Volumen 1	Archae, fotótrofos y bacterias profundamente ramificadas
Volumen 2	Proteobacteria
Volumen 3	Firmicutes
Volumen 4	Bacteroidetes, Spirochaetes, Tenericutes (Mollicutes), Acidobacteria, Fibrobacteres, Fusobacteria, Dictyoglomi, Gemmatimonadetes, Lentisphaerae, Verrucomicrobia, Chlamydiae, y Planctomycetes
Volumen 5	Actinobacteria

Principales características de los microorganismos utilizadas en taxonomía

Muchas propiedades o características de los microorganismos son utilizadas tanto en la clasificación como en la identificación de los mismos. Las determinaciones más utilizadas en el laboratorio de microbiología clínica para lograr la identificación de los principales agentes patógenos se desarrollarán en cada uno de los diferentes capítulos. Aquí nos limitaremos a enumerar, de manera general las características utilizadas tanto en la identificación como en la clasificación bacteriana.

Características clásicas

Clásicamente las características utilizadas son las morfológicas, fisiológicas, metabólicas o bioquímicas, ecológicas y genéticas.

Entre las morfológicas se incluye forma, tamaño, agrupamiento, comportamiento frente a distintas tinciones, morfología de las colonias, esporas (presencia, morfología, localización), cilias y flagelos, etc.

Algunas de las características fisiológicas y metabólicas utilizadas son: fuente de energía, fuente de carbono y de nitrógeno, categoría nutricional a la que pertenecen, productos de fermentación, comportamiento frente al oxígeno, temperatura óptima y rango de temperatura en el cual desarrollan, pH óptimo y rango de pH, tolerancia osmótica, formación de metabolitos secundarios, sensibilidad a inhibidores, etc.

Las características ecológicas tienen en cuenta las relaciones de los microorganismos con su entorno, por ejemplo, tipo de ciclo de vida, hábitat preferido, establecimiento de relaciones simbióticas con otros microorganismos, y capacidad de causar enfermedad en un hospedador.

Dentro de las características genéticas utilizadas de manera clásica se incluyen estudios de transformación, conjugación y presencia de plásmidos.

Características moleculares

El estudio de diferentes moléculas que forman parte de la estructura de los microorganismos (polisacáridos, lípidos, proteínas, ácidos nucleicos) constituye una herramienta sumamente útil que ha sido aplicada exitosamente en estudios taxonómicos.

Por ejemplo, es posible estudiar la composición del peptidoglicano, exopolisacáridos, ácidos micólicos, poliaminas, quinonas, o lípidos polares.

Los estudios realizados sobre proteínas han sido abordados comparando movilidad electroforética de proteínas, mediante técnicas inmunológicas con la utilización de anticuerpos apropiados que permitan discriminar entre proteínas similares, mediante la determinación de propiedades cinéticas para el caso de muchas enzimas, y aún a través de secuenciación de proteínas.

Los ácidos nucleicos pueden ser utilizados en taxonomía desde aproximaciones diversas. La composición de guanina (G) más citosina (C) es una característica de cada especie. En el caso de los procariotas el rango de contenido de GC es de 20 a 80 mol%. Debe tenerse en cuenta que dos organismos con idénticos %GC pueden no estar relacionados entre sí, ya que es posible tener secuencias diferentes con idéntica composición total de bases.

Además, la similitud en las secuencias del DNA de diferentes organismos puede ser comparada a través de experimentos de hibridación DNA-DNA. El porcentaje de homología DNA-DNA ha sido utilizado para la definición de especie y también para establecer relaciones entre especies.

La información relacionada con la secuencia puede obtenerse directamente a partir de resultados de secuenciación de algunos genes o fragmentos de genes. En este sentido ya nos hemos referido a la utilización de las secuencias del 16S rDNA. En el año 1995 se publicó la primera secuencia completa de un genoma microbiano (*Haemophilus influenzae*) y a partir de ese momento hasta ahora se han completado y secuenciado muchisimas más (www.tigr.org). La comparación directa de las secuencias de la totalidad de los genomas ha generado sin duda un importante impacto en la taxonomía.

Identificación de microorganismos

La identificación de un microorganismo, como ya fue explicado anteriormente, consiste en determinar a qué grupo taxonómico ya establecido pertenece un aislamiento cuya identidad no se conoce. Esto se realiza por medio de la determinación de diversas características fenotípicas y/o genotípicas, para luego realizar la comparación de estas características con los diferentes taxones de la clasificación considerada. La cantidad y el tipo de características a determinar dependen principalmente del tipo de bacteria y del objetivo de la identificación.

En la práctica diaria de la microbiología, para identificar a un microorganismo se emplean una serie de criterios fenotípicos que van de lo más general a lo más específico, y mediante un esquema de llaves dicotómicas se puede ir descartando otros organismos hasta lograr asignar el nombre de la especie a un aislamiento microbiano. Inicialmente, se debe partir de un cultivo puro del microorganismo de interés, y se analizan muchas de las características clásicas ya mencionadas, tales como morfología y tinción de Gram, así como también las características bioquímicas (Fig.34-3).

Las pruebas bioquímicas están diseñadas para poner en evidencia la presencia o ausencia de una enzima/ruta metabólica en particular, tales como la fuente de carbono, nitrógeno u oxígeno, fermentación de determinados azúcares, etc. En algunos casos, esto se logra a través de la utilización de medios de cultivo selectivos y diferenciales. Por ejemplo, el agar salado manitol, medio de cultivo selectivo y diferencial utilizado para el aislamiento de estafilococos, permite distinguir si el microorganismo fermenta manitol, una de las características utilizadas para la identificación de *Staphylococcus spp*. En la Tabla 34-4 se ejemplifican algunas pruebas bioquímicas comúnmente utilizadas en la clínica.

Luego de las condiciones de incubación apropiadas, con los resultados de las pruebas bioquímicas, y analizando en las ya mencionadas tablas del manual de Bergey, se puede arribar al nombre de la especie del microorganismo en cuestión.

Otra alternativa para abordar la identificación de los microorganismos es la utilización de galerías multipruebas comerciales, por ejemplo el Api ® (Biomérieux), que consiste en un conjunto de pruebas bioquímicas en formato miniaturizado montadas sobre un soporte plástico. En este caso sólo es necesario preparar una suspensión del aislamiento a identificar e inocular cada uno de los compartimentos que contienen los distintos medios de cultivo deshidratados. Luego de 16 hs de incubación se leen manualmente los resultados y se convierten a un "score" numérico el cual se ingresa a una computadora y utilizando el programa de computación de dicho sistema se obtiene como resultado el nombre de la especie a la cual pertenece el aislamiento estudiado.

Como resultado de la evolución de los métodos convencionales, en los últimos años varias compañías han desarrollado además métodos automatizados de identificación, que tienen mucha utilidad en la práctica clínica diaria, debido a que permiten procesar una gran variedad de muestras y dan resultados en tiempos mucho más cortos. Dentro de los sistemas automatizados más utilizados se encuentran: MicroScan ® (Siemens), Vitek I y II ® (Biomérieux) y Phoenix ® (Becton Dickinson Diagnostic System). De forma similar a las galerías multiprueba, consisten en tarjetas que contienen de forma miniaturizada reactivos colorimétricos para varias reacciones bioquímicas. El microbiólogo sólo debe preparar una suspensión de un cultivo puro microbiano, y luego de colocarla dentro del equipo, en pocas horas se realizan de forma automatizada todas las etapas necesarias para la realización de las pruebas de identificación (incubación, lectura e interpretación de resultados).

Hace varias décadas, se propuso la identificación bacteriana basada en el perfil de proteínas obtenido mediante la espectrometría de masas MALDI-TOF (*Matrix Assisted Laser Desorption Ionization Time-of-Flight*). Sin embargo esta técnica proteómica ha tomado relevancia recientemente y ha comenzado a utilizarse para la identificación rápida en entornos clínicos. Con esta metodología se parte de una colonia bacteriana embebida en una matriz, que al ser aplicada sobre un plato de metal e irradiada con láser se vaporiza, y se produce la ionización química de los compuestos. Los iones son separados por campos eléctricos según su relación masa – carga y luego detectados. Por comparación del perfil obtenido a partir del microorganismo con bases de datos, se puede llegar a identificar a nivel de género y especie, y en algunos casos subespecie. El uso de espectrometría para identificación

Tabla 34-4. Algunas pruebas bioquímicas comúnmente utilizadas.

Prueba bioquímica	Fundamento de la prueba	Reacción positiva
Catalasa	Detecta la presencia de la enzima catalasa que degrada H_2O_2 en O_2 y H_2O.	Aparición de burbujas
Oxidasa	Detecta la actividad de la enzima citocromo C oxidasa, componente de la cadena de transporte de electrones.	Oxidación del reactivo y viraje de color en presencia de oxígeno y citocromo C
Citrato	Detecta si el citrato puede ser utilizado como única fuente de carbono.	Crecimiento, viraje del indicador
Producción de SH2	Detecta producción de SH_2 a partir de aminoácidos azufrados.	Aparición de precipitado negro (Fe_2S_3) debido a que el medio contiene sales de Fe3+
Indol	Detecta la formación de indol por desaminación del triptófano.	Viraje del reactivo revelador al rojo intenso
Rojo de metilo	Detecta la producción de ácidos mixtos como productos finales de fermentación.	Viraje del indicador al rojo por acidificación del medio
Voges Proskauer	Detecta la producción de acetoína, un intermediario de la producción de 2,3 butanodiol	Viraje de los reactivos al rojo en presencia de acetoína.
Fermentación de azúcares	Detecta acidez y/o producción de gas como resultado de la fermentación de un determinado azúcar	Viraje del indicador por acidificación del medio-burbujas
Ureasa	Detecta la enzima que degrada urea a CO_2 y amoníaco	Viraje del indicador a rosa fuerte por alcalinización del medio

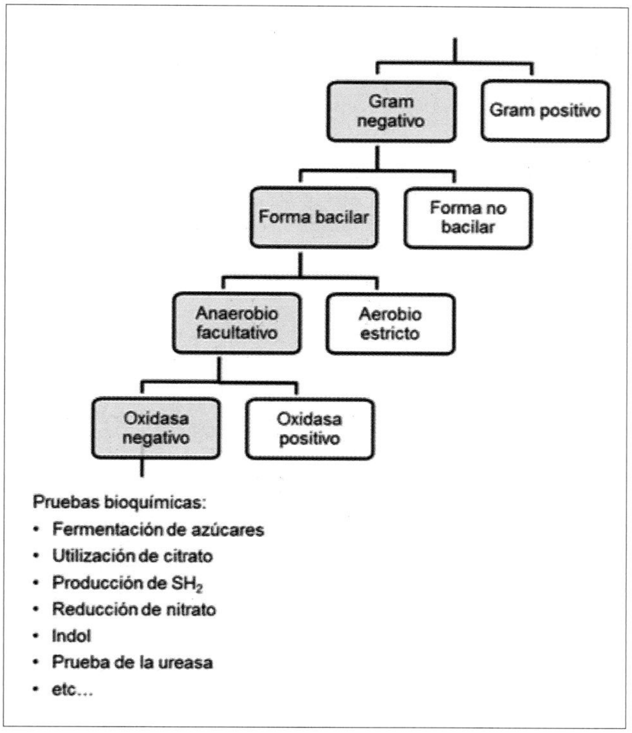

Fig. 34-3. Esquema de llaves de dicotómicas para la identificación de un bacilo Gram negativo.

es eficaz y de bajo costo en laboratorios de alto volumen de muestras, ya que permite obtener resultados en minutos, si se cuenta con la instrumentación adecuada.

Si bien todas estas metodologías son aplicadas rutinariamente, hay ciertos microorganismos que por presentar dificultad para su aislamiento y cultivo, o crecimiento lento, o por su baja reactividad bioquímica, no pueden identificarse por métodos fenotípicos convencionales. Es en estos casos, en los que se recurre a técnicas moleculares para la identificación, por ejemplo mediante el análisis del rRNA 16S u otros genes tales como: las regiones del espacio intergénico del rRNA 16S-23S, el gen *rpo*B que codifica para la subunidad β de la RNA polimerasa, o el gen *gyr*B que codifica para la subunidad β de la DNA girasa. Estas técnicas se basan en la extracción de DNA genómico a partir del material de estudio, amplificación por PCR de un fragmento o de la totalidad del gen, y la obtención de la secuencia de DNA amplificada. Así, el medio de cultivo o las condiciones de incubación no son factores determinantes. Un ejemplo, fue la detección de *Bartonella quintana* y *Coxiella burnetii* como principales agentes etiológicos en endocarditis con cultivo negativo. Hay que tener en cuenta sin embargo, que si la muestra proviene de un sitio que no es normalmente estéril o del medio ambiente, con una población bacteriana mixta, esta estrategia no es de elección.

Colecciones de cultivo

Las colecciones de cultivo microbianos son repositorios de distintas especies de microorganismos de interés científico, industrial, biotecnológico, y docente, cuya misión consiste en conservar la pureza, viabilidad y estabilidad genética de los microorganismos. Contribuyen asimismo con información taxonómica, genética, bioquímica y fisiológica de los microorganismos que poseen. Las colecciones de cultivo son el resultado inmediato de necesidades individuales, por lo que son diversas las causas que fomentan su creación. Independientemente de ello, estas colecciones de cultivo que prestan servicio deben incluir la provisión de una variedad de prestaciones de soporte a la comunidad científica e industrial en todo el mundo o en la región donde brinda servicios.

La Federación mundial de colecciones de cultivos, (WFCC, *World Federation for culture collections*) se ocupa de la recolección, la autenticación, el mantenimiento y la distribución de los cultivos de microorganismos y células cultivadas. Su objetivo es promover y apoyar el establecimiento de colecciones de cultivos y servicios relacionados, para proveer de enlace y establecer una red de información entre las colecciones y sus usuarios. Esta federación desarrolló una base de datos, el Centro mundial de datos sobre microorganismos, que posee un registro de 476 colecciones de 62 países.

Tipificación de aislamientos bacterianos

Los métodos de tipificación son capaces de diferenciar entre cepas pertenecientes a una misma especie bacteriana y discriminar clones diferentes. Considerando la definición de clon bacteriano, distintos aislamientos bacterianos provenientes de diferentes momentos y localizaciones que presentan resultados idénticos por un número de métodos diferentes de tipificación, muy probablemente pertenecen a una misma línea clonal.

Muchas veces identificar un aislamiento hasta el nivel de especie no es suficiente. Por ejemplo, si se aísla *E. coli* de distintos pacientes en la unidad de cuidados intensivos de un hospital en un período acotado de tiempo, se buscará investigar si esos aislamientos están clonalmente relacionados y comprender además la fuente de infección. Es decir se pretende describir el posible "brote intrahospitalario" a fin de tomar las medidas necesarias para su control.

La tipificación de las especies bacterianas se realiza comparando aislamientos de una misma especie con el objetivo de demostrar si están clonalmente relacionados. Se emplea, por ejemplo, en el ámbito hospitalario para la caracterización de brotes, identificación de la fuente de una infección, detección de la diseminación de patógenos nosocomiales, y para distinguir entre re-infección exógena de reactivación endógena de una infección; sin embargo, pueden utilizarse técnicas de tipificación en otros contextos, como en la industria alimenticia o farmacéutica, cuando existe por ejemplo una contaminación de varias muestras y se desea estudiar la fuente y el reservorio de dicho contaminante. Además en el contexto de la vigilancia epidemiológica estos métodos permiten estudiar la diseminación geográfica y temporal de clones epidémicos de una determinada especie.

Es importante en este punto revisar algunos términos que muchas veces son utilizados de manera alternativa pero tienen un significado diferente.

Un **aislamiento**, es obtenido a partir de un único microorganismo por subcultivo de una única colonia, o dicho de modo más general, un cultivo puro, del cual solo se tiene información acerca de su género y especie.

Dentro de una misma especie sin embargo, pueden encontrarse distintas cepas. Se define **cepa**, como uno o varios aislamientos con características feno y genotípicas similares pero que la diferencian de otros aislamientos de la misma especie.

El término **clon,** se refiere a aislamientos/cepas muy semejantes, por lo general genéticamente relacionado/s, y que son indistinguibles uno de otro por técnicas moleculares, lo que sugiere un origen común.

Las técnicas utilizadas para tipificar a los microorganismos pueden dividirse en dos grandes grupos: técnicas fenotípicas y técnicas genotípicas de tipificación.

Por medio de **técnicas fenotípicas de tipificación** se ponen en evidencia características que son producto de la expresión génica de las cepas en estudio, como reacciones bioquímicas (biotipificación), presencia de antígenos de superficie, capsulares, o flagelares (serotipificación), perfil de sensibilidad a bacteriófagos (fagotipificación), presencia de diferentes bacteriocinas (bacteriocinotipificación), cambios en la sensibilidad a antibióticos (determinación del antibiotipo), o cambios en perfiles de proteínas (que se pueden analizan mediante la técnica de SDS-PAGE, o por multilocus enzimo electroforesis MLEE).

La biotipificación consiste en realizar pruebas bioquímicas adicionales a las que se realizan para lograr la identificación a nivel de especie. Estas pruebas bioquímicas adicionales, son apropiadas para la tipificación porque las diferentes cepas pueden dar un resultado distinto para ese ensayo. Sin embargo, el poder de discriminación de la biotipificación se considera hoy limitado, pero resulta útil, en algunos casos, para dirigir la investigación epidemiológica. Por ejemplo, el hallazgo de cepas de *E. coli* negativas a la fermentación del sorbitol orientan la búsqueda de cepas de *E. coli* $O_{157}H_7$ productoras de toxina shiga (ver capítulo de Patogenia bacteriana).

Por otro lado, mediante técnicas de serotipificación, se ponen en evidencia la presencia de antígenos presentes en la superficie de las bacterias. Por ejemplo en el caso de *E. coli* la región polisacarídica variable del LPS (antígeno O), los polisacáridos capsulares (K), o los antígenos flagelares (H). Una limitación de esta técnica es que requiere disponer de un stock completo de anticuerpos, los cuales normalmente sólo son accesibles para centros de referencia.

A modo de ejemplo, en el año 2011 en Alemania ocurrió un brote de *E. coli* causante de síndrome urémico hemolítico que causó 42 muertes. Por medio de técnicas de serotipificación y biotipificación se determinó que la cepa responsable en este caso (*E. coli* $0_{104}H_4$, sorbitol positiva), era diferente de las que habitualmente producen esta enfermedad (*E. coli* $0_{157}H_7$, sorbitol negativa).

Muchos de estos antígenos son además factores de virulencia, es decir productos bacterianos, o componentes estructurales que contribuyen con la capacidad que tiene un microorganismo de generar daño en un hospedador. Dentro de una misma especie, como se describe en el capitulo de Patogenia, distintas cepas pueden variar en su virulencia notablemente: algunas no se asocian generalmente con infección, mientras que otras lo hacen, y por lo general esto se debe a que presentan distintos factores de virulencia que llevan a que estas cepas afecten diferencialmente a los tejidos del hospedador.

Las características analizadas mediante las técnicas fenotípicas implican expresión génica, y por lo tanto pueden variar con las condiciones de incubación y la fase de crecimiento del microorganismo, lo cual representa una desventaja. Además, como ya se mencionó, su poder discriminatorio es muy limitado y si bien brindan información para orientar un estudio epidemiológico, no permiten definir clonalidad por sí mismas.

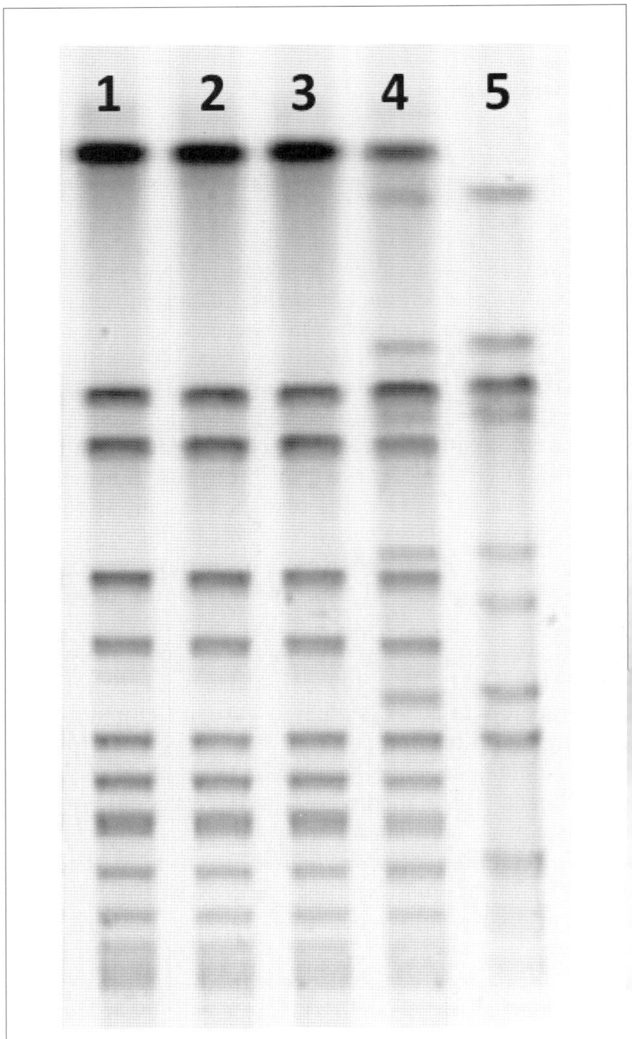

Fig. 34-4. PFGE de 5 aislamientos argentinos de *Staphylococcus aureus* resistente a meticilina (Cátedra de Microbiología. FFyB. UBA). Los pulsotipos de los aislamientos 1, 2 y 3 indican que están clonalmente relacionados.

Las **técnicas genotípicas de tipificación** por otro lado, ponen en evidencia cambios en el material genético (DNA, RNA).

Las ventajas de los sistemas de tipificación basadas en ácidos nucleicos residen en que son menos propensos a ser afectados por las condiciones de crecimiento o las manipulaciones de laboratorio a las que los microorganismos son sometidos. Sin lugar a dudas, el material genético sufre cambios debido a la presión selectiva (ya sea natural o artificial), pero este mecanismo es exactamente la base para su utilización en la tipificación.

En comparación con las técnicas fenotípicas clásicas de tipificación, las técnicas genotípicas tienen muchas otras ventajas como la potencialidad de aplicación general en diferentes especies y fundamentalmente el alto poder discriminatorio.

La tipificación clonal de las especies bacterianas utilizando marcadores moleculares permite resolver las situaciones antes descritas (estudio de brotes, contaminaciones en la industria farmacéutica o alimentaria, reinfección o recidiva en un paciente particular, etc.) y además puede proveer información sobre la distribución de los diferentes genotipos o clones en la población humana a lo largo del tiempo y en las diferentes áreas geográficas.

A modo práctico, los métodos disponibles para realizar la tipificación genotípica de microorganismos, pueden ser agrupados según tres técnicas básicas: métodos basados en la restricción del DNA cromosomal, los basados en la técnica PCR y los que utilizan la secuenciación del DNA.

De manera general, las técnicas basadas en la restricción del DNA cromosomal, como su nombre lo indica, utilizan endonucleasas de restricción para digerir el DNA y posteriormente los fragmentos obtenidos son separados por electroforesis en geles de agarosa. Los perfiles de restricción de los distintos aislamientos son luego comparados para determinar si existe relación o no entre ellos.

Este método se basa entonces en comparar el polimorfismo de los fragmentos de restricción y se denomina RFLP (por sus siglas del inglés, *restriction fragment lenght polymorphism*). Cuando se realiza digestión de DNA cromosómico con una enzima que tiene alta frecuencia de corte para ese DNA y electroforesis convencional, la interpretación de los perfiles de restricción es compleja dado que existe una gran cantidad de fragmentos generados, y además los fragmentos de mayor tamaño no logran migrar en el gel. Alternativamente, la interpretación de estos polimorfismos puede ser facilitada por la combinación de este método con la técnica de hibridación (**RFLP-*Southern blot***). Por esta metodología, los fragmentos que se separan por electroforesis son transferidos a una membrana de nitrocelulosa o de nylon, que posteriormente se hibrida con sondas específicas marcadas radiactiva o químicamente. De esa manera, las variaciones en el número y tamaño de los fragmentos detectados por hibridación son de más fácil interpretación. Las sondas de DNA utilizadas están diseñadas para secuencias específicas que se encuentran en copias múltiples y en diferentes posiciones del cromosoma. Una de las sondas utilizadas con mayor frecuencia es un fragmento codificante del RNA ribosómico, dado que es relativamente conservado y que la mayoría de las especies tienen más de una copia cromosómica del mismo. Esta técnica en particular que utiliza sondas basadas en el rRNA se denomina **ribotipificación**. En el caso particular de la tipificación de cepas de *Mycobacterium tuberculosis* se ha utilizado exitosamente la tipificación de cepas mediante RFLP-PCR utilizando como sonda la secuencia de inserción IS*6110* que está ampliamente distribuida en esta especie.

La técnica "gold standard" para la tipificación es la electroforesis por campos pulsados en gel o **PFGE** (del inglés "*Pulsed Field Gel Eletrophoresis*"), brinda información de utilidad tanto en estudios de epidemiología local como global (Fig. 34-4). Si bien esta técnica es laboriosa, requiere una buena estandarización y lleva varios días para la obtención de los resultados, ha sido considerada como el método con mayor poder discriminatorio de los actualmente disponibles. Se trata de una macrorestricción dado que se basa en la digestión de DNA bacteriano con endonucleasas de corte poco frecuente (existe un limitado número de copias de la secuencia que es reconocido por esa endonucleasa a lo largo del cromosoma), generando

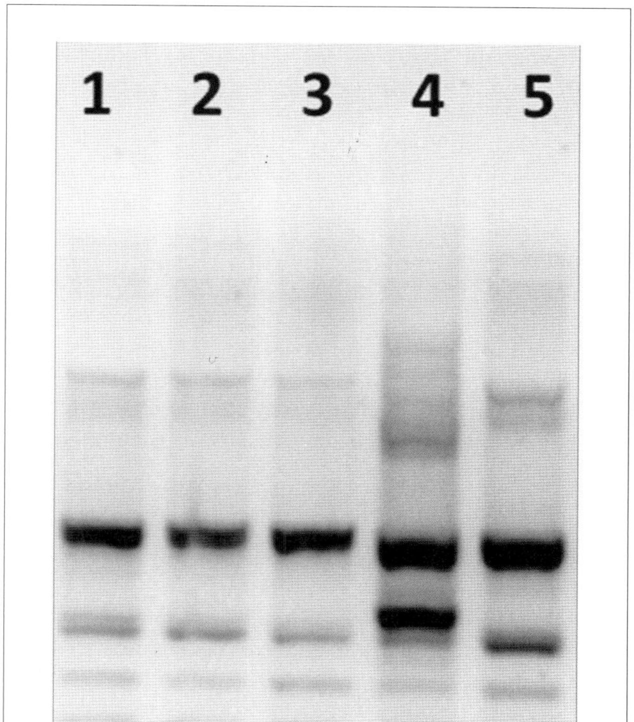

Fig. 34-5. RAPD-PCR de 5 aislamientos de *Enterococcus faecalis*. (Cátedra de Microbiología. FFyB. UBA). El patrón de bandas obtenido indica que los aislamientos 1, 2, 3 están relacionados y son distintos del aislamiento 4 y 5.

fragmentos de DNA de gran tamaño (30 a 800 kb) que no se pueden separar efectivamente por electroforesis convencional. El equipo de PFGE utiliza campos eléctricos pulsados que cambian de dirección periódicamente como base para la separación de los fragmentos de DNA. Dichos fragmentos formarán un patrón distintivo de bandas en el gel (pulsotipo) que serán interpretados como la huella digital o "fingerprint" de ese aislamiento en estudio. Las cepas bacterianas con patrones de bandas idénticos o muy similares tienen más probabilidades de estar genéticamente relacionadas que aislamientos bacterianos con patrones de bandas más divergentes.

En los últimos años se han desarrollado una serie de estrategias basadas en la PCR para su uso como herramientas de tipificación. Se pueden realizar fácilmente con los suministros disponibles comercialmente y las principales ventajas de las técnicas basadas en PCR son su velocidad y simplicidad, aunque su poder discriminatorio y su reproducibilidad son menores que las del PFGE.

Con respecto a las técnicas de tipificación molecular que utilizan la reacción de PCR, la **REP-PCR** está basada en la amplificación de secuencias de DNA repetitivas que las bacterias poseen distribuidas en múltiples copias en el genoma. Los oligonucleótidos están diseñados para hibridar cerca del final de estos elementos repetitivos y dado que el número y la ubicación de los elementos repetitivos son variables, los tamaños y el número de fragmentos amplificados con eficacia varían dependiendo de la cepa.

Otra técnica basada en PCR, es la amplificación aleatoria de DNA polimórfico, o **RAPD-PCR** (del inglés "*Randomly Amplified Polymorphic PCR*"), que utiliza un único oligonucleótido que al no estar dirigido a ninguna secuencia en particular, amplifica inespecíficamente fragmentos de DNA de diferentes tamaños (Fig. 34-5).

En ambos casos, luego de separar los fragmentos de DNA mediante electroforesis en geles de agarosa, los patrones de bandas obtenidos de los distintos aislamientos se comparan para establecer si están o no clonalmente relacionados.

Por otro lado, dentro de las técnicas basadas en secuenciación del DNA, cabe mencionar la tipificación mediante secuenciación de múltiples loci o **MLST** (del inglés "*Multilocus Sequence Typing*"). Este método se basa en la secuenciación de fragmentos de 7 genes conservados, que conforman el perfil alélico del aislamiento en estudio, y brinda información de epidemiología global o a largo plazo. La secuencia del alelo correspondiente para cada gen se denomina con un número en particular, conformando los siete genes un perfil alélico, y a cada perfil alélico se le asocia un número de secuenciotipo (ST). Utilizando la técnica de MLST se han tipificado distintos clones epidémicos a lo largo del mundo, para distintas especies bacterianas, y la distribución geográfica de dichos clones, ha sido de gran ayuda epidemiológica.

Probablemente en el futuro la secuenciación de genomas completos se instalará como una herramienta muy poderosa para investigar brotes y realizar la vigilancia epidemiológica. Sin embargo, será necesario desarrollar procedimientos operativos para identificar las variaciones y darles el significado apropiado luego de examinar similitudes y diferencias entre los genomas a través del tiempo. Un camino a seguir puede ser el desarrollo de una herramienta de análisis gen por gen en todo el genoma a manera de un MLST extendido (eMLST), es decir en lugar de la tradicional MLST basado en siete genes, el método eMLST se basaría en el análisis de todo el genoma *core* que incluye todos los genes presentes en todos los aislamientos de una determinada especie.

BIBLIOGRAFÍA

Bou G, Fernández-Olmos A, García C, Sáez-Nieto JA, Valdezate S. Métodos de identificación bacteriana en el laboratorio de microbiología. Enferm Infecc Microbiol Clin. 2011 ;29(8):601-608

Fernández Cuenca F, López Cerero L. Pascual Hernández A. Técnicas de tipificación molecular para la vigilancia y control de la infección Enferm Infecc Microbiol Clin. 2013;31(Supl 1):20-25

Garrity, G. M., editor-in-chief. 2001. *Bergey's manual of systematic bacteriology,* 2d ed., vol. 1, D. R. Boone and R.W. Castenholz, editors. New York: Springer-Verlag.

Lapage SP, Sneath PHA, Lessel EF, Skerman VBD, Seeliger HPR, and Clark WA. International Code of Nomenclature of Bacteria, Bacteriological Code, 1990 Revision. Washington (DC):ASM Press;1992.

Sabat AJ, Budimir A, Nashev D, Sá-Leão R, van Dijl JM, Laurent F, Grundmann H, Friedrich AW, on behalf of the ESCMID Study Group of Epidemiological Markers (ESGEM). Overview of molecular typing methods for outbreak detection and epidemiological surveillance. Euro Surveill. 2013;18(4):pii=20380.

Tenover FC, Arbeit RD, Goering RV, Mickelsen PA, Murray BE, Persing DH and Swaminathan B. Interpreting chromosomal DNA restriction patterns produced by Pulse-Field gel electrophoresis: Criteria for bacterial typing. Journal ofClinical Microbiology; 1995; 33(9):2233-39.

Vandamme P, Pot P, Gillis M, deVos P, Kesters K, Swings J. Polyphasic Taxonomy, a consensu approach to bacterial systematics. Microbiological Reviews 1996; 60:407-438.

Woese CR, Kandler O, Wheelis ML. Towards a natural system of organisms: Proposal for the domains Archae, Bacteria and Eucarya. Proceedings of the National Academy of Science of the USA 1990; 87:4576-4579.

CAPÍTULO 35

PATOGÉNESIS BACTERIANA

Marta Mollerach, Javier F. Mariscotti, Eleonora García Véscovi

Los Postulados de Koch

En 1884, Robert Koch, uno de los padres de la bacteriología, genera una publicación acerca de la etiología de la tuberculosis, y de los procedimientos que siguió para la identificación del agente etiológico, el *Mycobacterium tuberculosis*, que constituiría su legado más citado en la literatura médica. Posteriormente, en 1890, inspirado tanto en su propio trabajo experimental, en un manuscrito previo de 1884 de su asistente Friederich Loeffler, y en trabajos anteriormente expuestos por Edwin Klebs y Jakob Henle procura desentrañar las causas que desencadenaban enfermedades infecciosas que devastaban poblaciones en el siglo XIX, incluyendo ántrax, difteria, tuberculosis, y cólera, Koch enuncia una serie de principios, conocidos como postulados, que definen la esencia de la rigurosidad del método científico. Dichos postulados exponen de modo simple la estrategia experimental destinada a determinar el agente causal de una enfermedad infecciosa, a la luz de los avances en el conocimiento y de las metodologías disponibles en la época:

1. El microorganismo debe estar presente en todo organismo hospedador que padece la enfermedad y debe estar ausente en los organismos hospedadores sanos (en el presente capítulo, entenderemos por organismo hospedador aquél que es objeto o es pasible de ser colonizado y/o invadido por parte del microorganismo patógeno).
2. El microorganismo debe ser aislado en un cultivo puro a partir de las lesiones de la enfermedad.
3. El microorganismo debe provocar la enfermedad cuando es inoculado en un organismo hospedador sano.
4. El microorganismo debe ser aislado nuevamente a partir de las lesiones producidas en el hospedador de experimentación, verificándose su identidad con el agente causante original.

Los historiadores y filósofos de la ciencia marcan la enunciación de estos principios como un hito en la bacteriología que revolucionó la medicina del siglo XIX. El espíritu que anima estos postulados sigue siendo válido como guía conceptual, pero la evolución de los conocimientos acerca de la patogénesis microbiana, y de las metodologías experimentales de análisis y diagnóstico, hacen necesario examinar limitaciones y excepciones de su alcance contemporáneo.

La sintomatología patognomónica de una dada infección en un organismo, tal como en el caso de la diarrea profusa y acuosa que caracteriza a la enfermedad del cólera, no implica estrictamente la presencia del microorganismo en el hospedador. La toxina colérica, proteína codificada en el genoma y expresada por *Vibrio cholerae* en el curso de la infección, es suficiente para desencadenar síntomas característicos del cuadro clínico, aun cuando el microorganismo ya no esté presente en el organismo afectado.

En los postulados, no está contemplada la posibilidad de estar ante un portador asintomático, individuo que, sin manifestar signos clínicos de enfermedad, lleva alojado en su organismo el microorganismo patógeno.

Tampoco está prevista la posibilidad de no contar con la formulación de medios de cultivo con composición y condiciones medio ambientales adecuadas (ej. tensión de oxígeno, temperatura, humedad, osmolaridad) que permitan mantener viables y propagar ciertos microorganismos patógenos (denominados por ello no cultivables). Actualmente, este escollo es superado a través de metodologías de detección e identificación basadas en la determinación de la secuencia nucleotídica del material genético del patógeno. Estas metodologías pueden ser instrumentadas aún cuando el microorganismo esté presente en muy escasa cantidad en la muestra procedente del organismo afectado. Esta excepción también abarca técnicas dificultosas que posibilitan la identificación de microorganismos que sólo son viables y se multiplican en un ambiente intracelular. La emergencia de tecnologías para amplificar y secuenciar ácidos nucleicos, y de hibridización *in situ,* sumados a los avances para inferir relaciones evolutivas entre secuencias, han permitido la identificación de nuevos agentes patogénicos no cultivables y el descubrimiento de géneros y especies microbianas previamente no caracterizados.

El mismo Robert Koch, en su manuscrito de 1884, hace notar que al no poseer un modelo animal para reproducir adecuadamente la enfermedad del cólera, no puede satisfacer el tercer postulado. Esta excepción es actualmente válida para el análisis de todo microorganismo para el cual no se haya desarrollado un modelo animal de infección experimental que reproduzca los pasos del ciclo infectivo. Por razones bioéticas, el postulado es impracticable para aquellos patógenos cuyo rango de hospedador esté confinado al humano. También hay que mencionar las dificultades que se presentan para aislar simultáneamente los patógenos responsables de infecciones polimicrobianas, cuyos pasos de infección son muy difíciles de reproducir en un modelo experimental apropiado.

En 1988, el microbiólogo molecular estadounidense Stanley Falkow, en el marco de un simposio, resumió los aportes de la genética y de la biología molecular al estudio de la patogénesis microbiana, exponiendo la necesidad de actualizar los postulados a la luz de los avances científicos y tecnológicos del momento, y mostrando, a su vez, que su esencia está vigente. Como resultado, S. Falkow vuelca en un manuscrito corto, que es publicado en el libro del simposio, los "Postulados moleculares de Koch aplicados a la patogénesis microbiana". Dichos postulados reflejan el hallazgo de que existen secuencias definidas (genes) presentes en el material nucleico del microorganismo en cuestión que portan la información responsable de la/s propiedad/es de virulencia del mismo:

1. El fenotipo o propiedad bajo investigación debe estar asociado a miembros patogénicos de un dado género o a cepas patogénicas de una dada especie.
2. La inactivación específica de gen(es) asociados con el supuesto fenotipo de virulencia deberá llevar a una pérdida en virulencia o patogenicidad medible; o bien, él o los genes asociados deberán ser aislados mediante métodos moleculares. La inactivación o deleción específica del o de los genes en cuestión deberá ocasionar la pérdida de función en el clon.
3. La reversión o reemplazo alélico del gen mutado deberá llevar a la restauración de la patogenicidad. Como contraparte, la reintroducción del gen (o genes) silvestre/s en la cepa que porta el alelo mutado conllevará la restauración de la virulencia.

En enero de 2004, transcurridos tan sólo 15 años de la enunciación de sus postulados, Falkow publicó una perspectiva sintetizando reflexiones y actualizaciones para estos criterios. Entre estas consideraciones, se menciona el aumento exponencial de la disponibilidad de los genomas completos de bacterias, virus y parásitos, así como de sus organismos anfitriones y vectores, y el desarrollo de herramientas de predicción bioinformática que han acelerado y revolucionado el avance del conocimiento de los mecanismos moleculares de la interacción microorganismo-hospedador. Se suman a éstos el hallazgo de la existencia de transferencia horizontal de material génico entre organismos, la noción de fenotipos de virulencia de origen multigénico, y el descubrimiento de que ciertos efectores y toxinas pueden ser direccionalmente transferidos desde el patógeno al interior de las células eucariotas, conociéndose el mecanismo molecular según el cual el efector interactúa con un blanco específico y altera la fisiología celular del hospedador.

Desde otra perspectiva, los postulados de Koch fueron críticamente examinados por el virólogo Thomas Rivers para evidenciar que su aplicación estricta había retrasado la identificación de agentes causales de enfermedades virales, en las que es muy difícil tanto el aislamiento del virus como el desarrollo de modelos de infección. También los postulados fueron refraseados por el inmunólogo Alfred Evans para aplicarlo a la función asignada a los anticuerpos en enfermedades en las que estos componentes de la respuesta inmune son esenciales en el desarrollo de la patología.

Virulencia: conceptos básicos y factores de virulencia

Resulta muy apropiado puntualizar en primera instancia que la virulencia es un concepto emergente, en tanto se entienda que la virulencia de un microorganismo sólo puede ser expresada en un hospedador susceptible, con lo cual un microbio que es virulento en un hospedador puede ser avirulento en otro. Es decir, una bacteria patógena puede tener diferentes destinos, desde provocar enfermedad y la muerte del hospedador, a ser completamente eliminada por dicho hospedador, dependiendo del estado inmunológico del mismo (esto también incluye la historia de exposición previa al microorganismo, y en el caso del hospedador humano, su inmunización vacunal), y otros factores de riesgo como edad, estado nutricional y estrés. Por ello, es fundamental resaltar que el resultado del encuentro entre los dos organismos será propio de cada interacción individual bacteria-hospedador. Por lo tanto, la definición de "factor de virulencia" surge como consecuencia del esfuerzo hecho por la microbiología en procura de clasificar a las bacterias como patógenas o no patógenas, identificando para ello determinantes que le confieran a la bacteria la capacidad intrínseca de ocasionar enfermedad.

Antes de profundizar en el tratamiento de los factores de virulencia bacterianos, es oportuno citar las revisiones del tema publicadas por A. Casadevall y L. A. Pirofski, en las que definen patogenicidad como la capacidad de un microorganismo de causar daño en el hospedador, es decir, la capacidad de generar un producto o desplegar una estrategia que ocasiona enfermedad, y virulencia, como el grado de injuria causada como consecuencia de su relación con el hospedador. Un factor de virulencia que posee capacidad para causar perjuicio (patología) en un dado organismo puede, en un organismo diferente al primero, ser neutralizado por el sistema inmune, sin provocar signos o síntomas de enfermedad. En resumen, una misma bacteria puede ser considerada patogénica o no patogénica, y como bacteria patogénica, puede exhibir diferentes grados de virulencia, dependiendo de las condiciones. Debemos aquí también diferenciar las bacterias patógenas de las comensales y oportunistas. Bacteria comensal es aquella que no provoca daño alguno en su interacción con el organismo que la aloja, mientras que bacteria oportunista es aquella que, alojada en el organismo hospedador, desencadena enfermedad cuando éste posee una deficiencia en sus sistemas defensivos, ya sea que sus barreras físicas se franqueen circunstancialmente (por ejemplo, en el caso de una herida, por un acto quirúrgico, o por inserción de una prótesis o catéter) o que se encuentre inmunodeprimido. La inmunodepresión puede ser consecuencia de un cuadro patológico de su sistema inmune, de otra infección preexistente, de una intervención terapéutica (administración de inmunosupresosres, tales como los corticoides o quimioterapeúticos) o de malnutrición. Retomando la definición de "factor de virulencia", se puede sintetizar que es aquel determinante bacteriano que promueve la infección del hospedador (infección= colonización + establecimiento y multiplicación de la bacteria) y que resulta en daño en el hospedador (enfermedad = infección + sintomatología). No debemos perder de vista que hospedadores y bacterias han coevolucionado a través de millones de años, durante los cuales las bacterias patógenas han modificado su virulencia adaptándose, como resultado, a los sistemas defensivos/ inmunes del hospedador. Actualmente se dispone de la secuencia nucleotídica completa del genoma de un número cada vez mayor de bacterias patógenas, no sólo de especímenes de diferentes géneros, sino de diferentes especies, sub-especies, serovares y patovares de un dado género. El análisis comparativo de dichas secuencias, y la aplicación de metodologías post-genómicas de estudio (proteómica, transcriptómica, metabolómica) revela la enorme diversidad de factores de virulencia que han permitido que las bacterias conquisten diferentes nichos del hospedador. Los avances en el conocimiento acerca de los mecanismos de acción de los factores de virulencia nos permiten saber que, para producir enfermedad, la mayoría de las bacterias patógenas requieren de la expresión de un conjunto de dichos factores, muchos de ellos producidos ante estímulos específicos y de un modo temporal muy precisamente programado durante el curso de la infección.

Medidas experimentales de la virulencia

Experimentalmente, se han definido diversos parámetros para cuantificar el grado de virulencia de una cepa bacteriana patógena a partir de datos experimentales. Citaremos aquí los tres más frecuentemente utilizados:

a) **dosis infectiva 50 ó DI_{50}**, es la cantidad de bacterias requerida para provocar infección en el 50% de los animales expuestos a la bacteria. Para determinar este parámetro, se deberán establecer estrictamente todas las condiciones del ensayo: características del inóculo bacteriano (estadio de crecimiento, medio de cultivo utilizado), edad, peso, dieta, estado inmunológico previo, condiciones medioambientales de mantenimiento de los animales utilizados como modelo de hospedador en los que se efectúa el ensayo, y la forma de exposición del hospedador a la bacteria patógena (inoculación oral, intraperitoneal, subcutánea, etc.). Además, también se deberá considerar muy estrictamente el fenotipo que se ha de utilizar para definir "infección". Dependiendo del modelo empleado, podrá tratarse, por ejemplo, de la presencia medible de inflamación en el lugar de inoculación, de la aparición de diarrea, fiebre, exantemas, necrosis en un dado tejido, etc. Este parámetro también se puede adaptar para cuantificar la acción de una toxina, definiendo el efecto que se determinará a consecuencia de su acción sobre el organismo modelo elegido para su estudio.

b) **dosis letal 50 ó DL_{50}**, es la cantidad de bacterias requeridas para provocar la muerte del 50% de los animales infectados. Desde luego, este es un parámetro del tipo todo-nada, y obviamente, no es aplicable a aquellas infecciones que no se diseminen o no sean letales para el modelo de estudio seleccionado. Además, es importante recordar que la letalidad es, en la mayoría de los casos, la resultante del efecto acumulativo de numerosos pasos en el proceso infectivo.

Ambos parámetros (DL_{50} y DI_{50}) se calculan graficando el número de animales infectados o muertos versus el número de bacterias (o la cantidad de toxina) presente en el inóculo. Para determinar estos parámetros de modo científicamente riguroso, se efectuarán tantas réplicas del experimento como sea necesario para permitir que los datos obtenidos puedan ser procesados y validados de acuerdo a criterios estadísticos apropiados.

c) **Índice competitivo ó IC:** este parámetro es particularmente útil para comparar el grado de virulencia de una cepa bacteriana patogénica respecto de otra cepa que sea isogénica con la primera excepto por la supresión o mutación en un gen o genes de interés, y definir si un factor determinado codificado en el genoma de la bacteria es relevante en el proceso infectivo (es decir, si constituye un factor de virulencia). El ensayo consiste en inocular simultáneamente en el modelo hospedador elegido un inóculo compuesto por cantidades equivalentes de la cepa silvestre y de la cepa mutante, y luego de un tiempo determinado, colectar las bacterias presentes en el organismo infectado (a partir de orina, sangre, heces o recuperadas de un dado órgano), identificando las bacterias viables salvajes y las mutantes recuperadas. El IC se define como el valor del cociente entre el número de bacterias silvestres y de bacterias mutantes recuperadas dividido por el valor del cociente entre el número de bacterias silvestres y de bacterias mutantes presentes en el inóculo. Por lo tanto, si la mutante es igualmente "exitosa" en la colonización e infección del organismo hospedador, el valor del IC será de 1, con lo cual se concluirá que la cepa mutante no es atenuada respecto de las propiedades de virulencia de la cepa parental o salvaje.

Para que resulte de utilidad este parámetro, la premisa es considerar que en una infección mixta (cuando ambas cepas son co-inoculadas) cada cepa bacteriana se comporta de la misma manera (sin ser afectada por la presencia de la otra) en el organismo infectado que cuando el organismo es inoculado individualmente con cada cepa. Además, se deberá contar con una metodología que permita identificar diferencialmente a cada cepa (silvestre y mutante) en la muestra recuperada del organismo infectado. Usualmente, al menos una de las dos cepas deberá portar un marcador de selección identificable que no altere el fenotipo de virulencia examinado (ejemplo: gen de resistencia antibiótica, o una secuencia génica etiquetada mediante manipulación con métodos de biología molecular).

Los **factores de virulencia** pueden ser clasificados en diversos grupos dependiendo de su mecanismo de acción.

1) Proteínas de membrana que juegan roles en los procesos de adhesión, colonización e invasión, son responsables de la resistencia a compuestos antibióticos, y median mecanismos de comunicación intercelular.

2) Cápsulas polisacarídicas que envuelven la superficie bacteriana y poseen propiedades antifagocíticas.

3) Proteínas de secreción, tales como las toxinas, responsables de la modificación de blancos específicos en la célula hospedadora o en su medio ambiente y de mediar interacciones bacteria- hospedador.

4) Pared celular y componentes de membrana externa, tales como el lipopolisacárido, los ácidos lipoteicoicos, o el péptidoglicano.

5) Mecanismos de transducción de señales y reguladores transcripcionales que modulan el patrón de expresión génica, activando o inhibiendo la expresión de determinantes bacterianos en respuesta a señales derivadas del organismo hospedador.

6) Otros factores, como aquellos que promueven la formación de biopelículas; los que son responsables de secuestrar nutrientes escasos en el medio ambiente, como los sideróforos o los mecanismos transportadores de metales; o factores de respuesta al estrés oxidativo que se origina por mecanismos defensivos del hospedador.

A continuación, profundizaremos en la descripción de algunos de los factores de virulencia bacterianos mas relevantes:

Toxinas bacterianas

Las toxinas bacterianas se pueden categorizar funcionalmente de acuerdo a su localización en la bacteria, a su mecanismo de acción, o de acuerdo al blanco (ya sea celular, tisular u orgánico) sobre el que tiene lugar su acción en el organismo infectado. Así, la nomenclatura clásica aún vigente en la literatura, denomina citolisinas a las toxinas que provocan lisis celular, neurotoxinas a las que provocan daño en el sistema nervioso, inmunotoxinas a las que desencadenan respuestas inmunológicas, enterotoxinas a las que son producidas por enterobacterias y generan daño a nivel del aparato digestivo. También existe una clasificación que las divide entre exotoxinas (aquellas que son liberadas o secretadas por la bacteria) y endotoxinas (componentes asociados a la estructura de la célula bacteriana). No obstante, es fácil detectar de inmediato superposiciones en estas nomenclaturas, por ejemplo, una citolisina puede ser también enterotoxina, si su acción lítica se produce sobre células entéricas. Una clasificación abarcadora y suficientemente flexible para incorporar nuevos miembros en las diferentes categorías es la formulada por Pascale Cossart quien clasifica a las toxinas según el tipo de interacción con la célula blanco: a) toxinas de acción "externa", que actúan mediante la interacción con un receptor celular, sin ingresar a la célula blanco, b) toxinas formadoras de poros, c) toxinas de tipo A/B, d) toxinas que dependen de un sistema de inyección (contacto y translocación) para ingresar en la célula blanco. Basándonos en esta clasificación, describiremos a continuación el modo de acción y ejemplos seleccionados de cada tipo de toxinas:

a) Toxinas de interacción externa.

El ejemplo prototípico de este tipo de toxinas lo constituyen los superantígenos. Los superantígenos son una clase de toxinas bacterianas secretadas que se caracterizan por unirse al complejo de histocompatibilidad mayor de clase II (MHCII) expresado en la superficie de células profesionales presentadoras de antígenos. La toxina se une externamente respecto del sitio clásico al que se uniría un péptido antigénico. Luego y de modo secuencial, el superantígeno interactúa con el receptor de las células T. Esta interacción, que difiere de la presentación de antígeno clásica, tiene la capacidad de provocar la estimulación de 1 de 5 células T, comparado con tan sólo 1 de 10^5-10^6 linfocitos T no activados que responden específicamente a un péptido antigénico convencional. Esto resulta en una liberación sistémica masiva de factores como el interferón gamma (IFN-γ) que activa a su vez a los macrófagos, y de mediadores clave que desencadenan la respuesta inflamatoria (interleuquinas IL-1, IL-2, IL-6, el factor de necrosis tumoral TNF-α, las proteínas de inflamación de macrófagos MIP-1α y MIP-1β, y la proteína quimioatractante de monocitos MCP-1). Esta respuesta inmune desmedida, lleva a un cuadro febril (numerosos superantígenos son pirógenos), con producción de exantemas, y fallo múltiple de los órganos debido a una disminución del suministro de oxígeno por hipoperfusión sanguínea que puede culminar con la muerte del organismo afectado, y corresponde al cuadro conocido en conjunto como shock o choque séptico.

Los superantígenos más estudiados son los producidos por las bacterias Gram positivas *Staphylococcus aureus* y *Streptococcus pyogenes*, si bien también se han hallado en bacterias Gram negativas tales como *Mycoplasma arithiditis* y *Yersinia pseudotuberculosis*.

La estructura y función de los superantígenos es compartida con otro grupo de moléculas producidas por estafilococos, denominadas por ello proteínas similares a superantígenos (SSL, siglas derivadas de su nomenclatura en inglés "*staphylococcal superantigen-like proteins*"). Los

SSL no se unen al receptor de células T o al complejo mayor de histocompatibilidad II, ni estimulan células T. Su blanco son los componentes del sistema inmune innato, tales como el complemento, los receptores Fc, y las células mieloides, inhibiendo su función.

No queda claro, sin embargo, cómo este mecanismo de estimulación al azar de numerosas células T es beneficioso para la proliferación del patógeno. En este sentido, hay que tener en cuenta que tanto *S. aureus* como *S. pyogenes*, productores de superantígenos, son habitualmente, microorganismos comensales en el hospedador humano. Esto implica que, en situación de equilibrio, los niveles de expresión de los superantígenos deben estar estrechamente controlados por parte de la bacteria, ya que estarían estimulando el sistema inmune de modo continuo, lo cual, se estima, podría favorecer los mecanismos de defensa del hospedador. Esta situación se "descontrola" en el contexto de una infección oportunista en que la bacteria aumenta su número y accede a nichos normalmente protegidos del organismo hospedador.

b) Toxinas que actúan a nivel de la integridad de membranas. Toxinas formadoras de poros

Las toxinas denominadas formadoras de poros (TFP) comprenden aproximadamente el 25% de las toxinas bacterianas conocidas hasta el presente. Puesto que se han hallado no sólo en bacterias, sino también en amebas, gusanos, hongos, cnidarios, plantas e inclusive en humanos, constituyen un modo de defensa muy ancestral. Las TFP infligen la disrupción de la integridad de membrana en la célula blanco, por lo que estas últimas también han co-evolucionado vías de respuesta ante tal importante desafío. Las TFP bacterianas se secretan como moléculas hidrosolubles que se unen a la célula blanco, reconociendo en la membrana de ésta alguna estructura receptora (dominios enriquecidos en componentes lipídicos específicos, denominados genéricamente como islas o "*rafts lipídicos*", carbohidratos expuestos en receptores, proteínas o glicoproteínas ancladas en membrana, proteínas transmembrana o colesterol). Subsecuentemente, monómeros de la TFP se multimerizan, dando lugar a una estructura anfipática que se inserta en la membrana de la célula blanco para generar un poro en la misma. En algunos casos, los monómeros en contacto con el receptor se multimerizan previamente a su inserción, y de acuerdo a un mecanismo cooperativo (es decir, la interacción de un monómero con el receptor induce secuencialmente la adición de más monómeros para formar un multímero), generan una estructura de barril denominada "pre-poro". En otros, la formación del poro y la inserción en membrana se produce de modo concertado. Esta capacidad conservada de las de conversión a partir de una forma soluble en agua a una forma que atraviesa la membrana es su particularidad más sobresaliente. De acuerdo a la estructura que adquieren para insertarse en la bicapa lipídica, formando haces de hélices α u hojas ß, se pueden clasificar globalmente en α-TFP o ß-TFP, respectivamente. Los poros pueden estar constituidos por una gran variedad de números de subunidades, que van de 5 a 70 monómeros, lo que da origen a su vez a diferentes tamaños de poro en el rango de 2 a 50 nm.

El grupo más extenso de ß-TFP son las citolisinas dependientes de colesterol (CDC), formadoras de poros de diámetro grande, que son esencialmente producidas por bacterias Gram-positivas (ej. *Listeria; Streptococcus, Clostridium*, *Bacillus*). Estas toxinas reconocen a las moléculas de colesterol que tiene la particularidad de concentrarse en microdominios de la membrana (*rafts lipídicos*), lo que promueve el encuentro entre monómeros. En términos genéricos, las regiones ß-plegadas de los monómeros individuales se asocian formando una estructura de barril beta que forma un pre-poro que en un paso siguiente se inserta en la bicapa lipídica, generando el canal o poro. En algunas ß-TFP como aerolisina (formadora de poros pequeños) producida por varias especies de *Aeromonas*, los monómeros son producidos como pre-proaerolisinas, cuya secuencia N-terminal es escindida generando la pro-aerolisina, precursor que es translocado desde el periplasma bacteriano al exterior a través de un sistema de secreción especializado. Una vez unido a su receptor en la membrana blanco (en este caso, una proteína anclada a glicosil fosfatidil inositol), los monómeros son procesados por una proteasa de la célula hospedadora, y es ésta la forma que heptameriza insertándose como poro en la membrana, sin requerir de la formación de un pre-poro. Se postula que el desplegamiento y la exposición de la horquilla hidrofóbica ß-plegada del monómero que se produce cuando éste contacta los dominios hidrofóbicos de la bicapa lipídica, liberarían la energía requerida para la inserción.

Entre las α-TFP más analizadas se encuentran las colicinas, y las toxinas Cry de *Bacillus thuringiensis*. Las colicinas son proteínas producidas por *Escherichia coli* que tienen por blanco otra cepa bacteriana de *E. coli* o de especies estrechamente relacionadas. Por lo general, en la secuencia proteica de las colicinas se pueden distinguir dominios de reconocimiento e interacción con una molécula receptora específica, de translocación al periplasma de la célula blanco y el dominio que porta la actividad tóxica. La cepa que produce la colicina produce simultáneamente una proteína que le confiere inmunidad ante la acción de la toxina. Luego de secretarse al medio externo, las colicinas interaccionan con la molécula receptora en la bacteria blanco, y son translocadas al periplasma de la misma mediante diversos mecanismos. De acuerdo a su secuencia de aminoácidos, algunas colicinas son capaces de generar poros en la membrana citoplásmica, mientras otras son transportadas al citoplasma, y allí despliegan su actividad de DNA-asa, RNA-asa, o bloquean la síntesis proteica. Las colicinas poseen relevancia en los procesos de competencia bacteriana por un dado nicho de colonización: éste es el caso del microambiente intestinal en el que, para poder establecerse exitosamente, el enteropatógeno invasor debe competir por los nutrientes y por los sitios de adherencia en el epitelio entérico, desplazando a microorganismos comensales que componen la flora normal residente (microbiota) que está en equilibrio con el hospedador.

La colicina Cry de *B. thuringiensis* ha recibido particular atención debido a su poder insecticida y su aplicación en la generación de cultivos transgénicos. Esta toxina está contenida en forma de cristales de inclusión en las esporas del bacilo. Cuando dichas esporas son ingeridas por la larva del insecto, el pH alcalino del intestino medio disuelve los cristales liberándose la pro-toxina monomérica.

Como mencionamos anteriormente, la generación de poros en la membrana de la célula blanco lleva a una modificación en las propiedades de permeabilidad de la misma. Dependiendo de la dosis de la toxina y del tamaño del poro, esta alteración no sólo conlleva un desbalance iónico citoplásmico, sino la liberación de metabolitos, de moléculas pequeñas e inclusive de proteínas en el caso de las toxinas formadoras de poros de diámetro mayor, como las CDC. Cuando la célula se enfrenta a dosis elevadas de toxina, estos desbalances celulares pueden desencadenar la muerte celular mediante la inducción de apoptosis, de necrosis o de piroptosis. Dependiendo de la toxina y del tipo celular afectado, la exposición de la célula blanco a dosis sub-líticas de la toxina puede derivar en la activación de diferentes vías de señalización, la inducción del inflamasoma, la activación de la respuesta a proteína mal plegada, la inhibición de SUMOilación, la defosforilación de histonas, la inducción de autofagia, o la activación vías dependientes de NF-κB, p38 o MAPK, sin desencadenar la muerte celular.

También debemos señalar que la expresión o la actividad de la TFP puede inducirse cuando la bacteria está localizada en el interior de una vacuola en la célula infectada (como sucede en el caso de la listeriolisina O de *Listeria monocytogenes*), provocando la ruptura de dicha vacuola y permitiendo la liberación del patógeno al citoplasma celular. Frecuentemente, este mecanismo facilita la subsiguiente diseminación del patógeno a otra célula o tejido no infectado.

No podemos dejar de mencionar que muchas TFP son portadoras de dominios conservados denominados RTX (por sus siglas en inglés provenientes de "*rich in toxins*"). Estos motivos están formados por un nonapéptido rico en residuos de glicina y aspartato [GGXGXDX[L/I/V/W/Y/F]X], y se caracterizan por unir moléculas de Ca^{2+}. La unión al catión divalente confiere propiedades conformacionales que estabilizan y facilitan la interacción de la toxina con la membrana. Las toxinas con dominios RTX simples o múltiples se encuentran en numerosas bacterias Gram negativas, incluyendo a *Pseudomonas*, *Bortdetella*, *Proteus*, *Vibrio* y *Escherichia*, y en su gran mayoría son sintetizadas como protoxinas inactivas que son aciladas post-traduccionalmente en residuos ε-amino de lisinas internas de la secuencia y exportadas a través de la envoltura bacteriana mediante sistemas de secreción especializados. HlyA, una α-hemolisina secretada por numerosas cepas patogénicas de *E. coli*, es el prototipo de análisis para las toxinas de la familia RTX.

c) Toxinas de tipo A/B

Esta superfamilia de citotoxinas, cuyos miembros se pueden hallar tanto en bacterias Gram positivas como Gram negativas, exhiben un arreglo binario del tipo AB. Es decir, poseen una subunidad proteica denominada A, que típicamente porta una actividad enzimática que va a interferir con un proceso o vía celular específica, y una subunidad B, que en su forma monomérica u oligomérica media el reconocimiento e interacción de la holotoxina con la membrana, y es requerida para la subsiguiente introducción de la subunidad A en células blanco susceptibles. Mientras algunas toxinas poseen un arreglo heterodimérico simple, de tipo AB, otras tiene arreglos hetero-oligoméricos de tipo AB_2, AB_5, AB_7, o A_2B_7.

La subunidad A alberga actividades enzimáticas tales como N-glicosil hidrolasa (actividad que remueve la adenina de RNA ribosomal 28S, e inactiva completamente al ribosoma deteniendo la síntesis proteica; ej; toxina Shiga) , NAD^+-diftamida ADP-ribosiltransferasa (cataliza la transferencia de ADP-ribosa desde el NAD a residuos aminoacídicos de arginina, glutámico o aspártico de proteínas blanco como la subunidad $G_s\alpha$ de la proteína G heterotrimérica, en el caso de las toxinas del cólera o pertusis, o el factor de elongación EF2 requerido para la translocación de los péptidos nacientes en el ribosoma durante la traducción proteica, en el caso de la toxina diftérica), deoxirribonucleasa, fosfatidil inositol- 3,4,5-trifosfato 3-fosfatasa, proteína quinasa, o Zn^{2+}-metaloproteasa (este es el caso de las neurotoxinas tetánica o botulínica que hidrolizan los receptores SNARE, impidiendo la fusión vesicular en las sinapsis que permiten la neurotransmisión).

Finalmente, mencionaremos dos ejemplos de toxinas A/B que revisten particularidades tanto estructurales como en su modo de acción. La toxina del ántrax posee dos subunidades A heterogéneas, el factor de edema (EF) y el factor letal (LF), y una subunidad B, el antígeno protector (PA). Este último forma un heptámero en la membrana de la célula blanco que constituye el receptor para las dos subunidades A. Una vez formado el complejo formado por PA_7-EF-LF, éste es endocitado por la célula. El ambiente acídico endosomal activa la translocación de las subunidades A desde la vacuola al citoplasma celular, dónde EF actúa como adenilato ciclasa-dependiente de Ca^{2+}, elevando los niveles de AMP cíclico intracelulares, y LF actúa como proteasa dependiente de Zn^{2+}, proteolizando una secuencia N-terminal de las quinasas activadas por mitógeno –MAPKK- inhibiendo su acción. La acción concertada de ambos factores altera severamente la homeostasis y dispara mecanismos de apoptosis que llevan a la muerte de la célula afectada.

Por su parte, las toxinas de distensión citoletales (CDT) son toxinas de tipo $A\text{-}B_2$ producidas por patógenos Gram-negativos entre los cuales podemos mencionar *Salmonella, Campylobacter, Helicobacter, Aggregatibacter, Haemophilus,* y *Shigella*. Las subunidades B, CdtA y CdtC, median la unión de la holotoxina trimérica CdtA/ /CtdC/ CdtB a rafts lipídicos en la membrana blanco. El complejo es endocitado y desde endosomas tempranos la subunidad CtdB llega al núcleo celular mediante transporte retrógrado (es decir, desde endosomas tardíos, transita por el aparato de Golgi y retículo endoplásmico). En el núcleo, CtdB ejerce su actividad de DNA-asa tipo I, fragmentando el DNA cromatínico. Este daño activa múltiples mecanismos de reparación del DNA, entre los cuales el arresto de la proliferación celular en la fase G2/M del ciclo celular causa el fenotipo de célula distendida, gracias al cual este tipo de toxinas recibe su denominación. De modo interesante, en el caso de *Salmonella* Typhi, la bacteria no codifica en su genoma para los componentes B de la toxina. CdtB, forma la holotoxina conjuntamente con un complejo PltA/PltB codificado en el genoma de la bacteria, que posee homología con las subunidades B de la toxina de *Bordetella pertussis*. Este complejo es trasportado desde la vacuola intracelular que contiene a la bacteria a la membrana plasmática celular, desde la cual es secretado al medio exterior, pudiendo desde allí causar daño en el DNA de otras células susceptibles, no infectadas. Las células infectadas que no poseen receptor para la toxina permanecen como un reservorio bacteriano protegido de la acción citotóxica, adecuado para que el patógeno prolifere y se propague durante la infección.

d) Toxinas de inyección

La secreción proteica juega un papel muy relevante en la interacción de las bacterias con su medio ambiente. Esto es particularmente importante cuando hablamos de bacterias patógenas en interacción con su hospedador. En el caso de bacterias Gram negativas, la secreción requiere de translocación a través de las estructuras que componen la envoltura (membrana interna-periplasma-membrana externa), y por ello la translocación desde el citoplasma al exterior de factores de virulencia requiere de maquinarias moleculares sofisticadas, colectivamente denominadas sistemas de secreción. Un número de las proteínas secretadas son efectores que poseen acción sobre un blanco molecular específico en el interior de la célula hospedadora. Así, algunas de estas maquinarias están especializadas no sólo en transferir el efector a través de la envoltura bacteriana, sino que además, lo introducen directamente en el citoplasma de la célula blanco, en contacto con el patógeno. Esto implica que estas maquinarias, también llamadas "inyectisomas", han de penetrar la membrana plasmática de la célula destinataria, franqueando esta barrera de integridad.

Mientras que en bacterias Gram negativas se han descripto hasta el presente siete tipos de sistemas de secreción, que reciben de acuerdo a su estructura la nomenclatura de I a VII (algunos son también compartidos por bacterias Gram positivas), sólo tres de estos sistemas de secreción, de tipo III, IV y VI se han descripto hasta el presente como capaces de exportar e inyectar efectores en células del organismo hospedador.

Dichas maquinarias bacterianas están ensambladas por múltiples componentes proteicos (algunas están integradas por más de 20 componentes). En tanto se ha determinado que el sistema de secreción de tipo III (hallado en bacterias Gram-negativas y cuya estructura está filogenéticamente relacionada con la estructura flagelar), transloca solamente efectores proteicos, los sistemas de secreción de tipo IV (hallados tanto en bacterias Gram positivas como negativas), poseen también la capacidad de transportarácidos nucleicos en complejo con proteínas, y se presume que están evolutivamente relacionados con los sistemas de conjugación bacteriana.

Por su lado, los sistemas de secreción de tipo VI, presentes en bacterias Gram negativas y relacionados estructuralmente con los bacteriófagos, han sido más recientemente caracterizados haciendo énfasis en su papel como maquinarias destinadas a la competencia interbacteriana. Sin embargo, también se ha determinado su rol en la traslocación de efectores en la interacción patógeno-hospedador en bacterias tales como *Brucella abortus*, *Pseudomonas aeruginosa, Francisella tularensis, Burkholderia mallei*, *Vibrio cholerae* y *Acinetobacter baumanii*.

En todos los casos, se ha demostrado que el ensamblaje de estos aparatos es dinámico y en muchos casos está modulado, ya sea transcripcionalmente o post-trascripcionalmente, por señales disparadas por el contacto de la bacteria con la célula blanco en el hospedador. En la mayoría de las bacterias patógenas, las proteínas que componen estos sistemas de secreción están codificadas en agrupaciones génicas denominadas "islas de patogenicidad". La presencia de estas islas a menudo diferencia una cepa patógena de otra no patógena de la misma especie y, a nivel evolutivo, esto revela que han sido adquiridas mediante mecanismos de transferencia horizontal de genes.

Los sistemas de secreción mencionados tienen la capacidad de translocar de modo concertado o secuencial múltiples efectores con diferentes actividades bioquímicas que actuarán en una misma célula eucariota. A través de estos efectos la bacteria manipula mecanismos centrales de la célula infectada, pudiendo afectar la estructura celular, rutas de señalización, vías metabólicas, y el tráfico vesicular, lo que favorece la sobrevida, la multiplicación y la dispersión bacteriana. Tales alteraciones desencadenarán, a su vez, respuestas celulares tendientes a contrarrestar la agresión y restaurar el equilibrio homeostático de la célula afectada.

Día a día se incrementa el número de efectores de inyección bacterianos identificados y caracterizados estructural y funcionalmente, por lo que se dificulta efectuar una reseña comprensiva de los mismos. Utilizaremos dos criterios de clasificación (no excluyentes), basados en publicaciones previas, en los que se pone de manifiesto que muchos efectores bacterianos de inyección poseen la capacidad de imitar, "plagiando" actividades enzimáticas propias de moléculas del hospedador (pudiendo o no presentar dominios con homología de secuencia y/o estructural con proteínas eucariotas) (Tabla 35-1), mientras que en otros efectores se pone de relieve la capacidad de modificar post-traduccionalmente a una molécula blanco de la célula del hospedador, modulando de este modo su función (Tabla 35-2). Los efectores aquí enunciados sólo ejemplifican someramente la miríada de posibles estrategias

Tabla 35-1. Efectores asociados a sistemas de inyección bacteriana

Efector	Bacteria	Actividad eucariota imitada	Efecto
SopE	*Salmonella enterica*	GEF para GTPasas de la familia Rho	Promoción de ingreso en células no fagocíticas
SptP /YopE/ExoS	*Salmonella enterica /Yersinia* spp./*Pseudomonas aeruginosa*	GAP for Rho-family GTPasas	Restauración del citoesqueleto de actina luego del ingreso (SptP). Disrupción del citoesqueleto de actina (YopE y ExoS)
SopA	*Salmonella enterica*	HECT-like E3 ubiquitina ligasa	Promoción de inflamación
SseL	*Salmonella enterica*	Ubiquitina proteasa	Muerte macrofágica
SopB/IpgD	*Salmonella enterica* and *Shigella* spp.	Fosfoinositido fosfatasas	Estímulo de SGEF, modulación de tráfico vesicular, activación de Akt (SopB); activación de PI3 quinasa (IpgB)
IpgB/SifA	*Shigella* spp. y *Salmonella enterica*	Activación de GTPasas de la familia Rho	Modulación del citoesqueleto de actina , generación de filamentos vacuolares
EspF/TccP2	*E. coli*	Dominio autoinhibitorio de N-WASP	Nucleación de actina
IpaA	*Shigella* spp.	Vinculina	Reorganización de actina e internalización en células no fagocíticas
VopF	*Vibrio cholerae*	Formina	Promoción de nucleación de actina

Adaptado de Galan, 2009.

Tabla 35-2. Efectores asociados a sistemas de inyección bacteriana

Proteína efectora	Bacteria	Actividad	Blanco de acción / Efecto
YopH/SptP	*Yersinia* spp. y *Salmonella entérica*	Tirosina proteína fosfatasa	p130Cas, Fyb, Lyn, FAK, p85, paxilina
YpkA/OspG	*Yersinia* spp. y *Shigella* spp.	Ser/Thr proteina quinasa	subunidad Gαq de proteínas heterotriméricas G (YpkA); enzimas conjugantes de ubiquitina (OspG)
YopJ/AvrA y otyros miembros de la familia	*Yersinia* spp. y *Salmonella entérica*	Acetilación	MAP quinasa
OspF/SpvC	*Shigella* spp. y *Salmonella entérica*	Fosfotreonina liasa	MAP quinasa
ExoS/ExoT	*Pseudomonas aeruginosa*	ADP ribosilación	Numerosos
VopS	*Vibrio parahemoliticus*	AMPilación	GTPasas de la familia Rho
NleE	*Escherichia coli enetropatogénica*	metilación de cisteína	TAB2 and TAB3; inhibición de la señalización mediada por NF-κB por inhibición de degradación de IκB
NleB	*Escherichia coli enetropatogénica*	GlcNAcilación de arginina/ glicosiltransferasa	Inhibición de la señalización del receptor TRADD que interviene en muerte celular programada
SseK	*Salmonella*	glicosiltransferasa	
AnkX	*Legionella pneumophila*	fosfocolinación	Rab1 y Rab35 - modulación del tráfico vesicular
RomA/LegAS4	*Legionella pneumophila*	metilación de histona	H3K14 (Histona H3)- transcripción génica
efectores con dominio SET	*Bordetella bronchiseptica y Burkholderia thailandensis*	metilación de histona (H3K4)	Activación de la transcripción de rDNA
SidC	*Legionella pneumophila*	E3 ubiquitina ligasa	Remodelación de la membrana del fagosoma
IpaJ	*Shigella* spp.	cisteína proteasa	ARF1- inactivación de Rho, Rac1 y
AvrA	*Salmonella* spp.	acetiltransferasa /deubiquitinasa	Cdc42 Inhibición de JNK (proapoptosis)

Adaptado de Pearson *et al.*, 2015 y Raymond *et al.*, 2013.

que las bacterias patógenas han co-evolucionado en contacto con sus hospedadores, logrando plagiar, cooptar, redireccionar, subvertir o contrarrestar el metabolismo celular del hospedador eucariota, con el fin último de sobrevivir y propagarse.

Las etapas y los factores intervinientes en el proceso invasivo

Adherencia

En el encuentro primario entre una bacteria y una célula o tejido del hospedador se pueden identificar componentes superficiales de interacción inespecíficos o específicos. Entre los inespecíficos podemos contar interacciones electrostáticas e hidrofóbicas (conferidas por las características de las estructuras presentes en las superficies de cada tipo celular), estocásticas, dependientes del movimiento browniano, o el atrapamiento físico del cuerpo celular de la bacteria en un entramado molecular de origen biótico como la matriz extracelular. Entre los específicos, contamos con la presencia de moléculas de la célula bacteriana (adhesinas) que actúan como ligandos reconociendo componentes de la célula eucariota (o de la matriz extracelular) que ejercen la función de receptores. En ambos casos, la adhesión de la bacteria a una superficie del organismo hospedador garantiza el anclaje requerido para iniciar la colonización. Este anclaje contrarresta mecanismos naturales de eliminación bacteriana tales como el arrastre ejercido por los fluidos del organismo afectado (ej, orina, sangre) o las fuerzas de barrido proporcionadas por movimientos ciliares o peristálticos. Puesto que las adhesinas reconocen moléculas definidas en la envoltura de la célula blanco, otorgan especificidad a la interacción, determinando el tropismo del patógeno a nivel de hospedador, o de tipo celular, tisular u orgánico dentro de un dado organismo. El anclaje del patógeno facilitará también la concentración localizada de toxinas producidas, aumentando su efectividad, y esto favorecerá por un lado, la injuria de la superficie afectada, y por otro, la liberación de compuestos por parte de la matriz extracelular o del tejido afectado, que servirán de nutrientes para la bacteria, facilitando pasos ulteriores del proceso invasivo. A su vez, de acuerdo al receptor involucrado, la interacción podrá modular respuestas tales como la expresión génica de factores relevantes en el proceso patogénico en la célula blanco o activar mecanismos de defensa innata del hospedador.

Dependiendo de su estructura, las adhesinas se clasifican en dos tipos diferentes: fimbrias y afimbrias.

Las adhesinas de tipo fimbrias o pili consisten en estructuras poliméricas que se extienden en la superficie de la bacteria, otorgando un "brazo de extensión a distancia" al evento de interacción primaria. Los pili mejor estudiados son los pertenecientes a bacterias Gram negativas: pili de tipo I, P-pili, pili de tipo IV y curli. Tanto las fimbrias de tipo I como las de tipo P responden a un ordenamiento estructural general común en la que se diferencia una molécula de adherencia en el extremo más distal de un filamento multimérico constituido por subunidades proteicas repetitivas y moléculas de anclaje del pili a la membrana bacteriana. El ensamblaje de estas fimbrias requiere de una maquinaria especializada que responde al modelo denominado "*usher-chaperon*" (acomodador-chaperón) codificada en *clusters* génicos con características altamente conservadas entre especies bacterianas tan diversas como *Escherichia coli*, *Klebsiella pneumoniae*, *Vibrio parahaemolitycus*, *Pseudomonas aeruginosa*, *Bordetella pertussis* y *Burkholderia cepacia*. Por su parte, los pili de tipo IV, también identificados en algunas bacterias Gram positivas como *Clostridium*, no sólo actúan en adherencia sino que, por su capacidad como estructuras retráctiles, también intervienen propulsando un tipo de motilidad bacteriana sobre superficies semi-sólidas (conocida como "*twtiching*"), y en la captación de DNA (competencia). Están estructurados por una molécula repetitiva denominada pilina que constituye un filamento flexible, y varios filamentos individuales se entrelazan entre sí formando haces. Finalmente, las fimbrias de tipo "*curli*", también conocidas como agregativas, son fimbrias delgadas generadas mediante un mecanismo de autoensamblado en las que las subunidades se nuclean entre sí en un proceso de tipo amiloide. En muchas bacterias, las fimbrias "curli" forman parte de un entramado extracelular en conjunto con otras moléculas secretadas como la celulosa, integrando la estructura compleja que caracteriza a las comunidades bacterianas denominadas biofilms o biopelículas. También podemos incluir dentro de la clasificación de adhesinas fimbrias a las adhesinas autotrasportadas que forman trímeros estables en la superficie bacteriana presentes, por ejemplo, en *Yersinia enterocolitica, Neisseria meningitidis* y *Haemophilus influenza.*

En bacterias Gram positivas, tales como *Streptococcus*, *Corynebactrerium*, y *Neisseria*, también podemos identificar estructuras de tipo fimbrias cuyas subunidades repetitivas están unidas entre sí de modo covalente y están ancladas a la estructura del peptidoglicano por acción de un mecanismo en el que interviene una enzima con actividad transpeptidasa, denominada sortasa.

Las adhesinas de tipo "afimbrias" agrupan a todas aquellas moléculas de adherencia expuestas en la superficie bacteriana pero que no poseen estructura polimérica filamentosa o de tipo pili (ver ejemplos en Tabla 35-3).

Debemos también mencionar que en numerosas especies bacterianas se ha determinado que el apéndice flagelar, además de su función mótil, constituye un factor de adherencia tanto en el proceso de formación de biopelículas como en estadios iniciales del proceso invasivo. También debemos resaltar el hecho de que, tanto para bacterias intracelulares obligadas como facultativas, los eventos de adherencia e invasión suelen estar muy estrechamente ligados y que, en muchos casos, el papel de adhesinas y el que cumple aquel componente bacteriano que media el ingreso de la bacteria a la célula hospedadora (denominado genéricamente "invasina"), puede ser desempeñado por el mismo factor de virulencia.

Tabla 35-3. Adhesinas

Tipo de adhesina	Bacteria	Estructura	Componente de adhesión	Ligando/Receptor
Pilus o Fimbria	*E. coli* uropatogénica	pilus Pap	PapG	Digalactósido
	E. coli uropatogénica	pilus tupo I	FimH	Glicoproteínas manosiladas
	E. coli enterotoxigénica	fimbria CFA	CfaE	ND
	E. coli de adherencia difusa b/*E. coli* uropatogénica	fimbria Dr	DraE	DAF/CEACAM
Curli	*E. coli y S. enterica*	curli	CsgA	Sistema de contacto de fase
Flagelo	*E. coli* enterotoxigénica	flagelo	EtpA	no determinado (ND)
Proteína con repeticiones ricas en serina (SRRP)	*S. pneumoniae*	NAd	PsrP	Carbohidratos sialilados
	S. gordonii	NA	GspB	ND
Adhesina autotransportador trimérico	*Y. enterocolitica*	NA	YadA	Colágeno
	N. meningitidis	NA	NhhA	Diversos
Pili tipo IV	*N. gonorrhoeae*	pilus	PilC	CD46e; integrina
	V. cholerae	pilus co-regulado con la toxina	TcpA	ND
Pili ensamblado mediante mecanismo dependiente de sortasa	*Streptococcus* GrupoB	pilus Gbs	GBS1472	ND
	Streptococcus GrupoB	pilus Spy	ND	ND
	S. pneumoniae	pilus Rrg	RrgA	ND
	E. faecalis	pilus Ebp	ND	ND
Afimbria	*S. pyogenes*	afimbria	Sfb	Fibronectina
	S. aureus	afimbria	FnBP-A	Fibronectina/integrina
	N. gonorreae y N. meningitidis	afimbria	Opa, Opc	Fibronectina, vitronectina/receptores EACAM 1
	S. pneumoniae	afimbria	PavA	Fibronectina
	E. faecalis	afimbria	EfbA	Fibronectina

ND: no determinado; Adaptado de Kline et al., 2009, Torelli et al., 2012 y Youssef et al., 2009.

Biofilms o biopelículas

Las bacterias, tanto patógenas como no patógenas, poseen la capacidad de interactuar formando comunidades asociadas a una superficie, que se conocen como biopelículas o *biofilms*, en las que llevan a cabo actividades coordinadas de manera colectiva. Estas comunidades pueden estar conformadas por una única especie o por múltiples especies. En el caso de las bacterias patógenas en interacción con el hospedador, la superficie biótica podrá ser la matriz extracelular o la superficie de un dado tipo celular o tejido, mientras que las abióticas podrán ser dispositivos médicos como los catéteres, las prótesis, etc.

Las biopelículas son considerados importantes factores de virulencia ya que facilitan la persistencia en el huésped, la evasión de la respuesta inmune y la sobrevivencia bacteriana frente a altas concentraciones de antimicrobianos. Por ello, los biofilms causan infecciones recurrentes o crónicas (Ver Cap. *Biofilms*).

Invasión

Podemos especular que el arsenal de mecanismos defensivos que favorecen la eliminación de un patógeno presente en el medio extracelular, impidiendo su permanencia en el organismo afectado (incluyendo pH en extremo alcalino o ácido, secreción mucosa y de lágrimas, descamación celular, la acción del complemento, de anticuerpos y el reconocimiento por parte de células fagocíticas y citotóxicas), han determinado, por parte de las bacterias patógenas, la evolución de estrategias que median el ingreso de las mismas en células del hospedador, y de mecanismos que permiten su persistencia, proliferación y diseminación en el interior de nichos intracelulares protegidos, con el fin último de perpetuarse como especie.

Las células fagocíticas profesionales, como macrófagos, células dendríticas y polimorfonucleares, reconocen a la bacteria como célula extraña y la fagocitan para subsecuentemente desencadenar mecanismos que llevarán a su degradación y muerte. Como contraparte, muchas especies bacterianas ponen en juego estrategias para contrarrestar, evitar o inhibir la progresión de la vía degradativa, convirtiendo a la célula fagocítica en su nicho de persistencia y replicación, y cooptándola como vehículo de diseminación. Alternativamente, otras bacterias intracelulares (facultativas u obligadas), acceden a habitar el interior de células no fagocíticas, como las células epiteliales y los fibroblastos.

Una estrategia de invasión bacteriana a células no fagocíticas se basa primariamente en el reconocimiento específico entre un componente bacteriano presente en la superficie de la envoltura (adhesina o invasina) y un receptor en la célula blanco. Esta vía de ingreso, cuyos ejemplos paradigmáticos han sido descriptos en detalle para *Yersinia* y *Listeria*, se produce como consecuencia de la inducción de cascadas de señalización celular que modulan la actividad de componentes del citoesqueleto celular, provocando actividad endocítica celular. Este mecanismo involucra numerosos eventos de interacción de múltiples ligandos de la superficie de una misma bacteria con múltiples receptores expuestos en la membrana plasmática de la célula eucariota. De este modo, la membrana de la célula blanco engloba progresivamente a la bacteria. Dicha interacción, que se propaga en derredor del sitio de contacto bacteria-célula, toma el aspecto de un cierre, motivo por el cual se conoce como mecanismo "*zipper*" (cierre en inglés). El ejemplo canónico de esta vía de ingreso es el estudiado para *Listeria*. En el mismo intervienen dos proteínas que la bacteria expresa en su superficie, denominadas internalinas, InlA y InlB. InlA interacciona con E-cadherina (proteína que interviene en las uniones homotípicas entre dos células epiteliales adyacentes, formando parte de la unión adherente). Por su parte, InlB reconoce el receptor tirosina quinasa Met (cuyo ligando fisiológico es el factor de crecimiento del hepatocito). En ambos casos las internalinas imitan la interacción de los receptores respectivos con sus ligandos fisiológicos y gatillan una cascada de eventos que provoca la reorganización local del citoesqueleto de actina, generando copas fagocíticas alrededor de la bacteria entrante, que serán luego resueltas dando lugar a la formación de la vacuola fagocítica.

En otros casos, cuyos ejemplos típicos son las estrategias de ingreso de *Salmonella* o *Shigella* a células epiteliales intestinales, el contacto bacteria-célula eucariota dispara el ensamblaje o la activación funcional de un sistema de secreción especializado del tipo inyectisoma. Éste media la translocación de uno o múltiples efectores al interior del citoplasma de la célula hospedadora. La acción de estos efectores será la que promueva el rearreglo de la arquitectura de la membrana plasmática, con extensa participación del citoesqueleto celular, estimulando la producción de extensiones del tipo lamelipodios y filopodios que engolfarán la bacteria, mediando su acceso a compartimientos intracelulares rodeados de membrana (vacuola endocítica/fagocítica). En comparación con el mecanismo de cierre, en el lugar de ingreso se observa una morfología celular con cambios drásticos en la superficie, y por ello se denominó a este mecanismo de gatillo o "*trigger*". En ambas vías de ingreso, la bacteria controla y explota las vías de señalización celular eucariota para acceder al interior de la célula no fagocítica. Llamativamente, así como el evento de ingreso es inducido por al patógeno, efectores de la misma bacteria son también activamente responsables del desensamble de los componentes del citoesqueleto, recomponiendo la morfología y la integridad celular. De este modo, en el proceso invasivo de *Salmonella enterica*, los efectores SopE y SopE2, dependientes de la traslocación por acción de un sistema de secreción de tipo III, actúan imitando la actividad de los factores de intercambio de nucleótido de guanina (GEFs, por "*guanine nucleotide exchanging factor*") que activan GTP-asas de tipo Rho concitando el reclutamiento de actina para su polimerización. Dos efectores bacterianos adicionales, SipC y SipA, interactúan directamente con los monómeros de actina e inhiben su contacto con factores depolimerizantes (como cofilina y gelsolina), estabilizando los filamentos de actina formados. Por su parte, SopB, posee un dominio proteico que provoca la activación de RhoG (otra Rho GTP-asa) y despliega actividad fosfatasa requerida para la hidrólisis de fosfatidil-inositol 4,5-bifosfato, lo que flexibiliza la membrana produciendo las invaginaciones y la fisión de membrana plasmática que permiten la formación de la vacuola intracelular que incluirá a la bacteria. Al cabo del evento de ingreso, otro efector dependiente del mismo sistema de inyección de tipo III de *Salmonella*, SptP, un activador de la hidrólisis de GTP (*GTPase activating protein* ó GAP), revierte la polimerización de actina, asistiendo en el desensamble de los lamelipodios, y restituye la morfología inicial de la célula.

Debemos aquí puntualizar que hay evidencias experimentales que muestran, en un mismo evento de invasión, la existencia de subpoblaciones de una dada especie bacteriana que utilizan diferentes mecanismos o rutas de entrada, así como el hecho de que, en una dada especie, diversos serovares o serotipos despliegan diferentes estrategias de ingreso o muestran preferencias por distintos tipos celulares, adicionando complejidad a los mecanismos de ingreso y poniendo en evidencia la versatilidad de los patógenos bacterianos.

Una vez que la bacteria ha accedido a compartimientos intracelulares, la célula hospedadora pone en juego mecanismos de inmunidad innata que involucran vías de tráfico vacuolar intracelular destinadas a la eliminación del invasor. Entre éstas podemos mencionar como mecanismos centrales a la vía endocítica/fagocítica y a la vía autofágica. En la fisiología celular eucariota, ambas rutas dan lugar a la generación de vacuolas intracelulares que, portando una carga interna (componentes celulares destinados a la remoción o al reciclado), transitan un proceso de transformación progresivo a través del cual adquieren características funcionales distintivas (endofagosoma temprano, endofagosoma intermedio y endofagosoma tardío, en un caso; membrana de aislamiento, fagoforo, omegasoma, y autofagosoma, en el otro) y convergen en un mecanismo que culmina en la fusión de la vacuola madura con compartimientos lisosomales portadores de las enzimas requeridas para el proceso de degradación de los componentes de la carga intravacuolar.

Numerosos patógenos bacterianos, valiéndose de la producción de múltiples factores de virulencia, se caracterizan por evadir o manipular las vías degradativas mencionadas, alterando el tráfico vesicular: deteniendo en algún estadio la maduración normal de las vesículas, dirigiendo selectivamente la fusión vesicular, inhibiendo la fusión final con compartimientos lisosomales (*Salmonella*, *Brucella*, *Legionella*), o, inclusive, modificando el compartimiento fagolisosomal o autofagolisosomal para convertirlo en un medioambiente permisivo y albergarse en él (*Coxiella*). De este modo, la vacuola que contiene a la bacteria patógena se convierte en un nicho con características distintivas, en la que el microorganismo invasor es capaz de persistir y replicarse. A su vez, ciertas bacterias como *Listeria* o *Shigella* son también capaces de provocar la pérdida de la integridad de la vacuola intracelular que las contiene mediante la producción intravacuolar de enzimas líticas (proteasas, toxinas formadoras de poros, fosfolipasas) o mediante la alteración del metabolismo lipídico, y egresan desde la vacuola accediendo al citoplasma de la célula infectada. Allí, la bacteria podrá interactuar con componentes del citoesqueleto celular y, en casos como los examinados para *Listeria* o *Shigella*, promover su propia motilidad reorganizando los filamentos de actina del hospedador. En otros, podrá ser detectada (debido a la exposición de componentes bacterianos denominados PAMPs –por *pathogen-associated molecular patterns*- como peptidoglicano, flagelina o DNA), por parte de receptores de reconocimiento citoplásmicos (PRRs, por *pattern recognition receptors*), por ejemplo receptores del tipo NOD (NLR por *Nod-like receptors*) o del tipo Rig (RLR por *Rig-like receptors*). La inducción de los PRPs por interacción con PAMPs activará cascadas de señalización dependiente de factores transcripcionales como el factor nuclear κB (NF-κB) o el factor regulatorio de interferón (IRF), promoviendo la producción de citoquinas inflamatorias o de interferón de tipo I. Otros PRPs iniciarán el ensamblaje de complejos de señalización citoplásmica, como el inflamasoma, que activa caspasas desencadenando mecanismos de muerte celular (apoptosis, piroptosis o necrosis).

En suma, la decisión evolutiva de las bacterias intracelulares se debate entre adaptarse y permanecer y/o proliferar en condiciones nutricionales limitantes en una vacuola especializada derivada de la célula hospedadora, y la posibilidad de acceder al medio rico del citoplasma de la misma, pero a expensas de enfrentarse y tener que poner en juego estrategias para evadir o contrarrestar los sistemas de vigilancia inmune destinados a la eliminación del patógeno invasor.

Evasión de las defensas del hospedador

Como mencionamos anteriormente, los mecanismos de defensa del hospedador están diseñados para contrarrestar eficazmente la agresión microbiana continua del medio ambiente. Para que un microorganismo pueda provocar enfermedad en el hospedador éste debe superar o alterar con éxito estos mecanismos de defensa. Las bacterias patógenas han adquirido y mantenido durante su evolución características que les permiten evitar, neutralizar o contrarrestar las defensas innatas o adquiridas, o ambas defensas inmunitarias del hospedador. A continuación, describiremos brevemente algunas de las estrategias más relevantes que los microorganismos patógenos han adquirido o desarrollado, permitiéndoles sobrevivir al ataque por el sistema inmune del hospedador.

Cápsula

Un mecanismo comúnmente utilizado por muchos patógenos para enmascarar la superficie bacteriana es la producción de cápsulas. Este mecanismo está presente en la mayoría de los patógenos bacterianos extracelulares que circulan sistémicamente en el hospedador. Las cápsulas en su mayoría están compuestas de polisacáridos, pero también se han descripto cápsulas de proteínas o mezclas de proteínas y carbohidratos (Tabla 35-4). La función de la cápsula en la virulencia es proteger a la bacteria de la respuesta inflamatoria del hospedador (activación del complemento y fagocitosis). Un paso esencial en la activación del complemento es la formación del complejo C3bBb (C3 convertasa) en la superficie de la bacteria. Algunas cápsulas previenen la formación de la C3 convertasa evitando la unión del factor B. Otras tienen una alta afinidad por el factor H, en ese caso, si C3b forma un complejo con H en lugar de B, C3b es degradada por el factor I. Las bacterias encapsuladas que evitan la formación del complejo C3bBb en la superficie adquieren una importante ventaja. Estas cápsulas previenen la opsonización por anticuerpos y las células fagocíticas profesionales no pueden fagocitar eficientemente a las bacterias.

Algunas bacterias pueden evadir la respuesta del sistema inmune usando cápsulas con polisacáridos que mimetizan moléculas del hospedador. Este tipo de cápsulas no son inmunogénicas y no pueden ser opsonizadas por el hospedador. Ejemplos de estas últimas son las cápsulas de *S. pyogenes* que contiene ácido hialurónico (un polisacárido de la matriz extracelular), o las cápsulas de ácido siálico (un componente común de las glicoproteínas del hospedador) que se encuentran en algunas cepas de *Neisseria meningitidis*.

Variación antigénica

Otra forma que tienen las bacterias patógenas para evadir la respuesta inmune del hospedador es variar los antígenos de superficie. La inmunidad adquirida se basa

Tabla 35-4. Composición de cápsulas bacterianas	
Bacteria	**Composición de la cápsula**
Bacterias Gram positivas	
Bacillusanthracis	Acido poli-D-glutámico
Bacillusmegaterium	Acido poli-D-glutámico, amino azúcares, azúcares, polipéptidos
Streptococcusmutans	(Dextrano) glucosa
Streptococcuspneumoniae	Azúcares, amino azúcares, ácidos urónicos
Streptococcuspyogenes	(Ácido hialurónico) N-acetilglucosamina y ácido glucurónico
Bacterias Gram negativas	
Acetobacterxylinum	(Celulosa) glucosa
Escherichia coli	(Ácido Colánico) glucosa, galactosa, fructosa, ácido glucurónico
Pseudomonasaeruginosa	Ácido manurónico
Azotobactervinelandii	Ácido glucurónico
Agrobacteriumtumefaciens	(Glucano) glucosa

Adaptado de Salyers *et al.*, 2010.

en la memoria de la exposición previa a un antígeno, y por lo tanto la variación antigénica es especialmente apropiada para eludir las respuestas humorales y celulares. Entre diferentes cepas es común hallar diversidad de moléculas antigénicas, pero la variación antigénica se refiere a una sola cepa que posee la capacidad de cambiar específicamente un subconjunto de sus antígenos, ya sea para sostener una infección en curso o reinfectar un hospedador aun cuando la primera infección fuese resuelta exitosamente. Existen varios mecanismos por los cuales los patógenos bacterianos pueden realizar variación antigénica. Estos mecanismos implican generalmente una de las siguientes estrategias: (1) múltiples copias diferentes de un gen, cada una de las cuales se expresa de manera independiente de la otra a través de un interruptor genético de encendido y apagado; (2) un locus de expresión, además de la presencia de muchas copias silenciosas del gen que se intercambian en el locus activo para expresarse de modo alternado; o (3) genes con secuencias de poli(G)s en 5' que provocan una variación de fase en el DNA conduciendo a cambios en la proteína que se expresa. Las especies patogénicas de *Neisseria* (*N. gonorrhoeae* y *N. meningitidis*) son los mejores modelos bacterianos de variación antigénica ya que utilizan estos tres mecanismos. El gonococo contiene entre 10 y 11 proteínas Opa de membrana externa, cada una de las cuales es antigénicamente diferente. Cada gen está bajo un interruptor genético que controla de forma independiente la expresión de cada Opa. Durante la infección, se expresan múltiples Opas en diversas combinaciones. El pilus de *Neisseria* se expresa en el locus *pilE*, pero hay muchos otros genes (>50) que codifican para pilina en diferentes locus (loci *pilS*) que no se transcriben y se encuentran a lo largo del cromosoma. Con frecuencia, se produce un reordenamiento genético (a través de RecA), cambiando el gen de *pilE* que se estaba expresando por una copia silenciada, generando de esta manera un pilus diferente. *N. meningitidis* también varía la estructura de su lipooligosacárido (LOS) mediante un mecanismo de variación de fase. Puede expresar hasta 13 inmunotipos diferentes intercambiando varias estructuras de azúcar terminales. Esto se logra mediante la variación de la expresión de varios genes de la biosíntesis de hidratos de carbono. Por ejemplo, la expresión de la actividad de la glicosiltransferasa está regulada a través de apareamiento erróneo por deslizamiento de las dos hebras del DNA entre sí, lo que resulta en la incorporación de diferentes azúcares en el LOS.

Evasión de la fagocitosis

Las células fagocíticas profesionales del hospedador reconocen a las bacterias como extrañas y las fagocitan. Una vez dentro de la célula hospedadora las bacterias pueden ser neutralizadas y destruidas a través de la vía endocítica/fagocítica o de la vía autofágica. La mayoría de las bacterias son eliminadas mediante esta estrategia de defensa. Sin embargo, hay bacterias que logran evadir la fagocitosis y otras que son capaces de sobrevivir e incluso multiplicarse dentro de las células fagocíticas profesionales. Por ejemplo, *Yersinia pestis* utiliza un sistema de secreción de tipo III (T3SS, siglas derivadas del inglés "*type III secretion system*") para inyectar proteínas efectoras, llamadas Yops (*Yersinia outer proteins*), a través de la membrana plasmática de las células fagocíticas profesionales. Dentro de la célula hospedadora, las proteínas efectoras Yops inhiben la fagocitosis y suprimen la producción de citoquinas proinflamatorias.

Algunas bacterias pueden promover su propia internalización en las células hospedadoras o pueden ser internalizadas por las células fagocíticas profesionales, una vez en el interior las bacterias desencadenan mecanismos para evadir la muerte intracelular utilizando diferentes estrategias: escapar del fagosoma o autofagosoma antes de la fusión de los lisosomas; bloquear la fusión de los lisosomas con el fagosoma o autofagosoma; o utilizar mecanismos que permitan la supervivencia en el compartimento fagolisosomal o autofagolisosomal.

Las bacterias pueden escapar del compartimento fagosomal o autofagosomal mediante la producción intravacuolar de enzimas líticas (proteasas, toxinas formadoras de poros, fosfolipasas) provocando la pérdida de la integridad de la vacuola. Por ejemplo, *Listeria monocytogenes* escapa de la vacuola que la contiene secretando una toxina formadora de poro llamada listeriolisina O, especies de *Shigella* y *Rickettsia* también secretan lisinas que son eficaces en la lisis de la membrana del fagosoma. De este modo, las bacterias egresan de la vacuola accediendo al citoplasma de la célula infectada beneficiándose de la abundancia de nutrientes.

Muchas bacterias patógenas intracelulares tienen estrategias para prevenir la fusión de los lisosomas a las vesículas que las contienen, manteniéndose de esta manera en vacuolas especializadas en el citoplasma de las células hospedadoras. Estos patógenos intracelulares secretan proteínas efectoras a través de sistemas de secreción tipo III o tipo IV al citoplasma de las células hospedadoras alterando el tráfico vesicular normal. Los ejemplos mejores estudiados son *Legionella*, *Salmonella* y *Mycobacterium*. *Legionella pneumophila* utiliza el sistema de secreción tipo IV (Dot/ICM) para establecer su nicho intracelular. Las especies de *Salmonella* utilizan el T3SS codificado en la isla de patogenicidad 2 (SPI2, siglas derivadas de su nomenclatura en inglés "*Salmonella Pathogenicity Island* 2") para secretar efectores como SifA, alterando la composición de la vacuola que contiene a *Salmonella*. *M. tuberculosis* se une directamente a la proteína de superficie CR3 de los macrófagos y es internalizado en las vesículas. Una vez dentro de los fagosomas recluta y retiene una proteína del hospedador en la cara citoplasmática del fagosoma. Esta proteína llamada TACO (*Tryptophan Aspartate-Containing Coat*) es un componente del fagosoma que normalmente se libera antes de la fusión con los lisosomas. La retención de la proteína TACO en las membranas del fagosoma impide la fusión de los lisosomas permitiendo la supervivencia de *Mycobacterium*.

La mayoría de las bacterias presentan mecanismos para escapar o alterar el tráfico vesicular para evitar ser eliminadas en el compartimento fagolisosomal o autofagolisosomal. Sin embargo, *Coxiella* modifica estos compartimentos para convertirlos en un medioambiente propicio para crecer y replicarse.

Evasión de las vías innatas

El sistema inmune innato es la primera línea de defensa del hospedador con la que se enfrentan los microorganismos. No obstante, los patógenos microbianos emplean sus propias estrategias con el fin de evadir, inhibir, o manipular la respuesta inmune innata.

Algunos patógenos bacterianos son capaces de interferir directamente con la señalización de los receptores TLR, modulando las respuestas TLR y alterando la producción de muchas de las citoquinas que son clave para las respuestas innatas eficientes. Por ejemplo, *Yersinia* secreta un antígeno de virulencia (LcrV), que es detectado específicamente por el receptor TLR2/CD14, disparando la secreción de IL-10 que es un inmunosupresor.

Los pequeños péptidos catiónicos son un componente importante de la respuesta innata en el control de diversas infecciones. Los microorganismos patógenos pueden:(a) resistir a estos péptidos antimicrobianos alterando la estructura de su envoltura, para disminuir la inserción de los péptidos y la lisis resultante, (b) codificar sistemas de transporte que eliminan los péptidos, y (c) secretar proteasas que los degradan. *Salmonella* es un excelente ejemplo que utiliza las tres estrategias para resistir a los péptidos antimicrobianos. Las especies de *Salmonella* modifican su LPS por medio de diferentes mecanismos. Estas modificaciones disminuyen el reconocimiento de la bacteria por los receptores TLR y disminuyen la carga negativa de la superficie, aumentando de esta manera la resistencia a la interacción y posterior inserción de los péptidos catiónicos antimicrobianos. *Salmonella* también expresa una proteasa de membrana externa (PgtE) que degrada los péptidos antimicrobianos. Además, este patógeno posee un locus (*sapABCDF*) que codifica para un transportador de tipo ABC mediante el cual los péptidos antimicrobianos son transferidos al citoplasma para su degradación.

Otro mecanismo utilizado por las células fagocíticas para controlar a los patógenos intracelulares es la producción de especies reactivas de oxígeno y de óxido nítrico (NO). La óxido nítrico sintasa inducible (iNOS) es la responsable de la síntesis de NO que tiene efecto deletéreo sobre los patógenos y a su vez es una molécula señal. Los patógenos han desarrollado varias formas de evitar la destrucción mediada por NO. La capacidad de evitar la colocalización con enzimas perjudiciales del hospedador es una estrategia común para los patógenos intracelulares. En los macrófagos, *Salmonella* se encuentra alojada intracelularmente en una vacuola que contiene a *Salmonella* (SCV, por *Salmonella containing vacuole*) y utiliza los efectores traslocados mediante el T3SS de SPI2 para protegerse de las especies reactivas de nitrógeno. Si la bacteria carece de SPI2, la iNOS colocaliza con las SCVs. Las bacterias patógenas también han desarrollado mecanismos para desintoxicar los efectos producidos por NO. Estos incluyen la capacidad para reparar los daños causados por productos intermedios de las especies reactivas de nitrógeno y mecanismos para detoxificar estas moléculas. Además, algunos patógenos han desarrollado estrategias para evitar la activación o inhibir la actividad de iNOS. Por ejemplo, *Citrobacter rodentium,* un patógeno de la mucosa intestinal de ratones, provoca un aumento de actividad iNOS durante la infección. Sin embargo, la actividad iNOS en las zonas intestinales que rodean directamente a las bacterias adherentes es muy baja, mientras que en zonas distantes al sitio de infección la actividad iNOS es alta.

Inhibición de citoquinas: Las bacterias patógenas han desarrollado estrategias alternativas para inhibir la inmunidad innata mediante el bloqueo de la secreción de citoquinas y el tráfico de receptores de la superficie celular. Por ejemplo, *Shigella flexneri* utiliza dos proteínas efectoras del T3SS, VirA e IpaJ, para desestabilizar al complejo de Golgi e inhibir la vía secretora general de la célula hospedadora.

Inhibición del complemento: El sistema del complemento es un componente central de la respuesta inmune innata y cumple numerosas funciones, incluyendo el reconocimiento de las células extrañas, la comunicación y activación de la inmunidad adquirida y la eliminación de los restos celulares. Sin embargo, muchos organismos patógenos han encontrado la manera de escapar del ataque del complemento a través de diferentes mecanismos. Estos mecanismos de evasión se pueden resumir en las siguientes estrategias exitosas: reclutamiento o imitación de reguladores del complemento; modulación o inhibición de las proteínas del complemento por interacción directa; inactivación por degradación enzimática. Un buen ejemplo es el de *Staphylococcus aureus* que posee varios mecanismos para evadir el complemento. La proteína A (SpA), que se encuentra anclada a la pared celular de *S. aureus*, reconoce con alta afinidad el fragmento Fc de las inmunoglobulinas. De este modo, los anticuerpos se disponen de manera invertida sobre la superficie de la bacteria y se bloquea el sitio de unión del componente C1q del complemento. Utilizando esta estrategia, *S. aureus* bloquea la activación del complemento por la vía clásica estimulada por la formación del complejo antígeno/anticuerpo. *S. aureus* también expresa un grupo de inhibidores del complemento que estabilizan las C3 convertasas en un estado no funcional, bloqueando de manera eficiente las vías del complemento. Otro mecanismo indirecto que utiliza *S. aureus* para evadir el complemento es la degradación del componente C3 del complemento y de IgG. Esta degradación esta mediada por la estafiloquinasa que se convierte en una proteasa activa formando un complejo con el plasminógeno.

El bloqueo de la inmunidad adquirida

La mayoría de los patógenos bacterianos evaden la respuesta inmune adquirida evitando su activación, aunque también existen algunos casos en los que interfieren directamente la inmunidad adquirida. Por ejemplo, el LPS de *Helicobacter pylori* se une a una lectina de tipo C en las células dendríticas gástricas para bloquear el desarrollo de la respuesta Th1, inclinando de ese modo la respuesta inmune de Th1 a una respuesta mixta Th1/Th2, lo cual implica una disminución de la respuesta inflamatoria que favorece una colonización persistente. Además, *H. pylori* produce una toxina de vacuolización, VacA, que bloquea la proliferación de células T. Las infecciones por *Neisseria gonorrhoeae* desencadenan una respuesta inflamatoria, pero muy poca respuesta inmune específica, y una disminución de linfocitos T. Las proteínas Opa de este patógeno se unen a la molécula de adhesión CEACAM1, que se expresa en las células T CD4+, suprimiendo así su activación y proliferación.

Otra estrategia empleada por varios patógenos de las mucosas, incluidos los patógenos dentales (*Neisseria*, *Haemophilus influenzae*, y varios estreptococos), es secretar enzimas tales como IgA proteasas que degradan inmunoglobulinas. IgA es un anticuerpo secretado que se encuentra en las superficies de las mucosas y desempeñan un papel clave en la defensa humoral de estas superficies.

Manipulación de la muerte celular

Muchos patógenos bacterianos también alteran las vías de apoptosis, como parte de sus estrategias de virulencia. Al igual que los virus, las bacterias intracelulares obligadas generalmente suprimen la muerte por apoptosis que implica la desaparición del nicho que permite su supervivencia, proliferación y/o diseminación dentro del organismo hospedador. *Chlamydia* es una bacteria intracelular obligada que reside y prolifera dentro de la célula hospedadora en una vesícula no acídica, llamada inclusión, evitando la degradación en el fagolisosoma. Este patógeno tiene mecanismos para evitar la respuesta inmune del hospedador y evitar la activación de la apoptosis de las células infectadas. Estos mecanismos incluyen el bloqueo de la liberación del citocromo C mitocondrial y la inhibición de las proteínas pro-apoptóticas Bax, Bak, y caspasa-3. También la degradación de factores pro-apoptóticos como BH3 y proteínas Bim/Bod, Puma, y Bad. *Chlamydia* posee un T3SS que parece estar implicado en la modulación del ambiente intracelular y de la apoptosis. Durante mucho tiempo no existían métodos para la manipulación genética de este patógeno intracelular obligado. Sin embargo, el reciente desarrollo de técnicas de transformación de *Chlamydia*, el análisis de la secuencias de los genomas y mediante la utilización de bacterias heterólogas, se han podido identificar varias proteínas efectoras translocadas al citoplasma de la célula hospedadora que estarían implicadas en estos mecanismos.

Debido a que la muerte por apoptosis es menos inflamatoria que la muerte citotóxica, muchos patógenos intracelulares facultativos eligen esta estrategia para neutralizar una variedad de células huésped. Por ejemplo, *Salmonella enterica* utiliza una variedad de estrategias para promover e inhibir la apoptosis de la célula huésped como parte de su estrategia de virulencia durante las infecciones entéricas. Las primeras células con las que *Salmonella* se encuentra son las células epiteliales del intestino, y es capaz de invadir y de replicarse dentro de estas células. *Salmonella* inyecta SopB al citoplasma de la célula hospedadora utilizando el T3SS. SopB es una fosfoinositol fosfatasa que provoca una activación de Akt, que es una quinasa pro-supervivencia. De esta manera *Salmonella* disminuye la apoptosis y prolonga la vida de las células hospedadoras. Este patógeno atraviesa el epitelio intestinal escapando de las células epiteliales intestinales y entra en el sistema retículo endotelial. Cuando interacciona con los macrófagos *Salmonella* inyecta mediante el T3SS de SPI1 el efector SipB que activa la caspasa-1 y provoca la liberación de IL-1β e IL-18. Esto se traduce en una rápida muerte celular por apoptosis y necrosis. De esta manera, este organismo induciría la apoptosis y la inflamación como un mecanismo para promover su diseminación sistémica.

Escherichia coli como patógeno humano

Escherichia coli forma parte de la microbiota intestinal de diferentes vertebrados incluyendo al hombre. La colonización del tracto gastrointestinal del recién nacido ocurre dentro de sus primeras horas y permanece durante toda la vida. Sin embargo, esta especie también se relaciona con un amplio espectro de enfermedades intestinales y extraintestinales. La gran diversidad de patotipos es el resultado de la adquisición de diferentes factores de virulencia, codificados en plásmidos, islas de patogenicidad y en fagos. Todos estos elementos genéticos se diseminan por transferencia horizontal de genes, lo que sumado a eventos de mutación del genoma ha contribuido a la evolución divergente de esta especie. De esta manera, existen clones que habitan de manera natural en el intestino y clones relacionados con infecciones intestinales y extraintestinales como son las infecciones del tracto urinario, meningitis, peritonitis, septicemia y neumonías.

La diversidad en las propiedades patogénicas que ha desarrollado esta bacteria, ha dado lugar a una clasificación de *E. coli* en dos grupos principales. Los patotipos que producen diarreas y los que *causan* patologías extraintestinales o ExPEC (*E. coli* patogénica extraintestinal). Entre las variedades productoras de diarrea se incluyen los grupos: EPEC (*E. coli* enteropatógena), ETEC (*E. coli* enterotoxigénica), EHEC (*E. coli* enterohemorrágica), EIEC (*E. coli* enteroinvasiva), EAEC (*E. coli* enteroagregativa), DAEC (*E. coli* con adherencia difusa) y AIEC *(E.coli*

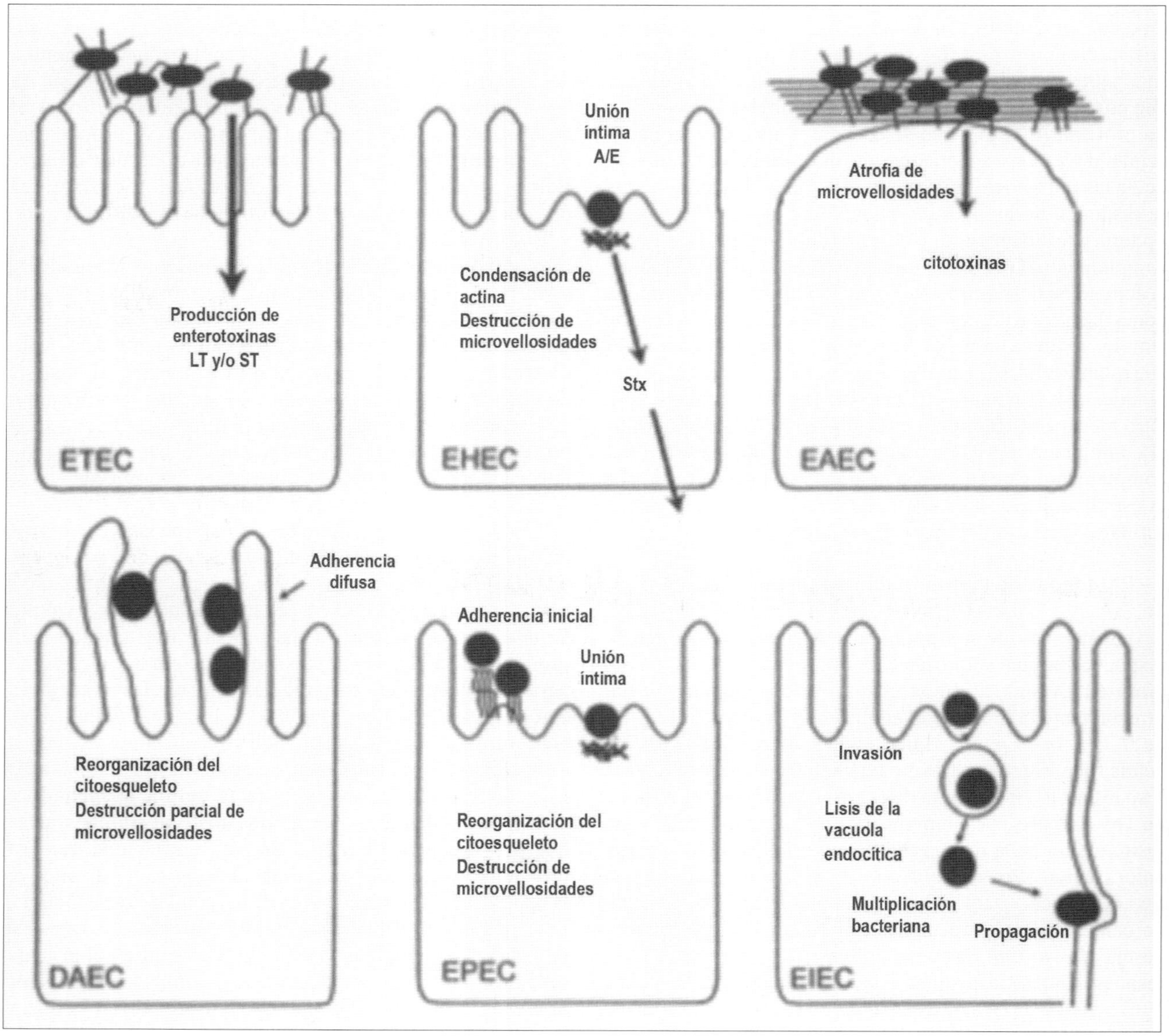

Fig. 35-1. Interacción de los diferentes patotipos de E. coli causantes de diarrea con las células intestinales

adherente invasiva). En el grupo de las ExPEC se detaca el patotipo conocido como UPEC (*E. coli* uropatógena) responsable de infecciones de vías urinarias. Cada uno de estos grupos patógenos presenta una epidemiología propia y factores de virulencia particulares entre los que se incluyen diferentes adhesinas, invasinas y/o producción de toxinas entre otros.

Considerando entonces que no todas las cepas de *E. coli* son patógenas y teniendo en cuenta que las diferentes cepas patógenas pueden causar distintos tipos de enfermedades, la tipificación de cepas de *E. coli* es de gran relevancia, particularmente en el estudio epidemiológico de brotes. Como ya fue descrito en un capítulo anterior, el antígeno O del LPS y el antígeno H o antígeno flagelar son utilizados para la clasificación serológica de las cepas de *E. coli* definiendo el serogrupo y serotipo de una determinada cepa. Se ha descrito una cierta correlación entre serogrupo o serotipo y virulencia de las cepas. Por ejemplo el serogrupo O86 se asocia a la microbiota intestinal, en cambio, el serotipo O157H7 se asocia a diarreas con sangre (EHEC) y producción de síndrome urémico hemolítico (SUH) en niños. Sin embargo, la emergencia de nuevos serotipos con capacidades patogénicas puede modificar el escenario descrito, como ha sido demostrado en un brote reciente ocurrido en Alemania causado por *E. coli* O104H4, por lo cual se requiere siempre de la vigilancia continua. Adicionalmente, la investigación por PCR de la presencia de genes asociados a virulencia presentes en las diferentes cepas permite definir más directamente el virotipo o patotipo de una cepa en estudio.

Patotipos de *Escherichia coli* asociados a diarreas

Según la Organización Mundial de la Salud, las enfermedades diarreicas son la segunda causa de muerte de niños menores de cinco años. La mayoría de las personas que fallecen por enfermedades diarreicas en realidad mueren por una grave deshidratación y pérdida de líquidos. Se define como diarrea, la deposición de heces sueltas o líquidas, tres o más veces al día (o con una frecuencia mayor que la normal para la persona). Suele ser un síntoma de una infección del tracto digestivo, que puede estar ocasionada por diversos organismos bacterianos, víricos y parásitos. La infección se transmite por alimentos o agua de consumo contaminados, o bien de una persona a otra como resultado de una higiene deficiente.

Hay tres tipos clínicos de enfermedades diarreicas: la diarrea acuosa aguda, que dura varias horas o días, la diarrea con sangre aguda, también llamada diarrea disentérica o disentería; y la diarrea persistente o crónica, que dura 14 días o más.

La diarrea aguda es una enfermedad intestinal generalmente infecciosa y autolimitada, se caracteriza por presentar evacuaciones líquidas o de consistencia disminuida, en número mayor a tres en 24 horas y con evolución menor de dos semanas. Se define diarrea persistente como el paso de evacuaciones semilíquidas por más de dos semanas, en tanto que la diarrea crónica se establece a las cuatro semanas.

La diarrea afecta a todos los grupos de edad, pero el periodo pediátrico es el de mayor vulnerabilidad. En la Tabla 35-5 se presentan los principales virotipos de *E. coli* que causan diarreas y en la Fig. 35-1 se presentan un esquema que resume la interacción de los principales patotipos con las células del epitelio intestinal.

***Escherichia coli* enteropatógena (EPEC)**

La diarrea producida por EPEC se presenta principalmente en niños menores de 2 años de edad, aunque también pueden padecerla los adultos no inmunes a determinadas cepas (comúnmente llamada diarrea del viajero). Si bien actualmente los casos de diarrea por cepas EPEC son poco frecuentes en los países desarrollados, aún se reportan brotes en diferentes países, principalmente en guarderías y otros centros de cuidados infantiles. En los países en desarrollo, la incidencia de diarrea producida por EPEC sigue siendo alta. Diferentes estudios realizados en México, Brasil, y África del Sur refieren que entre 30 y 40% de los casos de diarrea puede ser atribuido a cepas EPEC. Desde el punto de vista clínico los pacientes presentan una prolongada diarrea acuosa de severidad variable, generalmente asociada a vómitos y fiebre baja con pérdida de fluidos.

Para determinar el tipo de adherencia que tienen los diferentes tipos de virotipos de *E. coli* se analiza la capacidad de adherirse a células HEp-2 (línea celular de carcinoma faríngeo humana). Se ha observado que las cepas EPEC (al igual que las ETEC y EHEC) se adhieren formando microcolonias. Este patrón fue denominado como adherencia localizada. Una vez formadas esas microcolonias comienza una segunda fase de adherencia, con la destrucción de las microvellosidades intestinales. Este fenómeno es llamado *adherencia y borramiento* o A/E (*attaching and effacing*, por sus siglas en inglés) y se trata de un cambio dramático de la ultraestructura de las células mucosas en las que se produce la desaparición de las microvellosidades en los sitios donde las EPEC se han adherido y el alargamiento de las microvellosidades en los sitios libres de bacterias. Estas modificaciones son el resultado de un extensivo reordenamiento de los filamentos de actina. La falta de microvellosidades permite a las bacterias adherirse en forma íntima a receptores de la membrana presentes en la célula epitelial. La diarrea es principalmente debida a la alteración en el sistema de traducción de señales que controla el flujo de iones y a diferencia de lo que ocurre con otros patotipos no se ha descrito una toxina que esté implicada en la diarrea producida por EPEC.

Factores de virulencia

El primer estadio de la unión de las células EPEC con el enterocito es una unión no intima mediada por un pili o fimbria de tipo IV llamada BFP (por sus siglas en

Tabla 35-5. Principales virotipos de *E. coli* asociados a diarreas

Abreviatura	Patotipo	Características de la diarrea	Edad afectada	Principales factores de Virulencia
EPEC	*E. coli* enteropatogénica	Diarrea acuosa (secretora)	Lactantes	Esps, BFP, Sistema de secreción de tipo III, Tir, Intimina
ETEC	*E. coli* enterotoxigénica,	Diarrea acuosa similar a cólera (secretora)	Mayores de 5 años	Factores de colonización (CFs), toxina termolábil (LT) y toxina termoestable (ST)
EHEC	*E. coli* enterohemorrágica	Colitis hemorrágica (Inflamatoria)	Todas las edades	Factores de virulencia presentes en EPEC, Toxina shiga, hemolisina
EIEC	*E. coli* enteroinvasiva	Diarrea acuosa y en ocasiones similar a disentería (Inflamatoria)	Todas las edades	IPAs, Sistema de secreción de tipo III, VirG/IcsA
EAEC	*E. coli* enteroagregativa	Diarrea acuosa a mucoide	Todas las edades	Adhesinas AAF, EAST-1, Pet, hemolisina.
DAEC	*E. coli* de adhesión difusa	(Persistente y aguda)	Todas las edades	Adhesinas Afa y Dr
AIEC	*E. coli* adherente invasiva	Diarrea acuosa	Todas las edades	No caracterizados

inglés "*bundle forming pili*"), que permite formar redes tridimensionales entre las bacterias. Posteriormente, se forma una unión intima gracias a la estructura simil pedestal formada en la superficie del enterocito (por deformación de algunas microvellosidades y desaparición de otras) luego de la reorganización del citoesqueleto de las células del hospedador. La unión intima del enterocito con las bacterias está mediada por la intimina, una proteína de membrana externa (codificada por el gen *eae)* que es también fundamental para la reorganizacion de los filamentos de actina que terminan con la formación de estructuras simil pedestal. El gen *eae* no es exclusivo de EPEC, ya que como se describe más adelante, existen otros patotipos de *E. coli* que también lo portan. La región del DNA donde está localizado este gen, los genes que codifican el sistema de secreción de tipo III y otras proteínas asociadas a este patotipo se ha denominado LEE (por sus siglas en inglés, *locus for enterocyte effacement*). Esta región LEE contiene más de 40 marcos de lectura abiertos y un contenido de %GC muy diferente al del resto de cromosoma de *E. coli*, indicando su adquisición por transferencia horizontal.

La reorganización del citoesqueleto se produce en respuesta a proteínas secretadas por EPEC (EPEC-*secreted proteins* o Esps, por sus siglas en inglés) y a una proteína fosforilada en Tirosina denominada Tir (abreviatura por sus siglas en inglés, *Translocated Intimin Receptor*), la cual es insertada en la célula hospedadora por EPEC. Esta proteína localizada en la membrana sirve como receptor de la intimina. La secreción y la translocación de las proteínas Esps y Tir están mediadas por un sistema de secreción de tipo III.

E. coli enterotoxigénica (ETEC)

Las cepas ETEC son una causa frecuente de diarrea en lactantes de países en desarrollo, así como la causa más común de diarrea en individuos de países industrializados que viajan a zonas menos desarrolladas del mundo (diarrea del viajero). El cuadro clínico es similar al que se observa en el caso del cólera, presentándose de ocho a 12 evacuaciones al día por un periodo de cuatro a cinco días.

Las cepas ETEC se caracterizan por adherirse a la mucosa intestinal sin invadirla, pero producen enterotoxinas que al actuar sobre las células del hospedador son responsables de la diarrea. A diferencia de lo descrito para EPEC, no se observan alteraciones histológicas mayores. Las cepas ETEC producen dos tipos de enterotoxinas: una toxina termoestable (ST, por sus siglas en inglés, *heat-stable toxin*) y una toxina termolábil (LT, *heat-labile toxin*) semejante a la toxina colérica.

Factores de virulencia

La adhesión a la mucosa intestinal está mediada por distintos tipos de pili o fimbrias que están presentes en las cepas ETEC. Los más estudiados son el pili de tipo 1 y los factores de colonización antigénicos I y II (CFA/I y CFA/II). El pili tipo 1 tambien ha sido descrito en otras cepas avirulentas de *E. coli*; en cambio, los CFAs(CFA /I, CFA/II, CFA/III, CFA/IV y actualmente se han descrito al menos 20 diferentes), también denominados CSs (por sus siglas en inglés, *coli surface antigens*) están asociados principalmente a cepas ETEC. En varias cepas ETEC se ha descrito más recientemente una nueva adhesina denominada Longus por su marcada longitud (> 20 µm); se trata de un pili de tipo IV, cuya subunidad estructural principal está codificada por el gen *lngA*.

Además, como se mencionó antes las cepas ETEC producen una o las dos enterotoxinas (LT y/o ST). Existen dos tipos de toxina lábiles, LT1 y LT2. LT1 es altamente semejante en estructura y función a la toxina causante del cólera (CT) producida por *V. cholerae* O1. Tiene el mismo receptor celular (G_{M1}) y una actividad biológica similar. Es un dímero con peso molecular de 86-kDa, compuesta por una subunidad A de 28-kDa y 5 subunidades B iguales de 11,5-kDa cada una. Las subunidades B están arregladas en forma circular y es el componente de la toxina que se une al receptor G_{M1} y/u otras glicoproteínas intestinales. La subunidad A constituida por las fracciones A1 y A2 unidas entre sí por un enlace disulfuro, es la porción de la toxina que tiene la actividad enzimática. Los genes que codifican para la expresión de LT se localizan en plásmidos que también pueden tener los genes que codifican ST y/o los antígenos del factor de colonización (CFAs). La subunidad A es internalizada y su blanco celular es la adenilato ciclasa, la fracción A1 posee actividad de ADP-ribosiltransferasa por lo que transfiere una molécula de ADP-ribosa del NAD a la subunidad alfa de la proteína G_S (proteína que acopla GTP) lo que estimula la actividad de la adenilato ciclasa. Esta ADP-ribosilación ocasiona que la adenilato ciclasa se mantenga permanentemente activada conduciendo a un incremento de los niveles intracelulares del AMP cíclico (AMPc). El resultado de dicho proceso es la estimulación de la secreción de Cl^- por las células de las criptas y la inhibición de la absorción de NaCl. Este desbalance conduce a la pérdida de control del flujo de agua y el efecto es una diarrea osmótica.

ST no es una toxina única, sino que comprende una familia de péptidos (de aproximadamente 2 kDa) que incluye dos subgrupos principales: los solubles en metanol (STa) y los insolubles en metanol (STb). Su estabilidad térmica se debe a su pequeño tamaño (18-19 aminoácidos) y a la presencia de cisteina lo que permite la formación intramolecular de hasta tres enlaces disulfuro. Las dos clases STs difieren tanto en su estructura como en su mecanismo de acción. Los genes que codifican para la expresión de ambas se encuentran en plásmidos. La enterotoxina STa descrita también como ST-I es producida tanto por cepas ETEC como por otras bacterias gramnegativas. Sin embargo STb, la otra variedad de estas enterotoxinas, solo es elaborada por cepas ETEC. El blanco celular de STa es la enzima guanilato ciclasa C (GC-C) que se localiza en la membrana apical de las células del epitelio intestinal; la actividad de GC regula los niveles intracelulares de GMPc. Es así como se ha descrito que STa se comporta de manera semejante a la guanilina, un péptido intestinal endógeno que se une a la guanilato ciclasa regulando la homeostasis intestinal. STa produce una activación de la GC lo que estimula la secreción de cloro y/o la inhibición de la absorción de ClNa cuyo resultado es la secreción de líquido intestinal. Los receptores de STa son más abundantes en los enterocitos de niños y jóvenes, y su número disminuye en la edad adulta.

Con respecto a la enterotoxina STb, se le ha relacionado principalmente con cepas ETEC aisladas de cerdos, aunque se ha identificado también en cepas de origen humano. STb es inicialmente sintetizada como un precursor de 71 aminoácidos y luego procesada proteolíticamente dando la toxina madura de 48 aminoácidos. Se ha demostrado que STb cuando es internalizada afecta las uniones estrechas ("*tight junctions*") de las células epiteliales aumentando la permeabilidad intestinal.

E. coli enteroinvasiva (EIEC)

Las cepas EIEC afectan la mucosa del colon, producen diarrea acuosa y muchas veces un cuadro disentérico similar, aunque menos severo, al que produce *Shigella dysenteriae* tipo 1, con evacuaciones escasas acompañadas de moco y sangre, dolor abdominal tipo cólico y fiebre. A diferencia de las cepas de Shigella las cepas de este patotipo no producen la toxina Shiga por lo cual no causan síndrome urémico hemolítico. Las cepas EIEC se internalizan y reproducen dentro del citoplasma de las células epiteliales, a las que destruyen. También penetran a los macrófagos. Estas cepas pertenecen a un grupo reducido de serotipos que se parecen bioquímica y antigénicamente al género *Shigella*. Diversos estudios han concluido que además de genes cromosómicos involucrados en la virulencia, EIEC porta un plásmido de 140 megadaltones (mDa) indispensable para conferir el fenotipo invasivo a estos microorganismos. EIEC presenta una distribución mundial y se ha reportado como causa frecuente de diarrea en Brasil, Estados Unidos y Europa. Estudios epidemiológicos realizados en México, muestran que las cepas EIEC son poco frecuentes como agentes causales de diarrea, identificándose preferentemente después del sexto mes de vida.

Factores de virulencia

Tanto *Shigella* como las cepas EIEC invaden el epitelio del colon. Para lograr esto se suceden una serie de etapas: interacción con la mucosa intestinal, invasión de las células epiteliales del colon, lisis de la vacuola endocítica, multiplicación bacteriana, diseminación a células adyacentes y muerte de las células del hospedador por apoptosis en el caso de los macrófagos. La mayor parte de los múltiples factores de virulencia requeridos para completar estas etapas están codificados en el plásmido de 140 mDa antes mencionado (pInv). El conocimiento del mecanismo de patogenicidad de EIEC se ha basado y extrapolado inicialmente en la información generada en estudios realizados sobre Shigella. La invasión de las células del hospedador está mediada por invasinas Ipas (por las siglas de su denominación en inglés, *invasion plasmid antigens*). Las diferentes Ipas A-D son secretadas dentro de las células del hospedador y producen cambios en la superficie de la membrana, reorganización de actina y finalmente internalización de la bacteria. Al igual que en otros patotipos EIEC utiliza un sistema de secreción especializado (tipo III), para exportar moléculas (invasinas, en este caso) fuera de la bacteria e introducirlas en la célula del hospedador. Una vez en el citoplasma, la proteína VirG (también denominada IcsA) es fundamental para la diseminación hacia células adyacentes. Esta proteína producida por EIEC es responsable de la nucleación de actina en un polo de la bacteria facilitando su movimiento en el citoplasma hasta encontrar la cara interna de la membrana citoplasmática y ser así movilizada a la célula contigua.

E. coli enterohemorrágica (EHEC)

El grupo EHEC incluye cepas de diferentes serotipos que presentan las mismas características clínicas, epidemiológicas y patogénicas del serotipo O157:H7, considerado como prototipo del grupo. EHEC se relaciona con brotes causados por alimentos en países desarrollados. Puede causar diarrea con sangre, colitis hemorrágica y el síndrome urémico hemolítico (SUH) y púrpura trombocitopénica. La colitis hemorrágica es una enfermedad autolimitada, caracterizada por diarrea de inicio brusco con dolor abdominal. Las evacuaciones líquidas se acompañan de una descarga hemorrágica. El SUH es una de las principales causas de daño renal en niños, se define por la presencia de anemia hemolítica microangiopática, insuficiencia renal aguda y trombocitopenia.

Es interesante resaltar que el principal brote de síndrome urémico hemolítico presentado en el año 2011 fue causado por una cepa de *E. coli* de serotipo no reconocido como enterohemorrágico (O104:H4), o serogrupos enterohemorrágicos (O26, O111, O121, O145) o el clásico serotipo enterohemorrágico O157:H7. El brote se inició en Europa central, principalmente en Alemania y ocasionó más de 900 casos de SUH y 54 personas muertas. Se demostró que la cepa causante del brote tenía en realidad características de EHEC y de EAEC, siendo en realidad un patotipo enterohemorrágico-enteroagregativo.

Factores de virulencia

Las cepas EHEC tienen la capacidad de elaborar una o más citotoxinas. Las citotoxinas que elabora el grupo EHEC originalmente se denominaron verotoxinas (VT), por el efecto citotóxico que causaban sobre cultivos de células Vero (línea celular de riñón de mono). Posteriormente y dado que anticuerpos obtenidos contra la toxina de *Shigella* (*shiga toxin*) neutralizaban su actividad, se les denominó toxinas semejantes a Shiga (SLT, *shiga like toxins*). Dado que cada grupo de investigación le asignaba el termino con el que mejor se identificaban (VT o SLT), surgió la necesidad de homogeneizar criterios por lo que se llegó al acuerdo de designarlas como Stx, nomenclatura que se utiliza actualmente. Por esta razón también en muchas ocasiones a las cepas EHEC se las denomina VTEC (*E. coli* verotoxigénica) o STEC (*E. coli* productora de toxina shiga).

Se han reconocido dos subgrupos serológicamente diferenciables de toxina shiga: Stx1 y Stx2. Mientras que Stx1 es muy semejante a las toxinas producidas por *Shigella,* las delsubgrupo *Stx2* (Stx2c, Stx 2d y Stx2e) presentan mayor variabilidad en su secuencia de aminoácidos. Stx es un importante factor de virulencia de EHEC y con excepción de Stx2e, están codificadas en bacteriófagos. A semejanza de la toxina termolábil LT y la toxina colérica, Stx tiene una estructura multimérica AB_5 , donde A (formada por dos péptidos A1 y A2 unoidos por puente disulfuro) es la subunidad catalítica y las subunidades B tienen como función el reconocimiento del receptor. El receptor es un glicolípido específico de membrana (GB3), que es reconocido por el pentámero B, luego de la unión al receptor, la toxina entra a la célula por endocitosis y una vez en el citoplasma A1 actúa como una glicosidasa específica clivando una Adenina del RNA ribosomal 28S interrumpiendo la síntesis de proteínas. La diarrea sanguinolenta sería el resultado de la muerte de las células intestinales y la consecuente ruptura del epitelio. Los receptores de esta toxina no sólo se encuentran en células intestinales, sino también en células de riñón y una vez que EHEC coloniza el intestino, la toxina Stx se distribuye y alcanza otros tejidos por lo cual la patogénesis del SUH y la púrpura tromocitopénica se asocia a la destrucción de células endoteliales en venúlas y arteriolas en el riñón.

Otra propiedad de virulencia observada en este grupo de microorganismos es la lesión celular "Adherencia y Esfacelamiento" (A/E). En este evento participan tanto genes cromosomales como plasmídicos que inducen y/o regulan la expresión de factores de virulencia de la bacteria. Los genes responsables del daño celular A/E están insertados en la isla de patogenicidad de 35 kilobases llamada LEE, locus de esfacelamiento del enterocito, la cual incluye los dominios de la intimina, el sistema de secreción tipo III y las proteínas Esp de secreción ya descritas para las cepas EPEC y presentes también en este patotipo.

E. coli enteroagregativa (EAEC)

Esta categoría (EAEC) es heterogénea, y se caracteriza por su patrón de adherencia a células HEp-2, formando agregados bacterianos, con apariencia de ladrillos apilados ("*stacked brick*"), observados tanto sobre las células como en la superficie del vidrio de la preparación en biocapa. Las características clínicas de la infección intestinal por EAEC son una diarrea secretora acuosa con moco y algunas veces con sangre, y febrícula. Se asocia con casos de diarrea aguda o persistente en niños y adultos a nivel mundial, pero en los últimos diez años ha recibido mayor atención como causante de diarrea acuosa, la cual se presenta como patología persistente e inflamatoria (>14 días) en infantes y niños de países en desarrollo.

Factores de virulencia

Las cepas de este patotipo incluyen un conjunto heterogéneo de cepas patógenas de *E. coli* que comparten ciertos genes cromosómicos y plasmídicos, siendo la adherencia agregativa la característica común del grupo. La adherencia de tipo agregativo ha sido asociada con un plásmido de 65 mDa, que codifica para las fimbrias (AAF/I y AAF/II) de 2 a 3 nm de diámetro Las diferencias esenciales entre las cepas patogénicas y no patogénicas se desconocen, en gran medida, pero los estudios realizados sugieren tres etapas en la infección: 1) Adherencia a la mucosa intestinales mediante fimbrias de adherencia agregativa u otros factores; 2). La estimulación de la producción de moco, con la formación de una biopelícula en la superficie de la mucosa; y 3) Toxicidad hacia la mucosa, algunas cepas de EAEC causan atrofia de las microvellosidades y otros efectos citotóxicos probablemente mediados por toxinas.

Entre las toxinas descritas a partir de cepas recuperadas de niños fallecidos por diarreas causadas por cepas de este patotipo se describen las toxinas Pet, EAST-1 y Pic.

A partir de resultados obtenidos en modelos animales, se describió que estas proteínas producían acortamiento de las vellosidades intestinales, hemorragia, necrosis y ulceración del epitelio. El gen codificante de la enterotoxina Pet de 108 kDa (por sus siglas en inglés de plasmid encoded toxin) está localizado en el mismo plásmido que el gen *asta* que codifica la toxina de 110 kDa denominada EAST-1 (enterotoxina termoestable 1 de EAEC). EAST1 incrementa los niveles de GMPc y tendría un efecto enterotóxico semejante al producido por la enterotoxina termoestable de ETEC (STa), sin embargo, no existe reactividad cruzada al utilizar anticuerpos producidos contra STa.

Otra toxina de alto peso molecular descrita en cepas EAEC es la proteína de 116 kDa denominada Pic ("*Protein involved in Intestinal Colonization*"), pero en este caso el gen codificante está localizado en el cromosoma de la bacteria. Pic no mostró efecto sobre las preparaciones de intestino en los modelos utilizados para su estudio, aunque se ha demostrado que posee actividad de mucinasa, resistencia al suero y hemaglutinina.

E. coli de adherencia difusa (DAEC)

Esta categoría incluye cepas de *E. coli* que causan diarrea y no se adhieren a las células siguiendo los patrones clásicos como la adherencia localizada o la A/E, sino que se lo ha definido como un patotipo diferente por su adherencia difusa a células HEp-2, la cual se debe a la acción de fimbrias Dr o adhesinas no fimbriadas (Afa, por sus siglas del inglés *afimbrial adhesins*).Sin embargo, dado que aún no se han caracterizado marcadores genéticos que permitan la identificación de este patotipo, se ha sugerido que la definición de DAEC requiere aún mayor conocimiento de su epidemiología. DAEC ha sido principalmente asociada a casos de diarrea acuosa de diferente grado de severidad y en ocasiones también a casos de diarrea en adultos

Factores de virulencia

La adhesión de esta cepas en el intestino está mediada por las adhesinas Afa y Dr. Las adhesinas Afa/Dr son un grupo de adhesinas que incluyen AfaE-I, AfaE-II, AfaE-III, AfaE-V, Dr, Dr-II, F1845, y NFA-I. Luego de la unión de DAEC a las microvellosidades de la mucosa intestinal se produce una reorganización del citoesqueleto con destrucción parcial de las microvellocidades y la internalización de la bacteria por un mecanismo dependiente de microtúbulos. La alteración del borde en cepillo del epitelio intestinal determina alteraciones en la permeabilidad, aunque también se ha descrito la afectación de las uniones estrechas que contribuirían a esta disfunción. Se ha demostrado además que DAEC es capaz de inducir la producción de citoquinas proinflamatorias por las células epiteliales y promover la migración transepitelial de polimorfonucleares neutrófilos (PMN). DAEC también es capaz de interaccionar con los PMNs a través de una fimbria de tipo I y así inducir la producción de IL-8 y apoptosis promoviendo la persistencia de DAEC en el intestino.

E. coli adherente invasiva (AIEC)

Este es el patotipo de *E.coli* causante de diarrea de descripción más reciente. Las cepas de este patotipo están más relacionadas a las ExPEC en base a su origen filogenético y al perfil de genes de virulencia. Estas cepas han sido asociadas a pacientes que padecen la enfermedad de Crohn.

La mayor parte de la información disponible en relación a este patotipo ha sido generada a partir de la secuenciación del genoma "core" de una única cepa (LF82). Su organización es similar al de otros genomas de cepas de *E. coli* patógenas, es decir el genoma core interrumpido por varias islas genómicas probablemente adquiridos por transferencia horizontal. Esas islas genómicas contendrían los determinantes genéticos responsables del patotipo AIEC, requeridos para la adherencia, invasión y supervivencia intracelular. Se han identificado 4 determinantes de virulencia potenciales: un sistema de secreción de tipo IV utilizado para la exportación e proteínas por los Gram negativos que contribuiría a la sobrevida dentro de la célula hospedadora, varios genes que codifican adhesinas (Fimbra tipo I, FimH y fimbria polar larga que es crucial para la invasión), varios reguladores transcripcionales de genes de virulencia y finalmente genes involucrados en la captación de hierro (característicos de cepas ExPEC).

La primera etapa de una infección por AIEC es la colonización del epitelio intestinal mediada por la Fimbria tipoI que se une al receptor CEACAM6 (el cual está hiperexpresado en pacientes que padecen la enfermedad de Crohn).

E. coli como agente causal de infecciones extraintestinales

E. coli puede causar diversas infecciones extraintestinales (ExPEC). *E. coli* es la causa más común de infecciones en el tracto urinario, de bacteriemia y sepsis adquirida en la comunidad; es una de las causas de meningitis y sepsis neonatal que frecuentemente deja secuelas graves y puede llevar incluso a la muerte. También se ha aislado en infecciones intraabdominales y neumonía nosocomial, y ocasionalmente está implicada en otras infecciones extraintestinales como osteomielitis, celulitis e infecciones de heridas.

Su capacidad de producir infecciones extraintestinales se debe a la adquisición de genes que codifican diversos factores de virulencia, los cuales hacen posible que causen infecciones en focos distintos al intestinal, tanto en pacientes normales como en pacientes inmunodeprimidos.

La mayor parte de estos genes de virulencia son distintos a los que están implicados en las infecciones intestinales. Entre estos factores de virulencia presentes en la mayoría de las cepas ExPEC, nos encontramos factores implicados en la adherencia de las bacterias a las células o adhesinas (p. ej., fimbrias tipo 1 y fimbrias tipo P), factores que permiten evitar o sobrevivir a los sistemas de defensa del huésped (como cápsulas y lipopolisacáridos), mecanismos de adquisición de nutrientes (sideróforos), proteasas, invasinas y toxinas (como la hemolisina y el factor citotóxico necrotizante) y pueden variar entre los diferentes síndromes o tipos de infección. Sin embargo, además de la presencia o ausencia de los factores de virulencia, también es importante la expresión variable y la diversidad funcional de los mismos. Así, por ejemplo, el operón *fim*, que codifica fimbrias de tipo 1, está presente en la mayoría de las cepas comensales y patógenas de *E. coli*. A pesar de esta ubicuidad, hay diferencias significativas entre los aislamientos clínicos de diferentes síndromes y entre cepas patógenas y comensales, con respecto a la regulación de este operón y/o del receptor específico de la molécula de adhesina FimH. Las cepas causantes de infecciones extraintestinales, como infecciones del tracto urinario, septicemia neonatal y meningitis, pertenecen en su mayoría al grupo filogenético B2 y, en menor frecuencia, al D, mientras que las cepas comensales pertenecen en su mayoría a los grupos filogenéticos A y B1.

Estas cepas de *E. coli* pueden ser asignadas a uno de los cuatro principales grupos filogenéticos: A, B1, B2 y D. La barrera entre comensalismo y virulencia es el resultado de un complejo balance entre el estado del huésped y la presencia y expresión de factores de virulencia en la bacteria. Cepas de los grupos B2 y D presentan más genes de virulencia asociados comparados con cepas de los grupos A y B1.

De este modo, podemos decir que la patogenicidad o poder patogénico, definida como los mecanismos bioquímicos que confieren a los microorganismos la capacidad de producir enfermedad, difieren entre los diferentes grupos filogenéticos. Además, el grado de patogenicidad o virulencia entre las cepas de un mismo grupo filogenético puede ser diferente.

Staphylococcus aureus como agente causal de infecciones

Staphylococcus aureus es un microorganismo ubicuo, que puede colonizar la piel y las membranas mucosas de los mamíferos. Aproximadamente entre el 20 y el 40% de la población es portadora permanente o intermitente de *S. aureus*. Las narinas son el principal sitio de colonización, aunque también puede hallarse en fauces, axilas, tracto gastrointestinal y genitourinario. La colonización es considerada un factor de riesgo para la infección, dado que en general los pacientes se infectan con la misma cepa que coloniza sus fosas nasales, y también para la transmisión entre individuos tanto a nivel hospitalario como en la comunidad. Es una de las principales causas de infección nosocomial, y la colonización de los trabajadores de la salud significa un riesgo ya que pueden transmitir el agente patógeno a los pacientes.

S. aureus puede causar una variedad de infecciones, desde infecciones menores de la piel a abscesos, pero también infecciones muy severas como endocarditis y sepsis. Además hay que añadir las patologías debidas específicamente a la producción de determinadas toxinas, como son las intoxicaciones alimentarias, el síndrome del choque tóxico y el síndrome estafilocócico de la piel escaldada.

S. aureus posee un gran número de potenciales factores de patogenicidad que le permiten colonizar y sobrevivir en una amplia variedad de tejidos, y producir infecciones localizadas en la piel y las mucosas, y también invadir tejidos y órganos diversos originando procesos graves, como neumonía, osteomielitis, endocarditis, artritis, pleuritis y meningitis. Con respecto a las infecciones nosocomiales, son especialmente importantes las cepas que presentan resistencias a los antibióticos, sobre todo a la meticilina, ya que constituyen un grave problema de Salud Pública.

Factores de virulencia de *S. aureus*

En esta especie se ha descrito de manera global una gran diversidad de factores de virulencia, pero las diferentes cepas producen un espectro determinado de esa gran diversidad descrita. En su conjunto, la variedad y cantidad de determinantes de virulencia es sorprendente. Estos factores de virulencia incluyen componentes estructurales, así como también productos de secreción que participan en la patogénesis.

Los factores de virulencia producidos pueden describirse en base a su localización celular y a la función que se le ha imputado. Entre ellos se destacan las proteínas de superficie que promueven la colonización de los tejidos del huésped; las invasinas que promueven la propagación de bacterias en los tejidos (leucocidina, quinasas, hialuronidasa); los factores que inhiben la fagocitosis (cápsula, Proteína A), propiedades bioquímicas que mejoran su supervivencia en los fagocitos (carotenoides, la producción de catalasa); mecanismos de evasión del sistema inmune (Proteína A, coagulasa); toxinas que dañan las membranas celulares y lisan células eucariotas (hemolisinas, leucotoxina, leucocidina), y exotoxinas que dañan los tejidos del huésped o son responsables de los síntomas de la enfermedad (SEA-G, TSST, ET).

Adhesinas

Varias proteínas presentes en la superficie de *S. aureus* intervienen en la adhesión a los tejidos del hospedador y facilitan la colonización. Estas estructuras de la superficie microbiana que reconocen moléculas adhesivas de la matriz han sido denominadas en conjunto como MSCRAMMs (por sus siglas del inglés, *microbial surface components recognizing adhesive matrix molecules*). Las MSCRAMMs median la adherencia microbiana a componentes de la matriz extracelular del hospedador como fibrinógeno, fibronectina y colágeno, resultando esenciales en el proceso de colonización e infección. Se ha propuesto que estas proteínas de superficie también contribuirían a la evasión del sistema inmune "cubriendo" a la bacteria con diferentes componentes de la sangre o de los tejidos y enmascarando así su presencia. Diferentes MSCRAMMs pueden participar en la adhesión al componente tisular del hospedador. La unión a fibronectina es mediada por dos proteínas estrechamente relacionadas, FnbpA y FnbpB, codificadas por los genes *fnbA* y *fnbB*. La proteína de unión a colágeno Cna es necesaria para la unión a cartílago y a tejidos que contienen colágeno y ha sido demostrado que anticuerpos anti-Cna bloquean la adhesión de la bacteria a esos tejidos. Los factores de agregación A y B (*clumping factors*) (ClfA y ClfB) y la proteína de unión a fibrinógeno (Fib) median la unión a fibrinógeno en presencia de fibronectina. ClfA y ClfB juegan un papel central en la infección de heridas e infecciones asociadas a un cuerpo extraño. Se ha demostrado que las mutantes defectivas en *clfA* son menos virulentas que las cepas salvajes. Presenta también una proteína de superficie sensible al plasma Pls (por sus siglas en inglés, *Plasma-sensitive surface protein*), la cual una vez que ha sido procesada por la plasmina participa en la unión a fibrinógeno y fibronectina.

La Proteina A, codificada por el gen *spa* es clave en la patogénesis. Esta proteína está localizada en la pared de *S. aureus* y tiene propiedades antifagocíticas que están basadas en su capacidad de unión a la porción Fc de las inmunoglobulina G (IgG). Esta proteína también tiene la habilidad de unir el factor von Willebrand, una proteína presente en sitio de daño del endotelio y por ello puede participar en la inducción de enfermedad endovascular.

La pared celular por sí misma también contribuye con la virulencia, cuando las células se lisan se liberan fragmentos de peptidoglicano y ácidos lipoteicoicos que generan una respuesta inflamatoria similar a la causada por el LPS las bacterias gran negativas y pueden causar shock séptico activando la liberación de citoquinas por las células del sistema inmune.

Existen otras adhesinas que no son proteínas, como por ejemplo el polisacárido poli-N-succinil-β-1,6 glucosamina (PNSG); mediante el mismo las células de *S. aureus* se adhieren unas a otras formando una biopelícula que en el caso de las infecciones asociadas a implantes o dispositivos biomédicos, la formación de dicha biopelícula favorece la adherencia a los biomateriales. Las biopelículas son poblaciones bacterianas complejas, que están adheridas a una superficie y embebidas en una matriz polisacarídica compuesta por poli-N-acetil glucosamina (PNAG) o PNSG. Su producción depende de proteínas codificadas por los genes del operón *ica*. Las bacterias allí incluidas son más resistentes a la respuesta inmune del hospedador y a los agentes antimicrobianos, en comparación con las planctónicas.

Además, la mayoría de los estafilococos producen microcápsulas, y según las propiedades antigénicas del polisacárido capsular se han identificado 11 tipos diferentes, siendo los tipos 5 y 8 los responsables del 75% de las infecciones humanas.

Exotoxinas

Una de las principales características de este patógeno es su capacidad de secretar toxinas que destruyen las membranas celulares del hospedador. Estas toxinas citolíticas forman poros con estructura de barril beta en las membranas del hospedador y causan pérdida del contenido celular y lisis. *S aureus* secreta varias toxinas citolíticas como alfa hemolisina, beta hemolisina, gamma hemolisina, y la leucocidina de Panton Valentine (PVL). La alfa hemolisina codificada por el gen *hla* se inserta en las membranas de las células eucariotas y se oligomeriza formando un poro con estructura de barril beta, que es responsable del shock osmótico. Esta hemolisina es particularmente activa sobre plaquetas y monocitos.

La PVL es una citotoxina de dos componentes que se inserta en la membrana y oligomeriza para formar un poro. PVL tiene alta afinidad por los leucocitos y está principalmente asociada a cepas de *S. aureus* resistentes a meticilina de la comunidad. Se ha demostrado la importancia de este factor de virulencia en infecciones severas de la comunidad como neumonía necrotizante e infecciones graves de piel y estructuras relacionadas.

Superantígenos

Algunas cepas de *S. aureus* producen superantígenos. Como describimos anteriormente, son poderosas toxinas inmunoestimulatorias capaces de estimular de manera inespecífica células T por unirse de manera directa a moléculas del complejo mayor de histocomptibilidad de tipo II (MHC II) de las células presentadoras de antígenos, produciendo una elevada liberación de citoquinas lo que da lugar a una variedad de síntomas desde náuseas, vómitos, fiebre y shock séptico. *S. aureus* produce 2 tipos de superantígenos: las enterotoxinas estafilococcicas (SE) y la toxina del sindrome de shock toxico TSST (por sus siglas en inglés, "*toxic shock síndrome toxin*") implicadas en gastroenteritis y síndrome de shock toxico. Se han descrito al menos 7 tipos de SEs SEA, SEB, SEC, SED, SEE, SEG y SEQ, estas enterotoxinas son responsables de enfermedades transmitidas por alimentos. La toxina es ingerida con el alimento y en el estómago estimula el nervio vago que controla el reflejo del vómito; los principales síntomas de las intoxicaciones alimentarias por *S. aureus* son el dolor abdominal y el vómito "en proyectil". Esta patología es de inicio rápido, a las pocas horas de haber ingerido el alimento contaminado y los síntomas se mantienen por 1 o 2 días, se trata de una intoxicación alimentaria.

La TSST es causa de causa de síndrome de shock tóxico, por ser un superantígeno tiene la habilidad de entrecruzar moléculas del MHC II localizadas en células presentadoras de antígenos con receptores T formando un complejo tri-molecular. La formación de este complejo induce una fuerte proliferación de células T independiente de Ag, resultando en una masiva producción y liberación de citoquinas con el consecuente daño capilar, epitelial e hipotensión, shock y hasta puede la muerte del paciente.

Enzimas

Los estafilococos producen varias enzimas capaces de destruir tejidos del hospedador: proteasas, lipasas e hialuronidasas. A pesar de que su papel en la patogenicidad no está bien definido, estos productos bacterianos pueden facilitar la diseminación de la infección a tejidos adyacentes. También produce un grupo de proteasas denominadas toxinas exfoliativas (ETs). Estas toxinas epidermolíticas desempeñan un papel crucial en una patología denominada síndrome de la piel escaldada ya que son responsables de la separación de la epidermis de los tejidos subyacentes.

Otra exoproteína que contribuye a la diseminación de la bacteria es la estafiloquinasa. Esta enzima es un activador del plasminógeno y produce la descomposición de las redes de fibrina con lo que aumenta el potencial invasivo de la bacteria. Recientemente se ha descrito que la estafiloquinasa es capaz de inducir la secreción de defensinas por los neutrófilos, unirse a ellas y neutralizar su efecto bactericida, siendo esta otra estrategia para evadir las defensas del hospedador.

Regulación de genes involucrados en la virulencia

Se ha postulado que durante las diferentes fases de la infección estafilocócica se requerirían diferentes factores de virulencia. Durante las primeras fases de la infección, la expresión de las proteínas de superficie que unen las moléculas de la matriz extracelular, favorecen la colonización exitosa de los tejidos del huésped, mientras que la síntesis de exoproteínas favorece la diseminación a tejidos adyacentes. Las proteínas de superficie son predominantemente sintetizadas durante la fase de crecimiento exponencial y las proteínas secretorias se sintetizan durante la fase estacionaria. La expresión de los factores de virulencia está determinada y regulada genéticamente. Esta expresión secuencial de los genes es considerada importante en la fisiopatología de las infecciones producidas por este agente. La expresión coordinada de los factores de virulencia de *S. aureus* se produce en respuesta a diversas señales medioambientales y se debe a la existencia de varios reguladores globales que pueden actuar de forma independiente o interaccionar entre sí formando una compleja red de regulación. Hasta el momento se han descrito dos grandes familias de reguladores globales en *S. aureus:* los sistemas reguladores de dos componentes, de los cuales el más conocido es el sistema Agr, y la familia de proteínas homólogas a SarA. El regulador estudiado más extensamente es el *agr*; la expresión de los genes de este sistema regulatorio es dependiente de la fase de crecimiento. Cuando el número de células es bajo hay mayor expresión de los genes que codifican MSCRAMMs, pero al aumentar la densidad de la población muchos de esos genes que codifican proteínas de adhesión disminuyen su expresión y aumenta la de otros genes de virulencia que codifican toxinas como la hemolisina SEB y TSST. Es decir este cambio en el perfil de expresión le permite cambiar la estrategia en el curso de la infección, estimulando inicialmente la adherencia y luego causando daño tisular mediante la producción de toxinas.

BIBLIOGRAFÍA

Casadevall A, Pirofski L. Host-pathogen interactions: the attributes of virulence. *J Infect Dis* 2001; 184: 337- 344.

Casadevall A, Pirofski LA. Virulence factors and their mechanisms of action: the view from a damage-response framework. *J Water Health* 2009; 7 Suppl 1: S2- S18.

Clements A, Young JC, Constantinou N, Frankel G. Infection strategies of enteric pathogenic *Escherichia coli*. *Gut Microbes* 2012; 3: 71- 87.

Cossart P, Boquet P, Normark S (Editors). Cellular Microbiology. Amer Society for Microbiology 2005

Croxen MA, Law RJ, Scholz R, Keeney KM, Wlodarska M, Finlay BB. Recent advances in understanding enteric pathogenic *Escherichia coli*. *Clin Microbiol Rev* 2013; 26: 822- 880.

Falkow S. Molecular Koch's postulates applied to bacterial pathogenicity--a personal recollection 15 years later. *Nat Rev Microbiol* 2004; 2: 67- 72.

Fredricks DN, Relman DA. Sequence-based identification of microbial pathogens: a reconsideration of Koch's postulates. *Clin Microbiol Rev* 1996; 9: 18- 33.

Galan JE. Common themes in the design and function of bacterial effectors. *Cell Host Microbe* 2009; 5: 571- 579.

Gradmann C. A spirit of scientific rigour: Koch's postulates in twentieth-century medicine. *Microbes Infect* 2014; 16: 885- 892.

Karch H, Denamur E, Dobrindt U, Finlay BB, Hengge R, Johannes L, Ron EZ, Tonjum T, Sansonetti PJ, Vicente M. The enemy within us: lessons from the 2011 European *Escherichia coli* O104:H4 outbreak. *EMBO Mol Med* 2012; 4: 841- 848.

Kline KA, Falker S, Dahlberg S, Normark S, Henriques-Normark B. Bacterial adhesins in host-microbe interactions. *Cell Host Microbe* 2009; 5: 580- 592.

Lowy FD. *Staphylococcus aureus* infections. *N Engl J Med* 1998; 339: 520- 532.

Otto M. *Staphylococcus aureus* toxins. *Curr Opin Microbiol* 2014; 17: 32- 37.

Pearson JS, Zhang Y, Newton HJ, Hartland EL. Post-modern pathogens: surprising activities of translocated effectors from *E. coli* and *Legionella*. *Curr Opin Microbiol* 2015; 23C: 73- 79.

Plata K, Rosato AE, Wegrzyn G. *Staphylococcus aureus* as an infectious agent: overview of biochemistry and molecular genetics of its pathogenicity. *Acta Biochim Pol* 2009; 56: 597- 612.

Raymond B, Young JC, Pallett M, Endres RG, Clements A, Frankel G. Subversion of trafficking, apoptosis, and innate immunity by type III secretion system effectors. *Trends Microbiol* 2013; 21: 430- 441.

Salyers AAW, B.A.; Whitt, D.D.; Winkler, M. (Editors). Bacterial Pathogenesis: A Molecular Approach. ASM Press, Washington, DC. 2001.

Torelli R, Serror P, Bugli F, Paroni Sterbini F, Florio AR, Stringaro A, Colone M, De Carolis E, Martini C, Giard JC, Sanguinetti M, Posteraro B. The PavA-like fibronectin-binding protein of *Enterococcus faecalis*, EfbA, is important for virulence in a mouse model of ascending urinary tract infection. *J Infect Dis* 2012; 206: 952- 960.

Youssef AR, van der Flier M, Estevao S, Hartwig NG, van der Ley P, Virji M. Opa+ and Opa- isolates of *Neisseria meningitidis* and *Neisseria gonorrhoeae* induce sustained proliferative responses in human CD4+ T cells. *Infect Immun* 2009; 77: 5170- 5180.

CAPÍTULO 36

MECANISMO DE ACCIÓN DE ANTIMICROBIANOS DE USO CLÍNICO

Gabriel Gutkind, Barbara Ghiglione, María M. Rodríguez

La era pre-antibiótica

Si bien es muy difícil establecer con certeza el impacto de cada una de las modificaciones que implicó reconocer el origen infeccioso de muchas enfermedades, todas ellas contribuyeron al notable incremento de la expectativa de vida desde el comienzo del siglo XX. Es inimaginable pensar en la vida moderna sin la contribución del diagnóstico preciso y la asignación de agente etiológico de las infecciones, que a su vez llevó a la producción de vacunas que permitieron controlar (y aún erradicar) algunas enfermedades antiguamente epidémicas.

Del mismo modo, reconocer la participación de diferentes microorganismos en enfermedades transmitidas a través de alimentos o agua, llevó a la generalización de prácticas de higiene alimentaria y a comprender la importancia del acceso universal al agua potable, y a un mejor manejo de las excretas que contaminaban tanto alimentos como aguas. En paralelo, las políticas de saneamiento ambiental y el uso de barreras físicas redujeron notablemente aquellas enfermedades transmisibles por vectores. Ya desde mediados del siglo XIX se había demostrado la transmisión de enfermedades dentro del hospital, lo que a su tiempo llevó al establecimiento de medidas de contención e higiene de los pacientes, del personal del hospital, y del ambiente hospitalario para reducir su transmisión. También, el uso de los primeros antisépticos en cirugía redujo notablemente la tasa de morbimortalidad asociada a los procedimientos quirúrgicos, lo que permitió, a su vez, la realización de cirugías de cada vez mayor complejidad.

Los primeros quimioterápicos y antibióticos

El descubrimiento de diferentes compuestos, inicialmente de origen sintético (como las sulfamidas) como así también de origen natural (las primeras penicilinas),que mostraron ser capaces de controlar la evolución de diferentes cuadros infecciosos, representaron un avance significativo en la lucha contra las infecciones. A los primeros se los conoció por quimioterápicos, mientras que a los segundos se los denominó antibióticos. Así, se podría definir a los **quimioterápicos** como productos químicos de origen sintético capaces de suprimir el desarrollo y multiplicación, o provocar la muerte de microorganismos infecciosos, en contraposición a los **antibióticos**, que son sustancias naturales producidas por microorganismos que actúan sobre otros microorganismos con los mismos efectos.

Esta separación es hoy mucho menos relevante, y es habitual referirse a todas ellas, en general, como antibióticos, mientras que el término quimioterápico es corrientemente utilizado para las drogas utilizadas en el tratamiento de tumores.

Drogas antimicrobianas de uso sistémico, antisépticos y desinfectantes

La toxicidad selectiva

De manera general, podría englobarse a los conceptos iniciales de quimioterápicos y antibióticos como drogas antimicrobianas de uso sistémico, que pueden ser administradas a los pacientes (humanos o animales) *in vivo* para el control de procesos infecciosos. Estas drogas antimicrobianas se caracterizan por poder ser administradas por vía oral, inyectable, o, en casos puntuales, aplicadas tópicamente de forma que su distribución en el cuerpo del paciente sea asegurada. Esto las diferencia claramente de los antisépticos, que sólo pueden ser empleados sobre la piel (y mucosas) con el objetivo de disminuir, no selectivamente, la carga de microorganismos presentes, y mucho más aun de los desinfectantes, utilizables sólo para reducir la carga microbiana de objetos, materiales o superficies, a niveles que no presenten riesgos en su manipulación.

El concepto clave que define los límites entre estos

tres grupos de drogas con actividad antimicrobiana es entonces el de **toxicidad selectiva**, en el que los desinfectantes químicos son esencialmente no selectivos, (no entran en contacto con los pacientes ni con los operadores) y son usados para hacer manejables, por ejemplo, las cargas microbianas de los elementos contaminados a partir de los pacientes; los antisépticos, suficientemente poco tóxicos como para permitir ser usados para, por ejemplo, la descontaminación previa antes de cualquier procedimiento en el que se rompa la barrera de continuidad de la piel (colocación de una sonda intravenosa, extracción de sangre, preparación del campo quirúrgico). Entre los de uso sistémico, algunas drogas tienen muy amplios márgenes de seguridad en su utilización, esto significa que los microorganismos sensibles a ellas lo son a muy bajas concentraciones, mientras que los efectos tóxicos o adversos sólo aparecen sobre un muy pequeño número de pacientes, a concentraciones o dosis uno o dos órdenes de magnitud superiores a los utilizadas habitualmente. En otros casos, los efectos tóxicos sobre los pacientes comienzan a ser previsibles en el transcurso de esquemas de tratamiento habituales, pero no pueden ser reemplazadas por no existir mejores alternativas terapéuticas. Muchas veces, es necesario vigilar ("monitorear") las concentraciones del antibiótico en diferentes fluidos del paciente durante el tratamiento, para adecuar el esquema terapéutico y minimizar estos efectos.

Algunos aspectos socioeconómicos de los antibióticos como medicamentos

El uso de antibióticos constituye uno de los mayores gastos en medicamentos de los sistemas de salud, junto con los analgésicos, psicofármacos, y drogas con actividad sobre el sistema vascular. A diferencia de todo el resto del arsenal terapéutico disponible, los antibióticos tienen por sí mismos la capacidad de curar la enfermedad por la que están siendo administrados, no sólo controlar o modificar la funcionalidad de algún órgano o sistema de los pacientes. Otra diferencia fundamental con todo el resto de los medicamentos, es que no sólo importa conocer los aspectos farmacológicos implicados en su administración sobre los pacientes (toxicidad, absorción, distribución, metabolismo y excreción, por ejemplo) y los efectos sobre los microorganismos (de lo que tratan los próximos capítulos), sino que también debe analizarse periódicamente la emergencia de microorganismos tolerantes o resistentes, de manera de poder reemplazar eficazmente el antibiótico utilizado por otro y así evitar la diseminación de resistencia tanto en el medio hospitalario como en la comunidad.

Este capítulo trata esencialmente sobre aquellas drogas que tienen actividad antibacteriana, mientras que las drogas empleadas para las infecciones producidas por protozoos, hongos y virus se tratan asociados a estos agentes microbianos. De cualquier forma, muchos de los conceptos básicos de terapia antimicrobiana son comunes a todos ellos. Es importante recordar, sin embargo, que las alternativas terapéuticas en estos casos son mucho más limitadas que en las infecciones bacterianas, y sólo en las últimas décadas se han incorporado nuevas drogas antivirales para un muy limitado número de agentes virales, ya que la utilización de toda la maquinaria celular por parte de los mismos hace muy difícil lograr selectividad de acción. Del mismo modo, a partir de las mejoras en el manejo de pacientes con diferentes grados de inmunocompromiso, tanto de origen infeccioso, o aun terapéutico (pacientes trasplantados, bajo regímenes antitumorales o con enfermedades autoinmunes) aumentó notablemente la población con infecciones de origen micótico, lo que a su vez llevó al interés para el desarrollo de nuevas alternativas terapéuticas. Debe recordarse que sólo un pequeño número de protozoos tiene esquemas de tratamiento seguros.

Estructuras o rutas biosintéticas que pueden ser inhibidas por los antibióticos

Si bien los mecanismos de acción específicos de las distintas familias de antibióticos son desarrollados más adelante, éstas pueden agruparse en función de la estructura o proceso(s) metabólico(s) interferido(s), en:

Los que actúan afectando la síntesis de la pared bacteriana

Los que interfieren en el ensamblado o funcionalidad de los ribosomas e inhiben la síntesis de proteínas

Los que interfieren con la síntesis de ácidos nucleicos, ya sea el DNA durante el crecimiento y división celular, o la síntesis de los RNA mensajeros

Los que afectan la funcionalidad de la envoltura externa de los Gram negativos

Los que resultan análogos estructurales de compuestos clave del metabolismo bacteriano (Tabla 36-1).

Si bien las células eucariotas tienen procesos homólogos a los bacterianos, existen pequeñas diferencias estructurales tanto en los ribosomas como en las enzimas responsables de la síntesis de ácidos nucleicos, que permiten el acomodamiento con cierta selectividad de los antibióticos empleados. Los animales son estrictamente dependientes de la incorporación de ácido fólico a través de la dieta, mientras que las bacterias deben sintetizarlo *de novo* en su citoplasma por lo que son sensibles a los inhibidores de su síntesis.

Uno de los requisitos para que el antibiótico sea selectivamente tóxico es tener como sitio blanco una estructura o proceso biosintético idealmente sólo presente en las bacterias, o que de estar presente también en las células del paciente infectado, presente diferencias estructurales que permitan la actividad del antibiótico a muy bajas concentraciones.

Los polipéptidos catiónicos son el ejemplo más acabado de porqué algunos microorganismos son **sensibles** mientras que otros son **naturalmente resistentes** a algunos antibióticos; en este caso todos los microorganismos Gram positivos pueden considerarse naturalmente resistentes, ya que carecen de membrana externa. Como contraparte, si bien los glicopéptidos podrían unirse al peptidoglicano naciente de las bacterias Gram negativas, éste es inaccesible por la presencia de la envoltura externa, que no puede ser permeada dado el gran volumen de estos antibióticos, lo que las hace, también, naturalmente resistentes.

Como se verá más adelante, la familia de los antibióticos β-lactámicos es el paradigma de la situación ideal en la que no existe un blanco de acción homólogo en los animales (incluyendo los humanos), ya que interfieren con la transpeptidación de L- y D- aminoácidos presentes en el peptidoglicano, en nada relacionada con la síntesis habitual de proteínas y péptidos en toda la escala biológica, basada en la transpeptidación de L-aminoácidos.

Algunos conceptos clínicos básicos

Debe recordarse que los conceptos de **sensibilidad** y **resistencia** son, en este libro, contextualizados e interpretados estrictamente dentro del marco de las posibilidades de tratamiento o no de los pacientes. Dependiendo de muchos otros factores y del sitio de la infección, en general se espera que un proceso infeccioso producido por un microorganismo sensible pueda ser controlado mediante el empleo en regímenes terapéuticos apropiados del antibiótico al que es sensible (éxito terapéutico) mientras que un proceso infeccioso producido por un microorganismo resistente tenga altas chances de no serlo (**fracaso terapéutico**). Es fundamental recordar que sensibilidad o resistencia no son términos absolutos, sino que refieren a concentraciones críticas que pueden alcanzarse en el sitio de la infección en la mayoría de los pacientes.

Si bien no es el objetivo de estos capítulos, ya que los conceptos son desarrollados en los cursos de farmacología, es imprescindible al menos recordar que una dosis de antibiótico es absorbida y distribuida de manera no uniforme en todo el organismo, ya que existen antibióticos que alcanzan concentraciones elevadas en sangre, otros que concentran en diferentes tejidos, algunos pocos que se concentran dentro de algunos tipos celulares, y otros que son secretados y alcanzan niveles mucho mayores a los sanguíneos, en orina. Por ello los conceptos de sensibilidad tienen que ser manejados muy estrictamente en función no sólo de lo que podemos ensayar *in vitro* en el laboratorio, sino también en el marco de pacientes críticos en particular. Algunos antibióticos no atraviesan fácilmente la barrera hematoencefálica, por ejemplo; entonces los criterios de sensibilidad para intentar controlar una infección producida por un microorganismo sensible (usando valores plasmáticos) pueden no predecir la evolución de un proceso infeccioso a ese nivel.

Los antibióticos inhiben la multiplicación y algunos matan a las bacterias

De acuerdo al efecto final que producen sobre los microorganismos sensibles, los antibióticos pueden agruparse en aquéllos que producen la detención del crecimiento de los microorganismos (**bacteriostáticos**), o los que llevan a la muerte de los mismos (**bactericidas**). La Fig. 36-1 muestra las diferencias entre bacteriostáticos y bactericidas ante el agregado de una concentración adecuada en un cultivo en crecimiento (*in vitro*).

Si la muerte de los microorganismos es acompañada de destrucción de la estructura celular, se los define como **bacteriolíticos** (Fig. 36-2).

La eliminación del antibiótico por parte del paciente hace que, luego de un determinado tiempo a partir de la administración de una dosis, la concentración sérica del antibiótico ya no sea suficiente para inhibir, por si misma, el crecimiento de los microorganismos remanentes. Diferentes esquemas terapéuticos indican la frecuencia con la que nuevas dosis deben ser administradas. Intuitivamente la selección del periodo en el que debe re-administrarse sería coincidente con la necesidad de evitar esta disminución de la concentración de antibiótico por debajo de los niveles requeridos para producir el efecto inhibitorio. Para algunas familias de antibióticos bactericidas, los microorganismos sobrevivientes deben reparar los daños ocasionados por la primera dosis, y no pueden comenzar a crecer inmediatamente. Este **efecto post-antibiótico**, que puede durar varias horas, es útil para poder conseguir separar las nuevas dosis a administrar, disminuyendo en algunos casos los efectos tóxicos sobre el paciente en tratamiento, y es de particular relevancia con los antibióticos aminoglucosídicos (como ejemplo), en los que la toxicidad renal disminuye notablemente si el órgano permanece una cierta cantidad de horas con bajos niveles de antibiótico. Otras familias de antibióticos bactericidas, en las que no existe este efecto, necesitan que los niveles de antibiótico se mantengan siempre (o al menos un porcentaje importante del tiempo entre dosis) por encima de los niveles inhibitorios. A estas drogas se las conoce como **tiempo dependientes**, y los β-lactámicos son un buen ejemplo.

Siempre hablando de antibióticos bactericidas (ya que los bacteriostáticos son por definición reversibles en sus efectos), debe ser recordado que para que se produzca el efecto bactericida se debe estar por encima de las concentraciones inhibitorias.

¿Aumenta el efecto bactericida con el aumento de la concentración por encima del valor de la concentración inhibitoria mínima para aquellos antibióticos que producen efecto bactericida? La respuesta es diferente para diferentes familias de antibióticos. Usando nuevamente los aminoglucósidos como modelo, la velocidad de muerte de una población microbiana expuesta a concentraciones crecientes aumenta significativamente con la concentración (efecto **concentración dependientes**, antiguamente conocido como "efecto demoledor"); en contraposición, este efecto no se presenta con los antibióticos β-lactámicos, en los que pasada una concentración crítica en la que se desencadenan los efectos que llevan a la muerte microbiana, no se obtiene un efecto extra aumentando la concentración.

Estos conceptos, vinculados con la relación entre el antibiótico y la bacteria responsable de la enfermedad

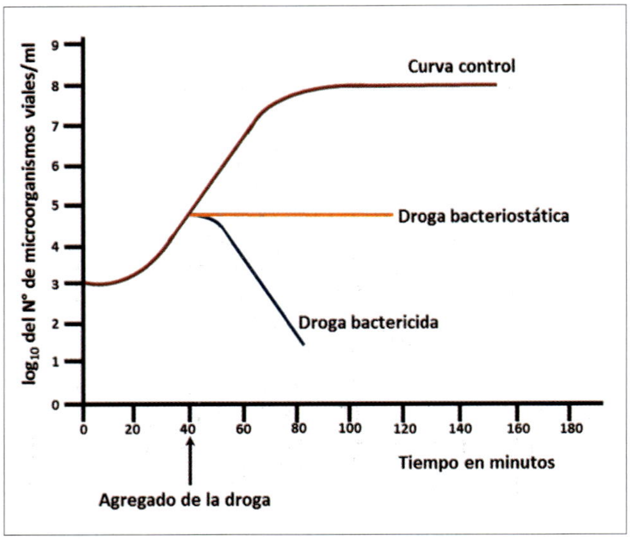

Fig. 36-1. Efecto del agregado de diferentes antibióticos, bactericidas o bacteriostáticos, sobre un cultivo de bacterias sensibles en crecimiento (*in vitro*).

del paciente, la interacción entre la población bacteriana causante de la infección y su hospedador y las características propias del paciente, han llevado a importantes mejoras en el diseño de esquemas terapéuticos. En el caso de los aminoglucósidos se ha variado de la administración por vía intravenosa de dosis razonablemente pequeñas varias veces al día, a la administración de una sola dosis diaria, de alta concentración, aprovechando el incremento de la bactericidia concentración-dependiente y minimizando la toxicidad renal por su efecto post-antibiótico. Reversamente, en el caso de infecciones severas que merezcan la administración por vía intravenosa de algunos β-lactámicos el esquema de administración actual implica mantener concentraciones inhibitorias un porcentaje elevado del tiempo, en ambos casos con mucha mejor expectativa de éxito terapéutico.

Estos conceptos también explican el porqué de atenerse estrictamente a un régimen terapéutico claramente definido, que ha demostrado un beneficio para el paciente en ensayos clínicos. Otro ejemplo, más cerca de los pacientes ambulatorios, lo representa la administración de un antibiótico β-lactámico como la amoxicilina por vía oral, con una posología definida en función del tamaño corporal, dosis razonablemente fijas y un lapso entre administraciones (por ejemplo) de 8 hs. En este caso, la administración de una dosis doble para reemplazar alguna pasada por alto no es equivalente para el tratamiento de la infección.

Mecanismo de acción de algunas familias de antibióticos

Los antibióticos β-lactámicos

Si bien Alexander Fleming describió en 1929 la desaparición de colonias de estafilococos en un cultivo de *Staphylococcus aureus* contaminado con un hongo miceliar, al que clasificó como *Penicillium notatum* (hoy sabemos que era *P. chrysogenum)* y demostró luego la actividad inhibitoria del filtrado obtenido a partir del crecimiento de este hongo (al que llamó **penicilina**) sobre diferentes bacterias Grampositivas, no fue sino hasta pleno desarrollo de la Segunda Guerra Mundial que se redoblaron los esfuerzos en caracterizar y producir de manera industrial, a gran escala, este producto. En 1943 Chain y Abraham dedujeron la estructura química del compuesto activo presente en el filtrado, una molécula pequeña formada por un anillo β-lactámico fusionado a un anillo *tiazolidina.* El descubrimiento de la penicilina por Fleming y las investigaciones de Florey y Chain alrededor de mediados del siglo XX, marcaron el comienzo de una nueva etapa en el tratamiento de las infecciones bacterianas que podríamos llamar "la era de los β-lactámicos".

Estos compuestos químicos deben su nombre a la presencia de un anillo de cuatro átomos, denominado anillo β-lactámico, que puede tener acoplado un segundo anillo. Según la presencia o ausencia del segundo anillo y de sus características químicas, se definen distintas clases de antibióticos β-lactámicos que incluyen a **penicilinas, cefalosporinas, cefamicinas, carbapenemes, monobactámicos e inhibidores de β-lactamasas**. Dentro de cada grupo, pequeñas diferencias en la estructura química son capaces de modificar características del antibiótico como el espectro de actividad, la afinidad por determinados blancos moleculares o la resistencia a las β-lactamasas. En la Fig. 36-3 se muestran sus estructuras generales.

Los antibióticos β-lactámicos son agentes bactericidas que producen su efecto principalmente a través de dos mecanismos secuenciales: **La inhibición de la síntesis de la pared bacteriana** y **la inducción de la autólisis celular**. Su blanco molecular son algunas de las enzimas participantes de la síntesis del peptidoglicano, denominadas *penicillin-binding-proteins* o PBPs.

El peptidoglicano envuelve por completo a la célula bacteriana y constituye uno de los principales componentes de su pared, permitiéndole soportar la presión de turgencia que ejerce el citoplasma sobre la membrana plasmática.

Como ya fue dicho, es una estructura exclusivamente bacteriana, lo que la transforma en un blanco celular de elección a la hora de diseñar antimicrobianos con toxicidad selectiva elevada.

La estructura básica del peptidoglicano de *Escherichia coli* consiste de cadenas de azúcares largas unidas entre sí por puentes transversales de aminoácidos. Las cadenas polisacarídicas están compuestas por monómeros de los aminoazúcares *N-acetil-glucosamina* (NAcGln) y *ácido N-acetil-murámico* (NAcMur), unidos en secuencia alternante por enlaces glucosídicos β-1,4. A su vez, el *ácido* NAcMur está sustituído por una cadena lateral tetrapeptídica compuesta (en muchas bacterias de interés clínico) por los aminoácidos *L-alanina* (L-Ala), *ácido D-glutámico* (D-Glu), *L,D-diaminopimélico* (m-DAP) y *D-alanina* (D-Ala) (Fig. 36-4). Este tetrapéptido es

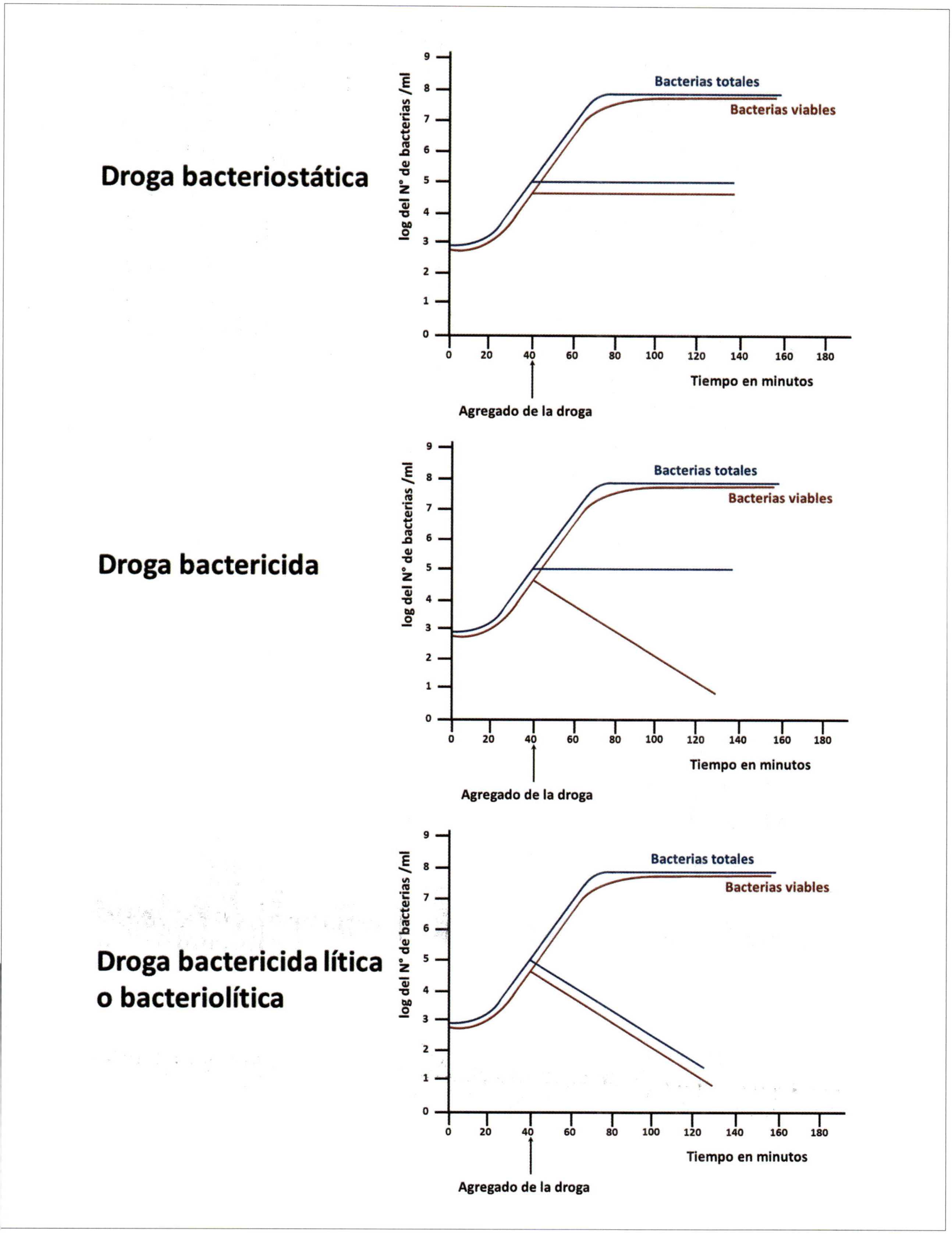

Fig. 36-2. Respuesta medida por recuento de viables y por medida de células totales (DO) de un cultivo de bacterias sensibles frente al agregado de diferentes antibióticos con actividad bacteriostática, bactericida y bactericida lítica o bacteriolítica.

poco habitual, puesto que contiene aminoácidos tanto en forma D como en forma L (en la naturaleza normalmente no se utilizan D-aminoácidos para construir péptidos) y, además, se incorpora mediante la acción de enzimas solubles en lugar de la intervención del ribosoma. Los dos primeros aminoácidos unidos al ácido NAcMur pueden variar en distintos microorganismos. Los diaminoácidos que figuran en tercera posición (como mDAP) son esenciales para el entrecruzamiento de las cadenas de peptidoglicano. El peptidoglicano naciente posee una *D-alanina* adicional en quinta posición, que se libera durante la formación del entrecruzamiento, de manera tal que la unidad básica precursora del peptidoglicano consiste en un *disacárido-pentapéptido (*NAcGln-NAcMur-PP).

En *S. aureus* el peptidoglicano también es un heteropolímero formado por cadenas glucosídicas unidas por puentes peptídicos. Las cadenas glucosídicas alternan los aminoazúcares NAcGln y NAcMur. Unido

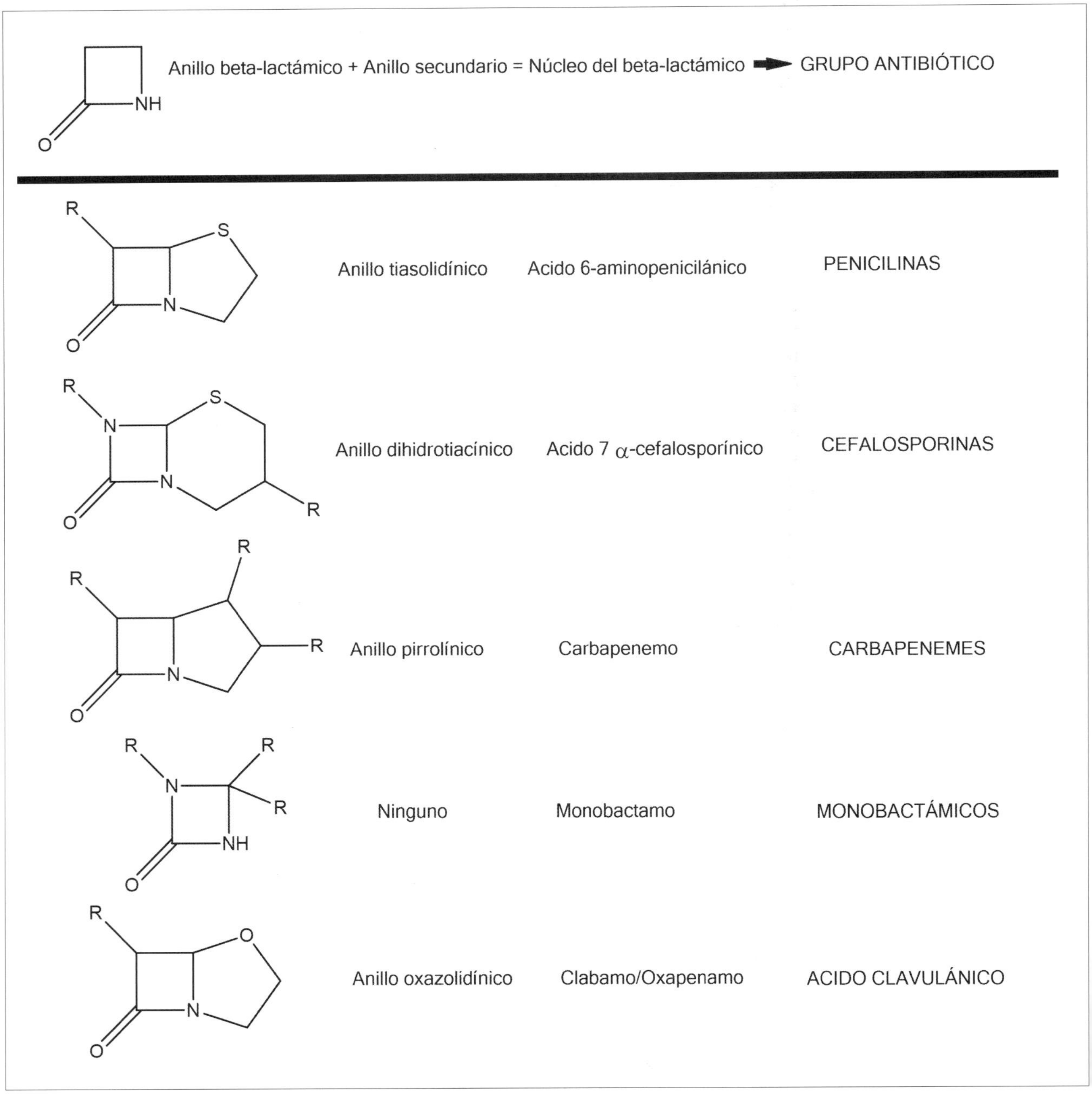

Fig. 36-3. Moléculas básicas de las que derivan los antibióticos β-lactámicos utilizados en la actualidad (Adaptado de Suarez, C. and F. Gudiol, *Beta-lactam antibiotics*. Enferm Infecc Microbiol Clin, 2009. 27(2): p. 116-29.)
Todos los inhibidores de las β-lactamasas que se usan en la práctica (ácido clavulánico, sulbactam y tazobactam) tienen estructura β -lactámica. El sulbactam y tazobactam son derivados sulfónicos del ácido penicilánico.

al grupo carboxilo de cada molécula de NAcMur hay un tetrapéptido por lo general conformado de la siguiente manera: L-Ala-D-glutamina-L-Lys-D-Ala- Al igual que en *E. coli*, el peptidoglicano naciente posee una quinta molécula de D-Ala. Sin embargo, en *S. aureus* un puente de 5 glicinas (Gly), que es específico de esta especie, conecta el grupo e amino de la L-Lys de un tetrapéptido con la cuarta molécula de D-Ala de otro. Estos puentes de pentaglicina son los responsables del entrecruzamiento de las cadenas de peptidoglicano en esta especie bacteriana.

La síntesis del peptidoglicano en *E. coli* puede dividirse en tres fases (Fig. 36-5):

La **primera fase** ocurre en el interior de la célula bacteriana, donde se produce la síntesis enzimática de los precursores activos del disacárido básico del peptidoglicano: UDP-GlcNAc se sintetiza a partir de fructosa-6-fosfato, mientras que la formación de UDP-MurNAc, que es el lactil éter de UDP-GlcAc, es sintetizado usando UDP-GlcNAc como precursor, por formación de un éter con enol piruvato y su posterior reducción a UDP-MurNAc. El UDP-*N*-acetil-muramilpentapéptido se forma por la incorporación secuencial (por enzimas solubles, no por acción ribosomal) a partir del carboxilo libre del lactato. Las últimas dos D-Ala son obtenidas del "*pool*" de L-Ala por acción de una racemasa, y el dipéptido finalmente incorporado es previamente sintetizado por una D-Ala D-Ala ligasa.

La **segunda fase** se lleva a cabo en la membrana citoplasmática. El MurNAC pentapéptido se une mediante un enlace pirofosfato a un lípido isoprenoide de la membrana (bactoprenol) liberando uridina monofosfato (UMP), y quedando anclado a la cara interna de la membrana citoplasmática. Se añade entonces N-acetilglucosamina (GlcNAc) desde el precursor UDP-GlcNAc para dar lugar al monómero que formará el peptidoglicano. De alguna manera aún no totalmente resuelta, el bactoprenol con el disacárido-pentapéptido es reorientado (por acción de una "*flipasa*") transfiriendo el monómero a la cara externa de la membrana citoplasmática, de manera concertada con la **tercera y última etapa** de la biosíntesis de peptidoglicano, que tiene lugar en el lado exterior de la membrana citoplasmática, donde ocurre la polimerización de las unidades de disacárido-pentapéptido recién sintetizadas, y su incorporación a una cadena de peptidoglicano naciente, todavía anclada a la membrana, por la actividad **transglicosilasa de algunas PBPs (o de transglicosilasas monofuncionales en algunas especies)** que utilizan como fuente de energía para la reacción un enlace pirofosfato formado entre el disacárido y el bactoprenol, formando enlaces glicosídicos que elongan esta cadena naciente. El pirofosfato de bactoprenol se transforma de nuevo en fosfato de bactoprenol y se recicla a la cara interna de la membrana. Finalmente, los péptidos procedentes de cadenas adyacentes de peptidoglicano naciente y la pared preformada se entrecruzan entre sí mediante la **transpeptidación** entre el grupo amino libre del aminoácido situado en la tercera posición del pentapéptido (*D,L-diaminopimélico*), por un lado, y la D-Ala que está en la cuarta posición de la otra cadena peptídica, por otro, con lo que se libera la quinta D-Ala terminal del precursor (Fig. 36-6). La reacción de entrecruzamiento es catalizada por la actividad **transpeptidasa de algunas PBPs** ligadas a la membrana. Una actividad relacionada, **D,D-carboxipeptidasa, asociada a otras PBPs,** se encarga de eliminar las D-alaninas terminales extra y regulan el grado de entrecruzamiento.

En *S. aureus*, una vez formado el disacárido pentapéptido y transferido al bactoprenol, se le adicionan 5 glicinas. Luego, el precursor es transportado al exterior celular, donde se realiza el entrecruzamiento de las cadenas mediante reacciones de transpeptidación: Se une el penúltimo D-Ala de un pentapéptido a la glicina del puente de 5 Gly de otro y se elimina el último D-Ala libre del péptido por carboxipeptidación.

El peptidoglicano debe poder ser degradado de manera ordenada en el exterior de la célula bacteriana, ya que de no hacerse, las bacterias no podrían crecer ni dividirse. Diferentes enzimas pueden funcionar como péptidoglicano hidrolasas en diferentes microorganismos. La inhibición de la síntesis o el entrecruzamiento del peptidoglicano no detienen a estas enzimas, que cuando están desreguladas, llevan a la lisis bacteriana, por lo que se las denomina en forma habitual como **autolisinas**. En estas circunstancias, su acción debilita la malla y la estructura bacteriana hasta ocasionar, junto a otros procesos indirectos, la muerte y lisis celular.

Las **proteínas de unión a la penicilina (PBPs, *Penicillin-binding proteins*)** ***son aciladas por los*** β-lactámicos y constituyen los blancos moleculares de la penicilina y otros antibióticos β-lactámicos. Los antibióticos β-lactámicos inhiben a las PBPs como análogos de sustrato, inhibiendo así la síntesis de peptidoglicano y produciendo habitualmente (pero indirectamente) la muerte celular. Esto se debe a que algunas de las posibles estructuras conformacionales del extremo *D-Ala-D-Ala* terminal de las hebras de peptidoglicano naciente tienen analogía estructural con la molécula del anillo β-lactámico (Fig. 36-7). Es por esto que los β-lactámicos inhiben a las PBP con actividad transpeptidasa y carboxipeptidasa, cuyo sustrato natural es el D-Ala-D-Ala. Como señaláramos anteriormente, el procesamiento del peptidoglicano naciente implica la formación de un complejo molecular entre una *D,D-transpeptidasa* (E-OH) y una cadena peptídica dadora de grupos carbonilo (R-D-Ala-D-Ala) (Fig. 36-8). El péptido dador es la molécula precursora de peptidoglicano con su *D-Ala-D-Ala* terminal mientras que el residuo del sitio activo de la enzima que se une a la molécula precursora del peptidoglicano es una serina.

La reacción de D,D-transpeptidación involucra primero la acilación de la enzima por transferencia del radical R-D-alanina al residuo de serina "activo"; en un segundo paso, la parte de la molécula dadora que estaba

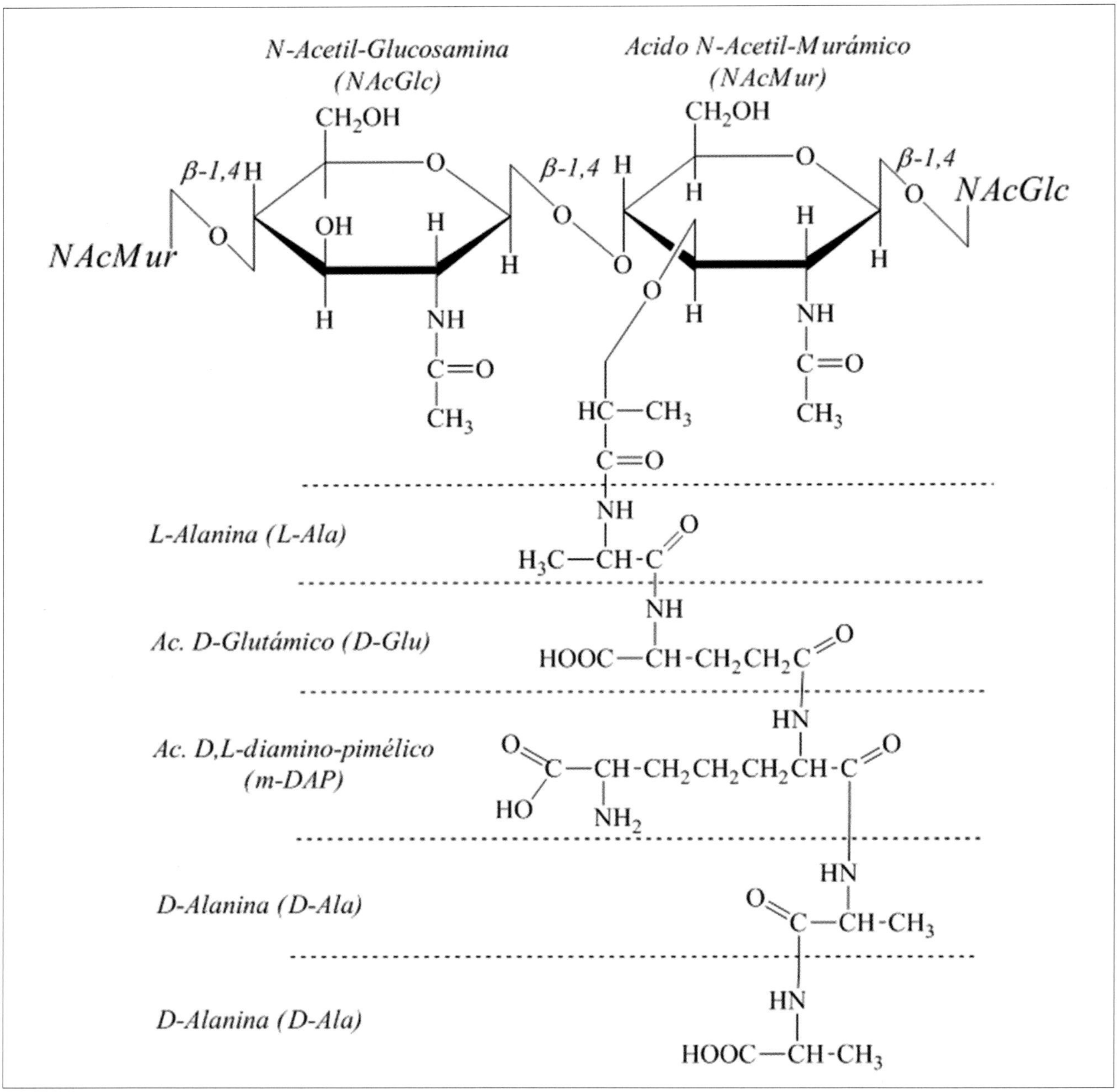

Fig. 36-4. : Unidad básica precursora del peptidoglicano de *E. coli*. Se observan D- y L- aminoácidos alternados unidos al ácido N-acetil-murámico. Nótese que la unidad básica madura carece del aminoácido D-alanina terminal (Adaptado de Prescott, L.M., J.P. Harley, and D.A. Klein, *Microbiología*. Cuarta ed, ed. L.M. Prescott, J.P. Harley, and D.A. Klein1999, Madrid, España: McGraw-Hill – Interamericana).

unida a la enzima es transferida al grupo amino de una molécula aceptora (otra cadena de peptidoglicano, R´-NH2), regenerándose la enzima y liberándose como producto de la reacción la molécula de peptidoglicano entrecruzada (Fig. 36-8).

Una secuencia de reacciones similar se forma cuando las PBPs reaccionan con antibióticos β-lactámicos, pero el intermediario que se forma es mucho más estable y los productos de reacción se liberan muy lentamente.

Los β-lactámicos se comportan como sustratos suicidas pues inmovilizan la serina esencial formando una enzima esterificada estable, y la molécula del antibiótico pierde su integridad por hidrólisis del enlace amida del anillo β-lactámico. Biológicamente, esto se traduce en la inactivación de la enzima, lo que lleva finalmente a la inhibición de la síntesis de peptidoglicano.

Glicopéptidos

Otro grupo de drogas que interfieren con la síntesis de la pared celular son los glicopéptidos, introducidas en la práctica clínica en los años 1960 para tratar infecciones producidas por patógenos Grampositivos. De los varios centenares

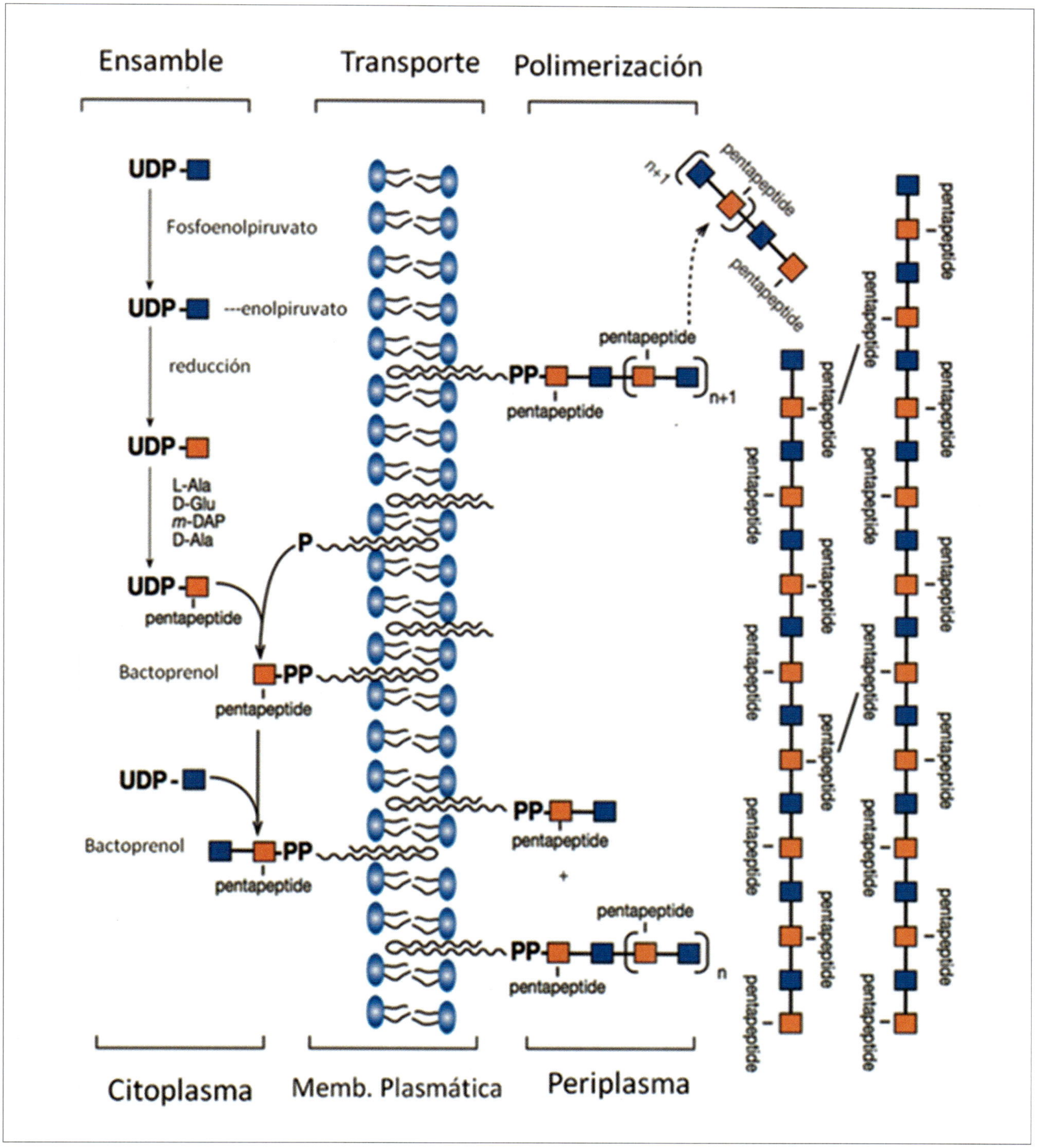

Fig. 36-6. Síntesis del péptido glicano

de glicopéptidos conocidos, sólo dos (vancomicina y teicoplanina) son empleados para el tratamiento de infecciones severas producidas por microorganismos Grampositivos pertenecientes a los géneros *Staphylococcus*, *Streptococcus*, *Enterococcus* y *Clostridium*, y representan una de las pocas alternativas terapeúticas para infecciones producidas por *Staphylococcus aureus* meticilo-resistente (SAMR).

Su alto peso molecular (mayor a 1300) hace que no puedan atravesar la envoltura externa de los Gramnegativos para alcanzar su blanco molecular, las hebras de peptidoglicano naciente, por lo que son naturalmente resistentes (Fig. 36-9).

Los glicopéptidos se unen al terminal D-Ala-D-Ala del monómero (ver Fig. 36-10) precursor de pared

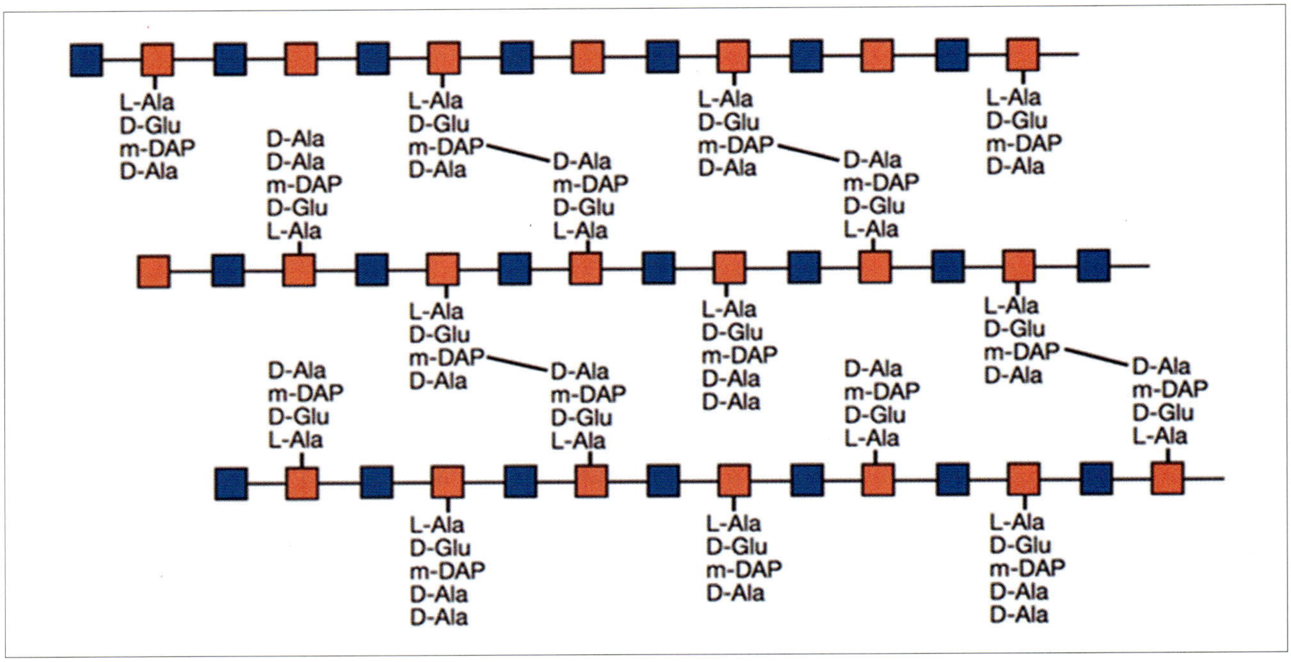

Fig. 36-6. Estructura global del peptidoglicano de *E. coli.* En el esquema, las cadenas de peptidoglicano están compuestas por residuos de ácido N-acetilmurámico (gris) y N-acetilglucosamina (negro) mostrando el entrecruzamiento periódico entre los tetrapéptidos de L-Ala, D-Glu, m-DAP y D-Ala (*Adaptado de Essentials of Glycobiology*, *2nd edition 2009*: Cold Spring Harbor Laboratory Press).

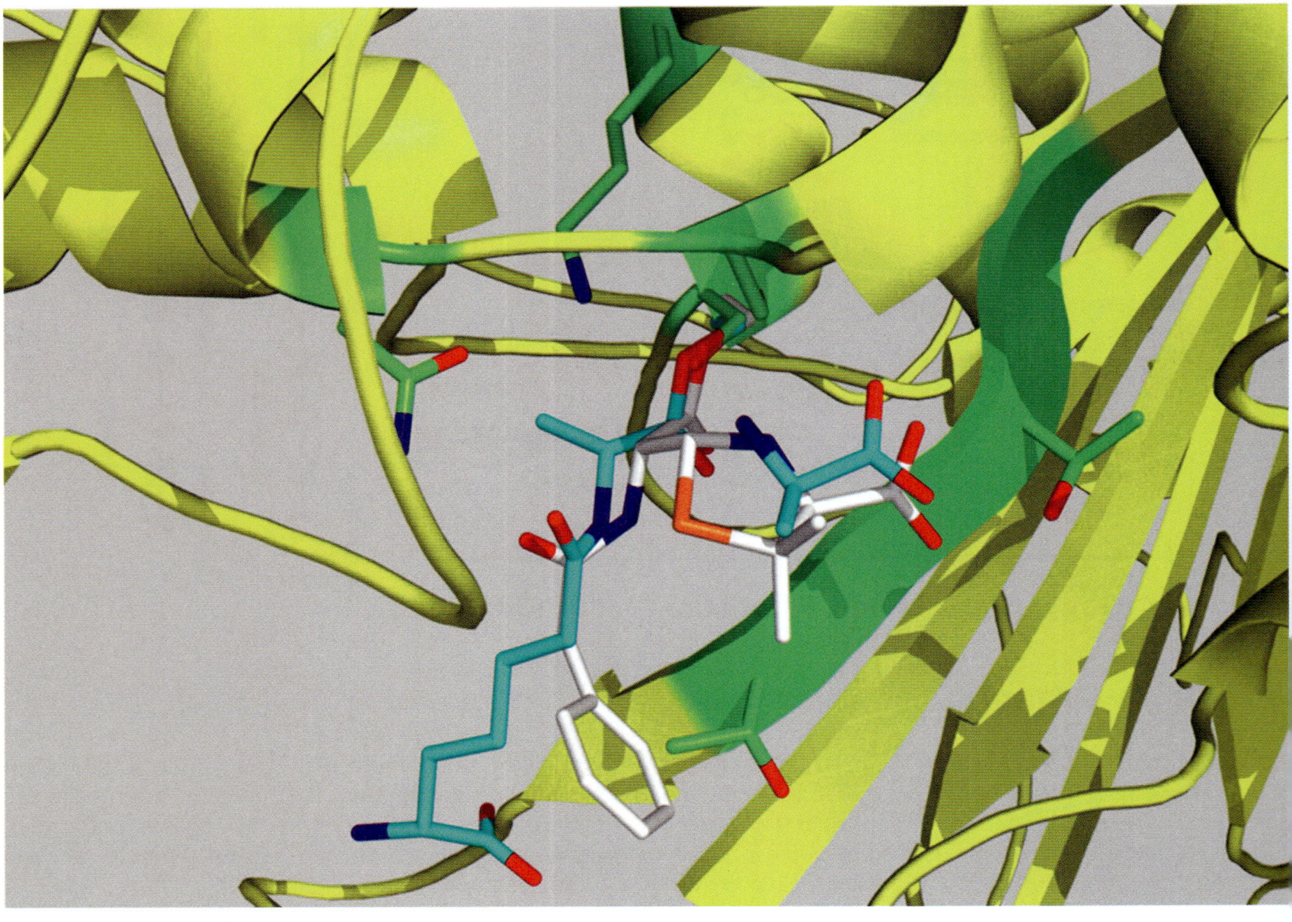

Fig. 36-7. Mimetismo molecular, el fundamento del mecanismo de acción de los β-lactámicos. En la figura se observa el terminal D-Ala-D-Ala representado por el péptido mimético D-α-amino-pimelil-έ-D-alanina (celeste) y bencil-penicilina (blanco) unidos a la serina activa del bolsillo catalítico de PBP4a de *Bacillus subtilis*.

N-acetilglucosamina-N-acetilmurámico-pentapéptido ((NAcGln- NAcMur-PP), por lo que bloquea la adición del precursor pentapéptido por transglicosilación a la cadena naciente de peptidoglicano por impedimento estérico, evitando la elongación de la cadena de peptidoglicano. La inhibición de la tranglicosilación por la unión glicopéptido-D-Ala-D-Ala previene la aparición de un sustrato multimérico entrecruzable a la pared preexistente, y dispara una respuesta parecida a la de los β-lactámicos.

Su elevada toxicidad renal y baja penetración en algunos tejidos hace que sea frecuente la necesidad de monitorear la concentración y ajustar los esquemas terapéuticos, a fin de minimizar los riesgos inherentes a su propio uso.

Quinolonas

Las quinolonas son estructuralmente un grupo de agentes antimicrobianos con un núcleo común denominado 4-quinolona, derivados originalmente de una preparación comercial de cloroquina. El ácido nalidíxico fue la primera quinolona (descubierta en 1962) de uso clínico, que fue ampliamente usada en el tratamiento de infecciones urinarias. Desde 1980 sucesivas modificaciones químicas de la estructura básica dieron origen a las fluoroquinolonas, generadas por la adición de uno o más átomos de flúor, apareciendo las quinolonas de primera, segunda, tercera, cuarta generación y también las desfluoroquinolonas (Fig. 36-11).

Estos cambios ampliaron su espectro antibacteriano contra bacterias aeróbicas y anaeróbicas tanto Grampositivas como Gram negativas. Entre ellas, la ciprofloxacina es una de las fluoroquinolonas (y antibióticos) más utilizadas a nivel mundial, especialmente en el tratamiento de infecciones de las vías urinarias producidas por bacterias Gram negativas.

Las quinolonas actúan a nivel de dos enzimas, la DNA girasa y la topoisomerasa IV, que intervienen en la síntesis replicativa de los ácidos nucleicos (ver capítulo de división celular). La DNA girasa es un tetrámero compuesto por dos subunidades GyrA y dos subunidades GyrB, codificadas por los genes *gyrA* y *gyrB*, respectivamente. Esta enzima se encarga de generar el superenrrollamiento negativo y propiciar la unión de proteínas necesarias para dar inicio a la replicación del DNA. La topoisimerasa IV también es un tetrámero, en este caso compuesto por dos subunidades ParC y dos ParE, codificadas por *parC* y *parE*, respectivamente. Participa en la correcta separación de las hebras de DNA recién generadas. Además, tanto la DNA girasa como la topoisomerasa IV pueden deshacer sitios de súper enrrollamiento positivo que se generan en el proceso y que podrían bloquear la replicación.

Durante el proceso de replicación del DNA bacteriano, estas enzimas forman un complejo que permite generar cortes y ligaciones que distienden los súper enrollamientos producidos dentro del proceso de replicación. Las quinolonas, al unirse a estas enzimas, probablemente, antes de la escisión del DNA, bloquean la replicación e impiden la religación de las hebras de material genético.

Si bien se sabe que actúan a nivel de la DNA girasa y la topoisomerasa IV, su mecanismo de acción directo no es muy conocido. Dada su rápida acción bactericida, se cree que además ejercen algún tipo de acción adicional sobre el DNA.

El proceso de unión de las quinolonas es reversible a bajas concentraciones, pero a altas concentraciones, generan un desequilibrio tal de la estructura, que conlleva a la pérdida del súper enrollamiento y a la generación de fragmentos de DNA, con la posterior activación de vías metabólicas que dan como resultado la producción y acumulación de ROS (*Reactive Oxygen Species*) que se asume son las responsables de generar la actividad bactericida de esta familia de antimicrobianos.

Aminoglucósidos

Los aminoglucósidos son utilizados principalmente para el tratamiento de infecciones severas de bacterias aerobias Gramnegativas. Poseen actividad frente a una

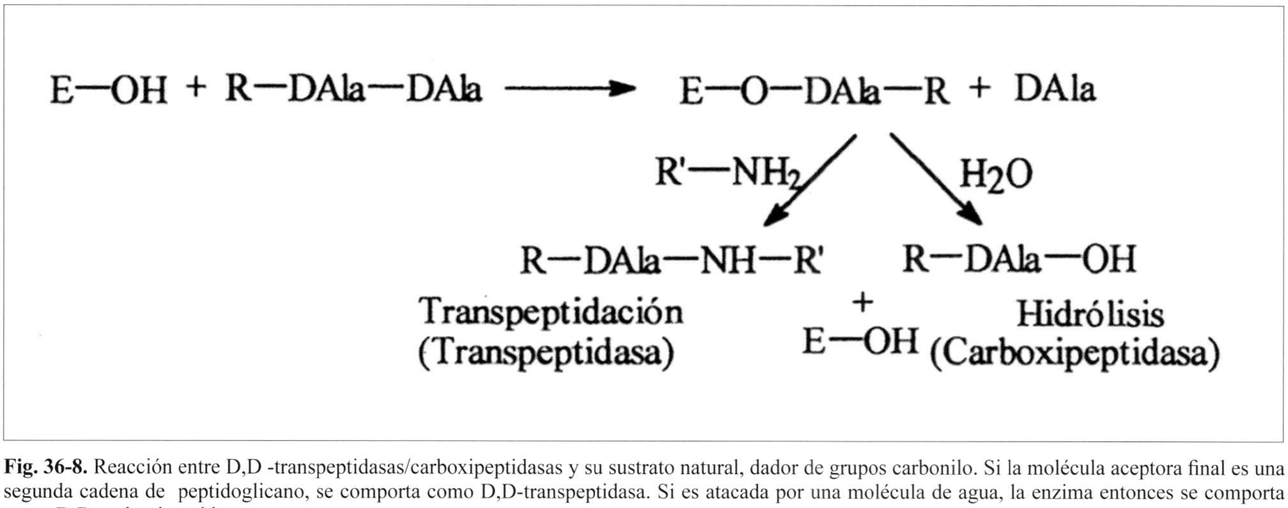

Fig. 36-8. Reacción entre D,D -transpeptidasas/carboxipeptidasas y su sustrato natural, dador de grupos carbonilo. Si la molécula aceptora final es una segunda cadena de peptidoglicano, se comporta como D,D-transpeptidasa. Si es atacada por una molécula de agua, la enzima entonces se comporta como D,D-carboxipeptidasa.

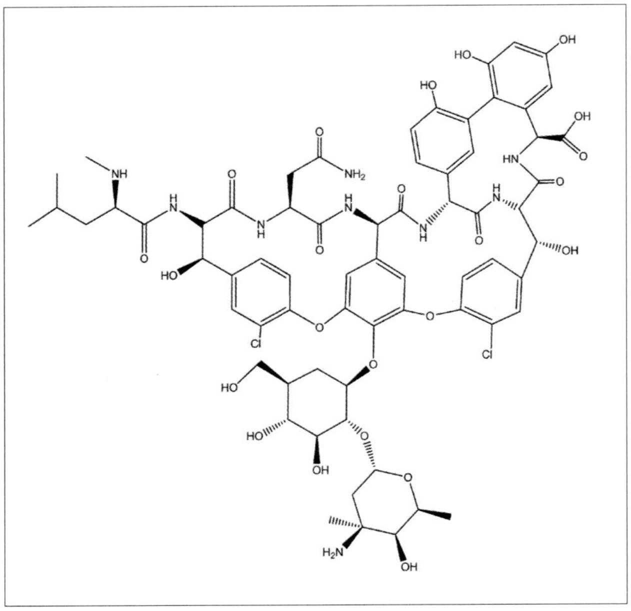

Fig. 36-9. Estructura química de la molécula de vancomicina.

variedad de bacilos Gram negativos, estafilococos, y algunos estreptococos de importancia clínica. Como ocurre en otras familias, los aminoglucósidos poseen diferente espectro de acción entre los miembros de esta familia. La estructura química está formada por alcoholes cíclicos (aminociclitoles) unidos por unión glucosídica a aminoazúcares N-sustituídos (aminoazúcar) (Fig. 36-12).

Son moléculas cargadas positivamente, y su alta polaridad es la responsable de las propiedades farmacocinéticas y farmocodinámicas de la droga. Son mal absorbidos por vía oral, penetran poco en el líquido cefalorraquídeo y son rápidamente excretados por orina. Se absorben bien en el peritoneo, cavidad pleural y articulaciones, aunque nunca debe ser inyectada la droga directamente en estas cavidades.

Muchos representantes de este grupo son derivados naturales aislados a partir de microorganismos, como la estreptomicina, que fue el primer aminoglucósido, aislado de *Streptomyces griseus* en 1944. Esta droga fue la primera con actividad antituberculosa, y fue también la primera obtenida como resultado de la búsqueda sistemática de antibióticos a partir microorganismos. Otros miembros de este grupo, en cambio, son derivados semisintéticos. En la Tabla 36-2 se muestran ejemplos de aminoglucósidos.

A diferencia de los antibióticos β-lactámicos, los aminoglucósidos no tienen elevada toxicidad selectiva, ya que pueden producir daños a nivel renal y auditivo. Por ello, en tratamientos prolongados suele ser necesario monitorear funcionalmente los órganos afectados y sus concentraciones. De ser posible, se asocian con otra familia de antibióticos que actúen de manera sinérgica, ampliando la actividad bactericida, por ejemplo, con un β-lactámico (amoxicilina o ampicilina) o vancomicina, acortando el tiempo de tratamiento. La sinergia con otros antibióticos que actúan inhibiendo la síntesis de la pared celular se basaría en la mayor captación o entrada de moléculas de aminoglucósido a la célula debido al daño pre-existente de la pared celular (ver más adelante).

La actividad bactericida concentración dependiente, el efecto post-antibiótico, la farmacocinética relativamente predecible y el sinergismo con otras familias de antibióticos los hacen útiles en situaciones severas especiales, a pesar de su potencial nefro y ototoxicidad.

Estos antibióticos interfieren con la síntesis de proteínas y disminuyen la fidelidad de la traducción provocando errores de lectura. El sitio blanco de estas drogas es el sitio A o aminoacil del rRNA16S de la subunidad ribosomal 30S y las proteínas S12 (ver síntesis de proteínas, en el capítulo de "Expresión de genes y regulación metabólica").

Si bien todos los aminoglucósidos poseen el mismo mecanismo de acción, el número de moléculas de antibiótico que se unen al ribosoma es diferente, como así también el sitio de unión y la especificidad de unión. Por ejemplo, los sitios de unión de gentamicina, kanamicina y tobramicina al ribosoma son diferentes a los de estreptomicina, por lo que puede no observarse resistencia cruzada entre estos grupos.

Se pueden reconocer tres fases secuenciales en las que el ingreso de los aminoglucosidas sigue diferentes patrones.

Para entender cómo es que causan estos efectos en la bacteria es necesario conocer cómo ingresan a la célula. Se reconocen 3 etapas de ingreso: la primera se denomina "**unión iónica**" o BI (*"binding iónico")*, la segunda, "**fase dependiente de energía I**" o EDP I (*energy-dependent phase I*) y la tercera, "**fase dependiente de energía II**" o EDP II.

La primer etapa incluye la unión de manera reversible de estas moléculas (cargadas positivamente) a las cargas negativas de los lipopolisacáridos, fosfolípidos y proteínas de membrana externa de los Gramnegativos, y a los fosfolípidos, ácidos teicoicos, y lipoteicoicos de las bacterias Gram positivas. Esta unión desplaza los iones calcio y magnesio que estabilizan las cargas negativas de la superficie celular. Esta etapa se denomina "**unión iónica**" o BI (*"binding iónico")*. Es independiente de energía, depende de la concentración del antibiótico y no se inhibe con los inhibidores de las otras dos etapas.

En las bacterias Gram negativas, los aminoglucósidos atraviesan la membrana externa a través de las porinas.

Una vez unidos a la superficie celular, el antibiótico debe ingresar al citoplasma para producir su efecto. Esto se logra por un mecanismo de transporte activo, a través de la segunda etapa, la ***fase dependiente de energía I***. Para que el aminoglucósido atraviese la membrana citoplasmática, ésta debe tener un potencial de membrana (Dy) lo suficientemente negativo (alto) que sólo se alcanza cuando la respiración es aeróbica, es decir, cuando el oxígeno molecular es el aceptor final de la cadena respiratoria.

Durante este proceso, el aminoglucósido puede acumularse aún en contra de un gradiente de concentración, a partir del medio externo. Esta etapa es crítica, y define de manera significativa cual será el efecto final.

Si una **bacteria anaerobia facultativa sensible** (como

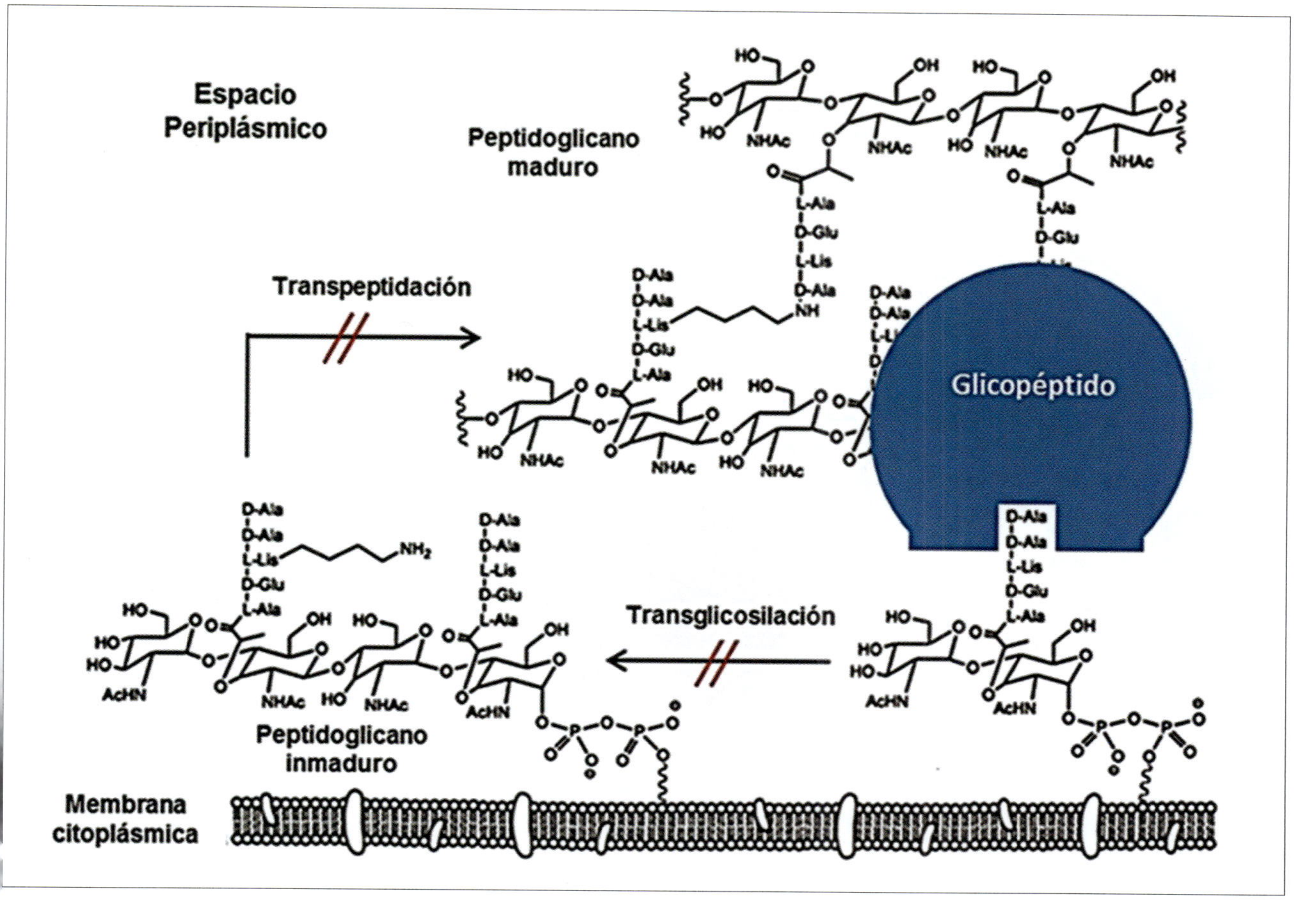

Fig. 36-10. Esquema de la unión del glucopéptido con su blanco molecular. Su unión inhibe los siguientes pasos en la síntesis del peptidoglicano.

las enterobacterias sensibles a aminoglucósidos) infecta un tejido del paciente con niveles suficientes de oxígeno, estas drogas serán activas. Pero si el proceso infeccioso ocurre en anaerobiosis, la droga no tendrá utilidad terapéutica, ya que en esas condiciones no se alcanza el potencial de membrana negativo necesario. En este caso, la bacteria anaerobia facultativa, a pesar de presentar sensibilidad *in vitro*, se comportará como resistente en el sitio de infección (resistencia fenotípica). Por el contrario, los anaerobios estrictos siempre son naturalmente resistentes.

Las bajas concentraciones citoplasmáticas de los aminoglucósidos alcanzadas durante la EDPI son suficientes para interactuar de manera directa con el sitio aceptor del rRNA16S, en la subunidad ribosomal 30S en los polirribosomas, lo que induce cambios conformacionales que llevan a errores de lectura de los mRNA (esto es, mala lectura de los codones, que conduce a la incorporación de aminoácidos equivocados). Como resultado, se generan proteínas anómalas (con estructuras terciarias alteradas) o truncas (polipéptidos más cortos que no pueden adquirir la estructura terciaria normal). En cualquiera de los dos casos, algunos de estos péptidos anómalos se incorporan y acumulan, en la membrana citoplasmática, formando canales inespecíficos que alteran la permeabilidad. Como consecuencia, se produce una entrada masiva de moléculas de aminoglucósido, desatándose una cascada de eventos que culminan con el inicio de la denominada ***fase dependiente de energía II***.

Esta entrada masiva de antibiótico satura todos los ribosomas, tanto los que se encuentran como polirribosomas implicados en la síntesis peptídica, inhibiéndola, como aquellos no ensamblados, en estos últimos inhibiendo la formación del complejo de iniciación. Esto bloquea totalmente, de forma irreversible, la síntesis de proteínas, llevando a la muerte celular. Es muy probable que los daños en membrana lleven por si mismos a trastornos severos de su permeabilidad, lo que produce pérdida de cationes, aniones y moléculas no cargadas, lo que a su vez puede generar otros efectos adicionales como alteración en la síntesis de DNA, tRNA, poliaminas, alteración en los niveles de AMPc y guanosina tetrafosfato.

Las sulfamidas y su asociación con trimetoprima

Si bien las sulfamidas fueron las primeras drogas en ser utilizadas para el tratamiento de infecciones bacterianas producidas en humanos, los efectos adversos asociados a las inicialmente desarrolladas, la rápida aparición de resistencia bacteriana y el surgimiento de otras familias de antimicrobianos llevaron a una disminución notable en la prescripción de estas moléculas. El interés por estos antibióticos revivió alrededor de los años 70, tras comprobarse la efectividad de su combinación con

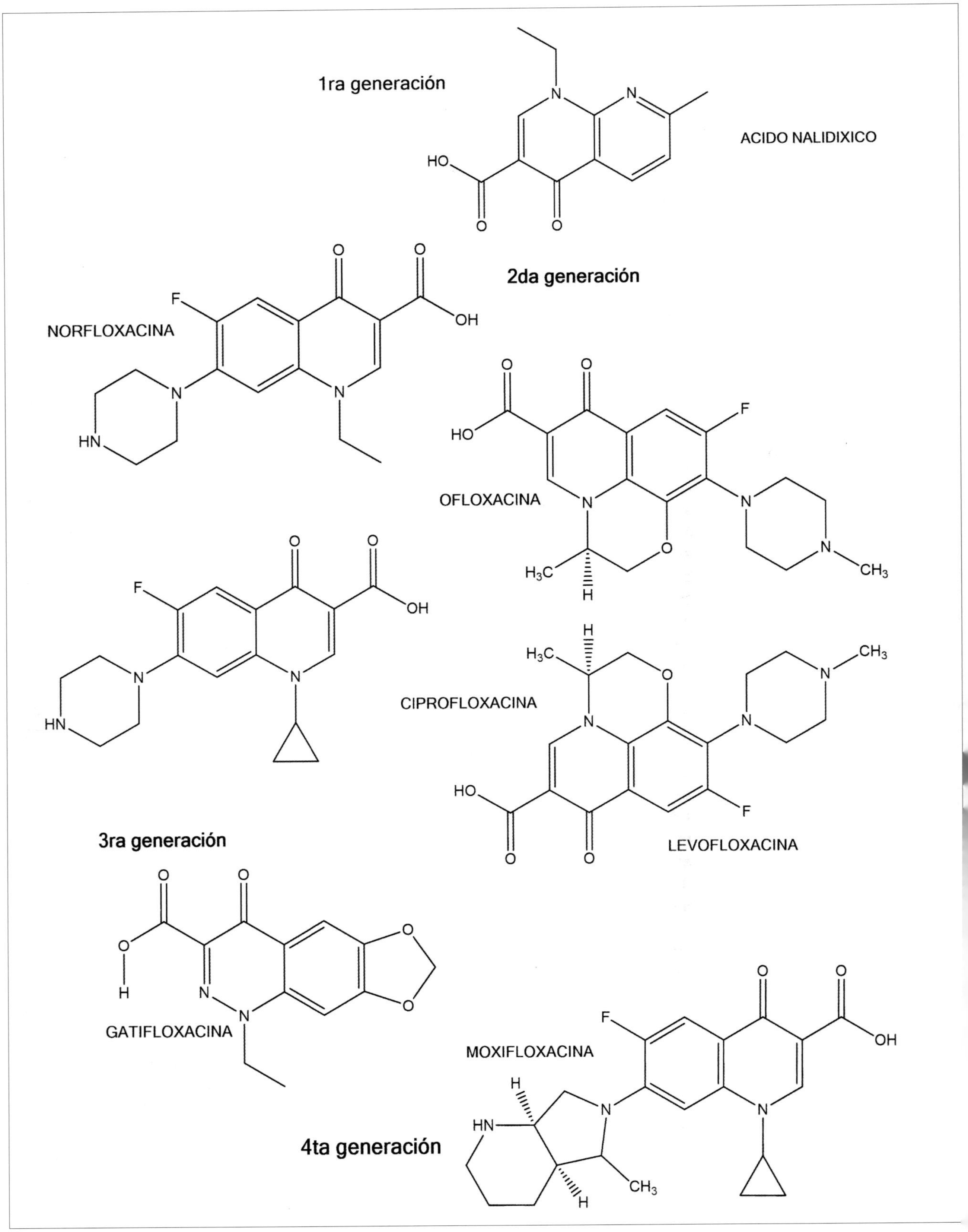

Fig. 36-11. Estructura química de las quinolonas. Se señalan las diferentes generaciones en orden cronológico de desarrollo. Todas las moléculas que contienen un átomo de fluor (F) se denominan fluorquinolonas. Nótese que ofloxacina es un enantiómero de levofloxacina, éste último, al menos dos veces más potente sobre microorganismos Grampositivos.

Tabla 36-1. Mecanismos generales de acción de diferentes familias de antibióticos.

Inhibición de la síntesis de la pared celular	
Grupo	Actividad
β-lactámicos (penicilinas, cefalosporinas, carbapenemes, monobactámicos)	Inhiben el entrecruzamiento de las cadenas del peptidoglicano naciente. Activan enzimas autolíticas
Glicopéptidos (vancomicina, teicoplanina)	Complejan los terminales D-ala-D-ala inhibiendo la elongación del peptidoglicano
Bacitracina	Inhibe la regeneración del lípido transportador de precursores a través de la membrana plasmática
Fosfomicina	Inhibe la síntesis del ácido N-Acetil murámico
Cicloserina	Inhibe la racemización y la síntesis de D-ala-D-ala a partir de L-ala
Inhibición de la síntesis de proteínas	
Grupo	Actividad
Aminoglucósidos (estreptomicina, gentamicina, amikacina, etc.)	Unión a la subunidad ribosomal 30S, lo que causa errores de lectura e inhibición de la síntesis proteica
Tetraciclinas	Unión a la subunidad ribosomal 30S lo que interfiere con la unión de los
aminoacil-tRNA	
Cloranfenicol (y análogos)	Unión a la subunidad ribosomal 50S, inhibiendo la formación de enlaces peptídicos por interferencia con la peptidiltransferasa
Macrólidos (eritromicina, claritromicina, azitromicina) y Lincosaminas (clindamicina)	Unión a las subunidad ribosomal 50S, lo que inhibe la elongación de las cadenas peptídicas
Inhibición de la síntesis de ácidos nucleicos	
Grupo	Actividad
Quinolonas y fluoroquinolonas (ácido nalidíxico, ciprofloxacina)	Inhibición de DNA-girasas y topoisomerasas
Rifampicina	Bloquea la síntesis de RNA mensajeros inhibiendo la RNA-polimerasa
DNA-dependiente	
Desorganización de la membrana externa (sólo en Gramnegativos)	
Grupo	Actividad
Péptidos cíclicos y catiónicos (polimixina B, colistin)	Inserción en la envoltura externa rompiendo estructura de membrana
Antagonismo metabólico	
Grupo	Actividad
Sulfamidas	Análogo estructural del ácido p-aminobenzoico, inhibe la síntesis del
ácido fólico	
Trimetoprima	Inhibe la síntesis de ácido fólico por interacción con la enzima dihidrofolatoreductasa

inhibidores de la enzima dihidrofolato reductasa, como la trimetoprima. En la actualidad, el uso combinado de una sulfamida (sulfametoxazol) con trimetoprima (cotrimoxazol) continúa ocupando un lugar de relevancia en la terapéutica antibacteriana.

Las sulfonamidas derivan de la sulfanilamida (para-aminobencenosulfamida), la cual posee una estructura similar al **ácido para-aminobenzoico (PABA),** un factor de crecimiento requerido por las bacterias para llevar a cabo la síntesis del ácido fólico. Son moléculas que se caracterizan por poseer un núcleo de benceno, un grupo amino (NH_2) en posición 4 y un grupo sulfonamida (SO_2NH_2) en posición 1, todos con actividad antimicrobiana. (Fig. 36-13)

Mecanismo de acción de sulfonamidas

Las sulfonamidas son agentes bacteriostáticos que se comportan como análogos estructurales del PABA, el sustrato habitual de la **enzima dihidropteroato sintetasa (DHPS)**. Ésta es una enzima que cataliza la condensación entre el PABA y la pteridina, llevando a la formación de ácido dihidropteroico, uno de los pasos clave en la síntesis del ácido fólico. Las sulfonamidas inhiben este paso de condensación al competir con el PABA por el sitio activo de la enzima DHPS. El ácido fólico interviene en la síntesis de purinas, pirimidinas y metionina, fundamentales para la síntesis de DNA, RNA y proteínas. Los microorganismos son incapaces de captar y usar el ácido fólico exógeno, por lo que deben sintetizarlo. Como consecuencia, cuando una sulfonamida bloquea competitivamente la síntesis del ácido fólico bacteriano, se produce su efecto bacteriostático.

La trimetoprima actúa inhibiendo la enzima **dihidrofolato-reductasa** (DHFR), responsable de catalizar el paso de

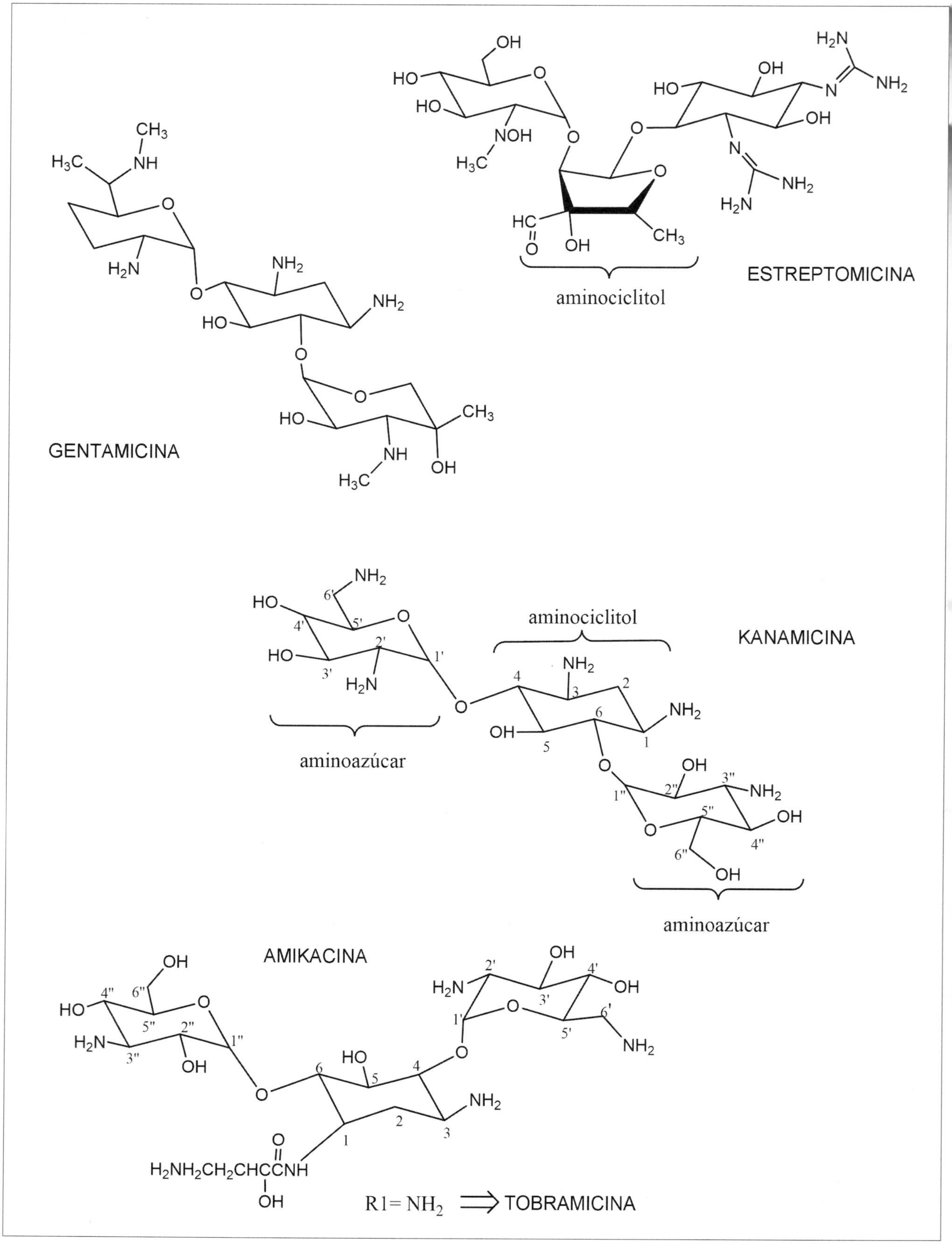

Fig. 36-12. Estructura química de los aminoglucósidos.

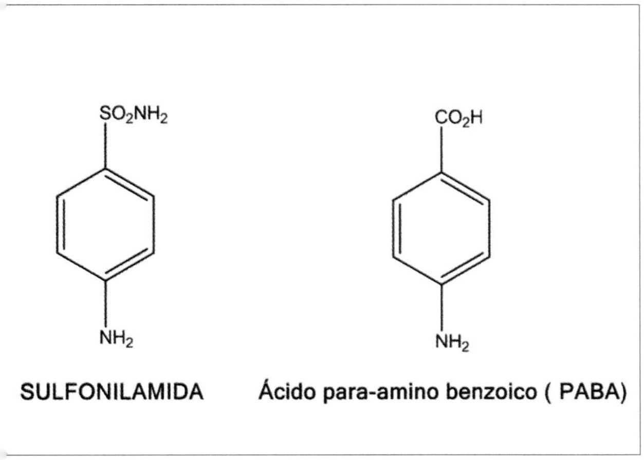

Fig. 36-13. Similitud estructural entre la molécula de sulfanilamida (para-aminobencenosulfamida) y el ácido para-aminobenzoico (PABA).

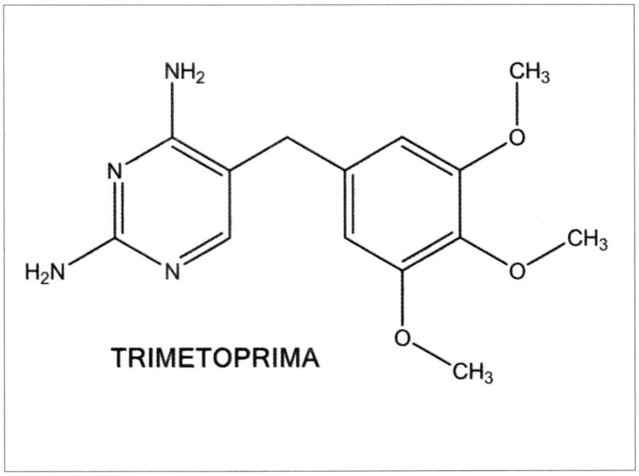

Fig. 36-14. Estructura química de la trimetoprima.

Tabla 36-2. Ejemplo de algunos miembros de la familia de antibióticos aminoglucósidos.

Aminoglucósido	Origen	Forma de administración	Espectro de acción
Gentamicina	*Micromonospora purpurea*	Sistémica, oftámica, tópica	Bacterias Gramnegativas, gram-positivas sensibles
Neomicina	*Streptomyces fradiae*	Tópica, oftámica	Bacterias Gramnegativas, gram-positivas sensibles
Kanamicina	*Streptomyces kanamyceticus*	Tópica, sistemica	Bacterias Gramnegativas, gram-positivas sensibles
Tobramicina	*Streptomyces tenebrarius*	Sistémica, oftálmica, inhalación oral	Bacterias Gramnegativas, gram-positivas sensibles y Micobacterias
Amikacina	Derivado semisintético de kanamicina	Sistémica	Bacterias Gramnegativas, gram-positivas sensibles y Micobacterias
Netilmicina	Derivado semisintético de sisomicina	Oftámica, sistémica, tópica	Bacterias Gramnegativas, Grampositivas sensibles

reducción dependiente de NADPH del dihidrofolato a **tetrahidrofolato** o **ácido fólico** (Fig. 36-14).

De esta manera, la síntesis del ácido fólico puede ser inhibida de manera secuencial, con una primera etapa en la que se sintetizan dihidrofolatos que puede ser inhibida por las sulfonamidas, y una segunda etapa en la que los dihidrofolatos son reducidos a tetrahidrofolatos que puede ser inhibida por la trimetoprima (Fig. 36-15).

Aunque las sulfamidas y la trimetoprima son agentes bacteriostáticos, cuando las bacterias crecen en un medio pobre en timina, pueden convertirse en bactericidas. Este hecho es de relevancia clínica ya que algunos líquidos biológicos, como la sangre o la orina, pueden contener bajas cantidades de timina.

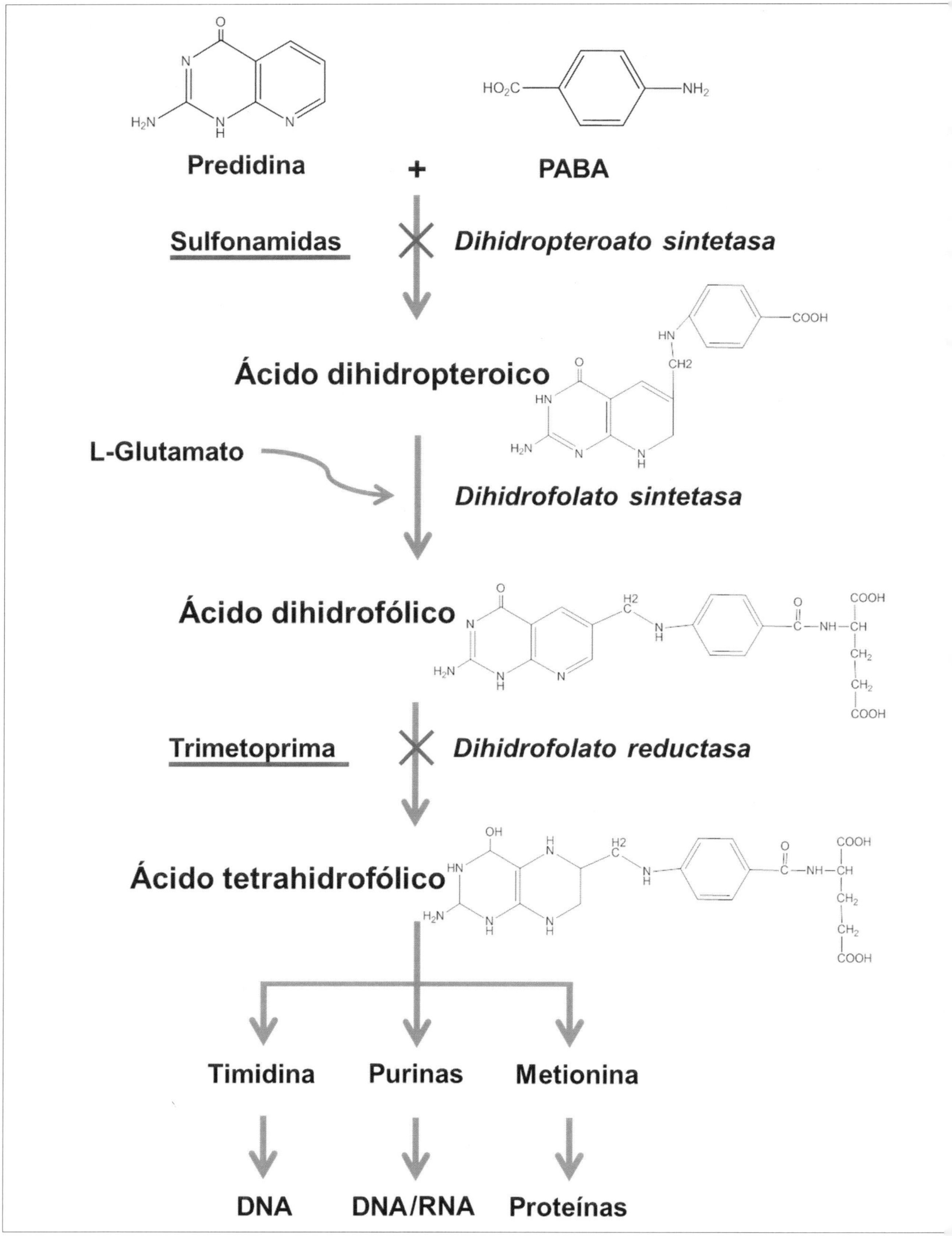

Fig. 36-15. Sitios de inhibición de las sulfonamidas y la trimetoprima en la ruta de síntesis del ácido tetrahidrofólico precursor de moléculas biológica esenciales para la viabilidad bacteriana.

BIBLIOGRAFÍA

Courvalin P. Genetics of glycopeptide resistance in Gram-positive pathogens. *nternational Journal of Medical Microbiology* 2005; 294: 479-486.

Davis BD. Mechanism of bactericidal action of aminoglycosides. *Microbiological Reviews* 1997; Sept: 341-350.

Drlica K, Malik K, Kerns, RJ, and Zhao, X. 2008. Quinolone-mediated bacterial death. *Antimicrobial Agents and Chemotherapy* 52: 385-392.

Fernández Velázquez PL. Farmacología Básica y Clínica. Ed. Médica Panamericana 17ª Edición.

Fleming A. On the antibacterial action of cultures of a *Penicillium*, with special reference to their use in the isolation of *B. influenzae*. *British Journal of Experimental Pathology* 1929; 10: 226-236.

Ghuysen JM. Serine β-lactamases and penicillin-binding-proteins. *Annual Review of Microbiology*, 1991; 45: 37-67.

Giesbrecht P, Kersten T, Maidhof H and Wecke J. Staphylococcal cell wall: Morphogenesis and fatal variations in the presence of penicillin. *Microbiology and Molecular Biology Reviews* 1998 621371-414.

Levy SB. The antibiotic paradox. How miracle drugs are destroying the miracle.1992, N.Y. and London: Plenum Press.

Pootoolal J, Neu J and Wright GD. Glycopeptide antibiotic resistant. Wright. *Annual Review of Pharmacology and Toxicology.* 2002; 42: 381-408.

Scheffers DJ and Pinho MG. Bacterial cell wall synthesis: new insights from localization studies. *Microbiology and Molecular Biology Reviews* 2005; 69, 4: 585-607.

Suarez C and Gudiol F. Beta-lactam antibiotics. *Enfermedades Infecciosas y Microbiología Clínica* 2009; 27(2): 116-29.

Vakulenko SB and Mobashery S. Versatility of aminoglycosides and prospects for their future *Clinical Microbiological Reviews* 2003; July: 430-450.

Varki A, Cummings RD, Esko JD, Freeze HH, Stanley P, Bertozzi CR, Hart GW and Etzler ME. Essentials of Glycobiology. 2nd edition. Cold Spring Harbor (NY): Cold Spring Harbor Laboratory Press 2009.

Vicente D y Pérez-Trallero E. Tetraciclinas, sulfamidas y metronidazol. *Enfermedades Infecciosas y Microbiología Clínica* 2010; 28 (2):122–130.

CAPÍTULO 37

RESISTENCIA A LOS ANTIBIÓTICOS

Gabriel Gutkind, Pablo Power, Marcela Radice

Perspectiva histórica

El hallazgo y desarrollo de los antibióticos revolucionó el tratamiento de muchas infecciones para las cuales no existían opciones terapéuticas, por lo cual rápidamente se las consideró no menos que "drogas milagrosas". En comparación con la era "pre-antibiótica", la posibilidad de tratamiento ha llevado a una notable reducción en la tasa de mortalidad producida por diferentes infecciones de origen bacteriano.

Sin embargo, varios años antes que la penicilina fuera introducida y utilizada masivamente, Abraham y Chain identificaron en 1940 una "penicilinasa" bacteriana capaz de "destruir" a la penicilina.

Hoy enfrentamos mecanismos de resistencia cada vez más eficientes que contrarrestan la acción de todas las clases de antibióticos disponibles, y sus genes forman parte de plataformas exitosas que llevan a la selección de todos los marcadores de resistencia co-transportados.

Casi inmediatamente después de que un antibiótico comienza a ser utilizado como agente quimioterapéutico, su propio uso, a veces en dosis prolongadas, o de modo indiscriminado en otros casos, ejerce una presión de selección tal que la emergencia de bacterias resistentes obliga a una reformulación de las drogas existentes, o bien al cambio entre familias de antibióticos por otros que actúen sobre otro blanco molecular. El uso de antibióticos como promotores del crecimiento en la cría intensiva de animales de consumo también facilita la llegada al peor de los escenarios: enfrentarnos a aislamientos bacterianos para los cuales no existen alternativas terapéuticas viables.

El aumento "explosivo" del número de genes de resistencia y su evolución constante, por acumulación de mutaciones exitosas y/o eventos de reclutamiento/diseminación cada vez más especializados, es debido en gran medida a un fenómeno de selección natural, que otorga ventajas a los microorganismos capaces de contrarrestar los efectos deletéreos de uno o más antibióticos cuando éstos están presentes. Como se verá en los capítulos de genética bacteriana, diferentes plataformas genéticas tienen la capacidad de asociar muy eficientemente varios genes de resistencia, llevando a la selección de microorganismos multi- (MDR), extremadamente (XDR), o pan-resistentes (PRM).

La efectividad de los antibióticos se ha visto tan comprometida en los últimos años, que la **Organización Mundial de la Salud** declaró en 2014 que el problema es una **situación de emergencia sanitaria mundial.**

Los mecanismos bioquímicos responsables de la resistencia adquirida frente a antibióticos suelen agruparse (con fines didácticos) en (Fig. 37-1):

- El acceso limitado a su blanco molecular por impermeabilidad de la membrana externa o por expulsión activa mediada por bombas de eflujo
- La alteración del sitio blanco de acción de la droga
- La producción de enzimas que hidrolizan o modifican químicamente las moléculas de antibiótico
- La utilización de vías metabólicas alternativas que permiten evadir la acción del antibiótico.

Mecanismos de resistencia adquirida a ß-lactámicos:

En las bacterias Gram negativas, los β-lactámicos deben atravesar la membrana externa para alcanzar su blanco molecular, las PBPs, las cuales se encuentran asociadas a la cara externa de la membrana citoplasmática. Cualquier reducción del ingreso, o la expulsión activa del antibiótico puede contribuir con la resistencia.

Por otro lado, la alteración de las PBPs es la base fundamental para la resistencia a esta familia en muchas bacterias Gram positivas clínicamente relevantes, y es menos frecuente en las bacterias Gram negativas.

Finalmente, la producción de enzimas que hidrolizan a estos antibióticos suele ser muy eficiente en ambos grupos de bacterias.

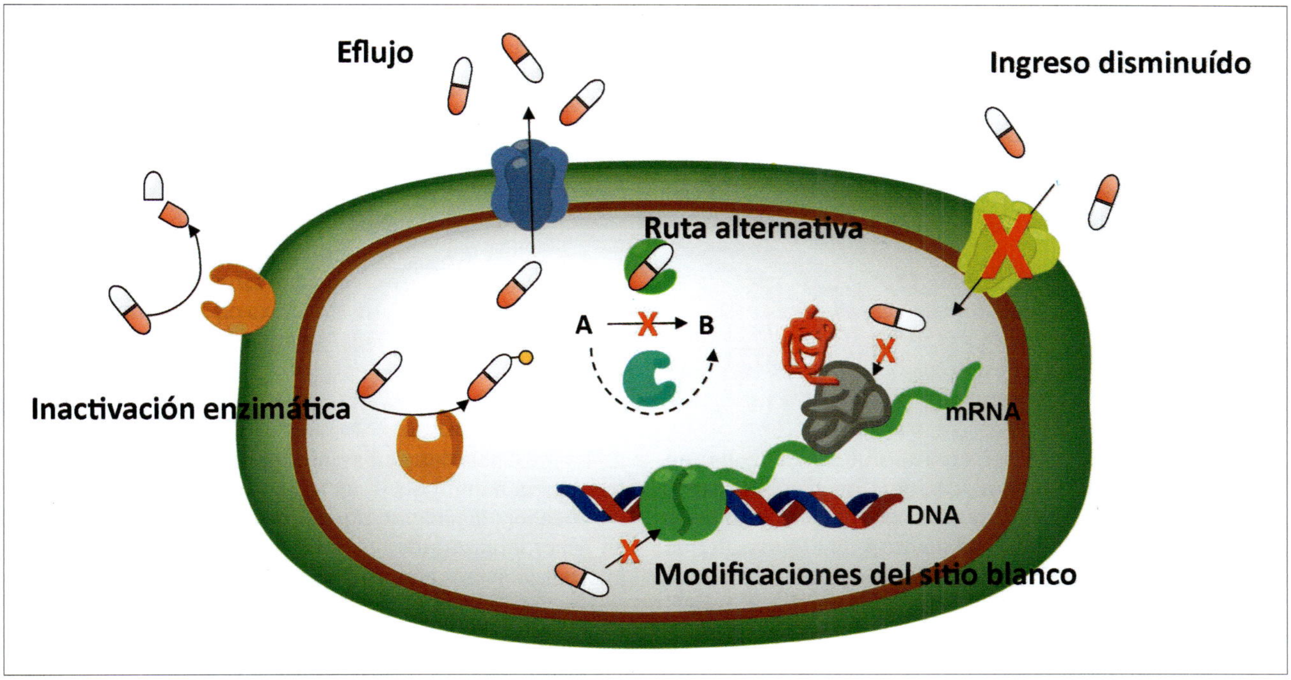

Fig. 37-1. Esquema de los principales mecanismos de resistencia a antibióticos.

Acceso limitado al blanco molecular:

Impermeabilidad:

La membrana externa de los microorganismos Gram negativos posee canales proteicos inespecíficos, denominados porinas, que permiten la difusión de nutrientes relativamente pequeños e hidrofílicos, tales como aminoácidos, azúcares, fosfato, etc. El canal interior de las diferentes porinas presenta un campo electrostático que juega un papel fundamental en la selectividad que tiene el poro frente a las moléculas que difunden a través de él, de acuerdo a su carga y tamaño. Como las porinas son canales de difusión que no utilizan energía, el pasaje a través de ellas se encuentra determinado principalmente por las propiedades fisicoquímicas de la molécula en cuestión (tamaño, forma, carga y polaridad) y por su gradiente de concentración (esto es, el flujo neto es de donde está más concentrado hacia donde está menos concentrado). Los antibióticos β-lactámicos alcanzan su blanco molecular al atravesar dichos canales.

Algunas porinas se encuentran como monómeros mientras que otras se organizan como trímeros. Por ejemplo, en *E. coli*, OmpF y OmpA son ejemplos de porinas trimérica y monomérica, respectivamente.

El conjunto (cantidad y tipo) de porinas que posea cada especie bacteriana determina naturalmente el grado de permeabilidad a las diferentes moléculas que puedan ingresar, y por lo tanto, influye en la sensibilidad a diferentes antibióticos.

La expresión de las diferentes porinas está regulada por factores ambientales; así, en *E. coli* la cantidad relativa de OmpF (mayor tamaño de poro) y de OmpC (menor tamaño de poro) es mayor en condiciones de baja osmolaridad en el entorno celular para facilitar la captación de nutrientes.

Diferentes mutaciones en los sistemas de regulación o en los genes codificantes que afecten su expresión y/o función, tienen un impacto importante en los niveles de resistencia a antibióticos, ya que pueden resultar en la pérdida, la modificación en el tamaño o conductancia del canal, o la disminución en la síntesis de cada porina en particular, y pueden llevar a una disminución en la permeabilidad, evitando que se alcance la concentración necesaria para producir sus efectos. Por ejemplo, una disminución en la expresión de la porina OmpF en *E. coli* puede contribuir a la resistencia a imipenem, así como la disminución en la expresión de OmpC contribuye al aumento de la resistencia a meropenem y cefepime.

En la Tabla 37-1 se indican ejemplos de porinas relacionadas con resistencia a distintas familias de antibióticos.

En muchos casos, la disminución de la permeabilidad por sí sola no es suficiente para observar un fenotipo de resistencia, pero sí contribuye si se suma algún otro mecanismo que involucre la expulsión activa o la inactivación del antibiótico. La presencia de β-lactamasas periplásmicas (ver más adelante) que hidrolizan el antibiótico a medida que éste ingresa lentamente por las porinas es un mecanismo clínicamente relevante.

Sistemas de eflujo:

Las bacterias pueden producir sistemas de bombeo, dependientes de energía, que son utilizados para expulsar una diversidad de productos tóxicos que se acumulan en su interior, incluyendo detergentes, colorantes, solventes orgánicos, antibióticos, etc.). Estas bombas de eflujo son complejos proteicos asociados a las envolturas bacterianas, y disminuyen la concentración efectiva de diferentes

Tabla 37-1. Ejemplos de porinas asociadas a resistencia a diferentes antibióticos.

Especie	Porina	Antibiótico
Pseudomonas aeruginosa	OprD	Carbapenemes
Escherichia coli	OmpC / OmpF	β-Lactámicos
Klebsiella pneumoniae	OmpK35	Cefalosporinas, carbapenemes, fluoroquinolonas, cloranfenicol
	OmpK36	Carbapenemes
Klebsiella oxytoca	OmpK36	Carbapenemes
Enterobacter aerogenes	OmpC / OmpF	Carbapenemes
	Omp36	Imipenem, cefepime, cefpirome
Salmonella enterica	OmpC	Cefalosporinas
	OmpF	Cloranfenicol, imipenem
Neisseria gonorrhoeae	PIB	β-Lactámicos, tetraciclinas, fluoroquinolonas
Vibrio cholerae	OmpU	Cefalosporinas
Acinetobacter baumannii	CarO	Carbapenemes

antibióticos, tanto en bacterias Gram negativas como en Gram positivas. Los sistemas de eflujo pueden agruparse, con fines didácticos, en cinco súper-familias, de acuerdo a su secuencia de aminoácidos, la fuente de energía requerida para lograr la expulsión de las moléculas y la especificidad de sustratos (Fig. 37-2):

- *ATP-Binding Cassette family* (ABC)
- *Multidrug And Toxic compound Extrusion family* (MATE)
- *Resistance-Nodulation-Division family* (RND)
- *Small Multidrug Resistance family* (SMR)
- *Major Facilitator Superfamily* (MFS)

Los transportadores de tipo ABC obtienen energía a partir de la hidrólisis de ATP intracelular; en los transportadores MATE depende del transporte antiportal Na^+/H^+, y en los sistemas eflujos de tipo MFS, RND y SMR la energía deriva de la fuerza protón motriz.

Las bombas de eflujo pueden presentarse como sistemas de un solo componente (una sola proteína), los cuales generalmente son sistemas con un espectro limitado, o como sistemas multicomponentes que poseen un espectro de acción más amplio. Ejemplo de este último son los sistemas tripartitos de la familia RND.

Si bien algunas bombas pueden captar antibióticos desde el contenido citoplasmático, en general lo hacen cuando quedan transitoriamente embebidos en la membrana citoplasmática, o inmersos en el espacio periplásmico, para luego ser bombeados hacia afuera utilizando la energía provista.

En enterobacterias como *E. coli*, los sistemas de eflujo más relevantes clínicamente son del tipo RND, que están típicamente constituidos por una proteína inmersa en la membrana citoplasmática encargada del bombeo, una proteína de fusión de membranas (MFP) y una proteína canal inmersa en la membrana externa (Fig. 37-2). En esta especie, la bomba AcrAB-TolC es la más frecuentemente utilizada para la expulsión de antibióticos. Se trata de un transportador de amplio espectro que puede expulsar numerosas familias de antibióticos, incluyendo aminoglucósidos, β-lactámicos y cloranfenicol, entre otros, y además solventes orgánicos, colorantes, sales biliares, etc.

La presencia de bombas de eflujo contribuye además a la resistencia natural que tienen diferentes microorganismos. De hecho, la mayor resistencia intrínseca observada en microorganismos Gram negativos comparada con microorganismos Gram positivos se explica como resultado de la cooperación entre la barrera de impermeabilidad extra (membrana externa) y las bombas de eflujo de amplio espectro.

Alteraciones en el perfil o afinidad de las PBPs:

Pérdida de la afinidad de PBPs esenciales:

- Resistencia mediada por PBPs en Streptococcus pneumoniae y otros microorganismos naturalmente transformables

Los neumococos permanecieron sensibles a diferentes penicilinas por décadas después del uso masivo de los β-lactámicos. Sin embargo, a fines de los años 70 s comenzaron a detectarse aislamientos en los que había disminuido la sensibilidad, que en pacientes con meningitis no podían ser controlados con dosis previamente útiles, en los que se observaban cambios en la afinidad relativa de diferentes PBPs por las penicilinas y cefalosporinas habituales. La posibilidad de secuenciar eficientemente sus respectivos genes mostró que la adquisición de resistencia en *Streptococcus pneumoniae* se ha desarrollado por dos vías distintas según se trate de mutantes aisladas *in vitro* o de aislamientos clínicos.

En mutantes de laboratorio, seleccionadas por pasaje sucesivo con concentraciones cada vez más altas del antibiótico, la alteración de las propiedades de las PBPs se deben a mutaciones puntuales en los genes estructurales. En aislamientos clínicos, en cambio, la adquisición de resistencia aparece como un proceso sumamente complejo donde se observan, en casos extremos de aislamientos altamente resistentes, variantes de baja afinidad de todas las PBPs de alto peso molecular (HMM PBPs). Los genes modificantes de PBPs de aislamientos clínicos resistentes tienen una estructura de mosaico, es decir, partes del gen han sido reemplazadas por fragmentos de genes homólogos que divergen de la cepa sensible en un 20% o más. Esta resistencia se obtiene por transformación, uno de los mecanismos de transferencia de genes que se discutieron en capítulos anteriores, a

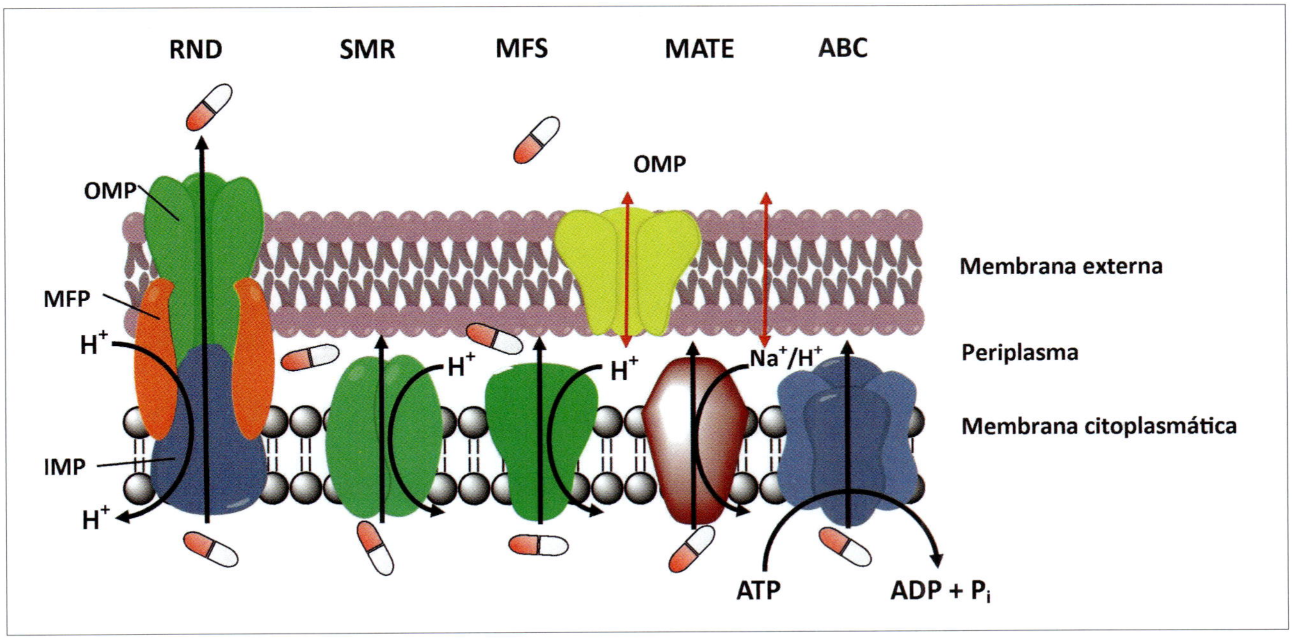

Fig. 37-2. Esquema que representa la organización de las bombas de eflujo. OMP: proteína de membrana externa; MFP: proteína de fusión de membrana; IMP: proteína de membrana interna (citoplasmática). Adaptado de Blanco y col.

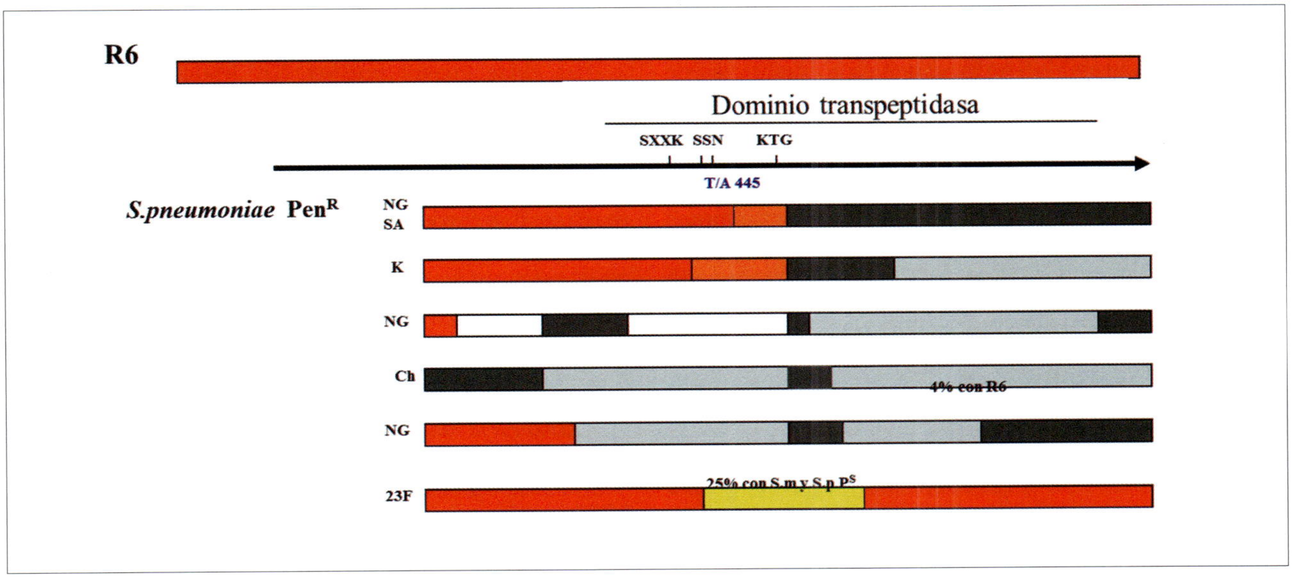

Fig. 37-3. Si consideramos la secuencia aminoacídica traducida a partir del gen *pbp2b* de la cepa R6 como el ancestral y representativo de los genes de los aislamientos históricamente sensibles a la penicilina, puede verse que en todos los aislamientos resistentes se encuentra al menos un segmento cuya secuencia es idéntica a la de estreptococos de otras especies relacionadas. Estos segmentos, marcados en tonos de grises, muestran su origen presunto. Adaptado de Dowson y col.

partir de la recombinación de fragmentos de DNA de genes homólogos de otros estreptococos que tienen la misma localización. (Fig. 37-3).

Una vez que las cepas resistentes se han establecido en la población, son fácilmente mantenidas y pueden diseminarse, especialmente cuando existe una presión selectiva continua ejercida por el uso de antibióticos, por lo que diferentes clones de estreptococos resistentes se han diseminado rápidamente y están presentes en diferentes regiones del mundo.

La resistencia a penicilina en *Neisseria gonorrhoeae* puede estar dada por la adquisición de una β-lactamasa o por la aparición de variantes de PBP1 y 2 de baja afinidad, combinado con una disminución en la permeabilidad de la membrana externa.

El desarrollo de variantes de PBP1 y 2 de baja afinidad fue probablemente el primer paso en la aparición de resistencia en gonococos, y eventos similares parecen haber ocurrido en aislamientos de *Neisseria meningitidis,* con bajos niveles de resistencia a penicilina. En ambas especies, los genes de PBP2 de aislamientos sensibles a penicilina son uniformes, pero los de aislamientos resistentes también tienen una estructura de mosaico surgida por recombinación homóloga a partir de los genes correspondientes de especies comensales estrechamente relacionadas, *Neisseria flavescens* o *Neisseria cinerea.*

- Adquisición de una PBP extranumeraria, polifuncional y de baja afinidad: resistencia a penicilinas y cefalosporinas mediada por alteración de PBPs en Staphylococcus aureus:

Muy poco después de la introducción de las penicilinas en el tratamiento de infecciones severas producidas por estafilococos emergieron *Staphylococcus aureus* productores de penicilinasas (ver más abajo). Esto estimuló al desarrollo de algunas penicilinas resistentes a esta enzima, y a la utilización, en general, de cefalosporinas para su tratamiento. De cualquier modo, también emergieron los primeros estafilococos (*Staphylococcus aureus* meticilino resistentes (SAMR)). Esta resistencia, de codificación cromosómica es mediada por el gen *mecA*, que codifica para una nueva PBP de baja afinidad, PBP2' o PBP2a y otorga resistencia a todos los β-lactámicos excepto ceftarolina. Si bien originalmente este problema estaba limitado sólo a aislamientos hospitalarios (SAMR-H), en los último años esta resistencia se ha extendido a aislamientos de la comunidad.

La resistencia en los SAMR se debe a la adquisición de un elemento móvil de DNA denominado *Staphylococcal Chromosomal Cassette mec* (SCC*mec*), que contiene varios genes, entre los cuales está *mecA*, y a veces otros genes que confieren resistencia a antibióticos de otras familias.

En ausencia de antibióticos β-lactámicos, los dominios transpeptidasa (TPasa) y transglicosilasa (TGasa) de PBP2 participan en la síntesis de peptidoglicano. Cuando están presentes, los β-lactámicos se unen al dominio TPasa de las PBP (incluyendo PBP2) e inhiben esa función esencial. En aislamientos SAMR, en cambio, PBP2a, que posee actividad de TPasa pero baja afinidad por los β-lactámicos, actuaría de modo cooperativo con el dominio TGasa de PBP2 para poder seguir llevando a cabo la síntesis de peptidoglicano en presencia de β-lactámicos.

Los distintos *SCCmec* de los aislamientos SAMR están formados, entre otras cosas, por un complejo *mec*, que incluye el gen *mecA* y sus reguladores (*mecR* y *mecI*), y un complejo *ccr* que codifica para las recombinasas responsables de su inserción en el genoma bacteriano. Sus estructuras son bastante divergentes, también pueden asociarse genes codificantes para mecanismos de resistencia a otras familias de drogas, y factores de virulencia.

- Sobre-expresión de una PBP naturalmente presente, polifuncional y de baja afinidad: resistencia mediada por PBPs en enterococos:

Los enterococos muestran, en general, baja sensibilidad a la penicilina si se los compara con otros cocos Gram positivos patógenos. No producen β-lactamasas, excepto por algunas cepas de *E. faecalis* y *E. faecium* que secretan una enzima cuyo gen (*blaZ*) fue adquirido por transferencia horizontal desde *S. aureus.*

La baja sensibilidad intrínseca de los enterococos a β-lactámicos se correlaciona con la presencia de una PBP natural de muy baja afinidad, de aproximadamente 71-77 kDa, que puede asumir la función de las otras PBPs cuando éstas están inhibidas por la presencia de antibióticos β-lactámicos. La expresión de esta PBP de baja afinidad está aumentada en aislamientos clínicos resistentes.

Inactivación enzimática de los antibióticos ß-lactámicos: las β-lactamasas

Generalidades:

La presencia de β-lactamasas con capacidad hidrolítica de antibióticos β-lactámicos constituye el mecanismo de resistencia a dichas drogas más frecuentemente encontrado en aislamientos clínicos. Junto a las PBPs, la mayoría de las ß-lactamasas pertenece a una gran familia de proteínas cuya actividad es dependiente de un residuo de serina en su sitio activo, y que por la reacción catalizada se denominan peniciloil-serino-transferasas. La mayor diferencia radica en que, mientras las PBPs son inactivadas por los ß-lactámicos (por similitud estructural entre la droga y el sustrato natural), las ß-lactamasas hidrolizan el enlace amida del anillo ß-lactámico, inactivándolo.

Las β-lactamasas pueden ser producidas tanto por las bacterias Gram positivas como Gram negativas. Las β-lactamasas de bacterias Gram positivas generalmente requieren ser liberadas en altos niveles al entorno extracelular, resultando más efectivas aquellas enzimas que muestran una elevada afinidad por el sustrato. La expresión de algunas de estas enzimas es inducible. Las β-lactamasas producidas por las bacterias Gram negativas se encuentran casi exclusivamente como enzimas solubles en el espacio periplásmico. Esta localización resulta en una ventaja para el microorganismo, ya que pequeñas cantidades de la enzima pueden ser suficientes para conferirle resistencia, de acuerdo a la velocidad de pasaje o permeación a través de la envoltura externa.

Muchas especies bacterianas producen naturalmente β-lactamasas cromosómicas. Un ejemplo lo representan las β-lactamasas cromosómicas de enterobacterias y otros Gram negativos, denominadas AmpC, que podrían haber evolucionado a partir de las PBPs, adquiriendo funciones que parecen estar asociadas (por lo menos en algunos casos) al metabolismo del peptidoglicano, ya que la regulación de estas enzimas está íntimamente ligada al reciclaje de la pared bacteriana.

Las β-lactamasas cuyos genes se encuentran en elementos extracromosomales como plásmidos, tienen un origen cromosómico, aunque muchas veces no conocido. Se encuentran asociados a plataformas genéticas como transposones, secuencias de inserción e integrones, que facilitan la expresión con promotores potentes y favorecen su transferencia o movilización.

La primera β-lactamasa plasmídica formalmente descripta en microorganismos Gram negativos fue encontrada en un aislamiento clínico de *Escherichia coli* en Grecia, en los años 60, y se denominó originalmente TEM, por el nombre de la paciente (Temoniera) de donde se aisló el microorganismo productor. Por tratarse de una enzima portada por un transposón localizado en un plásmido conjugativo, rápidamente se diseminó virtualmente a todas las especies de la familia *Enterobacteriaceae*, *P. aeruginosa* y otros bacilos Gram negativos no fermentadores.

***Clasificación y diversidad de las β-lactamasas*:**

El número actual de secuencias proteicas pertenecientes a la super-familia de las β-lactamasas excede largamente el millar (http://www.ncbi.nlm.nih.gov/pathogens/beta-lactamase-data-resources/).

Una clasificación sin mayores bases académicas (pero fácilmente entendible en la práctica profesional) de las β-lactamasas puede ser desarrollada a partir de la actividad preferencial que tengan, por ejemplo,

- Penicilinasas
- Cefalosporinasas
- β-lactamasas de amplio espectro (aquellas que tienen actividad sobre penicilinas y cefalosporinas clásicas)
- β-lactamasas de espectro extendido (las que expanden la actividad a las cefalosporinas o monobactamicos diseñados para resistir a las de amplio espectro)
- β-lactamasas resistentes a inhibidores (las que perteneciendo a los dos grupos anteriores no pueden ser inhibidas por los inhibidores desarrollados para inhibirlas)
- Carbapenemasas (las que pueden hidrolizar los carbapenemes, desarrollados para ser resistentes a todas las anteriores)
- Oxacilinasas (inicialmente designadas así por tener actividad sobre oxacilina, una penicilina semi-sintética diseñada para resistir las penicilinasas de los estafilococos)

Más formalmente, se pueden clasificar basándose en la estructura primaria de la proteína, como fue propuesto a comienzos de los 90, en cuatro clases moleculares: A, B, C y D, basada en los motivos de aminoácidos conservados. Las enzimas de clase A, C y D incluyen las serino-ß-lactamasas, que hidrolizan sus sustratos formando una acil-enzima a través del residuo serina del sitio activo. Las de clase B son las denominadas metalo-β-lactamasas ya que utilizan de uno a dos átomos de zinc en su sitio activo para facilitar la hidrólisis de la molécula de β-lactámico (Fig. 37-4).

A pesar de que la clasificación es muy estable, debido a que se basa exclusivamente en la comparación de secuencias aminoacídicas y propiedades estructurales, no contempla el comportamiento de las enzimas frente a sus sustratos e inhibidores.

Una clasificación más consensuada, que reúne ambos aspectos, fue primero propuesta por Bush-Jacoby-Medeiros, y actualizada hace unos años, y se resume en las Fig. 37-5 y Fig. 37-6.

Grupo 1:

Comprende cefalosporinasas de la clase C de Ambler, denominadas AmpC, de codificación cromosómica (generalmente ubicua en determinadas especies) o plasmídica en enterobacterias. Sus propiedades catalíticas incluyen una actividad preferencial sobre cefalosporinas clásicas y cefamicinas que frente a penicilinas, y no son eficientemente inhibidas por inhibidores como el ácido clavulánico; además presentan una alta afinidad relativa por monobactámicos. En algunas especies (*Citrobacter*

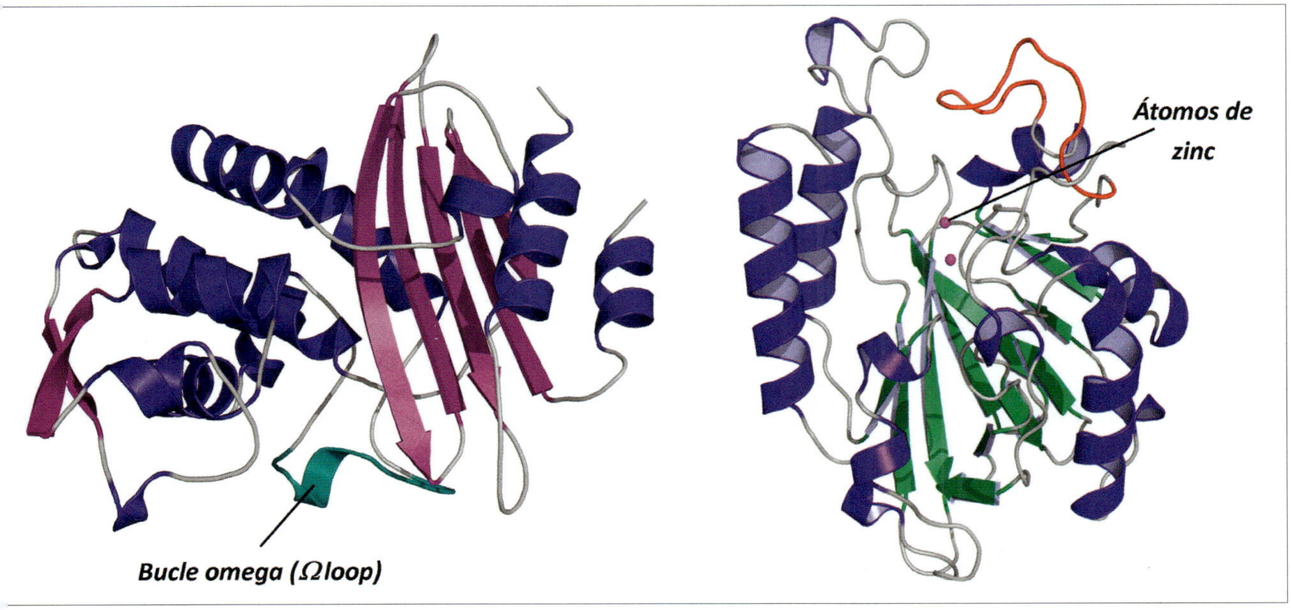

Fig. 37-4. Plegamiento y estructura general de una serino-β-lactamasa (izquierda) y una metalo-β-lactamasa (derecha), indicando dominios o elementos característicos de ambos tipos de enzimas.

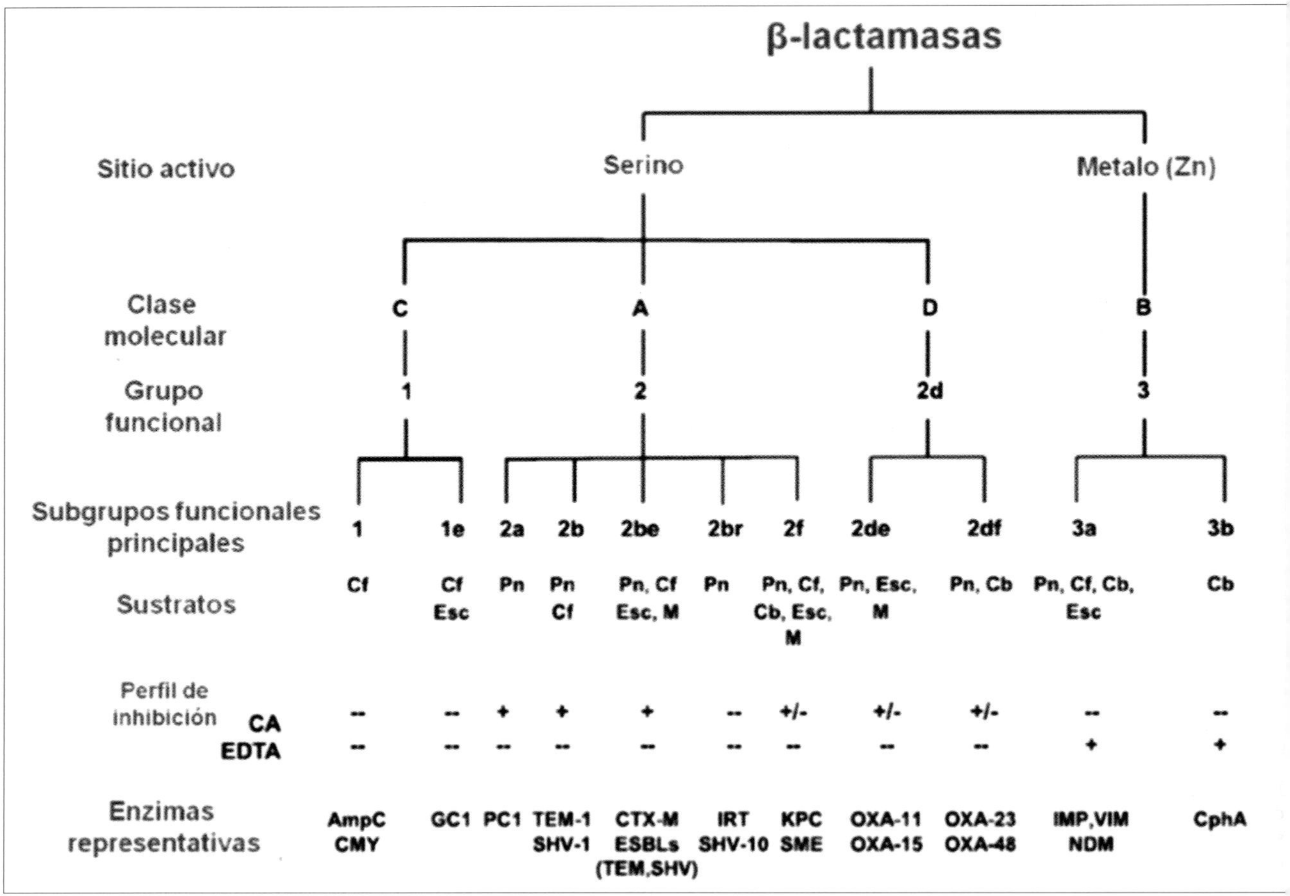

Fig. 37-5. Resumen de la clasificación de las β-lactamasas de acuerdo a las secuencias aminoacídicas, y a las propiedades bioquímicas y moleculares. Referencias: Cb, carbapenemes; Cf, cefalosporinas de primera generación; CA, ácido clavulánico; EDTA, ácido etilendiaminotetraacético; Esc, cefalosporinas de espectro expandido; M, monobactámicos; Pn, penicilina.

freundii, *Enterobacter cloacae*, *Serratia marcescens, Morganella morganii* y *Pseudomonas aeruginosa*, entre otras) la expresión de AmpC es inducible en presencia de ciertos β-lactámicos y está estrechamente asociada a la regulación del reciclaje del peptidoglicano. Dentro de estas especies, aparecen mutantes des-reprimidas (especialmente en infecciones en las que el inóculo bacteriano es elevado), en las cuales la expresión alcanza niveles elevados otorgando resistencia aun a sustratos pobres, en particular cuando la impermeabilidad de la membrana ayuda a limitar su acceso y llegan a ser hidrolizadas antes de interactuar con su PBP blanco.

Cuando los genes de estas enzimas son reclutados y expresados en plásmidos confieren perfiles de resistencia semejantes a las mutantes des-reprimidas en otras especies relevantes clínicamente, como *E. coli*, *Proteus mirabilis* o *Salmonella* sp. que carecen de uno o más de los componentes del sistema de inducción.

Grupo 2:

Las enzimas del grupo 2 son las más prevalentes en todo el mundo, e incluyen serino-β-lactamasas de las clases moleculares A y D. Dentro de este grupo encontramos a las β-lactamasas de espectro extendido (BLEE) en el subgrupo 2be, y las serino-carbapenemasas (subgrupo 2f), que son los más importantes en cuanto a prevalencia y espectro de acción.

El subgrupo 2a está formado por penicilinasas estafilocóccicas que poseen un espectro limitado de actividad hidrolítica, preferentemente sobre bencil-penicilina y otros derivados de la penicilina.

En el subgrupo 2b encontramos a las β-lactamasas de espectro ampliado (BLEA), como las enzimas plásmidicas TEM-1, TEM-2 y SHV-1, con actividad hidrolítica sobre penicilinas y cefalosporinas de primera y segunda generación, y son fuertemente inhibidas por ácido clavulánico y tazobactam.

El subgrupo 2be está conformado por las β-lactamasas de espectro extendido (BLEEs), que poseen la actividad de las β-lactamasas del subgrupo 2b, extendida a la hidrólisis de diferentes oximino-β-lactámicos como cefotaxima y ceftazidima. A este subgrupo pertenecen las enzimas derivadas de TEM-1, TEM-2 y SHV-1, y familias como CTX-M, PER, VEB, además de otras menos comunes. Estas enzimas son eficientemente inhibidas por ácido clavulánico y otros inhibidores relacionados.

El subgrupo 2br comprende a las BLEA que además han adquirido resistencia a los inhibidores como el

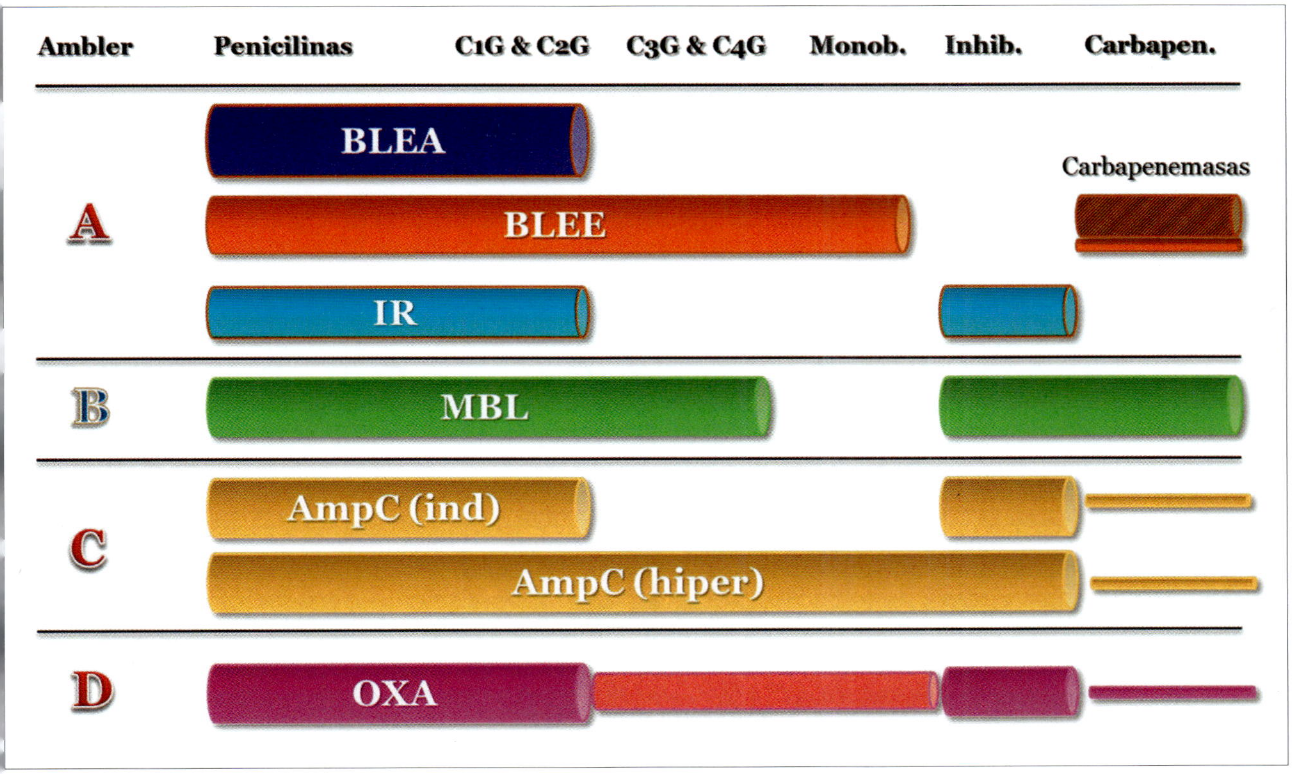

Fig. 37-6. Esquema comparativo de los perfiles generales de hidrólisis de los 4 grupos moleculares de β-lactamasas, sobre penicilinas, cefalosporinas de primera, segunda, tercera y cuarta generación (C1G, C2G, C3G, C4G, respectivamente), monobactámicos (monob.), carbapenemes (carbapen.), y susceptibilidad a la inhibición por inhibidores basados en mecanismo tipo ácido clavulánico (inhib.). El grosor de las barras está directamente relacionado con la eficiencia hidrolítica de las enzimas; las barras punteadas indican que sólo algunas variantes dentro del grupo poseen actividad sobre esos antibióticos. Además, las β-lactamasas de clase C hidrolizan cefamicinas, las cuales fueron omitidas para una mayor claridad.

ácido clavulánico. Son variantes mutacionales, también denominadas IR (por "*inhibitor resistant*"), derivadas de TEM-1/2 y SHV-1.

El subgrupo 2d originalmente incluyó a las β-lactamasas capaces de hidrolizar oxacilina o cloxacilina más eficientemente que bencil-penicilina, y por ello se denominan, en general, como pertenecientes a la familia OXA; muchas de ellas poseen gran relevancia clínica ya que pueden conferir resistencia de espectro extendido (hoy en el subgrupo 2de) y otras incluso a carbapenemes (ubicadas en el subgrupo 2df), entre las cuales OXA-23 y OXA-48 son las más prevalentes.

Otro grupo importante es el 2f, que incluye a serino-β-lactamasas con actividad neta de carbapenemasas e inhibibles por tazobactam o ácido clavulánico. A este subgrupo pertenecen algunas enzimas de las familias SME, GES, IMI, KPC.

Grupo 3:

El grupo 3 abarca a todas las β-lactamasas de clase B, o metalo-β-lactamasas (MBLs). Estas enzimas difieren estructuralmente de las serino-β-lactamasas, y además requieren de iones zinc en su sitio activo. Hidrolizan eficientemente carbapenemes, pero a diferencias de las serino-β-lactamasas, no hidrolizan (o lo hacen de manera limitada) monobactámicos, y no son inhibidas por inhibidores sino por quelantes como EDTA, sin aplicación terapéutica. Incluye a las MBLs plasmídicas de relevancia clínica, como IMP, VIM y NDM, presentes en bacilos Gram negativos no fermentadores y algunas enterobacterias, y con una buena actividad hidrolítica sobre cefalosporinas, penicilinas y carbapenemes.

Mecanismo de acción de las serino-ßlactamasas:

Tanto las PBPs como las ß-lactamasas que poseen serina en el sitio activo tienen actividad de serino-transferasas. La diferencia principal es que, mientras que las PBPs son inactivadas por los ß-lactámicos, las ß-lactamasas hidrolizan al antibiótico (Fig. 37-7). En realidad, el mecanismo involucra los mismos tres pasos para ambas clases de enzimas, con formación de un intermediario acilado, pero varían los parámetros cinéticos que marcan la diferencia mecanística de ambos tipos de enzimas. La primera etapa de la reacción consiste en el ataque nucleofílico del hidroxilo de Ser70 del sitio activo sobre el grupo carbonilo del anillo ß-lactámico, formándose luego un intermediario acilado, con la ruptura del enlace amida de la droga. Finalmente, por hidrólisis del intermediario, se liberan los productos (ß-lactámico inactivo) y la enzima regenerada.

Mecanismos de resistencia adquirida a glicopéptidos:

Desde su introducción en la década del 50, estos antibióticos fueron reservados para el tratamiento de infecciones producidas por microorganismos naturalmente

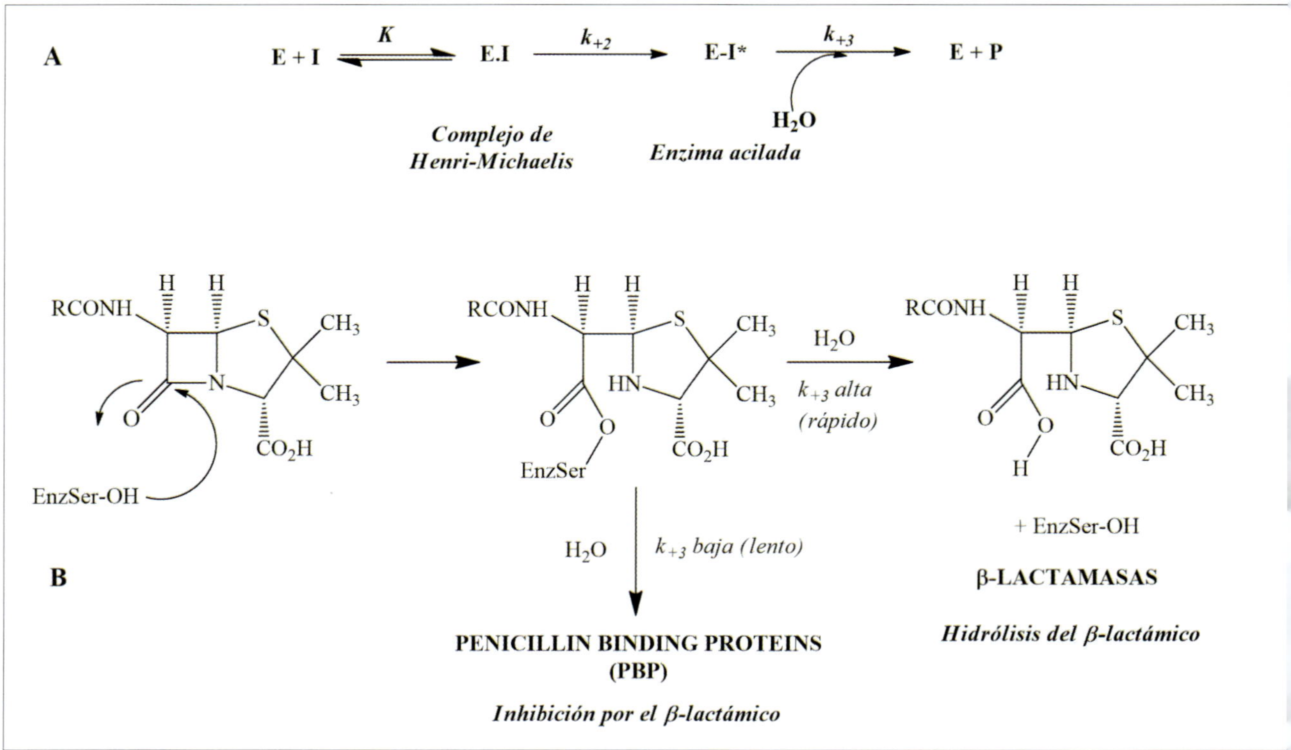

Fig. 37-7. A: Reacción general entre una serino-β-lactamasa y un antibiótico β-lactámico. E, β-lactamasa; I, β-lactámico; P, antibiótico hidrolizado; K (k-1/k+1), constante de disociación del complejo de Henri-Michaelis; k+2, constante de acilación; k+3, constante de desacilación. B: Mecanismo de acción de las β-lactamasas y comparación con las PBPs. EnzSer-OH, serino-β-lactamasa.

resistentes a otras familias de drogas y casi exclusivamente en pacientes hospitalizados, ya que son drogas con severas desventajas de uso y toxicidad. Este uso ha hecho que por varias décadas no emergieran microorganismos con resistencia adquirida.

Sin embargo, desde la década del 80 la diseminación de SAMR, hizo necesario el empleo de estas drogas en esquemas de tratamiento empírico, los cuales muchas veces se prolongan aún en ausencia de justificación bacteriológica que lo sustente.

Por otro lado, algunos análogos fueron usados como promotores de crecimiento de animales de cría, posiblemente por afectar la microbiota intestinal, lo que ha resultado, junto con el empleo hospitalario, especialmente en la selección de enterococos resistentes capaces de producir brotes de infección hospitalaria.

La envoltura externa de las bacterias Gram negativas impide la interacción de estos antibióticos con el peptidoglicano, por lo que son, en general, naturalmente resistentes a estas drogas.

Casi todas las especies bacterianas, relevantes clínicamente, sintetizan peptidoglicano utilizando como aminoácidos terminales de los monómeros del peptidoglicano naciente, el dipéptido D-Ala-D-Ala, de los cuales el último es cortado en la reacción de entrecruzamiento a la pared preexistente (ver capítulo 36 *mec.* de accion de antibacterianos). Sin embargo, en algunos enterococos, una parte pequeña puede realizarse a partir de otros precursores, D-Ala-D-Ser o D-Ala-D-Lactato. Si de alguna manera se logra que esta vía reemplace a la mayoritaria, no existirán terminales D-Ala-D-Ala a la que los glicopéptidos se unan, por lo que los microorganismos pueden seguir sintetizando peptidoglicano siendo resistentes a estas drogas.

La adquisición de elementos genéticos que codifican para la desregulación hacia esta vía ha resultado en la expresión de resistencia en cepas de *Enterococcus faecium* y *Enterococcus faecalis* que se diseminan en el ambiente hospitalario. Para sintetizar los terminales modificados en los precursores de peptidoglicano, es necesaria la presencia de una ruta biosintética alternativa (Fig. 37-8). La enzima esencial requerida en enterococos es una ligasa, con especificidad alterada, que sintetice preferentemente D-Ala-D-X (donde X es serina o lactato, ver más arriba) más que D-Ala-D-Ala. Esta ruta de biosíntesis requiere además un mecanismo de síntesis del residuo D-X, que para D-Lac es una deshidrogenasa que produce lactato a partir de piruvato.

Otras de las enzimas que participan en este mecanismo de resistencia son las dipeptidasas, codificadas en los genes *vanX*, que hidrolizan los precursores de pared susceptibles a glicopéptidos (D-Ala-D-Ala). Si bien su contribución es menos importante, las D,D-carboxipeptidasas, codificadas en los genes *vanY*, cortan el residuo de D-Ala terminal de los precursores normales del peptidoglicano naciente.

La activación transcripcional de los genes *vanHAX* es regulada por el sistema regulador VanRS de dos componentes. VanS funciona como un sensor que detecta la presencia de vancomicina o más probablemente algún

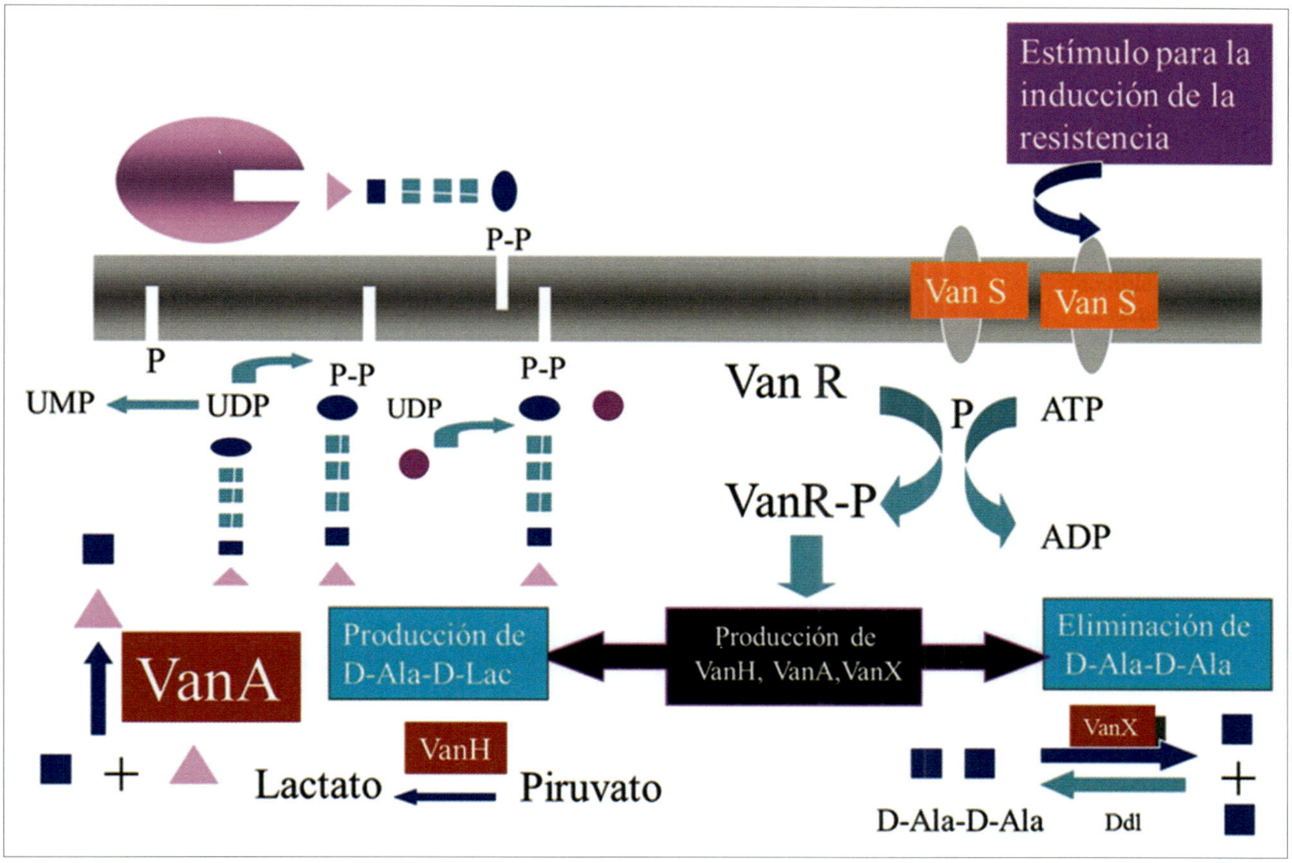

Fig. 37-8. Esquema general de la síntesis de peptidoglicano en enterococos vancomicina resistentes.

efecto primario de la vancomicina sobre la síntesis de la pared, y por autofosforilación seguida de la fosforilación de VanR, resulta en la transcripción de los genes involucrados en la resistencia a glicopéptidos.

Han sido descritos diferentes fenotipos de resistencia, que difieren en los genes empleados, capacidad de expresión constitutiva o inducible, co-resistencia con otros glicopéptidos, niveles de resistencia alcanzados y organización de los *clusters* de genes involucrados; los más relevantes están asociados a transposones que a su vez están inmersos en plásmidos conjugativos, lo que explica su diseminación.

Sensibilidad disminuida y resistencia a vancomicina en Staphylococcus aureus:

La presencia de estos genes en elementos genéticos transferibles abre la posibilidad de ser transferido a otras especies cercanas. De ellas, el máximo temor, su diseminación a *S. aureus*, ha hecho que se releve extensivamente la presencia de *S. aureus* vancomicina resistentes, meticilino resistentes, para los que no quedarían alternativas terapéuticas aceptables.

En función de los puntos de corte (ver capítulo de pruebas de sensibilidad para una mejor comprensión), algunos aislamientos con concentraciones inhibitorias mínimas apenas superiores a las que definen sensibilidad pero sin llegar al criterio de resistencia franca son responsables de algunos fracasos terapéuticos. Estos *S. aureus* normalmente se denominan VISA y se recuperan de pacientes tratados con vancomicina, con fracaso terapéutico documentado. Peor aún, la metodología utilizada para su detección puede fallar cuando existen subpoblaciones que son heterogéneas en su comportamiento. De hecho, cualquier población presente en una frecuencia menor a 10^6 resulta difícil de detectar en las pruebas de sensibilidad. Estos aislamientos fueron llamados *S. aureus* con resistencia heterogénea a vancomicina, o hVISA, y normalmente no son detectados ya que frecuentemente pueden responder a las pruebas de sensibilidad clásicas como "sensibles" a la vancomicina.

Estas cepas hVISA han sido consideradas un estadio previo en la evolución hacia cepas VISA, asociadas a fallas en el tratamiento.

Las cepas de *S. aureus* muy resistentes a vancomicina (VRSA) son muy poco frecuentes en todo el mundo, y están asociados a la adquisición de un plásmido que porta el gen *vanA* (que codifica para la ligasa encargada de la síntesis de D-Ala-D-Lac), transferido por conjugación a partir de cepas de enterococos resistentes a vancomicina.

Sin embargo, el mecanismo responsable de la sensibilidad disminuida a vancomicina en aislamientos VISA no ha sido aún elucidado. A diferencia de lo que ocurre en los aislamientos VRSA, no han sido descriptos genes *van* en las cepas VISA. Se ha postulado, luego de observaciones que demostraron la existencia de una pared engrosada y una menor velocidad de crecimiento en cepas VISA en comparación con cepas sensibles, que justamente la pared engrosada actuaría como una "trampa de afinidad", secuestrando moléculas de vancomicina, lo cual es parcialmente respaldado por la identificación de modificaciones en el nivel de expresión de genes responsables de la biosíntesis del peptidoglicano y otros genes aparentemente asociados con el fenotipo de resistencia, incluyendo PBP2 o PBP2a.

Mecanismos de resistencia adquirida a aminoglucósidos

Sin llegar a un uso tan masivo e indiscriminado como el de los antibióticos β-lactámicos, debido a su vía de administración (parenteral) y a sus posibles efectos tóxicos (oto y nefrotoxicidad), los aminoglucósidos son usados extensivamente en el tratamiento de infecciones bacterianas severas en pacientes internados. En muchos casos, en pacientes críticos con infecciones producidas por cocos Gram positivos donde se requiere un efecto bactericida rápido, se recurre a la asociación de los aminoglucósidos con β-lactámicos. Al igual que con otros grupos de antibióticos el uso creciente de aminoglucósidos a partir de la década del 60 ha favorecido la aparición de bacterias resistentes, siendo de los primeros ejemplos la aparición de cepas de *Mycobacterium tuberculosis* resistentes a estreptomicina, droga de primera línea en el tratamiento de tuberculosis en esa época.

Las bacterias han desarrollado diversos mecanismos que pueden contribuir a la resistencia a los aminoglucósidos, los cuales, a su vez, pueden coexistir en una misma célula.

Estos incluyen:

- Reducción de la concentración del antibiótico en el sitio blanco
- Modificaciones del blanco molecular
- Inactivación enzimática del antibiótico

La reducción de la concentración del antibiótico en el sitio blanco puede deberse a alteraciones en la permeabilidad de la membrana externa, mediadas por un déficit en la expresión de las porinas, o alteraciones en la captación del mismo, o mediado por sistemas de eflujo que expulsan activamente el antibiótico.

Captación reducida del antibiótico:

Debemos tener en cuenta que el blanco molecular de los aminoglucósidos es citoplasmático lo que hace necesario el ingreso del antibiótico al interior de la célula. Como mencionamos previamente, el proceso de captación de los aminoglucósidos es dependiente del aporte de energía provista por el sistema de transporte de electrones asociado a la respiración aeróbica. Es por ello que los microorganismos anaerobios estrictos como *Clostridium* y *Bacteroides* son naturalmente resistentes. Asimismo, los enterococos y estreptococos presentan naturalmente resistencia de bajo nivel a estas drogas debido a una ineficiente captación de las mismas. Los microorganismos anaerobios facultativos cuando desarrollan en ausencia de oxígeno pueden resultar resistentes a los aminoglucósidos. Este tipo de resistencia se conoce como **resistencia fenotípica.**

Sistemas de eflujo

Son muchos los sistemas de eflujo de múltiples drogas responsables de la resistencia a aminoglucósidos en bacterias Gram negativas como *Burkholderia pseudomallei, P. aeruginosa, A. baumannii* y *E. coli,* entre otras, que extruden el antibiótico y producen bajo nivel de resistencia a diferentes clases de antibióticos. En *B. pseudomallei,* y *P. aeruginosa* estos sistemas constan de tres componentes, RND, MFP y OMF, codificados por *amrB*, *amrA* y oprD, y *mexY*, *mexX* y *oprM*, respectivamente. En *E. coli* también se ha descripto una bomba de eflujo que está formada por un solo componente, de la familia RND codificado por *acrD*

Modificación del blanco molecular:

Las alteraciones en el sitio blanco involucran tanto modificaciones en la molécula de rRNA 16S como en algunas proteínas ribosomales. Si bien éstas no interactúan en forma directa con el antibiótico son importantes para estabilizar la unión entre la droga y el rRNA 16S.

Las mutaciones en su blanco ribosomal son responsables de la resistencia observada a estreptomicina en *Mycobacterium* spp. Este tipo de resistencia ha sido descripta ocasionalmente en otros microorganismos e involucra en particular a estreptomicina, no observándose resistencia cruzada a otros aminoglucósidos debido a la multiplicidad de sitios de unión de los diferentes miembros de esta familia. A su vez, las alteraciones en el blanco ribosomal que involucran la sustitución de un sólo aminoácido, en general, causan reducción en la sensibilidad a determinados aminoglucósidos, siendo necesario la ocurrencia de múltiples mutaciones para el desarrollo de altos niveles de resistencia.

En cambio, la modificación enzimática del rRNA 16S mediada por metilasas altamente específicas, confieren alto nivel de resistencia. La metilación del rRNA 16S ocurre en las bacterias Gram positivas productoras de aminoglucósidos, si bien ha sido esporádicamente descripto en aislamientos clínicos de *P. aeruginosa*, *K. pneumoniae* y *S. marcescens* por la adquisición de metilasas cuyos genes codificantes se encuentran localizados en plásmidos.

Modificación enzimática del antibiótico:

La producción de enzimas modificadoras de aminoglucósidos constituye el mecanismo de resistencia adquirida más difundido para este grupo de drogas, tanto en bacterias Gram positivas como en Gram negativas. Estas enzimas son capaces de introducir modificaciones en la molécula de antibiótico que llevan a su inactivación, las cuales incluyen la transferencia de un grupo acetil-, fosfatidil-, o adenil desde un cofactor a la molécula de aminoglucósido. La localización de estas enzimas es esencialmente citoplasmática, resultando eficientes en términos del costo energético que implicaría la exportación hacia el exterior de la célula de cofactores enzimáticos o acetil-CoA. Estas enzimas se expresan de manera constitutiva proveyendo una protección constante contra los aminoglucósidos y no resulta infrecuente el hallazgo de aislamientos clínicos que producen de manera simultánea tres o más enzimas modificadoras de aminoglucósidos.

Tanto la aparición de mutantes en estas enzimas capaces de inactivar nuevos antibióticos aminoglucosídicos como la presencia de sus genes codificantes en elementos genéticos móviles como plásmidos y transposones ha determinado la amplia diseminación de estos marcadores de resistencia.

De acuerdo a la reacción que catalizan se denominan:

- **Fosfotransferasas** (APH: *aminoglycoside phosphotransferase*): catalizan la O-fosforilación ATP dependiente de los grupos hidroxilos del aminoglucósido. Se conocen 7 clases de fosfotransferasas, las cuales a su vez pueden comprender diferentes subclases: APH(4)-I, APH(6)-I, APH(9)-I, APH(3′)-I a -VII, APH(2″)-I a -IV, APH(3″)-I, APH(7″)-I. Las más comunes en los microorganismos Gram positivos son la APH(3´)-III y la APH(2´´)-I, esta última corresponde al dominio C-terminal de una enzima bifuncional denominada AAC(6´)-APH(2´´). Por su parte, en los microorganismos Gram negativos las fosfotransferasas más frecuentes son APH(3´)-I y APH(3´)-II.
- **Nucleotidiltransferasas** (ANT: *aminoglycoside nucleotidiltransferase*) catalizan la O-adenilación ATP dependiente de los grupos hidroxilos del aminoglucósido. Las cinco clases comprendidas en este grupo son: ANT(6), ANT(9), ANT(4′)-I y -II, ANT(3″) y ANT(2″). Esta última está ampliamente diseminada en bacterias Gram negativas, mientras que ANT(4´)I es común en estafilococos y estreptococos.
- **Acetiltransferasas** (AAC: *aminoglycoside acetyltransferase*) catalizan la N-acetilación Acetil CoA dependiente de los grupos –NH2. Las acetiltransferasas constituyen el grupo más grande de enzimas modificadoras de aminoglucósidos con más de 50 enzimas identificadas, tanto en bacterias Gram positivas como Gram negativas. Se conocen cuatro clases de enzimas acetilantes AAC(1), AAC(3)-I a –IX, AAC(2) y AAC(6´)-I y –II. En bacterias Gram-negativas las enzimas acetilantes más ampliamente diseminadas son la AAC(6') I y en menor medida AAC(3)I, AAC(3) II, AAC(3)III, AAC(3)IV, AAC(3)VI.

De todas ellas, AAC(6´)I es la enzima de mayor relevancia clínica, tanto en bacterias Gram negativas como Gram positivas, siendo responsables de la resistencia a amikacina y otros aminoglucósidos. Los genes codificantes de la misma hay sido localizado en plásmidos y en el cromosoma, y generalmente forman parte de elementos genéticos móviles. AAC(6´) forma parte de la enzima bifuncional AAC(6´)-APH(2´´) cuyos sustratos incluyen gentamicina, amikacina, kanamicina, tobramicina y netilmicina, pero no estreptomicina. Esta enzima fue inicialmente descripta en *Enterococcus sp* y *Staphylococcus sp* y posteriormente en bacterias Gram negativas. Incluso, fue reportada como parte del cassette que confiere resistencia a vancomicina en *S. aureus*. La Tabla 37-2 incluye ejemplos de enzimas modificadoras de aminoglucósidos más prevalentes.

La nomenclatura más empleada para estas enzimas, describe primero la actividad (APH, AAC o ANT), seguida de la posición de la molécula del antibiótico que modifica entre paréntesis (clase) y en números romanos se indica un perfil particular de resistencia (subclase) (Fig. 37-9). Por ejemplo la AAC(6′)-I representa una N-acetiltransferasa que cataliza la acetilacion en la posición 6´ del aminoglucósido, confiriendo resistencia a amicacina, kanamicina, tobramicina y netilmicina.

Mecanismos de resistencia adquirida a macrólidos, lincosamidas, cetólidos, estreptograminas y oxazolidinonas (MLKSO)

Los macrólidos (eritromicina, claritromicina, roxitromicina, y el azálido azitromicina), lincosamidas (Iincomicina, clindamicina), estreptograminas (quinupristina, dalfopris-

Tabla 37-2. Enzimas modificadoras de aminoglucósidos prevalentes y sus respectivos sustratos.

ENZIMAS MODIFICADORAS DE AMINOGLUCÓSIDOS	
ENZIMA	SUSTRATOS TÍPICOS
O-FOSFOTRANSFERASAS (APH)	
APH(2")I	Gentamicina, Kanamicina, Tobramicina
APH(3')I	Kanamicina, Neomicina
APH(3")II	Estreptomicina
APH(3)III	Estreptomicina
O-ADENILTRANSFERASAS (ANT)	
ANT(2")I	Gentamicina, Kanamicina, Tobramicina, Dibecacina, Sisomicina ,
ANT(4')I	Kanamicina, Tobramicina Amikacina, Isepamicina
N-ACETILTRANSFERASAS (AAC)	
AAC(3)I	Gentamicina, sisomicina, fortimicina
AAC(3)II	Gentamicina, Tobramicina, Netilmicina, Sisosmicina. Dibecacina
AAC(6')I	Amikacina, Kanamicina, Tobramicina, netilmicina

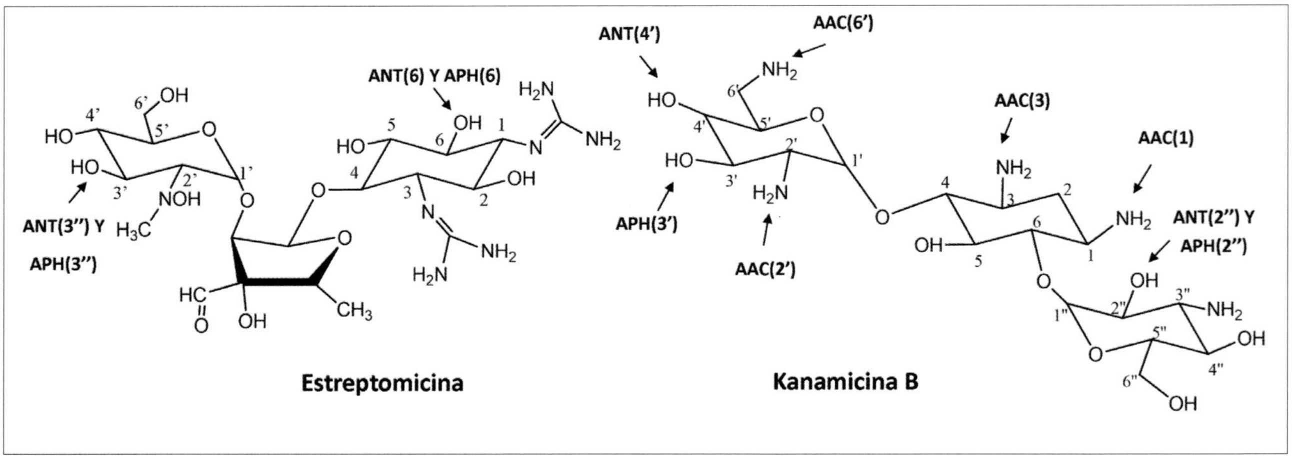

Fig. 37-9. Enzimas modificadoras de aminoglucósidos.

tina), cetólidos (derivados semi-sintéticos de la eritromicina A), y oxazolidinonas (linezolid), conocidos como grupo MLSKO. Aunque químicamente se trata de distintos tipos de compuestos, los antibióticos MLKSO comparten sitios de unión que se superponen en la subunidad 50S ribosomal. Todos los miembros del grupo inhiben la síntesis proteica por bloqueo de la formación de enlaces peptídicos a nivel del centro peptidil-transferasa del ribosoma. Es importante destacar que, por actuar en sitios blancos cercanos en el ribosoma bacteriano, no es sorprendente que algunas de ellos seleccionen resistencia para todo el resto.

La resistencia a eritromicina fue reportada en estafilococos poco tiempo después de la introducción de este antibiótico en la práctica médica en la década de 1950. Desde ese momento, diversos factores, principalmente la administración oral de los primeros macrólidos, y la disponibilidad de esquemas terapéuticos sencillos, han favorecido el uso masivo de estas drogas. En particular, los macrólidos, modernos, tanto por su baja toxicidad como por su baja cantidad de efectos adversos y fácil administración oral, se han transformado, en muchos casos, en sustitutos de algunos β-lactámicos, especialmente en pacientes ambulatorios, en enfermedades banales y aun fuera de todo uso racional.

Por ello, es notorio un aumento en la frecuencia de aislamientos clínicos de estreptococos y estafilococos resistentes a estas drogas, cuando, hasta hace unos años, la eritromicina presentaba buena actividad frente a dichos microorganismos. Debe recordarse que las lincomicinas son utilizadas en infecciones producidas por algunos anaerobios.

En la mayoría de los Gram negativos de importancia clínica, la presencia de la membrana externa impide el pasaje de estos compuestos hidrofóbicos, por lo cual presentan resistencia intrínseca a muchas de estas drogas. Existen excepciones, como *Haemophilus influenzae*, *Moraxella catarrhalis* y *Bordetella pertusis*, que poseen estructuras de pared más laxas. En el caso de la azitromicina, un azálido semejante a los macrólidos, que a pH alcalino se encuentra principalmente no disociado, puede atravesar la membrana externa de algunas enterobacterias como *Salmonella* y *Shigella.*

Como en otras familias de drogas, la resistencia adquirida puede estar asociada a la modificación del antibiótico, a una modificación del blanco molecular o bien a la reducción en la concentración intracelular de la droga.

Resistencia por modificación enzimática del sitio blanco:

Alteraciones de origen mutacional en el ribosoma:

En los últimos años, se han descripto un número creciente de aislamientos con resistencia al grupo de antibióticos MLKSO con mutaciones en el dominio V de los genes del rRNA 23S y/o en los genes codificantes de las proteínas L4 y L22.

Las mutaciones en el rRNA 23S pueden resultar en valores de resistencia elevados los componentes del grupo MLKSO, tanto en Gram negativos como en Gram positivos. Las mutaciones más frecuentes ocurren en el dominio V del RNA ribosomal, específicamente en las posiciones A2058 y A2059, de acuerdo a la numeración en *E. coli*. Mutaciones en otras posiciones dentro del dominio V han sido asociadas a resistencia a linezolid.

Como generalmente los microorganismos poseen varias copias de genes codificantes para el rRNA 23S, las mutaciones que ocurren en un solo alelo son usualmente enmascaradas por la abundancia de copias no mutadas. Por ello, este mecanismo es más relevante en microorganismos con bajo número de copias de los genes codificantes para rRNA, como *Helicobacter pylori*, que posee sólo dos operones rRNA.

Mucho más frecuente, en cambio, es la selección de mutaciones para las proteínas ribosomales L4 y L22 que resultan en cambios aminoacídicos puntuales, deleciones y/o inserciones, tanto en Gram positivos como en Gram negativos, incluyendo *Streptococcus pneumoniae*, *Streptococcus pyogenes* y *Haemophilus influenzae*.

Metilasas de rRNA:

Uno de los mecanismos de resistencia a macrólidos más frecuentes es una modificación post-transcripcional del rRNA 23S ribosomal mediada por adenina-N6-metiltransferasas, mejor conocidas como metil-transferasas tipo Erm (por *erythromycin resistance methylase*), que catalizan la metilación postranscripcional de una adenina (A2058) del rRNA 23S confiriendo altos niveles de resistencia a macrólidos, lincosaminas y estreptgramina B (fenotipo MLS_B). Esta metilación reduce la afinidad por el antibiótico por un cambio conformacional en el ribosoma.

Existen actualmente una treintena de metilasas, Erm(A) hasta Erm(I), Erm(N), Erm(O), Erm(Q) hasta Erm(Z), Erm(30) hasta Erm(41), tanto en Gram positivos, como en Gram negativos, aerobios y anaerobios. Los genes codificantes de estas enzimas pueden encontrarse en transposones conjugativos o no conjugativos y asociados a otros genes de resistencia. La expresión de este fenotipo puede ser inducible o constitutiva.

Recientemente han sido descriptas algunas variantes de metilasas Erm, producidas por especies de *Mycobacterium*, que pueden conferir resistencia selectiva a macrólidos y lincosamidas, pero no a estreptogramina B.

En *Staphylococus* spp., la expresión inducible de los genes *erm* determina el fenotipo $iMLS_B$, que confiere resistencia a macrólidos de 14 (eritromicina) y 15 miembros (azálidos como azitromicina), que también son buenos inductores. No afecta a los de 16 miembros, ni a estreptogramina B. La sensibilidad a clindamicina se ve afectada en presencia de un inductor, que de ser detectada es sinónimo de resistencia clínicamente relevante.

El empleo de clindamicina en el tratamiento de estafilococos y estreptococos del grupo viridans o β-hemolíticos con resistencia inducible, puede llevar a la selección de mutantes con sobreexpresión constitutiva intra-tratamiento. La expresión constitutiva de este mecanismo, fenotipo $cMLS_B$, confiere resistencia también a los macrólidos de 16 miembros, lincosamidas y estreptogramina B.

Existen otra metil-transferasa de rRNA 23S, codificada por el gen *cfr*, que confiere resistencia a lincosamidas, oxazolidinonas estreptogramina A y cloranfenicol, pero no a macrólidos, lo cual la hace diferente de las metilasas Erm.

Resistencia por sistemas de eflujo:

Se han descripto distintos sistemas que intervienen en el eflujo específico de algunos miembros del grupo MLS_B. Muchas de estas bombas pertenecen a la familia MFS (*major facilitator superfamily*), por ejemplo Mef(A) y Mef(E). Otras son posibles miembros de la familia de los transportadores ABC, dependientes de energía mediada por ATP, como Ole(B), Msr(A), etc.

En Gram positivos, se han descripto tres diferentes clases de genes de eflujo: *mef, msr,* y *vga*. Los genes *mef* (*macrolide efflux*) están frecuentemente asociados a elementos conjugativos en el cromosoma y son fácilmente transferidos a otras especies. La expresión de los genes *mef* determina el fenotipo M que confiere resistencia a macrólidos de 14 y 15 miembros pero no lincosamidas y estreptograminas. Este mecanismo es frecuente en *S. pyogenes* y *S. pneumoniae* resistentes a la eritromicina.

Los genes *msr* confieren resistencia a macrólidos y estreptogramina B, otorgando el fenotipo MS, y los genes *msrA* y *msrB* han sido hallados en *S. aureus*. Los genes *msrA* y *vga* confieren resistencia estreptogramina A.

También pueden intervenir sistemas de eflujo no específicos como por ejemplo tipo MDR (*multi-drug resistance*) capaces de expulsar un amplio espectro de drogas que incluyen eritromicina, cloranfenicol, fluoroquinolonas y ciertos aminoglucósidos, entre otras.

Algunos agentes antimicrobianos menos específicos, como el triclosan (utilizado en jabones, pastas dentales y otros productos de higiene personal) tienen la capacidad de seleccionar bacterias con mutaciones en determinadas bombas de eflujo y/o en genes que regulan la expresión de sus genes codificantes, aumentando también la expulsión de algunos antibióticos.

Modificación enzimática de las moléculas de antibiótico:

La modificación enzimática de los macrólidos es, hasta hoy, menos frecuente.

Se han descripto diversas enzimas inactivantes, incluyendo esterasas, codificadas por los genes *ere(A)* y *ere(B)*, ligasas (genes *vgb*), transferasas (genes *lnu* y *vat*), y fosforilasas (genes *mph*).

La presencia de una lincosamida nucleotidil-transferasa en *S. aureus* determina el fenotipo L que confiere resistencia a clindamicina y sensibilidad a eritromicina.

Mecanismos de resistencia adquirida a tetraciclinas y antibióticos relacionados (glicilciclinas)

Los mecanismos principales de resistencia a tetraciclinas son el eflujo y la alteración del blanco molecular (protección ribosomal).

Resistencia adquirida mediada por sistemas de eflujo:

Es el mecanismo de resistencia adquirida más frecuente a estas drogas. En este caso el sistema de eflujo pertenece a la familia MFS, intercambiando protones por el complejo tetraciclina-catión. Los genes que codifican para estas bombas se denominan *tet*, y se encuentran tanto en microorganismos Gram negativos como Gram positivos. La mayoría confiere resistencia a tetraciclina, pero no a minociclina (una tetraciclina más hidrofóbica) o glicilciclinas (tigeciclina). Sin embargo, en algunas especies de Gram negativos, existe una bomba codificada por el gen *tet(B)*, que expulsa tanto tetraciclina como minociclina.

Estos mecanismos suelen ser inducibles, y la información genética para la síntesis de sus componentes suele estar codificada en grandes plásmidos conjugativos.

Como ya fue dicho anteriormente, estos sistemas no son específicos, por lo que pueden expulsar, y por lo tanto, conferir resistencia cruzada a otras familias de antibióticos, como quinolonas, cloranfenicol, eritromicina y β-lactámicos, e incluso a otras moléculas, como desinfectantes y antisépticos (compuestos de amonio cuaternario).

Protección del sitio blanco:

Seis clases de proteínas de protección ribosomal: Tet(M), Tet(O), Tet(P), Tet(Q), Tet(S), y Otr(A), de localización citoplasmática, son capaces de proteger al ribosoma de la acción de las tetraciclinas. Tienen similitud estructural con los factores de elongación de la síntesis proteica EF-Tu y EFG, y tienen actividad de GTPasa. Han sido descriptos en una gran variedad de bacterias Gram positivas y Gram negativa, y también en micoplasmas y ureaplasmas.

De ellas, Tet(M), una de las proteínas de protección más caracterizadas, compite con el factor de elongación EF-G por la unión al ribosoma, pero Tet(M) posee mayor afinidad. En presencia de Tet(M) y GTP, la proteína induce un cambio conformacional en el ribosoma, y la unión de tetraciclina al mismo disminuye, y eventualmente es liberada utilizando energía producida por hidrólisis del GTP. En estas condiciones, su presencia permite la unión del aminoacil-tRNA al sitio aceptor (A) del ribosoma en presencia de concentraciones de tetraciclina que normalmente inhibirían la traducción.

Algunos de los genes que codifican estas proteínas, como *tet(M)* y *tet(Q)*, se encuentran asociados a grandes transposones conjugativos que portan el gen *erm(F)*, que confiere resistencia a algunos macrólidos.

Enzimas inactivantes:

El gen *tet(X)* codifica una enzima inactivante de tetraciclinas y tigeciclina, que altera la molécula de antibiótico en presencia de NADPH y oxígeno, por un proceso de óxido-reducción.

Mecanismos de resistencia adquirida a quinolonas:

Las quinolonas son, después de β-lactámicos, los antibióticos de mayor uso, y las tasas de resistencia han aumentado mucho en los últimos años en prácticamente todo el mundo Típicamente, la resistencia a quinolonas involucra distintos mecanismos partir de mutaciones en el cromosoma bacteriano que o bien ocurren en los genes que codifican para las toposiomerasas, o bien que afectan la acumulación de la droga en el sitio blanco. Más recientemente se han descripto mecanismos de resistencia a quinolonas cuyos genes codificantes están localizados en plásmidos. Estos mecanismos, denominados en conjuntos PMQR (del inglés *Plasmid Mediated Quinolone Resistance*), incluyen la inactivación enzimática de las quinolonas, la protección del sitio blanco y la expresión de bombas de eflujo adquiridas. La presencia conjunta de diversos mecanismos de resistencia es frecuentemente observada tanto en enterobacterias como en bacilos Gram negativos no fermentadores, de gran relevancia clinica.

Alteración del sitio blanco: DNA girasa y topoisomerasa IV:

Tanto la DNA girasa como la topoisomerasa IV son enzimas tetraméricas compuestas por dos subunidades A y dos subunidades B, que en el caso de la DNA girasa están codificadas por los genes *gyrA* y *gyrB* respectivamente, mientras que en el caso de la topoisomerasa IV son producto de los genes *parC* y *parE,* respectivamente.

En general, mutaciones en cualquiera de estos blancos puede conferir resistencia a las quinolonas, sin embargo, los aislamientos clínicos altamente resistentes poseen más de una mutación en dichos genes.

Las mutaciones en *gyrA* inducen un cambio en la conformación de la DNA girasa y/o en la carga del sitio de unión de la enzima con el antibiótico. Este mecanismo de resistencia ha sido ampliamente descripto en enterobacterias, en especial en *E. coli.* Las mutaciones dobles en este gen resultan en altos niveles de resistencia. Las mutaciones en la DNA girasa en general se localizan en la región QRDR (del inglés: *Quinolone Resistance Determining Region*) comprendida entre los aminoácidos Ala67 y Gln106, cercanas a la Tyr122 donde la DNA girasa se une al DNA. Otras mutaciones en Gly81, Ala84 y más frecuentemente en Ser83 o Asp87 son comunes en aislamientos clínicos de *E. coli.*

Las mutaciones en *gyrB* también son responsables de la resistencia a quinolonas, si bien en los aislamientos de origen clínico es predominante la alteración en *gyrA.* Las alteraciones en *parC* pueden contribuir a una disminución de la sensibilidad a quinolonas en *E. coli,* mientras que la participación de *parE* en la resistencia parecería irrelevante. Por el contrario, en los microorganismos Gram positivos las mutaciones en *parC* son determinantes para la adquisición de resistencia.

La presencia de mutaciones en *gyrA* y *parC*, son comunes en las bacterias que presentan altos niveles de resistencia y la contribución de múltiples mutaciones a la resistencia parecería ser una regla. A su vez, en especies que resultan naturalmente menos sensibles a las quinolonas una sola mutación puede ser suficiente para alcanzar niveles de resistencia clínicamente relevantes.

Alteración en la acumulación de la droga en el sitio blanco:

La disminución en la concentración de la droga en el sitio blanco puede deberse a una disminución en la captación del antibiótico o bien, a la expresión de un sistema de eflujo activo. Alteraciones en la expresión de las porinas o los lipopolisacáridos de la membrana externa de las bacterias Gram negativas, reducen la captación del antibiótico confiriendo un nivel discreto de resistencia. Por ejemplo, la expresión de una porina OmpF mutada, producto del gen *nfxB,* confiere resistencia a quinolonas en *E. coli,* dado que presenta un ingreso reducido de la droga.

Tal como se dijo anteriormente, los sistemas de eflujo son capaces de conferir resistencia cruzada a fluoroquinolonas y a otros agentes antimicrobianos no relacionados estructuralmente. Si bien estas bombas han sido descriptas en distintas especies bacterianas, las más estudiadas son las de tipo Mex, en *P. aeruginosa*. MexAB-*O*prM, perteneciente a la familia RND, se expresa constitutivamente en cepas salvajes de *P. aeruginosa* otorgando resistencia intrínseca de bajo nivel a quinolonas y otros antibióticos. En mutantes denominadas nalB, altamente resistentes a quinolonas, existe una hiper-expresión de este sistema que surge por mutaciones en el represor (*mexR*) que regula su expresión. En estas condiciones, MexAB confiere resistencia a fluoroquinolonas, tetraciclinas y cloranfenicol. Otros sistemas de eflujo como MexCD-OprJ y MexEF-OprN se hiper-expresan en mutantes resistentes, siendo su expresión prácticamente nula en las cepas salvajes. MexCD confiere resistencia a fluoroquinolonas, eritromicina, trimetoprima y desinfectantes, MexEF confiere resistencia a cloranfenicol, imipenem y desinfectantes. MexXY confiere resistencia a fluoroquinolonas, eritromicina y aminoglucósidos.

En las enterobacterias existen sistemas similares a los descriptos en *P. aeruginosa*. Por ejemplo, en *E. coli* se encuentra la bomba de eflujo AcrAB-TolC, cuya hiper-expresión determina altos niveles de resistencia a quinolonas en cepas que concomitantemente presentan mutaciones en *gyrA* y *parC*. Por su parte, la inhibición de AcrAB o mutaciones en el operón *acrAB*, disminuyen los valores de CIM de las quinolonas, indicando que estos sistemas contribuyen ademas, de manera intrínseca, a un nivel basal de resistencia.

***Resistencia plasmídica a quinolonas*:**

Dado que las quinolonas son antimicrobianos de origen sintético, y que durante muchos años no se conoció ningún mecanismo de codificación plasmídica, se había asumido que la emergencia de microorganismos resistentes solo pudiese ser producto de eventos mutacionales y no debida eventos de transferencia de genes. Sin embargo, a partir de fines de los años 90 se describieron genes de resistencia a quinolonas de localización plasmídica, los cuales incluyen:

- La protección del blanco molecular mediado por proteínas Qnr,
- La inactivación enzimática mediada por la enzima acetilante de aminoglucósidos AAC(6')-Ib cr,
- La adquisición de bombas de eflujo de tipo QepA y OqxAB.

Una característica general de estos mecanismos es que su expresión, por si mismos, muchas veces solo proporciona un bajo nivel de resistencia. Sin embargo, este bajo nivel de resistencia es un umbral que favorece la selección de mutantes en los genes cromosomales que expresen un mayor nivel de resistencia.

Protección del blanco molecular por los péptidos Qnr

Estas proteínas se caracterizan por la presencia de una serie de pentapétidos repetidos en tándem (PPR), [Ser, Thr, Ala o Val] [Asp o Asn] [Leu o Phe] [Ser, Thr o Arg] [Gly].

Interactúan con la DNA girasa y toposiomerasa IV de manera de prevenir la acción de las quinolonas. QnrA fue descripta inicialmente en *K. pneumoniae* en Estados Unidos, en 1998 y subsecuentemente fueron reportados otros determinantes Qnr como QnrB, QnrC, Qnr D, QnrS, QnrVS, en diferentes enterobacterias, incluyendo numerosas variantes en cada uno. Algunos péptidos de tipo Qnr han sido también descriptos en bacterias Gram positivas como micobacterias, enterococos y clostridios. Como diferentes genes *qnr* fueron encontrados en el cromosoma de bacterias del ambiente acuático como *Shewanella algae*, *Vibrio* spp. y *Photobacterium profundum*, se ha sugerido que éstas pueden constituir el origen o ser el reservorio de los genes plasmídicos.

Las proteínas Qnr son capaces de conferir resistencia a ácido nalidíxico por sí mismas, o bajos niveles de resistencia a fluorquinolonas.

Los genes *qnr* resultan particularmente relevantes por su localización en elementos genéticos móviles (especialmente integrones o transposones) que portan marcadores de resistencia a otras familias de drogas, como genes codificantes de β-lactamasas, o enzimas modificadoras de aminoglucósidos que favorecen la co-selección y diseminación de múltiples resistencias.

Inactivación enzimática de fluorquinolonas

Más recientemente se ha descripto una nueva enzima denominada AAC(6')-Ib-cr, la cual difiere de la enzima acetilante de aminoglucósidos AAC(6´) Ib en dos aminoácidos, Trp102Arg and Asp179Tyr. Esta nueva enzima es capaz de acetilar no sólo a los aminoglucósidos, sino también a algunas fluorquinolonas como ciprofloxacina y norfloxacina, que albergan un grupo piperazinil amina sin sustituir, originando un bajo nivel de resistencia a dichas drogas. Esta enzima ha sido ampliamente reportada en el mundo y usualmente sus genes codificantes han sido asociados a elementos genéticos que conllevan marcadores de resistencia a otras familias de antibióticos.

El gen *aac(6´)-Ib-cr* también está ampliamente distribuido alrededor del mundo, y es frecuente encontrarlo asociado en plásmidos en los que puede ser co-transferido con otros genes de resistencia como *qnrA*, *qnrB* y genes codificantes de β-lactamasas de tipo CTX-M.

Adquisición de bombas de eflujo

Otro de los mecanismos de resistencia plasmídica a las quinolonas son las bombas de eflujo QepA y OqxAB. Estas bombas son capaces de conferir resistencia a las quinolonas más hidrofílicas como norfloxacina y ciprofloxacina. Además, QepA es capaz de extrudir eritromicina y bromuro de etidio, mientras que OqxAB expulsa un rango más amplio de compuestos que incluyen bromuro de etidio, β-lactámicos, tetraciclinas, cloranfenicol, trimetoprima, sulfametoxazol y algunos desinfectantes. Nuevamente, la extrusión de antibióticos no relacionados, mediada por estas bombas de eflujo, representa un mecanismo de resistencia cruzada, cuya selección se ve favorecida por la exposición a cualquiera de los agentes implicados.

La bomba QepA pertenece al grupo de las bombas de tipo MFS. El origen del gen *qepA* podría encontrarse en la familia *Actinomycetales*. Su prevalencia es aun baja en aislamientos clínicos provenientes de humanos.

Los genes *oqxA* y *oqxB* han sido detectados en plásmidos conjugativos, principalmente en aislamientos de origen animal, siendo aún infrecuentes en aislamientos clínicos humanos. La mayor prevalencia de esta bomba de expulsión en aislamientos de animales probablemente se deba al uso de olaquindox, una quinolona empleada para aumentar el peso de animales de granja a bajas dosis, que puede haber promovido su selección. Estos genes se encuentran naturalmente en el cromosoma de *K. pneumoniae*, especie de la cual se cree que fueron reclutados y movilizados por un transposón.

Mecanismos de resistencia adquirida a sulfamidas

Si bien la resistencia a las sulfamidas puede aparecer por mutaciones de la **dihidropteroato sintetasa (DHPS**, menos afines, en general es mucho más relevante la adquisición de genes alternativos (codificados por *sulI*, *sulII* o *sulIII*) de la **DHPS** con estas características, los que son sobreexpresados. Los genes plasmídicos han sido reclutados en plataformas que favorecen la asociación con otros mecanismos de resistencia, y la resistencia a sulfamidas se encuentra presente muchas veces en plásmidos de multirresistencia.

BIBLIOGRAFÍA

Blanco P, Hernando-Amado S, Reales-Calderon JA, Corona F, Lira F, Alcalde-Rico M, Bernardini A, Sanchez MB, Martinez JL. Bacterial multidrug efflux pumps: much more than antibiotic resistance determinants. *Microorganisms*. 2016; 4: doi: 10.3390/microorganisms4010014.

Davies J, Wright GD. Bacterial resistance to aminoglycoside antibiotics. *Trends in Microbiology*. 1997; 5: 234-240.

Dowson CG, Coffey TJ, Kell C, Whiley RA. Evolution of penicillin resistance in *Streptococcus pneumoniae*; the role of *Streptococcus mitis* in the formation of a low affinity PBP2B in *S. pneumoniae*. *Molecular Microbiology*. 1993; 9: 635-643.

Ghuysen JM. Serine beta-lactamases and penicillin-binding proteins. *Annual Reviews in Microbiology*. 1991; 45: 37-67.

Gutkind GO, Di Conza J, Power P, Radice M. β-lactamase-mediated resistance: a biochemical, epidemiological and genetic overview. *Current Pharmaceutical Design*. 2013; 19: 164-208.

Hooper DC, Jacoby GA. Topoisomerase Inhibitors: Fluoroquinolone Mechanisms of Action and Resistance. Cold Spring Harbour Perspective Medicine. 2016; 6: doi: 10.1101/cshperspect.a025320

Jelić D, Antolović R. From Erythromycin to Azithromycin and New Potential Ribosome-Binding Antimicrobials. *Antibiotics (Basel)*. 2016; 5: doi: 10.3390/antibiotics5030029.

Ramirez MS, Tolmasky ME. Aminoglycoside modifying enzymes. *Drug Resistance Update*. 2010; 13: 151-171.

CAPÍTULO 38

PRUEBAS DE SENSIBILIDAD A LOS ANTIBACTERIANOS

Marcela Radice, Angela M. R. Famiglietti

Una de las tareas más importantes de un microbiólogo clínico es la determinación de la sensibilidad de los microorganismos implicados en un proceso infeccioso a los agentes antimicrobianos. Esta determinación debe realizarse para todo microorganismo patógeno cuya sensibilidad no pueda ser asumida a partir de su identificación. Asimismo, el panorama actual de la resistencia a los antimicrobianos determina su realización incluso en aquellos microorganismos en los que la sensibilidad se considera universal y no se han descrito, por el momento, mecanismos de resistencia.

El objetivo principal de los ensayos de sensibilidad es evaluar en el laboratorio la respuesta del microorganismo a uno o varios antimicrobianos, interpretando, en una primera aproximación, su resultado como factor predictivo de la eficacia clínica. Además de la determinación *in vitro* de la sensibilidad del microorganismo patógeno, existen otras consideraciones a tener en cuenta en la selección de la opción terapéutica apropiada. Dichas consideraciones incluyen: 1) las propiedades farmacológicas de la droga, su toxicidad, unión a proteínas, distribución, absorción y excreción, 2) la experiencia clínica previa, 3) la naturaleza del proceso infeccioso, y 4) el estado inmunológico del paciente. Es responsabilidad del microbiólogo proveer información de la actividad de los distintos compuestos antimicrobianos sobre el microorganismo en estudio, obtenida a través de ensayos *in vitro* estandarizados. Por su parte, el médico debe evaluar la mejor opción terapéutica para cada paciente en particular, teniendo en cuenta las consideraciones mencionadas.

Los ensayos empleados para determinar la sensibilidad a los antibióticos se basan en enfrentar la bacteria en estudio a una determinada droga y medir el efecto resultante. Este efecto puede ser fundamentalmente de dos tipos: 1) el antibiótico provoca la muerte del microorganismo, efecto que se conoce como bactericida, ó 2) simplemente inhibe al crecimiento del microorganismo, efecto que se conoce como bacteriostático. Entre las metodologías que evalúan el efecto bacteriostático se encuentran el **antibiograma por difusión en agar** y la **determinación de la concentración inhibitoria mínima (CIM) por dilución en agar o en caldo,** o por el **método epsilométrico**. Por su parte, metodologías como la **determinación de la concentración bactericida mínima (CBM)**, **curvas de muerte**, **velocidad bactericida del suero** y **poder bactericida del suero,** evalúan el efecto bactericida de un antibiótico.

En la práctica diaria se emplean principalmente dos metodologías: el antibiograma por difusión en agar con discos o tabletas, ampliamente utilizado por su baja complejidad y bajo costo, y los métodos automatizadas como Vitek, Phoenix, entre otros, que permiten determinar la CIM de manera rápida y precisa. Estos últimos se limitan a laboratorios de mayor complejidad, que procesan habitualmente un número importante de muestras, ya que requieren de equipamientos especiales y el costo de los insumos necesarios es alto.

Los métodos manuales convencionales para realizar la determinación de la CIM, dilución en agar ó en caldo, en general, no se realizan de rutina y no todos los laboratorios cuentan con los elementos para llevarlos a cabo. Se utilizan en situaciones especiales de enfermedades severas (endocarditis, meningitis, septicemia, etc) y también con fines epidemiológicos. Para aquellos laboratorios que no cuentan con la complejidad necesaria para realizar estos últimos, el método epsilométrico (tiras de E-test) representa una buena alternativa.

Los ensayos de sensibilidad a los antibióticos deben ser realizados con el germen causante de la infección y, frente a una infección mixta, el ensayo debe ser realizado con cada uno de los microorganismos infectantes por separado, nunca sobre la mezcla.

Los resultados de estas pruebas están influenciados por diversos factores dependientes tanto del operador como de los reactivos empleados. Por lo tanto, es necesaria la realización de las técnicas de manera estandarizada para lograr resultados reproducibles y confiables. Existen distintos organismos como el *Clinical and Laboratory Standard Institute* (CLSI) en Estados Unidos o el *European Committee on Antimicrobial Susceptibility Testing* (EUCAST) en Europa, entre otras, que elaboran los estándares y recomendaciones para la realización de estas pruebas. En la Argentina se emplean principalmente las normativas del CLSI, las cuales son permanentemente revisadas por comités de expertos locales que elaboran recomendaciones teniendo en cuenta la epidemiologia de la región.

Las pruebas de sensibilidad a los antibióticos categorizan a los microorganismos esencialmente en tres categorías: **Sensible**, **Intermedio** y **Resistente**. Más recientemente se han incluido las categorías: **Sensible-Dosis Dependiente** y **No Sensible**.

Sensible: esta categoría implica que la dosis de antibiótico recomendada habitualmente será efectiva en el tratamiento de la infección producida por el microorganismo en estudio. En este caso las concentraciones de antibiótico en el sitio de infección resultan superiores a la mínima concentración necesaria para inhibir al microorganismo (determinada *in vitro*) existiendo una alta posibilidad de éxito terapéutico.

Intermedio: esta categoría incluye microorganismos que se inhiben *in vitro* con concentraciones de antibiótico cercanas a los niveles de droga que se alcanzan usualmente en sangre y tejidos, siendo incierto el efecto terapéutico. Esta categoría implica eficacia clínica en infecciones que ocurren en sitios donde la droga se concentra fisiológicamente (Ej.: fluorquinolonas y β-lactámicos en orina) o cuando pueden administrarse mayores dosis de antibiótico (Ej.: β-lactámicos), pudiendo emplearse si no se dispone de una mejor opción terapéutica. Esta situación de "intermedio" incluye además una zona "buffer" que debiera prevenir pequeños factores técnicos incontrolables que causan mayores discrepancias en la interpretación.

Sensible-Dosis Dependiente: esta categoría se reserva para situaciones donde la sensibilidad de los microorganismos a determinados antimicrobianos depende del régimen de dosificación que se emplee en el paciente. Para alcanzar niveles que resulten clínicamente efectivos pueden emplearse mayores dosis o mayor frecuencia de dosis, o ambos, de manera exponer al microorganismo a concentraciones de la droga superiores a las que se emplean para establecer los puntos de corte. El concepto de Sensible-Dosis Dependiente estaba comprendido en la categoría de intermedio, sin embargo sólo puede aplicarse cuando las dosis a emplear de un determinado antimicrobiano hayan sido aprobadas y empleadas clínicamente, y existan suficientes antecendentes sobre esta designación.

Resistente: se aplica a aquellos microorganismos que no se inhiben por las concentraciones de antibiótico habitualmente alcanzadas en sangre/tejidos, cuando se emplean las dosis habituales.

Se reserva la categoría **No Sensible** en aquellos casos donde sólo se ha designado el criterio de sensibilidad para ese antimicrobiano, ya que no se han descripto microorganismos resistentes o su ocurrencia es muy infrecuente.

ANTIBIOGRAMA POR DIFUSION EN AGAR

Es un ensayo cualitativo, basado en la técnica descripta en 1966 por Kirby, Bauer y colaboradores, el cual permite evaluar de manera sencilla la sensibilidad bacteriana a los antimicrobianos. Se basa en enfrentar una cantidad preestablecida de un antimicrobiano contenido en un reservorio, que usualmente es un disco de papel de filtro, con un inóculo determinado del microorganismo en estudio previamente distribuido sobre un medio de cultivo sólido (Fig. 38-1). Tan pronto el disco impregnado de antibiótico se pone en contacto con la superficie húmeda del medio, el disco absorbe agua y el antibiótico difunde radialmente a través del espesor del agar, formándose un gradiente de concentración. Transcurrido el período de incubación, donde ocurre el desarrollo del microorganismo, se observa

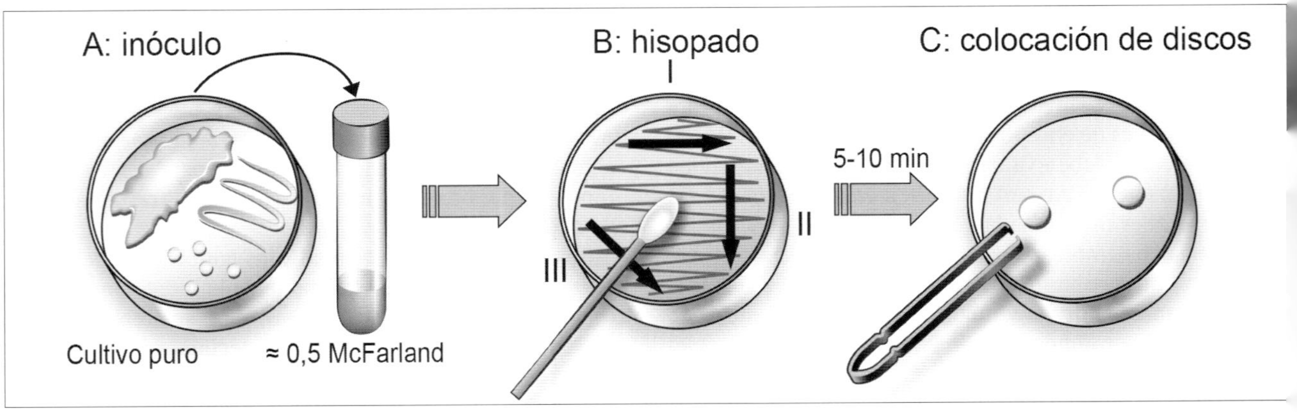

Fig. 38-1. Esquema de realización del antibiograma por el método de difusión en agar.

alrededor del disco una zona de inhibición. La sensibilidad del microorganismo es inferida a partir del tamaño del halo de inhibición formado, el cual depende de la "concentración límite" de antibiótico que permite el crecimiento bacteriano (y que se correlaciona con la concentración inhibitoria mínima obtenida por método de dilución) (Fig. 38-2). El tamaño del halo depende no sólo de la sensibilidad intrínseca del microorganismo a la droga ensayada y de la difusión de la misma en el agar, sino también de otros factores como el pH y composición del medio de cultivo, espesor del agar, temperatura, condiciones de incubación, inóculo microbiano, velocidad y fase de crecimiento del microorganismo.

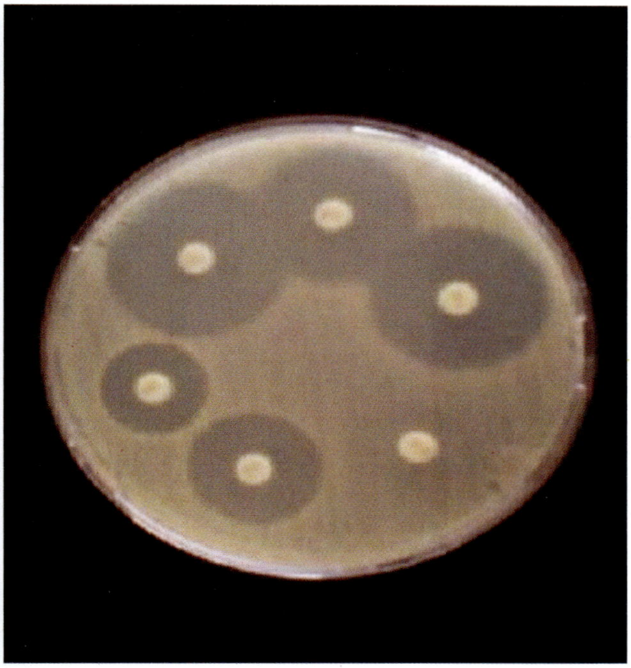

Fig. 38-2. Antibiograma por difusión. Se observan los halos de inhibición obtenidos para distintos microbianos ensayados.

Desarrollo de la técnica (Fig. 38-1)

Los ensayos por difusión han sido estandarizados para gérmenes de crecimiento rápido, como miembros de la familia *Enterobacteriaceae, Pseudomonas aeruginosa, Stenotrophomonas maltophilia*, complejo *Burkholderia cepacia, Acinetobacter* spp., otros bacilos gram negativos no fermentadores, *Staphylococcus* spp. y *Enterococcus* spp. Asimismo, se han normalizado para microorganismos denominados "exigentes o fastidiosos", los cuales no desarrollan adecuadamente en los medios estándares utilizados en las pruebas de sensibilidad *in vitro*, como *Haemophilus influenzae* y *Haemophilus parainfluenzae, Neisseria gonorrhoeae, Streptococcus pneumoniae, Streptococcus* beta-hemolíticos, *Streptococcus* grupo *viridans* y *Neisseria meningitidis*. Para otros microorganismos como *Moraxella catarrhalis, Pasteurella, Bordetella, Legionella,* grupo HACEK, corineformes lipofílicos, entre otros (denominados "otros fastidiosos") no han sido aún estandarizadas las pruebas de sensibilidad *in vitro* por el método de difusión. En parte, porque son infrecuentes y usualmente responden al tratamiento utilizado, y porque desarrollan pobremente en los medios habituales. En situaciones puntuales en las cuales sea necesario conocer el comportamiento de un determinado antimicrobiano frente a estos "otros fastidiosos" se deberá recurrir a métodos de sensibilidad cuantitativa convencionales.

Medio de cultivo: El medio de cultivo recomendado es el agar Mueller Hinton ya que éste resulta apropiado para el desarrollo de bacterias para la cuales fue desarrollada la técnica. Además, permite el agregado de suplementos que favorecen el desarrollo de las bacterias fastidiosas.

Para la preparación de la placas conteniendo este medio de cultivo debe tenerse en cuenta que el volumen a agregar en la misma debe ser tal que permita alcanzar una altura preestablecida de 4 mm. Es decir, si se utilizan placas de 10 cm de diámetro, se deberán colocar aproximadamente 25 ml de medio para lograr el espesor de agar adecuado. Si éste difiere respecto a dicha altura, pueden producirse variaciones en los halos de inhibición que provoquen cambios en la interpretación del ensayo.

Si bien el agar Mueller Hinton presenta buena reproducibilidad entre lotes, hay variables que deben controlarse al momento de su preparación, como por ejemplo el pH, el cual debe ser 7,2-7,4. Si el pH es muy bajo se reduce la actividad de algunos antibióticos como aminoglucósidos, quinolonas y macrólidos, mientras que se incrementa la actividad de las tetracicilinas. La concentración de cationes divalentes debe ser controlada, recomendándose una concentración de calcio de 20-35 mg/l y de magnesio de 50-200 mg/l. Variaciones en la concentración de estos cationes pueden modificar la actividad de las tetraciclinas y los aminoglucósidos frente a *P. aeruginosa;* concentraciones elevadas de dichos cationes pueden dar lugar a halos de inhibición de menor tamaño que llevan a interpretar falsas resistencias. Asimismo la actividad de la daptomicina se ve afectada por las variaciones en la concentración de cationes divalentes y no se recomienda su ensayo por el método de difusión. También debe ser controlada la concentración de timina y timidina en el medio ya que en exceso inhiben la actividad de las sulfonamidas y trimetoprima.

El agregado de suplementos al agar Mueller Hinton está indicado exclusivamente para microorganismos fastidiosos tal como se detalla posteriormente.

Discos con antibiótico: estos discos contienen una concentración determinada y constante de droga deshidratada. Deben conservarse refrigerados, a temperatura de 4°C (para uso diario) ó a 20°C (discos en stock), en contenedores herméticos y protegidos de la luz. Para la realización de la prueba se deben retirar de la heladera/freezer entre 30 minutos y 1 hora antes de su uso, de manera de permitir su termostatizado gradual. Se recomienda utilizar no más de 6 ó 7 discos en las placas de 10 cm de diámetro ó no más de 12 en las placas de 15 cm, distribuidos de forma tal de evitar la superposición de los halos de inhibición. La selección de los antibióticos a ensayar dependerá del tipo de microorganismo, del sitio de infección, y de las recomendaciones internacionales y locales. Cada laboratorio de microbiología establecerá según su estructura, demanda asistencial y Política de Antibióticos, los criterios de ensayo e informe de los resultados.

Inóculo bacteriano: la preparación del inóculo bacteriano es un paso fundamental en la realización de los ensayos de sensibilidad a los antibióticos. Este inóculo debe contener aproximadamente 10^8 células viables/ml y se obtiene preparando una suspensión de bacterias que posea una turbidez, a simple vista, semejante a la que se observa en el tubo 0,5 de la escala de Mac Farland (estándar de turbidez). Este tubo corresponde a una solución de $BaSO_4$ el cual se prepara colocando 0,5 ml de Cl_2Ba 0,048 M + 99,5 ml de SO_4H_2 0,18M (1% v/v). La suspensión bacteriana puede prepararse de manera directa seleccionando varias colonias aisladas del microorganismo en estudio, provenientes de un cultivo de 18 a 24 horas de incubación en un medio no selectivo, y resuspendiéndolas en solución salina o caldo Mueller Hinton hasta alcanzar la turbidez establecida. Si el cultivo tiene más de 24 horas de incubación es conveniente preparar el inóculo seleccionando 3 a 5 colonias aisladas del microorganismo en estudio, inocularlas en medio de cultivo líquido e incubar a temperatura adecuada hasta alcanzar una turbidez semejante al tubo 0,5 de la escala de Mac Farland. Dentro de los 15 minutos de preparado el inóculo se siembran las placas empleando un hisopo estéril. La superficie del agar se debe inocular deslizando el hisopo en tres direcciones diferentes, rotando la placa 60°C, de manera de asegurar una siembra uniforme. Los discos de antibióticos deben colocarse dentro de los 15 minutos posteriores a la inoculación.

Las placas se colocan en la estufa de incubación invertidas, respetando los tiempos y condiciones de incubación establecidas para los diferentes microorganismos, tal como se detalla posteriormente.

Lectura e interpretación de los resultados: luego del tiempo de incubación apropiado, se mide el diámetro de los halos de inhibición empleando un calibre o regla. La medición se realiza sobre la base de la placa la cual debe estar iluminada con luz reflejada y sobre fondo oscuro, considerando la zona donde no se observa desarrollo a simple vista. En los medios que contienen sangre la medición se realiza sobre la superficie del agar. Cuando desarrollan colonias dentro del halo de inhibición, las que pueden corresponder a mutantes resistentes, contaminaciones, poblaciones heterogéneas o cultivos mixtos, conviene realizar nuevamente la identificación y el ensayo de sensibilidad antimicrobiana. La interpretación de los resultados se realiza según los valores de punto de corte establecidos en las tablas elaboradas por el CLSI, EUCAST, entre otros.

Control de calidad del ensayo: los procedimientos deben ser controlados y estandarizados rigurosamente de modo que se asegure la reproducibilidad y validez de los resultados obtenidos. Para ello, se utilizan diversas cepas microbianas, siendo las más comúnmente empleadas:

- *Escherichia coli* ATCC 25922
- *Escherichia coli* ATCC 35218
- *Pseudomonas aeruginosa* ATCC 27853
- *Staphylococcus aureus* ATCC 25923
- *Klebsiella pneumoniae* ATCC 700603

Se recomienda realizar el control de calidad interno periódicamente con cepas de referencia y cada vez que se cambie la partida del medio de cultivo y/o de discos.

Consideraciones metodológicas
***Enterobacteriaceae*, *Staphylococcus* spp. y *Enterocococcus* spp.:**

Medio de cultivo: agar Mueller Hinton.

Condiciones de incubación: 16-18 hs, a 35ºC, en atmósfera ambiente.

Cuando se ensaya la sensibilidad de *Staphylococcus* coagulasa-negativa a cefoxitina ó de *Enterococcus* spp. a glucopéptidos se requieren 24 hs de incubación.

Bacilos gram negativos no fermentadores:

Medio de cultivo: agar Mueller Hinton.

Condiciones de incubación: 20-24 hs, a 35ºC, en atmósfera ambiente.

***Haemophilus influenzae* y *Haemophilus parainfluezae*.:**

Medio de cultivo: Haemophilus Test Medium (HTM). Este medio contiene agar Mueller Hinton suplementado con 15 µg/ml de NAD, 15 µg/ml de hematina bovina y 5 µg/ml de extracto de levadura.

Inóculo: A partir de un aislamiento en agar chocolate de 18-24 hs de incubación, se resuspenden varias colonias en solución fisiológica hasta alcanzar una turbidez equivalente al tubo 0,5 de la escala de Mc Farland.

Condiciones de incubación: 16-18 hs, a 35ºC, en presencia de 5% de CO_2.

Neisseria gonorrhoeae:

Medio de cultivo: agar base GC suplementado con isovitalex al 1%.

Inóculo: a partir de un aislamiento en agar chocolate de 20-24 hs de incubación se resuspenden varias colonias en solución fisiológica hasta alcanzar una turbidez equivalente al tubo 0,5 de la escala de Mc Farland.

Condiciones de incubación: 20-24 hs, a 35ºC, en presencia de 5% de CO_2.

Neisseria meningitidis:

Medio de cultivo: agar Mueller Hinton suplementado con 5% de sangre ovina.

Inóculo: a partir de un aislamiento en agar chocolate de 18-24 hs de incubación se resuspendenden varias colonias en solución fisiológica hasta alcanzar una turbidez equivalente al tubo 0,5 de la escala de Mc Farland.

Condiciones de incubación: 20-24 hs, a 35ºC, en presencia de 5% de CO_2.

***Streptococcus pneumoniae*, *Streptococcus* Beta-hemolíticos, *Streptococcus* grupo *viridans*:**

Medio de cultivo: agar Mueller Hinton suplementado con 5% de sangre ovina.

Inóculo: A partir de un aislamiento en agar sangre de

18-20 hs de incubación se resuspenden varias colonias en solución fisiológica hasta alcanzar una turbidez equivalente al tubo 0,5 de la escala Mc. Farland.

Condiciones de incubación: 20-24 hs, a 35ºC, en presencia de 5% de CO_2.

METODOS DE DILUCION

Los métodos de dilución se consideran de referencia para la determinación cuantitativa de la actividad de los antimicrobianos. En comparación con los métodos de difusión, son técnicamente más complejos y casi siempre más caros. Son los métodos indicados cuando, además de la actividad inhibitoria, se quiere determinar también la actividad bactericida.

Básicamente, estas técnicas se basan en preparar diluciones seriadas del antibiótico en medio de cultivo el cual es posteriormente inoculado con el microorganismo en estudio. Una vez transcurrido el tiempo de incubación se determina la CIM como la mínima concentración del antibiótico capaz de inhibir el desarrollo microbiano (Fig. 38-3). A su vez, mediante subcultivos cuantitativos en medios sólidos de aquellos tubos en los que no se observa desarrollo bacteriano se puede determinar la concentración bactericida mínima (CBM), que representa la menor concentración de antibiótico que mata el 99,9% de las bacterias iniciales.

DETERMINACIÓN DE LA CONCENTRACION INHIBITORIA MINIMA (CIM)

La determinación de la CIM se puede realizar en medio líquido: **dilución en caldo**, que de acuerdo a los volúmenes empleados será **microdilución** o **macrodilución**, o en médio sólido: **dilución en agar**.

Inicialmente la determinación de la CIM se realizaba por macrodilución empleando baterías de tubos con caldo de cultivo con un rango determinado de antimicrobiano. Esta metodología resulta engorrosa por la cantidad de material, y a la vez laboriosa por las manipulaciones necesarias para su realización. La aparición de sistemas de inoculación múltiple para placas de agar popularizó el método de dilución en agar, en el que cada placa conteniendo una cierta concentración de antimicrobiano es inoculado con número de 25 a 36 microorganismos distintos. Posteriormente la utilización de micropipetas y de placas de microtitulación facilitó la realización del método de microdilución en caldo. En la actualidad se ha extendido el uso de los métodos automatizados comerciales de microdilución en caldo.

Las técnicas cuantitativas, al igual que las cualitativas, permiten categorizar a los microorganismos como **Sensible**, **Intermedio**, **Sensible-Dosis Dependiente**, **Resistente** y **No Sensible**. Asimismo, a los efectos de obtener datos confiables estas técnicas deben realizarse de manera estandarizada, de acuerdo a los lineamientos establecidos por el CLSI, EUCAST, o bien, de acuerdo a las normativas que hayan sido adoptadas en cada laboratorio.

Las técnicas de dilución fueron inicialmente diseñadas para bacterias aerobias de crecimiento rápido, pero al igual que en los ensayos por difusión han sido adaptadas para microorganismos fastidiosos y bacterias anaerobias.

Desarrollo de la técnica por dilución

Medio de cultivo: el medio de cultivo recomendado es el caldo/agar Mueller Hinton, al cual se pueden añadir los suplementos necesarios para el desarrollo de microorganismos fastidiosos. Este medio debe tener un pH de 7.2 a 7.4 y concentraciones apropiadas de Ca^{2+} (20-25 mg/l) y Mg^{2+} (10-12,5 mg/l).

Antibióticos: las drogas sólidas (en polvo) a utilizar en las técnicas de dilución deben obtenerse de los correspondientes fabricantes, ya que es necesario emplear sustancias valoradas de las que se conozca la potencia (mg de sustancia pura por cada mg de sustancia valorada), la fecha de caducidad y el número de lote. Estas drogas deben conservarse refrigeradas de acuerdo a las indicaciones del proveedor, empleando un desecador que posea gel de sílice o Cl_2Ca. Previo a su empleo, se deben termostatizar a temperatura ambiente para evitar la condensación que podría afectar a las drogas. Para la preparación de la solución de antibiótico madre o stock debe tenerse en cuenta la potencia indicada y los diluyentes apropiados. Es conveniente emplear las soluciones el mismo día de su preparación; alternativamente, las soluciones stock (concentradas) se pueden conservar en alícuotas preferentemente a -60ºC (nunca superior a -20ºC) ya que a estas temperaturas las soluciones de antimicrobianos son estables. No es necesario esterilizar dichas soluciones ya que la contaminación de las mismas es muy infrecuente.

En el método de macrodilución se prepara una batería de tubos de hemólisis con 1 ml de medio de cultivo. Al primer tubo se añade 1 ml de la solución del antimicrobiano. Luego de mezclar adecuadamente, se transfiere 1 ml de este tubo al siguiente y se repite el proceso tantas veces como diluciones se quieran ensayar. Del último tubo de la serie se elimina 1 ml con objeto de mantener en todos los tubos un mismo volumen final. Para cada paso de dilución se debe emplear una pipeta diferente. A su vez, se incluye un tubo sin antimicrobiano, el cual solo posee 1 ml de caldo, como control de crecimiento (Fig. 38-3). Por cada combinación microorganismo/antimicrobiano que se desea ensayar se debe preparar una batería de tubos.

En el método de microdilución cada uno de los pocillos de la placa de microtitulación, con pocillos de fondo en "U", representa uno de los tubos del método de macrodilución. Las placas de microdilución con diferentes concentraciones de antimicrobianos se pueden preparar en el propio laboratorio o bien se pueden comprar a diferentes compañías que los suministran congelados, deshidratados o liofilizados.

En el método de dilución en agar 1 ml de cada dilución del antimicrobiano a evaluar se agrega a un tubo conteniendo 19 ml de medio de cultivo fundido y termostatizado a aproximadamente 45ºC – 50ºC. Luego de homogeneizar de manera completa el medio de cultivo conteniendo el antibiótico, y antes de que se solidifique el agar, se vuelca en una placa de Petri estéril. De esta manera, se prepara una serie de placas donde cada una corresponde a una determinada concentración de antimicrobiano. La inoculación de los diferentes microorganismos a ensayar se realiza empleando un multirreplicador.

Inóculo bacteriano: el inóculo se prepara por dilución, en caldo Mueller Hinton, de la suspensión bacteriana de turbidez comparable al tubo 0,5 de la escala de Mac Farland, preparada por cualquiera de los métodos mencionados previamente para la técnica por difusión. En el método de macrodilución se realiza una dilución 1:100 de la suspensión inicial, de manera que al agregar 1 ml de dicha dilución a los tubos conteniendo 1 ml de medio de cultivo con antimicrobiano el inóculo resultante será de aproximadamente 5 x10^5 células viables/ml. En la técnica de microdilución se realiza una dilución 1:10 de la suspensión inicial (en el caso de emplear un inóculo de 5 µl) ó 1:100 (en el caso de emplear un inóculo de 50 µl). El inóculo bacteriano final debe contener aproximadamente 5 x 10^4 células viables por pocillo. En la técnica por dilución en agar la suspensión inicial se diluye 1:10. Dado que el volumen de inoculación es de 1-2 µl, cada gota tendrá una concentración final de 10^4 células viables.

Lectura e interpretación de los resultados: luego de la incubación adecuada para cada microorganismo, se procede a la lectura de los resultados. La CIM se define como la menor concentración de antimicrobiano que a simple vista inhibe completamente el crecimiento microbiano (Fig. 38-3). En el caso de las placas de microdilución el crecimiento se evidencia por una clara turbidez o un botón de al menos 2 mm de diámetro. La interpretación de los resultados se realiza según los valores de punto de corte establecidos en las tablas elaboradas por el CLSI, EUCAST, u otras.

Control de calidad del ensayo: los procedimientos deben ser controlados y estandarizados cuidadosamente, de modo que se asegure la reproducibilidad y validez de los resultados obtenidos. Las cepas de referencia empleadas son las siguientes:

- *Escherichia coli* ATCC 25922
- *Escherichia coli* ATCC 35218
- *Pseudomonas aeruginosa* ATCC 27853
- *Staphylococcus aureus* ATCC 29213
- *Enterococcus faecalis* ATCC 29212
- *Klebsiella pneumoniae* ATCC 700603

Consideraciones metodológicas

***Enterobacteriaceae*, bacilos gram negativos no fermentadores, *Staphylococcus* spp. y *Enterococcus* spp.:**

Medio de cultivo: caldo Mueller Hinton, ajustado a la concentración apropiada de cationes. (20-25 mg/l de Ca^{2+} y 10-12.5 mg/l Mg^{2+}). Para *Staphylococcus* spp. y oxacilina se debe agregar al medio 2% de ClNa.

Condiciones de incubación: 16-20 hs, a 35ºC, en atmósfera ambiente. El tiempo de incubación es de 24 hs para *Staphylococcus* spp. y oxacilina ó vancomicina, y para *Enterococcus* spp. y vancomicina.

***Streptococcus pneumoniae*, *Streptococcus* Beta-hemolíticos, *Streptococcus* grupo viridans y *Listeria* spp. :**

Medio de cultivo: caldo Mueller Hinton ajustado a la concentración apropiado de cationes (20-25 mg/l de Ca^{2+} y 10-12.5 mg/l Mg^{2+}), y suplementado con 2 a 5% de sangre lisada de caballo.

Condiciones de incubación: 20-24 hs, a 35ºC, en atmósfera ambiente, ó en el método de dilución en agar en presencia de 5% de CO_2.

***Haemophilus influenzae* y *Haemophilus parainfluezae*.:**

Medio de cultivo: Haemophilus Test Medium (HTM). Este medio contiene agar Mueller Hinton suplementado con 15 µg/ml de NAD, 15 µg/ml de hematina bovina y 5 µg/ml de extracto de levadura

Condiciones de incubación: 20-24 hs, a 35ºC, en atmósfera ambiente.

***Neisseria gonorrhoeae*:**

Medio de cultivo: agar base GC suplementado con isovitalex al 1%.

Condiciones de incubación: 20-24 hs, a 35ºC, en presencia de 5% de CO2.

Neisseria meningitidis:

Medio de cultivo: caldo Mueller Hinton ajustado a la concentración apropiada de cationes (20-25 mg/l de Ca^{2+} y 10-12.5 mg/l Mg^{2+}), y suplementado con 2- 5% de sangre lisada de caballo para la dilución en caldo y agar Mueller Hinton suplementado con 5% de sangre de oveja para la dilución en agar.

Condiciones de incubación: 20-24 hs, a 35ºC, en atmósfera ambiente

Anerobios:

Medio de cultivo: agar/caldo Brucella suplementdo con 5 µg/ml de hemina, 1 µg/ml de vitamina K y 5% de sangre lisada de oveja

Inóculo: 10^6 UFC/ml (dilución en caldo) ó 10^5 UFC/spot (dilución en agar)

Condiciones de incubación: 42- 48 hs, a 36ºC, en anaerobiosis

Métodos Epsilométricos (E-test)

El E-test se considera como un método alternativo para el estudio cuantitativo de la sensibilidad antimicrobiana, del cual cabe destacar su sencillez y buena correlación con la técnica estándar de dilución en agar para determinar la CIM (Fig. 38-4).

Este método emplea tiras de plástico no poroso de 6 cm de largo y 5 mm de ancho, impregnadas con un gradiente exponencial predefinido de antimicrobiano, equivalente a 15 diluciones. El gradiente de concentraciones se encuentra solo sobre una de las caras de la tira, por lo que es importante la orientación de la misma. Las tiras deben almacenarse a -20ºC y deben estar protegidas de la humedad. Antes de utilizarlas se deben termostatizar a

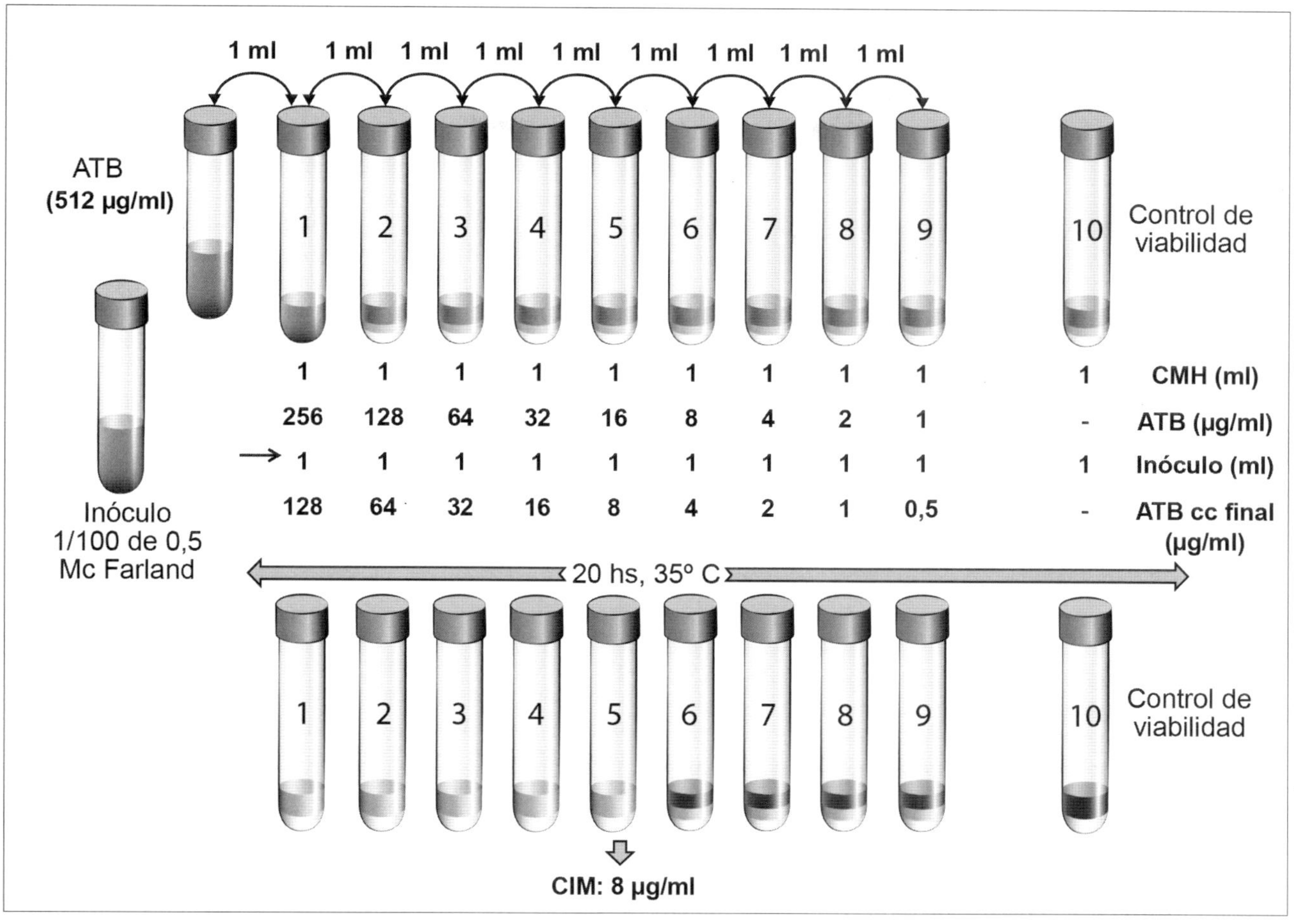

Fig. 38-3. Determinación de la CIM por macrodilución en medio líquido.

temperatura ambiente durante por lo menos 30 minutos para evitar la condensación que podría afectar a los antibióticos.

En principio, este método es una expansión de las técnicas de difusión en agar. Las tiras de E-test se colocan sobre las placas de agar Mueller Hinton inoculadas del mismo modo que para la realización de la técnica por difusión con discos. La cara de la tira donde se encuentran impresos los valores de concentración de antibiótico debe quedar hacia arriba. De manera inmediata se produce la difusión del antibiótico desde el soporte al agar, creándose de este modo un gradiente exponencial de concentraciones del antimicrobiano a lo largo de la tira. Luego del período de incubación adecuado se puede observar una zona de inhibición elipsoidal y simétrica. La CIM corresponde al valor obtenido en el punto en el que el extremo de la zona de inhibición intersecciona con la tira de E-test.

Dado que existe una relación directamente proporcional entre los valores de E-test y los valores obtenidos por la técnica de dilución en agar, los puntos de corte de CIM establecidos para dicha técnica serán apropiados para categorizar la bacteria estudiada. Asimismo, las cepas de referencia utilizadas para controlar el ensayo son las mismas que las mencionadas en el ensayo para la determinación de la CIM por dilución en agar.

El método epsilométrico es aplicable a bacterias de fácil crecimiento. También puede ser usado para bacterias anaerobias, *Streptococcus* spp., *Haemophilus* spp., *Helicobacter pylori*, *Nocardia* spp, *Corynebacterium* spp., levaduras y micobacterias, entre otros, teniendo en cuenta las consideraciones metodológicas mencionadas para el ensayo por difusión.

Métodos automatizados

Los métodos automatizados para evaluar la sensibilidad a los antimicrobianos son empleados en muchos laboratorios clínicos que procesan un alto número de muestras diarias. Estos sistemas detectan el desarrollo bacteriano en micropaneles que contienen diluciones seriadas del antimicrobiano, mediante colorimetría, turbidimetría ó fluorometría. De esta manera establecen la CIM del antimicrobiano, y utilizando sistemas computarizados proveen los reportes finales. De los sistemas comerciales actuales disponibles los más usados son Vitek (Biomerieux), Phoenix (Becton Dickinson) y Microscan (Dade), entre otros.

Los sistemas automatizados acortan los tiempos de ensayo ya que mejoran la sensibilidad analítica, es decir, son capaces de detectar el desarrollo bacteriano en una suspensión, con y sin antimicrobianos, antes que el

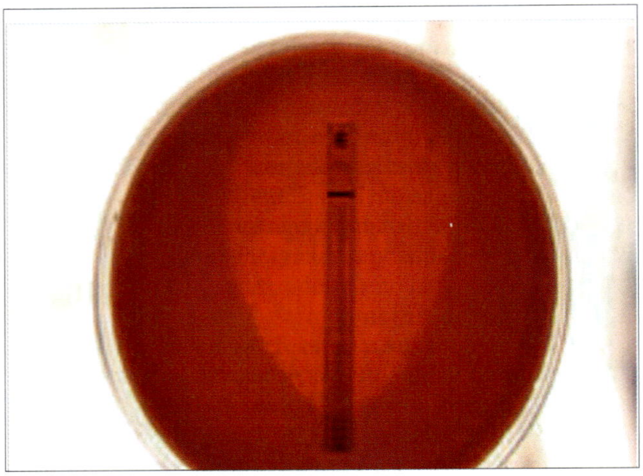

Fig. 38-4. **Determinación de la** CIM de ceftriaxona en *Streptococcus pneumoniae* por E-test.

laboratorista pueda detectar turbidez. La rapidez con que los resultados están disponibles tiene un impacto clínico positivo en cuanto a que permite un inicio o un cambio más oportuno de la terapia antimicrobiana, lo cual se puede traducir en una reducción en los días de hospitalización, otpimización en el uso de antimicrobianos y disminución en los costos totales. Otras ventajas de los métodos automatizados es que incluyen una mejor estandarización y reproducibilidad de los resultados, y una disminución de la carga de trabajo en los laboratorios. Además estos métodos están provistos de sistemas que mediante algoritmos detectan resultados inconsistentes y permiten sospechar algunos mecanismos de resistencia. Asimismo, la capacidad de almacenar y procesar la información facilita la obtención de datos estadísticos, el análisis de las tendencias en resistencia a antibióticos y el control en el uso de antimicrobianos.

El principal inconveniente de los métodos automatizados es el alto costo del equipo y de los insumos necesarios. Otras desventajas de estos métodos se refieren a que sólo se pueden evaluar los antibióticos incluidos en el panel y no siempre son aplicables a microorganismos fastidiosos, anaerobios y algunos bacilos no fermentadores.

DETERMINACIÓN DE LA CONCENTRACION BACTERICIDA MINIMA

En las infecciones bacterianas el tratamiento terapéutico debe ser capaz, al menos, de limitar la propagación y diseminación de la infección, recayendo en la inmunidad del huésped, tanto específica como inespecífica, la resolución final del proceso infeccioso. Por ello, las pruebas que se emplean habitualmente en la elección del antibiótico adecuado no discriminan si la acción de la droga sobre el microorganismo en estudio es de tipo bactericida o bacteriostática.

Cuando la inmunidad del paciente está comprometida (en pacientes neutropénicos) o bien cuando el proceso infeccioso ocurre en sitios de difícil acceso para las defensas del huésped (endocarditis, osteomielitis, entre otros) es fundamental que el tratamiento terapéutico se lleve a cabo con una droga bactericida.

En estas situcaciones excepcionales, se puede determinar la CBM, la cual es una medida de la "actividad letal" de los antimicrobianos expresada en µg/ml ó mg/l.

Esta metodología es una extensión de la determinación de la CIM en caldo, donde una alícuota de los tubos en los que no se observa desarrollo bacteriano (turbidez) son subcultivados en placas conteniendo medio de cultivo (sin antibiótico) con el fin de cuantificar las bacterias viables. La CBM corresponde a la menor concentración de antibiótico que mata el 99,9% de las bacterias iniciales.

En los antibióticos bactericidas, los valores de CIM y CBM son iguales o difieren en ± 1 dilución. En cambio, en los antibióticos bacteriostáticos, ambas concentraciones están muy alejadas entre sí (CBM/CIM ≥32).

En ciertas infecciones severas que requieren tratamiento bactericida, puede monitorearse el poder bactericida del suero (PBS) del paciente que está bajo tratamiento. La determinación se realiza de manera semejante a la determinación de la CBM, trabajando con muestras del suero del paciente, correspondiente al pico y valle de las concentraciones séricas. Se define PBS como la máxima dilución del suero que mata al 99,9% de las bacterias presentes en el inóculo inicial.

CARACTERIZACIÓN FENOTÍPICA DE MECANISMOS DE RESISTENCIA

(Recomendar leer previamente el capítulo de resistencia a antibióticos).

La detección rápida de la resistencia a los antimicrobianos, así como su caracterización, contribuye a una correcta elección del antibiótico más adecuado para el tratamiento de la infección y permite instaurar medidas adecuadas para evitar la dispersión del microorganismo resistente así como la diseminación del mecanismo de resistencia entre los microorganismos. Muchos de los ensayos fenotípicos que se emplean para detectar la presencia de mecanismos de resistencia utilizan la técnica de difusión en agar, por lo tanto para su realización deben tenerse en cuenta las recomendaciones enumeradas para dicha técnica.

I Resistencia a antibióticos β-lactámicos en microorganismos gram negativos

La resistencia a antibióticos β-lactámicos en los microorganismos gram negativos puede deberse a la presencia de varios mecanismos, sin embargo la producción de β-lactamasas constituye el mecanismo de mayor relevancia clínica. De todas las β-lactamasas descritas hasta el momento caben destacar, por su frecuencia e implicancia clínica, las siguientes: 1- β-lactamasas de espectro extendido (BLEE), 2- β-lactamasas tipo AmpC y 3- Carbapenemasas.

1. Detección y confirmación fenotípica de la presencia de BLEE

Las BLEE son enzimas con capacidad de hidrolizar y

conferir resistencia a penicilinas, oximino-cefalosporinas (cefotaxima, ceftriaxona, ceftazidima, cefepime) y monobactámicos (aztreonam). No hidrolizan a las cefamicinas (cefoxitina) ni a los carbapenemes (imipenem, meropenem y ertapenem), y resultan inhibidas por el ácido clavulánico. Los genes codificantes se encuentran en elementos móviles que facilitan su diseminación, los cuales a su vez portan genes de resistencia a otros antibacterianos como aminoglucósidos, cotrimoxazol y quinolonas. Desde su descripción inicial, se han identificado cientos de BLEE diferentes, y la mayoría pertenecen a las familias TEM, SHV y CTX-M, siendo esta la familia predominante a nivel global en la actualidad.

Se han desarrollado diversas pruebas fenotípicas para la detección de BLEE, de las cuales la mayoría se basa en la actividad inhibitoria del ácido clavulánico. Una de las técnicas más ampliamente utilizadas es la de difusión con disco en la que la presencia de una BLEE se sospecha no sólo por la resistencia o disminución de los halos de inhibición de alguna de las oximino-cefalosporinas sino también por el efecto sinérgico ("efecto huevo") producido entre éstas y el ácido clavulánico (Fig. 38-5a).

Otras técnicas basadas en el mismo principio son las que utilizan discos combinados de cefalosporinas con ácido clavulánico (Fig. 38-5b). Una variante de esta técnica es la determinación de las CIM de las cefalosporinas solas y en presencia de inhibidor. Ambas técnicas han sido estandarizadas oportunamente por el CLSI. En la Tabla 38-1 se muestran las principales consideraciones metodológicas de las mismas. La técnica de difusión en gradiente (E-test) con tiras combinadas de cefalosporinas con y sin inhibidor de β-lactamasas es también de utilidad para la detección de estas enzimas.

a. Ensayo de sinergia por aproximación de discos.
b. Ensayo de sinergia con discos combinados. CAZ: ceftazidima, CTX: cefotaxima, AMC: amoxicilina – ácido clavulánico, C: ácido clavulánico.

Hasta el año 2010, el CLSI recomendaba que las enterobacterias en las cuales se confirmara la presencia de BLEE se informasen como resistentes a todas las penicilinas, cefalosporinas y aztreonam, independientemente del valor del halo de inhibición o de CIM obtenido para cada droga en particular. A partir del año 2010 dicho comité, así como el EUCAST, modificaron los puntos de corte de las cefalosporinas y el aztreonam basándose en estudios de PK/PD, y efectuaron una nueva recomendación consistente en informar la sensibilidad de las enterobacterias productoras de BLEE según los resultados obtenidos en las pruebas de sensibilidad *in vitro* independientemente del mecanismo de resistencia, reservando la confirmación de la presencia de BLEE para estudios epidemiológicos.

Si bien estas modificaciones en los puntos de corte resultarían apropiadas para predecir la eficacia del tratamiento, existen opiniones discordantes al respecto. Por lo tanto, la decisión de seguir esta recomendación depende de criterios locales, basados en los patrones epidemiológicos y en las políticas de uso de antimicrobianos, así como en la realización de estudios clínicos que aseguren la eficacia terapéutica de estos antibióticos en el tratamiento de infecciones producidas por bacterias portadoras de BLEE en diferentes situaciones clínicas. Expertos de la Asociación Argentina de Microbiología recomiendan que aquellas enterobacterias donde se confirme fenotípicamente la presencia de BLEE se informen resistentes a todas las penicilinas, cefalosporinas y aztreonam hasta tanto se cuente con mayor información respecto de la eficiencia del empleo de los nuevos puntos de corte. Las combinaciones

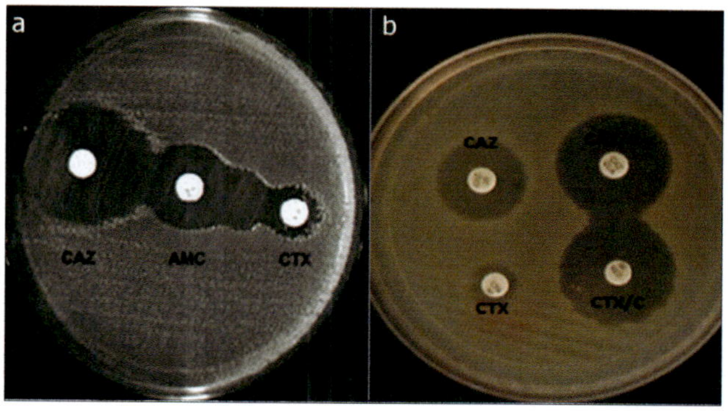

Fig. 38-5. Ensayo de detección y confirmación de la presencia de BLEE.

Tabla 38-1. Consideraciones metodológicas de los ensayos de detección de BLEE.

	Microdilución en caldo	Difusión
Medio	Caldo Mueller Hinton	Agar Mueller Hinton
Inóculo	5 x 10^4 UFC/pocillo	10^8 UFC/ml
Incubación	35 ± 2°C 24 hs	35 ± 2°C 16-18 hs
Antibióticos [1]	ceftazidima (0,25–128 µg/ml/ ceftazidima-clavulanato (0.25/4–128/4 µg/ml) y cefotaxima (0,25–64 µg/ml) cefotaxima-clavulanato (0.25/4–64/4 µg/ml)	ceftazidima (30 µg)/ Ceftazidima-clavulanato (30/10 µg) y cefotaxima (30 µg)/ Cefotaxima-clavulanato (30/10 µg)
Interpretación	Se considera BLEE positivo cuando se observa una disminución en el valor de CIM del antibiótico en combinación con el inhibidor respecto del antibiótico solo	Se considera BLEE positivo cuando se observa un incremento de ≥ 5 mm en el halo de inhibición del antibiótico en combinación con el inhibidor respecto del antibiótico solo.

[1] El test confirmatorio requiere el uso de ambas oximino-cefalosporinas solas y en combinación con el inhibidor.

de β-lactámicos con inhibidores de β-lactamasas pueden ser activas *in vitro*, pero su eficacia clínica es desconocida, particularmente cuando el microorganismo se encuentra en altas concentraciones en el sitio de la infección.

2. Detección fenotípica de β-lactamasas de tipo AmpC

Las β-lactamasas de tipo AmpC hidrolizan cefalosporinas de primera (cefalotina) y segunda generación (cefuroxima), incluidas las cefamicinas (cefoxitina y cefotetán) y, en menor medida, las oximino-cefalosporinas (cefotaxima, ceftriaxona, ceftazidima). Presentan muy baja eficiencia de hidrólisis de las cefalosporinas de cuarta generación (cefepime) y los carbapenemes (imipenem y meropenem). La producción de AmpC puede ser constitutiva o inducible, siendo los niveles de expresión de las mismas dependientes del tipo de inductor. *Enterobacter cloacae, Enterobacter aerogenes, Serratia marcescens, Citrobacter freundii, Providencia, Morganella y Pseudomonas aeruginosa* producen enzimas de tipo AmpC inducible. La cefoxitina, los carbapenemes y el ácido clavulánico resultan muy buenos inductores de dichas enzimas. La inducción se puede evidenciar fenotípicamente mediante ensayos de difusión colocando discos conteniendo un sustrato débil (oximino-cefalosporinas) cercanos a discos conteniendo un inductor. Un achatamiento del halo de inhibición de la oximino-cefalosporina en la zona adyacente al del inductor fuerte demuestra la expresión inducible de la β-lactamasa.

Las enzimas de tipo **AmpC de codificación plasmídica** constituyen un grupo de enzimas cuyos codificantes están localizados en plásmidos, en su mayoría conjugativos. Estos genes plasmídicos proceden del cromosoma bacteriano de diferentes enterobacterias y se han descripto principalmente en *E. coli*, *K. pneumoniae*, *P. mirabilis* y *Salmonella enterica*. Estas enzimas están distribuidas mundialmente, habiéndose descrito en todos los continentes con una prevalencia relativamente baja (aproximadamente del 2%).

Desde el punto de vista epidemiológico, las AmpC plasmídicas tienen mayor implicancia que las cromosómicas, debido a su capacidad para movilizarse y diseminarse tanto en el ambiente nosocomial como en la comunidad.

Se sospecha la presencia de estas enzimas en enterobacterias sin AmpC inducible cuando presentan resistencia a ampicilina, cefalotina y cefoxitina, resistencia o sensibilidad disminuida a cefotaxima y/o ceftazidima y ausencia de sinergia entre las oximino-cefalosporinas y el ácido clavulánico, es decir un ensayo de detección de BLEE negativo.

Los métodos fenotípicos de detección de AmpC plasmídicas son sencillos y económicos pero solo resultan de utilidad en enterobacterias no productoras de AmpC inducibe. Las pruebas de sinergia de doble disco y de discos combinados con inhibidor se basan en la propiedad que presentan las enzimas de tipo AmpC de ser inhibidas por cloxacilina o ácido fenil-borónico. La prueba de sinergia de doble disco se realiza colocando discos conteniendo ácido fenil-borónico (300 μg) próximos a discos conteniendo β-lactámicos indicadores (cefoxitina, ceftazidima). Una ampliación en el halo de inhibición de los antibióticos indicadores por acción del inhibidor, indica la presencia de una enzima de tipo AmpC. La prueba de discos combinados con inhibidor consiste en comparar el halo de inhibición de un disco conteniendo alguna oximino-cefalosporina respecto al de un disco conteniendo la misma cefalosporina en combinación con cloxacilina o ácido fenil-borónico. La potenciación de la actividad de la cefalosporina en presencia del inhibidor indica la producción de AmpC.

Independientemente de un ensayo positivo la sensibilidad de las oximino-cefalosporinas y el aztreonam deben ser informados de acuerdo al resultado del antibiograma. Sin embargo, si bien no existen criterios unificados ni consensuados sobre la siguiente recomendación, sería aconsejable recomendar el uso de antimicrobianos alternativos a las oximino-cefalosporinas para el tratamiento de las infecciones causadas por microorganismos con este fenotipo de resistencia.

3. Detección fenotípica de la presencia de carbapenemasas

Las enzimas con capacidad de hidrolizar carbapenemes conforman un grupo heterogéneo de enzimas pertenecientes a las serino-enzimas de clases moleculares A, C y D, y a las metalo-β-lactamasas (MBLs) de clase molecular B. Todas ellas comparten la capacidad de hidrolizar, con mayor o menor grado de eficiencia, los carbapenemes.

Desde un punto de vista práctico, una vez observada resistencia o sensibilidad disminuida a alguno de los carbapenemes, es importante verificar la presencia una carbapenemasa.

Para la detección fenotípica de las carbapenemasas se debe tener en cuenta el perfil hidrolítico de las diferentes enzimas y su posible inhibición por los diferentes inhibidores de β-lactamasas, así como la epidemiología local. Es importante tener en cuenta la identidad del microorganismo en el que se pretende detectar la producción de carbapenemasas debido a la posible presencia de otros mecanismos de resistencia que puedan "enmascarar" el fenotipo que confieren estas enzimas (no es igual evidenciar la expresión de una carbapenemasa en *P. aeruginosa* o en *A. baumannii* que en *E. coli* *K. peumoniae*). A continuación se describen algunos métodos microbiológicos que han sido recomendados para investigar la presencia de carbapenemasas, como la técnica de Hodge modificada, la sinergia de doble disco, el empleo discos combinados con inhibidor y el E-test para MBL, y algunos métodos cromogénicos. En general, estos procedimientos son aplicables a aislamientos de la familia *Enterobacteriaceae*, *Pseudomonas aeruginosa* y otros bacilos gram negativos que presenten un patrón fenotípico compatible con la producción de carbapenemasas. Uno de los inconvenientes que enfrentan estas técnicas, en general, es el creciente aumento de microorganismos que producen más de un tipo de β-lactamasa, incluidas las cepas productoras de MBLs y carbapenemasas de clase A.

El **Test de Hodge modificado** es el ensayo propuesto

por el CLSI para la detección fenotípica de carbapenemasas en *Enterobacteriaceae*. Se recomienda la realización del mismo ya sea con fines epidemiológicos o para control de infecciones en las enterobacterias categorizadas como intermedio o resistentes a carbapenemes usando los puntos de corte actuales propuestos por el CLSI.

El fundamento de esta técnica se basa en la capacidad de un microorganismo productor de carbapenemasa de hidrolizar el carbapenem contenido en un disco permitiendo el desarrollo de una cepa control, sensible a dicho antibiótico. Este ensayo presenta elevada sensibilidad pero no permite la diferenciación del tipo de carbapenemasa.

El test de Hodge modificado consiste en una extensión de la técnica por difusión con discos, donde una placa conteniendo agar Mueller Hinton se inocula con una suspensión de la cepa *E. coli* ATCC 25922 de turbidez equivalente al 0,5 de la escala de McFarland, diluida al 1:10. Posteriormente se coloca en el centro de la placa un disco conteniendo un carbapenem (ertapenem o meropenem) y se inoculan los microorganismos en estudio realizando una estría radial desde el centro de la placa hacia el borde. Luego del período de incubación adecuado, se considera un resultado positivo cuando se observa un halo de inhibición distorsionado a los lados de la estría, debido al crecimiento de la cepa indicadora.

Se recomienda la inclusión de microorganismos control, como *K. pneumoniae* ATCC BAA-1705 (control positivo, productor de carbapenemasas) y *K. pneumoniae* ATCC BAA-1706 (control negativo, no productor de carbapenemasas) (Fig. 38-6).

Este ensayo resulta útil para la detección de carbapenemasas en cepas productoras de enzimas de tipo KPC, mientras que la sensibilidad y especificidad en la detección de otras carbapenemasas (como MBLs) es variable. La baja expresión de algunas MBLs puede dar lugar a resultados falsos negativos los cuales podrían evitarse añadiendo sulfato de zinc al medio, el cual incrementa la eficiencia de estas enzimas. El ensayo no resulta adecuado para la detección de algunas carbapenemasas de tipo OXA que hidrolizan débilmente a los carbapenemes. No existe evidencia suficiente de la utilidad de este método en la detección de la producción de carbapenemasas en bacilos gram negativos no fermentadores.

Cabe tener en cuenta que han sido comunicados resultados falsos positivos con cepas productoras de BLEE ó hiperproductoras de AmpC que presentan, a su vez, alteraciones en la permeabilidad de la membrana externa. En las cepas que presenten un fenotipo de hiperproducción de AmpC se puede emplear agar Mueller-Hinton suplementado con cloxacilina (250 µg/ml) el cual inhibe dichas enzimas.

Los **ensayos de detección de carbapenemasas basados en el uso de inhibidores** incluyen las técnicas de sinergia de doble disco, de discos combinados con inhibidor y el E-test para MBL. Todos ellos se basan en la potenciación de la actividad de los carbapenemes en presencia de diferentes inhibidores de las carbapenemasas.

Para la detección de **carbapenemasas de tipo KPC**, es utilizado como inhibidor el ácido borónico, o preferentemente su derivado el ácido fenil-borónico. En las cepas productoras de KPC, se evidencia la sinergia con ácido fenil-borónico colocando discos conteniendo 300 µg de dicho inhibidor y discos conteniendo carbapenemes (meropenem o imipenem). La distancia entre los discos debe ajustarse convenientemente en función del halo de inhibición observado para el carbapenem. Una deformación en el halo de inhibición del antibiótico en la zona adyacente al disco conteniendo el inhibidor sería indicativo de la presencia de dichas enzimas (Fig. 38-7). Se han diseñado pruebas que añaden el ácido fenil-borónico directamente a los discos conteniendo antibiótico de manera de comparar los halos de inhibición de los carbapenemes combinados o no con el inhibidor. Un incremento ≥5 mm en el diámetro de inhibición del carbapenem combinado con inhibidor respecto del carbapenem sólo es indicativo de la presencia de una enzima de tipo KPC.

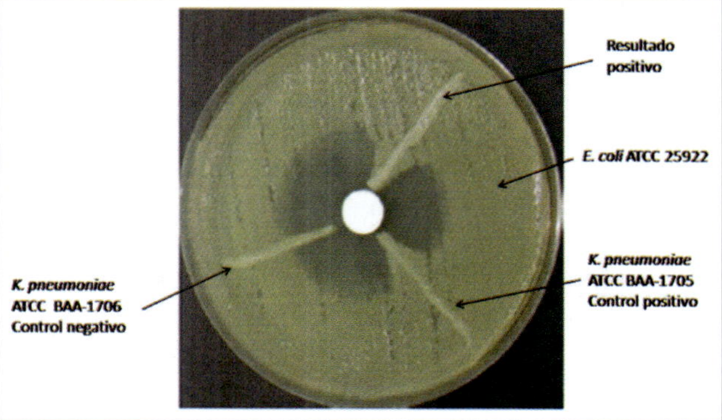

Fig. 38-6. Ensayo de Hodge modificado.

La utilización del ácido fenil-borónico tiene como inconveniente que éste es también un buen inhibidor de las enzimas de tipo AmpC, circunstancia que dificulta la detección de las enzimas de tipo KPC cuando están presentes las enzimas de tipo AmpC. En estos casos se ha propuesto la inclusión en el ensayo, de manera simultánea, de discos combinados conteniendo el β-lactámico y cloxacilina para demostrar la presencia de β-lactamasas de tipo AmpC.

Los agentes quelantes como el ácido dipicolínico o el EDTA son los inhibidores empleados para la detección fenotípica de las **carbapenemasas de clase B, MBLs**. Se han diseñado pruebas de aproximación que emplean discos conteniendo EDTA (1-2 µmol) los cuales se colocan cercanos a discos conteniendo un carbapenem (imipenem o meropenem) ó ceftazidima. También se ha ensayado el ácido dipicolínico con buenos resultados. Una deformación en el halo de inhibición del antibiótico en la zona adyacente al disco conteniendo el inhibidor es indicativo de la presencia de una MBL (Fig. 38-7). Es importante ajustar la distancia entre los discos del carbapenem y el inhibidor, sobre todo en las cepas con baja expresión de la carbapenemasa, en las que los halos de inhibición son amplios. Por este motivo existen métodos que incluyen directamente el inhibidor en el mismo disco que el carbapenem. Un incremento ≥5 mm en el halo de inhibición del disco conteniendo el carbepenem combinado con EDTA respecto al disco conteniendo el carbapenem solo es indicativo de la presencia de MBLs.

Las tiras comerciales de E-test para MBLs contienen imipenem en un extremo y en el otro imipenem combinado con EDTA. Se puede inferir la presencia de una MBL cuando la relación de la CIM del carbapenem respecto de la CIM del carbapenem combinado con el inhibidor es ≥ 8 (Fig. 38-8).

Para las **carbapenemasas de tipo OXA** no es posible utilizar un método fenotípico como el propuesto con las carbapenemasas de clase A o B ya que no existen inhibidores específicos de dichas enzimas. Por este motivo, se recomienda confirmar la presencia carbapenemasas de

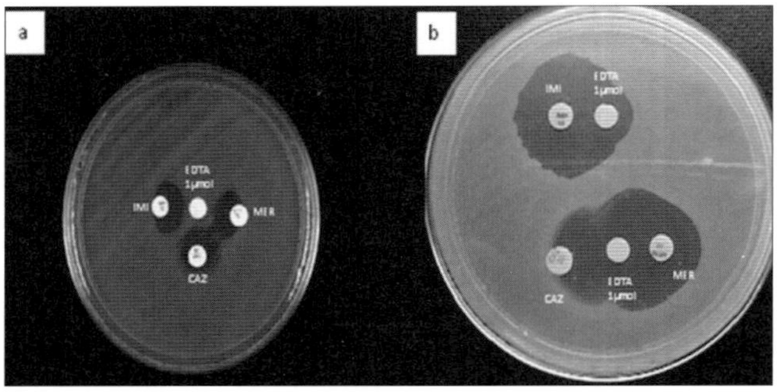

Fig. 38-7. Ensayo de sinergia de doble disco para la detección de MBL. a: *P. aeruginosa* productora de VIM-2, b: *P aeruginosa* productora de IMP-13.

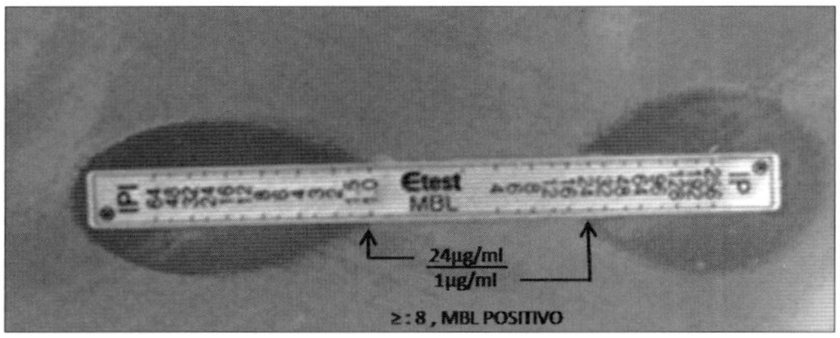

Fig. 38-8. E-test para MBL. *P. aeruginosa* productora de IMP-15.

tipo OXA por medio de métodos moleculares, cuando los resultados de los ensayos fenotípicos han sido negativos para las carbapenemasas de clase A y B.

Tanto el CLSI como el EUCAST recomiendan informar la sensibilidad a los carbapanemes de acuerdo a los puntos de corte de sensibilidad establecidos actualmente, los cuales están fundamentados en modelizaciones de PK/PD y en la experiencia clínica recogida hasta el momento. A pesar de ello, y debido a que la información clínica es todavía muy escasa, la expresión enzimática es muy variable y la frecuencia de microorganismos productores de carbapenemasas es muy diferente según las áreas geográficas, en muchos laboratorios se siguen recomendaciones locales. Algunos recomiendan criterios interpretativos que transforman la categoría sensible de los carbapenemes a resistente cuando se identifica la presencia de una carbapenemasa (como se realizaba con las oximino-cefalosporinas en las cepas que presentaban BLEE con anterioridad al cambio de los puntos de corte), o bien, otros recomiendan informar los valores de CIM de los carbapenemes, sin categorizar al microorganismo en estudio y advertir acerca de la presencia del mecanismo de resistencia.

4. Ensayos de detección de β-lactamasas por métodos cromogénicos

El diseño de medios cromogénicos para el aislamiento selectivo y la identificación presuntiva de cepas productoras de β-lactamasas ha permitido acortar los tiempos de detección de dichas enzimas, permitiendo optimizar algunas conductas terapéuticas. Para la detección de BLEE se han empleado, con muy buenos resultados, el ChromID ESBL (bioMérieux), el Brilliance ESBL agar (Oxoid) y el CHROMagar™ ESBL. Asimismo, los medios cromogénicos específicos para carbapenemasas como el CHROMagar™ KPC han demostrado una elevada sensibilidad y especificidad para la detección de cepas productoras de enzimas tipo MBLs y KPC directamente de muestras rectales, si bien no discriminan el tipo de carbapenemasa.

Más recientemente el CLSI ha introducido en sus normativas el ensayo denominado NP Carba para confirmar la presencia de carbapenemasas en *Enterobacteriaceae*, *P. aeruginosa y Acinetobacter* spp., categorizadas como intermedo o resistentes a carbapenemes. Este ensayo puede ser realizado con fines epidemiológicos o de control de infecciones.

Se trata de un ensayo colorimétrico rápido, que se lleva a cabo en microtubos, y se basa en la detección de la hidrólisis enzimática del anillo β-lactámico del carbapenem (imipenem). La ruptura de dicho anillo genera un grupo ácido que da lugar al viraje del indicador de pH, rojo de fenol, del rojo al amarillo. Este método ha demostrado una alta sensibilidad y especificidad en cepas productoras de KPC, NDM-1, VIM e IMP, sin embargo la sensibilidad en presencia de algunas carbapenemasas de tipo OXA es baja.

II. *Enterococcus* spp

ALTO NIVEL DE RESISTENCIA A LOS AMINOGLUCÓSIDOS

Los enterococos presentan resistencia intrínseca o de bajo nivel a los aminoglucósidos por la falta de un sistema de transporte activo oxígeno dependiente. **El alto nivel de resistencia a los aminoglucósidos (ANR)**, de mayor trascendencia clínica, por suprimir la sinergia con los β-lactámico o glucopéptidos, se produce por mutaciones ribosómicas o por la adquisición de genes responsables de la síntesis de enzimas modificantes de aminoglucósidos. Las mutaciones ribosómicas afectan específicamente a estreptomicina, mientras que el perfil de resistencia asociado a la síntesis enzimática varía con el tipo de enzima modificante.

Para predecir clínicamente la respuesta sinérgica de los aminoglucósidos con los β-lactámicos o glucopéptidos basta con determinar el alto nivel de resistencia a gentamicina y estreptomicina. En general, los aislamientos con alto nivel de resistencia a gentamicina lo son también a tobramicina, netilmicina y amicacina. Por el contrario, la resistencia de alto nivel a la estreptomicina es independiente del resto de los aminoglucósidos (Tabla 38-2).

Enterococcus faecium sintetiza en forma constitutiva la enzima AAC (6´) que modifica a amicacina, kanamicina, tobramicina y netilmicina sin conferir resistencia de alto nivel a estas drogas. Sin embargo, la presencia de dicha enzima impide el sinergismo con los β-lactámicos o glucopéptidos. Por ello, en los aislamientos de *E. faecium* debe considerarse que amicacina, kanamicina, tobramicina y netilmicina habitualmente no actuarán sinergicamente con ampicilina ni con los glucopéptidos.

Interpretación de los resultados

El ANR a aminoglucósidos predice falta de sinergia cuando son asociados a ampicilina o vancomicina.

RESISTENCIA A GLUCOPÉPTIDOS

La resistencia adquirida a glucopéptidos se presenta con mayor frecuencia en *E. faecium que en E. faecalis* siendo el genotipo prevalente: *van*A (alto nivel de resistencia a vancomicina y teicoplanina), detectado eficientemente por el método de difusión por discos. El genotipo *van*B (moderado o alto nivel de resistencia a vancomicina y sensibilidad a teicoplanina) es poco prevalente y puede no ser detectado por el método de difusión al igual que el genotipo *van*C (moderada resistencia a vancomicina y sensibildad a teicoplanina), responsable de la resistencia intrínseca a vancomicina en *E. gallinarum y E. casseliflavus.*

El método de *"screening"*: BHI agar / 6 μg/ml vancomicina, detecta todos los fenotipos de enterococos resistentes a vancomicina.

III. *Staphylococcus* spp

RESISTENCIA A OXACILINA

Staphylococcus aureus

La infección producida por *Staphylococcus aureus* meticilina-resistente u oxacilina-resistente (SAMR o SAOR, respectivamente) constituye un grave problema por la limitación de las opciones terapéuticas que conlleva. Sin lugar a dudas, el mecanismo más frecuente de esta resistencia se relaciona con la producción de una PLP adicional denominada PLP2a o PLP2´, mediada por el gen *mecA*. La expresión de esta resistencia puede ser homogénea o heterogénea. En el primer caso, toda la población la expresa y se observan altos niveles de resistencia a oxacilina (CIM > 256 μg/l), lo cual facilita la detección por el método de difusión. En la expresión heterogénea sólo una parte de la población expresa la resistencia y puede ocurrir en 1 de cada 10^4 a 1 de cada 10^8 células, observándose bajos o moderados niveles de resistencia a oxacilina (CIM = 2-64 μg/ml), lo cual dificulta su detección. Mejoran la detección de la oxacilina-resistencia: 1) reducir la temperatura de incubación de 35°C a 30-33°C; 2) adicionar ClNa al medio de cultivo para brindar hiperosmolaridad y no permitir la lisis de la población que expresa la resistencia y 3) prolongar los tiempos de incubación de 18 a 24 horas, ya que los microorganismos heteroresistentes crecen más lentamente. Otras técnicas, pero no siempre disponibles en un laboratorio clínico, es la detección de la PLP2a a través de la aglutinación de látex o la detección del gen *mecA* por métodos moleculares.

Si bien es muy frecuente el aislamiento de SAOR con resistencia simultánea a otros antimicrobianos (aminoglucósidos, macrólidos, tetraciclina, cloranfenicol, ciprofloxacina, etc.), actualmente se aislan SAOR sin estas resistencias acompañantes y por lo general son adquiridos en la comunidad (SAOR-AC).

Para detectar la resistencia a oxacilina en *Staphylococcus aureus* se puede utilizar:

1. La técnica de difusión empleando discos de cefoxitina (30 μg). El disco de cefoxitina tiene la misma sensibilidad y especificidad que el disco de oxacilina para detectar la resistencia a oxacilina mediada por el gen *mecA* en *S. aureus*, pero a diferencia del disco de oxacilina requiere menor tiempo de incubación y los halos de inhibición son de lectura más fácil.

Tabla 38-2. Métodos para detectar alto nivel de resistencia (ANR) a los aminoglucósidos en *Enterococcus* spp.

	Dilución		**Aminoglucósidos**
	Agar	**Caldo**	**Difusión**
Medio	BHIA	BHIC	**MHA**
Inóculo	10 μl de susp. eq. 0.5 Mc Farland (10^6 UFC/spot)	$5x10^5$ UFC/ml	Susps. equiv. 0.5 Mc Farland
Incubación [1]	35° ± 2 grados 24 hs	35° ± 2 grados 24 hs	35° ± 2 grados 18-24 hs
Gentamicina	500 μg/ml	500 μg/ml	120 μg
Estreptomicina	2000 μg/ml	1000 μg/ml	300 μg
Resistencia	Desarrollo > 1 colonia	Desarrollo/Turbidez	6 mm
Intermedio	-	-	7-9 mm [2]
Sensible	Sin desarrollo	Sin desarrollo	≥ 10 mm

BHIA: infusión cerebro corazón agar, HIC: infusión cerebro corazón caldo, MHA: Mueller Hinton agar.
[1] Si estreptomicina es sensible incubar 24 h más.
[2] Halos entre 7 y 9 mm confirmar el ANR con el método de dilución en agar o caldo.

2. Las técnicas de dilución en agar o en caldo, tienen una sensibilidad superior al 95%. En ambos casos se debe añadir al Mueller-Hinton 2% de ClNa. El **E-test** tiene una buena reproducibilidad y también es necesario adicionar al Mueller-Hinton 2% de ClNa. Para cualquiera de estos métodos se debe realizar la lectura luego de 24 h de incubación a 30-35°C (no exceder los 35°C). Sin embargo, si se observa resistencia luego de 16 horas, ésta puede ser informada.

3. La placa de *"screening"* Oxacilina/ClNa solamente recomendada para detectar oxacilino-resistencia en *S. aureus*. Emplea Mueller-Hinton agar suplementado con oxacilina (6μg/ml) y 4% de NaCl. Las placas se inoculan en botón o estría con micropipeta (1 μl) o con hisopo y se incuban a 30-33°C durante 24 horas. Este método tiene excelente correlación con la presencia del gen *mecA* en *S. aureus*, pero no en estafilococos coagulasa-negativos. Detecta tanto los aislamientos con resistencia homogénea como los que presentan resistencia heterogénea ya que la presencia de una sola colonia es indicativo de resistencia a oxacilina.

Interpretación de resultados

Si bien el disco de oxacilina presenta muy buena correlación con la presencia del gen *mecA* en *S. epidermidis,* esto no ocurre con *S. saprophyticus, S. lugdunensis, S. cohnii, S. warneri* y *S. xylosus*. El disco de cefoxitina (30 mg) contribuye a mejorar la detección de la oxacilino-resistencia mediada por el gen *mecA* en estas especies

La oxacilino-resistencia mediada por el gen *mec*A determina resistencia a todos los antibióticos β-lactámicos con y sin inhibidores de β-lactamasas excepto a ceftarolina (nueva celalosporinas activa frente aislamientos portadores del gen *mec*A).

El disco de cefoxitina se utiliza como sucedáneo para informar oxacilina (Tabla 38-3). La sensibilidad o resistencia a oxacilina se deberá informar en base al resultado de cefoxitina (se usa cefoxitina pero se informa oxacilina).

Staphylococcus coagulasa negativa (SCN)

En SCN el disco oxacilina sobreestima la resistencia a este antibiótico (ej: *S. saprophyticus*), motivo por el cual el CLSI desde el año 2009 recomienda utilizar el disco de cefoxitina en lugar del disco de oxacilina para detectar la oxacilino-resistencia (Tabla 38-4). El disco de cefoxitina presenta mayor especificidad que el disco de oxacilina

Al igual que en *S. aureus*, cefoxitina se utiliza como subrogante para detectar la resistencia a oxacilina, por lo tanto se informa oxacilina de acuerdo al resultado del disco de cefoxitina.

Tabla 38-3: Puntos de corte recomendados por el CLSI para cefoxitina en Staphylococcus aureus y Staphylococcus lugdunensis.

	Staphylococcus aureus y *Staphylococcus lugdunensis* **Halo** (mm)		
	Sensible	Interm.	Resist.
Cefoxitina	≥ 22	-	≤ 21

Lectura del halo: luego de 18 horas de incubación y con Luz Refleja

Tabla 38-4: Puntos de corte recomendados por el CLSI para cefoxitina en SCN excluido *Staphylococcus lugdunensis*

	SCN excluido *Staphylococcus lugdunensis* ***Halo* (mm)**		
	Sensible	Interm.	Resistente
Cefoxitina	≥ 25	-	≤ 24

Lectura del halo: luego de 24 horas de incubación y con Luz Refleja

RESISTENCIA A VANCOMICINA

Staphylococcus aureus con sensibilidad disminuida a vanacomicina en (VISA)

A partir del año 2007 el CLSI modificó el punto de corte de vancomicina solo para *S. aureus*, considerando sensible CIM ≤ 2 μg/ml, intermedio CIM = 4 - 8 μg/ml y resistente CIM ≥16 μg/ml. En cambio, para ECN no fueron modificados siendo sensible CIM ≤ 4 μg/ml, intermedio CIM 8 - 16 μg/ml y resistente CIM ≥ 32 μg/ml.

Se define una cepa VISA cuando la CIM de vancomicina es 4-8 μg/ml; mientras que las cepas hetero VISA ($_h$VISA) habitualmente se ven sensibles a vancomicina, pero contienen una subpoblación de células con sensibilidad disminuida. La CIM de estos aislamientos habitualmente oscilan entre 1 y 2 μg/ml. Tanto las cepas VISA como $_h$VISA no son detectadas con el disco de vancomicina ni con el agar "*screening*" (BHI agar con 6 μg/ml de vancomicina). Debido a que el método de difusión no discrimina las cepas sensibles de aquellas con sensibilidad disminuida a vancomicina, se recomienda realizar la CIM de vancomicina en todos los aislamientos de *S. aureus* recuperados de pacientes con infecciones graves que requieren tratamientos prolongados con vancomicina o cuando provienen de sitios normalmente estériles (sangre líquidos de derrame, LCR)

Staphylococcus aureus con resistencia a vancomicina (VRSA)

En el año 2002 se aisló la primera cepa de *S. aureus* portadora del gen *vanA* (VRSA) con resistencia absoluta a vancomicina, no obstante es un mecanismo infrecuente de resistencia a vancomicina. Estas cepas pueden ser detectadas a través de la CIM (dilución en caldo o agar) E-test y métodos automatizados; aunque también fueron detectadas por el método de difusión. Se define una cepa VRSA cuando la CIM de vancomicina es > 16 mg/ml

RESISTENCIA A MACRÓLIDOS, LINCOSAMIDAS Y ESTREPTOGRAMINAS

Para detectar los diferentes fenotipos de resistencia a macrólidos se recomienda colocar el disco de clindamicina (2 mg) a 20 mm aproximadamente del disco de eritromicina (15 mg). La distancia entre los discos (de borde a borde) puede oscilar entre 15 y 26 mm para visualizar el D-Test en el que se observa achatamiento del halo de clindamicina adyacente al disco de eritromicina (D-test: positivo) (Tabla 38-5) (Fig. 38-9A y Fig. 38-9B).

Los fenotipos de resistencia más usuales que se pueden observar son: Dimetilación ribosomal inducible y constitutiva (iMLS$_B$ y cMLS$_B$ respectivamente), eflujo (M) y menos frecuentemente, lincosamida nucleotidiltransferasa (L). La presencia de lincosamida nucleotidiltransferasa, *lin A/A'* (no habitual en *S. aureus*) se detecta más eficientemente con el disco de lincomicina 15 µg que con el disco de clindamicina. En el fenotipo L habitualmente se observa sensibilidad a eritromicina; sensible, intermedio o resistentente a clindamicina y resistente a lincomicina.

IV. *Streptococcus pneumoniae*

Tabla 38-5: Caracterización fenotípica de la resistencia a macrólidos en *Staphylococcus* spp e interpretación de resultados.

Disco de: ERI	CLI	D-Test	Fenotipo	Informar ERI	CLI
R	R	-	cMLSB	R	R
R	S	+	iMLSB	R	R[1]
R	S	-	M	R	S
S	S/I/R	NC	L	S	R

[1] Se informa resistentes a clindamicina porque puede ocurrir fracaso de tratamiento cuando se utiliza dicha droga y se detecta el mecanismo inducible.

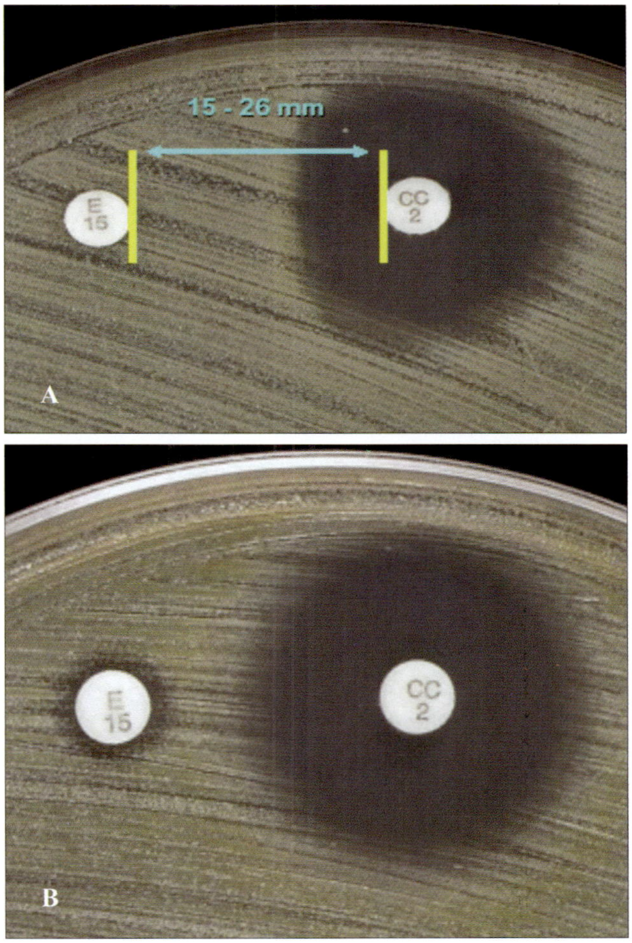

Fig. 38-9A. D-Test positivo (Fenotipo: iMLSB): se obseva achatamiento del halo de clindamicina. **9B**: D-Test negativo (Fenotipo: M): no se observa achatamiento del halo de clindamicina.

RESISTENCIA A PENICILINA

Oxacilina es el único antibiótico β-lactámico que se debe ensayar por el método de difusión en agar para detectar sensibilidad disminuída o resistencia a penicilina en *S. pneumoniae*. Halos < 20 mm predicen sensibilidad a penicilina, aminopenicilinas con y sin inhibidores de β-lactamasas, cefotaxima, ceftriaxona, cefepima y carbapenemes, mientras que halo > 19 mm predicen aislamientos no sensibles a penicilina y es necesario recurrir a la CIM de penicilina (dilución en caldo o agar o E-test) para determinar el nivel de resistencia a este antimicrobiano de acuerdo al sitio de infección. Habitualmente los aislamientos resistentes a oxacilina presentan sensibilidad disminuída o resistencia a penicilina, aunque ocasionalmente se pueden aislar cepas resistentes a oxacilina, pero sensibles a penicilina (CIM < 0,06 µg/ml). En este caso podría tratarse de alteraciones en la PLP2x que confiere resistencia a oxacilina y no a penicilina.

La resistencia a penicilina tiene mayor impacto clínico en la meningitis y que en la neumonía lo cual se relaciona con la concentración que alcanza dicho antibiótico en el sitio de infección y con la relación pK/pD. La penicilina en el LCR alcanza concentraciones menores a las concentraciones séricas, mientras que en el alvéolo pulmonar las concentraciones alcanzadas son semejantes a las séricas lo cual explica los diferentes puntos de corte que se recomiendan para penicilina en las infecciones meníngeas y no meníngeas y según la vía de administración de la droga (Tabla 38-6). A esto se debe sumar la eficacia terapéutica de los antibióticos β-lactámicos, tiempo dependiente, que logran su actividad máxima cuando la concentración de peniclina en el sitio de infección se encuentra por encima de la CIM durante el 40 – 50% del intervalo entre dosis.

RESISTENCIA A MACRÓLIDOS, LINCOSAMIDAS Y ESTREPTOGRAMINAS

Para evaluar los mecanismos de resistencia a macrólidos, se efectua la prueba de difusión en agar Mueller Hinton con 5 % de sangre desfibrinada de oveja colocando los discos de eritromicina y clindamicina enfrentados a una distancia de 20 mm. Los fenotipos descriptos son: iMLS$_B$, cMLS$_B$ y el M. La interpretación de los resultados es igual que para *Staphylococcus* spp

La resistencia a eritromicina, en términos generales predice resistencia a: roxitromicina, claritromicina y azitromicina.

Tabla 38-6: Puntos de corte recomendados por el CLSI para penicilina según se trate de una infección meníngea o no meníngea y teniendo en cuenta la vía de administración de la penicilina.

	Penicilina			
	CIM (µg/ml)			
	Sensible	Interm.	Resist.	
Meníngeas	≤ 0.063		≥ 0.125	(IV)
No Meníngeas	≤ 2	4	≥ 8	(IV)
	≤ 0.063	0.125 – 1	≥ 2	(VO)

IV: intravenoso, VO: vía oral

BIBLIOGRAFÍA

Performance Standards for antimicrobial Susceptibility Testing. Clinical and Laboratory Standards Institute. M100S (2016).

Methods for Antimicrobial Dilution and Disk Susceptibility Testing of Infrequently Isolated
or Fastidious Bacteria. Clinical and Laboratory Standards Institute. M45 (2016).

European Committee on Antimicrobial Susceptibility Testing. Breakpoint tables for interpretation of MICs and zone diameters. EUCAST (2016)

Consenso sobre las Pruebas de Sensibilidad a los Antimicrobianos en Cocos Gram-positivos. Famiglietti A., Quinteros M., Predari S., Corso A., Lopardo H., Casellas JM., Bantar C., Couto M., Galas M., Golberg M., Gutkind G., Kovensky Pupko J., Marín M., Nicola F., Pasterán F., Radice M., Soloaga R. Revista Argentina de Microbiología (2003) 35: 29-40.

Consenso sobre las Pruebas de Sensibilidad a los Antimicrobianos en *Enterobacteriaceae*. Famiglietti A., Quinteros M., Vazquez M., Marín M., Nicola F., Radice M., Galas M., Pasterán F., Bantar C., Casellas JM., Kovensky Pupko J., Couto E., Golberg M., Lopardo H., Gutkind G., Soloaga R. Revista Argentina de Microbiología (2005) 37: 57-66.

Criterios de ensayo, interpretación e informe de las pruebas de sensibilidad a los antibióticos en los bacilos gram negativos no fermentadores de importancia clínica: recomendaciones de la Subcomisión de Antimicrobianos de la Sociedad Argentina de Bacteriología, Micología y Parasitología Clínicas, Asociación Argentina de Microbiología. Radice M., Marín M., Giovanakis M., Vay C., Almuzara M., Limansky A., Casellas JM., Famiglietti A., Quinteros M., Bantar C., Galas M., Kovensky Pupko J., Nicola F., Pasterán F., Soloaga R., Gutkind G. Revista Argentina de Microbiología (2011) 43:136-153.

CAPÍTULO 39

ESTERILIZACIÓN Y DESINFECCIÓN

Laura Friedman

La esterilización y la desinfección son esenciales para el trabajo en el laboratorio de microbiología y en la atención de los pacientes. Además estos conceptos se aplican en diversas industrias, la farmacéutica, la alimentaria, etc. Por ello, resulta esencial establecer qué tratamiento es necesario para cada tipo de equipo, instrumental, o producto para poder seleccionar los agentes y condiciones apropiadas.

Definiciones

Agente antimicrobiano: Una clasificación de los agentes antimicrobianos se basa en los efectos que producen sobre la viabilidad microbiana. Los compuestos químicos que producen pérdida de viabilidad se denominan incluyendo el sufijo *cida*, (ejemplos: bactericida, fungicida, virucida) y para los que inhiben el crecimiento de los microoorganismos se emplea el sufijo *stático*, (ejemplos: bacteriostático, fungistático).

Esterilización: es el proceso mediante el cual se alcanza la muerte o eliminación de todas las formas de vida microbianas, incluyendo bacterias y sus formas esporuladas altamente resistentes, hongos y sus esporos, y virus por métodos físicos o químicos. Se trata de un término absoluto, donde un objeto es estéril o no se encuentra en esta condición.

Desinfección: es el proceso de eliminación de los agentes patógenos o que producen deterioro de algunos productos, pero no necesariamente de los microorganismos altamente resistentes como las endosporas bacterianas. Para ello, se utilizan tratamientos, generalmente químicos, para reducir el número de microorganismos viables hasta niveles preestablecidos como seguros. Además, es un término relativo, ya que existen diversos niveles de desinfección. Este procedimiento se aplica sólo en objetos inanimados o de superficies.

Antisepsis: es el proceso que por su baja toxicidad, se utiliza para la destrucción o inhibición de microorganismos presentes sobre la superficie cutáneo-mucosa. Este término tampoco implica la destrucción de todas las formas de vida.

Sanitización: en estos procesos se eliminan los microorganismos por remoción junto con la suciedad visible. Normalmente implica procesos de limpieza (agua, detergentes y frotado o cepillado manual o mecánico) y desinfección.

Descontaminación: implica la reducción o eliminación de los microorganismos de los productos, superficies y ambientes de forma tal que los mismos resulten seguros para los pacientes y para el operador en su procesamiento o su descarte. Es un proceso de importancia en el área de salud, cuyo objetivo es la prevención de la transmisión de las infecciones causadas por microorganismos patógenos que representan un riesgo para la salud de pacientes y trabajadores de la salud.

Clasificación de los materiales que deben ser esterilizados o desinfectados

Earle H. Spaulding (1968) describió un esquema, aplicable en el área de salud para establecer que materiales deben ser esterilizados o desinfectados, y en consecuencia que tipo de tratamiento deben recibir a fin de garantizar la seguridad de los pacientes. Esta clasificación consta de tres niveles:

Productos críticos: Penetran en tejidos estériles, en el sistema vascular y en cavidades normalmente estériles y deben ser esterilizados.

Productos semicríticos: Están en contacto con membranas mucosas y piel no intacta y requieren desinfección de alto nivel (este concepto será desarrollado en la sección de desinfección) o esterilización.

Productos no críticos: Solo entran en contacto con la piel sana y requieren desinfección de nivel medio o bajo. Los desinfectantes de nivel medio o bajo también se emplean en el entorno del paciente.

Cinética de muerte de una población microbiana expuesta a un agente letal

Los microorganismos presentan diferentes respuestas a los agentes esterilizantes, desinfectantes y antisépticos. Las diferencias en la susceptibilidad se relacionan con la estructura de los microorganismos y la fisiología microbiana. En la Fig. 39-1, se presenta una clasificación de los microorganismos en función de la resistencia a los desinfectantes. Las endosporas bacterianas son las formas que presentan mayor resistencia a los tratamientos esterilizantes y desinfectantes.

Para estudiar la respuesta de una población microbiana a un agente antimicrobiano se realiza una curva de muerte. Por ejemplo para evaluar el efecto de un desinfectante sobre *Escherichia coli* se enfrenta una suspensión bacteriana a la concentración de desinfectante a ensayar y se realizan recuentos de viables a distintos tiempos ($t = 0$ min, $t = 5$ min, $t = 10$ min, $t = 15$ min). Cuando una población microbiana es expuesta a un agente letal físico o químico, se produce una progresiva reducción del número de sobrevivientes, de modo que la curva que representa el número de sobrevivientes en función del tiempo de exposición generalmente es exponencial. Si se grafica esta curva en escala semilogarítmica se transforma en una recta cuya pendiente es un estimador de la velocidad de muerte de la población. Cuanto mayor sea el valor absoluto de la pendiente, los microorganismos morirán más rápido. En la Fig. 39-2A se comparan las curvas de muerte de dos microorganismos que presentan diferente resistencia un tratamiento desinfectante.

Habitualmente se emplea el valor D o tiempo de reducción decimal, para comparar la muerte microbiana en diferentes condiciones. El D es el tiempo que tarda en reducirse la población en un logaritmo (muerte del 90% de la población) frente a un tratamiento dado (Fig. 39-3). El D va a depender principalmente de la naturaleza del tratamiento empleado y de la resistencia del microorganismo al mismo (las esporas presentan valores de D mucho mayores que las formas vegetativas), pero no depende del número inicial de microorganismos (N_0 o biocarga). En los tratamientos térmicos el valor de D varía con la temperatura. En la Fig. 39-2B se observa el efecto del aumento de la temperatura sobre la velocidad de muerte de una población microbiana homogénea, donde el D a 121 ºC es menor que a 115 ºC. En la sección de desinfección nos referiremos a otros factores que pueden afectar la cinética de muerte microbiana.

Para estudiar la cinética de los tratamientos térmicos también se utiliza el valor *z* que corresponde al incremento de temperatura necesario para lograr la disminución del valor D a la décima parte o en 1 logaritmo ($z = \Delta T / (\log D_1 - \log D_2)$). Para los procesos de esterilización por calor húmedo entre 100 ºC y 130 ºC se ha establecido que el valor *z* es de 10 ºC (Fig. 39-4). Entonces, conociendo el valor D a una temperatura es posible calcularlo para otra temperatura y diseñar nuevos procesos de esterilización.

Esterilización

Redefinición del término

La necesidad de obtener productos estériles, es decir libres de microorganismos viables, mediante procesos validados llevó a una nueva definición de la esterilización. El concepto de aseguramiento de la esterilidad ha reemplazado la definición tradicional de esterilización. Esta nueva definición se origina en el concepto matemático de la muerte microbiana como una función probabilística en base al tiempo de exposición al agente letal. Si el número de microorganismos disminuye en forma exponencial en función del tiempo, sólo a tiempo infinito se podría asegurar la ausencia de todos los microorganismos viables. Sin embargo la exposición a tiempo infinito es impracticable y se establece entonces un compromiso entre asegurar la esterilidad del producto y que la calidad y funcionalidad del mismo no sufra alteraciones. Un producto se considera estéril cuando la probabilidad de que un microorganismo viable esté presente es igual o menor de 1 en 1.000.0000, este nivel de seguridad es el que se emplea para medicamentos y dispositivos médicos. Esta magnitud se expresa como: *"security assurance level"* SAL 10^{-6} o "Coeficiente de seguridad de la esterilidad" (Farmacopea Argentina).

La validación es el acto de verificar que un procedimiento va a generar el resultado deseado en condiciones predecibles. La aplicación de esta definición significa que los procesos validados deben ser adecuados (efectivos y compatibles), uniformes (para toda la carga a procesar), reproducibles y controlables. El concepto de compatible refiere a que la esterilización no es un proceso destructivo sino que el producto debe conservar su actividad o funcionalidad.

El concepto de validación permite el diseño de procesos de esterilización estandarizados, estableciendo un tratamiento que permita alcanzar la esterilidad en condiciones extremas, es decir frente a los microorganismos más resistentes y con alta carga microbiana. Entonces, si es posible alcanzar el nivel de seguridad requerido (SAL 10^{-6}) para la condición extrema, se puede inferir que también en las condiciones habituales se logrará alcanzarlo. Por ejemplo, para determinar el tiempo necesario para alcanzar el SAL en un proceso de esterilización por calor húmedo a 121 ºC se utilizaron esporas de *Geobacillus stearothemophilus* (que presentan la mayor resistencia a la muerte frente a este método), se estudió la cinética de muerte y se calculó el valor D. Se consideró una biocarga microbiana elevada (N_0: 10^6 esporas viables por unidad) y se determinó el tiempo para alcanzar el SAL (10^{-6}), es decir 12 D. En el ejemplo de la Fig. 39-3, el valor D es de 1,25

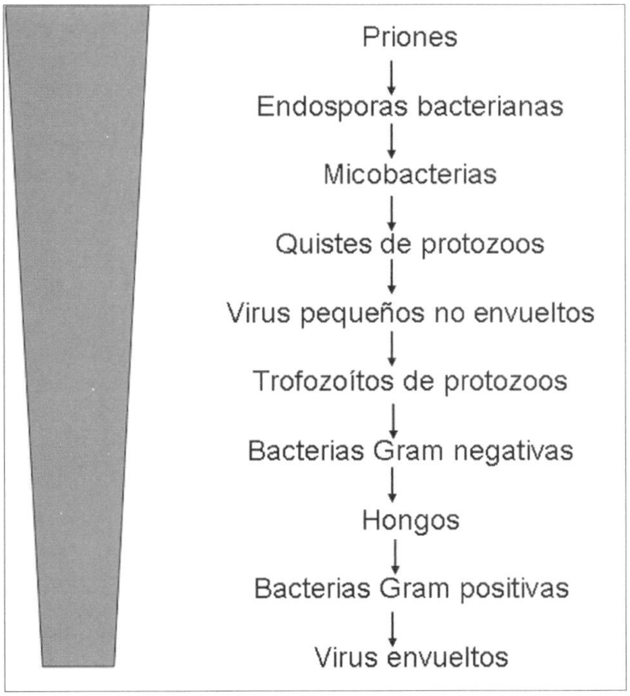

Fig. 39-1. Los microorganismos en orden decreciente de resistencia a los agentes desinfectantes.

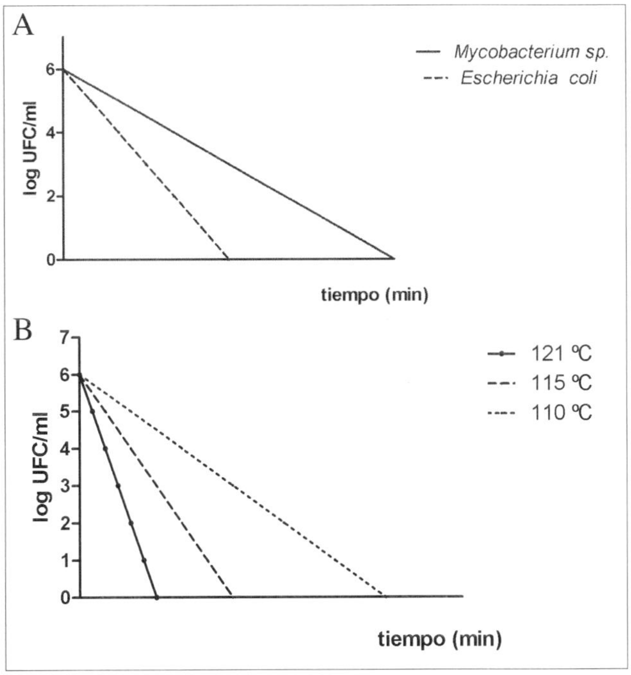

Fig. 39-2. A) Efecto de un desinfectante sobre la viabilidad de dos especies bacterianas. **B)** Efecto de diferentes tratamientos térmicos sobre la viabilidad de una especie microbiana.

min y en consecuencia, el tiempo para alcanzar el SAL es de 15 min (1,25 x 12).

Un concepto a señalar es que los resultados experimentales de la curva de muerte (Fig. 39-3) solo corresponden al rango de 10^6 a 10^1 microorganismos sobrevivientes. Para valores menores (de 10^0 a 10^{-6}) se

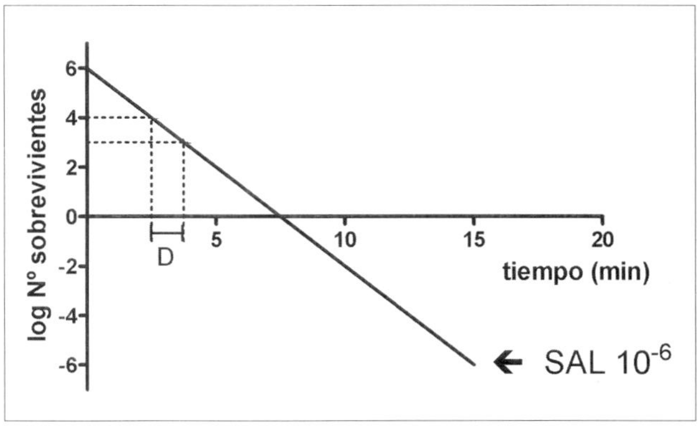

Fig. 39-3. Curva de muerte de una población de endosporas bacteriana tratadas a 121ºC. En el gráfico se indica el valor D (tiempo de reducción decimal) y el SAL 10^{-6} (*security assurance level*) o Coeficiente de seguridad de la esterilidad.

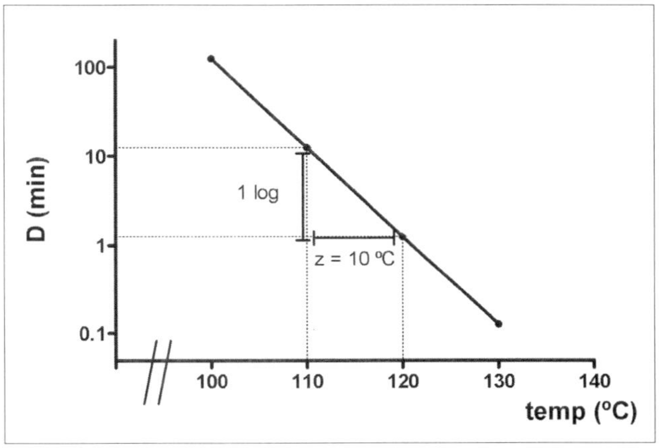

Fig. 39-4. Determinación del valor *z*.

realiza la extrapolación de la recta obtenida asumiendo que la cinética de muerte no se modifica, y esta parte de la curva corresponde a la probabilidad de supervivencia y permite calcular el SAL.

Los productos a esterilizar deben ser acondicionados (envueltos) de forma tal de asegurar la penetración del agente esterilizantes en los productos y que una vez finalizado el proceso de esterilización puedan almacenarse conservando la cualidad de estéril hasta su uso.

No existe un método de esterilización de aplicación universal, la elección del método estará relacionada con la compatibilidad del material a esterilizar con el agente esterilizante y con la factibilidad de la penetración del mismo a través del envoltorio.

Los procesos de esterilización pueden clasificarse en procesos físicos y químicos. En las Tablas 39-1 y Tabla 39-2 se describen las características principales de los mismos.

Métodos de esterilización físicos

Calor seco

El agente esterilizante es el aire caliente y en la muerte microbiana predominan los mecanismos oxidativos,

Tabla 39-1. Métodos de esterilización físicos

Método	Parámetros	Mecanismo	Usos	Limitaciones
Calor seco	Temperatura y tiempo	Acción oxidante	Materiales termoresistentes: vidrio, metales, polvos, aceites	No apto materiales termosensibles
Calor húmedo a presión superior a la normal	Temperatura y tiempo	Desnaturalización de proteínas	Materiales termoresistentes soluciones, medios de cultivo, aceros inoxidables y textiles en equipos vacío previo y secado	No apto materiales termosensibles aceites y polvos
Radiaciones no ionizantes (UV)	Dosis	Lesión del DNA por formación de dímeros de timina	Desinfección de áreas de trabajo que requieren bajos niveles de contaminación	Actúa solo sobre superficies es muy poco penetrante
Radiaciones ionizantes	Dosis absorbida	Radiólisis de moléculas biológicas (DNA y otras) y radiólisis del agua	Materiales termosensibles ej. suturas, implantes, adhesivos quirúrgicos	Requiere instalaciones especiales Algunos plásticos se degradan
Filtración esterilizante (filtros de 0,22 μm de poro)	Velocidad de flujo	Separación de los microorganismos que son retenidos por el filtro	Soluciones termosensibles ej. antibióticos, vitaminas. Gases	No elimina virus ni micoplasmas

Tabla 39.2. Métodos de esterilización químicos gaseosos aprobados para su uso en el área biomédica

Método	Parámetros	Mecanismo	Usos	Ventajas	Limitaciones
Óxido de etileno (OE)	Concentración, tiempo, temperatura, humedad relativa	Agente alquilante	Materiales termosensibles plásticos	Alta penetrabilidad Económico	Cancerígeno, tóxico Requiere aireación previo al uso y monitoreo de residuos de OE
Gas plasma de peróxido de hidrógeno	Concentración tiempo, temperatura	Agente oxidante	Materiales termosensibles, plásticos ej. endoscopios, fibras ópticas, componentes electrónicos	Ciclos rápidos Compatible con muchos materiales No existen productos tóxicos	Envoltorio: plásticos. no compatible con papel o celulosa. Se deben extremar las precauciones en el secado del material Limitaciones para catéterescon lúmenes de bajo calibre y longitudes mayores de 1 metro. Costoso
Formaldehído Vapor de agua en fase vapor a baja presión	Concentración tiempo, temperatura, presión	Agente alquilante	Materiales termosensibles plásticos	Similares a OE	Similares a OE

también se producen procesos de deshidratación y desnaturalización de compuestos orgánicos. Existen dos tipos de estufas que comúnmente se utilizan, la estufa de convección por gravedad y la estufa de convección mecánica por circulación de aire forzado.

Estufa de convección por gravedad: Está compuesta por una cámara revestida de resistencia eléctrica en su pared interior y posee un canal u orificio de drenaje de aire en la pared superior. La circulación del aire caliente depende de las corrientes producidas en las masas de aire a diferentes temperaturas en la cámara de esterilización. El proceso es más lento y menos uniforme que en las de convección mecánica.

Estufa de convección mecánica: Este equipo posee un dispositivo que produce el rápido movimiento de un volumen grande de aire caliente, facilitando la transmisión del calor a la carga o paquete. Estos equipos utilizan menos tiempo de calentamiento y ofrecen un mayor equilibrio térmico.

Los parámetros del método son: Temperatura y tiempo. La temperatura de esterilización por calor seco que se emplea habitualmente es de 160 °C y el tiempo es de 2 horas. Debe recordarse que el tiempo de exposición se contabiliza luego de alcanzar la temperatura requerida y no desde la carga del esterilizador. En la Fig. 39-5 se esquematiza un ciclo de esterilización típico por calor seco y se indica el tiempo de esterilización.

Indicaciones de uso:

✓ instrumentos cortantes y (tijeras y pinzas) que no soportan la esterilización por calor húmedo, ej. aceros niquelados

✓ agujas, tubos y pipetas de vidrio

✓ polvos estables al calor y talco

✓ sustancias liposolubles tales como aceites, silicona, parafina, vaselina

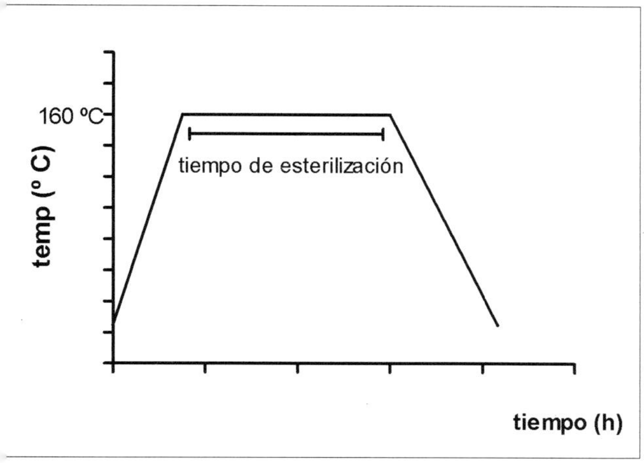

Fig. 39-5. Ciclo de esterilización por calor seco.

Calor húmedo a presión superior a la normal

El agente esterilizante es el vapor de agua saturado a presión superior a la normal, el cual se define como *aquél en el que existe una relación directa entre la presión y la temperatura, dado que se encuentran en equilibrio las fases de vapor y agua a esa presión.* El mecanismo de acción es la muerte microbiana por desnaturalización de las proteínas producida por la acción de la temperatura y el vapor saturado.

Este método se debe considerar de elección cada vez que los materiales sean compatibles. Tiene la ventaja de producir una elevación de la temperatura en forma rápida y requerir tiempos cortos de esterilización y de no dejar residuos tóxicos en el material.

Tipos de esterilizadores a vapor:

Autoclaves de desplazamiento de gravedad o gravitacional, en los cuales el aire es removido por gravedad o arrastrado por el vapor de agua que se genera en la cámara. Por ejemplo, el autoclave tipo Chamberland que se utiliza en los laboratorios de microbiología (Fig. 39-6A y 39-6B).

Esterilizadores de pre-vacío, que poseen una bomba de vacío o sistema de Venturi para retirar el aire de la cámara rápidamente en forma de pulsos de modo que el vapor ingrese a la cámara a mayor velocidad, mejorando la eficiencia del autoclave al eliminar las bolsas de aire e incrementar la velocidad del proceso (Fig. 39-7A y 39-7B).

Los parámetros del método son: Temperatura y tiempo. La temperatura de esterilización que se emplea habitualmente es de 121 °C y el tiempo es de 15-20 minutos. En los equipos esterilizadores de pre-vacío también se controla la presión del vapor para controlar la calidad del vapor saturado.

En la Tabla 39-3 se presentan los parámetros de los ciclos de esterilización típicos en procesos de calor húmedo a presión superior a la normal donde se observa la disminución de tiempo de esterilización al aumentar la temperatura. La elección de la temperatura de esterilización dependerá de la termoresistencia de la carga a esterilizar y de las características del autoclave.

Tabla 39-3. Ciclos de esterilización típicos en procesos de calor húmedo a presión superior a la normal

Temperatura °C	Tiempo (minutos)
115	30
121	**15**
126	10
132	4

Indicaciones de uso:

✓ medios de cultivo y soluciones termorresistentes

✓ líquidos: agua destilada y soluciones farmacológicas siempre que no alteren su composición

✓ algodón, hilo, fibras sintéticas, metales (aceros inoxidables), gomas y plásticos termoresistentes, en equipos con vacío previo y secado

Esterilización por radiación

La radiación propagada en formas de ondas (UV, gamma) se denomina radiación electromagnética mientras que la radiación corpuscular es la radiación transmitida por las partículas subatómicas (alfa, beta, neutrones, etc.). Cuando la radiación posee energía suficiente para producir cambios en los átomos de la materia con la cual interacciona se denomina radiación ionizante. En particular, la radiación gamma tiene una longitud de onda

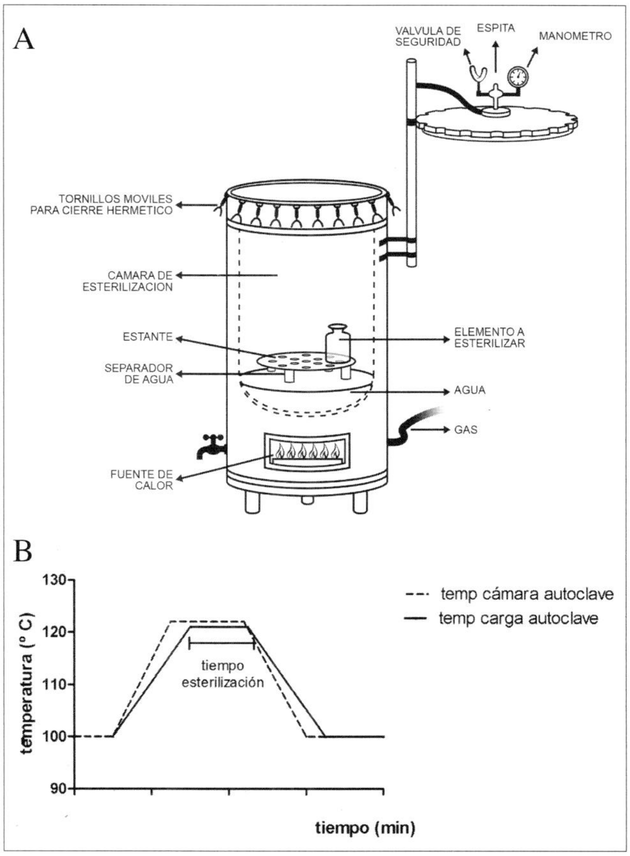

Fig. 39-6. A. Esquema de un autoclave tipo Chamberland. **B.** Ciclo de esterilización por calor húmedo a presión superior a la normal en un autoclave tipo Chamberland

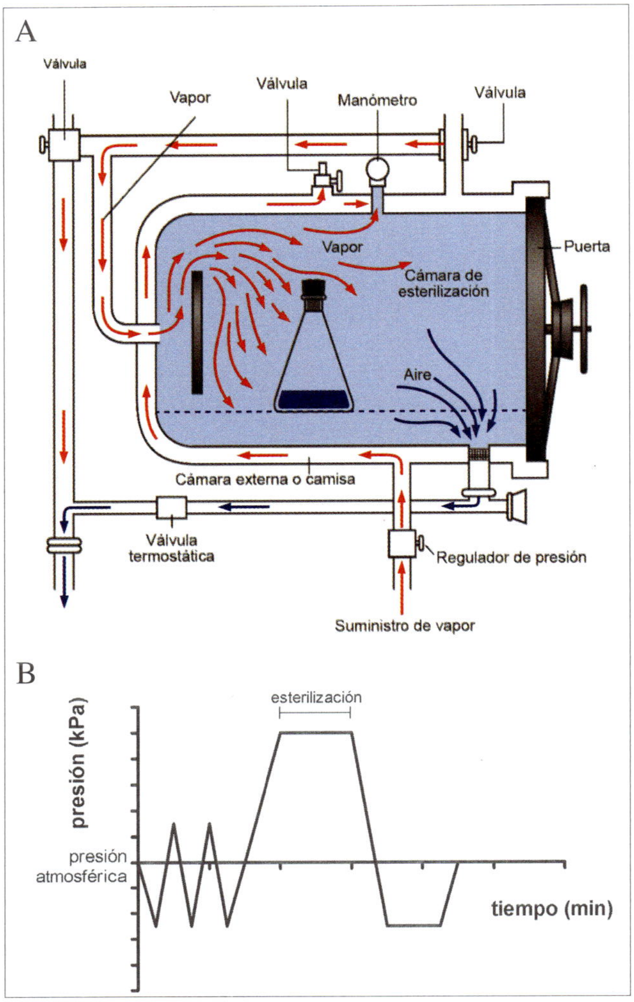

Fig. 39-7. A. Esquema de un autoclave con ciclos de vacío. **B**. Ciclo de esterilización por calor húmedo a presión superior a la normal en un autoclave con ciclos de vacío

baja y en consecuencia un alto nivel de energía, por lo cual es altamente penetrante. La interacción de la radiación con la materia depende principalmente del tipo de radiación, la energía de la misma, y de la composición, estado físico y temperatura del material.

Esterilización por radiación ionizante

La radioesterilización se basa en la aplicación de radiación ionizante procedente de una fuente de radioisótopos de ^{60}Co o ^{137}Cs emisoras de radiación gamma, o de un haz de electrones de alta energía, obtenida con un acelerador de electrones o de un generador de rayos X.

Los efectos biológicos de las radiaciones ionizantes ocurren por efectos directos e indirectos. Los primeros corresponden a la radiólisis de moléculas orgánicas biológicamente esenciales y los indirectos a la radiólisis del agua y consecuente generación de radicales libres que atacan moléculas orgánicas. El blanco principal de esta radiación es el DNA y también se han descripto efectos sobre las membranas biológicas.

El parámetro crítico para la esterilización por radiaciones ionizantes es la dosis absorbida. La magnitud con que se mide la dosis absorbida es el Gray y equivales a la energía absorbida por unidad de masa del producto D= Gy = E (Joule) / m (kg).

Históricamente se ha utilizado 25 kGy como dosis absorbida de referencia; la preselección de esta dosis debe ser convalidada experimentalmente dependiendo de las propiedades del material, el grado de contaminación del producto, y el coeficiente de seguridad de esterilidad buscado.

Es aplicable sobre una amplia variedad de productos, entre otros implantes quirúrgicos, catéteres, insumos plásticos de laboratorio, proteínas y enzimas. Sin embargo, se debe considerar la posibilidad de alteraciones de algunos plásticos puesto que produce ruptura de uniones químicas en las macromoléculas y formación de especies reactivas (radicales libres) que pueden provocar alteraciones en los materiales.

Radiaciones no ionizantes: Radiación Ultravioleta

La luz ultravioleta (UV) es muy poco penetrante y no apta para esterilizar productos envueltos ya que la radiación no penetra los materiales de acondicionamiento, por lo cual se emplea en la desinfección de aire, superficies y líquidos.

La radiación ultravioleta es efectiva como germicida en el rango de 200-280 nm, la longitud de onda utilizada es de aproximadamente 260 nm la cual es absorbida por las bases nitrogenadas del DNA. El mecanismo de acción sobre los microorganismos es la formación de uniones covalentes entre timinas adyacentes (dímeros de timina), que en altas dosis de radiación produce letalidad por daño masivo del DNA.

Como fuente de radiación se emplean lámparas de mercurio que presentan un máximo de emisión a 254 nm. Para la desinfección de ambientes, y superficies se utilizan lámparas fijadas en el techo del área. La radiación UV se utiliza para la desinfección de aire en hospitales áreas que requieren bajos niveles de contaminación (áreas controladas) y cabinas de seguridad biológica la irradiación de áreas de trabajo debe realizarse antes del ingreso del personal. La esterilización de aire por ejemplo en cabinas de flujo laminar se realiza por filtración con filtros HEPA y radiación UV.

En la desinfección de fluidos se emplean sistemas de circuito cerrado por los cuales circula el líquido a desinfectar y la lámpara se encuentra en el centro (recubierta por una funda de cuarzo).

Esterilización por filtración

Esterilización de soluciones

Este método está indicado para soluciones lábiles al calor. Los microorganismos presentes son removidos mediante el pasaje de la solución a través de una membrana filtrante de tamaño de poro adecuado capaz de retener microorganismos. Se consideran membranas esterilizantes las que presentan un diámetro de poro de 0,22 µm. Una limitación de la esterilización por filtración es que estas membranas no retienen virus, micoplasmas ni priones.

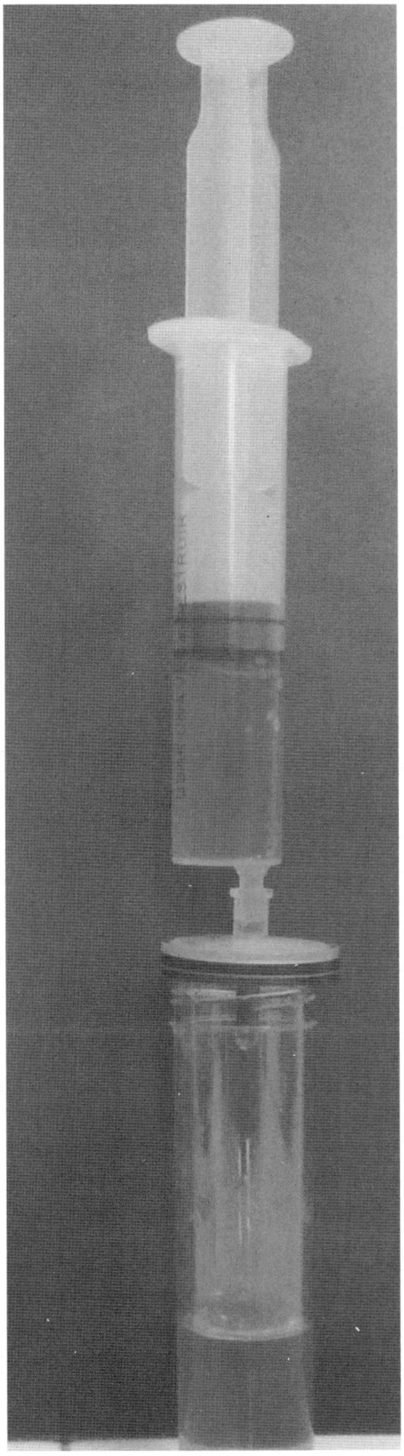

Fig. 39-8. Filtración esterilizante, filtros de membrana para pequeños volúmenes.

Actualmente se dispone de membranas de diámetro de poro de 0,1 μm diseñadas para la retención de *Micoplasmas*. El parámetro a controlar en este método es la velocidad de flujo a partir de la fuerza (presión) empleada para impulsar el fluído a filtrar a través de la membrana. Para pequeños volúmenes se emplean filtros de jeringa y se aplica presión positiva (Fig. 39-8) y para grandes volúmenes se emplean equipos con presión negativa (vacío). En esta técnica de esterilización se deben extremar las precauciones en la aplicación de la técnica aséptica al fraccionar el producto.

Filtración de gases

Ciertas áreas del laboratorio de microbiología o de la industria farmacéutica requieren equipos de flujo laminar ya sea horizontales, en la fabricación de productos estériles, o verticales de seguridad biológica. Estos equipos generan corrientes de aire filtrado unidireccional desprovistos de contaminantes. En todos lo casos los gabinetes de flujo laminar proveen aire libre de impurezas y barren todas las partículas generadas. Un componente esencial de los equipos de flujo laminar son los filtros HEPA (*High Efficiency Particulate Air*) que poseen una eficiencia mínima de retención del 99,97 % de un aerosol de un diámetro de partículas de 0,3 μm de dioctilftalato.

Esterilización por métodos químicos gaseosos

El avance de los equipamientos médicos y el surgimiento de nuevos biomateriales termosensibles de naturaleza polimérica (plásticos) plantearon y aún plantean la necesidad de desarrollar nuevas técnicas de esterilización. Las tecnologías para la esterilización de dispositivos biomédicos deben ser aprobadas por la autoridad sanitaria de cada país, por ejemplo la Administración Nacional de Medicamentos, Alimentos y Tecnología Médica (ANMAT) en la Argentina o *Food and Drug Administration* (FDA) en EE.UU. A continuación se describen métodos de esterilización por métodos químicos gaseosos que cumplen con este requisito actualmente.

Esterilización por óxido de etileno

El agente esterilizante es el óxido de etileno (OE) que es un agente alquilante de grupos funcionales de proteínas estructurales y enzimas, y de bases nitrogenadas de ácidos nucleicos. Su actividad microbicida radica en la capacidad del anillo inestable y reactivo de la molécula de OE de reemplazar átomos de hidrógeno de grupos amino, carboxilo e hidroxilo por el radical hidroxietilo.

La esterilización por OE se realiza en equipos especiales. Las etapas del ciclo para equipos que utilizan OE puro se encuentran esquematizadas en la figura 39–9. El ciclo consta de 1.-Vacío inicial, precalentamiento y humidificación, 2.- ingreso del OE, 3.- exposición al OE, 4.- evacuación y 5.- aireación.

Los parámetros del ciclo son: Concentración de OE, tiempo, temperatura y humedad relativa (HR%). Las concentraciones utilizadas de OE son de 400 a 600 mg; los tiempos de exposición varían entre 1 hora 20 minutos y 4 horas de acuerdo a las dimensiones del equipo y la carga a procesar; la temperatura de esterilización varía entre 35 ºC y 55 ºC y la HR% recomendada varía entre el 50 y 75 %.

Indicaciones de uso

En general se puede esterilizar por OE cualquier artículo

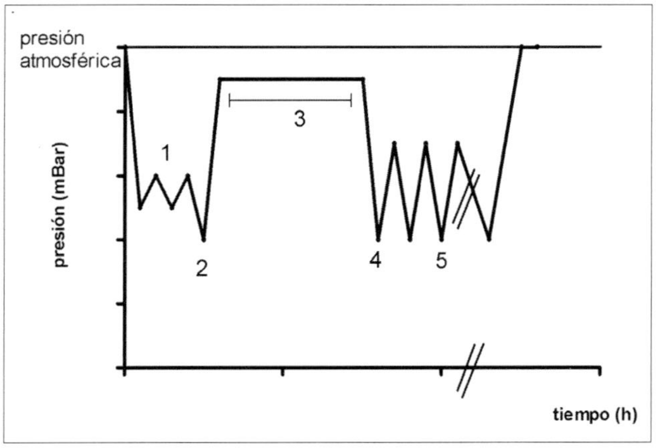

Fig. 39-9. Ciclo de esterilización por óxido de etileno al 100%. Se representa esquemáticamente un ciclo típico, que se realiza a presión subatmosférica. Referencias: 1 vacío inicial, precalentamiento y humidificación, 2 entrada de OE, 3 tiempo de exposición, 4 desgasificación y 5 aireación

termolábil, con la única recomendación de controlar la aireación. Algunas de las aplicaciones del OE en la esterilización incluyen catéteres cardíacos, generadores de marcapaso y cardiodesfibriladores, filtros de diálisis, placas de Petri descartables, escalpelos, suturas absorbibles y no absorbibles, DIU, espéculos ginecológicos, jeringas y agujas hipodérmicas, tubos endotraqueales, etc. Cabe destacar que el OE se indica para la esterilización de dispositivos electrónicos. También se utiliza en la esterilización de prótesis endovasculares con cubierta de drogas que podría dañar la radiación.

Limitaciones del método

Las principales desventajas del OE como método de esterilización derivan de sus propiedades: inflamable y explosivo, carcinogénico, y de los potenciales daños reproductivos para el personal expuesto; así como el alto costo del equipamiento y de los sistemas de control. Para su utilización se requieren equipos con sistemas de control, sistemas de eliminación de efluentes, áreas especiales para la instalación de los equipos, personal entrenado y provisto de elementos de seguridad, y monitoreo ambiental de los niveles de OE en el área de trabajo, y controles de salud al personal expuesto.

Plasma de peróxido de hidrógeno o gas plasma

El plasma de peróxido de hidrógeno, tiene propiedades esterilizantes a bajas temperaturas. Por ello, se emplea para la esterilización de equipos y materiales que no resisten altas temperaturas. El agente esterilizante es el peróxido de hidrógeno vaporizado en estado de plasma. El peróxido de hidrógeno es un oxidante fuerte que en altas concentraciones presenta actividad biocida y es capaz de inactivar esporas bacterianas resistentes. El radical hidroxilo producido durante su descomposición sería uno de los responsables de su actividad al reaccionar con lípidos de membrana, DNA y otros componentes esenciales del microorganismo. El plasma es un gas ionizado que contiene átomos, moléculas, iones y radicales libres cargados tanto positivamente como negativamente. Este estado de la materia puede ser producido por la energía suministrada por campos eléctricos o magnéticos, por ejemplo energía de radiofrecuencia a baja presión.

En el inicio del ciclo de esterilización una solución acuosa de peróxido de hidrógeno es vaporizada en el interior de una cámara hermética. Luego, por pulsos de radiofrecuencia se generan campos eléctricos que provocan la aceleración de electrones y otras partículas, que colisionan unas con otras, generándose el plasma. Estas colisiones inician reacciones que producen radicales libres: hidroxilos, e hidroperoxidrilos, peróxido activado, luz ultravioleta y otras especies activas. Finalmente, las especies altamente excitadas recombinan, convirtiendo el peróxido de hidrógeno en agua y oxígeno. Se ha planteado que la acción esterilizante del plasma de peróxido de hidrógeno se debe a la sinergia del efecto biocida del H_2O_2 vaporizado y los radicales libres y otras especies presentes en la nube de plasma. Además, el estado de plasma permite eliminar los restos de H_2O_2 que pudieran quedar en los materiales, obteniendo un material seguro para el paciente.

A fin de alcanzar el SAL = 10^{-6}, este sistema de esterilización consta de dos fases iguales y consecutivas o semiciclos de esterilización. El ciclo. que se encuentra esquematizado en la Fig. 39-10, consta de una fase de vacío o preplasma y luego 2 ciclos consecutivos e idénticos (A y B) compuestos de una fase de inyección en la que se inyecta en la cámara el peróxido de hidrógeno líquido que pasa a fase vapor alcanzando la concentración de 6 mg/l en la cámara de esterilización, una fase de difusión en la cual el H_2O_2 vaporizado difunde a través de toda la carga y finalmente la fase de plasma en la cual se produce la inducción de radiofrecuencia que genera plasma de H_2O_2. Los radicales libres generados en la etapa de plasma se transforman en los productos finales, oxígeno y agua.

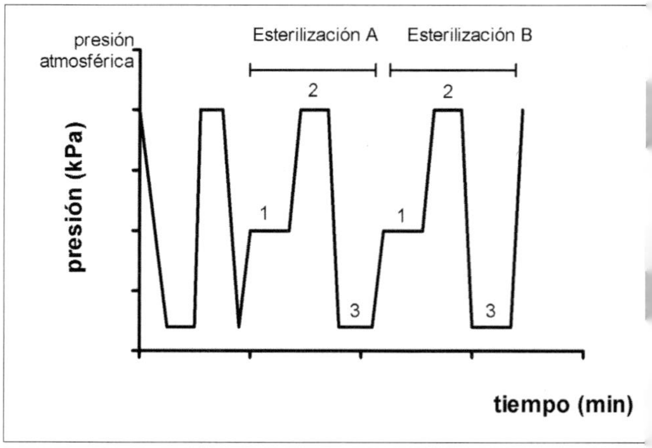

Fig. 39-10. Ciclo de esterilización por gas plasma de peróxido de hidrógeno. Se representa esquemáticamente un ciclo típico, que consta de una fase de vacío o preplasma y luego 2 ciclos consecutivos e idénticos (A y B) que incluyen: (1) una fase de inyección en la que se inyecta en la cámara el peróxido de hidrógeno líquido, el cual pasa a fase vapor alcanzando la concentración de 6 mg/l, (2) una fase de difusión y (3) la fase de plasma en la cual se produce la inducción de radiofrecuencia que genera plasma de H2O2. Los radicales libres generados en la etapa de plasma se transforman en oxígeno y agua. Finalmente en la fase de ventilación la cámara retoma la presión atmosférica por medio de la introducción de aire filtrado por filtros HEPA

Finalmente en la fase de ventilación la cámara retoma la presión atmosférica por medio de la introducción de aire filtrado por filtros HEPA.

Indicaciones de uso

El método de esterilización por plasma de H_2O_2 demostró compatibilidad con diversos productos médicos incluyendo endoscopios rígidos y flexibles, fibras ópticas, cables electrónicos, e instrumental de cirugía oftálmica (que contienen metales, diversos plásticos y elastómeros, componentes electrónicos). En las concentraciones y condiciones de uso, el peróxido de hidrógeno no es corrosivo para metales y es utilizado para material de microcirugía.

Limitaciones

Existe dificultad en la difusión de peróxido de hidrógeno en catéteres con lúmenes menores de 1 milímetro de diámetro y longitudes mayores de 1 metro.

Vapor a baja temperatura con formaldehído (VBTFo)

El agente esterilizante es el formaldehído al 2% con vapor de agua a baja temperatura. Su mecanismo de acción es la alquilación de átomos de hidrógeno de grupos funcionales de proteínas estructurales, enzimas y bases nitrogenadas de ácidos nucleicos en sinergia con la acción letal del vapor de agua a baja temperatura. El gas de formaldehído es una alternativa a la esterilización por OE para la esterilización de equipos y materiales que no resisten altas temperaturas.

Los equipos de esterilización por VBTFo operan a baja presión. Se realiza vacío para evacuar el aire e ingresa el vapor de agua a fin de llevar la carga a esterilizar a la temperatura y la humedad relativa requeridas, luego, ingresa el formaldehído vaporizado y permanece en contacto el tiempo establecido. Este procedimiento se repite en una serie de pulsos. Finalmente, el gas es removido de la cámara a través de repetidos pulsos de vacío así como de vapor de agua, para realizar luego una fase de secado y una fase de aireación.

Los parámetros críticos del proceso son concentración de formaldehído, tiempo, temperatura, y humedad relativa. Las concentración de formaldehído utilizada es de 20 mg/l, la temperatura de esterilización es de 50 a 60 ºC y la HR% recomendada es mayor al 75 %. Los tiempos de exposición varían de acuerdo a las características del equipo y la carga a procesar.

Las recomendaciones generales son las mismas que para el óxido de etileno. Finalizado el proceso, quedan residuos de formaldehído y sustancias de reacción aún detectables en los productos. Las emisiones ambientales deben ser controladas porque el formaldehído es una sustancia cancerígena e irritante.

Control de los procesos de esterilización

Es necesario controlar si los procesos de esterilización realizados cumplen con los parámetros establecidos de cada uno de los métodos a fin de garantizar el nivel de seguridad requerido (SAL). Para ello se utilizan indicadores de esterilización físicos, químicos y biológicos. Si los resultados obtenidos indican que se cumplieron las condiciones del proceso (los parámetros establecidos del método), los productos fueron esterilizados apropiadamente. En cambio, la indicación de fallas a través de los monitoreos físicos, químicos y/o biológicos implica que los artículos deben ser esterilizados nuevamente, previa corrección de errores de procedimiento o fallas de los equipos.

Los **indicadores físicos** son equipos de medición propios del equipo de esterilización tales como termómetros, manómetros o manovacuómetros, cronómetros, sensores de concentración y los sistemas de registro de parámetros, entre otros. Permiten visualizar si el equipo ha alcanzado los parámetros exigidos para el proceso. En la actualidad muchos equipos tienen un microprocesador que controla el proceso en todas sus etapas y al la finalización del ciclo emiten un registro impreso del mismo.

Los **indicadores químicos** son dispositivos que contienen sustancias químicas (sales de metales pesados, tintas termocrómicas o reactivos químicos) que cambian de color cuando se exponen a uno o más parámetros del proceso de esterilización. Los indicadores químicos son diferentes de acuerdo al proceso utilizado (calor seco, calor húmedo, óxido de etileno, etc.) y se deben seleccionar de acuerdo a los parámetros que se requieren medir. En la Tabla 39–4 se presenta la clasificación de

Tabla 39-4. Clasificación de los indicadores químicos de esterilización

	Tipo	Descripción	Uso
1	Indicador de proceso	Indica exposición a condiciones mínimas del proceso (ej. cintas adhesivas para los paquetes)	Distinguir entre artículos procesados y no procesados
2	Indicador para ensayos específicos	Indica que una condición específica relacionada con el proceso de esterilización se ha alcanzado. (ej. calidad del vapor, test de Bowie Dick)	Evaluar la eficacia del sistema de vacío en autoclaves de pre-vacío
3	Indicador de parámetro simple	Indica exposición a un parámetro (ej concentración o temperatura)	Actualmente en desuso
4	Indicador multiparamétrico	Responden a 2 parámetros críticos del proceso de esterilización (ej. tiempo y temperatura).	Se colocan en el interior de los paquetes a esterilizar
5	Indicador integrador	Responden ante todos los parámetros críticos del proceso de esterilización (ej. concentración de OE, tiempo, temperatura, HR%)	Se colocan en el interior de los paquetes a esterilizar
6	Indicador emulador	Responden ante todos los parámetros de ciclos especiales más exigentes	ciclos para descontaminación de priones

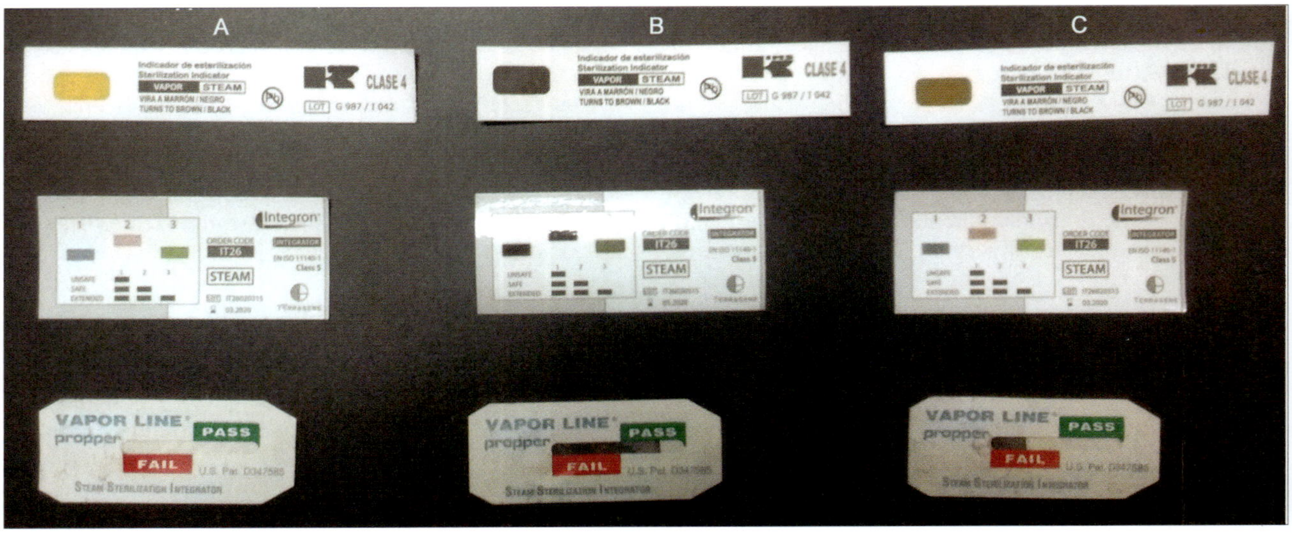

Fig. 39-11. Ejemplos de Indicadores químicos de esterilización para procesos de esterilización por calor húmedo a presión superior a la normal de clase IV y V. **A**. Indicadores no procesados. **B**. indicadores procesados en un ciclo en el que se han cumplido los parámetros. **C**. Indicadores procesados en un ciclo fallido.

los indicadores químicos de esterilización. En la Fig. 39–11 se muestran varios tipos de indicadores químicos empleados en ciclos que han cumplido sus parámetros y ciclos fallidos.

Los **indicadores biológicos de esterilización** son sistemas microbiológicos de ensayo que poseen una resistencia definida para un determinado método de esterilización. Se emplean poblaciones estandarizadas de las endosporas bacterianas más resistentes al proceso de esterilización y con alta carga microbiana (N_0). Habitualmente se presentan bajo la forma de una población de esporas inoculadas sobre un soporte inerte (ej.: tira de papel de filtro) que se encuentra dentro de un empaque o envase primario que permite el pasaje del agente esterilizante. Para los procesos de esterilización por calor húmedo, gas plasma y vapor a baja temperatura con formaldehído se emplean endosporas de *Geobacillus stearothermophilus* y para los procesos de calor seco, y óxido de etileno endosporas de *Bacillus atrophaeus*. Para cada proceso está normatizado el rango de valor D que deben poseer las preparaciones de endosporas y la biocarga del indicador a fin de permitir controlar que el proceso de esterilización alcance el SAL = 10^{-6}.

Los indicadores se incluyen en el ciclo de esterilización y una vez finalizado el mismo se ponen en contacto con el medio de cultivo y se incuban. Si durante el ciclo no se cumplieron sus parámetros algunas endosporas sobrevivirán al procedimiento y en contacto con el medio de cultivo e incubadas a la temperatura apropiada germinarán y se producirá desarrollo microbiano detectable por el viraje de un indicador de pH del medio de cultivo (detecta por ej. la acidificación por fermentación de glucosa) o turbidez. Se recomienda que los indicadores biológicos se coloquen en los lugares menos accesibles al agente esterilizante y bajo las mismas condiciones de empaque que el material a procesar.

Los indicadores biológicos se clasifican por su formato en "generaciones":

Primera generación: Consisten en un soporte inoculado dentro de un envase primario de papel. Luego de la exposición al proceso de esterilización se debe transferir asépticamente el soporte a un tubo con medio de cultivo líquido e incubar a la temperatura apropiada por siete días.

Segunda generación, *Autocontenidos*: Consisten en un vial de material plástico que permite el pasaje del agente esterilizante y contiene el soporte inoculado y una ampolla de vidrio con medio de cultivo estéril. Una vez finalizado el proceso de esterilización se aplica presión sobre las paredes del vial a fin de romper la ampolla de vidrio; de este modo el medio de cultivo toma contacto con los microorganismos sobrevivientes, evitando así los riesgos de contaminación durante la transferencia aséptica. Se incuban por 48 horas.

Tercera generación, *Autocontenidos de lectura rápida*: Se basan en la detección de la actividad de la enzima α-glucosidasa de *G. stearothermophilus*. .Si sobreviven algunas esporas, al germinar producirán la enzima que hidrolizará un sustrato no fluorescente, y la fluorescencia del producto obtenido se detectará en un incubador que incluye un detector de fluorescencia. El método permite obtener resultados en horas.

Ensayo de esterilidad

El ensayo de esterilidad tiene por objeto revelar la presencia de contaminaciones por microorganismos que pudiesen estar presentes en los productos medicinales, biomédicos, sustancias, etc. Se debe realizar sobre todos los productos que según las farmacopeas tienen como requisito la esterilidad.

Es un ensayo destructivo que se realiza por cultivo, en medios líquidos, sobre una muestra representativa de un lote de producto esterilizado (ej.: lote de más de 500 unidades 2% ó 20 unidades). Si al realizar el ensayo de esterilidad del producto no se observa desarrollo microbiano se informa que el producto cumple con los requisitos del ensayo de esterilidad.

El ensayo presenta limitaciones propias del muestreo y por la imposibilidad de los medios de cultivo utilizados de permitir el crecimiento de todas las posibles especies de microorganismos. Si bien el ensayo de esterilidad es requerido por las farmacopeas, es insuficiente para asegurar la esterilidad de un lote de producto y la aprobación no puede basarse sólo en dicho ensayo. Para asegurar la esterilidad es necesario la validación y control estricto del cumplimiento de los parámetros del proceso para alcanzar los niveles de seguridad requeridos (SAL = 10^{-6}).

Desinfección

Al inicio del capítulo se ha planteado la clasificación de Spaulding de los dispositivos médicos a fin de establecer que materiales deben ser esterilizados o desinfectados. Esta clasificación consta de tres niveles: Productos críticos que deben ser esterilizados, productos semicríticos que requieren desinfección de alto nivel (DAN) y productos no críticos que requieren desinfección de nivel medio o bajo.

De esta clasificación también se desprende una clasificación de los desinfectantes en niveles alto, intermedio y bajo, que se basa en su espectro de actividad. Los desinfectantes de alto nivel presentan actividad frente endosporas bacterianas (aunque no son efectivos frente a las esporas más resistentes o cuando la biocarga es elevada), *Mycobacterium* spp., virus no envueltos, hongos y levaduras, y virus envueltos. Los desinfectantes de nivel intermedio no son activos frente a las endosporas bacterianas mientras que los de bajo nivel no son activos frente a endosporas ni *Mycobacterium* spp. y retienen actividad frente a los microorganismos restantes (Fig. 39–1). Los desinfectantes líquidos de alto nivel pueden ser utilizados como agentes esterilizantes químicos en concentraciones y tiempos mayores que los utilizados en la desinfección de alto nivel, aunque no permiten el acondicionamiento y en consecuencia el mantenimiento de la esterilidad.

Factores que afectan la actividad de los agentes desinfectantes

Tiempo de contacto: La aproximación más común y más simple que se puede hacer a la cinética de muerte microbiana por acción de agentes biocidas es la de una reacción de primer orden, representada en las figuras 39–2A y 39–3. La constante de velocidad de muerte se expresa como:

$K= 1/t - \text{Log } N_0 / Nt$

Donde Nt = número de microorganismos sobrevivientes, N_0 = número inicial de microorganismos (biocarga), T = Tiempo

K = Constante de velocidad de muerte (depende del microorganismo, del agente empleado y de su concentración)

En consecuencia el proceso de desinfección no es instantáneo, requiere un tiempo mínimo para ser llevado a cabo satisfactoriamente a fin de alcanzar la disminución deseada en cada caso de la biocarga (por ej. muerte del 99, 999 % de los microorganismos iniciales).

Carga microbiana: El proceso también depende de la población de microorganismos presentes (N_0). Si dos poblaciones microbianas tienen distinta biocarga pero el mismo comportamiento frente al agente (igual K ó D), las curvas de muerte tendrán la misma pendiente y solo variará la ordenada al origen (N_0).

Tipo de microorganismos contaminantes: Como ya se ha considerado la resistencia de los microorganismos, y en ciertos casos la forma vegetativa o esporulada, modificará la velocidad de muerte de los mismos (Fig. 39–2A).

Efecto de la concentración: La concentración del desinfectante está relacionada directamente con la eficiencia de desinfección (porcentaje de destrucción de la biocarga y tiempo requerido). La concentración y el tiempo de desinfección se relacionan según la siguiente fórmula:

$C^{\eta}1 \times T1 = C^{\eta}2 \times T2$

Donde: C = concentración, T = tiempo, η= Coeficiente de concentración

El coeficiente de concentración η indica cómo va a comportarse un desinfectante al ser diluido. Intuitivamente, si disminuye la concentración del agente desinfectante a la mitad, se necesitaría el doble de tiempo para tener la misma eficiencia de desinfección; sin embargo, el tiempo depende de η que es una constante para cada producto. En el caso de agentes como el formaldehído con $\eta = 1$, una dilución a la mitad se compensa con un aumento al doble del tiempo de contacto. Pero, para los agentes fenólicos, en que $\eta > 5$, la dilución al medio incrementa tanto el tiempo necesario, que prácticamente se neutraliza el agente por dilución.

Las condiciones en las cuales se realizan los procesos afectan la actividad de los desinfectantes. Entre otros factores se debe analizar:

1.- la presencia de materia orgánica en el medio puede causar su reacción con el agente desinfectante (consumo), además de la protección física del microorganismo, o la producción de compuestos insolubles.

2.- el pH afecta el grado de ionización de la molécula y por ello, la penetración del desinfectante en el microorganismo. Por ejemplo, el hipoclorito de sodio (NaClO) es mucho menos activo que el ácido hipocloroso (HClO) porque este último es la forma no ionizada que penetra en las células y actúa como desinfectante. El NaClO es estable en soluciones alcalinas mientras que el HClO no es una molécula estable. Las soluciones concentradas de NaClO (lavandina) deben ser diluidas con agua, lo cual acidifica la solución y permite obtener HClO. Debido a la inestabilidad del HClO, las soluciones diluídas de uso deben preparase en el momento.

3.- La temperatura a la cual se desarrolla el proceso

Tabla 39-5. Mecanismos de acción de los agentes desinfectantes

Estructura o componente celular	Agente	Mecanismo
Membrana plasmática	Amonios cuaternarios	Surfactante, desorganiza membranas
	Biguánidos (clorhexidina)	Interacción con lípidos de la membrana citoplasmática, afecta integridad con pérdida de solutos. En altas concentraciones causa coagulación citoplasmática
	Alcoholes	Desorganización de membranas
Pared celular	Glutaraldehído y orto-ftalaldehído	Alquilantes. Entrecruzamientos en proteínas, por unión entre grupos funcionales $-SH_2$ y $-NH_2$ (aldehídos bifuncionales
	EDTA	Quelante, remoción de Ca^{2+} y Mg^{2+}, liberación de LPS
Macromoléculas: proteínas, ácidos nucleicos	Aldehídos	Alquilantes. Entrecruzamientos en proteínas, DNA y RNA por unión entre grupos funcionales
	Alcoholes	Desnaturalización de proteínas
	Oxidantes: halógenos y peróxidos	Oxidación de grupos funcionales de macromoléculas, formación de radicales libres
	Metales pesados (Ag^+, Hg^{2+})	Unión a grupos $-SH_2$ de proteínas y pérdida de actividad biológica

favorece la acción del desinfectante aumentando la velocidad de muerte (disminución de D). Los ensayos de laboratorio para calcular los parámetros de los desinfectantes químicos se realizan a temperatura ambiente (20 ºC)

4- Otros factores que pueden afectar la desinfección son la dureza del agua (altas concentraciones de Mg^{2+} y Ca^{2+}) que puede provocar la formación de quelatos con algunos compuestos; y la presencia de sustancias aniónicas que son incompatibles con los agentes catiónicos.

Mecanismos de acción

Los mecanismos por los cuales estos agentes matan (desinfectantes y antisépticos) o inhiben (antisépticos como clorhexidina o metales pesados) el desarrollo de los microorganismos son variados y complejos. Se producen alteraciones secuenciales o en varios blancos de acción que dificultan la diferenciación de los efectos primarios y secundarios. En la Tabla 39–5 se muestran los efectos de agentes desinfectantes sobre estructuras y macromoléculas bacterianas. Algunos agentes lesionan la membrana citoplasmática, otros desnaturalizan en forma irreversible proteínas y otros afectan los ácidos nucleicos.

Mecanismos de resistencia

Con referencia a los mecanismos de resistencia intrínseca de los microorganismos a los desinfectantes generalmente se asocian a la impermeabilidad, por ejemplo en las Micobacterias la pared de composición altamente hidrofóbica impide la entrada de muchos agentes. En algunos casos se han descripto enzimas inactivantes, por ejemplo para clorhexidina y metales pesados. Además, debe mencionarse en este punto la formación de biofilms microbianos. Los biofilms son comunidades de microorganismos que crecen adheridos a una superficie, embebidos en una matriz extracelular de sustancias poliméricas (EPS). Las bacterias en el biofilm presentan un fenotipo diferente al de sus contrapartes planctónicas, caracterizado por una expresión diferencial de genes. Los biofilms son considerados como un importante factor de virulencia ya que facilitan la persistencia en el hospedador la evasión de la respuesta inmune y la sobrevivencia bacteriana frente a altas concentraciones de antimicrobianos y desinfectantes por mecanismos de resistencia fenotípica. Por ello, los biofilms constituyen un grave problema en medicina.

Tipos de agentes desinfectantes

Los desinfectantes y antisépticos son un grupo heterogéneo de compuestos que varían en su estructura química, mecanismos de acción, espectro de actividad y usos. Por lo tanto, pueden ser clasificados de acuerdo a cualquiera de estas propiedades. A continuación, describiremos brevemente algunos desinfectantes y antisépticos, utilizados más frecuentemente, de acuerdo a su estructura química.

Alcoholes

Los alcoholes más usados son el etanol y el isopropanol, ambos se usan al 70 % dado que a esa concentración poseen mayor actividad desinfectante. Son utilizados en antisepsia y desinfección, y también como conservantes. Ejercen su acción dañando membranas celulares y desnaturalizando proteínas. El espectro de acción de estos agentes es intermedio ya que no son esporicidas. Presentan sinergia con otros agentes, como amonios cuaternarios, biguánidos, álcalis y ácidos. Los alcoholes son irritantes, volátiles e inflamables.

Aldehídos

Formaldehído: Su acción se ejerce por alquilación de grupos C=O, SH, -OH, NH_2 de proteínas y/o de ácidos nucleicos. Es un agente desinfectante de alto nivel, por lo cual tiene acción esporicida y también puede utilizarse como esterilizante. Por su toxicidad es irritante, hipersensibilizante, y fundamentalmente fue catalogado por la OMS como probablemente carcinógeno para el hombre.

Glutaraldehído y Ortoftaldehído: Al igual que el formaldehído, son agentes alquilantes, pero además al ser moléculas divalentes (con dos grupos reactivos) se unen fuertemente a grupos amino de la pared y la membrana celular, e inhiben funciones como el transporte de electrones. Sus dos funciones aldehído tienen la distancia óptima para producir entrecruzamientos en la cadena de DNA. Son utilizados como desinfectantes de alto nivel de endoscopios y otros productos semicríticos, y a mayores concentraciones y tiempos de exposición son considerados esterilizantes químicos. En cuanto a su toxicidad son menos tóxicos que el formol pero en algunas personas pueden producir hipersensibilidad.

Halógenos

Agentes que generan cloro activo: Hipoclorito de sodio, dióxido de cloro, dicloroisocianurato, Cloramina T: En todos los casos ejercen su efecto oxidando grupos funcionales de macromoléculas. Son agentes, con una multiplicidad de usos según la concentración de cloro:

Desinfección de alto nivel: concentración mayor a 5000 ppm (mg/L) de cloro

Desinfección de elementos con alta carga microbiana (descontaminación): 250-500 ppm

Desinfección de superficies, sistemas de diálisis, lactarios, etc. 250 ppmn

Sanitizante: 50 ppm

Potabilizante de agua: 0,2 a 0,5 ppm

Son agentes que se afectan poco por la dilución y la dureza del agua, pero son inactivados por materia orgánica y agentes reductores. Tienen dependencia del pH y son inestables por encima de 50ºC. Una limitación de su uso es que son corrosivos para superficies metálicas.

Agentes Iodados: Tinturas de iodo, y más comúnmente usados iodóforos como la Iodopovidona. Son agentes oxidantes y también modifican aminoácidos azufrados de proteínas. Estos agentes son de nivel intermedio y se utilizan ampliamente como antisépticos, incluso prequirúrgicos, y en la desinfección de agua. También existen formulaciones para la desinfección de superficies industriales, fundamentalmente industrias agrícolas y de alimentos.

Peróxido de Hidrógeno

Ejerce su acción por oxidación de grupos funcionales de macromoléculas (proteínas y ácidos nucleicos); en fase gaseosa genera el radical libre OH*. Su efecto es dependiente de la concentración; a concentraciones mayores al 10 % (agua oxigenada estabilizada) tiene acción esporicida. Hemos descripto su utilización como agente esterilizante en fase gaseosa. Es utilizado en la antisepsia y limpieza de heridas, aunque es degradado rápidamente por las catalasas de los microorganismos y de los eritrocitos. La ventaja principal es que luego de ejercer la su acción se degrada a compuestos totalmente inocuos como lo son el oxígeno y el agua.

Acido Peracético

Es el peróxido del ácido acético y su mecanismo es similar al del peróxido de hidrógeno. Es un potente agente de alto nivel, con actividad esporicida en concentraciones de 0,3 %. Se utiliza en la desinfección de productos semicríticos como los endoscopios. Presenta varias ventajas en su uso, la principal es que se degrada a compuestos inocuos como son el agua y el ácido acético, es poco afectado por la materia orgánica y la dureza del agua, y a concentraciones de uso no resulta tóxico ni irritante. Las soluciones concentradas deben manipularse con cuidado dado que estas penetran la piel produciendo quemaduras y los vapores emanados son sumamente irritantes.

Agentes Fenólicos

Son agentes de espectro de acción intermedia, más activos frente a bacterias Gram positivas, con algo menos de actividad frente a *Pseudomonas* y hongos pero con fuerte acción frente a Micobacterias. Su modo de acción consiste en producir un daño en la membrana, que aumenta la permeabilidad a los protones que produce un desacople de la fosforilación oxidativa; a concentraciones mayores coagulan proteínas citoplasmáticas. Se antagonizan con cationes divalentes (aguas duras) y medio alcalino, pero resisten alta carga de materia orgánica. Son sinérgicos con EDTA. El agente tipo es el fenol aunque no se utiliza porque es fuertemente irritante. Actualmente se utilizan sus derivados: Hexaclorofeno, O-Fenilfenol, y Cloroxilenol en la formulación de diversos jabones y antisépticos. Son agentes hipersensibilizantes, particularmente en niños. El uso de este grupo de productos en general está siendo regulado dado su toxicidad ambiental y su dificultosa biodegradación.

Amonios Cuaternarios

Es el grupo de agentes que mas se desarrolló en los últimos años siendo utilizados en diversas aplicaciones. Su acción se ejerce en varias etapas, la primera es la adsorción a la pared bacteriana, luego reaccionan con la membrana plasmática conduciendo a su desorganización, con la consecuente pérdida de solutos de bajo peso molecular; la acción prosigue con degradación de macromoléculas y lisis celular. Si bien son agentes de bajo nivel (pueden tener actividad esporostática y micobacteriostática), su estructura química les confiere propiedades detersivas que ayudan en el proceso de limpieza y poseen muy baja toxicidad. Su acción es antagonizada por materia orgánica, compuestos aniónicos, jabones, y aguas duras. Su actividad se incrementa en formulaciones con EDTA, alcoholes y Clorhexidina. Entre los derivados más utilizados se encuentran el Benzalconio, benzetonio, cetrimida, lapirio y derivados de última generación. Entre las aplicaciones se encuentran la antisepsia preoperatoria, antisepsia de mucosas, antisepsia de manos, y la desinfección de superficies no críticas.

Biguánidos

Ejercen su acción sobre las envolturas celulares, dañando la funcionalidad de la membrana plasmática, y luego penetran y coagulan el citoplasma. Son agentes de bajo nivel ya que son inefectivos frente a endosporas bacterianas y *Mycobacterium* spp. Son más activos frente a bacterias Gram positivas que frente a Gram negativas. El agente tipo es la Clorhexidina, si bien en el mercado hay derivados poliméricos más modernos como el PHMB (Polihexa metilen biguanido). La Clorhexidina es utilizada como antiséptico y por su adsorción a la piel presenta acción residual. Sin embargo, se ha reportado la contaminación de soluciones de Clorhexidina con *Pseudomonas* spp. asociados a brotes de infecciones intrahospitalarias por este microorganismo. Los derivados poliméricos son muy usados en desinfección en general, desinfección de natatorios y desinfección de superficies.

Ensayos de actividad de desinfectantes

El control de la actividad antimicrobiana de desinfectantes y antisépticos se encuentra normatizado por las autoridades regulatorias de diversos países. El ensayo que permite determinar el coeficiente de fenol fue descripto a principios del siglo XX y se puede utilizar como orientación para establecer la concentración efectiva de un desinfectante en evaluación. En este ensayo diluciones seriadas del desinfectante y de fenol se enfrentan con suspensiones estandarizadas de *Salmonella typhi* y *Staphylococcus aureus*; luego a los 5, 10 y 15 minutos se transfieren alícuotas a medios de cultivo y se incuban a 37 °C por 48 horas. Para calcular el coeficiente de fenol se utiliza la mayor dilución del desinfectante en evaluación y del fenol que permite recuperar microorganismos viables luego de una exposición durante 5 min., pero no luego de 10 min. Por ejemplo si las diluciones efectivas fueron 1/90 para el fenol y 1/450 para el desinfectante, el índice de fenol es 5. Este ensayo presenta limitaciones al comparar productos no fenólicos y no permite evaluar el efecto de las condiciones de uso, por ejemplo la presencia de materia orgánica.

Actualmente se emplean ensayos en los cuales se evalúa la capacidad de causar la pérdida de viabilidad de los microorganismos, generalmente en forma cuantitativa (por recuentos de viables). En los ensayos denominados "en suspensión" suspensiones microbianas estandarizadas se prueban con diluciones del desinfectante en agua y alternativamente en presencia de sustancias interferentes. Luego, se neutraliza el desinfectante y se realizan recuentos de viables. Los resultados se expresan por ejemplo como la concentración de desinfectante que mata el 99,999 % (o disminución de 5 logaritmos) de la población inicial. En los ensayos con "portagérmenes" se utilizan pequeñas piezas de material que simulan los materiales del instrumental o equipos a desinfectar. Para ello, se contaminan los "portagérmenes", luego se tratan con la concentración de uso del desinfectante en estudio y se evalúa la muerte microbiana en ensayos cualitativos (Nº de piezas tratadas con ausencia de microorganismos) o cuantitativos.

Otro tipo de ensayos permite evaluar la eficacia de los desinfectantes en las condiciones de uso (diluciones apropiadas, presencia de materia orgánica, etc.) Entre otros, en el ensayo de uso simulado se contamina artificialmente un objeto o superficie, en condiciones limpias o sucias, y se trata con el desinfectante en la concentración, tiempo y condiciones de uso. Luego se remueven los microorganismos (por ejemplo por hisopado) y se evalúa la presencia de microorganismos viables.

BIBLIOGRAFÍA

McDonnell G. Antisepsis, Disinfection and Sterilization. Types, Action and Resistance, ASM Press, 2007.

Hugo y Russell`s. Pharmaceutical Mycrobiology, 7º Ed. Ed: Denyer S, Hodges N, Gorman S, Blackwell Science, 2006.

Rutala W, Weber D. Disinfection and Sterilization, an overview. *American Journal of Infection Control* 2013; 41: S2 – S5.

Schneider M. New technologies and trends in sterilization and disinfection. *American Journal of Infection Control* 2013; 41: S81 – S86.

Sección 5ª

Micología

Generalidades de la célula fúngica: estructura- nutrición y metabolismo
Generalidades de la célula fúngica: talo vegetativo - talo de reproducción - dimorfismo - taxonomía y nomenclatura
Biopelículas y patógenos fúngicos
Diagnóstico micológico
Antifúngicos generalidades
Antifúngicos: mecanismos moleculares de resistencia y pruebas de sensibilidad

CAPÍTULO 40

GENERALIDADES DE LA CÉLULA FÚNGICA: ESTRUCTURA- NUTRICIÓN Y METABOLISMO

María F. Landaburu, María L. Cuestas, María T. Mujica

GENERALIDADES DE LOS HONGOS

Los hongos constituyen un fascinante grupo de organismos, con más de 700.000 especies fúngicas habitando solamente la superficie terrestre, y en estrecho contacto con el ser humano.

Desde el punto de vista ecológico, son considerados saprobiontes por su capacidad de nutrirse a partir de la sustancia orgánica en descomposición, pudiendo de esta manera eliminar restos vegetales, animales y deshechos industriales entre otros, actividad que realizan por dotación de enzimas que producen (constitutivas o inducidas por la presencia de un sustrato). Los hongos tienen gran importancia en la naturaleza como biodegradadores y como formadores del humus del suelo, pero también intervienen en el biodeterioro, causando perjuicios económicos.

Algunos hongos se encuentran disponibles para los programas de control biológico (control de plagas pues afectan sólo a los insectos, entomopatógenos). En la agricultura, a través del empleo de las micorrizas (simbiosis de un hongo con las raíces de las plantas), se logra un mayor rendimiento en las cosechas. Este aumento en el rinde se debe al papel importante que cumplen estos microorganismos al distribuirse por una superficie mayor del suelo y captar un porcentaje superior de los nutrientes vitales (fósforo y otros minerales) que intervienen en la nutrición del vegetal.

Las propiedades fermentativas de los hongos se aprovechan en la industria alimenticia para la elaboración de pan, vino, cerveza y queso. Son indispensables para la maduración y aromatización de los quesos Roquefort (*Penicillium roqueforti*) y Camembert (*Penicillium camemberti*). La actividad fermentadora de *Saccharomyces cerevisiae* se aplica en la elaboración de la cerveza, el vino y el pan. Los hongos son también empleados en la industria química y farmacéutica para la producción de ácidos, pigmentos, antibióticos (penicilinas y cefalosporinas), antifúngicos (griseofulvina) y vacunas. En relación a este último punto, cabe destacar que los hongos han colaborado con el avance de la ciencia como modelos experimentales en estudios citológicos, bioquímicos y genéticos. Las levaduras como *S. cerevisiae, Picchia pastoris* y *Hansenula polymorpha* entre otros, son empleadas en biotecnología para la producción de proteínas recombinantes de importancia biomédica, industrial, y pecuaria.

Los hongos mejor conocidos por todos son los macroscópicos, también denominados setas o macro hongos de gran valor en la industria alimenticia (por ejemplo los champiñones, gírgolas, shiitakes) (Fig. 40-1) y otros de importancia en toxicología (Fig. 40-2).

El envenenamiento producido por la ingestión de un macrohongo tóxico se llama micetismo, por ejemplo, en los casos de los derivados de *Amanita phalloides* (faloidismo), un hongo alucinógeno que puede consumirse en forma accidental, en ritos religiosos o culturales, y que puede causar desde alteraciones gastrointestinales hasta cerebrales y la muerte. Otros ejemplos los constituyen las especies de *Amanita muscaria* (muscarínico) (Fig. 40-1),

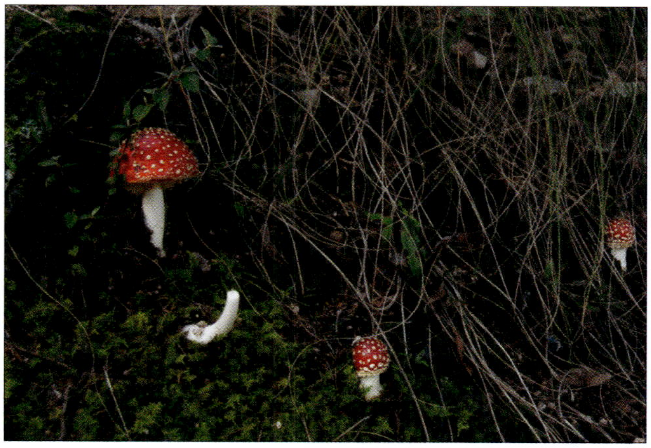

Fig. 40-1. Desarrollo de *Pleurotus ostreatus* (gírgolas) sobre sustrato (paja de trigo).

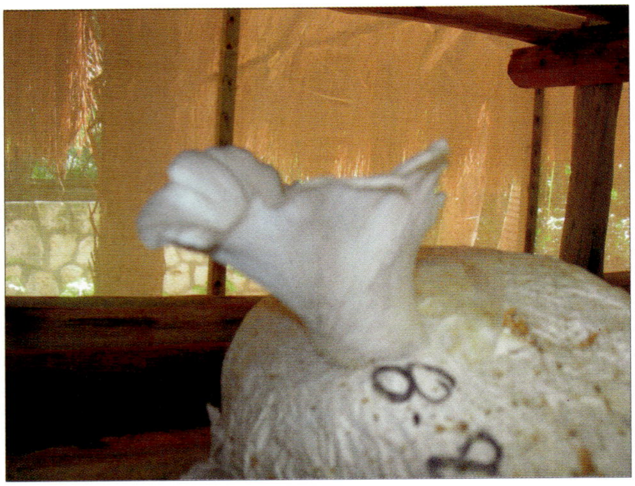

Fig. 40-2. Observación de *Amanita muscaria* (Gentileza de Julieta Cavanna).

Lepiota helveola (parafaloidismo), *Psilocybe mexicana* (neurotóxico o alucinógeno) y *Helvella esculenta* (hemofílico).

Los hongos pueden producir toxinas y a las alteraciones originadas por la ingestión de estas sustancias o sus precursores se las conoce como micotoxicosis. Entre las más conocidas se hallan las aflatoxinas, fusarinas, trichotecenos y zearalenona; y son sintetizadas sobre granos y otros sustratos utilizados como alimentos para el ganado y el hombre por diversos grupos de hongos como *Aspergillus* spp, y *Fusarium* spp entre otros, en general en condiciones de mal almacenamiento. Son sustancias muy activas y pueden originar hepatomas, tumores y otras patologías en el ser humano

Además debemos considerar que los hongos pueden originar fenómenos de hipersensiblidad de tipo I fundamentalmente asma y rinitis por especies fúngicas de la biota ambiental (*Aspergillus* spp., *Penicillium* spp. y *Alternaria* spp. entre otros).

A pesar de su organización biológica simple, los hongos tienen la capacidad de adaptarse a diversas condiciones ambientales y de relacionarse con múltiples formas de vida. Así, se conocen hongos patógenos para el hombre, para las plantas (fitopatógenos), insectos (entomopatógenos) o para otros hongos (micoparásitos).

No obstante, solo un centenar de hongos microscópicos ha sido relacionado de manera permanente con la producción de infección y/o enfermedad humana. Cabe destacar que las micosis en el hombre como la tiña de los pies o pie de atleta como se conoce comúnmente y la candidiasis son consideradas tan frecuentes como el resfriado común. Los hongos pueden causar un amplio espectro de infecciones en el ser humano, desde sistémicas a formas localizadas cutáneas, subcutáneas o infecciones en mucosa. Numerosas especies fúngicas son además capaces de causar lesiones o enfermedad bajo determinadas circunstancias, como la inmunosupresión. Es el caso de los llamados hongos oportunistas que pueden formar parte de al biota del individuo o del ambiente, En este caso es el hombre el que condiciona o permite la invasión fúngica. Las distintas especies de los géneros *Candida, Trichosporon* y *Malassezia* forman parte de la biota y pueden originar una micosis endógena.

En los últimos años, se observa un aumento en la lista de especies de hongos causantes de infecciones en humanos por la importante y profunda situación de inmunosupresión en que se encuentran muchos pacientes (cáncer, diabetes, etilismo, etc.) y por la terapia (quimioterapia, radioterapia, corticoides, inmunosupresores, etc.) que se les administra.

Los hongos son estudiados en Medicina por sus propiedades tóxicas (intoxicación o envenenamiento), alérgicas (fenómenos de hipersensibilidad inmediata o de tipo I, como asma y rinitis por distintas especies fúngicas de la biota ambiental, infecciosas (colonización, multiplicación e invasión de diferentes tejidos) o bien por su capacidad productora de antibióticos y otras sustancias con actividad terapéutica.

La micología es la rama de la biología que se dedica al estudio de los hongos. La micología médica a su vez, comprende el estudio de los hongos relacionados con la producción de patología humana y de las enfermedades que ellos producen. Es la disciplina de la microbiología que primero se desarrolló, aunque su estudio se postergó, ya que se pensaba que la frecuencia de las micosis era baja y su estudio muy complejo. Los hongos o las infecciones que producen, se conocen desde la más remota antigüedad; los griegos y los romanos describieron algunas de las manifestaciones clínicas de las dermatoficias, como el querión y la mentagra. Sin embargo, la historia de la micología médica comenzó en el siglo XIX con el descubrimiento de la naturaleza fúngica de las tiñas del cuero cabelludo, por Gruby y Remark, y de la candidiasis vaginal, por Wilkinson.

Entre fines del siglo XIX y los primeros años del siglo XX, se describieron la mayor parte de los agentes de micosis profundas y sistémicas.

CARACTERÍSTICAS GENERALES DE LOS HONGOS

Los hongos son seres unicelulares o pluricelulares (aunque en este último caso no forman tejidos verdaderos) que poseen una estructura celular eucarionte (es decir, presentan uno o varios núcleos bien diferenciados rodeados de una membrana nuclear y varios cromosomas en su interior) y una pared celular formada por polisacáridos (quitina, glucanos y mananos), polipéptidos y proteínas.

El citoplasma está rodeado por una membrana celular cuyo esterol fundamental es el ergosterol y en su interior contiene numerosas mitocondrias, polirribosomas, vacuolas, y un aparato de Golgi rudimentario. Carecen de organelas de locomoción.

Son aerobios, heterótrofos (quimioorganotrofos, por lo que tienen que alimentarse de materia orgánica preformada que utilizan como fuente de energía y carbono) y se nutren por absorción por la rigidez de la pared celular rígida que les impide fagocitar alimentos. Al degradrar los biopolímeros (polisacáridos, proteínas, etc) por la dotación de enzimas extracelulares (constitutivas o inducidas por la presencia de los biopolímeros) obtienen nutrientes simples y solubles que son absorbidos. El hecho de que los hongos tengan digestión externa marca un hito en lo que es el metabolismo fúngico. Ese caudal de enzimas que libera el hongo al medio externo para poder nutrirse es un factor importante en la patogenicidad fúngica pues les permite la invasión de los tejidos del hospedero, como se verá más adelante. Las principales fuentes de reserva del hongo son el glucógeno y los ácidos grasos palmítico, esteárico y oleico.

Se reproducen mediante la producción de esporas o conidios. Estos propágulos constituyen una unidad microscópica que permite la propagación de la especie y pueden ser de origen asexual o sexual.

ESTRUCTURA CELULAR

PARED CELULAR

La pared celular rodea a la célula fúngica y es característica en los hongos. Es una estructura dinámica donde continuamente se producen procesos de biosíntesis y degradación para permitir la extensión de la pared. La pared celular fúngica determina y mantiene la forma de los hongos y regula el intercambio de sustancias entre los medios intracelulares y extracelulares. Protege a la célula fúngica contra la injuria mecánica y bloquea el ingreso a ella de productos tóxicos y macromoléculas. Controla el equilibrio osmolar intracelular impidiendo la lisis osmótica, la protege de las radiaciones ultravioletas y de sustancias químicas potencialmente dañinas. Actúa en el reconocimiento de la compatibilidad sexual.

Al ser la estructura más externa presenta importantes determinantes antigénicos capaces de activar al sistema inmunológico y media la adhesión a los tejidos del hospedero, siendo crucial para iniciar la colonización, el primer paso en la infección. La pared celular es una fuente de patrones moleculares asociados con el reconocimiento de patógenos (PAMPs), la cual promueve una respuesta inmune que resulta perjudicial para el hongo. Numerosos estudios muestran que componentes de la pared pueden incluso ocultar al hongo del reconocimiento inmune y son así considerados como factores de virulencia.

Los polisacáridos componen el 90% de la pared celular y de una manera simplicista podemos considerar que se disponen formando un esqueleto fibrilar y un cemento amorfo o matriz. Los polisacáridos fibrilares están localizados próximos a la membrana plasmática proporcionando protección mecánica, mientras que los que constituyen a la capa amorfa están presentes en la pared celular completa pero especialmente en cara externa. La estructura fibrilar esta compuesta por quitina (polímero de β-(1,4)- N- acetilglucosamina), β- glucanos y una variedad de heteropolisacáridos.

La quitina y β-(1,3) glucanos forman una estructura central y a este complejo se ligan covalentemente otros polisacáridos cuya composición varía específicamente con el patógeno. Así por ejemplo en *Aspergillus fumigatus* este polisacárido está compuesto de galactomananos y β -(1,3) y β-(1,4) glucanos.

En la matriz amorfa está compuesta por glucanos, mananos, quitosano y proteínas quedan en parte incluidas en las fibrillas, a manera de cemento que da rigidez a la pared. La fracción amorfa varía entre las especies, así por ejemplo en *A. fumigatus* está compuesta de α-(1,3) glucanos con un 1% de uniones α-(1,4) glucanos, mientras que en *Candida albicans* está principalmente constituida por β-(1,6) glucanos; y por α- y β-mananos.

Las proteínas constituyen una pequeña fracción del material de la pared, raramente más del 20%. La mayoría de las proteínas están asociadas a glúcidos por enlaces O o N, formando glicoproteínas. Las proteínas de la pared tienen diversas funciones, participando en el mantenimiento de la forma celular, interviniendo en los procesos de adhesión a distintos componentes del hospedero (fibrinógeno, a la matriz extracelular y fracciones del complemento), protegiendo a la célula de sustancias extrañas, participando en la absorción de moléculas, transmitiendo señales al citoplasma, constituyendo antígenos y; sintetizando y remodelando los componentes de la pared.

Las hidrofobinas son un grupo diverso de proteínas encontradas solamente en los hongos. Pueden constituir hasta un 10 % del total de proteína de la pared. Las moléculas de hidrofobinas son de naturaleza anfipática. Monómeros de estas proteínas son excretados a partir del extremo apical del hongo. Los monómeros polimerizan y las capas poliméricas se forman en la interfase agua-aire. Si la hifa emerge al aire se unen a la pared y forman la capa *rodlet* que previene la desecación y proporciona rigidez a la pared. En hongos fitopatógenos las hidrofobinas se han asociado con su virulencia.

Por último, debemos mencionar a los lípidos y otros componentes menores como pigmentos e iones inorgánicos como P, Ca^{+2}, Mg^{+2} como constituyentes de la pared celular de los hongos. De los pigmentos, la melanina producida por algunos hongos es particularmente interesante ya que protege a la hifa y esporos de las radiaciones ultravioletas, de temperaturas extremas, metales pesados y condiciones ambientales adversas y es esencial en la patogénesis.

Muchas especies fúngicas producen pigmentos tales como la melanina a partir de L-3,4-dihidroxifenilalanina (vía de la DOPA melanina, la cual es mas frecuentemente encontrada en los *Basidiomycetes*) o a partir del 1,8-dihidroxinaftaleno (vía DHN melanina, la cual es encontrada en *Ascomycetes* y otras especies fúngicas). Estos dos tipos de melanina fueron recientemente relacionados a la virulencia en los hongos fitopatógenos o en patógenos humanos. Por ejemplo, la DHN melanina proporciona rigidez a los apresorios (estructura adhesiva, a partir de la cual se origina una hifa afilada que rompe la cutícula de una célula epidérmica del huésped por punción permitiendo la penetración del micelio para establecer la infección de un hongo parásito de plantas superiores) para penetrar ciertas especies fúngicas los tejidos de los vegetales. Los hongos pigmentados contienen DHN melanina que está generalmente localizada en la pared celular y aunque el mecanismo exacto de su producción no se conoce este pigmento protege a las células fúngicas de la acción del sistema inmune del hospedero (por ejemplo de los intermediarios reactivos del oxígeno entre otros).

Síntesis de los principales componentes de la pared fúngica

La biosíntesis de la pared celular de los hongos es un fenómeno complejo. Los diferentes componentes de la pared celular son sintetizados intracelularmente y polimerizados en el medio externo a la membrana citoplasmática (plasmalema). Para ello los componentes van juntos, en forma precisa en tiempo y lugar; y en la cantidad apropiada para organizar una estructura funcional. Esta estructura tridimensional es mantenida y organizada por uniones no covalentes y covalentes. Estos procesos están sujetos a mecanismos regulatorios que permiten cambios cualitativos y cuantitativos en la pared en respuestas al medio ambiente. Estos cambios pueden producir alteraciones en la morfología durante el ciclo de vida del hongo.

La síntesis de la pared es un proceso polarizado que depende del trasporte de los componentes y de enzimas biosintéticas a los sitios de crecimiento fúngico. El citoesqueleto lleva todos los componentes dentro de vesículas secretorias y microvesículas a los sitios donde ocurre la expansión de la pared. Para esto las proteínas son sintetizadas y colocadas en el lumen del sistema endomembranal, pueden ser glicosiladas y / o asociadas con otros polisacáridos.

En los hongos filamentosos, la biosíntesis tiene lugar en el extremo apical de la hifa. Por medio de vesículas específicas (los quitosomas), se transporta la quitina sintasa a la superficie celular, cuya forma activa se encuentra en la membrana citoplasmática. Esta enzima cataliza la polimerización de N-acetil glucosamina a partir del uridinadifosfato N-acetil glucosamina (UDP- GlcNAc) a la quitina en el espacio extracelular próximo a la membrana citoplásmica.

El contenido en quitina de la pared fúngica varía según la fase morfológica del hongo. Representa el 1-2% del peso seco de la pared celular de las levaduras mientras que en los hongos filamentosos puede llegar al 10-20%. La pequeña cantidad de quitina presente en la pared celular de las levaduras es esencial para su sobrevida y está concentrada principalmente en la región septal pero existe un mínimo porcentaje distribuida a través de la pared.

La concentración de quitina en la pared de las hifas de *Candida albicans* es tres veces más alta que en su forma de levadura. Dada su importancia en la estructura de la pared, la síntesis de la quitina es una buena diana para la acción de los antifúngicos. Aunque existen algunos agentes que interfieren con la síntesis de quitina (nikomicinas y polioxinas), hasta el presente no se han comercializado algún antifúngico que utilice este mecanismo.

El glucano es el polisacárido estructural más importante de la pared y representa el 50-60% del peso seco de esta estructura. La mayoría de los glucanos están compuestos de unidades de glucosa con uniones ß-1,3 (65-90%), aunque también hay glucanos con enlaces ß-1,6 (en especies de *Candida* pero no en *Aspergillus*). El ß (1-3) D-glucano es el componente estructural más importante de la pared, al que se unen covalentemente otros componentes de esta estructura. Este polisacárido se sintetiza por un complejo de enzimas situado en la membrana plasmática, denominadas glucano sintetasas. Estas enzimas catalizan la formación de cadenas lineales de glucano compuestas por aproximadamente 1.500 residuos de glucosa unidos por enlaces ß-1,3. En estas cadenas, cada 40-50 residuos de glucosa se unen nuevas unidades de glucosa por enlaces ß-1,3 para dar lugar a una estructura ramificada. Estas ramificaciones pueden unirse a otros glucanos, a la quitina o a las manoproteínas, proporcionando a la pared una gran resistencia mecánica esencial para mantener la integridad celular.

Los genes que codifican la ß-(1,3) D-glucano sintetasa se identificaron inicialmente en *S. cerevisiae* y se denominan *FKS1* y *FKS2*. Actualmente se conocen análogos de estos genes en varias especies de *Candida*, *Aspergillus* y *Pneumocystis*. La disrupción de los genes *FKS1* o *FSK2* produce mutantes con un crecimiento lento y una pared defectuosa. Sin embargo, la eliminación simultánea de ambos genes resulta letal para el hongo. Las equinocandinas son lipopéptidos que incluyen equinocandina B, aculeacina A, cilofungina, anidulafungina, caspofungina y micafungina. El mecanismo de acción antifúngica de todas es común y se basa en la producción de daños en la pared celular al unirse a la ß-(1,3) D-glucano sintetasa (Fks1p) responsable de la síntesis del ß (1-3) D-glucano.

MEMBRANA CELULAR

Alrededor del citoplasma fúngico existe una membrana citoplasmática o plasmalema compuesta por lípidos, proteínas y pequeñas cantidades de glúcidos. Los principales lípidos son fosfolípidos de naturaleza anfipática y esfingolípidos que forman una doble capa. Un lípido de importancia lo constituye el ergosterol; y gran parte de las estrategias antimicóticas inhiben su síntesis o se unen a él alterando la función de la membrana de manera selectiva ya que las membranas del ser humano carecen de dicho esterol. Cabe destacar en este punto que no todos los hongos contienen ergosterol en su membrana plasmática (por ejemplo, *Pneumocystis jirovecii*) y no todos los organismos vivos que contienen ergosterol son hongos (por ejemplo *Leishmania* spp y *Trypanosoma cruzi*).

El paso de los solutos a través de la membrana plasmática no es pasivo, sino que la entrada y salida de los mismos ocurre por medio de sistemas de transporte específicos. Por lo tanto, la membrana no es una barrera que impide la penetración de sustancias en general, sino que presenta transportadores que le permiten incorporar las moléculas que la célula requiere. Además, los productos de deshechos que se producen en el interior de la célula son trasportados a través de la membrana celular hacia el extracelular. Muchas enzimas son secretadas permitiendo la vida saprofítica o parasitaria de los hongos. Además, un complejo de enzimas glucano sintetasas y quitin sintetasas está situado en dicha membrana celular.

Por último, la membrana citoplasmática puede invaginarse hacia el citoplasma dando estructuras denominadas mesosomas (estructuras relacionadas al parecer con la formación de los tabiques).

ARQUITECTURA SUBCELULAR Y ORGANELAS

Las células micóticas a diferencia de las bacterianas poseen un citoplasma complejo que contiene vesículas, microtúbulos, ribosomas, mitocondrias, aparato de Golgi, núcleos, retículo endoplásmico entre otras estructuras.

Las mitocondrias son estructuras presentes en el citoplasma, responsables de la respiración y generación de energía en organismos eucariotas. El número de mitocondrias en la célula fúngica es variable. En hongos con respiración aeróbica el número es importante (30 a 50 mitocondrias por células activas) y pueden ser indetectables cuando la especie fúngica se encuentra en procesos de fermentación de un sustrato. En aerobiosis forman activamente oxidasas y peroxidasas que protegen a las células fúngicas del efecto nocivo del H_2O_2 sobre ácidos nucleicos, proteínas y lípidos. Las mitocondrias de los hongos difieren de otros organismos eucarióticos porque ellas son alargadas orientadas en el eje de la hifa. Presentan una doble estructura de membrana y contienen material genético celular (mitocondrial-DNA). Este DNA existe como una pequeña molécula de doble hélice no asociada a proteínas (histonas), circular y es muy similar al DNA procariótico.

El retículo endoplásmico liso y rugoso se encuentra distribuido por todo el citoplasma y en ocasiones muestra comunicación directa con la membrana nuclear, revelando la continuidad entre estos sistemas membranosos. El sistema secretor consiste en retículo endoplásmico, aparato de Golgi y vesículas unidas a membrana. Dentro de las cisternas del Golgi las proteínas sufren modificaciones, incluso reacomodamiento y plegamientos en sus estructuras y glicosilación entre otros procesos. Luego son empaquetadas en vesículas que brotan del Golgi. Estas microvesículas desempeñan un importante papel en el transporte de enzimas hidrolíticas y su número aumenta en los sitios vecinos a los lugares de crecimiento de la célula fúngica (parte apical en las hifas y la zona de emisión de brotes en los hongos levaduriformes).

Los ribosomas son las estructuras encargadas de la síntesis proteica, integrados por RNA y proteínas, poseen un peso molecular de 80S (las bacterias tienen 70S) y pueden hallarse en forma aislada o asociados al retículo endoplásmico.

El sistema vacuolar posee varias funciones, incluidas las de almacenamiento y recirculación de nutrientes. Las vacuolas de varios hongos incluyendo a las micorrizas acumulan fosfato en forma de polifosfatos, glucosa en forma de glucógeno, lípidos, y pueden contener proteasas para desdoblar proteínas y recircular los aminoácidos. Asimismo, dichas vacuolas tienen un rol en la regulación del pH celular y constituyen el principal sitio de almacenamiento de Ca^{+2} el cual es liberado en el citoplasma como parte de la señalización intracelular.

El citoesqueleto permite la circulación de las organelas durante las corrientes citoplasmáticas y la separación de los cromosomas durante la división celular. Los principales elementos del citoesqueleto son: los microtúbulos constituidos por polímeros de β-tubulina y los microfilamentos constituidos de una proteína contráctil, la actina. En los hongos miceliares el citoesqueleto permite el transporte de las vesículas producidas a partir de aparato de Golgi hacia el extremo apical de la hifa y así mantiene el normal crecimiento de la hifa y su morfología. En las células levaduriformes, el citoesqueleto es responsable de la polaridad del crecimiento. Durante etapas tempranas de la gemación de las levaduras existe una polarización del crecimiento, pero con el desarrollo de la gema el crecimiento se hace isotrópico.

Los microtúbulos son cilindros largos, de aproximadamente 25 nm de diámetro que se encuentran en el citoplasma paralelo al eje mayor de la hifa y se extienden hasta la membrana citoplasmática en la punta de la hifa. Son además los principales componentes del huso que contribuyen al movimiento de los cromosomas durante la mitosis y meiosis. Existen sustancias que inhiben la formación de los microtúbulos y por lo tanto se interrumpen los movimientos del núcleo, mitocondrias, vacuolas y vesículas apicales. La griseofulvina -antimicótico empleado en el tratamiento de las dermatoficias y en especial indicado en la *tinea capitis*- inhibe la mitosis de la célula fúngica, la síntesis de ácidos nucleicos e interfiere con la función de los microtúbulos. Los microfilamentos son mucho más finos que los microtúbulos (alrededor de 5 a 8 nm) y se visualizan como placas periféricas cercanas a la superficie celular y algunas asociadas con el núcleo. También se los observa en los extremos de las hifas donde forman una red.

El núcleo es la estructura que define a la célula eucariótica, posee una membrana nuclear doble que no desaparece durante la división nuclear, cribada para permitir el fluido intercambio con el citoplasma y un nucleolo rico en RNA. La mayoría de las levaduras y hongos miceliales tienen principalmente un ciclo de vida haploide aunque algunos como *S. cerevisiae* pueden alternar entre un estado haploide y otro diploide. Los cromosomas constituidos por DNA y proteínas replican y segregan en la célula recientemente formada o en el compartimiento hifal en la mitosis. Esto asegura que el material genético pase a la célula hija o a la hifa durante la división celular. Las levaduras generalmente contienen un núcleo por célula. Sin embargo, los compartimientos hifales de los hongos miceliales pueden contener uno o más núcleos. Aquellos que llamamos monocarióticos, poseen un tipo de núcleo por compartimiento, en tanto que pueden presentar un estado conocido como dicarión o heterocarión cuando poseen dos o más núcleos genéticamente distintos

El número de cromosomas varía de seis a veinte con la especie fúngica (siete en *C. albicans*, ocho en *Aspergillus nidulans*, dieciséis en *S. cerevisiae*).

CÁPSULA

Existen pocas especies fúngicas encapsuladas. Está presente en algunas levaduras y la mejor caracterizada de las cápsulas fúngicas pertenece a *Cryptococcus neoformans* por la importancia que tiene como factor de virulencia. La cápsula es generalmente invisible por microscopia convencional porque es altamente hidrofílica y tiene el mismo índice de refracción que el medio que la rodea, sin embargo puede ser fácilmente visible por varias técnicas. La imagen clásica de la cápsula es un halo que rodea a la célula al suspender la levadura en tinta china (Fig. 40-3). La cápsula de criptococo está compuesta por polisacáridos: glucuroxilomanano (GXM) y galactoxilomanano (GalXM) y una pequeña proporción de mananoproteínas. Estos polisacáridos pueden ser liberados al medio como exopolisacáridos o exo antígenos. Estos componentes cumplen una función estructural y enmascaran los PAMPs resultando en una disminución de la producción de citoquinas pro-inflamatorias TNF-α e IL-1β. Se los ha asociado como mecanismos de evasión al sistema inmune al inhibir la fagocitosis y como resultado de ello, la presentación antigénica y la activación y proliferación de linfocitos T.

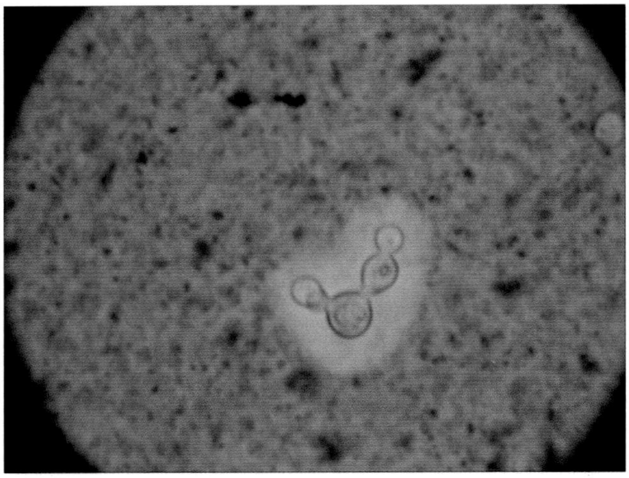

Fig. 40-3. Preparación con tinta china de células de levaduras capsuladas. *Cryptococcus neoformas* (40x).

NUTRICIÓN Y METABOLISMO

Los hongos son quimioheterótrofos pues obtienen la energía y el carbono de compuestos orgánicos sintetizados por otros organismos. Los nutrientes de bajo peso molecular disueltos en agua pasan a través del plasmalema. Esta estructura vital permite el pasaje de las enzimas y nutrientes. Polisacáridos, proteínas, ácidos nucleicos, lípidos y otros compuestos de alto peso molecular no pueden ser tomados o utilizados directamente por los hongos. Ellos deben ser hidrolizados *in situ* en pequeñas unidades monoméricas para luego ser absorbidos. Esto lo realiza mediante la secreción al medio externo de enzimas hidrolíticas. Una variedad de enzimas son secretadas por los hongos para permitirle adaptarse a un nicho ecológico (que depende de la herencia evolucionaria) y de las condiciones ambientales (medio externo–hospedero) que pueden inducir o reprimir la síntesis de estas enzimas. El proceso de digestión ocurre en forma extracelular, las enzimas son selectivamente volcadas al exterior en los puntos de activo crecimiento fúngico. La fusión de las vesículas originadas por el aparato de Golgi con la membrana plasmática y libera el contenido enzimático en la pared celular; para luego atravesar presumiblemente por difusión simple los poros de la pared fúngica. El plasmalema es una estructura semipermeable de la superficie de la hifa que regula el paso de las sustancias hacia el interior y el exterior de la hifa. Los compuestos de bajo peso molecular, que incluye los productos monoméricos y oligoméricos de la digestión enzimática pasan a través de la membrana plasmática y son utilizados por el hongo para la síntesis de sus propias biomoléculas. Un efectivo pasaje de compuestos solubles se produce mediante específicos mecanismos de transporte pasivo o activo en la membrana plasmática. Independientemente de la fuerza involucrada en el transporte la mayoría de las sustancias se mueven a través de la membrana al ser ligadas a un transpotador (*carriers*). Debemos destacar que la presencia de agua es de vital importancia para la vida de los hongos pues este fluido permite que los sistemas enzimáticos actúen en el medio extracelular y las unidades monoméricas de los biopolímeros penetren a la célula. Es por ello conocido que los hongos requieren de humedad para crecer y desarrollar.

Las levaduras y los hongos miceliales tienen requerimientos nutricionales relativamente simples; y sobreviven en condiciones aeróbicas al ser suplementados con glucosa, sales de amonio, aminoácidos, iones inorgánicos y unos pocos factores de crecimiento. Los nutrientes los requieren a una concentración milimolar (macronutrientes) y constituyen las fuentes de carbono, nitrógeno, azufre, fósforo, potasio y magnesio; y los suplementados a concentraciones micromolar (micronutrientes) comprenden trazas de elementos como calcio, cobre, hierro, manganeso y zinc.

En el laboratorio, los hongos crecen fácilmente en la mayoría de los medios de cultivo, necesitando una fuente de carbono orgánica e iones amonio o nitrato o peptonas como fuentes de nitrógeno. El medio mas usado en el laboratorio de micología lo constituye el Sabouraud glucosa que esta constituido por glucosa y peptona como fuente de C y N. Esta facilidad para crecer en cualquier medio de cultivo y la presencia de conidios en el aire les permite ser contaminantes habituales en el laboratorio, de ahí la necesidad de evaluar los hallazgos en el contexto de la clínica del hospedero.

Los hongos filamentosos y los levaduriformes son aerobios, aunque las levaduras pueden ser anaerobios facultativos. Con respecto a los requerimientos de temperatura y de pH son poco exigentes. La mayoría de los hongos son mesófilos, desarrollando entre 10 -35 ºC y con la temperatura óptima entre 20 y 30 ºC. Unos pocas especies fúngicas son consideradas termófilas, con una temperatura mínima de cerca de 20 ºC, máxima de hasta 50-60ºC y óptima cerca de 40 ºC. Estos hongos son comunes en el compost. La especie fúngica *Aspergillus fumigatus* puede desarrollar entre 12-55 ºC y es considerado como un mesófilo termotolerante. Pocos hongos son sicrófilos, con la capacidad de crecer a 0ºC o por debajo, con un límite superior de 20 ºC y algo más para las especies sicrotolerantes. Este grupo incluye varias levaduras y hongos filamentosos de regiones frías del planeta y unas pocas especies causan deterioro de las carnes durante el almacenamiento en frío.

Los hongos desarrollan en un rango de pH de 4,5 a 8 con un pH óptimo entre 5,5 a 7,5.

Todos los hongos necesitan la presencia de agua para el pasaje de los nutrientes al interior de la célula, para la liberación y la actividad de los sistemas enzimáticos en el medio externo. Necesitan además captar el agua para mantener su citoplasma. Cuando la célula fúngica se coloca en un medio hipotónico, ellas toman agua y la pared se torna turgente limitando el paso del solvente. En ambientes hipertónicos, puede existir agua pero esta no esta disponible para el crecimiento del microorganismo. Por ejemplo alta concentración de azúcares o de sales harían que el agua pase desde la célula fúngica hacia el medio externo y el crecimiento de la célula cesa.

La actividad de agua (A_w) indica la disponibilidad de agua para el crecimiento de un microorganismo y se define como la relación de la presión de vapor del agua en la solución que rodea al microorganismo (P solución) y la presión de vapor del agua pura, (P_o agua):

$$A_w = P \text{ solución} / P_o \text{ agua}$$

Por ejemplo en agua pura esta A_w es de uno.

No crecimiento puede observarse a $A_w = 0$ o un limitado crecimiento y elongación hifal ocurre en agua pura. Los términos xerófilos y xerotolerantes son aplicados a para aquellos que soportan baja A_w es decir crecen en altas concentraciones de soluto por que el hongo se ha adaptado a crecer en un medio de potencial osmótico desfavorable. Estos hongos generan una presión osmótica adecuada dentro del citoplasma por síntesis de glicerol o absorbiendo un soluto del medio.

Los hongos poseen un metabolismo heterótrofo semejante a otras células eucariotas. El metabolismo fúngico comprende reacciones anabólicas donde los nutrientes son convertidos en componentes estructurales y funcionales de la célula fúngica y reacciones catabólicas que proporcionan la energía química y los nutrientes para el anabolismo. Las reacciones anabólicas dependen del catabolismo no sólo de la producción de energía en la forma de ATP, NADH y NADPH, sino de compuestos intermediarios importantes para la biosíntesis de las macromoléculas fúngicas. La glucólisis seguida del ciclo de los ácidos tricarboxílico (ciclo de Krebs) y de la cadena respiratoria en la mitocondria, constituye la vía principal para la obtención de energía a partir de la glucosa. La mayoría de los hongos son aerobios estrictos. Algunos son anaerobios facultativos obteniendo la energía de la glucólisis seguida de procesos fermentativos que dan lugar a etanol y ácido láctico (base de la fermentacion alcohólica) aunque su crecimiento en estas condiciones es más lento y de menor rendimiento energético).

Los procesos metabólicos que son vitales para el hongo (crecimiento) constituyen el metabolismo primario. Las enzimas y los metabolitos que se producen durante este proceso son de distribución amplia entre los hongos y algunos de estas moléculas son aprovechados comercialmente. Así por ejemplo, cuando las levaduras crecen en un medio rico en azúcares y en condiciones anaeróbicas acumulan etanol y esto es la base de la producción de bebidas alcohólicas. De manera similar, *Aspergillus niger* y *Aspergillus wentii* elaboran ácido cítrico a partir de azúcares y es de utilidad para la fabricación de gaseosas. El ácido glucónico, glicerol, manitol, acido isocítrico constituyen también algunos de los metabolitos primarios de importancia industrial.

El término metabolismo secundario describe una serie de reacciones cuyos productos no están involucrado en el normal crecimiento del hongo y este aspecto lo diferencia del metabolismo primario. Los metabolitos secundarios se producen bajo determinadas condiciones, al final de la fase exponencial de crecimiento o cuando un nutriente se torna limitante en un cultivo continuo. Se originan a partir de un intermediario del metabolismo primario, pero enzimas propias catalizan su producción. La síntesis de estos compuestos son género, especie o más aun, cepa específica. Estas moléculas son de importancia comercial o ambiental. Varios cientos de metabolitos secundarios se describen en los hongos que incluyen antibióticos, hormonas de crecimientos para los vegetales y micotoxinas. Con actividad antimicrobiana (antibióticos, antifúngicos) podemos mencionar las penicilinas, cefalosporinas, griseofulvina, acido fusídico, etc. Metabolitos secundarios tóxicos (micotoxinas): aflatoxinas, ochratoxinas, alcaloides del ergot. Se han identificado más de 300 compuestos como micotoxinas. La mayoría de las intoxicaciones por micotoxinas (micotoxicosis) es consecuencia de la ingestión de alimentos contaminados. La presencia de micotoxinas en los alimentos puede deberse a la contaminación previa a la cosecha por hongos toxigénicos o durante el almacenamiento. Por otra parte, condiciones de mal almacenamiento (daño de granos por insectos, humedad y temperatura adecuada) crean el ambiente para que el hongo desarrolle el metabolito secundario. Las micotoxinas son más frecuentes en los países en vías de desarrollo en los que los métodos de manipulación y almacenamiento de los alimentos son inadecuados, la desnutrición es prevalente y son escasas las normas promulgadas para proteger a la población expuesta. Algunas micotoxinas son hepatotóxicas, nefrotóxicas y otras dermonecróticas y el contacto cutáneo o mucoso puede producir la micotoxicosis.

Algunos metabolitos secundarios están relacionados con la diferenciación del hongo como la melanina en los esporos y paredes de las hifas; y las hormonas sexuales. Sin embargo, el rol de los metabolitos secundarios en los hongos constituye aún un misterio. Muchas especies fúngicas viven saprofíticamente en el suelo y estas moléculas podrían eventualmente proporcionar protección contra otros habitantes con el que comparten el nicho ecológico.

BIBLIOGRAFIA

Cox P.W. and Hooley P. (2009). Hydrophobins: New prospects for biotechnology. Fungal Biology Reviews, Volume 23, Issues 1-2, 40-47

Latgé J. P. (2010). Tasting the fungal cell wall. Cellular Microbiology 12(7), 863–872.

Pihet M, Vandeputte P, Tronchin G, Renier G, Saulnier P, Georgeault S, Mallet R, Chabasse D, Symoens F, and Bouchara J.F. (2009) Melanin is an essential component for the integrity of the cell wall of *Aspergillus fumigatus* conidia. BMC Microbiology, 9:177

Pontón J. (2008). La pared celular de los hongos y el mecanismo de acción de la anidulafungina. Rev Iberoam Micol, 25: 78-82

Chai L.Y.A., Netea M.G., Vonk A.G., Kullberg B-J. (2009). Fungal strategies for overcoming host innate immune response. Med Mycol 47, 227-236.

Deacon J.W. (2006). 4Th edition. Fungal Biology. Blackwell. Oxford.

Griffin D.H. (1994). 2 nd edition. Fungal Physiology. Wiley Liss- Inc. New York.

CAPÍTULO 41

GENERALIDADES DE LA CÉLULA FÚNGICA:

Talo Vegetativo - Talo de Reproducción - Dimorfismo - Taxonomía y Nomenclatura

Cristina A. Iovannitti, María T. Mujica

Aristóteles (384 a.C. – 322 a. C.), discípulo de Platón y maestro de Alejandro Magno, fue un importante filósofo, lógico y científico griego. Fue uno de los primeros en clasificar al mundo natural en tres reinos: reino animal, reino vegetal y reino mineral, teniendo en cuenta aquello que él consideraba más simple o más complejo. Para diferenciar estos tres reinos, Aristóteles utilizó el siguiente criterio: "Si es vivo y se mueve es animal, si es vivo y no se mueve es vegetal y si no es vivo y no se mueve, es mineral". Acá el lector se preguntará entonces: ¿dónde están incluidos los hongos? Si tenemos en cuenta que los hongos son organismos vivos que no se mueven, podríamos asumir indefectiblemente que son plantas. Ergo, durante muchos años los hongos fueron incluidos dentro del reino vegetal; se los consideraba plantas inferiores de la categoría de las criptógamas dentro de la división o *Phylum Thallophitas*. Sin embargo, años más tarde, se descubre una peculiaridad: los hongos son incapaces de elaborar su propio alimento mediante fotosíntesis como lo hacen las plantas ya que carecen de clorofila, sino que viven a expensas de otros organismos vivos o muertos. En 1969, Whittaker les asignó a los hongos su reino propio. Así, en el esquema de clasificación propuesto por Whittaker y modificado por Margulis y Schwartz en 1988, quedaron establecidos los reinos *Moneras, Proctotista o Protistas, Fungi, Plantae y Animalia.* Criterios morfológicos del micelio vegetativo y del micelio de reproducción permitieron ubicar a las especies del reino fúngico en distintas categorías taxonómicas y las especies de importancia médica quedaron incluidas en las *Zygomycotas, Ascomycotas* y *Basidiomycotas*.

En la actualidad las relaciones entre los hongos por análisis molecular dieron el fundamento a las divisiones del reino *Fungi* en dos subreinos, *Dykaria*, el cual agrupa las divisiones *Ascomycota* y *Basidiomycota*, y el llamado "Hongos Basales" que agrupa al resto de los hongos en cinco *phylum* más: *Microsporidia, Chritydiomycota, Glomeromycota, Blastocladiomycota* y *Neocallimastigomycota*.

El criterio morfológico y el bioquímico es aún clave en la identificación en el laboratorio de micología y permite establecer la nomenclatura de una gran parte de las especies fúngicas.

TALO VEGETATIVO

El cuerpo de los hongos se denomina talo o micelio, y puede estar constituido por una célula única (hongos levaduriformes o simplemente levaduras) o muchas células (hongos filamentosos o mohos). Las levaduras se reproducen por gemación o brotación (Fig. 41-1. A) y algunas especies se dividen por fisión binaria. La gemación implica la emisión de un pequeño brote o gema que sobresale del cuerpo principal de la célula, hasta que finalmente se estrangula y se liberan las células hijas. Las que se dividen por fisión la producción de un septo origina las dos células. En algunos casos las células hijas no se separan de la célula madre, formándose cadenas cortas denominadas seudohifas o seudomicelio (Fig. 41-1. B) y bajo ciertas condiciones ambientales y en algunos casos pueden formar verdaderos micelios. Los seudomicelios presentan el compartimiento celular con constricciones en el sitio de la unión septal a diferencia de la hifa verdadera que se presenta en forma paralela y no interrumpida.

Los hongos de talo unicelular o levaduriforme son esféricos u ovales de 3 a 60 µm de diámetro con 1 o varios brotes. Desarrollan *in vitro* colonias lisas, cremosas, pastosas o mucoides (aislamientos capsulados) y los colores en su mayoría son blancos, pero pueden ser rosados y hasta negros. Por su aspecto recuerdan a las bacterianas en medios de cultivo sólidos (Fig. 41-2).

Los hongos pluricelulares poseen una estructura tubular denominada filamentos o hifas de 3 a 30 µm de diámetro ramificadas que pueden ser continuos (micelio cenocítico o no tabicado) (Fig. 41-3) o presentar tabiques transversales (o septos) y en este caso las hifas o el micelio resulta tabicado (Fig. 41-4). Los tabiques, no obstante no suelen

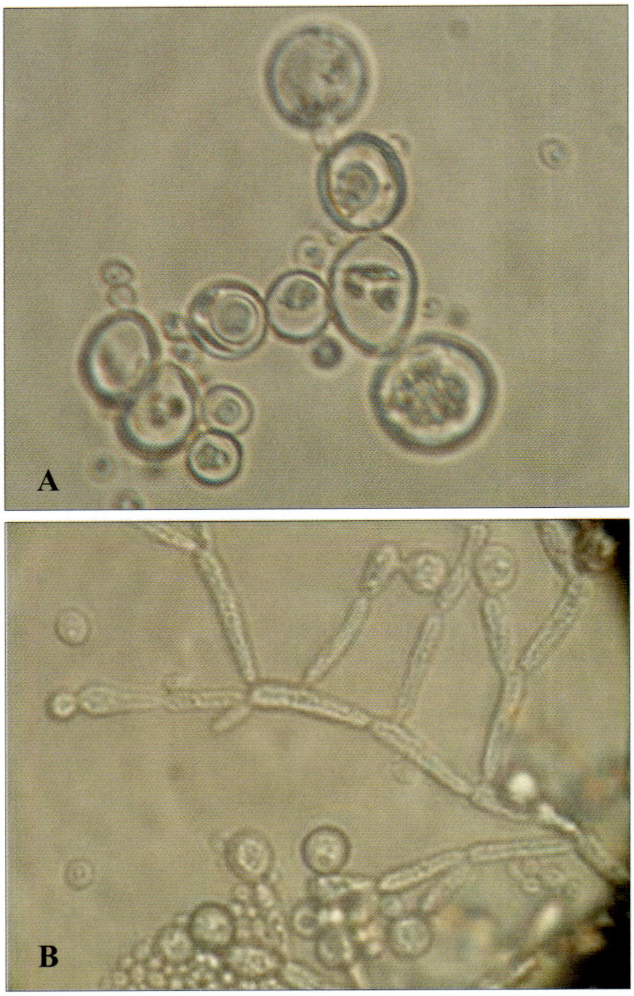

Fig. 41-1. A. observación de levaduras de *Candida* spp. (100x). **B.** levaduras seudomicelio y clamidoconidios de *Candida albicans* (40x).

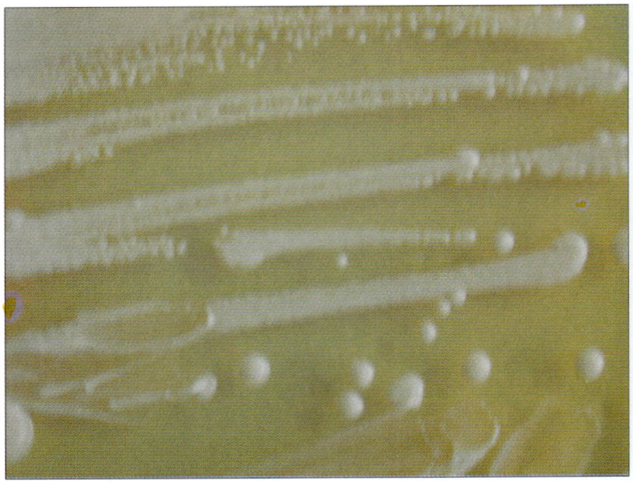

Fig. 41-2. Desarrollo de colonias de *Candida* spp. en medio de Agar Sabouraud glucosa.

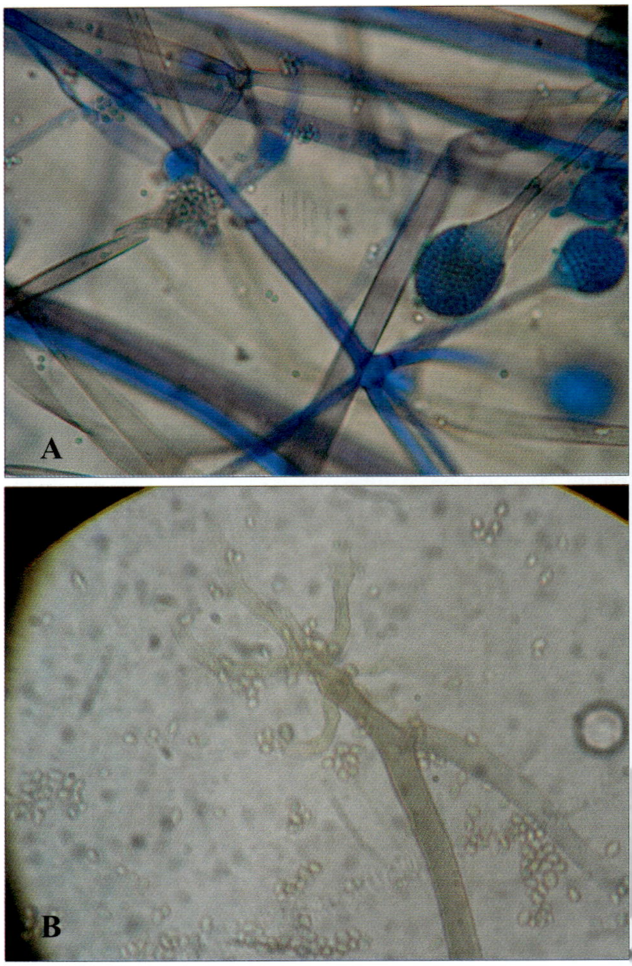

Fig. 41-3. A. micelio no tabicado que presenta esporangios con esporangiosporas (40x) y columela de *Litchtheimia* spp. B. micelio no tabicado- rizoides y esporangisoporas.

ser continuos, sino que poseen poros por los que circulan los núcleos y orgánulos celulares de una célula a otra, lo que garantiza la interdependencia de los protoplastos en todas las células de un talo. La presencia o ausencia de septas y la ultraestructura del poro septal constituyen un importante criterio en la taxonomía fúngica. De hecho, el tabicamiento es el primer carácter taxonómico empleado en la clasificación de los hongos filamentosos de importancia médica. Los hongos pertenecientes a la clase *Zygomycetes* se caracterizan por la ausencia de septos en las hifas, mientras los de las clases *Ascomycetes* y *Basidiomycetes* son tabicados.

Los hongos filamentosos desarrollan *in vitro* colonias vellosas, algodonosas, afelpadas o pulvurulentas y de los más diversos colores. La identificación en el Laboratorio de Micología se realiza fundamentalmente por sus características macromorfológicas y micromorfología (Fig. 41-5. A., B. y C.).

A través de las hifas, el hongo coloniza un sustrato o parasita un tejido, absorbiendo agua y nutrientes. El conjunto de hifas es lo que se conoce como micelio, aunque luego en la práctica ambos nombres pueden ser usados en forma indistinta. En una colonia de un hongo filamentoso se produce una diferenciación en las funciones del micelio, de tal forma que el micelio vegetativo penetra en el sustrato para obtener los nutrientes y lo fija al mismo

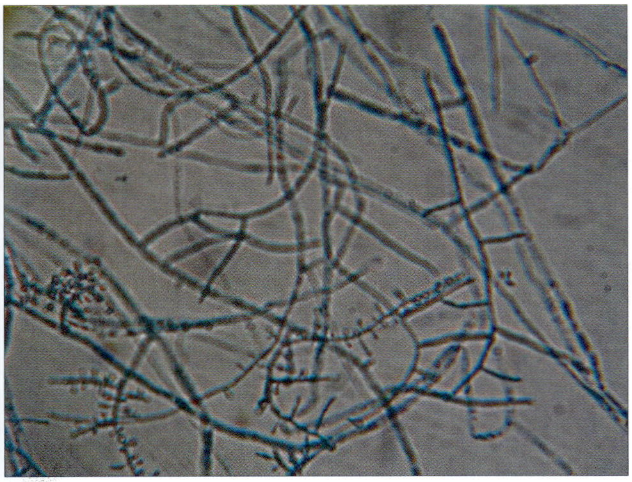

Fig. 41-4. Micelio tabicado que presenta microconidios (40x) de *Trichophyton rubrum*.

mientras que, el micelio aéreo se proyecta hacia el exterior de la colonia y produce las estructuras reproductoras (micelio de reproducción) y en algunos casos protege a dichas formaciones.

Las hifas tienen habilidad de anastomosarse (unirse) en los puntos de contactos y de esta manera pueden intercambiar material citoplasmático y núcleos. En los hongos, las hifas son hialinas (hongos mucedináceos) o son de color oscuro por la presencia de melanina en los hongos negros (dematiáceos o actualmente mejor conocidos como pigmentados) (Fig. 41-6). Las hifas del micelio vegetativo pueden originar formaciones especiales como rizoides adaptándose a la función de fijación a un sustrato (Fig. 41-3. B) o dar hifas con alguna característica especial como por ejemplo en raquetas (hifas que previo al tabique se dilatan), hifas peptinadas (hifas con prolongaciones cortas en un solo sentido de manera similar a un peine), entre otras formaciones.

Los hongos no forman tejidos sin embargo el conjunto de hifas pueden disponerse en forma laxa (Fig. 41-6) o formar una trama más compacta que se denomina plecténquima. Al observar el corte plectenquimático, se puede individualizar a las hifas en cortos recorridos, lo que se denomina plecténquima prosenquimatoso. Cuando el entramado es más bien denso, que no deja luz entre las hifas, parecido al tejido vegetal se llama plecténquima pseudoparenquimatoso. El prosénquima y el pseudoparénquima pueden formar parte de estructuras somáticas o vegetativas (esclerotes) y reproductivas (picnidios (Fig. 41-7), cleistotecio (Fig. 41-8), peritecio (Fig. 41-9) y apotecio) en ciertos grupos de hongos.

En algunos hongos filamentosos las hifas se disponen con un cierto grado de organización, pero sin llegar nunca a formar una verdadera estructura tisular y pueden alcanzar tamaño macroscópico constituyendo las setas, algunas de las cuales son bien conocidas por ser comestibles o venenosas (Fig. 41-10 y 11).

Un pequeño grupo de hongos, pero de gran importancia en Micología clínica, presentan tanto un crecimiento levaduriforme como micelial. Los hongos que tienen una fase parasitaria levaduriforme y una saprofítica micelial, y pueden en respuesta a los cambios ambientales pasar de esta fase a 20 a 25° C a la forma de levadura a 37° C o viceversa se llaman dimórficos. En ciertas especies fúngicas está transformación depende de requerimientos nutricionales, además de la temperatura. Sin embargo, el

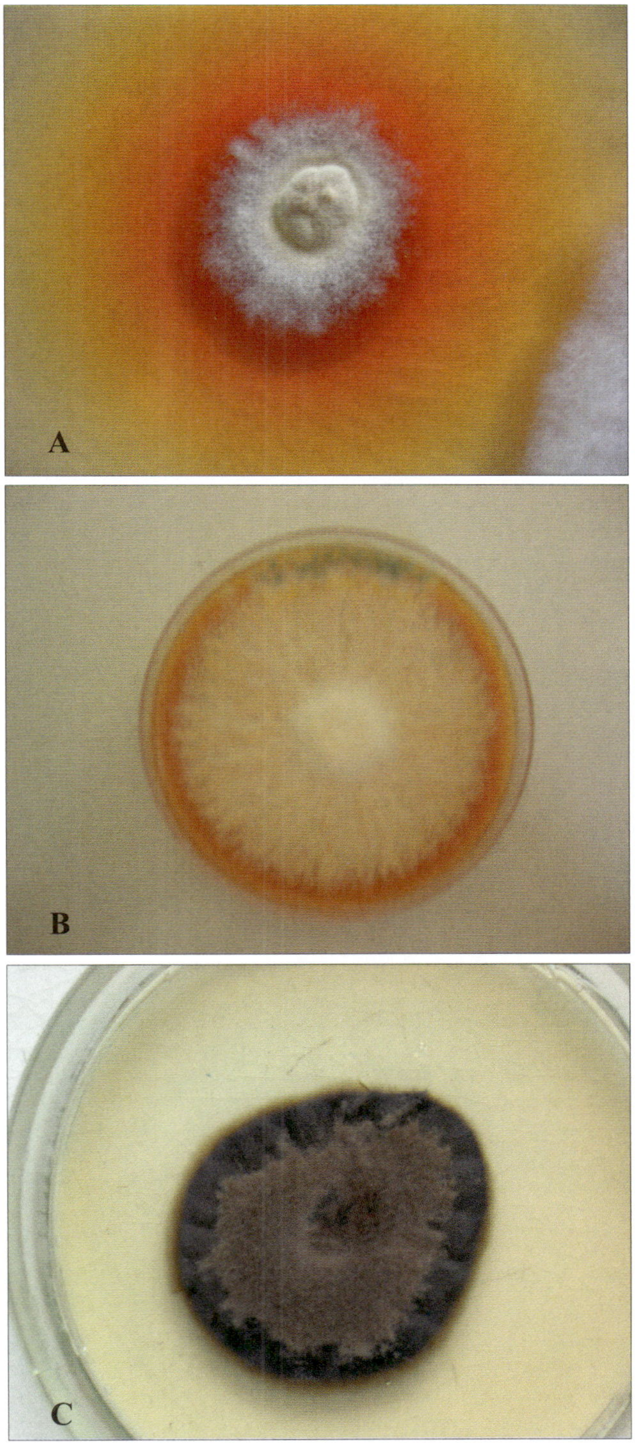

Fig. 41-5. Desarrollo de hongos miceliales en cultivo Agar Sabouraud-glucosa durante a 28ºC. **A.** *Madurella mycetomatis*, **B.** *Microsporum gypseum* y **C.** *Fonsecaea pedrosoi*.

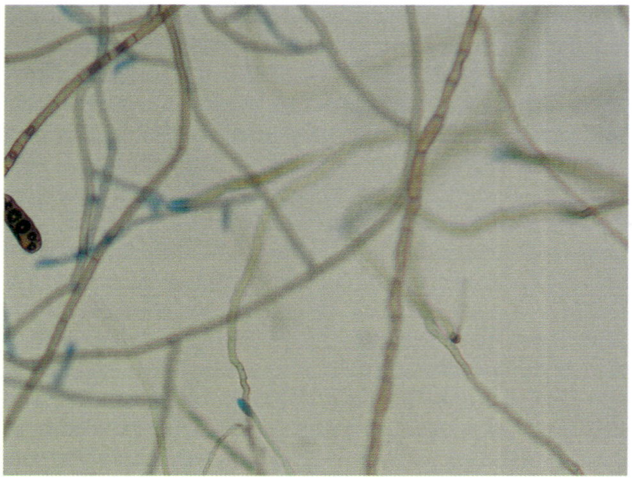

Fig. 41-6. Hifas laxas, tabicadas y pigmentadas (40x).

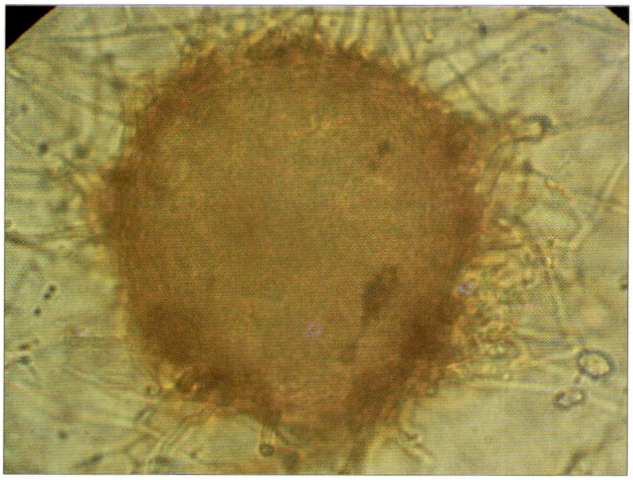

Fig. 41-7. Picnidio con picnidiosporos. Nótese la estructura de plecténquima que forma este cuerpo fructífero y la presencia de un ostíolo por donde salen los picnidiosporos (10x).

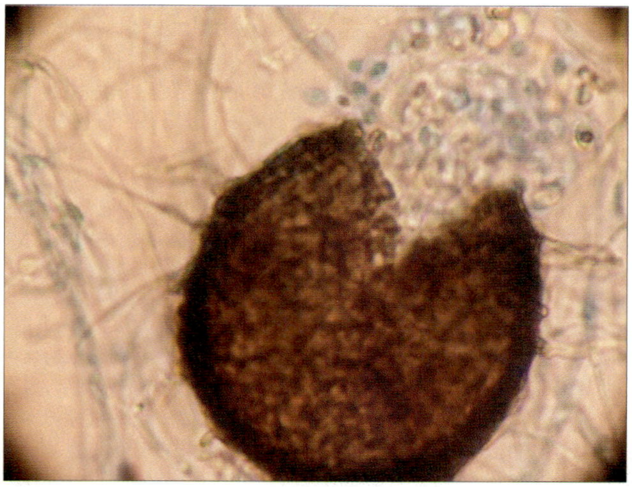

Fig. 41-8. Cleitotecio de *Pseudallescheria* spp. Nótese la estructura de plecténquima que forma este cuerpo fructífero y la ruptura de este cuerpo libera los ascos y las ascoporas (40x).

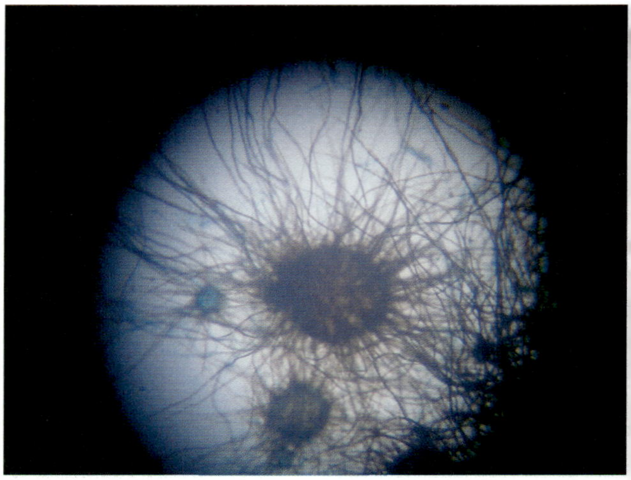

Fig. 41-9. Peritecio de Chaetomium spp. (10x).

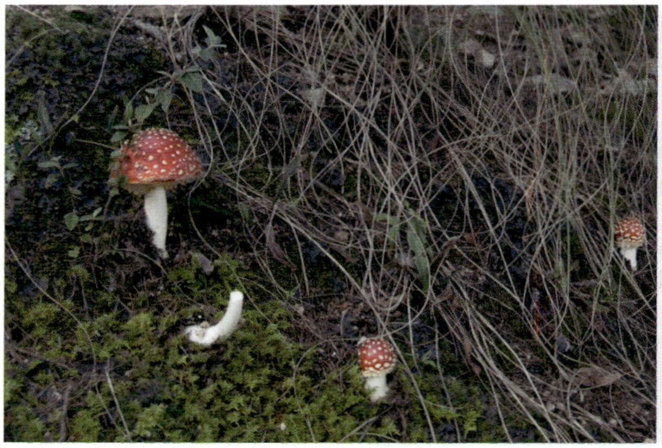

Fig. 41-10. Observación de *Amanita muscaria* (Gentileza de Julieta Cavanna).

dimorfismo no siempre implica una forma parasitaria de levadura. Para más detalles, ver **Dimorfismo Fúngico**.

TALO DE REPRODUCCIÓN FÚNGICA

Los hongos se reproducen por un mecanismos asexual (anamórfico) y/o sexual (teleomórfico) por medio de esporas. Las esporas de los hongos germinan en sustratos apropiados para producir una forma micelial y/o de levadura. Estas formas no son mutuamente excluyentes y un hongo puede asumir una o ambas formas bajo diferentes condiciones de crecimiento.

La reproducción asexuada es la que habitualmente encontramos en los medios de cultivos realizados en el laboratorio y como producto de este proceso se obtienen esporas asexuadas internas (esporas) y esporas asexuadas externas (conidios). Los propágulos de origen asexuado son cuerpos uni o multicelulares, de variadas formas, tamaños, colores y morfología (Fig. 41-12. A, B, C, D y E). Estas características, junto con el origen del conidio, la naturaleza de la célula conidiógena (célula especializada en generar a los conidios), la disposición de los conidios sobre

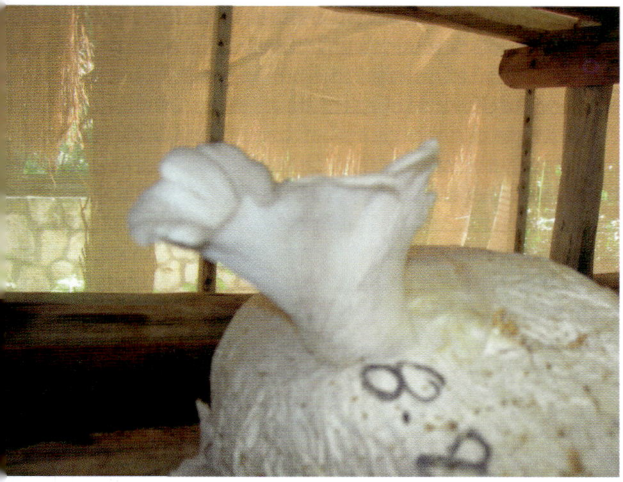

'ig. 41-11. Desarrollo de Pleurotus ostreatus (gírgolas) sobre sustrato paja de trigo).

sta y la estructura del micelio vegetativo constituyen bases mportantes para la identificación de las especies fúngicas.

En los hongos filamentosos cenocíticos las esporas sexuadas pueden encontrarse dentro de un fruto asexuado lamado esporangio (Fig. 41-3). Por ejemplo, la colonia le *Rhizopus* spp. como otros mucorales son de aspecto lgodonoso y de color blanco-grisáceo, y presentan a la bservación microscópica una hifa erecta y no ramificada lenominada esporangióforo. Éste termina en una dilatación sférica conocida como esporangio. Una prolongación del sporangióforo en el interior del esporangio lo constituye a columela. Dentro del esporangio se producen las esporas esporangiosporas), mediante las sucesivas mitosis de os núcleos y una continua división del espacio interno nediante los surcos de clivaje que se generan a partir de a membrana citoplasmática del esporangio. La membrana el esporangio es sumamente frágil y esto permite que as esporas de estos hongos se encuentren libres en las reparaciones microscópicas preparadas por disociación e los hongos en diferentes líquidos de montaje (Fig. 41-3).

En algunos hongos filamentosos tabicados, una structura esférica o en forma de botella produce las esporas sexuadas internas. Una pared gruesa (plecténquima) se alla tapizada de células condiógenas que originan en el nterior los propágulos de reproducción asexual (esporas). a estructura que contiene a las esporas se denomina icnidio y en ella se encuentran las esporas, picnidiosporas, ue se liberan por ruptura del cuerpo fructífero o a través e un orifico (ostíolo) (Fig. 41-7).

En otras especies fúngicas, las esporas son producidas or el micelio vegetativo o por células condiógenas en orma externa, y por eso se las llama esporas asexuadas xternas o simplemente conidios. A menudo puede bservarse una estructura diferenciada que sostiene una o nás células conidiógenas, es el conidióforo.

De acuerdo con el proceso por el cual se originan los onidios, podemos clasificar a la condiogénesis como lástica y tálica. En la conidiación blástica se desarrolla *de ovo* un conidio por brotación o gemación, mientras que la conidiación tálica implica la conversión de una parte de la hifa preformada en uno o más conidios.

En el desarrollo tálico se reconocen dos procesos de conidiogénesis; la tálica propiamente dicha y la taloártrica. En la primera, se forma un conidio solitario, terminal o intercalar a la hifa. Esto lo observamos a manera de ejemplo, en los géneros *Microsporum*, *Trichophyton* y *Epidermophyton* (conocidos estos hongos como dermatofitos). El conidio nace en una rama corta de la hifa que va expandiéndose, y se forma luego un septo en la base o cerca de ella para separar el conidio de la hifa. Puede ser de pequeño tamaño y se lo llama microconidio (Fig. 41-12.A) o ser de mayor tamaño con septos en su interior y denominarse macroconidio (Fig. 41-12.D). La capa interna y externa de pared de la hifa se usan en la formación del conidio, por lo que a la conidiación se la llama holotálica.

Una sucesión de segmentos intercalares o terminales, artroconidios se forman en la hifa en la conidiación taloártrica. Esto se observa en las especies fúngicas como *Scytalidium* (Fig. 41-14. A) y *Geotrichum*, en que se forman tabiques transversales completos que dividen a la hifa en una cadena de conidios rectangulares. Se llama conidiación holoártrica porque los conidios se forman en cadena a expensas de la hifa y se usan ambas capas de la pared hifal. En el caso de *Coccidioides* spp. la sucesión de conidios se forma sólo a expensas de la pared interna de la hifa y por ello es enteroártrica. Al liberarse, estos propágulos de *Coccidioides* spp tienen restos de la pared externa, que ayudan a su dispersión anemófila al permanecer los artroconidios sustentados en el aire por mas tiempo (Fig. 41-14. B).

En conidiación blástica se produce un brote, una gemación y una síntesis *de novo* de la pared, citoplasma y demás estructuras que forman el conidio. De manera semejante al desarrollo tálico, si intervienen ambas capas de la pared de la hifa fértil en la formación del conidio, este será holoblástico, y si no, es enteroblástico (se origina a expensas de la capa interna de la pared hifal).

De acuerdo a como se disponen los conidios sobre la célula conidiógena, estos pueden ser solitarios (uno por vez) o en cadena. Al desarrollar en cadena el conidio más joven (recientemente formado) se encuentra próximo a la célula conidiógena hablaremos de conidiación basípeta (Fig. 41-12.C), a diferencia de acropètala en que el conidio más joven se encuentra en el extremo distal de la cadena (Fig. 41-12.B).

A continuación mencionaremos, a manera de ejemplos, algunas estructuras especializadas en la formación de los conidios o células conidiógenas, las fiálides, las anélides y en forma simpodial.

La fiálide es una célula conidiógena de forma de botella con un extremo abierto que puede reconocerse del resto del micelio y que no se modifica a medida que origina los conidios. A partir de la fiálide los conidios se forman por brotación y salen a través del orifico distal. En general, se producen muchos conidios en cadena o en falsas cabezas. En el caso de los *Aspergillus* spp., especies de *Penicillium* entre otros las fiálides originan una sucesión de conidios

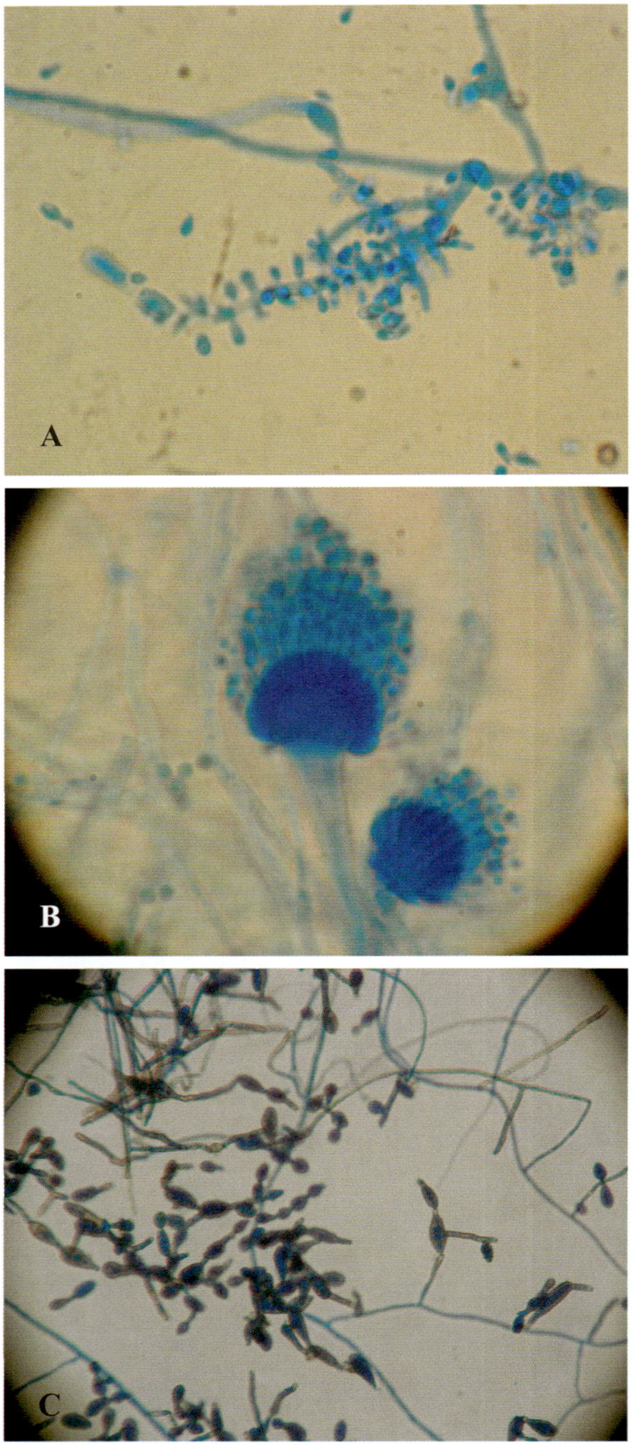

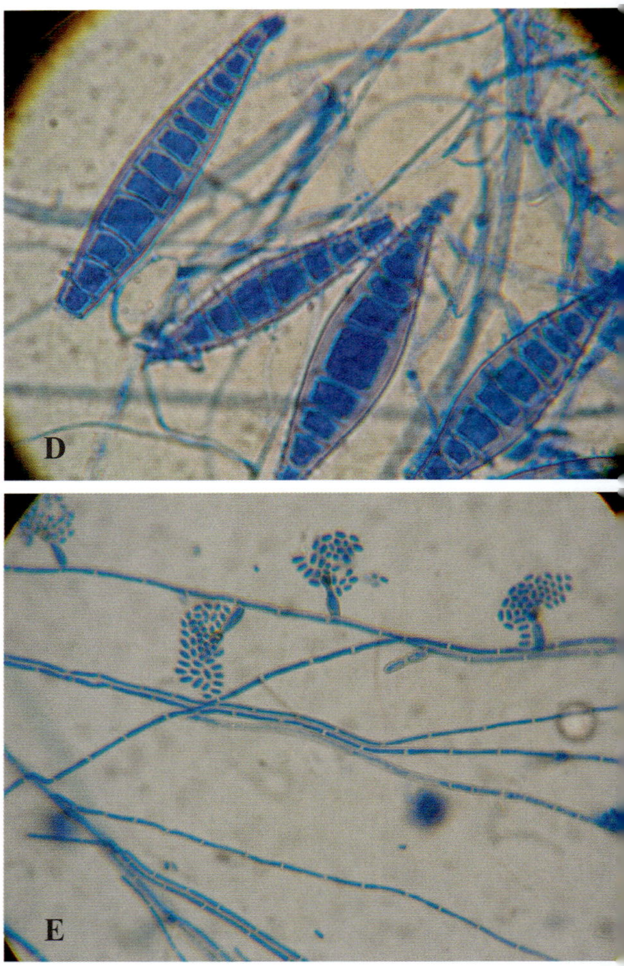

Fig. 41-12. A. Micelio tabicado laxo con microconidios de *Trichophyto tonsurans* (100x). **B.** Micelio tabicado, laxo con conidios originados sobr células conidiógenas (fiálides). Nótese el origen en cadena de los conidic o propágulos de *Aspergillus fumigatus*, (100x). **C.** Micelio tabicado pigmentado y laxo con conidios tabicados en cadena de *Alternaria* spp (20x). **D.** Micelio tabicado, laxo con macronidios fusiformes de pare rugosa correspondientes a *Microporum canis* (100x). **E.** Micelio tabicado laxo con conidios dispuestos sobre la célula condiógena (fiálide co *collarete*) en pequeñas cabezas (100x).

(conidios en cadena) y en forma basípeta (Fig. 41-12. B). En otras especies fúngicas la fiálides presentan en la parte distal un "collarete" y los conidios quedan dispuesto en cabezuelas unidos por una sustancia mucilaginosa como ocurre en *Phialophora verrucosa* (Fig. 41-12.E).

La anélide es una célula conidiógena que se alarga cada vez que se produce un conidio. Al originarse de cada propágulo, este deja una cicatriz residual de la pared externa en forma de anillo en el punto de su formación, de

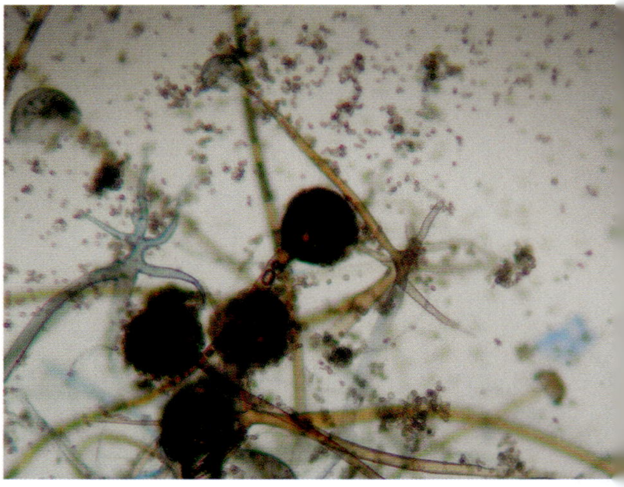

Fig. 41-13. Micelio no tabicado con rizoides, esporangiosporos esporangios con esporangiosporas (20x) de *Rhizopus* spp.

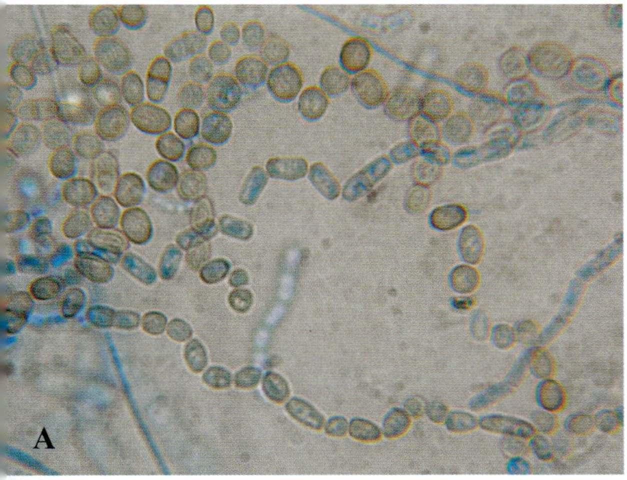

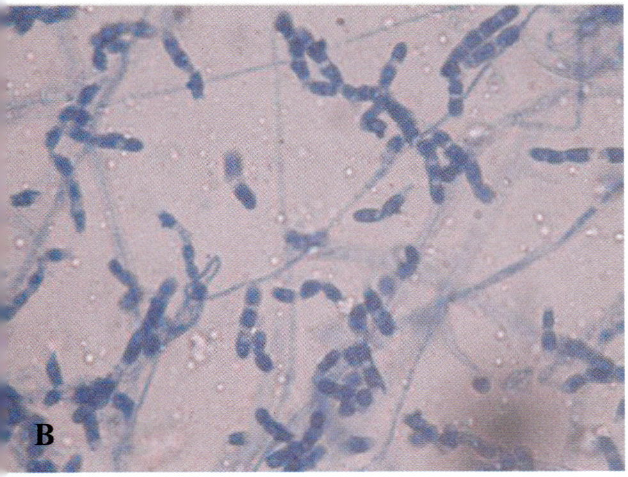

Fig. 41-14. A. Artroconidios (conidiación holotálica) de *Scytalidium* spp (100x). **B.** Artroconidios (conidiación enteroártrica) de *Coccidioides posadasii* (40x).

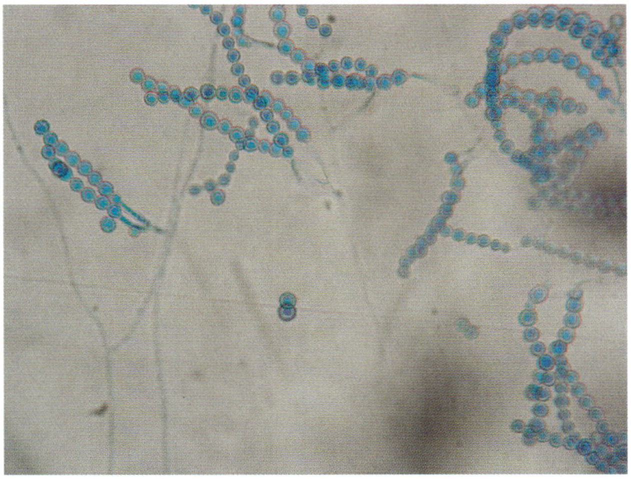

Fig. 41-15. Hifas tabicadas, conidióforos, anélides (células conidiógenas) y conidios en *Scopulariopsis brevicaulis* (40x).

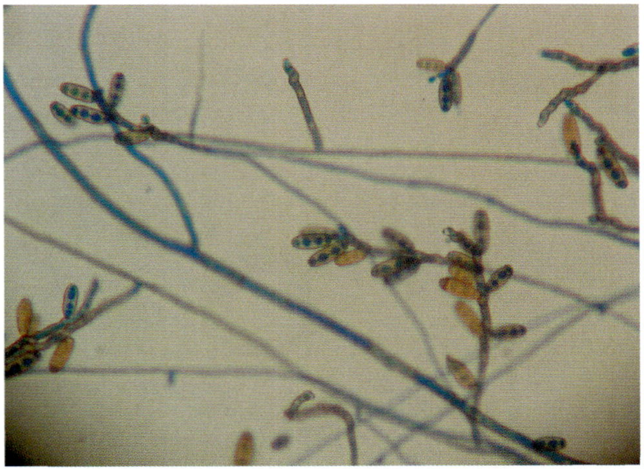

Fig. 41-16. Micelio tabicado, formación simpodial (célula conidiógena) y conidios en *Bipolaris* spp. (40x).

manera que la célula condiógena se extiende (crece). Un ejemplo de este tipo de célula se observa en especies de *Scopulariopsis* spp (Fig. 41-15).

En la formación simpodial, la célula conidiógena se caracteriza por un sucesivo crecimiento, luego de que el eje principal ha producido el conidio terminal. Se producen nuevos puntos para el nacimiento de los conidios en la hifa al lado o detrás del conidio ya formado y permite la extensión de la célula conidiógena. Son ejemplo de esto las especies de *Bipolaris* spp (Fig. 41-16), en el caso de conidios solitarios o de *Alternaria* spp (Fig. 41-12. C), para el caso de conidios producidos en cadena, entre otros.

La reproducción sexuada (teleomorfa o perfecta) comprende la fusión de dos núcleos haploides compatibles de diferente polaridad (+/- o α/a) para formar un núcleo diploide, que tarde o temprano sufre meiosis, lo cual permite que los genes de los progenitores se segreguen en diferentes combinaciones. La reproducción sexual introduce así la posibilidad de variación en la población. Esto constituye una ventaja en estos seres vivos pues permite al organismo adaptarse y evolucionar, ya que en la descendencia se seleccionan los mejores caracteres. Esta reproducción es rara de observar en los cultivos del laboratorio.

Los hongos según la compatibilidad sexual pueden ser homotálicos, heterotálicos e incompatibles. En los homotálicos los dos sexos (+) y (−) están presentes en el mismo talo, son hermafroditas y sexualmente autofértiles. Los signos hablan de una falta de diferenciación sexual e indican que el sistema de cruzamiento es controlado por la compatibilidad de los núcleos. En los heterotálicos, cada talo es sexualmente autoestéril. Se requieren los dos talos de diferente polaridad para que se reproduzcan sexualmente y por último los hongos incompatibles son aquellos cuyos núcleos son idénticos genéticamente, por lo que no son aptos para el apareamiento.

En algunos hongos pueden participar en la reproducción sexuada fúngica los órganos sexuales (gametangios) (Fig. 41-17), que son los encargados de producir las células sexuales haploides (gametas), sin embargo en ciertas especies fúngicas tal función queda relegada a las hifas.

La reproducción sexuada de los hongos ocurre en tres procesos sucesivamente: el primero es la plasmogamia, que involucra la unión de los citoplasmas y esto permite la reunión de dos núcleos compatibles en la misma célula y se origina así un estado dicarión. Luego ocurre la cariogamia, es decir la fusión de los núcleos. En los hongos inferiores, la cariogamia ocurre inmediatamente luego de la plasmogamia; en cambio, en los hongos superiores (*Basidiomycota*) están separadas en el tiempo, por lo que el estado dicarión puede perpetuarse en el tiempo. Por último, se produce la meiosis que establece el estado haploide en las células. A menudo, un cuerpo fructífero (ascocarpo o ascoma (Fig. 41-8 y 9), en las *Ascomycotas* y basidiocarpo o basidioma (Fig. 41-10, 11 y 18) en las *Basidiomycotas*) se produce durante la reproducción sexuada y es el lugar donde se encuentran las esporas sexuadas.

Hay tres tipos morfológicos de esporas sexuadas observados en los hongos de importancia médica: las cigosporas (espora grande de pared gruesa formada en el interior de una estructura conocida como cigosporangio) (Fig. 41-19), las ascosporas (generalmente 4 a 8 esporas se encuentran en una estructura con forma de saco llamada asco) y las basidiosporas (esporas formadas sobre la superficie de una estructura en forma de clava especializada llamada báside). Las basidiosporas son esporas sexuales externas. La formación que se origina como resultado de la reproducción sexuada y la morfología de la espora sexual son criterios importantes a considerar en la taxonomía fúngica.

Las especies de *Mucor*, *Lichtheimia* (ex *Absidia*) y *Rhizopus* se encuentran comúnmente en el laboratorio como contaminantes pero son también agentes de mucormicosis, presentan un talo vegetativo micelial cenocítico y producen esporas en esporangios como parte de la reproducción asexual en el extremo del esporangióforo. Al reproducirse sexualmente, esta se realiza por la unión de los extremos de las hifas que se diferenciaron al ensancharse en gametangios. Los gametangios (Fig. 41-17) se atraen el uno hacia el otro y se fusionan para formar el cigoesporangio, y en su interior se encuentra la cigospora (Fig. 41-19).

La forma más simple de reproducción sexual de las *Ascomycotas* se observa en las levaduras, donde los ascos con las ascosporas se encuentran desnudos, es decir no reunidos en un cuerpo fructífero o ascoma. En *Saccharomyces cerevisiae*, se reproduce sexualmente y origina cuatro ascosporas en interior del asco (Fig. 41-20).

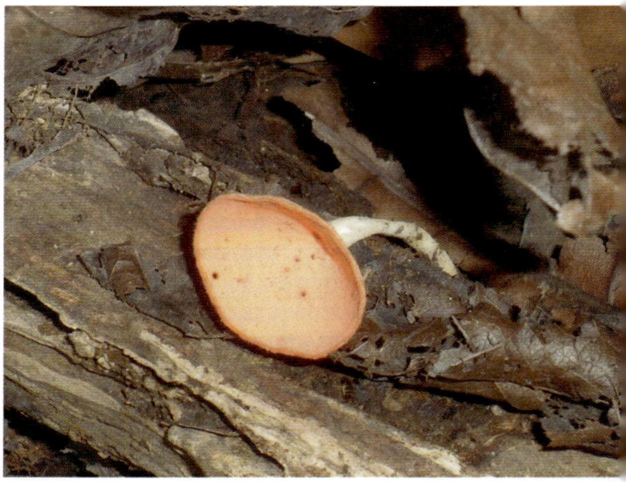

Fig. 41-18. Basidioma de un *Basidiomycetes* que desarrolla sobre la madera (putrefacción).

Las formas sexuadas o teleomorfas de *Histoplasma capsulatum* y de un grupo de algunas especies de dermatofitos pertenecen a los géneros *Ajellomyces capsulatus y Arthroderma,* respectivamente y son algunos de los ejemplos de los hongos de importancia médica que son miembros del *phylum Ascomycota.* En este *phylum* las especies se caracterizan por producir esporas sexuadas llamadas ascosporas. Hay una gran variación en la forma de la producción de las ascosporas. En algunas especies los gametangios femeninos (ascogonio) y masculino (anteridio) se encuentran morfológicamente diferenciados, mientras en otras especies no. Luego de la conjugación nuclear y las divisiones nucleares, las ascosporas quedan contenidas en la estructura conocida

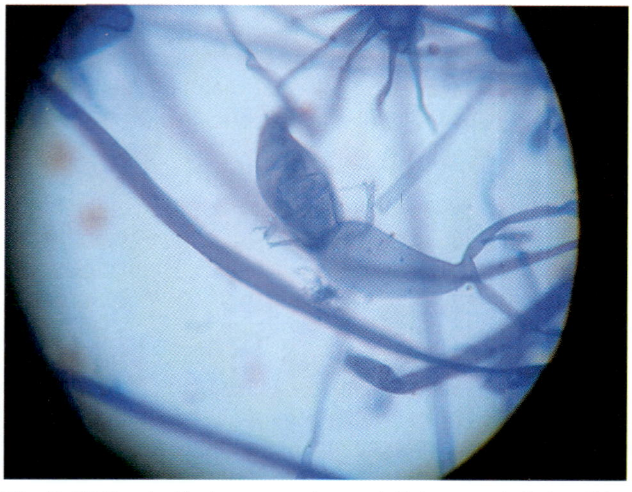

Fig. 41-17. Copulación de gametangios morfológicamente indistinguibles en Rhizopus spp (100x).

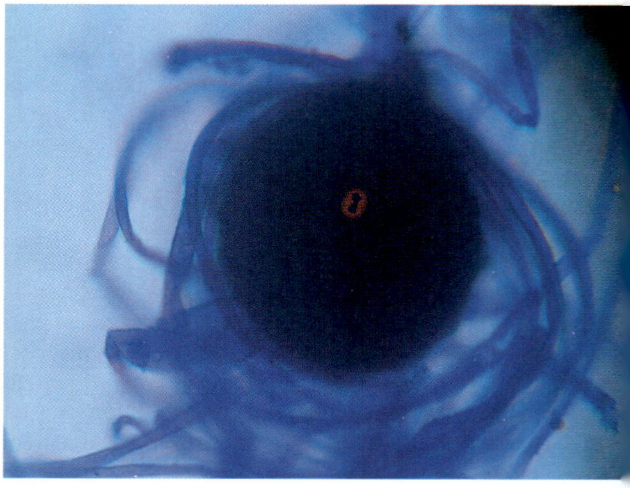

Fig. 41-19. Hifas no tabicadas o cenocíticas. Cigoesporangio con la cigospora en su interior (40x).

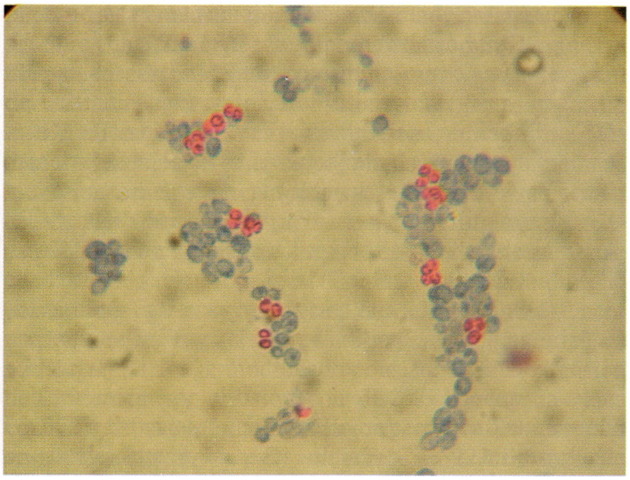

Fig. 41-20. Levaduras (coloración azul), ascos y ascosporas de *Sacharomyces cerevisiae*. Tinción de Kinyoun (100x).

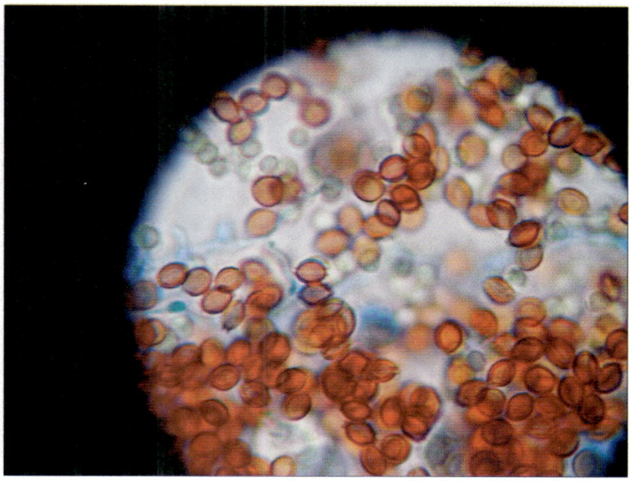

Fig. 41-22. Ascos y ascosporos de *Emericella nidulans* (100x).

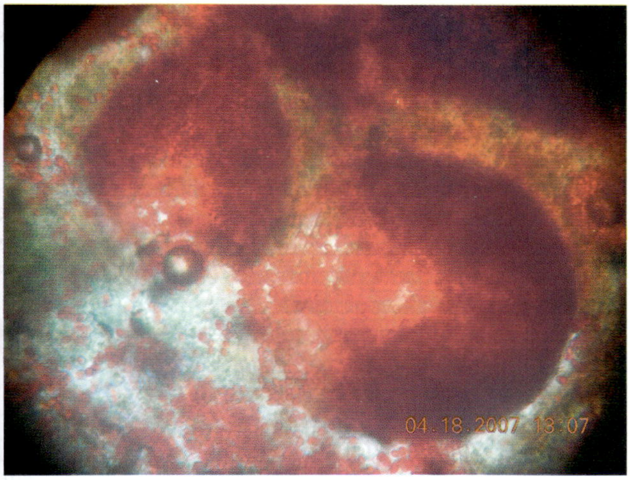

Fig. 41-21. Cleistotecio de *Emericella nidulans* (40x).

como asco, que generalmente contiene ocho ascosporas haploides. Los ascos están contenidos en un cuerpo fructífero llamado ascocarpo o ascoma.

Según la forma que presenten los ascocarpos, estos pueden denominarse cleistotecio, peritecio y apotecio (Fig. 41-8 y 9). El cleistotecio es una estructura globosa, cerrada, y las ascosporas son liberadas por ruptura o desintegración de la pared del ascocarpo. Esta pared, o peridium, está compuesta por una o varias capas de hifas; es decir, un plecténquima pseudoparenquimatoso. Entre los hongos patógenos, el cleistotecio se produce por ejemplo en *Pseudoallescheria apiosperma* y en *Emericella nidulans* (Fig. 41-21 y 22) (formas teleomorfas de *Scedosporium apiospermum y Aspergillus nidulans,* respectivamente), entre otras especies. Hay una variedad de cleistotecio cuya pared está constituida por un peridium más laxo y se llama gimnotecio. Importantes hongos patógenos como *Ajellomyces capsulatus* y especies de *Arthroderma* producen gimnotecios. El peritecio es un cuerpo fructífero en forma piriforme o de botella que, una vez maduro, libera los ascos con las ascosporas por una abertura llamado ostiolo, y el apotecio es una ascoma abierto en forma de plato, disco o copa.

En los miembros del *phylum Basidiomycota* se encuentra el estado perfecto (sexual) de *Cryptococcus neoformans,* que presenta la característica de producir basidiosporas. El teleomorfo de *Cryptococcus* pertenece al género *Filobasidiella.* Raramente otra especies pertenecientes a los *Basidiomycota* se han hallado como agentes etiológicos de enfermedad humana. A partir de la germinación de las basidiosporas se forma un micelio primario que contiene núcleos haploides. Cuando dos aislamientos son compatibles se fusionan a partir de la punta de ambas hifas y la unión nuclear no ocurre a continuación lleva a un estado dicarión (núcleos de ambas hifas compatibles se encuentran presentes en la hifa). Ambos núcleos se dividen conjugadamente por procesos de mitosis lo que asegura que el estado dicarión se perpetúe a medida que la hifa crece y se desarrolla; esto es conocido como micelio secundario. Un tipo de conexión especial -llamada anastomosis en gancho, en hebilla o conexión *clamp-* permite perpetuar el estado dicarión. Este tipo de anastomosis está presente en las especies pertenecientes a *Basidiomycota.* En el extremo hifal se observa un núcleo de cada progenitor. Los núcleos se fusionan dentro de una típica célula terminal, que se hincha y constituye la báside. En el interior de esta estructura y a continuación ocurre la meiosis, de la que resultan cuatro esporas, que eventualmente podrán sufrir sucesivas mitosis. Estas esporas o basidiosporas son externas a la báside y se encuentran adosadas por un corto pedículo a una estructura conocida como esterigma. En la mayoría de las *Basidiomycota,* se forma un gran cuerpo de fructificación llamado basidiocarpo o basidioma (micelio terciario). El basidiocarpo más ampliamente conocido es el de los hongos de sombrero, visibles a simple vista y de colores llamativos (Fig. 41-10, 11, y 18). En algunas *Basidiomycota* el basidiocarpo falta y las básides se forman directamente sobre las hifas; esto ocurre en *Filobasidiella neoformans* y *Filobasidiella bacillispora* teleomorfos de *Cryptococcus neoformans y Cryptococcus gattii,* respectivamente.

CLASIFICACIÓN, TAXONOMÍA Y NOMENCLATURA FÚNGICA

En 1969, Whittaker les asignó a los hongos su reino propio. El esquema de clasificación propuesto por Whittaker y modificado por Margulis y Schwartz en 1988 quedaban establecidos los reinos *Moneras, Proctotista o Protistas, Fungi, Plantae y Animalia.*

Un sistema de clasificación está compuesto por grupos jerárquicos, los cuales se subdividen según el grado de relaciones que tienen lugar entre ellos. Podemos mencionar las siguientes categorías: reino, *phylum*, *subphyilum*, clase, orden. Los siguientes subfijos indican las categorías taxonómicas: para *phylum*; *mycota* (excepto *Microsporidia*), *subphylum*: *mycotina*, clase: *mycetes*, subclase: *mycetidae* y orden: *ales*

Históricamente, en los hongos el *phylum* se definió sobre la base de su ciclo de vida, su modo de reproducción sexual y por la estructura de la pared y del septo celular. Así, el reino *Fungi* estaba conformado por los *phylum Ascomycota*, *Basidiomycota*, *Chytridiomycota* y *Zygomycota*. En este reino quedaban además incluidas las "Deuteromycota" es decir aquellas especies fúngicas a las cuales no se le conocía el correspondiente teleomorfo. Sin embargo, esta categoría taxonómica en la actualidad se desechó pues con técnicas moleculares modernas y ultraestructurales, son asignados a las categorías taxonómicas existentes.

La taxonomía fúngica es una disciplina dinámica con continuos cambios en la nomenclatura que son a menudo difíciles de entender para los microbiólogos clínicos. Generalmente, a los micólogos clínicos les resulta familiar sólo un aspecto del hongo patógeno, por ejemplo, el de la reproducción asexual. Sin embargo, la reproducción sexual es de referencia para la taxonomía fúngica.

Los hongos se identifican históricamente sobre las características fenotípicas y la combinación de los aspectos morfológicos, bioquímicos y la temperatura de crecimiento pueden dar información de algunos géneros y especies fúngicas y permiten así definir el concepto fenotípico o morfológico de especie.

La incorporación de técnicas de biología molecular, particularmente el análisis de las secuencias de nucleótidos y los estudios filogenéticos, han originado grandes cambios en la sistemática fúngica y permitido el desarrollo del concepto de la especie filogenética (*phylogenetic species recognition)*, que define las relaciones evolutivas entre los diferentes microorganismos. Para ello, se realiza la secuenciación de uno o varios genes y un posterior análisis de sus resultados mediante métodos filogenéticos. Esto es de gran utilidad en la definición de nuevas especies y en la delimitación de las especies integrantes de algunos géneros (complejos de especies). Muchas especies, que tradicionalmente eran consideradas como simples morfoespecies, constituyen en realidad complejos de especies, en muchas ocasiones sólo diferenciables molecularmente. Debemos así considerar al complejo de *Candida parasilopsis* (complejo de especie constituido por *C. parasilopsis sensu stricto*, C. *orthopsilosis y C. metasilopsis*), *Candida glabrata* y de *Sporothrix schenckii,* entre otros. Muchas de estas nuevas especies que forman parte de un agregado o complejo de especies pueden diferir en su sensibilidad a los antifúngicos utilizados comúnmente en clínica.

El trabajo de James *et al.* en el 2006, realizaron un análisis filogenético de las secuencias de seis genes de un número importante de especies fúngicas representativas de los diferentes grupos taxonómicos que integran al reino. Como resultado de ello, se llevó a cabo una profunda reorganización de las categorías fúngicas superiores, y se planteó un nuevo esquema taxonómico basado fundamentalmente en criterios moleculares.

En la actualidad las relaciones entre los hongos por análisis molecular dieron el fundamento para que el reino *Fungi* se dividiera en dos subreinos, *Dykaria*, el cual agrupa las divisiones *Ascomycota* y *Basidiomycota*, y el llamado "Hongos Basales" que agrupa al resto de los hongos en cinco *phylum* más: *Microsporidia*, *Chritydiomycota*, *Glomeromycota*, *Blastocladiomycota* y *Neocallimastigomycota*. Al considerar a las especies de importancia clínica, dentro del segundo subreino se ubican las especies que pertenecían a la división *Zygomycota* (zigomicetes) que constituye un grupo polifilético, por lo que dicha categoría se eliminó en las nuevas clasificaciones. Dentro de este subreino, los hongos de interés clínico se agrupan en dos subdivisiones, *Mucoromycotina*, con el orden *Mucorales* y *Entomophtoramycotina* que comprende los géneros *Conidiobolus* y *Basidiobolus*, el primero en el orden *Entomophthorales* y el segundo sin una clara afinidad taxonómica (*incertae sedis*).

La nomenclatura se refiere a la asignación de un nombre científico a la especie fúngica; el cual debe ser descripto según las reglas internacionales, es decir, en latín, y en forma binomial. Las reglas que controlan la nomenclatura son diversas y dependen del organismo. La nomenclatura biológica es regulada por cinco códigos: para plantas, plantas cultivables, bacterias, virus y animales. La nomenclatura de hongos (incluyendo levaduras) está gobernada por el Código de Nomenclatura Internacional de Botánica (*International Code of Botanical Nomenclature,* ICBN). La estricta aplicación del código frecuentemente lleva a cambios de nombres y al consecuente fastidio entre los usuarios, que no entienden el porqué del cambio.

La modalidad de reproducción sexual y asexual de los hongos lleva a una nomenclatura dual. Así por ejemplo, la especie fúngica *Pseudallescheria apiosperma* recibe ese nombre al considerar en la identificación al teleomorfo, y *Scedosporium apiospermun* al ser reconocida por su anamorfo. El término holomorfo se reserva para la especie fúngica que presenta ambas formas de la reproducción fúngica. El anamorfo y el teleomorfo generalmente desarrollan a diferente tiempo y sobre diferentes sustratos, pero en algunas especies fúngicas ambas formas se presentan simultáneamente. Unos pocos hongos de importancia médica son homotálicos y sexualmente compatibles; y forman al anamorfo y al teleomorfo en el cultivo. En esta situación, el nombre del teleomorfo es de relevancia en la asignación del nombre a la especie.

Debido a que cada fase (anamorfo y teleomorfo) es

descripta en total ignorancia de la existencia de la otra, en muchos casos el ICBN mantiene la legalidad de dar nombres binomiales separados a la misma especie.

Las técnicas de identificación molecular en la mayoría de las especies fúngicas se basa en la secuenciación de los genes que codifican para el rDNA (DNA ribosomal) para luego comparar la secuencia con las existentes en bases de datos de dominio público, como por ejemplo las del *GenBank*, o para establecer relaciones filogénticas. En este último método se consideran las relaciones evolutivas mediante la construcción de árboles evolucionarios. Así, los organismos son clasificados sobre la hipótesis de que los organismos relacionados presentan un ancestro común.

La región rDNA presenta las siguientes características: se muestra como multicopia (la secuencia está repetida varias veces a lo largo del genoma), no codifica proteínas, acumula mutaciones en forma lenta y constante, contiene regiones de nucleótidos conservados y regiones variables. Las subunidades 5,8S; 18S y 28S son transcriptas junto con espacios transcriptos internos y externos (ITS y ETS). La comparación de la secuencia del 18S rDNA se usó para establecer relaciones filogenéticas entre los principales grupos vivientes. La región de los ITS es más variable y se utiliza para la diferenciación de género y especies al realizar estudios filogenéticos.

Otros genes o sus regiones tales como *β- tubulina, actina, calmodulina, quitina sintetasa, citocromo b, Factor de elongación 1α*, se utilizan en distintos laboratorios para realizar estudios filogenéticos, aunque hasta el presente no se ha logrado una estandarización. Las técnicas moleculares en un principio utilizadas en los laboratorios de investigación son, en la actualidad, de uso más frecuente.

DIMORFISMO FÚNGICO

Como se mencionó anteriormente, el talo fúngico puede ser filamentoso o micelial y unicelular o levaduriforme. Sin embargo, se ha descripto que un pequeño grupo de hongos, pero de gran importancia en Micología clínica, tiene la capacidad de crecer tanto en forma levaduriforme como micelial en respuesta a diversos estímulos ambientales como cambios en la tensión de CO_2, la temperatura de incubación, el potencial rédox y los nutrientes. Esta capacidad de existir en distintas formas se la denomina dimorfismo.

De esta manera, podemos definir al dimorfismo fúngico como un fenómeno complejo por el cual un hongo puede pasar de una forma parasitaria levaduriforme a una forma saprofítica micelial (filamentosa) o viceversa, de manera reversible. Este fenómeno depende de factores ambientales, fundamentalmente de los nutrientes y de la temperatura de su desarrollo, y constituye una propiedad de adaptación a la vida parasitaria de algunos hongos patógenos primarios (*Histoplasma capsulatum, Coccidioides immitis, Coccidioides posadasii, Paracoccidioides brasiliensis, Blastomyces dermatidis* y *Sporothrix schenkii*) e incluso de algunos hongos oportunistas como *Penicillium marneffei*. Los hongos termodimórficos dan lugar a una fase parasitaria cuando desarrollan a 37° C en medios enriquecidos mientras que la fase saprofítica crece a 28° C.

Las enfermedades causadas por los hongos termodimórficos no se transmiten en forma interhumana o del animal al hombre, sino mediante elementos de propagación o propágulos que son elaborados por la fase saprofítica en el ambiente. Es decir, la fase saprofítica o filamentosa constituye la forma infectante, mientras que la levaduriforme compone la forma parasitaria que es la que se encuentra en los tejidos del hospedero.

Cabe destacar que este tipo de diferenciación celular no constituye una parte esencial en el ciclo de vida del hongo.

El dimorfismo muchas veces puede demostrarse en el laboratorio utilizando distintos medios de cultivo y distintas temperaturas que simulen lo que sucede en la naturaleza. En general, la fase filamentosa o saprofítica se produce en medios pobres en nutrientes y a temperaturas comprendidas entre los 25-28° C, mientras que la levaduriforme se presenta en medios de cultivos ricos en nutrientes (como por ejemplo Agar infusión cerebro corazón) y a temperaturas comprendidas entre los 35-37° C.

El dimorfismo fúngico es un fenómeno complejo. En él participan numerosas variables. Constituye un proceso de adaptación del hongo hacia distintas condiciones ambientales. Representa la posibilidad de muchas especies fúngicas de crecer como levadura o como micelio, pero no hay pero no hay ninguna característica *per se* que limite la utilización de este término a esa forma de transición, Se han descripto muchos patrones diferentes de crecimiento, así por ejemplo las formas filamentosas de los hongos productores de la cromoblastomicosis se convierten en los cuerpos esclerotales o células fumagoides en los tejidos del hospedero y la forma saprofita de *Coccidioides immitis* o *C. posadasii* se convierte en esferas con endosporos en los tejidos del hospedero.

Diversos estudios han demostrado que el bloqueo de la transición de la forma micelial o filamentosa a la levaduriforme detiene la progresión de la enfermedad causada por los hongos dimórficos, lo cual podría representar una estrategia antifúngicas.

BIBLIOGRAFIA

Deacon J.W. (2006). 4Th edition. Fungal Biology. Blackwell. Oxford.

Griffin D.H. (1994). 2 nd edition. Fungal Physiology. Wiley Liss- Inc. New York.

Guarro J, Gene J, Stchigel AM. (1999). Developments in fungal taxonomy. J Clin Microbiol 12: 454–500.

Kirk PM, Ainsworth GC, Canon PF, Minter DW. (2008) 10th edition. Ainsworth & Bisby´s Dictionary of the Fungi. Kew. Commonwealth Mycological Institute.

Rippon J.W. (1988). 2 nd edition. Medical Mycology. The pathogenic fungi and pathogenic actinomycetes. 3rd ed. The W. B. Saunders Co., Philadelphia, Pa.

Reiss, E, H. J. Shadomy y G. M. Lyon (2012): *Fundamental Medical Mycology*, New Jersey: Wiley J & Sons, Wiley-Blackwell.

CAPÍTULO 42

BIOPELÍCULAS Y PATÓGENOS FÚNGICOS

Virginia M. Jewtuchowicz, Susana Carnovale

Diversos agentes microbianos, incluyendo varias especies de hongos crecen en *comunidades* sobre diversos tipos de superficies. El crecimiento de un agente que produce su propia matriz extracelular polisacarídica asociado a una superficie es denominado *biopelícula*. La producción de una matriz extracelular es una de las características distintivas de los *biofilms* o *biopelículas* formadas por células eucariotas y procariotas. Este material es crítico para la adhesión y agregación celular que permite mantener una estructura definida. Además permite la retención de agua, la absorción de nutrientes y la expulsión de material de desecho. En condiciones limites por falta de nutrientes este material es degradado por enzimas microbianas de tal manera de proveer a las células de carbón y nitrógeno. Otros de los atributos más importantes de la matriz extracelular es la de servir de protección frente a las agresiones del medio incluido las defensas del huésped y las terapias antifúngicas. En la mayoría de los enfermos a pesar de la administración de estas drogas, la enfermedad persiste o se restablece rápidamente, esto lleva a sugerir que la biopelícula seria una estructura de resistencia indispensable para la conservación del reservorio del hongo. La composición de la matriz también podría interactuar directamente con los antibióticos y ocasionar su inactivación o secuestro para anular su actividad.

En estas estructuras se manifiestan fenotipos celulares distintos a los fenotipos de las células libres (plantónicas), sus células muestran alteraciones respecto a su velocidad de crecimiento y transcripción genética. Las células dentro de las biopelículas modifican su respiración mitocondrial debido al gradiente de oxígeno y nutrientes, lo que genera heterogeneidad fisiológica. Las poblaciones sésiles (adheridas) sufren modificaciones en su capacidad de respuesta metabólica en comparación con las células planctónicas, lo que traería modificaciones en su respuesta a los antibióticos. La velocidad de crecimiento es un modulador importante para la actividad de los fármacos en las biopelículas microbianas, un lento crecimiento se asocia con la aparición de diferentes fenotipos celulares con diferente susceptibilidad a los agentes antimicrobianos. Los antibióticos pueden difundirse a través de la matriz e inactivar a las células atrapadas, pero las biopelículas también pueden servir como barrera física y afectar la diseminación del antibiótico a capas más profundas para difundirse a través de la estructura polisacárida y polianiónica que envuelve a los microorganismos. Modifica su transporte hacia el interior lo que provocaría resistencia hacia estas moléculas o bien, evitar el paso de ellas, debido a su tamaño. Las células libres se exponen a altas concentraciones del antibiótico, a diferencia de las que están en capas más profundas.

Hoy se sabe que la formación de biopelícula se relaciona a infecciones asociadas al uso de catéteres venosos, prótesis, válvulas cardiacas, etc. La formación de biopelículas es muy frecuente en prótesis y en cualquier otro aparato o dispositivo biomédico empleado en contacto con las superficies cutáneas y mucosas. Las biopelículas producidas pueden adaptarse particularmente bien a las superficies de polímeros plásticos Se observó un aumento en su producción sobre superficies de látex, en menor grado sobre polivinilo (PVC) y en forma considerable en grado menor aun sobre poliuretano o silicona.

Varios factores a saber son la velocidad de crecimiento del patógeno y condiciones fisiológicas como la disponibilidad de nutrientes son determinantes en su formacion. Otros factores son las características de la superficie de contacto, la morfogénesis del hongo, la competencia con el desarrollo bacteriano y la localización del implante o prótesis.

Mono o disacáridos como la galactosa son moléculas que también estimularían su formación, mientras que la presencia de iones bivalentes como Ca2+ y Mg2+ estimularían la adhesión de las levaduras a superficies inertes. Por otro lado la hidrofobicidad, carga electrostática y rugosidad de la superficies son también importantes en el paso inicial de formación.

La formación de una biopelícula es un proceso complejo que se inicia con la adherencia sobre una superficie abiótica, un tejido o en la interfase aire-líquido. Ocurre como un proceso continuo, de acuerdo con sus diferentes fases de desarrollo: a) acondicionamiento, b) adhesión, c) síntesis de matriz extracelular (inducida por *quorum sensing)*, d) maduración y e) dispersión. Estas fases conducen a la formación de una estructura uniforme en forma de depósitos homogéneos y acumulaciones viscosas celulares rodeadas de una matriz de polímeros con canales abiertos para el movimiento de agua y moléculas. Su desarrollo incluye una etapa temprana (8-11 horas), intermedia (12-30 horas) y madura (38-72 horas).

Entre los hongos, *Cándida albicans* es el hongo más frecuentemente aislado en estos casos, con menor frecuencia *C. glabrata, C. parapsilosis* y *C. tropicalis*. Otros hongos a los que se les ha comprobado su capacidad de formar biopelículas son *Trichosporon asahii, Cryptococcus spp , Sacccharomyces cereviciae, Rhodotorula spp, Fusarium spp* y *Aspergillus spp*.

Candida spp

Los hongos del género *Candida* se distribuyen de una manera universal, se pueden aislar en tierra, alimentos, vegetación y animales. Aunque hay más de 150 especies pertenecientes al género *Candida*, pocas son patógenas para el ser humano. Las especies más frecuentemente aisladas en las infecciones invasoras son *Candida albicans, complejo C. parapsilosis, C. tropicalis, C. dubliniensis, C. glabrata* y *C. krusei*. Estas levaduras que ocupan el tercero o cuarto lugar entre los patógenos aislados del torrente circulatorio, poseen la capacidad de producir diferentes factores de virulencia que favorecen su acción invasora. Entre estos factores destacan las proteinasas aspárticas secretadas (PAS), que dañan el tejido de las mucosas y facilitan la invasión del hongo, adhesinas que facilitan la unión del hongo con los epitelios, también puede favorecer su virulencia su capacidad de formar biopelículas. En las biopelículas candidiásicas conviven diferentes formas celulares con un sistema de comunicación intercelular *(quorum sensing)* que modula su desarrollo y permite el crecimiento y la dispersión celular. Moléculas, como tirosol y farnesol, actúan como mensajeros en esta comunicación entre células. En el caso de *Candida spp* la biopelícula madura consiste en una densa red de levaduras, hifas y pseudohifas, recubiertas por una matriz extracelular y frecuentemente asociada con bacterias. La adhesión y colonización de las poblaciones fúngicas se favorece por diversos factores, como el flujo del medio que las rodea (orina, sangre, saliva y moco), el pH, la temperatura y la osmolaridad, entre otros. Hay que recordar que la formación de la matriz extracelular favorece en buena medida la adhesión celular y la maduración de la biopelícula, su composición varía en función de los microorganismos que la forman. En *C. albicans*, el azúcar principal es glucosa; sin embargo, en *C. tropicalis* es hexosamina, esta diferencia en la composición explicaría una penetración diferente de los antifúngicos. Por ejemplo resulta más lenta la difusión de 5-flurocitosina y del fluconazol en las biopelículas de *C. tropicalis* y *C.parapsilosis*. Otro de los principales componentes en *C. albicans* es el β1,3-glucano, que tiene la capacidad de secuestrar a los azoles así como a las equinocandinas, las pirimidinas y los polienos. Las biopelículas de *C.albicans* desarrolladas sobre discos de cloruro de polivinilo (PVC), serían entre 30 y 2.000 veces más resistentes a fluconazol, anfotericina B, 5-fluorocitosina, Itraconazol y ketoconazol que las células planc tónicas. La mayoría de los estudios realizados sobre la actividad antifúngica en biopelículas de *C. albicans* han constatado que el fluconazol y los nuevos triazoles (posaconazol, ravuconazol y voriconazol) carecen de una actividad importante contra las mismas. Se demostró la capacidad de supervivencia de una biopelícula a concentraciones de antibiótico incluso mil veces por encima de la concentración mínima inhibitoria activa hacia su forma planctónica. Se demostró que hay sensibilidad a los azoles cuando la población celular de *Candida* es baja (10^3 UFC/mL), sin embargo la resistencia aparece cuando se aumenta 10 veces su concentración.

Trichosporon spp

Trichosporon spp es una levadura distribuida ampliamente en la naturaleza (*Basidiomycota, Hymenomycetes, Tremelloidae, Trichosporonales)* que se caracteriza por la formación de blastoconidias, artroconidias y filamentos. Se lo encuentra en el suelo, agua, maderas en descomposición y deyecciones de aves. En humanos y mamíferos forma parte de microbiota oral y gastrointestinal y puede colonizar transitoriamente el tracto respiratorio y la piel.

Mediante el uso de técnicas moleculares se han descripto cerca de 50 especies, 16 de las cuales tendrían relevancia clínica. El género *Trichosporon* se asocia en humanos tanto a infecciones superficiales como profundas. Sería la segunda o tercer causa de infecciones invasivas en pacientes con enfermedad hematológica por levaduras que no pertenecen al género *Cándida*.

Trichosporon asahii en particular se asocia frecuentemente a micosis profunda con una alta tasa de mortalidad. Las leucemias, los linfomas o un estado de neutropenia profunda son enfermedades requeridas para que se presente en estos enfermos una fungemia de desenlace fatal. Las infecciones invasivas por este hongo están usualmente asociadas a catéteres venosos centrales, catéteres vesicales y peritoneales. La infección urinaria causada por este agente generalmente se asocia al uso de sondas urinarias y presenta una alta tasa de morbimortalidad. La capacidad de adherencia, la termotolerancia, la producción de enzimas como la ureasa y formación de biopelícula son factores de virulencia fundamentales para la presentación de estas infecciones. Este hongo presenta receptores para tejidos humanos y polímeros plásticos, puede adherirse, crecer, formar microcolonias y producir biopelículas sobre válvulas y prótesis. Con el uso de la microscopia electrónica se pudo determinar que al igual que lo que ocurre con la biopelìcula de *Candida spp, T asahii* puede adherirse rápidamente a superficies de poliestireno luego de 30 minutos de incubación. Se observó que en la biopelícula madura luego de 72 hs de incubación conviven formas levaduriformes y filamentosas embebidas en un polisacárido extracelular. Las células plantónicas de *Trichosporon* pueden presentarse como levadura, hifa o pseudohifas. En las biopelículas también se presentan todas estas formas al igual que lo que puede observarse en la biopelícula producida por *Candida spp.* El exopolisacárido de la biopelícula madura estaría compuesto principalmente por residuos de glucosa y manosa en contacto con hifas y levaduras metabólicamente activas, junto con canales de agua típicos, necesarios para el ingreso de nutrientes y expulsión de sustancia toxicas. Esta estructura tiene una enorme importancia clínica, explicaría la disminución de respuesta a la terapia antifúngica con anfotericina B, caspofungina, fluconazol y voriconazol y la recurrencia de las infecciones.

Aspergillus spp

Existen casos en que el crecimiento fúngico asociado a una infección posee características similares a una biopelícula como ocurre con *Aspergillus fumigatus.* Este hongo causa infección nosocomial en pacientes inmuncomprometidos mediante la inhalación de conidios que germinan en el tracto respiratorio y el pulmón. Este crecimiento, si bien no presenta una superficie de adherencia clara, semeja a una biopelícula ya que las hifas se encuentran sumergidas en una matrix extracelular La producción de una estructura similar a una biopelícula ha sido asociada tanto a la aspergilosis pulmonar invasora como al aspergiloma. Se ha demostrado la capacidad de *A fumigatus* de formar una comunidad multicelular rodeada de un material extracelular Estudios especializados demostraron que estaria formada por hifas envueltas de una matrix compuesta por galactomananos, α -1,3 glucanos, monosacáridos, melanina y proteínas.

BIBLIOGRAFÍA

Al-Dhaheri RS, Douglas LJ. Absence of amphotericin B-tolerant persister cells in biofilms of some *Candida* species. Antimicrob Agents Chemother. 2008;52:1884-87

Al-Fattani MA, Douglas LJ. Biofilm matrix of *Candida albicans* and *Candida tropicalis*: chemical composition and role in drug resistance. J Med Microbiol. 2006; 55:999-1008.

Blankenship JR, Mitchell AP. How to build a biofilm: a fungal perspective. Curr Opin Microbiol. 2006;9:588-594.

Borecka-Melkusova S, Moran GP, Sullivan DJ, Kucharikova S, Chorvat JD, Bujdakova H. The expression of genes involved in the ergosterol biosynthesis pathway in *Candida albicans* and *Candida dubliniensis* biofilms exposed to fluconazole. Mycoses. 2009;52:118-128.

Braga PC, Culici M, Alfieri M, Dal SM. Thymol inhibits *Candida albicans* biofilm formation and mature biofilm. Int J Antimicrob Agents. 2008;31:472-477.

Cateau E, Rodier MH, Imbert C. In vitro efficacies of caspofungin or micafungin catheter lock solutions on *Candida albicans* biofilm growth. J Antimicrob Chemother. 2008;62:153-155.

Chandra J, Patel JD, Li J, Zhou G, Mukherjee PK, McCormick TS, Anderson JM, Ghannoum MA. Modification of surface properties of biomaterials influences the ability of *Candida albicans* to form biofilms. Appl Environ Microbiol. 2005;71:8795-8801.

Chandrasekar PH, Manavathu EK. Do *Aspergillus* species produce biofilm? Future Microbiol. 2008;3:19-21.

Colombo A, Padovan AC, Chaves G. Current Knowledge of *Trichosporon* spp. and Trichosporonosis Clinical Microbiology Reviews, 2011, 24: 682–700

Desai J, Mitchell A, Andes D. Fungal Biofilms, Drug Resistance, and Recurrent Infection Cold Spring Harb Perspect Med 2014;4:a019729

Gulati, M.; Nobile, C.J. Candida albicans biofilms: Development, regulation, and molecular mechanisms. Microbes Infect. 2015, 18 310–321.

Negri M, Martins M, Henriques M et al. Examination of potential virulence factor of Candida tropicalis clinical isolatesfrom hospitalized patients Mycopathologia. 2010; 169: 175–182.

Posteraro, B.; Vella, A.; De Carolis, E.; Sanguinetti, M. Molecular detection of resistance to azole components. Methods Mol. Biol 2017, 1508, 423–435.

Ramage, G.; Rajendran, R.; Gutierrez-Correa, M.; Jones, B.; Williams C. Aspergillus biofilms: Clinical and industrial significance. FEMS Microbiol. Lett. 2011, 324, 89–97

Tumbarello, M.; Fiori, B.; Trecarichi, E.M.; Posteraro, P.; Losito, A. De Luca, A.; Sanguinetti, M.; Fadda, G.; Cauda, R.; Posterano, B Risk factors and outcomes of candidemia caused by biofilm-forming isolates in a tertiary care hospital. PLoS ONE 2012, 7, 1–9.

CAPÍTULO 43

DIAGNÓSTICO MICOLÓGICO

Liliana I. Guelfand, Iris Agorio

1. INTRODUCCION

El paso previo al diagnóstico de las micosis es la sospecha clínica, para lo cual se debe tener una visión amplia no sólo del espectro relacionado con la microbiología sino también con otras patologías tisulares. Esto se sustenta con un trabajo interdisciplinario integrado por médicos, histopatólogos y micólogos. En lo específico, forma parte del diagnóstico micológico considerar antecedentes epidemiológicos, estado inmune, tratamiento previo con antibióticos o antimicóticos (sistémicos o tópicos), obtención de muestras representativas, transporte y procesamiento adecuados; y si se trata de lesiones superficiales, la preparación previa del paciente, dirigida a evitar contaminaciones. Junto con las técnicas tradicionales, exámenes directos, coloraciones y cultivo, hoy se dispone de nuevos procedimientos diagnósticos y de identificación fúngica más rápidos como inmunocromatografía, ELISA, espectrometría de masas y biología molecular. Estas metodologías se van adaptando con paso sostenido a los nuevos desafíos que imponen las infecciones del hospedero inmunocomprometido. La certeza y rapidez de los resultados es fundamental para decidir terapéuticas apropiadas y eficaces, establecer un pronóstico en la evolución de la enfermedad y monitorear la respuesta al tratamiento. También es fundamental conocer la epidemiología de cada institución de salud o región geográfica para instaurar políticas que oscilan desde las intrahospitalarias hasta las de salud pública.

TOMA, TRANSPORTE Y CONSERVACIÓN DE LAS MUESTRAS

Las muestras deben ser representativas del material a analizar, recogerse en condiciones asépticas o bien luego de haber decontaminado la zona con alcohol 70 %, según el tipo de material, y transportarse al laboratorio de manera adecuada y en el menor tiempo posible (dentro de las 2 h), para efectuar el estudio microscópico y cultivo.

Es importante conocer si el paciente ha recibido, o está recibiendo en ese momento, algún tratamiento antifúngico (tópico o sistémico), ya que se pueden obtener falsos resultados negativos.

Los materiales obtenidos se mantienen en general a temperatura ambiente hasta su procesamiento, salvo algunas excepciones que son descriptas a continuación en los ítems correspondientes (catéteres, dispositivos protésicos, etc.).

En la Tabla 43-1 se describen los materiales clínicos más frecuentes para su estudio micológico:

Tabla 43-1. Materiales clínicos.

1. Muestras cutáneas: escamas de piel, uñas, pelos.
2. Mucosas: exudado vaginal, surco-balanoprepucial, mucosa orofaríngea.
3. Nódulos subcutáneos, granos de micetomas.
4. Tejidos, abscesos.
5. Úlceras cutaneomucosas / pápulas ulceradas -Citodiagnóstico de Tzanck.
6. Muestras respiratorias: esputo, aspirado traqueal y bronquial, lavado broncoalveolar
7. Líquidos de punción: cefalorraquídeo, pleural, pericárdico, sinovial, articular, peritoneal.
8. Sangre, médula ósea.
9. Catéter, otros dispositivos.

1. Muestras cutáneas

Para su obtención, el paciente no se debe colocar ninguna clase de pomadas, crema o polvos; debe suspender el tratamiento antifúngico si lo está utilizando (local o sistémico) durante un lapso no menor de 5 días. Las muestras se transportan entre dos portaobjetos estériles envueltos en papel, en placa de petri o contenedor seco estéril. Los hisopos se colocan dentro de tubos estériles con unas gotas de solución fisiológica estéril (SF). Todas las muestras deben estar identificadas.

Escamas de piel

En las lesiones cutáneas secas se raspan los bordes con una hoja de bisturí o sindesmótomo estéril. Cuando se sospecha pitiriasis versicolor, el raspado se efectúa de cualquier parte de la superficie o bien, se recomienda realizar la toma de la muestra con cinta transparente adhiriendo la parte engomada sobre la lesión. La muestra se recoge entre dos portaobjetos estériles o contenedor de plástico estéril (ej.: placa de Petri). En los intertrigos candidiásicos, las lesiones no suelen ser descamativas sino exudativas, en cuyo caso el material se toma con hisopo estéril seco o húmedo.

Uñas

Requiere preparación previa a la toma de la muestra; se indica uñas sin pintar, no muy cortas, cepillado con agua y jabón neutro 2 - 3 veces por día durante los 3 días previos a la toma del material; un baño con sal (1 cucharada sopera para 1 litro de agua) de 5 minutos el día de la extracción del material, si las uñas afectadas son las de los pies, concurrir al laboratorio con medias y zapatos cerrados (para evitar la contaminación con el polvo ambiental). La muestra se toma con cureta de Brocq, sindesmótomo recto o curvo u hojas de bisturí por la parte interna de la lámina ungueal; en el caso de una onicomicosis blanca superficial se raspa la cara externa de la uña; si hay perionixis se recolectan escamas de la region periungeal.

Pelos

Los pelos deben recogerse de diferentes zonas según el tipo de lesión observada. En el caso de tiña microspórica de la cabeza se observa una placa escamosa blanquecina sin inflamación, con pelos rotos, cortos, friables que se arrancan con facilidad con una pinza de depilar o al raspar con el bisturí. Si el paciente presenta una tiña inflamatoria o Kerion de Celso (lesiones elevadas, de consistencia blanda, con pústulas foliculares y al ser apretadas manan pus por múltiples puntos) como suelen ser dolorosas, en vez de raspado se puede utilizar un hisopo humedecido sobre la zona afectada. Cuando se sospecha Piedra blanca o Piedra negra, ambas se ubican en la vaina del pelo, se observa a simple vista o con lupa, y se corta la porción suprafolicular de los pelos afectados.

2. Mucosas: Exudado vaginal, surco balanoprepucial, mucosa orofaringea

Exudado vaginal: se indica al paciente que debe suspender el tratamiento antifúngico local o sistémico; abstinencia sexual por 24 - 48 h previas a la toma de muestra e higiene vaginal superficial no utilizar bidet. El exudado se obtiene colocando un espéculo, sin utilizar lubricantes. Se toma la secreción mucosa de la pared posterior del canal vaginal con un hisopo humedecido en SF y se lo coloca en el medio de transporte Stuart para el cultivo. Con otro hisopo se preparan los extendidos para las coloraciones y luego se introduce en un tubo con SF para realizar el examen en fresco.

Surco balanoprepucial: se le comunica al paciente que no se higienice; se utilizan dos hisopos y se rotan por el borde de las lesiones. Uno se coloca en un tubo estéril con SF para el examen en fresco y otro en Stuart para el cultivo.

Cavidad orofaríngea: la muestra puede ser lengua, encías, carrillos, paladar o fauces, se utilizan hisopos humedecidos con SF o baja lenguas y se transportan en tubos con SF estéril o medio de Stuart.

3. Nódulos subcutáneos, granos de micetomas

Nódulos subcutáneos

Los microorganismos que pueden producir un síndrome linfangítico nodular son variados: micobacterias atípicas, hongos, bacterias filamentosas del género *Nocardia* o protozoarios del género *Leishmania.*

Para la toma de la muestra se debe limpiar la piel asépticamente con povidona-yodo o solución de alcohol yodado al 5 % (luego remover con alcohol para evitar reacciones alérgicas) o clorhexidina 2 % (en alcohol isopropílico) por 30-60 segundos (no se utiliza en menores de 2 meses). El procedimiento estará a cargo del médico, que realizará una punción aspirativa con jeringa de la parte fluctuante o media del nódulo (se inyecta 0,5 ml de SF estéril y luego se aspira enérgicamente). El material se coloca en un tubo de cierre hermético estéril. Es importante enviar el material a Anatomia Patológica en formol al 10 %.

Granos de micetomas

Los micetomas fistulizan hacia la piel y drenan una secreción serosanguinolenta o purulenta que contiene granos característicos, (colonias del agente causal, bacteria u hongo). La clave diagnóstica para un micetoma es la observación de los granos, los que se pueden visualizar a simple vista o en el examen microscópico.

La toma de muestra se realiza de una fístula activa recogiendo el exudado que drena con ansa o bisturi estéril o mediante aspirado con jeringa y aguja. Si la fístula está cerrada, se debe abrir con una aguja de disección para tomar el material. Cuando la cantidad de secreción es insuficiente, se debe efectuar una biopsia de 2 cm de diámetro que llegue hasta plano óseo, es importante que se tome una muestra representativa. La misma se divide en dos, una parte se coloca en un recipiente con SF estéril y la restante en formol al 10 % u otro conservante para enviar a Anatomía Patológica.

4. Tejidos, abscesos

Tejidos

Las muestras de tejidos se obtienen mediante cirugía, biopsia percutánea o autopsia por personal médico, previa asepsia rigurosa de la zona. Las biopsias se dividen en dos partes, una se coloca en un tubo/frasco con SF estéril para su estudio microbiológico y la otra porción de tejido en un frasco con formol al 10 % para su estudio histopatológico.

Abscesos

El material se obtiene por punción aspirativa en condiciones asépticas por personal médico y se coloca en un recipiente estéril.

5. Úlceras cutaneomucosas o pápulas ulceradas-Citodiagnóstico de Tzanck

Desinfectar la zona, destechar o remover las costras y secreciones que cubren la lesión. El material se obtiene por escarificado del lecho de las mismas con bisturí estéril, evitando el sangrado para la realización de técnicas de inmunodiagnóstico. Se coloca una gota del material entre porta y cubre para realizar el examen microscópico en fresco o blanco de calcoflúor (fluorescencia) y se efectúan extendidos sobre portaobjetos esterilizados para las coloraciones. Suspender otra porción de la muestra en SF estéril para el cultivo.

6. Muestras respiratorias

Los materiales se recolectan en frascos estériles, con tapa a rosca, identificados con los datos del paciente y deben enviarse al laboratorio dentro de las 2 h, sino conservar en heladera hasta su procesamiento.

Esputo y Aspirado traqueal

Estas muestras son muy útiles para patógenos primarios (*H. capsulatum; Coccidioides* spp, *Paracoccidioides* spp, etc.) pero en las infecciones de hongos oportunistas (*Aspergillus* spp, *Fusarium* spp, etc.), se debe descartar colonización o bien contaminación de la muestra y un resultado positivo debe ser evaluado clínicamente.

El **esputo** se puede realizar por expectoración espontánea (EE) o inducida (EI). La EE se toma a la mañana en ayuno, previo cepillado de dientes y lavado de la boca con SF, luego se esgarra desde lo profundo y se recolecta sin saliva en un frasco estéril de boca ancha con tapa a rosca. Cuando el paciente no puede expectorar por sí solo, se puede realizar mediante un nebulizador ultrasónico, inhala 20-30 ml de solución salina hipertónica estéril durante un período 15-20 minutos, luego recoge de la misma forma que la EE.

En pacientes entubados, se puede tomar el **aspirado traqueal** como una alternativa del esputo. El material se obtiene introduciendo una sonda de aspiración a través del tubo endotraqueal (o de traqueotomía), se succionan las secreciones respiratorias y se coloca en un tubo (cónico) o frasco estéril con tapa a rosca.

Lavado broncoalveolar

El material extraído es el más adecuado y sensible para el diagnóstico de las infecciones respiratorias causadas por *Pneumocystis* spp, por hongos dimorfos endémicos (*H. capsulatum; Coccidioides* spp, *Paracoccidioides* spp, etc.) y para micosis invasoras oportunistas (*Aspergillus* spp, *Fusarium* spp, etc.) en paciente inmunocomprometidos ya sea por examen directo, cultivo o detección de antígeno galactomanano.

El material lo extrae el cuerpo médico a través de un fibrobroncoscopio, el cual debe enclavarse en el árbol bronquial. Se instilan ± 120 ml de solución fisiológica, luego se aspiran para recuperar un volumen entre 10 y 100 ml. Se coloca en frasco estéril con tapa a rosca.

7. Líquidos de punción

Líquido cefalorraquídeo (LCR)

La toma de muestra la realiza un médico bajo condiciones asépticas. El LCR se recolecta en tubo estéril cónico con tapa a rosca para facilitar su posterior centrifugado. Volumen mínimo en lo posible no menor a 3 ml. Enviar rapidamente al laboratorio y mantenerlo a temperatura ambiente hasta su procesamiento (dentro de las 2 h). Se centrifuga, del sedimento se realiza el examen directo, tinta china y cultivo y del sobrenadante detección de antígeno.

Otros líquidos de punción: L. pleural, L. pericárdico, L. sinovial, L. articular, L. peritoneal

La punción será llevada a cabo por un médico y en condiciones de máxima asepsia. Se extrae un volumen mínimo de 5-10 ml y se coloca en un tubo/frasco estéril con tapa a rosca. La muestra debe recolectarse con anticoagulante estéril en la jeringa (heparina, polianetol sulfonato de sodio o EDTA). También puede inocularse en un frasco de hemocultivo.

8. Sangre, médula ósea

Sangre

Los sistemas automatizados de monitoreo continuo (BacT/Alert® de bioMeriéux y BACTEC® de Becton-Dickinson) utilizados habitualmente para bacterias son recomendados para la recuperacion de levaduras. También pueden utilizarse los frascos de lectura manual. Cuando se sospecha una infección sistémica por un hongo dimorfo (ej.: *Histoplasma capsulatum)* o por algún hongo filamentoso (ej.: *Fusarium* spp.), la técnica de lisis-centrifugación (LC) presenta mayor sensibilidad.

Para la obtención de la muestra utilizar guantes estériles, primero se desinfecta el tapón de goma del frasco con alcohol etílico 70 % esperando 1 minuto antes de inocularlo y luego se realiza la venopunción: se limpia la piel con un algodón con alcohol etílico 70 % con movimientos concéntricos de adentro hacia afuera; se repite la operación usando otro algodón con yodo-povidona 2 %, se deja actuar durante 1 - 2 minutos (luego se remueve con alcohol para evitar reacciones alérgicas) o clorhexidina 2 % por 30-60 segundos (no se utiliza en menores de 2 meses). La sangre se extrae y se inocula en los frascos de hemocultivo, para adultos de 8-10 ml (frasco adulto), niños de 1-5 ml, neonatos de 0,5-1,5 ml (ambos en frascos pediátricos). Es importante respetar los volúmenes, ya que cantidades menores, disminuyen la sensibilidad de este método.

Para la técnica de LC, la sangre se agrega en un tubo con una mezcla del lisante, saponina y anticoagulante (MLA) o en un tubo comercial Isolator®. Proporciones: para adultos 9 ml de sangre en 1 ml de MLA, para niños de 1 a 5 ml en 0,5 ml de MLA y para neonatos 0,5 a 1 ml en 0,5 ml de MLA. Se invierte el tubo varias veces para activar la lisis celular y evitar que el material extraído se coagule. Procesar de inmediato.

Médula ósea

El cultivo de médula ósea (MO) es útil para el diagnóstico de micosis sistémicas con compromiso del sistema monocítico-histiocitario, histoplasmosis, paracoccidioidomicosis, coccidioidomicosis, para búsqueda de bacterias (brucelosis, micobacteriosis) y parásitos (leishmaniasis) y en pacientes con inmunosupresión severa. Como la forma levaduriforme del *H. capsulatun* es intracelular, la técnica de LC aumenta la recuperación en el medio de cultivo.

El aspirado de médula ósea lo realiza el médico hematólogo por punción esternal o de cresta ilíaca, aplicando máximas condiciones de asepsia. En el momento de la toma se realizan 3 o 4 extendidos para las coloraciones. La muestra se puede colocar: a) en un tubo para LC (de 3 a 5 ml del material en 0,3 a 0,5 ml de MLA; b) recolectar en un tubo estéril sólo con anticoagulante y se envía rápidamente al laboratorio para realizar la técnica de LC y c) utilizar botellas de hemocultivos o frascos especiales con agentes líticos de equipos automatizados. Tanto en a) como en b) se debe invertir el tubo para evitar la coagulación.

9. Catéter y otros dispositivos

Catéteres intravasculares

A cargo del médico. Desinfectar la zona cutánea alrededor de la inserción del catéter y asépticamente cortar 5 cm del extremo distal, que se introduce en un recipiente estéril con tapa a rosca y se envía de inmediato al laboratorio, de lo contrario conservar la muestra en heladera, máximo 24 h.

Catéteres de diálisis peritoneal y otros dispositivos protésicos

A cargo del médico. Extraer el catéter, seleccionar y cortar el segmento subcutáneo y el extremo distal e introducirlos en un contenedor estéril. Otros materiales se trozan en el momento de la extracción y se colocan en un recipiente estéril.

10. Orina

De acuerdo a las características del paciente puede tomarse de diferentes formas: a) micción espontánea, b) sonda vesical o c) punción suprapúbica (PSP).

a) Higienizar los genitales con agua y jabón nuevo. En los hombres retraer el prepucio y las mujeres colocarse un tapón vaginal. Recolectar chorro medio de la orina recién emitida (se descarta la primera y última parte de la micción).

b) Efectuar el cateterismo vesical de manera aséptica, previa higiene del meato uretral y de los genitales externos.

c) Se utiliza cuando la recolección de orina es dificultosa por otro procedimiento. La vejiga se punza directamente después del aseo, antisepsia y anestesia local.

Cuando hay sospecha de impacto por diseminación con foco escrotal, se recolecta la muestra de orina post masaje prostático. También se puede realizar muestras seriadas de orina para el diagnóstico de micosis sistémicas endémicas.

11. Muestras óticas, rinosinusales y oculares

Muestras óticas

Se debe explorar el conducto auditivo externo para observar si existe desarrollo fúngico, con microscopio óptico o con lámpara de exploración y otoscopio.

Para la muestra de oído externo, se limpia previamente el canal auditivo con alcohol o antiséptico suave y se toma material con hisopo humedecido con SF estéril.

La muestra de oído medio se realiza por aspiración mediante tímpanocentesis, a cargo del otorrinolaringólogo.

Muestras rinosinusales

El material se recolecta en un recipiente estéril mediante aspiración del contenido o mediante una rinoendoscopía se toma una biopsia del tejido afectado y se coloca en un frasco con una pequeña cantidad de SF estéril para impedir su disecación.

Muestras oculares

La toma de las muestras la realiza un oftalmólogo o personal calificado para esta actividad. Dada la escasa cantidad de material que se puede obtener, es conveniente sembrarlo en los medios de cultivo, en el momento y lugar de la toma de muestra para que el material no se deshidrate.

Exudado conjuntival

Con un hisopo estéril, de dacrón o alginato humedecido en SF estéril, se frota suavemente la zona lesionada y se lo coloca en un tubo con medio de transporte Stuart o en SF estéril. Repetir la toma de muestra en el ojo contralateral con otro hisopo. Si se dispone de medios de cultivo en el sitio donde se realiza la toma del material, es preferible inocularlos en el momento y también realizar directamente el examen en fresco y/o extendido para coloración. Sembrar en Sabouraud en placa dibujando sobre la superficie 3 letras "C" consecutivas.

Raspado corneal

Para obtener esta muestra, el oftalmólogo aplica un anestésico tópico; raspa la base y los bordes de la lesión con una espátula de Kimura (ansa de platino ultrafina, flexible y de punta roma), con hilo quirúrgico, o si es más profunda con microbisturí.

Siempre se inocula el material directamente en los medios de cultivo. Realizar extendido y/o examen en fresco.

Fluidos y aspirados oculares

El material se recolecta por punción aspiración o vitrectomía controladas por microscopía. El material se siembra directamente en los medios de cultivo.

Conductos lagrimales

Con hisopo húmedo en SF estéril, recoger el material purulento presionando el canalículo y el saco lagrimal.

Lentes de contacto

Remitir las lentes o en su defecto, frotar con un hisopo

humedecido en SF estéril por la superficie de contacto corneal de cada lente y colocarlo en un tubo con SF estéril. También es conveniente enviar en otro tubo estéril, el líquido donde se encontraban los lentes de contacto.

Lesiones descamativas en párpados y pestañas

En pacientes que presentan intensa descamación alrededor de los párpados y pestañas se busca *Malassezia* spp. y *Demodex folliculorum*. Dado el sitio anatómico para la toma de muestra se sugiere utilizar hisopos especiales (tipo Floqswabs), se pasa con movimiento firme, con las escamas obtenidas se prepara el examen directo en el momento.

PROCESAMIENTO DE LAS MUESTRAS

Para poder realizar el diagnóstico micológico, además de una correcta recolección, transporte y mantenimiento de la muestra, es imprescindible que el procesamiento esté adecuado al contexto clínico. Para ello el material debe llegar al laboratorio acompañado de antecedentes clínicos y epidemiológicos relevantes que permitan ajustar el procesamiento de la muestra a la búsqueda de agentes etiológicos específicos (ejemplo: si el paciente es HIV+ y la muestra es un BAL, se incluirán coloraciones para la búsqueda de *Pneumocystis jirovecii*). Disponer de la información clínica del paciente, también permiten realizar una mejor interpretación de los resultados, especialmente cuando se aíslan hongos ambientales oportunistas.

Los materiales para el estudio micológico, se procesan según el tipo de muestra e incluyen el **examen directo** montaje húmedo y/o **coloraciones** para la detección de elementos micóticos y el **cultivo** para el aislamiento del hongo con posterior identificación y pruebas de sensibilidad si fuera necesario.

El examen directo y las coloraciones de las muestras clínicas realizadas en el laboratorio de microbiología, tienen la ventaja de ser rápidos, sencillos y permiten la confirmación inmediata de elementos fúngicos. Presentan una sensibilidad menor que los cultivos y la obtención de un resultado negativo, no descarta la existencia de una micosis.

Se utilizan habitualmente diversas técnicas microscópicas que permiten detectar y/o caracterizar estructuras micóticas directamente de los materiales clínicos .En este capítulo no se describirá la coloración de Ziehl Neelsen para la búsqueda de micobacterias (bacilos ácido alcohol resistentes), pero se debe considerar que es una coloración de gran utilidad en micología para establecer el diagnóstico diferencial con las micosis sistémicas endémicas (*Histoplasma capsulatum, Paracoccidioides* spp, etc.).

La descripcion detallada de algunas coloraciones y de los medios de cultivos se encuentran en la publicacion de R Negroni y L. Guelfand , Manual de Procedimientos para Laboratorios de Micología Médica. Acta Bioquímica Clínica Latinoamericana supl. 1, editado por la Federación Bioquímica de la Prov. de Bs. As. Argentina, 1999.

EXÁMENES MICROSCÓPICOS

Montajes húmedos: Las muestras se colocan entre porta y cubreobjeto y se observan con objetivos de 10x, 25x y 40x. En general todas las soluciones una vez preparadas, se conservan a temperatura ambiente (25 °C) (Tabla 43-2).

Hidróxido de potasio (KOH) al 10 - 40 % permite una mejor visualización de los elementos fúngicos debido a

Tabla 43-2. Métodos microscópicos directos.

	Técnicas
Montajes húmedos	-Fresco -Fresco con KOH 10 a 40% -Fresco con KOH 10 a 40% + tinta Parker azul negra -Blanco de calcoflúor -Tinta china
Coloraciones	-Giemsa -Azul de metileno -Gram-Weigert -Groccott modificado -Inmunofluorescencia -Gram -Ziehl Neelsen -Kinyoun -Tinciones histopatológicas (Hematoxilina eosina, Ácido periódico Schiff, Grocott-metenamina plata, Mucicarmin de Mayer)

que disuelve la queratina y aclara la preparación sin afectar la morfología de los hongos.

Para acelerar este proceso, se calienta la preparación suavemente a la llama hasta desprendimiento de las primeras burbujas. Mirar la preparación luego de 30 - 60 minutos para permitir la digestión de las escamas.

Para la obtención de preparaciones más duraderas, agregar glicerina al 10 % que reduce la evaporación.

A la solución preparada de **KOH** puede agregarse igual volumen de **tinta Parker super Quink azul** negra o negra permanente que brinda un mejor contraste, la pared de los hongos toma un ligero color azul y facilita su observación.

Cuando no se quiere calentar el preparado, se puede utilizar otra solución de KOH con el agregado de dimetilsulfoxido al 40% y conservar en frasco color caramelo. *Inconvenientes:* al reaccionar con el material clínico puede crear artefactos que simulan hongos, por lo que es necesaria cierta experiencia del observador, el KOH es corrosivo y si se deja mucho tiempo precipitan cristales.

Blanco de calcoflúor (BCF) es un colorante fluorocrómico no específico, con afinidad por polisacáridos constituidos por uniones beta-glucosídicas (β 1 - 3 y β 1 - 4) como glucanos, quitina y celulosa presentes en a pared de los hongos y otros microorganismos pero ausentes en los tejidos de mamíferos, lo que hace más fácil la visualización. Para utilizar esta técnica es necesario contar con un microscopio de fluorescencia con un sistema de filtros adecuados compuesto por excitador / espejo dicroico / barrera; los rangos de cada uno pueden oscilar, excitador 360-400 / espejo dicroico 400-450 / barrera 420-470, de acuerdo al juego que se disponga, se observará la pared de la célula fúngica celeste ó verde brillante.

Este colorante se puede usar en montaje húmedo o como colorante en frotis fijado. Para la preparación en fresco se disuelve 0,04 gr de calcofluor* en 90 ml de NaOH (0,5 M) y se agrega 10 ml de dimetilsulfóxido. Calentar ligeramente para disolver bien el preparado; colocar la solución en frasco color caramelo y mantenerlo al abrigo de la luz a temperatura ambiente; conserva la actividad 7 meses. Si desarrollara una turbidez-opalescencia, se debe filtrar o bien centrifugar descartando el sedimento.

Se coloca la muestra junto con una gota de solución de BCF entre porta y cubreobjeto. Dejar unos minutos para que el material se clarifique. Puede dejarse en cámara húmeda al abrigo de la luz de un día para otro para que penetre más en el material, y así visualizarlo mejor.

Inconvenientes: Candida glabrata se ve pero sin fluorescencia. *Cryptococcus* spp. se observa como levadura redonda, no se visualiza la cápsula. No es útil para observar examen en fresco de flujo vaginal porque reacciona con el exudado dando un entorno fluorescente.

1. *Calcoflúor: ICN Biomedicals inc. Fluorescent brightener 28 (158087); Sigma Fluorescent Brightener 28 (cod.F3543).

Tinta china (TCH) es útil para observar la presencia de la cápsula de *Cryptococcus* spp. basada en la coloración negativa. Se prepara mezclando 5 ml de TCH con 5 ml de solución fisiológica (SF). La cápsula repele las partículas de carbón de la TCH dando un halo claro, bien demarcado, alrededor de cada célula capsulada.

Puede prepararse con o sin el agregado de 0,1 ml de Tween 80 y 0,1 ml de solución de merthiolate comercial o preparada, que se utiliza para inhibir el desarrollo de microorganismos.

COLORACIONES

Se utilizan distintas tinciones y técnicas microscópicas para poder detectar las estructuras fúngicas directamente del material clínico.

Giemsa: es muy usada en microbiología, permite detectar estructuras fúngicas, parasitarias, bacterianas, células sanguíneas implicadas en la respuesta inflamatoria (neutrófilos, eosinófilos, monocitos, macrófagos), cambios citológicos producidos por infecciones virales, son ejemplos de ello el sincicio viral, (efecto citopático originado por virus de la Familia *Herpesviridae*) y las células hiperpigmentadas producidos por *Molluscum contagiosum* (denominadas "cuerpos" de *Molluscum).*

En cuanto a diagnóstico micológico se observa:

Histoplasma capsulatum, levaduras pequeñas intracelulares, el material nuclear se tiñe color azul-violeta en casquete, citoplasma celeste con la pared sin colorear. *Penicillium marneffei* células levaduriformes pequeñas, algunas presentan un tabique transversal en su interior, que lo diferencia de *Histoplasma* spp.

Pneumocystis jirovecii se observa en grupos sobre una matriz proteica espumosa, cada esfera puede medir de 5 a 8 micras, la pared no se tiñe, se ve un halo claro, el citoplasma se colorea celeste y en su interior se pueden observar pequeños núcleos de color púrpura-violeta, el aspecto y distribución interna de los mismos dependerá del estadío del ciclo biológico que se encuentre.

En cuanto a estructuras parasitarias con esta coloración se hace diagnóstico de: *Tripanosoma, Plasmodium* y *Leishmania,* ésta última presenta un punto hiperpigmentado en su citoplasma llamado quinetoplasto, lo que permite diferenciarla de *Histoplasma capsulatum.*

La preparación de la solución de Giemsa al 10 % debe realizarse en el día. La muestra se fija con metanol 100 % por 1 minuto, se inunda el extendido con la dilución de Giemsa 10 % por 20 minutos. Se lava con agua de la canilla y se seca al aire. Los preparados se observan con objetivo de inmersión (100x).

Azul de metileno tiñe la pared del hongo y permite una fácil visualización. Se utiliza para la búsqueda de *Malassezia* spp, donde se observan filamentos flexuosos, tabicados y cúmulos de blastosporos esféricos de 3 a 8 µm de diámetro de color azul.

El portaobjeto preparado con las escamas fijadas con una gotita de suero o plasma. se inunda con el colorante de azul de metileno (1 gr en 100 ml de agua destilada), se deja 1 minuto, se lava suavemente por inmersión en agua para no desprender el material del preparado y se deja secar. Los extendidos coloreados se observan con objetivo de inmersión (100x).

Gram-Weigert (GW) tiñe las paredes de las esferas (quistes) de *Pneumocystis* spp. y de otros hongos de color azul-violeta en forma irregular. Las estructuras internas no se colorean y el fondo aparece de color rosado. Esta tinción es muy útil en la detección de *Actinomycetes* anaerobios (*Actinomyces* spp.) y aerobios (ejemplo: *Nocardia, Actinomadura, Streptomyces, Nocardiopsis.*)

Los extendidos se tiñen de acuerdo a la técnica descripta en la publicación de Negroni R y col.

Inconvenientes: los solventes usados son tóxicos trabajar en campana con extractor de aire al exterior.

Grocott-metenamina plata, es muy sensible para la observación de elementos fúngicos, tiñe la **pared** de los hongos por la afinidad con los polisacáridos, y se observa de color pardo oscuro debido a la impregnación argéntica. Esta tinción tiene la ventaja de colorear a los hongos muertos, situación que no ocurre con el PAS y otras técnicas histológicas. Las esferas (quistes) de *Pneumocystis* spp., se observan con un pliegue interno, doble coma, y se colorean de marrón oscuro a negro. Se puede obtener falsos positivos con bacterias y algunos elementos tisulares (especialmente fibras elásticas) que pueden teñirse de negro o gris. Se utiliza en cortes histológicos y la realiza el laboratorio de Anatomia Patológica.

En el laboratorio de microbiología se puede realizar la coloración de **Grocott - metanamina plata modificada** (Negroni R y col), la cual resulta más sencilla de efectuar sobre muestras clínicas.

Inmunofluorescencia directa (IFD) técnica utilizada

para la búsqueda de *P. jirovecii,* su fundamento es el uso de anticuerpos monoclonales marcados con isotiocianato de fluoresceína, los que se unen a los antígenos del microorganismo; observándose la morfología característica de *Pneumocystis* spp. en color verde manzana fluorescente. Para lo cual se requiere microscopía de fluorescencia con filtro de emisión en 520 nm.

Se dispone de kit comercial. El material se coloca sobre un portaobjeto; se deja secar al aire y luego se sumerge en acetona fría durante 15 minutos. Secar nuevamente al aire y luego realizar la coloración según instrucciones del fabricante.

Gram es una técnica utilizada sobre todo en bacteriología, para clasificar los microorganismos según el tamaño, forma y color, los que se visualizan de color azul-violeta son Gram positivos y los que se tiñen de color rosa-rojizo son Gram negativos. Las levaduras del género *Candida* son gram positivas, el género *Crytococcus* tambien se puede observar gram positivas pero se tiñe parcialmente, en los hongos de micelio filamentoso, se observa que la pared y tabiques no se colorean y su interior se tiñe de color rosado.

Los reactivos se pueden preparar *in situ* pero hay marcas comerciales y la preparación de los mismos se realiza según instrucciones del fabricante. Se preparan extendidos delgados con las muestras clínicas; se fijan con calor y se colorean de la siguiente forma: *solución de cristal violeta* por 30 segundos; se lava con agua corriente; se inunda el portaojeto con la s*olución de lugol por* 30 segundos y se lava con agua corriente. Luego decolorar 10 segundos con alcohol-acetona y lavar con agua corriente. Finalmente teñir con el contracolorante (safranina o fucsina) durante 30 segundos, lavar con agua corriente y secar el extendido al aire. Se observa con objetivo de inmersión (100x).

Kinyoun se utiliza para la detección de los microorganismos ácido-resistentes como *Nocardia* spp., que presenta un color fucsia (rosa-rojo), útil para diferenciarla de otros *Actinomycetes.* También se tiñen color rosa-rojo las esporas sexuadas de algunas levaduras como *Sacharomyces* spp. y *Hansenula* spp., obtenidas a partir de cultivos en medios empobrecidos que favorecen la esporulación.

Los extendidos del material clínico se fijan a la llama y se realizan de acuerdo a la publicacion nombrada anteriormente, Tabla 43-2 (Negroni R y col).

En el **laboratorio de Anatomía Patológica** se utilizan las coloraciones de Ácido periódico Schiff (PAS), Groccott-metenamina plata (GMP) y Hematoxilina-Eosina (HE) para detectar la presencia de hongos como *Coccidioides* spp, *Histoplasma capsulatum, Paracoccidioides* spp, *Cryptococcus* spp, *Candida* spp, y las hifas de Mucormycetes, *Aspergillus* spp y otros hongos filamentosos HE muestra la morfología del tejido ayuda a identificar reacción inflamatoria tales como células gigantes multinucleadas, material necrótico, hemorragia, fenómeno de Splendore-Höeppli, la mayoría de los hongos puede ser observado. Las tinciones de PAS y GMP son más sensibles y específicas para distinguir las distintas morfologías fúngicas. PAS tiñe glucógeno que se encuentra en la pared de la célula fúngica.

GMP tiñe marrón oscuro - negro la pared hongos y *Actinomycetes* spp.

Otra coloración utilizada en cortes histológicos es el Mucicarmin de Mayer que colorea de rojo los mucopolisacáridos de la cápsula de *Cryptococcus* spp, los núcleos en negro y otros elementos en amarillo.

CULTIVOS

Los cultivos se consideran en general como el método diagnóstico de referencia, pero la recuperación de los hongos va a depender de diferentes factores como una correcta toma de muestra, transporte y posterior utilización de los medios de cultivo adecuados para aumentar la posibilidad de recuperación fúngica. Un detalle importante a tener presente cuando se dispone de suficiente material clínico es que cuanto mayor sea el número de medios sembrados, mayor será la probabilidad de recuperar en cultivo el agente etiológico.

La siembra de los materiales se realiza sobre medios selectivos y no selectivos. Los más utilizados son el agar Sabouraud glucosado (SAB), agar Sabouraud miel (SAM), agar Sabourau modificado (SAE), agar Lactrimel (LAC) y el agar infusión cerebro corazón (BHI). Como en las muestras clínicas podrían estar presentes las bacterias, deben incorporarse a los medios de cultivos una solución antimicrobiana en concentración final de 100 µg/ml de cloranfenicol/estreptomicina (SCE). Algunos hongos dimorfos desarrollan mejor, cuando se agrega sangre de carnero 5-10 % al agar BHI (ej. *B. dermatitidis, Histoplasma capsulatum)*, para el crecimiento de la fase levaduriforrme (crecimiento a 35-37 °C). Otra droga que a menudo se incluye al agar es cicloheximida o actidione (0,4-0,5 g/litro de agua purificada) que inhibe el desarrollo de hongos saprofitos y bacterias, son ejemplo agar Sabouraud con actidione (SAC), agar Dermatophyte Test Medium (DTM), etc., se utilizan en general para el aislamiento de dermatofitos causantes de micosis superficiales. Tener en cuenta que esta droga inhibe algunas especies de hongos de interés médico como *Candida, Aspergillus*, Mucormycetes, *Cryptococcus neoformans,* etc. considerados patógenos oportunistas que podrían ser responsables de la infección, por lo que siempre se debe incluir en la siembra otros medios de cultivo que no contenga esta droga.

Otros hongos pueden necesitar medios especiales como es el caso *Malassezia* que requiere la incorporación de ácidos grasos de cadena larga (agar de Dixon, Sabouraud con aceite de oliva, etc.).

Para la identificación del género *Aspergillus* spp. es conveniente utilizar el agar Czapex Dox o agar Malta. Para los dermatofitos se agrega también agar Lactrimel. Agar papa es un medio con escasos nutrientes, requerimirntos mínimos, muy utilizado en la identificación de hongos porque estimula la esporulación (reproducción) y para el guardado de cepas.

Se han desarrollado medios de cultivo cromogénicos que permiten la identificación presuntiva de algunas levaduras de acuerdo a las características morfológicas y al color que manifiestan. Estos medios contienen sustratos enzimáticos unidos a compuestos cromógenos que producen un color determinado en presencia de la enzima especie específica. Son útiles para la detección de infecciones mixtas por hongos levaduriformes, de distintos materiales como orina, sangre, heridas, flujos vaginales, esputos, etc. Existen varios medios comerciales como el CHROMagar Candida (CHROMagar™), Brilliance Candida Agar (Oxoid) y Agar Candida ID II (BioMérieux).

Incubación

Una vez que los medios de cultivo fueron sembrados con los materiales clínicos, se deben incubar en atmósfera aeróbica y a la temperatura correspondiente según el tipo de muestra: a) cuando son de infecciones superficiales a temperatura ambiente (25 a 28° C); b) cuando se siembra en medios selectivos para *Malassezia* se incuban a 32-34° C y c) cuando son materiales de infecciones profundas o diseminadas a 25-28° C, los medios más pobres en requerimientos nutricionales ejemplo SAE y a 35-37° C el medio BHI.

El tiempo de incubación es aproximadamente de 3 a 4 semanas, aunque para el aislamiento de hongos productores de micosis endémicas se puede extender hasta 6 semanas, mientras otros hongos pueden desarrollar a las 24 h (Mucoromycetes) o entre 24 h y 5 días (levaduras).

MUESTRAS CLÍNICAS.

1. Muestras cutáneas: piel, uñas, pelo

Una parte del material extraído se coloca entre porta y cubreobjetos con una gota de alguna de las soluciones de hidróxido de potasio: KOH, KOHT, KOHD o BCF (técnicas previamente descriptas). Si las escamas fueron obtenidas con cinta adhesiva transparente, colocar una gota de la solución de KOH para que penetre por capilaridad entre la cinta y el portaobjetos.

Con el resto de la muestra se realiza el cultivo y se siembra en 1 o 2 medios con antibióticos (SAB, SAM o LAC) y otro con cicloheximida (DTM o SAC). Se incuban a temperatura ambiente o en estufa entre 25-28º C.

Si se sospecha *Trichophyton verrucosum* por los datos epidemiológicos del paciente, se deberá incubar a 37 ºC uno de los tubos sembrados, por ser la temperatura óptima de crecimiento.

Cuando se sospecha pitiriasis versicolor y se observa en el examen microscópico levaduras compatibles morfológicamente con *Malassezia*, se puede realizar el informe directamente, o bien sembrar el material en dos medios distintos ricos en lípidos como el medio de Dixon (ADX), el medio de Danker, agar Sabouraud con bilis de buey o SAM con el agregado de aceite de oliva estéril al 2 %; se incuban a 32 ºC (rango 32-35º C) durante 7 días. El ADX es el que presenta mejor recuperación

2. Mucosas: exudado vaginal, surco balanoprepucial, orofaringea

El examen en fresco se prepara directamente de la muestra colocada en la solución fisiológica o con blanco de calcoflúor. Las coloraciones (Gram, Giemsa) se realizan de los extendidos que llegan al laboratorio, o bien se preparan del sedimento de la solución fisiológica o del hisopo en medio de Stuart.

Para el cultivo se siembra el hisopo en agar cromogénico y/o en agar Sabouraud. Se Incuba a 35 -37º C durante 3 a 5 días. El medio cromogénico permite reconocer si en la muestra hay una o más especies de levaduras.

En el exudado vaginal, la observación en el examen directo de levaduras y leucocitos polimorfonucleares y un cultivo con desarrollo de *Candida* spp, es indicativo de infección. La ausencia de respuesta inflamatoria, con examen directo positivo y cultivo positivo, no descarta una candidiasis vulvovaginal. La recuperación de levaduras en el cultivo, con examen directo negativo, debe interpretarse de acuerdo a las características clínicas de la paciente, debido a que *Candida especies son* saprobios habituales de las mucosas.

En el caso de balanopostitis, la presencia de levaduras en el examen directo, corresponde casi siempre a infección activa. En cambio, su ausencia puede interpretarse como que la lesión es debida un proceso inflamatorio tóxico o alérgico.

La infección bucofaríngea aguda está asociada a las edades extremas (neonatos y ancianos) y a pacientes inmunocomprometidos (especialmente HIV positivos). La infección crónica, se relaciona con el uso de prótesis dentarias o alguna deficiencia de la inmunidad mediada por células. Como las levaduras forman parte de la biota normal de las mucosas, el aislamiento debe evaluarse.

3. Nódulos subcutáneos, granos de micetomas

Nódulos subcutáneos

Colocar una gota del material obtenido entre porta y cubreobjetos para realizar el examen microscópico al estado fresco o para fluorescencia (BCF), efectuar extendidos para las coloraciones de Giemsa, Kinyoun y Ziehl Neelsen.

Sembrar el resto de la muestra en 4 a 6 tubos de agar SAM o SAC y BHI; se incuban a 28º C y 35-37º C respectivamente, durante 3 a 4 semanas.

Es aconsejable cultivar este tipo de muestra también para micobacterias (2 tubos de medio de Lowenstein-Jensen, Bactec®, BacT/Alert® u otros medios) que se incubarán a 30º C (algunas micobacterias desarrollan mejor a esta temperatura) y 35-37º C.

Granos de micetomas

El examen micológico de los granos se realiza con:

- la descripción de la forma, tamaño, color y consistencia de los granos.
- con el examen microscópico de los mismos en preparaciones al estado fresco, entre porta y cubreobjetos, con solución salina isotónica o KOH al 10%.
- coloraciones de Gram para gérmenes comunes y

bacterias filamentosas y Kinyoun para bacilos parcialmente ácido alcohol resistentes.

• tinciones histológicas (HE, GMP, Kinyoun, PAS y en ocasiones también se requieren las tinciones de Gram para tejidos).

• Cultivos: cuando se obtienen varios granos es conveniente lavarlos con agua destilada estéril, dejar que decanten, eliminar el sobrenadante y repetir la operación varias veces para disminuir al máximo el número de microorganismos contaminantes. Sembrar en distintos medios de acuerdo a lo visualizado en el examen microscópico: a) en presencia de un actinomiceto, debe utilizarse medios de cultivo sin antibióticos de SAB o SAM, agar-caldo glicerinado al 5 %, medio de Lowenstein-Jenssen, medio de Thayer-Martin y placas de BHI; se incuban a 28° C, 37° C y, si es posible, 42° C (para Nocardia) durante 3 a 4 semanas. b) en los micetomas debidos a hongos verdaderos deben emplearse medios con antibióticos antibacterianos, como SAB o SAM, LAC, agar-papa-glucosado o medio de Czapek. Se incuban a 28° C y 35-37° C durante 3-4 semanas.

El procesamiento de esta muestra será descripto detalladamente en el capitulo de Micetomas.

4. Tejidos, abscesos

La muestra de **tejido** se ubica en una placa de Petri estéril; se secciona en varios trozos con pinza y bisturí estériles. Se efectúan improntas con la superficie de corte de la biopsia en varios portaobjetos estériles para el examen en fresco o BCF y coloración de Giemsa (si también se buscan bacterias o micobacterias, se llevarán a cabo otras tinciones con los métodos de Gram, Ziehl Neelsen y Kinyoun). Algunos autores le agregan al examen en fresco de las biopsias una solución de KOH 10 % para digerir mejor los tejidos.

El resto del material se homogeiniza para su siembra, en un mortero estéril con o sin arena y se la suspende en SF estéril. Cuando se compruebe, en el examen microscópico directo, la presencia de hifas no septadas de un Mucoromycete, no se debe triturar el tejido, ya que estos hongos pueden perder viabilidad; se deben sembrar directamente sobre el medio de cultivo en pequeños trozos. Se utilizan 4 a 6 tubos de SAB o SAM, y agar BHI; se incuban a 28° C y 35-37° C, durante 3 a 4 semanas.

Para el procesamiento de **abscesos,** se coloca una gota del material entre porta y cubreobjetos para realizar el examen microscópico al estado fresco o con BCF y se efectúa un extendido para la coloración de Giemsa. Sembrar la muestra en 4 a 6 tubos de SAB o SAM, y agar BHI; se incuban a 28° C y 35-37° C respectivamente, durante 3 a 4 semanas.

5. Úlceras mucocutáneas/pápulas ulceradas - Citodiagnóstico de Tzanck

Con el material obtenido de la escarificación, se prepara el examen microscópico en fresco o BCF, colocando una gota del material entre porta y cubre. Con uno de los extendidos realizados durante la toma de muestra, se efectúa la coloración de Giemsa y en el caso de búsqueda de micobacterias, se puede agregar un extendido para la coloración Ziehl Neelsen. En el frotis coloreado con Giemsa además de la búsqueda de hongos, también es útil para la observación de reacción inflamatoria, eosinofilia, sincicio viral compatibles con virus de la Familia *Herpesviridae*, células hiperpigmentadas de *Molluscum contagiosum* y búsqueda de parásitos como *Leishmania* spp. La muestra se siembra en 4 a 6 tubos de SAB o SAM y BHI. La incubación de SAM se realiza a 28 ºC y BHI a 35-37 ºC, durante 3 a 4 semanas.

6. Muestras respiratorias: esputo, aspirado traqueal y bronquial, lavado broncoalveolar (BAL)

Si la muestra es muy viscosa para procesar, se le puede agregar un mucolítico como N-acetilcisteína (en una proporción 1:10), se centrifuga la muestra a 2000 rpm y se trabaja del sedimento.

El **esputo y aspirados** se vuelcan en una placa de Petri estéril, se selecciona la parte purulenta para el procesamiento.

El **BAL** se homogeniza, se fracciona y una parte se reserva; la otra porción se centrifuga a 2000 rpm por 20 minutos, en tubos cónicos con tapa a rosca y se trabaja del sedimento.

De todas las muestras respiratorias se realiza el examen microscópico en fresco y/o BCF y se preparan los extendidos para las coloraciones necesarias (Giemsa, Ziehl Neelsen, GW, GM, etc.). Sembrar los materiales en SAB o SAM y BHI (ambos medios deben tener incorporado algún antibiótico, como cloranfenicol o estreptomicina, en una concentración final de 100 µg/ml para inhibir el desarrollo bacteriano). No utilizar medios de cultivo con cicloheximida porque pueden impedir el desarrollo de algunos hongos oportunistas como *Aspergillus* spp., *Fusarium* spp, etc. Se emplean 6 tubos por muestra, la mitad se incuba a 28 ºC y los restantes a 35-37 ºC, durante 3 a 4 semanas.

Para detección de antígeno de *Aspergillus* se utiliza la fracción reservada del lavado broncoalveolar homogeneizado. Si el procedimiento es dentro de las 24 hs. se guarda a 4°C, de lo contrario se coloca en freezer a - 20° a ° C hasta el momento de realizarlo (consultar detección de galactomananos).

7. Líquidos de punción: Líquido cefalorraquídeo (LCR), l. pleural, l. pericárdico, l. sinovial, l. articular, l. peritoneal

Los líquidos de punción se centrifugan entre 2000 a 3000 r.p.m. durante 10-15 minutos. En el caso del LCR separar y guardar el sobrenadante para realizar la búsqueda de antígenos o anticuerpos (consultar la deteccion de antigeno y anticuerpos) y con el sedimento realizar el examen microscópico de TCH para la búsqueda de levaduras capsuladas compatibles con *Cryptococcus* spp. y un extendido para tinción de Giemsa.

De los otros **líquidos de punción**, descartar el sobrenadante y realizar del sedimento el examen en fresco en busca de elementos micóticos (levaduras, levaduras multibrotantes compatibles con *Paracoccidioides* spp., esferas con endosporas compatibles con *Coccidioides*, o filamentos) y extendidos para la coloración de Giemsa, Gram, Ziehl Neelsen y/o Kinyoun.

Todos los materiales se siembran en 4 tubos con SAB o SAM y BHI con antibióticos e incubar a 28 ºC y 35-37 ºC durante 3 a 4 semanas.

Los líquidos de punción que fueron colocados en frascos de hemocultivos, no se procesan y se colocan directamente en el equipo automatizado correspondiente.

8. Sangre, medula ósea (MO)

Las muestras pueden llegar al laboratorio en frascos comerciales de equipos automatizados, en frascos de hemocultivos comerciales no automatizados o en tubos para la técnica de lisis centrifugación (LC).

Las muestras de **sangre** para LC, se centrifugan a 3000 rpm durante 30 minutos; se descarta el sobrenadante y se siembra el sedimento en 4 tubos conteniendo medio de SAB o SAM y BHI y se incuban a 28 ºC y 35-37 ºC, durante 3 a 4 semanas. Cuando el material es pediátrico o de un neonato, se utiliza toda la muestra. No se realiza el examen microscópico directo de estas muestras.

Los frascos de hemocultivos automatizados se incuban directamente en sus equipos correspondientes por 5 días para gérmenes comunes, pero para la búsqueda de hongos conviene una incubación más prolongada (no menor a 15 días); los frascos de hemocultivos automatizados especiales (para micobacterias y hongos) se incuban durante 3 a 4 semanas y los frascos comerciales no automatizados, se ubican en estufa de 35-37 °C, durante 3 a 4 semanas.

También se dispone de frascos de hemocultivo automatizados con agente lítico que se incuban 42 días destinados a la recuperación de micobacterias y hongos productores de micosis sistémicas endémicas.

En los pacientes con alimentación parenteral hiperlipídica, agregar medios especiales para búsqueda de *Malassezia* spp como el ADX; medio de Danker, agar Sabouraud con bilis de buey o SAM con aceite de oliva estéril al 2 %, los cuales se incuban a 32 ºC durante 3 semanas.

Si durante la incubación se observa desarrollo en los medios sólidos y/o en los frascos de hemocultivos manuales y/o automatizados, se debe preparar un examen microscópico en fresco, coloración de Giemsa y/o Gram. Es importante realizar un informe preliminar describiendo los elementos vistos en la microscopía.

La muestra de **MO** puede llegar al laboratorio en frascos de hemocultivo automatizados (especiales para hongos y micobacterias) o en tubos para la técnica de LC y se debe procesar de la misma forma que la sangre. El médico también debe enviar al laboratorio, 3 o 4 extendidos sacados en el momento de la toma del material para hacer las coloraciones de Giemsa, Gram y ZN; de lo contrario, realizar los extendidos del sedimento de la LC. Tener en cuenta que en esta muestra los volúmenes de extracción son menores de 3 a 5 ml en el adulto y de 1 a 3 ml en niños. Es un material muy noble para realizar diagnóstico de infecciones relacionadas con el sistema retículo endotelial, como *Histoplasma capsulatum*, *Mycobacterium tuberculosis*, *Leishmania* spp., *Brucella* spp.

9. Catéter y otros dispositivos

Los cultivos de **catéteres** se procesan, en general, con la sección Bacteriología; por lo tanto se utiliza una técnica semicuantitativa (ejemplo: técnica de Maki) y cuantitativa (ejemplo: técnica de Brun Buisson). Hay que tener en cuenta que para aislamientos de hongos, no están validados ni los recuentos ni puntos de corte. Por lo tanto, en el informe se indica la identificación y el recuento, pero sin interpretación. El hallazgo de *Candida* spp. u otro hongo en catéteres se asocia con mayor probabilidad a una fungemia y a focos a distancia.

No se realiza de rutina el examen directo del catéter.

Cuando el **material protésico** lo permite, se coloca en una placa de Petri estéril, se corta en trozos con pinza y bisturí estériles. Si la prótesis no se puede seccionar, se rota directamente sobre placa de SAB o SAM y BHI, incubar a 28 ºC y 35-37 ºC, durante 3 a 4 semanas.

Se realizan improntas sobre portaobjetos para el examen en fresco y coloraciones (Giemsa, Gram), si el material lo permite. También puede ser útil colocar la muestra que no se puede seccionar en SF lo necesario y someterlo a agitación como para ayudar a remover material de fibrina y coagulos unido a la superficie como por ejemplo es el caso de tornillos.

En el caso de procesar la remoción de catéteres semi-implantables como Porta/cath, se envía el dispositivo metálico con las tubuladuras correspondientes, se procede a pasar SF estéril a modo de lavado interno del dispositivo y se recolecta ese líquido que se centrifuga y se siembra.

10. Orina

Centrifugar 10 ml de orina a baja velocidad (2000 r.p.m.) durante 10 minutos. Descartar o reservar el sobrenadante si se van a efectuar pruebas inmunológicas (búsqueda de antígenos fúngicos: polisacárido capsular de *C. neoformans* o / y glucoproteínas de *Histoplasma* y *Candida*). Del sedimento se realiza la observación microscópica en fresco (aumento de 40x).

Para el cultivo se utiliza la misma metodología que la empleada para el área de bacteriología; se usa un ansa calibrada de 5 µl o un ansa de 10 µl. Se siembra la orina (sin centrifugar) en una placa de Petri con agar CLDE. En pacientes sondados y en muestras de punción suprapúbica se siembra además 100 µl de orina en CLDE y en agar sangre. En neonatos agregar a la siembra bacteriológica un tubo de SAB sembrado con 2 o 3 gotas de muestra Si en el directo se observaron levaduras o si el médico solicita estudio micológico, sembrar también en un agar cromogénico o SAB/SAM. La incubación se efectúa de 35 - 37 ºC durante 48 h. Cuando se usa ansa de 5 µl, cada colonia crecida equivale a 200 UFC/ml, y cuando se utiliza un ansa de 10 µl equivale a 100 UFC/ml. No existen puntos de corte consensuados para el recuento de colonias de hongos, a diferencia de lo que ocurre en bacteriología. Para descartar una contaminación de la muestra, se solicita que se envíe un segundo urocultivo.

Si en el examen directo se observan otros agentes micóticos diferentes a levaduras compatibles con *Candida*, se puede sembrar el sedimento urinario en SAB/SAM y BHI a 2 temperaturas (28 °C y 35 - 37 °C), incubar durante 3 semanas).

11. Muestras óticas, rinosinusales y oculares

Las **muestras óticas y rinosinusales** que se toman con hisopado o aspirado se trabajan directamente, en cambio las biopsias de tejidos se procesan como fue descripto anteriormente (punto 4). A todos los materiales se les realiza examen en fresco o BCF, coloraciones (Giemsa, Gram) y se siembran en SAB/SAM y BHI, ambos con antibióticos. Incubar a 28 °C y a 37 °C durante 3-4 semanas.

Muestras oculares, dada la escasa cantidad de material que el oftalmólogo puede obtener, es conveniente sembrarlas directamente en los medios de cultivo placa de SAB, agar sangre o agar chocolate, dibujando 3 C consecutivas sobre la superficie de los medios. Incubar a 28 °C el SAB y a 37 °C el agar sangre y chocolate durante 3 semanas. Si la cantidad de material es suficiente, se realiza el examen microscópico en fresco o BCF (que es una técnica más sensible) y luego, se colorea un Giemsa.

Cuando se necesita estudiar los **lentes de contacto**, se deben envíar al laboratorio o en su defecto, realizar un hisopado (humedecido en SF estéril) frotando la superficie de contacto corneal de cada lente y luego colocarlo en un tubo con SF estéril. También es conveniente enviar en otro tubo estéril, el líquido donde se encontraban los lentes de contacto. Se realiza examen en fresco o BCF y se siembra en SAB/SAM y BHI, ambos con antibióticos. Incubar a 28 °C y a 37 °C durante 3-4 semanas.

Lesiones descamativas alrededor de párpados y pestañas

Se busca *Malassezia* spp. y *Demodex folliculorum.* Se realiza el examen microscópico en fresco con KOH o BCF en el momento.

EVALUACIÓN DE RESPUESTA INMUNOLÓGICA

Se realiza a través de los denominados métodos indirectos, porque se valora: a) la respuesta inmune humoral, habitualmente llamada serología, en la que se buscan en suero anticuerpos (Ac) específicos frente a antígenos (Ag) del hongo, en su mayoría inmunoglobulina (Ig) G y en menor proporción IgM e IgE; y b) la respuesta inmune celular tipo IV / I, a través de las pruebas de sensibilidad cutánea o intradermorreacción que se utiliza para diagnóstico y pronóstico en el transcurso de una enfermedad o para fines epidemiológicos. Ambas técnicas son de ayuda en el diagnóstico micológico del hospedero inmunocompetente, pero son de menor o nula utilidad en el inmunocomprometido.

Usadas en el diagnóstico de micosis invasoras sistémicas endémicas (histoplasmosis, paracoccidioidomicosis, coccidioidomicosis, blastomicosis), y aspergilosis. En el resto de las micosis carecen de sensibilidad y especificidad.

Técnicas utilizadas en serología:

Inmunodifusión (ID) Ouchterlony, contrainmunoelectroforesis (CIE) e inmunoelectroforesis (IEF) se basan en la detección de anticuerpos precipitantes.

El ensayo más utilizado es la ID en gel de agar, que es más específica pero menos sensible que la CIE. Para la ID se coloca agar en una placa de Petri, se enfria, se perfora con un sacabocado y se enfrenta el suero del paciente y el antígeno del hongo que se quiere investigar; ambos difunden en el agar y cuando se encuentran Ag y Ac ocurre la reacción de precipitación que se manifiesta como una o más líneas opacas (bandas), las cuales son específicas.

CIE combina la electroforesis con la inmunoprecipitación entre los Ag y los sueros que contienen los Ac; las inmunoglobulinas emigran al cátodo y los antígenos al ánodo; cuando se encuentran precipitan y se observa la banda en ese sitio, es más sensible que la ID.

Los Ac fijadores de complemento, poco usados en la actualidad, aplicados en las micosis sistémicas endémicas, su título puede establecer pronóstico.

Otra técnica serológica es el enzimoinmuno análisis ELISA, es más sensible que la ID en búsqueda de Ac. Existen equipos comerciales, aun no comercializados en la Argentina.

Micosis sistémicas endémicas

En el diagnóstico serológico de *Histoplasma capsulatum, Paracoccidioides* spp., *Coccidioides* spp., las técnicas utilizadas son ID y CIE. ID es usualmente negativa durante la infección aguda, y las reacciones cruzadas pueden ocurrir entre histoplasmosis y paracoccidioidomicosis. Un resultado negativo no excluye la enfermedad; en pacientes inmunocomprometidos con infección activa se registran falsos negativos.

Para histoplasmosis y coccidioidomicosis existen ELISA.

La intradermorreacción con histoplasmina, paracoccidioidina y coccidioidina, además de evaluar la respuesta celular en pacientes con diagnóstico y / o sospecha de enfermedad crónica, es una de las herramientas para establecer pronóstico y áreas de endemicidad.

Blastomyces dermatitidis es un hongo endémico similar a los anteriores que se encuentra en América del Norte.

***Aspergillus* spp.**

Serología: la detección de Ac, IgG específica en suero, se utiliza en el hospedero inmunocompetente como estudio complementario para confirmar el diagnóstico de aspergiloma pulmonar, de aspergilosis bronco pulmonar alérgica (ABPA) y de la aspergilosis semi-invasora crónica. También permite el seguimiento de estas micosis ya que los títulos de IgG descienden o se negativizan cuando se logra la curación.

La ID es el ensayo más utilizado donde la presencia de una o más bandas, se considera diagnóstica. El ELISA es también un buen método para detectar anticuerpos específicos de *Aspergillus* spp. Los sueros de los pacientes deben probarse frente a los antígenos específicos de *Aspergillus fumigatus*, *A. niger* y *A. flavus*, ya que no hay prácticamente reacciones cruzadas entre estos.

La presencia de Ac circulantes tipo IgG se observa entre

el 75 y el 100 % de los casos de aspergiloma y entre el 60 - 100 % de los casos con ABPA, donde también se detecta la presencia de IgE. Estos anticuerpos aumentan a medida que el cuadro clínico se exacerba.

En los pacientes con inmunosupresión grave, como los trasplantados o los pacientes oncohematológicos, la posibilidad de detectar anticuerpos es variable aun por las técnicas más sensibles. Sin embargo, podría ser una herramienta de diagnóstico en trasplantados de pulmón y en enfermedad granulomatosa crónica. Su uso también está sugerido como diagnóstico retrospectivo para pacientes que han sufrido reconstitución inmunológica, después de un episodio de neutropenia.

En pacientes alérgicos, la detección de IgE específica se realiza por técnica de radioinmunoensayo.

Intradermorreacción: la prueba cutánea con aspergilina proporciona una respuesta inmediata a los 15 minutos y semidemorada a las 6 h. Hay que tener precaución al realizarla porque puede desencadenar un shock anafiláctico.

***Candida* spp.**

La detección de anticuerpos no es útil en el diagnóstico de candidiasis sistémica, debido a que muchas personas desarrollan IgG sin presentar la enfermedad. Esto ocurre como consecuencia del estrecho contacto del hongo con las superficies mucosas y semi-mucosas integrantes de la microbiota habitual, por lo tanto la detección de anticuerpos no discrimina entre candidiasis sistémica y colonización; tienen pobre sensibilidad y baja especificidad. Es preciso disponer de otras pruebas que la confirmen, ya que la metodología tradicional, como los cultivos de sangre, posee una baja sensibilidad en la recuperación de especies de *Candida* spp. Si bien se han desarrollado técnicas de detección de antígeno en sangre, hasta el momento no han resuelto este problema.

MARCADORES BIOLÓGICOS

Bajo la denominación "marcadores biológicos" se agrupan aquellas técnicas dirigidas a detectar distintas estructuras micóticas, ya sean antígenos, metabolitos o ácidos nucleicos, a partir de muestras biológicas (Tabla 43-3).

El primer test usado con alta sensibilidad y especificidad fue la detección del antígeno (Ag) capsular de *Cryptococcus neoformans*. El resto surge para dar respuestas tempranas durante el curso de la enfermedad fúngica invasora en pacientes inmunocomprometidos; se aplican a un número limitado de hongos y se usan como complemento de las técnicas tradicionales que son el examen directo, coloraciones y cultivo.

Las muestras biológicas a utilizar dependerán del marcador que se esté buscando; principalmente son suero, líquidos de punción de cavidad estéril (LCR, líquido pleural), biopsias, lavado broncoalveolar y sangre entera con EDTA para la detección de ácidos nucleicos. Los resultados deben interpretarse en el marco clínico de la enfermedad, junto con el diagnóstico por imágenes de alta resolución (tomografía axial computada y resonancia magnética nuclear).

El uso combinado de biomarcadores, se proyecta a futuro como una alternativa ideal para establecer el diagnóstico en una etapa temprana de la enfermedad del hospedero inmunocomprometido, dirigida a instaurar una terapéutica adecuada anticipada y su monitoreo posterior. Sin embargo estas técnicas aún no se utilizan de rutina en el laboratorio asistencial.

***Aspergillus* spp.**

Con el fin de establecer un diagnóstico temprano de antígenos de especies de *Aspergillus,* se propone el monitoreo de biomarcadores circulantes de galactomananos y beta-glucanos, los que deben evaluarse junto con el laboratorio de imágenes de alta resolución, en el contexto de los signos y síntomas clínicos. Las técnicas convencionales, examen directo y cultivo, tienen baja sensibilidad en pacientes trasplantados de médula ósea (TCPH), en neutropenia profunda (< 100 mm^3) y prolongada (> 10 días). El consenso de "definición de infección fúngica invasora (IFI)", revisión realizada por EORTC / MSG (*European Organization for Research and Treatment of Cancer / Invasive Fungal Infections Cooperative Group and National Institute of Allergy and Infectious Diseases Mycoses Study Group*) en 2002, agrega la determinación de Galactomananos (GM) y en 2008 (1→3)-β-D-glucano (BG) como criterios diagnósticos de IFI probable.

Cuando en el transcurso del tratamiento se recuperan neutrófilos y se observan cambios tomográficos por aumento de las lesiones, GM es de valor para diferenciar IFI del síndrome de reconstitución inmune.

Detección de Galactomananos por ELISA

GM es un polisacárido soluble, el mayor constituyente de la pared celular del género *Aspergillus*, aunque, en menor medida, está también presente en la pared celular de otros hongos y puede detectarse en circulación. Se investigan a través de un método comercial ELISA doble sándwich, PlateliaTM Aspergillus EIA (Bio-Rad. La-Coquette, Francia), que utiliza anticuerpos monoclonales (EB-A2 IgM). Es una técnica reproducible entre laboratorios y permite detectar nanogramos del polisacárido. La búsqueda de GM está aceptada, en pacientes de alto riesgo de aspergilosis invasora (AI) con neutropenia severa y prolongada, como un estudio de vigilancia capaz de mejorar el diagnóstico tanto en precocidad y especificidad como en seguimiento. Se recomienda su uso en suero y lavado broncoalveolar (BAL) en adultos y niños, aunque en estos últimos hay menos experiencia.

En BAL esta práctica se extiende a la población de pacientes de cuidados intensivos, o en otras patologías con sospecha de aspergilosis pulmonar. La detección de estos antígenos fúngicos en otros fluidos o biopsias requiere mayor evaluación. La frecuencia de realización en suero es de dos a tres muestras por semana. Los resultados se expresan como índice (I): cociente entre densidad óptica (DO) de la muestra y DO del control de punto de corte incluido en el equipo (*cut off*), (I = DO muestra / DO cut off).

En la actualidad, el punto de corte en suero está establecido: mientras I < 0,5 indica la ausencia de GM (Negativo), I ≥ 0,5 en 2 muestras consecutivas indica la presencia de GM (Positivo).

Los sueros con valores de I ≥ 0,5 siempre deben repetirse, dada la frecuencia de falsos positivos en la etapa analítica, y se recomienda realizarla junto con una nueva muestra de suero. Los valores negativos no excluyen la enfermedad aspergilar activa, especialmente en pacientes con terapias antifúngicas, ya sea como tratamiento o profilaxis. Por este motivo, ante la sospecha de infección, deben considerarse siempre los hallazgos clínicos y tomográficos, además del GM.

Especificidad: en aspergilosis invasora probada, S: 61-76 %, E: 89 -91 %, VPN: 95 %, VPP: 26 %; si sumamos las aspergilosis probables, los valores presentan los siguientes porcentajes S: 71 %, E: 93 %, VPN: 98 %, VPP: 53 %. Estos datos sugieren que el valor del ensayo consiste en poder descartar el diagnóstico de infección por *Aspergillus*.

Advertencias y limitaciones

El ensayo puede presentar una reacción cruzada con *Fusarium* spp., *Penicillium* spp., *Histoplasma capsulatum*, *Paecilomyces* spp., *Alternaria* spp., *Candida* spp., *Geotrichum capitatum*, etc., y con bacterias como *Bifidobacterium bifidum*.

Falsos positivos: fueron descriptos en pacientes con fusariosis, mucositis intensa, con colonización masiva intestinal por *Aspergillus* spp., con transfusiones y administración de ciclofosfamida y con uso de antibióticos (los más destacados son piperacilina-tazobactam y amoxicilina-clavulánico). Cuando el paciente está en tratamiento con estos antibióticos, las muestras de sangre deberán extraerse durante el valle de concentración plasmática del antibiótico, inmediatamente antes de administrar la dosis correspondiente.

Falsos negativos: se observaron en pacientes con profilaxis antifúngica, población con neutropenias cortas, encapsulación de la infección, formación de inmunocomplejos con Ac anti-*Aspergillus*.

Punto de corte en lavado broncoalveolar: el inserto del equipo y algunos autores recomiendan un I > 0,5. Maertens y col. proponen un I > 1,0 porque tiene valor predictivo más alto. Por lo tanto, un índice entre > 0,5 y 1 siempre debe ser evaluado según el contexto.

La detección de GM en BAL resultó ser más sensible que en suero para el diagnóstico de aspergilosis pulmonar en el paciente inmunocomprometido.

Blastomyces dermatitidis

Este agente no se encuentra en el hemisferio sur sino que su área endémica está restringida a la cuenca del río Misisipi, alrededor de los grandes lagos y en el sureste de EE.UU. La detección de antígeno no es una herramienta muy usada en el diagnóstico de *Blastomyces dermatitidis*. Hay disponible un EIA cuantitativo *Mira Vista Diagnostic*, Indianápolis, IN. La detección de antigenuria ofrece mejores resultados que en suero, aunque ambas tienen el inconveniente de dar reacción cruzada con *Histoplasma capsulatum,* entre otros.

***Candida* spp.**

El diagnóstico de candidiasis invasora es muy difícil de establecer, debido a que la sensibilidad del hemocultivo es baja, alrededor del 50 %. Una alternativa es la detección combinada de algunos marcadores biológicos en muestras seriadas en el paciente que presenta alto riesgo de tener esta micosis. Los biomarcadores que se proponen son α y β mananos (ELISA Platelia- *Candida* Ag), 1,3-β-D-glucano (Fungitell), anticuerpos anti-seudomicelio y detección de DNA. No obstante, aún no existen evidencias sólidas para recomendarlas como métodos aplicables al laboratorio asistencial.

***Coccidioides* spp.**

Las técnicas para detectar antígeno circulante se encuentran en desarrollo.

***Cryptococcus* spp. complejo**

Las levaduras del género *Cryptococcus* poseen una cápsula constituida por glucuroxilomanano. Este polisacárido se puede detectar con alta sensibilidad y especificidad en suero y líquido cefalorraquídeo mediante aglutinación con partículas de látex (AL), que fue desarrollado en los años 1970 y en la actualidad, se dispone de otro método: inmunocromatografía test de flujo lateral (IC). Estas técnicas son cualitativas y semicuantitativas; el título detectado tanto en suero como en LCR guarda relación con la carga fúngica y se utiliza para seguimiento terapéutico. Ambas metodologías detectan *Cryptococcus neoformans, C. gattii* y los 4 serotipos respectivos. La IC es más sensible, ya que detecta antígeno en un rango de 2 - 5 ng/ml, y se está evaluando en orina. Pueden ocurrir falsos negativos en la etapa temprana de la infección, con cepas pobremente encapsuladas con baja producción de polisacáridos y con el fenómeno de prosona. Falsos positivos fueron bien documentados en AL, con reacción cruzada con *Trichosporon* spp.

Histoplasma capsulatum

Para la detección de antígeno existen métodos comerciales por EIA: Mira Vista Diagnostics, Indianápolis IN e IMMY Norman OK, ambos presentan mayor sensibilidad en orina que en suero. También el uso de biología molecular por PCR-anidada ha demostrado utilidad a partir de muestras biológicas, sangre entera y biopsias.

***Paracoccidioides* spp.**

Se encuentran en desarrollo técnicas para detectar antígeno circulante gp43 de *Paracoccidioides brasiliensis*.

Detección panfúngica: (1 - 3)-β-D-Glucano (BG)

El BG es un constituyente de la pared celular de la mayoría de los hongos de importancia médica: *Candida* spp., *Aspergillus* spp., *Fusarium* spp., *Trichosporon* spp., *Pneumocystis jirovecii,* etc., con excepción del subfilo Mucoromycotina y en menor medida de *Cryptococcus neoformans*.

El fundamento de la técnica es el mismo que en ensayos

de endotoxinas en suero y se basa en la activación del factor G de una cascada de coagulación proteolítica. En este caso, el BG desencadena la reacción, para la cual se utiliza el camino metabólico de coagulación en cascada del cangrejo de herradura mediante un ensayo cinético-colorimétrico. Esta metodología es usada en Japón desde 1995; allí se dispone de 3 equipos distintos, entre ellos *FungiTec-G* (el género de cangrejo utilizado es *Tachypleus tridentatus,* extraído de las costas del Pacífico), *Cut-off* 20 pg/mL. En 2004, la FDA aprobó un cuarto equipo Fungitell (Glucatell) que utiliza el género de cangrejo *Limulus polyphemus,* extraído de las costas del Atlántico. Puntos de corte ≥ 80 pg/mL. Ambos detectan picogramos.

El hecho de que haya diferentes equipos de acuerdo al género de cangrejo utilizado lleva a distintos estándares y puntos de corte, lo que vuelve más difícil su evaluación. Se está trabajando en simplificar este test para su implementación en la práctica asistencial.

Se realiza en suero o plasma, con una frecuencia de 2 a 3 veces por semana. Los sueros lipémicos, hemolizados, con presencia de bilirrubina y/o turbios, no son aptos para procesar. Indicado ante la sospecha de infección fúngica invasora, permite su diagnóstico en una etapa temprana del proceso. Está recomendada para ser usada en combinación con otros procedimientos diagnósticos, como la detección de GM.

Advertencias y limitaciones: no es específico de especie

Falsos positivos: se observan en insuficiencia renal, hemodiálisis con filtros de celulosa, inmunoglobulinas y derivados, albúminas endovenosas, factores de coagulación, fracciones de proteínas plasmáticas, exposición de serosas o superficie corporal a gasas o algodón. Ciertas especies de *Streptococcus* producen polímeros similglucano y bacteriemias por *Pseudomonas aeruginosa*, entre otras.

La técnica es costosa. En la Argentina aún no está implementada en como uso diagnóstico y hay menos experiencia clínica.

Detección de ácidos nucleicos

La detección de ácidos nucleicos específicos del hongo por el método de reacción en cadena de la polimerasa (PCR) a partir de muestras clínicas junto con PCR en tiempo real que hace posible cuantificar la carga fúngica son técnicas prometedoras. Sin embargo, todavía existe mucha heterogeneidad en los métodos utilizados.

Su utilidad está demostrada a partir de cultivos, se realiza PCR de la colonia aislada para identificación a nivel de género y especie y en estudios epidemiológicos.

Por el momento estas determinaciones están restringidas a laboratorios de referencia, aún no forman parte de la práctica habitual de los laboratorios de micología asistenciales.

Espectrometría de masas

La espectrometría de masas (EM) es un nuevo recurso tecnológico utilizado en los Laboratorios de Microbiología Clínica para la identificación de diversos microorganismos (especialmente bacterias) mediante el perfil de proteínas. Este método se conoce como MALDI-TOF MS porque la sigla en inglés significa: *Matrix-Assisted Laser Desorption/ Ionization-Time Of Flight Mass Spectrometer*. La EM es una metodología que permite la identificación de una molécula mediante la medición de su masa en relación con su carga (relación masa/carga), así como la de los fragmentos generados a partir de ella.

Tabla 43-3. Biomarcadores antigénicos en la detección directa de micosis.

Agente	Sitio en la estructura del hongo	Antígeno	Técnica
Candida* spp.	Pared celular	α y β Mananos 1,3-β-glucanos**	ELISA Cinético colorimétrico.
Crytococcus neoformans	Polisacárido Capsular	Glucuroxilomanano	Látex IC
***Aspergillus* especies**	Pared celular	Galactomanano	ELISA IC
		1,3-β-glucanos	Cinético Colorimétrico
Panfúngico***	Pared celular	1,3-β-glucanos	Cinético Colorimétrico (Hematoxilina eosina, Ácido periódico Schiff, Grocott-metenamina plata, Mucicarmin de Mayer)

(*) = para *Candida* spp.existe una gran variedad de determinaciones se señala las más difundidas. (**) = test más utilizado. Látex = aglutinación con partículas de látex. IC = Inmunocromatografía. ELISA = enzimo inmuno ensayo. (***) = Panfúngico involucra a todos los hongos de importancia médica con excepción de subfilo Mucoromycotina y Cryptococcus spp.

El MALDI-TOF MS utiliza el cálculo de tiempo de migración (tiempo de vuelo) de cada fragmento de una molécula a través de un trayecto predeterminado previa desorción/ionización láser de la molécula en una matriz determinada. Este espectrómetro mide macromoléculas (hasta 100.000 Dalton), donde se encuentran los péptidos y proteínas que forman parte de hongos y bacterias. Cada microorganismo presenta un espectro de masa que el sistema MALDI-TOF MS detecta, comparando resultados de espectros de diferentes microorganismos que posee en su base de datos o biblioteca.

A partir de una colonia aislada, el tiempo de informe de identificación en género y especie varía de 5 minutos a 1 hora, dependiendo del número de cepas a identificar. En general, los informes disponibles muestran excelentes resultados respecto de la identificación de levaduras, mientras que los resultados con hongos filamentosos son más irregulares.

BIBLIOGRAFIA

Arenas Guzmán R: Micología Médica Ilustrada. Mc Graw Hill Interamericana Editores S.A. ,4ta edición, México DF, 2011.

Balajee S. A, Borman A. M, Brandt M. E, Cano J, Cuenca-Estrella M, Dannaoui E, Guarro J, Haase G, Kibbler C.C, Meyer W, O'Donnell K, Petti C. A, Rodriguez-Tudela J. L, Sutton D, Velegraki A and Wickes B. L. Sequence-Based Identification of Aspergillus, Fusarium, and Mucorales Species in the Clinical Mycology Laboratory: Where Are We and Where Should We Go from Here? Journal of Clinical Microbiology, 2009, 877 - 884.

Bonifaz Trujillo A. Micología Médica Básica. Mc Graw Hill Interamericana Editores S.A., Mexico DF. , 2012.

Canteros C, Davel G, Tiraboschi N, Córdoba S. Guía de Diagnóstico de Micosis Sistémicas. "El Laboratorio y el Diagnóstico de las Micosis Sistémicas". Departamento Micología. INEI. ANLIS "Carlos G. Malbrán". 2012.

De Pauw B., Walsh T., Donnelly P., Stevens D., Edwards J., Calandra T., Pappas T, et al. Revised Definitons of Invasive Fungal Disease from the European Organization for Research and Treatment of Cancer / Invasive Fungal Infections Cooporative Group and National Institute of Allergy and Infectious Diseases Mycoses Study Group (EORT/ MSG)Consensus Group. Clincal Infectious Deseases 2008; 46: 1813 - 1821.

Fisher J. Candida Urinary Tract Infections- Epidemiology, Patogenesis, Diagnosis, and Treatment: Executive Summary. Clinical Infections Diseases; 52 (Suppl 6): S 429-S432, 2011.

Guarner J. and Brandt M. Histopathologic Diagnosis of Fungal Infections in the 21st Century. Clinical Microbiology Reviews 201; 247-280.

Kwon-Chung K, Bennett J. Williams & Wilkins, Medical Mycology U.S.A. 1992.

Larone D. Medically important fungi, a guide to identification, ASM Press, Washington DC, 4ª Edition, 2002.

Maertens J. A., Klont R., Masson C., Theunissen K., Meersseman W., Lagrau K., et al. Optimization of the Cutoff Value for the Aspergillus Double-Sandwich Enzyme mmunoassay. Clincal Infectious Deseases 2007; 44: 1329-1336.

Muñoz Bellido JL, Vega Castaño S, Ferreira L, Sánchez Juanes F, González Buitrago JM. Aplicaciones de la proteómica en el laboratorio de Microbiología Clínica. Enferm Infecc Microbiol Clin. 30:383–393, 2012.

Murray P., Rosenthal K., Pfaller M. Microbiologia Médica, 7 ma edición. Elservier, Barcelona, España, 2013.

Negroni R, Guelfand L. Manual de Procedimientos para Laboratorios de Micología Médica. Acta Bioquímica Clínica Latinoamericana supl. 1, editado por la Federación Bioquímica de la Prov. de Bs. As. Argentina, 1999.

Negroni R, Helou S, Robles A, Arechavala A, Bianchi M. Problemas clínicos en micología médica. Rev Iberoam Micol; 19: 217-220, 2002.

Pemán J, Martín-Mazuelos E, Rubio Calvo M. Guía práctica de Identificación y Diagnóstico en Micología Clínica. Revista Iberoamericana de Micología. 2ª edición. Bilbao, España; 2007.

CAPÍTULO 44

ANTIFÚNGICOS GENERALIDADES

Javier Afeltra

Introducción

En la naturaleza existen 200.000 especies de hongos conocidas, pero sólo unas pocas, alrededor de 400, producen enfermedad en el ser humano. Este reino comprende levaduras y hongos miceliales.

Si bien algunos son capaces de producir enfermedad en un sujeto aparentemente sano (patógeno primario) las mayoría de los hongos producen enfermedad en sujetos con enfermedades predisponentes, especialmente aquellos que presentan fallas cuali-cuantitativas de la función de las células de la inmunidad innata o adaptativa, como los pacientes con SIDA, tratados con esteroides a altas dosis, pacientes oncohematológicos neutropénicos y sus tratamientos, trasplante de órgano sólido y de células progenitoras hematopoyéticas.

Además, pueden padecer micosis sistémicas aquellos pacientes que presentan factores predisponentes , como los pacientes internados en cuidados críticos, desnutridos, diabéticos descompensados, etc.

Estas enfermedades predisponentes y los factores de riesgo ha aumentado considerablemente la incidencia de infecciones fúngicas diseminadas e invasoras, ha incrementado el uso de antifúngicos sistémicos, de uso empírico, profilaxis primaria y secundaria. Dado que el arsenal terapéutico para el tratamiento o prevención de estas afecciones es muy limitado, un adecuado conocimiento de los mecanismos de acción de estas drogas, su espectro y resistencia y el valor de los parámetros de farmacocinética y farmacodinamia es fundamental para el mejor tratamiento de estas afecciones.

Clasificación

Entre los antimicóticos descriptos en este capítulo, se incluyen, los derivados poliénicos (como anfotericina B), los fármacos azólicos (imidazólicos y triazólicos), las equinocandinas, las pirimidinas fluoradas (como 5-fluorocitosina), las alilamidas y la griseofulvina.

Cada uno de estos grupos de fármacos presentan propiedades farmacocinéticas y farmacodinámicas diferentes (Tabla 44-1).

En los últimos años se ha investigado la relación entre la farmacocinética y la farmacodinamia (pK/pD) de los antimicrobianos, con el objetivo de mejorar la eficacia, reducir los efectos adversos y evitar la aparición de resistencia. Como farmacocinética (pK) entendemos todos aquellos procesos en los cuales el cuerpo modifica la droga; influencian este parámetro: la vía de administración, el metabolismo, la biodisponibilidad, la eliminación, etc. En general, los dos aspectos que se evalúan en microbiología son: el pico plasmático (Cmax) y el área bajo la curva (AUC). Como farmacodinamia entendemos todo aquello que la droga ejerce sobre el microorganismo; la evaluación de la acción de un antimicrobiano se puede realizar *in vitro* de muchas maneras, como convención se utiliza la concentración inhibitoria mínima (CIM) que se obtiene de exponer gradientes del antimicrobiano contra un inóculo constante del microorganismo en medio líquido.

Existen dos parámetros de pK/pD en relación a los antimicrobianos, aquellos cuya eficacia es concentración dependiente y aquellos cuyo mejor perfil de efectividad es tiempo dependiente; dentro de los primeros se encuentran aquellos relacionados con el pico plasmático de la droga (Cmax/CIM) y el área bajo la curva sobre la CIM (AUC/CIM), y en el segundo caso el tiempo a partir del cual el fármaco se encuentra por encima de la concentración inhibitoria mínima (T>CIM).

En general los derivados poliénicos , las equinocandinas, los compuestos azólicos tiene un perfil de pK/pD, concentración dependiente; mientras que la 5-fluorocitosina es tiempo dependiente.

Derivados Poliénicos

Dentro de los fármacos poliénicos encontramos la anfotericina B y sus formulaciones lipídicas (anfotericina

Tabla 44-1

Drogas		**Acción**	**EPA**	**Parámetro de eficacia**
Triazólicos	Fluconazol	Fungistático	Corto	AUC/CIM 25
	Itraconazol	Fungistático/fungicida	Corto	AUC/CIM 25
	Voriconazol	Fungicida	Corto	AUC/CIM 25
	Posaconazol	Fungicida	Prolongado	AUC/CIM 25
Polienos	Nistatina	Fungicida	SD	SD
	Anfotericina B	Fungicida	Prolongado	Cmax/CIM 4
	Formulaciones lipídicas de anfotericina B	Fungicida	Prolongado	Cmax/CIM 4
Equinocandinas (Caspofungina, Anidulafungina y Micafungina)		Fungicida/fungistático	Prolongado/Corto	Cmax/CIM 3
Flucitosina		Fungistático	Corto	T > CIM 25
Griseofulvina		Fungistático	SD	SD
Terbinafina		Fungistático	SD	SD

EPA: Efecto Post antifúngico; SD: Sin Datos

b liposomal, complejos, lipídicos y dispersión coloidal) y la nistatina.

La anfotericina B, es un fármaco macrólido insoluble en agua.

Mecanismo de acción: Estas drogas dependen principalmente de la unión al ergosterol presente en la membrana plasmática de los hongos, de esta unión se generan poros de transmembrana que incrementan la permeabilidad, permitiendo el pasaje de moléculas esenciales para el mantenimiento de la presión osmótica intracelular; este desequilibrio hidroelectrolítico, conduce la alteración del metabolismo y a la muerte celular.

Actividad antimicótica: Los derivados poliénicos tienen actividad útil contra las especies de *Candida, Cryptococcus neoformans*, los hongos productores de micosis sistémicas endémicas, hongos filamentosos hialinos como *Aspergillus* y hongos filamentosos cenocíticos como los mucorales.

Resistencia: La resistencia a estos compuestos es poco. frecuente. Algunas cepas de *Candida lusitaniae* has sido descriptas como resistentes. *Aspergillus terreus complex* y en menos medida *Aspergillus nidulans* y los hongos pigmentados de las cromoblastomicosis y feohifomicosis son poco susceptibles a estos fármacos.

Perfil pK/pD: Tanto la anfotericina B como sus formulaciones lipídicas presentan un perfil de eficacia concentración dependiente, el que mejor lo refleja este parámetro es el cociente Cmax/CIM.

Azólicos

Los antimicóticos azólicos comprenden dos clases amplias, los imidazólicos y los triazoles, que comparten el mismo mecanismo de acción y la misma actividad antifúngica.

Dentro de los imidazoles encontramos: clotrimazol, miconazol, ketoconazol y econazol, entre otros. Son triazoles el fluconazol, itraconazol, voriconazol y posaconazol.

Mecanismo de acción: El principal efecto de los azólicos sobre los hongos es inhibir la 14 α demetilasa, como consecuencia se inhibe la síntesis del ergosterol, acumulándose 14 α metil esteroles en la membrana plasmática. Esto conduce a la inhibición de numerosos sistemas enzimáticos presentes en la célula fúngica que conlleva a la inhibición del crecimiento y en algunos casos la muerte fúngica.

Actividad antimicótica: son activos contra levaduras del género *Candida* y *Cryptococcus*, con menos actividad contra las fases parasitarias de las micosis sistémicas endémicas. Son activos contra hongos productores de dermatomicosis. Las especies de *Aspergillus, Scedosporium, Fusarium, Acremonium, Sporothrix* y mucorales pueden presentar sensibilidad variable de acuerdo al fármaco (Tabla 44-2).

Resistencia: La resistencia en los azoles suele surgir gradualmente durante un tratamiento prolongado. El mecanismo principal de resistencia es la acumulación de mutaciones en el gen ERG11, que codifica la 14 α demetilasa, evitando la acción del fármaco; estas mutaciones pueden inducir resistencia cruzada. Otro mecanismo de resistencia estudiado es el aumento de la salida del fármaco por distintas bombas presentes en la membrana fúngica, como los trasportadores de la superfamilia de los facilitadores mayores y los relacionados al cartucho de unión a ATB (ABC y ATP *binding cassette*). La sobreproducción de la enzima es otro potencial mecanismo de resistencia y por último, puede haber mutaciones puntuales que eviten, por cambio estructural, el reconocimiento del sitio de acción.

Se ha descripto resistencia primaria a azólicos en: *Candida krusei* al fluconazol, *Aspergillus* a fluconazol y todos los hongos productores de hialohifomicosis y feohifomicosis. Casi todos los azólicos no tienen actividad contra los mucorales excepto el posaconazol. Se han reportado casos de resistencia secundaria al fluconazol en algunas cepas de *Cryptococcus* en pacientes con SIDA.

Tabla 44-2

Hongo	Perfil de sensibilidad			
	FCZ	ITZ	VCZ	POZ
C. albicans	S	S	S	S
C. parapsilosis complex	S	S	S	S
C. tropicalis	S	S	S	S
C. glabrata	I o R	I o R	S	S
C. krusei	R	R	S	S
C. dubliniensis	S	S	S	S
C. guillermondii	S	S	S	S
A.fumigatus complex	R	S	S	S
A.flavus complex	R	S	S	S
A.niger	R	S	S	S
A.terreus complex	R	S	S	S
S. apiospermun	R	R	I	S
Fusarium	R	R	I o R	S
Acremonium	R	R	I o R	S
Zygomycetes	R	R	R	S

S: Sensible; I:Intermedia; R:Resistente

Perfil pK/pD: Los compuestos azólicos presentan un perfil de eficacia concentración dependiente, el que mejor lo refleja este parámetro es el cociente AUC/CIM.

Equinocandinas

Las equinocandinas son productos naturales derivados de la fermentación micótica, las tres equinocandinas de uso clínico en la actualidad son: la caspofungina, la anidulafungina y la micafungina. Todas son lipopéptidos cíclicos.

Mecanismos de acción: La actividad biológica está dirigida a interactuar contra una enzima responsable de la conformación de la disposición de los glucanos en la pared de los hongos, esta enzima de trasmembrana es la 1-3 β glucansintetasa. La inhibición de esta enzima por parte de estos fármacos conduce a una alteración de la integridad de la pared celular; en los hongos levaduriformes sensibles esta interacción conduce a la muerte celular por alteración osmótica; mientras que en los hongos filamentosos sensibles, la acción de estas drogas no conlleva la muerte, sino la formación del desarrollo de hifas aberrantes y la consecuente incapacidad del hongo para invadir tejidos, perdiendo capacidad patógena.

Actividad antimicótica: Estos fármacos son activos contra la mayoría de las especies de *Candida*, incluso aquellas resistentes a compuestos azólicos. Las únicas especies que, *in vitro*, son menos susceptibles, son *Candida parapsilosis* complex, y *C. gulliermondii* aunque este fenómeno *in vitro*, no se correlaciona con la experiencia clínica. Las equinocandinas no son fungicidas contra las especies de *Aspergillus* pero ciertamente modifican la forma de la hifas, tornándolas aberrantes, y tienden a perder la expresión de factores de patogenicidad y su capacidad para invadir los tejidos.

Resistencia: Las equinocandinas no tienen actividad contra los mucorales, las levaduras capsuladas de *Cryptococcus*, la fase parasitaria de los hongos productores de micosis sistémicas endémicas, el género *Fusarium, Scedosporium* y *Acremonium*. En la actualoidad, y con el uso sistématico de estos fármacos se ha encontrado un incremento en la resistencia de algunas cepas de *Candida glabrata* por mutaciones que generan una alteración del sitio de acción.

Perfil pK/pD: Las equinocandinas presentan un perfil de eficacia concentración dependiente, el que mejor refleja este parámetro es el cociente Cmax/CIM contra levaduras de *Candida*. Todavía no se tienen datos concluyentes de cuál sería el perfil en hongos filamentosos del género *Aspergillus*.

5-Fluorocitosina

Es una pirimidina fluorada, cuyo mecanismo de acción consiste en desaminar en 5 fluorouracilo, que es un antimetabolito, este último se incorpora al RNA produciendo proteínas aberrantes, también inhibe la timidinato sintetasa alterando la síntesis de DNA.

Este fármaco tiene actividad clínica contra levaduras del género *Candida, Cryptococcus* y los agentes productores de cromoblastomicosis.

La resistencia secundaria durante el tratamiento es causa de falla terapéutica, es por eso que en general no se emplea sola, sino en combinación con otros antifúngicos, como Anfotericina B en las criptococosis y candidiasis sistémicas o con itraconazol para el tratamiento de la cromoblastomicosis. Los dos mecanismos de resistencia estudiados son: la pérdida de la permeasa necesaria para introducir el fármaco dentro de la célula fúngica o bien la mutación de la citosina desaminasa, que conlleva a una reducción de la producción de 5-fluorouracilo.

El perfil pK/pD de la 5-Fluorocitosina contra levaduras del género *Candida* es el tiempo por encima de la CIM que mejor representa su parámetro de eficacia (T>/CIM). No se tienen datos de pK/pD contra otros agentes fúngicos.

Griseofulvina

La griseofulvina es una droga insoluble en agua. Su mecanismo de acción consiste en la inhibición de los microtúbulos y de esta manera se destruye el ensamble del huso mitótico durante la división celular. Su acción es fungistática contra agentes de dermatomicosis, especialmente *Microsporum, Epidermophyton* y *Trichophyton*., aunque su uso en la actualidad está concentrado en el tratamiento de la tiñas del cuero cabelludo en la población pediátrica.

Terbinafina

Es una alilamida sintética. Su acción antifúngica consiste en la inhibición de la escualeno epoxidasa, bloqueando la síntesis de ergosterol plasmático. El incremento del escualeno por inhibición de la síntesis produce una alteración del crecimiento celular. Dada su concentración en piel y lecho ungual, es una droga utilizada para el tratamiento de las micosis superficiales, especialmente por Dermatofitos.

BIBLIOGRAFÍA

Anaissie E. Antifungal Agents and Therapy. Medescape 2007.

Andes D. MINIREVIEW In Vivo Pharmacodynamics of Antifungal Drugs in Treatment of Candidiasis 2003;47:1179–86.

Catalan M, Montejo JC. [Systemic antifungals. Pharmacodynamics and pharmacokinetics]. Rev Iberoam Micol 2006;23:39–49.

Chandrasekar P. Management of invasive fungal infections: a role for polyenes. J Antimicrob Chemother 2011;66:457–65.

Denning DW. Echinocandins: a new class of antifungal. J Antimicrob Chemother 2002;49:889–91.

Dismukes WE. Introduction to antifungal drugs. Clin Infect Dis 2000;30:653–7.

Dupont B. Overview of the lipid formulations of amphotericin B. J Antimicrob Chemother 2002;49 Suppl 1:31–6.

Ellis D. Amphotericin B: spectrum and resistance. J Antimicrob Chemother 2002;49 Suppl 1:7–10.

Hann IM, Prentice HG. Lipid-based amphotericin B: a review of the last 10 years of use. Int J Antimicrob Agents 2001;17:161–9.

Kontoyiannis DP, Lewis RE. Antifungal drug resistance of pathogenic fungi. Lancet 2002;359:1135–44.

Lipp H. Antifungal agents--clinical pharmacokinetics and drug interactions. Mycoses 2008;51 Suppl 1:7–18.

Pasqualotto AC, Howard SJ, Moore CB, Denning DW. Flucytosine therapeutic monitoring: 15 years experience from the UK. J Antimicrob Chemother 2007;59:791–3.

Pfaller MA, Messer SA, Hollis RJ, Jones RN. Antifungal activities of posaconazole, ravuconazole, and voriconazole compared to those of itraconazole and amphotericin B against 239 clinical isolates of Aspergillus spp. and other filamentous fungi: report from SENTRY Antimicrobial Surveillance Program. Antimicrob Agents Chemother 2002;46:1032–7.

Pound MW, Townsend ML, Drew RH. Echinocandin pharmacodynamics: review and clinical implications. J Antimicrob Chemother 2010;65:1108–18.

Tobudic S, Kratzer C, Presterl E. Azole-resistant Candida spp. - emerging pathogens? Mycoses 2012;55:24–32.

CAPÍTULO 45

ANTIFÚNGICOS: MECANISMOS MOLECULARES DE RESISTENCIA Y PRUEBAS DE SENSIBILIDAD

Susana Córdoba, Guillermo García-Effron

ANTIFÚNGICOS

Las opciones de tratamiento para las enfermedades fúngicas invasoras son limitadas. Existen tres blancos terapéuticos y cuatro clases de antifúngicos disponibles y aprobados para el tratamiento de estas micosis. Estas clases incluyen los polienos macrólidos (anfotericina B), los azoles (imidazoles como ketoconazol y triazoles como fluconazol), la 5-fluorocitosina y las equinocandinas (por ejemplo anidulafungina). Además, existen otros grupos antifúngicos de uso tópico o sistémico pero activos contra infecciones superficiales como las alilaminas (terbinafina) y las morfolinas (Tabla 45-1). Los polienos, los azoles, las alilaminas y las morfolinas tienen como blanco a la membrana celular fúngica (ergosterol), la 5-fluorocitosina y las equinocandinas la síntesis de ácidos nucleicos y de la pared celular fúngica, respectivamente.

MECANISMOS DE ACCIÓN DE LOS ANTIFÚNGICOS

Antifúngicos que tienen como diana a los esteroles de membrana (Ergosterol)

El ergosterol es el esterol de membrana más abundante en la mayoría de las especies fúngicas. Su función es regular la fluidez y asimetría de la membrana y por tanto, la integridad de la misma. Dada su importancia para la viabilidad celular y a la inexistencia de este esterol en las membranas celulares de mamíferos y plantas, es el blanco de la mayoría de los antifúngicos existentes, ya sean de uso tópico como sistémico.

La vía de síntesis del ergosterol, está relativamente bien estudiada en *Saccharomyces cerevisiae*, y ha sido tomada como modelo para el estudio de las vías metabólicas de los hongos y eucariotas en general. Desde lanosterol a ergosterol se producen reacciones enzimáticas de demetilación en *S. cerevisiae*. Estas reacciones son esenciales para la producción del ergosterol en hongos, haciendo de estos pasos enzimáticos buenos blancos de los antifúngicos. La acumulación citoplasmática de los precursores del ergosterol es tóxica para las células fúngicas, llevando a la inhibición del crecimiento (antifúngicos fungistáticos) o la muerte celular (fungicidas), según el caso. Así, las alilaminas, los azoles y las morfolinas inhiben el crecimiento al impedir la actividad de las escualeno epoxidasas (Erg1p), las 14-alfa esterol demetilasas (Erg11p/Cyp51p) y las C-14 esterol reductasas (Erg24p), respectivamente. Por su parte, los polienos actúan uniéndose directamente a la molécula del ergosterol produciendo la muerte celular (Fig. 45-1).

Polienos

Durante 30 años, los polienos fueron la única opción de tratamiento antifúngico para las infecciones sistémicas. Estas terapias tienen como efecto secundario la nefrotoxicidad, lo que limita su uso. Las nuevas formulaciones lipídicas y liposomales de anfotericina B que mejoran la biodisponibilidad y reducen la toxicidad de la misma.

El mecanismo de acción de esta clase antifúngica es poco conocido, sin embargo existe una clara asociación entre la sensibilidad a los polienos y la presencia de esteroles de membrana. Existiría una interacción físico-química entre los esteroles de membrana y los polienos que resulta en la producción de poros acuosos formados por ocho moléculas de AMB unidas hidrofóbicamente a los esteroles de membrana provocando el vaciamiento de la célula fúngica o la alteración del balance iónico (Fig 45-2).

Antifúngicos azólicos

Los primeros antifúngicos azólicos denominados imidazoles (clotrimazol y miconazol y posteriormente ketoconazol) comenzaron a ser utilizados al final de la década de 1960. Luego, se desarrolló la nueva generación

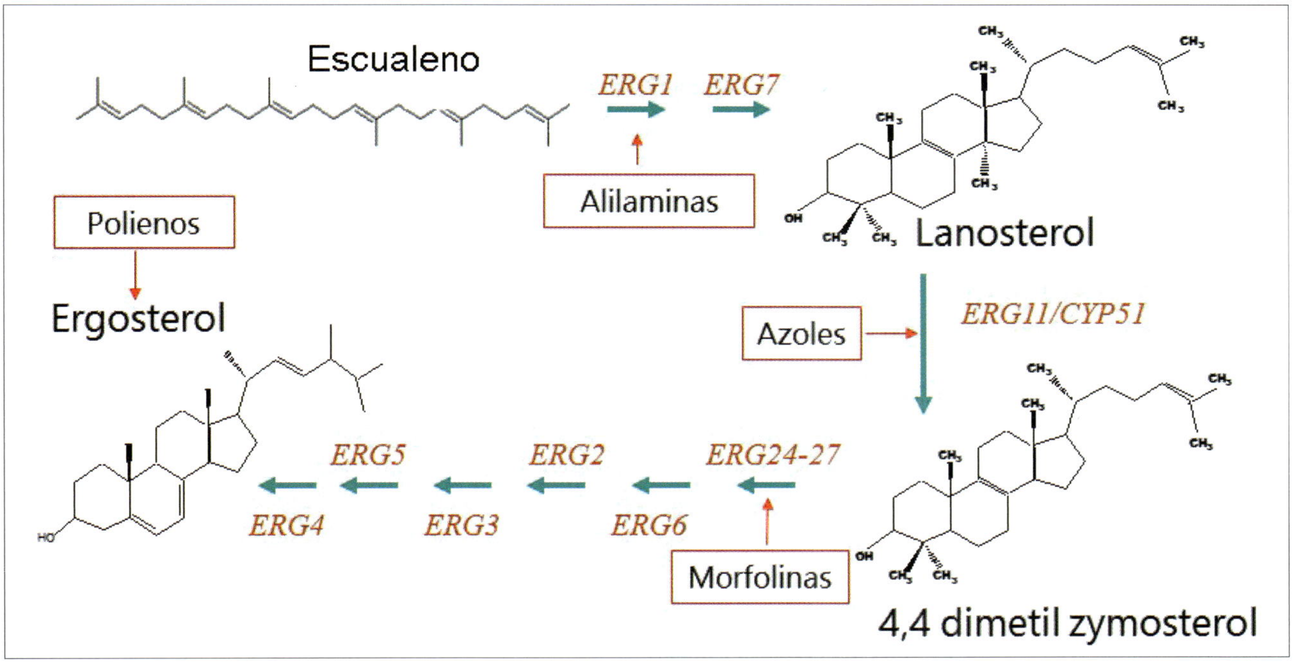

Fig. 45-1. Esquema de la Vía de síntesis del ergosterol desde escualeno en *S. cerevisiae*.

de antifúngicos azólicos, los triazoles (fluconazol e itraconazol) que presentan ventajas como menor toxicidad y mayor espectro. Esto convirtió a los triazoles en el tratamiento de elección de un gran número de infecciones fúngicas. Su uso indiscriminado provocó la selección de organismos resistentes por lo que en la década de 1990 se comenzaron a desarrollar los triazoles de segunda generación (voriconazol, ravuconazol y posaconazol) que son activos frente a ciertos organismos resistentes (Fig. 45-3). El mecanismo de acción de este grupo de drogas es la inhibición de las 14-a esterol demetilasas (14ED) fúngicas (Fig. 45-1). Estas enzimas son codificadas por los genes homólogos *ERG11* y *CYP51* (por eso también se llaman Erg11p y Cyp51p) de levaduras y hongos filamentosos, respectivamente. En levaduras, los genes *ERG11* son únicos y tienen como sustrato al lanosterol. En cambio, en *Aspergillus* spp. se han identificado dos genes homólogos (*cyp51A* y *cyp51B*) que codifican distintas enzimas 14ED (30). Las mismas, tienen como sustrato al lanosterol y al eburicol (ambos tienen un metilo en la posición a-C14). La estructura secundaria de los Erg11p y Cyp51Ap de *C. albicans* y *A. fumigatus* ha sido estudiada. Así se sabe que tienen un grupo hemo que conforma el centro catalítico de la enzima y que los sustratos e inhibidores llegan al mismo a través de dos canales de ingreso. El canal 2 es el el único capaz de

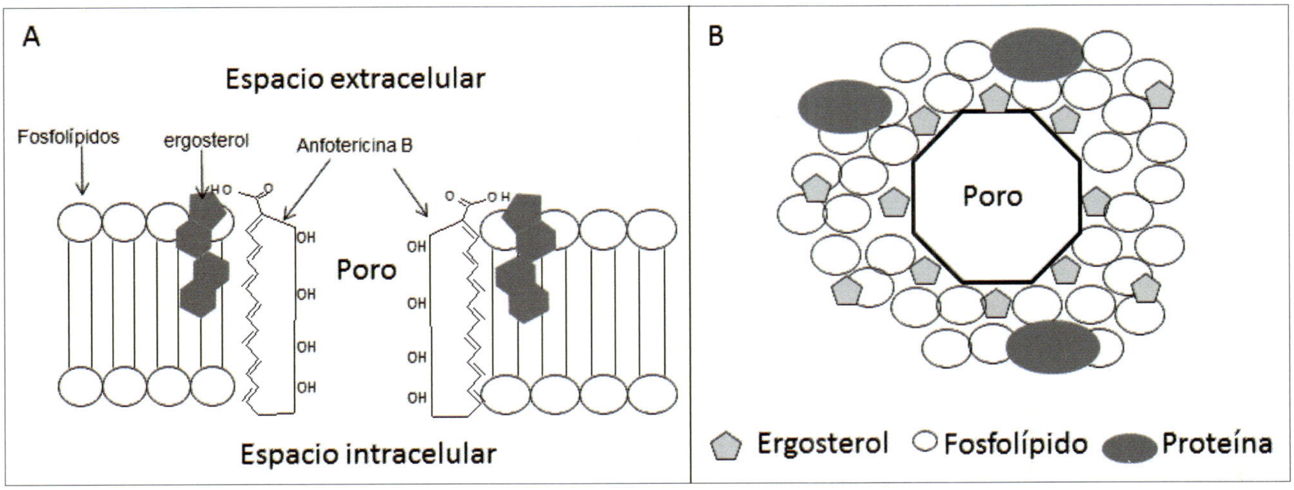

Fig. 45-2. Representación esquemática de la interacción entre anfotericina B y los esteroles de membrana. A) Corte transversal de una membrana plasmática fúngica donde se muestra la interacción de dos moléculas de anfotericina B con las moléculas de ergosterol que lleva a la formación de un poro. B) Membrana fúngica vista desde arriba donde se aprecia el poro que se forma por la unión de 8 moléculas de anfotericina B (representadas como cada uno de los lados del octógono que forman el poro) unidas a las moléculas de ergosterol (pentágonos grises).

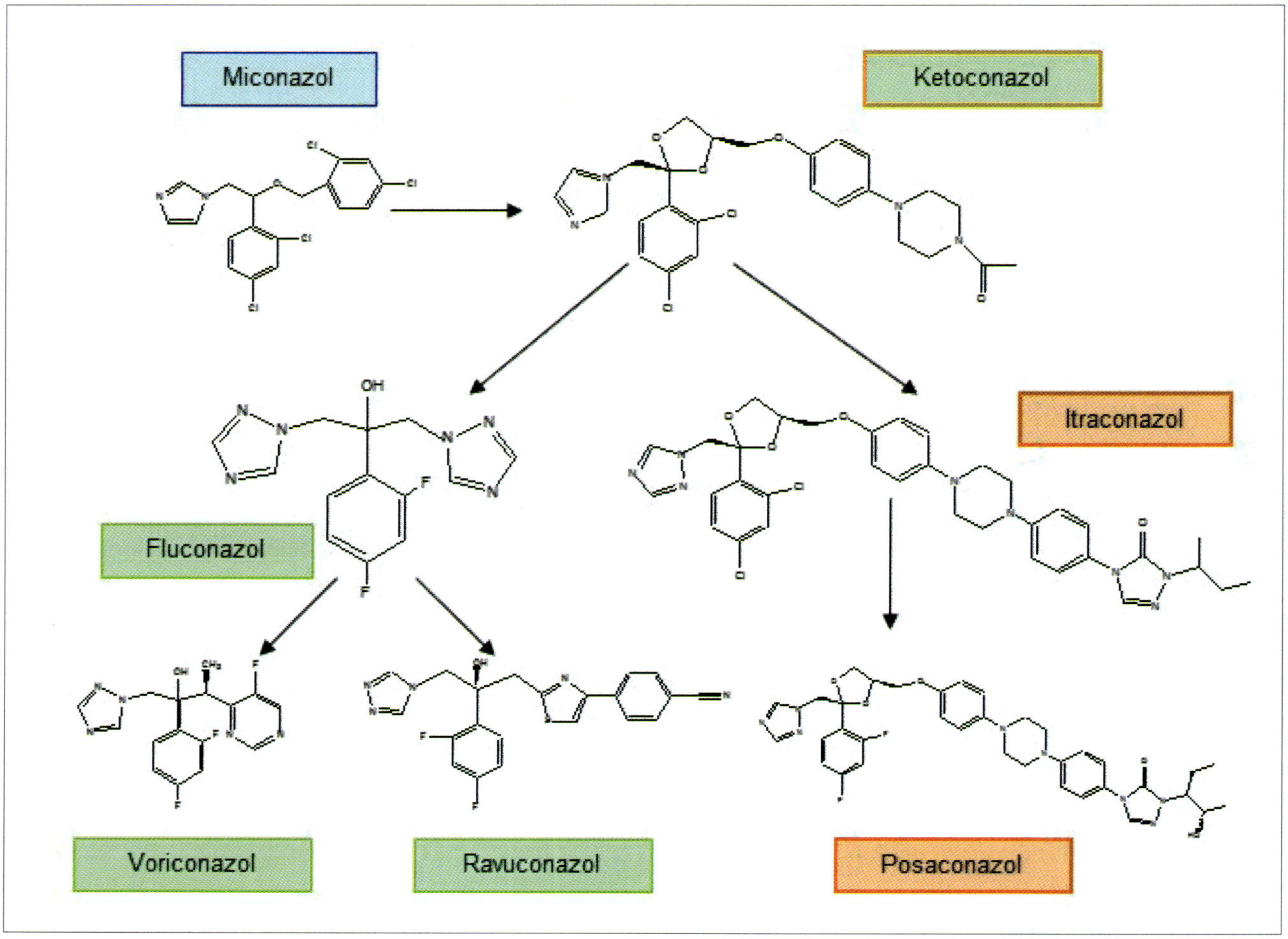

Fig. 45-3. Evolución de los antifúngicos azólicos.

acomodar las largas moléculas de los azoles y por lo tanto sería el canal de acceso al grupo hemo.

Antifúngicos que inhiben la síntesis de ácidos nucleicos

La 5-fluorocitosina (5FC) es una pirimidina fluorada con actividad antifúngica frente a un importante número de levaduras patógenas incluyendo *Candida* spp. y *Cryptococcus* spp. Su mecanismo de acción se puede definir como una forma de mimetismo molecular ya que utiliza las enzimas de la vía de síntesis de citosina para penetrar al citoplasma fúngico (citosina permeasa, CP) y para desaminarse (citosina deaminasa, CD) dando origen al 5-fluorouracilo (5FU). Una vez procesado por la CD, el 5FU es transformado a ácido 5-fluor uridilico por la acción de la enzima uracilo monofosfato pirofosforilasa (UMP). Posteriormente, es fosforilado y utilizado en la síntesis de RNA generando moléculas sin actividad biológica e interrumpiendo la síntesis de proteínas. Por otro lado, el 5FU es procesado por la maquinaria de síntesis de DNA en 5-fluor deoxiuridina monofosfato. Esta molécula es un potente inhibidor de la timidilato sintasa (TS) que participa en la síntesis de DNA y en la división nuclear. De este modo, la 5FC interfiere en el metabolismo de las pirimidinas y en la síntesis de proteínas, RNA y DNA (Fig. 45-4). La gran variedad de procesos biológicos afectados por la acción de este antifúngico generó gran expectativa. Sin embargo, actualmente la 5FC sólo se utiliza en combinación con AMB o con fluconazol por la alta tasa de resistencias primarias y secundarias.

Antifúngicos que tienen como blanco a la pared celular fúngica: Equinocandinas

La pared celular fúngica es una matriz extracelular responsable de la integridad celular. Consistente de una capa externa de glicoproteínas y una capa interna de polímeros de carbohidratos que incluyen glucanos, quitina y galactomananos. En la mayoría de los hongos, la capa de carbohidratos está formada principalmente por 1,3-β-D glucanos, aunque también destacan la quitina, los 1,3-α-D glucanos y los 1,6-β-D glucanos (Fig. 45-5).

Las equinocandinas son hexapéptidos cíclicos N-sustituidos por una cadena lateral aminoacil-lipídica que inhiben al complejo 1,3-β-D glucan sintasa, responsable de la biosíntesis de los 1,3-β-D glucanos. Esta inhibición desorganiza la estructura de la pared celular en crecimiento, provocando la muerte celular por inestabilidad osmótica. El complejo 1,3-β-D glucan sintasa está compuesto por al menos 2 subunidades funcionales, los Fksp y el Rho1p. Los Fksp

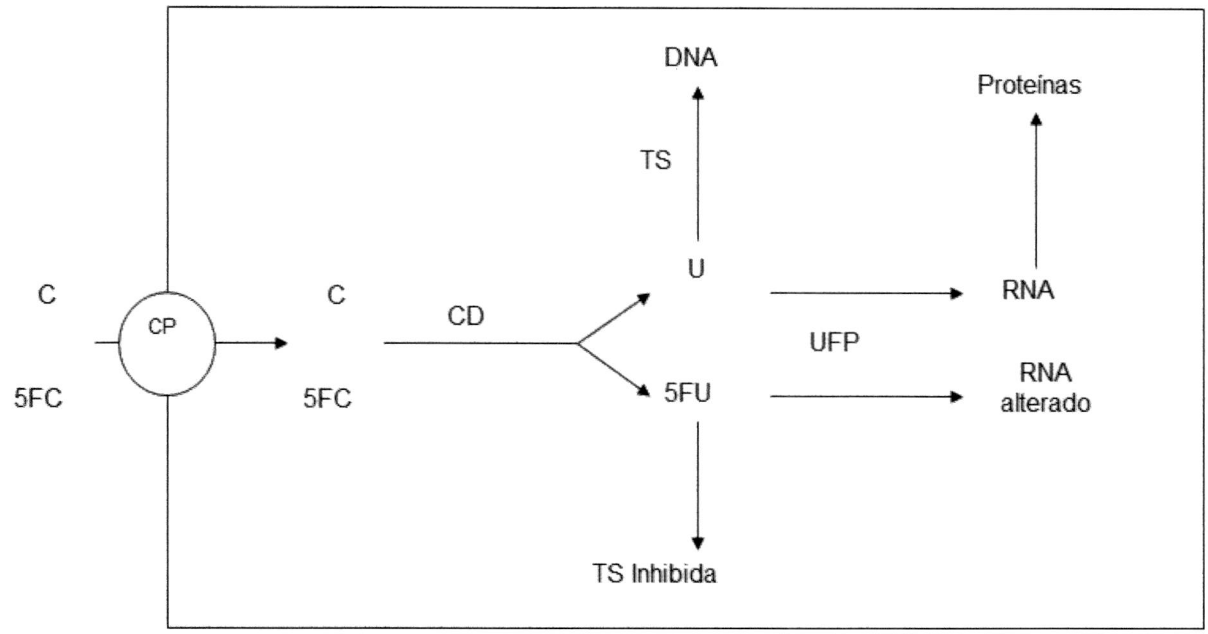

Fig. 45-4. Metabolismo de la citosina (C) y mecanismo de acción de la 5 fluorcitocina (5FC). CP: Citosina permeasa. CD: Citosina deaminasa. U: Uracilo. 5FU: 5 Fluoruracilo. TS: timidilato sintasa. UFP: uracilo monofosfato pirofosforilasa.

son las unidades catalíticas y los blancos moleculares de las equinocandinas. Actualmente, existen tres equinocandinas aprobadas por la *Food and Drug Administration* (FDA): caspofungina, micafungina y anidulafungina. Estas drogas tienen una actividad antifúngica de amplio espectro con gran inocuidad y tolerabilidad. Son activas frente a *Candida* spp. y *Aspergillus* spp. sin que exista resistencia cruzada con antifúngicos pertenecientes a otras clases químicas. Por lo tanto, son efectivas frente a hongos resistentes a azoles y anfotericina B.

Las equinocandinas han sido aprobadas para el tratamiento de infecciones fúngicas severas incluyendo aspergilosis invasora, candidiasis esofágica, candidemia y otras infecciones por *Candida* spp. También, son utilizadas en el tratamiento empírico de pacientes con fiebre persistente y neutropenia en los que se sospeche una infección fúngica. Su uso no está indicado en infecciones por *Mucormycetes*, *Cryptococcus* spp. y *Fusarium* spp. porque se ha comprobado una menor o nula actividad frente a estos hongos.

Las equinocandinas tienen actividad diferencial frente a levaduras y hongos filamentosos. Son consideradas fungicidas frente a los primeros y fungistáticos contra los mohos. Esta diferencia de actividad radicaría en que estos antifúngicos bloquean solo el crecimiento apical de las hifas de los hongos filamentosos manteniendo intactas las células alejadas del ápice.

RESISTENCIA A LOS ANTIFÚNGICOS: CLASIFICACIÓN Y DEFINICIONES

Como con otros microorganismos, la resistencia de los hongos a los antifúngicos es un concepto amplio que se puede dividir en resistencia clínica y resistencia microbiológica. La resistencia clínica se puede definir como la falta de inhibición de un microorganismo en el foco de infección, aunque en el mismo existan concentraciones terapéuticas del fármaco en cuestión y tiene relación con distintos factores que incluyen factores dependientes del hospedador (por ej. alteraciones en el sistema inmune), factores dependientes del tratamiento (por ej. frecuencia entre dosis) y factores del fármaco (farmacocinética y farmacodinamia).

Por su parte, la resistencia microbiológica depende de las características particulares del microorganismo. Los resultados obtenidos en las pruebas de sensibilidad *in vitro* a los antifúngicos dan una idea de esta resistencia.

La resistencia microbiológica se puede subdividir en:

- **Resistencia intrínseca** que es aquella que presentan todas las cepas de una misma especie de un hongo y no tiene relación con la exposición al antifúngico, como por ejemplo *Aspergillus fumigatus* y *Candida krusei* y su resistencia al fluconazol.
- **Resistencia primaria** que es la que ocurre cuando en una especie normalmente sensible a un antifúngico aparecen espontáneamente cepas resistentes, sin haber estado en contacto previo con el antifúngico. Este concepto es controversial ya que no se puede saber fehacientemente si la cepa resistente ha estado o no en contacto con el antifúngico.
- **Resistencia secundaria o adquirida** que es la que se desarrolla después de la exposición a los antifúngicos y que puede ser debida a alteraciones fenotípicas o genotípicas que se manifiestan de forma estable o transitoria. Ya se han descrito un gran número de cepas de *Candida*

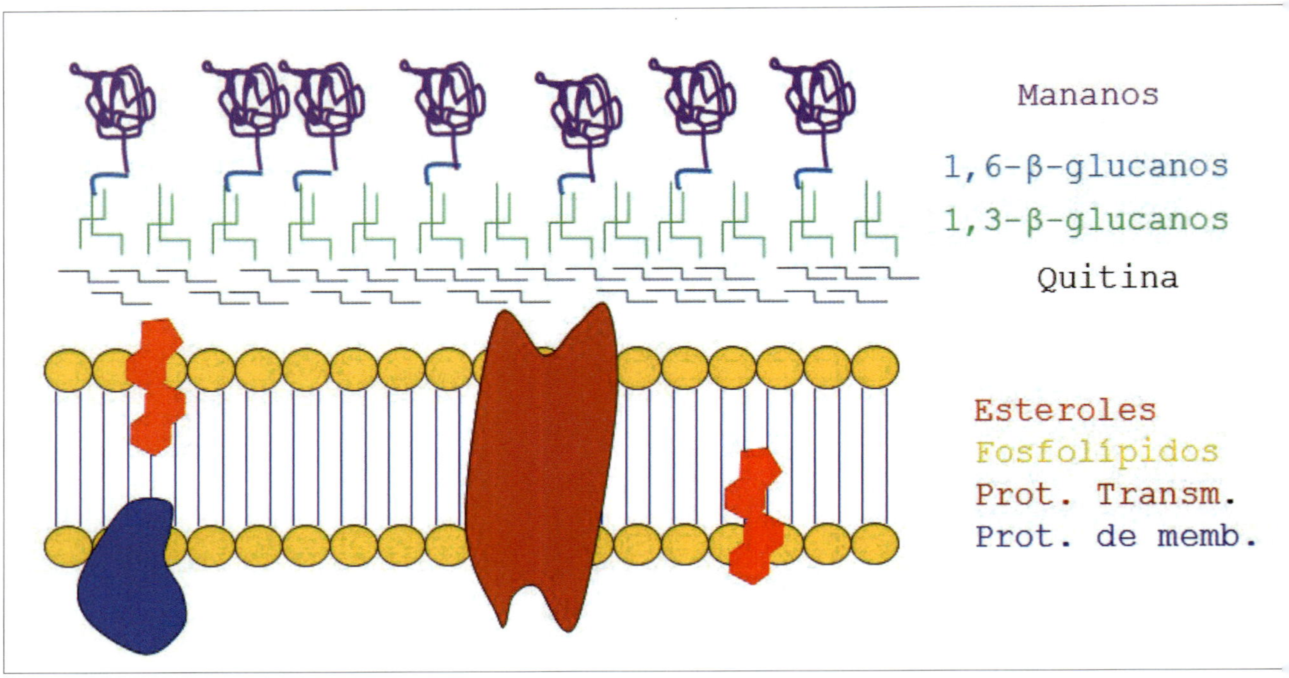

Fig. 45-5. Esquema de una membrana y pared celular fúngica.

spp., *Cryptococcus* spp. y *A. fumigatus* con resistencias secundarias a azoles y a las equinocandinas.

MECANISMOS MOLECULARES GENERALES DE RESISTENCIA A LOS ANTIFÚNGICOS

En términos generales, los mecanismos por medio de los cuales los microorganismos son resistentes o desarrollan resistencia a los antifúngicos son los que se describen a continuación, se grafican en la Fig. 45-6.

Resistencia por baja concentración del fármaco en el citoplasma fúngico

La eficiencia y velocidad de una reacción química en una solución acuosa depende, entre otras cosas, de la concentración de los sustratos. Lo mismo ocurre cuando la reacción química en estudio es la inhibición de una enzima por la acción de un antifúngico. En este caso, el citoplasma de la célula fúngica es la solución acuosa donde están solubilizados el antifúngico y la enzima blanco del mismo. Cualquier cambio en la concentración de los reactivos producirá cambios en la velocidad de reacción, reduciendo o limitando el efecto del fármaco sobre la célula. La baja concentración citoplasmática del antifúngico puede deberse a la hiperexpresión de bombas de flujo o a la existencia de barreras de permeabilidad que impiden la entrada del antifúngico al citoplasma. Las bombas de flujo (en inglés *efflux pumps*) son proteínas de membrana que tienen como función el transporte activo de compuestos a través de las membranas celulares utilizando distinta fuentes de energía. Por lo tanto, estas bombas están presentes aún en los hongos sensibles a los antifúngicos. La diferencia entre un hongo resistente a un determinado antifúngico y un hongo sensible al mismo, radica en el número y actividad de estas bombas. Por este motivo, se habla de hiperexpresión de bombas de flujo como mecanismo de resistencia y no de la presencia de éstas. Existen dos familias principales de bombas de flujo, las proteínas ABC (del inglés: *ATP Binding Cassette*) y las bombas MFS (del inglés: *Major Facilitators Superfamily*).

Existen pocas moléculas y estructuras fúngicas que puedan ser consideradas como barreras de permeabilidad para los antifúngicos. Un ejemplo de estas moléculas son las CP responsables del ingreso de la 5FC al citoplasma fúngico. La presencia de mutaciones que produzcan la pérdida, la alteración de su funcionamiento o la simple inexistencia de estas enzimas producen resistencia a este antifúngico. Esto ha sido demostrado en *S. cerevisiae* y *C. glabrata*. Otro tipo de moléculas que impiden la acción de los antifúngicos impidiendo que éstos ingresen a la célula fúngica son las melaninas. Estas moléculas protegen a los hongos de los daños producidos por la luz UV, oxidantes, temperaturas extremas y macrófagos. Además, se ha comprobado que las melaninas de *C. neoformans* e *Histoplasma capsulatum* pueden unirse químicamente a algunos antifúngicos (anfotericina B y caspofungina) impidiendo que estas moléculas lleguen a sus sitios de acción.

Cambios en la interacción fármaco-diana

La actividad y potencia de un fármaco va a depender de la capacidad del mismo para modificar la actividad de su blanco molecular. Dicha capacidad dependerá a su vez de la afinidad que tenga el fármaco por su blanco y de la cantidad de moléculas blanco con las que deberá interactuar para cumplir su función específica. Por estos motivos, la resistencia de los hongos a los antifúngicos puede deberse a

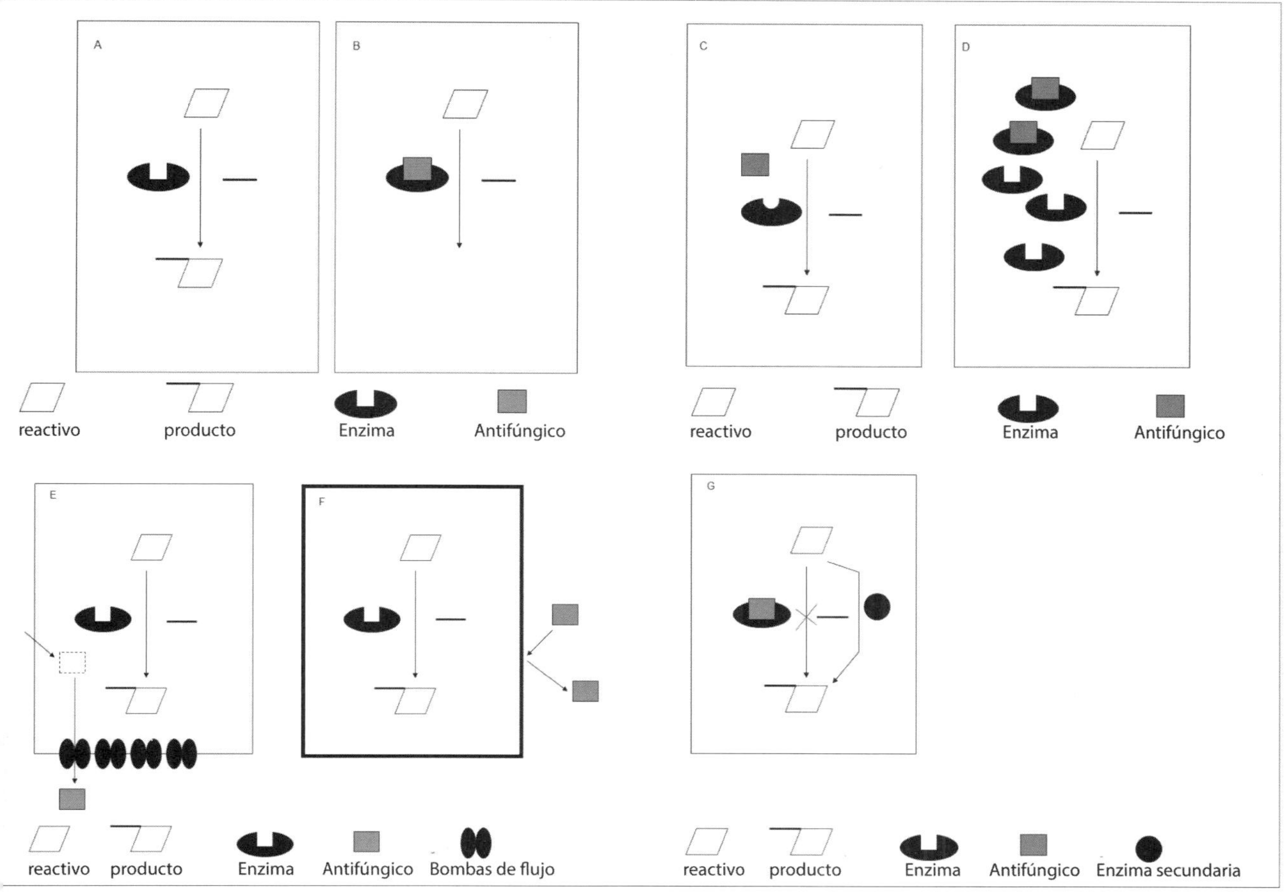

Fig. 45-6. Mecanismos moleculares de acción y resistencia a los antifúngicos. Reacción enzimática esencial para la vida de la célula fúngica (A) e inhibición de la misma por acción de los antifúngicos (B). Mecanismos de resistencia a los antifúngicos. Alteración de la interacción Antifúngico-Enzima (C y D). Mutaciones (C) e hiperexpresión de la molécula blanco (D). Baja concentración citoplasmática del antifúngico (E y F). Hiperexpresión de bombas de flujo (E) e impermeabilidad a la droga (F). *By pass* metabólicos (G).

aumento del número de copias del blanco o diana molecular o a modificaciones en las mismas producidas por sustituciones de aminoácidos en el sitio de interacción fármaco-enzima. Un hongo que presente un aumento en el número de copias de la diana molecular, tendrá en su citoplasma un mayor número de moléculas blanco funcionales que un hongo sensible en un momento determinado y por lo tanto se necesitará un número mayor de moléculas de antifúngico para que se observe su efecto. Este aumento puede deberse a una hiperexpresión del gen que codifica la misma o a alguna alteración en el *protein turnover* (cantidad de proteína degradada por unidad de tiempo).

La interacción fármaco-enzima es del tipo "llave-cerradura". Es decir, el antifúngico se une a su blanco en forma específica y en un sitio molecular determinado. Estas interacciones pueden darse en el sitio activo de la enzima (inhibición por competición con el sustrato) o en otro lugar físico de la enzima (inhibición no competitiva). En ambos casos, las modificaciones en los sitios de unión fármaco-sustrato por mutaciones que generen cambios de aminoácidos provocarán que esta unión tenga una eficiencia menor. Existen casos demostrados de esta forma de resistencia a los azoles y las equinocandinas en *Candida* spp., *Cryptococcus* spp. y *Aspergillus* spp.

By-pass metabólicos o vías de síntesis alternativas

Los procesos metabólicos importantes para la subsistencia de las células fúngicas suelen tener vías de síntesis complejas y que en muchos casos son redundantes. Cuando una enzima clave en una vía de síntesis es inhibida, se activan otras tratando de compensar o de sustituir esta actividad. Un ejemplo de este tipo de mecanismo de resistencia a los antifúngicos es el propuesto para explicar la sensibilidad diferencial a fluconazol que presentan *Candida* spp. (sensible) y *Aspergillus* spp. (resistente natural). La biosíntesis de ergosterol en *Aspergillus* spp. es una vía metabólica compleja y por lo tanto más difícil de inhibir que la de *Candida* spp.

MECANISMOS MOLECULARES DE RESISTENCIA A LOS ANTIFÚNGICOS

Resistencia a los polienos: Anfotericina B (AMB)

A pesar de que hace más de 60 años que se utilizan antifúngicos poliénicos en la práctica médica, la resistencia a los mismos es rara. Se han descrito algunos casos de resistencias secundarias a AMB en *Candida* spp., *C. neoformans*, *A. fumigatus* y *A. flavus*. En todos los casos, los organismos resistentes presentaron: ausencia total o disminución del contenido de ergosterol sin cambios en la proporción de los otros esteroles de membrana, reemplazo de algunos o de todos los esteroles capaces de unirse a los polienos por otros menos afines por el antifúngico o reorientación del ergosterol existente de manera que la unión ergosterol-polieno sea inhibida o reducida por impedimento estérico o termodinámico. Esto es lógico si pensamos que el mecanismo de acción de AMB ya que el cambio en la composición o la inexistencia de esteroles de membrana impediría la formación del poro responsable de la acción antifúngica.

La resistencia primaria o intrínseca a estos antifúngicos se ha observado en especies fúngicas patógenas humanas con una prevalencia relativamente elevada. Tal es el caso de *A. terreus*, *Pseudallescheria* spp., *Scedosporium* spp. y *C. rugosa*. Sin embargo, el o los mecanismos moleculares responsables de la resistencia primaria a AMB no han sido demostrados molecularmente.

Resistencia a 5-FC

La resistencia a estos antifúngicos puede deberse a la pérdida de la permeabilidad de la membrana citoplasmática a la droga (pérdida de actividad CP), a la pérdida de la actividad de la uracilo monofosfato pirofosforilasa (responsable de la conversión enzimática de 5-FU a ácido 5 fluorouridílico) o a alteraciones en la UFT. La resistencia intrínseca a este antifúngico se observa en hongos que no expresan la CD (*H. capsulatum*) o que presentan mutaciones naturales en el gen *FUR1* (uracil fosforibosil transferasa) (*clade* 1 de *C. albicans*). La resistencia secundaria a 5FC puede deberse a cualquiera de los mecanismos descritos anteriormente. La resistencia secundaria a 5FC en *C. glabrata*, *C. albicans* y *C. neoformans* se debe principalmente a mutaciones en los genes *FCY1* (que codifican la CD) y *FUR1*.

Resistencia a los antifúngicos azólicos

Cuando se estudian los mecanismos de resistencia a los antifúngicos azólicos, se debe subrayar una importante diferencia entre las levaduras y los hongos filamentosos en cuanto a la frecuencia de los distintos mecanismos. En levaduras, el mecanismo de resistencia más común es el del aumento de expresión de los genes que codifican las bombas de flujo seguido por las mutaciones en el gen *ERG11*. En cambio en los hongos filamentosos, el mecanismo de resistencia más comúnmente descrito es el de las mutaciones en el gen *CYP51A* (uno de los genes homólogos del *ERG11* de levaduras). El tercer y último mecanismo de resistencia a los azoles es la hiperproducción del blanco molecular pero que también presenta diferencias entre levaduras y hongos filamentosos.

En levaduras, la resistencia cruzada a todos a los azoles se ha relacionado con el aumento de expresión de los transportadores ABC (Cdr1p y Cdr2p). En cambio, los transportadores denominados MFS (Mdr1p), son los responsables de la resistencia específica a fluconazol y en algunos casos a voriconazol. La hiperexpresión de los transportadores ABC y MFS ha sido descrita en varias especies de levaduras, entre las que se cuentan *C. albicans*, *C. glabrata*, *C. dubliniensis*, *C. krusei* y *C. neoformans*. La modificación de las 14ED ha sido estudiada sobre todo en el género *Candida*. En *C. albicans* resistentes predominan cambios de aminoácidos como F105L, E266D, K287R, G450E, G464S y V488I. Alguna de estas mutaciones en el gen *ERG11* también se han descrito en *C. neoformans* y *C. dubliniensis*. Todas las mutaciones citadas anteriormente, se ubican en amino ácidos que conforman el canal 2 de la enzima o pueden modificar su estructura tridimensional impidiendo el anclaje de los antifúngicos a la enzima. El último de los mecanismos moleculares de resistencia a los azoles descrito en levaduras es el aumento del número de copias del gen *ERG11*. En levaduras, comúnmente se asocian mecanismos pudiendo coexistir algunos, varios o todos.

En los hongos filamentosos, la vía metabólica encargada de la síntesis de ergosterol es mucho más compleja que en levaduras. En *Aspergillus* spp. se han descrito 2 genes homólogos al *ERG11* (denominados *CYP51A* y *CYP51B*) y 3 genes homólogos al *ERG3* de levaduras. Además, se ha descrito más de 60 genes que codifican bombas de flujo en hongos filamentosos patógenos. Hasta la fecha, el análisis de los genes *CYP51A* y *CYP51B* de cepas clínicas de *A. fumigatus* resistentes a itraconazol, voriconazol y posaconazol ha permitido relacionar la resistencia a los azoles solo al gen *CYP51A*. Se han descrito múltiples sustituciones de aminoácidos dentro de las cuales destacan las observadas en las posiciones 54 (glicina), 138 (glicina), 220 (metionina) y 98 (leucina) del Cyp51Ap. Esta última sustitución se asocia a siempre a un aumento de expresión del gen. Cada una de estas sustituciones produce un fenotipo de resistencia a los antifúngicos que es característico pudiendo producir resistencia a itraconazol, a itraconazol y posaconazol o resistencia cruzada a todos los azoles. La hiperexpresión de bombas de flujo en *A. fumigatus* se describió en mutantes de laboratorio con resistencia a itraconazol (hiperexpresión del gen *AfuMDR4*) y en cepas clínicas de Manchester (Reino Unido).

Resistencia a las equinocandinas

La reducción en la sensibilidad a las equinocandinas ha sido asociada a múltiples genes. Sin embargo, las mutaciones en los genes *FKS* (codifican la subunidad catalítica del complejo 1,3-β-D glucan sintasa) son el único mecanismo de resistencia con importancia clínica descrito hasta este momento. Dichas mutaciones se restringen a dos zonas de los Fksp llamadas "*hot spots*". Estas regiones son altamente conservadas, con 9 aminoácidos cada una y relacionadas con la actividad catalítica de la enzima. Así mutaciones en estos hot spots confieren resistencia a las equinocandinas asociada a una perdida sustancial de la actividad del complejo enzimático. Por esto, en un primer momento se pensó que la resistencia a equinocandinas sería un fenómeno raro debido a la disminución de la viabilidad y virulencia de los organismos con mutaciones en los *FKS*. Sin embargo, se ha demostrado que la incidencia de la resistencia a las equinocandinas en *Candida* spp. puede estar entre un 2,2 y un 8% en hospitales donde se utilizan estas drogas.

En las especies de *Candida* diploides (la mayoría de las especies del género con la excepción importante de *C. glabrata*), el fenotipo de resistencia a las equinocandinas es dominante y relacionado con mutaciones en el gen *FKS1*. Para el caso de *C. glabrata*, se han descrito mutaciones asociadas a resistencia clínica a las equinocandinas en las regiones hot spots de los genes *FKS1* y *FKS2*.

Para el caso de la resistencia de *A. fumigatus* a estos antifúngicos, sólo se ha descrito un aislamiento clínico en el que se demostró una hiperexpresión constitutiva de *FKS1* y la inexistencia de mutaciones en dicho gen. Utilizando mutantes de laboratorio, se demostró que la resistencia a equinocandinas en *A. fumigatus* podría producirse por sustituciones de aminoácidos en el hot spot 1 del Fks1p y por un mecanismo aún desconocido que no incluye mutaciones en Fks1p ni hiperexpresión de ninguno de los 3 genes *FKS*.

La resistencia a las equinocandinas por hiperexpresión de bombas de flujo ha sido descartada al menos en *Candida* spp. Se llegó a esta conclusión después de estudiar una importante colección de cepas de *Candida* spp. con hiperexpresión en diversas bombas y todas resultaron totalmente sensibles a las equinocandinas.

La resistencia primaria o intrínseca a las equinocandinas es importante ya que estas drogas son menos activas o inactivas frente a *C. parapsilosis*, *C. metapsilosis*, *C. orthopsilosis*, *C. guilliermondii*, *Fusarium* spp., *Scedosporium prolificans, H. capsulatum*, *Mucormycetes* y *Cryptococcus* spp. Con la excepción de los tres últimos hongos, el mecanismo molecular que explica estos fenómenos es el mismo que explica la resistencia secundaria, es decir sustituciones naturales de amino ácidos en las regiones *hot spot* de los Fksp. La resistencia intrínseca a las equinocandinas observada en *Cryptococcus* spp. y los *Mucormycetes* no está bien estudiada. Sin embargo, se ha confirmado que en el caso de *C. neoformans*, no tiene relación con los Fksp ya que el complejo 1,3-b-D glucan sintasa de este hongo es sensible a las equinocandinas. Para esta levadura y para *H. capsulatum* se ha propuesto que la melanina pueda ser la responsable de la resistencia a estos antifúngicos ya que estas moléculas tienen capacidad de unirse a las drogas impidiendo su actividad.

PRUEBAS DE SENSIBILIDAD A LOS ANTIFÚNGICOS

Los cambios en la epidemiología de la infección fúngica se suelen acompañar por cambios en la epidemiología de la resistencia frente a los antifúngicos, en parte, debido a especies emergentes menos sensibles.

El conocimiento del perfil de sensibilidad de las especies circulantes en la región es un tema prioritario, y es además, un paso importante en el diagnóstico de la enfermedad fúngica.

Ante esta situación, se han desarrollado métodos estandarizados y sistemas comerciales para realizar estudios de sensibilidad *in vitro* frente a los antifúngicos. La implementación de estas pruebas en los laboratorios clínicos debería ser incluida como parte del trabajo diario.

Estudio de la sensibilidad a los antifúngicos

El aumento registrado en el número de infecciones fúngicas en poblaciones vulnerables es motivo de preocupación por las dificultades en el manejo terapéutico, principalmente en pacientes críticos, en los que son causa de elevada mortalidad convirtiéndose en un problema sanitario de primer orden.

El retraso en el diagnóstico promueve el uso irracional de los antifúngicos, la implementación de tratamientos empíricos, lo que lleva a la selección de especies resistentes, fracaso terapéutico, mayor tiempo de reclusión hospitalaria y aumento en costos de internación. El diagnóstico precoz, la caracterización de las especies y el estudio de la sensibilidad *in vitro* frente a los antifúngicos, son procedimientos útiles para el control de las infecciones fúngicas.

Frente a la aparición de resistencia a los antifúngicos de uso habitual, la industria farmacéutica avanzó en el desarrollo de nuevas moléculas con distinto mecanismo de acción, menor efecto tóxico, con escasa o nula capacidad para lesionar a las células del hospedador, y que además, pueden ser administrados por distintas vías (oral, parenteral). Conocer el perfil de sensibilidad de las especies para instaurar el tratamiento más adecuado, es en la actualidad, un tema prioritario y es un paso importante en el diagnóstico de la enfermedad fúngica.

Utilidad de las pruebas de sensibilidad

Los resultados obtenidos con las pruebas de sensibilidad influyen en la elección del tratamiento empírico, en el tratamiento directo y en la política de control de la infección. Además, aportan información útil para vigilar la epidemiología de la resistencia de las especies circulantes en la región. Son pruebas cruciales para el descubrimiento y desarrollo de nuevos antifúngicos.

Pruebas en medio líquido y en medio sólido

Existen tres procedimientos generales para determinar la sensibilidad de los microorganismos a los antifúngicos y estos son:

Dilución en caldo

Se procede a la dilución del antifúngico en una serie de tubos que contienen un caldo adecuado para el crecimiento del microorganismo que se va a ensayar. Se inocula el microorganismo, se incuba a una temperatura establecida y se determina la concentración del antifúngico que produce la inhibición del crecimiento del microorganismo.

Dilución en agar

Se procede a la dilución del antifúngico en un medio de

cultivo apropiado y solidificado con agar. Se inoculan los microorganismos en la superficie del medio. Se incuba a una temperatura adecuada y se determina la concentración del antifúngico que produce la inhibición del crecimiento.

Difusión en agar con disco

Se inocula el microorganismo en la superficie del agar. Se deposita un disco con una concentración conocida de antifúngico. Se incuba a una temperatura adecuada. Se produce una zona de inhibición del crecimiento del microorganismo alrededor del disco. Dependiendo del tamaño de la zona, se puede determinar si el microorganismo es sensible, intermedio, indeterminado o resistente al antifúngico.

La selección de que procedimiento se va a realizar en el laboratorio para determinar la interacción entre un antifúngico y un microorganismo dependerá de si los resultados se quieren expresar de forma cuantitativa o cualitativa.

La ventaja de utilizar un procedimiento cuantitativo, es que permite conocer la Concentración Inhibitoria Mínima (CIM) y además, la Concentración Fungicida Mínima (CFM). Estos valores cuantitativos o parámetros farmacodinámicos se pueden utilizar junto con la farmacocinética del antifúngico para calcular índices terapéuticos.

Factores que modifican los resultados y la reproducibilidad

En general, tanto para los métodos por dilución como por difusión, los siguientes factores técnicos que pueden modificar los resultados de las pruebas de sensibilidad.

1. El microorganismo en estudio, por su distinta estructura, genética, comportamiento metabólico, requerimientos nutricionales.
2. Tamaño del inóculo y fase de crecimiento.
3. Los agentes antifúngicos, con características propias de solubilidad, distribución, estabilidad y modificación metabólica.
4. Dilución de los antifúngicos.
5. El método elegido para realizar el ensayo. En el laboratorio, se pueden manipular distintos elementos que influyen en los resultados de las pruebas de sensibilidad.
6. pH y composición del medio de cultivo.
7. Temperatura y duración de la incubación.

Estudios de sensibilidad *in vitro* en levaduras. Métodos de referencia

El *Clinical and Laboratory Standards Institute* (CLSI) y *European Committee on Antimicrobial Susceptibility Testing* (EUCAST) desarrollaron y estandarizaron los métodos para evaluar la sensibilidad *in vitro* por dilución, de *Candida* spp. y *C. neoformans* frente a los antifúngicos. Son métodos reproducibles y equiparables cuyo fundamento es el de diferenciar poblaciones sensibles de resistentes. La dilución en caldo es la base del método de referencia, se utiliza para determinar la CIM, que es la mínima concentración del antifúngico capaz de inhibir sustancialmente el crecimiento del hongo ensayado. En los documentos de referencia se describen los procedimientos técnicos, así como la interpretación y los puntos de corte para las distintas combinaciones microorganismo/antifúngico.

Alcances: ambos estándares son aplicables a las especies del Género *Candida* y a *C. neoformans,* no están validados para la forma levaduriforme de los hongos dimórficos, tales como *Blastomyces dermatitidis*, *Sporothrix* spp., o *H. capsulatum* var. *capsulatum*.

Antifúngicos: se utilizan sólo los antifúngicos que se obtienen como polvo base de potencia conocida, provistos por los laboratorios productores o firmas comerciales. El intervalo de concentraciones elegidos para cada antifúngico incluye los puntos críticos, si estos están definidos, y los resultados esperados para las cepas de Control de Calidad. Las concentraciones de uso se dispensan en placas de cultivo celular, estériles, con tapa, con 96 pocillos, de fondo curvo (CLSI) o de fondo plano (EUCAST), se disponen de la columna 1 a la 10, mientras que las columnas 11 y 12 se usan como control de esterilidad (blanco) y control de crecimiento respectivamente. En las 8 filas (A – H) se disponen los inóculos de las levaduras a ensayar. (Fig. 45-7).

Inóculo: el tamaño del inóculo de cada microorganismo es un punto crítico y debe realizarse de acuerdo a las directrices del documento estándar en forma estricta, cualquier desviación en la concentración final impacta en el resultado del ensayo.

Interpretación: para la anfotericina B, el valor de punto final es de ≥90% de inhibición. Para los azoles, flucitosina y candinas, la CIM se define como la menor concentración que produce ≥50% de inhibición del desarrollo comparado con el control de crecimiento.

Control de calidad: se utilizan las cepas *C. krusei* ATCC 6258 y *C. parapsilosis* ATCC 22019. Las cepas deben incluirse en todos los ensayos para controlar los procedimientos.

El documento M27-A3 es la versión más reciente del CLSI (2008) e incluye recomendaciones para la conservación, la preparación y la interpretación de los ensayos, así como la forma de controlar la calidad de los resultados. Es el estándar sobre el que se basa la industria para el desarrollo de los distintos sistemas comerciales disponibles. En el suplemento M27-S4 (2012) se presentan los nuevos puntos de corte de los azoles y las candinas para *Candida* spp.

El documento EDef 7.2 Revision, es la versión más reciente del EUCAST (2012). En el sitio web www.eucast.org se encuentran disponibles los documentos de referencia, las notas técnicas y los puntos de corte vigentes. En la Tabla 45-2 se resumen las principales características diferenciales entre los documentos M27-A3 y EDef 7.2 Revision.

Limitaciones de los métodos de referencia

1. Los estándares para levaduras sólo incluyen a *Candida* spp. y *C. neoformans*.

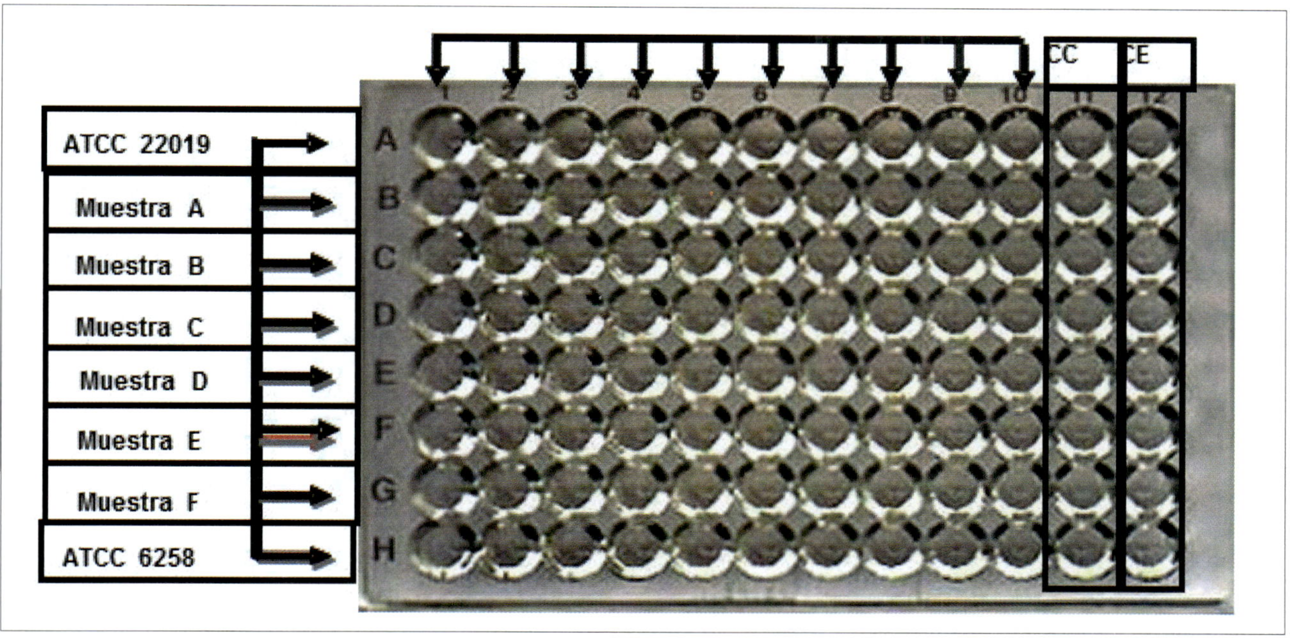

Fig. 45-7. Preparación de la microplaca para la evaluación de la sensibilidad a los antifúngicos por métodos estandarizados.

2. La lectura e interpretación de los resultados requiere de personal experimentado.
3. Los puntos de corte han sido definidos únicamente para *Candida* spp., sobre algunas combinaciones microorganismo/antifúngico, dificultándose la interpretación de los resultados para aquellas combinaciones para las que no hay puntos de corte.
4. *C. neoformans* no desarrolla bien en el medio de cultivo recomendado por los estándares, la reproducibilidad no es buena, lo que influye sobre la fiabilidad de los resultados de la CIM.

Determinación de la CIM en hongos miceliales

La manipulación de los hongos miceliales debe llevarse a cabo en cabina de seguridad Biológica Clase IIA o IIB para aquellas especies potencialmente patógenas, o cuando exista riesgo de aerosolización de los conidios/esporangiosporos.

Los métodos de referencia, M38-A2 del CLSI y EDef 9.2 del EUCAST fueron desarrollados y estandarizados para evaluar la sensibilidad *in vitro* por dilución frente a los hongos miceliales que causan infección invasora con mayor frecuencia. Ambos estándares presentan características técnicas similares, son reproducibles, equiparables y permiten determinar cual es la CIM capaz de inhibir el desarrollo del hongo. Tienen un objetivo común y es que puedan ser utilizados como una guía en la selección del tratamiento adecuado.

Alcances: los documentos son aplicables a *Aspergillus* spp., *Fusarium* spp., *Rhizopus* spp., *P. boydii,* Zygomycetes, hongos oportunistas hialinos y dematiaceos, y la forma micelial de *Sporothrix* spp. No son aplicables a la fase micelial de los hongos dimórficos *H. capsulatum*, *B. dermatitidis*, *Coccidioides* spp., ni *P. marnefei*.

El documento M38-A2 incluye además a los hongos dermatofitos (*Trichophyton* spp., *Microsporum* spp. y *Epidermophyton* spp.). Las características del medio de cultivo, pH, placas de cultivo, antifúngicos y diluciones, son las mismas que las utilizadas en los métodos para las levaduras. En la Tabla 45-2 se resumen las principales diferencias de los documentos M38-A2 y EDef 9.2.

Inóculo: la determinación de la CIM se realiza sobre los conidios y no sobre el micelio. Para el CLSI el tamaño del inóculo final debe ser de $\geq 0,4 - 5 \times 10^4$ UFC/mL y para el EUCAST el inóculo final debe ser de $\geq 1\text{-}2,5 \times 10^5$ UFC/mL.

En todos los casos, el tamaño del inóculo se verifica mediante el recuento de UFC/mL en placa.

Siembra de las microplacas: se inoculan 100 µL de la suspensión de conidios o esporangiosporas por pocillo, excepto en la columna 12 que sirve como control de esterilidad (Fig. 45-7).

Incubación y lectura: las placas inoculadas se incuban sin agitación; se compara el crecimiento en cada pocillo con el pocillo control de crecimiento. La temperatura y el tiempo de incubación varían de acuerdo al espécimen. (Tabla 45-2).

Determinación de la CIM

El punto de lectura de la CIM varía acorde al antifúngico ensayado:

Anfotericina B, itraconazol, posaconazol, ravuconazol y voriconazol

Para estos antifúngicos la CIM se define como la menor concentración de antifúngico que inhibe cualquier crecimiento discernible (100% de inhibición).

Flucitosina, fluconazol y ketoconazol

Son antifúngicos fungistáticos y puede existir cierto crecimiento residual, (efecto de arrastre conocido como *trailing*) lo que produce mayor variabilidad de los resultados, incluso falsa interpretación de resistencia. La CIM se define como la menor concentración de antifúngico que inhibe ≥ 50 del crecimiento.

Tabla 45-1. Principales antifúngicos en uso clínico que tienen como diana al ergosterol (y/o las enzimas que participan en su síntesis), a los ácidos nucleicos y a la pared celular fúngica.

Diana	Clase antifúngica	Ejemplos	Blanco y mecanismo de acción	Gen que codifica la molécula blanco
Ergosterol (Membrana fúngica)	Alilaminas [a]	Terbinafina	Inhibición de la Escualeno epoxidasa (Erg1p)	ERG1
	Azoles	Fluconazol, Itraconazol, Voriconazol, Posaconazol	Inhibición de la 14-α esterol demetilasa (Erg11p / Cyp51p)	ERG11 (levaduras) CYP51 (Hongos filamentosos) [c]
	Morfolinas [b]	Amorolfina	Inhibición de la C-14 esterol reductasa (Erg24p)	ERG24
	Polienos	Anfotericina B Nistatina	Interacción directa con el ergosterol de la membrana y formación de poros	
Ácidos nucleicos	5-fluorocitosina	5-fluorocitosina	Timidilato sintetasa o Timidilato sintasa	
Pared celular (1,3-β-D-glucanos)	Equinocandinas	Anidulafungina Caspofungina Micafungina	Complejo 1,3-β-D-glucan sintasa (específicamente Fksp)	FKS1 y FKS2 d

[a] Utilizados en forma tópicos o sistémicos solo para tratar infecciones fúngicas de piel, mucosas y faneras.
[b] Utilizados solo para tratamientos tópicos.
[c] Las 14-α esterol demetilasas fúngicas son codificadas por genes que tienen distintos nombre en levaduras (*ERG11*) y hongos filamentosos (*CYP51*) a pesar de que son homólogos.
[d] Existen 3 genes homólogos *FKS1, FKS2 y FKS3* que codifican la porción catalítica de la diana de las equinocandinas. Actualmente no se conoce si las equinocandinas inhiben o no a Fks3p.

Tabla 45-2. Diferencias entre los métodos M27-A3 y M38-A2 del (CLSI) y EDEF. 7.2 y EDEF. 9.2 del (EUCAST)

Método	M27-A3	EDEF 7.2	M38-A2	EDEF. 9.2,
Medio	Macrodilución en caldo, 1 mL Microdilución en caldo, 0,2 mL RPMI 1640 con 0,165 M. MOPS, pH 7	Microdilución en caldo, 0,2 mL RPMI 1640 + 2% glucosa, 0,165 M MOPS, pH 7	Macrodilución en caldo, 1 mL Microdilución en caldo, 0,2 mL RPMI 1640 con 0,165 M MOPS, pH 7	Microdilución en caldo, 0,2 mL RPMI 1640-2% glucosa, 0,165 M MOPS, pH 7
Microorganismos	*Candida* spp., C. neoformans	*Candida* spp., C. neoformans	*Aspergillus* spp., *Fusarium* spp., *Rhizopus* spp., *Pseudallescheria boydii*, *Zygomycetes*, hongos oportunistas hialinos y dematiaceos, forma micelial de *Sporothrix* spp., dermatofitos.	Hongos miceliales formadores de conidios
Inóculo	0,5-2,5 x 103 UFC/mL	0,5-2,5 x 105 UFC/mL	0,4-5 x 104 UFC/mL	1-2,5 x 105 UFC/mL
Temperatura y tiempo de incubación	35º C Candida, 24 y 48 h C. neoformans 70-74 h	35º C Candida, 24 y 48 h C. neoformans 48 h	*Alternaria* spp. a 30ºC, 48 a 72 h. *Rhizopus* spp., 35ºC, 21 a 26 h. *Fusarium* spp., *Aspergillus* spp. y la mayoría de los miceliales oportunistas 35ºC, 46- 50 h. *Scedosporium* spp, 35ºC, 70-74 h.	En general, 35ºC, 24-48 h Mucorales 35ºC, 24 h
Lectura de la CIM Microplacas	Visual Fondo U	Espectrofotómetro Fondo plano	Visual Fondo U	Visual Fondo plano

Candinas (anidulafungina, caspofungina, micafungina)

Para estos antifúngicos los puntos de lectura son menos definidos y por esa razón se estima la Mínima Concentración Efectiva **(MEC)**, y se define como la menor concentración de droga que produce el desarrollo de hifas pequeñas, redondeadas, compactas, cuando se las compara con el control de crecimiento. La lectura de la MEC debe realizarse con microscopio de luz invertida. (Fig. 45-8)

Interpretación de resultados: en el documento M38-A2 del CLSI no se han establecido los puntos de corte para los hongos miceliales, aunque se sugieren las siguientes categorías para ser utilizadas solo cuando se evalúan anfotericina B, itraconazol, posaconazol, voriconazol y caspofungina: Sensibles CIM o MEC ≤1 mg/L; Intermedio CIM o MEC 2 mg/L; y Resistente CIM o MEC ≥4 mg/L. Estas categorías se usan para *Aspergillus* spp., frente a los 5 antifúngicos.

Para *Scedosporium apiospermum* y *Paecilomyces lilacinus* frente al posaconazol y voriconazol. Para *Alternaria* spp., y *Bipolaris spicifera* frente al itraconazol, posaconazol, voriconazol. Para algunos Zigomycetes frente a la anfotericina B y posaconazol.

El EDef 9.2 define los puntos de corte para *Aspergillus* spp., frente a 4 antifúngicos. (Tabla 45-3).

Control de calidad: el CLSI utiliza 14 cepas control de calidad, aunque acepta que se incluyan al menos las

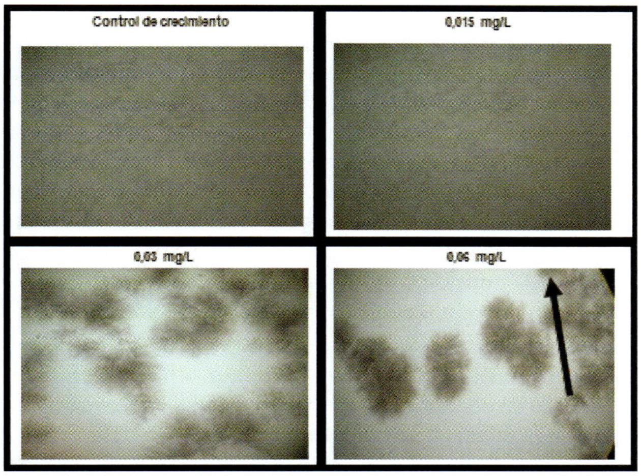

Fig. 45-8. Observación microscópica de la CEM de *Aspergillus flavus* (colonias pequeñas y compactas con hifas no ramificadas, extremos redondeados) frente a caspofungina.

cepas *C. krusei* ATCC 6528, *C. parapsilosis* ATCC 22019 y *Paecillomyces variotii* ATCC® MYA-3630 en todos los ensayos.

El EUCAST utiliza 4 cepas control de calidad, *A. fumigatus* ATCC 204305 y F6919 y *A. flavus* ATCC 204304 y CM 1813.

Equipos comerciales para determinar la sensibilidad *in vitro*

Algunos equipos comerciales permiten determinar la CIM (dilución/difusión) mientras que otros aportan resultados cualitativos (difusión en agar). En general, estos equipos son de costo accesible, factibles de implementar e interpretar en el laboratorio clínico, además los resultados son confiables. Los equipos comerciales disponibles utilizan galerías, tarjetas o placas cargadas con antifúngicos y fueron diseñados tomando como base los métodos del CLSI.

ATB™ Fungus (BioMérieux): es una galería compuesta por 8 pares de cúpulas; 1 par es el control de crecimiento, los siguientes 7 pares contienen 5 antifúngicos con las siguientes concentraciones en mg/L: flucitosina, 4-16; anfotericina B, 0,5-16; fluconazol, 0,25-128; itraconazol, 0,125-4 y voriconazol 0,06-8. La técnica es de fácil realización y de costo accesible.

Alcances: aplicable a *Candida* spp. y *C. neoformans*.

Incubación y lectura: se incuban durante 24 h para *Candida* spp., y 48 h para *Cryptococcus* sp. La lectura es visual y/o automática con programa experto (sistemas ATB™ o mini API®). El porcentaje de precisión (lectura visual) es del 97,05% (CLSI) y 94,3% (EUCAST) (www.bioMerieux.com).

Tiene buena concordancia con los métodos de referencia (CLSI-EUCAST) principalmente con la anfotericina B y la flucitosina. Las mayores discrepancias se observan al evaluar el fluconazol o el itraconazol.

Vitek 2, (BioMérieux): es un método automatizado, aplicable a *Candida* spp. y *C. neoformans*. El equipo consiste en un panel de microdilución (tarjeta), que contiene los antifúngicos a ensayar. Existen distintas combinaciones de antifúngicos, p. ej., el panel AST-YS01 contiene fluconazol, flucitosina, anfotericina B y voriconazol.

Incubación y lectura: la incubación es de 18 a 96 h, 35 a 37°C dependiendo de la especie en estudio. La lectura la realiza el equipo que está conectado a un software. Los resultados se obtienen a partir de las 13 h para algunas especies de *Candida* (*C. albicans*) hasta las 36 h para *Candida* spp., y 48 h para *Cryptococcus* sp.

Puntos de corte: utiliza los puntos de corte del CLSI.

Sensititre YeastOne™ (Thermo Scientific): es un método colorimétrico por dilución en caldo. El equipo consiste en una placa de 96 pocillos con distintas combinaciones de los antifúngicos a ensayar. La placa YO10 (CE) contiene anfotericina B, flucitosina, anidulafungina, caspofungina, micafungina, fluconazol, itraconazol, posaconazol y voriconazol.

Alcances: *Candida* spp., *C. neoformans* y *Aspergillus* spp.

Incubación y lectura: se incuba durante 24 h para *Candida* spp., 48 h para *Cryptococcus* sp., y 48-72 h para *Aspergillus* spp. La lectura es visual, no se lee la turbidez, se observa el cambio del color que permite identificar si el aislado es sensible pocillo con el color azul (B) o resistente pocillo con el color rojo (R). (Fig. 45-9).

Métodos basados en la difusión en agar para las levaduras. Documento de referencia M44-A del CLSI

En 2004 el CLSI publicó su documento M44-A que sienta las bases para las pruebas de sensibilidad de los antifúngicos en medio sólido utilizando discos de papel. En 2009 dio a conocer la segunda versión del documento (M44-A2). Además de la difusión en agar con discos de papel, las tiras cargadas con antifúngicos (Etest ®, y MIC Test Strip ®) son una herramienta útil en los laboratorios clínicos, ya que permite determinar la CIM y cuenta con el aval de numerosos trabajos. La principal ventaja de la difusión en agar es el bajo costo, además de la simplicidad de la técnica, no solo por su realización, la lectura y en la mayoría de las ocasiones, la interpretación. En la Tabla 45-4 se muestran las principales características de los métodos comerciales por difusión para las levaduras y los hongos miceliales.

Alcances: levaduras del Género *Candida*. No debe ser usado en otras levaduras, como tampoco en la fase

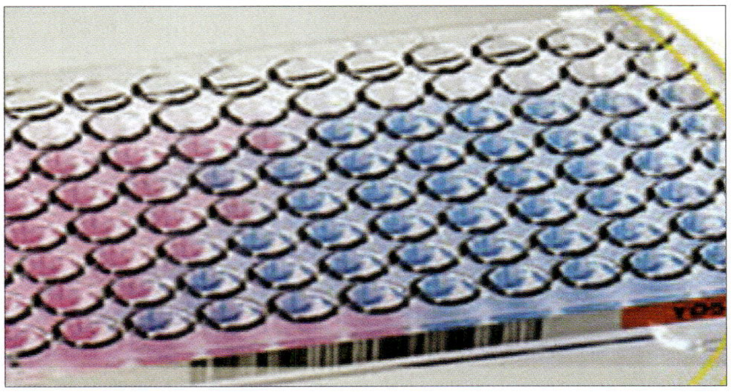

Fig. 45-9. Lectura de la CIM utilizando el panel de Sensititre YeastOne®. Azul: sensible. Rojo: resistente. Adaptado de: www.trekds.com/techinfo.

levaduriforme de los hongos dimórficos. En el suplemento M44- S3 del documento M44-A2 del CLSI, se incluyen los puntos de corte para fluconazol, voriconazol y caspofungina.

Incubación y lectura: las placas inoculadas deben ser incubadas a 35 ± 2ºC, durante 20-24 h y hasta 48 h. El diámetro de cada zona de inhibición se mide con una regla, calibre, plantilla o instrumental electrónico. Se leen a las 48 h solo los aislados que a las 24 h presentan crecimiento insuficiente. Para los azoles debe considerarse el halo de inhibición más externo, las colonias que puedan presentarse en el interior del halo, no se deben considerar. Para la anfotericina B, la inhibición debe ser completa, si desarrollan levaduras en el interior del halo, son consideradas resistentes.

Interpretación: de acuerdo al diámetro del halo de inhibición las categorías son: Sensible; Intermedio; Sensible dependiente de dosis; No sensible; Resistente.

Control de calidad: se siguen las pautas que figuran en el documento M27-A.

Otras técnicas de difusión

Existen otras técnicas que se utilizan en los laboratorios clínicos, cuyas diferencias residen en el medio de cultivo, concentración del antifúngico en el reservorio (disco, tableta, tira), inóculo y puntos de corte.

Tabletas de antibióticos

El antibiótico, en forma cristalina, se mezcla con una sustancia inerte sin actividad antimicrobiana que tampoco interfiere con ningún aspecto del proceso. Las tabletas son estables en su composición, la concentración por tableta es del 90 al 110%, se conservan durante 4 años en refrigerador. El fabricante es Neo-Sensitabs™ Rosco (www.rosko.dk). Su uso está dirigido a *Candida* spp. (Fig. 45-10).

El procedimiento es el mismo que se utiliza para la difusión en agar con discos. **Interpretación:** el fabricante provee una cartilla con los puntos de corte sugeridos para los distintos antifúngicos. (www.bioMerieux.com)

Tiras cargadas con antifúngicos

Las tiras son de plástico inerte y cargan un gradiente de concentración del antifúngico. La técnica permite la determinación de la CIM por difusión en agar

Las tiras son comercializadas por BioMérieux (Etest®) y Liofilchem® (MIC Test Strip) (www.bioMerieux.com) (www.liofilchem.net)

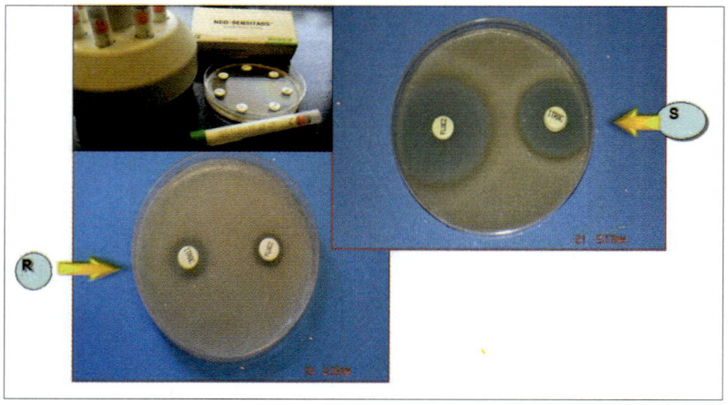

Fig. 45-10. Tabletas Neo-Sensitabs. Halos de inhibición en Candida spp., (S) sensibles y (R) resistentes a itraconazol-fluconazol.

Alcances: *Candida* spp..

Interpretación: para la anfotericina B, la inhibición dentro de la elipse debe ser del 100%, toda colonia en el interior de la elipse de inhibición debe considerarse como resistente. (Fig. 45-11). Para los azoles, la CIM es la concentración de antifúngico en el punto de intersección de la elipse que inhibe >80% del crecimiento. Si se observan colonias de menor tamaño en el interior de la elipse de inhibición no hay que considerarlas (Fig. 45-12). Para las candinas se considera el 80% de inhibición.

La concordancia con el método M27-A3 y con el E.Def 7.2 es >90% (12).

Métodos por difusión para hongos miceliales

En 2010 el CLSI publicó el estándar M51-A para difusión en agar de hongos miceliales.

Este método puede ser utilizado únicamente en laboratorios equipados con Cabina de seguridad Biológica Clase IIA o IIB.

El método es sencillo, de costo accesible, de fácil interpretación, es posible obtener resultados luego de 16 a 48 h de incubación, es utilizado para determinar la

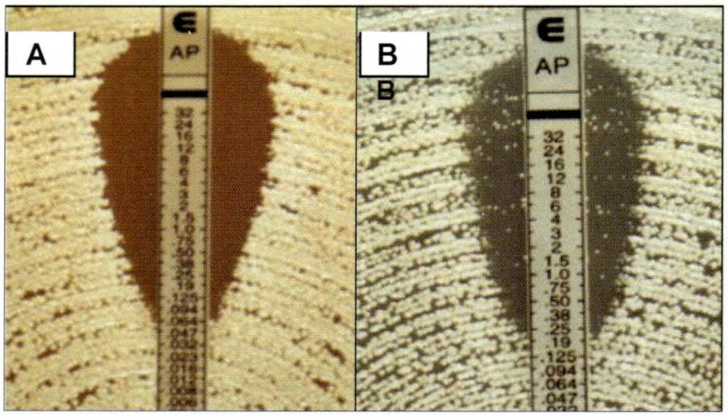

Fig. 45-11. Tiras cargadas con anfotericina B. Halos de inhibición en *Candida* spp., A- (S) sensible; B- (R) resistente. Adaptado de www.BioMérieux.com

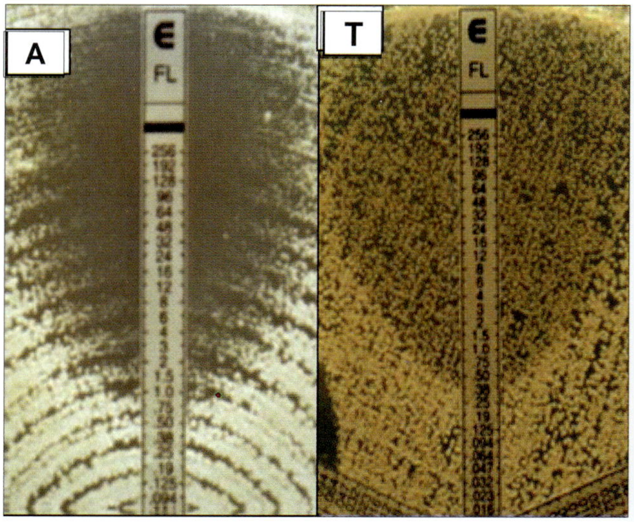

Fig. 45-12. Tiras cargadas con fluconazol. Halos de inhibición en *Candida* spp., A-(S) sensible; T- Con efecto de arrastre (trailing)
Adaptado de wwwBioMérieux.com

sensibilidad de *Alternaria* spp., *Aspergillus* spp., *Bipolaris* spp., *Fusarium* spp., *Paecilomyces* spp., Zygomycetes, complejo *Pseudallescheria boydii*.

Interpretación: para los azoles se considera El 80% de inhibición, mientras que para la anfotericina B debe ser del 100%.

Control de calidad: en todos los ensayos deben incluirse las cepas control de calidad: *Paecilomyces variotti* ATCC MYA-3630 y *Candida krusei* ATCC 6258

En la Tabla 45-4 se resumen las principales características de los métodos por difusión para las levaduras y los hongos miceliales.

1. Puntos de corte e interpretación

Para clasificar a los microorganismos como sensibles o resistentes a un determinado antifúngico se utilizan los llamados **puntos de corte.** Estos puntos relacionan las concentraciones que un antifúngico alcanza en el organismo con su sensibilidad (actividad) *in vitro*. Con esa información sería posible inferir su eficacia, de allí la importancia que tienen los puntos de corte ya que informan sobre qué antifúngico se debería utilizar frente a un determinado patógeno. Asimismo, son importantes cuando se trata de conocer la epidemiología de la resistencia de un determinado microorganismo frente a una serie de antifúngicos. Con estos datos se elaboran las políticas de prevención y control del desarrollo de resistencias.

En 1996 Rex *et al*, estudiaron la respuesta clínica al tratamiento en especies de *Candida* aisladas de pacientes HIV positivo con candidosis orofaríngea (80% de los aislamientos), y aislados de candidemia o candidosis visceral (20%) y en base a los resultados que obtuvo propuso los primeros puntos de corte para fluconazol e itraconazol. Sin embargo, en otras patologías la relevancia clínica de esos puntos de corte es incierta. Esos puntos de corte fueron utilizados por los documentos estándar como guía durante las últimas décadas. No obstante, fueron objeto de revisión debido, en parte, a las diferencias observadas según la combinación antifúngico/especie evaluada, y la escasa correlación con la evolución clínica.

Los documentos estándar del CLSI y del EUCAST tomaron en cuenta los siguientes criterios para definir los puntos de corte vigentes:

Criterio farmacológico: para el criterio de sensible, la CIM límite debe permanecer por debajo de la concentración del antifúngico que se alcanza en sangre o en los tejidos tras dosis convencionales y aceptadas.

Criterio epidemiológico: el punto de corte elegido debe estar incluido dentro del intervalo de CIM que una especie exhibe frente al antifúngico en cuestión.

Criterio clínico: de acuerdo a su CIM, la cepa sensible o resistente debe comportarse *in vivo* de forma similar, es esperable que la población sensible responda al tratamiento y que la población resistente no lo haga. Con base en los criterios antes mencionados se definieron los siguientes puntos de corte:

Puntos de corte clínicos (*clinical breakpoints*) (CBP): estos puntos de corte categorizan a los aislados en clínicamente sensibles (tratables con el antifúngico) o resistentes (no tratables). Se basan en estudios en animales de laboratorio, estudios la actividad farmacocinética/farmacodinámica (PK/PD), evolución clínica y terapéutica, así como en el estudio de los mecanismos de resistencia del antifúngico. Pueden ser utilizados como guía para elegir la terapéutica más eficaz.

Puntos de corte epidemiológicos (ECOFF) (*epidemiological cutoff-value*): se basan en la distribución de la CIM poblacional para un microorganismo dado. Separan la población salvaje (wild-type) de la población no salvaje (non-wyld type). Los microorganismos que son inhibidos con CIM superiores al ECOFF se clasifican como aislados con sensibilidad reducida, aunque pueden responder al tratamiento si la CIM del antifúngico es inferior al punto de corte clínico. Estos puntos de corte son útiles para monitorear la aparición de resistencia en la comunidad y para implementar estrategias de control.

Población salvaje (wild type) (WT): aislados que no exhiben resistencia adquirida ni mutacional frente a un antifúngico dado. En estos microorganismos la CIM del antifúngico en cuestión es menor o igual al ECOFF.

Población no salvaje (non-WT): aislados que pueden exhibir mecanismos de resistencia adquirida o mutacional frente a un antifúngico dado. La CIM en estos microorganismos es mayor que el ECOFF.

2. Puntos de corte para *Candida* spp. Documento M27-S4, CLSI

Para el género *Candida,* el CLSI establece categorías de sensibilidad basadas en la respuesta *in vitro* que muestra el microorganismo frente a un determinado antifúngico, a una concentración equivalente a la circulante en sangre o tisular. Las categorías son las siguientes:

1. Sensible (S): el aislado que causa la infección puede ser tratado con la dosis recomendada para ese tipo de infección y especie.
2. Sensible dependiente de dosis (SDD): incluye los aislados que poseen CIMs cercanas a los niveles de concentraciones tisulares y en sangre, aunque la tasa de respuesta de las mismas sería menor que para un aislado sensible.
3. Intermedio (I): incluye los aislados que poseen CIM cercanas a concentraciones tisulares y en sangre. La tasa de respuesta a las mismas sería menor que para un aislado sensible y/o la no disponibilidad de datos hacen que el mismo no permita clasificarlos claramente en sensible o resistente.
4. Resistentes (R): son los aislados que no son inhibidos por las dosis o esquemas de dosificación normales o cuando la eficacia clínica no fue la esperada con el tratamiento.
5. No sensible (NS): esta categoría incluye a los aislados que comúnmente poseen solo aislados sensibles, pero no SDD, ni I, ni resistentes. Esta categoría es utilizada cuando para un nuevo antifúngico no se encontraron, aún, aislados no resistentes.
6. Teniendo en cuenta las categorías mencionadas en diciembre de 2012 el CLSI publicó el suplemento M27-S4

Tabla 45-3. Puntos de corte para Aspergillus spp. frente a anfotericina B y triazoles. Documento EDef 9.1 (EUCAST)

	Anfotericina B		Itraconazol		Posaconazol	Voriconazol	
Especies	**ECOFF**	**CBP S≤/>R**	**ECOFFI**	**CBP S≤/>R**	**ECOFF**	**CBP S≤/>R**	**CBP S≤/>R**
A. flavus	4	IE	I	1/2	0,5	IE	IE
A. fumigatus	I	1/2	I	1/2	0,25	0,12/0,25	0,12/0,25
A. nidulans	ND		I	1/2	0,5	IE	IE
A. niger	I	1/2	4	IE	0,5	IE	IE
A. terreus	4	--	I	1/2	0,25	---	---
A. versicolor	ND	ND	ND	IE	ND	ND	ND

ECOFF: punto de corte epidemiológico
CBP: punto de corte clínico
S: sensible
R: resistente
IE: insuficiente evidencia
ND: no determinado, datos insuficientes.
'–': indica que la prueba de sensibilidad no está indicada debido al pobre target de la especie para el antifúngico. Los aislados deberían reportarse como resistentes.

Tabla 45-4. Parámetros para la realización de las pruebas de sensibilidad por difusión de las levaduras y hongos miceliales

	Difusión en agar. Documentos del CLSI		
	M44-A2. Levaduras		M51-A. Hongos miceliales
Formato	**Discos**	**Tiras**	**Discos**
Alcances	*Candida* spp.	*Candida* spp.	*Aspergillus* spp., *Alternaria* spp., *Bipolaris* spp., *Fusarium* spp., Mucorales, complejo *Pseudallescheria* spp.
Medio de cultivo	Mueller Hinton agar + 2% glucosa + 0,5 mg/mL azul de metileno	RPMI 1640 + MOPS + 2% glucosa + 1,5% agar	Mueller Hinton agar
Inóculo	1 - 5 ×106 UFC/mL	1 - 5 ×106 UFC/mL	0,4 - 5 ×106 UFC/mL
Incubación	*Candida* spp., 20-24 h. *C. parapsilosis, C. krusei y C. glabrata* pueden requerir 48 h.	*Candida* spp., 20-24 h. *C. parapsilosis*, *C. krusei* y *C. glabrata* pueden requerir 48 h.	16-24 h Mucorales. 24-48 h *Aspergillus* spp. 48 – 72 h *Alternaria* spp., *Bipolaris* spp., *Fusarium* spp., complejo *Pseudallescheria* spp.
Temperatura	35ºC	35ºC	35ºC
Lectura	Visual/automatizada	Visual	Visual
Carga discos / Concentraciones en la tira	Fluconazol: 25 µg; voriconazol: 1 µg; posaconazol: 5 µg; caspofungina: 5 µg	Intervalo 0,002 a 32 mg/L	Anfotericina B: 10 µg; itraconazol: 10 ug; voriconazol: 1 µg; posaconazol: 5 µg; caspofungina: 5 µg
Lectura del halo de inhibición/ CIM	Azoles ≥80% de inhibición Flucitosina ≥90% de inhibición Polienos 100% de inhibición	Intersección de la elipse. Azoles ≥80% de inhibición Flucitosina ≥90% de inhibición Polienos 100% de inhibición	Azoles, ≥80% de inhibición Polienos 100% de inhibición
Cepas Control	*C. parapsilosis* ATCC 22019 *C. krusei* ATCC 6258	*C. parapsilosis* ATCC 22019 *C. krusei* ATCC 6258	*C. krusei* ATCC 6258 *Paecilomyces variotii* ATCC MYA-3630
Puntos de corte	CLSI	CLSI/EUCAST	CLSI

Tabla 45-5. Puntos de corte del método del CLSI (M27-A3/M27-S4) y del EUCAST (E.DEF 7.2) para *Candida* spp.

Especie	**Antifúngico**	**M27-A CLSI1 (mg/L)**				**EDef 7.2 EUCAST 2 (mg/L)**		
		S	**S-DD**	**I**	**R**	**S**	**I**	**R**
	Anidulafungina	≤0,25	--	0,5	≥1	≤0,03	--	>0,03
C. albicans	Caspofungina	≤0,25	--	0,5	≥1	--	--	--
	Micafungina	≤0,25	--	0,5	≥1	≤0,016	--	>0,016
	Fluconazol	≤2	4	--	>4	≤2	4	>4
	Itraconazol*	≤0,125	0,25-0,5	--	≥1	≤0,06	--	>0,06
	Posaconazol	--	--	--	--	≤0,06	--	>0,06
	Voriconazol	≤0,12	--	0,25-0,5	≥1	0,125	--	>0,125
	Anfotericina B	--	--	--	--	≤1	--	>1
	Flucitosina*	≤4	--	.8-16	≥32	--	--	--
	Anidulafungina	≤2	--	4	≥8	≤0,002	0,002-4	>4
	Caspofungina	≤2	--	4	≥8	--	--	--
	Micafungina	≤2	--	4	≥8	≤0,002	0,002-4	>2
	Fluconazol	≤2	4	--	>4	≤2	4	>4
C. parapsilosis	Itraconazol*	≤0,125	0,25-0,5	--	≥1	≤0,125	--	>0,125
	Posaconazol	--	--	--	--	≤0,06	--	>0,06
	Voriconazol	≤0,12	--	0,25-0,5	≥1	0,125	--	>0,125
	Anfotericina B	--	--	--	--	≤1	--	>1
	Flucitosina*	≤4	--	.8-16	≥32	--	--	--
	Anidulafungina	≤0,25	--	0,5	≥1	≤0,06	--	>0,06
	Caspofungina	≤0,25	--	0,5	≥1	--	--	--
	Micafungina	≤0,25	--	0,5	≥1	--	--	--
	Fluconazol	≤2	4	--	>4	≤2	4	>4
C. tropicalis	Itraconazol*	≤0,125	0,25-0,5	≥1	--	≤0,125	--	>0,125
	Posaconazol	--	--	--	--	≤0,06	--	>0,06
	Voriconazol	≤0,12	--	0,25-0,5	≥1	0,125	--	>0,125
	Anfotericina B	--	--	..	..	≤1	--	>1
	Flucitosina*	--	--	.8-16	≥32	..	--	..
	Anidulafungina	≤0,12	--	0,25	≥0, 5	≤0,06	--	>0,06
	Caspofungina	≤0,12	--	0,25	≥0, 5	--	--	--
	Micafungina	≤0,06	--	0,12	≥0, 25	≤0,03	--	>0,03
	Fluconazol		≤32		≥64	≤0,002	0,002-32	≥64
C. glabrata	Itraconazol*	≤0,125	0,25-0,5	≥1	--	--	--	--
	Posaconazol	--	--	--	--	--	--	--..
	Voriconazol	--	--	--	--	--	--	--
	Anfotericina B	--	--	--	--	≤1	--	>1
	Flucitosina*	≤4	--	.8-16	≥32	--	--	--
	Anidulafungina	≤0,25	--	0,5	≥1	≤0,06	--	>0,06
	Caspofungina	≤0,25	--	0,5	≥1	--	--	--
	Micafungina	≤0,25	--	0,5	≥1	--	--	--
	Fluconazol	NR	--	--	--	NR	--	--
C. krusei	Itraconazol*	≤0,125	0,25-0,5	≥1	--	--	--	--
	Posaconazol	--	--	--	--	--	--	--
	Voriconazol	≤0,5	--	1	≥2	--	--	--
	Anfotericina B	..	--	--	--	≤1	--	>1
	Flucitosina*	≤4	--	.8-16	≥32	--	--	--
	Anidulafungina	≤2	--	4	≥8	--	--	--
	Caspofungina	≤2	--	4	≥8	--	--	--
	Micafungina	≤2	--	4	≥8	--	--	--
	Fluconazol	--	--	--	--	--	--	--
C. guilliermondii	Itraconazol*	≤0,125	0,25-0,5	≥1		--	--	--
	Posaconazol	--	--	--	--	--	--	--
	Voriconazol	--	--	--	--	--	--	--
	Anfotericina B	--	--	--	--	--	--	--
	Flucitosina*	≤4	--	.8-16	≥32	--	--	--

S, sensible; S-DD, sensible dependiendo de la dosis; I, intermedio; R, resistente;--, no determinado. NR, no recomendado.
*Valores tomados del M27-A3-S3. 1Valores tomados del Documento M27-S4. 2Datos tomados del EUCAST versión 7, válidos desde el 12 de agosto 2014.

con los nuevos puntos de corte clínicos para *Candida albicans*, *Candida glabrata*, *Candida tropicalis*, *Candida krusei*, *Candida parapsilosis* y *Candida guilliermondii* frente a anidulafungina, micafungina, caspofungina, fluconazol y voriconazol (Tabla 45-5). Los puntos de corte de fluconazol no son aplicables para *C. krusei* así como los de voriconazol no se aplican a *C. glabrata.* Si bien existe un consenso general en relación a la escasa actividad de los azoles frente a *C. glabrata* y *C. krusei,* un punto importante es conocer la epidemiología de la resistencia local de los aislados debido a las diferencias que se observan según la región geográfica en estudio.

7. Con respecto a *C. neoformans*, a la fecha no existen puntos de corte definidos. No obstante en un trabajo reciente Espinel-Ingroff *et al*, propone los siguientes puntos de corte epidemiológicos para fluconazol 8 mg/L; itraconazol 0,25 mg/L; posaconazol 0,25 mg/L y para voriconazol 0,12 mg/L.

Documento EDef 7.2, EUCAST

El EUCAST fue un precursor en la implementación de los puntos de corte clínicos por especie, los elaboró basándose en estudios de farmacodinamia y farmacocinética, y los definió de acuerdo a las categorías: sensible, intermedio y resistente. En 2008 publicaron notas técnicas con los puntos de corte para *C. albicans, C. parapsilosis, C. tropicalis, C. glabrata y C. guilliermondii* frente a fluconazol y voriconazol, en 2012 incluyeron anfotericina B, anidulafungina y posaconazol y en 2014 incluyeron itraconazol. La información completa, se encuentra disponible en el sitio http://www.srga.org/eucastwt/MICTAB/index.html

En la Tabla 45-5 se muestran los puntos de corte establecidos en el documento EDef 7.2 del EUCAST para *Candida* spp.

3. Puntos de corte para hongos miceliales. Documento M38-A2, CLSI

Los puntos de corte no fueron establecidos aún para los hongos miceliales, aunque en el documento M38-A2 se propusieron las siguientes posibles categorías: sensible (CIM o MEC $\leq$1 mg/L), intermedio (CIM o MEC $\leq$2 mg/L), y resistente (CIM o MEC $\geq$4 mg/L). Estas categorías pueden ser aplicadas a la mayoría de los *Aspergillus* spp., para los cinco antifúngicos, para *Alternaria* spp., y *Bipolaris spicifera* para los triazoles, y para algunos Zigomicetes con posaconazol y anfotericina B. La correcta identificación a nivel de especie de los microorganismos puede anticipar, en algunos casos, la sensibilidad frente a determinados antifúngicos. El ejemplo más conocido es con *Aspergillus terreus* o *Aspergillus flavus*, especies que muestran menor sensibilidad frente a la anfotericina B.

Documento EDef 9.2, EUCAST

En 2014 el EUCAST comunicó los puntos de corte para *Aspergillus* spp., basados en estudios de farmacocinética y farmacodinamia frente a anfotericina B, itraconazol y posaconazol. En la Tabla 45-3 se muestran los valores recomendados para las principales especies del Género, aunque se incluye a *A. versicolor* y *A. nidulans,* especies de aislamiento menos frecuente.

Limitaciones:

La determinación de la sensibilidad en los hongos miceliales presenta algunos inconvenientes técnicos así como de interpretación de los resultados.

Sin embargo, es necesario continuar con el estudio de la epidemiología de la resistencia en los aislados locales y reunir los datos de los ECOFF y preferentemente los CBP con el fin de diseñar el mejor esquema terapéutico.

Una limitación importante para reunir datos es la menor frecuencia de aparición de los hongos miceliales como agentes de infección fúngica. El problema es que una vez que se presentan, la evolución suele ser fatal si no se imparte el tratamiento adecuado. Frente a esta situación, la posibilidad de contar con los ECOFF, es una herramienta de utilidad para el clínico para guiar la terapéutica. Tabla 45-2. Diferencias entre los métodos M27-A3 y M38-A2 del (CLSI) y EDEF. 7.2 y EDEF. 9.2 del (EUCAST).

BIBLIOGRAFÍA

Alcazar-Fuoli, L., E. Mellado, G. Garcia-Effron, J. F. Lopez, J. O. Grimalt, J. M. Cuenca-Estrella, and J. L. Rodriguez-Tudela. 2008. Ergosterol biosynthesis pathway in *Aspergillus fumigatus*. Steroids **73**:339-347.

Arendrup, M. C., G. Garcia-Effron, W. Buzina, K. L. Mortensen, N. Reiter, C. Lundin, H. E. Jensen, C. Lass-Florl, D. S. Perlin, and B. Bruun. 2009. Breakthrough *Aspergillus fumigatus* and *Candida albicans* double infection during caspofungin treatment: laboratory characteristics and implication for susceptibility testing. Antimicrob. Agents Chemother. **53**:1185-1193.

Clinical and Laboratory Standards Institute. Reference Method for Broth Dilution Antifungal Susceptibility Testing of Yeasts. Third Edition. Document M27-A3. 2008.

Clinical and Laboratory Standards Institute. Reference method for broth diution antifungal susceptibility Testing of Filamentous Fungi, Approved Standard Second Edition. Document M38-A2. 28(16). 2008.

Clinical and Laboratory Standards Institute. Method for Antifungal Disk Diffusion Susceptibility Testing of Yeasts; Approved Guideline-Second Edition. Document M44-A2. 2009.

Clinical and Laboratory Standards Institute. Method for Antifungal Disk Difusion Susceptibility Testing of Nondermatophyte Filamentous Fungi; Approved Guideline. M51-A. 2010.

Clinical and Laboratory Standards Institute. Reference Method for Broth Dilution Antifungal Susceptibility Testing of Yeast - Fourth Informational Supplement - CLSI document M27-S4 - Wayne, PA. 2012.

Clinical and Laboratory Standards Institute (CLSI). Zone Diameter Interpretive Standards, Corresponding Minimal Inhibitory Concentration (MIC) Interpretive Breakpoints, and Quality Control Limits for Antifungal Disk Diffusion Susceptibility Testing of Yeasts; Third Informational Supplement. CLSI document M44-S3. 2009. Wayne, PA.

Cordoba, S., W. Vivot, M. E. Bosco-Borgeat, C. Taverna, W. Szusz, O. Murisengo, G. Isla, and G. Davel. 2011. Species distribution and susceptibility profile of yeasts isolated from blood cultures: results of a multicenter active laboratory-based surveillance study in Argentina. Rev. Argent Microbiol. **43**:176-185.

Denning, D. W. 2003. Echinocandin antifungal drugs. Lancet 362:1142-1151.

Garcia-Effron, G., S. Lee, S. Park, J. D. Cleary, and D. S. Perlin. 2009. Effect of *Candida glabrata FKS1* and *FKS2* mutations on echinocandin sensitivity and kinetics of 1,3-beta-D-glucan synthase: implication for the existing susceptibility breakpoint. Antimicrob. Agents Chemother. **53**:3690-3699.

Garcia-Effron, G., S. Park, and D. S. Perlin. 2009. Correlating echinocandin MIC and kinetic inhibition of *fks1* mutant glucan synthases for *Candida albicans*: implications for interpretive breakpoints. Antimicrob.Agents Chemother. **53**:112-122.

Ghannoum, M. A. and L. B. Rice. 1999. Antifungal agents: mode of action, mechanisms of resistance, and correlation of these mechanisms with bacterial resistance. Clin. Microbiol.Rev. **12**:501-

Pfaller, M. A., M. Castanheira, D. J. Diekema, S. A. Messer, and R. **N. Jones**. 2011. Wild-type MIC distributions and epidemiologic cutoff values for fluconazole, posaconazole, and voriconazole when testing *Cryptococcus neoformans* as determined by the CLSI broth microdilution method. Diagn. Microbiol. Infect.Dis. **71**:252-259.

Subcommittee on Antifungal Susceptibility Testing (AFST) of the ESCMID European Committee for Antimicrobial Susceptibility Testing (EUCAST). EUCAST DEFINITIVE DOCUMENT E.DEF 9.1: Method for the determination of broth dilution minimum inhibitory concentrations of antifungal agents for conidia forming moulds. 2008.

Subcommittee on Antifungal Susceptibility Testing (AFST) of the ESCMID European Committee for Antimicrobial Susceptibility Testing (EUCAST). 2012. EUCAST Definitive Document EDef 7.2: Revision: method for the determination of broth dilution MICs of antifungal agents for yeasts. Clin Microbiol Infect.

Sección 6ª

Virología

Introducción: El mundo de los virus gigantes
Los virus
Estructura y clasificación de los virus
Cultivo de virus
Multiplicación viral
Genética y evolución viral
Diagnóstico de laboratorio de las infecciones virales
Vacunas virales
Antivirales y Quimioterapia de las enfermedades virales
Bacteriófagos
Agentes infecciosos no convencionales: Priones
Microorganismos emergentes, principalmente virus, y las enfermedades que causan en el hombre

EL MUNDO DE LOS VIRUS GIGANTES

†Celia E. Coto

Miles de millones de microorganismos con características especiales denominados Virus habitan nuestro planeta. Es que no existe ser viviente que no pueda ser parasitado por ellos o por elementos genéticos más simples como los viroides u otros más simples aún que son móviles.

Durante la escritura de esta tercera edición del libro de Microbiología Biomédica, el conocimiento del mundo de los virus ha sufrido una verdadera conmoción.

Se descubrieron nuevos virus gigantes desconocidos hasta hace poco que son parásitos de las amebas y de algunas algas.

En el primer capítulo de la sección virus, y los siguientes, de este primer Tomo, presentamos las propiedades generales de los virus, en especial, los que invaden a las células de mamíferos causando enfermedad y describimos también a los bacteriófagos que parasitan a las bacterias. El estudio de los fagos ha permitido el desarrollo de la biología molecular, ciencia necesaria para el conocimiento de cómo se reproducen los virus.

Las características y propiedades de las familias de virus patógenas para el hombre se describen en el Tomo II de esta edición.

Tanto en el Tomo I como en el Tomo II se ha utilizado una visión clásica propia del siglo pasado. Sin embargo, el descubrimiento de los virus gigantes, si bien todavía no se conoce su asociación con enfermedad en el humano, no podemos ignorarla ya que entre otras novedades afecta hasta la propia definición de virus y tienen mucho que ver, entre otros conceptos a discutir, con la evolución y el origen de la vida.

Conceptos clásicos sobre virus

Los virus son entes biológicos invisibles al ojo humano cuya presencia se infiere por el daño que pueden causar en el huésped donde multiplican. Sin embargo, la fracción de virus capaz de producir enfermedad no abarca la totalidad de los genomas virales conocidos hasta el presente. Es que en estos primeros años del siglo XXI los descubrimientos sobre los virus son tan sorprendentes que han cuestionado hasta la propia definición de virus vigente durante todo el siglo XX y finales del XIX época en la que se descubrieron.

Con el primer virus aislado, el que causa enfermedad en la planta del mosaico del tabaco, se estableció la práctica, en 1896, de filtrar los líquidos infecciosos a través de filtros de porcelana de poro muy pequeño capaces de retener a la mayoría de las bacterias conocidas. Así fue, como aplicando esta técnica se descubrieron numerosos virus que atacaban al hombre y a los animales, lo que ocurrió hasta 1920, período en el que se aislaron la mayoría de los virus causantes de enfermedad y los bacteriófagos, quedando la filtración como un paso indispensable para poder aislarlos. Fue así, como el tamaño pequeño de los virus se estableció como un paradigma, a tal punto que originariamente se los llamó virus filtrables. Años más tarde con la ayuda del microscopio electrónico, se determinó que los tamaños de los virus variaban entre 25 nm (ejemplo poliovirus) hasta menos de 400 nm (ejemplo virus de viruela).

Los virus conocidos tienen formas estructurales similares, su genoma puede ser DNA o RNA rodeado por una estructura proteica, cápside, cuya principal característica es adoptar una forma icosaédrica que, a veces, está rodeada por una envoltura lipídica.

Esta organización básica suele tornarse más compleja según la familia de virus, de todos modos, cuando los virus están fuera de una célula están protegidos por la cápside y se los llama viriones. Un virión es la forma extracelular del virus con potencialidad para infectar una célula y replicarse para formar nuevos viriones idénticos al que ingresó. Cuando un virus entra a una célula su genoma es liberado en el núcleo o en el citoplasma, con la ayuda de los componentes de la misma. El genoma viral se replica al mismo tiempo que se sintetizan sus otros componentes, formando réplicas idénticas al virus infectante parental. El resultado de la formación de nuevos viriones puede ser la muerte celular o a veces, el nuevo genoma se integra a la célula y permanece con ella ya sea como parte del genoma de la misma o como un episoma. En conclusión y en líneas generales distinguimos una fase libre de los virus (viriones) y una fase replicativa dentro de un huésped.

Toda la Virología del siglo XX permitió conocer que los virus eran capaces de atacar células eucariotas (humanos, animales), bacterias, hongos, células de insecto, peces y reptiles. Asimismo se pudieron dilucidar los distintos ciclos de replicación ya que éstos dependen de la naturaleza del ácido nucleico, DNA (simple o doble cadena), (circular o lineal), RNA (simple o doble cadena, en una pieza o segmentado, circular o lineal) y del número de genes que conforman el genoma. Algunos virus forman en las células infectadas verdaderas factorías virales, sitios, generalmente ubicados en el citoplasma, donde se encuentran los productos sintetizados de los componentes del virus y que pueden teñirse con colorantes y observarse al microscopio óptico conocidos con el nombre de cuerpos de inclusión (ejemplos virus pox, virus de la rabia).

Los virus gigantes

Mimivirus

A principios de este siglo han aparecido otros protagonistas huéspedes de virus, las amebas (protistas unicelulares) que resultaron ser las células que alojan a los virus gigantes cuyo tamaño supera los 400 nm y que han causado una verdadera revolución en el campo de la virología en diversos aspectos, muchos de ellos que atañen al inicio de la vida en el planeta, en la clasificación y evolución de los seres vivos y con la ayuda de los análisis metagenómicos del ecosistema al concebir a los genomas de los seres vivos como verdaderas quimeras. En el plano más virológico su existencia permite cuestionar hasta la propia definición de qué es un virus.

La historia comenzó durante un brote de neumonía, ocurrido en Bradford, Inglaterra, en 1992. A partir del agua de una torre refrigerante se aisló una ameba que tenía la peculiaridad de portar en su interior lo que parecía ser una bacteria, que se veía al microscopio óptico, y se teñía positivamente con el colorante de Gram. Fueron inútiles todos los intentos de aislar dicha "bacteria" hasta que en 2003 un grupo de investigadores de Marsella liderados por Bernard La Scola, por pura serendipia (casualidad), al cocultivar esa ameba con un cultivo de *Acanthomoeba polyfaga* y observar el gránulo con el microscopio electrónico de transmisión encontraron que se trataba de una típica cápside icosaédrica de un virus, recubierta por fibras. La intrigante bacteria era pues un virus gigante al que llamaron Mimivirus porque imitaba la forma de un microbio, siendo el tamaño de la cápside de 650 nm y la de las fibras de 80 nm. Los investigadores hicieron la contraprueba de filtrar el cultivo por un filtro de poro de 0,2 µm y el Mimivirus no pudo atravesar el filtro.

¿Cuántos virus desconocidos se habrán perdido por el paso obligatorio de filtración usado durante más de 100 años para aislar virus?

El Mimivirus, conocido como APMV, fue el fundante de la familia *Mimiviridae*, las fibras que lo conforman tienen la particularidad que no sólo le sirven para ser fagocitado por la ameba sino que pueden adherirse a diferentes organismos como bacterias, artrópodos y hongos. Propiedades no conocidas entre los virus tradicionales. Por su complejidad genómica, proteómica y estructural no se parecen al resto de los virus, su DNA doble cadena tiene más de 1200 genes, sin genes ribosomales y su genoma es más grande que el de muchas bacterias y arqueas y comparable a muchos genomas eucariotas. Su análisis muestra que es una verdadera quimera.

Los pasos de replicación del Mimivirus se analizaron mediante estudios con microscopía electrónica. El virus entra a la ameba por fagocitosis, libera su DNA en el citoplasma mediante la fusión de sus membranas con la de una vacuola. Característicamente los Mimivirus forman en el citoplasma sitios donde se acumulan los productos virales denominados factorías gigantes con forma de volcán, previo a la aparición de estas factorías el DNA viral ingresa al núcleo de la célula y logra drenar al DNA de la ameba hacia las factorías donde es digerido y los nucleótidos reutilizados en la síntesis del DNA viral.

¿En qué consisten estas factorías? De acuerdo a Didier Raoult se trata de un sistema carente de ribosomas que contiene la maquinaria de traducción y transcripción donde se copia el DNA del Mimivirus y se ensamblan los viriones hijos. Alrededor de la hora 16 p.i. se han formado alrededor de 10.000 partículas que se liberan y la ameba muere. En este proceso dinámico el DNA del virus intercambia genes con el huésped y otros parásitos que comparten el mismo huésped. Como dijimos anteriormente el DNA de un Mimivirus es pues una quimera.

La estrategia del cocultivo permitió el aislamiento de diferentes fuentes, por lo menos, de cien mimivirus más, a saber agua, tierra y algunos humanos, a la vez que los hallazgos no sólo se hicieron en Francia sino también en Túnez y en Brasil lo que demuestra la ubicuidad de estos virus. Actualmente se conocen tres linajes de los Mimivirus, A, B y C. No sólo han sido aislados de amebas sino también de microalgas, otros organismos marinos y otros protistas fagocíticos. En relación a su capacidad de enfermar se los asocia con neumonías, pero los datos no son contundentes, quizás las evidencias científicas más sugestiva sea por reacciones serológicas con sueros humanos.

Los virus gigantes han abierto una caja llena de sorpresas, ni previstas ni avisoradas antes por los expertos . El estudio de un Mimivirus aislado de una lente de contacto de un joven con queratitis condujo al aislamiento del virus conocido como Mamavirus. La sorpresa fue inmensa cuando dentro de las factorías virales de las células infectadas con este virus se encontró otra clase de virus desconocidos: los virófagos, semejantes a los bacteriófagos que infectan a las bacterias. A este primer virófago se lo llamó Sputnik encontrando que su replicación afecta negativamente la replicación del

Mimivirus y protegiendo en consecuencia a la ameba infectada. Posteriormente se aislaron otros tres nuevos virófagos conformando una nueva familia de virus.

Los virófagos poseen una cápside icosaédrica desnuda de 50 nm de diámetro, DNA doble circular de unos 18.000 pares de bases que codifica por unas 20 a 21 proteínas. Interfieren con la replicación del Mimivirus al que acompañan inhibiendo la síntesis del mismo en un 70%. El DNA de los virófagos puede integrarse al DNA del Mimivirus que parasitan en forma de provirófago.

Los virófagos no son los únicos parásitos de los Mimivirus, también se ha encontrado un elemento que se denominó transpovirón equivalente a los transposones de las bacterias, éstos elementos genéticos egoístas multiplican por millones dentro de la factoría, son segmentos de DNA doble capaces de codificar hasta 6-8 proteínas. Los transpovirones se encuentran tanto en el DNA del virófago, como en el del virus, todo este conjunto de elementos genéticos constituye el mobiloma (conjunto de elementos genéticos móviles) de los Mimivirus saltando de un genoma a otro.

Marseillevirus

En 2008 el virus Marseille se aisló por cocultivo con A. polyphaga del agua colectada de una torre de enfriamiento de París. Marseillevirus tiene una cápside de 250 nm de forma icosaédrica. Este virus resultó ser el fundador de una nueva familia de virus gigantes denominada *Marseilleviridae* constituída por otros virus que se aislaron después a partir del río Sena, de una torre de enfriamiento de Cannes, pero no sólo en Francia sino también en Túnez y Australia a partir del agua de fuentes ornamentales. Llamativamente un miembro de esta familia fue aislado de las heces de un joven Senegalés. El estudio de los genomas de estos virus ha mostrado que contienen un mosaico de genes que quizás se deba a que en las amebas además de los virus gigantes también multiplican bacterias y hongos entre los que se producen transferencias laterales de genes. El largo de los genomas de su DNA doble circular varía entre 350 a 380 kp de bases con un alto contenido en G+C, un hallazgo sorprendente es que contienen genes que codifican por proteínas similares a histonas, típico de las células eucariotas. El análisis de sus genomas es sumamente complejo y no lo describiremos aquí, sólo diremos que el estudio del viroma sanguíneo de varios donantes de sangre mostró la presencia de genes de estos virus en una proporción del 2,5%. Es momento de recordar que el uso de la reacción en cadena de la polimerasa no es útil para el estudio de estos virus por su alta mezcla de genes, en cambio, ha sido más eficaz buscar anticuerpos IGG específicos en el suero de individuos sanos.

Pandoravirus

Posteriormente al hallazgo de los Mimivirus y los Marseillevirus desde 2003 hasta diez años después se aislaron otros virus gigantes de amebas utilizando el cocultivo con otra ameba, *Acanthomoeba castellanii*, el primero se encontró en la orilla de un río en la parte central de Chile y se lo denominó *Pandora salinus* y otro fue aislado en Melbourne, Australia, de aguas de una laguna al que se llamó Pandora dulcis. La morfología de estos virus es completamente diferente al resto de los virus gigantes, tienen forma ovoide, poseen un poro apical y la membrana interna está rodeada por tres capas. Tienen un largo de 1000 nm y 500 nm de ancho. Existe un tercer miembro del grupo que durante un tiempo se confundió con un parásito que luego fue redescubierto como virus y se conoce como *P. inopinatum*. Su genoma es DNA doble de 2473 kp de bases que potencialmente codifican por 2556 proteínas. La replicación es núcleo-citoplasmática y su ciclo dura entre 10 a 15 horas. Lo que se sabe de su ciclo de replicación es que el virus entra a la célula por fagocitosis y luego se produce la fusión de la envoltura viral con la membrana del poro apical del virus lo que permite la liberación del DNA en el citoplasma del huésped. Se observa que el núcleo de la ameba se contrae indicando una posible degradación de los cromosomas. Ocurre entonces la síntesis de las proteínas tempranas y la replicación del DNA genómico, se forman las factorías virales en el citoplasma donde tiene lugar la síntesis de las proteínas tardías, el ensamble de las partículas virales y la liberación extracelular por lisis de la célula huésped.

Faustoviruses

A partir de otro protista conocido como *Vermamoeba vermiformis* fue posible aislar otro virus gigante que fue nombrado *Faustovirus*, cepa E12. Este virus se obtuvo a partir de una muestra de aguas cloacales lo que inició una serie de búsquedas en este tipo de aguas servidas en ambientes cercanos a las viviendas de humanos. Esta fue la cepa prototipo y posteriormente se aislaron siete nuevos virus semejantes constituyendo una nueva familia, estos aislamientos ocurrieron desde 2010 hasta 2014,

Los viriones de la cepa prototipo son icosaédricos de 200 nm y carecen de fibras, entran a la ameba por fagocitosis. Al igual que otros virus gigantes tiene una membrana lipídica que rodea al "*core*" que se fusiona con la membrana de una vacuola y libera al genoma DNA circular de 466 kp de bases que pueden codificar por una 451 proteínas. Forma factorías virales citoplasmáticas cercanas al núcleo de la ameba, posteriormente el núcleo de la ameba se encoge perdiendo su morfología regular, el ciclo dura unas 10 horas. llamativamente su DNA contiene intrones.

Los estudios filogenéticos de este virus muestran que está relacionado con los Asfarvirus que comprende virus de mamíferos como el "African swine fever virus" que ataca a los cerdos.

Pithovirus sibericum

¿Quién iba a imaginar que de un trozo de hielo de 30.000 años de antigüedad se iba a rescatar un virus? Eso es lo que ocurrió en 2014, cocultivando una muestra de permahielo (*permafrost*) de Siberia recogida en el año 2000, con un cultivo de *A.castellani*. En dicho año, en una zona cuyo ecosistema pertenece a la tundra, en las inmediaciones del Ártico y al este del Mar de Siberia se recogió una muestra de hielo perforando hasta 30 m bajo la superficie. La muestra que en ningún momento se descongeló se conservó en el "*freezer*" del laboratorio. Se trabajó con 400 mg de ese hielo resuspendido en 6 ml de medio de cultivo. Al cabo de 10 horas las amebas del cultivo se lisaron y así pudieron aislar un virus al que llamaron *P. sibericum*, un nuevo virus de la familia de los virus gigantes. El resultado se repitió con otro trozo de hielo, los viriones tienen una morfología similar a los Pandoravirus pero son más grandes, se los llama Pithovirus por su semejanza con un ánfora, se diría que tienen forma de bastón y un tamaño de 1100 nm de largo por 500 nm de ancho, son los virus más grandes conocidos hasta el presente. La membrana interna está rodeada por una especie de cápside de 60 nm de ancho formada por bandas paralelas espaciadas cada 10 nm, el ápice está cerrado por una formación similar a un corcho sobresaliente de 80 nm de espesor. Su genoma es DNA doble circular formado por 610 kp de bases que contiene 467 marcos de lectura abierta. Su ciclo de replicación es de 10 a 20 horas y a las 6-8 horas se observan viriones que se liberan por exocitosis. En 2016 se publicó el aislamiento de un nuevo Pithovirus de las aguas servidas de un sector de Paris, el nuevo virus llamado *P. massiliensis* ha permitido el estudio de la evolución de estos virus comparando los genomas del virus fósil hallado en Siberia y este virus actual de París.

Mollivirus sibericum

Se aisló del mismo trozo de hielo que sirvió como fuente de *P. sibericum*, el virión tiene una forma esférica con un diámetro de 500 a 600 nm y está cubierto por dos a cuatro capas de fibras. Al igual que los otros virus gigantes ingresa a la ameba por fagocitosis, liberando el genoma en el citoplasma. Llama la atención que el genoma entra al núcleo de la ameba al que deforma. Al cabo de 6 horas ya aparecen las partículas virales, las factorías virales se localizan en forma perinuclear y llamativamente no lisan a la ameba. Su DNA es doble cadena lineal, es bastante complejo en cuanto a la clase de genes que lo forman pero no los describiremos aquí.

La morfología de estos virus se puede encontrar en la página del sitio Viral Zone. https://viralzone.expasy.org/

Conclusiones

Los virus fueron considerados por un largo período bajo el punto de vista de las enfermedades que causan en el humano, animales y plantas, lo que restringió la visión que se tenía de ellos, al no poder apreciar su papel global en la ecología. Bajo la visión del daño que producen en el hombre es que los estudiamos en este libro.

Los descubrimientos de los virus gigantes están enriqueciendo los conocimientos que tenemos del mundo viral. Los virus son ambientalmente ubicuos, parásitos intracelulares obligados que infectan a los organismos de los tres dominios de la vida así como también a otros virus. La secuenciación de numerosos genomas virales así como la metagenómica del medio ambiente ha revelado que los virus son los más numerosos y diversos habitantes de la Tierra.

Los virus gigantes están relacionados con los virus grandes DNA nucleocitoplasmáticos (NCLDV) de familias conocidas como: *Ascoviridae*, *Iridoviridae*, *Phycodnaviridae*, *Poxviridae*, por eso se ha propuesto la formación del orden de los *Megavirales* (Giruses) que el ICTV (*International Committee of Viruses*) Comité Internacional de Taxonomía Viral no ha aceptado aún. A propósito del ICTV consignamos que el último reporte de la taxonomía viral aprobado en Budapest en Agosto de 2016 ha cambiado notoriamente la taxonomía de muchos virus debido a la aceptación de nuevos órdenes virales. Aquellos estudiantes que quieran tener el panorama completo de la clasificación pueden acceder a esta dirección: https://talk.ictvonline.org/taxonomy/

El contínuo y sucesivo aislamiento de virus gigantes que parasitan a las amebas no sólo ha cambiado el concepto que los virus son necesariamente pequeños sino que ha permitido nuevas y fructíferas hipótesis sobre la evolución de los seres vivos, ya resulta comúnmente aceptado que todos los organismos son simbiontes que contienen genes de diferente origen (virus, bacterias, hongos) formando parte del genoma, siendo a veces claro en lo que influyen, y en otros casos desconociendo su rol. También han aparecido conceptos nuevos como llamar virocélulas a las que alojan las factorías virales y ribo células a las que están libres de virus y contienen ribosomas.

Se sigue especulando sobre la idea ¿son los virus organismos vivos o no? Los grandes pensadores de la Ciencia todavía no se han puesto de acuerdo, casi volveríamos a la famosa definición de André Lwuoff: "Un virus es un virus". Sin embargo, quisiera recordar las distintas etapas de un virus, el genoma de los virus está protegido por una caja proteica llamada cápside y a veces por membranas lipídicas. La cápside cumple con la función de proteger al virus en el medio extracelular y de poseer moléculas que actúan como receptores para adherirse a células en las que podrán multiplicarse. Este es el estadio virión, término específico diferente a virus que es genérico. Los virus, aún los más sofisticados como los gigantes carecen de ribosomas pero sus genes codifican por distintas proteínas que ayudan en la síntesis de nuevos genomas y proteínas estructurales. Son parásitos obligados ya que necesitan ingresar a un huésped para utilizar su maquinaria a su servicio, salvo excepciones, la mayoría de los virus terminan de ensamblarse en el citoplasma de las células parasitadas, allí forman las factorías virales donde se acumulan los productos virales que darán lugar a los viriones que escapan al medio extracelular. Las factorías virales son pues fábricas de viriones, equivaldría al estado vegetativo del virus donde fácilmente se podría decir que están vivos, pero muchos virus no terminan de fabricar los viriones y su genoma se integra al genoma del huésped formando parte del mismo y reproduciéndose con él. Es el caso del estado lisogénico de los bacteriófagos (profago) o de los retrovirus (provirus). Existe otra forma de mantenerse en el huésped como episoma, entre los virus animales, el virus herpes suele quedar como episoma en las neuronas infectadas que eventualmente pueden volver al estado de virión en determinadas ocasiones, caso típico la aparición del *Herpes zoster*.

Como vemos en la "vida" de un virus distinguimos al menos tres etapas: como virión; en síntesis activa (factorías virales) o como parte integrante del genoma del huésped.

¿Están los virus vivos?, personalmente me inclino a creer que lo están. Aunque la forma de vida más primitiva quizás.

CAPÍTULO 46

LOS VIRUS

Erina Petrera, Andrea Barquero, †Celia E. Coto

Introducción

A fines del siglo XIX se describió por primera vez el aislamiento de un agente infeccioso que fuera bautizado con el nombre de *virus* (lat.: veneno). Los científicos de aquella época, con Pasteur a la cabeza, eran conscientes de su existencia pero no podían verlos. Por su tamaño, extremadamente pequeño, eran capaces de atravesar los filtros que retenían a las bacterias. De ese hecho surgió el nombre de *virus filtrables,* con el que se los conoció originalmente. Con el transcurso del tiempo, se pudo establecer que estas entidades carecían de estructura celular y que no podían nutrirse ni dividirse por sí mismos, quedando sostenidos sobre la delgada línea que separa a los seres vivos de la naturaleza muerta. Las características principales que los diferenciaban de otros agentes infecciosos eran el tamaño pequeño, la simplicidad genética y el parasitismo absoluto.

En la última década, a poco más de un siglo de su descubrimiento, la aparición y la caracterización de los virus gigantes de la familia *Mimiviridae*, expandió el límite superior del mundo viral tanto en términos de tamaño como de complejidad genómica. El hallazgo reciente de los *Pandoravirus* y los Megavirus, los virus más grandes descriptos hasta la fecha, ha revolucionado la virología abriendo nuevos interrogantes sobre el origen y la evolución de la vida en nuestro planeta. Su trascendencia radica en que su genoma posee más de 2.500 genes, con lo cual sobrepasa al de muchos microorganismos eucariontes unicelulares, y su tamaño es descomunal, tanto que pueden observarse al microscopio óptico. Por eso los científicos los llaman el eslabón perdido entre los virus y las células.

Por otra parte, debido a su capacidad de producir enfermedad, los virus son causa de epidemias severas en el hombre y/o en animales y plantas ocasionando graves problemas de salud pública y cuantiosas pérdidas económicas, además de protagonizar varias películas de ciencia ficción donde la humanidad corre peligro de desaparecer si en el lapso de horas no se descubre una cura efectiva. Los virus constituyen las "criaturas biológicas" más abundantes sobre la Tierra afectando a los organismos de los tres linajes evolutivos: dominio *Eucaria,* dominio *Arquea* y dominio *Bacteria.*

En esta sección sobre virus, nos ocuparemos fundamentalmente, de los denominados virus animales, que son los virus que multiplican en vertebrados y/o invertebrados, muchos de ellos patógenos para el hombre. Además, el capítulo 54 trata sobre bacteriófagos (virus que "comen" bacterias), por constituir un grupo de virus que sirve de modelo para fenómenos biológicos de carácter general y confieren a las bacterias propiedades especiales. Además, bajo el lema "el enemigo de nuestro enemigo, nuestro amigo" se está reconsiderando el empleo de la fagoterapia como opción frente al problema creciente de la resistencia a los antibióticos, y también para la sanitización, biocontrol y preservación en la industria alimenticia entre otras.

¿Qué son los virus?

Con el objeto de poder definir a un virus, debemos tener en cuenta su estructura, su forma de replicación y su carácter parasitario.

A. Su estructura:

Los virus son una clase de agentes infecciosos a los que, como se dijo antes, se distinguió originariamente por su tamaño pequeño y por su parasitismo intracelular obligado. Aunque a la fecha no se pueda decir que es una propiedad común a todos los virus. Pero la propiedad distintiva de los virus es su organización estructural y composición genómica simple, aunque presentan formas y tamaños muy variados (Fig. 46-1). En este gráfico se observan los tamaños relativos de las partículas virales (viriones) de distintas familias.

Esencialmente, la estructura de los virus está conformada por la integración de dos tipos de macromoléculas: ácido nucleico y proteínas, las que se organizan espacialmente formando las partículas virales. En muchos casos los virus

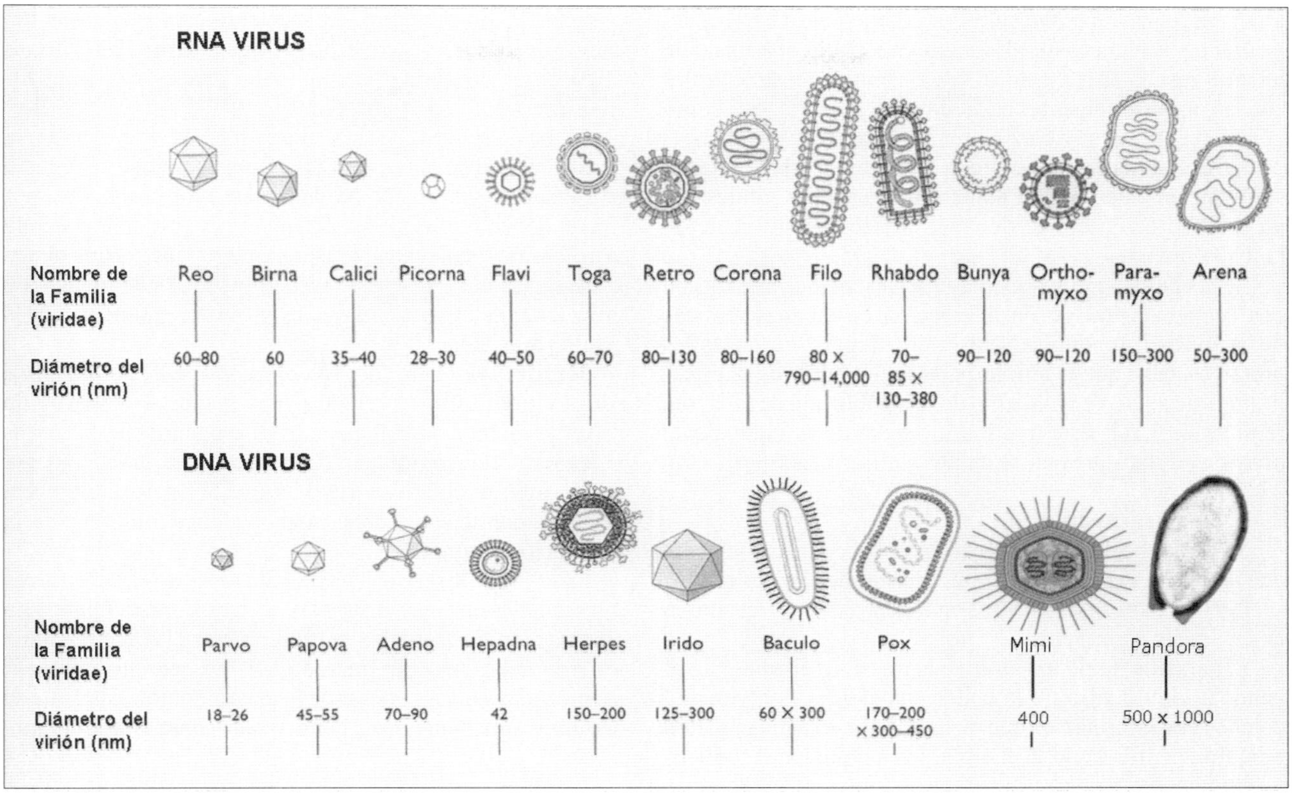

Fig. 46-1. Tamaño comparativo de las diferentes familias de virus

presentan una estructura básica, en la que el ácido nucleico ocupa una posición central y las proteínas que lo rodean son parte de una estructura llamada cápside que se podría comparar a una caja proteica protectora del ácido nucleico. En algunos virus, la cápside se encuentra, a su vez, recubierta por una envoltura lipoproteica.

El ácido nucleico es la estructura química fundamental en la que reside la continuidad genética de los virus. Por eso, introducimos aquí el postulado de Lwoff, por el cual únicamente serán considerados virus aquellos agentes infecciosos cuya partícula elemental contenga un solo tipo de ácido nucleico, pudiendo ser del tipo RNA o DNA. Hay que destacar que los únicos organismos existentes en la naturaleza cuyo genoma está formado sólo de RNA son los virus. Retomando, entonces, el postulado de Lwoff: "Todo microorganismo capaz de inducir continuidad genética y cuyo aparato conformacional esté constituido por DNA y RNA no debe ser considerado virus". Debe aclararse que la existencia de ambos ácidos nucleicos implica que deberán estar en relación de dependencia biosintética con la clásica transcripción DNA a RNA, y con capacidad funcional de ambos. Al presente, no podemos aseverar que el postulado de Lwoff siga siendo aplicable para definir un virus en forma diferencial. En cambio en los virus gigantes descubiertos no hace tanto tiempo existen DNA y RNA.

Breshnan y Shenk (ver bibliografía) encontraron dentro de los viriones de citomegalovirus (CMV) cuatro RNA mensajeros codificados por el genoma del virus, que son liberados dentro de la célula cuando el virus penetra y se desnuda. Las proteínas codificadas por ellos inmediatamente después de la infección intervienen en el ciclo de replicación de la progenie viral.

No se ha podido demostrar que una partícula viral pueda, por sí sola, tomar, utilizar o almacenar energía química mediante fenómenos compatibles con la respiración ni tampoco sintetizar proteínas.

Resulta evidente, entonces, que la estructura simple de los virus determina que para su multiplicación sean absolutamente dependientes del huésped. De ahí surge su *parasitismo absoluto*.

Con algunos virus es posible infectar experimentalmente una célula con el ácido nucleico sólo, libre de proteínas, aislado de la partícula completa. Este tipo de infección se denomina *transfección*. De este hecho se deduce que toda la información para obtener progenie viral radica en dicha molécula. En una gran cantidad de especies virales se ha demostrado la presencia de enzimas asociadas al virión. En estos casos, la infección sólo puede ser iniciada por el complejo nucleoproteico.

B. Su forma de replicación:

En una célula infectada se sintetiza una gran cantidad de moléculas nuevas del ácido nucleico genómico que la infectó. Este es el principio por el cual los virus aseguran su continuidad genética, se trata de un mecanismo distinto del de la fisión binaria. El otro componente fundamental de los virus son las proteínas estructurales y las funcionales. Estas se sintetizan dentro de la célula infectada bajo la codificación genética del virus, pero usando la maquinaria celular, produciendo de cada proteína una gran cantidad de unidades. Una vez sintetizados los componentes básicos del virus, de una manera simplista podemos decir: el armado de un virus resulta de la asociación de las proteínas estructurales con las nuevas moléculas de ácido nucleico viral, que como hemos dicho, las hay también en cantidad considerable.

El resultado final es que en la célula infectada se forman simultáneamente un gran número de partículas virales por un proceso de ensamble de macromoléculas, diferente de la fisión binaria.

El hecho de que los elementos básicos del armado de una progenie viral sea la interacción de muchas réplicas de la unidad genómica y un gran número de unidades proteicas, hace que el término más apropiado para explicar la amplificación o crecimiento de una población de virus sea replicación viral. Este término lo separa de su equivalente *división celular* que ocurre en pro y eucariotes.

C. Su parasitismo:

Ya hemos hecho referencia que no hay organismo viviente que no pueda ser atacado por un virus desde el exterior.

Por otra parte, existen virus endógenos que se transmiten en las líneas germinales.

El parasitismo de los virus se ejerce a nivel genético: el genoma viral dentro de la célula transforma la capacidad potencial de información que tiene el virión en activa función bioquímica utilizando la energía, los caminos metabólicos y, fundamentalmente, el aparato de síntesis de proteínas que posee la célula, de forma de producir réplicas de sus elementos constitutivos.

Naturaleza de los virus

La capacidad de perpetuarse a través de la generación de nuevos seres semejantes, estableciendo un linaje, es un privilegio de los seres vivos, que los diferencia netamente de la materia inorgánica.

En todos los organismos uni o pluricelulares, y también en los virus, con excepción de los que contienen RNA, la información para autorreplicarse radica en el DNA genómico. A pesar de esta característica común de los virus con los restantes seres del planeta, es muy difícil imaginar que los primeros están dotados de vida. Entre otras razones, porque no tienen metabolismo propio, no se dividen por fisión binaria y no realizan desplazamientos autónomos. Sin embargo, la estrategia de los virus para perpetuarse ha sido muy exitosa, ya que su existencia puede rastrearse casi hasta los orígenes del hombre, aunque lamentablemente la falta de fósiles impide establecer con certeza la fecha aproximada de su aparición sobre la tierra.

Los virus son, entonces, algo único. Macromoléculas inertes en el medio externo y agentes activos dentro de la célula, donde comandan al genoma del huésped en su beneficio. En esto reside su individualidad.

Características que los distinguen de otros microorganismos y agentes

Bacterias intracelulares:

Clamidias y rickettsias: son parásitos intracelulares obligados. Sin embargo, están claramente excluidos del campo de los virus, porque, entre otros criterios, las especies integrantes de ambos grupos son capaces de sintetizar ribosomas funcionales propios.

El parasitismo de las clamidias es a nivel de la permeabilidad de sus envolturas celulares, ya que no regulan el transporte y la retención de metabolitos esenciales, por lo que deben replicar necesariamente dentro de una célula viva. Las rickettsias son parásitos energéticos, ya que tienen deficiencias enzimáticas que les impiden iniciar el ciclo de utilización de hexosas, el que es provisto, entonces, por la célula parasitada.

Mollicutes (géneros *Mycoplasma* y *Acoleplasma*): son los organismos vivientes más pequeños capaces de dividirse en medios artificiales. A diferencia de las bacterias verdaderas carecen de pared, su tamaño es prácticamente igual o inferior al de los virus más grandes, pero a diferencia de éstos, contienen la maquinaria sintética mínima para la replicación autónoma.

En la Tabla 46-1 se han recopilado todas las características diferenciales entre un virus y las bacterias intracelulares. La observación de los datos permite diferenciar fácilmente a los virus del resto de los microorganismos, porque presentan propiedades únicas, a pesar de la mayor complejidad que se descubre a medida que se conoce más sobre su estructura.

Viroides

Existen otros agentes infecciosos que atacan principalmente a las plantas, los *viroides*, que comparten con los virus la propiedad de poseer un solo tipo de ácido nucleico, generalmente RNA, no aumentar su tamaño individual, no dividirse por fisión binaria, ser parásitos absolutos, infecciosos y patógenos.

Los viroides carecen de cápside y envoltura, estructuralmente se trata de ácido nucleico de cadena simple circular con un alto grado de homología entre sectores de la cadena, que les permite adquirir una forma de horquilla cerrada muy resistente a la degradación por nucleasas. Una característica distintiva de estos agentes es que su genoma de RNA no codifica para ninguna proteína y no requieren de otro virus para replicarse.

Provirus

Hasta aquí se han presentado los virus por su capacidad de entrar en una célula e inducir réplicas de si mismos y abandonar el huésped para pasar a otro. Puede ocurrir también que, como resultado de una infección, el ácido nucleico viral se incorpore al genoma celular. En este caso, pueden producirse viriones o no, pero el genoma viral acompañará a la célula como patrimonio genético de la misma. Cuando un genoma viral se integra al genoma celular y replica junto con éste se lo denomina *provirus*, o profago cuando se trata de bacterias.

Un provirus puede activarse espontáneamente o bien en respuesta a ciertos estímulos. En ambos casos se producirán virus completos. Un provirus puede modificar

Tabla 46-1. Propiedades distintivas de los virus en relación con bacterias intracelulares				
Propiedad	Mollicutes	Rickettsias	Clamidias	Virus
Crecimiento en medio artificial	sí	no	no	no
División binaria	sí	sí	sí	no
Contiene: DNA + RNA DNA o RNA	 sí no	 sí no	 sí no	 no sí
Reproducción por AN aislado	no	no	no	sí[1]
Variación de tamaño	sí	sí	sí	no
Sistema energético	sí	sí	sí	no
Ribosomas	sí	sí	sí	no[2]
Contiene ac. murámico	no	sí	sí	no

[1] No es una propiedad absoluta, sólo la presentan los virus RNA positivos y los DNA virus. [2] Los arenavirus incluyen ribosomas en sus partículas pero no son funcionales. Los virus gigantes no responden estrictamente a las características de los virus conocidos.

las propiedades de la célula que lo aloja, expresando parte de su contenido genético en forma de un producto proteico que altera a la célula induciéndola a cambios generalmente fenotípicos, que se conocen con el nombre de transformación, y que están siempre asociados con cambios en la membrana celular. Agentes que establecen el estado de provirus los encontramos entre los virus pertenecientes a la familia *Retroviridae*, por ejemplo el virus de inmunodeficiencia humana (HIV).

Virus no convencionales

Virusoide o virus satélites y RNA satélites: Algunos virus de plantas están asociados con pequeñas moléculas parásitos, denominados RNA satélites y virus satélites. Los primeros consisten de RNA corto de menos de 1500 nucleótidos que dependen completamente de un virus ayudante (*helper*) para su replicación, encapsidación, y transmisión. La mayoría no codifica proteínas funcionales aunque el RNA posee actividad de ribozima, y se presume que ejercerían su acción biológica mediante interacción directa de su RNA. En cambio, los virus satélites codifican para, y se encapsidan en, su propia cápside aunque dependen del virus *helper* para replicarse.

Virófagos: Al igual que los bacteriófagos, comedores de bacterias, existen los virófagos que son virus que parasitan a los virus gigantes llamados *Giruses*, que cumplen un rol similar a los fagos de ahí su denominación de "comedores de virus".

Los virófagos son parásitos conocidos solamente desde hace un par de años. En 2008, el mismo grupo de investigadores que había caracterizado a los mimivirus, descubrió el primero de estos virus comedores de virus, apodado Sputnik, en una torre de refrigeración de agua en París. Por su condición de multiplicarse en un huésped infectado por otro virus, algunos científicos los consideran virus satélites y no nuevas entidades infecciosas.

Los tres virófagos mejor caracterizados son similares en estructura y tamaño aunque genéticamente tienen poca homología. Los viriones son icosahédricos y tienen un tamaño aproximado de 50 nm. El genoma está compuesto por una molécula circular de DNA doble cadena con 20 a 25 kilobases que codifican entre 21 a 26 proteínas. Para multiplicarse utilizan la maquinaria de los virus gigantes cuando éstos se están replicando dentro de la célula hospedadora. Pero, a diferencia de los virus satélites, los virófagos impiden la formación de nuevas partículas del virus que infectan. Esta propiedad abre el interrogante de si hay virófagos contra virus patógenos y si tendrían un uso potencial como antivirales.

Virus híbridos: Existen en la naturaleza virus híbridos constituidos por dos virus pertenecientes a distintas familias. El ejemplo más conocido son las partículas de SV40-adenovirus.

Seudoviriones: Son partículas que contienen, en lugar del genoma viral, fragmentos de DNA celular o de otros virus y la cápside del virus, cuyo ácido nucleico fue reemplazado.

Elementos genéticos

Los plásmidos, episomas, transposones y elementos de inserción poseen información genética que puede ser expresada tanto en una bacteria como en células eucariotas, pero a diferencia de los virus no tienen una fase extracelular. Los plásmidos son más abundantes en las bacterias, tienen un tamaño y conformaciones variables pudiendo ser lineales, circulares o de estructura superenrollada. La replicación puede estar acoplada o no a la replicación del cromosoma bacteriano dependiendo del tipo de plásmido. Además, pueden ser transferidos entre bacterias mediante un complejo proceso de conjugación o transfectados experimentalmente a células eucariotas. Un episoma, es un plásmido que posee elementos de inserción y que se ha integrado al DNA cromosómico. Los transposones son elementos genéticos que también se integran al DNA pero tienen la propiedad de cambiar de posición dentro del genoma. En los procariotas, los transposones se ubican tanto en el cromosoma bacteriano como en los plásmidos. En los organismos eucariotas suelen ser de mayor tamaño que los descriptos para bacterias y en algunos casos, se transponen mediante una molécula intermediaria de RNA (retrotransposones), semejante a como lo hacen los retrovirus. Todos estos elementos genéticos pueden alterar la información de las células que los contienen, ya sea porque por ejemplo, portan genes que confieren resistencia a los antibióticos, o producen mutaciones en los genes donde se insertaron. Por eso, representan un factor importante en la modificación de genes y genomas a lo largo de la evolución. Sin embargo, no son agentes infecciosos como los virus.

Priones

Se trata de un grupo de agentes infecciosos que, por el momento, se siguen estudiando junto con los virus, pero que presentan propiedades diferentes respecto de su composición. Así, por ejemplo, la más notable es su alta resistencia a la inactivación por agentes físicos y químicos. El conjunto de sus propiedades es compatible con el concepto de virus, sin embargo, se desconoce su genoma. Estos agentes producen encefalopatías espongiformes como el kuru y la enfermedad de Creutzfeld-Jacob en humanos, el scrapie de las ovejas, y la encefalopatía de las vacas y el visón.

La definición de prión, que contempla los hallazgos más recientes es la que sigue: prión es una partícula proteica infecciosa microscópica, resistente a la inactivación con agentes modificantes de ácidos nucleicos, que contiene una isoforma anormal de una proteína celular como componente mayoritario y necesario para comportarse como un ente biológico.

En la Tabla 46-2, se listaron diferentes definiciones de virus.

Tabla 46-2. Definiciones de virus
Los virus son partículas elementales con vida y línea germinal propia, formados por un solo tipo de ácido nucleico y proteínas (glico y/o lipo), son parásitos absolutos y agentes infecciosos generalmente causantes de enfermedad. Existen otras definiciones de virus, más o menos complejas, como las siguientes: -Unidades infecciosas que contienen RNA o DNA encerrado en una cubierta protectora. -Unidades infecciosas con independencia genética que contienen RNA o DNA como genoma asociado a macromoléculas, fundamentalmente polipéptidos, que definen su estructura y capacidad de asociarse a la célula que infectan. También hay más simples e ingeniosas: -Un virus es un paquete proteico o lipoproteico de ácido nucleico genómico. -Un virus es un virus (Lwoff) -Los virus son las víctimas de la ignorancia a las que se les atribuye ser la causa de cualquier enfermedad. Queda como un ejercicio individual elegir aquella definición que más se adapte a la imagen mental evocada por la palabra virus. Eso si, no hay que olvidar que la elegida debe diferenciarlos claramente de otros microorganismos o agentes infecciosos.

Los virus como agentes de enfermedad

La razón básica por la cual un virus puede causar daño radica en su parasitismo intracelular obligado. Así, la enfermedad que originan en un organismo es el resultado de la infección de las células individuales, y los síntomas y signos producidos representan la suma del daño celular que alcanza diversos niveles.

Sin embargo, es importante considerar que la patogénesis viral es una situación rara y anormal. La mayoría de las infecciones virales son silenciosas y no resultan en signos evidentes de enfermedad. Es mucho más conveniente para el virus no dañar a su huésped y, en especial, no matarlo.

La relación que se establece entre un virus y la célula huésped es variable. El virus infectante puede terminar matando la célula, lograr estados de equilibrio o inclusive estimular la división celular. El resultado de la interacción depende tanto del virus en cuestión como de la célula huésped.

Se denominan *virus citocídicos* a los que, como resultado de su multiplicación, producen la muerte celular.

Los virus moderados son aquellos que establecen con el huésped un estado de equilibrio en el cual la producción de partículas virales es compatible con la vida celular.

Otro grupo numeroso de virus, denominado oncogénico, desencadena en las células que infecta cambios irreversibles por los cuales éstas pierden la capacidad de regular su ciclo de división. Este fenómeno de *transformación celular* puede ocurrir tanto en una *infección abortiva* como en una *productiva*, entendiéndose por infección abortiva aquella que no da lugar a la producción de viriones, a diferencia de la productiva. Esto no significa que en la célula infectada no aparezcan algunos productos proteicos virales.

El mismo espectro de respuestas como resultado de una infección puede verse a nivel del organismo, pero la patogénesis de la infección de un vertebrado es mucho más compleja que las interacciones que ocurren entre el virus y las células cultivadas *in vitro*.

No todos los virus producen síntomas o cambios patológicos evidentes. Por eso, es importante distinguir entre infección y enfermedad. Hay numerosos virus aislados de humanos y animales a los que todavía no se los ha podido relacionar con un síndrome específico.

La mayor peligrosidad de un virus está asociada a su capacidad para invadir y multiplicar en órganos vitales, como corazón, hígado o sistema nervioso central. El advenimiento del virus de la inmunodeficiencia adquirida (HIV), causante del síndrome de inmunodeficiencia, ha puesto en evidencia que hay infecciones silenciosas que pueden exacerbarse y convertirse en las causales de muerte.

Hitos en la historia de la virología

A diferencia de otros microorganismos, los virus no han dejado fósiles que permitan establecer la época en que ocurrió su génesis, pero las enfermedades que algunos de ellos causan fueron descriptas por los griegos antes de la era cristiana.

La historia de la virología comienza en la última década

Tabla 46-3. Descubrimientos y hechos importantes en el campo de la virología

EVENTO	CONSECUENCIAS	INVESTIGADOR Y AÑO
Filtración por bujías capaces de retener bacterias	Aislamiento del TMV/ virus aftoso. Virus de fiebre amarilla/fagos, etc.	D.I. Ivanowski Loeffler-Frosh W. Reed/P. Roux Twort-D'erelle 1892-1930
Aislamiento del virus del sarcoma de los pollos	Primera demostración de que un virus puede causar cáncer	Peyton Roux, 1911
Cristalización del virus del mosaico del tabaco (TMV)	Polémica dentro del campo de la ciencia respecto de considerar a una macromolécula como un ser vivo	Stanley, 1935
Cultivo, titulación, técnicas genéticas	Curvas de un solo ciclo, clonado	Ellis-Delbruck, 1940
Reacción de aglutinación con mixovirus	Neutralización viral por inhibición de la hemoaglutinación	H. Hirst, 1941
Descubrimiento de fagos capaces de lisogenizar	Demostración de que un virus puede integrarse (lisogenia) y conferir nuevas propiedades al huésped	A. Lwoft, 1950
Cultivo de células	Cultivo de virus animales, permitió estudios bioquímicos, desarrollo de vacunas, purificación de virus para análisis fisicoquímicos.	Enders, Eagle, Earle, 1950
Adaptación del método de titulación de fagos a virus animales	Cuantificación y genética de virus animales	R. Dulbecco, 1952
Primera edición de un libro de virología general	Orientó el pensamiento de generaciones de virólogos	S. Luria, 1953
Obtención de una vacuna contra la poliomielitis preparada en cultivo celular	Abrió el camino a la estrategia de obtención de otras vacunas	J. Salk, 1955
Descubrimiento del interferón	Despertó la expectativa de su uso como antiviral	Isaacs y Lindemann, 1957
Descubrimiento del virus Junín, agente de la fiebre hemorrágica argentina	Aislamiento del agente etiológico de una enfermedad autóctona	A. J. Parodi, 1958
Propuesta de un sistema racional de taxonomía viral	Se pone por primera vez el énfasis en las propiedades de los virus en forma independiente de la enfermedad que causa	Horne-Lwoft Tournier, 1959-1960
Descubrimiento de la RNA polimerasa viral en el virus vaccinia	Abre el camino a la búsqueda de enzimas virales en los viriones	1960
Concepción de que las cápsides virales están formadas por polipéptidos repetidos n veces, organizadas según un patrón geométrico	Junto con el análisis de difracción con rayos X, inicia el conocimiento de la estructura y organización viral	Watson y Crick, 1959-1961
Creación del Comité Internacional Taxonomía Viral	Primera reunión de expertos para lograr la clasificación universal de los virus	Moscú, 1966
Descubrimiento de los oncogenes en los retrovirus	Abre el camino a la búsqueda de los oncogenes celulares	Huebner y Todaro, 1969
Técnica de tinción negativa	Visualización de los virus y de su estructura	Horne-Tournier, 1970
Descubrimiento de la transcriptasa reversa en retrovirus	Cuestiona el dogma genético aceptado	Temin, Mizutani, Baltimore, 1970
Fenómenos generales de las células se descubrieron con los virus	Fenómeno de *splicing*/presencia de "cap" en los mRNA celulares	Shatkin y cols., 1975/ Sharp y cols., 1977
Erradicación de la viruela	Esfuerzo mancomunado a nivel mundial	26 de Noviembre de 1979
Irrupción del virus HIV en el mundo	Nuevo flagelo del siglo XX similar a las grandes pestes de la antigüedad	R. Gallo, L. Montagnier, 1980
Descubrimiento de los priones	Infección ocasionada por una proteína patógena	Stanley Prusiner y cols., 1982
Técnicas de biología molecular, uso de enzimas de restricción, geles de poliacrilamida, aplicación de la transcriptasa reversa, técnicas de enfriamiento rápido en nitrógeno líquido para muestras de virus para el microscopio electrónico. Inserción de genes. Hibridización molecular. Análisis de DNA y RNA. Secuencia molecular. Anticuerpos monoclonales. Reacciones de ELISA. Técnicas de tinción con sondas biotiniladas. Reacciones de manchas		

Obtención de la primera vacuna preparada por ingeniería genética en levadura	Inmunización contra la hepatitis B por administración de un polipéptido viral (antígeno S) expresado en un huésped	Desarrollo tecnológico de Compañía Farmacéutica, 1984
PCR (reacción en cadena de la polimerasa)	Análisis de genes, diagnoóstico virológico	K. Mullis, 1985
Síntesis de partículas virales infecciosas de virus polio en un sistema libre de células	Por primera vez se forman viriones usando como sustrato extractos citoplasmáticos de células	Wimmer y cols., 1991
Identificacion del Human Herpes Virus 8 como causante del sarcoma de Kaposi	El VHH-8 es el primero de los 8 herpesvirus conocidos en haber sido identificado a través de técnicas moleculares	Chang y cols, 1994
Descubrimiento del virus gigante mimivirus	El genoma de Mimivirus es una doble cadena circular de DNA con aproximadamente 800 kpb, es mas largo que el de algunas bacterias.	La Scola, 2003
Descubrimiento de los pandoravirus	Virus cuyo genoma de DNA es de al menos 1,9 megabases. El nombre de este genero refleja la poca similitud con microorganismos previamente descriptos y las sorpresas que depara su futuro estudio	Jean-Michel Claverie/ Chantal Abergel, 2013

del siglo XIX, con el aislamiento del virus del mosaico del tabaco (TMV), un virus capaz de enfermar a las plantas de tabaco, produciendo pérdidas económicas importantes. Se trata, entonces, de una ciencia que se inició casi con el siglo pasado y en la que pueden distinguirse tres períodos. El primero se extiende desde 1892 hasta principios de los años 50, y se caracteriza por el aislamiento de la mayoría de los virus conocidos, causantes de enfermedad en el hombre y en los animales. Además, dada la dificultad de obtener virus en cantidades apreciables era muy difícil encarar el estudio bioquímico y genético de su comportamiento. Por ello, durante dicho período todo el conocimiento sobre la relación virus-huésped al nivel celular sólo se infería a partir de los estudios realizados con los bacteriófagos. El invento del microscopio electrónico y la puesta a punto de la técnica de tinción negativa, junto con la estandarización de los cultivos celulares y la invención de la técnica de formación de placas, marcan el inicio de una nueva etapa en la historia de los virus animales. El resultado inmediato fue el conocimiento de la forma, tamaño y estructura viral, la posibilidad de obtener vacunas efectivas, como aquella contra la poliomielitis, y el conocimiento de la mayoría de los virus, los procesos bioquímicos intracelulares y las distintas interacciones con las células. Hacia 1970 los virus se convierten en protagonistas principales de la revolución científica que se inicia con el aislamiento de la transcriptasa reversa, con el desarrollo de la técnica de geles para proteínas y el uso de las enzimas de restricción. Podemos decir, entonces, que hacia fines de la segunda etapa, que termina alrededor de 1985, se conocen las secuencias completas de los genomas de muchos virus patógenos, así como la constitución polipeptídica, y comienza la aplicación de los virus como herramientas de expresión de otros genes virales u otras moléculas de interés.

A partir de 1985 hasta la fecha, se ha entrado en una tercera etapa en que la celeridad con que se adquieren los conocimientos se encuentra en fase logarítmica. A esta realidad contribuyen la puesta a punto de la técnica de la reacción en cadena de la polimerasa (PCR), el uso de modelos matemáticos y programas simulados en la computadora, acoplados a los estudios de difracción con rayos X. De este modo se conoce la topografía y estructura tridimensional de las cápsides virales y sus polipéptidos constitutivos. Además, los avances en la secuenciación de nuevas especies virales están permitiendo conocer la evolución de los virus apuntando a la identificación de un ancestro común y modificando la clasificación taxonómica hacia la categoría de órdenes, como ocurre para el resto de los seres vivientes.

La historia de la virología presentada en este capítulo no es completa, dentro de cada uno de los períodos mencionados existen también otros hechos dignos de mención. Sin embargo, si bien el relato pormenorizado y cronológico de los descubrimientos que van construyendo una ciencia es una forma de reconocimiento a la labor de hombres y mujeres dedicados al quehacer científico, no todos los hallazgos tienen igual repercusión.

Sólo unos pocos pueden ser considerados con rigurosidad como hitos que modifican esquemas teóricos previos o resuelven problemas prácticos que impedían avanzar en el conocimiento. Dentro de ese contexto, hemos analizado la historia de la virología, resumida en la Tabla 46-3.

CAPÍTULO 47

ESTRUCTURA Y CLASIFICACIÓN DE VIRUS

Claudia S. Sepúlveda, Elsa B. Damonte

Introducción

Las dos características fundamentales que presentan los virus son su composición simple y su forma de multiplicación especial, siendo ambas propiedades determinantes de su parasitismo intracelular obligado.

La partícula viral madura, denominada **virión**, puede presentar una estructura con mayor o menor grado de complejidad, pero que consiste básicamente de un bloque de material genético rodeado de proteínas que lo protegen del medio ambiente y le sirven como vehículo para llegar a la célula.

Los virus más pequeños y simples están constituidos únicamente por ácido nucleico y proteínas. El ácido nucleico es el **genoma viral**, ubicado en el interior de la partícula, y puede ser DNA o RNA. Generalmente está asociado con un número pequeño de moléculas proteicas que pueden tener actividad enzimática o cumplir alguna función estabilizadora para el plegamiento del ácido nucleico y el armado de la partícula viral. Este conjunto de genoma y proteínas íntimamente asociados es llamado ***"core"*, núcleo, nucleoproteína o nucleoide**. Este núcleo central está rodeado de una cubierta proteica, la **cápside**, que junto con el genoma constituye la **nucleocápside**. Las cápsides virales están formadas por un gran número de subunidades polipeptídicas que se ensamblan adoptando una simetría de tipo **helicoidal** (nucleocápside en forma de bastón) o **icosaédrica** (partículas casi esféricas). En algunos virus más complejos, por fuera de la cápside se encuentra otra cubierta, la **envoltura**, que es una estructura membranosa formada por lípidos y y glicoproteínas (Fig. 47-1).

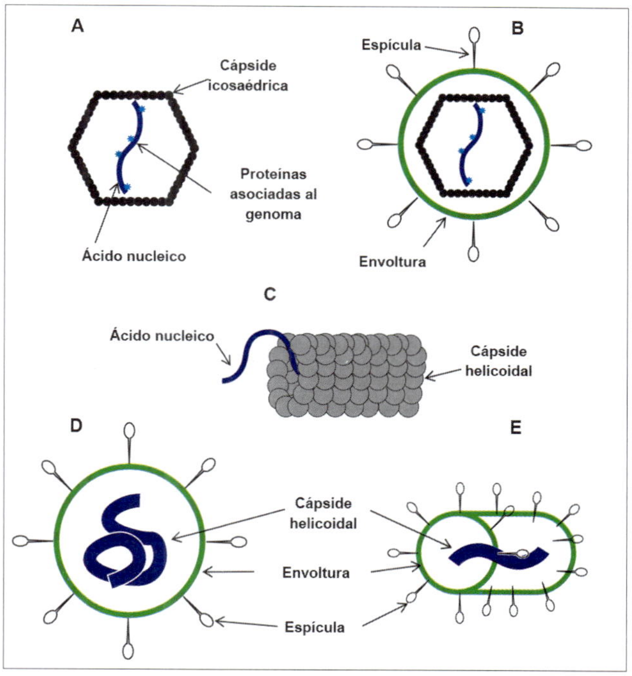

Fig. 47-1. Esquema de la morfología de partículas virales. A. Virión desnudo con cápside icosaédrica. B. Virión envuelto con cápside icosaédrica. C. Virión desnudo con cápside helicoidal. D. Virión envuelto con cápside helicoidal flexible superenrrollada (forma cuasiesférica). E. Virión envuelto con cápside helicoidal rígida (forma alargada).

Genomas virales

Los virus se caracterizan, a diferencia de los otros organismos, porque pueden presentar su material genético tanto en forma de DNA como RNA, monocatenario o bicatenario con estructura de doble hélice. Todos los genomas virales son haploides, es decir, contienen una sola copia de ácido nucleico por virión, con la sola excepción de los virus de la familia *Retroviridae*, cuyas partículas presentan un genoma diploide formado por dos cadenas idénticas de RNA.

Tipos de DNA virales

La mayoría de los virus a DNA presentan un genoma bicatenario, similar al DNA celular, salvo escasas excepciones correspondientes a los virus más pequeños que tienen un DNA monocatenario. Además las moléculas de DNA viral pueden ser lineales y circulares. La Fig. 47-2 muestra un esquema de las características que presentan los DNA genómicos de los principales grupos de virus animales.

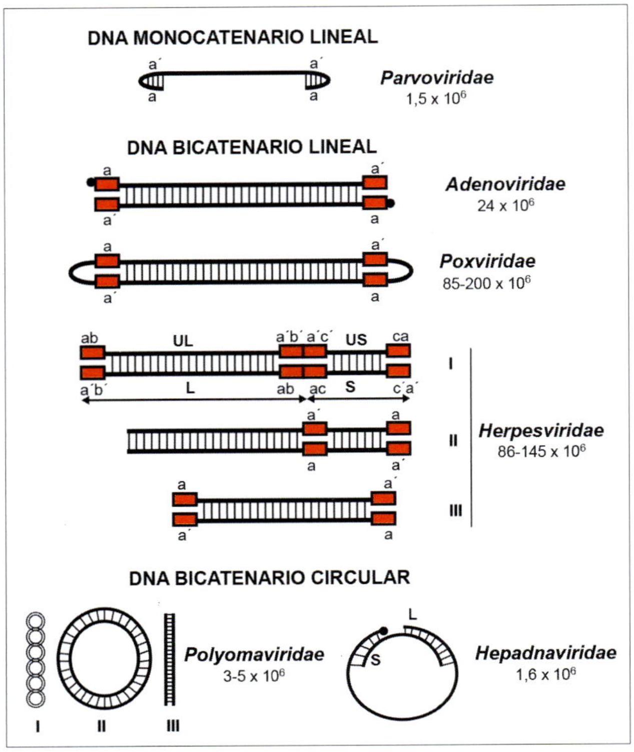

Fig. 47-2. DNA virales. • = proteína unida al extremo 5' del DNA; a-a', ab-a'b' y ac-a'c' = secuencias complementarias en los extremos de las cadenas de DNA. Debajo del nombre de cada familia se indica el peso molecular del DNA genómico.

La conformación circular, que presentan por ejemplo *Papillomaviridae, Polyomaviridae y Hepadnaviridae*, confiere una serie de ventajas al ácido nucleico respecto de la estructura lineal, otorgándole protección frente al ataque de exonucleasas, facilitando la replicación completa de la molécula y su posible integración al DNA celular. En el caso de los polyomavirus, el DNA puede presentar las tres conformaciones diagramadas en la Fig. 47-2: la forma I corresponde a la molécula circular covalentemente cerrada y superenrrollada sobre sí misma; si se produce una ruptura en una unión en una de las cadenas, la doble hélice se desenrrolla y resulta una molécula circular relajada (forma II) en tanto que la forma III es el resultado de rupturas en las dos cadenas originando una molécula bicatenaria lineal. El DNA circular de los hepadnavirus tiene una estructura de características únicas dentro de los DNA virales: una de las cadenas (S, corta) es incompleta, de manera que el 15-50% de la molécula es monocatenaria; la otra cadena (L, larga) presenta una ruptura en un único punto de la molécula y, además, tiene una proteína unida covalentemente en el extremo 5'.

Las moléculas de DNA lineales de los restantes virus animales tienen características estructurales especiales, particularmente en los extremos de la molécula, que les permiten adquirir una configuración circular durante el proceso de replicación del ácido nucleico. Así, los extremos del DNA de los adenovirus presentan secuencias complementarias denominadas repeticiones terminales invertidas o extremos cohesivos, de modo que la molécula puede formar círculos de cadena simple por apareamiento de los extremos complementarios (a y a', en la Fig. 47-2). Además, llevan una proteína unida covalentemente al extremo 5' de cada hebra de DNA. El DNA de los poxvirus también presenta repeticiones terminales invertidas, pero ambas cadenas lineales están unidas en los extremos por una corta secuencia simple. Por lo tanto, la molécula desnaturalizada puede convertirse en un gran círculo monocatenario.

Los herpesvirus presentan una de las estructuras más complejas dentro de los DNA virales. En las distintas especies de virus que forman esta familia se pueden encontrar diversos tipos de genomas, de acuerdo con la cantidad y distribución de secuencias únicas y repetitivas que presenten. El tipo I, ilustrado por el virus herpes simple, está formado por dos secciones (L largo y S corto) unidas entre sí. Cada sección está constituída por una secuencia única (UL y US) y secuencias terminales con repeticiones invertidas. La molécula desnaturalizada se puede circularizar por apareamiento de los dos extremos con las secuencias complementarias internas. El DNA tipo II tiene dos secuencias únicas de las cuales sólo una está flanqueada por secuencias repetidas invertidas. El DNA tipo III tiene sólo una secuencia única, con sus correspondientes extremos cohesivos.

Como se observa en la Fig. 47-2, además de variaciones estructurales, los DNA virales presentan un rango amplio de tamaño que va desde aproximadamente 4000 nucleótidos o 4 kilobases (kb) (PM 1,5x10^{6}) hasta 200 kilopares de bases (kpb) para el DNA bicatenario de los poxvirus. En promedio, 1000 nucleótidos tienen suficiente información como para codificar por un polipéptido, por lo que se ha considerado que los DNA virales tienen la capacidad de codificar de 4 a 200 polipéptidos. Sin embargo, esa es una estimación aproximada ya que la relación entre secuencia de nucleótidos y productos proteicos no es tan directa. Los DNA virales, como el DNA celular, contienen distintos tipos de secuencias no codificantes, a saber: a) los intrones secuencias eliminadas del RNA transcripto primario en el núcleo celular antes de que la molécula madura de RNA mensajero sea traducida; b) las secuencias reiteradas terminales antes descriptas; c) secuencias consenso, que se conservan a través de los procesos evolutivos porque cumplen funciones vitales para la replicación y expresión del material genético (promotores, sitios para iniciación y terminación de traducción, señales para procesamiento de los transcriptos, secuencias de empaquetamiento del genoma en la cápside, etc). Además se conoce la presencia de genes superpuestos o solapados, es decir, la posibilidad de que una secuencia dada de DNA pueda ser expresada en diferentes marcos de lectura y dar origen a más de una proteína. Un ejemplo típico de superposición de genes se muestra en la Fig. 47-3 con el virus de hepatitis B, en cuyo

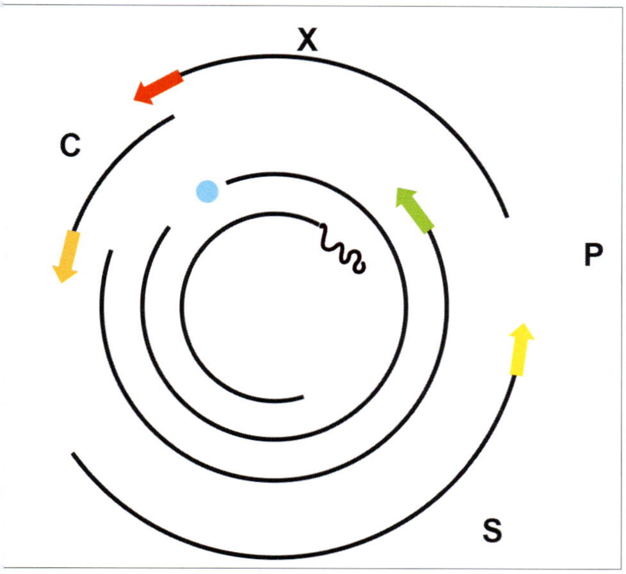

Fig. 47-3. Genes superpuestos en el genoma del virus hepatitis B. En el centro se ubica el DNA cadena doble viral y hacia el exterior se indican con flechas los cuatro marcos de lectura (S, P, C y X) con zonas de secuencias superpuestas, que codifican por cuatro proteínas virales.

genoma de DNA se encuentran solapados los genes que codifican para distintas proteínas virales.

Tipos de RNA virales

Los RNA de los virus animales son mayoritariamente de cadena simple, siendo *Reoviridae* y *Birnaviridae* las únicas familias que presentan RNA bicatenario como genoma. En algunos grupos de virus, el RNA genómico está segmentado en varios fragmentos, cuyo número es una característica propia de cada familia (Fig. 47-4).

El tamaño de los RNA virales varía dentro de límites más estrechos que los observados para los DNA, en el rango aproximado de 1,5 kb-27 kb, estando su capacidad codificante restringida a un número menor de proteínas. Una peculiaridad de todos los RNA virales es la presencia en la molécula de una gran proporción de estructura secundaria, es decir, regiones internas de complementariedad de bases, que probablemente cumplan funciones como sitios de reconocimiento en los procesos de transcripción y/o traducción. Por ejemplo, en la Fig. 47-5 se muestra la estructura del RNA S de *Arenaviridae* (es el fragmento más pequeño del genoma de estos virus, formado

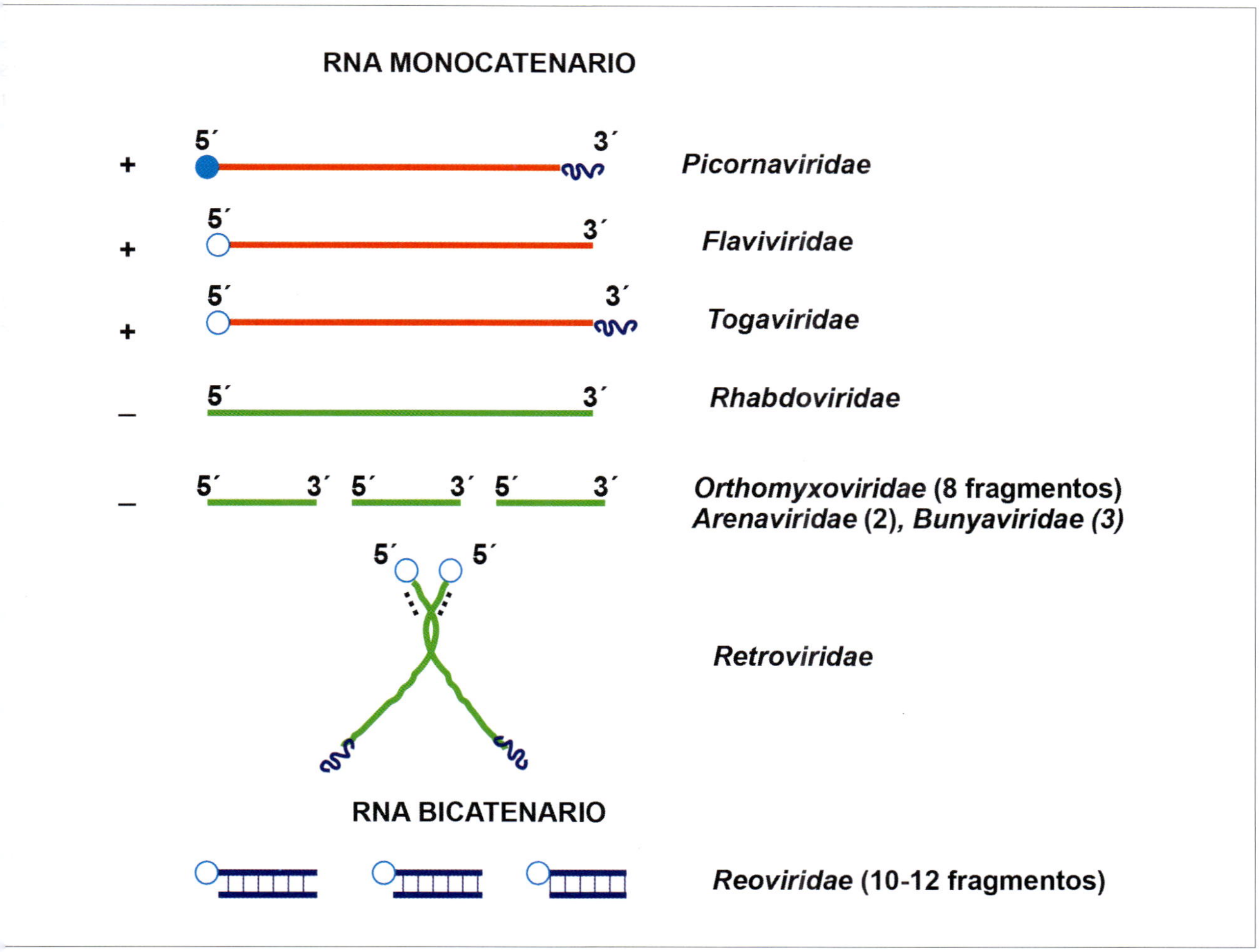

Fig. 47-4. RNA virales. ∿ = poli A; • = proteína unida al extremo 5' del RNA; o = cap en el extremo 5' del RNA; --- = t-RNA unido al extremo 3' en Retroviridae.

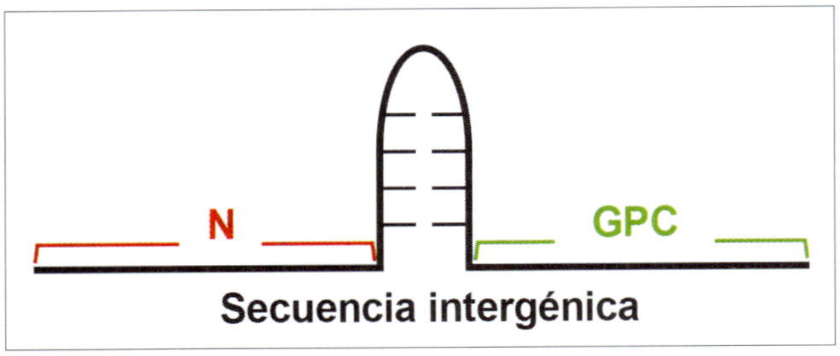

Fig. 47-5. Esquema del RNA S de Arenaviridae. N y GPC son las secuencias codificantes de ambas proteínas y en el centro la secuencia intergénica con estructura secundaria por apareamiento de bases complementarias.

por dos trozos de RNA de simple cadena), que presenta en la zona central una horquilla por el apareamiento de las bases complementarias.

Además de las características físicas y químicas mencionadas, la **polaridad** o sentido en la cadena de RNA es una propiedad fundamental utilizada para definir los RNA virales monocatenarios. Este concepto fue introducido por David Baltimore en 1970 y constituye una de las bases fundamentales para la clasificación viral. Se parte de definir como polaridad positiva la secuencia de bases correspondiente al RNA mensajero (mRNA), y polaridad negativa a la secuencia complementaria a la del mRNA. Un virus es de cadena positiva cuando su RNA genómico puede actuar como mRNA, es decir ser traducido en proteínas inmediatamente después de haber entrado a la célula. Por el contrario, en los virus de polaridad negativa, el RNA genómico tiene la secuencia complementaria al mRNA viral. Por lo tanto, cuando se produce la infección y el RNA viral entra en la célula, debe sintetizar la cadena complementaria utilizando una enzima asociada al virión, la RNA polimerasa RNA dependiente o transcriptasa. Los arenavirus y algunos géneros de la familia *Bunyaviridae* presentan una situación particular. Ambas familias tienen genoma RNA monocatenario fragmentado en dos y tres segmentos para *Arenaviridae* y *Bunyaviridae*, respectivamente. Algunos de estos segmentos de RNA tienen parte de su secuencia de polaridad positiva y parte de polaridad negativa, por lo que han sido llamados ambisense, en inglés, o polaridad de doble sentido.

Desde el punto de vista estructural, los RNA virales de polaridad positiva suelen tener las mismas características que los mRNA celulares eucarióticos: en su extremo 5' hay una terminación en nucleótidos metilados que forman el denominado cap o sombrero y en el extremo 3' una secuencia de poliadenina (poli A).Esto no es una regla general ya que en *Picornaviridae* el genoma es de polaridad positiva pero no presenta cap en el 5' sino que tienen una proteína unida al RNA denominada VPg y los miembros de *Flaviviridae*, también de polaridad positiva, carecen de poli A en el extremo 3' del genoma (Fig. 47-4). Respecto a los virus de cadena negativa, el RNA genómico termina en el extremo 5' en un nucleótido trifosfatado sin cap y también carecen de poli A en 3'.

Cápsides

La cápside es una cubierta proteica externa que encierra y protege al genoma viral de la acción de nucleasas y otros factores adversos del medio exterior. Además, en los virus desnudos carentes de envoltura, la cápside es la encargada de establecer a través de alguna de sus proteínas la unión con la célula que será parasitada por el virus. Asimismo, las proteínas de la cápside contienen los determinantes antigénicos contra los que el sistema inmune del huésped elaborará la respuesta de anticuerpos en defensa del organismo.

La cápside representa el mayor porcentaje en masa de la partícula viral. En general, el genoma de un virus contiene información genética para codificar por una masa de proteína 10-100 veces menor que el peso real de la cápside. Por lo tanto, las cápsides deben estar formadas por subunidades repetitivas de uno o un número pequeño de polipéptidos. Esto fue sugerido por Watson y Crick ya en 1957 en base a consideraciones sobre masa y peso molecular del ácido nucleico de un virus y su cápside, y comprobado luego experimentalmente mediante el análisis por electroforesis en geles de poliacrilamida de viriones purificados.

Las unidades polipeptídicas que forman la cápside son en sí asimétricas, pero se ensamblan de acuerdo con principios geométricos simples resultando una estructura simétrica. Este empaquetamiento simétrico le permite al conjunto alcanzar la forma de energía libre espacial mínima, asegurando la máxima estabilidad de la partícula viral y estableciéndose uniones casi equivalentes entre todas las unidades. De no seguirse este ordenamiento simétrico en la construcción de una cápside formada por unidades idénticas repetidas, resultarían superestructuras inestables, ya que la misma cadena polipeptídica podría tener distintos tipos de unión con sus vecinas.

Se pueden distinguir distintos niveles de complejidad en la organización de los polipéptidos constitutivos de la cápside: a) **unidad química** o **proteica**, es la cadena polipeptídica simple, el producto directo de los genes b) **unidad estructural**, puede ser la unidad química directamente o estar formada por varios polipéptidos idénticos o no, constituyendo homo o heteropolímeros; c) **unidad morfológica** o capsómero, corresponde a grupos de unidades estructurales que se ven en la superficie de un virión al microscopio electrónico. Las uniones entre polipéptidos para mantener el ensamble de la cápside pueden ser polares (tipo puente de hidrógeno o salinas) y no polares (hidrofóbicas o de van der Waals).

La morfología del virión y la estructura de su cápside han sido dilucidadas a través de dos técnicas fundamentales: la microscopía electrónica, en especial mediante el empleo de tinción negativa (las partículas se mezclan con una solución de un compuesto opaco a los electrones que no penetran las estructuras biológicas, de modo que se ven transparentes sobre un fondo opaco), y los estudios de difracción por rayos X, que dan información acerca de la orientación relativa y posición espacial de las unidades estructurales y, en consecuencia, de su estructura interna. Así se ha llegado a establecer que hay dos tipos básicos de estructura que pueden presentar las cápsides virales: simetría icosaédrica, observándose el virión al microscopio de forma aproximadamente esférica, o simetría helicoidal resultando nucleocápsides filamentosas tubulares, pero que pueden estar encerradas dentro de una envoltura que confiere a la partícula forma esférica o de bastón (Fig. 47-1).

Simetría icosaédrica

El icosaedro es un poliedro de 20 caras triangulares equiláteras con 12 vértices (Fig. 47-6). Presenta simetría rotacional 5.3.2., es decir tiene 6 ejes de simetría quíntuple (5 posiciones idénticas al girar 360° el icosaedro) que pasan a través de pares de vértices opuestos; 10 ejes de simetría triple (3 posiciones idénticas en 360°C) que pasan a través del centro de las caras, y 15 ejes de simetría doble, a través de los puntos medios de las aristas.

Las cadenas polipeptídicas se pueden acomodar según el diseño de un icosaedro en forma simétrica ubicándose tres unidades químicas por cada cara triangular, lo que resulta en una cápside constituída por 60 elementos idénticos relacionados en forma equivalente (Fig. 47-6). Esta disposición corresponde a los virus más pequeños con simetría icosaédrica. En los virus más grandes se encuentra un número mayor de unidades químicas. También pueden armarse siguiendo el modelo icosaédrico, si se considera que cada cara del icosaedro puede dividirse en un número T de triángulos equiláteros (número de triangulación) y en cada nuevo triángulo se ubican tres unidades proteicas. De esta manera se puede ubicar un número creciente (20 T) de subunidades (Fig. 47-6). De acuerdo a cómo interacciones estas subunidades y los tipos de unión que se establezcan en cada caso, se formarán los capsómeros característicos de cada virus, que podrán ser dímeros, trímeros, pentámeros o hexámeros. En muchos casos los capsómeros ubicados en los vértices del icosaedro están rodeados de cinco capsómeros vecinos, por lo que se los ha denominado pentones, en tanto que los capsómeros ubicados en las caras y aristas están rodeados de seis vecinos, llamándoselos hexones, en ambos casos independientemente de que cada uno sea un dímero, trímero, pentámero o hexámero.

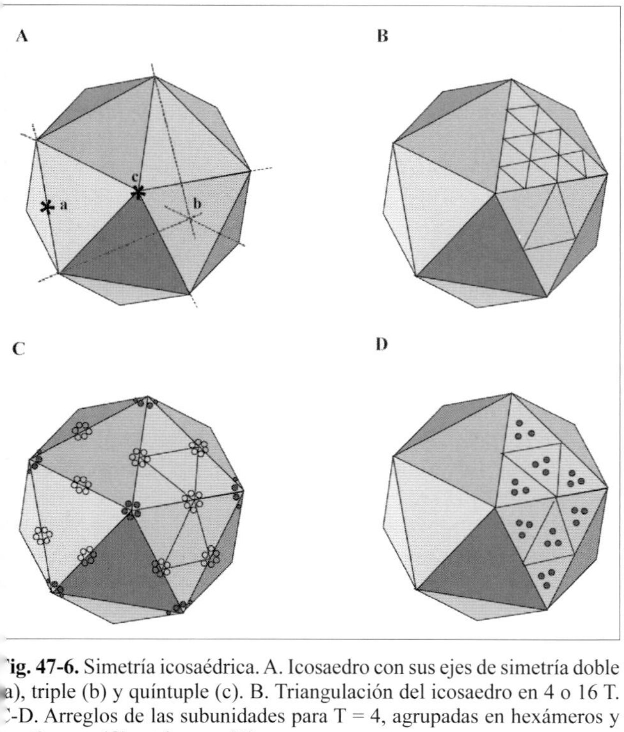

Fig. 47-6. Simetría icosaédrica. A. Icosaedro con sus ejes de simetría doble (a), triple (b) y quíntuple (c). B. Triangulación del icosaedro en 4 o 16 T. C-D. Arreglos de las subunidades para T = 4, agrupadas en hexámeros y pentámeros (C) o trímeros (D).

El estudio detallado de las cápsides formadas por un gran número de subunidades ha mostrado que, aun cuando se sigue una simetría icosaédrica, las interacciones entre las subunidades son tales que no se puede hablar de contactos idénticos entre todas ellas, sino similares, lo que ha introducido el concepto de unión cuasiequivalente. Esto implica que las proteínas pueden tener una flexibilidad restringida de pequeñas variaciones en sus uniones, lo que hace posible acomodarlas según un diseño estable de enlaces regulares.

Cabe destacar que la morfología de la partícula viral al microscopio electrónico, así como la estructura de su cápside, es una característica estable y propia de los virus pertenecientes a una determinada familia, que provee pautas para una primera aproximación en la identificación del mismo, ya que en última instancia los polipéptidos estructurales son el resultado de la expresión de su genoma, que es el elemento que otorga identidad.

Simetría helicoidal

En muchas familias de virus con RNA como genoma la cápside está constituida por unidades proteicas idénticas que van uniéndose unas con otras alrededor del genoma, siguiendo el diseño helicoidal del ácido nucleico (Fig. 47-1). En este caso, las subunidades no se agrupan en capsómeros distinguibles al microscopio electrónico, sino que están unidas entre sí formando una cadena o collar que rodea al genoma ubicado en el centro de la hélice. El diámetro de la cápside helicoidal está determinado por el tamaño de la unidad proteica en tanto que su longitud depende de la longitud y plegamiento del ácido nucleico que encierra. Todos los virus animales con simetría helicoidal poseen envoltura, lo que determina la forma final de la partícula viral, que en la mayoría de los casos es casi esférica, como consecuencia de que la nucleocápside flexible se enrolla sobre sí misma formando un ovillo dentro de la envoltura lipoproteica. Por el contrario, cuando las uniones entre las unidades proteicas son más fuertes y la nucleocáside es más rígida el virión tiene forma longitudinal (Fig. 47-1).

Envolturas

La envoltura de un virus es una membrana constituída por una doble capa lipídica asociada a glicoproteínas, que pueden proyectarse en forma de espículas desde la superficie de la partícula viral hacia el exterior (Fig. 47-7). Estas espículas se ven muy claramente con el microscopio electrónico (Fig. 47-1).

Es muy variable el número de glicoproteínas que presentan los virus animales en su envoltura, desde un

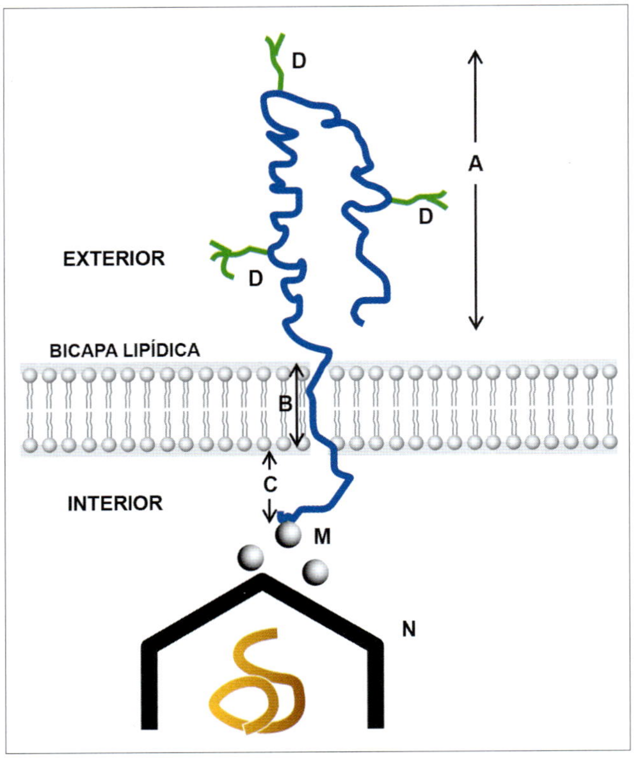

Fig. 47-7. Esquema de una espícula de la envoltura viral. A= Dominio hidrofílico externo. B= Dominio hidrofóbico que atraviesa la bicapa lipídica. C= Dominio hidrofílico interno. D= residuo hidrocarbonado. M= proteína de matriz. N= nucleocápside.

único tipo de glicoproteína como sucede en *Rhabdoviridae* hasta 11 glicoproteínas distintas en virus de estructura muy compleja como los herpesvirus. Las glicoproteínas que forman las espículas virales son proteínas integrales de membrana que atraviesan la bicapa de lípidos y presentan tres dominios topológicamente diferenciables: 1) un gran dominio hidrofílico hacia el exterior de la membrana; 2) un pequeño dominio hidrofóbico que atraviesa la capa lipídica y ancla la glicoproteína a la membrana; 3) un pequeño dominio hidrofílico hacia el interior de la partícula viral. Este último dominio interactúa con la proteína de la nucleocápside, ya sea directamente o a través de una proteína viral denominada M (de matriz), que se encuentra en algunos virus animales por debajo de la bicapa (Fig. 47-7).

Los virus adquieren su envoltura mediante un proceso de brotación a partir de una membrana celular en la que previamente se insertaron las glicoproteínas virales. La secuencia de aminoácidos de las glicoproteínas de envoltura está codificada en el genoma viral, en tanto que la adición y procesamiento de los residuos hidrocarbonados (que constituyen del 5 al 40% de la masa de glicoproteína) ocurre utilizando los sistemas de glicosilación de la célula huésped. Los lípidos también derivan de la célula, pudiendo variar su composición para un mismo virus de acuerdo con el tipo de célula en que haya sido propagado.

Las glicoproteínas de envoltura cumplen diversas funciones biológicas durante el ciclo de vida de un virus, siendo esenciales para la infectividad, ya que actúan: 1) en la adsorción a la célula huésped; 2) en el proceso de fusión que permite la entrada de la nucleocápside viral al citoplasma; 3) en la brotación que produce la salida del virus envuelto a partir de la célula infectada. Además, las glicoproteínas son el blanco de reacción para el sistema inmune tanto en la respuesta humoral como celular.

Taxonomía de virus

Consideraciones históricas

En el campo de la virología se planteó, al igual que en otras ramas de la biología, la necesidad de establecer un sistema adecuado de taxonomía y nomenclatura. La clasificación de un determinado tipo de organismos en base a sus similitudes y diferencias no es simplemente un requerimiento académico, sino que representa una herramienta indispensable desde el punto de vista práctico para la identificación de los virus aislados de procesos infecciosos.

Los primeros esfuerzos para clasificar los virus se realizaron mucho antes de tener suficientes conocimientos sobre las propiedades de los mismos que permitieran establecer un sistema de ordenamiento racional. Por lo tanto los agrupamientos de virus se realizaban sobre la base de las respuestas que estos agentes producían en el huésped y no de las propiedades del virión. Así los criterios utilizados eran la sintomatología de las enfermedades, el rango de huésped, el tropismo de órganos o tejidos, el modo de transmisión y las alteraciones morfológicas y citológicas. Este sistema, sin fundamento taxonómico, resultaba caótico pues agrupaba virus que aunque tuvieran alguna característica en común para el huésped parasitado, no tenían nada que ver entre sí. Por ejemplo, arbovirus (del inglés, *arthropode-borne virus*, es decir virus transmitido a vertebrados a través de un vector invertebrado) englobaba a virus que en la actualidad sabemos que son muy diferentes entre sí y están ubicados en distintas familias, como *Togaviridae, Flaviviridae, Rhabdoviridae, Bunyaviridae y Reoviridae*. Los llamados virus respiratorios son todos aquellos agentes que penetran en el organismo a través del tracto respiratorio, por inhalación o aerosoles, donde multiplican y permanecen localizados. Están incluidos en este grupo orthomyxovirus, paramyxovirus, coronavirus, rhinovirus, adenovirus y calicivirus. Los virus entéricos multiplican principalmente en el tracto gastrointestinal y se adquieren por ingestión; comprenden miembros de las actuales familias *Reoviridae, Coronaviridae, Picornaviridae, Adenoviridae y Caliciviridae*. Y así, varios ejemplos de agrupamientos carentes de relevancia taxonómica.

También se presentaba el mismo caos en la nomenclatura viral, ya que en general se llamaba a los virus por el nombre de la enfermedad que producían, el nombre de la persona que hizo el aislamiento original o códigos de números y letras sin justificación alguna.

Recién en 1960, especialmente con los avances aportados por la técnica de tinción negativa usada en microscopía electrónica, se dispuso de datos sobre morfología y composición física y química de los virus, que posibilitaron la propuesta de Lwoff, Horne y Tournier, en 1962, de eliminar la enfermedad y fase vegetativa del virus para la clasificación y basarse en las propiedades de la partícula viral. Se propuso seguir un orden de jerarquía en los siguientes criterios: 1) naturaleza química del ácido nucleico; 2) simetría de la cápside; 3) presencia de envoltura; 4) ciertos parámetros estructurales (diámetro de la partícula, número de triangulación, número y ordenamiento de capsómeros, etc.). También propusieron ordenar la nomenclatura viral mediante la utilización de un sistema binomial latinizado, similar al empleado para bacterias y otros organismos.

En el año 1966, durante el 9º Congreso Internacional de Microbiología, en Moscú, surgió de la comunidad de virólogos el Comité Internacional para la Nomenclatura de Virus (ICNV, sigla derivada del inglés), que en 1973 cambió su denominación por Comité Internacional para la Taxonomía de Virus (ICTV, sigla derivada del inglés). Aunque este comité rechazó alguna de sus propuestas, el esquema de Lwoff, Horne y Tournier fue la base del sistema universal de taxonomía viral que se construyó desde entonces y que continúa perfeccionándose a través de la acción de grupos de estudio especiales que junto con el ICTV se reúnen periódicamente para actualizar la clasificación de los virus.

Estado actual de la taxonomía viral

En el sistema de clasificación actual se considera el mayor número posible de características del virión como criterios para establecer divisiones taxonómicas, sin otorgar una jerarquía prioritaria a ninguno de ellos. Se definen con precisión las familias y los géneros, en forma más ambigua el taxón de especie y los niveles inferiores de cepa, variante, subtipo, son establecidos por especialistas dentro de cada grupo.

La **familia** de virus es el nivel taxonómico más claramente establecido por el ICTV y el de mayor utilidad desde el punto de vista práctico. Las familias se han definido en base a los criterios A, B y C presentados en el Tabla 47-1: morfología y estructura de los viriones, composición química y modo de replicación. De acuerdo con estos caracteres se conocen hasta el presente 29 familias que incluyen virus que infectan vertebrados, que se presentan en el Tabla 47-2. El nombre de la familia viene dado por el prefijo que identifica a la misma seguido de la terminación *viridae*. Dentro de cada familia se ha aprobado un número variable de **géneros**, cuyos nombres se construyen con la terminación *virus*. Los criterios utilizados para definir géneros varían de una familia a la otra, siendo los más usualmente empleados las características antigénicas, patogénicas, epidemiológicas y ecológicas presentadas en el Tabla 47-1. En algunas pocas familias, donde la situación es más compleja, se ha

Tabla 47-1. Propiedades de los virus utilizadas como criterios taxonómicos
Caracteres que definen una familia
A. Morfología y estructura de los viriones -Forma y tamaño -Simetría de la cápside -Presencia o ausencia de envoltura
B. Composición química -Tipo de ácido nucléico, número de cadenas, linealidad o circularidad, fragmentación -Características del ácido nucléico: presencia de "cap", proteínas asociadas, repeticiones terminales, etc -Número y tamaño de las proteínas estructurales -Presencia de glicoproteínas
C. Forma de replicación -Polaridad del genoma y estrategia de replicación -Presencia o ausencia de enzimas para la replicación -Sitio celular de replicación y ensamblaje -Mecanismos de transcripción y traducción
Caracteres que definen géneros
Propiedades biológicas y antigénicas -Rango de huéspedes -Modo de transmisión -Tropismo -Relaciones antigénicas

Tabla 47-2. Familias de virus que infectan vertebrados

Tipo de genoma	**Nombre de la familia**
DNA cadena doble	*Adenoviridae* *Asfarviridae* *Hepadnaviridae* *Herpesviridae* *Iridoviridae* *Papillomaviridae* *Polyomaviridae* *Poxviridae*
DNA cadena simple	*Circoviridae* *Parvoviridae*
RNA cadena doble	*Birnaviridae* *Picobirnaviridae* *Reoviridae*
RNA cadena simple	*Arenaviridae* *Arteriviridae* *Astroviridae* *Bornaviridae* *Bunyaviridae* *Caliciviridae* *Coronaviridae* *Flaviviridae* *Filoviridae* *Hepeviridae* *Orthomyxoviridae* *Paramyxoviridae* *Picornaviridae* *Rhabdoviridae* *Retroviridae* *Togaviridae*

establecido el nivel intermedio de **subfamilia**, designado con la terminación *virinae*, a fin de categorizar grupos de géneros claramente diferenciables entre sí.

La categoría taxonómica más difícil de aplicar en virología ha sido la de especie. La definición de **especie** aprobada por el ICTV establece: "Una especie viral es una clase politética de virus que constituyen un linaje replicante y ocupan un nicho ecológico particular". Los miembros de una clase politética se caracterizan por: a) cada individuo posee un gran número de las propiedades del conjunto, pero no todas; b) cada propiedad del conjunto la poseen la mayoría pero no todos los individuos; c) ninguna propiedad en particular es poseída por todos los individuos. Falta aún aclarar cuáles son todas las propiedades que pueden utilizarse para definir una especie viral y en base a qué reglas se pueden establecer los límites entre una especie y otra. Aunque es evidente que el nivel de especie es equivalente al presente uso del término virus, es decir, por ejemplo, virus polio, virus rubéola, etc., dada la gran diversidad que se presenta en Virología, dentro de cada familia de virus se manejan criterios diferentes para concretar en términos prácticos la definición abstracta de especie, y luego también dentro de cada especie diferenciar cepas, variantes y subtipos. Hasta el presente, las propiedades más utilizadas para definir especies virales han sido la homología a nivel de genomas y el grado de reactividad antigénica cruzada en reacciones de neutralización con anticuerpos homólogos y heterólogos.

Cabe señalar que aún no están encuadrados dentro de la clasificación varios agentes infecciosos de importancia sanitaria, que han sido aislados y estudiados, pero aún no pueden ser inequívocamente ubicados en una familia particular, como por ejemplo el agente de hepatitis delta (virus RNA de cadena simple satélite de la hepatitis B).

Taxonomía y evolución

En los últimos años, el análisis de la información creciente sobre secuencia de nucleótidos y organización de los genomas virales ha revelado la existencia de similitudes en estos dos aspectos entre grupos de virus que, según los criterios taxonómicos señalados precedentemente, parecían no guardar ninguna relación. Estos hallazgos han planteado a los virólogos la posibilidad de definir un nivel taxonómico superior, el orden, que representa agrupamientos de familias de virus con similitudes en organización y/o secuencia genómica cuyos miembros deberían haber evolucionado a partir de un ancestro común. Los órdenes se designan con la terminación *virales*. Al presente, el ICTV ha reconocido cuatro órdenes que incluyen virus de vertebrados: *Mononegavirales* (que comprende las 4 familias de virus con genoma RNA de polaridad negativa no fragmentado: *Bornaviridae, Filoviridae, Paramyxoviridae y Rhabdoviridae), Herpesvirales* (incluye la familia *Herpesviridae* y otras dos familias de virus herpes de moluscos, peces y anfibios), *Nidovirales* (comprende las familias *Arteriviridae, Coronaviridae* y dos familias de virus de insectos y peces) y *Picornavirales* (incluye *Picornaviridae* y cuatro familias de virus de insectos, algas y plantas).

A su vez, esto ha planteado la necesidad de rever la falta de implicancias evolutivas establecida inicialmente como uno de los principios de la taxonomía viral, que condujo a clasificar los virus de acuerdo con las características estructurales, bioquímicas y biológicas (Tabla 47-1) y sin tomar en consideración las posibles relaciones filogenéticos que pudieran existir entre los distintos agentes. Esta hipótesis se desarrolló en un momento en que la información disponible a los fines taxonómicos era aportada por estudios de morfología y composición de la partícula viral, pero desconociendo la base molecular de las relaciones entre los distintos virus. Ahora los estudios de virología molecular permiten construir a partir de las secuencias de ácidos nucleicos virales un árbol evolutivo dentro de una familia o género, y aun entre diversas familias. Así se puede llegar a deducir la secuencia más probable del virus ancestral, y aceptar que los órdenes son grupos de virus con un origen evolutivo común, en los que las especies de virus que hoy existen representan a los virus que mejor se han adaptado a las condiciones desfavorables a través de la evolución dentro de cada agrupamiento.

La información sobre las secuencias de los distintos genomas virales que han sido determinadas hasta el presente se encuentran almacenadas en bancos de datos, a los que se van agregando las nuevas secuencias a medida que van determinándose. De esta forma pueden establecerse comparaciones entre los distintos virus, y analizando los grados de coincidencia, podrán fundamentarse en el futuro las bases genéticas y evolutivas que permitan mejorar la taxonomía viral.

BIBLIOGRAFÍA

International Committee on Taxonomy of Viruses. Virology Division - IUMS. http://www.ictvonline.org/virus Taxonomy.asp (última fecha de entrada, noviembre de 2013).

Knipe DM, Howley PM (eds). Fields Virology, 5th Ed., Lipincott, Williams and Willkins, Philadelphia, 2006.

CAPÍTULO 48

CULTIVO DE VIRUS

Nélida A. Candurra

El cultivo de virus es un requisito esencial para su estudio. Generalmente no se utiliza a un huésped natural, sino que se recurre a animales de laboratorio o a cultivos de células *in vitro*. La multiplicación de los virus en ambos sistemas permite el desarrollo de distintos aspectos virológicos: aislamiento, identificación, cuantificación y determinación de las propiedades biológicas, bioquímicas y serológicas.

Multiplicación de virus en animales de laboratorio

El huésped natural es ideal para la multiplicación de los virus, pero en la práctica no puede utilizarse cuando se trata del hombre o de animales grandes. Se debe recurrir entonces a un animal de laboratorio que sea sensible al virus en estudio.

Los animales de experimentación deben presentar un alto grado de homogeneidad génica para evitar las posibles alteraciones individuales. Cada animal debe ser lo más parecido genéticamente a los otros, para poder realizar estudios estadísticos. Para ello se crearon las colonias cerradas, donde ningún animal procedente de otra colonia puede ser introducido como elemento reproductor. Dentro de una colonia cerrada se pueden mantener animales criados al azar, impidiendo la cruza entre hermanos y así obtener animales heterocigotas. Otros estudios requieren del uso de animales homocigotas que resultan de la cruza entre hermanos. Siempre que sea posible se usan animales libres de agentes patógenos. Estos animales se crían aisladamente, sin exponerlos a agentes infecciosos; tienen un alto grado de susceptibilidad a aquellos agentes que los infectan normalmente y no tienen anticuerpos contra ellos. En otros casos se requieren animales libres de gérmenes que se obtienen por cesárea, se alimentan con comida esterilizada y se mantienen en ambientes bajo condiciones atmosféricas controladas. Se evita así su contacto con cualquier agente infeccioso, aún con aquellos que son parásitos normales y necesarios para su desarrollo.

Los animales de laboratorio más comúnmente usados en experiencias virológicas son: ratón, rata, hámster y cobayo, y animales de mayor tamaño como conejos para la obtención de antisueros. Una vez realizada la inoculación, los animales deben examinarse diariamente para estudiar todo signo de enfermedad. Los ejemplares que mueren se autopsian, así como también, los que quedan una vez finalizado el período de observación. Los órganos extraídos se observan para estudiar las alteraciones histológicas y al mismo tiempo se preparan macerados de los mismos, los que junto con los fluidos corporales se procesan para investigar la presencia de virus.

Factores a considerar al utilizar animales

1. Edad: Los animales jóvenes son generalmente más susceptibles a las infecciones virales. Hay que tener en cuenta la presencia de anticuerpos adquiridos previamente, los que requieren un periodo de tiempo para eliminarse.

2. Inóculo. La concentración del virus y el volumen del inóculo deben ser ajustados para infectar al animal y permitir su supervivencia por un tiempo suficiente para la multiplicación viral y su diseminación a las células todavía no infectadas.

3. Vías de inoculación: Las vías naturales de infección son: inhalación, ingestión y heridas de la piel. Las inoculaciones experimentales generalmente utilizan otras vías, como la intracerebral, intramuscular, subcutánea, intravenosa, etcétera. La elección de la vía de inoculación depende del estudio a realizar. En algunos casos se quiere trabajar con la vía natural de ingreso del virus; se inocula entonces utilizando las vías naturales. En otras oportunidades se requiere una llegada más rápida al órgano blanco y se hace uso de las vías alternativas. Órgano blanco es aquel por el cual el virus tiene mayor afinidad. A pesar de su menor uso en la actualidad por ser reemplazados por los cultivos *in vitro*, los animales de laboratorio son esenciales en el estudio de los mecanismos patogénicos y de la respuesta inmune.

Utilización de huevos embrionados

Antes del desarrollo de los cultivos celulares, los huevos

embrionados de gallina fueron un huésped útil para el cultivo de virus. La técnica desarrollada por Goodpasture, en 1932, permitió hasta la década de 1950 que todos los virus conocidos pudieran ser multiplicados en las células de las membranas embrionarias: amniótica, alantoidea, coriónica o el saco vitelino. Los huevos son inoculados entre los 5-11 días post fertilización, según el estado de desarrollo de la membrana utilizada. Luego de un periodo de incubación de 2-5 días, el crecimiento viral puede reconocerse por la muerte del embrión, pústulas en la membrana coriónica o utilizando la técnica de hemaglutinación con los fluidos de las distintas cavidades del embrión. En la actualidad, este sistema se restringe a algunos estudios de aislamiento o producción de antígenos de los ortomixovirus, paramixovirus y virus aviares.

Cultivo de células

En la primera mitad del siglo pasado comenzó el desarrollo de cultivos de células *in vitro*, precisamente fue Ross Harrison quien en 1907 logró cultivar una fibra nerviosa y mantenerla por dos semanas bajo cultivo quien si proponérselo dio el paso inicial hacia la creación de los cultivos celulares. En ese tiempo, el éxito del crecimiento celular dependía de condiciones experimentales muy precisas. Por mucho tiempo sólo se lograba el crecimiento celular de cortes de tejidos extirpados de animales y mantenidos en coágulos formados por extractos de esos tejidos y plasma o suero del mismo animal. Las contaminaciones bacterianas impedían una continuidad en el crecimiento.

Los descubrimientos que posibilitaron normalizar el cultivo de células fueron: a) el uso de antibióticos para prevenir la contaminación bacteriana, b) la utilización de la tripsina, una enzima proteolítica que permite disociar al tejido en sus células individuales, y c) el desarrollo realizado por Eagle de medios definidos que permiten el crecimiento de muchos tipos celulares.

En 1949, Enders cultivó el virus polio en células no nerviosas con producción de cambios citológicos reconocibles. En los años siguientes, muchos virus fueron cultivados en células *in vitro*. Asimismo, nuevos virus se descubrieron por el uso de este sistema. Se comenzó a realizar el diagnóstico de las enfermedades virales y el desarrollo de las primeras vacunas: polio, sarampión y rubéola.

En la actualidad se utilizan cultivos *in vitro* de órganos o de trozos de los mismos (cultivos de tejidos o explantos) para algunos estudios virológicos, generalmente histopatológicos, si bien la mayor aplicación del crecimiento celular *in vitro* en Virología se realiza con células disociadas.

Cultivos primarios

Se denominan así a las células obtenidas a partir de los tejidos de un animal o de un embrión. Generalmente este material se corta en pequeños trozos y se disocia en células individuales por medio de un tratamiento con soluciones diluidas de tripsina u otras enzimas proteolíticas, como colagenasa, pronasa, elastasa, etcétera. Luego que las células son lavadas para eliminar la enzima con soluciones balanceadas (*buffer* fosfato, generalmente PBS de Dulbecco), se cuentan y diluyen en el medio de cultivo.

Los constituyentes esenciales de los medios de crecimiento celular incluyen aminoácidos esenciales, vitaminas, sales, glucosa u otra fuente de energía, una solución tampón (generalmente bicarbonato en equilibrio con una atmósfera controlada de CO_2), un colorante indicador de pH como rojo fenol y un porcentaje variable entre 5-10% de suero, comúnmente de ternera. Este medio u otros más complejos que incluyen aminoácidos no esenciales, lípidos o factores de crecimiento, permiten que las células se multipliquen.

Cuando las células de un cultivo primario se ponen en contacto con una superficie de vidrio o plástico, se adhieren a ese soporte y se aplanan como para ocupar una superficie máxima. Luego de un tiempo de reposo, las células se multiplican sucesivarnente hasta ocupar todo el recipiente. En este momento las células de tejidos normales dejan de dividirse, fenómeno conocido como "inhibición por contacto", que ocurre cuando las células se encuentran completamente rodeadas por sus vecinas formando un césped continuo o monocapa.

Los cultivos primarios consisten en una variedad de tipos celulares (fibroblastos, macrófagos, células epiteliales, linfocitos, etc.). Tienen un crecimiento limitado *in vitro*, conservando en sus divisiones las características fisiológicas y genéticas del tejido de origen. Estos cultivos son óptimos para la multiplicación de un amplio grupo de virus, especialmente los cultivos derivados de tejidos embrionarios, como amnios o riñón de mono o humano.

Líneas celulares

Las subsiguientes divisiones de las células primarias tienden a la selección de un determinado tipo morfológico y pueden seguir su multiplicación durante muchas divisiones más, manteniendo su característica euploide, aunque variando sus requerimientos fisiológicos. Bajo la mayoría de las condiciones para el crecimiento en cultivo, las células que mejor se multiplican tienen la forma ahusada y la tasa de desarrollo correspondiente a células de tejido conectivo, razón por la cual se las denomina fibroblastos. Sin embargo, se han encontrado condiciones que promueven el crecimiento selectivo de células epiteliales. La forma que adoptan las células de una línea determinada depende, en muchos casos, de los medios de cultivo utilizados para su desarrollo. En consecuencia, cuando se observa la morfología de fibroblastos o de células epiteliales en un determinado cultivo, no puede asignarse el origen tisular *in vivo*.

No todas las propiedades de las células diferenciadas se retienen en su progenie cultivada, a menos que se seleccionen específicamente con aditivos en los medios de cultivo como factores de crecimiento.

Existen células que nunca se adhieren a superficies, como los linfocitos y las derivadas de tejidos tumorales; ellas constituyen los denominados cultivos en suspensión.

Las líneas diploides tienen un crecimiento finito; luego de un número variable de divisiones, que depende del tejido y del animal (entre 50 y 100), invariablemente entran en una etapa de crisis donde la tasa de multiplicación es nula.

Afortunadamente, en algunos casos una parte pequeña de la progenie sobrevive este periodo crítico y adquiere la capacidad de multiplicarse indefinidamente. De forma análoga se comportan los cultivos obtenidos de células tumorales. La presencia del fenotipo canceroso permite, a menudo, la mejor adaptación a las condiciones del cultivo celular.

Tanto las células provenientes de tumores como las permanentemente adaptadas al crecimiento *in vitro* tienen su cariotipo aneuploide con un número de cromosomas cercano al doble del diploide normal. La posesión de cromosomas adicionales confiere a las células cultivadas, en algunos casos, una ventaja selectiva sobre las que poseen el número diploide normal.

Muchas líneas originadas de tumores humanos (HeLa, Hep2 y KB), al igual que otras derivadas de ratón (L929 y 3T3) o de mono, perro, bovinos y hámsteres, son ampliamente usadas en Virología. En la actualidad, bancos de células nacionales o extranjeros proveen al investigador de líneas de crecimiento ilimitado, libres de virus extraños y de micoplasmas.

Las células linfoideas, a su vez, pueden ser cultivadas también *in vitro*. Por lo general, se induce la multiplicación de los linfocitos con la presencia de mitógenos o por la infección con ciertos virus. Las líneas linfoideas resultantes son inmortales y crecen en suspensión. Si bien el cultivo de otras células sanguíneas es más difícil de desarrollar, el descubrimiento de factores de crecimiento que promueven la diferenciación, como en el caso de los macrófagos, permite la obtención de líneas permanentes de los mismos.

Es de primordial importancia la selección del cultivo celular para el óptimo crecimiento del virus en estudio. Algunos virus pueden multiplicar en casi todos los cultivos celulares, mientras que otros poseen un rango muy estricto de células susceptibles y algunos necesitan repetidos pasajes en un tipo celular para lograr su adaptación (pasajes ciegos).

Así como los cultivos primarios son muy sensibles para el aislamiento, las líneas celulares son el sistema de elección cuando se necesita una gran masa celular para la purificación de virus, previa al inicio de su estudio bioquímico o para la producción de vacunas. Los cultivos en suspensión ofrecen una cantidad grande de células que pueden ser sincrónicamente infectadas con virus y de la cual sus muestras son fácilmente procesadas. Sin embargo, en la actualidad la dependencia de un soporte de las células diploides no es un impedimento para obtener un gran número de ellas. Se dispone de una gran variedad de placas, discos, tubos, fibras y pequeñas esferas que reemplazan a los frascos estacionarios o a botellas cilíndricas rotatorias.

Alteraciones inducidas en las células huésped

La multiplicación de los virus en cultivos de células puede comprobarse por procedimientos bioquímicos o serológicos que indican el incremento de macromoléculas virales, como enzimas o antígenos, o de partículas virales. Sin embargo, para los cultivos que crecen adheridos a un soporte, los métodos usados son más sencillos y consisten en la evaluación de alteraciones morfológicas de las células, modificación de sus membranas por presencia de proteínas virales o por fenómenos de interferencia viral.

Efecto citopático

La mayoría de los virus producen alteraciones en las células donde multiplican, de modo tal que los cultivos infectados desarrollan con el transcurso del tiempo cambios en su morfología, que ponen en evidencia la acción ejercida por el virus sobre la célula. Dichas alteraciones se conocen con el nombre de acción o efecto citopático (ACP), siendo características de cada sistema virus-célula. Asimismo, los virus responsables de esos cambios son llamados citopatogénicos.

Las alteraciones que generalmente se observan son:

- Destrucción de la monocapa con redondeamiento y desprendimiento de las células debido a la muerte provocada por el virus. Este proceso puede ser rápido o lento, de acuerdo con la velocidad de crecimiento de cada virus. Los enterovirus y el virus herpes simplex, los cuales tienen un periodo corto de latencia y una alta producción viral, producen ACP detectable a las 24-48 h, destruyendo completamente la monocapa a los tres días. Otros virus de crecimiento lento, como el virus rubéola y los citomegalovirus, pueden producir ACP a la segunda o tercera semana postinfección (Fig. 48-1).

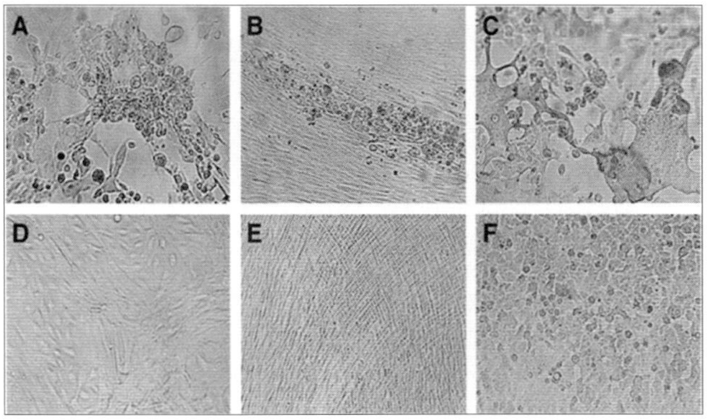

Fig. 48-1: Acción citopatogénica. A: HSV en cultivo primario de riñón de conejo B: CMV en fibroblastos humanos, C: RSV en Hep2, D-E-F: Controles sin infectar de las células A, B y C.

- Formación de células multinucleadas llamadas sincicios o policariocitos, se producen por fusión de las membranas de varias células vecinas. Esta ACP es provocada por algunas cepas de herpesvirus y por los paramixovirus.
- Desarrollo de cuerpos de inclusión, agrupaciones de macromoléculas virales que se observan en el citoplasma, como los corpúsculos de Negri producidos por virus de la rabia, o en el núcleo producidos por algunos adenovirus.
- Transformación, el cultivo infectado presenta focos de células que crecen en varios planos, los que pueden producir tumores al ser inoculados en animales. Esta ACP es dada por el virus del sarcoma de Roux y el virus del simio 40 (SV40).

La ACP generalmente puede observarse en forma directa con un microscopio de luz con poco aumento. A veces se fijan y tiñen las células con colorantes adecuados para observar con mayor detalle los cuerpos de inclusión y sincicios. La presencia de los virus no citopáticos se manifiesta por técnicas indirectas como hemadsorción o interferencia.

Hemadsorción

Cultivos infectados por ortomixovirus, paramixovirus y togavirus adquieren la capacidad de adsorber eritrocitos. Esta propiedad, conocida como hemadsorción, se debe a la incorporación en la membrana plasmática de proteínas virales recién sintetizadas que tienen afinidad por los glóbulos rojos. Esta técnica se utiliza para detectar infecciones con virus no citopáticos y también en las primeras etapas de infección con virus citopáticos. Para realizarla, una suspensión de glóbulos rojos es colocada sobre una monocapa de células infectadas y pasado un tiempo, previo lavado para eliminar uniones no específicas, se observa con un microscopio óptico los glóbulos rojos adsorbidos a las células infectadas.

Cuando las proteínas virales expresadas en la membrana citoplasmática no tienen la propiedad se unirse a eritrocitos se pueden poner de manifiesto con técnicas de inmunomarcación.

Interferencia

La multiplicación de un virus en una célula a menudo inhibe el crecimiento de otro que entra inmediatamente después. Este fenómeno se utiliza con pares de virus de los cuáles el primero que infecta no produce ACP. En la actualidad, este ensayo se restringe a infecciones con virus de leucosis aviarias o para virus defectivos que interfieren con la replicación del virus estándar, pues la gran variedad de líneas celulares que existen permite el uso de alguna de ellas en la cual el virus produzca ACP.

Cuantificación de virus animales

El análisis cuantitativo en Virología necesita métodos para determinar el número de partículas víricas en una muestra. Algunos de ellos determinan el número de partículas totales (por ejemplo, la microscopia electrónica y la aglutinación de glóbulos rojos), mientras que otros determinan el número de partículas infecciosas. Estos dos tipos de métodos pueden no dar el mismo resultado, ya que no todas las partículas virales han de ser necesariamente infecciosas, como generalmente ocurre con los virus animales.

Ensayos de infectividad viral

La infectividad viral se mide determinando la cantidad de suspensión viral que se necesita inocular para obtener una respuesta específica en un huésped. La determinación cuantitativa de la infectividad se llama titulación. El título es el resultado de una titulación y se expresa como el número de unidades infecciosas de una suspensión viral por unidad de volumen. La unidad infecciosa es la mínima cantidad de material que se necesita inocular en un huésped para producir una respuesta determinada. Esta respuesta puede ser local o generalizada, y las características de la unidad infecciosa varían de acuerdo con el sistema empleado. Cuando se obtienen respuestas localizadas, se puede emplear un método de evaluación enumerativo. En cambio, cuando la respuesta es generalizada se deben emplear métodos generalmente más complejos, donde el análisis estadístico permite llegar al resultado.

Métodos enumerativos

Formación de placas: En 1952, Dulbecco introdujo en la virología animal una modificación del ensayo de placas que se usaba para los bacteriófagos, método que se adoptó universalmente para la titulación de los virus animales. A monocapas de células se le agregan diluciones seriadas de la suspensión viral en estudio y luego de permitir la adsorción de los viriones, el medio líquido se reemplaza por un medio semisólido. Este último se prepara agregando al medio de cultivo agar, agarosa o metilcelulosa. En esta forma, al salir la progenie viral de la célula infectada queda restringida a las células vecinas. Por lo tanto, cada partícula infecciosa da lugar a un foco. Después de un período de incubación, que dura desde dos días hasta dos semanas, dependiendo del virus, las monocapas se tiñen con un colorante vital de modo que las placas aparecen como áreas claras en un fondo coloreado. Los virus no citocídicos se pueden titular de igual forma, pero las placas se reconocen por hemadsorción o inmunomarcación. De este modo, la infectividad se puede expresar en términos de unidades formadoras de placas (UFP) por ml.

El título se calcula directamente a partir de la dilución de la muestra (d), el número de placas contado (n) y el volumen de inóculo (v) (Tabla 48-1A) a partir de la fórmula:

Título (UFP/ml) = n /v x d

El error es mínimo, si se determina el título con una dilución de virus que produzca entre 20 y 100 placas por monocapa. En este caso, se cumple la curva de Poisson que se aplica a una distribución al azar de un número pequeño de partículas discretas. Existen algunas situaciones donde la curva dosis-respuesta sigue una cinética de dos pasos. En estos casos son necesarias dos partículas para infectar una célula. Como ejemplos se encuentran los dependovirus (parvovirus adeno o herpesvirus asociados), que sólo pueden infectar con la presencia de otro virus "helper" (ayudante). En todos los casos en que una placa es formada por una partícula infecciosa, la progenie de cada placa es un clon es decir, una línea genéticamente pura. Por este motivo, el ensayo de titulación sirve para realizar el clonado de una suspensión viral, el cual permite aislar poblaciones originadas por una sola partícula.

Otras métodos enumerativos: Algunos virus oncogénicos, como el sarcoma de Roux, se cuantifican teniendo en cuenta el número de focos de transformación que producen sobre rnonocapas sensibles, aplicando la fórmula del título dada para el ensayo de formación de placas, recién citada. Los poxvírus, a su vez, originan lesiones focales en la membrana coriónica de huevos embrionados, lo que también se usa para su titulación en forma similar al ensayo de placas.

Para determinar el número de células realmente infectadas en las que se producirá progenie viral se realiza el ensayo de centros infecciosos. En este ensayo, una suspensión de células que ha sido infectada con un virus es sembrada sobre nuevas monocapas sensibles a ese virus, durante el período de replicación, antes que la progenie viral sea producida. Esta suspensión se obtiene por tratamiento con tripsina de las células infectadas, de igual forma que se desprenden las monocapas no infectadas. Luego de la adsorción de las células infectadas a las nuevas monocapas, se cubre con medio semisólido y se incuban el tiempo necesario. El número de placas que se obtiene es la medida de las células

Tabla 48-1 A. Ejemplo de cálculo de título

Dilución de la muestra	Formación de placas Placas contadas	Punto final por ACP R+	 R-
10^{-2}	incontables	4	0
10^{-3}	incontables	4	0
10^{-4}	75-69	3	1
10^{-5}	6-8	1	3
10^{-6}	0-0	0	4

Título por formación de placas:

$$\text{Título} = \frac{\text{número promedio de placas}}{\text{volumen de inóculo x dilución}} = \frac{72 \text{ placas}}{0{,}2 \text{ ml} \times 10^{-4}} = 3{,}6 \times 10^{6} \text{ UFP/ml}$$

originales infectadas que han podido producir progenie viral, es decir, el número de células productoras de virus del cultivo originalmente infectado.

Métodos no enumerativos

Método del punto final. Este método consiste en inocular un volumen constante de diluciones seriadas de virus en huéspedes susceptibles, observar la acción citopática que se produce con cada dilución y determinar cuál es la mayor dilución que da respuesta positiva. Se obtienen respuestas de tipo general, es decir, de todo o nada, ya que la respuesta es la misma en un rango amplio de dosis. La única forma de anotar el resultado es: positivo o negativo. No se puede cuantificar directamente la reacción al leer la titulación, como ocurre con el método de placas. La cuantificación se realiza después, por aplicación de cálculos estadísticos. El procedimiento más simple seria inocular un cultivo con cada dilución y considerar que la mayor dilución que da respuesta positiva contiene una dosis infecciosa. Esto sería muy impreciso, porque hay una zona incierta en las dosis cercanas al punto final en la cual una dilución dada puede ser negativa y una más diluida, positiva. Por ese motivo se

Tabla 48-1B. Título por el método del punto final

Dilución de la muestra	Frecuencias (F) acumuladas +	Frecuencias acumuladas -	F acumuladas + / F acumuladas totales	%
10^{-2}	12	0	12/12	100
10^{-3}	8	0	8/8	100
10^{-4}	4	1	4/5	80
10^{-5}	1	4	1/5	20
10^{-6}	0	8	0/8	0

Log dosis infectiva 50 = log dilución ± distancia relativa del log dilución al punto 50% x log del factor de dilución

Log dosis infectiva 50 = $\log_{DI50}$

$$\nearrow \; -4 - \frac{80-50}{80-20} \times \log 10 = -4 - 0{,}50 = -4{,}50$$

$$\searrow \; -5 + \frac{50-20}{80-20} \times \log 10 = -5 + 0{,}50 = -4{,}50$$

Título = número de DI_{50} / volumen de inóculo $= 10^{4,50} / 0{,}1 = 10 \times 10^{4,50} =$
$= 10 \times 3{,}16 \times 10^{4} = 3{,}16 \times 10^{5}$ DI_{50}/ml

usan varias muestras por dilución y se calcula el porcentaje de respuestas positivas para cada una. Se toma como punto final la dilución que produce un 50% de respuestas positivas. Esta dilución tiene una dosis infectiva (DI)50 y representa la cantidad de virus necesaria para infectar el 50% de los huéspedes. Las regiones por encima o por debajo del 50% no son adecuadas como punto final, pues cambios en la dosis tiene efectos muy bajos en la respuesta. Los títulos se expresan en DI_{50} por unidad de volumen. Según el criterio usado para determinar la infectividad, la DI será: dosis letales (DL), si la respuesta es la muerte del animal; dosis paralíticas (DP), si se observa parálisis; dosis infectiva en cultivo de células (comúnmente denominadas DICT), etcétera. La DI_{50} se obtiene por interpolación de los datos positivos por la aplicación del método desarrollado por Reed y Müench u otro similar (Tabla 48-1B).

Cuantificación por microscopía electrónica

El recuento directo de partículas virales se realiza visualizándolas con un microscopio electrónico (ME). En algunos casos, se coloca sobre una grilla la mezcla de la muestra viral con una suspensión de esferas de látex de tamaño similar al virus y de concentración conocida. Luego se cuenta el número de las esferas y las partículas virales. Si se conoce la concentración de las esferas, se puede calcular el título de virus en unidades de partículas virales por unidad de volumen. Otro método consiste en ultracentrifugar sobre una grilla un volumen conocido de la muestra. En este caso se cuentan todas las partículas sedimentadas sobre la grilla.

Ensayo de hemaglutinación

Algunos virus contienen en su envoltura proteínas capaces de unirse a eritrocitos de diversas especies animales. Dichos virus forman puentes con los glóbulos rojos originando una red de células aglutinadas muy característica y fácilmente distinguibles del patrón que muestran las células no aglutinadas. Este fenómeno fue descripto por Hirst en 1941, para el virus influenza. Son requeridos, aproximadamente 10^7 viriones de influenza para obtener la aglutinación visible de eritrocitos de pollo, que en la mayoría de los casos es una suspensión al 1%. Así, la hemaglutinación no es un indicador sensible de pequeñas cantidades de virus, pero debido a su simplicidad, es un ensayo conveniente para muestras con grandes cantidades de virus que tienen la propiedad de hemaglutinar. La técnica se realiza agregando una cantidad fija de glóbulos rojos a diluciones seriadas al medio de una muestra. Luego de una hora a 4°C para influenza o temperatura ambiente para otros virus, se lee el patrón de sedimentación obtenido. En las diluciones positivas se observa un seudotejido y en las negativas, los glóbulos rojos no aglutinados sedimentan como un botón rojo. Se calcula finalmente la dilución viral que aglutina el 50% o 100% de los glóbulos rojos y se obtiene el título en unidades hemaglutinantes (UHA) por unidad de volumen.

Multiplicidad de infección

Un parámetro que permite caracterizar al sistema cuando se realiza la infección de células es la multiplicidad de infección (m.i.). Se denomina así a la relación entre los virus adsorbidos y el número total de células del cultivo, es decir: el número real de virus que recibe cada célula. Para su cálculo, luego de la infección se retira el inóculo viral de título conocido y se titula nuevamente. La diferencia entre ambos títulos en el volumen de inóculo será el virus adsorbido. Al mismo tiempo se cuentan las células en una cámara cuenta glóbulos. La m.i. se determina en unidades de UFP por célula como:

m.i.= (virus total - virus no adsorbido)/ número de células

Una vez conocido este parámetro se pueden reproducir infecciones, independientemente del título del virus y del número de células del cultivo usado.

Detección de antígenos virales

Para la detección de antígenos virales se emplean reacciones serológicas. Estas técnicas son de aplicación amplia y fundamental en Virología para la identificación, clasificación, y cuantificación de agentes virales, con fines de investigación, diagnóstico y estudios epidemiológicos.

En toda reacción serológica intervienen dos reactivos: antígeno y anticuerpo; uno debe conocerse y el otro es la incógnita. En las reacciones que se basan en la precipitación, la unión antígeno-anticuerpo es visible en forma directa, como en la inmunodifusión radial, inmunoelectroforesis y contraimnunoelectroforesis. Pero en las demás, es necesario reconocer la unión antígeno-anticuerpo con marcadores (fluorocromos, enzimas o radioisótopos) o sistemas reveladores (cultivos celulares, glóbulos rojos o glóbulos rojos sensibilizados). Cuando se utilizan pruebas serológicas, deben considerarse dos variables: especificidad y sensibilidad. La especificidad de una técnica es su capacidad para identificar únicamente al antígeno para el cual fue diseñada. La sensibilidad de la misma se relaciona con la concentración mínima de antígeno que puede detectar. La calidad de los antisueros ha sido, en el pasado, la base de la especificidad de las técnicas serológicas. En la actualidad, el uso de anticuerpos monoclonales ha permitido mejorar esta variable. La estrecha especificidad de los anticuerpos monoclonales para los determinantes antigénicos virales puede ser, ahora, un inconveniente para la identificación de rutina, si este determinante no está presente en las cepas ensayadas. Sin embargo, esto puede revertirse usando mezclas de anticuerpos monoclonales dirigidos hacia diferentes determinantes virales y, sobre todo, hacia aquellos que han mostrado ser altamente conservados.

Neutralización

La prueba de neutralización se basa en la capacidad que tienen los anticuerpos específicos de disminuir la infectividad viral. Es el método convencional más específico para la identificación de virus y es el elegido como estándar para evaluar a otras técnicas. En esta reacción intervienen sólo los antígenos de superficie del virión que son los que han sufrido las mayores presiones de selección durante la evolución y que son específicos para cada virus dentro de un género o familia. La técnica se realiza incubando la muestra infectiva con sueros de referencia a la temperatura y tiempo adecuados. Luego se mide la infectividad residual en un huésped sensible. La disminución de la misma indica la presencia de homología entre el par virus-anticuerpo enfrentados. La especificidad de esta técnica puede ser una desventaja cuando aparecen variantes virales de tipo serológico que no son reconocidas por el suero. En estos casos, se requiere la utilización de otra prueba de mayor reactividad, la que será elegida de acuerdo con la familia o grupo al que pertenezca el virus en estudio. Existen dos formas de realizar la reacción de neutralización:

- Virus constante-suero variable: Se utiliza una cantidad fija de virus (100 UFP o 100 $DICT_{50}$) haciéndola reaccionar con diluciones logarítmicas en base 2 del suero inmune. Se obtiene el título del inmunosuero como la inversa de la última dilución que produce una reducción del 50-80% en el número de UFP o $DICT_{50}$.

-Virus variable-suero constante: Se realizan dos series de diluciones en base 10 de la preparación viral, una de ellas se hace reaccionar con una concentración constante del inmunosuero y la otra con suero normal. Se puede así calcular el índice de neutralización como el logarítmo del cociente entre el título de la serie incubada con suero normal y el de la enfrentada al inmunosuero.

Inhibición de la hemadsorción y hemaglutinación

Orthomixovirus y paramixovirus producen escasa ACP, pero las hemaglutininas de su superficie permiten su identificación por reacciones de hemadsorción o hemaglutinación. La técnica de inhibición de la hemadsorción evalúa la presencia de estas glicoproteínas virales (hemaglutininas) en la superficie de células infectadas. Para ello, primero los materiales son neutralizados con sueros específicos y luego, se infectan cultivos con las mezclas virus-suero los cuales se incuban el tiempo necesario para permitir que la multiplicación del virus produzca las glicoproteínas virales y que éstas se ubiquen en la membrana celular. El último paso es tratar los cultivos con glóbulos rojos. La ausencia de hemadsorción es evidencia de la neutralización viral.

Si, en cambio, el virus produce un título hemaglutinante significativo en el medio de cultivo extracelular o en un líquido embrionario de huevos inoculados con este material, se utiliza el ensayo de inhibición de la hemaglutinación para la identificación del agente en forma rápida y sencilla. Este método requiere antisueros con altos títulos, los cuales se enfrentan en tubos o policubetas, con los sobrenadantes de cultivos o los fluidos alantoideos y amnióticos. Se observa, de esta forma, la habilidad de los anticuerpos específicos de inhibir la aglutinación macroscópica de los glóbulos rojos al agente en estudio. La inhibición de la hemaglutinación es casi tan específica como la técnica de neutralización, aunque mucho menos sensible.

Fijación de complemento

Esta técnica se basa en la captura de complemento (C') realizada por los complejos inmunes. Se trabaja con el sistema en estudio de antígeno y suero de referencia y un segundo sistema que actúa como revelador de la reacción, formado por glóbulos rojos (GR) de carnero y anticuerpos antiglóbulos rojos de carnero (hemolisina), y se establece una competencia por el complemento. Si la cantidad de complemento utilizada por el primer sistema es pequeña o nula, quedará complemento libre que será tomado por el sistema revelador (glóbulos de carnero-hemolisina), produciéndose la hemólisis de los glóbulos rojos. Si, por el contrario, el primer sistema no deja complemento libre para ser capturado por el segundo sistema, no habrá hemólisis y la reacción será positiva (Fig. 48-2). Una reacción negativa (hemólisis) indica que no hay afinidad entre el antígeno y el suero utilizado. Se elimina el complemento endógeno al calentar los sueros 30 minutos a 56°C en la primera fase de la reacción. Por esta técnica se detectan antígenos virales solubles, obteniéndose generalmente reacciones cruzadas dentro de las familias, géneros o serotipos que comparten antígenos. Por ese motivo, esta técnica es poco específica y a su vez no muy sensible.

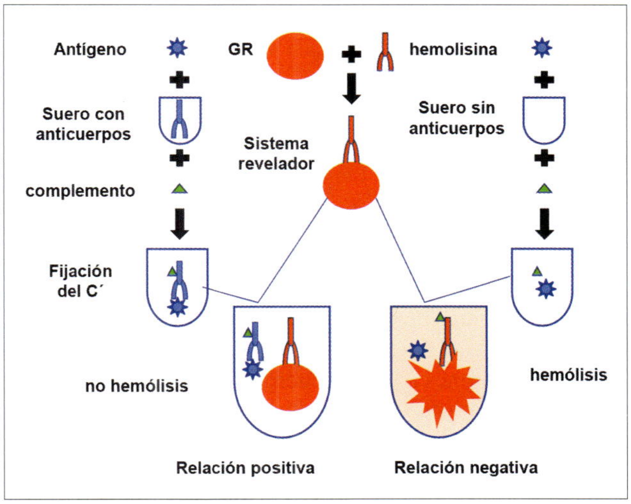

Fig. 48-2: Fijación de complemento. Se muestran los pasos y reactivos de la técnica.

Inmunomicroscopía electrónica

Esta metodología permite la observación directa de la reacción entre el virus y su anticuerpo específico. La muestra se pone en contacto con los anticuerpos y luego de realizar la tinción negativa, se observa por ME la presencia de agregados inmunes. Se aumenta de este modo la posibilidad de detección en un microscopio electrónico y permite la identificación específica del virus, siempre que se empleen antisueros muy bien caracterizados y se realicen los controles negativos adecuados. Se han realizado modificaciones a la metodología básica de la inmunomicroscopía electrónica utilizando anticuerpos de captura o proteína A sobre las grillas, para concentrar la muestra. Luego se realiza la marcación del agente con anticuerpos específicos.

Inmunofluorescencia

La tinción por inmunofluorescencia (IF) utiliza anticuerpos conjugados con fluorocromos: isotiocianato de fluoresceína, rodamina, rojo texas, etcétera. La reacción antígeno-anticuerpo se visualiza usando un microscopio con luz UV. La técnica directa implica el uso de un suero o inmunoglobulina específica conjugada de alto título para cada agente viral. Es altamente específica y rápida. En el método indirecto, las células o tejidos son tratados con antisueros específicos no marcados, luego de lavados para eliminar las proteínas del suero no específicas, las muestras se incuban con anticuerpos conjugados contra la especie animal en la cual se preparó el antisuero viral (Fig. 48-3).

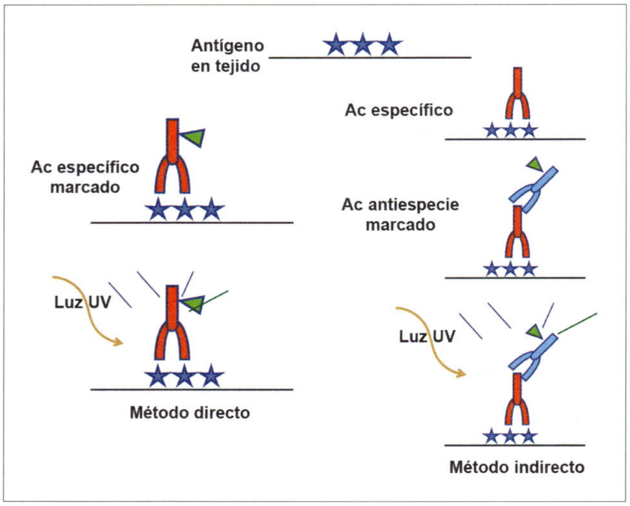

Fig. 48-3: Técnica de inmunofluorescencia. Se muestran los pasos de la técnica directa y de la indirecta.

La técnica indirecta es generalmente más sensible que el procedimiento directo, pues los anticuerpos específicos adheridos a los antígenos virales pueden incrementar el número de uniones a los anticuerpos marcados. Asimismo, requiere sólo antisueros marcados contra la especie animal y no para cada virus individual. Sin embargo, la introducción de un reactivo adicional puede reducir la especificidad, ya que se necesitan más controles y manipulaciones. Los resultados positivos por IF son aquellos que demuestran no sólo una coloración generalizada, sino una tinción morfológica especifica de la célula infectada, es decir, la presencia de antígenos en sitios intracelulares o en la membrana citoplasmática (Fig. 48-4).

Para lograr imágenes de alta calidad se utilizan microscopios con fuente láser y un sistema de lentes y diafragmas que permiten visualizar sólo las estructuras que están en foco. De esta forma, con la "microscopía confocal", se pueden desarrollar imágenes de distintos planos elegidos en el interior de una célula. A su vez, la utilización conjunta de diferentes fluorocromos, permite co-localizar al antígeno viral de interés con una proteína celular, que podrá ser del citoesqueleto o de una organela específica. La IF puede ser aplicada también a materiales que han sido fijados con

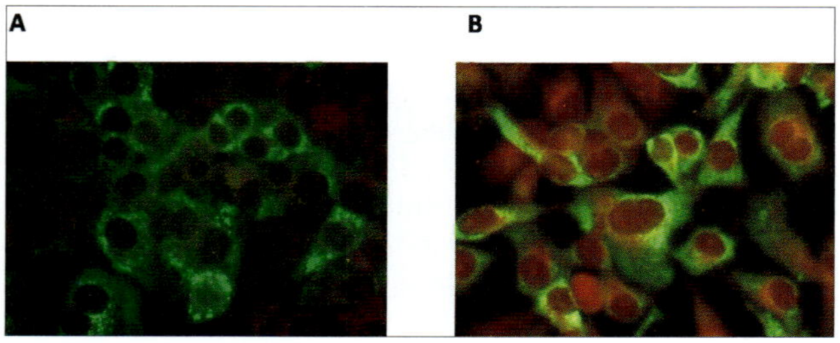

Fig. 48-4: Inmunofluorescencia. A: marcación de la nucleoproteína del virus Junín. B: marcación de las glicoproteínas del mismo virus.

formol e incluidos en parafina con un tratamiento previo con tripsina. Estos tejidos conservan los detalles morfológicos que permiten correlacionar la distribución del antígeno con la histopatología.

Inmunoensayos enzimáticos

Los métodos para detectar antígenos virales por inmunoensayos enzimáticos (IEE), son en principio similares a las tinciones de IF. En este caso, la marcación de los anticuerpos se realiza con enzimas en lugar de fluorocromos. Las enzimas marcadoras más utilizadas son la peroxidasa y la fosfatasa alcalina. Los anticuerpos marcados unidos al virus (método directo) o a los complejos virus-anticuerpo (método indirecto) son detectados por el agregado de un sustrato con el cual reacciona la enzima para producir un producto coloreado, fluorescente o luminiscente. Los IEE podrían ser teóricamente más sensibles que la IF, ya que la marca enzimática puede tener una acción continua sobre el sustrato y así producir una cantidad creciente del producto de reacción, amplificando la reacción inicial. Los IEE para la detección de virus se dividen en: A, los que dan un producto de reacción insoluble, detectable por examen microscópico y B, los que usan un sustrato del que se obtiene un producto soluble coloreado, fluorescente o luminiscente.

A. Inmunoperoxidasa: Esta técnica (IP) utiliza la enzima peroxidasa que cataliza la oxidación de un amplio número de sustratos orgánicos, utilizando el poder oxidante del peróxido de hidrógeno. El compuesto orgánico más utilizado es la diaminobencidina (DAB) que al ser oxidada, produce un precipitado coloreado insoluble en el lugar de la actividad enzimática que se corresponde con la localización del antígeno viral. El método se usa en forma directa o indirecta en forma similar a la IF, pero tiene una modificación, denominada peroxidasa antiperoxidasa (PAP), de mayor especificidad. La técnica PAP emplea dos sueros, uno dirigido al antígeno viral y el otro hacia la peroxidasa, ambos producidos en la misma especie animal (ej., conejo). Entre ambos se coloca un tercer suero que actúa como puente y es realizado en otra especie, con anticuerpos dirigidos hacia la especie animal anterior (ej., cabra anticonejo). En esta técnica todas las uniones son inmunológicas, lo que mejora la especificidad del sistema (Fig. 48-5).

Las ventajas de la IP frente a la IF son su mayor potencial de sensibilidad, utiliza un microscopio de luz común y los preparados son permanentes. En cambio, tiene más pasos, algunos sustratos son cancerígenos y hay materiales que requieren un tratamiento previo para inactivar la peroxidasa endógena.

B. Inmunoensayos enzimáticos con sustratos que dan productos solubles: Estos métodos son conocidos como ELISA (*enzyme linked inmunosorbent assays*). Se utilizan también técnicas directas e indirectas. En ambos casos, el anticuerpo antivirus, inmovilizado sobre una superficie sólida como polivinilo o poliestireno, actúa como agente de captura del antígeno. Después de los lavados, el antígeno unido es detectado por el agregado de un suero específico marcado con una enzima (método directo) o por un suero no marcado antivirus, llamado detector, que ha sido preparado

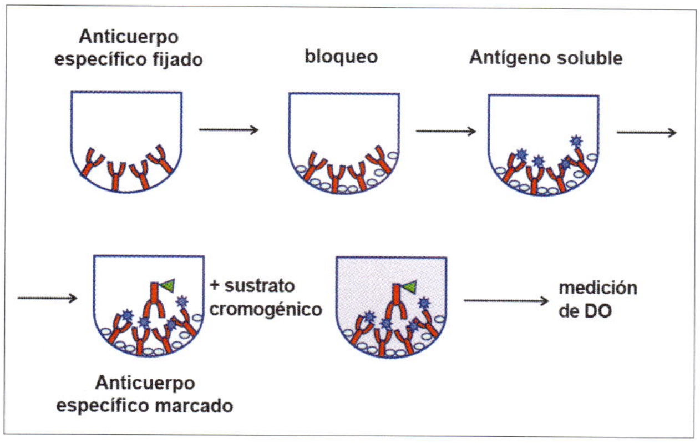

Fig. 48-5: Inmunomarcación: ELISA. Se muestran los pasos de la técnica y los reactivos que se utilizan en cada uno de ellos

en una especie animal distinta de la utilizada para preparar el suero de captura (método indirecto). Este último paso es seguido por el agregado de un suero antiespecie marcado en forma análoga a los utilizados en IP indirecta. El producto de la reacción coloreado, fluorescente o luminiscente, puede ser cuantificado por un instrumental especial o simplemente visualizado. Los productos luminiscentes o fluorescentes aumentan la sensibilidad, siendo el factor limitante, en todos los casos, la calidad de la reacción inicial virus-anticuerpo. Las ventajas de la técnica de ELISA son: permitir el ensayo de un número grande de muestras en forma simultánea y no necesitar células intactas, como en los exámenes por IF o IP. La principal desventaja es no demostrar una tinción específica sobre las células, lo cual hace necesario el uso de reactivos muy controlados.

Radioinmunoensayos

Los anticuerpos en este caso son marcados con isótopos radiactivos, generalmente ^{131}I, lo cual aumenta la sensibilidad en la detección del virus. Se utilizan también técnicas directas o indirectas, con reactivos adsorbidos a superficies sólidas en forma similar que para ELISA, o ensayos de competencia. Las muestras positivas son las que poseen un incremento significativo de la radiactividad en un contador gamma, sobre el valor dado por los controles negativos.

Western blot (electrotransferencia de proteínas)

Este método permite reconocer las proteínas virales o los anticuerpos dirigidos específicamente hacia ellas. Para ensayar las proteínas es necesario obtener virus purificado. Es decir, una suspensión de viriones libre de células o componentes derivados de ellas o del medio de cultivo o tejidos. Este proceso se realiza por técnicas bioquímicas semejantes a las utilizadas para purificar proteínas. El virus purificado es disociado luego con detergentes como dodecilsulfato de sodio (SDS), mercaptoetanol o urea, que permite solubilizar las proteínas, que luego son separadas en geles de poliacrilamida. Finalmente, es necesario transferir las bandas de proteínas del gel a un medio inmovilizante más estable, como el papel de nitrocelulosa o membranas de nailon, por difusión o con la ayuda de corriente eléctrica. Una vez transferidas las proteínas, puede realizarse con ellas una serie de ensayos que serían difíciles o imposibles de llevar a cabo sobre el gel. Estos procedimientos pueden ser la detección con anticuerpos y tinciones específicas o autorradiografias. La transferencia se realiza por capilaridad o por aplicación de corriente eléctrica. Las ventajas de trabajar con las proteínas transferidas a nitrocelulosa en vez del gel original son:

-Rapidez en las tinciones y decoloraciones.

-No se tiñen los anfolitos presentes en geles de isoelectroenfocado.

-Permite localizar, en forma rápida, la posición de las proteínas en geles preparativos.

-Detecta bajas cantidades de muestra, pues la nitrocelulosa actúa como una superficie de concentración.

-Las tinciones realizadas en los filtros de nitrocelulosa son permanentes.

Estudios de los ácidos nucleicos virales

El estudio de los ácidos nucleicos se realiza por técnicas de hibridación o de secuenciación. Ambas metodologías de la biología molecular comenzaron a emplearse en Virología, no sólo como herramientas para los estudios de investigación básica, sino también como ayuda a la epidemiología y diagnóstico.

Es necesario contar con sondas correspondientes al ácido nucleico viral que se quiere estudiar. Se llama sondas a fragmentos complementarios del ácido nucleico viral marcados con enzimas, isótopos radiactivos u otras moléculas. Para prepararlas, los ácidos nucleicos son extraídos de suspensiones purificadas de virus por medio de fenol. Las proteínas se desnaturalizan con detergente (SDS) y se ubican en la interface fenol-agua, mientras que los ácidos nucleicos quedan en la solución acuosa. Luego de separar las fases, el ácido nucleico se precipita con etanol a -20°C y se separa por centrifugación en un gradiente de sacarosa. Del ácido nucleico se realiza una copia complementaria, con las técnicas tradicionales de biología molecular, y se corta con enzimas que dan origen a los fragmentos complementarios. También se obtienen sondas por el método de clonado molecular. Estas sondas luego se marcan lo que permitirá su detección por autorradiografía o coloración. Entre los variados usos de estas técnicas encontramos:

-Localización de ácidos nucleicos virales en células o tejidos infectados.

-Detección de DNA virales integrados a genomas celulares.

-Identificación de cepas de un mismo serotipo.

-Relaciones entre aislamientos realizados durante una epidemia o entre epidemias distintas.

Southern blot (electrotransferencia de DNA)

Esta técnica fue desarrollada por Southem en 1975, para facilitar la identificación de secuencias especificas en una mezcla compleja de fragmentos de DNA. La idea básica es realizar la electroforesis de una mezcla de fragmentos de DNA en gel de agarosa. Estos fragmentos pueden ser obtenidos por la digestión del DNA con enzimas de restricción. El DNA es luego transferido a un papel de nitrocelulosa. Se realizan los siguientes pasos:

-Desnaturalización del DNA por tratamiento con álcali (o calor), lo que separa las cadenas de la doble hélice.

-Neutralización.

-Transferencia de los fragmentos al papel de nitrocelulosa por acción capilar, en un *buffer* de alta concentración salina.

Se obtiene de esta forma una réplica del gel. Las cadenas simples de DNA son unidas luego en forma permanente a la nitrocelulosa por acción del calor. Finalmente se híbrida con sondas complementarias a secuencias específicas. Esta técnica es muy sensible (detecta fragmentos de picogramos de DNA) y permite un análisis rápido de la información genética. La técnica de Northern blot fue desarrollada para estudiar RNA con el mismo principio que el Southern blot.

Dot blot - Slot blot (manchas de ácidos nucleicos)

Este método provee una forma más rápida de determinar la presencia de RNA o DNA específicos que las técnicas anteriores. Consiste en sembrar la muestra de ácidos nucleicos directamente o con la ayuda de presión negativa sobre el filtro de nitrocelulosa o membrana de nailon, en una zona puntual como una mancha (*Dot blot*) o a lo largo de una línea (*Slot blot*). Se fija el material al filtro por calor y luego se hibrida con una sonda marcada. Si se siembran diluciones de la muestra sobre nitrocelulosa, puede realizarse con ellas un análisis semicuantitativo por comparación de la intensidad de las manchas obtenidas por coloración o en autorradiografias.

Híbridación *in situ*

Las técnicas de hibridación anteriores requieren la obtención y semipurificación del ácido nucleico antes de comenzar su estudio. La hibridación *in situ*, en cambio, permite la identificación y localización de los ácidos nucleicos virales presentes en tejidos a nivel regional, celular y subcelular. Se utilizan para este fin, sondas marcadas de oligonucleótidos sintéticos de 25 a 50 bases de largo. Este tamaño pequeño es el ideal para que puedan penetrar los tejidos y resulten específicas en reconocer los ácidos nucleicos deseados. La hibridación se realiza sobre cultivos de células infectadas o en cortes de tejidos colocados sobre portaobjetos.

Reacción en cadena de la polimerasa

La reacción en cadena de la polimerasa (PCR) permite la amplificación exponencial de secuencias específicas de ácidos nucleicos, a partir de pequeñas cantidades presentes en una muestra biológica. Esta técnica fue desarrollada por Mullis, en 1985, y en la actualidad tiene múltiples aplicaciones en Virología, sobre todo en el área de diagnóstico. La reacción implica el uso de dos oligonucleótidos (cebadores) que hibridan con las cadenas opuestas de la secuencia que interesa amplificar (secuencia blanco). Se realizan los siguientes ciclos (Fig. 48-6).

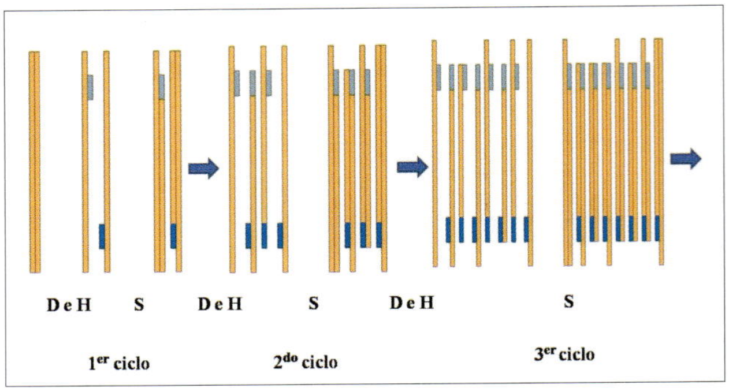

Fig. 48-6: Reacción en cadena de la polimerasa. Se muestran los primeros tres ciclos de amplificación. Las flechas señalan al gen de interés y los rectágulos pequeños a los cebadores. D: desnaturalización, H: hibridización y S: síntesis.

-Desnaturalización por calor a 90-lOO°C.

-Apareamiento de los cebadores a sus secuencias complementarias a 55°C.

-Extensión de los oligonucleótidos con una DNA polimerasa termoestable a 72°C.

Los productos de la reacción, luego de varios ciclos, son una mezcla de oligonucleótidos de longitud variada. Pero como se utilizan siempre los mismos cebadores, a través de los ciclos sucesivos se obtiene un enriquecimiento en los productos de menor longitud, que corresponden a la secuencia blanco. La detección final de los productos de la reacción se realiza por las técnicas de *Dot blot* o *Southern blot*. Si el genoma a amplificar es RNA, es necesario obtener primero su DNA complementario con una transcriptasa reversa. Esta modificación es llamada RT-PCR. Existen variantes de la PCR y RT-PCR que permiten no sólo detectar la presencia de la secuencia blanco en la nuestra, sino también su cuantificación.

BIBLIOGRAFÍA

Basic Virology. Tercera edición 2008 Wagner EK, Hewlett MJ, Bloom DC, Camerini D. Editorial: Blackwell Publishing.

Principles of Molecular Virology. Quinta edición 2011 Cann AJ. Editorial: Academic Press.

Principles of Virology. Molecular Biology, Patogénesis, and Control 2000. Flint SJ, Enquist LW, Krug RM, Racaniello VR, Skalka AM. Editorial: ASM Press

Virology Methods Manual 1996 Mahy BWJ, Kangro HO. Editorial: Academic Press.

Virology. Molecular Biology and Pathogenesis 2010 Norkin L Editorial: ASM Press.

CAPÍTULO 49

MULTIPLICACIÓN VIRAL

Claudia S. Sepúlveda, Elsa B. Damonte

Introducción

El resultado final de la infección de un organismo multicelular por un virus es la consecuencia de una compleja serie de interacciones entre factores virales y factores aportados por el huésped. Para llegar a dilucidar las bases de los mecanismos que controlan este proceso de infección, se debe comenzar por el esclarecimiento de los eventos a nivel celular, ya que la diseminación de un virus en el organismo va a ocurrir luego de repetidos ciclos de interacción virus-célula huésped. El conocimiento de los sucesos que ocurren dentro de la célula cuando un virión penetra en ella, culminando con la producción de una progenie de viriones idénticos al primero, se puede lograr a través de diferentes abordajes experimentales, los que aunados nos brindan un panorama completo de la multiplicación viral, permitiendo delinear un ciclo de vida para cada familia de virus.

Ciclo de multiplicación viral

El ciclo de multiplicación viral se define como la serie de etapas secuenciales que transcurren desde el contacto inicial de un virus con una célula huésped hasta la liberación, a partir de la misma célula infectada, de la progenie de nuevos viriones.

Para conocer las características de este ciclo reproductivo en un virus animal se requiere realizar la infección de un cultivo de células en forma sincrónica, es decir, todas las células deben infectarse simultáneamente y evitar la reinfección secundaria por viriones de la progenie. Estas condiciones permiten obtener lo que comúnmente se denomina curva de crecimiento de un solo ciclo. Para ello se utiliza una multiplicidad de infección (número de viriones inoculados por célula) lo suficientemente elevada, de modo tal que la mayoría de las células reciban por lo menos un virión. Después de la adsorción, se elimina todo el virus del sobrenadante del cultivo por lavado e incubación con inmunosuero específico y, simultáneamente, se toma una alícuota del cultivo para determinar el número de células productivamente infectadas (es decir, aquéllas en las que el virus efectivamente multiplicó). Luego se procede a determinar el título de virus extracelular e intracelular a distintos tiempos post-infección, tomando alícuotas del sobrenadante y de células rotas.

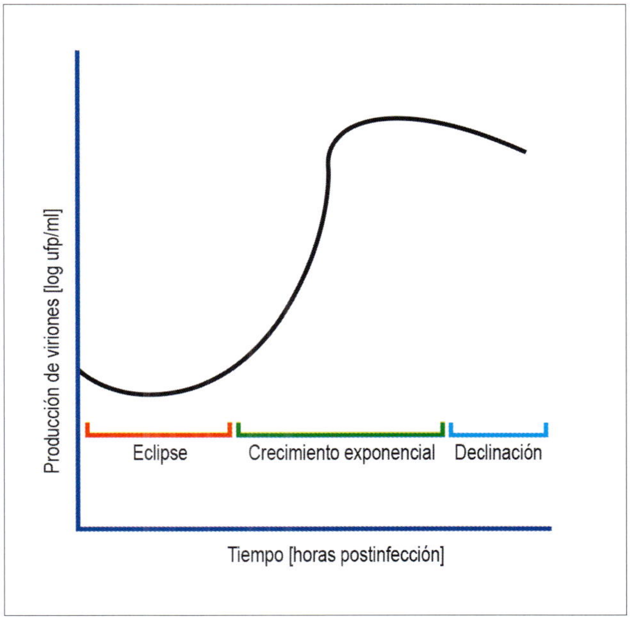

Fig. 49-1. Curva de crecimiento de un ciclo de multiplicación viral

Una curva ideal de un ciclo se presenta en la Fig. 49-1. En ella se reconoce el período de eclipse, en el que sólo se detectan mínimas cantidades de virus parental dentro o fuera de la célula, ya que en estas primeras horas post-infección los genomas virales están expresándose dentro de la célula infectada, pero no hay aún producción de progenie. Luego comienza un período de crecimiento exponencial, que refleja la producción y acumulación de viriones en el extracelular o en la célula, de acuerdo con las características del virus: en algunos casos el virus tiende a permanecer asociado a la célula (herpes, pox), mientras que en otros el ensamblaje y la liberación viral a partir de la célula son simultáneos (virus de RNA envueltos). En el primer caso se define el período latente como el lapso que transcurre desde el comienzo de la infección hasta la detección del primer virión extracelular. Este período latente coincide con el eclipse, lapso en el que no se detectan viriones infecciosos en el interior de la célula infectada, para aquellos virus que son liberados de la célula a medida que se ensamblan. Finalmente, se alcanza un máximo de la curva y comienza el período de declinación o descenso en la producción de virus.

El tiempo de duración de un ciclo completo para los virus animales varía desde 6-8 h para ciertos picornavirus hasta más de 40 h para los citomegalovirus.

Etapas del ciclo de multiplicación viral

El ciclo de multiplicación de un virus puede dividirse secuencialmente en una serie de etapas esquematizadas en la Fig. 49-2. Los virus comienzan su interacción con la célula que van a infectar uniéndose a receptores presentes en la membrana celular. A continuación, se produce la penetración de la partícula viral, seguida del desnudamiento, proceso en el que se eliminan total o parcialmente las estructuras que protegen al genoma. Así, el ácido nucleico entrante se torna accesible a la maquinaria celular para su expresión

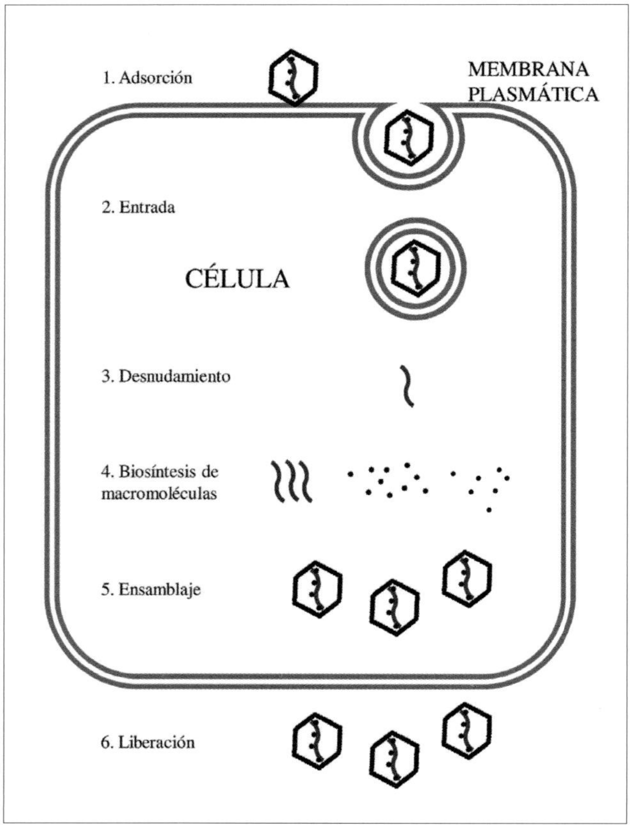

Fig.49-2. Esquema de las etapas del ciclo de multiplicación de un virus animal desnudo.

en la síntesis de RNA mensajeros (mRNA) y proteínas, y su replicación en nuevas copias del genoma, eventos que ocurren en el núcleo celular (DNA virus, con excepción de *Poxviridae*) o en el citoplasma (RNA virus, con excepciones como *Orthomyxoviridae* y *Retroviridae*). Finalmente, las proteínas y genomas virales sintetizados se ensamblan para formar la progenie de viriones, cuya salida a partir de la célula infectada es el paso final del ciclo de multiplicación.

Las estrategias que los virus desarrollan para llevar adelante la biosíntesis de macromoléculas difieren de acuerdo con las características del genoma (tipo de ácido nucleico y polaridad), mientras que las etapas tempranas y tardías dependen de las cubiertas externas, es decir de que el virus sea envuelto o desnudo y de las características de la cápside. Se describen a continuación los aspectos sobresalientes de cada una de las etapas del ciclo de vida de un virus.

Adsorción

El evento inicial en el ciclo de vida de un virus es la unión del mismo con la célula huésped a través del proceso de adsorción (Fig. 49-3). Esta unión específica se establece entre una molécula presente en la membrana celular (receptor) y una proteína externa del virión (antirreceptor). Algunos receptores virales han sido identificados y son, en general, proteínas, carbohidratos o lípidos de la membrana plasmática, en tanto que el antirreceptor es una proteína externa del virión, localizada en la cápside o en la envoltura, según sea un virus desnudo o envuelto, respectivamente. Así por ejemplo, los virus influenza se unen a través de la hemaglutinina, glicoproteína de envoltura, al ácido siálico terminal de residuos oligosacáridos de proteoglicanos y glicolípidos de la membrana de la célula que infectan. La proteína CD4 presente en la superficie de linfocitos T y monocitos actúa como receptor para la unión inicial del virus de la inmunodeficiencia humana (HIV). Otros receptores virales también funcionan normalmente como receptores para hormonas, neurotransmisores, factores de crecimiento, lo que nos indica que los virus han evolucionado para hacer uso en su beneficio de componentes de la membrana celular que cumplen otra función primaria y beneficiosa para la célula.

La presencia de receptores específicos en la célula es determinante principal del rango de huésped y tropismo tisular de un virus. Un ejemplo clásico en este sentido lo representa el virus polio, cuya replicación está restringida a primates, pues las células de otras especies animales carecen de los receptores adecuados. Así, la susceptibilidad o resistencia de una célula a la infección está determinada por la presencia o ausencia de receptores específicos. La importancia de la carencia de receptores se demuestra indirectamente porque es posible infectar exitosamente células no susceptibles a virus polio utilizando ácido nucleico desnudo (transfección). Esto significa que la célula es apta para la replicación viral y que la barrera a la infección se establece a nivel de la entrada, ya que en la transfección se facilita la entrada a la célula del ácido nucleico modificando previamente la permeabilidad de la membrana mediante distintos tratamientos físicos o químicos.

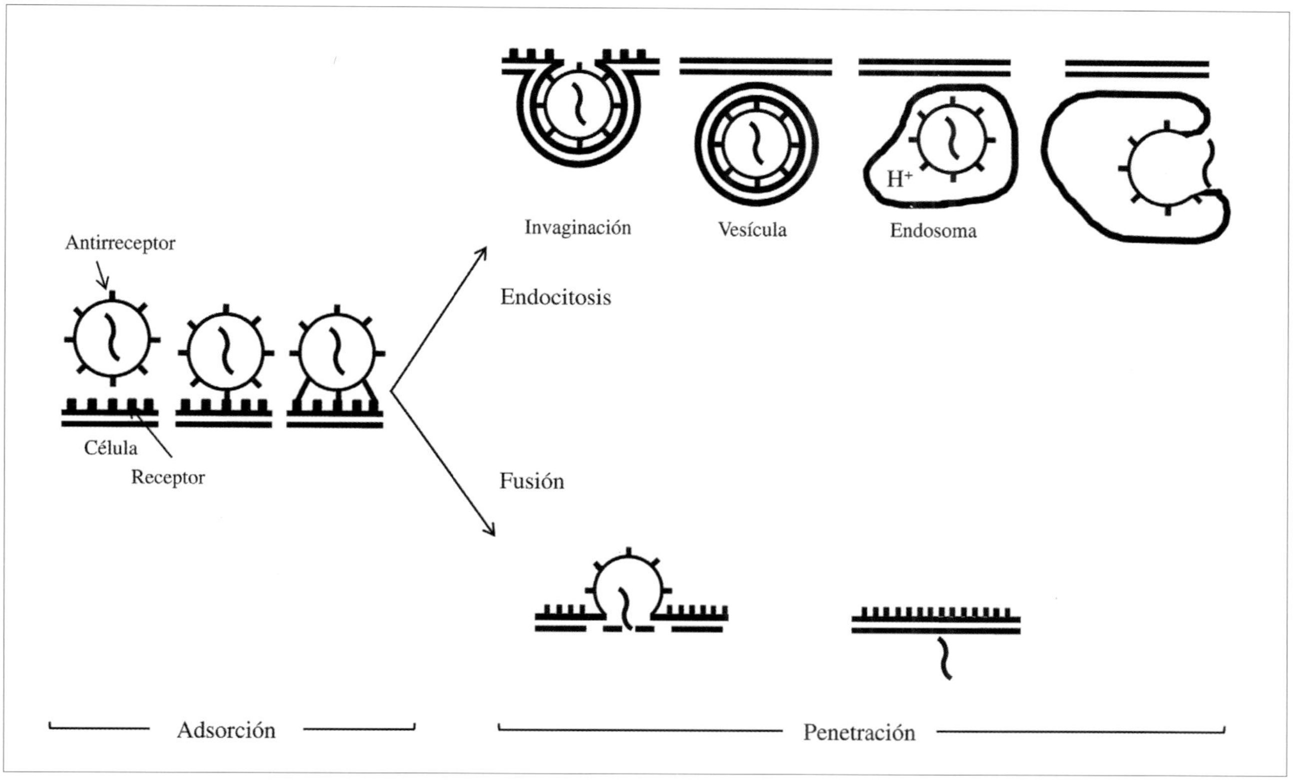

Fig. 49-3. Adsorción y penetración viral.

La infección de una célula susceptible no asegura que haya multiplicación viral con producción de progenie (infección productiva). Hay ejemplos numerosos en que un virus entra en una célula y, sin embargo, la infección aborta, es decir no hay producción de viriones (infección abortiva). En este caso no se trata de carencia de receptores sino de la falta de otros factores celulares requeridos para una etapa posterior del ciclo viral. Dichas células se denominan no permisivas para ese virus, en contraste con las células susceptibles permisivas que son aquéllas en las que ocurre una infección productiva.

Para algunos virus, como por ejemplo HIV, herpesvirus, adenovirus y reovirus, se requiere la unión a más de un receptor para lograr la infección de la célula. El virus se asocia al receptor primario, que suele ser muy abundante en la superficie celular, mediante una unión de baja afinidad. Esta unión produce algún cambio conformacional en el virus que facilita la unión más estable y de mayor afinidad a un receptor secundario o correceptor, lo que asegura la penetración del virus a la célula. Por ejemplo, para HIV la unión inicial es a la molécula CD4, y el cambio conformacional que se produce en la glicoproteína de envoltura viral gp120 permite una segunda unión al correceptor, las proteínas CCR5 o CXCR4, según la célula, disparándose así el proceso de fusión que internaliza el virus.

Penetración

Una vez establecida la adsorción, los virus animales pueden entrar en la célula a través de tres mecanismos diferentes: endocitosis mediada por receptor, fusión con la membrana plasmática o translocación a través de dicha membrana.

En la endocitosis mediada por receptor (Fig. 49-3) los virus desnudos y envueltos utilizan las mismas vías de entrada que emplean muchas macromoléculas fisiológicamente importantes, como nutrientes, hormonas y factores de crecimiento. Diferentes virus pueden utilizar distintas vías endocíticas funcionales en la célula, tales como endocitosis mediada por clatrina, por caveolas, macropinocitosis y otras rutas independientes de clatrina y caveola. De ellas, la endocitosis mediada por clatrina, proteína celular que recubre la vesícula de internalización, es la más utilizada por los virus de vertebrados, como influenza, rabia, entre otros. El virus adsorbido a su receptor va quedando encerrado dentro de invaginaciones de la membrana plasmática, que terminan formando una vesícula que permite la entrada del virión a la célula y su posterior transporte al endosoma (Fig. 49-3). El pH ácido del interior del endosoma induce cambios conformacionales en las proteínas externas del virión que permiten la fusión de la membrana endosomal con la membrana externa del virus expulsando la nucleocápside viral al citoplasma celular, en el caso de los virus envueltos, o la exposición de dominios hidrofóbicos de una proteína de cápside, en los virus desnudos, que interactúan con la membrana endosomal creando poros para la entrada del genoma viral al citoplasma.

El mecanismo de fusión directa de la envoltura viral con la membrana plasmática celular (Fig. 49-3) es utilizado por ciertos virus envueltos, como HIV, herpesvirus y paramyxovirus. Estos virus poseen en su envoltura glicoproteínas con capacidad de fusión independiente del pH, es decir, que a pH neutro ocurre la fusión a nivel de la membrana celular liberando la nucleocápside al citoplasma. A diferencia de la entrada por endocitosis, en este caso en ningún momento se ven viriones intactos dentro de la célula.

Por último, algunos virus desnudos, como por ejemplo Polio, parecen entrar directamente a través de la membrana plasmática mediante un proceso de translocación, dirigido por una proteína de cápside que altera su conformación luego de unirse al receptor y así dispara la formación de poros en la membrana por los que el genoma viral ingresa al citoplasma.

Desnudamiento

El desnudamiento ocurre simultáneamente o después de la penetración, y comprende la eliminación de todas o parte de las cubiertas proteicas que rodean al ácido nucleico viral, de manera de dejar el genoma en condiciones de expresarse dentro de la célula para la biosíntesis de macromoléculas virales. Para los virus desnudos con genoma de RNA positivo, en la penetración se pierde la cápside y el genoma desnudo puede unirse a los ribosomas para la traducción. Para los virus envueltos, penetra la nucleocápside y puede el genoma expresarse dentro de esa estructura intacta o sufrir la remoción parcial o total de las proteínas de cápside para su expresión en citoplasma o núcleo, según el caso. En general, el desnudamiento es un proceso difícil de estudiar y de establecer con precisión sus características, por la rapidez con que ocurre y la dificultad de separarlo temporalmente de la penetración.

Biosíntesis de macromoléculas virales

El eje del proceso de multiplicación viral se basa en la expresión de la información contenida en el genoma, que permitirá la biosíntesis de proteínas y ácidos nucleicos constituyentes de la nueva progenie. Este proceso biosintético comprende tres tipos de eventos:

a) Transcripción, es decir producción de mRNA virales.

b) Traducción de los mRNA en proteínas estructurales (son todas las proteínas constitutivas del virión) y no estructurales (que se sintetizan en la célula infectada a partir del genoma y cumplen distintas funciones durante el ciclo de vida del virus, pero no forman parte del virión, por ejemplo polimerasas, proteasas, proteínas para el ensamble, etc.).

c) Replicación del genoma para obtener copias del mismo que, junto con las proteínas estructurales, formarán la progenie de viriones.

Los mecanismos desarrollados por los virus para llevar a cabo estos procesos de biosíntesis dependen fundamentalmente de las características del genoma viral y, en base a ello, se pueden agrupar todos los virus en tres grandes categorías: virus con genoma a DNA, virus con genoma a RNA y virus con transcripción reversa. A su vez, dentro de cada una de estas categorías hay variaciones en la estrategia de síntesis de macromoléculas debido a la amplia diversidad de tipos estructurales de genomas virales, como se detalla a continuación.

Estrategias de transcripción

Los virus animales han evolucionado de manera de adaptarse a las posibilidades que le brinda la célula para llevar a cabo la transcripción. La célula eucariótica sintetiza sus mRNA en el núcleo, a partir de un molde de DNA y utilizando la enzima RNA polimerasa II DNA dependiente, también de localización nuclear. Por lo tanto, sólo aquellos virus con un genoma de DNA y que llegan al núcleo de la célula pueden utilizar las enzimas celulares para transcribir sus mRNA. Si el virus debe sintetizar sus mRNA en otras condiciones (por ejemplo, a partir de un molde de RNA o a partir de DNA en el citoplasma), debe necesariamente traer las enzimas correspondientes (RNA polimerasa RNA dependiente o RNA polimerasa DNA dependiente, respectivamente) como proteínas constitutivas del virión o tener codificada en el genoma la información para sintetizarlas en la célula infectada.

Las características estructurales de los mRNA virales son similares a las de los mRNA celulares. El segmento central es la secuencia nucleotídica codificante de la proteína, enmarcada por dos secuencias cortas no codificantes que terminan cada una de ellas en una estructura especializada: un segmento de poliadenina (poli A) en el extremo 3' y un *cap* en el extremo 5', formado por una 7-metil guanosina unida por un puente trifosfato al resto de la cadena. Se presume que el *cap* incrementa la eficiencia de la traducción del mRNA, en tanto que la secuencia de poli A lo protegería de la degradación celular por nucleasas. Sin embargo, aunque algunos mRNA virales carecen de *cap* (picornavirus) o poli A (arenavirus) son eficientemente traducidos.

En base a la propuesta de David Baltimore, en 1970, de definir como polaridad positiva la secuencia de nucleótidos correspondiente al mRNA y polaridad negativa a la secuencia complementaria al mRNA, los virus se han clasificado según la relación que existe entre la secuencia del genoma viral y la de los correspondientes mRNA. De acuerdo a la clasificación de Baltimore, en la actualidad se pueden reconocer siete grandes grupos de familias de virus animales que se presentan en la Fig. 49-4.

Grupo 1 (virus con genoma DNA de cadena doble): La transcripción a mRNA subgenómicos es siempre el primer paso de biosíntesis, que en la mayoría de los casos tiene lugar en el núcleo utilizando la RNA polimerasa DNA dependiente celular. Una excepción es *Poxviridae* que desarrolla su ciclo de vida en el citoplasma, por lo que el virión debe aportar la transcriptasa para la expresión de su genoma. Generalmente, la transcripción no es simultánea para todos los genes sino que está regulada: primero hay una transcripción temprana, en la que se expresan los genes que codifican por proteínas no estructurales, y luego una transcripción tardía, que corresponde mayormente a los genes de las proteínas estructurales. Entre ambas rondas de transcripción tiene lugar la replicación del DNA genómico.

Grupo 2 (virus con genoma DNA de cadena simple): Sólo hay dos familias de virus animales con genoma DNA monocatenario (Fig. 49-4). Primero se sintetiza la cadena complementaria y luego a partir del DNA bicatenario se

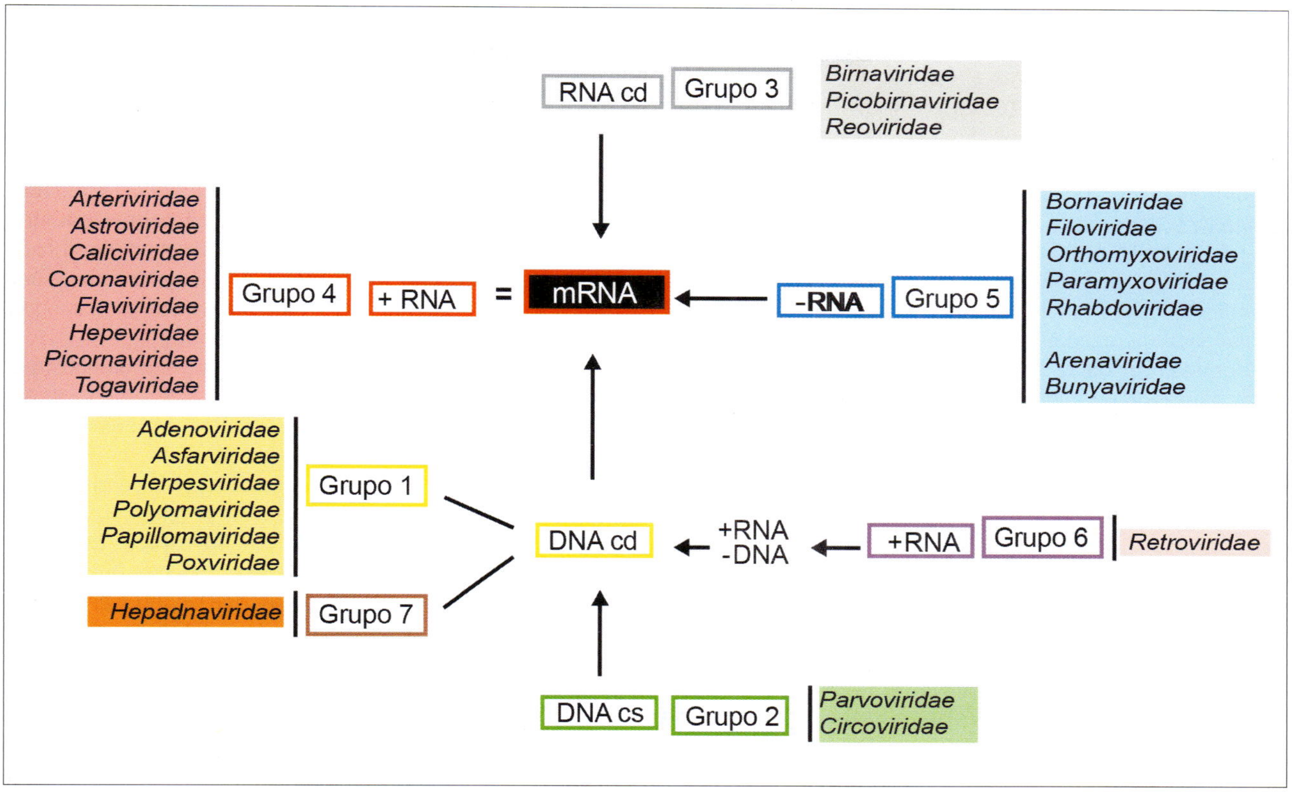

Fig. 49-4. RNA virales. = poli A; = proteína unida al extremo 5' del RNA; = cap en el extremo 5' del RNA; --- = t-RNA unido al extremo 5' en Retroviridae.

transcriben los mRNA virales, utilizando la RNA polimerasa celular. Estos virus poseen un genoma muy pequeño y no presentan regulación temporal de la transcripción.

Grupo 3 (virus con genoma RNA de cadena doble): Las tres familias de este grupo presentan genomas fragmentados en varios segmentos de RNA bicatenario, que traen asociada la RNA polimerasa RNA dependiente. Esta enzima transcribe los mRNA a partir de una de las hebras del genoma. Estos mRNA son traducidos a proteínas y luego sirven como templado para la síntesis de la cadena complementaria, originando los RNA bicatenarios genómicos.

Grupo 4 (virus con genoma RNA cadena simple de polaridad positiva): El RNA genómico es mRNA, por lo tanto inmediatamente de ser internalizado se asocia a los ribosomas celulares y es traducido total o parcialmente a proteínas virales como primera etapa de biosíntesis intracelular. Luego continúa el ciclo con la replicación del genoma.

Grupo 5 (virus con genoma RNA cadena simple de polaridad negativa): En este grupo se encuentran familias con RNA en una sola molécula (las cuatro familias que conforman el orden *Mononegavirales*) y otras con RNA fragmentado. El primer evento de síntesis siempre es la transcripción de los mRNA a partir de la cadena negativa del genoma por la RNA polimerasa RNA dependiente, asociada al virión. Hay dos familias que presentan en todos (*Arenaviridae*) o algunos de sus fragmentos (*Bunyaviridae*) una polaridad mixta o ambisentido (ambos sentidos), es decir una región del RNA genómico es de polaridad positiva y una región es de polaridad negativa. A pesar de tener parte de su genoma con polaridad positiva, estos virus deben sintetizar primero el mRNA complementario a la zona de polaridad negativa y traen su propia transcriptasa para ello. Por lo tanto, son considerados una subclase dentro del grupo de RNA virus de polaridad negativa.

Grupo 6 (*Retroviridae*): Se trata de una familia excepcional dentro de los virus con genoma de RNA ya que, a pesar de que el genoma tiene la secuencia del mRNA, no puede ser traducido directamente al entrar a la célula, sino que el primer proceso biosintético es la síntesis de un DNA complementario de polaridad negativa (Fig. 49-4). Para ello se utiliza la enzima DNA polimerasa RNA dependiente o transcriptasa reversa, presente en el virión. La cadena de RNA del híbrido RNA-DNA resultante es degradada y luego sobre la hebra de DNA negativo se sintetiza la complementaria, originándose un DNA viral de cadena doble que es transportado al núcleo y se integra al DNA celular. Este DNA integrado se expresa utilizando la RNA polimerasa II celular para producir RNA genómicos y subgenómicos que actúan como mRNA virales.

Grupo 7 (*Hepadnaviridae*): Esta es la segunda familia de virus animales con una etapa de transcripción reversa, por lo que constituye un grupo diferenciado dentro de los virus DNA cadena doble. El DNA genómico de cadena doble parcial (ver Capítulo de Estructura) es primero convertido en un DNA circular covalentemente cerrado, a partir del cual se transcriben los mRNA virales genómicos y subgenómicos mediante la RNA polimerasa celular. En una etapa posterior del ciclo actúa la transcriptasa reversa sintetizando la hebra de DNA viral de mayor tamaño a partir del RNA de longitud genómica.

Estrategias de traducción

Para traducir sus proteínas a partir de los mRNA, todos los virus utilizan el sistema provisto por la célula huésped, tanto ribosomas como factores de iniciación y demás elementos. Por lo tanto, deben necesariamente adaptar sus mRNA a los requerimientos de la maquinaria celular. En este aspecto, la principal restricción que impone la célula es la necesidad de que los mRNA sean monocistrónicos, es decir con un único punto para iniciación de la traducción en el extremo 5' del mRNA, que es leído en forma completa por el sistema celular para originar una única proteína. Esto es así porque los ribosomas eucarióticos son incapaces de iniciar la traducción en el interior de un transcripto policistrónico, es decir cortar la lectura del mRNA en un triplete de terminación de síntesis y reiniciar la traducción en un triplete de iniciación contiguo, para comenzar con la síntesis de otro polipéptido.

Dado que la mayoría de los genomas virales son policistrónicos, ya que tienen codificada la información para sintetizar varias proteínas, han debido desarrollar diversas estrategias para expresar sus proteínas. Los virus con genoma de DNA funcionan de la mismo forma que el DNA celular, es decir transcriben directamente mRNAs subgenómicos monocistrónicos a partir de su genoma, los que se traducen cada uno en una proteína. La situación es más compleja para los virus con RNA genómico y en este caso las estrategias adoptadas pueden agruparse en cuatro categorías (Fig. 49-5).

1) El RNA genómico (de polaridad negativa o de cadena doble) está fragmentado y cada uno de los fragmentos expresa un mRNA monocistrónico que se traduce en una proteína (por ejemplo, *Reoviridae, Orthomyxoviridae*).

2) Los mRNAs subgenómicos correspondientes a los distintos genes virales son sintetizados secuencialmente a partir del RNA genómico policistrónico de polaridad negativa, mediante la actividad de la RNA polimerasa viral que detiene y reinicia el proceso de transcripción en cada una de las secuencias intergénicas del genoma viral. Cada mRNA subgenómico es luego traducido en una proteína (por ejemplo, *Rhabdoviridae, Paramyxoviridae*).

3) El RNA genómico policistrónico de polaridad positiva es traducido en una única poliproteína, que es luego cortada por proteasas virales para dar las proteínas virales maduras (por ejemplo, *Picornaviridae, Flaviviridae*).

4) El RNA genómico policistrónico de polaridad positiva sólo es traducido parcialmente en la porción próxima al extremo 5' hasta que se encuentra un triplete de fin de síntesis proteica. El resto de los genes son traducidos por uno o varios mRNA subgenómicos, que se obtienen a partir de promotores internos presentes en el RNA antigenómico (por ejemplo: *Togaviridae, Coronaviridae*) o a través del mecanismo de procesamiento de RNA o splicing, normalmente empleado por la célula eucariótica para obtener moléculas de mRNA maduros a partir de los transcriptos primarios (ejemplo: *Retroviridae*).

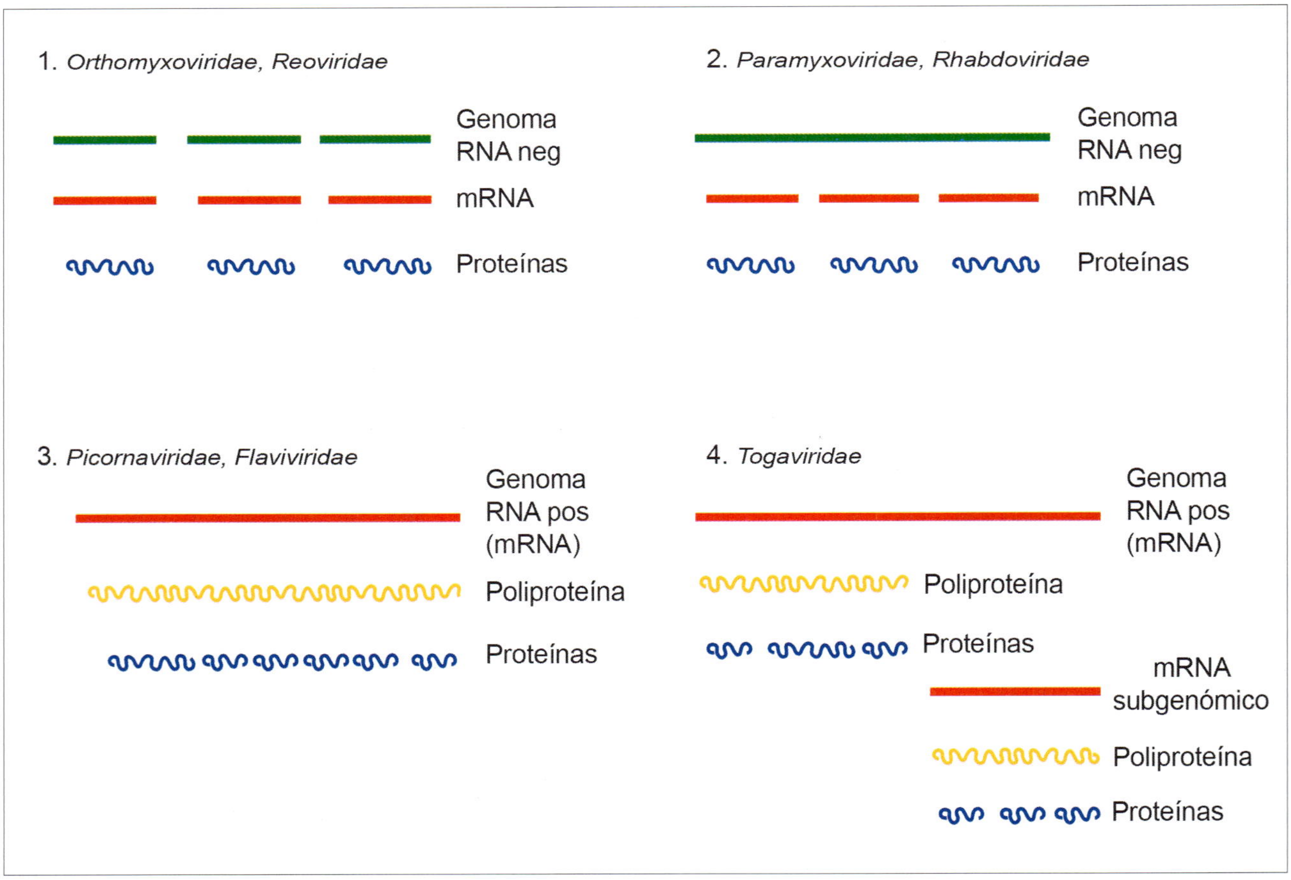

Fig. 49-5. Estrategias de traducción de los virus con genoma de RNA.

Replicación del genoma viral

1. Virus con genoma de DNA

Los virus llevan a cabo la duplicación de su DNA por medio de mecanismos y herramientas similares a los empleados por la célula para replicar su material genético. Los virus más simples y pequeños, como por ejemplo *Parvoviridae*, utilizan todas las enzimas celulares, incluyendo la DNA polimerasa, en tanto que virus más complejos, tales como *Poxviridae y Herpesviridae*, emplean sus propias DNA polimerasas así como un conjunto de enzimas codificadas por el virus para generar los precursores de sus ácidos nucleicos.

La replicación del DNA viral es generalmente semiconservativa, es decir, cada cadena del DNA parental se conserva y por apareamiento con las bases complementarias se duplica, obteniéndose dos moléculas de DNA progenie, cada una de las cuales está formada por una cadena de DNA parental y una cadena sintetizada *de novo*. Generalmente, una corta secuencia de ácido nucleico actúa como molécula iniciadora, a partir de la cual la polimerasa produce la elongación por copia del templado. Sin embargo, en algunos virus, como los adenovirus, una proteína que permanece unida al extremo 5' del genoma viral puede actuar como iniciadora de la replicación del DNA.

La replicación comienza a partir de una secuencia única de origen en el genoma viral y a partir de este punto inicial puede proceder simultáneamente en ambas direcciones o en una sola dirección, según el virus. Como sucede en la replicación del DNA de la célula eucariótica, puede haber síntesis continua de DNA en una cadena que corresponde a la longitud total del DNA templado o síntesis discontinua, es decir, síntesis de cadenas cortas de DNA denominadas fragmentos de Okazaki, que luego se unen covalentemente para formar la cadena completa. Dada la amplia diversidad estructural de los DNA correspondientes a las distintas familias de virus, el modo de replicación y las características de los intermediarios replicativos (IR, o sea moléculas que se van generando durante el proceso de duplicación) son muy variables. En muchos casos no se conoce con certeza la naturaleza de los IR mientras que en algunos virus se han descripto moléculas de DNA circular o parcialmente circular y lineal, por observación con el microscopio electrónico. Cabe recordar que dada la peculiaridad de los extremos de las moléculas de DNA viral, que presentan en la mayoría de las familias secuencias repetidas invertidas (ver capítulo Estructura), el DNA puede circularizarse con facilidad, propiedad que sería utilizada en el proceso de replicación. En la Fig. 49-6 se muestran los esquemas de los IR descriptos para algunos virus con genoma DNA.

2. Virus con genoma de RNA

A diferencia de lo que sucede con el DNA, la replicación del RNA es un fenómeno único de los virus, ya que la maquinaria celular se basa exclusivamente en el uso de DNA como templado, tanto para la síntesis de DNA como de RNA. Por lo tanto, para la duplicación de su genoma, así como acontecía para la síntesis de sus mRNA, los RNA virus deben necesariamente aportar la actividad de RNA polimerasa RNA dependiente. La misma enzima es la que lleva a cabo ambos procesos, transcripción y replicación, sometida a diferentes controles regulatorios.

El mecanismo de replicación del RNA también implica la formación de IR, cuya estructura no parece diferir mayormente entre los distintos tipos de virus con genoma RNA: sobre el RNA viral infectante se sintetiza la cadena complementaria y luego ésta sirve de molde para que varias moléculas de RNA polimerasa sinteticen las cadena hijas de RNA viral genómico, que van separándose del templado a medida que va completándose su síntesis (Fig. 49-7). De acuerdo con la polaridad del genoma entrante variará la polaridad del RNA complementario, pero la estructura aparente de los IR es la misma en ambos casos.

Ensamblaje y liberación

En las etapas tardías del ciclo de multiplicación viral, los ácidos nucleicos y proteínas virales sintetizados en la célula deben ensamblarse para formar los nuevos viriones y salir al espacio extracelular para estar en condiciones de infectar nuevas células. El proceso de maduración y ensamble, también denominado morfogénesis, comprende el armado de la cápside a partir de las unidades estructurales y la formación del virión completo. Los mecanismos de estas etapas van a depender de dos propiedades del virión: la estructura de la cápside y la presencia o no de envoltura.

El armado de las cápsides icosaédricas ocurre con independencia del genoma viral. Es decir, se asocian las subunidades proteicas siguiendo el modelo del icosaedro (Ver capítulo Estructura y Clasificación de Virus) hasta formar una cápside completa, en la que luego se inserta el ácido nucleico. Este proceso se pone en evidencia por la posibilidad de aislar cápsides vacías de genoma a partir de las células infectadas. La entrada del ácido nucleico a la cápside se produce por la interacción de una secuencia pequeña del genoma, llamada secuencia de empaquetamiento, con las proteínas de cápside. Por el contrario, las cápsides helicoidales se van ensamblando alrededor del genoma a medida que se va replicando el ácido nucleico, que constituye el eje central de las mismas (Ver capítulo Estructura y Clasificación de Virus). En este caso, nunca se detecta en la célula infectada la presencia de cápsides completas carentes del genoma viral.

Una vez ensambladas las nucleocápsides, para los virus envueltos el siguiente proceso es la adquisición de la envoltura que tiene lugar mediante brotación a partir de alguna membrana celular (Fig. 49-8). La envoltura viral está formada por una bicapa de lípidos que deriva de la membrana celular y en la que se insertan las glicoproteínas virales cuya cadena polipeptídica está codificada por el virus y es glicosilada por la maquinaria de glicosilación celular. En la célula infectada las glicoproteínas virales se insertarán en la membrana plasmática o en alguna membrana interna de la célula (retículo endoplámico, aparato de Golgi, núcleo), de acuerdo a las características propias de cada glicoproteína, generando parches o zonas ricas en glicoproteína viral. Hacia esas zonas migra la nucleocápside, que interactuará directamente con las glicoproteínas mediante un dominio

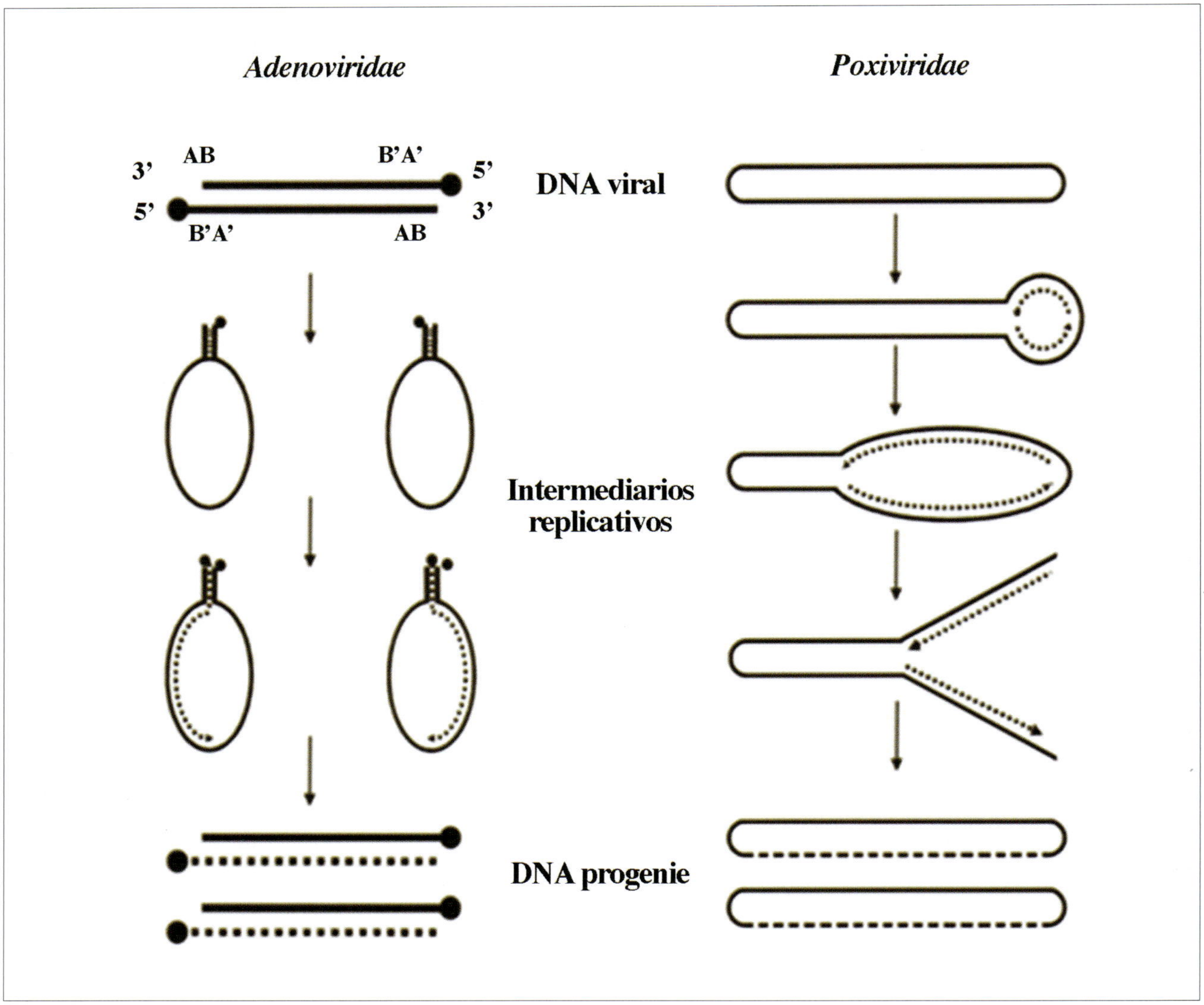

Fig. 49-6. Ejemplos del mecanismo de replicación de DNA virales.

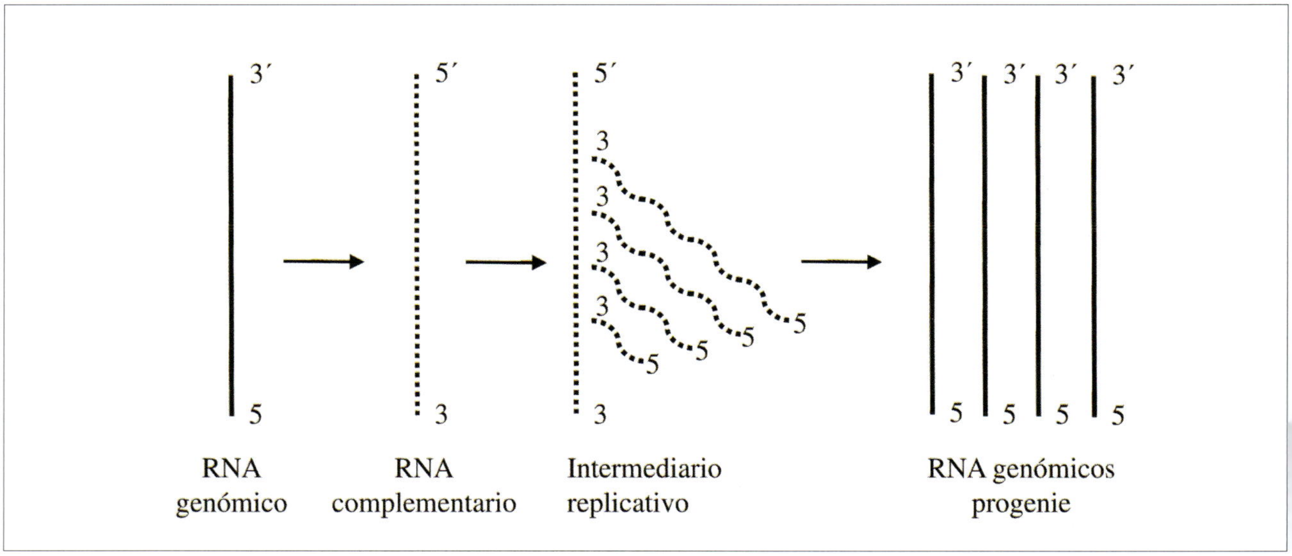

Fig. 49-7. Mecanismo de replicación del RNA viral.

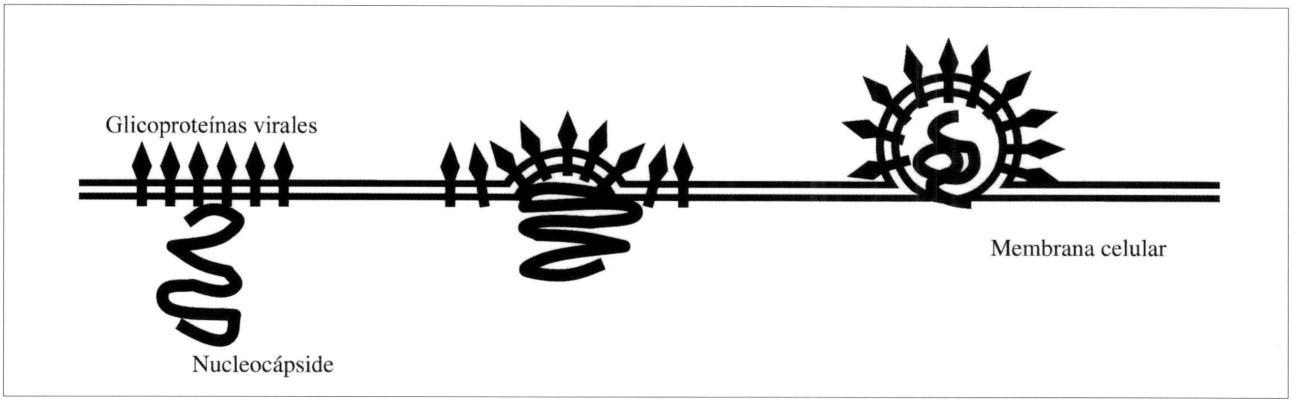

Fig. 49-8. Brotación de un virus envuelto a partir de la membrana celular.

de alguna proteína de la cápside o a través de la proteína de matriz M. La nucleocápside va siendo rodeada por la membrana hasta que se produce la brotación de la partícula viral. La liberación al extracelular de los viriones brotados se produce en forma directa a partir de la membrana plasmática o a través del aparato secretorio celular cuando la brotación ocurre en una membrana interna de la célula.

La membrana celular se regenera luego de la gemación de las partículas virales y de este modo la liberación de los viriones de la progenie se produce sin causar daño a la célula. Por lo tanto, muchos virus envueltos no son citolíticos, es decir, multiplican en una célula sin destruirla y en consecuencia dan origen a infecciones persistentes. En los virus desnudos, el virión maduro, que consiste solamente en genoma y cápside, completa su ensamblaje dentro de la célula infectada y para que ocurra la salida de la progenie al extracelular debe haber lisis celular, ya que no tiene forma de atravesar la membrana.

BIBLIOGRAFÍA

Knipe DM, Howley PM (eds). Fields Virology, 5th Ed., Lipincott, Williams and Willkins, Philadelphia, 2006.

Norkin LC. Virology. Molecular Biology and Pathogenesis, ASM Press, Washington, 2010.

Marsh M, Helenius A. Virus Entry: Open Sesame. Cell 2006; 124: 729-740.

Sztuba-Solinska J, Stollar V, Bujarski JJ. Subgenomic messenger RNAs: Mastering regulation of (+)-strand RNA virus life cycle. Virology 2011; 412: 245-255, 2011.

Lyles DS. Assembly and budding of negative-strand RNA viruses. Adv Virus Res 2013; 85: 57-90.

CAPÍTULO 50

GENÉTICA Y EVOLUCIÓN VIRAL

Rodolfo H. Campos, Viviana Mbayed

1-EVOLUCIÓN

EVOLUCIÓN VIRAL

Desde principios de la década de los cincuenta los virólogos observaron la potencial importancia de los estudios evolutivos, en particular el análisis de la variación viral (diferentes características fenotípicas como tamaño de placa, termosensibilidad o rango de hospedadores) y su asociación con virulencia y patogenia. Pero la limitada calidad y cantidad de información útil que se tenía por entonces restringía el estudio de la evolución ya que en Virología, además de la ausencia de fósiles las características fenotípicas antes mencionadas tienen una utilidad limitada.

Sin embargo, este es un tiempo promisorio para el estudio de la evolución viral. Este cambio se debe a los incrementos significativos en la información disponible como resultado de las continuas mejoras en las técnicas moleculares (fundamentalmente secuenciación de nucleótidos) y en el desarrollo de instrumentos bioinformáticos para su análisis.

Se ha asociado acertadamente a la evolución con el estudio del pasado, de los orígenes. Éste a su vez permite elaborar hipótesis respecto al porvenir. El análisis evolutivo permite además, al correlacionar el conocimiento genético molecular con su implicancia biológica, una importante transferencia hacia otras áreas del conocimiento como la epidemiología (origen y descripción de brotes), la ecología (virus emergentes, origen de virus), la patología (prognosis de enfermedades virales).

En el proceso evolutivo, la población de un organismo cambia a nivel genético en el transcurso del tiempo. Este cambio es el resultado de la fijación de variantes que integran la dotación genética de la población como consecuencia de los procesos de selección o de deriva génica (ver más adelante).

El mecanismo evolutivo es considerado a la luz de la teoría sintética de la evolución como un proceso de dos etapas: generación de variantes (heterogeneidad poblacional) y su posterior fijación.

Este proceso, siendo aún un principio unificador en biología, tiene para los virus como característica definitoria su altísima velocidad de evolución que le permite una inusual capacidad de adaptación. Esta capacidad es producto de la gran diversidad y del tamaño inmenso de sus poblaciones asociadas a la velocidad de replicación. Esta casi infinita oferta de variantes que se presentan a los procesos de selección hace que en Virología, en ocasiones pueda estudiarse la evolución mientras ésta transcurre.

Debemos contemplar a las poblaciones virales como un conjunto altamente heterogéneo de genomas. Al aplicarse una presión selectiva sobre dicho conjunto, aquellos genomas con mayor capacidad de adaptación serán seleccionados y por lo tanto su frecuencia en la población aumentará.

Las poblaciones virales están sujetas a presiones que dirigen su evolución, pudiéndose alternar períodos de rápida evolución (presiones continuas y cambiantes) con otros de relativa estabilidad, cuando las presiones son constantes. Es una adaptación continua a nuevas situaciones que se estabiliza cuando el entorno no se modifica.

Otro proceso que también moldea las características genéticas de una población viral es la deriva génica. Se trata de un proceso por el cual, de manera azarosa, algunos individuos incrementan su frecuencia dentro de una población. El azar cumple un rol importante en el proceso evolutivo en la generación de variantes y, particularmente en Virología en el proceso de transmisión entre hospedadores. Pero en este capítulo se abordarán en mayor profundidad los efectos de las presiones selectivas.

LOS VIRUS Y SU ENTORNO. PRESIONES SELECTIVAS.

Como ha sido desarrollado en capítulos previos, los virus son parásitos intracelulares obligados. Por ello necesitan infectar células, que forman parte de individuos, que a su vez forman poblaciones. Todos ellos pueden ser considerados sistemas vivos y por lo tanto sujetos a la evolución. Luego, podemos considerar a las poblaciones virales en continuo equilibrio (coevolucionando) con el resto del entorno. Virus y hospedadores son seleccionados mutuamente en un proceso permanente.

Esta coevolución es el producto de la necesidad de los virus y sus hospedadores de perpetuar su existencia. En este esfuerzo los virus tratan de mantener infectados a sus hospedadores y éstos, por el contrario, intentan evitar la infección o su progreso, lo que genera presiones sobre los virus.

Estas presiones selectivas se ejercen a distintos niveles: de la célula, del individuo y de la población.

La célula es el entorno esencial en el que los virus se multiplican. Deben internalizarse (adsorberse, penetrar y desnudarse) y posteriormente replicarse en ella. Debido al carácter de parásitos intracelulares obligados y a sus limitadísimas capacidades genómicas, los virus utilizan para su replicación un número mayoritario de mecanismos bioquímicos del hospedador. Las proteínas y los genomas virales deben ser reconocidos por las moléculas del hospedador y de esta necesidad de reconocimiento surge la selección que las células ejercen sobre los virus que las infectan.

Pero las células forman parte de individuos y éstos a su vez han desarrollado evolutivamente mecanismos cuyos objetivos son evitar la infección. El sistema inmune constituye, a nivel del individuo, el mayor obstáculo (presión) y los virus, en su necesidad de persistir deben evolucionar (adaptarse) continuamente para evadir dicha presión. Para ello han desarrollado una diversidad de mecanismos tales como la variación antigénica que impide el reconocimiento de los efectores de la respuesta inmune humoral y celular, la modulación de moléculas que participan del reconocimiento celular (disminución de síntesis de CMH (complejo mayor de histocompatibilidad) de LFA (antígenos funcionales leucocitarios), de ICAM (moléculas de adherencia intercelular), etc.) y la interacción directa con las células del sistema inmune (infección de linfocitos CD4(+) por el virus de inmunodeficiencia humana HIV). Estos virus adaptados se presentan como nuevos frente al sistema inmune, el cual modifica su respuesta en el sentido de eliminar este "nuevo" virus. Se establece entonces un proceso permanente de coevolución (parásito- hospedador).

Finalmente la infección y persistencia viral en una población de hospedadores también imponen presiones a los virus. Para la infección contínua de una población los virus deberán contar con un determinado número de hospedadores susceptibles y también con mecanismos apropiados para una eficiente transmisión. Una estrategia que utilizan los virus para contrarrestar ambos tipos de obstáculos es la de disminuir su virulencia para lograr una infección más prolongada de sus hospedadores. De esta manera, el evento de transmisión hacia hospedadores susceptibles tendrá mayores oportunidades de ocurrencia.

RESPUESTA DE LOS VIRUS A LAS PRESIONES DEL ENTORNO

Los virus, especialmente aquéllos con genoma RNA, evolucionan muy rápidamente, tanto que, en ocasiones el proceso evolutivo puede ser estudiado mientras éste ocurre. La inusual velocidad evolutiva que manifiestan representa una máxima capacidad de adaptación que está basada en la heterogeneidad, el tamaño y la velocidad de la replicación de las poblaciones virales.

El hecho central del proceso evolutivo viral es la prácticamente infinita oferta de variantes (heterogeneidad de la población) que se ofrece como sujeto de selección. Las frecuencias de esas variantes estarán en equilibrio mientras el entorno sea estable, pero si éste se modifica alguna/s de ellas serán seleccionadas. Esto le permite al virus adaptarse a diferentes presiones del entorno con una plasticidad que ningún otro microorganismo es capaz de exhibir.

El caso de HIV es paradigmático. Su altísima velocidad de replicación (recambio diario del 90 %), el tamaño de la población ($>10^9$ partículas virales en cada individuo infectado) y la elevada velocidad de mutación (1×10^{-3} sustituciones/nucleótido) da idea de la potencialidad de generar nuevas variantes. Esto constituye un campo sumamente propicio para la selección y evolución.

HETEROGENEIDAD DE LAS POBLACIONES VIRALES

La heterogeneidad de las poblaciones virales resulta fundamentalmente de los procesos de sustitución, de reasociación y de recombinación

Sustitución

El proceso de sustitución es particularmente relevante para los virus cuyos genomas son de RNA, incluidos los retrovirus. Estos y los hepadnavirus copian su genoma con menor fidelidad que los virus cuyos genomas son de DNA. La velocidad de mutación para virus con genoma RNA cuyos tamaños oscilan entre 3×10^3 y 3×10^4 nucleótidos es de 10^{-3} a 10^{-5} sustituciones/nucleótido, mientras que para el DNA genómico del hospedador es del orden 10^{-10} a 10^{-11} sustituciones/nucleótido con tamaños genómicos de aproximadamente 3×10^9 pares de bases. La razón principal es que la polimerización del genoma se lleva a cabo por RNA polimerasas RNA dependientes, que como las retrotranscriptasas, no poseen sistemas de edición. Por lo tanto los errores que se cometen durante el proceso no se corrigen.

La heterogeneidad es de tal magnitud que originó el concepto de cuasiespecie. Según él, una población viral resulta de la conjunción de múltiples genomas que aún siendo muy parecidos entre sí no son iguales, ya que presentan al menos una diferencia entre sus secuencias de nucleótidos.

Supongamos una población viral altamente heterogénea en su capacidad de ser neutralizada por anticuerpos específicos. Si la población es sometida a una fuerte presión selectiva por presencia de estos anticuerpos, esta presión actuará seleccionando positivamente aquellas variantes parcial o totalmente resistentes a dichos anticuerpos. Estas variantes tendrán una ventaja comparativa y se establecerán como mayoritarias dentro de la población.

Son ejemplos importantes de esta selección sobre poblaciones virales con distribución de cuasiespecies los virus resistentes a la protección generada por vacunación, los resistentes a drogas antivirales, y los capaces de replicarse en hospedadores no habituales.

Quizás el ejemplo más claro del proceso de selección continua de virus capaces de evadir la presión inmune lo constituye el virus de influenza. Este virus es altamente variable y su heterogeneidad poblacional se genera tanto por mutación *(drift)* como por reasociación (ver más adelante) de sus fragmentos genómicos *(shift)* siendo ambos mecanismos relevantes. En la población de hospedadores se mantiene de manera constante un nivel de anticuerpos contra el virus adquirido ya sea por infección previa o por vacunación. Aun así, la reinfección con el virus puede ocurrir porque componentes minoritarios de las cuasiespecies tienen la habilidad de replicarse total o parcialmente en presencia de esos anticuerpos. Se seleccionan así las variantes resistentes a la neutralización frente a las que los hospedadores, aunque parcialmente inmunizados, son susceptibles. Este mecanismo explica la continua microevolución del virus de la influenza en la naturaleza, que origina las **epidemias de influenza**.

Un mecanismo similar es aplicable a la selección de variantes resistentes a antivirales. Dada la inmensa cantidad de genomas virales distintos que constituyen una cuasiespecie y que están presentes en el momento de la administración del antiviral, la probabilidad de que alguno de ellos sea capaz de replicarse aún en presencia de la droga es muy elevada. En esa instancia los virus con una característica genética y fenotípica particular tendrán una clara ventaja comparativa, serán seleccionados y devendrán mayoritarios, generándose un nuevo equilibrio en el que las variantes genómicas mayoritarias serán resistentes al antiviral. Este hecho justifica la utilización de terapias combinadas de dos o más fármacos antivirales con blancos de acción diferentes. En este caso la probabilidad de la presencia de variantes multirresistentes o de su generación durante el tratamiento disminuye fuertemente ya que deben ocurrir mutaciones simultáneamente en distintas regiones genómicas.

Reasociación

El mecanismo de reasociación genética se produce entre virus con genomas fragmentados y es responsable de la mayoría de los eventos macroevolutivos siendo paradigmático el ejemplo de las **pandemias de influenza**. Los mecanismos por los que se han generado los virus causantes de las pandemias son diferentes a los descriptos en el punto anterior. Los virus de influenza se caracterizan por sus glicoproteínas de superficie NA (neuroaminidasa) y HA (hemaglutinina), que se clasifican en tipos diferentes denominados con números arábigos. En cada pandemia se identificaron virus con nuevas combinaciones de HA y NA. Por ejemplo, la pandemia de 1918 fue causada por virus que exhibían H1N1, la de 1957, H2N2, la de 1968, H3N2 y la de 1977, H1N1. Estos dramáticos *shifts* de HA y NA son el resultado de la reasociación de los fragmentos genómicos entre virus influenza de distintos hospedadores (por ejemplo, mamíferos y aves). Para que la reasociación tenga efecto debe producirse una coinfección por dos virus: uno con capacidad de replicarse en humanos y otro aviar. Una observación importante es que tanto los virus humanos como los aviares se replican eficientemente en porcinos, por lo tanto, estos animales serían hospedadores no selectivos adecuados para ser coinfectados y permitir la reasociación. Esta coinfección permite el intercambio de fragmentos y cuando se seleccione una combinación donde la HA sea, por ejemplo, de origen aviar y el virus tenga una dotación genética con capacidad para replicarse en humanos, esta población viral será nueva (emergente) para la población humana mundial. Entonces todos los seres humanos devendrán en susceptibles, ya que no tendrán memoria inmunológica frente a la nueva HA. En el sudeste asiático se han originado diversas pandemias (por ejemplo en 1957 y 1968). Cabe destacar que allí el contacto cotidiano de aves domésticas y porcinos con densas poblaciones humanas es frecuente. Es decir que allí se reúnen todos los elementos necesarios para que la coinfección ocurra.

La pandemia más reciente del año 2009, originada en América del Norte, fue ocasionada por un virus resultante de una reasociación en la que se combinaron genes de virus que infectaban cerdos, aves y humanos.

Recombinación

Los eventos de recombinación pueden producirse entre virus o entre virus y sus hospedadores.

La recombinación es una fuente importante de variación genética en las poblaciones virales. Además, contribuye a recuperar secuencias con funcionalidad perdida por un daño en el material genético, reemplazando esa región comprometida del genoma con otra no dañada proveniente de otra molécula con alta similitud. La recombinación de DNA puede darse por al menos dos mecanismos. La *recombinación específica de sitio* es la que se da, por ejemplo, en los virus que se integran en el genoma celular, y por lo tanto involucran al virus y a su célula hospedadora. La especificidad puede estar dada por la secuencia del sitio en el genoma celular donde ocurrirá la integración, como en el caso de los retrovirus, o por ambas secuencias, celular y viral como en el caso de los adenovirus. En cambio, la *recombinación homóloga* generalmente ocurre durante la replicación de los genomas de los virus DNA, implicando, por ejemplo, a regiones de alta similitud entre los genomas de dos virus. El proceso sigue una serie de pasos que comprende: la alineación de dos moléculas de DNA de alta similitud, la introducción de roturas en el DNA, el apareamiento entre regiones cortas iniciales de las dos moléculas que recombinarán formando un cruce entre las cadenas y finalmente la escisión de las cadenas en un punto distante del cruce inicial. Esto genera el intercambio de secuencias entre dos genomas virales de DNA.

La recombinación entre RNA genómicos virales ocurre durante la replicación viral; involucra secuencias de alta similitud pero también puede producirse entre regiones de baja similitud. La recombinación ocurre cuando la RNA polimerasa viral, que se encuentra sintetizando una nueva cadena de RNA, cambia la molécula de RNA que utiliza como molde por otra molécula.

El proceso alcanza una dimensión importante en las poblaciones virales del HIV debido a que sus partículas virales contienen dos genomas (diploide). Esta característica genera la posibilidad de que en el proceso de amplificación la polimerasa puede "sàltar" y generar genomas recombinantes. En ocasiones, cuando la recombinación se produce entre distintos genotipos se generan poblaciones virales con genomas "mosaico" de fuerte impacto en el comportamiento epidemiológico de estos virus.

La recombinación entre virus y su hospedador permite la incorporación de funciones celulares (proteasas, helicasas, etc.) al proceso de replicación viral; es de gran significación y se evidencia en la llamada evolución modular y la integración de superfamilias. El análisis de las secuencias de nucleótidos de la mayoría de los RNA virus con polaridad positiva (+) y negativa (-) revela claramente la existencia de superfamilias que se definen según su estructura genómica (ordenamiento de genes homólogos) y de sus estrategias replicativas.

Los RNA virus (+) codifican para 3 a 12 proteínas que cumplen tres tipos de funciones: replicación del RNA genómico, encapsidación y funciones accesorias. Estos virus pueden ser agrupados en tres superfamilias de acuerdo al análisis filogenético de las secuencias de sus polimerasas, sugiriendo un origen monofilético. Además, cada superfamilia contiene miembros que infectan a una amplia variedad de plantas, animales o bacterias lo que sugiere que el gen de la RNA polimerasa primordial podría provenir de un ancestro presente aún antes de la separación de los reinos. Alternativamente, el virus ancestral podría haberse irradiado horizontalmente entre plantas, animales y bacterias. Del análisis filogenético de proteínas accesorias surgieron árboles que no pudieron superponerse a los generados con la polimerasa. En otros términos, el origen de estos genes accesorios es distinto al del gen primordial (polimerasa). La hipótesis más aceptada sostiene que los virus habrían incorporado dichos genes de sus células hospedadoras de forma tal que miembros de una superfamilia (clasificados de acuerdo con la filogenia de su polimerasa), podrían haber incorporado estos genes desde distintos hospedadores en distintos tiempos e historias evolutivas.

LIMITACIONES DEL PROCESO EVOLUTIVO VIRAL

Las posibilidades de variación de los genomas virales son inmensas y sin embargo podemos, con certeza, reconocer y agrupar los virus en entidades definidas. Los herpesvirus, hepadnavirus, retrovirus o los virus de la influenza se reconocen como tales a pesar de su heterogeneidad genética y de su velocidad de evolución. Sucede que, independientemente de su diversidad (necesaria para su sobrevida) los virus comparten características que los definen. Por lo tanto existen limitaciones para la variación que se vinculan con el mantenimiento de la identidad y la capacidad replicativa de los virus. Todo cambio que supere este límite no perdurará.

Se describen a continuación algunos de los aspectos que limitan la evolución viral.

Una de las propiedades fundamentales que caracteriza a los virus es su estructura. El genoma está incluido en partículas ensambladas de acuerdo con patrones de simetría definida. Cuando la simetría de la cápside se fija evolutivamente, el tamaño del genoma también queda determinado. Esto explica la dificultad para incorporar nuevas funciones o para duplicar genes y la estupenda utilización que los virus hacen de sus genomas (marcos de lectura superpuestos, *splicing* alternativo, expresión de genes distintos por señales comunes).

Otra de las limitaciones para el cambio se vincula con los procesos de multiplicación viral. Tanto la decodificación como la replicación de los genomas virales tienen mecanismos que están estrechamente relacionados con la maquinaria de la célula hospedadora. Cambios ocasionales en los ácidos nucleicos virales (en regiones que interactúan con elementos celulares) requieren cambios compensatorios en la célula hospedadora, lo cual es un evento poco probable si se considera su muy baja velocidad de evolución.

Finalmente, el nivel de virulencia del virus relacionado con la posibilidad de perpetuarse también constituye una limitación para su evolución. Cuando un virus es tan letal como para exterminar a sus hospedadores el resultado es equivalente a haber perdido su capacidad de replicación. Desde la perspectiva del hospedador, los virus pueden ser fuerzas selectivas de gran impacto.

COEVOLUCIÓN HOSPEDADOR-PARÁSITO

El origen de los virus es probablemente una pregunta sin respuesta definitiva desde que no tenemos evidencias de los tiempos primeros. Sin embargo el estudio "actual" de la evolución es de gran importancia en la predicción del comportamiento futuro de los virus.

Como hemos descripto previamente, nuestra relación con los virus debe analizarse considerando a la interacción virus-hospedador como un equilibrio delicado entre la evolución del virus (particularmente su variación genética) y la evolución del hospedador (el ser humano y su respuesta inmune a nivel individual, aspectos culturales y políticas sanitarias a nivel poblacional). Esta coevolución afecta significativamente el futuro del hospedador. En la competencia parásito-hospedador, los virus poseen una capacidad adaptativa mucho mayor que la de sus hospedadores. Pero muy raramente estas ventajas conducen a la desaparición de sus hospedadores, ya que, como se expresó antes, en pos de su propia perpetuación, los virus desarrollaron mecanismos que favorecen la sobrevida de su hospedador, al menos hasta tanto se haya generado y transmitido la progenie viral. Históricamente, cuando la interacción patógeno-hospedador es muy nociva el resultado es la eliminación de ambas especies. El proceso que habitualmente ocurre es el de coadaptación que se evidencia a través de una mayor resistencia del hospedador a la infección viral y de una menor virulencia del virus.

Entender esta coevolución, no sólo desde el punto de vista individual (virus-hospedador) sino también poblacional (coevolución virus-hospedador-entorno), es fundamental porque está en la base del problema de la emergencia viral. Los virus (o las infecciones) emergentes son los que han aparecido repentinamente y van incrementando su incidencia. La fuente de los "nuevos" virus incluye a nuevas variantes virales y a virus ya existentes introducidos en nuevas especies hospedadoras o nuevas poblaciones. Modificaciones de las condiciones de la relación virus-hospedador desarticulan el equilibrio existente y generan un nuevo estado de equilibrio. La emergencia de las enfermedades infecciosas es producto de este nuevo equilibrio. El caso de la emergencia del HIV-2 puede ejemplificar esta hipótesis. El virus SIV (virus de la inmunodeficiencia simiana) estuvo en equilibrio con su reservorio, el *Sooty mangabey*. En alguna instancia, este virus fue capaz de infectar un humano. Este evento es muy probable porque estos simios son mascotas de los habitantes de la costa Este de África donde se asume se originó esta epidemia. Se crea entonces un nuevo equilibrio ahora entre un virus adaptado al humano (SIV→ HIV-2) y un nuevo hospedador (*Sooty mangabey*→humano). Habitualmente los virus son atenuados, no patógenos, en sus reservorios naturales pero cuando "saltan" de especie el resultado es la generación de algún tipo de patología (virus emergente, HIV-1 y enfermedad emergente síndrome de inmunodeficiencia adquirida, SIDA). Sin embargo este evento no aparece como emergente hasta que no se modifican componentes del entorno, como por ejemplo, aspectos sanitarios (incremento en la factibilidad de contactos enfermo portador-individuo susceptible, por instrumentación médico-sanitaria como vacunaciones o transfusiones) y/o culturales (densidad de población por migraciones, drogadicción, conducta sexual) que hagan a la enfermedad relevante (emergente) para la Salud Pública Mundial.

ANEXO

BIOINFORMÁTICA

El estudio de las relaciones filogenéticas entre individuos y su vinculación con el proceso evolutivo que ellos han seguido ha ampliado el conocimiento de distintas áreas. El análisis filogenético molecular ha sido aplicado por distintas ramas de las ciencias biológicas. En particular en el ámbito de la Virología ha tenido un gran impacto ya que no se dispone de información del pasado por carecer de elementos fósiles. Estas metodologías compensan estas carencias ya que permiten reconstruir historias evolutivas a partir de datos contemporáneos. El conocimiento de las conexiones evolutivas entre distintos virus ha permitido, por ejemplo, obtener información acerca del origen de los mismos. En este sentido, se ha podido establecer la existencia de un ancestro común único entre distintos individuos (origen monofilético) y el tiempo estimado de divergencia desde ese ancestro. La identificación de relaciones filogenéticas estrechas entre virus ha contribuido al conocimiento de la distribución geográfica de cepas virales particulares. La clasificación taxonómica de algunos microorganismos ha sufrido ciertas modificaciones luego de la introducción de métodos de filogenia molecular en el análisis. La epidemiología también se vio beneficiada con la aplicación de estas metodologías para el estudio de brotes epidémicos y rutas de transmisión de agentes virales. Finalmente, el desarrollo de vacunas también contó con la contribución del conocimiento de las relaciones filogenéticas entre distintas cepas virales.

Las genealogías de los virus podrán ser correctamente reconstruidas si se utilizan para el análisis elementos homólogos, es decir, derivados de un ancestro común. Los elementos generalmente empleados para este tipo de estudio son secuencias de nucleótidos, fragmentos de restricción y secuencias de aminoácidos, ya que el proceso básico de la evolución del DNA consiste en cambios en la secuencia de nucleótidos a lo largo del tiempo. Así entendido, el estudio de las relaciones filogenéticas permitirá reconstruir historias evolutivas y analizar la velocidad de evolución viral.

Convencionalmente, las relaciones evolutivas se describen en términos de árboles filogenéticos bifurcantes. Los árboles se componen de **nodos y ramas** (Fig. 50-1). Los nodos pueden ser internos, representantes de secuencias ancestrales, o externos, representantes de las secuencias analizadas, también denominadas **unidades taxonómicas operacionales** (OTUs). Las ramas muestran cuáles son las relaciones entre las unidades taxonómicas. Si el árbol está representado a escala (filograma) la longitud de las ramas horizontales es proporcional a la divergencia entre las unidades. Existe un libre giro de las ramas sobre los nodos. La **topología** del árbol representa su patrón de ramificación. Se puede explicitar la dirección de la evolución, imponiéndole una raíz al árbol, que representa al posible ancestro común a todas las taxas analizadas.

Por otro lado, se ha desarrollado otro tipo de herramientas bioinformáticas que tratan de generar un modelo en retrospectiva de la genética de una población (coalescencia). En este tipo de acercamiento se van reconstruyendo las generaciones pasadas, a partir de la información de las generaciones actuales de una población, tratando de encontrar a los ancestros comunes de los individuos de cada generación hasta encontrar (hacia el pasado) al ancestro común más reciente de toda una población dada. Este tipo de análisis brinda información acerca de los tiempos en los que esos ancestros comunes debieron existir, las velocidades de evolución y de los tamaños de las poblaciones.

Este tipo de información nos permite generar hipótesis acerca del comportamiento de los virus en el pasado, cuándo se originaron, cómo y cuándo ocurrieron aumentos o disminuciones de los tamaños de las poblaciones virales, que podríamos correlacionar, por ejemplo, con la diseminación de un virus a partir de la instauración de una nueva práctica –drogadicción endovenosa, transfusiones

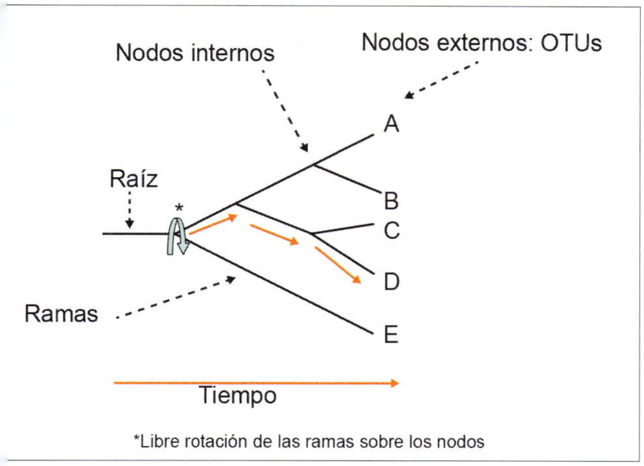

Fig. 50-1. Topología: ordenamiento de las ramas en un árbol filogenético.

no seguras, etc.- o con el control de una infección viral – mediante medidas sanitarias como la vacunación obligatoria.

2- GENÉTICA

La genética aplicada al estudio de los virus tiene por objetivo el conocimiento de la estructura y función de los genes. Una de las herramientas fundamentales en este ámbito del conocimiento es el uso de las mutantes virales, ya sean éstas producidas de manera espontánea como generadas en el laboratorio. Se describirán a continuación, sin pretender hacerlo de manera exhaustiva, algunas de las metodologías más representativas para manipular el genoma viral, obteniendo así mutantes virales, y también diferentes estrategias para caracterizar la estructura y funcionalidad del genoma viral.

ESTRATEGIAS DE MANIPULACIÓN DEL GENOMA VIRAL

La generación de mutantes virales tiene distintos objetivos. Resultan útiles como herramientas de estudio de los virus y la función de sus genes. Actualmente una de las principales aplicaciones de los virus modificados genéticamente es su utilización en el desarrollo de vacunas, como vectores o para el desarrollo de terapias génicas. Se detallan a continuación diferentes metodologías para introducir modificaciones en el genoma viral, obteniendo así, mutantes virales.

Generación de mutantes en cultivo

Antes de la introducción de las técnicas de Ingeniería Genética a la Virología, las mutantes virales sólo podían ser detectadas por su fenotipo, al realizar un crecimiento del virus en cultivo de células. En el caso de virus con genoma RNA, que tienen una frecuencia de mutaciones espontáneas de 10^{-4} o 10^{-5} sustituciones/nucleótido y que por lo tanto conforman poblaciones heterogéneas (con distribución de cuasiespecies), diferentes mutantes están presentes en la producción de un stock viral. Con la aplicación de condiciones de selección que permitan evidenciar a algunas de esas mutantes (por ejemplo, por su sensibilidad a la temperatura -alta o baja-, a un antiviral o al reconocimiento por un anticuerpo específico o por su tropismo) se podrían seleccionar mutantes con un fenotipo particular. En cambio, con los virus con genoma DNA, que tienen una frecuencia de mutaciones espontáneas mucho menor, 10^{-5} a 10^{-11} sustituciones/nucleótido, es más difícil obtener las mutantes de manera natural y se requiere de la utilización de mutágenos (químicos o físicos) para

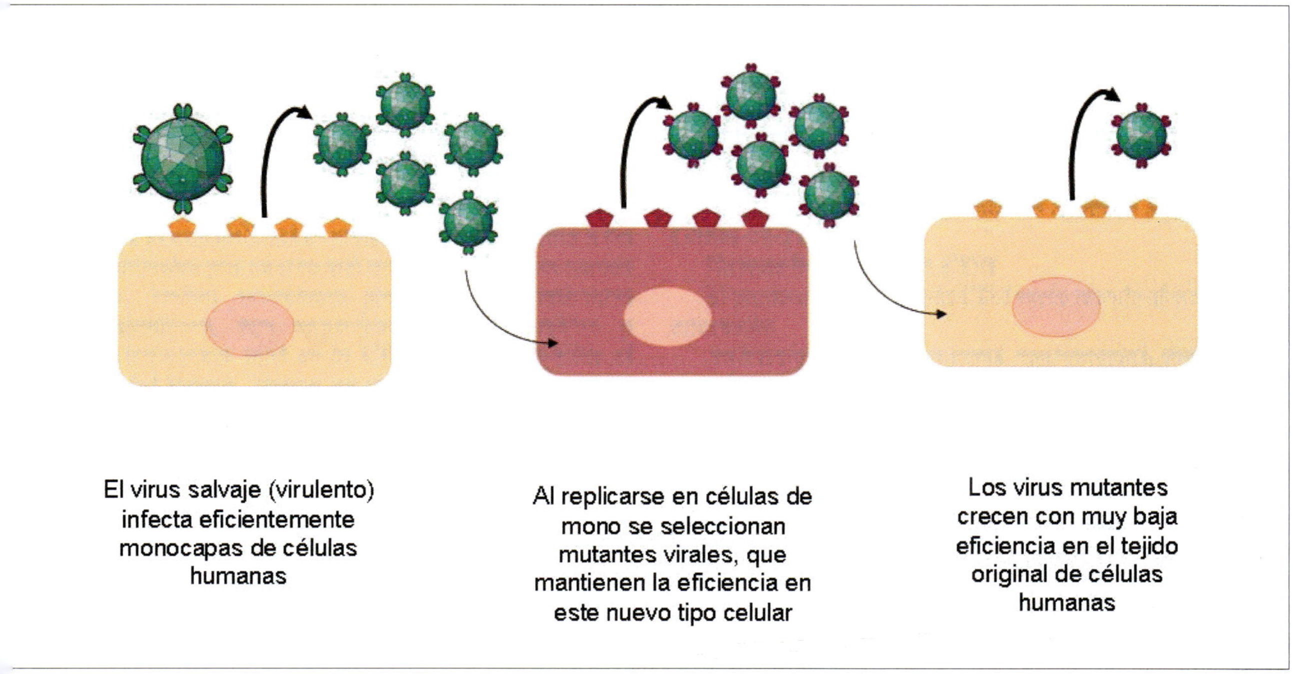

Fig. 50-2. Generación de mutantes en cultivo.

inducir la producción e incorporación de mutaciones en el genoma viral.

Un ejemplo es el de los virus actualmente utilizados en las vacunas atenuadas contra la poliomielitis causada por un virus con genoma RNA, el poliovirus. El sistema utilizado para la selección de las mutantes atenuadas consistió en el crecimiento viral en sistemas heterólogos, diferentes al tipo celular en el que originalmente crece este virus (Fig. 50-2). Luego de un elevado número de pasajes los virus se adaptaron a crecer en esos sistemas. Estos virus adaptados (mutantes) disminuyeron su eficiencia de crecimiento en células humanas y perdieron su capacidad de infectar células del sistema nervioso central humano. De esta manera, el virus así seleccionado disminuyó su virulencia en su hospedador natural, el hombre, y pudo ser considerado para el desarrollo de vacunas.

Cabe señalar que durante el proceso de generación de las mutantes, ya sea de manera natural o inducida, no hay una direccionalidad en el fenotipo que se quiere alcanzar y las mutaciones ocurren al azar. El proceso de selección, identificación y caracterización de las mutantes para poder alcanzar el tipo de mutante deseada es laborioso.

Generación de mutantes por ingeniería genética

Mutagénesis dirigida

Con el advenimiento de las técnicas de Ingeniería Genética se pudo introducir cualquier tipo de mutación en localizaciones específicas del genoma viral, produciéndose de esta manera las mutantes con las características deseadas.

Existen distintas estrategias metodológicas. Una de ellas se basa en la manipulación de subfragmentos de DNA viral (en el caso de virus RNA se requiere la retrotranscripción del RNA en DNA). Estos fragmentos genómicos son amplificados mediante PCR, empleando cebadores complementarios a la región a mutar. La secuencia de los cebadores incorpora ya la/las mutaciones deseadas, de manera tal que al producirse la amplificación del fragmento, la mutación quedará incorporada en el extremo del mismo, en la región correspondiente al cebador. Mediante clonado molecular este fragmento será integrado al genoma viral completo. La producción de las partículas virales con el genoma modificado se logra luego de transfectar cultivos celulares con estas construcciones de DNA viral, como se verá más adelante. De esta manera se dará origen a virus con la capacidad de expresar características fenotípicas específicas.

Transfección: virus DNA

Si se obtiene el genoma libre de proteínas de un virus DNA y se lo introduce en células permisivas, se iniciará un ciclo completo de infección, aunque con baja eficiencia. Este proceso, denominado transfección, es posible para virus con este tipo de genoma, porque el DNA viral se dirigirá al núcleo celular donde se iniciará la transcripción de mensajeros virales y la síntesis de proteínas virales que aseguren la continuación del ciclo viral.

Para mantener de una manera segura y estable la provisión de genomas de un determinado virus (ya sea la cepa salvaje o una mutante) en la actualidad se dispone de clones infecciosos. Estos consisten en vectores de DNA (por ejemplo plásmidos) que incorporan la secuencia completa del genoma de un virus. La transfección de células permisivas con estos clones infecciosos da lugar a la producción de partículas virales.

Transfección: virus RNA (+)

En el caso de los virus con genoma RNA de polaridad positiva (+) la transfección también es posible, ya sea que se use el RNA viral desproteinizado o un clon infeccioso – DNA derivado de la retrotranscripción del RNA viral e integrado en un vector.

El RNA, si bien es inestable, puede iniciar un ciclo replicativo luego de introducirse en una célula permisiva ya que posee la polaridad necesaria como para funcionar como RNA mensajero, dirigirse a los ribosomas e iniciar la síntesis proteica. Entre las proteínas virales que se sintetizarán se encuentra la RNA polimerasa RNA dependiente que asegurará la producción de los genomas y mensajeros virales. Ya que esta enzima no se encuentra en las células hospedadoras, los pasos hasta su obtención luego de la transfección son críticos. Y esta síntesis es posible porque los RNA de polaridad positiva funcionan, precisamente, como RNA mensajeros (Fig. 50-3). Para evitar el uso de RNA, como se señalara arriba, se pueden utilizar clones infecciosos que preservan el genoma viral en forma más estable como DNA.

Transfección: virus RNA (-)

En cambio, con los virus con genoma RNA de polaridad negativa, la transfección con el RNA viral desproteinizado no es posible. Esto se debe a que el genoma no es reconocido en los ribosomas y las polimerasas celulares tampoco pueden copiarlo a RNA de polaridad positiva (RNA mensajero). Para poder aplicar este tipo de técnicas a los virus RNA (–) se han desarrollado distintas estrategias

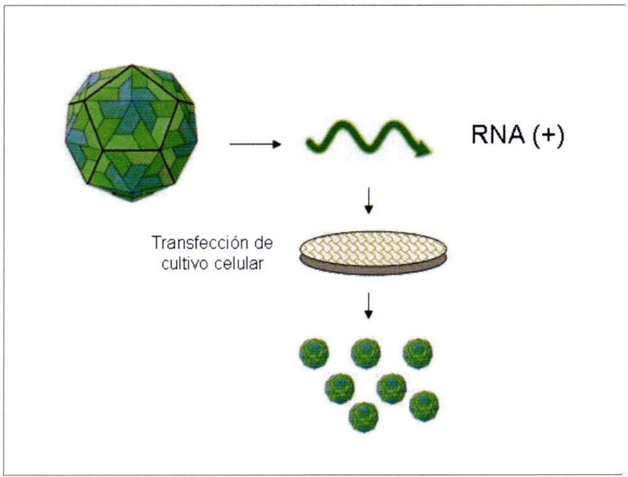

Fig. 50-3. Estrategia de transfección para virus con genoma RNA (+).

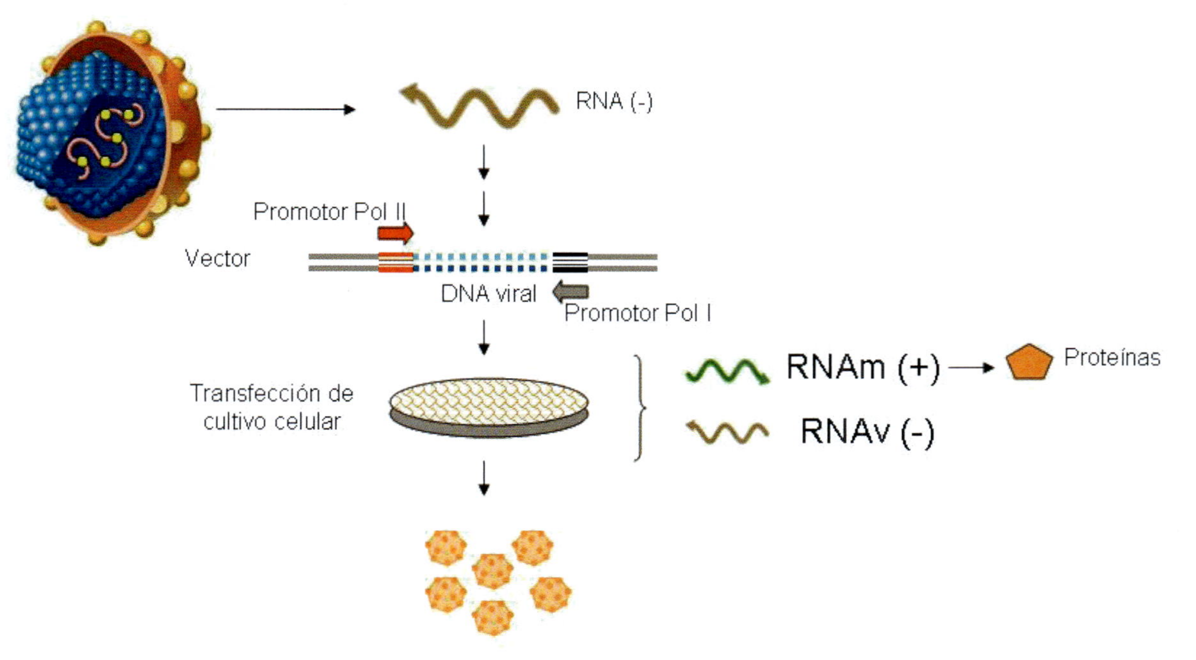

Fig. 50-4. Estrategia de transfección para virus con genoma RNA (–).

experimentales. En la célula infectada por un virus RNA (–) se sintetizan normalmente tanto RNAs (–), que funcionarán como genomas virales, como RNAs (+), que funcionarán como mensajeros. Para lograr esto, una de las alternativas experimentales se basa en el desarrollo de sistemas en los que, a partir de la retrotranscripción y copia del genoma viral se obtiene un DNA doble cadena que se incorpora en un vector. Este vector tiene la particularidad de poseer promotores para las RNA polimerasas I y II celulares, ubicados de manera tal que la acción de estas enzimas celulares da lugar a la síntesis de RNA viral de ambas polaridades, que podrán actuar como genoma y como

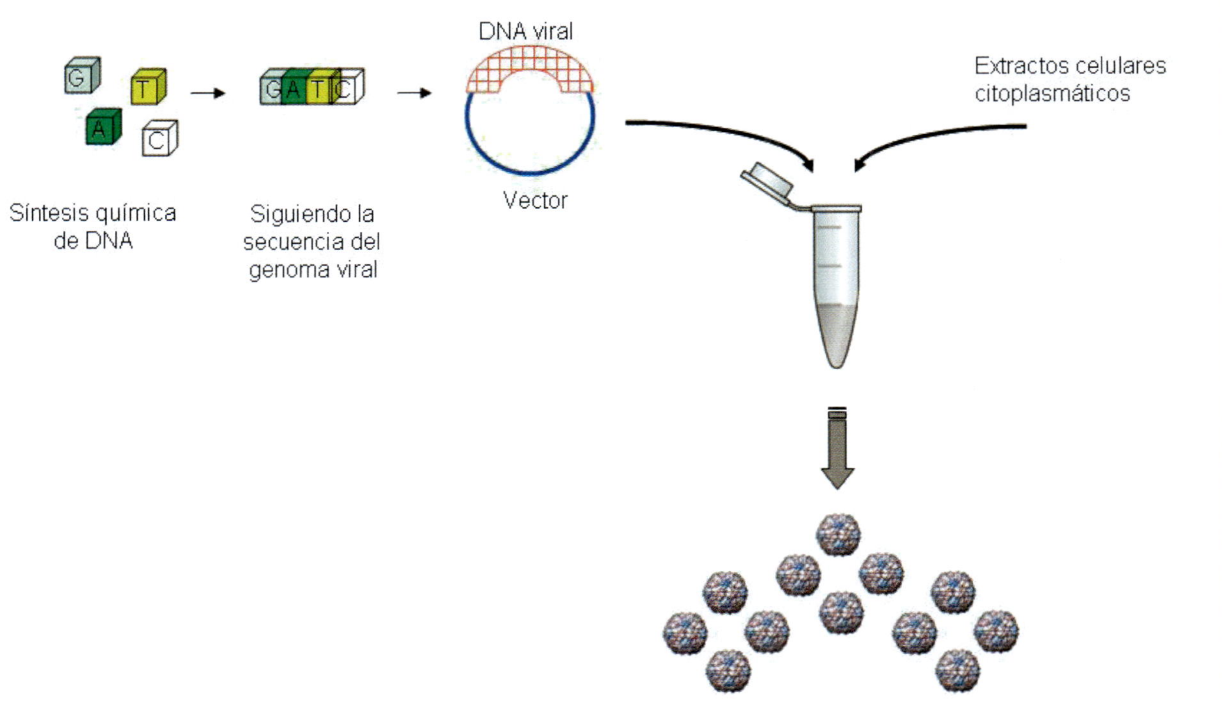

Fig. 50-5. Síntesis química de virus.

mensajero en cada caso (Fig. 50-4). Esta estrategia, o sus modificaciones, son comúnmente empleadas para la producción de vacunas virales como la de influenza, que tiene la complejidad adicional de tener que reproducir este mismo esquema para cada uno de los 8 fragmentos virales (ya que se trata de un virus con genoma fragmentado) y realizar una cotransfección de todos los vectores virales.

Síntesis química de virus

En el año 2002 se publicó un trabajo que mostró que se podían obtener partículas virales infectivas de poliovirus partiendo de una síntesis química y prescindiendo de elementos virales o estructuras celulares. Esta estrategia se basó en la construcción de un DNA complementario (DNAc) al genoma completo de poliovirus mediante la adición por reacción química de los oligonucleótidos de cada una de las cadenas positiva y negativa, para lo cual se necesitó del conocimiento de la secuencia de genoma de polio. Una vez obtenido el DNAc se hizo una transcripción *in vitro* del RNA mensajero. Los eventos moleculares que tendrían lugar en el entorno celular se llevaron a cabo en un tubo de ensayo en presencia de un extracto libre de células desprovisto de núcleos, mitocondrias y demás organelas y el mRNA transcripto (Fig. 50-5). Al final del proceso se obtuvieron partículas virales con características fisicoquímicas y biológicas similares a las de poliovirus.

ESTRATEGIAS MOLECULARES PARA LA CARACTERIZACIÓN DE LA ESTRUCTURA Y FUNCIÓN DEL GENOMA VIRAL

Las herramientas experimentales mencionadas arriba, junto con otras innumerables técnicas, pueden ser aplicadas al estudio de los virus, ayudando a caracterizar la estructura de los genomas y la función que posee cada gen o región génica. Algunos de estos estudios son funcionales, mientras que otros describen la composición misma de los genomas. Se detallan a continuación algunas de estas estrategias.

Complementación

La complementación se refiere a la capacidad de dos productos génicos, provenientes de dos mutantes virales no replicativas, de interactuar funcionalmente dentro de una célula (infectada por ambas mutantes) para permitir la replicación viral. Se trata de situaciones en las que dos proteínas virales diferentes, una de cada mutante, tienen deficiencias que impiden la replicación. Pero en una coinfección, cada mutante podrá aportar su dotación génica funcional y tomar de la otra mutante el producto génico en el que ella es deficiente.

De esta manera, el resultado final será una infección viral productiva, resultado de la complementación entre los elementos funcionales. Este tipo de estrategias permite definir la importancia y función de cada gen, que se evidencia por el contraste entre la deshabilitación (mutación incapacitante) de un producto génico y su posterior habilitación (por la complementación con otra mutante).

Secuenciación genómica

El análisis más detallado de la estructura del DNA consiste en averiguar el orden de los nucleótidos (A, C, G y T) que lo componen. Las técnicas actuales permiten realizar esta secuenciación a gran velocidad, lo cual ha contribuido al desarrollo de nuevos conocimientos en Biología. A partir del conocimiento de la secuencia lineal de los nucleótidos se pueden inferir otros conocimientos como: la predicción de estructuras secundarias (que en el caso de los RNA virus han demostrado tener una gran importancia, por ejemplo, en la formación de los *IRES*, estructuras que permiten el reconocimiento del sitio interno de entrada al ribosoma de los RNA mensajeros); la identificación de motivos funcionales (como los sitios conservados en polimerasas); la identificación de los ORFs (marcos abiertos de lectura); relaciones filogenéticas entre genomas de distintos virus (para establecer por ejemplo el origen de un virus, la fuente de un brote infeccioso, etc.)

***Microarrays* para estudio de la expresión génica**

Son ensayos que se usan para analizar la expresión diferencial de genes, monitoreándose los niveles de expresión de miles de ellos de forma simultánea. Consisten en un soporte sólido al que se le unen sondas complementarias a distintos genes, que tienen como objetivo capturar por hibridación a los RNA mensajeros que se hayan transcripto a partir de esos genes. El análisis de la reacción de fluorescencia acoplada a esta hibridación permite estimar el nivel de transcripción de los RNA mensajeros y predecir el nivel de traducción de la proteína codificada. Estos ensayos se realizan en general de manera comparada entre dos condiciones de expresión de genes: por ejemplo infección/no infección de un tipo celular o infección de un hospedador con dos mutantes virales diferentes. Esto permitirá caracterizar la interacción de un hospedador con un virus, definiendo lo que ocurre en el metabolismo celular luego de la infección por un virus dado.

BIBLIOGRAFÍA

Chemical synthesis of poliovirus cDNA: generation of infectious virus in the absence of natural template. Cello J, Paul AV, Wimmer E. Science. 2002 Aug 9;297(5583):1016-8. Domingo E. Chapter 12: Virus Evolution. En Knipe D, Howley P, Griffin D, Lamb R, Martin M, Roizman B, Straus S (Editores). Fields Virology, 4ta. Edición Lippincott Williams & Wilkins, 2007.

Flint SJ, Enquist LW, Racaniello VR, Skalka AM (Editores). Chapter 10: Evolution and emergence. En Principles of Virology, Vol II, 3ra Edición. ASM Press. 2009.

Rodrigo A. Chapter 17: The coalescent: population genetic inference using genealogies. En Lemey P, Salemi M, Vandamme A-M (Editores) The Phylogenetic Handbook : A Practical Approach to phylogenetic analysis and hypothesis testing. Cambridge University Press, 2009.

Vandamme A-M. Chapter 1: Basic concepts of molecular evolution. En Lemey P, Salemi M, Vandamme A-M (Editores). The Phylogenetic Handbook : A practical approach to phylogenetic analysis and hypothesis testing. Cambridge University Press, 2009.

CAPÍTULO 51

DIAGNÓSTICO DE LABORATORIO DE LAS INFECCIONES VIRALES

Beatriz I. Livellara, Miguel A. De Cristófano

Los detalles específicos del diagnóstico de laboratorio de cada una de las enfermedades vírales se encuentran desarrollados en los capítulos respectivos. La información que aquí se brinda tiene por objetivo presentar al lector sin experiencia algunos aspectos generales que son útiles para encarar la decisión y el manejo racional del diagnóstico virológico en la atención primaria de la salud.

Luego de la exposición de las bases convencionales, se discutirán aspectos relevantes de nuevas tecnologías, como la amplificación génica, tomando como base la reacción en cadena de la polimerasa (PCR).

El diagnóstico de la etiología viral se basa en dos principios fundamentales:

a. Detectar la **presencia del virus** en líquidos biológicos o tejidos del paciente, por aislamiento biológico del agente; por evidencia de la demostración de partículas virales (viriones) intactas (microscopía electrónica) y/o la caracterización de moléculas integrales de la partícula viral (proteínas o ácidos nucleicos específicos de la especie) en el tejido analizado.

b. Detectar la infección viral a través de la **presencia de anticuerpos** contra antígenos virales específicos, en el suero del paciente en estudio, metodología comúnmente denominada como "serologia".

Los dos criterios requieren, para cada especie viral, complejos análisis para su interpretación final, que es lo que se presenta para cada enfermedad en el desarrollo de este texto.

Se infiere entonces que, antes de realizar un estudio de laboratorio para el diagnóstico de una enfermedad, la **decisión, la oportunidad, la toma precisa y el correcto transporte/conservación de la muestra/s** constituyen los problemas críticos a resolver.

1. Bases conceptuales y tecnológicas del diagnóstico virológico.

El diagnóstico de laboratorio de la infección viral requiere:

a. Establecer clínicamente el período de evolución de la enfermedad.

b. El lugar anatómico del que se toma la muestra y de la metodología empleada para acondicionar y conservar la misma hasta el estudio de laboratorio.

c. Elección precisa del sistema experimental a utilizar para el diagnóstico, seleccionando el procedimiento, que asegure fundamentalmente el mejor balance sensibilidad/especificidad según la sospecha clínica, el huésped, la urgencia y la experiencia local.

d. Asegurar la toma de muestras de sangre para los estudios serológicos. Indefectiblemente en el primer contacto (primera muestra de suero) y luego las de seguimiento, en función de la evolución.

Éstas constituyen las bases del diagnóstico de laboratorio de las enfermedades virales agudas, lo que está en constante evolución es la tecnología para detectar las evidencias.

> **Estas son consideraciones muy elementales, pero deben ser asumidas como reglas sagradas para iniciarse en la tarea del diagnóstico de las enfermedades virales (en realidad, aplicable a** de **todas las enfermedades infecciosas)**

El conocimiento de infecciones virales que generan evoluciones crónicas y latencia de la persistencia viral en el individuo han complicado la interpretación actual del diagnóstico de laboratorio de las infecciones virales.

Haremos entonces una pequeña profundización de estas etapas clásicas.

Origen de la muestra.

Además de la toma de muestras de las lesiones visibles (cuando las hay) se intenta la recuperación del agente a partir de sangre, orina, saliva, semen, secreciones en general y tejidos, cuando se dispone de éstos. La decisión de la o las muestras a tomar depende del conocimiento clínico y fisiopatológico previo.

Oportunidad de la toma de muestra.

En todo el proceso de contacto con el paciente, sobre todo en lo relacionado a la toma de la muestra en sí misma y su posterior transporte al laboratorio para su procesamiento, se deberán observar estrictamente las medidas elementales de bioseguridad.

De hecho, es imprescindible la existencia de normas y de procedimientos consensuados entre el área clínica y el laboratorio, que aseguren la calidad del procedimiento integral de la toma y transporte de la muestra.

La experiencia nos ha enseñado que en las infecciones virales agudas, para intentar el aislamiento es necesario tomar las muestras lo más temprano posible. La presencia de virus activo es importante en el período agudo (inclusive un poco antes del inicio de los síntomas), manifestado en general por un estado febril, lesiones visibles; signos y síntomas evidentes.

En general, pasado este período, la posibilidad de aislamiento de virus se reduce notablemente.

Este principio es válido en las enfermedades virales agudas típicas como influenza, sarampión, dengue, encefalitis virales y otras, pero la situación es muy diferente en infecciones virales que generan estados de latencia o patologías crónicas como Hepatitis B, Adenovirus, Herpes y otros.

La toma de muestras de sangre para la determinación de anticuerpos constituye un punto fundamental en todo proceso de diagnóstico viral. Siempre se deberá obtener una muestra de sangre, lo más temprana posible, preferentemente en la etapa inicial de signos y síntomas que servirá de referencia como suero del periodo de primer contacto. Esto permitirá determinar variaciones significativas en la calidad (tipo de inmunoglobulina) y cantidad de anticuerpos (concentración), cuando se tome la segunda muestra de sangre.

La conversión serológica específica para un virus determinado es una de las evidencias de mayor valor predictivo en el diagnóstico virológico.

La ausencia de suero del período agudo reduce significativamente la posibilidad de obtener un diagnóstico de certeza por la vía de estudios serológicos.

Manejo y conservación de la muestra.

Si en la metodología disponible se ubica la posibilidad de aislamiento biológico del virus sospechado se observará un cumplimiento estricto de todos los recaudos establecidos para garantizar la viabilidad del agente hasta su inoculación. Indicaciones puntuales deberán observarse, pero en todos los casos se evitarán: aumento de temperatura y radiación solar.

En forma general y en otros aspectos relacionados con el medio en que se recoge el material (calidad de hisopos, jeringas, la protección del calor e irradiación solar es prioritaria).

1.1. Aislamiento de virus

El aislamiento biológico de virus, es la base fundamental del diagnóstico en la atención primaria de la salud, asiento de los estudios de reconocimiento de las características biológicas, indispensable para asegurar los estudios serológicos y fundamento de su ubicación epidemiológica y ecológica.

El principio de ***transmisibilidad de la enfermedad***, fue el primer ***método de diagnóstico*** que permitió inferir la presencia de virus en un individuo y asignarle la ***responsabilidad etiológica*** de una enfermedad determinada. Por obvias razones éticas, la utilización de humanos no se considera aceptable; por las mismas razones éticas, factores de costo y mayor laboriosidad, la inoculación de animales está reservada a estudios experimentales, no al diagnóstico clínico de virus. La utilización de cultivos celulares los ha reemplazado.

En la actualidad para el diagnóstico de infecciones virales en atención primaria, la metodología de amplificación génica (PCR y sus variantes) aportó una ventaja de suma importancia. Se hace la aclaración que no se trata de un aislamiento biológico.

Afortunadamente, el desarrollo inicial aportado por el aislamiento viral, fue la base para la superación actual generada por el crecimiento tecnológico. El avance de la bioquímica analítica, la inmunología y, actualmente la biología molecular aportaron metodologías de mayor transferencia. Así surgieron métodos para la detección de componentes virales (proteínas y ácidos nucleicos), sin necesidad de aislar biológicamente al agente a través de los llamados ***métodos directos de aislamiento biológico***. También la citología y la histopatología contribuyen en forma importante al diagnóstico de algunas infecciones virales. La microscopia electrónica tiene una importancia definitoria en muchos casos, pero está alejada de la práctica médica.

La aplicación de cultivos celulares, la amplificación génica y aún la serología, tienen el problema que en los países que no disponen de producción de los insumos diagnósticos, la importación impone costos y dependencia que, muchas veces, no permiten cubrir las necesidades del sistema de salud con la cobertura suficiente.

1.2. El desarrollo de la inmunología e inmunoquímica y su gran impacto en la transferencia del diagnóstico de virus a la atención primaria de la salud.

Basados en la respuesta inmune que inducen los virus que a diferencia del resto de los microorganismos, muy pocos son "integrantes normales" de la microbiota humana se desarrollaron los ***métodos indirectos***, que permiten detectar la evolución de la calidad y cantidad de anticuerpos desarrollados durante una infección.

La especificidad de la unión antígeno-anticuerpo se constituyó en otra formidable herramienta para la detección viral con razonable facilidad. Las técnicas serológicas desarrolladas desde principios del siglo XX por investigadores franceses y alemanes fueron rápidamente aplicadas para estudiar la existencia de anticuerpos en el suero de un individuo determinado. Su introducción exitosa en el diagnóstico virológico estuvo fundamentada en la factibilidad de su empleo en laboratorios de baja complejidad, como también en su elevada sensibilidad y especificidad.

La serología resultó y resulta como elemento diagnóstico, más útil en virología que lo que es para su aplicación en el campo de las infecciones bacterianas, micóticas o parasitarias, esto es explicable, al menos en parte, por la simplicidad estructural relativa de los agentes virales con respecto a los otros microorganismos.

En un comienzo, el principio básico del diagnóstico serológico de la infección viral estuvo asociado fundamentalmente ***al paradigma del par de sueros.***

Siempre que se quiera tener un diagnóstico serológico de certeza, la obtención de un suero en el período agudo de la enfermedad y una o dos muestras durante la evolución nos proveerá de un material insustituible en la discusión temporal del diagnóstico, al demostrar la seroconversión (negativo a positivo o aumento de títulos en proporción significativa: cuadruplicación del título). Ver Fig. 51-1.

Disponiendo de un antígeno viral, podremos detectar anticuerpos específicos y viceversa, disponiendo de sueros inmunes específicos podremos identificar virus.

1.3. Evolución de la aplicabilidad del diagnóstico virológico a la atención primaria de la salud

A pesar del gran aporte de la inmunología y la inmunoquímica, hasta la década de 1970 el diagnóstico de las enfermedades virales tenía como objetivo resolver sólo problemas de nuevas etiologías (investigación clínica) o problemas epidemiológicos (planificaciones de prevención y control); y estaba confinado a proyectos financiados por el sector ciencia y centros de Salud (generalmente estatales), que se ocupaban del problema. El desarrollo de la virología en el nivel de la atención primaría de la salud era, entonces, muy rudimentario, sólo con unas pocas excepciones. Ellas eran el diagnóstico y control de rabia y de la fiebre aftosa.

Rabia fue una excepción, aún antes de conocerse los virus. Desde el tiempo de Pasteur, se disponía de una vacuna efectiva de aplicación post-exposición (1890). El problema fue, que esa vacuna generaba un nivel de riesgo importante y debía ser indicada cuando era realmente necesaria su aplicación. En la actualidad el riesgo ha disminuido sensiblemente, pero han aumentado los costos sensiblemente y esto entonces suma a evitar vacunaciones innecesarias. Esto exigió que se agotaran los medios para confirmar si un animal mordedor tenía rabia o no la tenía. Así se generó en todo el mundo la conducta de desarrollar unidades de diagnóstico de rabia, aun en pequeñas ciudades. Con mayor o menor nivel de calidad (desde principios del siglo XX) en un gran número de ciudades argentinas existe un *Instituto Pasteur*[1], donde se realiza el diagnóstico virológico de rabia. La metodología evolucionó desde los estudios histopatológicos, inoculación a ratones y actualmente cultivos celulares.

Laboratorios del sector privado y una red importante estatal, hacen que el diagnóstico virológico de las patologías más frecuentes en atención primaria y de varios problemas endemoepidémicos más allá de rabia, estén realmente cubiertos.

2. Evolución de las necesidades del diagnóstico virológico

2.1. Razones de Estado

Problemas de salud humana y animal hicieron que la República Argentina, desde 1896, por obra de los doctores Desiderio F. Davel y Damett, se implementara la producción de vacuna antirrábica (ver capítulo de historia) y en forma paralela se fueran incorporando las técnicas de diagnóstico de rabia, con preferencia para detectar rabia en perros y otros animales mordedores.

En el ámbito agropecuario, una situación similar se creó alrededor del problema de la fiebre aftosa y el Estado mantuvo siempre una o más instituciones dedicadas a su estudio, aunque en este caso, de aftosa, no hubo una federalización de unidades de diagnóstico, como para el caso de rabia.

El Instituto Malbrán (actual Instituto Nacional de Enfermedades Infecciosas Dr. Carlos G. Malbrán (INEI) de la Administración Nacional de Laboratorios de Salud) y en la Cátedra de Microbiología y Parasitología de la Facultad de Medicina de la Universidad de Buenos Aires eran los lugares donde fuera de los problemas de rabia y aftosa se estudiaban otras enfermedades virales.

Al final de la década de 1950, en la provincia de Buenos Aires aparecen casos de una enfermedad emergente, con todas las características de una virosis, la ***fiebre hemorrágica argentina.*** A raíz de un brote de fiebre hemorrágica que alcanzó a un número altísimo de enfermos en Junín, provincia de Buenos Aires, investigadores de la Cátedra de Microbiología y del Instituto Malbrán se pusieron a investigar cuál era el agente etiológico de dicha enfermedad. En 1958, el Dr. Armando S.Parodi y colaboradores aíslan un virus al que denominaron virus Junín. El grupo del Malbrán dirigido por el Dr Ignacio Pirosky, poco tiempo después, logran aislar también al mismo virus. Iniciándose a partir de ese momento una serie de estudios que fueron aglutinantes de nuevos discípulos que fueron nutriendo a la Ciencia de nuestro país de nuevos virólogos. En el año 1967 se creó la Sociedad argentina de Virología que aglutinó a entusiastas investigadores dedicados al estudio de diferentes virus y repartidos en varios laboratorios universitarios y otras instituciones. Aún hoy el Estado dispone de una excelente respuesta en el área de diagnóstico de fiebre hemorrágica argentina a nivel de la atención primaria en la zona endémica.

En 1958 se crea en Córdoba, por un convenio entre el Gobierno Provincial y la Universidad de Córdoba, el Instituto

[1]Instituto de Zonosis Luis Pasteur, Av. Diaz Velez 4821, Ciudad Autónoma de Buenos Aires. *http://www.buenosaires.gob.ar/institutopasteur*

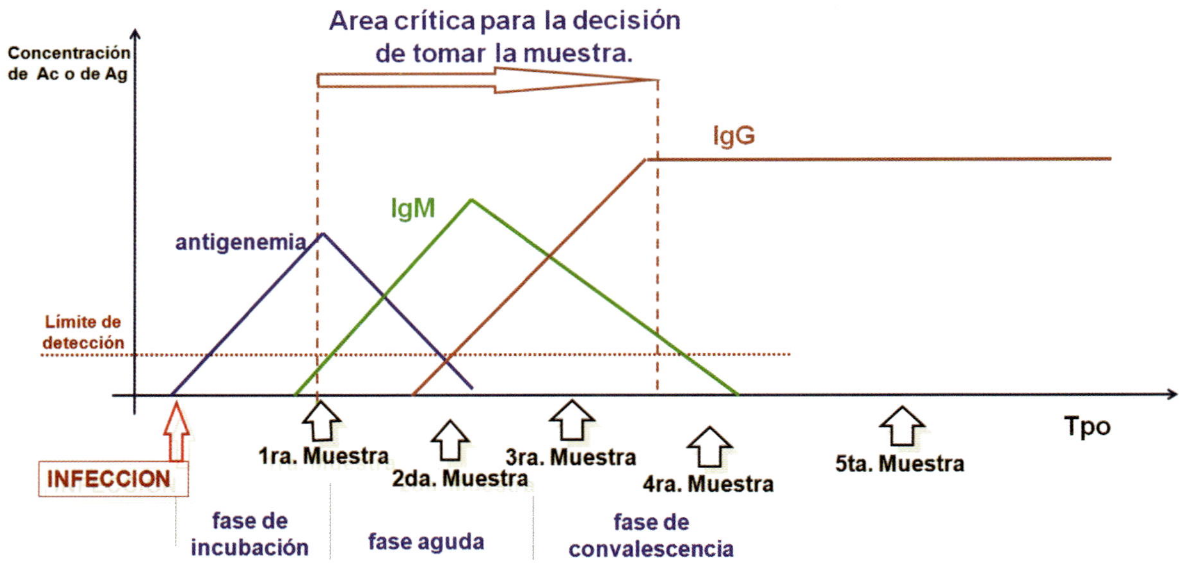

Tpo 0 es el momento de aparición de los síntomas.

	IgM	IgG
1ra Muestra	Negativo	Negativo
2da Muestra	Positivo,	Negativo
3ra Muestra	Positivo	Positivo título=1/x
4ta Muestra	Positivo o negativo	Positivo Título= 1/y (donde y≥2x)
5ta Muestra	Negativo	Positivo Título= 1/y

Interpretación Muestras pareadas (idealmente procesadas en la misma corrida)**:**

1ra comparada con 2da = Seroconversión. Individuo con primoinfección caracterizado por antecedente negativo y aparición de IgM positiva.

2da comparada con 3era = Primoinfección con evolución natural y aparición de IgG

3ra comparada con 4ta = Primoinfección o reactivación con movilización de IgM (observar la variación del título de IgG con dos diluciones dobles o sea cuadruplicación del título)

4ta comparada con 5ta = Individuo infectado con nivel de IgG constante (con IgM negativa imposible determinar si está en la etapa de convalecencia de una infección aguda o es una infección antigua o en el caso de existir vacuna: si está vacunado).

1ra comparada con 3ra ó 4ta ó 5ta = Seroconversión. Individuo con primoinfección caracterizado por antecedente negativo y aparición de respuesta inmune específica.

Cuánto más temprano se tome la primera muestra, mayor posibilidad de hacer diagnóstico serológico.

Fig. 51-1. Cinética de la respuesta inmune. Consideraciones generales para la oportunidad de toma de muestra.

de Virología de Córdoba (Instituto de Virología "Dr. J. M. Vanella"), esto genera un centro de formación de recursos humanos y entre otros logros se organiza el apoyo al programa anti-rábico y a fines de la década del 60, Córdoba es la primera ciudad del país que logra erradicar la rabia urbana.

En la actualidad, el Estado mantiene en varias instituciones de salud, departamentos dedicados a estudios de vigilancia epidemiológica. Incluso el Instituto Nacional de Enfermedades Virales Humanas "Dr. Julio I. Maiztegui" (INEVH), que funciona en Pergamino, originalmente dedicado solamente al estudio de fiebre hemorrágica argentina, ha aumentado hoy su capacidad de estudio a virosis como Dengue, Hanta virus y otras. Lo destacable es que en este momento el Estado también sostiene laboratorios específicos de diagnóstico virológico aplicados a la atención primaria de la salud, sobre todo en las áreas de pediatría.

El sector de la seguridad social reconoce prestaciones de diagnóstico virológico aplicables a la atención primaria. Esto ha permitido el desarrollo de unos pocos laboratorios privados de diagnóstico virológico.

Problemas muy particulares, como el diagnóstico serológico de Hepatitis B y la tremenda repercusión social generada por la pandemia de HIV-SIDA, también han promovido el desarrollo de la aplicación del diagnóstico virológico y la disponibilidad de drogas eventualmente activas contra HIV, justifican la absoluta necesidad de efectuar diagnósticos de laboratorio en la atención primaria de la salud. Lo mismo es extensivo al caso de algunas de las infecciones por otros virus hepatotropos.

Es necesario destacar que este progreso de aplicación; con un alto nivel de cobertura, se debe al equilibrio de rentabilidad logrado por la industria.

La bioseguridad nacional y el bioterrorismo exigen también de la atención del Estado. Las condiciones internacionales han planteado en la última década problemas inherentes a la aplicación de conocimientos científicos a la guerra microbiológica y su aplicación a acciones de sabotaje, compatibles con la denominación de bioterrorismo. Estas pueden estar destinadas al hombre o en otras condiciones a blancos económicos, fundamentalmente enfermedades de plantas y animales de producción. Esto moviliza la necesidad del Estado de mantener un programa de control de enfermedades exóticas (como el Ebola) y/o ya erradicadas en la Argentina (como la fiebre aftosa). El desarrollo logrado en la detección de infecciones virales, más allá de fiebre aftosa, logrados por INTA (Instituto Nacional de Tecnología Agropecuaria) y SENASA (Servicio Nacional de Sanidad y Calidad Agroalimentaria), son realmente trascendentes.

Este tipo de programas condiciona la necesidad de mantener en un alto nivel de actualización los métodos y las tecnologías aplicadas al diagnóstico de enfermedades virales, autóctonas y exóticas.

2.2. Vigilancia epidemiológica

En las razones de estado la vigilancia epidemiológica es una piedra angular.

Aún hoy, la mayoría de las enfermedades virales no son sensibles a tratamientos terapéuticos con drogas específicas. Por el contrario, para varias de ellas existen vacunas eficientes que, administradas en un buen programa de salud, pueden reducir la incidencia e inclusive erradicar la circulación viral (Ejemplo de viruela), o la enfermedad clínica humana (Ejemplo de polio). En este último caso, como lo es también para el sarampión (aún no erradicado definitivamente), el diagnóstico virológico debe ser necesariamente conducido hacia la búsqueda de virus que pudieron evadir la cobertura inmunológica vacunal. Esta desgraciada posibilidad se ha manifestado en la India, donde se ha aislado virus del sarampión con factores de virulencia muy marcados y aparentemente una variación antigénica.

En la Argentina no se registra circulación autóctona de sarampión desde el año 2000, sin embargo, las posibilidad de viajes a lugares con circulación del virus pone en riesgo de exposición a las personas no vacunadas, tal como ocurrió en el mundial de fútbol de Sudáfrica en el año 2010 donde se produjeron dos casos importados y otros 15 relacionados a la importación pero adquiridos en el país. En el año 2014 se temió la importación de casos de sarampión a partir de las personas que concurrieron al mundial de fútbol en Brasil ya que en este país hay circulación del virus.

Aquellos eventos epidemiológicos deben ser **comunicados *a*, y registrados *por*, las autoridades sanitarias pertinentes.** Esta faceta del diagnóstico virológico aporta a la vigilancia epidemiológica y es muy importante que los efectores biomédicos de atención primaria conozcan el procedimiento para actuar frente a tales casos. En el área de laboratorio es importante el trabajo realizado por la Dirección de Epidemiología, Sistema Nacional de Vigilancia de la Salud (SNVS) a través del Sistema Nacional de Vigilancia por Laboratorios de Argentina (SI.VI.LA)[2].

"La vigilancia en salud consiste en la recolección sistemática, el análisis y la difusión de información relevante y de calidad proveniente de diversas fuentes, para la acción de distintos actores sociales con el objeto de servir a las acciones de prevención y control de riesgos y daños para la salud de la población. Esta es la base de la eficiencia de todo sistema de salud. Para que esto sea realidad es necesario disponer de un diagnóstico de las enfermedades virales de alta calidad".

2.3. Razones de la atención primaria y prevención en humanos

Aún hoy en muchos países (incluso en algunos de los desarrollados) la inversión en la utilización del diagnóstico de enfermedades virales, en la medicina asistencial, no puede ser priorizado sobre otros problemas de salud.

La utilización parcial del diagnóstico virológico en el sector de atención médica primaria en nuestro país (y muchos otros en iguales condiciones de desarrollo) se inició cuando se accedió a la comercialización de una metodología precisa, transferible al laboratorio común (no especializado), que en función de la cantidad de determinaciones resultaba rentable, permitiendo diagnosticar la infección por el virus de la rubéola y el de la hepatitis B. Esto ocurrió desde los albores de la década de 1970.

---

[2]Consultar la página: *: http://www.msal.gob.ar/index.php/home/funciones/area-de-vigilancia/snvs-c2*

En ambos casos, el resultado del estudio dio lugar a la toma de decisiones médicas, que si bien no tenían nada que ver con una posibilidad terapéutica inmediata, si tenían que ver con un manejo preventivo de los pacientes. Además, en el caso de la hepatitis B, pudo transferirse a la protección de 4.500.000 receptores de sangre anuales, permitiendo también seguir la evolución de esta gravísima enfermedad crónica.

En el caso del estudio de la hepatitis B la política de control en Bancos de Sangre fue aplicada en prácticamente todo el mundo, con lo que se logró un estímulo económico a los laboratorios productores, que generaron enormes inversiones y un desarrollo tecnológico competitivo a un nivel insospechado.

En los albores de la década de 1980, apareció en los países centrales la epidemia de HIV-SIDA, que rápidamente se expandió a todo el mundo. Esta enfermedad irrumpió en el mundo científico en pleno esplendor y en un corto tiempo se conoció sobre HIV y SIDA lo que prácticamente no se sabía sobre ninguno de los otros virus que afectan la salud humana. El estímulo económico, generado inicialmente por el virus de la Hepatitis B, permitió a los laboratorios productores más conspicuos desarrollar reactivos diagnósticos para la detección del HIV, que, además de cubrir la necesidad de la atención primaria, servían (y sirven) para el control de la sangre en los centros de Medicina Transfusional. Los adelantos aplicados al estudio de HIV-SIDA han afianzado la tecnología para el diagnóstico de enfermedades virales, llegando actualmente al desarrollo de técnicas que permiten, no sólo diagnosticar la infección viral, sino también cuantificar la cantidad de virus circulante en un momento dado de la evolución de la enfermedad en el paciente.

3. Las bases operacionales del diagnóstico virológico

Las bases operacionales del diagnóstico de laboratorio se sustentan, tal como ya lo mencionamos, en dos columnas analíticas básicas: ***la detección del agente causal,*** (por aislamiento biológico, detección de proteínas o ácidos nucleicos y/o la cito¬histopatología) y la ***determinación de la cinética de la respuesta inmune.***

La metodología para alcanzar la información final en cada una de estas áreas analíticas requiere de una *cadena de hechos* en la que todos los eslabones deben tener la misma fuerza, ya que el eslabón más débil define la "resistencia" total del proceso; (dicho de otra manera: esto quiere decir que todo el proceso será tan fuerte como

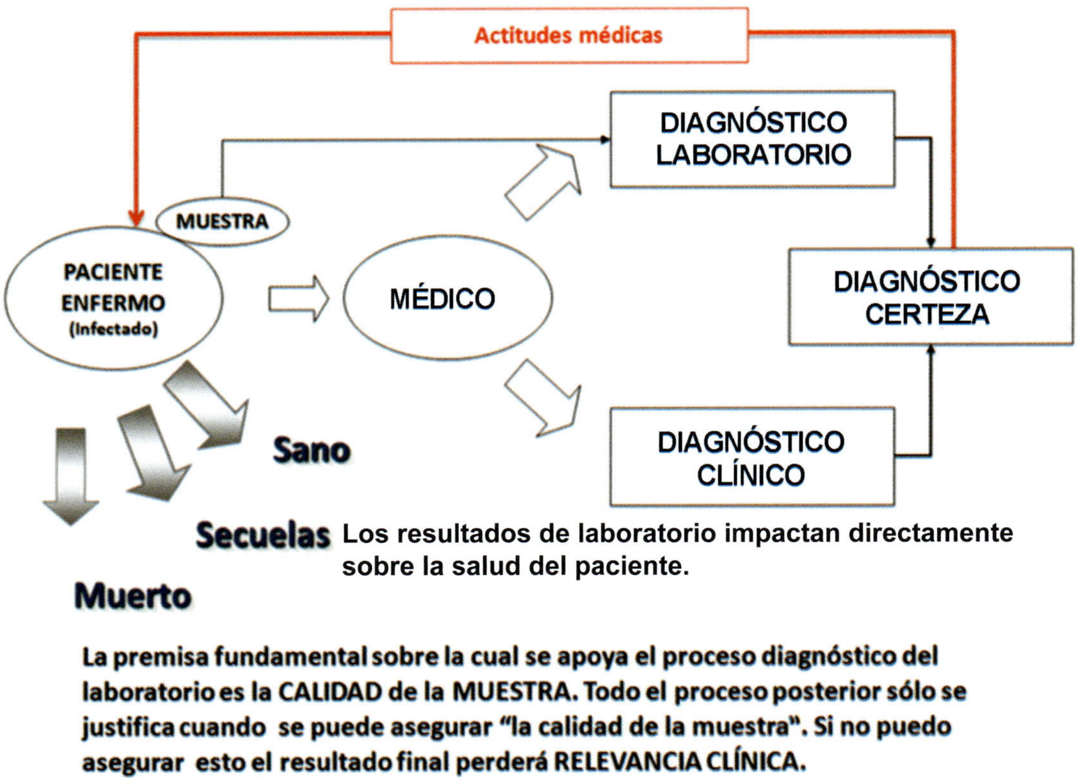

Cuando un paciente que está sufriendo de una patología infecciosa concurre al médico, este intentará arribar un diagnóstico de certeza, apoyando sus apreciaciones clínicas en pruebas diagnósticas. (Estas pueden ser tanto de laboratorio como de otras áreas diagnósticas: imágenes, anatomía patológica, entre otras). Las muestras biológicas obtenidas constituyen la representación del paciente dentro del proceso diagnóstico del laboratorio. El resultado permite al médico tomar acciones sobre la salud del paciente. Resultado de estas acciones el paciente puede resolver su patología sin secuelas, con secuelas de distinto grado de severidad o fallecer de acuerdo a la gravedad del caso o cuando las muestras o los resultados no pueden obtenerse en tiempo y forma.

Fig. 51-2. Diagnóstico de laboratorio como apoyo al diagnóstico de certeza la resistencia del eslabón más débil). La coherencia de los resultados de las dos columnas analíticas mencionadas y su compatibilidad con el curso clínico del individuo, contribuyen a la construcción de **diagnósticos de certeza.** Ver Fig. 51--2.

El proceso diagnóstico de laboratorio debe constituir una sucesión de pasos encadenados tras una lógica que nos permita arribar a conclusiones respaldadas científicamente y aseguradas por un estricto control de calidad. Los resultados de laboratorio impactan directamente sobre la salud de los pacientes.

Esto lleva una vez más, a la necesidad de repasar la llamada cadena de Américo Márquez, cuando enseñaba diagnóstico de laboratorio en el Instituto de Virología de Córdoba. **Las etapas del diagnóstico de laboratorio son similares a los eslabones de una cadena** en la que se destacan: ***la decisión clínica*** para encarar el diagnóstico, la ***toma, conservación y transporte de muestras***, el ***procesamiento*** de laboratorio, la elaboración del ***informe*** y la ***interpretación del resultado***.

Queremos aquí destacar algunos aspectos referidos a cada uno de aquellos eslabones

3.1. Decisión clínica y programación de toma de muestras en el momento del primer contacto con el enfermo. Si bien todos los eslabones de la cadena en el diagnóstico de laboratorio tienen la misma importancia en cuanto al éxito final, **la falta de precisión clínica en la decisión de qué y cómo debe ser estudiado el paciente conduce a un fracaso desde el inicio del proceso**. Cabe recordar por su importancia, el pensamiento del Dr. Francisco "Paco" Maglio, cuando nos repetía, ***"el que no tiene claro lo que busca, siempre confunde lo que encuentra"***. Así es entonces que la posibilidad de establecer un diagnóstico inobjetable se basa (en forma independiente de la tecnología que se disponga) en una sólida formación médico/clínica, que tome decisiones precisas, estableciendo los tiempos de la evolución y la calidad de las muestras que deben obtenerse. El huésped que estamos evaluando (edad, sexo, estado fisiológico, estado inmunológico, enfermedades concomitantes, etc.), el POSIBLE microorganismo involucrado, los síntomas y signos, el tiempo de evolución, las intenciones con que se inicia el diagnóstico (Ver Tabla 51-1), el grado de certeza que requiere el informe (valor predictivo), las posibilidades de tecnologías disponibles en el centro de atención o la capacidad de referir los estudios a laboratorios de referencia, la urgencia o no del informe y la disponibilidad o no de tratamiento específico, constituyen algunos de los complejos factores que influyen en la toma de decisión.

3.2. Toma, conservación y transporte de las muestras. Es necesario un manual de procedimientos detallado de los pasos a seguir y los métodos a emplear para la correcta toma de las muestras. Debe asegurarse una fluida comunicación entre las áreas de clínica y de laboratorio. Una gran parte de los fracasos ocurre en esta etapa, sobre todo fuera de los horarios habituales de trabajo y en días feriados, cuando no existen guías de toma de muestras adecuadas y disponibles en tiempo y forma. Las normativas vigentes indican definiciones prácticas y exigencias ético-legales específicas para el acondicionamiento y transporte de muestras entre laboratorios, se encuentren estos en la misma ciudad, jurisdicción o requieran ser trasladados a otros países[3].

3.3. Procesamiento de las muestras en el laboratorio. El laboratorio debe coordinar perfectamente el destino de las muestras que serán procesadas en cada una de las áreas analíticas mencionadas anteriormente, es decir, la detección directa (aislamiento viral, detección de moléculas virales, cito histología) o el estudio de la respuesta inmune. (Ver Tabla 51-2)

Obviamente todo el desarrollo técnico debe estar ajustado a manuales de procedimientos actualizados, bajo normas propias de control de calidad y sometidos a controles externos de calidad. Este eslabón de la cadena es uno de los más estudiados y dinámicos por el impacto del desarrollo tecnológico y sobre el que se han planteado los más grandes esfuerzos hacia su control. El procesamiento analítico

[3]Ver por ejemplo: TRANSPORTE DE MUESTRAS CLÍNICAS,*http://www.anlis.gov.ar/cnrl/wp-content/uploads/2014/05/transporte-muestras.pdf*

Tabla 51-1: Intenciones que disparan la toma de decisión de efectuar un diagnóstico de laboratorio.
¿Para qué voy a recurrir al diagnóstico de laboratorio?
✓ **Determinar el estado inicial del paciente frente a una determinada infección.** • Determinar si el paciente está o no infectado con un microorganismo específico. Ej. ¿El paciente está infectado con CMV, y/o HSV y/o EBV? • Determinar el estado inmunológico del paciente frente a una infección y por ende la probabilidad de estar protegido. Ej ¿El paciente tiene anticuerpos anti rubeola? ó ¿anti Toxoplasmosis? • Determinar la necesidad o eficacia de una vacunación. Ej el paciente tiene anticuerpos anti Hepatitis A (caso contrario vacunar); o el paciente respondió a la vacunación para la hepatitis B? ✓ **Diagnóstico de infección en un paciente con sintomatología.** Ej. Búsqueda de antígenos virales en una lesión; búsqueda de anticuerpos IgM HAV para diagnòstico de hepatitis A aguda. ✓ **Seguimiento preventivo de probable disparo de infección activa.** Ej valoración de la evolución de la carga viral de CMV en paciente trasplantado ✓ **Seguimiento de la evolución de una patología o de la eficacia del tratamiento.** Ej Seguimiento de la carga viral en pacientes HIV positivos.

Tabla 51-2: Procedimientos Diagnósticos de Laboratorio
TÉCNICAS DIRECTAS
✓ Observación directa (Microscopía) • Microscopía electrónica • Microscopía convencional - Coloraciones especiales - Citohistologìa (anatomía patológica) ✓ Aislamiento = cultivo en líneas celulares ✓ Búsqueda Inmunológica de antígenos ✓ Amplificación génica (Biología Molecular)
TÉCNICAS INDIRECTAS
✓ Dosaje de anticuerpos circulantes: serología ✓ Estudio de parámetros bioquímicos • Hemograma • Enzimas hepáticas • Sedimento de orina • Recuento de leucocitos en líquidos biológicos • Otros parámetros

de la muestra, involucra una serie de pasos más o menos complejos que requieren un alto grado de estandarización y experiencia.

Existen numerosas metodologías diagnósticas que dependen de muchos factores, algunos ya considerados en los puntos anteriores y otros que se relacionan con aspectos de disponibilidad tecnológica, capacitación de los profesionales involucrados, interés de las firmas productoras de reactivos diagnósticos de uso *in vitro* (IVD), factores económicos relacionados con las coberturas de salud, factores éticos, etc.

3.4 Informe de los resultados de laboratorio. El laboratorio moderno debe disponer de sistemas informatizados, a través de los cuales el contacto del laboratorio con el área clínica agrega a la información telefónica convencional (que siempre ha tenido mayor posibilidad de errores de interpretación) la gran posibilidad de producir informes parciales (preliminares) de avance, que permitan la toma de decisiones tempranas. De cualquier forma, debe haber un informe final escrito (con valor legal) en el que se deben consignar los resultados exactos de las pruebas realizadas.

Los rangos clínicos de referencia y el valor predictivo de los métodos utilizados deberá constar explícitamente en el manual de procedimientos de interfaz, es decir, al alcance de clínicos y todo el equipo biomédico.

3.5. Interpretación. En función de cambios tecnológicos y culturales, este eslabón de la cadena diagnóstica ha sido objeto de profundas mejoras sobre todo en los últimos años, llegando a aceptar que "la interpretación" es realmente una rueda obligada de consultas entre expertos que genera el mayor valor agregado de los resultados informados. Es definitivamente un ***área biomédica transdisciplinaria,*** en la que deben participar todos los profesionales pertinentes: médicos, patólogos, bioquímicos, farmacéuticos, enfermeros y otros, según casos particulares.

4. La carrera contra el tiempo

El diagnóstico clásico, intento de aislamiento, estudios de citopatología y estudio de la respuesta inmune, toma un tiempo que, en la mayoría de las veces, excede siempre al período agudo, por lo cual no ayuda en las decisiones críticas.

Ahora que existen drogas con eventual efecto terapéutico y necesidades particulares que se agregan al control del banco de sangre, como la asociada a trasplantes, inmunodeficiencias, fecundación asistida, patología neonatal y otros problemas, se ha iniciado una carrera contra el tiempo, asistida por uno de los momentos más brillantes de las ciencias biológicas. Estos temas serán considerados en otros capítulos.

El diagnóstico virológico actual, que evolucionó a llamarse **"diagnóstico rápido"**, enfrenta hoy un nuevo desafío, que consiste, **más que en el diagnóstico de la presencia de virus, en interpretar cuál es el significado clínico de esta detección**. Uno de los ejemplos más conspicuos es la evolución de la interpretación de las infecciones por Papiloma virus.

Es necesario que todo el equipo de salud privilegie un profundo respeto por las normas éticas vinculadas con los derechos de los pacientes, en cuanto al consentimiento informado de toma de muestras, la confidencialidad de los resultados y la obligación del cumplimiento de las normas vigentes de bioseguridad.

Destacamos aquí algunos requerimientos diagnósticos particulares:

4.1. Requerimiento del diagnóstico de Infecciones en animales

El caso de mayor aplicación mundial ya se ha comentado y es el relacionado con determinar si un animal es portador o no de rabia.

El problema central en general pasa, obviamente, por el factor costo-beneficio. Entre los casos más claros, se encuentra la necesidad de garantizar la ausencia de ciertas enfermedades virales en los animales que concurren a una exposición o son comercializados (mediando importación o exportación). En el caso particular de los caballos (todos de altísimo valor comercial) asignados a actividades deportivas deberán ser negativos para la infección por el virus de la anemia infecciosa equina.

Todos somos conscientes del valor económico de la vigilancia epidemiológica para mantener la erradicación de la fiebre aftosa en nuestro país.

4.2. Infecciones en plantas

Cada vez con mayor seriedad los científicos argentinos y miembros de los sistemas de control verifican que las importaciones de semillas y vegetales, estén controladas para reducir y/o eliminar la posible existencia de infecciones virales, fundamentalmente exóticas.

Es de interés recordar el daño económico causado por la importación de semillas de papas desde Polonia, que contenían un virus que generó una situación de alto riesgo en la producción nacional.

4.4. El diagnóstico en los laboratorios de investigación

Reservada a un grupo de infecciones virales en las cuales todavía no se ha logrado una estandarización metodológica necesaria y suficiente como para establecer diagnósticos que permitan evaluar incidencia y prevalencia de las enfermedades que producen.

4.5. El diagnóstico epidemiológico

Hay un grupo de virus, influenza, polio, sarampión, dengue, etc., que están inscriptos en listas de agentes que requieren estudios continuos de vigilancia epidemiológica, para los cuales hay métodos estandarizados de detección.

El caso más típico es el de influenza, en que las variaciones genéticas evolutivas generan "nuevos" virus, que no reconocen la inmunidad adquirida en una epidemia anterior y mucho menos la desarrollada por vacunas preparadas con cepas de años anteriores. Esto ha generado organizaciones internacionales lideradas por la Organización Mundial de la Salud (OMS), que manejan información permanente de la calidad genética de los virus aislados.

4.6. El diagnóstico en la atención primaria de la salud

La lista de agentes virales que están reconocidos en los nomencladores de obras sociales y/o de empresas de medicina prepaga, son en realidad muy pocos y cubren muy pocas prestaciones de apoyo al diagnóstico virológico. El sector público brinda mucha mayor atención, sobre todo en el área de neonatología y pediatría.

5. Solidaridad, bioseguridad, control de calidad y rentabilidad

5.1. Solidaridad.

El objetivo fundamental del problema del diagnóstico virológico es disponer y utilizar el conocimiento y desarrollar la estructura suficiente como para dar cobertura con equidad a la real necesidad de su utilización en la atención primaria de la salud.

La existencia de drogas que permiten un cierto grado de eficacia en el tratamiento ha presionado para el desarrollo de métodos diagnósticos que permitan su aplicación en tiempos racionales. (Fig. 51-3)

El otro aspecto que debe ser considerado es el encuadre ético de la disponibilidad. Debe desarrollarse un **sistema solidario** que asegure la equidad y que la prueba diagnóstica se realice a todo individuo que la necesite, la pueda pagar o no, y no, por el contrario, que la prueba se realice a cualquier individuo, la necesite o no, siempre que la pueda pagar.

5.2. Bioseguridad refiere al marco práctico.

Todos los laboratorios deben estar preparados para afrontar con la mayor eficiencia posible los riesgos del manejo y procesamiento de muestras provenientes de enfermos sospechosos de infecciones virales. Esto, independientemente que se hagan amplificaciones biológicas (cultivos) o no. Se recuerda el alto riesgo que representa el manejo de sangre humana. (Ver *Clinical Laboratory Safety; Approved Guideline—Third Edition*, GP17-A3, CLSI.).

También es solidaridad que toda la sociedad conozca, cumpla las normas y desarrolle la conducta adecuada sobre este particular.

5.3. Control de calidad.

Este es un punto fundamental, que ampliaremos más adelante. Todos los procedimientos diagnósticos deben ser validados en cada laboratorio antes de ser puesto en producción para el informe de muestras biológicas.

Como en todas las áreas del laboratorio, uno de los aspectos fundamentales de la gestión de calidad, intrínseca del laboratorio donde se estudian enfermedades virales, es la necesidad ineludible de tener un **manual de procedimientos,** en el que se detallen todas las actividades relacionadas con cada uno de los diagnósticos ofrecidos.

El manual de procedimientos debe estar escrito en el idioma local y deberá tener todos los detalles suficientes, de forma tal que, cualquier individuo con la capacitación adecuada (y habilitado legalmente), puede realizar el estudio sin recibir ayuda externa. Ninguna persona, por inspirada que sea, podrá modificar el protocolo sobre la marcha. Si hay una modificación que hacer, su eficacia debe ser demostrada previamente en un estudio perfectamente diseñado, validado y aceptado por la máxima autoridad del laboratorio.

Debe quedar aclarado que la disponibilidad del inserto o material de ayuda que acompaña a los reactivos, equipos o kits diagnósticos que se adquieren comercialmente, debe **formar parte, pero NO DEBE constituir la única información disponible** en el manual de procedimientos revisado y aprobado. (Consultar, GP02-A5, *Clinical Laboratory Technical Procedure Manuals*; *Approved Guideline, Clinical and Laboratory Standards Institute* – CLSI)

5.4. La **rentabilidad**

Constituye un factor fundamental que, ubicado como finalidad inicial del trabajo, se transforma en antiético; pero que debe ser lo suficientemente positiva como para poder mantener la calidad de las prestaciones. Los cálculos racionales del número de determinaciones previstas, en relación con el tamaño de los kits que se adquieren, constituye la ecuación fundamental de la rentabilidad.

Está perfectamente comprobado que el desarrollo del diagnóstico virológico en el laboratorio periférico no es un problema de complejidad analítica, sino de imposibilidad rentable dentro de un sólido encuadre de calidad.

El costo beneficio del diagnóstico virológico debe ser establecido por recomendaciones de los respectivos sistemas de salud existentes.

Está demostrado que los países con sistemas nacionales integrados de salud, resultan en la mejor inversión: la necesaria y suficiente.

6. Garantía de calidad de los reactivos e insumos

Todos los reactivos utilizados en el diagnóstico clínico dentro de la república Argentina, deben estar aprobados por la reglamentación oficial de la Administración Nacional de Medicamentos, Alimentos y Tecnología Médica, ANMAT. No se pueden utilizar reactivos, equipos o Kits diagnósticos

El diagnóstico de las enfermedades infecciosas depende del hallazgo del agente etiológico. Es importante tomar en cuenta que cuando la sintomatología provocada sobre el huésped es leve o asintomática los intereses sobre el diagnóstico pasan por grupos de investigación en instituciones generalmente de avanzada. Cuando el equilibro huésped – microorganismo se altera (Ej pacientes inmunocomprometidos) generando patologías más severas, comienza una fuerte presión para encontrar recursos diagnósticos, los que habitualmente son desarrollados por los grupos de investigación básica, sin embargo no estarán disponibles sobre la mesada del laboratorio hasta que las empresas que fabrican reactivos diagnósticos consideren que sea rentable su producción; esto en general ocurre cuando, emitido el resultado por el laboratorio, el médico puede tomar decisiones clínicas o terapéuticas efectivas. En este último caso la industria farmacéutica ejercerá presión sobre la posibilidad diagnóstica ya que de ello dependerá la venta de medicamentos. A su vez, la posibilidad de establecer algún tipo de tratamiento con drogas antivirales, podrán provocar en algún momento, variaciones sobre el equilibrio con el huésped por ejemplo con la aparición de resistencias del agente viral, disparando otra secuencia tensiones sobre este supuesto equilibrio, A modo de resumen podemos decir que todos estos componente y actores se relacionan con demandas y ofertas que están en permanente cambio, donde además de los factores médicos, científicos y éticos, se mueven intereses económicos importantes.

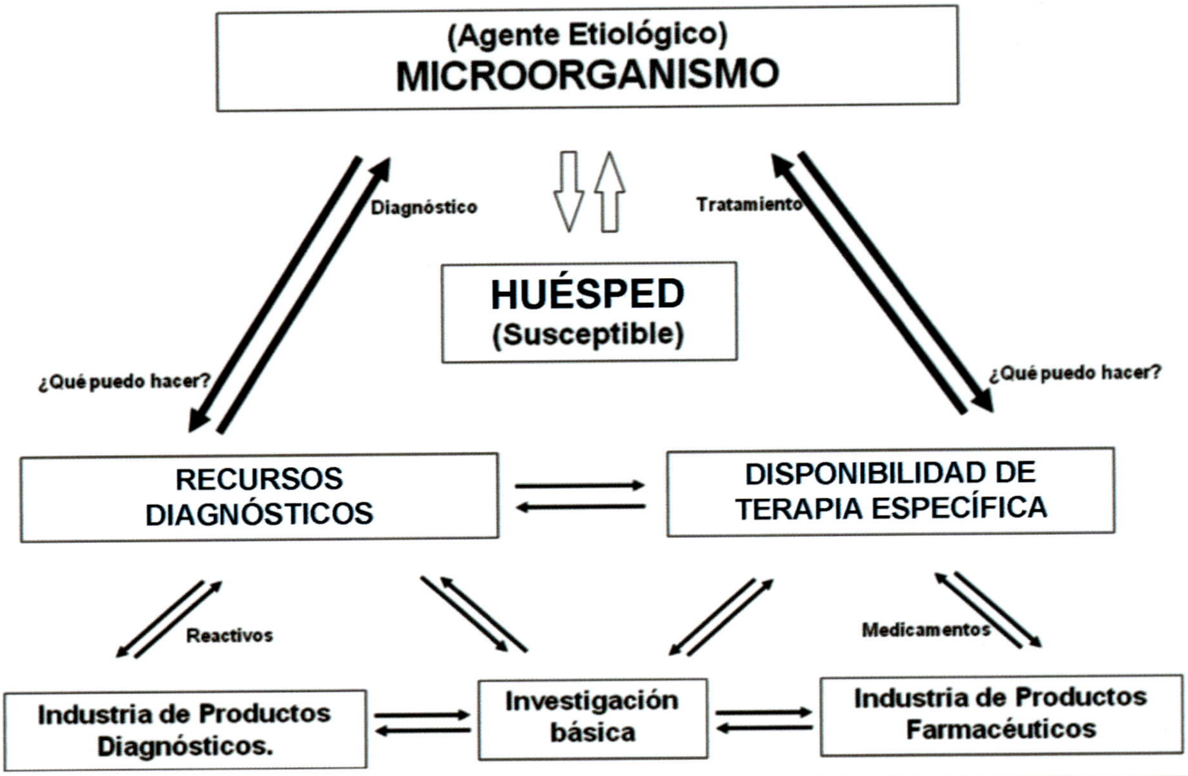

Fig. 51-3. El equilibrio huésped-microorganismo como situación dinámica de demandas y ofertas.

que no tengan la aprobación definitiva de este organismo.

Es frecuente que existan kits en los que se expresa que son solamente utilizables en pruebas y/o proyectos de investigación (*"for reserch use"*) y que no están aprobados para ser utilizados en el área de atención primaria de la salud; de utilizarse, por ser los únicos ensayos disponibles, esta situación debe ser conocida por el médico que recibe los resultados.

Se deberá exigir que los reactivos que ingresen al país sean controlados fehacientemente por las autoridades, garantizando los controles de origen, pero, fundamentalmente, antes del tratamiento de comercialización posterior a la salida de los laboratorios productores.

7. Notificación de resultados a las redes establecidas de laboratorios (oficiales y/o privadas)

El diagnóstico de laboratorio de infecciones virales es todavía un rubro de la atención primaria con un escaso desarrollo, sólo manejado por muy pocos profesionales y casi centralizado en laboratorios de mediana o alta complejidad que reciben derivaciones.

Siendo el laboratorio, un actor fundamental en la vigilancia de la salud, sería importante cumplir con un programa de notificación de resultados, ya que en su creciente participación en los procesos de identificación de enfermedades, está en condiciones de ofrecer un alerta temprano ante eventos, con conocimiento de la distribución espacial y temporal de agentes etiológicos; y con capacidad para el seguimiento de casos en el tiempo.

El Ministerio de Salud Pública de la República Argentina dispone del aplicativo en línea para el Sistema de Vigilancia Epidemiológica por Laboratorios de Argentina (SIVILA) donde se ingresan las notificaciones (obligatorias) previstas en la Ley Nº 15.465 "REGIMEN

LEGAL DE LAS ENFERMEDADES DE NOTIFICACION OBLIGATORIA". (Se recomienda visitar la página web del ministerio de salud: http://www.msal.gov.ar/index.php/home/funciones/area-de-vigilancia/sivila; octubre 2015).

8. Impacto de las técnicas de amplificación genómica en el diagnóstico virológico moderno

Las técnicas de amplificación genómica, en particular la **Reacción en Cadena de la Polimerasa (PCR)**, han provocado una verdadera revolución en la calidad de los estudios sobre la biología de las infecciones virales. Desde mediados de la década de 1980, esta poderosa tecnología ha permitido conocer nuevos virus, como el virus de la Hepatitis C (HCV), así como también profundizar el conocimiento de la fisiopatogenia y la historia natural de varias infecciones vírales, entre ellas, las producidas por el virus de la Inmuno deficiencia Humana (HIV), el Citomegalovirus (CMV), y el Virus del Herpes Simple (HSV), entre otros.

En realidad, este tipo de metodologías de análisis es comparable al empleo de cualquier tecnología, puesto que ninguna técnica es perfecta y, como nunca, la clínica médica recobra su carácter de soberana.

Globalmente, se puede decir que, la amplificación génica ha superado los valores predictivos (positivo /negativo) cuando se la compara con del resto de metodologías de diagnóstico disponibles.

8.1. La epidemiología molecular y el diseño racional de las técnicas de amplificación genómica de uso diagnóstico.

La plasticidad genética de los virus es una característica esencial a tener en cuenta para el diseño racional de una PCR. En particular, la circulación diferencial de variantes genéticas en determinadas áreas geográficas hace indispensable el conocimiento de la epidemiología molecular de los diversos virus. Esto condiciona severamente el diseño y, de hecho, la interpretación de las reacciones diagnósticas por PCR.

A la luz del advenimiento de las distintas tecnologías moleculares de diagnóstico, el avance en la capacidad de discriminación de variantes producido por las técnicas de amplificación genómica es comparable con aquel producido por el reemplazo de los anticuerpos policlonales por parte de los anticuerpos monoclonales.

El conocimiento de la distribución regional de las distintas variantes virales es fragmentario en todo el mundo y con mayor grado en los países en desarrollo. Si bien estudios epidemiológicos moleculares se han realizado y siguen realizándose en nuestros países, sus resultados son escasamente volcados al diseño de reactivos de diagnóstico molecular. Aún así las técnicas de detección genómica se han popularizado durante el final de la década pasada, sin conocerse a ciencia cierta cuál es el desempeño de los protocolos empleados frente al conjunto de virus circulantes, más aún, teniendo en cuenta que las técnicas empleadas, en su mayoría, han sido diseñadas con fines de investigación únicamente, por lo cual carecen (y esperan) de la etapa de validación en los propios países de origen.

Dado que las técnicas ya se usan en el diagnóstico cotidiano, es dable organizar un banco de datos moleculares regional utilizando (dentro del marco ético y legal) aquellas mismas muestras para la caracterización fina (secuencia nucleotídica), realizado por entidades académicas y bajo el control del Estado. Un factor muy importante sería la actualización permanente y ágil de tales bases de datos, teniendo en cuenta que muchas variantes virales son de circulación periódica dentro de la población humana. Este cúmulo de información molecular serviría para el rediseño y unificación de los protocolos de amplificación tendiendo, así, a un control de calidad externo, por ahora inexistente en la mayoría de las instituciones.

En los aspectos epidemiológicos no hay dudas sobre el aporte que brinda la secuenciación de genomas virales, capaces de tipificar variantes antigénicas de una misma especie, hasta detectar la presencia de genes de resistencia a los antivirales.

8.2. Una usina de DNA

La amplificación genómica exponencial es una herramienta poderosísima que ha cambiado el rumbo de las investigaciones, no sólo del diagnóstico virológico, sino de la biología toda. El impacto sobre el diagnóstico virológico y su aplicación en la atención primaria de la salud deben ser evaluados críticamente.

Semejante al medio de cultivo en una placa de Petri para las enterobacterias, la PCR puede estar diseñada para amplificar virus de grupos distintos, diferentes variantes dentro de un mismo grupo o puede ser tan selectiva como para amplificar únicamente un tipo de variante viral; todo ello a partir de una única muestra. La especificidad de la amplificación estará dada, principalmente, por la secuencia de los cebadores (*primers*) empleados y las condiciones de hibridización de los mismos. Estos diseños dependerán del conocimiento epidemiológico molecular regional donde se practiquen los protocolos de amplificación.

A partir de escasas copias de la información genética de un agente viral, a través de PCR se puede alcanzar una producción de DNA del orden de los nanogramos o microgramos, magnitudes fácilmente accesibles a su detección por diversos métodos de caracterización bioquímica (tinción con colorantes fluorescentes, técnicas inmunoenzimáticas y otras), con lo que se puede inferir en forma casi directa la presencia del agente viral en una muestra biológica.

En este momento se dispone en el mercado internacional de equipamientos automáticos que trabajan con sistemas cerrados de reactivos, que son capaces de llevar adelante la extracción, amplificación y detección de ácidos nucleicos de microorganismos a partir de una muestra biológica que es inoculada en un cartucho individual de reacción, en un corto tiempo y sobre la mesada de trabajo convencional de cualquier laboratorio.

Durante los últimos años del siglo XX y los primeros del corriente se ha producido un tremendo avance en el campo de la denominada biología molecular. La nanotecnología, los microchips y las matrices bi y tridimensionales de genomas y proteomas, parecen poner al alcance de todos los laboratorios, una nueva magia para el diagnóstico de todo lo imaginable. La clave fundamental para el empleo de estas tecnologías en el diagnóstico clínico surge de analizar criteriosamente "qué quiero saber" y "qué voy a hacer con el resultado".

El diagnóstico rápido de las enfermedades virales por métodos de amplificación molecular, se ha transformado en una necesidad ineludible en el diagnóstico de muchas patologías, en el manejo clínico de los pacientes, en la implementación de terapias antivirales, en la detección de la emergencia de resistencia a drogas, la reducción de los tiempos de internación, detección de virus de crecimiento muy lento o de aquellos que no pueden ser detectados por cultivo, en la reducción de riesgos biológicos frente al cultivo de agentes extremadamente patógenos (caso del HIV, Ébola, Fiebre hemorrágica, etc.)

8.3. Sensibilidad analítica versus sensibilidad clínica

Debe tenerse en cuenta que el **DNA blanco en solución pura** es sólo posible durante el desarrollo de una PCR en el laboratorio, pero no existe en una muestra clínica proveniente de un paciente. En tales muestras, la presencia de **contaminantes, competidores e inhibidores** hace que, el nivel de detección de la PCR pueda desmejorar respecto de la situación analítica ideal. También es indispensable conocer la oportunidad temporal y el lugar en el cual el virus está presente en el individuo. Es entonces, ineludible (como ya se dijo), conocer con precisión la calidad e identidad de la muestra a ser utilizada, así como también el modo de conservación de la misma y la extracción del DNA blanco para alcanzar una sensibilidad clínica lo más cercana posible a la sensibilidad analítica (calculada sobre la secuencia blanco en solución pura).

La calidad de la muestra queda supeditada, entonces, al conocimiento acabado de la patogénesis de la infección (tipo y oportunidad de toma de muestra) y también de la estabilidad de las secuencias blanco (que condiciona el tiempo de extracción del ácido nucleico), principalmente si se trata de RNA.

8.4. El conflicto sensibilidad versus especificidad

Esta reacción ha traído una solución al evidente problema de la sensibilidad pero, paradójicamente, dicha sensibilidad exacerbada condiciona severamente la interpretación de los resultados, por ejemplo por contaminación cruzada entre muestras y con productos de amplificaciones previas. La eliminación de las contaminaciones cruzadas es un problema importante que puede ser controlado mayormente mediante una serie de normas metodológicas fácilmente aplicables. En este sentido las normas de Higuchi-Kwok (separación de las áreas físicas del laboratorio: pre-PCR y post-PCR y otras) han sido de gran utilidad). También el uso de reactivos capaces de inactivar los productos de PCR, rindiendo moléculas incapaces de ser amplificadas en sucesivas oportunidades, ha probado ser eficiente en el control de las contaminaciones.

La altísima sensibilidad también ha enfrentado al equipo médico ante la dificultad de poder correlacionar los resultados con el cuadro clínico patológico. Por otro lado, la PCR ha aumentado los conflictos surgidos de los controles realizados en unidades de banco de sangre, hemodiálisis y otras que procesan materiales biológicos, arrojando resultados positivos de difícil manejo desde el punto de vista infectológico y de la bioseguridad.

Aún en presencia de una gran sensibilidad de esta técnica, hay que tener presente que la biología viral ofrece zonas oscuras para la amplificación genómica. En infecciones crónicas, como aquellas del virus de la hepatitis C, es común la observación de viremias ondulantes, en las que aún en presencia de una buena metodología de laboratorio se obtienen resultados negativos. Estas fluctuaciones naturales de la viremia deben ser conocidas por los clínicos para un mejor manejo del paciente, principalmente, a través de un seguimiento periódico.

En relación con esta situación, es ineludible que toda PCR cualitativa se informe con su límite de detección, permitiéndole al médico poder comparar los resultados provenientes de distintos laboratorios.

Otro conflicto posible acarreado por la sensibilidad de las técnicas de amplificación genómica es el de poder discernir cuando la presencia de material genético viral está asociada a un cuadro patológico. Ha sido notable el aumento en el conocimiento de infecciones inaparentes por virus lo que obliga a la necesidad de una rigurosa contextualización clínica de los resultados. Un ejemplo de esta situación es la presencia de virus papiloma en el tracto genital, donde las lesiones asociadas a la presencia de genoma viral constituyen una proporción menor de los casos.

8.5. El mercado de la amplificación versus la necesidad del resultado como aporte al diagnóstico etiológico.

Dada la conflictiva y difícil situación de la prestación de los servicios de salud en países en desarrollo, estas nuevas tecnologías han arrojado conflictos éticos y profesionales a las prácticas de laboratorio. La indicación médica de estas nuevas tecnologías podría, y puede, constituirse en una vía de financiación ilegítima, en virtud de un sobredimensionamiento de las necesidades diagnósticas en pos de un beneficio económico. Un resultado que luego no puede ser interpretado dentro de un marco racional, no solamente inútil, sino también perjudicial para el manejo clínico del paciente.

En la Argentina el sistema de salud aún está constituido por el sector privado (en extinción), la seguridad social y el sector público que todavía representa el 50% de la población del país.

Creemos que en los sectores de la seguridad social y el sector público el Estado debe regular estas prácticas mediante la aprobación de manuales de procedimientos que contengan técnicas perfectamente validadas y con una permanente evaluación de su costo-beneficio.

8.6. La idoneidad técnica sumada al control de calidad.

Estos dos aspectos contribuirán a la mejor utilización de esta formidable herramienta tecnológica. La implementación de manuales de procedimientos periódicamente revisados y actualizados atenderá a la impostergable necesidad del control de calidad. La validación técnica de los protocolos aplicados, teniendo como referencia la epidemiología molecular regional, es imprescindible.

La utilización de los resultados provenientes de todo tipo de laboratorio para confeccionar una base de datos permitiría la realización de estudios epidemiológicos menos fraccionados que mejorarían la calidad de las prestaciones de este tipo

Como reflexión final, es importante recalcar que **el resultado que ofrece cada método diagnóstico, es la expresión de distintos fenómenos biológicos, por ende su significado debe ser interpretado en el contexto adecuado, para cada paciente y en cada estadio evolutivo de la enfermedad**. Así por ejemplo el hallazgo de anticuerpos IgG positivos para un determinado virus en un paciente, en una única muestra sólo nos dice que el paciente se infectó con el agente viral en algún momento (no sé sabe si fue hace poco o hace mucho tiempo); el hallazgo de una inclusión citomegálica en una biopsia pulmonar de un paciente inmunocomprometido nos está hablando de una infección respiratoria por CMV, pero el hallazgo de su genoma por técnicas de amplificación en muestras de sangre (PCR por ejemplo) puede no ser capaz de diferenciar estado latente de infección activa.

Actualmente la cuantificación del número de copias de genoma viral por unidad de volumen en una muestra biológica, denominado comúnmente como "**carga viral**" es un método rutinario para la toma de medidas de preventivas por ej. en el caso de pacientes inmunocomprometidos, así como para la evaluación del grado de evolución de la enfermedad y el seguimiento de la respuesta al tratamiento de otras enfermedades virales como el virus de la Inmunodeficiencia Humana (HIV), el virus de la Hepatitis B (HBV) y el virus de la Hepatitis C (HCV).

Existen metodologías que combinan la amplificación génica simultánea de varios microorganismos (técnicas multiplex) con análisis de amplicones por electroforesis capilar, llegando a determinar hasta decenas de agentes virales simultáneamente en una muestra biológica única.

Suele ocurrir que el avance científico /tecnológico se anticipa a la necesaria capacitación educativa que permitiría una adecuada comprensión de las nuevas tecnologías. Es necesario conocer y entender profundamente las posibilidades de los últimos avances tecnológicos, bajo la luz del estudio exhaustivo, de la experiencia profesional y del sentido común. En un contexto de empleo racional de los recursos, debemos examinar cautelosa y juiciosamente cada posible aplicación, e incluso prevenir su empleo para la solución de problemáticas que ya han sido eficientemente resueltas por las tecnologías convencionales.

El concepto fundamental que debe prevalecer en el diagnóstico de laboratorio es que:

No hay técnicas ni reactivos infalibles o mágicos. Todo gira alrededor del criterio y la capacidad profesional con los que se los utiliza y se interpretan sus resultados.

BIBLIOGRAFÍA

Clinical and Laboratory Standards Institute, (CLSI); Wayne, PA; EEUU. http://www.clsi.org

a. GP02-A5, Clinical Laboratory Technical Procedure Manuals; Approved Guideline, Clinical and Laboratory Standards Institute,Sixth Edition; 2013

b. GP17-A3, Clinical Laboratory Safety; Approved Guideline—Third Edition; 2012

c. (GP27-A3); Using Proficiency Testing to Improve the Clinical Laboratory; Approved Guideline—Second Edition

d. (GP27-A2); Molecular Diagnostic Methods for Infectious Diseases; Approved Guideline - Second Edition

e. (MM06-A2) Quantitative Molecular Methods for Infectious Diseases; Approved Guideline - Second Edition; 2010

f. (MM13-A). Collection, Transport, Preparation and Storage of specimens for Molecular Methods, Approved Guideline. First Edition, 2005.

Guidelines for Preventing Opportunistic Infections Among Hematopoietic Stem Cell Transplant Recipients. Morbidity and Mortality Weekly Report, Vol 49/ N° RR-10; Octubre 2000. U.S. Department of Health & Human Services. Centers for Disease Control and Prevention (CDC) Atlanta, GA 30333

Miller JM. *Specimen Management in Clinical Microbiology.* Second Edition, American Society for Microbiology, Washington DC, EEUU; 1999.

Ministerio de Salud; SALUD PUBLICA. Resolución 1884/2010. Resolución GMC Nº 50/08 Reglamento Técnico MERCOSUR para transporte de sustancias infecciosas y muestras biológicas entre los Estados Partes. Derogación de la Resolución GMC Nº 25/00. Bs. As., 19/10/2010. http://www.infoleg.gov.ar/infolegInternet/anexos/170000-174999/174142/norma.htm

Organización Mundial de la Salud. Guía sobre la reglamentación relativa al Transporte de Sustancias Infecciosas. Coordinación del Reglamento Sanitario Internacional, 2013-2014. http://apps.who.int/iris/bitstream/10665/85394/1/WHO_HSE_GCR_2012.12_spa.pdf

Sistema Nacional de Vigilancia Epidemiológica por Laboratorios de Argentina: http://www.msal.gob.ar/index.php/home/funciones/area-de-vigilancia/sivila

Specter S, Hodinka RL, Young SA. Clinical Virology Manual, 3rd Edition. ASM Press, Washington DC, EEUU. 2000.

CAPÍTULO 52

VACUNAS VIRALES

Juan D. Claus, †Celia E.Coto

1. Desarrollo histórico de las vacunas virales

La prevención de enfermedades infecciosas es uno de los logros más importantes de la humanidad a lo largo de su historia, y constituye uno de los factores más relevantes en la determinación de los cambios sociales que han ocurrido en los últimos dos siglos. La reducción de la mortalidad infantil, el aumento de la longevidad y el incremento de la población mundial son el resultado, entre otros factores, de la adquisición de la capacidad de prevenir enfermedades infecciosas que, hasta unos escasos decenios atrás, eran responsables de diezmar periódicamente las poblaciones humanas. Para ello resultó crucial la racionalización del concepto de vacunación, prontamente materializado a través del desarrollo de vacunas específicas, muchas de ellas destinadas a la prevención de enfermedades virales.

Si bien los primeros intentos de inducir un estado de inmunidad específico a través de la inoculación de personas sanas con material extraído de individuos enfermos datan del siglo XI, en Extremo Oriente, no fue hasta principios del siglo XVIII que esta práctica fue introducida en Occidente para prevenir la viruela, una enfermedad que por entonces afectaba y mataba a millones de personas. La práctica de la variolación, o variolización, que así se llamaba la operación por la cual se extraía material purulento de las pústulas de los enfermos de viruela y se lo inoculaba a personas sanas, generó resistencias, e incluso llegó a ser formalmente prohibida en algunos países, ya que algunos de los individuos inoculados enfermaron de viruela y murieron. Pero a fines del mismo siglo, un grupo de médicos rurales y naturalistas ingleses, entre los cuales se destacó el trabajo de Edward Jenner (1749 - 1823), observaron que los ordeñadores que presentaban en sus manos pústulas características de viruela bovina (*cowpox*), una enfermedad que en humanos es generalmente benigna, frecuentemente quedaban protegidos de las manifestaciones más dramáticas de la viruela humana y sobrevivían. Jenner intuyó que una enfermedad protegía de la otra, y para probarlo extrajo material purulento de las lesiones de las manos de una ordeñadora enferma y lo inoculó bajo la piel de un niño que nunca había padecido ninguna de las dos enfermedades, ni la viruela bovina ni la viruela humana. El niño, que presentó inicialmente los síntomas benignos típicos de una viruela bovina, al cabo de dos semanas fue nuevamente inoculado, esta vez con material obtenido de pústulas de un enfermo de viruela humana. El joven sobrevivió a este desafío, demostrando que la intuición de Jenner y sus colegas era correcta. La divulgación de estas experiencias y de los resultados obtenidos fue inicialmente rechazada por la Royal Society, pero el artículo de Jenner, donde se menciona por primera vez la expresión latina ***variolae vaccinae***, origen del término actual **vacuna**, fue publicado por el naturalista en forma particular y rápidamente dio lugar a la generalización de la práctica vacunal en Inglaterra, en el resto de Europa, y también en sus dominios extra-continentales, incluyendo América. De esta manera, la primera experiencia humana de inmunización masiva contra una enfermedad transmisible se ponía en marcha. Esta experiencia culminó en el año 1979, cuando la Organización Mundial de la Salud certificó la erradicación de la viruela. La estrategia de utilizar como inmunógeno a un virus activo relacionado, que produce una patología en una especie animal diferente a la que será vacunada, establecida por los trabajos de Jenner y sus colegas, se denomina actualmente **"jenneriana"**, y todavía está vigente, como lo demuestra el desarrollo reciente de una vacuna atenuada para prevenir las diarreas por rotavirus en niños, basada en cepas aisladas de rotavirus bovinos.

Casi 100 años después de las experiencias descriptas por Jenner, y cuando la idea de la transmisión de las enfermedades a través de gérmenes comenzaba a imponerse como un nuevo paradigma, uno de sus responsables, el químico francés Louis Pasteur (1822 - 1895), junto con sus colegas Emile Roux (1853 - 1933), Charles Chamberland (1851 - 1908) y Louis Thuillier (1856 - 1883), desarrollaron y probaron, exitosamente, la primera vacuna contra la rabia. El concepto que fundamentó los trabajos efectuados por Pasteur y sus colegas para desarrollar su vacuna antirrábica, derivado de observaciones previas sobre la inmunización con gérmenes virulentos cuya capacidad patogénica había sido reducida mediante manipulaciones de laboratorio, radicaba en la **"atenuación"** del agente responsable de la patología mediante pasajes seriados en cerebro de conejo, un hospedero no natural introducido como modelo experimental en los trabajos previos de Pierre Victor Galtier (1846-1908). Por otro lado, a diferencia de la vacuna antivariólica, que se aplicaba en forma previa a la exposición, la vacuna desarrollada por Pasteur y sus colegas se administraba en pacientes que ya habían sido expuestos a la rabia, generalmente por mordedura canina, introduciendo de esta manera el concepto de inmunización activa post-exposición. La estrategia de atenuación por pasaje seriado de un virus activo en un hospedero no habitual, que se podría denominar **"pasteuriana"**, ha sido posteriormente utilizada para el desarrollo de numerosas vacunas que actualmente están aún en uso, como las utilizadas para la prevención del sarampión y la rubéola, entre otras.

Si la publicación del descubrimiento del virus de la fiebre aftosa por parte de Friedrich Loeffler (1852 - 1915) y Paul Frosch (1860 - 1928), en 1898, puede considerarse como la primer aproximación sistemática y racional a la interpretación de la naturaleza viral tal como se la concibe actualmente, resulta notable que el desarrollo de las vacunas de Jenner y Pasteur haya antecedido a la comprensión de esa naturaleza, como así también la de los agentes inmunizantes. Debe comprenderse, sin embargo, que los logros de Jenner, Pasteur y sus colegas estuvieron firmemente asentados sobre observaciones y conocimiento empírico acumulados al cabo de siglos de historia humana. A partir del establecimiento del concepto de virus, y del desarrollo de tecnologías cada vez más refinadas para su aislamiento, estudio y manipulación, la obtención de nuevas vacunas virales se aceleró y adquirió un cariz cada vez menos empírico. Así, en 1925 se preparó la primer vacuna conteniendo como inmunógeno viriones inactivados, la vacuna contra la fiebre aftosa creada por Henry Valleé (1870 - 1957), seguida por la preparación, en 1935, de la vacuna atenuada contra la fiebre amarilla por Max Theiler (1899 - 1972) y Hugh Smith (1902 - 1995), que aún hoy está en uso. En 1933 comenzó el desarrollo de la vacuna inactivada contra la influenza, que culminó en el año 1945, por parte de un grupo de investigadores liderado por Thomas Francis (1900 - 1969). Se debe destacar que la tecnología de multiplicación de virus influenza en huevos embrionados de gallina, aplicada en ese momento para la producción de la vacuna, se encuentra aún en vigencia.

Desde fines del siglo XIX, de manera coincidente con el mejoramiento de los sistemas de saneamiento de efluentes cloacales urbanos, se produjeron brotes periódicos de poliomielitis paralítica en numerosas regiones del planeta, que afectaron principalmente a niños, miles de los cuales murieron o sufrieron discapacidades permanentes. Luego de la Segunda Guerra Mundial, a mediados del siglo XX, un grupo liderado por Jonas Salk (1914 - 1995), un ex-discípulo de Thomas Francis, comenzó a producir a gran escala una vacuna antipoliomielítica formulada con virus polio inactivado por tratamiento químico, conocida desde entonces como **vacuna Salk** o vacuna polio inactivada (**IPV**). La aplicación masiva de esta vacuna en la población infantil a partir del año 1955 produjo una sustancial reducción del número anual de casos de polio, pero estos disminuyeron aún más cuando se introdujo en el año 1963 una nueva vacuna trivalente, de aplicación oral, conteniendo cepas atenuadas de los tres serotipos existentes de virus, cuyo desarrollo fue liderado, en forma independiente, por. Albert Sabin (1906 - 1993), por un lado, y Hilary Koprowsky (1916 - 2013) y Herald Cox (1907 - 1986), por otro. Esta vacuna es conocida actualmente con el nombre de **Sabin** o vacuna polio oral (**OPV**). Luego de las vacunas antipoliomielíticas, y contando ya con la capacidad de producir las cantidades de masa viral necesarias para sostener las campañas de vacunación masiva, producto de las tecnologías de cultivo de células y tejidos animales a gran escala, en las décadas de 1960 y 1970 se obtuvieron nuevas vacunas pediátricas atenuadas para la prevención del sarampión, la rubeóla y la paperas, tres enfermedades predominantemente infantiles que provocaban elevada morbi-mortalidad antes de la introducción de las vacunas.

La adquisición de la capacidad de manipular genomas, con el advenimiento de las técnicas de ingeniería genética, abrió la puerta a la aparición de una nueva generación de vacunas, llamadas genéricamente **recombinantes**. La primera vacuna viral desarrollada por recombinación genética, y autorizada para su aplicación en seres humanos, fue la vacuna contra la **hepatitis B**, en el año 1986, obtenida por Pablo Valenzuela (1941 -) y colaboradores. El desarrollo de esta vacuna fue relevante, no sólo por la importancia de la patología que previene, y porque permitió reemplazar a una vacuna que planteaba serios reparos por su seguridad, ya que se preparaba a partir de la sangre de individuos infectados con el virus de la hepatitis B, sino también porque permitió, por primera vez, formular una vacuna basada en un inmunógeno recombinante de un virus que no puede amplificarse en cultivos celulares, animales de experimentación o huevos embrionados. Siguiendo también una estrategia recombinante, recientemente se ha logrado una vacuna para prevenir el **cáncer de cuello uterino** relacionado a la infección con **virus papiloma humano**. Tanto la vacuna de hepatitis B como la de papiloma tienen la particularidad que los respectivos inmunógenos son **pseudo-partículas virales** ensambladas a partir de la expresión de antígenos virales en levaduras o en células de insectos.

2. Bases inmunológicas de la vacunación

El objetivo de la vacunación es **inducir artificialmente**, de manera primaria, la adquisición de una **respuesta** inmune específica que establezca una **memoria**. Ante la exposición a la noxa infecciosa, esa respuesta debe **activarse de manera secundaria** y **proteger** al individuo vacunado, ya sea impidiendo la infección o moderando sus consecuencias patológicas. En el caso específico de las vacunas utilizadas para la prevención de enfermedades virales, la inducción de la respuesta inmune específica se logra a través de la exposición a antígenos virales. Para que un antígeno viral tenga potencial como vacuna debe poseer la capacidad de inducir en el individuo vacunado una **respuesta inmune protectora**.

2.1. Estructura antigénica de los virus. Antígenos virales protectores

Los antígenos que forman parte de la estructura de los viriones se denominan **antígenos virales estructurales**. De acuerdo a su localización, los antígenos virales estructurales se diferencian en **antígenos externos,** como las glicoproteínas presentes en la envoltura de los virus envueltos o los polipéptidos localizados en la superficie de la cápside de los virus desnudos, y **antígenos internos,** como los ubicados en las nucleocápsides de los virus envueltos. Además de los antígenos estructurales, durante su replicación los virus generan un conjunto de productos proteicos que no se integran a las partículas virales, pero que también exhiben propiedades antigénicas, y a los cuales se denomina **antígenos virales no estructurales**. Entre éstos, algunos quedan localizados en el interior de las células infectadas, mientras que otros son exportados y se exponen sobre la superficie celular o son volcados a la circulación.

La respuesta inmune que se genera como consecuencia de una infección viral natural es producto de la exposición al conjunto de antígenos, ya sean estructurales, externos e internos, o no estructurales. Sin embargo, no todos los antígenos virales son igualmente efectivos para inducir el tipo de respuesta capaz de establecer en el individuo vacunado un estado de inmunidad que lo conserve protegido de la reinfección con el mismo virus, o de la infección con otro relacionado. A estos antígenos, que participan activamente en el establecimiento de una respuesta protectora, se los denomina **antígenos virales protectores.** Por lo tanto, un antígeno viral protector se puede definir como aquel que puede estimular una respuesta inmune, y prevenir la infección viral o moderar las consecuencias clínicas de la misma.

Las evidencias existentes tienden a localizar la **capacidad protectora**, de manera predominante, **en los antígenos virales estructurales externos y en los antígenos no estructurales presentados sobre la superficie celular o exportados**, los cuales pueden ser reconocidos por **anticuerpos específicos**, que neutralizarán las partículas virales e impedirán la infección de nuevas células. Los antígenos virales internos, si bien importantes para estimular las respuestas de linfocitos T involucrados en la eliminación de células infectadas, usualmente no son relevantes para limitar la expansión de las infecciones virales, aunque se ha descripto que en algunas infecciones la respuesta de linfocitos T contra antígenos virales internos es un componente necesario para establecer un estado de inmunidad. Por otro lado, es importante destacar que, si bien la mayoría de los antígenos virales protectores son estructurales y externos, **no todos los antígenos externos son capaces de inducir una respuesta protectora.**

Las propiedades generales de los antígenos protectores reconocidos por anticuerpos se pueden resumir en las siguientes características:

• La capacidad protectora radica, principalmente, en la actividad inmunogénica de **epitopes conformacionales**; la desnaturalización de la estructura de estos epitopes, que impide su reconocimiento por anticuerpos, acarrea la pérdida de la capacidad de inducir protección por parte de los antígenos.

• Las proteínas virales presentan **múltiples sitios** antigénicos, y cada sitio puede contener **múltiples epitopes**; cuanto mayor es el número de sitios antigénicos y epitopes reconocidos por anticuerpos, mayor es la probabilidad de que dicha respuesta sea protectora.

• Los antígenos virales protectores pueden contener sitios funcionalmente relevantes, tales como sitios de unión a receptores celulares o dominios de fusión, pero estos sitios son frecuentemente inaccesibles a las inmunoglobulinas. Por lo tanto, la actividad protectora de los anticuerpos que reconocen y reaccionan con estos antígenos a menudo no depende de la inactivación directa de esos sitios, sino que será producto de la **inhibición de la adsorción viral**, por razones estéricas, o de **la penetración y/o el desnudamiento,** una vez que el virus se ha unido a su receptor.

La posibilidad de identificar los antígenos protectores abrió la puerta a una nueva etapa, menos empírica, en el desarrollo de vacunas virales. El proceso de obtención de las nuevas vacunas recombinantes y de sub-unidades está basado en la identificación, aislamiento, clonado, expresión y/o síntesis de moléculas o pseudo-partículas virales cuya capacidad de establecer una respuesta protectora debe, necesariamente, haber sido previamente demostrada. En este sentido, tanto el antígeno de superficie del virus de la Hepatitis B como la proteína principal de la cápside (L1) del virus Papiloma, son ejemplos de antígenos protectores cuya identificación ha conducido al desarrollo de nuevas vacunas virales.

2.2. Respuesta inmune protectora

La respuesta inmune frente a las infecciones virales será explicada en la sección inmunidad del segundo tomo, por lo cual en este apartado sólo se repasarán algunos conceptos generales útiles para comprender el efecto protector de la vacunación. La respuesta de un hospedero mamífero frente a una infección viral involucra una miríada de mecanismos interrelacionados que pueden ordenarse temporalmente, a los efectos de su descripción, en cuatro etapas (Fig. 52-1a): la primera, extracelular, está determinada por la presencia de **barreras** mecánicas, físicas y químicas; la siguiente, a la que se puede denominar **intrínseca**, involucra a una serie de mecanismos de reconocimiento e interferencia con la replicación viral que se activan a nivel celular, como los receptores tipo Toll, los interferones y otras citoquinas; la

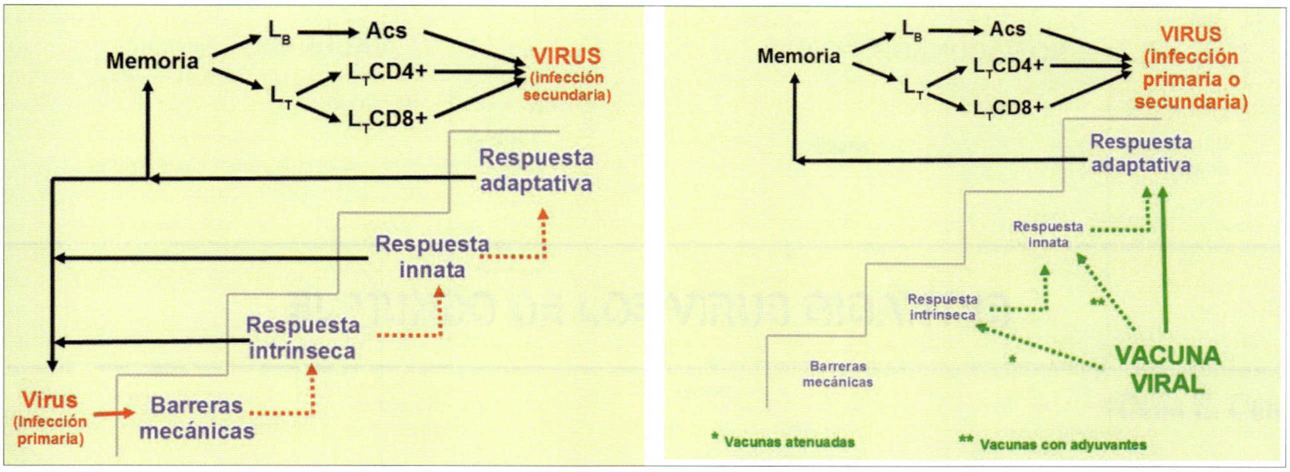

Fig. 52-1: Representación esquemática de la organización de la respuesta inmune en una infección viral. a) Hospedero no vacunado; b) hospedero vacunado.

tercera, llamada **innata**, incluye distintos tipos de células y moléculas, como macrófagos, células NK y complemento, entre otros, que responden de manera inespecífica y son responsables de limitar inicialmente la diseminación viral en el organismo infectado; y finalmente, la etapa **adaptativa**, específica, cuyos efectores principales son la **respuesta celular,** mediada por linfocitos T, y la **respuesta humoral**, mediada por los anticuerpos. La activación de la respuesta adaptativa determina, si la evolución del proceso es favorable para el hospedero, la eliminación del virus y de las células infectadas, y la consiguiente recuperación. Pero además, la respuesta adaptativa deja establecido un estado de **memoria inmune,** basado en linfocitos T y B de memoria, que le permite reactivarse rápidamente luego de una re-exposición al mismo virus u otro relacionado, neutralizar la infección secundaria y mantener protegido al hospedero. Si bien todas las etapas, con sus distintos mecanismos, son importantes para que un hospedero infectado pueda controlar las consecuencias de una infección viral y recuperarse, sólo la activación de la respuesta adaptativa, y el consiguiente establecimiento de la memoria inmune, determinarán la protección del hospedero frente a una infección viral secundaria. Una vacuna viral efectiva, por lo tanto, debe establecer una **respuesta protectora**, es decir, **debe inducir una respuesta adaptativa que confiera protección al hospedero vacunado a través del establecimiento de una memoria inmune** (Fig. 52-1b).

Si bien la arquitectura y la dinámica de la respuesta de un hospedero frente a cada infección viral es variable, y por lo tanto también las características que debe adoptar esa respuesta adaptativa para adquirir el carácter de protectora, se pueden identificar un conjunto de rasgos comunes:

• Las respuestas protectoras, en general, no dependen de un único mecanismo, sino que involucran una **variedad de mecanismos efectores** diferentes, humorales y celulares.

• Esos mecanismos de respuesta deben activarse y ejecutarse de manera coordinada y balanceada. La carencia de un adecuado balance de los mecanismos efectores puede conducir a una respuesta inefectiva, incapaz de conferir protección, o inclusive nociva para el hospedero.

• Las respuestas que involucran la reacción con una **amplia variedad de epitopes y antígenos** tienden a poseer un valor protector superior, en comparación con aquellas que están dirigidas contra un número limitado de determinantes.

• Como consecuencia de la reactividad frente a una variedad de antígenos, las respuestas protectoras se caracterizan por presentar un elevado nivel de **cruzamiento**, es decir, protegen de infecciones producidas por virus diferentes, pero relacionados entre sí a través de homologías antigénicas.

• Si bien la respuesta adaptativa es crucial para establecer el estado de protección que debe conferir una vacuna, la forma en que se desarrollan las etapas previas de la respuesta a una infección viral (inducción de las respuestas intrínseca e innata) también resulta importante para que aquella adquiera el carácter de protectora (Fig. 52-1a). A este respecto, para la mayoría de las infecciones virales, ningún procedimiento de inmunización artificial será capaz de inducir el establecimiento de una respuesta de similar calidad protectora a la que se genera en una **infección natural**, y esta es la razón por la cual las vacunas atenuadas tienden a generar mejor protección que las vacunas inactivadas o por sub-unidades (Fig. 52-1b). Por la misma razón, una respuesta inducida por vacunación será tanto más protectora cuanto más se parezca a la respuesta inducida en una infección primaria natural. Sin embargo, esta generalización no es aplicable a aquellas infecciones virales naturales que no conducen al establecimiento de una respuesta protectora, como sucede, por ejemplo, en las infecciones por virus papiloma o por virus HIV; en estos casos, la respuesta inducida por la vacuna, para ser protectora, deberá diferir sustantivamente de la inducida en una infección natural.

Una característica relevante de la respuesta protectora inducida por vacunación radica en la **pre-existencia y rápida activación** de los mecanismos efectores de la respuesta adaptativa cuando el hospedero se expone a la infección natural con el agente viral, producto de la

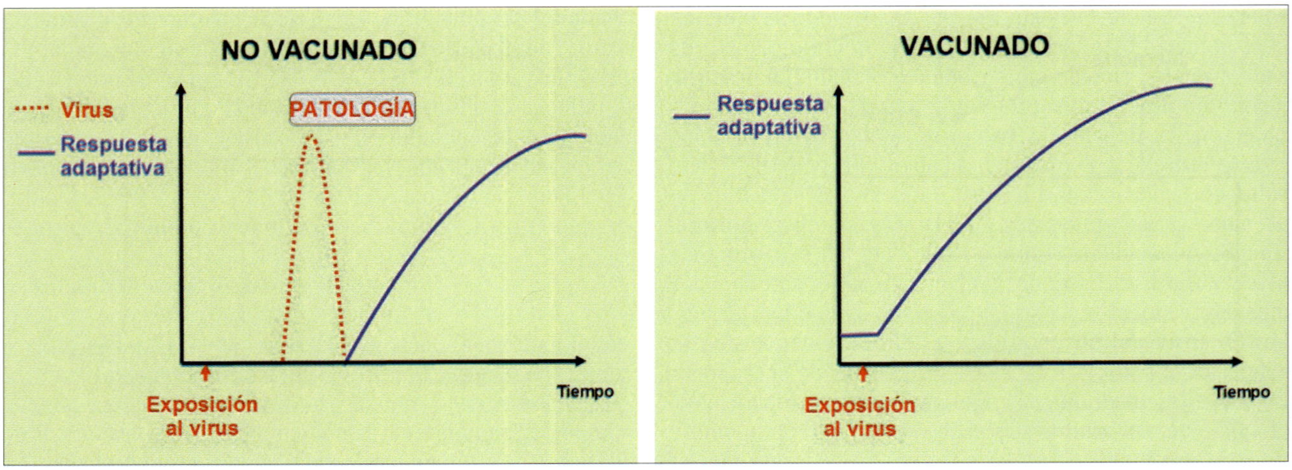

Fig. 52-2: Cinética de la respuesta inmune adaptativa en una infección viral. a) Hospedero no vacunado; b) hospedero vacunado.

memoria inmunológica instaurada por la vacunación, que permiten efectuar un **rápido control o eliminación inmediata de la invasión viral** (Fig. 52-2a y b). Desde el punto de vista de los mecanismos efectores involucrados, las respuestas inducidas por las vacunas capaces de establecer protección, en la mayoría de los casos, se caracterizan por un importante componente de **anticuerpos**, especialmente en aquellas infecciones en las cuales el proceso patogénico incluye la diseminación viral desde el sitio de ingreso al organismo hasta el sitio de replicación principal, y especialmente si el transporte viral se efectúa por vía circulatoria. En esa instancia, los virus se tornan accesibles a la inactivación por anticuerpos. Una vacuna viral, para ser efectiva, debería **inducir y mantener concentraciones efectivas de anticuerpos en suero, y también en el sitio de ingreso del virus al hospedero**, como lo hace la vacuna antipoliomielítica atenuada (Sabin), que induce y mantiene concentraciones efectivas de anticuerpos en la mucosa intestinal de los niños vacunados. Sin embargo, no todas las vacunas virales efectivas inducen altos títulos de anticuerpos, un ejemplo de lo cual es la vacuna contra la Hepatitis B. En estos casos, la respuesta adaptativa celular, basada principalmente en la actividad de linfocitos T citotóxicos, juega un rol más relevante. A diferencia de los anticuerpos específicos, cuya presencia continua no genera consecuencias adversas para el hospedero, los linfocitos T citotóxicos sólo deben activarse cuando el hospedero es desafiado por el ingreso del patógeno; de otra manera, la actividad permanente de las células citotóxicas acarrearía daños para el propio individuo vacunado.

3. Objetivos de la vacunación

Las vacunas virales se pueden utilizar con la finalidad de prevenir enfermedades, tratarlas o erradicar los virus que las producen (Tabla 53-1).

La **prevención** de enfermedades asociadas a la infección por virus es el primer y más difundido objetivo de la vacunación antiviral. Como se explicó anteriormente, la inducción artificial, de manera activa, de una respuesta adaptativa de memoria establece en el hospedero vacunado un estado de inmunidad que lo protege de la infección viral. Para conseguir este objetivo, la mayoría de las vacunas deben administrarse antes de la exposición del hospedero al

Tabla 53-1: Objetivos de la vacunación anitiviral.

Objetivo	Tipos de enfermedades	Tipos de vacunas	Ejemplos
Prevención de enfermedades	Enfermedades virales agudas	Vacunas preventivas pre-exposición	Viruela, polio, sarampión, rubéola, paperas, rotavirus, gripe, hepatitis A, varicela, fiebre amarilla, fiebre hemorrágica argentina
		Vacunas preventivas post-exposición	Rabia
	Cáncer de etiología viral	Vacunas preventivas pre-exposición	Hepatitis B, papiloma
Tratamiento de enfermedades	Enfermedades virales crónicas y lentas	Vacunas terapéuticas	Zóster, HIV(?)
Erradicación viral	Virus que producen enfermedades agudas	Vacunas preventivas pre-exposición	Viruela, Polio (?), Sarampión (?)

virus: son vacunas **preventivas pre-exposición**, las cuales pueden prevenir la infección o evitar la presentación de la patología que deviene como consecuencia de la infección, o bien moderar su curso clínico. Dentro de este grupo se puede distinguir, por un lado, a aquéllas que son utilizadas para prevenir la ocurrencia de **enfermedades agudas virales** en cada individuo vacunado, como por ejemplo las vacunas contra la viruela, contra la poliomielitis y contra el sarampión; la suma de las coberturas individuales conduce a la prevención de epidemias. La vacuna contra la **rubéola**, por otro lado, no tiene como principal objetivo proteger al propio individuo vacunado, ya que se trata de una infección banal en individuos inmunocompetentes, sino evitar que se infecten los **niños en gestación**, principalmente aquellos que están cursando su primer trimestre de vida, ya que la infección en ese período puede provocar efectos teratogénicos, que se previenen mediante inmunización materna antes del embarazo. Por último, la vacuna de **papiloma humano** se utiliza para la prevención del cáncer de cuello uterino, asociado a la infección por algunos tipos de virus papiloma, mientras que la vacuna de **hepatitis B**, además de proteger contra esta patología aguda, previene la ocurrencia del carcinoma hepatocelular a consecuencia de la infección crónica con el virus de la hepatitis B.

Por otro lado, existen vacunas que sólo se administran en aquellos individuos en los cuales existe sospecha fundada, o confirmación, de su exposición a un virus patógeno. Las vacunas de este tipo no bloquean el establecimiento de la infección, pero aún así son capaces de prevenir la presentación de la patología, como sucede con la vacuna antirrábica. Ésta constituye el ejemplo típico de una **vacuna preventiva post-exposición**. Para que una vacuna de este tipo sea efectiva es necesario que su administración se produzca de manera precoz luego de la exposición al virus, y que los eventos de la patogenia que transcurren desde la adquisición de la infección hasta la manifestación del cuadro clínico se desarrollen a una velocidad inferior a la requerida para que se induzca la respuesta protectora. Por lo tanto, estas vacunas sólo pueden utilizarse en patologías que se caracterizan por períodos de incubación prolongados.

La inducción artificial, y activa, de una respuesta adaptativa específica contra un virus, que genere en el hospedero vacunado un estado de protección, también puede ser utilizada para el **tratamiento** de patologías de origen viral. Este es el concepto que anima el desarrollo de **vacunas virales inmunoterapéuticas**. Las vacunas terapéuticas son también de tipo post-exposición, ya que se administran luego de la infección, cuando, al menos, algunas de las manifestaciones clínicas ya se han hecho presentes. Entre las vacunas virales disponibles en la actualidad, sólo la vacuna contra la varicela, administrada a individuos mayores de 60 años, ha demostrado efectividad para reducir las molestias asociadas al zóster (culebrilla) recurrente. Se ha propuesto que una vacuna terapeútica podría ser útil para el tratamiento del síndrome de inmunodeficiencia adquirida, y entre las vacunas que se encuentran en desarrollo hay algunas que responden a este modelo. Es posible que el mismo sea útil para encontrar una solución a esta patología viral de presentación clínica lenta, que genera una respuesta inmune natural que, en la mayoría de las personas infectadas, no es protectora, y para la cual, hasta el presente, no se ha podido desarrollar aún una alternativa de prevención vacunal.

Por último, las vacunas constituyen el instrumento principal en las estrategias de **erradicación viral**. El ejemplo de que esto es posible lo constituye la erradicación de la viruela, resultado de la vacunación universal antivariólica. El suceso obtenido con la erradicación del virus de la viruela no ha podido repetirse con ningún otro virus, si bien se encuentran en vigencia dos programas de la OMS destinados a la erradicación del virus polio y del virus del sarampión, los que hasta el momento no han podido alcanzar su objetivo. Para que un virus sea erradicable mediante vacunación se deben cumplir un conjunto de condiciones que, en el caso del virus de la viruela, se cumplen en su totalidad:

- El virus es genéticamente estable.
- Sólo infecta seres humanos y no posee hospederos alternativos.
- Sólo produce infecciones agudas y no ocasiona latencia, persistencia o cronicidad.
- Produce una infección con un período de incubación prolongado durante el cual el individuo infectado no es infeccioso.
- Su transmisión se produce de manera directa de persona a persona.
- La infección es fácilmente diagnosticada.
- El virus es muy sensible a la inactivación, y su capacidad de resistencia ambiental es muy limitada.
- Existe al menos una vacuna efectiva que induce en los individuos vacunados el establecimiento de una respuesta protectora de duración prolongada.

Se preveía que con el virus polio se obtendría un éxito similar, pero luego de una notable reducción del número de casos, y de la circulación viral en general, el programa de erradicación parece haber entrado en una fase de estancamiento caracterizada por la persistencia de virus silvestre en algunas regiones donde los esfuerzos de vacunación se ven confrontados por dificultades sociales, económicas y/o políticas, y por la circulación de virus polio de origen vacunal, ya que en numerosas regiones, incluida Latinoamérica, se sigue inmunizando con la vacuna atenuada, muy efectiva para prevenir la polio pero incompatible con la erradicación del virus.

4. Clasificación de las vacunas de acuerdo al tipo de inmunógeno

Las vacunas actualmente utilizadas en la prevención de enfermedades virales humanas se pueden clasificar, de acuerdo al inmunógeno que contienen, en vacunas de viriones inactivados, vacunas de virus atenuados y vacunas de subunidades (Fig. 52-3).

4.a. Vacunas de viriones inactivados

Las vacunas inactivadas se caracterizan porque el

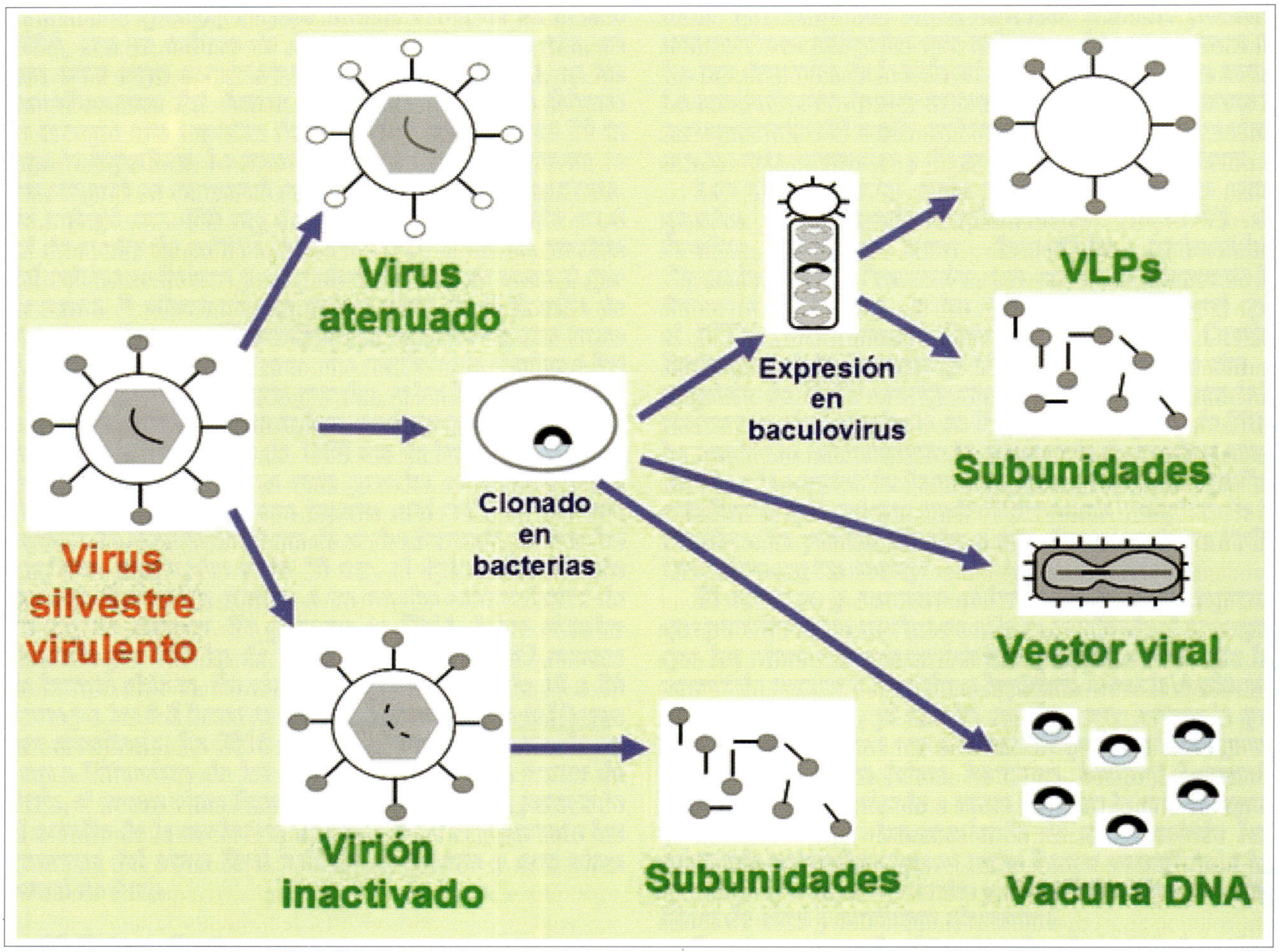

Fig. 52-3: Tipos de vacunas virales, clasificadas de acuerdo al método de obtención y la naturaleza de los inmunógenos.

material inmunogénico deriva de **viriones silvestres,** naturalmente **virulentos**, cuya actividad infecciosa y su capacidad de replicación, y por ende su patogenicidad, han sido **eliminadas mediante tratamiento químico**. Es importante recalcar que el tratamiento debe asegurar la inactivación viral, pero **preservando la estructura de los antígenos** o epitopes responsables de inducir en el hospedero vacunado la emergencia de una respuesta protectora. Los viriones inactivados pueden ser utilizados como tales, es decir con su estructura íntegra, como en el caso de la vacuna antipoliomielítica, o luego de disociar su estructura, como en algunas vacunas antigripales.

Entre las sustancias inactivantes más utilizadas está el **formaldehído** (denominado formalina cuando se lo prepara en solución acuosa al 37%), utilizado para preparar la vacuna antipoliomielítica de tipo Salk. El formaldehído actúa principalmente sobre el ácido nucleico viral, pero también afecta la estructura de las proteínas del virión, por lo cual se debe evaluar cuidadosamente su efecto sobre la antigenicidad de la partícula viral. El efecto del tratamiento con formaldehído sobre la integridad antigénica puede variar de cepa a cepa: los antígenos de la cepa de virus polio a partir de la cual se prepara la vacuna Salk son resistentes, pero en cambio, frente al mismo tratamiento, las cepas Sabin resienten su antigenicidad de manera significativa. El formaldehído es también el inactivante utilizado para la preparación de la vacuna inactivada contra la hepatitis A, mientras que las vacunas antirrábicas de uso humano son preparadas por inactivación con otro agente, la β-**propiolactona**. Para la preparación de vacunas antigripales inactivadas se utilizan formaldehído o β propiolactona; además, en la variante disociada, luego de su inactivación los viriones son sometidos a un tratamiento con **detergentes** que disocian la estructura de la envoltura con el objetivo de limitar los efectos colaterales adversos que producen las preparaciones que contiene viriones íntegros. Ulteriormente, las glicoproteínas de la envoltura pueden ser purificadas para ser utilizadas directamente como subunidades inmunogénicas (ver más adelante vacunas de subunidades).

Por definición las vacunas inactivadas no contienen virus infeccioso, y por lo tanto son consideradas **seguras** (Tabla 53-2). Alcanzar este estándar de seguridad requiere que la inactivación de los viriones sea absoluta, lo cual debe garantizarse mediante controles exhaustivos de la actividad infecciosa remanente realizados sobre cada lote de inmunógeno. Los **costos de control**, muy elevados, se trasladan al precio final del producto, por lo que las vacunas inactivadas tienden a ser menos económicas que los otros tipos de vacunas.

La incapacidad de replicar impone como precio una menor **inmunogenicidad** de las vacunas inactivadas, en comparación con las vacunas atenuadas. Además, la duración de la inmunidad que confieren es también de menor duración. Para salvar estas limitaciones se aumenta la carga antigénica, se multiplica el número de dosis y, eventualmente, el inmunógeno viral se administra con un adyuvante, una sustancia que, de manera inespecífica, potencia la respuesta del individuo vacunado. Estos factores también contribuyen a incrementar el costo final de las vacunas inactivadas.

Todas las vacunas inactivadas que están en uso se administran por **vía parenteral**, mediante inyección. Además de provocar rechazo en la población, especialmente la infantil, la administración por vía parenteral no permite alcanzar buenos niveles de inmunidad específica en las mucosas de los sitios de ingreso al organismo, lo cual constituye otra clara desventaja en relación a las vacunas atenuadas.

4.b. Vacunas de virus atenuados

Se denomina virus atenuado a todo aquel que expresa una **virulencia reducida**, a pesar de **conservar la capacidad de infectar y replicarse**. La atenuación es un concepto relativo, ya que, para una determinada cepa viral, tal condición se establece en comparación con la virulencia promedio de las cepas silvestres circulantes. Por otro lado, la atenuación también se define relativamente a la naturaleza y condición del hospedero: un virus, o una cepa viral, puede ser virulento en un tipo de hospedero, y resultar atenuado para otro, como sucede con el virus que utilizó Jenner para preparar la vacuna antivariólica; por otro lado, una cepa puede ser atenuada en hospederos totalmente inmunocompetentes, pero virulenta en individuos que padezcan alguna clase de inmunodeficiencia.

La atenuación siempre está fundada en uno o más **determinantes génicos**, cuya expresión da lugar a un fenotipo atenuado. La existencia de **cepas naturalmente atenuadas** es compatible con la variación y la evolución virales, de tal manera que la naturaleza es una fuente constante de virus atenuados, como lo es, para los seres humanos, el virus vacunal de Jenner. El enfoque utilizado por Jenner para la obtención de virus atenuado para la preparación de una vacuna aún está vigente, aunque con modificaciones que son producto de nuevas capacidades tecnológicas: la vacuna pentavalente aprobada para la prevención de las diarreas infantiles por rotavirus está compuesta por una cepa de rotavirus bovino, acompañada de cuatro variantes del mismo virus modificadas por reasociación con cepas de origen humano, que incorporan fragmentos génicos que codifican para determinantes antigénicos que inducen una respuesta protectora frente a un rango más amplio de cepas virales.

Por otro lado, también es posible obtener virus atenuados mediante la **manipulación deliberada** de cepas que son naturalmente virulentas, como hicieron Pasteur y sus colegas para obtener el virus vacunal de la rabia. El procedimiento empleado por Pasteur, que como se comentó anteriormente se basó en observaciones previas de Galtier, consistió en someter a un aislamiento virulento a una sucesión de **pasajes seriados** por un hospedero animal que el virus no infecta naturalmente, en ese caso cerebro de conejo, reduciendo al cabo su virulencia para el hospedero natural, el perro, pero también para los seres humanos. Un procedimiento similar, pero utilizando pollos y ratones como hospederos alternativos, fue seguido para la obtención de la cepa atenuada vacunal de la fiebre amarilla, denominada 17D.

Las vacunas actualmente en uso para la prevención de la rubéola, la paperas, el sarampión y la varicela, como así también una segunda vacuna para rotavirus, son el producto de la atenuación de cepas virulentas de origen humano por pasajes seriados en cultivos celulares, una forma alternativa más práctica, rápida, ética y económica que el pasaje seriado

Tabla 53-2. Ventajas y limitaciones comparativas de los distintos tipos de vacunas virales.

	Vacunas de viriones inactivados	Vacunas de virus atenuados	Vacunas de subunidades
Inmunogenicidad sistémica	++	++++	++
Inmunogenicidad en mucosas	+	++++	++
Duración de la inmunidad	++	++++	++
Efecto rebaño	++	++++	++
Seguridad	+++	++	++++
Uso en personas inmunodeficientes	++++	-	++++
Costo	++	++++	++++
Utilidad para la erradicación viral	++++	+	++++

en animales de experimentación. Por otro lado, la vacuna antipoliomielítica de tipo Sabin está compuesta por tres cepas de reducida neurovirulencia correspondientes a los tres serotipos reconocidos de este virus: las cepas de tipo 1 y tipo 3 fueron obtenidas por pasajes seriados en cultivos celulares, mientras que la cepa de tipo 2 fue derivada de un aislamiento naturalmente atenuado.

La vacuna atenuada contra influenza contiene tres cepas virales cuyos genomas han sido manipulados, y que son el producto de la reasociación entre un virus donante, que proporciona los genes que codifican para las proteínas internas del virión, por un lado, y los genes HA y NA que codifican para las glicoproteínas hemaglutinina y neuraminidasa correspondientes a las envolturas de los viriones de cada una de las tres cepas que deben integrar la vacuna, de acuerdo a las recomendación anual de la Organización Mundial de la Salud, por otro. El virus donante se obtuvo por pasaje seriado en cultivos primarios de células de embrión de pollo a temperaturas paulatinamente decrecientes, desde 36 a 25°C. A través de los pasajes la cepa original del virus donante incorporó mutaciones en los seis genes que codifican para las proteínas internas del virión, adquiriendo un fenotipo caracterizado por atenuación, adaptación al frío (replica de manera eficiente a 25°C) y termosensibilidad (replica dificultosamente a 37 - 39°C). Estas características fenotípicas del virus donante son transmitidas a los virus reasociados vacunales, que por lo tanto, además de ser atenuados, son termosensibles y replican a baja temperatura.

Alternativamente, la introducción de mutaciones en el genoma de cepas virulentas por tratamientos físicos o químicos puede dar lugar a la generación de mutantes atenuados al azar, pero ninguna de las cepas vacunales cuyo uso está aprobado en la actualidad ha sido obtenida mediante esta metodología.

Tanto el aislamiento de virus naturalmente atenuados, como su obtención por manipulación deliberada de cepas virulentas, son procedimientos cuyo éxito depende del azar y que demandan ingentes cantidades de trabajo, recursos y tiempo. Una alternativa más racional a estos procedimientos "clásicos" es la identificación de los determinantes génicos de virulencia, seguido de la introducción de **mutaciones dirigidas** que le confieran al virus un genotipo, y un fenotipo, atenuados. Las estrategias empleadas para la generación de la vacuna pentavalente de rotavirus y la vacuna atenuada de influenza se acercan a ese objetivo, pero aún no ha sido aprobado el uso de ninguna cepa vacunal cuyo genotipo atenuado sea el producto exclusivo de la manipulación dirigida del genoma viral, de tal modo que todas las vacunas atenuadas vigentes en este momento son, de alguna manera, el producto de tecnologías desarrolladas entre fines del siglo XIX y mediados del siglo XX.

Sin duda, la principal **ventaja** que presentan las vacunas atenuadas radica en la capacidad de las cepas virales que las componen para **replicarse** en el hospedero vacunado, produciendo una respuesta inmune parecida a la que se generaría en una infección natural (Tabla 53-). La respuesta inducida por las vacunas atenuadas cumple, en general, con las propiedades que se esperan de una respuesta protectora: dirigida contra una variedad de antígenos y epitopes, involucra múltiples mecanismos efectores que se activan con un balance aproximadamente similar al de una infección natural, dando una inmunidad de larga duración contra un amplio rango de cepas virales.

La capacidad de replicarse de los virus atenuados determina una ventaja adicional para este tipo de vacunas, como es la posibilidad de transmitirse a los contactos de cada hospedero vacunado. Esta capacidad promueve la ampliación de la población inmunizada, favoreciendo la adquisición de lo que se conoce como **inmunidad de rebaño** (ver apartado 5.b.).

Algunas vacunas atenuadas, como la vacuna antipoliomielítica de tipo Sabin y ambas vacunas contra rotavirus, son administradas por **vía oral**, lo cual les confiere dos ventajas adicionales: mejor aceptación por parte de la comunidad, y la inducción de una respuesta activa en la mucosa intestinal que contribuye a una temprana neutralización de los respectivos virus ante infecciones naturales. Por su lado, la vacuna atenuada de influenza se administra por **vía nasal**, induciendo una respuesta local que se potencia por la habilidad que exhiben las cepas reasociadas que componen esta vacuna para replicar a baja temperatura, en el epitelio respiratorio.

Como contrapartida a sus excelentes propiedades protectoras, las vacunas virales atenuadas muestran su mayor **debilidad** cuando se analiza su **seguridad**. Si se considera, como se mencionó anteriormente, que la atenuación siempre tiene una base génica, y que la extensa variabilidad es una característica central de la naturaleza de muchos virus, principalmente de aquellos que replican sus genomas a través de la actividad de RNA polimerasas, es esperable que los genomas de las cepas virales atenuadas también varíen cuando se replican, y que por esas variaciones queden expuestos a adquirir un genotipo cuya expresión de lugar a un fenotipo virulento. Este fenómeno, conocido como **reversión de la atenuación**, está muy bien documentado en relación a las cepas de virus polio que integran la vacuna Sabin, habiéndose descripto en numerosas oportunidades la manifestación de episodios de polio post-vacunal, tanto en receptores directos de la vacuna como en contactos cercanos. Además, como la atenuación es un concepto relativo que depende de la condición del hospedero vacunado, las vacunas atenuadas no pueden ser administradas a individuos inmunocomprometidos, en los cuales las cepas vacunales pueden expresar características virulentas, ni tampoco a sus convivientes.

También en relación a la seguridad, la utilización de vacunas atenuadas está vedada cuando se trata de virus que son capaces de integrar su genoma al DNA celular, de manera directa o luego de transcripción reversa, como es el caso del virus de la hepatitis B o los retrovirus. Tampoco es factible utilizar vacunas atenuadas cuando el virus vacunal es capaz de establecer infecciones latentes o persistentes.

Otro aspecto relativo a la seguridad de las vacunas de virus atenuados que debe evaluarse cuidadosamente es la **contaminación** con agentes infectivos **adventicios**, por ejemplo otros virus. La ausencia de inactivación hace factible la presencia de virus activos que pueden ingresar al proceso de producción de la vacuna a partir de los cultivos celulares, los animales o los huevos embrionados utilizados para multiplicar el virus vacunal, como contaminantes de materias primas (medios de cultivo, sueros, tripsina, etc.) o por operación defectuosa. Existen antecedentes de contaminación de los primeros lotes de vacuna Sabin con el virus SV40, procedente de los cultivos primarios de riñón de mono utilizados para la multiplicación de virus polio, estimándose que entre 10 y 30 millones de personas resultaron contaminadas, muchas de las cuales generaron anticuerpos específicos contra las proteínas de SV-40. Actualmente, se ha detectado la presencia de DNA de los circovirus porcinos PCV-1 y PCV-2 en lotes de vacunas de rotavirus preparados en cultivos de células Vero. Los mismos virus fueron encontrados como contaminantes de lotes de virus polio preparados para la producción de vacuna inactivada, pero fueron eliminados al cabo del proceso de inactivación.

Como la actividad inmunogénica de las vacunas de virus atenuados depende de su capacidad de replicación, deben preservarse cuidadosamente de la inactivación, y para ello es necesario mantener una adecuada **cadena de frío** desde su manufactura hasta la aplicación. Esto implica inversión en infraestructura y mayores costos de distribución y almacenamiento, que se deben contabilizar en el costo final del proceso de vacunación.

Finalmente, si bien las vacunas atenuadas tienen una muy buena inmunogenicidad y generan respuestas protectoras, pueden ser incompatibles con la erradicación viral, tal como lo demuestran las dificultades para cumplir con los objetivos de los programas planificados por la Organización Mundial de la Salud para los virus de la polio y del sarampión

4.c. Vacunas de subunidades

Los inmunógenos de las vacunas de subunidades son **componentes virales** que contienen los **antígenos o epitopes** necesarios para inducir en el individuo vacunado la generación de una **respuesta protectora**. Estos componentes pueden ser producto de procesos de **extracción** a partir de viriones, como en la vacuna disociada de influenza, o a partir de un fluido biológico, como la primera vacuna desarrollada para la prevención de la hepatitis B, o ser obtenidos por expresión en sistemas **recombinantes**, como la actual vacuna de hepatitis B, las vacunas de virus papiloma o la vacuna antigripal basada en la hemaglutinina viral recombinante (Fig. 52-3).

Si bien las primeras vacunas de subunidades fueron extractivas, la tendencia actual está orientada hacia la generación de vacunas recombinantes, como lo demuestra el hecho de que para la fecha de publicación de la edición anterior de este libro sólo existía una vacuna de origen recombinante (la vacuna contra la hepatitis B), y a la fecha de la redacción de esta edición se han sumado tres más (las dos vacunas de papiloma y la de influenza). Es previsible que esta tendencia se acentúe en la medida que se gane conocimiento sobre la identidad de los antígenos virales protectores, ya que mientras el desarrollo de las vacunas extractivas fue más bien empírico, el de las vacunas recombinantes debe estar necesariamente precedido de la adquisición de conocimientos básicos que conduzcan a la identificación precisa de los antígenos o epitopes protectores, así como también acerca de las características de la respuesta protectora.

Los sistemas recombinantes de producción de antígenos vacunales más empleados hasta el presente son la expresión en **levaduras** y la expresión en células de insectos infectadas con **baculovirus** recombinantes. Además de estos dos sistemas, se ha utilizado también la expresión en **células de mamíferos**, aunque los rendimientos son en general más bajos y los costos de producción más elevados que en los dos primeros. Por otro lado, están en desarrollo nuevas alternativas de sistemas de expresión en **plantas**, que podrían conducir a una reducción significativa de los costos de producción de inmunógenos vacunales, o incluso a la posibilidad de inmunización a través de los alimentos, alternativa que contribuiría de manera decisiva a la universalización de la vacunación. Sin embargo, para que esta posibilidad se concrete aún es necesario resolver problemas tecnológicos y de seguridad.

La primer vacuna extractiva que se preparó para la prevención de las hepatitis de tipo B estuvo disponible a principios de la década de 1980. Esta vacuna utilizaba como inmunógeno partículas sub-virales extraídas a partir del plasma de individuos crónicamente infectados con el virus de la hepatitis B. Las partículas sub-virales, libres de ácido nucleico viral, eran purificadas mediante distintas operaciones, incluyendo una ultracentrifugación que permite separarlas, por diferencia de coeficiente de sedimentación, de los viriones del virus de la hepatitis B, y posteriormente inactivarlas mediante tratamiento químico con formalina, y/o tratamiento térmico, para garantizar la ausencia de virus infeccioso, y también de otros agentes virales adventicios que pudieran estar presentes en los lotes de plasma. Esta vacuna sólo se utilizó durante unos pocos años, ya que a mediados de la misma década estuvieron disponibles las vacunas recombinantes, que con pocas diferencias son las que están aún en uso. La mayoría de estas vacunas recombinantes son preparadas a partir de un inmunógeno que es el producto de la expresión del gen S viral, o del gen S acompañado del fragmento pre-S2. En ambos casos, los productos de expresión contienen el antígeno de superficie del virus de la hepatitis B (HBsAg), que se ensambla en partículas vacías de 22 nm de diámetro. El sistema más utilizado para la producción del inmunógeno de esta vacuna es la expresión en levaduras, aunque también se han utilizado vacunas preparadas con el antígeno de superficie expresado en células animales.

Las vacunas de sub-unidades extractivas de influenza se preparan a partir de viriones inactivados con formalina o beta-propiolactona, que luego son disociados por tratamiento con detergentes. Finalmente, mediante operaciones de purificación, se reduce la carga de nucleoproteínas internas y el inmunógeno queda enriquecido en las glicoproteínas de envoltura, responsables de inducir la respuesta protectora. La vacuna formulada contiene las glicoproteínas de las tres cepas recomendadas anualmente por la OMS. De acuerdo a estudios comparativos realizados entre vacunas de subunidades, administradas con adyuvante, y vacunas disociadas de influenza, ambas son igualmente bien toleradas, con una baja frecuencia de efectos adversos colaterales, locales o sistémicos, pero las primeras parecen ser más inmunogénicas, especialmente en individuos mayores de 75 años.

Recientemente ha sido aprobado el uso de una vacuna recombinante de sub-unidades para influenza, que se aplica en individuos con edades comprendidas entre los 18 y los 49 años. Los inmunógenos que integran la vacuna son las hemaglutininas de las cepas virales recomendadas por la OMS, que han sido clonadas en baculovirus y posteriormente expresadas en cultivos de células de insecto (Fig. 52-3). Los estudios clínicos efectuados con esta vacuna han demostrado que la manifestación de efectos colaterales se produce con baja frecuencia, y que tiene un efecto protector en aproximadamente el 50% de los individuos vacunados, aún frente a la circulación de cepas mutantes que han sufrido deriva antigénica.

El sistema baculovirus - células de insecto es también el sistema de expresión utilizado para la producción del inmunógeno que compone una de las vacunas desarrolladas para la prevención del cáncer de cuello uterino asociado a las infecciones por virus papiloma humano (HPV). En este caso, el gen clonado es el que codifica para la proteína principal de la cápside, L1, que se autoensambla formando pseudopartículas virales (VLPs, *virus-like particles*) (Fig. 52-3). Esta vacuna es divalente, ya que contiene VLPs formadas por las proteínas L1 de los dos tipos de HPV que se asocian con mayor frecuencia al cáncer de cuello uterino, HPV-16 y HPV-18; además, la vacuna contiene un adyuvante que potencia la actividad inmunogénica de las VLPs. Está disponible otra vacuna recombinante para HPV cuyos inmunógenos son VLPs que resultan de la expresión de L1 en la levadura *Saccharomyces cerevisiae*; esta vacuna es tetravalente, ya que además de contener VLPs de HPV-16 y HPV-18, incluye también los tipos 6 y 11, los tipos asociados con mayor frecuencia a la ocurrencia de verrugas anogenitales. Ambas vacunas son administradas en un esquema de tres dosis.

Las vacunas **recombinantes** de subunidades presentan claras **ventajas de seguridad** respecto a las vacunas extractivas, y también son más seguras que las vacunas de viriones inactivados y las de virus atenuados, ya que en ninguna de las etapas de los procesos de manufactura de vacunas recombinantes se manipulan virus, una vez que los genes que codifican para los antígenos protectores han sido aislados del genoma viral para ser clonados en los respectivos vectores de expresión (Tabla 53-2). Por lo tanto, no se requiere el uso de agentes químicos inactivantes, simplificando y abaratando los procesos de producción, y reduciendo los costos de control de procesos y de productos, todo lo cual redunda finalmente en un **precio menor**. También desde el punto de vista económico, si se cuenta con sistemas de expresión de alto rendimiento, como lo son las levaduras y el sistema baculovirus-células de insecto, se pueden obtener **elevadas productividades** de inmunógenos, en ocasiones más elevadas que las alcanzadas en los sistemas de amplificación viral en cultivos de células animales. Por otro lado, debido a que no es necesario preservar la actividad viral, los costos de distribución y almacenamiento de las vacunas recombinantes de subunidades son menores que los correspondientes a las vacunas atenuadas. A su vez, las vacunas que contienen **VLPs** presentan algunas ventajas adicionales respecto a otras vacunas recombinantes, como la presentación de **epitopes conformacionales** que inducen la generación de anticuerpos neutralizantes, como así también de otras respuestas que contribuyen a la protección del individuo vacunado. En relación a la **calidad antigénica** de las VLPs, puede incluso ser superior a la de los viriones de una vacuna inactivada, debido a que no son sometidos al tratamiento con formalina u otros agentes químicos que afectan la estructura antigénica de la partícula viral. Finalmente, el uso de la tecnología recombinante ha permido generar inmunógenos de **virus que no pueden amplificarse** en cultivos celulares, huevos embrionados o animales, para los cuales resultaba imposible la obtención de vacunas antes de la aplicación de esta tecnología.

A pesar de las ventajas descriptas en el párrafo anterior, las vacunas recombinantes de **VLPs** deben administrarse en esquemas de **dosis repetidas**, y en ocasiones con **adyuvante**, para establecer una respuesta protectora duradera, que tampoco tendrá la intensidad y el balance de los mecanismos efectores que se generan en respuesta a una infección natural o a una vacuna a virus atenuado.

5. Condiciones que debe reunir una vacuna viral efectiva

Tres son las condiciones básicas que debe cumplir una vacuna viral para ser efectiva: seguridad, eficacia y practicidad.

5.a. Seguridad vacunal

El concepto de seguridad, aplicado a una vacuna viral, implica que la misma no debe producir ningún evento patológico significativo de manera inmediata, ni tampoco a mediano o largo término. Existen antecedentes de patologías asociadas a la vacunación, como por ejemplo las parálisis producidas en niños receptores de uno de los primeros lotes de vacunas antipolio de tipo Salk que contenían **viriones defectuosamente inactivados**. Por otro lado, la **reversión de la atenuación** de la virulencia debe ser un aspecto que debe evaluarse cuidadosamente en las vacunas atenuadas. Se ha demostrado que las cepas atenuadas que integran la vacuna Sabin pueden sufrir variaciones genómicas rápidamente cuando se replican en la mucosa intestinal de los individuos vacunados, conduciendo a la aparición de cepas virulentas que, eliminadas al ambiente con la materia fecal, poseen el potencial de producir procesos patogénicos cuando infectan hospederos no inmunes. Además, las vacunas deben estar libres de otros **virus adventicios**, que podrían tener su origen en los sustratos utilizados en la amplificación del virus vacunal, o ser contaminantes de materias primas (sueros o enzimas, principalmente) utilizadas en la producción de la vacuna. Otra cuestión que debe vigilarse en pro de la seguridad vacunal es la presentación de reacciones adversas no vinculadas directamente a la virulencia viral, como los **efectos inmunopatológicos** que se disparan en algunos individuos luego de una vacunación, y que caracterizan, por ejemplo, al síndrome de Guillain-Barré.

Las regulaciones existentes imponen a los procesos de producción de vacunas, y a los productos mismos, exhaustivos controles destinados a garantizar su seguridad. Sin embargo, como la historia lo demuestra, siempre es posible que se produzcan hechos que vulneren esa seguridad, ya sea por errores o por la presentación de circunstancias no previstas. También sucede, con más frecuencia, que se realizan imputaciones de falta de seguridad vacunal que no son probadas, como por ejemplo las que relacionaron recientemente a la vacunación antisarampionosa con el autismo. El principal problema que deviene como consecuencia de las fallas de seguridad vacunal, reales o invocadas, es la reducción de la confianza popular, generalmente acompañada por la disminución en los niveles de cobertura vacunal, y la consecuente pérdida de eficacia de la vacuna a nivel poblacional. Es imperativo que la población sea adecuadamente informada acerca de los riesgos y beneficios de cada vacuna, y advertida acerca de las consecuencias individuales y colectivas de abandonar los planes de vacunación.

5.b. Eficacia vacunal

Para que una vacuna sea eficaz debe, en primer término, inducir una **respuesta inmune protectora** en el hospedero vacunado. Además, en términos poblacionales, la eficacia de la vacunación depende de que una fracción mayoritaria de la comunidad alcance el estatus de protección, ya que en esa condición la transmisión viral se dificulta, quedando protegidos no sólo los individuos vacunados, sino también aquellos que no lo fueron. Este fenómeno se denomina **inmunidad de rebaño**, y es una de las causas que explican el éxito de las vacunas en el control y eliminación de enfermedades transmisibles de etiología viral, y la razón que justifica que numerosos países adopten políticas de vacunación obligatoria para la prevención de enfermedades virales. El efecto rebaño puede potenciarse todavía aun más cuando las vacunas son atenuadas, ya que cada individuo vacunado se transforma en un potencial excretor de virus vacunal, y por lo tanto inmunizador de sus contactos.

Debe entenderse que la eficacia vacunal está lejos de ser un valor absoluto que depende únicamente de la calidad de la vacuna. Distintos individuos responden de manera diferente ante la exposición a un inmunógeno, de manera que mientras la mayoría de las personas montan fuertes respuestas protectoras frente a una vacuna, algunas lo hacen débilmente y no quedan protegidos. **El estado inmune, la edad y la condición de salud** son factores que pesan significativamente en la respuesta individual frente a la vacunación.

Por otro lado, la eficacia vacunal tiene un componente **logístico** que también debe ser considerado, ya que los problemas que afecten la velocidad de distribución, el mantenimiento de la cadena de frío, o la administración, entre otros, pueden impactar sobre el resultado del proceso global de vacunación.

5.c. Practicidad

Para que una vacuna pueda llegar a la mayoría de la población que va a ser objeto de protección, se deben cumplir una serie de condiciones prácticas que faciliten alcanzar ese objetivo. En este sentido, el **costo** es un factor que ejerce una considerable influencia sobre la factibilidad de la vacunación masiva, ya que si es muy elevado no podrá ser afrontado ni por los individuos ni por los Estados. Otra cuestión a considerar es la **forma de aplicación**, ya que una vacuna administrada a través de una vía que implique dolor será menos aceptada que una vía indolora. La **preservación** de la estabilidad vacunal es otra cuestión práctica que tiene una notable influencia sobre la factibilidad de alcanzar los niveles deseables de cobertura vacunal: las vacunas que se pueden conservar y distribuir a temperatura ambiente tienen mayor probabilidad de alcanzar sectores más amplios de la población que aquellas que requieren refrigeración, principalmente en regiones alejadas de los centros urbanos. Además de estas cuestiones prácticas, existen otros factores, menos objetivos pero no menos importantes, que influyen significativamente sobre el nivel de aceptación de una vacuna en la población: las **costumbres**, las **creencias** religiosas, las crisis políticas y sociales, entre otros, a menudo son factores que determinan los niveles de cobertura en una población, y su influencia no debe subestimarse cuando se planifican los programas de vacunación.

6. Vacunas virales en desarrollo: vectores virales y vacunas de DNA

Además de las vacunas recombinantes de subunidades que ya han sido aprobadas y están en uso, hay una cantidad de nuevas vacunas virales alternativas a las clásicas inactivadas y atenuadas, basadas en diferentes tecnologías, que se encuentran en diferentes niveles de desarrollo o evaluación pre-clínica o clínica. Entre ellas se pueden mencionar, por su potencial para superar las desventajas que presentan las vacunas vigentes, a las basadas en vectores virales y a las que utilizan DNA como material vacunal (Fig. 52-3). Estos dos tipos de vacunas introducen un nuevo concepto en inmunización, ya que a diferencia de lo que sucede con otros formatos de vacunas, los inmunógenos no son producidos *ex vivo* y luego administrados en forma exógena, sino que se expresan, de manera **endógena**, en las propias células del hospedero vacunado, y sólo difieren entre sí en la naturaleza del vector utilizado para introducir los genes que se deben expresar para inducir la respuesta protectora. El efecto inmunogénico, en alguna medida, es similar al de una vacuna atenuada, que también producen inmunógenos *in vivo*, pero sin el riesgo de reversión.

La expresión endógena del inmunógeno no es una diferencia trivial respecto a las vacunas en las cuales el mismo se suministra luego de su producción exógena. La expresión *in situ* de los antígenos protectores en las células del organismo vacunado permite que esas moléculas sean **procesadas** y adquieran las modificaciones postranscripcionales y post-traduccionales que son propias de ese organismo: splicing, proteólisis, plegamiento, acilación, glicosilación etc., ocurren tal como sucede con los productos de la expresión del genoma viral durante una infección natural en ese hospedero. Además, una fracción de los productos de expresión son presentados sobre la superficie celular asociados a moléculas del sistema mayor de histocompatibilidad de clase I, donde son reconocidos por células T, lo cual conduce a una activación de efectores humorales y celulares de la respuesta inmune adaptativa. Los productos de expresión endógena son, entonces, más **eficientes** para generar una respuesta similar a la obtenida en una infección viral natural, y por lo tanto protectora.

6.a. Vacunas de DNA

En las vacunas de DNA el vehículo para la transferencia de los genes puede ser un plásmido, o un virus que carece de aptitud replicativa y sólo opera de transportador génico. Un **plásmido** con capacidad para obrar de vector vacunal debe contar con un conjunto mínimo de componentes: un origen de replicación en bacterias, un marcador de resistencia a un antibiótico, un promotor de expresión en células eucariotas, un sitio de clonado, generalmente múltiple, y el gen a expresar. Además, pueden contar con secuencias adicionales destinadas a aumentar los niveles de expresión o a darle estabilidad al producto expresado, entre otras funciones. La inoculación del plásmido vacunal se puede efectuar a través de una inyección intramuscular, o a través de la piel mediante una pistola génica, y en ningún caso se requiere adyuvante.

Por otro lado, el gen a expresar con el objeto de generar una respuesta protectora puede administrarse utilizando como vehículo un **virus** que posee la capacidad de infectar, pero **carece de aptitud replicativa** en las células del individuo a inmunizar. En este caso, el gen que codifica para el producto inmunogénico debe clonarse en el genoma del virus vector, junto con un promotor de expresión funcional en células humanas. Con este propósito se podrían utilizar baculovirus, virus específicos de insectos que, además, tienen la capacidad de penetrar en células de mamíferos. Allí no replican, pero en cambio pueden conducir a la expresión de un gen colocado bajo el control de un promotor apropiado. De la misma manera se pueden utilizar mutantes de virus vaccinia (familia *Poxviridae*), que han perdido su capacidad de replicación en células de mamíferos.

Si bien las vacunas de DNA no involucran la participación de virus infectivo en ninguna instancia durante el proceso de manufactura de la vacuna, lo cual es una ventaja en relación a la seguridad, aún persisten incógnitas sobre otros potenciales **problemas de seguridad**, como la probabilidad de **integración** del DNA vacunal al genoma celular, que puede dar lugar a mutagénesis insercional, la estimulación de la producción de **anticuerpos anti-DNA**, y la inducción de **tolerancia inmune**. Por otro lado, las vacunas plasmídicas exhiben **ventajas** tecnológicas, económicas y logísticas evidentes, ya que pueden producirse a **muy bajo costo** en sistemas procariotas que son muy **flexibles** para modificar su composición génica, característica que sería muy útil para la inmunización contra virus que varían con alta frecuencia. Además, como el DNA es muy estable frente a la degradación térmica y ambiental, el almacenamiento y las cadenas de distribución requerirían menor inversión en infraestructura y se reducirían también los costos de aplicación respecto a las vacunas clásicas inyectables. Actualmente, algunas vacunas para HIV-1, basadas en plásmidos, están siendo sometidas a ensayos clínicos de fase I y II.

6.b. Vacunas de vectores virales replicativos

La expresión *in situ* de antígenos virales protectores se puede establecer, por otro lado, cuando los genes que codifican para esos polipéptidos son clonados en un **vector viral replicativo**, pero no **patógeno** para el hospedero que se desea vacunar (Fig. 52-3). El principio que gobierna esta estrategia de inmunización es similar al de las vacunas a virus atenuados, con la diferencia que el virus que oficia de agente vacunal no está relacionado antigénicamente con el virus patogénico del cual se desea proteger al individuo vacunado, salvo por el gen heterólogo que se ha insertado en su genoma y cuya expresión debería inducir la respuesta protectora contra el patógeno. El antígeno protector es expresado en el contexto de una infección viral, que si bien no es patógena, contribuye a establecer una respuesta adaptativa de características protectoras.

El sistema sobre el cual se ha desarrollado más experiencia es el basado en virus de la familia ***Poxviridae***, como el virus vaccinia, del cual se han generado una amplia variedad de mutantes atenuados aptos para ser utilizados como vectores. El tamaño del genoma de estos virus (170 a 250 kb) admite la inserción de fragmentos génicos de hasta 25 kb, lo cual permite la expresión de varios antígenos, y abre la posibilidad de utilizar un único vector para inmunizar simultáneamente contra varios patógenos, o para co-expresar, junto con los antígenos, moléculas reguladoras de la respuesta inmune que coadyuven al establecimiento de un estado de protección más vigoroso y duradero. El virus vaccinia posee, además, otras propiedades que lo hacen apto para su utilización como vector vacunal: presenta una estabilidad térmica excepcional, induce fuertes respuestas humorales y celulares, se propaga fácilmente en distintas líneas celulares, y se replica en el citoplasma, minimizando la probabilidad de integración de su genoma al genoma celular. Además, es un virus sobre el cual se posee una gran experiencia acerca de su comportamiento como agente vacunal a campo, ya que fue utilizado en la campaña de erradicación de la viruela. Si bien este sistema aún no ha sido ensayado en vacunas de uso humano, sí se lo utiliza para la preparación de una vacuna veterinaria usada para la inmunización oral contra la rabia en animales silvestres. El uso de esta vacuna ha sido aprobado en algunos países de Europa y en los Estados Unidos de Norteamérica, donde ha contribuido a reducir la incidencia de la rabia en ámbitos rurales. También se ha propuesto el desarrollo de vacunas basadas en vectores virales replicativos pertenecientes a las familias *Adenoviridae, Herpesviridae, Orthomyxoviridae, Paramyxoviridae, Flaviviridae y Rhabdoviridae*, entre otras.

7. Conceptos de tecnología vacunal

La generación de una respuesta inmune protectora en un individuo vacunado no sólo depende de la calidad inmunogénica del antígeno, o de los antígenos utilizados para la inmunización, sino también de otros aspectos que deben considerarse para obtener una respuesta apropiada. Entre estos aspectos, los más relevantes son la vía y forma de administración, el número de dosis, la composición de inmunógenos y el uso de adyuvantes.

7.a. Vía y forma de administración

La **inyección** es la forma de administración más utilizada hasta el presente, y las vías **intramuscular y subcutánea** las más frecuentes. De esta manera se administran las vacunas atenuadas contra el sarampión, la paperas, la rubéola, la fiebre hemorrágica argentina y la fiebre amarilla, las vacunas de subunidades contra la hepatitis B, el papilomavirus humano y la gripe, como así también las vacunas de viriones inactivados contra la polio, la hepatitis A y la gripe. En cambio, la vacuna que permitió erradicar la viruela se aplicaba por escarificación de la piel. Esta vía, la administración por inyección **dérmica**, podría ser más eficiente que las vías intramuscular y subcutánea, ya que introduce el inmunógeno en una región donde existe mayor abundancia de células presentadoras de antígenos (células de Langerhans y células dendríticas), lo cual podría conducir a una mayor inmunogenicidad, una reducción en la cantidad necesaria de antígeno para generar una respuesta protectora, y por lo tanto una reducción del costo vacunal. Para alcanzar estos objetivos están en estudio alternativas de inyección dérmica con microagujas, o administración a través parches de liberación lenta sobre piel permeabilizada, entre otras, que podrían reemplazar a las vías intramuscular y subcutánea.

Las otras dos vías utilizadas hasta el presente son la oral, utilizada para la administración de la vacunas atenuadas contra la polio y los rotavirus, y la **intranasal**, usada para la inmunización contra la gripe con la vacuna de virus atenuados. Como se comentó anteriormente, la administración de virus atenuados por estas vías presenta la ventaja que permite establecer una infección no patogénica en el sitio de ingreso, ante la cual se genera, en el hospedero vacunado, una respuesta que se asemeja a la que ocurre en una infección natural. Finalmente, esto se traduce en la inducción de una **respuesta local** en la mucosa, que potencia la respuesta sistémica, conduciendo a un estado de protección más sólido y perdurable que el alcanzado con una inoculación intramuscular o subcutánea.

7.b. Cantidad de dosis

Todas las vacunas virales que se encuentran en uso actualmente requieren de la administración de **dosis repetidas**. Esto se debe bien a que la primer inmunización es incapaz de establecer una respuesta adaptativa de nivel suficiente como para garantizar protección, ya sea en todos los individuos vacunados o en aquellos que responden de manera más débil o no lo hacen, o bien a que el estado de protección conferido por esa primer inmunización decae con el tiempo. En el primero de las casos, la readministración en un plazo relativamente corto tiende, por un lado, a generar el efecto de re-estimulación que permite alcanzar un nivel protector de la respuesta, y por otro obra como un reaseguro de la efectividad de la vacunación. En el segundo caso, la readministración luego de un plazo prolongado de tiempo opera como refuerzo, ya que en una proporción de los individuos vacunados la respuesta tiende a desaparecer con el paso del tiempo, y la reinmunización la vuelve a potenciar, prolongando la protección.

Una mención aparte merecen las **vacunas antigripales**, cuya vigencia de inmunidad se limita a **un año**. Las causas principales de esta limitación son el elevado nivel de variabilidad viral, la co-circulación de cepas con distinta especificidad antigénica, y la incapacidad de las vacunas actuales para generar respuestas cruzadas que otorguen protección duradera. Estas causas obligan a la reformulación de la composición de la vacuna para cada estación otoño-invernal, y para cada hemisferio, y a la re-vacunación anual de todos los individuos que integran los grupos de riesgo.

Se debe tener en cuenta que el número de dosis aplicadas es un componente muy importante del costo vacunal, tanto porque se requiere la producción de mayores cantidades de inmunógenos como por la multiplicación de los costos de aplicación. Por otro lado, a medida que aumenta el número de dosis de una vacuna disminuye la probabilidad de que todos los individuos completen apropiadamente su calendario vacunal. Por lo tanto, cualquier estrategia destinada a la **reducción del número de dosis**, por ejemplo a través del uso de inmunógenos más potentes, vías de administración más inmunogénicas, combinación de inmunógenos en una misma vacuna, o adyuvantes que potencien la respuesta de manera inespecífica, será una contribución relevante para satisfacer los objetivos de cobertura vacunal universal.

7.c. Composición de inmunógenos

Entre las vacunas en uso actualmente, algunas se aplican en formulaciones que contienen **múltiples inmunógenos** destinados a generar protección contra distintos patógenos. Así, la vacuna triple viral inmuniza contra las paperas, la rubéola y el sarampión, mientras que la inmunización contra la hepatitis B se efectúa mediante una vacuna quíntuple que, además, está destinada a proteger contra cuatro enfermedades bacterianas. Es preciso que la formulación de vacunas múltiples que protegen contra diferentes patógenos esté precedida de estudios que confirmen la ausencia de interferencias en las respuestas que generan los distintos inmunógenos que componen la misma vacuna.

Otras vacunas, en cambio, contienen múltiples inmunógenos, pero todos están destinados a proteger al hospedero vacunado contra la misma patología. Es el caso de la vacuna atenuada antipoliomielítica, que contiene tres cepas atenuadas correspondientes a los tres serotipos del virus, de la vacuna atenuada pentavalente para rotavirus, de las vacunas de VLPs de papilomavirus humano, y de todas las vacunas de influenza que se integran con tres inmunógenos, dos correspondientes a cepas de tipo A y el tercero al tipo B. En todos los casos, estas vacunas se formulan atendiendo a la diversidad natural del virus patógeno, con el objeto de alcanzar el rango de protección más amplio posible contra las cepas circulantes.

Por último, algunas vacunas contienen un **único inmunógeno**, como la vacuna de viriones inactivados de hepatitis A y las vacunas atenuadas de fiebre hemorrágica argentina, fiebre amarilla y varicela. En estos casos, los inmunógenos tienen la capacidad de generar respuestas cruzadas que protegen contra la diversidad de cepas del patógeno, o bien, como en el caso del virus de la hepatitis A, su diversidad está naturalmente acotada a un único serotipo que contiene un sitio de neutralización que es inmunodominante.

7.d. Adyuvantes vacunales y transportadores

Los adyuvantes son sustancias que **estimulan al sistema inmune**, particularmente la etapa inicial, **inflamatoria**, de la respuesta. Cuando una de estas sustancias se administra con un inmunógeno viral no replicativo, ya sea viriones inactivados o subunidades virales, la respuesta tiende a asemejarse más a la generada con una vacuna atenuada. Por lo tanto, los adyuvantes son útiles para mejorar la calidad e incrementar la magnitud de la respuesta generada por vacunas de viriones inactivados o de subunidades.

Los adyuvantes actúan por lo menos a tres niveles diferentes: en la **presentación** de los inmunógenos como partículas, en la **localización** del inmunógeno en el sitio de administración, y por **estimulación** directa de los mecanismos de respuesta intrínseca e innata, como los receptores de tipo Toll, entre otros. Como la activación de estos receptores desencadena vías de señalización que terminan disparando mecanismos efectores de la respuesta adaptativa, el resultado es que ésta se magnifica y se adquiere una protección más prolongada.

Entre los adyuvantes más utilizados están las mezclas de **sales de aluminio**, como las micropartículas gelificadas de hidróxido de aluminio (alúmina), usadas en la formulación de las vacunas de hepatitis A y hepatitis B. Otras sustancias que tienen propiedades adyuvantes son los fragmentos de la pared celular de algunas micobacterias, los liposomas, las emulsiones de miscelas lipídicas y las saponinas, entre otros. El uso de adyuvantes se debe efectuar con precaución, ya que pueden provocar daño tisular y otros efectos colaterales indeseables. Por esta razón, algunos adyuvantes muy potentes y conocidos, como el de Freund, no pueden ser utilizados en seres humanos.

Otro recurso para incrementar la inmunogenicidad cuando se trata de vacunas de sub-unidades es la conjugación del antígeno específico a una molécula altamente inmunogénica, que actúa como transportador ("carrier") y, a mismo tiempo, potencia la inmunogenicidad del antígeno específico. El toxoide tetánico y la hemocianina de lapa, una proteína de gran tamaño, se encuentran entre las moléculas más estudiadas y utilizadas como transportadores inmunogénicos.

8. Vacunación y salud pública

La implementación de los programas universales de vacunación ha tenido un impacto formidable en el mejoramiento de la salud pública. Como se mencionó antes, tanto la erradicación de la viruela, una enfermedad que provocó millones de víctimas a lo largo de siglos de historia humana, hasta la cuasi desaparición de otras enfermedades, como la poliomielitis, el sarampión o el síndrome de rubéola congénita, son el resultado de sostenidas acciones de vacunación llevadas a cabo por los estados nacionales, con la participación y coordinación de los organismos supranacionales de salud.

Sin dudas, el éxito de una determinada vacuna viral a nivel de salud pública está vinculado a su habilidad para generar la ya descripta **inmunidad de rebaño**. Para alcanzar ese objetivo es necesario optimizar el diseño del programa de vacunación, para lo cual se requiere conocer algunas características de la infección, tales como la capacidad infecciosa del virus. A los efectos de estimarla se define el parámetro conocido como **tasa de reproducción**

básica (Ro), que es el número promedio de individuos que, formando parte de una población totalmente susceptible, resultan infectados a partir de un único individuo durante su período infeccioso. Cuanto mayor es el valor de Ro para un determinado virus, mayor es su capacidad infecciosa. En una población parcialmente inmunizada contra un determinado virus, el valor efectivo de Ro se reduce, y cuando es inferior a 1 su transmisión en esa población se interrumpe. El valor de Ro para un determinado virus permite calcular la proporción de una población (P) que debe estar inmunizada para que la transmisión de ese virus se interrumpa y se alcance el nivel de inmunidad de rebaño, a través de la siguiente relación:

$$P = 1 - 1/Ro$$

En el Tabla 53-3 se presentan los valores de Ro y las proporciones de población que deben estar inmunizadas para alcanzar la inmunidad de rebaño, para algunas infecciones virales que se previenen mediante vacunación. Como se puede apreciar, cuanto mayor es la capacidad infecciosa de un virus, mayor es el porcentaje de cobertura inmunitaria que se requiere para cortar su transmisión en una determinada población. Si en un determinado momento, en una población se reduce la cobertura inmunitaria por debajo del nivel mínimo requerido de acuerdo al Ro viral, la inmunidad de rebaño se deteriora y el virus comienza a circular nuevamente. De allí la importancia que le asignan los estados a la selección de estrategias de mantenimiento de elevadas tasas de cobertura vacunal.

A los efectos de mantener las tasas de vacunación por encima de los niveles críticos de cobertura, todos los estados nacionales (al menos aquellos que están en condiciones de hacerlo) proveen a su población, de manera **gratuita**, las vacunas que consideran necesarias, de acuerdo a la valoración de su propia realidad epidemiológica y a las recomendaciones de los organismos supranacionales de salud. La administración de las vacunas a la población se efectúa de acuerdo a un calendario nacional, que en ocasiones admite variaciones regionales para atender particularidades epidemiológicas restringidas a un determinado ámbito geográfico. El calendario establece, para cada vacuna, la cantidad de dosis que debe recibir un individuo a lo largo de su vida, además de las edades en que le deben ser administradas esas dosis.

Además de la gratuidad vacunal, algunas naciones, como la República Argentina y la mayoría de los países americanos, establecen su **obligatoriedad**. En la República Argentina, la obligatoriedad vacunal está regida por la Ley 22.909, del año 1983. Esta ley le confiere a la autoridad sanitaria nacional la potestad de establecer el listado de enfermedades prevenibles por inmunización que son objeto de vacunación para todos los habitantes del país, listado que se renueva periódicamente en función de la actualización de conocimientos, del desarrollo de nuevas vacunas y de los cambios epidemiológicos que suceden. En la actualidad, la autoridad nacional en materia de vacunaciones es el Programa Nacional de Control de Enfermedades Inmunoprevenibles (ProNaCEI), que depende el Ministerio de Salud de la Nación. El ProNaCEI, entonces, es el organismo responsable de publicar las recomendaciones nacionales de vacunación, que incluyen el calendario de vacunas obligatorias. En el Tabla 53-4 se detallan las vacunas virales que integran el calendario nacional de vacunación vigente en la República Argentina desde el año 2012.

En las naciones de origen anglosajón, como Estados Unidos de Norteamérica, Gran Bretaña y Holanda, entre otras, las vacunas sólo se administran de manera **voluntaria**, aunque las autoridades sanitarias nacionales publican las respectivas recomendaciones y calendarios de vacunación. A pesar de la falta de obligatoriedad, y como producto de fuertes acciones permanentes de educación para la salud, sus tasas de cobertura vacunal son, en general, excelentes. No obstante, en algunos de estos países, notablemente en Gran Bretaña, existen núcleos tradicionales de **oposición** a la administración de vacunas, cuya vigencia se remonta a las primeras experiencias de Jenner. Esta resistencia a las vacunas, muchas veces sustentada en factores culturales o religiosos, o por adhesión a movimientos filosóficos o pseudo-filosóficos, es minoritaria, pero ocasionalmente se incrementa como reacción frente a la publicación de informes de efectos adversos de alguna vacuna. En los últimos años ha sido especialmente gravoso en términos de salud pública la publicación en 1998 de una supuesta asociación, nunca comprobada de manera fehaciente, entre la aplicación de la vacuna triple viral y el autismo, como consecuencia de la cual numerosos padres, en Europa, decidieron no aplicar esa vacuna a sus hijos. Como resultado de la declinación en la tasa de aplicación de la misma, una serie de brotes de sarampión afectó a numerosos países europeos, involucrando primero a los niños de aquellos grupos que tradicionalmente no se vacunan, y luego a los niños de la población en general.

Tabla 53-3. Valores de infectividad viral y coberturas vacunales requeridas para bloquear la transmisión de distintos virus (adaptado de Andre & Bogaerts).

Virus	Infectividad (Ro)	Cobertura vacunal requerida
Paperas	10 - 12	90 - 92
Polio	5 - 6	80 - 85
Rubéola	7 - 8	85 - 87
Sarampión	15 - 17	92 - 95

Tabla 53-4. Vacunas virales autorizadas en la República Argentina (2013)

Virus	Composición de inmunógenos	Obligatoriedad	Indicación	Dosificación	Vía de aplicación
Hepatitis B	VLPs producidas en levaduras	si	Niños. Adultos pertenecientes a grupos de riesgo (personal de salud, trabajadores sexuales, etc.).	Niños: Una dosis al nacimiento (vacuna monovalente), y tres dosis a los 2, 4 y 6 meses de edad (vacuna quíntuple Hib - HB-DTP). Adultos: tres dosis (0, 1 y 6 meses)	Intramuscular
Polio (OPV, Sabin)	Trivalente (serotipos 1, 2 y 3), atenuada.	si	Niños.	Cinco dosis: 2, 4, 6 y 18 meses de edad; refuerzo al ingreso escolar.	Oral
Polio (IPV, Salk)	Monovalente, inactivada	no	Niños con deficiencia inmunitaria.	Ídem OPV	Intramuscular
Rotavirus	Monovalente, atenuada, humana	no	Niños.	Dos dosis: 2 y 4 meses de edad	Oral
Rotavirus	Pentavalente, atenuada, bovino-humana	no	Niños.	Tres dosis: 2, 4 y 6 meses de edad	Oral
Sarampión	Atenuada. Integra la vacuna triple viral.	si	Niños.	Dos dosis, a los 12 meses y al ingreso escolar.	Intramuscular
Rubéola	Atenuada. Integra la vacuna triple viral.	si	Niños.	Dos dosis, a los 12 meses y al ingreso escolar.	Intramuscular
Paperas	Atenuada. Integra la vacuna triple viral.	si	Niños.	Dos dosis, a los 12 meses y al ingreso escolar.	Intramuscular
Gripe	Inactivada y disociada, trivalente (dos cepas de tipo A, una de tipo B)	si	Niños, entre 6 y 24 meses de edad; madres de niños menores de 6 meses; embarazadas; personal de salud.	Una dosis anualmente. Para la primo-vacunación se aplican dos dosis, separadas por al menos 4 semanas.	Intramuscular
Hepatitis A	Inactivada	si	Niños.	Una dosis a los 12 meses de edad.	Intramuscular
Papilomavirus	VLPs, tetravalente (tipos 6, 11, 16 y 18): producidas en levaduras por ensamblaje de la proteína L1.	si (alternativa a la vacuna divalente)	Adolescentes de sexo femenino.	Tres dosis, a los 11 años de edad 0, 2 y 6 meses.	Intramuscular
Papilomavirus	VLPs, divalente (tipos 16 y 18): producidas en células de insectos infectadas con baculovirus recombinante, por ensamblaje de la proteína L1.	si (alternativa a la vacuna tetravalente)	Adolescentes de sexo femenino.	Tres dosis a los 11 años de edad: 0, 1 y 6 meses	Intramuscular

Fiebre amarilla	Atenuada	si (personas que habitan zonas endémicas)	Niños que habitan en zonas endémicas. Personas que viajan a zonas endémicas.	Una dosis a los 12 meses de edad. Refuerzo cada 10 años.	
Fiebre hemorrágica argentina (Virus Junín)	Atenuada	si (personas que habitan zonas endémicas)	Personas mayores de 15 años de edad, que habitan la zona endémica.	Dosis única	Intramuscular
Varicela	Atenuada	no	Niños mayores de 12 meses de edad. Personal de salud. Personas en situaciones especiales.	Dos dosis, la primera entre los 12 y 15 meses de edad, la segunda al ingreso escolar (entre 4 y 6 años de edad)	Intramuscular
Rabia	Inactivada	no	Profilaxis post-exposición.	Tres dosis, suministradas a los 0, 3 y 7 días post-exposición (vacuna producida en cultivos celulares). En conjunto con inmunoglobulina antirrábica.	Subcutánea Intramuscular

Otro aspecto a considerar en relación a la importancia de las vacunas en la promoción de la salud pública es su **producción**. La mayoría de las vacunas incluidas en los calendarios obligatorios o recomendados son producidas por laboratorios multinacionales con una prolongada experiencia industrial en el desarrollo y la manufactura de vacunas. No obstante, algunos estados han encarado políticas activas de producción, como por ejemplo Brasil, que actualmente manufactura, en laboratorios estatales, ocho de las doce vacunas que integran su calendario de vacunación, y además exporta productos y tecnología a otros países de la región. También en relación al desarrollo y producción de vacunas, la intervención de los Estados se torna inexcusable cuando se trata de la prevención de enfermedades que afectan a sectores minoritarios de la población, o están limitadas a un espacio geográfico muy reducido, y que por lo tanto no resultan atractivas para las industrias del sector privado (enfermedades huérfanas). Así, la República Argentina, en colaboración con instituciones estatales de los Estados Unidos de Norteamérica, impulsó la investigación y el desarrollo de una vacuna atenuada para la prevención de la Fiebre Hemorrágica Argentina, patología provocada por el virus Junín que afecta, primordialmente, a trabajadores rurales del centro del país.

10. Conclusiones

La prevención de numerosas enfermedades de origen viral mediante vacunas es uno de los logros sanitarios más relevantes de la historia de la humanidad. Desde el desarrollo de las primeras vacunas han pasado sólo un poco más de doscientos años, período durante el cual han ocurrido profundas transformaciones sociales. Difícilmente estas transformaciones podrían haber ocurrido sin la erradicación y el control de enfermedades que azotaron a la humanidad durante milenios, por lo cual se puede decir que las vacunas han contribuido a darle forma a las sociedades humanas actuales.

El desarrollo de las primeras vacunas virales estuvo basado en observaciones empíricas efectuadas antes de conocerse la naturaleza viral. Hoy, el desarrollo de nuevas vacunas está fundado en el conocimiento detallado de la estructura viral, de los componentes moleculares del virión, de los determinantes de virulencia, de la patogenia de la infección en el hospedero y su respuesta, entre otros aspectos. Si bien muchas de las vacunas virales actualmente en uso son el producto de tecnologías desarrolladas hace decenas, o inclusive cientos de años, las últimas vacunas aprobadas son el fruto de la aplicación de las técnicas de ingeniería genética y biología molecular a la obtención de nuevos inmunógenos. Es esperable que, en los próximos años, esta tendencia se fortalezca con la introducción de vacunas génicas o basadas en vectores virales que generan sus inmunógenos in vivo, en el propio hospedero vacunado. Para ello será necesario, primero, realizar exhaustivos controles que garanticen la inocuidad de estos nuevos inmunógenos.

Quedan aún numerosos desafíos por resolver, entre los cuales el desarrollo de vacunas que prevengan el síndrome de inmunodeficiencia adquirida y el dengue, y la obtención de nuevas vacunas contra la polio y la gripe, se cuentan entre los más relevantes. La enorme diversidad y variabilidad de la virósfera, y la constante emergencia y re-emergencia de patologías de origen viral, hacen prever que la superación de los desafíos actuales seguramente vendrá acompañada por la aparición de nuevos problemas, que exigirán el desarrollo de nuevas y mejores vacunas.

BIBLIOGRAFÍA

- Andre FE, Bogaerts HH. Vaccinology. En: Zuckerman AJ, Banatvala JE, Schoub BD, Griffiths PD, Mortimer P (Eds.), Principles & Practice of Clinical Virology (6th Edition), Wiley-Blackwell, Oxford (UK). 2009. p. 81-91.
- Cox MMJ. Recombinant protein vaccines produced in insect cells. Vaccine 2012; 30: 1759-1766.
- Flint SJ, Enquist SW, Krug RM, Racaniello VR, Skalka AM. Principles of Virology. 2009. ASM Press, Washington (USA).
- Graham BS, Crowe Jr. JE. Immunization Against Viral Diseases. En: Knipe DM, Howley, PM (Eds.), Fields Virology (5th Edition), Lippincott Williams & Wilkins, Washington (USA). 2007. p. 437-538.
- Jacobs BL, Langland JO, Kibler KV, Denzler KL, White SD, Holechek SA, Wong S, Huynh T, Baskin CR. Vaccinia virus vaccines: past, present and future. Antiviral Research 2009; 84: 1-13.
- Madhan S, Prabakaran M, Kwang J. Baculovirus as vaccine vectors. Current Gene Therapy 2010; 10: 201-213.
- Muscat M. Who gets measles in Europe?. Journal of Infectious Diseases 2011; 204 (Supplement 1): S353-S365.
- Padian NS, McCoy SI, Karim SA, Hasen N, Kim J, Bartos M, Katabira E, Bertozzi S, Schwartländer B, Cohen MS. HIV prevention transformed: the new prevention research agenda. The Lancet 2011; 378: 269-278.
- Yen C, Tate JE, Patel MM, Cortese MM, Lopman B, Fleming J, Lewis K, Jiang B, Gentsch J, Steele D, Parashar UD. Rotavirus vaccines. Update on global impact and future priorities. Human Vaccines 2011; 7: 1282-1290.

CAPÍTULO 53

ANTIVIRALES Y QUIMIOTERAPIA DE LAS ENFERMEDADES VIRALES

Diego A. Riva, Cybele C. García

Introducción

Las infecciones virales tienen un gran impacto en la salud humana.

Los virus son los causantes de las enfermedades de mayor incidencia (respiratorias y gastroenteritis virales), mayor mortalidad (hepatitis virales y SIDA), mayor riesgo durante el embarazo (rubéola e infecciones con citomegalovirus), capaces de originar neoplasias (papiloma) y las más agresivas en niños e inmunosuprimidos.

Para combatir estas infecciones existen varias estrategias, que se listan a continuación:

- evitar el contacto con el agente
- control del vector, para el caso de las virosis transmitidas por vectores
- inmunización por vacunación o administración de inmunoglobulinas específicas
- disponer de antivirales efectivos

Si bien evitar el contacto con el agente es la fórmula perfecta para prevenir una infección, esto no es factible cuando las infecciones tienen una altísima eficiencia de propagación, como las que se transmiten por vía respiratoria. Asimismo, la eliminación total del vector tampoco es practicable. Por otro lado, la vacunación preventiva es la forma más eficaz de combatir las enfermedades virales, sin embargo lamentablemente no existen vacunas contra todos los virus y algunas de las que se aplican no son del todo efectivas, por lo que los fármacos antivirales constituyen una herramienta indispensable para detener una infección.

Historia

A diferencia de lo ocurrido con los antibióticos, el desarrollo de moléculas antivirales efectivas ha sido lento, debido a que existe una asociación fuerte entre el ciclo de replicación viral y el metabolismo celular, lo que resulta en un limitado número de blancos antivirales selectivos sin manifestación de efectos tóxicos.

Los primeros antivirales experimentales se desarrollaron con la metodología "ensayo-error" en la década de los 60, siendo la mayoría para atacar a los virus herpes. La 5-iodo-2´-deoxiuridina fue el primer antiviral con licencia para uso clínico. Esta molécula fue sintetizada por William H. Prusoff en 1959, a quien se considera el padre de la quimioterapia. Luego, en el año 1962 se inició un proceso de investigación en medicinas antivirales en los laboratorios de Burroughs Wellcome & Company (actualmente GlaxoSmithKline), que logró el descubrimiento del aciclovir en 1974 por Howard Schaeffer y Lilia Beauchamp. Más tarde, en 1977, se iniciaron las pruebas clínicas que condujeron finalmente a la producción del aciclovir tópico en el año 1982.

El uso del aciclovir es considerado el comienzo de una nueva era en la terapia antiviral, ya que es un compuesto extremadamente selectivo y posee un bajo nivel de citotoxicidad. La farmacóloga Gertrude Belle Elion y los investigadores Sir James W. Black y George H. Hitchings recibieron el Premio Nobel de Medicina en 1988 debido, en parte, al desarrollo de este compuesto.

Al presente, luego de más de 50 años después del primer reporte de una molécula con propiedades antivirales, sólo existen aproximadamente 50 antivirales disponibles en el mercado, de los cuales la mitad son para tratar infecciones por HIV y los otros restantes para el tratamiento de infecciones ocasionadas por HSV, CMV, HBV, HCV, e influenza, aunque afortunadamente existen un centenar de compuestos que se encuentran en desarrollo.

Las características que debe cumplir un antiviral para ser utilizado en clínica son:

- Alta especificidad
- Baja toxicidad
- Buena solubilidad
- Buena biodisponibilidad oral

- Sin acción mutagénica, teratogénica y carcinogénica
- De dosificación y costo convenientes

En forma general, el control de las infecciones virales puede realizarse por:

a) **Compuestos inactivantes**: actúan directamente sobre la partícula viral, en forma previa a su ingreso a la célula susceptible. Ej. antisépticos y desinfectantes.

b) **Compuestos antivirales**: actúan sobre un blanco viral o celular, pero siempre interfieren con el ciclo replicativo, evitando la formación de progenie viral. Ej. aciclovir.

c) **Compuestos inmunomoduladores**: modifican la respuesta inmune del hospedador. Ej. interferones.

d) **Administración pasiva de anticuerpos neutralizantes.**

Además, podemos distinguir entre compuestos antivirales con un amplio espectro de acción, por ejemplo, si se dispone de un compuesto que afecta la síntesis de DNA, es de esperar que se encuentren afectados todos los virus cuyo genoma está constituido por DNA, y que no resulte activo contra los virus con genoma de RNA. Por el contrario, si un compuesto interfiere con un paso específico propio de un determinado grupo de virus, ese compuesto tendrá un espectro de acción restringido sólo para dichos virus.

El desarrollo y la aprobación de un fármaco antiviral involucran las siguientes etapas:

- Ensayos *in vitro*: determinación del índice de selectividad (I.S.)
- Ensayos preclínicos en animales
- Ensayos clínicos

-Fase 1: 100-300 voluntarios sanos; control de farmacocinética, tolerancia, toxicidad, vía de administración.

-Fase 2: 300-1000 individuos infectados; control de seguridad y efecto terapéutico.

-Fase 3: 1000-3000 individuos infectados; comparación de eficiencia del antiviral en estudio con otro de referencia (si existe).

Ensayos *in vitro*

a) Ensayos de citotoxicidad

Para establecer si el compuesto en estudio tiene acción citotóxica se realizan ensayos *in vitro* de toxicidad. Estos ensayos consisten en la incubación de cultivos de células animales en microplacas con concentraciones seriadas crecientes del compuesto durante el tiempo adecuado (2-7 días). Luego se realiza la cuantificación de viabilidad celular mediante recuento de células o a través de reacciones colorimétricas con sustratos de enzimas mitocondriales (compuestos comerciales como el MTT, MTS). Los valores que se obtienen se comparan con el número de células vivas incubadas en condiciones idénticas en ausencia del compuesto. A partir de estos resultados se puede obtener la CC_{50} (concentración citotóxica 50%), es decir, la dosis del compuesto que reduce al 50% la viabilidad celular.

b) Ensayos de actividad antiviral

Una vez establecida la CC_{50}, se determina la CE_{50} (concentración efectiva 50%), que refiere a la mínima cantidad del compuesto capaz de inhibir la replicación de un virus en un 50%. Para calcular este valor es necesario cuantificar la actividad viral mediante ensayos que reflejen la inhibición esperada. En la práctica, se puede calcular la CE_{50} mediante, por ejemplo, el ensayo de reducción del rendimiento viral. Este ensayo consiste en tratar los cultivos infectados con concentraciones seriadas crecientes del compuesto (durante 24, 48 o 72 horas); luego se cosechan los sobrenadantes y se titula (cuantifica) el rendimiento viral sobre otros cultivos celulares libres de compuesto. La comparación de los títulos del rendimiento viral de los cultivos infectados sin tratar con los de los cultivos infectados tratados permite calcular la concentración de compuesto capaz de reducir el título del virus en un 50% (CE_{50}).

Asimismo, la CE_{50} puede calcularse mediante otros ensayos:

- Reducción directa del número de placas (recuento de placas)

- Inhibición del efecto citopático (observación al microscopio)

- Inhibición en la expresión de algún antígeno viral (inmunofluorescencia, ELISA)

- Reducción del número de genomas virales o "carga viral" (PCR en tiempo real)

- Inhibición de la actividad de una enzima viral (retrotranscripción en HIV)

- Inhibición en la expresión de un replicón viral medida por un gen reportero (actividad luciferasa)

Cabe mencionar que estos ensayos son prácticos y accesibles a la hora de evaluar grandes cantidades de compuestos, sin embargo muchos de ellos requieren además una confirmación mediante el ensayo tradicional de reducción del título viral.

Una vez establecidas las CC_{50} y la CE_{50}, se calcula el cociente CC_{50}/CE_{50}. El valor de este cociente se conoce como índice de selectividad (I.S.); algunos investigadores lo denominan también índice terapéutico. En general se estima que para que un compuesto pueda ser considerado con potencial antiviral, el I.S. debe ser igual o mayor que 10. El I.S. expresa la especificidad de un compuesto antiviral porque nos indica su grado de toxicidad. El aciclovir es considerado, entre los fármacos antiherpéticos, como ejemplo de antiviral ideal, ya que tiene un I.S. igual a 1000.

Mecanismos básicos de replicación de virus

Si bien no es simple interrumpir el ciclo viral sin afectar el metabolismo de la célula, hoy se conocen en detalle distintos fenómenos involucrados en la replicación de los distintos virus, que se desencadenan en las células infectadas y que no ocurren en las células sin infectar o, que son controlados por enzimas codificadas por los virus que difieren estructural y funcionalmente de las correspondientes enzimas celulares.

En forma esquemática, el ciclo de replicación viral puede ser dividido en las siguientes etapas:

- Adsorción (unión del virus a la superficie celular)
- Penetración (endocitosis o fusión virus-célula)
- Desnudamiento (remoción de las proteínas de cápside, fusión de la membrana lipídica con el endosoma/lisosoma)
- Replicación del genoma viral
- Transcripción del mRNA
- Procesamiento del mRNA (poli A, metilación, colocación del *cap* y *splicing*)
- Traducción en proteínas
- Procesamiento postraducción (glicosilación, fosforilación, acilación grasa, proteólisis).
- Maduración/ensamble
- Liberación

La adsorción, penetración y desnudamiento son típicos de eventos del ciclo de replicación, que son específicos de la infección viral y no ocurren en células no infectadas. Algunos ejemplos de etapas del ciclo de replicación viral controladas por enzimas virales específicas son la transcripción del RNA a DNA catalizada por la transcriptasa reversa asociada a los retrovirus, la replicación del DNA a DNA catalizada por las DNA polimerasas de los herpesvirus y el clivaje proteolítico de las proteínas precursoras de los polipéptidos virales catalizadas por proteasas virales.

Todas las etapas del ciclo de replicación viral que se diferencian de los procesos normales de la célula hospedadora son blancos potenciales para la quimioterapia antiviral.

De todos los blancos posibles, la replicación del genoma viral es el que ha permitido obtener un número importante de antivirales de uso clínico. Muchos virus han evolucionado de modo de disponer de mecanismos enzimáticos propios (específicos) para replicar sus ácidos nucleicos, en consecuencia, las polimerasas virales son lo suficientemente específicas para constituir un blanco antiviral. La mayoría de los antivirales vigentes tienen como blanco la polimerasa viral (ej. análogos de nucleósidos/nucleótidos).

Tipos de búsqueda y selección de agentes antivirales

Existen diferentes estrategias para la búsqueda de antivirales. Pueden resumirse en:

- Utilización de compuestos originariamente diseñados para combatir el cáncer, tal es el caso de los análogos de nucleósidos que luego derivó en la síntesis de moléculas similares.
- Búsqueda de compuestos con actividad antiviral en colecciones de medicamentos de diferentes estructuras probados en la clínica con otros fines terapéuticos. Podemos citar como ejemplo los conocidos inhibidores de síntesis de DNA de carácter no nucleósidos.
- Diseño racional de compuestos antivirales, basado en la síntesis de moléculas capaces de imitar el sustrato natural de una enzima o de bloquear su sitio activo. Para ello es necesario conocer la estructura tridimensional de la enzima en cuestión por métodos que combinan cristalografía de rayos X y/o análisis computacional.

Si el compuesto antiviral es promisorio, es necesario que sea probado en un modelo animal (si es que lo hay), y debe ser sometido a la serie de ensayos clínicos que se aplican a cualquier fármaco.

A pesar de la gran variedad de virus existentes, son pocas las especies para las que se dispone de antivirales específicos, como se puede observar en la **Tabla 53-1**. Para la mayoría de ellos, no hay vacunas en uso, salvo para el caso de la hepatitis B.

Tabla 53-1. Familias de virus para las que existen antivirales

Familia de virus	Virus
Herpesviridae	HSV-1, HSV-2, VZV, CMV
Orthomyxoviridae	Influenza A, Influenza B
Hepadnaviridae	HBV
Flaviviridae	HCV
Retroviridae	HIV
Papilomaviridae	HPV
Poxviridae	MCV
Picornaviridae	Enterovirus
Paramyxoviridae	RSV

Resistencia antiviral

En la mayoría de los casos, el uso prolongado de un antiviral lleva a la generación de variantes virales resistentes durante el tratamiento. Dado que los virus con genoma de RNA tienen una tasa de mutación elevada, pueden ofrecer resistencia a los compuestos antivirales más rápidamente que los virus con genoma de DNA.

El riesgo de emergencia de resistencia a un compuesto depende:

- de la extensión del período de replicación viral (infecciones crónicas)
- de la tasa de replicación que puede aumentar por inmunosupresión

Se calcula que para los virus con genoma de RNA se produce un error de incorporación de un nucleótido diferente al original por genoma cada vez que el genoma se replica, ya que la RNA polimerasa no tiene un sistema de control de lectura/corrección de errores durante la transcripción como lo tiene la DNA polimerasa. En promedio, la transcriptasa reversa del HIV comete 1 error por cada 10.000 pares de bases copiadas, si, además, asumimos que hay una producción por día de 1010 partículas virales, se puede decir que en una persona infectada coexisten tantas variantes virales que, en conjunto, no constituyen una especie viral, sino una cuasiespecie. Muchas de esas variantes son "naturalmente" resistentes a los compuestos antivirales y no son el resultado de la presión de selección.

Una fuente adicional de variación se produce por recombinación entre los genomas de las variantes virales presentes en la cuasiespecie. Si dos partículas infectan una célula en forma simultánea, los segmentos transcriptos se pueden recombinar y formar progenie que difiere de la parental.

La situación descrita determina que entre el conjunto de genomas que va a constituir la progenie viral coexistan genomas semejantes con cambios nucleotídicos, que resultan viables. Es comprensible visualizar este fenómeno como una adaptabilidad del virus al medio ambiente. Así, ante la presión de selección que ejerce la presencia de un compuesto, se van a seleccionar poblaciones de mutantes capaces de escapar al efecto del tratamiento (mutantes de escape). Sin embargo, hay que considerar que para un genoma viral, cuyo tamaño es relativamente pequeño y todos sus segmentos son necesarios para la codificación de proteínas apropiadas, hay un límite o umbral para la generación de mutantes (fenómeno conocido como *"error catástrofe"*). Este umbral varía para cada tipo de virus y está determinado por los cambios nucleotídicos que puede sufrir un genoma sin que afecten su capacidad de replicación. Hay un parámetro conocido con el nombre de adaptación viral (*viral fitness*) que expresa la adaptabilidad de replicación de un virus a su medio ambiente. En las condiciones controladas de laboratorio, el "*fitness*" viral se puede calcular realizando curvas de rendimiento viral en distintas condiciones de trabajo. Hay que tener en cuenta que en algunas oportunidades se producen mutaciones compensatorias (en otro nucleótido) que incrementan la capacidad de replicación de una mutante resistente. Por otro lado, hay que considerar que, si se administran dos compuestos con similar mecanismo de acción, se puede producir la aparición de mutantes resistentes hacia ambos compuestos. Resumiendo, los determinantes primarios de la aparición de la resistencia antiviral son:

- tasa o velocidad de mutación de los genomas virales
- adaptación (*"fitness"*) de la población viral mutada
- potencia del compuesto antiviral en uso

1) Antivirales contra los virus de la familia *Herpesviridae*

Los herpesvirus forman una familia de virus divididos en tres subfamilias. Se conocen ocho tipos de virus de la familia *Herpesviridae* que producen enfermedades en humanos:

- *Alfaherpesvirinae:*
- el virus del herpes simplex tipo 1 (HSV-1), principal causante de la gingivoestomatitis herpética, el herpes labial. También responsable de la queratoconjuntivitis herpética.
- el virus del herpes simplex tipo 2 (HSV-2), el herpes genital, causa vesículas y luego úlceras en los genitales.
- el virus de la varicela-zóster (VZV), produce el herpes zoster (culebrilla) y la varicela, una enfermedad muy contagiosa, sobre todo en los niños, que causa vesículas que se transforman en costras.
- *Betaherpesvirinae:*
- el citomegalovirus (CMV), provoca mononucleosis, retinitis, hepatitis y otras enfermedades infecciosas sobre todo en inmunodeprimidos.
- el HHV-6, virus de la *roseola infantum*, causa exantema súbito de la infancia.
- el HHV-7, similar al VHH-6, provoca los mismos síntomas.
- *Gammaherpesvirinae:*
- el virus de Epstein-Barr (EBV), causa mononucleosis infecciosa, el linfoma de Burkitt y el carcinoma nasofaríngeo.
- el HHV-8, virus del sarcoma de Kaposi.

Los inhibidores herpéticos más usados son:

Iododeoxiuridina (Idoxiuridina Fig. 53-1)

La 5-iodo-2'-deoxiuridina es una forma modificada de desoxiuridina, lo suficientemente similar como para ser incorporado en la replicación del DNA viral, pero el átomo de iodo incorporado en el uracilo bloquea el apareamiento de bases, de modo que se origina una molécula anormal, no funcional. Como la molécula actúa tanto sobre el DNA viral como sobre el celular, es muy tóxica para la célula hospedadora.

Por dicha razón y debido a sus efectos mielosupresores y mutagénicos, sólo puede administrarse en forma tópica. Su uso se limita al tratamiento de la queratoconjutivitis producida por HSV-1 y HSV-2.

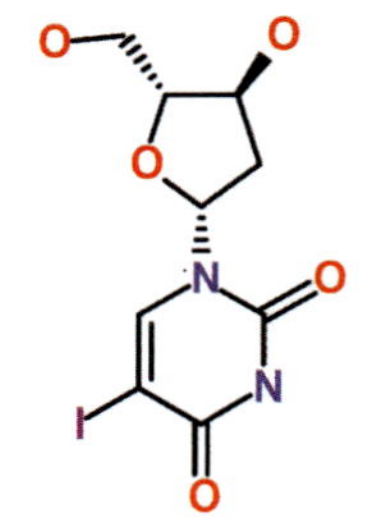

5-iodo-2´-deoxiuridina

Fig. 53-1

Trifluridina (Trifluorotimidina Fig. 53-2)

La trifluridina es un análogo de timidina. Interfiere con la síntesis de DNA y es efectiva en el tratamiento de la queratoconjutivitis y queratitis recurrente causada por HSV-1 y HSV-2. Al igual que la iododeoxiuridina, tiene efecto mielosupresor, por eso no se puede administrar en forma sistémica.

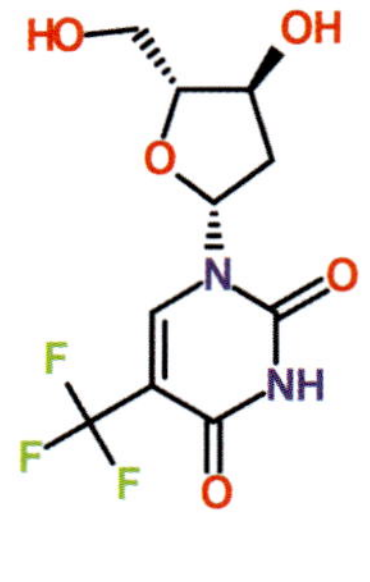

Trifluridina

Fig. 53-2

Brivudina (Fig. 53-3)

La brivudina es un análogo de timidina que es fosforilado por la timidina quinasa (TK) viral y quinasas celulares a brivudina-trifosfato, que sirve como un inhibidor competitivo de la DNA polimerasa viral, interrumpiendo así la síntesis de DNA viral. Su metabolito, el bromoviniluracil, inhibe irreversiblemente a la dihidropiridina deshidrogenasa, que regula el metabolismo de nucleósidos. Está disponible en algunos países para el tratamiento del HZV y HSV. Sin embargo, preocupaciones sobre su toxicidad detuvieron su desarrollo clínico en los Estados Unidos.

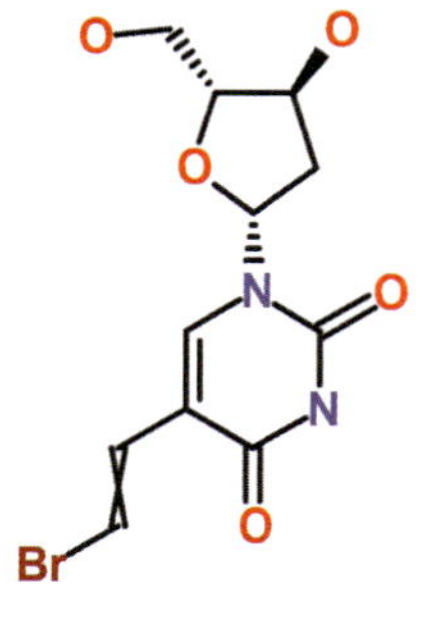

Fig. 53-3

Aciclovir (Fig. 53-4)

El aciclovir, 9-(2-hidroxietoximetil)guanina, es un análogo de la guanosina y representa el mayor descubrimiento para combatir las enfermedades herpéticas. Se lo utiliza, en general, para el tratamiento de las infecciones genitales primarias, encefalitis herpéticas y las infecciones por el VZV en pacientes inmunocomprometidos. Puede ser usado en forma tópica, endovenosa u oral, aunque la absorción oral es de sólo un 20%. Tiene poco efecto en el tratamiento del herpes labial recurrente, pero es particularmente eficaz en su prevención y en las infecciones con HSV y CMV en pacientes trasplantados. Es posible observar complicaciones renales luego de la administración endovenosa del aciclovir. La selectividad del aciclovir reside en la fosforilación preferencial llevada a cabo por la TK viral, ya que la quinasa celular es aproximadamente un millón de veces menos eficiente para convertir el aciclovir en su derivado de monofosfato. Por consiguiente, el aciclovir es específicamente activo contra aquellos herpesvirus que codifican para su propia TK, como HSV y VZV. Los virus herpes que no codifican la TK, por ejemplo, CMV o aquellos que han perdido la capacidad de hacerlo, mutantes deficientes en TK (fenotipo TK-) no son sensibles a la acción del aciclovir. Luego de su conversión en aciclovir monofosfato por la TK viral, éste es convertido a las formas, di y trifosfato por enzimas celulares, lo que resulta en concentraciones de aciclovir trifosfato que son entre 40 a 100 veces más en las células infectadas por HSV que en las células no infectadas. La forma trifosfato del aciclovir interfiere con la DNA polimerasa viral compitiendo con la desoxiguanosina trifosfato. Además, el aciclovir-trifosfato puede actuar como sustrato alternativo de la desoxiguanosina trifosfato y, una vez incorporado, funciona como terminador de síntesis, ya que el aciclovir carece de un grupo hidroxilo en el extremo 3', necesario para la formación del enlace fosfodiéster con el siguiente nucleótido (Fig. 53-5).

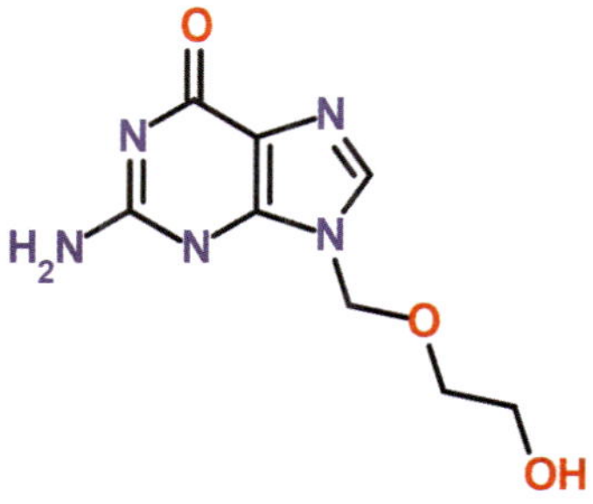

Fig. 53-4

Penciclovir

El penciclovir es un análogo acíclico de guanina que es químicamente similar al aciclovir. Debido a que no se absorbe bien en el tracto gastrointestinal, sólo está disponible como antiviral de uso tópico para las infecciones herpéticas en mucosas. Para uso sistémico, penciclovir se ha reformulado en el profármaco oral famciclovir. La actividad antiviral de penciclovir es similar a la de aciclovir, con eficacia contra el HSV-1, HSV-2, y VZV, y, en menor medida, contra EBV. El penciclovir es monofosforilado por la TK viral y posteriormente por quinasas celulares en penciclovir-trifosfato activo, que inhibe a la DNA polimerasa viral por ser una inhibidor competitivo de la desoxiguanosina trifosfato. El penciclovir está aprobado como tratamiento tópico para el herpes labial recurrente, lo que resulta en una reducción en el dolor y la excreción del virus.

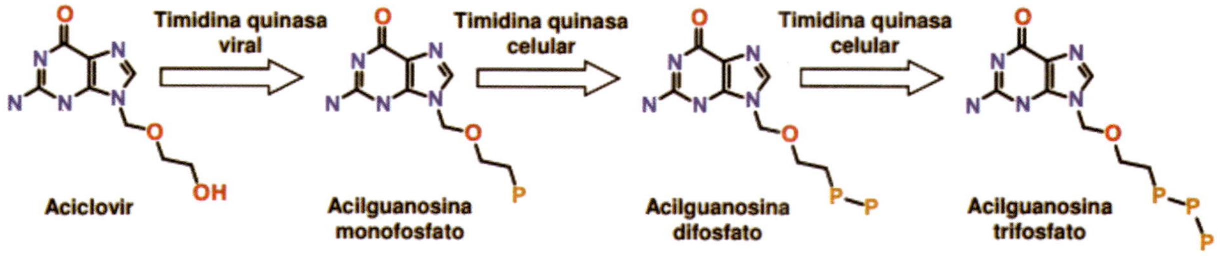

Fig. 53-5. Mecanismo de acción del aciclovir

Profármacos

Antes se mencionó que una de las desventajas del aciclovir es su baja absorción. Con el fin de mejorar esta propiedad, se diseñó el compuesto conocido como **valaciclovir,** que es el L-valil-éster del aciclovir. El valaciclovir tiene la ventaja de ser hidrolizado dentro del organismo por la enzima valaciclovir-hidrolasa, que libera el aciclovir permitiendo que una mayor concentración de este compuesto activo se encuentre en circulación. Otro profármaco conocido es el **famciclovir,** precursor del penciclovir por ruptura de dos enlaces acetoxi (Fig. 53-6).

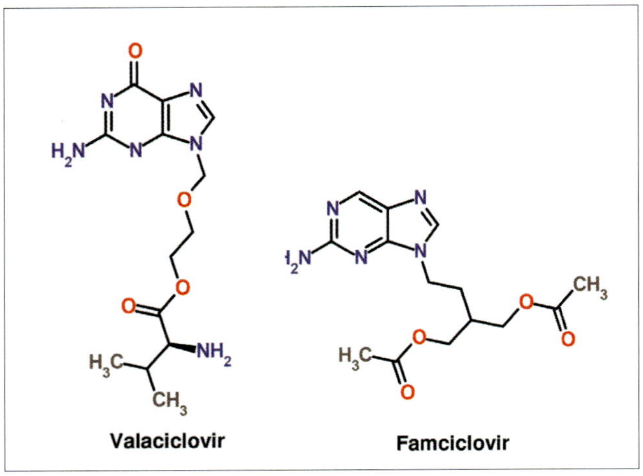

Fig. 53-6

Foscarnet (Fig. 53-7)

El foscarnet (foscavir, fosfonoformato) es un análogo de pirofosfato. Este compuesto actúa como un inhibidor no competitivo de la DNA polimerasa viral y como es independiente de la TK viral es igualmente activo contra cepas salvajes TK+ y cepas deficientes TK- de los virus HSV, VZV, así como también de otros virus como CMV y EBV. Las DNA polimerasas de HBV y del HIV son también más susceptibles a la acción inhibitoria del foscarnet que las DNA polimerasas celulares. El foscarnet se emplea en la clínica para tratar las infecciones con los HSV y VZV resistentes al aciclovir; también ha sido aprobado para el tratamiento de las retinitis por CMV.

Cidofovir (Fig. 53-8)

El 1[(S)-3-hidroxi-2-(fosfonometoxi)-propil]citosina dihidratada es un análogo de citosina que tiene un amplio espectro de actividad e in vivo contra varios herpesvirus (HSV-1; HSV-2; VZV; CMV; EBV) y otros virus no relacionados (adenovirus; virus papiloma humano). El cidofovir suprime la replicación de los herpesvirus por medio de la inhibición selectiva de la síntesis de DNA viral. Las enzimas celulares lo convierten en la forma difosfato activa, que tiene una vida intracelular prolongada. Compite con el sustrato natural deoxicitidina trifosfato. La incorporación del cidofovir en la cadena creciente de DNA inhibe la velocidad de síntesis y si se incorporan dos moléculas de cidofovir, la síntesis, cesa. La efectividad del cidofovir deriva de su mayor afinidad por la DNA polimerasa viral que por la enzima celular. Se usa en la clínica para el tratamiento de la retinitis por CMV en pacientes con HIV. Su eficacia es similar al aciclovir y al foscarnet. Tiene efectos adversos como la producción de fallo renal.

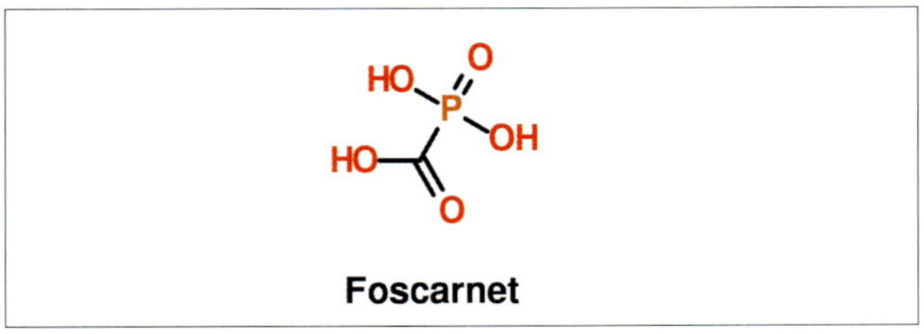

Fig. 53-7

Ganciclovir (Fig. 53-9)

El ganciclovir [9-(1,3-dihidroxi-2-propoxi)metilguanina] es un análogo de guanosina de estructura semejante al aciclovir. Es el antiherpético de elección para el tratamiento de las infecciones con CMV en pacientes con SIDA u otras inmunodeficiencias. Dado que posee una muy baja absorción por vía oral, sólo un 3%, debe ser administrado por vía endovenosa. De las diferentes manifestaciones clínicas que presentan los pacientes inmunosuprimidos con infecciones debidas a CMV, la retinitis responde mejor a la terapia con ganciclovir, pero la enfermedad recurre una vez que

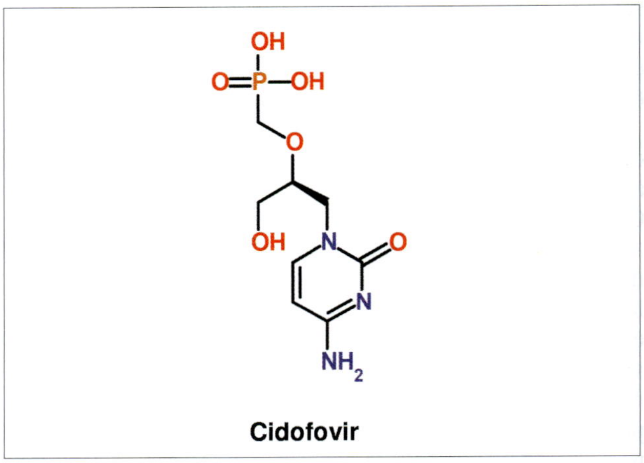

Fig. 53-8

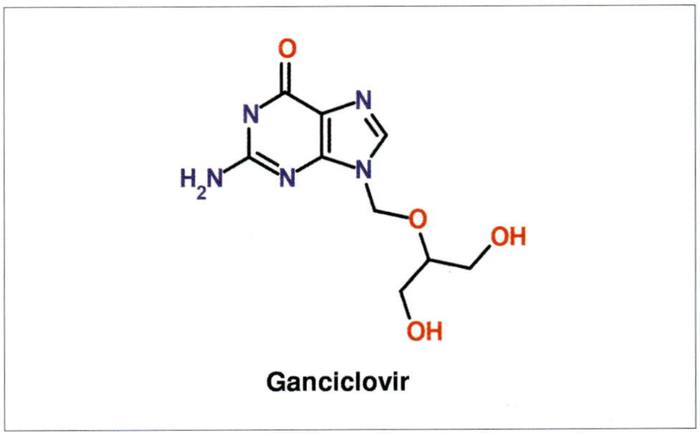

Fig. 53-9

cesa el tratamiento. Los efectos tóxicos secundarios más frecuentes producidos por el ganciclovir son la neutropenia y la trombocitopenia. El ganciclovir es activado a la forma monofosfato por la TK viral en células infectadas por el virus HSV y por la fosfostransferasa codificada por UL97 en células infectadas con CMV. Subsecuentemente, el intermediario monofosfato es fosforilado a ganciclovir-trifosfato por quinasas celulares, y éste actúa como inhibidor competitivo de la DNA polimerasa viral. Pero a diferencia del aciclovir, no causa terminación de la cadena, puesto que el ganciclovir posee un grupo hidroxilo equivalente al grupo 3'-hidroxilo de los nucleósidos normales, que permite la elongación de la cadena de DNA. La resistencia al ganciclovir se relaciona con mutaciones en el gen UL97, que codifica para la quinasa de CMV, y el gen UL54, que codifica para la DNA polimerasa de CMV.

Valganciclovir (Fig. 53-10)

El valganciclovir es el éster de L-valil, un profármaco del ganciclovir. El valganciclovir oral se absorbe bien y se convierte en ganciclovir por el primer paso intestinal o metabolismo hepático. La biodisponibilidad de ganciclovir después de la administración de valganciclovir es de un 60 %.

El valganciclovir ejerce su actividad antiviral en forma de ganciclovir-trifosfato, que inhibe la replicación viral al ser un sustrato competitivo para DNA polimerasa de CMV. El valganciclovir fue aprobado por la *Food Drug Administration* de Estados Unidos (FDA) para el tratamiento de la retinitis por CMV en pacientes con SIDA. Para lesiones que amenazan la vista, se utiliza valganciclovir en combinación con un implante de ganciclovir intravítreo. El valganciclovir también se utiliza para prevenir la enfermedad por CMV en trasplantes de alto riesgo de riñón, corazón o páncreas de donantes CMV positivos a receptores CMV negativos. El efecto adverso más común es su efecto mielosupresivo y manifestaciones gastrointestinales, tales como diarrea, náuseas y vómitos. La resistencia al valganciclovir se produce a través de mecanismos idénticos a la resistencia al ganciclovir.

RNA antisentido

A fines de la década de los 90 se desarrollaron también

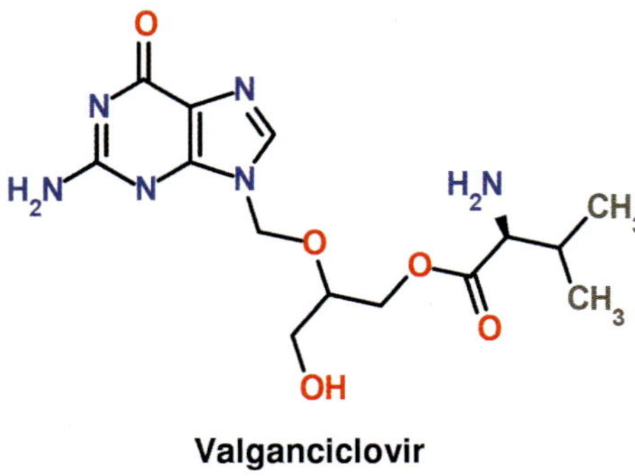

Fig. 53-10

otro tipo de compuestos. Se trata de moléculas de RNA antisentido. Su modo de acción es completamente diferente de los otros antiherpéticos. La secuencia nucleotídica que contiene la información para la síntesis de una proteína se denomina "secuencia sentido". La cadena nucleotídica complementaria de ese sentido se denomina "antisentido". Las moléculas antisentido reconocen, y como resultado se unen, a una secuencia específica del mRNA previniendo la síntesis de proteínas no deseadas y destruyendo en dicho proceso las moléculas sentido.

El compuesto denominado **fomivirsen** es el primer compuesto de este tipo aprobado para uso clínico. El fomivirsen es un fosfotiorato de oligonucléotido antisentido de 21 nucleótidos que se une a la secuencia del mRNA de la región inmediata temprana mayor del CMV y, de esa forma, inhibe la replicación del CMV sin afectar al DNA de la célula hospedadora. Dada la alta especificidad de este tipo de drogas, su uso se restringe a los casos de retinitis producida por CMV en pacientes con SIDA. Este antiviral es eficaz administrado en el ojo en forma intravítrea, pero tiene un elevado grado de toxicidad. Uno de los problemas que presentan este tipo de antivirales es la dificultad que tienen para ingresar a la célula. Son moléculas cargadas negativamente que no entran por difusión pasiva, sino que su ingreso ocurre por un transporte activo. Los aspectos que deben ser mejorados en este tipo de inhibidores son su escasa estabilidad, la dificultad para ser incorporadas a la célula y la presencia de efectos diferentes del antisentido (efectos *off- target*). La formulación del RNA antisentido contiene cationes surfactantes que aumentan la toma por parte de la célula.

Resistencia de los virus herpes a la quimioterapia

La terapia antiviral contra los virus herpes se aplica desde hace unos 50 años. Estos virus se caracterizan por producir latencia. Ninguno de los antivirales conocidos es capaz de eliminar la latencia, pero es posible frenar la replicación cuando ésta ocurre. Sin embargo, a veces, el tratamiento fracasa no sólo por razones inherentes al antiviral en uso, por ejemplo, mala absorción, sino porque en la población de virus replicante se han acumulado mutantes resistentes al compuesto antiviral utilizado. La resistencia antiviral, como explicamos antes, es el resultado de mutaciones en el genoma del virus, que originan cambios en los blancos usados para la terapia o en sus metabolitos. Esta situación se refleja en una diferencia mensurable entre la susceptibilidad a de la cepa parental y la mutante frente al compuesto en uso. En la Tabla 53-2 se muestran las terapias en uso contra los virus herpes.

Mecanismo de resistencia antiviral de los virus herpes

La resistencia al uso del aciclovir es más preocupante en el caso de las infecciones en personas inmunosuprimidas, porque conduce a una terapia ineficiente. En cambio, la experiencia indica que la resistencia en las infecciones herpéticas en personas inmunocompetentes es escasa. La resistencia a la terapia antiviral puede ocurrir por medio de tres mecanismos que involucran a las dos enzimas necesarias para

Tabla 53-2. Terapias sugeridas para el tratamiento de infecciones herpéticas

Virus	Enfermedad	Antiviral	Dosis recomendada	Dosificación
HSV-1/ HSV-2	Vesículas mucocutáneas	Aciclovir (IV)	5 mg/kg cada 8 h	Riesgo de nefropatía en el cristalino
		Aciclovir (oral)	400 mg, 3 veces/día 800 mg, 2 veces/día 200 mg, 5 veces/día	Enfermedad localizada y herpes genital.
		Valaciclovir (oral)	1 g, 2 veces/ día 500 mg, 2 veces/día	Primer episodio de herpes genital. Episodios recurrentes de herpes genital.
	Encefalitis herpética	Aciclovir (IV)	10 mg/kg, cada 8 h	Riesgo de nefropatía en el cristalino
	Inmunosupresión	Aciclovir (oral)	400 mg, 2 veces/día 400-800 mg, 2-3 veces/día en pacientes con HIV	
		Valaciclovir (oral)	500 mg, 1 vez/día 1 g, 1 vez/día	<9 episodios recurrentes/año >9 episodios recurrentes/año
VZV	Varicela Zoster	Aciclovir (IV)	10-12 mg/kg, cada 12 h	Pacientes inmunocomprometidos.
		Aciclovir (oral)	600-800 mg, 5 veces/día o 1 g/6 h	Menos recomendado que valaciclovir, baja biodisponibilidad.
		Valaciclovir (oral)	1 g, 3 veces/día	Terapia recomendada para enfermedad localizada o moderada.
CMV	Receptores de transplantes CMV+	Ganciclovir (IV)	5 mg/kg, cada 12 h	Terapia recomendada para pacientes infectados con CMV con enfermedad gastrointestinal, neumonía o encefalitis.
		Valganciclovir (oral)	900 mg, 2 veces/día	Terapia recomendada para casos moderados de CMV.
		Foscarnet (IV)	90 mg/kg cada 12 h o 60 mg/kg cada 8 h Mantenimiento: 90-120 mg/kg cada 24 h	Terapia de segunda línea, indicada para CMV resistentes a ganciclovir; alto riesgo de nefrotoxicidad.
		Cidofovir (IV	5 mg/kg por dosis/semana Mantenimiento: 5 mg/kg cada 2 semanas	
	Prevención de CMV en receptores de trasplantes	Valganciclovir (oral)	900 mg/día	Terapia de preferencia para profilaxis contra CMV, durante 3-6 meses, o más en pacientes transplantados; riesgo de mielosupresión.
		Ganciclovir (IV)	5 mg/kg/día	Terapia de preferencia en pacientes receptores de transplante de intestino; riesgo de mielosupresión.
		Ganciclovir (oral)	1 g, 3 veces/día	Terapia de prevención contra CMV, pero poca biodisponibilidad, se prefiere valganciclovir.
		Valaciclovir (oral)	2 g, 4 veces/día	Eficacia demostrada sólo en pacientes con transplante de riñón; altas dosis pueden ocasionar alucinaciones y toxicidad neurológica.
	Terapia preventiva para infecciones	Valganciclovir (oral)	900 mg, 2 veces/día	Se detecta la replicación de CMV por PCR; tratamiento para infecciones

	asintomáticas en pacientes trasplantados			asintomáticas en pacientes trasplantados receptores de órganos y células hematopoyéticas.
		Ganciclovir (IV)	5 mg/kg cada 12 h	Menos indicado que valganciclovir; ganciclovir oral no debe usarse para tratamiento de infecciones activas de CMV.
		Valganciclovir (oral)	900 mg 2 veces/día durante 14-21 días Mantenimiento: 900 mg 1 vez/día hasta recuperación inmunológica	Indicado para retinitis con riesgo de pérdida de visión, combinar con implante de ganciclovir intraocular.
		Ganciclovir (IV)	5 mg/kg cada 12 h durante 14-21 días Mantenimiento: 5 mg/kg cada 24 h hasta recuperación inmunológica	Indicado para retinitis con riesgo de pérdida de visión, combinar con implante de ganciclovir intraocular.
		Ganciclovir (implante intraocular)	4,5 mg/implante cada 6-8 meses	Reemplazar cada 6-8 meses hasta recuperación inmunológica; combinar con ganciclovir (o valganciclovir) sistémico.
		Foscarnet (IV)	90 mg/kg cada 12 h o 60mg/kg cada 8 h Mantenimiento: 90-120 mg/kg cada 24 h	Terapia de segunda línea, indicada para CMV resistentes a ganciclovir; alto riesgo de nefrotoxicidad.
		Cidofovir (IV)	5 mg/kg por dosis, 1 vez/semana doble dosis Mantenimiento: 5 mg/kg cada 2 semanas	
	Infección CMV (excepto casos de retinitis) en pacientes HIV+	Valganciclovir (oral)	900 mg, 2 veces/día durante 14-21 días Mantenimiento: 900 mg, 1 vez/día hasta recuperación inmunológica	
		Ganciclovir (IV)	5 mg/kg cada 12 h durante 14-21 días Mantenimiento: 5 mg/kg cada 24 h hasta recuperación inmunológica	Indicado para casos graves (ej, neumonía, encefalitis) y para pacientes con pobre absorción intestinal.
		Foscarnet (IV)	90 mg/kg cada 12 h o 60 mg/kg cada 8 h; Mantenimiento: 90-120 mg/kg cada 24 h	Terapia de segunda línea, indicada para CMV resistentes a ganciclovir; alto riesgo de nefrotoxicidad
		Cidofovir (IV)	5 mg/kg por dosis, 1 vez por semana doble dosis Mantenimiento: 5 mg/kg cada 2 semanas	

Fuente: *Mayo Clinic, Estados Unidos*

la actividad del aciclovir. Según su orden de importancia son:

- virus mutantes deficientes en la TK (TK-)
- mutantes con especificidad de sustrato alterado para la TK
- mutantes con la DNA polimerasa viral alterada

La resistencia clínica al aciclovir se define como la progresión en las lesiones mucocutáneas a pesar de la terapia con aciclovir. Mutantes de HSV resistentes al aciclovir se aislaron de enfermos con HIV y personas trasplantadas de médula o riñón. Mediante estudios realizados en cultivos celulares utilizando al aciclovir como presión de selección, se encontró que las mutantes se originan por la presencia de inserciones, sustituciones de bases o supresiones en el gen *tk*. En general, esas mutantes tienen una capacidad para fosforilar el aciclovir muy reducida y como consecuencia, adquieren resistencia a este compuesto.

¿Cómo detectar la presencia de mutantes resistentes?
Cuando no se obtiene una respuesta positiva a la terapia antiviral, se recurre a la ayuda del laboratorio. Se aísla virus de las vesículas del paciente y se estudia su susceptibilidad a la acción del aciclovir en cultivos celulares en forma comparativa con una cepa estándar. Se calcula luego la CE50 y se comparan. Si se produjo resistencia, la cantidad de aciclovir necesaria para reducir el título de virus debe haber aumentado 10 o más veces, de acuerdo con el grado de resistencia. La situación ideal es disponer de virus aislado al iniciar el tratamiento y comparar cómo ha variado su susceptibilidad con el tiempo. Es un procedimiento de mayor validez que comparar la susceptibilidad del aislamiento con la susceptibilidad de una cepa de laboratorio.

Resistencia antiviral en inmunocomprometidos

Los antivirales aciclovir, valaciclovir y famciclovir se utilizan habitualmente para tratar infecciones por HSV en pacientes inmunocomprometidos, y como consecuencia de un tratamiento prolongado se manifiesta resistencia antiviral. Se ha encontrado que la resistencia al aciclovir en pacientes infectados con HIV y trasplantados de médula varía entre el 5-10%. Para salvar esta situación, se recurre al uso de otros antivirales, que constituyen una segunda línea de tratamiento. Sabemos que tanto el aciclovir como el famciclovir requieren que se active la TK viral para que tenga lugar la inhibición de la DNA polimerasa viral, que es indispensable para la replicación del virus. Como la mayoría de las mutantes encontradas tienen la TK alterada, se aplica un tratamiento con foscarnet o cidofovir, que actúan inhibiendo en forma directa la actividad de la enzima. Se ha encontrado cepas de HSV resistentes a varios antivirales, pero con baja frecuencia. La multirresistencia es un fenómeno más común en la terapia antirretroviral.

2) Antivirales contra los virus de la gripe
Los virus de influenza A, B y C pertenecen a la familia *Orthomyxoviridae*, y causan una enfermedad infecciosa aguda, altamente contagiosa denominada gripe. Los virus de influenza A y B son los responsables de las epidemias que se producen casi todos los inviernos y están asociados con un aumento de las tasas de hospitalización y muerte, sobre todo en los grupos de alto riesgo (niños pequeños, ancianos y enfermos crónicos). Por otro lado, el virus de influenza C causa sólo síntomas leves y no tiene gran relevancia en salud pública. En términos de números de víctimas humanas, la gran pandemia de 1918-1919 no tuvo precedentes. Las estimaciones oscilan entre un mínimo de 20 millones de muertes en todo el mundo hasta más del doble de este número. Según la OMS (Organización Mundial de la Salud), actualmente las epidemias anuales de influenza causan de unos 3 a 5 millones de casos de enfermedad grave y unas 250.000 a 500.000 muertes cada año.

Los compuestos antivirales disponibles contra influenza fueron durante muchas décadas los adamantanos o inhibidores de la proteína viral M2, pero hoy en día el uso de los mismos ha sido reemplazado por una nueva generación de antivirales diseñados racionalmente, que poseen una demostrada eficiencia superior, son los inhibidores de la neuraminidasa.

Inhibidores de M2

Entre los antivirales de uso clínico para combatir al virus de influenza, encontramos a la **amantadina** (clorhidrato de la 1-adamantanamina) y un compuesto estructuralmente relacionado, la **rimantadina** (a-metil-1-adamantano-HCI) (Fig. 53-11).

El anillo adamantano, común a ambos compuestos, forma una estructura tipo jaula, siendo esta molécula un producto de síntesis que no se conoce en estado natural. El uso clínico de la amantadina está restringido a la profilaxis y al tratamiento temprano de las infecciones con el virus de influenza A. La profilaxis está indicada especialmente para pacientes inmunodeficientes y personas que presentan alergia a las vacunas contra el virus influenza. La amantadina presenta efectos secundarios, como alucinaciones y desorientación. La rimantadina tiene un espectro de acción similar a la amantadina, pero causa un número menor de efectos colaterales tóxicos que la amantadina, cuando se las utiliza a la misma dosis (200 mg/día, por vía oral). Ambos compuestos tienen un I.S. de 10-100. Como dato curioso, la amantadina fue autorizada en Estados Unidos en 1966 y la rimantadina recién en 1993, aunque hace muy pocos años que pudo reconocerse su blanco de acción antiviral. El desnudamiento del virus en el endosoma depende de su acidificación, la que tiene lugar a través de un canal iónico conformado por la proteína M2 presente en la envoltura del virus. El modo de acción de estos adamantanos es el resultado de su unión a la proteína viral M2, bloqueando su función como canal protónico. La amantadina y la rimantadina son bases débiles que bloquean el canal iónico y, por lo tanto, impiden el desnudamiento del virus, porque impiden la disociación de la proteína de matriz M1 de la ribonucleoproteína. Estos compuestos interfieren también con la maduración del virus porque

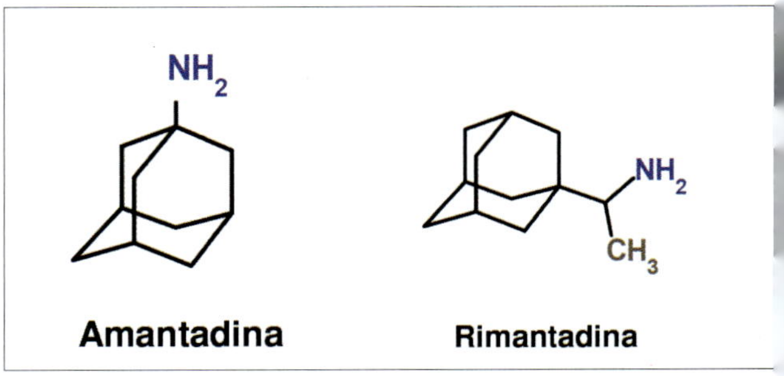

Fig. 53-11

causan una variación en el pH del trans Golgi vesicular y, en consecuencia, se altera la conformación de la HA, que normalmente se previene por la salida normal de protones.

El hecho de que la envoltura del virus influenza B carezca de este canal explica por qué este virus no resulta susceptible a estos compuestos.

Resistencia a los inhibidores de M2

La rápida aparición de la resistencia a la amantadina ha limitado su uso en la clínica. La resistencia a la amantadina está caracterizada por sustituciones de aminoácidos en la proteína M2. Después de 5 a 7 días de terapia, el 16-45% de los aislamientos de los pacientes tratados son resistentes. Las mutantes resistentes son patógenas, de modo que por contacto íntimo con el paciente se ha demostrado que hay transmisión de las mutantes resistentes que causan enfermedad secundaria. Se desconoce si las mutantes resistentes pueden perpetuarse en ausencia del virus salvaje. Debido a este fenómeno, estos inhibidores ya no se recomiendan para el tratamiento de influenza, ya que además las mutaciones en M2 confieren resistencia cruzada con la rimantadina. Los aislamientos más resistentes tienen solamente un cambio de un aminoácido, a pesar de que se han encontrado poblaciones mixtas con genomas con distintas mutaciones. La misma mutación en la proteína M2 anula la susceptibilidad tanto de la entrada como de los efectos tardíos de la amantadina.

Inhibidores de la neuraminidasa

La obtención de nuevos antivirales eficaces contra influenza es un ejemplo que muestra la potencialidad del diseño racional de drogas. En la envoltura de los virus de la gripe hay dos glicoproteínas, la hemaglutinina (HA) y la neuraminidasa (NA). La función de la HA es permitir la adsorción de la partícula viral a la membrana de la célula hospedadora utilizando un glicoconjugado receptor, en cuyo extremo hay una molécula de ácido N-acetilneuramínico (ácido siálico). La NA, por su parte, realiza funciones muy importantes, de las que depende la replicación viral, asociadas a su actividad enzimática, ya que corta los residuos terminales de ácido siálico de los glicoconjugados lo que permite la ejecución de las siguientes funciones: a) liberación de los viriones de la célula infectada; b) prevención de la formación de agregados virales entre las partículas liberadas; c) prevención de la inactivación del virus por el mucus respiratorio; d) promoción de la síntesis de citocinas proinflamatorias (IL-1 y TNF) por los macrófagos; y d) inducción de apoptosis activando la transformación del factor de crecimiento β. Esta importante actividad de la NA resultó un blanco interesante para el desarrollo de antivirales, ya que, si se bloquea su acción enzimática, los viriones quedan adheridos a la membrana celular y se impide la propagación de la infección. Hay dos compuestos diseñados racionalmente para bloquear la función de la NA: el oseltamivir y el zanamivir. Estos inhibidores se unen al sitio activo de la enzima inactivándola, ya que se trata de análogos estructurales del ácido siálico que imitan la unión entre el sitio activo de la enzima y las moléculas de ácido siálico. Tanto los virus de influenza A como los B son susceptibles a esta nueva generación de inhibidores, y constituyen los antigripales recomendados para el tratamiento de estas infecciones.

Oseltamivir (Fig. 53-12)

El fosfato de oseltamivir es un profármaco del oseltamivir carboxilato de metilo, un inhibidor de la NA. El oseltamivir oral se absorbe bien y alcanza máximas concentraciones en suero en 1 hora. La biodisponibilidad del fosfato de oseltamivir es del 75 %. El oseltamivir está aprobado para el tratamiento de los niños (≥ 1 año) y adultos infectados con gripe A o B. El tratamiento viral debe comenzar dentro de las 48 horas de aparición de la enfermedad y continuar durante al menos 5 días. El oseltamivir es tan eficaz como el zanamivir para reducir el periodo febril durante la infección por influenza A (H1N1), influenza A (H3N2) e influenza B virus.

El oseltamivir también se utiliza para la profilaxis postexposición contra los virus de influenza A y B, incluyendo cepas pandémicas. Para esta indicación, el tratamiento con oseltamivir debe iniciarse dentro de las

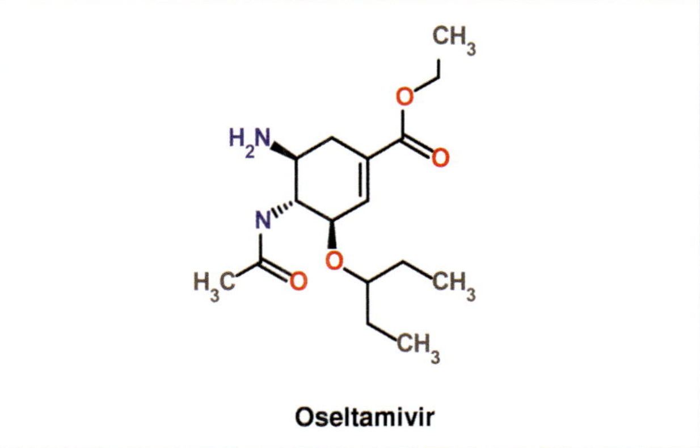

Fig. 53-12

48 horas de exposición y continuar durante al menos 10 días o hasta 6 semanas durante un brote. La resistencia al oseltamivir está dada por las mutaciones R292K101 y H274Y en la NA.

Zanamivir (Fig. 53-13)

El zanamivir es un inhibidor de la NA que se utiliza para el tratamiento y la profilaxis de virus de influenza A y B mediante administración vía intranasal (por inhalación). El zanamivir no está disponible por vía oral, ya que no se absorbe bien. La inhalación de zanamivir produce altas concentraciones en el tracto respiratorio, con una absorción sistémica del 4 % al 20 %, produciendo concentraciones séricas máximas en 1 a 2 horas. El mecanismo de acción de zanamivir es similar al del oseltamivir, mediante la inhibición de la NA. Para el tratamiento, el zanamivir se administra por inhalación dos veces al día durante 5 días, con el tratamiento iniciado dentro de las 48 horas después del inicio de los síntomas. El zanamivir puede administrarse una vez al día durante 10 días como profilaxis

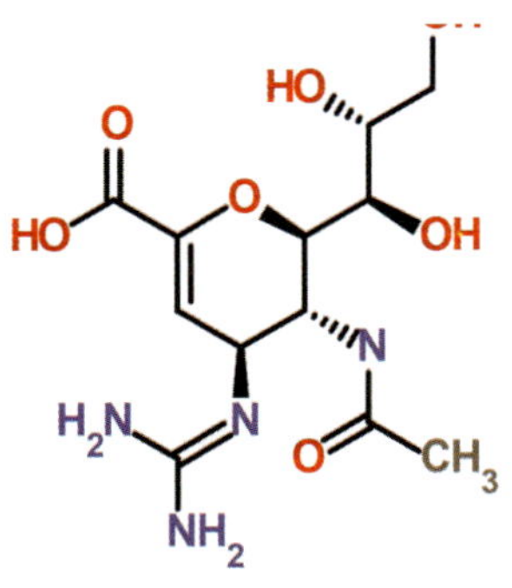

Fig. 53-13

postexposición de la gripe A y B en el hogar o contactos cercanos. Los efectos secundarios incluyen dolor de cabeza y síntomas gastrointestinales, aunque las reacciones de hipersensibilidad y efectos adversos neuropsiquiátricos rara vez se producen. El zanamivir por vía inhalatoria puede producir broncoespasmo en pacientes con patología pulmonar previa (por ej. asma y bronquitis crónica), por lo que se desaconseja su uso en estos pacientes. Actualmente, la formulación endovenosa del zanamivir se encuentra en diferentes fases de investigación clínica.

Ribavirina

Los virus influenza A y B son sensibles a la ribavirina. Si bien los datos en humanos son limitados, la ribavirina administrada vía intranasal debe ser considerada sólo en pacientes críticos. Los modelos *in vitro* y en animales de experimentación muestran que las combinaciones de oseltamivir, amantadina y ribavirina son sinergísticas contra múltiples cepas de influenza, aunque por su toxicidad no se debe utilizar como monoterapia y está contraindicada en embarazadas.

3) Antivirales contra los virus causantes de hepatitis

La hepatitis es una enfermedad inflamatoria del hígado que presenta diferentes etiologías, entre ellas enfermedades autoinmunes, efectos tóxicos de drogas e infecciones virales. Dentro de los patógenos que pueden causar hepatitis, se conocen siete virus hepatotropos específicos a los que se designa con una letra que va de la A a la G: virus de la hepatitis A (HAV), HBV, HCV, HDV, HEV, HFV y HGV. Es importante destacar que si bien estos virus comparten el mismo órgano blanco no pertenecen a una misma familia viral. Como ejemplos podemos mencionar al HAV, que pertenece a la familia *Picornaviridae* con genoma de RNA, el HBV de la familia *Hepadnaviridae* con genoma de DNA y el HCV que es parte de la familia *Flaviviridae* y su genoma está compuesto por RNA. Como dato general, siempre es importante conocer la naturaleza del genoma viral, a fin de determinar cuáles podrían ser los blancos a los se debe dirigir la terapia antiviral.

Si bien en la actualidad se disponen de vacunas profilácticas efectivas contra los HAV y HBV, ante la ausencia de vacunación o en hepatitis provocadas por virus distintos, la infección puede derivar en una enfermedad crónica. Hoy en día, sólo existen tratamientos aprobados para las infecciones con los HBV y HCV, ambos virus capaces de provocar enfermedades crónicas en el hígado. Contra ambos virus se utiliza como base del tratamiento el interferón alfa, o interferón alfa pegilado, y se lo combina, dependiendo de la severidad de la enfermedad, con otros inhibidores de la replicación viral.

Virus de la hepatitis B

La infección con el HBV es de importancia mundial, ya que se estima que 400 millones de personas se encuentran infectadas crónicamente con este virus. Ante la ausencia de tratamiento, la enfermedad posee un riesgo aproximado de muerte del 25%, asociado a las complicaciones relacionadas con el hígado, como insuficiencia hepática y carcinoma hepatocelular (CHC). Muchos individuos con infección crónica logran el control inmunológico espontáneo de la infección por HBV, seronegativización de los marcadores virales, el antígeno e (HBeAg) y el antígeno de superficie (HBsAg), y no requieren tratamiento. Para aquellos pacientes que no logran el control inmunológico espontáneo, el objetivo es lograr a largo plazo una supresión de la replicación del HBV. Las terapias antivirales disponibles en la actualidad pueden suprimir la replicación viral, pero se requiere de una supresión inmune sostenida para eliminar el virus (pérdida del HBsAg en suero), a fin de disminuir el riesgo de CHC y mejorar la sobrevida de los pacientes.

El objetivo del tratamiento antiviral en pacientes que nunca recibieron medicación contra HBV es el de:

- suprimir los niveles de DNA viral a niveles clínicamente irrelevantes (<1.000 copias/ml, nivel asociado con enfermedad inactiva y disminución del riesgo de resistencia al medicamento)
- normalizar los niveles de la enzima alanina aminotransferasa (ALT) que indica el cese de la lesión hepática en curso
- disminuir los niveles de HBeAg en suero
- disminuir el título de HBsAg en suero, marcador de supresión viral sostenida
- mejorar la histología hepática
- no causar efectos adversos graves, ya sea durante el tratamiento o poco tiempo después de interrumpir la terapia.

Como se mencionó anteriormente, el HBV es un virus con genoma de DNA y depende de una DNA polimerasa viral para cumplir con su ciclo de replicación. La DNA polimerasa de los hepadnavirus presenta doble función: actividad de transcriptasa reversa RNA-dependiente y actividad de DNA polimerasa DNA-dependiente. Por ello, los análogos de nucleótidos o de nucleósidos pueden resultar efectivos para inhibir la multiplicación viral.

En la actualidad, los tratamientos disponibles incluyen monoterapias con interferón-alfa o con análogos de nucleótidos o de nucleósidos, y las combinaciones de estas dos formas de tratamiento.

Los medicamentos específicos disponibles en todo el mundo para el tratamiento de la hepatitis B crónica (HBC) son el interferón alfa estándar y pegilado, lamivudina, adefovir, entecavir, telbivudina y tenofovir.

En la actualidad el paradigma empleado para iniciar el tratamiento antiviral ha cambiado y esto se debe a una mejora en la tecnología de detección de DNA por PCR. Contempla que los pacientes deben ser considerados para el tratamiento cuando los niveles séricos de DNA del HBV son mayores a 2000 UI/ml y con niveles de ALT persistentemente elevados, independientemente de si los pacientes son positivos o no para el HBeAg.

Desde 1991, el interferón-alfa se utiliza como un tratamiento a corto plazo que, cuando tiene éxito, puede llevar a un control inmunitario del virus a largo plazo sin la necesidad de otra terapia antiviral. Su principal mecanismo de acción es la modulación inmune aunque también existe un débil efecto antiviral. Los análogos de nucleótidos o de nucleósidos, que inhiben directamente la DNA polimerasa/transcriptasa reversa del HBV, no tienen efecto directo sobre el sistema inmunológico. Por lo tanto, una vez iniciado, se puede requerir un tratamiento de por vida.

Los antivirales se pueden clasificar en:

• Análogos de nucleósidos:

Entecavir: análogo de guanosina
Lamivudina: análogo de citidina
Telbivudina: análogo de timidina
Tenofovir: análogo de adenosina

• Análogos de nucleótidos:

Adefovir: análogo de adenosina monofosfato (ver Tabla 53.3)

Mecanismos de acción

Lamivudina (Fig. 53-14)

En el año 1998, con la aprobación del primer análogo de nucleósido lamivudina, para el tratamiento de la infección crónica de HBV, se logró una reducción en la tasa de transición a cirrosis y en el riesgo de CHC. La lamivudina es fosforilada por la deoxicitidina quinasa citosólica y es relativamente resistente a la degradación por la deoxicitidina quinasa. En su fórmula estructural se observa que carece del grupo 3'-OH, que ha sido reemplazado por un átomo de azufre. Tiene una vida media en sangre de 17 a 19 horas y el metabolito activo es un potente inhibidor de la polimerasa viral, el cual actúa como terminador de la síntesis de cadena y como inhibidor competitivo de la incorporación del desoxi citosina trifosfato (dCTP) al DNA viral.

La conveniencia de la terapia oral con lamivudina y sus mínimos efectos adversos provocaron una rápida evolución en el tratamiento de HBC. Ya que la lamivudina fue en su momento el único antiviral aprobado, este compuesto ha sido ampliamente utilizado en todo el mundo, y si bien se conocen sus efectos benéficos, también se ha observado resistencia al tratamiento. En comparación con el placebo, el uso de lamivudina en pacientes con HBC se asoció significativamente con una reducción en los niveles de DNA viral, la normalización de ALT y la seroconversión del HBeAg después de un año de terapia. Sin embargo, se vió que el 16% de los pacientes tratados, luego de un año de terapia, presentaron resistencia al tratamiento. Además, se ha demostrado que la resistencia a lamivudina se sigue acumulando con la duración del tratamiento (hasta 76 % después de 5 años de tratamiento con lamivudina). A pesar de este problema, varios estudios a largo plazo han demostrado que el tratamiento con lamivudina es capaz de reducir la progresión de la enfermedad en términos de desarrollo de la cirrosis y CHC. Actualmente el uso de lamivudina está en gran medida limitado por la aparición de resistencia.

Adefovir (Fig. 53-15)

En 2002, el adefovir fue aprobado para el tratamiento de HBC. El uso de este nucleótido fosfonato acíclico presentó una nueva perspectiva en el tratamiento de esta enfermedad crónica. Este análogo del monofosfato de adenosina es transportado de forma activa al interior de las células donde se convierte en difosfato de adefovir por acción enzimática. Esta molécula inhibe las polimerasas víricas al competir por la unión directa con el sustrato natural (trifosfato de deoxiadenosina) y, luego de incorporarse al DNA viral, produce la interrupción de la síntesis de DNA. El difosfato de adefovir inhibe de modo selectivo a la DNA polimerasa de HBV a concentraciones 12, 700 y 10 veces menores que las necesarias para inhibir las DNA polimerasas celulares α, β y γ, respectivamente. A pesar que el adefovir es menos eficaz

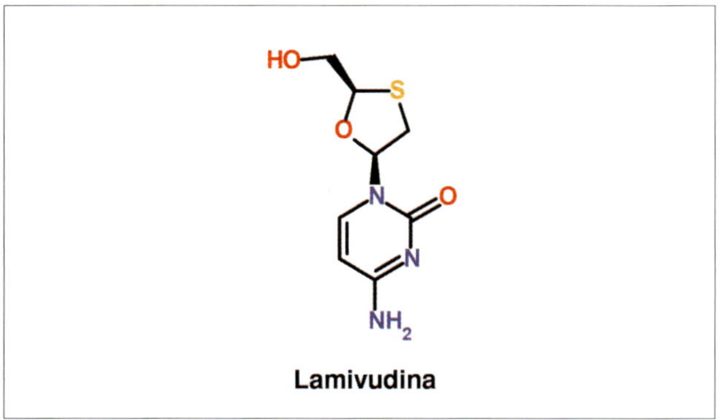

Fig. 53-14

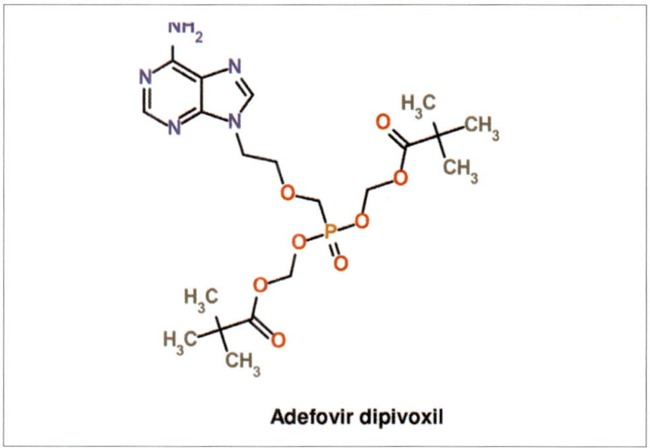

Fig. 53-15

en cuanto a la supresión de DNA del HBV en comparación a la lamivudina, la probabilidad de resistencia a este fármaco es mucho menor en comparación con este último (29 % después de 5 años de tratamiento con adefovir). Esta menor tasa de desarrollo de resistencia podría estar relacionada a la mínima flexibilidad que presenta su estructura acíclica que subvierte la resistencia debido al impedimento estérico.

Con la experiencia del uso de adefovir en pacientes con enfermedad crónica resistente a la lamivudina, se ha demostrado que el tratamiento conjunto con lamivudina y adefovir resulta más beneficioso que el sólo cambio de un antiviral por otro. Por lo tanto, la adición de adefovir a los pacientes con HBV resistente a lamivudina se asocia con una probabilidad significativamente menor de desarrollo de resistencia a adefovir, en comparación con los pacientes que cambiaron del tratamiento con lamivudina al tratamiento con adefovir. A pesar de los efectos beneficiosos del adefovir, el uso de este antiviral como agente de primera línea para el tratamiento de pacientes con HBC no tratados previamente está limitado por su efecto supresor antiviral modesto y por su potencial toxicidad renal, por lo que principalmente se ha utilizado el adefovir en pacientes con enfermedad resistente a la lamivudina.

Entecavir (Fig. 53-16)

La lamivudina como agente de primera línea para el tratramiento de pacientes con HBC y la complementación con adefovir para personas con enfermedad resistente a lamivudina, fueron las principales estrategias de tratamiento durante el período entre 1998 y 2004. En el año 2005, el entecavir apareció en la escena de los tratamientos de HBC. Posee dos características sobresalientes: es un nucleósido que pertenece a un nuevo subgrupo, ciclopentano (análogo de guanosina), y presenta un efecto supresor del HBV extremadamente elevado, ya que el 67 % de los pacientes HBeAg positivos y 90 % de los pacientes HBeAg negativos, tratados con este fármaco durante un año, presentaron niveles indetectables (por ensayos de PCR) de DNA viral. En un estudio reciente se observó que más del 91 % de los pacientes poseen niveles indetectables de DNA viral (< 12 UI/ml) luego de tres años de tratamiento con entecavir.

El potente efecto antiviral que presenta entecavir probablemente está relacionado con su rápida fosforilación intracelular para dar un derivado trifosfato activo, así como también con su triple acción antiviral sobre la síntesis de DNA. No sólo actúa como un competidor de la guanosina y como terminador de la síntesis de DNA viral, sino que también afecta el primado de la polimerasa (generación del cebador de iniciación) de HBV.

Se ha visto que esta potente supresión viral no sólo favorece a la reducción de la necroinflamación hepática, sino que también permite revertir la fibrosis y cirrosis en pacientes en tratamiento contínuo con entecavir durante 6 años.

Otra característica sobresaliente del entecavir es la muy baja probabilidad de aparición de resistencia (sólo el 1,2% de los pacientes sin tratamiento previo luego de cinco años de terapia con entecavir). La baja tasa de resistencia está relacionada tanto con la supresión viral que se obtiene con el antiviral, así como también con el hecho que dicha resistencia se encuentra asociada a al menos tres mutaciones genéticas. Debido a estas ventajas, el entecavir es en la actualidad el agente de primera línea para los pacientes con HBC que no hayan tenido tratamiento previo. Sin embargo, no se recomienda su uso en pacientes con enfermedad resistente a la lamivudina, debido a que comparten dos de los tres sitios de mutación requeridos para que se genere resistencia al tratamiento. Por lo tanto, la posibilidad de aparición de HBV resistente a entecavir aumenta al 51%, en pacientes con resistencia previa a la lamivudina luego de cinco años de tratamiento. Debido a esta limitación, los pacientes con HBV resistente a lamivudina deben ser tratados preferentemente con tenofovir, que se menciona a continuación, o adefovir si no se encuentra disponible el tenofovir.

Telbivudina (Fig. 53-17)

Mientras se buscaba un mejor tratamiento para la enfermedad resistente a la lamivudina, la telbivudina, otro análogo L-nucleosídico fue aprobado para el tratamiento de HBC en 2006.

La telbivudina (β-1,2´-deoxitimidina) es fosforilada por quinasas celulares a la forma trifosfato activa, y tiene una vida media intracelular de 14 h. La telbivudina-5'-trifosfato inhibe la DNA polimerasa (transcriptasa reversa) del HBV al competir con el sustrato natural, la timidina 5'-trifosfato. La incorporación de la telbivudina-5'-trifosfato en el DNA viral causa la terminación de cadena de DNA, lo

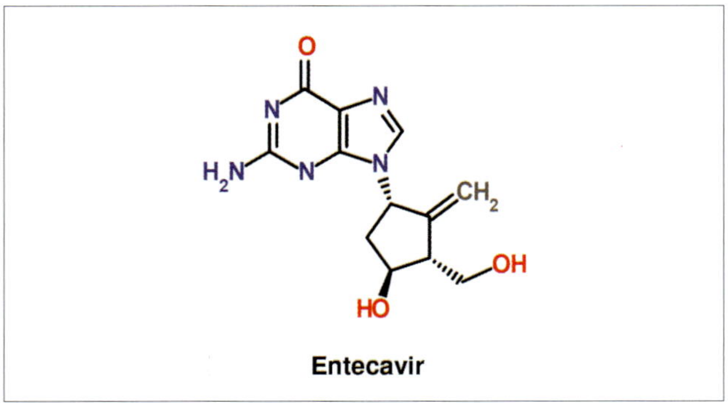

Fig. 53-16

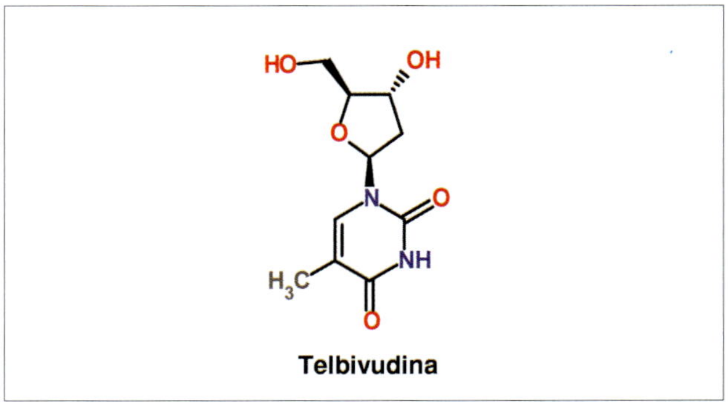

Fig. 53-17

que resulta en la inhibición de la replicación del HBV. De los análogos de nucleósidos o nucleótidos, el tratamiento con telbivudina posee la tasa más alta de seroconversión de HBeAg, similar a la alcanzada con el tratamiento con interferón. Es un potente reductor de los niveles de DNA del HBV: luego de un año de tratamiento se alcanzan niveles de DNA viral indetectables por PCR en un 60 % de los pacientes HBeAg positivos y en un 88 % de los pacientes HBeAg negativos. La probabilidad de aparición de resistencia al compuesto es menor que a la lamivudina, aunque comparten sitios de mutación genética e incluso una única mutación puede causar dicha resistencia.

Además del efecto antiviral específico asociado a este análogo de nucleósido, el tratamiento con telbivudina ha sido asociado a la modulación del sistema inmune, tanto adaptativo como innato, a través de la modulación de funciones y/o la expresión de células T CD4+ y CD8+, Th1, Th2, Treg, Th17, IL-21 y TFH. Dicha modulación contribuiría a la seroconversión de HBeAg.

Por lo tanto, a pesar de que el entecavir es la opción preferida, en pacientes donde el costo del medicamento es una preocupación importante, los análogos de L-nucleósidos lamivudina y telbivudina aún pueden ser utilizados.

Tenofovir (Fig. 53-18)

La terapia de rescate para pacientes con resistencia viral a los análogos de L-nucleósidos era dependiente en el uso de adefovir hasta el año 2008, cuando el segundo fosfonato acíclico análogo de nucleótido (mismo subgrupo de adefovir) fue aprobado para el tratamiento de HBV. Este último agente aprobado es el tenofovir disoproxil fumarato. Tiene tres características excepcionales. Provoca una profunda supresión del DNA del HBV, a niveles similares a los obtenidos con entecavir y telbivudina. En segundo lugar, es muy eficaz para el tratamiento de HBV resistente a lamivudina, incluso más eficaz que el adefovir. Y en tercer lugar y de mayor importancia, es similar a entecavir al tener un muy bajo riesgo de resistencia a los medicamentos (hasta la fecha, luego de cuatro años de tratamiento, no se han observado casos de resistencia).

Por lo tanto, no sólo es el agente ideal para el tratamiento de pacientes con enfermedades resistentes a lamivudina o telbivudina, sino también para los pacientes sin tratamiento previo. Después de 96 semanas de tratamiento con tenofovir, la pérdida de HBsAg y seroconversión de HBsAg se produce en el 7,0% y el 5,6% de los pacientes HBeAg-negativos, y en el 3,8% y el 1,9% de los pacientes HBeAg+positivos, respectivamente. Se ha observado toxicidad renal en una pequeña proporción de pacientes infectados por el HIV tratados con tenofovir, sin embargo no se han reportado dichos efectos adversos en pacientes inmunocompetentes con HBC. Debido a las excelentes características mencionadas anteriormente, también se recomienda tenofovir como agente de primera línea para pacientes con HBC sin tratamiento previo.

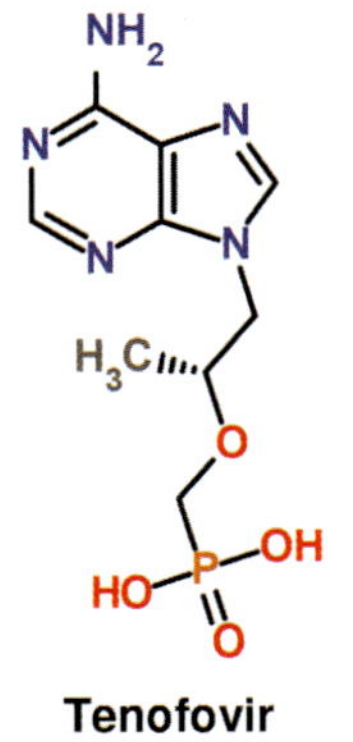

Tenofovir

Fig. 53-18

Virus de la hepatitis C

Se estima que aproximadamente 170 millones de personas están infectadas con HCV en todo el mundo. Dicha infección lleva a un significativo aumento en la morbilidad, la mortalidad y la carga económica en los programas la salud. De cada 100 personas que contraen la infección, entre 75 y 85% desarrolla una infección crónica, entre el 60 y 70% desarrolla enfermedad hepática crónica, un 5 a 20% desarrolla cirrosis en el curso de la infección crónica, y entre 1 y 5% muere por complicaciones, entre ellas el hepatocarcinoma celular (HCC).

El HCV posee un periodo de incubación largo y relativamente libre de síntomas, antes de ocasionar una enfermedad grave, por ello un alto porcentaje de los pacientes infectados no son conscientes de dicha enfermedad.

Como se mencionó previamente, el HCV es un flavivirus, con genoma de RNA monocatenario de cadena positiva, perteneciente al género Hepacivirus. Posee seis genotipos distintos y presenta una variabilidad genética significativa debido a que su polimerasa viral no presenta actividad de corrección de copia, lo que implica un importante desafío para el desarrollo de fármacos.

Cuando el virus entra en una célula hepática, libera su RNA y éste se traduce en una poliproteína que contiene regiones estructurales y no estructurales virales. La poliproteína es procesada por proteasas en varios polipéptidos que poseen diferentes funciones en el ciclo viral. La región no estructural codifica para los péptidos virales NS2, NS3, NS4A, NS4B, NS5A y NS5B, que forman un complejo con el RNA viral para iniciar la replicación. Todas estas proteínas no estructurales son blancos potenciales para la terapia con medicamentos. El procesamiento inicial de la poliproteína se lleva a cabo mediante la proteasa NS3/NS4A, que parece estar altamente conservada en la mayoría de las cepas, y, sin la cual, el ciclo de vida del HCV no puede proceder. Por ello, esta región se convirtió en el primer blanco terapéutico, y así surgieron los inhibidores de la proteasa NS3/NS4 denominados **telaprevir y boceprevir (Fig. 53-19).**

En muchos países, sólo un pequeño número de pacientes infectados recibe el tratamiento. En dichos casos, la reducción viral sostenida debido al tratamiento contra HCV resulta en una reducción del 70 al 80% de la mortalidad relacionada con problemas del hígado en general y descompensación hepática, y en una reducción del 75% en el riesgo de HCC en todas las etapas de la fibrosis.

Tratamiento antiviral

El **interferón alfa** es un potente inhibidor de la replicación del HCV que actúa mediante la inducción de genes celulares que tienen funciones antivirales. Su forma pegilada sigue siendo uno de los pilares de la terapia contra el HCV. El interferón alfa no está asociado a resistencia viral. Una falta de respuesta clínica al tratamiento con interferón es resultado de una progresión a infección crónica de HCV, lo que confiere resistencia en hígado al tratamiento con interferón exógeno. En estos casos, la ribavirina, análogo de nucleósido que inhibe la replicación *in vitro* de numerosos virus, se utiliza en combinación con interferón alfa en el tratamiento de la infección por el HCV. Posee múltiples mecanismos de acción, su forma de monofosfato es un inhibidor competitivo de la inosina dehidrogenasa celular. Dicha inhibición conduce a una reducción significativa de la concentración de guanosina trifosfato (GTP) en la célula. Además, cuando las enzimas celulares lo convierten en trifosfato, interfiere directamente con la síntesis de RNA viral, con la guanilación del "*cap*" de los mensajeros virales, con la generación del cebador de iniciación y con el proceso de elongación de la transcripción del RNA. Debido a que interfiere con procesos fisiológicos celulares, la ribavirina presenta toxicidad y entre otros efectos adversos, es causante de anemias que revierten cuando cesa el tratamiento.

La reciente aprobación de dos agentes antivirales de acción directa que inhiben específicamente la replicación viral ha aumentado de manera espectacular la tasa de eliminación viral, de menos del 10% con el régimen inicial de la monoterapia con interferón, a más del 70% con la terapia actual. Por otra parte, muchos otros fármacos dirigidos a factores virales se encuentran en desarrollo, y algunos de ellos seguramente serán aprobados en los próximos años.

Terapia antiviral: la era de la triple terapia

Los recientes esfuerzos para desarrollar agentes antivirales para el tratamiento de la infección por el HCV se han centrado en pequeñas moléculas inhibidoras de la replicación viral. Algunos agentes antivirales actúan directamente sobre blancos virales, mientras que otros actúan dirigidos a proteínas celulares que son esenciales para la replicación del HCV. El esfuerzo inicial se centró en dos enzimas virales, la serina proteasa NS3/NS4A, que procesa la poliproteína del HCV, y la NS5B, RNA polimerasa dependiente de RNA. Los dos primeros agentes antivirales que se aprobaron, **telaprevir** y **boceprevir**, son inhibidores de la proteasa NS3/NS4A.

La implementación de la "triple terapia" (interferon alfa + ribavirina + telaprevir o boceprevir) como nueva norma antiviral ha dado lugar a mejoras significativas en la respuesta de pacientes infectados con el genotipo 1 del HCV, con tasas de eliminación del virus de hasta 63 a 75% y con una significativa reducción en la duración de la terapia. Los inhibidores de la proteasa, telaprevir y boceprevir, aprobados por la FDA, están diseñados para imitar el sustrato natural de la proteasa NS3/NS4A y, por lo tanto, frenar el inicio del proceso de replicación. Estos dos regímenes de tratamiento triple han resultado en tasas de respuesta similares, pero difieren en gran medida con respecto al momento de administración (tanto cuándo y por cuánto tiempo deberían ser administradas). Ni boceprevir ni telaprevir deben ser usados solos, ni se debe reducir la dosis de cualquiera de los fármacos, ya que pueden surgir rápidamente variantes resistentes a los medicamentos. Del mismo modo, un agente no debe ser sustituido por otro, ya que tienen diferentes esquemas de tratamiento y las mutaciones que les confieren resistencia a los medicamentos son similares. Ambos inhibidores se encuentran aprobados para uso en pacientes con infección por el HCV de genotipo 1 únicamente.

Aunque los regímenes de tratamiento triple aprobados son más eficaces que un régimen de interferón pegilado y ribavirina sin inhibidor de la proteasa, estos tienen efectos secundarios adicionales y son bastante complejos en cuanto a su adherencia, ya que los pacientes deben tomar un mayor número de pastillas y algunas deben ser tomadas cada 8 horas. Los efectos secundarios más comunes del boceprevir son anemia, neutropenia y alteración del sentido del gusto, y los efectos secundarios más comunes del telaprevir son anemia, erupción cutánea y dolor anorrectal.

Las interacciones medicamentosas constituyen otro motivo de preocupación. Ambos inhibidores afectan la acción de enzimas encargadas del metabolismo de muchas drogas en el hígado, por ello se debe tener en cuenta qué otras drogas van a ser administradas durante el tratamiento con **boceprevir** o **telaprevir**. La resistencia antiviral es otra preocupación importante y puede desarrollarse tan pronto como 4 días después del inicio del tratamiento si se utilizan dichos agentes como monoterapia. Ambos inhibidores de la proteasa presentan un patrón similar de mutaciones que provocan resistencia al tratamiento, por lo tanto ante la aparición de variantes virales resistentes a uno de los regímenes aprobados no deben ser tratados con el otro. Sin embargo, se ha visto que una vez que se suspende el medicamento, las variantes asociadas a la resistencia desaparecen con el tiempo, probablemente debido a que no se replican tan eficazmente como lo hace el virus salvaje.

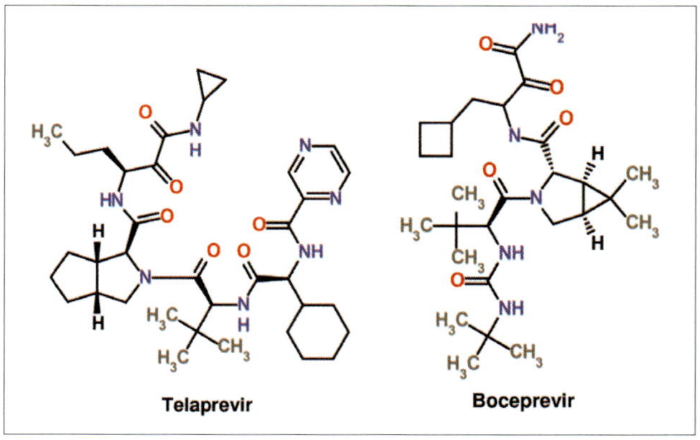

Fig. 53-19

Tabla 53-3. Medicamentos aprobados por la FDA (EE.UU.) para el tratamiento de la hepatitis causada por HBV

Clase de compuesto	Nombre genérico	Nombre de la marca	Indicación
Análogo de nucleósido (guanosina)	Entecavir	Baraclude ®	Infección crónica con HBV con evidencia de activa replicación viral
Análogo de nucleósido (citidina)	Lamivudina	Epivir-HBV ®	Hepatitis B crónica asociada a replicación viral e inflamación del hígado
Análogo de nucleótido (adenosina)	Adefovir-dipivoxil	Hepsera ®	Hepatitis B crónica en pacientes ≥ 12 años de edad.
Análogo de nucleósido (timidina)	Telbivudina	Tyzeka ®	Hepatitis B crónica en pacientes adultos con evidencia de replicación viral y evidencia de aminotransferasas (ALT o AST) elevadas persistentes ó enfermedad histologicamente activa
Análogo de nucleósido (adenosina)	Tenofovir	Viread ®	Hepatitis B crónica en adultos
Inhibidor de proteasa	Telaprevir	Incivek ®	En combinación con Peginterferón alfa y Ribavirina, en el tratamiento del genotipo 1 de la hepatitis C crónica en pacientes adultos con enfermedad hepática compensada, incluida la cirrosis, que no hayan sido tratados o que han sido tratados previamente con interferón y presentan respuesta nula, respuesta parcial, y con recaídas.
Inhibidor de proteasa	Boceprevir	Victrelis ®	En combinación con Peginterferón alfa y Ribavirina, en el tratamiento del genotipo 1 de la hepatitis C crónica en pacientes adultos con enfermedad hepática compensada, incluida la cirrosis, que han fallado frente a tratamientos con Interferón y Ribavirina.
Inmunomodulador	Interferon PEGilado	Pegasys ®	Tratamiento de adultos con infección crónica por virus de la hepatitis C con enfermedad hepática compensada y sin tratamiento previo con interferón alfa
Análogo de nucleósido (guanosina)	Ribavirina	CoPegus ®	En combinación con Pegasys o con Roferon para el tratamiento de adultos con infección crónica por el virus de hepatitis C, con enfermedad hepática compensada y sin tratamiento previo con interferón alfa
Inmunomodulador	Interferon alfa 2b PEGilado	Pegintron ®	En combinación con Rebetol, indicado para el tratamiento de la hepatitis C crónica en pacientes de 3 años en adelante con enfermedad hepática compensada. Sólo para el tratamiento de la hepatitis C crónica en pacientes con enfermedad hepática compensada sin tratamiento previo con interferón alfa, mayores de 18 años de edad e intolerantes a la Ribavirina

Viene de la página anterior

Inmunomodulador	Interferón alfa 2b	Intron A ®	Tratamiento de la hepatitis C crónica en pacientes mayores de 18 años con enfermedad hepática compensada que han sufrido exposición a sangre o productos derivados de la sangre y/o poseen anticuerpos HCV positivo
Análogo de nucleósido (guanosina)	Ribavirina	Rebetol ®	En combinación con Pegintron para el tratamiento de adultos con infección crónica por el virus de hepatitis C, con enfermedad hepática compensada y sin tratamiento previo con interferón alfa
Inmunomodulador	Interferon alfa 2a	Roferon ®	Tratamiento de hepatitis C crónica en pacientes mayores a 18 años de edad
Inmunomodulador	Interferon aphacon-1	Infergen ® (Three Rivers Pharma)	Tratamiento de hepatitis C crónica en pacientes mayores a 18 años de edad con enfermedad hepática compensada y que poseen anticuerpos anti HCV o RNA de HCV en sangre

4) Antivirales contra el virus de la inmunodeficiencia humana (HIV)

Sin duda, el avance más significativo en la lucha contra el HIV/SIDA ha sido el desarrollo de fármacos antirretrovirales eficaces que ofrecen importantes opciones de tratamiento para los pacientes infectados por el HIV. Estos medicamentos existen en una variedad de categorías en función de los blancos virales y/o celulares a los cuales se encuentran dirigidos. Los primeros antivirales fueron dirigidos contra la transcriptasa reversa viral y más recientemente se han desarrollado medicamentos contra la proteasa y la integrasa del HIV. El desarrollo de terapias antirretrovirales combinadas ha sido clave para asegurar la sobrevida de los pacientes, hasta el punto de que la enfermedad, en casi todos los países desarrollados, hoy en día puede ser considerada como una condición crónica manejable, a diferencia de la sentencia de muerte que presuponía la enfermedad en los primeros años de la epidemia. También es necesario remarcar que los tratamientos han mejorado con los años, no sólo debido a una mejor eficacia de los fármacos, sino también a una menor toxicidad de estos antivirales y a una mejora en la adherencia debido a una mayor sencillez en la administración de estos compuestos. Así, por ejemplo, los pacientes pueden tomar una sola pastilla por día que contiene una fórmula a base de dos inhibidores nucleosídicos combinados con un inhibidor no nucleosídico de la transcriptasa reversa. Estos tratamientos combinados, no sólo mejoran la sobrevida y reducen la infección, sino que también resultan menos propensos al desarrollo de resistencia.

Debido a la falta de una vacuna preventiva de la enfermedad y dado el carácter crónico de la enfermedad, los antivirales son las únicas herramientas terapéuticas disponibles en la actualidad. En el presente capítulo se analizarán los distintos compuestos antivirales en cuanto a su mecanismo de acción, indicación y resistencia a los mismos.

Clases de antivirales activos contra el HIV

El número de antivirales en uso clínico para combatir el HIV ha ido creciendo significativamente a través de los años. Las estrategias para su obtención también han aumentado, siempre con la misma premisa: ubicar un blanco específico, generalmente viral, que permita bloquear un paso de la replicación de HIV, sin afectar significativamente el metabolismo de la célula hospedadora.

Si repasamos brevemente el ciclo de replicación del retrovirus HIV veremos que resultan evidentes los distintos blancos que fueron objeto de estudio y fueron aprovechados para el desarrollo de agentes con especificidad antiviral. Una vez que el virión es reconocido por el receptor y co-receptor en la membrana de la célula hospedadora, se produce la **adsorción específica y fusión**, con posterior liberación de los contenidos internos del virión al citoplasma. Luego ocurren en forma seriada varios procesos enzimáticos: transcripción reversa por efecto de la **transcriptasa reversa** (TR) viral; síntesis de DNA doble cadena (provirus) por acción de la misma enzima; migración del provirus al núcleo; integración del DNA proviral al DNA celular por acción de la **integrasa viral;** y luego de uno o varios eventos de división celular, la transcripción a RNA a partir del provirus. Este RNA funciona como genoma de la progenie viral y también como RNA mensajero que se traduce en la poliproteína gag-pol-env, que inmediatamente es procesada por la **proteasa viral.** Así se generan de la porción gag las proteínas de matriz, de la cápside y de la nucleocápside, de pol, las enzimas TR, integrasa y otras proteínas, completando de este modo el llamado proceso de maduración indispensable para la producción de viriones. De acuerdo con este conocimiento, los científicos desarrollaron distintas estrategias de ataque, siendo pionero el uso de inhibidores de la TR de HIV.

Inhibidores nucleosídicos de la transcriptasa reversa

El primer antiviral aprobado para uso clínico en 1987 fue la azidotimidina o zidovudina (AZT o ZDV). Este análogo de la timidina es incorporado por la TR al DNA que sintetiza e interrumpe la síntesis del genoma viral. A partir de dicho compuesto, que fue tomado como modelo, surgió una familia de inhibidores nucleosídicos de la transcriptasa reversa conocidos por su nombre genérico como "NRTIs" (del inglés, *Nucleoside/Nucleotide Reverse Transcriptase Inhibitors*). Cuando la transcripción reversa se produce en presencia de estos fármacos, se interrumpe la síntesis de una nueva copia de DNA proviral. En lugar de tomar un nucleótido natural, la TR puede utilizar un trifosfato de NRTI y debido a su estructura ligeramente diferente a la de los nucleótidos naturales, no pueden formar los enlaces químicos necesarios y se interrumpe la síntesis de DNA. Dado que el HIV no posee mecanismos de corrección para este tipo de errores, los NRTI detienen la replicación del HIV. Hasta el día de hoy, se encuentran aprobados para uso clínico siete NRTIs, que, en general, son utilizados en preparaciones combinadas. Estos son: **Zidovudina, Didanosina (ddI), Stavudina (d4T), Lamivudina (3TC), Abacavir (ABC), Tenofovir (TDF) y Emtricitabina (FTC) (Fig. 53-20).**

Si bien se ha observado resistencia viral y resistencia cruzada a los NRTIs, este es un fenómeno complejo que consiste en mutaciones que se seleccionan bajo presión del fármaco utilizado. Uno de los mecanismos de resistencia a los NRTIs es el de discriminación, mediante el cual la TR es capaz de evadir la unión con el NRTI, al tiempo que conserva la capacidad de unión al desoxinucleósido trifosfato natural. La consecuencia es una disminución de la incorporación de los fármacos en la cadena de DNA viral. Algunos ejemplos de mutaciones puntuales que causan la disminución de la afinidad de la TR por los NRTIs con poco o ningún efecto sobre la afinidad sobre el sustrato natural incluyen: K65R, L74V, Q151M y M184V.

Otro mecanismo de resistencia seleccionado por el tratamiento con inhibidores nucleosídicos es el de eliminación fosforolítica del NRTI del extremo 3′ del DNA sintetizado. Ciertas mutaciones pueden afectar la actividad fosforolítica de la TR de modo que dicha enzima puede escindir el terminador de cadena, evitando así el bloqueo de la síntesis de DNA viral. Las mutaciones que mejoran la actividad de desbloqueo de TR incluyen las seleccionadas por ZDV y d4T, y se conocen como mutaciones de análogos de timidina: M41L, D67N, K70R, L210W, T215Y/F y K219Q/E. Estas mutaciones están implicadas en la resistencia a los NRTIs, con excepción de 3TC, pero el grado de resistencia cruzada depende del NRTI considerado y del número de mutaciones presentes en el virus.

Inhibidores no nucleosídicos de la transcriptasa reversa (Fig. 53-21)

Los inhibidores no nucleosídicos, denominados

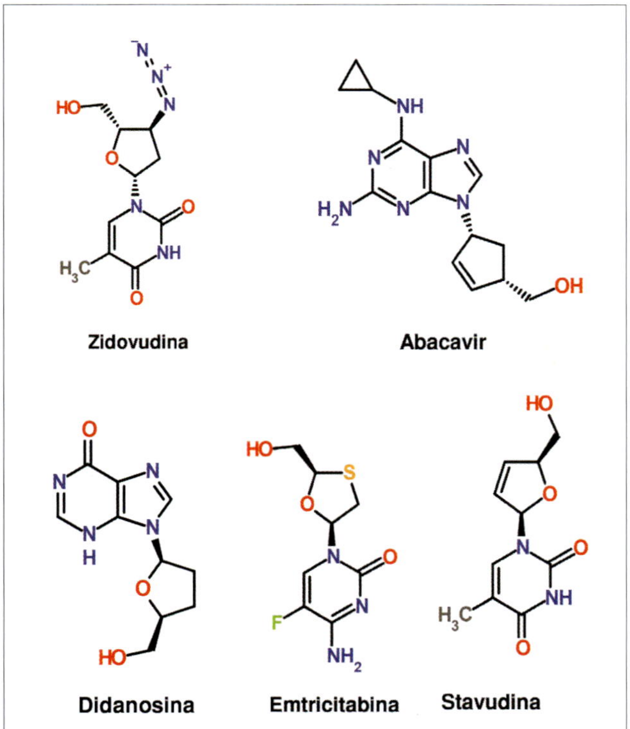

Fig. 53-20

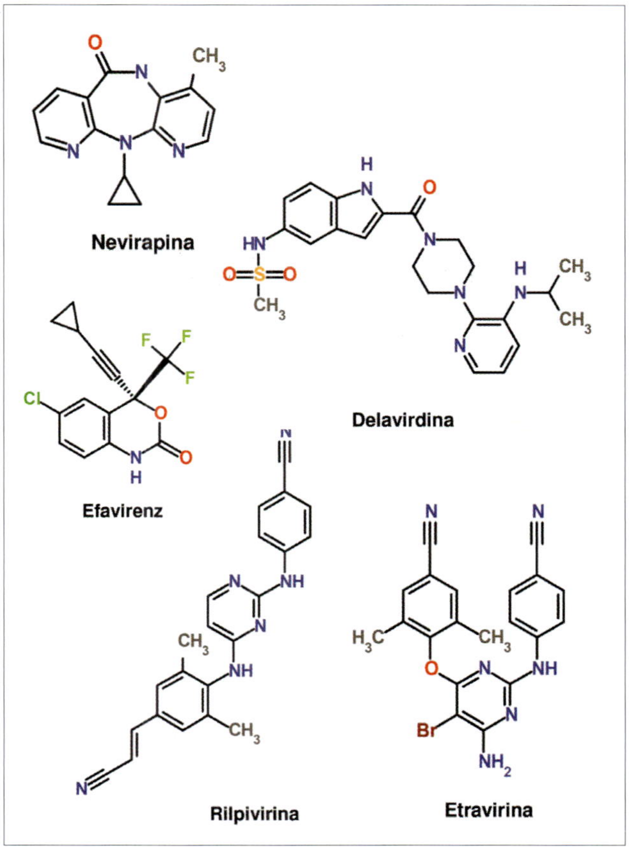

Fig. 53-21

comúnmente NNRTI (del inglés *Non-Nucleoside Reverse Transcriptase Inhibitors*), son estructuras químicas que resultaron activas contra el HIV. Su mecanismo de acción consiste en la inhibición de la transcriptasa reversa por unión directa a un fragmento proteico cercano al sitio activo de la enzima que bloquea su actividad por alosterismo.

Si bien comparten el mecanismo de acción, los NNRTIs poseen, llamativamente, estructuras químicas muy diferentes entre ellos. Se han aprobado cinco inhibidores no nucleosídicos que son utilizados en combinación con NRTIs. Estos son: **Nevirapina (NVP), Delavirdina (DLV), Efavirenz (EFV), Etravirina (ETR), y Rilpivirina (RPV).**

El mecanismo de resistencia a los NNRTI es mucho más sencillo. Todos los NNRTI disponibles están diseñados para unirse a los aminoácidos presentes en un bolsillo hidrofóbico dentro de la transcriptasa reversa. Si bien este bolsillo no es parte del sitio activo de la enzima, se encuentra muy cerca del mismo y la unión de los NNRTIs a este sitio afecta su función. Varias mutaciones que impiden la unión de los NNRTIs han sido caracterizadas: L100I, Y181C, G190S/A, M230L y K103N. Esta última, causa resistencia a todos los NNRTIs disponibles, ya que si bien la posición 103 se encuentra en las adyacencias y no dentro del bolsillo hidrofóbico, la mutación K103N crea nuevas uniones puente hidrógeno que mantienen el bolsillo cerrado para la unión de los NNRTIs.

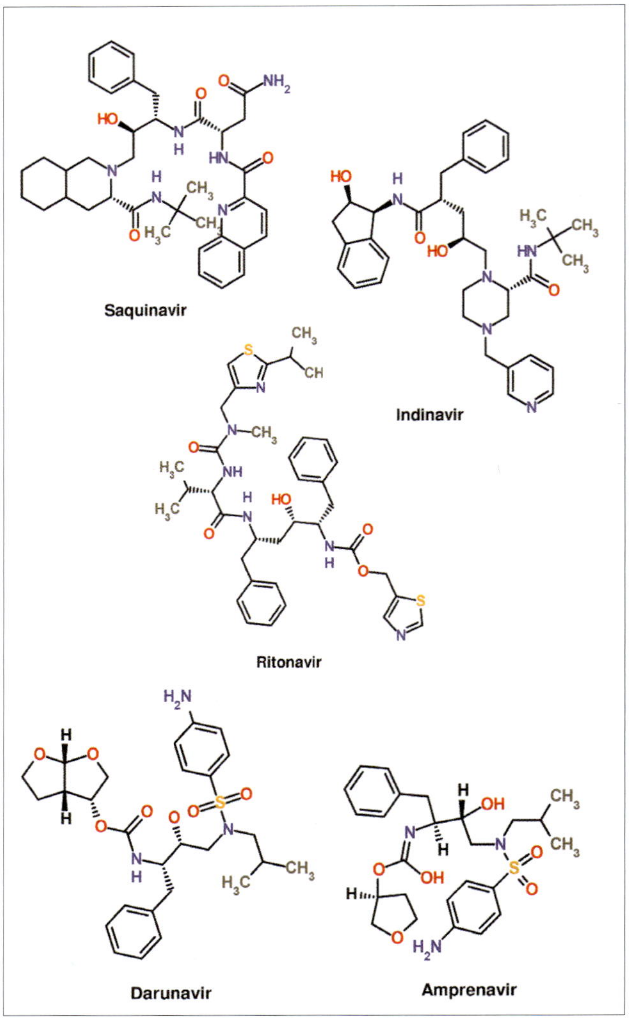

Fig. 53-22

Inhibidores de la proteasa viral (Fig. 53-22)

La proteasa viral representa un objetivo atractivo para el desarrollo de nuevos agentes antivirales. Esta enzima cataliza el procesamiento de la poliproteína viral gag-pol-env y la maduración de la precápside. Pertenece a la familia de las aspartilproteasas, cuyo sitio de corte se encuentra en las secuencias fenilalanina-prolina. Dado que las endopeptidasas de las células de mamífero, en general, no utilizan como sustrato esta unión, se concluyó que el uso de compuestos que mimeticen dicha unión podrían usarse como antivirales que impidan la maduración viral. Así es como la mayoría de los inhibidores de la proteasa (IP) del HIV se han diseñado como peptidomiméticos del sustrato natural con estructuras no escindibles en el sitio de corte enzimático. Estos compuestos se unen al sitio de corte y previenen el procesamiento de la poliproteína e impiden la maduración de los viriones.

Hasta la fecha, se han aprobado para la práctica clínica ocho IPs de HIV. Cabe recordar que el primer uso que se les dió a los primeros IP, saquinavir e indinavir, fue el de aplicación como monoterapia. El posterior desarrollo del IP ritonavir, ha sido muy importante para el campo antiviral, ya que se ha probado que este antiviral puede aumentar significativamente los niveles plasmáticos de otros inhibidores de la proteasa cuando se los utiliza en tratamientos combinados. Este hecho trajo como consecuencia la necesidad de un número significativamente mayor de mutaciones necesarias para que los virus resulten resistentes a los nuevos tratamientos.

Más de 20 de los 99 aminoácidos de la proteasa pueden mutar bajo la presión selectiva de los inhibidores de la proteasa y todavía producir un virus competente para replicar. El patrón de resistencia de las mutaciones que resultan por causa del tratamiento con inhibidores de proteasas es característico del fármaco empleado. En general, el grado de resistencia se correlaciona con el número de mutaciones. En la mayoría de los casos, por lo menos dos o cuatro mutaciones bastan para producir resistencia medible. Por ejemplo, se sabe que cuatro mutaciones en los residuos 46, 63, 82 y 84 son suficientes para presentar resistencia al **indinavir, saquinavir, amprenavir** y otros inhibidores de proteasas.

Dos agentes de una nueva clase química de IP, **tipranavir y darunavir**, aprobados por la FDA en 2006, son únicos en su capacidad de permanecer activos contra la proteasa viral incluso en presencia de virus con mutaciones que les confieren resistencia frente a otros IPs.

Inhibidores de la integrasa de HIV

La integrasa viral es una enzima, codificada por el gen pol, esencial en la replicación de HIV que provoca la integración del genoma viral en el DNA de la célula hospedadora. Para que el HIV pueda integrarse al DNA celular se requieren al menos dos componentes: la integrasa y las secuencias presentes en los extremos 3´ y 5´ de los LTR del genoma viral. Esta enzima cataliza dos reacciones, provoca el procesamiento del extremo 3´ del DNA viral, escindiendo el dinucleótido GpT del LTR, y favorece a la transferencia de cadena, proceso mediante el cual el DNA viral se integra como provirus funcional al DNA celular.

Dado que la integrasa es indispensable para la replicación del HIV, se ha convertido en un blanco importante para el desarrollo de agentes anti-HIV. Debido a que se ha podido clonar la integrasa y expresarla *in vitro*, es posible ensayar todo tipo de compuestos para conocer si son inhibidores de su actividad. Así, se ha logrado producir dos inhibidores que han sido aprobados para su uso clínico.

El inhibidor de la integrasa **raltegravir (Fig. 53-23)**, fue aprobado a finales de 2007 para el tratamiento de la infección por HIV en pacientes con tratamiento previo anti-retroviral y también como tratamiento de primera línea. Un segundo inhibidor efectivo de la integrasa, el **dolutegravir**, es, al día de la fecha, el último inhibidor aprobado por la FDA para el tratamiento del virus HIV. Ambos compuestos son inhibidores de la reacción de transferencia de cadena.

La resistencia al **raltegravir** se produce por tres principales mutaciones superpuestas: N155H + E92Q; Q148HRK + G140SA, y Y143CR + T97A. Cada uno de estos pares de mutaciones viene a menudo acompañado por otras mutaciones accesorias. Muchos pares de mutaciones reducen la susceptibilidad a raltegravir más de 100 veces. Estas mutaciones parecen interferir con la unión del inhibidor a la enzima integrasa y a los iones de magnesio esenciales para la inhibición.

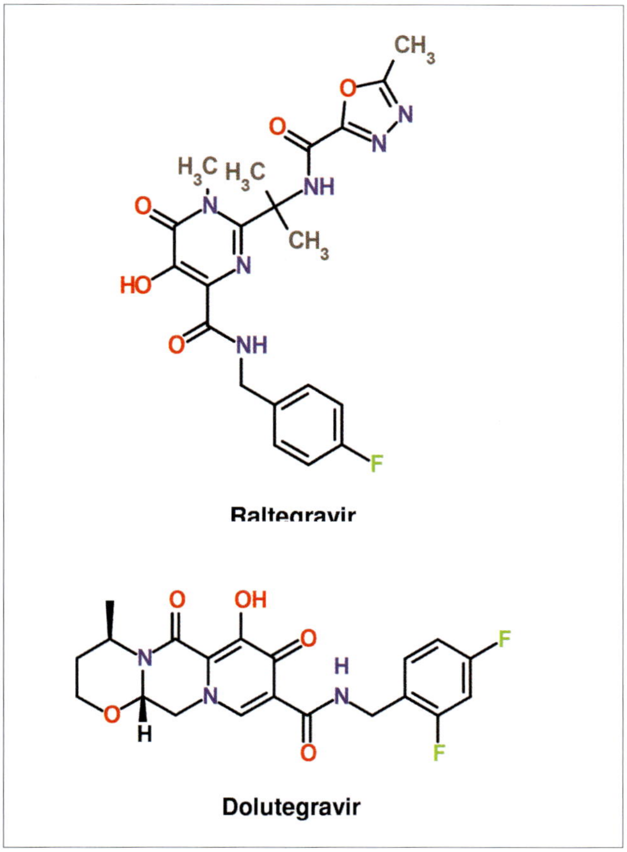

Fig. 53-23

Inhibidores de la entrada viral

La entrada de HIV a la célula es un proceso de varios pasos. La unión de la proteína gp120 del HIV al receptor CD4 en las células hospedadoras es seguida por el acoplamiento de dicha proteína a receptores de quimioquinas específicas, ya sea CCR5 o CXCR4, lo que lleva a un cambio conformacional en la glicoproteína viral transmembrana gp41 y provoca la fusión de membranas. Los inhibidores de la entrada de HIV comprenden dos fármacos, **enfuvirtide**, un inhibidor de la fusión, y **maraviroc (Fig. 53-24)**, un antagonista de CCR5. El enfuvirtide se une a una región de la gp41 e interrumpe los cambios conformacionales asociados con la fusión de la membrana, bloqueando de este modo la entrada del virus. El maraviroc es un inhibidor alostérico de la entrada del HIV, la unión de este compuesto al CCR5 y consiguiente alteración de la conformación de dicho co-receptor impide que sea reconocido por la gp120 y por ello la fusión de membranas ya no puede proceder. En este último caso, es importante destacar el uso de una molécula del hospedador (CCR5), que interviene en el ciclo de replicación viral, como blanco antiviral.

El enfuvirtide puede desarrollar resistencia rápidamente en los pacientes. Las mutaciones en los codones 36-45 de la gp41, región en la que se une el enfuvirtide, son los principales responsables de la resistencia. Las mutaciones claves son G36DEV, V38EA, Q40H, N42T y N43D.

Aunque el HIV-1 puede desarrollar resistencia a maraviroc a través de mutaciones que permiten que gp120 pueda unirse a un coreceptor CCR5 que posea un inhibidor pegado, este tipo de mutaciones se han documentado

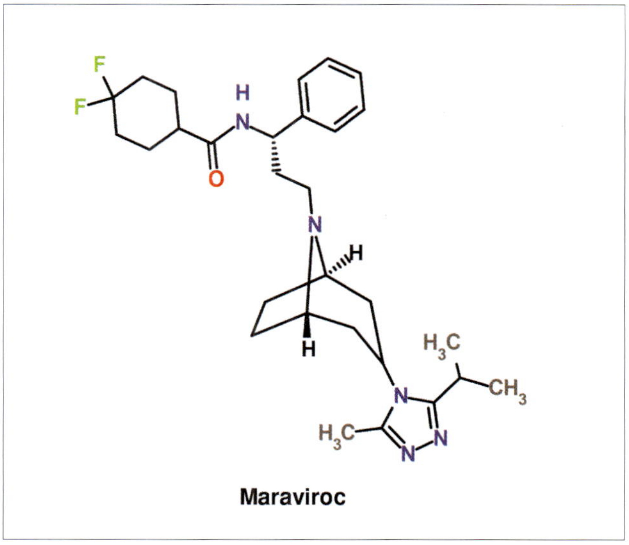

Fig. 53-24

principalmente *in vitro* y solamente en un pequeño número de aislamientos clínicos. Sin embargo, la principal causa de fallo del tratamiento con maraviroc es la presencia de viriones con tropismo CXCR4. Más del 80% de los pacientes son inicialmente infectados con el virus HIV R5 trópico, o sea que utilizan el correceptor CCR5 para ingresar a las células. Sin embargo, existen virus X4 trópico (ingresan utilizando como correceptor a la molécula CXCR4) que generalmente surgen en las etapas posteriores de la infección por HIV. En casos de infecciones con virus X4 trópicos, el inhibidor maraviroc resulta clínicamente irrelevante.

5) Antivirales contra papilomavirus

El papilomavirus humano (HPV) es un virus con genoma de DNA, de doble cadena circular y epiteliotrópico, perteneciente a la familia *Papillomaviridae*. El virus carece de envoltura, posee simetría icosaédrica y su cubierta externa está compuesta de 72 capsómeros. Los genes están distribuidos en regiones tempranas (E1-E7) y tardía (L1 y L2); los genes de la región temprana, en particular E5, E6 y E7, son los responsables de la transformación oncogénica en los tipos virales de alto riesgo. Hasta la fecha han sido identificados más de 100 tipos y se les ha atribuido la etiología de las verrugas comunes, plantares, planas, epidermodisplasia verrucciforme, condiloma acuminado, displasias y neoplasias anogenitales. Se les ha asociado al carcinoma epidermoide cutáneo y a lesiones mucosas benignas y malignas de cavidad oral, tracto respiratorio, cérvix, esófago, ojos, canal anal, vulva y pene.

El HPV ha desarrollado estrategias para eludir las defensas del hospedador: infección de queratinocitos no adyacentes a células de Langerhans, ocultamiento en los queratinocítos sin lisar la célula y evitar exponerse; síntesis viral en regiones altas de la epidermis, en áreas relativamente protegidas del sistema inmune dérmico.

A la fecha ningún tratamiento es uniformemente exitoso para combatir estas afecciones; el índice de recurrencias es muy alto y los requerimientos terapéuticos o los efectos colaterales limitan regímenes que de otra manera serían efectivos.

Los tratamientos antivirales recomendados son: el cidofovir e interferones. También se ha reportado el inmunomodulador lmiquimod (Fig. 53-25).

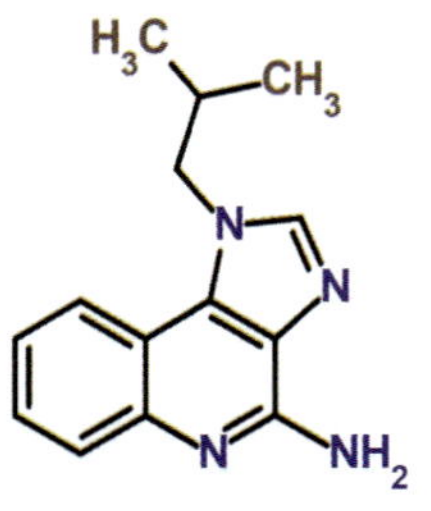

Imiquimod

Fig- 53-25

El **imiquimod**, una amina imidazoquinolínica [l-(2 methylpropyl)-1-H-imidazol[4, 5c] quinolin-4-amina] no elimina directamente a los virus, sino que induce un estado antiviral al actuar como modificador de la respuesta inmune que ayuda a eliminar a las verrugas genitales y perianales, al estimular la síntesis y secreción de citoquinas y las reacciones inmunes de los queratinocitos, células de Langerhans, linfocitos dérmicos, macrófagos y monocitos; asimismo produce activación policlonal de linfocitos B.

El imiquimod es aplicado tópicamente por toda la noche tres veces por semana, y las respuestas completas al tratamiento en condilomas acuminados han variado del 24 % al 79 % con crema al 5 % y desde 14 % al 21 % con cremas al 1 %; pero, aún en aquellos pacientes que no muestran respuesta completa, se aprecia notable reducción del área total de la verruga. Los índices de recurrencia son del 19 % a las 10 semanas. Los principales efectos secundarios son eritema, prurito y sensación de quemadura en el lugar de la aplicación.

6) Antivirales contra el virus del molusco contagioso

El virus del molusco contagioso (MCV) pertenece a la familia de los poxvirus, con genoma de DNA, forma ovalada o de ladrillo y son lo suficientemente grandes para ser vistos con el microscopio óptico. Hay cuatro géneros de poxvirus que producen infecciones en seres humanos: *Orthopoxvirus*, *Parapoxvirus*; *Yatapoxvirus* y *Molluscipoxvirus*, al cual pertenece el MCV.

Las lesiones típicas de MCV consisten en pápulas puntiformes, de 1 mm a 1 cm de diámetro, generalmente 3 mm a 5 mm, con superficie perlada y que pueden presentarse desde unas cuantas lesiones a varios cientos. Generalmente son tratadas tópicamente y en la mayoría de los casos desaparecen espontáneamente después de muchos meses.

El cidofovir y el imiquimod así como el IFN-alfa han sido usados con éxito notable en el tratamiento de estas lesiones, especialmente en aquellos pacientes infectados con HIV e inmunosuprimidos.

7) Antivirales contra Enterovirus

Son virus RNA de cadena simple, pertenecientes a la familia *Picornaviridae*. Hay más de 70 serotipos y han sido agrupados en echovirus, coxsackievirus A, coxsackievirus B, enterovirus y poliovirus. Las infecciones por enterovirus son muy frecuentes y generalmente producen manifestaciones menores y no específicas incluyendo fiebre, malestar general, anorexia, vómitos, diarrea, síntomas respiratorios y exantema viral. Las manifestaciones cutáneas frecuentemente consisten en una erupción máculo o pápulo eritematosa morbiliforme, generalizada y no pruriginosa, aunque también se han descrito otros patrones; también pueden ser causantes de diversos síndromes como el de boca, pie y mano, herpangina, etc. Sin embargo, también son causantes de serias enfermedades que ponen en peligro la vida como meningitis aséptica, encefalitis y miocarditis.

El **pleconaril** (3-(3,5-dimetil-4-((3-(3-metil-5-

isoxazolil)propil)oxi)fenil)-5-trifluorometil-1,2,4-oxadiazol) pertenece a la serie de compuestos oxazolinil isoxazoles con demostrada actividad frente a la mayoría de *Enterovirus*. Este fármaco puede considerarse como un antiviral de diseño, pues es el resultado de la aplicación de los estudios de cristalografía de rayos X, modelado por computadora, algoritmos metodológicos y síntesis química convencional, dando lugar a un compuesto que se adapta perfectamente al bolsillo de fijación de los *Enterovirus* y que muestra un amplio espectro, unas adecuadas propiedades farmacocinéticas y un buen perfil de seguridad. Su mecanismo de acción consiste en su unión al bolsillo de fijación existente en la cápside viral que determina la fijación de los *Enterovirus* al receptor celular. Por lo tanto, bloquea la fijación del virus a la célula, no permite su descapsidación y con ello impide la infección celular. Como el bolsillo de fijación existente en la cápside de la mayoría de los *Enterovirus* tiene una estructura altamente conservada, el pleconaril muestra un potente y amplio espectro de actividad que abarca a la casi totalidad de los miembros de esta familia de virus. Este compuesto es bien absorbido por vía oral alcanzando un 70% de biodisponibilidad y una vida media prolongada. Es activo a concentraciones menores de 0,1 mg/ml. A dosis de 2,5 a 5 mg/kg tres veces al día por 7 días se logra buena respuesta en el 38 al 50% ya a las 24 horas de iniciada la terapia en pacientes con meningitis; mientras que en infecciones respiratorias la respuesta es del 99 %. Los efectos secundarios son menores y poco frecuentes.

Conclusiones generales

Las infecciones virales involucran problemas epidemiológicos complejos que incluyen los hábitos sexuales, el medio socio-cultural, las características demográficas, las condiciones sanitarias, las recurrencias por la persistencia del virus, la existencia de formas latentes y portadores asintomáticos, que juegan un papel crítico en el mantenimiento y la extensión de la infección. Por estos motivos, a pesar de que existen compuestos antivirales para resolver algunas de estas infecciones con éxito, la incidencia de las mismas continúa en aumento. Cabe destacar además que el campo de investigación para el desarrollo de compuestos antivirales significa un alto riesgo para las inversiones de la industria farmacéutica, razón principal por la que el desarrollo ha sido lento. Sin embargo, no hay dudas que en estas últimas décadas se han conseguido grandes avances en la comprensión de las interacciones virus-célula y de la replicación viral, en conjunto con nuevas tecnologías automatizadas (robots) y herramientas bioinformáticas, que han conducido al desarrollo de antivirales seguros y eficaces, y se espera en los años venideros la aprobación de tantos otros compuestos que están actualmente en las últimas fases de experimentación.

BIBLIOGRAFÍA

De Clercq E. Antiretroviral drugs. Current Opinion in Pharmacology 2010; 10:507–515.

Tang MW, Shafer RW. HIV-1 Antiretroviral Resistance. Scientific Principles and Clinical Applications. Drugs 2012; 72 (9): e1-e250012-6667/12/0009-0001

De Clercq E, Field HJ. Antiviral prodrugs – the development of successful prodrug strategies for antiviral chemotherapy. British Journal of Pharmacology 2006; 147, 1–11.

Razonable RR. Antiviral Drugs for Viruses Other Than Human Immunodeficiency Virus. Mayo Clinic Proceedings 2011; 86:1009-1026.

Antonelli G, Turriziani O. Antiviral therapy: old and current issues. International Journal of Antimicrobial Agents 2012; 40, 95– 102.

De Clercq E. Antiviral agents active against influenza A viruses. doi:10.1038/nrd2175

Liang T J, Ghany MG. Current and Future Therapies for Hepatitis C Virus Infection. New England Journal Medicine 2013; 368:1907-17.

CAPÍTULO 54

BACTERIÓFAGOS

Beatriz Passerini de Rossi, José L. López

Introducción

En los capítulos anteriores se han analizado los virus animales, en éste, nos referiremos a los virus que infectan bacterias. Frederick Twort en 1915 descubrió los virus bacterianos, que fueron redescubiertos en forma independiente en 1917 por Félix d'Herelle quien los llamó bacteriófagos ("comedores de bacterias"). Estos agentes filtrables sirvieron como sistemas modelo para el estudio de la genética molecular ya que es sencillo reproducirlos en el laboratorio debido a que sus hospedadores son fáciles de cultivar.

Además, el estudio de los bacteriófagos o fagos presenta interés ya que los mismos están involucrados en diferentes procesos biológicos: 1) transducción, transferencia de genes bacterianos mediada por fagos, 2) conversión fágica, adquisición por parte de la bacteria de una propiedad codificada por el fago, por ejemplo la producción de una toxina, y 3) el control de la abundancia y diversidad bacteriana ambiental según la hipótesis de la Reina Roja. Esta hipótesis es una hipótesis evolutiva introducida por Leigh Van Valen, que describe la necesidad de una evolución continua de las especies, sólo para mantener el *statu quo* con su entorno. El término está tomado de la novela de Lewis Carroll "Alicia a través del espejo", en la que la Reina Roja explica a Alicia que en su país se necesita correr todo lo que se pueda para poder mantenerse en el mismo lugar. Nos volveremos a referir a esta hipótesis al analizar la "Evolución del genoma bacteriano y el rol de los fagos".

Por último, el estudio de los fagos dio lugar a importantes aplicaciones como la terapia con fagos de infecciones producidas por bacterias resistentes a los antibióticos, el control de la carga bacteriana en alimentos (existen ya productos patentados), usos en nanotecnología de semiconductores, expresión y clonado de material genético heterólogo, etcétera.

Desde el punto de vista biológico los fagos, como todos los virus, no son celulares, y extracelularmente son un conjunto de macromoléculas que incluyen un solo tipo de ácido nucleico que constituye el genoma viral (DNA o RNA, nunca ambos) rodeado de una cápside cuyas principales funciones son proteger, transportar e inyectar el genoma viral en la célula bacteriana. Estas entidades macromoleculares son parásitos intracelulares obligados dado que necesitan de células vivas (bacteria hospedadora) para replicarse utilizando la información codificada en el ácido nucleico viral y la maquinaria biosintética de la célula hospedadora (estado intracelular). Los virus son verdaderos elementos genéticos móviles y como los plásmidos y los transposones, utilizan la maquinaria biosintética del hospedador para replicar su material genético y perpetuarse en la naturaleza, aunque a diferencia de estos últimos, los virus poseen un estado extracelular relativamente estable. La partícula viral o virión es la forma extracelular de un virus y es metabólicamente inerte.

Clasificación de los bacteriófagos

Algunos criterios históricos de clasificación de los fagos fueron: 1) sensibilidad a los agentes fisicoquímicos, 2) morfología (microscopía electrónica), 3) rango de hospedadores, 4) el tipo de ácido nucleico, el tamaño del genoma y 5) la presencia o ausencia de envoltura o capa de lípidos.

Un Comité Provisional de Nomenclatura de Virus (PCNV) fue creado en 1965 el cual posteriormente se convirtió en el Comité Internacional de Taxonomía Viral (ICTV). En el año 1971, el ICTV generó su primer reporte que incluyó seis géneros de fagos: 1) Fagos que incluyen al fago T2, 2) Lambda, 3) Fago PM2, 4) Grupo ØX, 5) Fagos filamentosos y 6) Grupo de los ribofagos. Estos grupos fueron clasificados con especies tipos y sus propiedades. Este trabajo, podría ser considerado como el primer intento y el punto de partida en la clasificación de los fagos.

En la actualidad el ICTV está constituido por unos 400 virólogos divididos en varios grupos, uno de ellos dedicado a los virus procarióticos (bacteriófagos). Los reportes de cada grupo y sus propuestas se producen idealmente después de cada Congreso Internacional de Virología. En sus 1327 páginas el IX Reporte del ICTV ha sido publicado incluyendo 6 Órdenes, 87 Familias, 19 Subfamilias, 349 Géneros y 2284 Especies de virus. Los criterios de clasificación para fagos utilizados en la actualidad son una lista de alrededor de 70 propiedades, pero a los fines prácticos las propiedades más importantes son la naturaleza del ácido nucleico, la morfología y propiedades fisicoquímicas del virión, complementadas por un creciente número de datos genéticos.

Estructura de los bacteriófagos

Los fagos son, desde el punto de vista fisicoquímico, partículas de muy variados tamaños y formas (morfotipos) (Fig. 54-1 y Tabla 54-1). Una de las propiedades más remarcables de las cápsides de los fagos es su autoensamble en estructuras regulares y bien definidas. Estas cápsides autoensambladas necesitan proteger eficientemente al genoma viral empaquetado pero también necesitan abrirse en el tiempo y lugar adecuados para liberar el genoma viral en una nueva célula infectada. Las cápsides de los fagos pueden ser icosaédricas, helicoidales (fagos filamentosos) o de simetría compleja (ver cap. **Estructura y clasificación de virus**). Muchos fagos son estructuralmente complejos y presentan una cabeza icosaédrica, que contiene el genoma viral, y una cola de simetría helicoidal, que utilizan para la fijación a la célula y como tubo a través del cual introducen su ácido nucleico en el hospedador. El ácido nucleico de los fagos puede ser DNA o RNA, monocatenario o bicatenario, lineal o circular. En el Tabla 54-1 se presentan las características de algunos bacteriófagos.

Los genomas de algunos fagos contienen bases no habituales, por ejemplo, el DNA de los fagos pares T (T2, T4 y T6) contiene 5-hidroximetilcitosina, generalmente glicosilada, en lugar de citosina. Estas sustituciones de bases y la glicosilación confieren al genoma del fago una importante ventaja, la de ser resistente a la degradación por enzimas de restricción del huésped. Otros fagos, como T3 y T7, codifican proteínas que inhiben el sistema de restricción del hospedador, mientras que el fago λ añade grupos metilo a los grupos amino de adenina y citosina. Estas formas de resistencia son diferentes a la que presenta la progenie de los fagos que escapan al fenómeno de restricción, y que posee un DNA metilado por el hospedador (restricción y modificación por el hospedador).

Los fagos T pares, que pertenecen a la familia *Myoviridae,* son los bacteriófagos de mayor tamaño y se trata de viriones complejos. En la Fig. 54-2 se esquematiza la estructura del fago T4. La cabeza icosaédrica contiene el DNA bicatenario lineal (alrededor de 170 kb), que se encuentra protegido de la degradación por nucleasas ambientales. El DNA

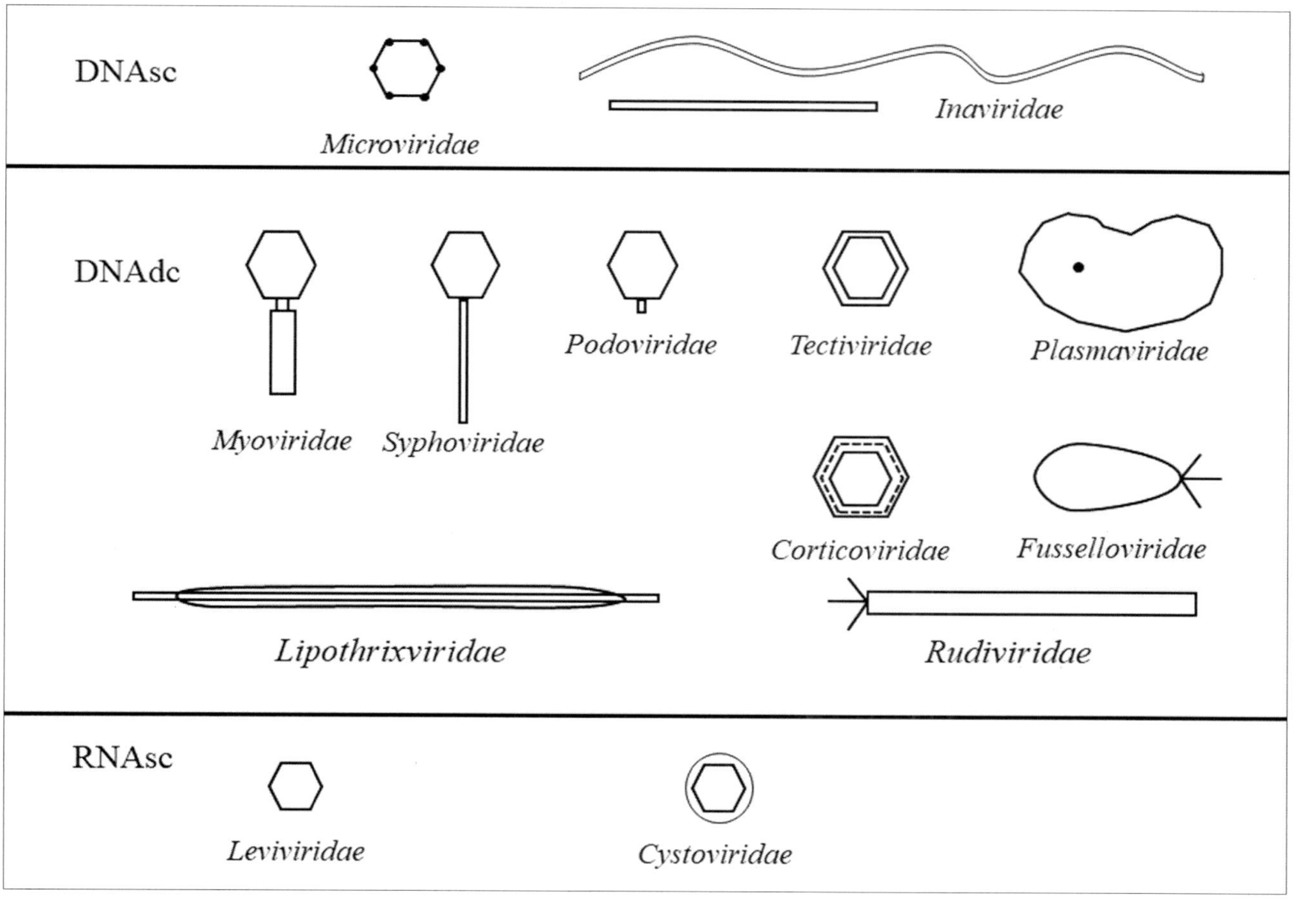

Fig. 54-1. Principales familias de bacteriófagos y sus morfotipos

presenta permutaciones circulares y redundancia terminal, la secuencia de varias moléculas podría representarse como ABCDEFGHAB, DEFGHABCDE, GHABCDEFGH, etcétera. La cabeza está unida por un cuello con collar a la cola, compuesta por un "*core*" o tubo caudal helicoidal rodeado por una vaina contráctil, y una placa basal con espículas y seis largas fibras de la cola. El virión posee 43 especies diferentes de proteínas estructurales.

Cuantificación de bacteriófagos

En la Fig. 54-3 se ejemplifica la cuantificación de fagos mediante el ensayo de unidades formadoras de placas de lisis. En este ensayo se mezcla la suspensión que contiene fagos, y diluciones de la misma, con una suspensión de la bacteria hospedadora susceptible al fago y una pequeña cantidad de agar nutritivo blando (0,8% de agar, fundido y a 45°C). Esta mezcla se vierte sobre una placa de Petri que contiene agar nutritivo. Durante la incubación las bacterias proliferan hasta formar una capa opaca confluyente que se ve interrumpida por placas de lisis, que se visualizan como áreas circulares translúcidas donde la propagación del fago ha destruido las bacterias. Cada virión infecta una bacteria y se replica, luego de la lisis celular se libera la progenie de fagos que difunde e infecta a otras bacterias vecinas y la repetición de los ciclos de infección genera las placas de lisis. Las diluciones de la suspensión de fagos se realizan para obtener placas de lisis que provengan de la infección inicial de un solo fago (clones), y el resultado se expresa en unidades formadoras de placas de lisis (UFP) por mililitro de la suspensión inicial. Este ensayo es similar al del recuento de viables donde las unidades formadoras de colonias (UFC) provienen teóricamente de la replicación de una sola bacteria (amplificación clonal). Esta metodología utiliza la capacidad biológica de la infectividad y la lisis de la célula hospedadora infectada, en consecuencia mide la viabilidad de los virus. Otros métodos de cuantificación útiles para ambientes naturales son el recuento por epifluorescencia y también utilizando un citómetro de flujo. Ambos métodos utilizan la coloración de los ácidos nucleicos a través de colorantes fluorescentes como DAPI, SYBER-GREEN, etc., y permiten detectar el estado extracelular del bacteriófago. Por lo tanto, estiman el número total de partículas virales sin dar información respecto de la capacidad infecciosa de las mismas.

Infección viral. Fagos virulentos y temperados

Los fagos virulentos, como T3, T7 y los fagos pares T

Tabla 54-1. Características de algunos bacteriófagos

Fago	Orden/Familia	Hospedador habitual	Estructura	Ácido nucleico	Tamaño aproximado del virión (nm)
T2, T4, T6	***Caudovirales/ Myoviridae***	*E. coli*	Cabeza icosaédrica Cola contráctil	DNA bicatenario lineal	200 (largo) -100 (ancho)
T3, T7	***Caudovirales/ Podoviridae***	*E. coli*	Cabeza icosaédrica Cola corta	DNA bicatenario lineal	60-23 (cola)
λ	***Caudovirales/ Siphoviridae***	*E. coli*	Cabeza icosaédrica Cola simple	DNA bicatenario, lineal, extremos cohesivos	50
P22	***Caudovirales/ Podoviridae***	*S. Typhimurium*	Cabeza icosaédrica Cola compleja	DNA bicatenario lineal	60
M13	***No asignado/ Innoviridae***	*E. coli*	Filamentoso Simetría helicoidal	DNA monocatenario circular	900 (largo)-8 (diámetro)
MS2	***No asignado/ Liviviridae***	*E. coli*	Icosaédrico Sin cola	RNA (+) monocatenario lineal	27
MPK1	***Caudivirales/ Myoviridae***	*Pseudomonas* spp.	Cabeza icosaédrica Cola compleja	DNA bicatenario lineal	100-120 (cola)
MSA6	***Caudovirales/ Myoviridae***	*Staphylococcus* spp.	Cabeza icosaédrica Cola contractil	DNA bicatenario lineal	66-173 (cola)
TM4	***Caudovirales/ Myoviridae***	*Mycobacterium tuberculosis*	Cabeza icosaédrica Cola larga	DNA bicatenario lineal	80-200 (cola)
Mu	***Caudovirales/ Myoviridae***	*E. coli*	Cabeza icosaédrica Cola contráctil (seis fibras)	DNA bicatenario lineal	60-100/ 150 (cola)

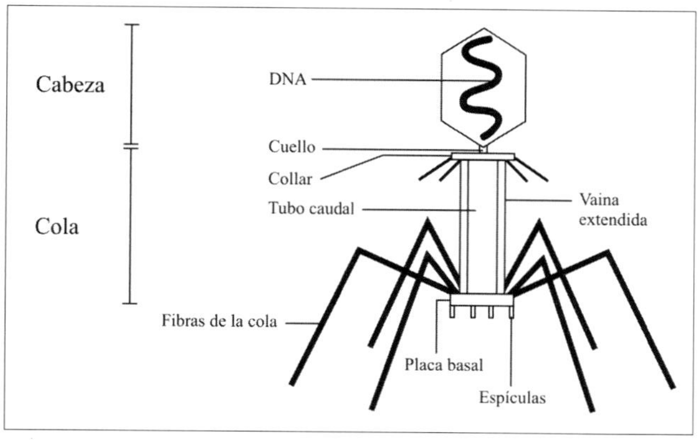

Fig. 54-2. Estructura del bacteriófago T4

de *E. coli*, siempre inician ciclos líticos con producción de nuevas partículas fágicas, que se liberan por lisis celular. En cambio, los fagos temperados o lisogénicos, como el colifago λ, disponen de dos vías alternativas: puede expresarse el programa vegetativo del DNA, en cuyo caso hay una respuesta lítica; o el programa vegetativo puede ser impedido por un represor fago específico y el fago inicia una relación benigna con su hospedador que se denomina lisogenia.

Las etapas de la infección viral son: 1) adsorción (fijación) del fago a sitios estereoespecíficos de la superficie bacteriana (receptores), 2) inyección del genoma viral, y 3) iniciación de un ciclo lítico o lisogénico, dependiendo de la naturaleza del fago y de las condiciones ambientales.

Adsorción

Cada bacteriófago posee un receptor celular específico, la ausencia o alteración del receptor impide la infección viral. Por lo tanto, ciertas mutaciones pueden originar bacterias resistentes a fagos pero a su vez, mutantes del fago con proteínas de superficie alteradas pueden fijarse a hospedadores resistentes. La naturaleza molecular del receptor es variable (proteínas, lipoproteínas, lípidos o polisacáridos). El receptor puede ser un componente estructural constitutivo de la envoltura o su presencia en ésta puede ser inducible. En el primer caso, el receptor estará siempre presente en la célula, excepto en los mutantes fago resistentes por ser defectivos para dicho carácter. Este es el caso del bacteriófago P22 que se adsorbe a nivel del antígeno O del lipopolisacárido de *Salmonella entérica* serovar Typhimurium, y de los fagos pares T que se unen específicamente al lipopolisacárido de la membrana externa de *E. coli*. Las fibras de la cola de los fagos pares T (antirreceptor viral) inician el contacto con el receptor, esta etapa es reversible y permite al fago recorrer la superficie bacteriana hasta encontrar el sitio adecuado para inyectar su DNA. Luego las fibras se retraen y las espículas establecen una unión irreversible con la envoltura bacteriana, posiblemente en los sitios en que se ponen en contacto las membranas externa y citoplasmática (Uniones de Bayer) (Fig. 54-4). Los fagos RNA que infectan bacterias entéricas (ej. MS2) y los DNA fagos filamentosos (ej. M13) sólo pueden penetrar en bacterias "macho" (ej. F^+), ya que utilizan como receptor el pili sexual codificado por un plásmido conjugativo. En el segundo caso, cuando el receptor es inducible, la adsorción sólo tendrá lugar en un medio y/o condiciones que induzcan su síntesis. El receptor del fago λ de *E. coli* es la proteína transportadora de maltosa. Si la adsorción se realiza en un medio con glucosa, se produce un descenso del nivel intracelular de AMPc y, por lo tanto, una disminución en la concentración de dicha proteína (represión por catabolito). La consecuencia es un fuerte descenso en la velocidad de adsorción por disminución del número de lugares específicos de unión. Por el contrario, si la adsorción se realiza en un medio que contiene maltosa como única fuente de carbono, se induce la síntesis del receptor y se produce un aumento en la velocidad de adsorción del fago.

Debido a la especificidad de la adsorción los fagos sólo pueden infectar un número limitado de hospedadores (rango de hospedador). Esta característica ha sido utilizada para clasificar bacterias agrupando aquellas que poseen los mismos receptores para fagos. En la fagotipificación se determinan patrones de sensibilidad de las cepas bacterianas incógnitas frente a bacteriófagos conocidos.

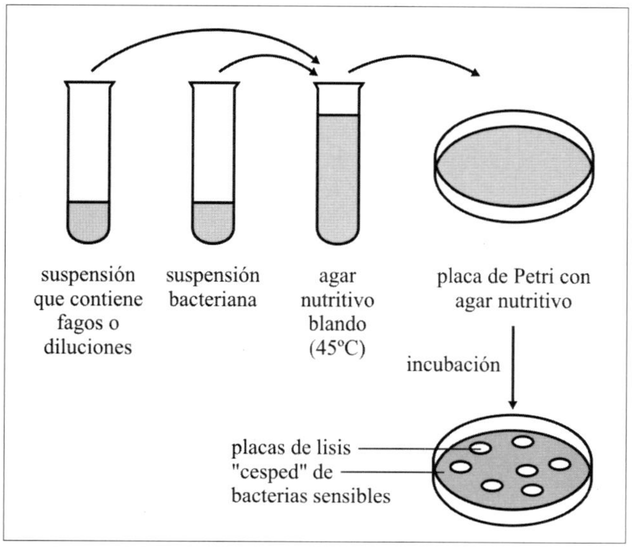

Fig. 54-3. Cuantificación de bacteriófagos por el ensayo de unidades formadoras de placas de lisis.

Inyección del genoma viral

A diferencia de la mayoría de los virus animales en los que el virión completo penetra en la célula por endocitosis, los fagos sólo inyectan el genoma viral quedando la cápside fuera de la bacteria. En el caso de los fagos pares T, luego de la adsorción, la vaina de la cola pierde proteínas en un proceso que acorta la vaina facilitando la penetración del tubo caudal a través de las envolturas bacterianas. El DNA viral sería inyectado a través de las uniones de Bayer, evitando la acción de las nucleasas presentes en el espacio periplásmico. La penetración es facilitada por la acción de una enzima semejante a la lisozima que degrada el péptidoglicano (Fig. 54-4).

Fagos virulentos. Ciclo lítico

Las etapas de infección por el fago virulento T4 se esquematizan en la Fig. 54-5. A continuación analizaremos

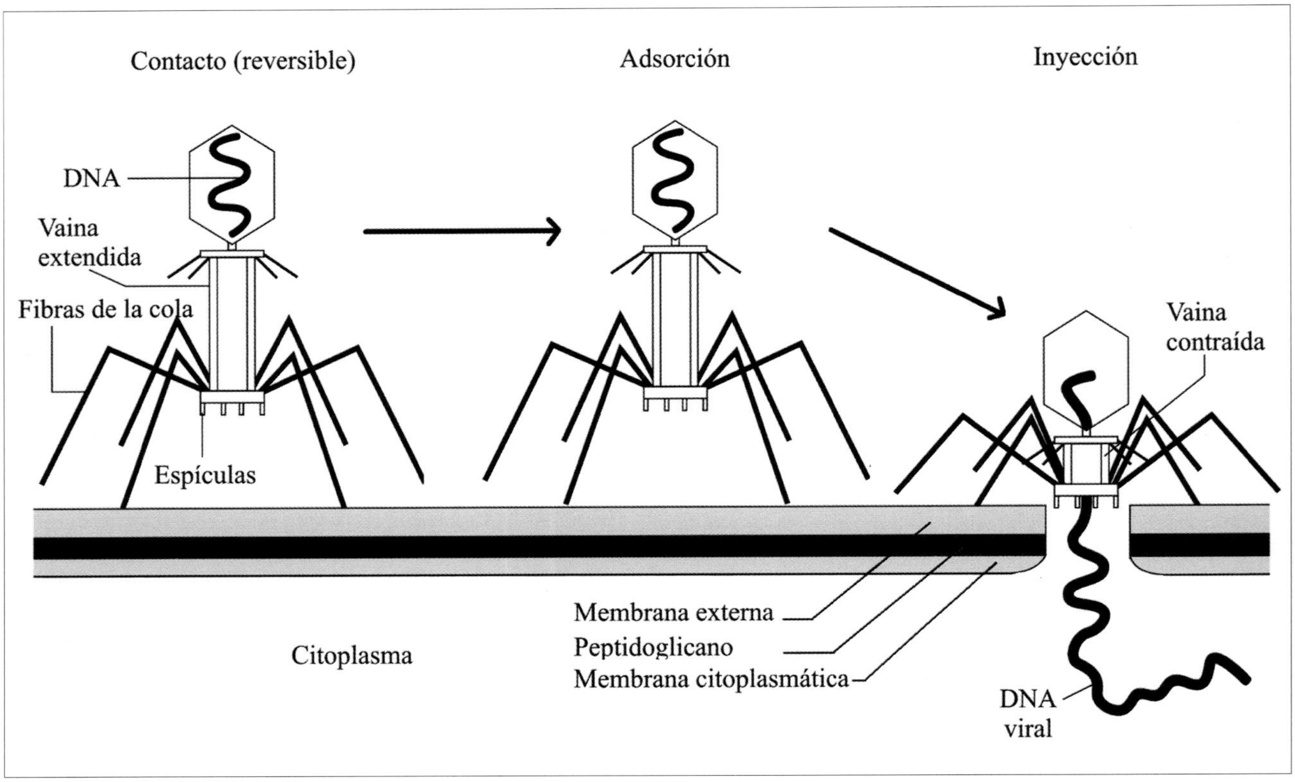

Fig. 54-4. Adsorción e inyección del DNA del fago T4.

las etapas del ciclo lítico de T4, luego de la adsorción y la inyección del genoma viral.

1) Fase temprana de la replicación: En esta fase se sintetizan las proteínas tempranas que incluyen las enzimas necesarias para la replicación, recombinación y modificación del ácido nucleico viral. De acuerdo a su función catalítica, estas proteínas se sintetizan en pequeñas cantidades. El fago T4 utiliza la RNA polimerasa del hospedador para transcribir genes tempranos, pero luego codifica un nuevo factor σ gracias al cual la polimerasa bacteriana reconoce los promotores de los genes T4 tardíos. Esta estrategia le permite regular temporalmente su expresión génica. Dentro de las proteínas tempranas codificadas por T4 figuran las enzimas necesarias para sintetizar 5-hidroximetilcitosina y esta base no habitual glicosilada, y enzimas involucradas en la replicación del DNA.

2) Replicación del ácido nucleico viral: El fago T4 degrada el DNA bacteriano utilizando endonucleasas y exonuclesas codificadas por el fago. Esta degradación le confiere dos ventajas: aporta precursores de desoxinucleótidos y detiene la transcripción del genoma bacteriano dejando la maquinaria celular a disposición del fago. La replicación del DNA viral está a cargo de enzimas codificadas por T4: DNA polimerasa, DNA ligasa, primasa, helicasa y DNA topoisomerasa de tipoII. La replicación del DNA está asociada a procesos de recombinación que conducen a la formación de concatémeros (unión de genomas hijos).

3) Síntesis de las proteínas tardías: Las proteínas estructurales, a diferencia de las tempranas, se sintetizan en grandes cantidades para formar los nuevos viriones. El DNA que está siendo activamente replicado es utilizado como templado en la transcripción, originando los RNA mensajeros de las proteínas tardías.

4) Ensamblaje: Este proceso se estudió utilizando mutantes letales condicionales que presentan una morfogénesis defectuosa en experimentos de complementación. La morfogénesis del fago T4 comprende tres vías principales e independientes que conducen a la formación de las cabezas, colas y fibras de la cola. Aproximadamente 20 proteínas catalizadoras codificadas por el fago facilitan el proceso de ensamblaje. Las procabezas inmaduras se ensamblan en la membrana citoplasmática bacteriana, luego maduran y se liberan de la membrana y son llenadas con DNA. La morfogénesis implica el procesamiento de proteínas de la cápside por clivaje proteolítico, por ejemplo en el ensamblaje de la cabeza de T4 interviene una proteasa que se activa cuando el ensamblaje es correcto y cuya acción conduce a la maduración. Una endonucleasa corta cada concatémero originando moléculas lineales, los cortes se realizan en las repeticiones terminales redundantes, lo cual asegura la obtención de genomas virales completos. Las cabezas se llenan por un mecanismo poco específico que sólo tiene en cuenta el tamaño de DNA encapsidado y que se conoce como *"headful packaging"*. Las cabezas conteniendo el genoma viral se unen a las colas antes de que se unan las fibras de la cola para completar el ensamblaje.

5) Liberación de la progenie: La célula bacteriana se lisa por acción de enzimas codificadas por el fago. El fago T4 codifica una endolisina que hidroliza la pared, y otra enzima llamada holina que ataca a la membrana.

El fago virulento T7 utiliza otra estrategia de regulación para establecer el orden en que se desarrolla la "cascada lítica". Durante la fase temprana de la replicación codifica una RNA polimerasa T7 que reconoce promotores virales con gran efectividad (utilizada para la expresión de genes en ingeniería genética), y proteínas que inactivan la RNA polimerasa bacteriana. Por lo tanto, la RNA pol del hospedador es utilizada para transcribir inicialmente unos pocos genes tempranos, y luego es reemplazada por la RNA pol T7. Además, codifica una proteína que inhibe el sistema de restricción del hospedador.

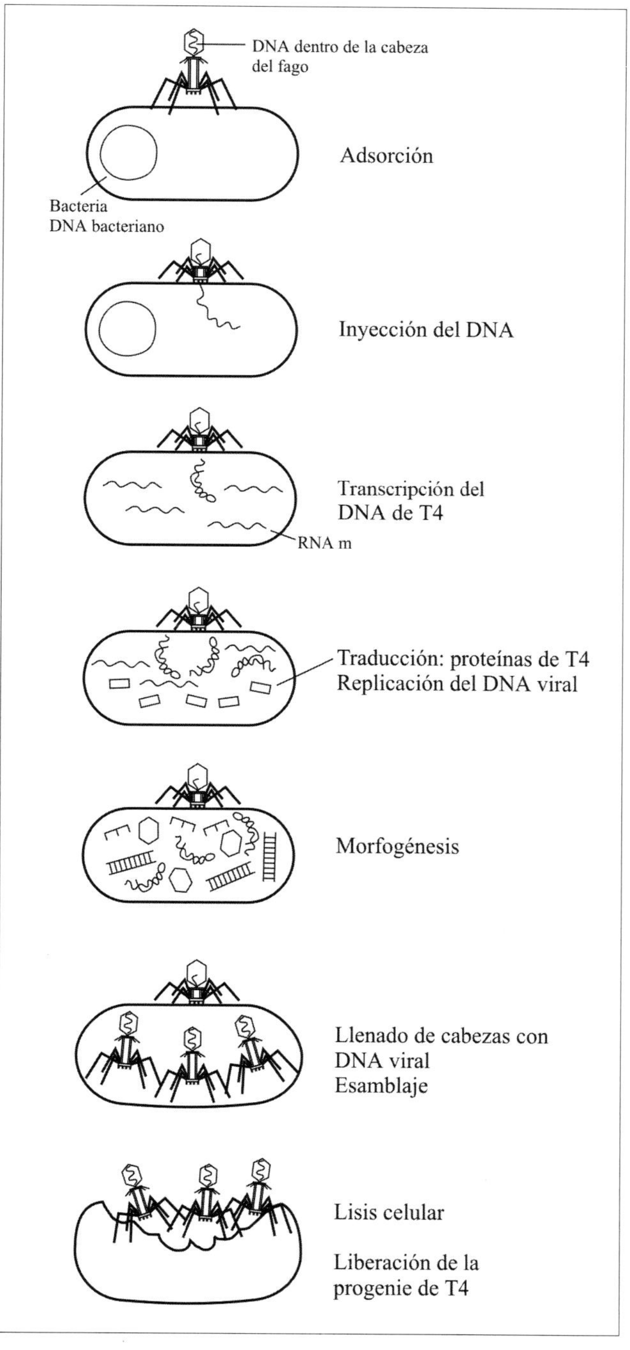

Fig. 54-5. Etapas de la infección por T4. Ciclo lítico.

Curva de crecimiento de un solo ciclo

La curva de crecimiento de un ciclo es una estrategia experimental para la caracterización de la interacción lítica entre virus y célula hospedadora *in vitro*. Para el caso de los bacteriófagos, el primer antecedente histórico de este tipo de experimento lo realizó d' Herelle en 1929, aunque sus resultados fueron ignorados por muchos años. En 1942, Ellis y Delbrück realizaron el experimento representado en la Fig. 54-6. En dicho experimento, en el tiempo cero o inicial, los fagos virulentos (en alta multiplicidad de infección) son mezclados con una suspensión de bacterias susceptibles (infección). Esta infección es incubada por diferentes tiempos y en cada tiempo se toma una alícuota la cual se cuantifica por el método de UFP/ml.

Los resultados de la cuantificación a distintos tiempos son graficados en una curva de log UFP/ml en función del tiempo post-infección. El perfil de la curva de partículas virales infectivas obtenido puede ser dividido en diferentes fases o etapas. Dichas etapas son: 1) fase de eclipse, donde las partículas virales después de la adsorción a la bacteria disocian su partícula en DNA y proteínas perdiendo su infectividad; 2) fase de crecimiento logarítmico, después de unos minutos de iniciada la infección los fagos hijos (producto de la multiplicación intracelular) comienzan a ser liberados al medio extracelular y vuelven a tener infectividad; 3) fase estacionaria, es la etapa en la que se detiene la acumulación de partículas virales infectivas por limitación de la disponibilidad de células susceptibles; 4) fase de decaimiento, la cantidad de partículas virales infectivas disminuye debido a la pérdida de infectividad de los viriones extracelulares.

Fagos lisogénicos o temperados. Ciclos lítico y lisogénico

No todas las infecciones por fagos conducen a la producción de una progenie y a la lisis del hospedador. El programa vegetativo de los fagos lisogénicos puede ser impedido por un represor fago específico y así, el fago entra en una relación benigna con su huésped (lisogenia) en la que sólo uno o pocos genes virales se expresan. El genoma del fago, con su función vegetativa reprimida, esté o no integrado en el cromosoma, se conoce como profago y la bacteria lisogénica adquiere inmunidad contra fagos homólogos. El sitio de integración del colifago λ es específico, se encuentra entre los *loci gal* (genes involucrados en la utilización de galactosa) y *bio* (síntesis de la vitamina biotina) del cromosoma de *E. coli* (Fig. 54-7A). En cambio, el fago Mu (elemento transponible) no posee un sitio de integración específico y se integra en forma aleatoria en el genoma de la bacteria por acción de la transposasa viral. Los profagos de otros fagos lisogénicos como P1 no se integran sino que existen como plásmidos en la bacteria.

En la Fig. 54-8 se esquematiza el ciclo de vida del fago λ que pertenece a la familia *Siphoviridae*. El virión tiene una cabeza icosaédrica y una cola no contráctil con simetría helicoidal a la que se une una única fibra. El DNA de este fago temperado es lineal, bicatenario, pero en el extremo 5´ de cada cadena posee extremos monocatenarios

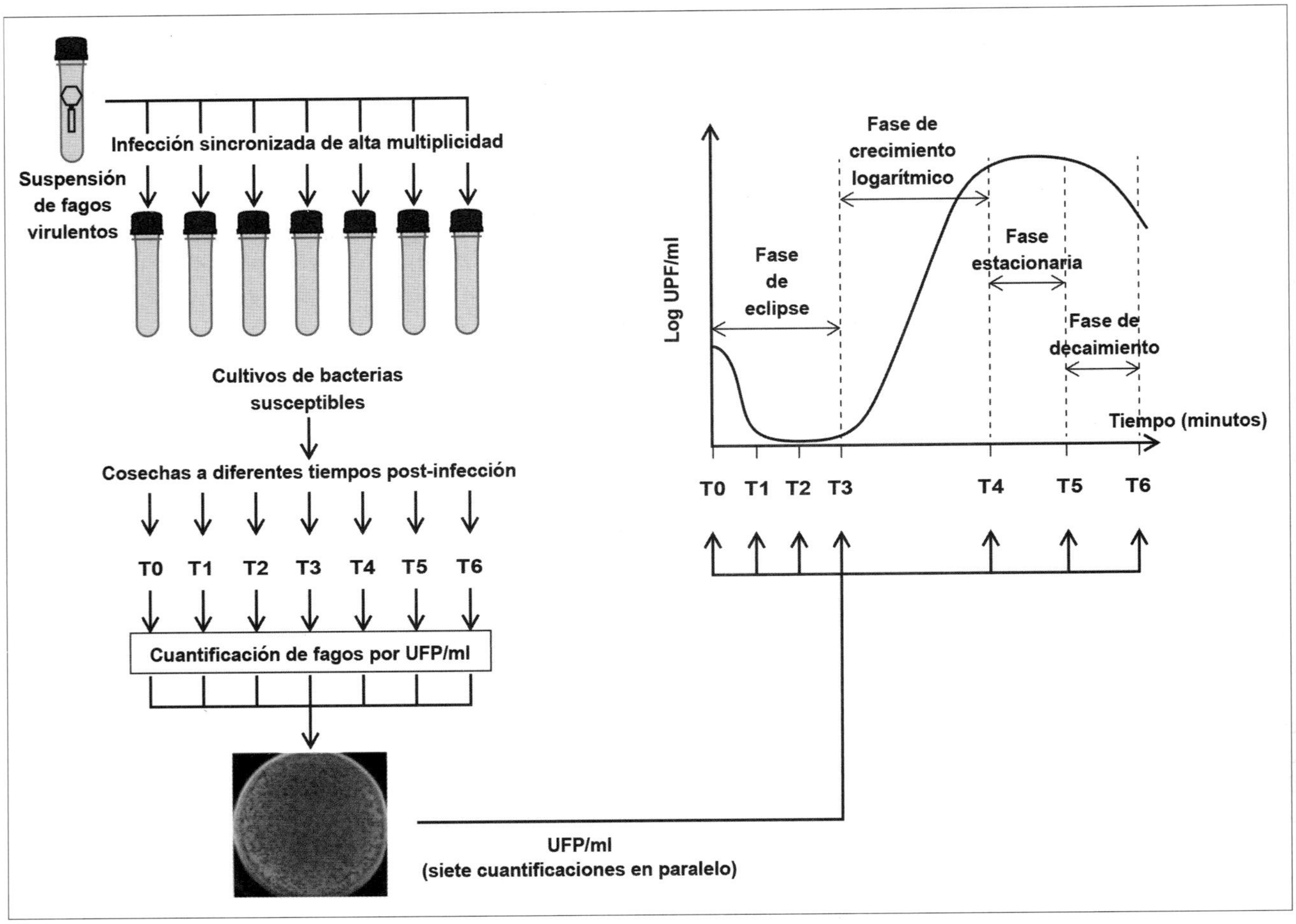

Fig. 54-6. Curva de crecimiento viral de un ciclo (Ejemplo: *E. coli*–bacteriófago T4)

complementarios de 12 pb, cohesivos, denominados secuencias *cos* (por *"cohesive site"*). Cuando el genoma de λ penetra en una bacteria sensible es convertido en un círculo covalentemente cerrado gracias a la DNA ligasa bacteriana que actúa sobre las secuencias *cos* complementarias. Luego, el DNA circular adquiere una estructura superenrrollada por acción de la DNA girasa bacteriana. En este momento el fago "toma la decisión" de iniciar un ciclo lítico o lisogénico en base al estado fisiológico de la célula y a la multiplicidad de infección. Esta decisión depende de una competencia en la expresión de los genes reguladores *cro* (control del represor) y *cI* (represor de λ) que son transcriptos en esta etapa inicial por la RNA pol bacteriana. Estos genes reguladores flanquean una región reguladora crítica del DNA viral que contiene dos promotores, PR y PRM. La transcripción desde estos promotores está regulada por la unión de las proteínas Cro y CI al operador superpuesto OR (del inglés *"right"*) que comprende tres sitios en cascada (Fig. 54-9). Los promotores PR y PRM dirigen la transcripción de los genes *cro* y *cI* respectivamente. Si la actividad de la proteína Cro domina la región reguladora se producirá un ciclo lítico, en cambio, si prevalece la actividad de CI se establece la lisogenia. Cuando Cro se une a OR bloquea la transcripción desde PRM, reprime la expresión de los genes ubicados a la izquierda de OR, que codifican el represor de λ y se inicia el programa vegetativo. En cambio, cuando CI se une a OR bloquea la transcripción desde PR, reprime la expresión de los genes ubicados a la derecha de OR, gen *cro* y genes involucrados en la producción de un ciclo lítico. Además, esta unión activa la transcripción a partir de PRM, y se expresan los genes ubicados a la izquierda de OR, que codifican el represor de λ y conducen a la lisogenia. Así, CI actúa como represor del programa vegetativo y como inductor de su propia síntesis.

Ahora explicaremos cómo la concentración de la proteína CII modula el equilibrio de los niveles relativos de las proteínas CI y Cro, que determina la decisión entre lisis y lisogenia. La proteína CII es una proteína activadora necesaria para iniciar la síntesis de CI a partir de otro promotor (PRE) antes de que CI active su propia transcripción a partir de PRM. La concentración de CII varía en diferentes condiciones. CII es degradada por una proteasa del hospedador, pero esta proteasa es neutralizada por la proteína viral CIII. El genoma del fago puede sensar el estado fisiológico de su hospedador ya que la concentración de la proteasa bacteriana es muy baja cuando la célula carece de nutrientes y, en consecuencia, CII es estable y se establece una relación lisogénica. Esta decisión es apropiada debido a que en esas condiciones las bacterias no podrían sostener un ciclo lítico. Por el contrario, la respuesta lítica es más probable cuando el fago infecta bacterias que crecen en un medio rico y poseen altos niveles de proteasa. Además, λ también puede censar el número de genomas infectantes a través de la concentración de CIII. Cuando la multiplicidad de infección es alta, varios genomas pueden penetrar en el hospedador y producir una elevada concentración de CIII que protege a CII de la degradación y conduce a la lisogenia. Nuevamente, esta decisión es adecuada ya que ante una alta multiplicidad de infección los hospedadores no infectados serían insuficientes para sostener un ciclo productivo.

Ciclo lítico

Cuando la actividad de Cro controla la zona reguladora se inicia un ciclo productivo (Fig. 54-8). La regulación de la "cascada lítica" de λ se basa en los antiterminadores. La proteína N es un antiterminador que se sintetiza al inicio del ciclo y permite que la RNA pol bacteriana transcriba los genes tempranos retrasados sin tener en cuenta terminadores específicos. Entre estos genes se encuentran los involucrados en la iniciación de la replicación del DNA de λ (codifican las proteínas O y P) y el gen que codifica el antiterminador Q, que permite la transcripción de los genes tardíos que codifican las proteínas estructurales y las enzimas líticas.

La replicación del DNA de λ es primero bidireccional, con participación de las proteínas O y P. Luego, en la fase en que se sintetizan las proteínas tardías, se sintetizan cientos de copias de su DNA (replicación por círculo rodante) que se concatenan (se unen) a través de las secuencias *cos*. Las enzimas de maduración de λ cortan el concatémero en segmentos flanqueados por las secuencias *cos* que son los sitios de empaquetamiento (*pac sites*), y se efectúa el llenado de las cabezas. Luego se unen las colas y otras proteínas. Enzimas codificadas por el fago son responsables de la lisis celular.

Los fagos pueden desempeñar un importante rol en la evolución de las bacterias promoviendo la transferencia horizontal de genes entre bacterias de la misma especie o incluso entre géneros poco relacionados a través de la transducción.

Transducción generalizada: Durante un ciclo lítico las cabezas son rellenadas con el DNA del fago. Ciertos fagos lisogénicos como P22 o P1 utilizan el mecanismo poco específico de *"headful packaging"* y por error pueden encapsidar DNA bacteriano, formándose partículas de transducción generalizada (ver cap. **Mecanismos de variación genética: Transferencia horizontal de genes**). El fago P22 de *S. Typhimurium* fue el primer fago transductor descubierto por Zinder y Lederberg. El fago P1 es un fago de amplio rango de hospedador que puede promover el intercambio genético entre diferentes bacterias Gram negativas (*E. coli, Klebsiella* spp., *Myxococcus* spp.). No todos los fagos pueden dar lugar a la formación de partículas transductoras. Un fago transductor no debe degradar completamente el genoma bacteriano y los sitios de empaquetamiento no deben ser tan específicos que dichas secuencias no se encuentren en el DNA del hospedador. El fago virulento T4 que utiliza el mecanismo de *"headful packaging"* no es normalmente un fago transductor, sin embargo, si se inactivan los genes responsables de la degradación el genoma bacteriano puede convertirse en un buen transductor. En cambio, el fago λ no funciona bien en transducción generalizada debido a la especificidad de los sitios de empaquetamiento (secuencias *cos*).

Ciclo lisogénico

Cuando la actividad de CI controla la zona reguladora se inicia un ciclo lisogénico (Fig. 54-8). El DNA del fago λ se integra en el cromosoma de *E. coli* en una región no esencial entre los *loci gal* y *bio* (Fig. 54-7A). Esta integración que se produce por recombinación específica de sitio, es reversible y depende de la existencia de pequeñas secuencias homólogas en ambos genomas (sitios *att: "attachment sites"*). La integración es mediada por el producto del gen *int* de λ, la integrasa, que es una topoisomerasa de tipo I. La transcripción del gen *int* es activada por CII, proteína clave en el proceso de lisogenización (activador de *cI*). La integrasa hace muescas en las regiones centrales de los sitios *att* de λ y de *E. coli*, se produce un apareamiento de bases homólogas y la integrasa cierra las muescas uniendo ambas moléculas. El proceso de integración requiere además que el DNA de λ esté superenrrollado (actividad de DNA girasa) y la participación de proteínas codificadas por la bacteria. Una vez integrado el genoma viral, el represor de λ impide la expresión de todos los genes del profago excepto la del gen que lo codifica. Durante la replicación del DNA bacteriano también se replica el profago que es heredado por las células hijas.

Detección de bacterias lisogénicas. Inducción del profago

Como se ha mencionado, durante la relación lisogénica el profago sólo expresa uno o pocos genes virales entre los que se encuentra el que codifica el represor del programa vegetativo. Este represor no sólo reprime la transcripción a partir de los promotores implicados en el ciclo lítico del fago endógeno sino que es activo sobre el DNA de fagos sobreinfectantes del mismo tipo, y por ello confiere inmunidad a la bacteria lisogénica.

En un cultivo de células lisogénicas sólo un pequeño porcentaje espontáneamente produce virus y se lisa debido a que se inactiva el represor. Sin embargo el proceso se autolimita ya que esta progenie infecta células lisogénicas inmunes por la presencia de moléculas de represor.

Para comprobar si una población bacteriana es lisogénica se la puede someter a la radiación UV. El daño producido en el DNA activa el sistema SOS (ver cap. **Mecanismos de variación genética: Mutaciones**). Este sistema convierte a la proteína RecA en proteasa, la cual, en el caso del fago λ, cliva al represor CI. El genoma viral se escinde del cromosoma bacteriano por recombinación, en la que participan los productos de los genes *xis* (escisionasa) e *int*. El intermediario circular inicia un ciclo lítico (Fig. 54-8). La progenie viral puede detectarse utilizando una población sensible al fago (ensayode unidades formadoras de placas).

Nuevamente recordamos que los fagos pueden desempeñar un importante rol en la evolución de las bacterias promoviendo la transferencia horizontal de genes a través de la transducción. Cuando el profago se escinde, un error en el sitio de recombinación origina partículas de transducción especializada que contienen parte del

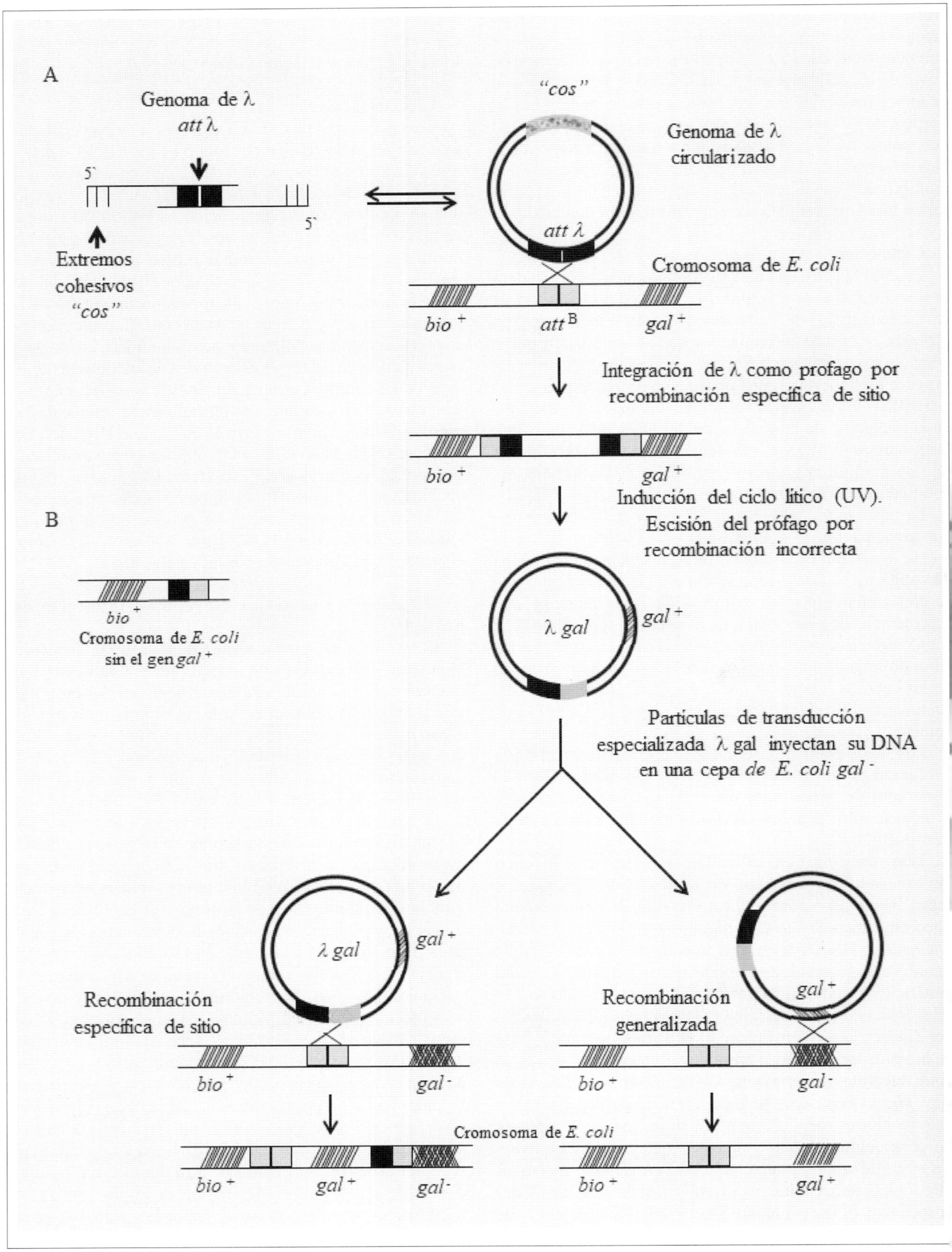

Fig. 54-7. A. Integración del genoma de λ en el cromosoma bacteriano. B. Origen de partículas de transducción especializada.

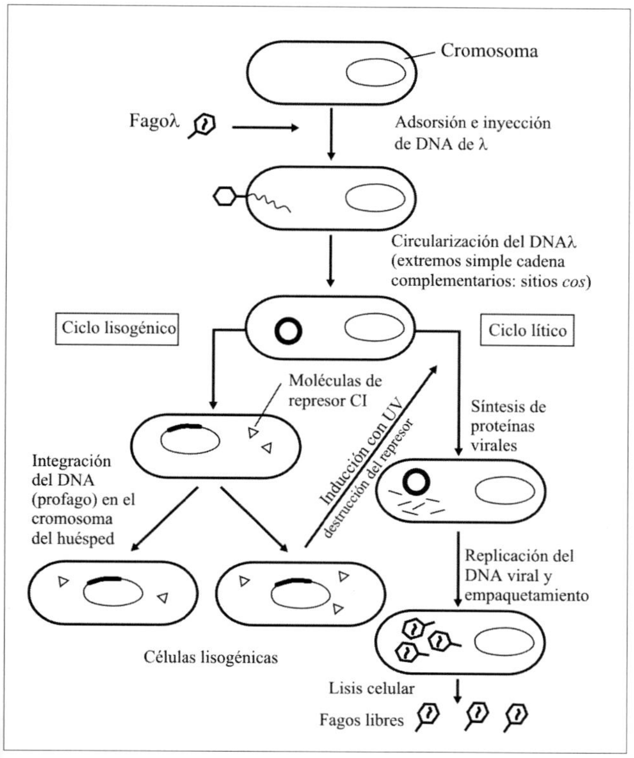

Fig. 54-8 Ciclo lítico y lisogénico del fago λ.

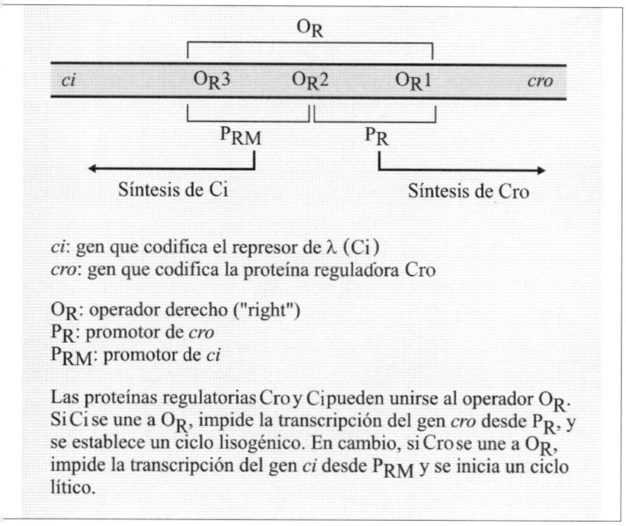

Fig.54-9. Región reguladora crítica del fago λ.

genoma del fago y un pequeño segmento contiguo de DNA de la bacteria dadora (ver cap. **Mecanismos de variación genética: Transferencia horizontal de genes**).

Conversión fágica

El profago confiere a la bacteria lisogénica inmunidad a la sobreinfección por fagos homólogos. Muchas bacterias aisladas de la naturaleza son lisogénicas sugiriendo que esta inmunidad es una ventaja de supervivencia en la naturaleza.

Algunos profagos confieren además otras propiedades a

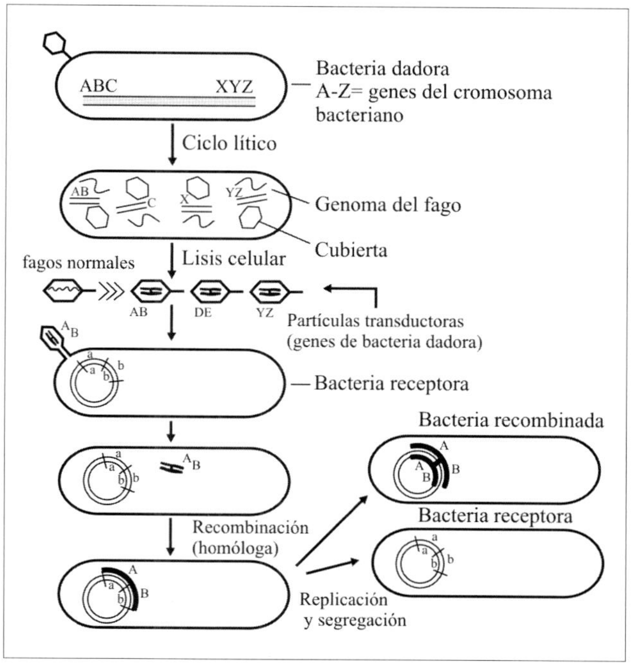

Fig. 54-10. Formación de partículas de transducción generalizada.

la bacteria, como la producción de toxinas, que modifican su fenotipo. Este fenómeno conocido como conversión fágica o conversión lisogénica reviste gran importancia médica ya que los profagos codifican factores de virulencia (Tabla 54-2). Además de toxinas, los profagos codifican superantígenos, proteínas que alteran la antigenicidad, proteínas involucradas en la adhesión y en la invasión y enzimas requeridas para la supervivencia intracelular. Incluso el fago λ confiere a las cepas lisogénicas de *E. coli* resistencia al suero.

Bacteriófago Mu: un fago lisogénico transponible

El nombre del fago Mu hace referencia a su capacidad

Tabla 54-2. Toxinas bacterianas codificadas por profagos

Bacteria	Toxina	Enfermedad
Corynebacterium diphteriae	Diftérica	Difteria
Streptococcus pyogenes	Eritrogénica	Fiebre
Staphylococcus aureus	Enterotoxina	Intoxicaciones alimentarias
Clostridium botulinum	Botulínica	Botulismo
Escherichia coli	Verotoxina o *"shiga like"*	Diarrea enterohemorrágica
Vibrio cholerae	Colérica	Cólera

de provocar mutaciones debido a que el genoma viral se inserta al azar en el genoma hospedador interrumpiendo la continuidad genética y por lo tanto inactivando genes. El fago Mu posee una cabeza icosaédrica, una cola helicoidal y seis fibras de la cola.

Cuando el fago Mu infecta una bacteria sensible inyecta su genoma, este DNA bicatenario está protegido de las enzimas de restricción por un sistema de modificación viral. A diferencia de lo que ocurre con el fago λ, la integración del genoma de Mu es esencial para ambos ciclos, lítico y lisogénico. La integración, mediada por la transposasa viral, origina la duplicación de cortos segmentos de DNA del hospedador, rasgo típico de la inserción de elementos transponibles. En ausencia del represor de Mu se inicia un ciclo lítico, y la replicación del genoma implica numerosos episodios de transposición replicativa a diferentes sitios del cromosoma bacteriano. Luego, segmentos de DNA que contienen el genoma de Mu más extremos de DNA bacteriano son cortados para llenar las cabezas. Por lo tanto, éstas contienen DNA viral que posee en sus extremos DNA del hospedador cuya secuencia es variable ya que corresponde a secuencias adyacentes a los distintos sitios de inserción.

Evolución del genoma bacteriano y el rol de los fagos

Un profago es el material genético de un bacteriófago establemente integrado y que se replica y expresa junto con el material genético de la bacteria hospedadora. La distribución de los profagos en lo que respecta a su presencia o ausencia en una dada especie bacteriana, su localización y orientación dentro del genoma bacteriano no es homogénea. El análisis de las secuencias de genomas bacterianos completos indica que hasta un 20% del genoma bacteriano consistiría en secuencias de probable origen fágico, provenientes de eventos previos de integración de profagos. Además, los fagos lisogénicos podrían movilizar islas de patogenicidad presentes en el cromosoma como parte de profagos defectivos.

Como ya se ha mencionado, algunos profagos codifican genes de virulencia (conversión fágica) y contribuyen en forma central en la modulación de las características genéticas y fenotípicas de la bacteria hospedadora. No obstante, este fenómeno no es exclusivo de los patógenos bacterianos sino un fenómeno universal observable en todos los organismos celulares. Las bacterias lisogénicas que contienen múltiples secuencias de profagos pueden experimentar rearreglos de sus genomas a través de los profagos lo que conduce a la adquisición de nuevas constelaciones de genes profágicos. Los sitios del tRNA son los sitios cromosómicos preferidos para la integración. Por otro lado, la integración de los profagos en una secuencia codificante de proteínas puede conducir tanto a la disrupción del gen como a una nueva proteína. Aparentemente, los profagos son tan fácilmente adquiridos como perdidos por el cromosoma bacteriano. La fijación de los genes de un profago parece estar restringida a aquellos genes cuya función ha sido cooptada por la célula hospedadora.

Con respecto a los fagos virulentos, Michael Brockhurst y Steve Paterson de la Universidad de Liverpool aportaron la primera evidencia experimental que corrobora la hipótesis de la Reina Roja. Estos autores comprobaron que las bacterias evolucionan para ser resistentes a los fagos, quienes a su vez evolucionan para poder infectar a dichas bacterias resistentes, y así sucesivamente en un ciclo sin fin de cambios coevolutivos.

Los procesos biológicos descritos han cambiado la percepción de las interacciones fago-bacteria desde una simple interacción parásito-hospedador a una relación bidireccional de verdadera co-evolución virus-bacteria.

Utilización práctica de los fagos

Biotecnológica

La docilidad experimental de los fagos y su uso en cuestiones biológicas fundamentales ha tenido un profundo efecto sobre la biología molecular moderna. La investigación de los fagos también ha permitido múltiples desarrollos biotecnológicos, entre ellos, el *display en fagos* (*Phage Display Technology*) ha sido aprovechado recientemente en abordajes multidisciplinarios para la generación de nuevas nanotecnologías. Otra aplicación es como vehículos para vacunas libres de células (presentación de antígenos protectores asociados a las proteínas de la cápside o vehículos de vacunas a DNA).

Los sistemas de *display en fagos* pueden ser agrupados en dos clases sobre la base del sistema vector utilizado para producir los fagos, pero en ambos casos la resultante es la generación de partículas virales recombinantes, en las que el genoma viral se manipula para introducir una secuencia codificante de una proteína heteróloga de interés (no perteneciente al fago). La primera clase de sistemas, conocida como los verdaderos vectores fágicos está basada en los genomas de los fagos filamentosos M13, f1 o fd donde la proteína de interés es clonada directamente como una proteína de fusión con una proteína de la cápside viral o como un cassette de fusión de una proteína de cápside adicional. El segundo tipo de sistemas de *display en fagos* se basa en vectores fagésmidos (un plásmido que alberga tanto un origen de replicación de fago como también de plásmido) lo que facilita su manipulación durante el clonado del gen heterólogo de interés. Esta tecnología, en definitiva consiste en una metodología genómica funcional simple para el tamizaje de interacciones ligando- receptor (Fig. 54-11).

Las implicancias prácticas actuales de la tecnología de los fagos incluyen: 1) producción de nanocables usados en microelectrónica, 2) detección de bacterias patógenas en alimentos, agua, bioterrorismo, agricultura y desinfección de hospitales 3) utilización como herramienta antimicrobiana contra organismos resistentes a antibióticos, 4) control de los fagos en la microbiología de interés industrial donde provocan graves efectos económicos. Dada su importancia clínica, la terapia con fagos será ampliada en el siguiente apartado de este capítulo.

Terapia con fagos

La terapia con fagos implica el uso de fagos líticos que actúan como agentes bactericidas. Dicha terapia comenzó a desarrollarse al principio del siglo XX y despertó entusiasmo, pero también controversia. Ya en 1896, Ernest Hankin detectó actividad antibacteriana en las aguas del Ganges, que no era eliminada al filtrarlas con filtros muy finos de porcelana. Estudió su efecto sobre *Vibrio cholerae* y sugirió que dicha actividad antibacteriana limitaba las epidemias por ingestión de esas aguas en la India. Posteriormente, en 1917, Félix d´Herelle, un canadiense que trabajaba en el Instituto Pasteur de París, aisló de las heces de soldados con disentería un agente filtrable con actividad bacteriolítica sobre el "bacilo Shiga". Fascinado por el aparente rol de los fagos en el control natural de las infecciones microbianas, dedicó su vida al desarrollo de una terapia con fagos y estableció una compañía en respuesta a la demanda de estos agentes antibacterianos. Además, en 1934, viajó a Tbilisi, entonces perteneciente a la Unión Soviética y actualmente a la república independiente de Georgia, para ayudar a montar el Instituto Internacional de Bacteriófagos creado por George Eliava. Existen informes de enfermedades controladas mediante el uso de fagos: disentería, fiebre tifoidea, cólera, infecciones urinarias, etc. Los fagos eran depositados directamente en las lesiones, suministrados por vía oral, mediante aerosoles o enemas. También se utilizaron las vías intradérmica, intramuscular, intravascular, intraduodenal, intraperitoneal, incluso se aplicaron en pulmón, carótida y pericardio.

Lamentablemente muchos estudios realizados entre 1917 y 1956 fueron poco controlados (uso de fagos sin caracterizar, ausencia de placebos, etc.) y algunos de los éxitos no tenían bases científicas. Muchas preparaciones de fagos carecían de adecuados controles de calidad, salvo las de algunos centros de investigación, y por ello, algunas no contenían fagos activos debido a fallas en la preservación. Otro problema era que al filtrar los lisados bacterianos para obtener preparaciones de fagos, las mismas estaban contaminadas con antígenos bacterianos y componentes del medio de cultivo. En occidente la terapia con fagos fue poco utilizada debido al advenimiento de los antibióticos, en cambio, en Europa del Este, especialmente en Polonia y la ex Unión Soviética, la investigación y la utilización clínica de la terapia con fagos continuó. También continuó en Francia, donde hasta hace 15 años el Dr. Jean-FrancoisVieu del Servicio de Enterobacterias del Instituto Pasteur de París preparaba fagos de *Pseudomonas* para tratar pacientes en base al caso individual. En la Academia de Ciencias Polaca de Wroclaw, el grupo del Dr. Stefan Slopek trató desde 1981 hasta 1986 a más de 550 pacientes que sufrían fístulas supurativas, septicemia, abcesos, infecciones respiratorias, y peritonitis. Después de estudiar 256 fagos virulentos, aislados de *Staphylococcus, Klebsiella, Proteus, Escherichia, Shigella, Salmonella y Pseudomonas*, finalmente un 40% de éstos fueron utilizados con éxito (75-100%) en terapia clínica. Los fagos se administraron oralmente, previa neutralización del pH gástrico, en aerosoles, infusiones rectales y en forma tópica, y se observaron pocos efectos secundarios. Se monitoreó periódicamente el nivel de bacterias y la sensibilidad a los fagos, para cambiar los fagos ante la aparición de mutantes resistentes. La experiencia más amplia en terapia con fagos se desarrolló en el Instituto Eliava de Bacteriófagos, Microbiología y Virología de Tbilisi, Georgia y se utilizó extensivamente en pediatría, infecciones post quirúrgicas y quemados. El estudio de miles de fagos aislados, por ejemplo, de *Pseudomonas*, les permitió seleccionar fagos que inhibían un mayor porcentaje de cepas. La preparación de mezclas de fagos permitió reducir el problema de resistencia, y frecuentemente los resultados obtenidos utilizando fagos y antimicrobianos fueron superiores a los logrados con cualquiera de estas terapias en forma individual. Recientemente desarrollaron la preparación IntestiPhage que incluye 23 fagos activos contra bacterias entéricas.

Han sido aislados fagos específicos para más de 100 géneros bacterianos, y podría pensarse que cada tipo de bacteria posee sus propios fagos. Estos fagos específicos pueden ser aislados, por filtración, de los sitios donde dichas bacterias crecen, heces, suelo, etcétera.

Las potenciales ventajas de la terapia con fagos son: 1) los fagos se autorreplican y se autolimitan ya que su replicación depende de la existencia de bacterias sensibles, 2) pueden dirigirse con más especificidad que los antimicrobianos contra una determinada bacteria, causando menos daño a la flora normal, evitando las disbacteriosis que pueden conducir a otras infecciones, 3) los fagos son capaces de evolucionar rápidamente para contrarrestar la emergencia de bacterias resistentes,4) pocos efectos secundarios han sido observados en las terapias con fagos, 5) podrían utilizarse en profilaxis y para sanitizar hospitales, 6) el costo reducido de las preparaciones tópicas favorecería el acceso a una terapia a pobladores de países en vías de desarrollo, y 7) el uso tópico implica la multiplicación de los fagos y su penetración en los tejidos donde la infección esté presente. Sin embargo, existen una serie de problemas a resolver: 1) debe considerarse la inactivación específica e inespecífica de fagos por fluidos corporales, y 2) el riesgo de shock tóxico posterior a la inyección de fagos, debido a la liberación de endotoxinas por los patógenos lisados (reacción de Herxheimer), riesgo que comparten con ciertos antibióticos.

La aparición de bacterias resistentes a la mayoría o a todos los antimicrobianos existentes renovó en la década de 1980 el interés por la terapia con fagos en Occidente. En Gran Bretaña y en Estados Unidos se han desarrollado experiencias en animales, que sugieren, por ejemplo, la utilidad de la terapia con fagos anti *Pseudomonas* en quemados y en infecciones sistémicas. Recientemente, cepas de *E. coli* O157 (virotipo entero hemorrágico, ECEH) han contaminado hamburguesas y jugos de frutas no pasteurizados, provocando epidemias de diarreas sanguinolentas y en ciertos casos, síndrome urémico hemolítico. Estas cepas son susceptibles a fagos relacionados con el fago virulento T4, los cuales tendrían una utilidad potencial en la terapia clínica y en la profilaxis en las plantas elaboradoras. Actualmente se están estudiando fagos relacionados con T4, ya que son excelentes candidatos para tratar enterobacterias y otras bacterias Gram negativas.

Cabe destacar que las bacterias que crecen como biopelículas son notoriamente más resistentes a los antimicrobianos que sus contrapartes planctónicas. Para combatirlas se han aislado fagos capaces de erradicar biofilms formados por cepas de *E. coli, Proteus mirabilis y*

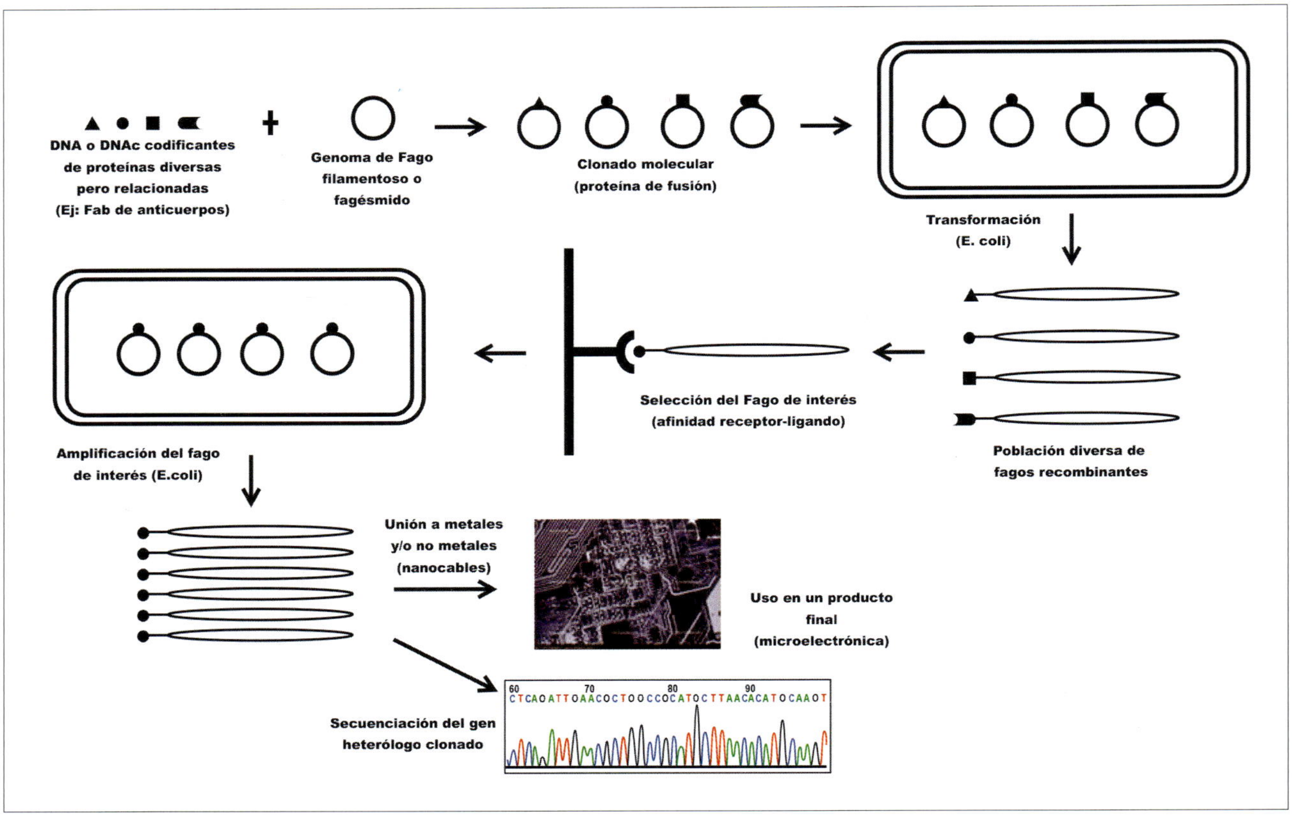

Fig. 54-11. Tecnología de *display* en fagos.

Campylobacter jejuni.

Muchos estudios deben aún efectuarse sobre la estabilidad de las preparaciones, el "*clearence*" de fagos en sangre y tejidos, su multiplicación en el organismo, inactivación por anticuerpos, suero o pus, etc. Un importante aspecto a considerar es la secuenciación de sus genomas para establecer la ausencia de genes relacionados con resistencia a antibióticos, producción de toxinas u otros factores de virulencia. En Estados Unidos compañías como *PhageTherapeutics Inc* (*Bothell, WA*), *Exponential Biotherapies Inc* (*New York*) e *Intralytix* están desarrollando estudios preclínicos y clínicos de terapia con fagos para combatir infecciones bacterianas en humanos.

El uso de fagos se ha extendido a la industria alimentaria, las compañías Intralytix y EBI food Safety desarrollaron productos aprobados por *Food and Drug Administration* (FDA) para el control de *Listeria monocytogenes* en productos de consumo humano. También se han desarrollado aplicaciones veterinarias y de sanitización ambiental.

Virus de Archaea

Los virus de Archaea constituyen una sección distintiva de la virosfera (concepto que refiere al espectro global de los virus en el planeta) y muestran morfotipos que no están asociados a ninguno de los virus presentes en los otros dos dominios, Bacteria y Eukarya. Una de las áreas más desarrolladas en la virología de las Archaea es aquella dedicada a los virus que infectan a *Crenarchaeota* hipertermófilas. Las características distintivas de estos virus, además de sus morfotipos radican en las secuencias de sus genomas y las proteínas codificadas, las cuales no muestran homología con aquellas pertenecientes a los virus que infectan bacterias y eucariotas. Además, los mecanismos de interacción con sus hospedadores también tienen características únicas. Probablemente las características diferenciales en la interacción de los virus con bacterias y arqueas radiquen fundamentalmente en las diferentes composiciones de las envolturas de las células hospedadoras.

BIBLIOGRAFÍA

Abedon ST, Kuhl SJ, Blasdel BG, Kutter EM. Phage treatment of human infections. Bacteriophage 2011; 1: 66–85.

Canchaya C, Fournous G, Brüssow H. The impact of prophages on bacterial chromosomes. Molecular Microbiology 2004; 53: 9–18.

Fields BN, Knipe, DM, Howley PM. Fields Virology, 5th edition, Lippincot-Raven Publishers, Philadelfia, 2007.

Madigan MT, Martinko JM, Parker J.Brock Biología de los Microorganismos, 10ª edición, Pearson Prentice Hall, Madrid, 2004.

Paterson S et al. Antagonistic coevolution accelerates molecular evolution. Nature 2010; 464: 275–278.

Pettya NK, Evansa TJ, Finerana PC, Salmond GPC. Biotechnological exploitation of bacteriophage research.Trends in Biotechnology 2006; 25: 7-15.

Prangishvili D. The wonderful world of archaealviruses. Annu Rev Microbiol 2013; 67:565–585.

Prescott LM, Harley JP, Klein DA. Microbiología, 5a edición, Mc Graw-Hill Interamericana, Madrid,2004.

CAPITULO 55

AGENTES INFECCIOSOS NO CONVENCIONALES: PRIONES

Luis Scolaro

Introducción

Las encefalopatías espongiformes subagudas agrupan a una serie de enfermedades, de humanos y animales, caracterizadas por presentar alteraciones neurodegenerativas del sistema nervioso central (SNC), ser de desarrollo muy lento y de desenlace fatal. El término "espongiformes" hace referencia al aspecto vacuolizado (esponjoso) de los tejidos infectados y subagudas debido a lo prolongado del período de incubación. Una característica fundamental de estas encefalopatías es su transmisibilidad, por lo que se las denomina encefalopatías espongiformes transmisibles, TSE (en inglés: *transmissible spongiform encephalopathies*). Luego de años de arduas discusiones con respecto a su etiología (genética o infecciosa), actualmente se acepta que las TSE comparten ambas características, es decir, transmisibles pero con la participación de un componente genético en su desarrollo. El término "prion" (*proteinaceous infectious particle*) se utiliza para denominar a la generalidad de agentes etiológicos causantes de las TSE, caracterizados por ser infecciosos, de composición exclusivamente proteica y, por lo tanto, resistentes a los tratamientos de inactivación de ácidos nucleicos. Hasta el presente no se ha podido detectar ningún tipo de ácido nucleico ni se ha observado estructuras semejantes a partículas virales asociadas a estos agentes. Los priones están compuestos por una proteína llamada proteína del prión, que se identifica con la sigla PrP^{TSE}, la cual resulta una isoforma de una proteína celular, PrP^{C}, presente tanto en tejidos infectados como no infectados. PrP^{TSE} se genera a partir de PrP^{C}, codificada en el genoma celular, mediante un procesamiento post-traduccional que no involucra ninguna alteración de tipo química sino esencialmente conformacional. PrP^{TSE} es la característica patognomónica común a todas estas enfermedades.

Dentro de las TSE de animales se destaca el "scrapie" (Sc) de ovejas y cabras, a partir del cual han surgido otras TSE como la encefalopatía espongiforme bovina (BSE) conocida también como enfermedad de la vaca loca, la encefalopatía transmisible del visón (TME), felina (FSE) y de ungulados exóticos, todas ellas adquiridas por consumo de alimento elaborado con harina de carne y hueso de oveja contaminada con scrapie (Tabla 55-1).

Las enfermedades humanas causadas por priones abarcan al kuru, la enfermedad de Creutzfeld-Jakob (CJD) en sus cuatro variantes: iatrogénica (iCJD), familiar (fCJD), esporádica o somática (sCJD) y nueva variante (vCJD), el síndrome de Gertsmann-Straussler-Scheinker (GSS) y el insomnio fatal familiar (FFI) y somático (FSI) (Tabla 55-1). Estas patologías han sido transmitidas experimentalmente a animales de laboratorio, comprobándose de esta manera su naturaleza infecciosa. Para GSS, FFI, y fCJD se ha detectado un componente genético, es decir hereditario, asociado al desarrollo de las mismas. En 1996 se describió la entonces denominada "nueva variante" de CJD, nvCJD, actualmente conocida simplemente como variante de CJD, (vCJD), padecida por 10 individuos jóvenes (edad promedio: 27 años) en el Reino Unido. Entre marzo de 1996 y diciembre de 2011 se han descripto 176 casos de vCJD en el Reino Unido (http://www.cjd.ed.ac.uk/documents/cjdq72.pdf), aceptándose como explicación posible a la aparición de vCJD, al consumo de vísceras de bovinos afectados con BSE.

Epidemiología

La epidemiología de las TSE humanas comenzó con el estudio del kuru en la década de 1950, hecho que se vio facilitado por lo circunscripto del área de prevalencia de esta enfermedad. El kuru fue endémico de una zona montañosa de la isla de Nueva Guinea y afectó a las tribus de nativos de la región con una incidencia anual del 1%, siendo mucho más común entre mujeres y niños que entre hombres. Este hecho se explica por el rito caníbal que estas tribus realizaban con sus muertos (algunos de ellos infectados con kuru), ya que las encargadas de la remoción de las vísceras y la cocción

Tabla 55-1. Encefalopatías espongiformes transmisibles (TSE)

Enfermedad	Hospedador	Mecanismo de patogénesis	
		Aparición	Transmisión
Kuru	humano	¿sCJD en la tribu?	canibalismo
iCJD	humano	infección con HGH o por injerto de córneas o de duramadre contaminados con CJD	por infección
vCJD	humano	ingesta de alimento contaminado con BSE	por infección
fCJD	humano	¿sCJD?	hereditaria
GSS	humano	¿sCJD?	hereditaria
FFI	humano	¿sCJD?	hereditaria
sCJD	humano	mutación somática	
FSI	humano	mutación somática	
Scrapie	oveja y cabra	desconocida	por infección
BSE	vaca	ingesta de alimento contaminado con scrapie	por infección
TME	visón	ingesta de alimento contaminado con scrapie o BSE	por infección
CWD	reno, alce	desconocido	por infección
FSE	gato	ingesta de alimento contaminado con BSE	
Encefalop.de ungulados	Antílopes l zoológico	infección por ingesta de alimento contaminado con BSE	

fCJD=variante familiar de CJD, iCJD=enfermedad de Creutzfeld-Jakob iatrogénica, sCJD=variante esporádica de CJD, vCJD=nueva variante de CJD, GSS=síndrome de Gertsman-Straussler-Scheinker, FFI=insomnio fatal familiar, FSI=insomnio fatal esporádico, BSE=encefalopatía espongiforme bovina, TME=encefalopatía transmisible del visón, CWD=enfermedad del agotamiento crónico del alce, FSE=encefalopatía espongiforme felina

de la carne eran precisamente las mujeres acompañadas de sus hijos menores. De esta manera, el contacto con tejidos infectados y la ingestión de los mismos crudos o a medio cocer aseguraba el mecanismo de transmisión de la enfermedad. La prohibición del canibalismo en los años 60 redujo considerablemente la incidencia del kuru y en la actualidad no aparecen casos de la enfermedad en nativos menores de 40 años.

En el caso de CJD, descripta entre 1920 y 1922, de distribución mundial, presenta una incidencia anual de alrededor de un caso por millón de habitantes; la fCJD aporta el 10-15% de los casos, en su mayoría asociados con mutaciones en los codones 102 y 200 del gen celular de PrP^{C} (*Prn-p*), mientras que la iCJD, producida durante procedimientos quirúrgicos que involucren el SNC, trasplantes de córneas, injerto de duramadre y tratamiento con hormona de crecimiento o gonadotrofina pituitaria, presenta una incidencia muy baja, desconociéndose hasta el presente vías de contagio horizontal no traumáticas y la variante nueva (vCJD) descripta anteriormente.

Clasificación

Hasta el presente, estos patógenos se denominan según la enfermedad que producen en su hospedador natural y no existe una clasificación tradicional (Tabla 55-1). Debido a su tamaño y comportamiento biológico se continúa clasificando a los priones dentro de los virus bajo la denominación de virus no convencionales de acuerdo con el Comité Internacional de Taxonomía Viral, ICTV *(International Committee on Taxonomy of Virus, www. ictvdb.org/)*. Sin embargo, su estructura y mecanismo de patogénesis es totalmente diferente a los correspondientes a dichos microorganismos.

Los resultados de algunos experimentos de transmisión a animales de laboratorio dificultan la clasificación, ya que en algunos casos la sintomatología de las enfermedades experimentales producidas en un hospedador determinado por distintos "tipos" de priones son indistinguibles entre sí, aunque sí lo son cuando infectan sus hospedadores naturales. Es así que la inoculación de hámsters y cobayos con agentes del kuru o CJD lleva a la misma patología, mientras que si la infección se realiza en ovejas o cabras éstas desarrollan una enfermedad indistinguible del scrapie. Pero por otro lado, la inoculación del agente de BSE en ovinos produce una enfermedad distinta del scrapie, y ratones genéticamente homogéneos inoculados con priones de distintas encefalopatías humanas presentaron diferentes patologías según cuál fuera el tipo de prión utilizado en la infección. Algunos aislamientos de scrapie han podido clasificarse en cepas, del mismo modo que ocurre con los virus, definidas por su efecto característico sobre el ratón, aunque los signos clínicos y patológicos producidos en cada hospedador experimental pueden ser variables, según cada caso.

Estructura y composición química

El tamaño de los priones, estudiado por ultrafiltración (diámetro de poro de 20 a 100 nm), coincide con el tamaño de los virus convencionales. Sin embargo, su marcada estabilidad frente a las radiaciones, detergentes, formol, cloroformo, ß-propiolactona, hipoclorito de sodio y al autoclave a 100°C durante 1 hora indica una estructura mucho más simple y, por lo tanto, más resistente que la de la mayoría de los virus. Teniendo en cuenta estas observaciones, asociadas al hecho de que en las preparaciones de scrapie la infectividad se correlacionaba con la presencia de un componente proteico, (los tratamientos drásticos con proteasas destruyen parcialmente la actividad biológica, mientras que los inactivantes de ácidos nucleicos no tienen efecto). En el caso del scrapie, el tratamiento proteolítico suave de PrP^{Sc} (PM 33-35 kDa), un tipo particular de PrP^{TSE}, propia del scrapie, origina una proteína de tamaño ligeramente menor, denominada PrP27-30 (PM 27-30 kDa), que retiene la capacidad infecciosa. En consecuencia, el tamaño descripto para estos agentes, similar al de un virus pequeño, sería un reflejo del agregado de moléculas de PrP^{TSE} que adoptarían un nivel de organización supramolecular, ya que la microscopía electrónica de tejidos infectados no muestra ningún tipo de estructura semejante a una partícula viral. Es así que los priones de scrapie estarían constituidos únicamente por esta sialoglicoproteína, PrP^{Sc}, que deriva de una isoforma correspondiente a una proteína celular normal, PrP^{C}, anclada en la membrana celular por un grupo glicofosfatidil-inositol. En los casos de enfermedad, PrP^{C} sufre cambios conformacionales que le confieren la resistencia característica al tratamiento proteolítico suave con proteinasa k, transformándose en PrP^{Sc}. La proteólisis parcial de PrP^{Sc} produce PrP27-30. El agregado de PrP^{Sc} daría como resultado la aparición de las fibrillas típicas observadas al microscopio electrónico.

La secuencia de aminoácidos de PrP^{Sc} y la de PrP27-30, ambas infecciosas, no presentan diferencias con la secuencia proteica deducida a partir de la secuencia del gen Prn-p. El procesamiento post-traduccional de PrP^{C} implica la remoción de su extremo COOH terminal con la incorporación de un glicoinositol fosfolípido y a la incorporación de dos oligosacáridos unidos por asparragina. La diferencia en el comportamiento entre PrP^{Sc} y PrP^{C} con respecto a la sensibilidad a la proteólisis y su asociación con la capacidad infectiva no puede explicarse por diferencias en la estructura proteica primaria. La única diferencia observada hasta el momento radica en la estructura terciaria de estas proteínas ya que el contenido de hoja plegada β de PrP^{Sc} es superior al de PrP^{C}, en la que predomina una estructura globular de hélice-α.

Ciclo biológico

En la década de 1980, la secuenciación del extremo NH2 terminal de PrP27-30 permitió la construcción de un oligonucleótido complementario que se utilizó como sonda en la identificación del gen para PrP^{C}/PrP^{Sc} (*Prn-p*). De esta forma se estableció que dicho gen se encuentra en el genoma celular y que el producto del mismo es PrP^{C}, de 33-35 kDa, que está presente tanto en tejidos sanos como infectados y es sensible a bajas concentraciones de proteinasa K, degradándose completamente. En cambio, PrP^{Sc} (presente solamente en los tejidos infectados) genera PrP27-30, que no se degrada y que conserva sus propiedades infectivas. PrP27-30 es el principal (probablemente el único) componente de las preparaciones purificadas del agente del scrapie. Esto es así ya que la purificación de ese agente se basa en el tratamiento del homogenato del tejido infectado (conteniendo PrP^{Sc} y PrP^{C}) con bajas concentraciones de proteinasa K, para eliminar proteínas contaminantes, que son sensibles a la proteólisis.

El modo de replicación de estos agentes ha sido un tema controversial. Aunque no se ha demostrado la existencia de un ácido nucleico asociado a la infección, algunos investigadores sostienen que éste es un componente necesario para que el agente replique. Sin embargo, la evidencia experimental de los últimos años indica que el cambio conformacional mencionado en la sección anterior sería el responsable de la resistencia a la degradación de PrP^{Sc}, que, debido a esa resistencia, se acumularía. En este proceso interviene una proteína celular del tipo de las chaperonas (proteínas acompañantes o plegadoras), denominada proteína X, que sería la encargada de cambiar la conformación de PrP^{C} a PrP^{Sc} utilizando una molécula de esta última como templado (Fig. 55-1). Trabajos recientes han demostrado que la presencia adicional de RNA ha facilitado la conversión *in vitro* de PrP^{C} a PrP^{Sc}. Hasta el momento continúa la discusión acerca de cuál de los dos pasos clave en la generación de patología es el limitante de la velocidad con que se desarrolla la enfermedad. Estos dos pasos son: 1) Conversión de PrP^{C} a PrP^{TSE} y 2) Agregado de las moléculas de PrP^{TSE} para formar las fibrillas y placas amiloides características de las TSE.

Para llevar a cabo estos dos pasos, PrP^{TSE} debe ingresar a las células, en particular neuronas, para comenzar con el plegamiento anómalo de PrP^{C}. El ingreso a las células se realiza a través del precursor del receptor de laminina (LRP/LR).

En el caso de GSS y CJD familiar la producción de $PrPf^{CJD}$ y de PrP^{GSS} (así designadas por analogía con PrP^{Sc} de scrapie), a partir de PrP^{C}, se daría de forma espontánea por la presencia de una o varias mutaciones en el gen *Prn-p*. Estas mutaciones facilitarían el plegamiento anormal de alguna/s molécula/s de PrP^{C}. Una vez ocurrido este cambio, la amplificación de $PrPf^{CJD}$ o PrP^{GSS} se daría por un proceso de "copiado" de la conformación anómala utilizando a PrP^{C} como sustrato de partida, tal como se describió más arriba. Este tipo de fenómeno, le confiere a las TSE un componente genético, es decir hereditario, que lleva a la enfermedad sin necesidad de que ocurra infección con PrP^{fCJD} o PrP^{GSS} (Fig. 55-1).

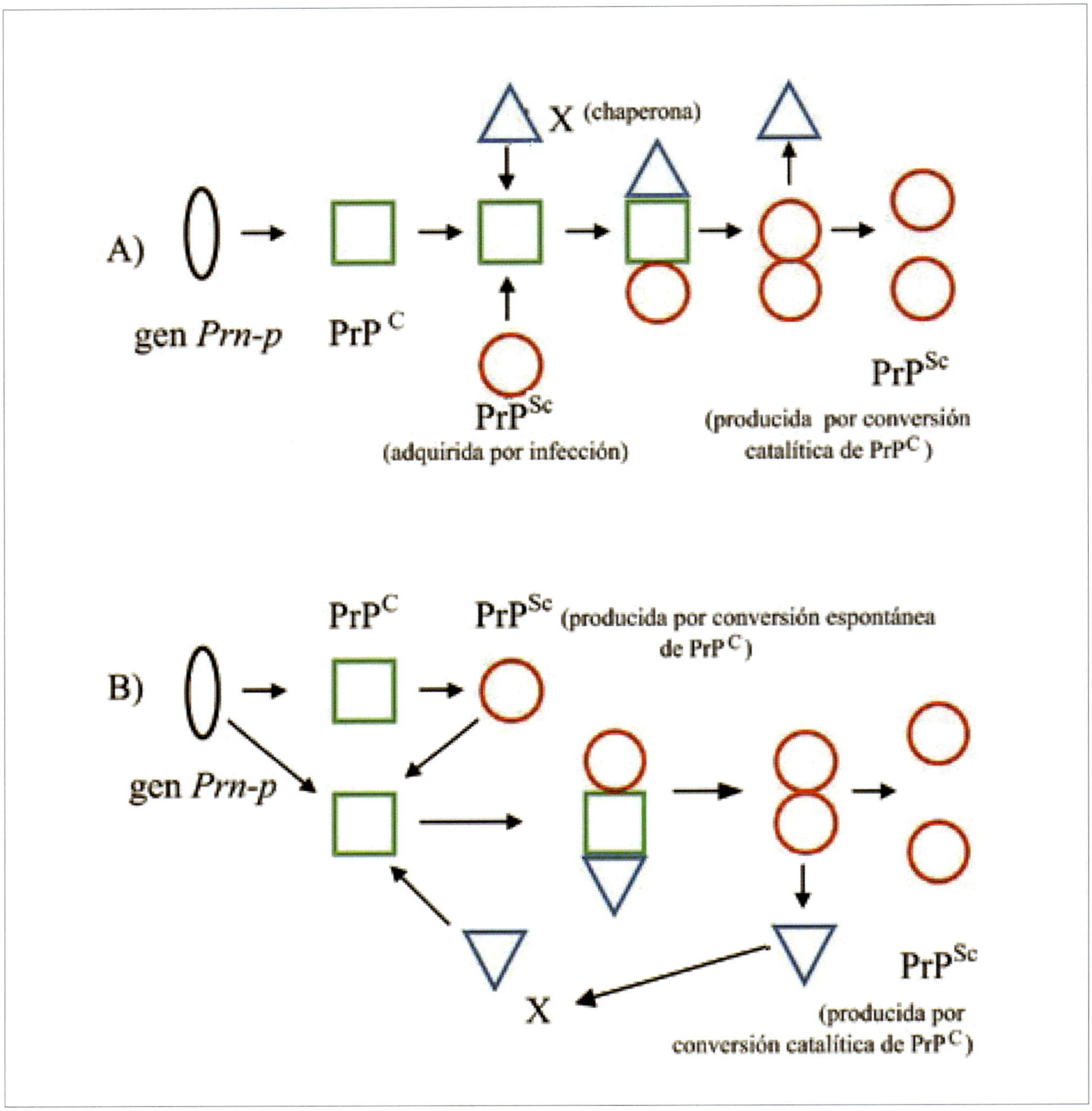

Fig. 55-1. Síntesis de PrPSc. A) por infección B) por mutación hereditaria (proceso rápido) o somática (proceso lento).

Tipo de infecciones

Las TSE son infecciones lentas con largos períodos de incubación que, una vez declaradas, se asocian con trastornos neurológicos conduciendo indefectiblemente a la muerte. Durante el curso de la enfermedad no aparece respuesta inmune celular o humoral ya que no se detectan procesos inflamatorios ni anticuerpos circulantes. Este hecho no resulta sorprendente ya que PrP^C es un componente normal de los tejidos.

En el kuru son típicas las manifestaciones de alteraciones cerebelosas (temblor, pérdida del equilibrio, discapacidad motora, cambios comportamentales, etc.) sin que se produzca un deterioro mental apreciable. La enfermedad se desarrolla en un tiempo promedio de 7 meses y puede tener períodos de incubación de hasta 40 años, aunque la mayoría de los casos aparecían entre los 5 y 25 años de edad.

En CJD es típica la tríada de diagnóstico consistente en demencia rápidamente progresiva, con mioclono, y un electroencefalograma característico. Hay además síntomas cerebelosos, visuales, piramidales y extrapiramidales. El período de incubación llega a los 20 años y la duración media de la enfermedad es de unos 5 meses, aunque en un reducido número de pacientes puede superar los dos años. La mayor incidencia ocurre entre personas de 50 a 75 años de edad.

El GSS y el FFI, menos frecuentes que CJD, son enfermedades heredables asociadas a mutaciones del gen *Prn-p*. El GSS aparece en personas de 30 a 50 años, presentándose como una ataxia cerebelar progresiva, aunque en algunos individuos los signos clínicos pueden ser indistinguibles de los de CJD. El curso de la enfermedad es mucho más lento que el de las anteriores, oscilando entre los 2 a 8 años. El FFI se describió por primera vez en 1986; la característica principal es insomnio severo e insuficiencia autonómica.

Con respecto a la vCJD, las características más importantes son trastorno sensorial y cambio en el comportamiento, ambas muy poco frecuentes en la CJD clásica, y la prolongada evolución de los signos clínicos, con trastornos psiquiátricos, sin signos neurológicos evidentes durante muchos meses. El electroencefalograma es diferente del de CJD. A diferencia de CJD, vCJD afecta a personas jóvenes.

Anatomía patológica

Estas enfermedades, cuya anatomopatología se limita al SNC, se caracterizan por producir en el tejido infectado vacuolización celular, muerte neuronal y proliferación de células gliales (principalmente astrocitos), confiriéndole de esta manera un aspecto "esponjoso" a las zonas afectadas. El grado de vacuolización puede variar apreciablemente dependiendo de la enfermedad considerada. Del mismo modo, es característica la formación de placas del tipo amiloide en el tejido nervioso, aunque como en el caso anterior, no se observan en forma generalizada. Las placas amiloides (depósitos de material fibrilar que teñidos con rojo Congo presentan el fenómeno óptico de birrefringencia) también aparecen en otras enfermedades neurológicas de etiología desconocida, como es la enfermedad de Alzheimer, sin que hasta el momento haya podido demostrarse un origen infeccioso para las mismas. Sin embargo, el estudio de los mecanismos de agregación de PrP^{TSE} ha servido de marco para la investigación de otras enfermedades causadas por plegamiento anómalo de proteínas con dominios de agregación, aunque las mismas no presenten un componente infeccioso asociado.

En el caso del kuru, la vacuolización se da principalmente en el cerebelo con gran cantidad de placas amiloides muy visibles, mientras que en CJD la vacuolización ocurre en la corteza cerebral y la formación de placas es escasa. En GSS, las placas amiloides son típicamente multicéntricas, son una manifestación típica y la vacuolización sólo aparece en un 60-70% de los casos. En la vCJD se observa lesión espongiforme, pérdida neuronal y astrocitosis muy evidentes en ganglios basales y tálamo; lo más llamativo son las placas de PrP, distribuídas ampliamente en todo el cerebro y el cerebelo, de aspecto "florido", en muchos casos similares a las del kuru. Estas placas pueden verse en ausencia de cambio espongiforme.

En el cerebro de ovejas infectadas naturalmente con scrapie se observa vacuolización y formación de placas, ocasionalmente de aspecto florido. Sin embargo, en la infección experimental del ratón con el agente de dicha enfermedad la manifestación de ambas patologías parece depender de un control genético, tanto a nivel de la cepa de ratón como de la cepa de scrapie utilizada en la infección. En la BSE se observan lesiones similares a las de scrapie, con las lesiones circunscriptas en muchos casos al pedúnculo cerebral, con degeneración neuronal y reacción astrocítica.

En el caso de las TSE adquiridas por consumo de alimentos contaminados con priones se ha descripto una ruta de dispersión de la infectividad que comienza con la colonización del tejido linfoide que subyace a la mucosa intestinal. A partir de este sitio los priones acceden al tejido nervioso periférico y a las vísceras. La multiplicación en estos sitios "primarios" permite la llegada de estos agentes al sistema nervioso central (Fig. 55-2).

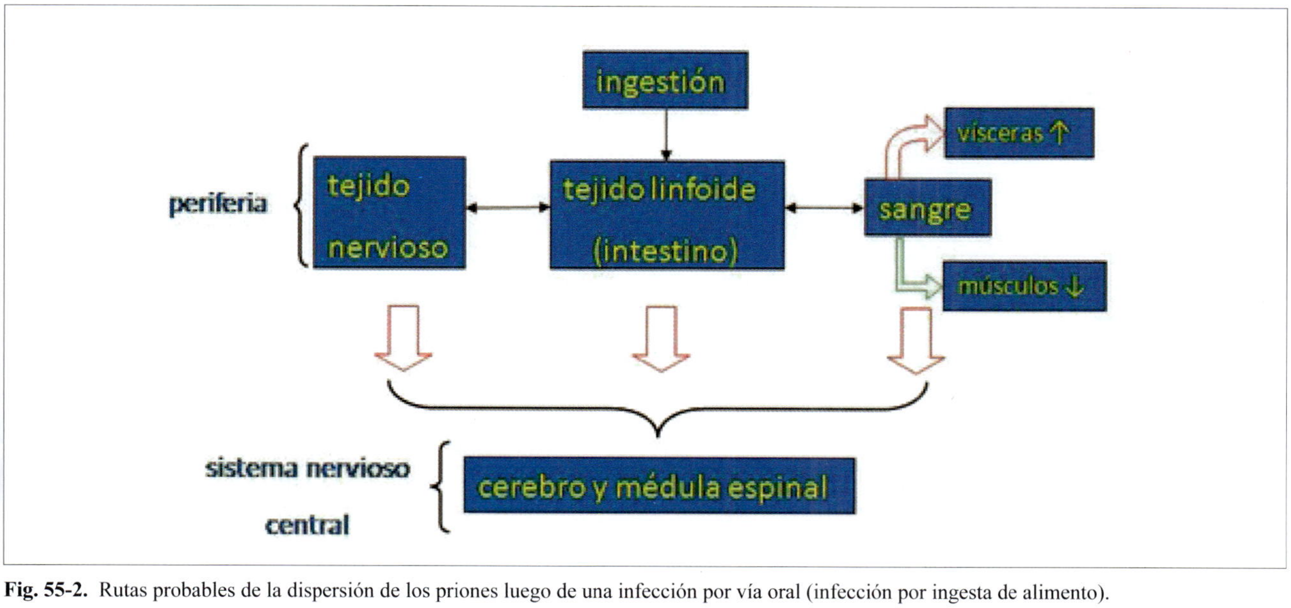

Fig. 55-2. Rutas probables de la dispersión de los priones luego de una infección por vía oral (infección por ingesta de alimento).

Defensa

En las encefalopatías espongiformes subagudas transmisibles el sistema inmune del hospedador no actúa como protector ni reacciona frente a la infección, ya que no se detecta inflamación ni anticuerpos circulantes. Esta situación tendría su explicación en la similitud estructural de PrP^{C} (proteína normal), reconocida como no extraña por el sistema inmune, y las distintas PrP^{TSE}, tales como: PrP^{Sc}, PrP^{CJD} o PrP^{GSS}, etc, siendo éstas, proteínas específicas de cada enfermedad. Esto se comprobó cuando ratones genéticamente modificados para no producir PrPC elaboraron anticuerpos contra la proteína infectante.

Por otro lado, el tratamiento de ratones infectados experimentalmente con scrapie o CJD con drogas inmunomoduladoras o inmunoestimulantes (interferón, virus vaccinia, fitohemoaglutininas, polisacárido bacteriano de BCG), disminuyen los tiempos de incubación y en algunos casos aumentan la gravedad de los signos clínicos, mientras que los inmunosupresores (esteroides, suero antilinfocítico, aceite de arachis) no consiguió alterar el curso de la enfermedad, disminuyen la susceptibilidad confirmando entonces la escasa o nula participación del sistema inmune en el desarrollo de estas enfermedades. Ratones esplenectomizados o genéticamente inmunosuprimidos no sufren la infección.

Todo esto indicaría que el sistema inmune en estas enfermedades sería un colaborador del agente infectante. Como se mencionó previamente, en los últimos años se ha encontrado que PrPSc se aloja en células del sistema inmune, que probablemente la transportan hacia el sistema nervioso central (Fig. 55-2).

Diagnóstico

Debido a la ausencia de respuesta inmune durante el curso de estas enfermedades no resulta posible la implementación de métodos de diagnóstico basados en estudios serológicos. Aunque la CJD está muy bien caracterizada clínicamente, el diagnóstico definitivo sólo puede realizarse por observación histopatológica de las lesiones características, por biopsia del cerebro, que es un procedimiento agresivo, o en el *post mortem*. Se están desarrollando métodos para detectar metabolitos específicamente asociados a estas enfermedades.

En el caso de las TSE hereditarias (PrP^{fCJD}, PrP^{GSS}, etc) es posible realizar un diagnóstico analizando la secuencia del gen de *PrP* e identificando las mutaciones características que llevan al establecimiento de este tipo de infecciones ya que dichas mutaciones facilitarían la conversión de Pr^{PC} a PrP^{TSE}.

Tratamiento

En los modelos de infección experimental de ratones con CJD se ensayaron varios tipos de drogas quimioterápicas, ya sean hormonas (propiltiouracilo, insulina, adrenalina, testosterona, estradiol), anticancerígenos (actinomicina D, methotrexato, ciclofosfamida, estreptozotocina), bloqueantes del sistema reticuloendotelial (dextranos de varias clases, carragenanos, sílica, azul tripán), antiparasitarios (niclosamida, diiodohidroxiquinina, cloroquina, metronidazole, glicobiarsol), antifúngicos (anfotericina B, griseofulvina, sinefungin), antibióticos (tetraciclina, sulfametoxizol, trimetoprima, tiamfenicol, rifampicina), antivirales (amantadina, arabinósidos de citosina y adenosina, ácido fosfonoacético, tiocianato y butirato de sodio, metisazona, isoprinosina, virazol, di-hidroxi-propiladenina, fosfonoformato trisódico, etildesoxiuridina, heteropolianiones) y otras drogas como colchicina, ouabaína, L-carnitina y vitamina C sin que se consiguieran resultados satisfactorios.

Por otro lado, la anfotericina B, la ouabaína y algunos de los compuestos polianiónicos (dextrán sulfato, carragenina y HPA-23) lograron retrasar el curso del scrapie experimental en ratones y hamsters e incluso, en los casos en donde se utilizaron bajas dosis infectantes como inóculo, los animales fueron protegidos de la enfermedad. Asimismo, los efectos observados dependían de la dosis de la droga y del momento en que se efectuaba el tratamiento, siendo los mejores resultados aquellos obtenidos con altas dosis de droga aplicada al momento de la infección realizada por vía parenteral. La anfotericina B fue la única de las drogas ensayadas que demostró ser eficaz aún cuando la inoculación experimental se efectuaba por vía intracerebral. La forma de acción de estos compuestos es desconocida y probablemente involucre varios mecanismos debido a la disimilitud estructural entre dichas drogas. De todas maneras, el uso terapéutico de la anfotericina B, la ouabaína o los polianiones es nulo debido a que su actividad disminuye marcadamente al aumentar el período que transcurre entre la infección y el tratamiento, perdiéndose por completo mucho antes de la aparición de los primeros síntomas clínicos, que en estas enfermedades son los primeros indicios de infección.

En el tratamiento de pacientes afectados de CJD con amantadina, interferón, idoxuridina, metisoprinal, vidarabina o aciclovir se comprobó para ciertos casos remisión temporal y detención del deterioro físico durante la administración de la droga, sin embargo ninguno de estos antivirales consiguió alterar el destino fatal de la patología.

La falla en los tratamientos ensayados hasta el presente radica probablemente en el hecho de considerar a estos agentes dentro de los patógenos infecciosos convencionales. La aceptación de la idea de una proteína de origen celular capaz de dirigir su propia síntesis y con características infecciosas justificaría en sí misma el empleo de nuevas metodologías. Actualmente se discute si la sola presencia de PrP^{Sc} es suficiente para causar enfermedad, es decir que no sería necesario el agregado de misma en fibrillas. Se acepta que el mecanismo por el cual se genera la patología radicaría en la producción de PrP^{Sc} y en el acúmulo de la misma dentro de la neurona (debido que, a diferencia de PrP^{C}, PrP^{Sc} no se degrada fácilmente) provocándole la muerte. Por lo tanto, la inserción de un gen de secuencia complementaria al de PrP (de modo que el RNA complementario se uniera al RNA de PrP impidiendo su traducción) o la utilización de "venenos" inorgánicos (Pb^{2+} o Mn^{+}) que interfieran en la conversión de

PrP^{C} a PrP^{Sc} o en el crecimiento cristalino de los acúmulos de PrP^{Sc} manteniéndola en forma soluble, serían terapias valiosas aplicables en un futuro no tan lejano.

Estudios recientes han propuesto al receptor de laminina (LRP/LR), utilizado por los priones para adsorberse y penetrar a las células, como blanco posible para evitar la infección. Las estrategias abarcarían la administración de anticuerpos anti-receptor, el tratamiento con RNA de interferencia para el mRNA del receptor o con una molécula soluble similar al LRP/LR o el empleo de glicanos polisulfatados que impiden la interacción PrP^{TSE} – LRP/LR.

BIBLIOGRAFIA

Beekes, M. and McBride, P. The spread of prions through the body in naturally acquired transmissible spongiform encephalopathies. FEBS Journal 274: 588–605, 2007.

Grassmann, A., Wolf, H., Hofmann, J.,Graham, J. and Vorberg, I. Cellular Aspects of Prion Replication In Vitro. Viruses 5:374-405, 2013.

Imran, M. and Mahmood S. An overview of human prion diseases. Virology Journal 8:559,http://www.virologyj.com/content/8/1/559, 2011.

Liberski, P., L., Historical overview of prion diseases: a view from afar. Folia Neuropathologica 50:1-12, 2012.

Zuber, C., Ludewigs, H. and Weiss, S. Therapeutic approaches targeting the prion receptor LRP/LR. Veterinary Microbiology 123:387–393, 2007.

CAPITULO 56

MICROORGANISMOS EMERGENTES, PRINCIPALMENTE VIRUS, Y LAS ENFERMEDADES QUE CAUSAN EN EL HOMBRE

†Celia E. Coto, Ramón A. de Torres.

Introducción

Una de las acepciones de la palabra emerger es brotar o surgir desde un plano oscuro a la luz. Aplicada a las **enfermedades de origen infeccioso** se refiere a aquellas enfermedades que, ya sea, presentando un nuevo conjunto de signos y síntomas (nueva enfermedad) o compartiendo un síndrome indiferenciado con otras etiologías (encefalitis, neumonía, colitis, fiebre hemorrágica, etc.), es producida por la acción de una **nueva especie microbiana.**

De pronto afectan a un grupo de personas y que lenta o velózmente, pueden o no expandirse en forma epidémica, inclusive hacia diferentes puntos del planeta. Si bien la emergencia de enfermedades infecciosas es para lo que existen centros internacionales de estudio, y se nombra constantemente hasta en los periódicos, no tenemos que olvidar que la causalidad de las mismas se debe a la acción de un agente etiológico que permanecía en silencio, sin manifestarse como inductor de enfermedad en humanos, y que de pronto, generalmente debido a cambios ecológicos, y en general proveniente de especies animales, irrumpe en el escenario de la vida del hombre.

En este capítulo pondremos el énfasis en el surgimiento de agentes microbianos que causan enfermedad a los que denominaremos emergentes.

El término **reemergencia** lo reservaremos para las infecciones conocidas y a sus agentes causales que por un tiempo no se han manifestado ya sea por la acción coordinada del uso de vacunas específicas o por otros motivos inherentes a cambios en los factores que afectan a su mantenimiento en el seno de la población.

Agentes emergentes

A medida que nos internamos en este siglo XXI la importancia de la emergencia de microorganismos desconocidos que cobran relevancia en la salud pública mundial resulta más inquietante. Este fenómeno se manifiesta especialmente con los virus por su elevada capacidad de propagación, los que de pronto se detectan ya sea causando enfermedades parecidas a otras existentes, como sería por ejemplo el caso del virus Zica o bien producen sindromes nuevos como el virus de la inmunodeficiencia adquirida (HIV).

Las posibilidades analíticas que ofrecen las últimas tecnologías dejan en claro que los virus se formaron desde el inicio de la vida, y que responden a la definición de ésta aceptada en la actualidad. "La vida es un sistema autosustentable capaz de evolución Darwiniana". Entonces viene la pregunta: ¿en dónde se encontraban los virus que hasta hace poco no se conocían? Se sabe que los virus causan enfermedades agudas con síntomas de distinta gravedad (ejemplo: la viruela) que en el mejor de los casos son curadas por la participación de los distintos componentes del sistema inmune del huésped afectado. Siendo la participación de una vacuna específica un elemento fundamental. Existe otro tipo de interacción entre virus y huéspedes que son las infecciones persistentes que no matan al huésped ni lo enferman con signos evidentes, en estas interacciones el virus se mantiene en un vertebrado reservorio que permite su supervivencia sin que necesariamente se manifieste su presencia.

Nos remitimos a los vertebrados porque de ahí saltan fácilmente al hombre y juegan un papel principal en la emergencia. Sabemos que los virus son parásitos de cualquier ser vivo, desde las bacterias al hombre y aún de otro virus. Los invertebrados en muchas situaciones juegan el papel de vectores participantes de los ciclos de transmisión al hombre de los denominados Arbovirus (virus transmitidos por artrópodos) grupo no taxonómico constituido por virus numerosos, en general RNA virus, como Dengue, fiebre amarilla, fiebre chikungunya, Zica, encefalitis equinas y otros, casi todos de origen selvático que se mantienen en la naturaleza circulando con la ayuda de los mosquitos o en algunos casos garrapatas.

Precisamente son tres arbovirus que al día de hoy están causando problemas epidemiológicos de gravedad ya que no existen vacunas ni antivirales específicos, de éstos nos ocuparemos más adelante, aquí, nos referiremos sólo del virus Zica que ha pasado a ser una de las verdaderas preocupaciones sanitarias del momento. Si bien el Dengue y la fiebre Chickungunya son también preocupantes, el virus Zica nos servirá para estudiar en detalle los factores que inciden en la emergencia de las enfermedades virales.

Generalidades

A mediados del siglo XX existía la convicción de que se había encontrado la forma de evitar las enfermedades infecciosas mediante el tratamiento con antibióticos y /o por prevención mediante vacunación. Este período de dominación del hombre sobre los microorganismos (m.o) persistió hasta la década del 90, cuando se produjo una contraofensiva de la especie microbiana con la aparición de nuevos patógenos (emergencia) o la reaparición de patógenos conocidos (reemergencia).

Aunque las causas de la emergencia o reemergencia son diversas, lo más notable de este tipo de infecciones es su carácter global. Las enfermedades que afectan a los países más ricos suelen ser diferentes de las que aquejan a los países más pobres. Sin embargo, el comercio mundial y la facilidad de traslado, en términos de 24 o 48 horas, entre puntos extremos del planeta han convertido al mundo en una gran aldea en la que sus habitantes son vulnerables al mismo tipo de infecciones. Esta situación no sólo es válida para las enfermedades humanas sino que también tiene vigencia para la salud de animales salvajes y de consumo.

Las enfermedades infecciosas son responsables de casi el 20% de la mortalidad global siendo un tercio de las mismas de origen viral. Los habitantes de los países pobres son los que sufren una mayor morbilidad debido a este tipo de infecciones, entre otras razones, por la pobreza de su sistema sanitario, por un estado nutritivo deficiente y un acceso limitado a centros de salud. Como ejemplo tenemos los casos recientes de brotes del virus Ébola en África Occidental donde se carece de una estructura primaria de la salud.

Desarrollo del concepto de emergencia

Joshua Lederberg acuñó la frase "enfermedad infecciosa emergente" en referencia a la aparición de infecciones no conocidas o resurgidas cuando ya estaban en vías de extinción. La nomenclatura de enfermedad infecciosa emergente fue adoptada en forma inmediata por la comunidad científica, es así como el Instituto de Medicina de los Estados Unidos, patrocinado por las Academias Científicas Americanas, publica en 1992 un informe elaborado por un grupo de trabajo dirigido por el mismo Lederberg en el que se define un nuevo paradigma médico la emergencia y se identifican, además, a seis factores responsables:

- El aumento demográfico del hombre y su comportamiento.
- Industria y tecnología.
- Desarrollo económico y la utilización de tierras vírgenes.
- Viajes internacionales y comercio.
- Adaptación microbiana y cambio.
- Falta de cumplimiento de las medidas de salud pública.

Tabla 56-1. Ejemplos de infecciones emergentes producidas por distintos microorganismos.

Microorganismo	Enfermedad que produce	Fuente de infección	Localización geográfica
Hantavirus	síndrome de enfermedad pulmonar	roedores	Estados Unidos, Argentina, Chile
E.coli O157:H7	Sindrome urémico hemolítico	carne vacuna	Estados Unidos, Argentina
Vibrio cholerae O139	cólera	agua, mariscos	Asia
Vibrio cholerae O1	cólera	agua, mariscos	América Latina
Virus de la fiebre amarilla	fiebre amarilla	mosquitos	Kenya, América Latina
Virus de la fiebre del Nilo (*West Nile Virus*)	fiebre del Nilo	mosquitos	Egipto, Estados Unidos
Virus de la inmunodeficiencia adquirida	SIDA	contacto interhumano	Mundial
virus de hepatitis E (HEV)	hepatitis	agua y alimentos contaminados	Mundial
virus Zica	síndrome febril	mosquitos e interhumano	numerosos países de Asia, Africa y América
Sindrome respiratorio agudo Sars (SarsCoV)	Neumonía atípica	interhumano	Se originó en China y extendió al resto del mundo

A esta lista primaria podemos agregar otros factores que complementan los anteriores como por ejemplo:

- Cambios en la conducta sexual del hombre.
- Avances tecnológicos que permiten detectar la presencia de m.o sin tener que recurrir a su cultivo y aislamiento.
- Desarrollo de la economía que trajo aparejado entre otras situaciones, un aumento en el número de viajes internacionales o afluencia de turismo a zonas salvajes.
- El uso indiscriminado de antibióticos.
- La existencia y aumento de personas inmunosuprimidas.
- La adquisición de factores de virulencia para el hombre de m.o que habitualmente conviven con los animales.
- El poder de adaptación y variabilidad de los m.o que les permite su supervivencia.
- Cambios producidos por el hombre que modifican el ecosistema.
- La construcción de viviendas linderas a los bosques que permiten el contacto con animales no domésticos.
- La introducción en el hogar de animales mascotas no tradicionales, portadores de gérmenes desconocidos.
- La ingestión de alimentos de orígen animal (marinos o terrestres) no cocidos suficientemente.

Agentes involucrados

Las enfermedades infecciosas emergentes son causadas por virus, bacterias, hongos y parásitos. A modo de ejemplo en el Tabla 56-1 se muestran algunas de estas infecciones .

Bioterrorismo

No podemos continuar este capítulo sin dejar de mencionar el papel importante que las actividades o potenciales actividades bioterroristas pueden ejercer sobre la reemergencia de las enfermedades infecciosas. Así por ejemplo, la viruela que fué erradicada de la naturaleza en 1980 suena como una amenaza constante por su poder mortífero y determina que se haya mantenido, más aún, aumentado, la producción de la vacuna antivariólica. Es en Estados Unidos en dónde el temor a la guerra bacteriológica determina una atenta vigilancia por la aparición de agentes aptos para su uso como armas biológicas que han sido clasificados en tres categorías: A, B y C según criterios que definen su peligrosidad. Mayores datos se encuentran fácilmente en los informes del CDC (*Centers for Disease Control and Prevention*) de EE.UU.

Existe un alerta permanente a nivel internacional a los efectos de prevenir posibles atentados biológicos. Muchos países centrales disponen de laboratorios especializados.

Ampliación del concepto de emergente-reemergente:

Siguiendo la opinión generalizada de los expertos, consideraremos a las infecciones emergentes típicas cuando se identifican o reconocen como **un nuevo síndrome** clínico en humanos, en el que se detecta como agente etiológico una **nueva especie microbiana.**

El virus HIV identificado como agente causal del síndrome de inmunodeficiencia humana es un claro ejemplo de la detección de una nueva especie microbiana, asociada a una enfermedad humana característica, iniciada en África y extendida desde inicios de 1980 a diversos países del mundo.

El concepto de emergente se extiende a los casos en que en pacientes con un sindrome similar clinicamente, con etiología infecciosa demostrada previamente para uno o más agentes microbiano (encefalitis, meningitis, sindrome respiratorio, hepatitis, colitis, infecciones genitales, etc.), se presenta ahora como un brote de casos en los que el agente, él o los agentes conocidos, están ausentes y se demuestra la etiologia por una **nueva especie microbiana**.

Desde 1850 sobre reconocidas enfermedades ancestrales, la emergencia fue cuando la ciencia aprendió a identificar su etiología y fueron sólo hongos, parásitos y bacterias hasta 1898 cuando se descubren los virus.

Desde la segunda mitad del siglo XX hasta hoy, la mayoría de las patologías emergentes humanas, han sido originadas por agentes virales.

Enfermedad emergente típica, ya mencionamos HIV.

Entre las enfermedades asociadas a sindromes clínicos similares, la fiebre hemorrágica muestra, en función del tiempo, la más nutrida variedad de la emergencia de **nuevas especies** que son descubiertas, en general, en diferentes áreas geográficas.

Más complejo aún es determinar cuándo es emergente un brote de una enfermedad similar, en la que un nuevo brote muestra como agente etiológico a un microorganismo **de la misma especie**, pero que ha mutado su estructura genética. El ejemplo mejor conocido en el campo de la Virología es la influenza.

En este grupo se debe agregar como ejemplo, el desarrollo de una gran cantidad de especies bacterianas, lo ocurrido con gonococcia. Enfermedad ancestral, con emergencia de la etiología en 1879 y a partir de 1942 (inicio del uso de antibióticos) la **emergencia de gonococos mutantes de la misma especie,** que producen la **misma enfermedad clínica,** pero desde el punto de vista del **tratamiento,** las bacterias son resistentes. Se trata de la "emergencia" de una "nueva" enfermedad con problemas individuales y ecológicos diferentes de gran importancia. Cepas mutadas están distribuidas hoy en el mundo.

El concepto de emergente puede extenderse aún más considerando como ejemplo (hay muchos) el caso de la infección por coxielas.

Se trata de una bacteria de amplia difusión en el mundo, agente de infecciones pulmonares, conocido desde principios del siglo XX. Desde el desarrollo de la amplificación génica (1980) se ha demostrado que en un grupo de pacientes con endocarditis, el agente causal del estado inflamatorio es la presencia de coxiela.

La endocarditis por Coxiella es una enfermedad emergente o lo emergente ¿es nuestra capacidad de detección? Esta pregunta es muy dificil de responder y en realidad sirve para poder seguir profundizando en el tema.

En principio vamos a dar prioridad a desarrollar más información con el análisis de los ejemplos típicos de mayor trascendencia.

Reemergentes son aquellas enfermedades en general epidémicas, que han sido erradicadas de una región determinada y que en los últimos tiempos atacan nuevamente a la población.

Se trata en todos los casos de evaluar la cinética y la significación de la aparición repentina (epidemia) o el aumento progresivo de la incidencia de la enfermedad para el hombre, durante los últimos veinte años o aún en los casos cuya incidencia amenaza incrementarse en el futuro inmediato.

Enfermedades parasitarias emergentes

En el caso de los parásitos el concepto de emergencia se diferencia del que aplicamos a otros microorganismos, la presencia de los parásitos en el ecosistema es anterior al hombre. De modo que aplicaremos el concepto de emergente al lugar geográfico en donde una parasitosis en particular no se había detectado y reemergente cuando la enfermedad vuelve a reaparecer en un lugar que ya había sido controlada

Entre las enfermedades parasitarias en todos los casos relacionados con la reemergencia local o relacionadas con la emergencia geográfica podemos citar:

La malaria o paludismo, la enfermedad de Chagas (*Tripanosoma cruzi*), la enfermedad del sueño (*Tripanosoma brucei*), la Criptosporidiosis. La enfermedad de Chagas es endémica del continente sudamericano, pero se la considera emergente porque ha aparecido en nuevas áreas geográficas de América del Norte y en España.

La Criptosporidiosis, debida a un parásito oportunista presente en comidas y aguas contaminadas que se encontró por primera vez en 1972, produce gastroenteritis en individuos inmuno suprimidos y ha aumentado su incidencia como patógeno (emergente en algunas áreas geográficas) en funcióm del brote endemoepidémico de personas infectadas con virus HIV.

La presencia de la malaria en países no endémicos ilustra acabadamente la relación entre la reemergencia de las enfermedades infecciosas como consecuencia de los viajes y de la resistencia de las cepas a las drogas.

Virus y virosis emergentes

Definición.

Un **virus emergente** es un agente infeccioso de identificación reciente distinto genéticamente de todo otro virus conocido, como para ser considerado una nueva especie.

Independientemente de que pueda producir un sindrome nuevo único típico o se asocie a signos y síntomas similares en el que ya se habían detectado previamente uno o más agentes virales distintos, genera el concepto de enfermedad similar y **virosis emergente**.

En primer lugar, al referirnos a un virus de aparición reciente no queremos significar que se trate de una nueva entidad biológica, seguramente se trata de un virus que circula dentro del ecosistema desde hace millones de años y como consecuencia de su proceso evolutivo se ha convertido en un patógeno notorio para el hombre.

Esto ocurre, por ejemplo, con un virus que convive con una especie animal con la que estableció una relación beneficiosa para ambos y que tiene capacidad intrínseca de infectar al hombre. Mientras el virus en cuestión no haya producido enfermedad en un número significativo de individuos, pasa desapercibido, porque la mayoría de las virosis presentan signos no específicos. Pero si se produce un brote y se ve afectado un grupo de personas con síntomas semejantes, se enciende una alerta y se comienza a buscar su origen. De esta forma es como se manifiesta un virus que circulaba sin ser reconocido como tal. El ejemplo típico de virus emergentes lo constituyen los *Arenavirus*, virus que conviven con roedores en los que establecen una infección persistente. La mayoría de los arenavirus no son patógenos para el hombre pero algunos causan fiebres hemorrágicas, en lo que se refiere al continente americano, la mayoría de los arenavirus fueron aislados en Sudamérica (recordemos a los peligrosos virus Junín y Machupo) pero en 1996 en un rastreo de virus en ratas y ratones silvestres se pudo aislar en Nueva México el virus denominado Whitewater Arroyo (WWAV). Al principio se creyó que no era un virus patógeno pero dos años más tarde una nena de catorce años murió de fiebre hemorrágica, investigada la presencia de virus por medios moleculares resultó ser WWAV. Este ejemplo señala la posibilidad de la existencia de numerosos arenavirus "no descubiertos" los que se harán visibles una vez que causen fiebres hemorrágicas y además resalta la importancia de los métodos moleculares para detectar secuencias o genomas virales sin necesidad de recurrir al aislamiento viral. El virus de Lassa es también un Arenavirus que causa fiebre hemorrágica, la fiebre de Lassa se describió por primera vez en la década de los cincuenta aunque el virus de Lassa no se aisló hasta 1969. El nombre se debe a su primera aparición en Lassa (Nigeria). A pesar de ser endémica en África Occidental se han producido casos en Europa, en 2009. Los países más afectados son Guinea, Liberia y Sierra Leona además de Nigeria. Se identificó que el huésped más probable es el *Mastomys natalensis.*

Descubrimiento de "nuevos patógenos"

Cuando se trata de la emergencia de virus desconocidos, nuevos (virus nuevos en el sentido de su identificación no de su génesis), la aplicación de técnicas moleculares en el análisis de casos sospechosos ha sido la razón fundamental para la detección de estos agentes que no habían podido ser identificados por los métodos tradicionales.

Estos virus "nuevos" causan en el hombre manifestaciones clínicas conocidas, noxas en las que se sospechaba siempre la presencia de un virus como agente etiológico pero que su aislamiento no obedecía a las técnicas tradicionales.

Dentro de este grupo de "nuevos virus emergentes" (ver Tabla 56-2) encontramos varias especies pertenecientes

Tabla 56-2. Algunos ejemplos de virus emergentes humanos de reciente aparición.

Virus	Fecha	Familia	Enfermedad
Herpes humano 6 (HHV-6) variantes A y B	1986	*Herpesviridae*	roséola (variante B), asociados a esclerosis múltiple, linfomas y neoplasias, reactivación en transplantados y en enfermos de SIDA.
Virus de la hepatitis C	1989	*Flaviviridae*	hepatitis
Herpes humano 7 (HHV-7)	1990	*Herpesviridae*	Cofactor de infecciones asociadas a HHV-6
Virus GB-C	1994	*Flaviviridae*	Hepatitis crónica en humanos
Herpes humano 8 (HHV-8)	1995	*Herpesviridae*	Asociado al sindrome de Kaposi y a linfomas tipo B

a distintas familias como por ejemplo el virus HHV-6 (*Herpesviridae*) que se logró aislar por azar de cultivos de linfocitos de sangre periférica de pacientes con SIDA y posteriormente en cultivos de pacientes con otros síndromes linfoproliferativos. Este virus que, en principio, parecía estar asociado a ciertos síndromes específicos resultó estar ampliamente distribuido en la población y se le atribuye ser el agente causal de la roséola o quinta enfermedad de los niños (ver capítulo de herpes). También a partir de células mononucleares periféricas se logró aislar dos años más tarde un virus similar al HHV-6 que se denominó HHV-7. Ambas especies de virus pertenecen al género *Roseolovirus* de la subfamilia ß-*Herpesvirinae*.

En 1994 se identificaron secuencias genómicas homólogas de algunos virus herpes como el virus de Epstein Barr y el virus herpes saimiri, en lesiones del tumor de Kaposi en enfermos con SIDA. Estas secuencias identificadas por una técnica denominada análisis representativo diferencial no fueron encontradas en el resto del tejido sano de los pacientes con este neoplasma.

Virus zoonóticos

En la mayoría de las enfermedades emergentes están involucrados virus que infectan animales Entre estos agentes se pueden reconocer dos tipos: los que provienen de un reservorio animal por medio de la intervención o no de un artrópodo y que causan enfermedad en el humano sin establecer una vida permanente en el mismo; y aquellos agentes etiológicos que saltan de especie, es decir, derivan de un reservorio animal ancestral y establecen un nuevo ciclo de vida en el hombre sin que intervenga más un animal, así es la historia del virus HIV que efectuó un salto de especie y quedó definitivamente adaptado a la nueva especie. Esto también ocurrió con otros virus de origen simiano. En este caso no debería considerarse estrictamente zoonótico si bien partió de un animal.

Otros virus como en el caso de los arenavirus y los hantavirus, si bien existe contagio interhumano, éste es limitado y por lo tanto el virus sigue persistiendo en su huésped natural.

Factores que favorecen a las zoonosis.

Los factores que inciden en la emergencia de virus zoonóticos se mencionan a continuación en la Tabla 56-3. Se estima que desde 1980 a la fecha han surgido entre los humanos más de 35 infecciones nuevas.

En esta situación tiene mucho que ver el comercio de animales salvajes cazados para servir de alimento o como mascotas. Los animales involucrados en este comercio son principalmente monos, reptiles, aves y otros como gatos salvajes y domésticos, liebres, conejos, ardillas, civetas y otros mamíferos pequeños, como el caso de ratones campestres en la fiebre hemorrágica. La presencia de garrapatas u otros insectos parásitos convierte a muchos de estos animales en fuente de infección no sólo para el hombre sino también para los animales domésticos causando pérdidas millonarias.

Tabla 56-3. Factores únicos o combinados que participan en la emergencia o reemergencia de las enfermedades infecciosas causadas por virus.reciente aparición.

- * Determinantes de la virulencia viral: mutación, selección natural y progresión evolutiva.
- * Determinantes individuales del huésped como inmunidad adquirida y factores fisiológicos.
- * Movimientos de poblaciones y la introducción de personas y animales domésticos en áreas de predominio de artrópodos en especial selvas tropicales.
- * Deforestación ofreciendo nuevos límites entre granjas habitadas por el hombre, los animales y los artrópodos.
- * Irrigación, en especial sistemas primitivos de irrigación que no tienen en cuenta el control de los artrópodos
- * Urbanización no controlada donde se encuentran tachos con agua, gomas de neumáticos viejas y aguas servidas que permiten la proliferación de los vectores.
- * Los viajes de avión desde lugares distantes con potencial para el transporte de vectores y en tiempos cortos de modo de poder dar la vuelta a la tierra en menos tiempo que el período de incubación de una enfermedad infecciosa.
- * Transporte a largas distancias de ganado en pie con alta posibilidad de transportar garrapatas.
- * Nuevas rutas para la migración de las aves por cambios producidos por la mano del hombre sobre los reservorios de agua.
- * Abandono de las campañas de erradicación de los mosquitos por falta de una política adecuada.
- * Actividades bioterroristas apuntaladas por gobiernos inescrupulosos o errores humanos.

Los monos como fuente de virus patógenos para el hombre

Ébola

Virus Ébola: es el agente causal de la fiebre hemorrágica de Ébola que es una enfermedad severa casi siempre fatal para el hombre y para los primates no humanos como monos, gorilas y chimpancés. Se aisló en 1976 y desde esa época aparece esporádicamente. La enfermedad es producida por el virus Ébola, nombre de un río de la República Democrática del Congo de África, lugar donde se lo reconoció por primera vez. El virus es un miembro de la familia *Filoviridae* (virus RNA largos y filamentosos, se conocen cuatro subtipos: Ébola-Zaire, Ébola-Sudán y Ébola-Ivory Coast. El cuarto es el virus Ébola-Reston patógeno para el mono pero no para el hombre. No se conoce el animal reservorio del virus Ébola pero se sabe que es nativo del continente africano. El Ébola-Reston se importó desde las Filipinas a Estados Unidos e Italia en monos cinomolgos enfermos que luego serían usados para investigación. El virus emerge en distintos territorios africanos y es muy peligroso para manejar en el laboratorio. Así, es como se ha reportado un accidente en Inglaterra por pinchazo con material infectado. La forma hemorrágica del virus Ébola aparece en pequeños brotes que se desencadenan dentro de puestos sanitarios. Afortunadamente, la infección con el virus es aguda y no se han encontrado casos de estados "*carrier*", esto permite que una vez circunscripto el brote, el virus desaparezca .El hombre se contagia por contacto con un animal infectado y luego lo transmite a otros humanos por su sangre o secreciones. Situación que se agrava porque en África no se esteriliza sino que las agujas se lavan, de ese modo, es transmitido entre pacientes. En la década del 90 se registraron varios brotes, dos ocurrieron por Ébola-Zaire en Gabón, un grupo de cazadores encontraron un chimpancé muerto en la selva, 19 personas que comieron el animal se enfermaron así como familiares de los mismos.

Monkeypox o viruela del mono

Monkeypox: es una enfermedad rara causada por el virus monkeypox, un miembro de la familia de los virus Pox cuyo integrante más notorio es la viruela. Puede causar la muerte de la persona infectada, inflamación de los ganglios linfáticos seguido, a veces, de un rash de pequeñas ampollas.

Retrovirus

Retrovirus no HIV: HTLV-3 y HTlV-4

En febrero de 2005 se comunicó la existencia de dos nuevos retrovirus provenientes del mono que saltaron a la especie humana. Estos virus aparecieron entre cazadores de monos en Camerún. Los dos nuevos virus se denominan virus humanos T-linfotrópicos tipos 3 y 4 y están muy relacionados con los virus HTLV-1 y HTLV-2 éstos últimos también se cree que fueron un pasaje del mono al hombre al igual que el virus HIV. El HTLV-3 es genéticamente similar a STLV-3 que infecta a los monos. Se cree que una vez que un virus simiano infecta a una persona, el virus comienza a infectar a otras personas ya sea por transmisión de la madre al hijo o intercambios de sangre u otros fluidos corporales en forma horizontal. Los científicos responsables de estos estudios declaran que en el mundo hay varios millones de personas infectadas con HTLV-1 y HTLV-2 por lo que han dejado de considerarse sólo como unos oscuros virus provenientes del mono. Los virus HTLV-3 y HTLV-4 son denominados ahora retrodeltavirus de primates porque infectan tanto al mono como al hombre.

SV40

El virus SV40 es la especie tipo de la familia *Polyomaviridae*, pertenece al género *Polyomavirus*, y se conoce como virus vacuolante (formador de vacuolas) porque en los cultivos celulares primarios de riñón de mono produce esa citopatología característica. SV40 es un virus que infecta naturalmente a varias especies de monos, entre ellos el mono *rhesus* y característicamente no parece afectarlos. Fue descubierto en 1960 e inmediatamente asociado a su probable patogenicidad para el hombre ya que fue administrado inadvertidamente a un estimativo de 30 millones de personas junto con la vacuna antipolio. Todavía no se ha demostrado con certeza que SV40 pueda causar cáncer en el hombre, sin embargo, en vista de las evidencias acumuladas el Instituto de Medicina de las Academias Nacionales de Estados Unidos ha concluido que existe una evidencia moderada que la exposición al virus SV40 pueda causar cáncer en condiciones naturales. De todos modos, dada la abrumadora presencia del antígeno T en numerosos cánceres, la Agencia para la Investigación del Cáncer lo ha incluido en el grupo 2 A, dentro de los carcinógenos que son los agentes para los que existen evidencias indicativas pero no definitivas como agentes de cáncer en humanos.

Nuevas zoonosis

Hay dos virus de reciente aparición que pertenecen a la familia *Paramyxoviridae*, son los denominados virus Hendra y Nipah. El virus Hendra se conocía con el nombre de *Morbillivirus equino* y fue aislado de muestras obtenidas a partir de humanos y equinos durante un brote de enfermedad respiratoria y neurológica en Hendra, un suburbio de Brisbane, Australia. En tanto que el virus Nipah está relacionado con el anterior pero no es idéntico a él. Este virus se aisló en 1999 a partir de muestras de sangre obtenidas en un brote de encefalitis y enfermedad respiratoria ocurrido entre hombres adultos en Malasia y Singapur. El reservorio del virus Hendra podría ser el llamado zorro alado, una clase de murciélago perteneciente al género *Pteropus* que se encuentra en Australia. No se tiene certeza del reservorio del virus Nipah aunque se cree que es también un murciélago del mismo género pero que habita en Malasia. El virus Hendra causa enfermedad en los caballos australianos y las infecciones humanas son debidas al contacto directo del hombre con las secreciones de los animales infectados.

Por su parte el virus Nipah causa una enfermedad leve

en cerdos de Malasia y Singapur y es transmitido al humano, perros, gatos y cualquier animal en estrecho contacto con los cerdos. Por el momento, se han reconocido tres casos humanos de infección por virus Hendra con síntomas severos de gripe. De los tres enfermos murieron dos. En cuanto al virus Nipah el 40% de las personas enfermas hospitalizadas con signos de manifestaciones nerviosas murieron. No hay evidencias de que estos virus se transmitan. No se conocen antivirales protectores aunque se ha demostrado que la ribavirina es efectiva en ensayos realizados *in vitro*. Por el momento, estas virosis parecen estar localizadas geográficamente, sin embargo, debido a su reciente aparición es probable que puedan manifestarse en otras regiones en donde habiten su reservorios.

Influenza aviar

La evolución de los virus influenza es la fuente mas investigada de los brotes reemergentes de la gripe y emergentes de **especies nuevas del virus.**

Variaciones genéticas que no alcanzan para definir uma nueva especie, pero que condicionan factores inmunitarios que hacen susceptible a un individuo, aunque el año anterior haya tenido gripe, con la cepa que circuló previamente.

Se presentan datos que refieren a este problema internacional de salud.

Influenza A aviar (H_5N_1)

Existen muchos subtipos de Influenza aviaria que difieren en sus combinaciones de las HA y NA, se conocen al menos 15 subtipos diferentes de HA y 9 de NA. Todos estos subtipos circulan en la población aviaria y son llevados a uno u otro lado del mundo en el intestino de las aves migratorias. La asociación entre las aves y el virus no produce gran daño al huésped salvo cuando se trata de aves domesticadas como los pollos, patos y pavos que no sólo enferman sino que también mueren. Hasta hace poco tiempo se creía que los virus de Influenza aviar no podían infectar al hombre en forma directa sino que ello ocurría cuando se producían una recombinación entre cepas aviarias y humanas en un cerdo. Como toda verdad científica se cree en ella hasta que se demuestra lo contrario, esto ocurrió a partir de 1997 en el sudoeste asiático, donde se demostró la existencia de casos humanos de influenza aviar contagiados directamente de las aves. En ese caso y en otros se trató de un subtipo de virus aviar A (H_5N_1)que fue aislado por primera vez en Sud Africa en 1991. Circula en todo el mundo transportado por los pájaros siendo muy contagioso y a veces mortal. Se sabe que a fines de 2003 y principios de 2004 hubo brotes de este virus en ocho países asiáticos: Cambodia, China, Indonesia, Japón, Laos, Corea del sur, Tailandia y Vietnam. Un total de 100 millones de aves murieron ya sea por la infección o porque fueron sacrificados para frenar la epidemia. Aunque en marzo de 2004 se consideró controlado el brote, nuevos brotes fatales ocurrieron entre las aves de corral de varios países Asiáticos.

¿Porqué este virus causa preocupación entre las autoridades sanitarias? El primer caso de transmisión de gripe a humanos causada por influenza aviar se reportó en 1997 en Hong Kong. Se enfermaron 18 personas con signos respiratorios severos de las cuales seis murieron. Desde esa época se han producido varios reportes de transmisión de influenza aviar al hombre en caso de grandes brotes de la enfermedad entre las aves. El hombre se infecta por contacto directo con las aves o superficies contaminadas. La mortalidad es alta, ronda el 70%. Aunque se supone que ha habido transmisión del virus de persona a persona por el momento el virus H_5N_1 puede pasar de las aves al hombre pero no ha adquirido la capacidad de transmitirse entre personas. Dada la alta capacidad de los virus Influenza para mutar no se descarta que este tipo de Influenza aviar pueda adquirir ese carácter, entonces los expertos esperan que se produzca una pandemia ya que los humanos no poseen anticuerpos protectores contra este subtipo aviar.

Influenza aviar A1 (H_7N_3)

En febrero de 2004 un brote de influenza aviaria altamente patógena se produjo en la Columbia Británica. Esta cepa denominada HPA1 (altamente patógena tipo A1) cuya composición es H_7N_3 emergió de pronto de un virus precursor de baja patogenicidad. Los cambios encontrados en las HA de la cepa original y la mutante fue la inserción de 21 nucleótidos insertados en el sitio de corte de la HA de la cepa atenuada. Ambas cepas infectan a las aves pero en el caso de la patógena la mortalidad llega al valor del 100%.

¿Cuál es la razón de la adquisición de la virulencia? Los estudios realizados por John Pasik y colaboradores publicados en 2005 permiten explicar la diferencia de patogenicidad entre ambas cepas por la alteración del sitio de corte de la HA. Para la cepa moderada, el corte es producido por ciertas proteasas sólo presentes en los epitelios respiratorio y gástrico. Mientras que, el cambio de sitio, convierte al mismo en blanco de cualquier proteasa presente en otros tejidos. De esta forma la susceptibilidad de las aves a la infección aumenta considerablemente. Por otra parte este trabajo es una alerta importante en cuanto a los mecanismos de variación de las variantes de virus Influenza. Ya se discutirá con detalle en el capítulo correspondiente, que Influenza sufre cambios nucleotídicos mayores o menores según se produzcan alteraciones en los nucleótidos (*drift*) por errores de la polimerasa o cambios mayores (*shift*) por reasociación de segmentos génicos. En el trabajo mencionado aquí se demuestra una tercera vía de cambios que está dada por la recombinación entre diferentes segmentos de la misma partícula, así se encontró que la inserción de los 15 nucleótidos en la HA resultó ser la consecuencia entre la recombinación del segmento de RNA que codifica por la HA y el segmento de RNA que codifica por la proteína M1 de matriz. Este estudio realizado con virus aislados de la naturaleza muestra la capacidad y plasticidad de los virus de Influenza que existen como cuasi-especies.

A(H_7N_9): En marzo de 2013 se reportó por primera vez en China la aparición de un nuevo tipo de virus influenza aviar A(H_7N_9). La mayoría de esos virus se encuentran en ambientes contaminados en los que se exhiben aves infectadas ya que este subtipo es conocido por afectar aves. Este virus afectó también a humanos con una enfermedad respiratoria severa seguida de muerte. Afortunadamente el contagio interhumano es escaso y las infecciones quedaron circunscriptas a regiones de China. El virus es un reordenante formado por 8 segmentos, el gen de la HA proviene de patos domésticos, el de NA de pájaros salvajes y los seis restantes de recombinantes de virus influenza H_9N_2 de aves de corral.

SARS

Dentro del grupo de las virosis emergentes, el SARS, síndrome de enfermedad respiratoria aguda (*severe acute respiratory síndrome*) producida por un coronavirus es otro ejemplo de virosis emergente ya que surgió en China a fines del 2002. Esta enfermedad se diseminó rápidamente a través de los viajes intercontinentales y hoy resulta que han sido afectadas 8450 personas en 33 países y áreas de los cinco continentes. (datos del CDC, Estados Unidos, 2005).

Desde el año 2004, hasta el presente, no ha habido ningún caso conocido de Síndrome Respiratorio Agudo Grave.

Patologías emergentes producidas por microorganismos del dominio Bacteria.

La situación evolutiva de las pocas especies bacterianas que inducen patología en humanos es mucho menos dinámica que la que hemos visto para virus.

Tampoco existen ejemplos concretos de "nuevas bacterias" que se hayan incorporado a la lista de patógenos humanos en los últimos tiempos. Quizá el ejemplo de la legionelosis, sea el más cercano a cumplir con la definición.

Conviene distinguir, en el marco de incertidumbre de toda definición, la emergencia de nuevas especies, que nunca habían sido detectadas infectando al humano (mínima) y el aumento de incidencia regional de agentes a los que se creía erradicados (frecuente).

También se considera "emergente" a la aparición en regiones en donde nunca fue detectada antes, la circulación de una especie bacteriana determinada.

En el dominio bacteria, uno de los problemas que más interesa es el cambio evolutivo de especies bacterianas habitualmente integrantes de la microbiota humana (y/ o animal), que en función de la adquisición de factores de virulencia determinados genéticamente, pero mucho más en función de cambios ambientales y modificaciones del perfil humano, pasan a aumentar o perder su prevalencia como inductores de patología.

El caso de lepra es quizá el ejemplo de cambios en la relación ecológica, por el cual se pasa en cientos de años, de estados epidémicos estacionales a una incidencia y prevalencia mínima.

Entre los cambios genéticos mejor conocidos en la actualidad están los relacionados al desarrollo de mecanismos de resistencia a la terapia antimicrobiana. Sin embargo, si bien los cambios genéticos de las bacterias son la causa última de la resistencia diversas acciones humanas y médicas han contribuido a esta realidad.

Estado de situación a mediados de 2016: surgimiento y expansión de nuevos patógenos y causas contribuyentes

No sabemos lo que ocurrirá el día que este libro llegue a vuestras manos, pero si, ahora que estamos escribiendo este capítulo nos encontramos frente a un fenómeno relacionado con la emergencia casi sin antecedentes similares y que transcurre sin que se pueda explicar cómo se desarrolla: se trata del flavivirus Zica.

El virus Zica pertenece a la familia *Flaviviridae*, género *Flavivirus*, cuya especie tipo es el virus de la fiebre amarilla y cuyos otros miembros notables son el virus del Nilo del este, Dengue, encefalitis japonesa, encefalitis de Saint Louis, Murray Valley virus. Zica pertenece a un clado en que se encuentra otro virus llamado Spondweni y presenta dos linajes: africano y asiático.

El virus Zica es esférico con envoltura y tiene un diámetro de 50 nm, las proteínas de superficie están arregladas formando dímeros que se ordenan según la simetría icosaédrica con un número de triangulación de 3. El RNA es de cadena simple y sentido positivo, monopartito y contiene 10.794 pares de nucleótidos, el RNA desnudo es infeccioso y a la vez, es RNA mensajero. En el extremo 5´ tiene un nucleótido metilado que le sirve de "*cap*" a partir del cual las proteínas celulares traducen al genoma. El extremo 3´no está poliadenilado como en la mayoría de los RNA virus de sentido positivo sino que tiene una formación en forma de anillo cuya estructura secundaria permite la formación de un RNA subgenómico (sgRNA) al ser degradado por una enzima celular del huésped, XRN1, este RNA subgenómico es esencial para la patogenicidad del virus y también inhibe la respuesta antiviral de la célula mediada por el gen de interferón, al igual que ocurre con el virus Dengue. El genoma completo se traduce en una poliproteína que es procesada durante y después de su síntesis, por proteínas de la célula y proteasas virales.

La replicación del virus ocurre en el citoplasma de las células de mamíferos y se sospecha que en el núcleo de las células de insectos. Hay, sin embargo, un trabajo realizado con anticuerpos monoclonales y reacción de fluorescencia que encontraron que a diferencia de otros flavivirus, las células infectadas con virus Zica muestran antígenos virales en el núcleo cuyo significado por el momento se desconoce.

La adsorción de la proteína E de la envoltura a los receptores del huésped permite la internalización del virus por el proceso de imitación de la apoptosis. Luego se produce la fusión de la membrana viral con la del endosoma y el RNA es liberado en el citoplasma. El RNA positivo de cadena simple es copiado a una poliproteína que se corta formando las proteínas estructurales y las que intervienen en la replicación. La replicación tiene lugar sobre la superficie del retículo endoplásmico en donde se forman factorías virales citoplasmáticas. A continuación usando el ss RNA (+) (*single stranded*) se sintetiza el ds (*double stranded*) RNA genómico. Éste es transcripto y replicado de modo de proveer los mRNA y el genoma ssRNA. (+). El ensamble del virus tiene lugar en el retículo citoplasmático y luego transportado al Golgi, ahí se corta la proteína prM y se produce el virión maduro que se libera por el proceso de exocitosis.

Breve historia del aislamiento del virus Zica.

Hace casi setenta años atrás la existencia del virus Zica no se conocía. En abril de 1947 se detectó en un Instituto de Uganda (Fig. 56-1) cercano a la floresta Ziica, lindando con el lago Victoria, que uno de los monos centinelas usados para vigilar la presencia de la fiebre amarilla se encontraba con fiebre alta, 40ºC, se trataba de un mono *Rhesus* del que obtuvieron una muestra de sangre. El suero de esta muestra se inoculó en una serie de ratones por vía intracerebral y otra serie por vía intraperitoneal. A los 10 días de la inoculación éstos últimos permanecieron sanos pero los inoculados en el cerebro enfermaron. A partir del cerebro de los ratones enfermos se aisló un virus, usando el protocolo de aquella época para detectar virus filtrables. Al agente encontrado se lo denominó Zica (766) por la cercanía al bosque de ese nombre.

El mono sobrevivió a la infección y con su suero de convalesciente fue posible neutralizar al virus aislado. Los investigadores que aislaron al Zica estaban intrigados por el tipo de patología que podía producir en el hombre y uno de ellos se autoinoculó el virus, entre los síntomas que tuvo fueron: fiebre, rash y ojos rojos. Estos síntomas tan leves y comunes a muchas de las enfermedades prevalentes en la zona, fue la primera señal que hizo pensar que podrían existir personas infectadas con sintomatología leve cuya enfermedad hubiera pasado desapercibida. En el mes de enero de 1948 se pudo aislar el mismo virus de un macerado de mosquitos *Aedes africanus* lo que permitió inferir que el virus Zica era un arbovirus.

Sabemos que los arbovirus tienen una forma de transmisión conocida como transmisión biológica, que comprende al virus, a un vector y a un vertebrado (VVV). Al virus Zica el vector que lo mantiene en nichos selváticos son los mosquitos *Aedes* (*Ae. aegypti*, *Ae. africanus*, *Ae. albopictus*, *Ae. apicoargenteus*, *Ae. furcifer*, *Ae. luteocephalus*, *Ae. polynesiensis* y *Ae. vitattus*) siendo los reservorios los primates y otros mamíferos tales como roedores. Hay evidencias ecológicas y experimentales que

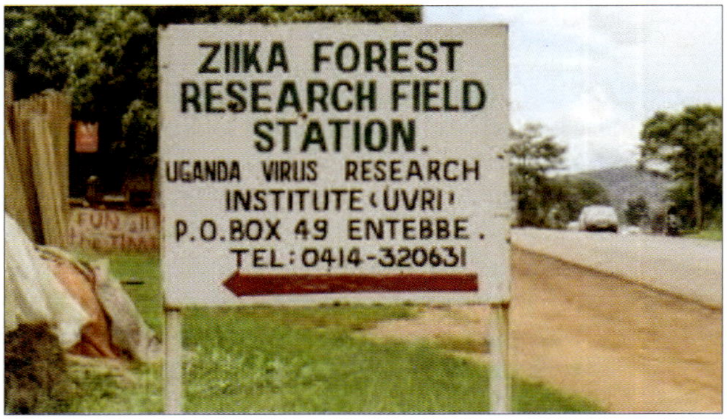

Fig. 56-1. Cartel que muestra el nombre del Instituto donde se aisló el virus Zica. Isaac Kasamani/Agence France-Presse — Getty Images

el vector que pica al humano en zonas no selváticas es el *Aedes aegypti* que tiene hábitos domiciliarios. Durante muchos años se definió a un arbovirus por su forma de transmisión, en la actualidad se admite que un arbovirus también se puede transmitir además en forma directa. Más adelante comentaremos las muchas otras formas que se puede transmitir Zica en forma directa. En las áreas que habita este virus también se encuentra el virus Dengue, el virus del Nilo del Este y la fiebre Chikungunya. Se sabe que el virus Zica produce ua infección transiente en los reservorios y una prolongada en los mosquitos. El tropismo del virus son los queratinocitos y células dendríticas en el sitio de inoculación y luego se distribuye hacia los ganglios linfáticos y a la sangre. Lamentablemente los anticuerpos de convalescientes, tanto IgM como IgG, que origina el virus Zica se cruzan con los del Dengue dificultando su estudio.

Explosiva expansión de las áreas afectadas por el virus Zica

Poco tiempo después de su aislamiento y considerando la sintomatología leve observada en el voluntario humano, se pensó que habría algunas personas infectadas que habían tenido la enfermedad y que habrían pasado desapercibidas. Un estudio serológico demostró que el 6,1% de la población era positiva para Zica confirmando así esa presunción. En 1954 los tres primeros casos de infección humana se reportaron en Nigeria. La actividad de virus Zica se registró también en África (Burkina Faso, Camerún, República Centroafricana, Egipto, Etiopía, Gabón, Costa de Marfil, Kenia, Nigeria, Senegal, Sierra Leona, Somalia, Tanzania y Uganda). Asia(India, Indonesia, Malasia, Filipinas, Tailandia, Vietnam). En abril de 2007 se produjo una gran epidemia, con el genotipo asiático, en la isla de Yap y Guam en la Micronesia (Ver Fig. 56-2) donde el 73% de la población se infectó mientras que el 18% mostró sintomatología típica. A partir de ese momento comienza la carrera del virus Zica para invadir el mundo. Entre 2013 y 2014 el genotipo Asiático se reportó como causante de una epidemia en varias islas del Pacífico incluyendo la Polinesia Francesa, Nueva Caledonia, Las islas Cook, Tahiti y la isla del Este. En 2015 llega el virus a Brasil y de ahí se expande a numerosos países de América (ver Fig. 56-2) en 2016 hay transmisión autónoma en México, Centro América, que incluye Puerto Rico y las islas Vírgenes y Suramérica con excepción de Perú, Chile, Uruguay y Argentina,. En Estados Unidos también se registran numerosos casos de personas que trajeron el virus en su sangre desde otras zonas infectadas. La invasión del virus Zica en Brasil, impresiona en especial en el Norte del país en que se registran entre 440.000 hata 1.300.000 personas infectadas en Febrero de 2016. En 2017 el virus Zica se detecta en Salta al Norte de Argentina, también se producen casos de microcefalia en bebés nacidos de madres infectadas.

Peligrosidad del virus Zica

A medida que ha aumentado el número de casos de infección por el virus, confirmados por la presencia de

RNA viral detectado por métodos moleculares, se están consolidando las sospechas de la relación del virus con enfermedades más severas.

Así es como existen indicios de una relación de la enfermedad en el adulto y el síndrome de Guillain Barré, los estudios se basan en la correlación de los casos de Zica con la aparición de casos de Guillain-Barré en la misma población. La otra forma peligrosa de la infección con este virus se manifiesta en las embarazadas y en la aparición de microcefalia en los nacidos de madres infectadas. Estos datos provienen de un número grande de casos observados, así como el aislamiento del virus del líquido amniótico, y también del suero de recién nacidos. De ahí la peligrosidad de adquirir la infección durante el primer o segundo trimestre del embarazo. Por último la presencia del virus en las plaquetas de la sangre de donantes en proporción alarmante ha determinado que en Puerto Rico deba importarse sangre para transfusión y que en muchos Estados de EE.UU. se testee obligatoriamente la sangre de donantes por la eventual presencia del virus.

Ciclo ecológico del virus Zica

De acuerdo a lo expresado anteriormente notamos que el virus Zica además de ser transmitido por los mosquitos *Aedes*, también presenta otras formas de transmisión, como ser: por vía sexual, congénita, intrauterina, perinatal, sanguínea, por mordedura de animales portadores y por accidente en el laboratorio. De todos modos la principal vía de diseminación es por medio de un mosquito ya sea en el ciclo selvático o en el urbano.

El mosquito adquiere el virus durante su alimento con sangre infectada, dentro del mosquito el virus multiplica, puede mantenerse aproximadamente 10 días dentro del insecto y en su próxima comida se lo transmite a un reservorio mamífero o al hombre. En el África el aislamiento del virus o la presencia de anticuerpos sugiere la existencia de reservorios múltiples entre ellos se mencionan: búfalos de agua, búfalos domésticos, leones, elefantes, cabras, impalas, ovejas, hipopótamos, cebras, monos y roedores.

El virus Zica se mueve solapadamente entre los humanos, en muchos casos la enfermedad que produce no presenta síntomas evidentes, cuando los hay son parecidos a las de otras enfermedades producidas por otros arbovirus como Dengue o fiebre Chikungunya, fiebre, dolores articulares, rash, y fundamentalmente conjuntivitis. La enfermedad no es mortal pero tiene la posibilidad de actuar sobre los tejidos neurales.

Al presente, se han detectado en Estados Unidos 8000 casos en viajeros y 2000 no asociados a viajes. Evidentemente, la presencia del mosquito vector es fundamental para asegurar la infección ¿pero cómo se explica la súbita expansión a partir del año 2007? ¿Porqué se mantuvo silencioso durante cincuenta años o quien sabe muchos más?

Mediante análisis filogenéticos se pudo demostrar la existencia de dos linajes del virus Zica, el africano y el asiático. Ambos linajes emergieron a fines del año 1800 o a principios de 1900. El linaje asiático surgió con la

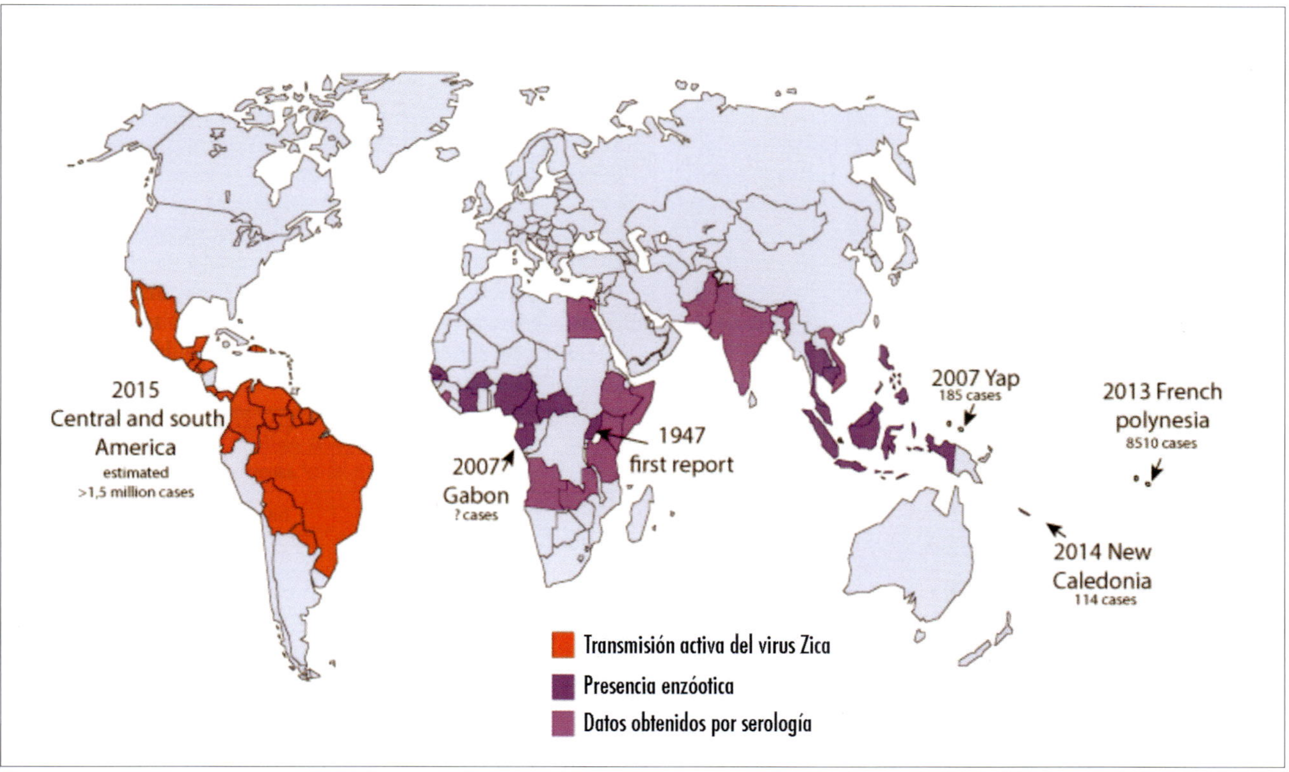

Fig. 56-2. Brotes de virus Zica en el mundo, registrados hasta febrero de 2016. Reproducido de Viral Zone. https://viralzone.expasy.org/

migración del virus desde África a Malasya. Luego siguió el derrotero que ya describimos en la Fig. 56-1 para explotar como fuegos artificiales al llegar a América.

Por el momento no existen vacunas ni antivirales para este virus, sólo sirve combatir al mosquito. Por eso el tiempo nos dirá si esta zoonosis se extinguirá sola o quizás sea equilibrada por algún fenómeno natural que por ahora no conocemos.

BIBLIOGRAFÍA

Emerging Infectiuos Diseases, editada por el *National Center for Infectious Diseases*, del *Center for Diseases Control and Prevention* de Estados Unidos. Todos los números tienen información útil. www.cdc.gov/eid.

El sitio de la Oficina Sanitaria Panamericana http://www.paho.org/. Es también una fuente permanente de información para el manejo del problema de enfermedades emergentes y sobre todo el relacionado con los perfiles de resistencia.

Raoult, Didier and Roux, Veronique. 1997. *Clinical Microbiology Reviews*, 694-719

Emerging Viral Diseases: Confronting Threats with New Technologies Hilary D. Marston, Gregory K. Folkers, David M. Morens, Anthony S. Fauci www.***ScienceTranslationalMedicine***.org *10 September 2014 Vol 6 Issue 253 253ps10*

Zika Virus. Lyle R. Petersen, M.D., M.P.H., Denise J. Jamieson, M.D., M.P.H., Ann M. Powers, Ph.D., and Margaret A. Honein, Ph.D., M.P.H. n engl j med 374;16 nejm.org April 21, 2016

A Literature Review of Zika Virus .Anna R. Plourde, Evan M. Bloch Emerging Infectious Diseases • www.cdc.gov/eid • Vol. 22, No. 7, July 2016 1185

Sección 7ª

Parasitología

Generalidades de parasitología
Diagnóstico parasitológico
Farmacología antiparasitaria

CAPÍTULO 57

GENERALIDADES DE PARASITOLOGÍA

Catalina D. Alba Soto, Stella M. González Cappa

INTRODUCCIÓN

Las asociaciones biológicas que se establecen entre individuos de distintas especies se denominan simbiosis y pueden corresponder a diversos grados de dependencia. La parasitología es una rama de la biología que estudia una relación particular entre dos seres vivos, el parásito y el huésped u hospedero (términos que utilizaremos indistintamente), en la cual el primero depende del segundo para su subsistencia. En sentido amplio esta definición abarca tanto a la disciplina VIROLOGIA, como a la BACTERIOLOGIA, la MICOLOGIA y la PARASITOLOGIA. De hecho, los virus son los que tienen mayor relación de dependencia con su huésped. Por su parte, la Parasitología estudia a los protozoarios, helmintos y artrópodos. Los primeros pertenecen al reino de los Protistas y son unicelulares, mientras que helmintos y artrópodos pertenecen al reino Animalia y son pluricelulares.

El registro de la existencia de parásitos en la historia de la humanidad data desde muy antiguo. En Egipto se hallaron momias de alrededor de 800 años aC infectadas con *Plasmodium falciparum* y otras pertenecientes a los 1300 años aC que presentaban huevos de *Schistosoma haematobium*. También se hallaron momias de alrededor de 1000 años aC coinfectadas con *Trichinella spiralis, Taenia* spp, *y Schistosoma haematobium.* En el papiro de Ebers (1500 años aC) se habla de *Taenia.* Por otra parte los griegos conocían el quiste hidatídico, que alberga al estadio larvario del *Echinococcus granulosus*.

Durante la evolución de las especies, aquéllas que se adaptaron a la vida parasitaria sufrieron numerosas adaptaciones tanto morfológicas como fisiológicas. En varias especies el aparato digestivo no existe o es muy rudimentario, al igual que el sistema nervioso, respiratorio, circulatorio o excretor. Por otra parte las especies parásitas han tenido que desarrollar otras características, como por ej. órganos de fijación, que les facilitan permanecer en su hábitat, y en ocasiones adquirir sus nutrientes. La tasa reproductiva de estas especies suele ser elevada para compensar las pérdidas de numerosos individuos que ocurren durante su ciclo de vida. Entre los helmintos existen especies de sexos separados pero también las hay hermafroditas. Adicionalmente, los parásitos trasmitidos por vectores se han adaptado a los cambios bruscos de ambiente que conllevan pasar de un hospedero mamífero a uno artrópodo (*Plasmodium* spp). También se han adaptado a hábitats extremadamente diversos cuando requieren un hospedero mamífero y un molusco (*Schistosoma* spp) para completar su ciclo de vida.

ASOCIACIONES BIOLÓGICAS

Los individuos pueden agruparse entre los que pertenecen a la misma especie o formar agrupaciones entre especies distintas en lo que se conoce como simbiosis. En Parasitología nos interesan las asociaciones simbióticas que agrupan individuos de diferente especie.

Las asociaciones más importantes son:

a- comensalismo: un organismo –denominado comensal- que vive a expensas de otro sin dañarlo; la *Entamoeba coli* es uno de los ejemplos de este tipo de asociación con el hombre. Cabe destacar que su presencia en el humano no es habitual por lo que se distingue a estos organismos de la flora habitual

b- mutualismo: ambos socios son dependientes entre sí porque se benefician mutuamente sin dañarse. Un ejemplo de esta asociación es la que ocurre entre los mamíferos rumiantes y los microorganismos que habitan el rumen y metabolizan la celulosa.

c- parasitismo: en esta asociación un organismo denominado parásito vive a expensas de otro, el huésped, infligiéndole daño. En esta asociación el huésped es de mayor tamaño que el parásito

A su vez, el parasitismo puede ser permanente, periódico o temporario. En los tres casos requieren de un hospedero para sobrevivir, pero con diferente grado de necesidad. El parasitismo es (Tabla 57-1)

a- **permanente**, cuando el parásito vive en el hospedero durante toda su evolución (ej. *Enterobius vermicularis)*;

b- **periódico**, cuando requiere del hospedero en determinados períodos de su ciclo evolutivo (algunos insectos que desarrollan su estadio larvario como parásito siendo el adulto de vida libre, ej. *Dermatobia hominis*) y

c- **temporario**, cuando el parásito sólo se acerca al huésped para alimentarse (ej. *Pulex irritans*).

Según el grado de prescindencia de la vida parasitaria puede hablarse de parasitismo:

a- obligatorio (requiere imprescindiblemente de uno o más hospederos para cumplir su ciclo de vida, ej. *Trypanosoma cruzi*),

b- facultativo (cuando encuentra un medio favorable donde puede realizar vida parasitaria, por ej. algunas larvas de artrópodos que habitualmente se desarrollan sobre materia orgánica en descomposición y

c- accidental (cuando un individuo de vida libre por accidente encuentra un hospedero al que se adapta transitoriamente). Este tipo de parasitismo es más frecuente en animales que en el hombre.

CLASIFICACIÓN DE LOS PARÁSITOS

Se los puede denominar de diversa manera, teniendo en cuenta algunas de las siguientes características:

a- especificidad por el hospedero:

Algunos tienen alta especificidad (parásitos **estenoxenos**), como por ej. *Plasmodium falciparum* que sólo parasita al hombre, y que tiene especificidad por un tipo celular determinado (por ej. esporozoito- hepatocito y merozoito-eritrocito).

Otros carecen absolutamente de especificidad, como por ej. *Toxoplasma gondii* que puede parasitar numerosos animales incluyendo al hombre y capaz de invadir prácticamente cualquier tipo de célula nucleada (parásito **eurixeno**).

b- ubicación en el hospedero:

Tabla 57-1. ASOCIACIONES BIOLÓGICAS

Parasitismo	
permanente,	*Taenia solium*
periódico	*Dermatobia hominis*
temporario	*Pulex irritans*
Comensalismo	*Entamoeba coli*
Mutualismo	Ciertos ciliados que degradan la celulosa en el rumen de los rumiantes

Se los denomina **ectoparásitos** si viven sobre la superficie externa del cuerpo (*Pediculus* spp, *Sarcoptes scabiei*), o **endoparásitos** a los que se ubican en tubo digestivo, órganos internos y/o sangre (uncinarias, *Fasciola hepatica, Trypanosoma cruzi*).

Si un parásito se ubica en un lugar no habitual se lo denomina **errático** (ej. adulto de *Ascaris lumbricoides*, cuando se ubica en las vías biliares).

MECANISMOS DE TRASMISIÓN Y CICLOS BIOLÓGICOS DE LOS PARÁSITOS

En el estudio de la parasitología deben considerarse a) el ciclo biológico, que lo constituye y la evolución del parásito en diferentes etapas durante su desarrollo pasando del estadio menos diferenciado al más diferenciado, y pudiendo tener cada estadio distintos requerimientos biológicos, y b)- el mecanismo o ciclo de trasmisión que es el que facilita el paso del parásito desde un huésped al siguiente.

El parásito, para persistir, debe trasmitirse de un huésped a otro, exitosamente.

En relación al mecanismo de trasmisión debe tenerse en cuenta que participan numerosos factores: debe existir un huésped susceptible de infectarse, el ambiente debe ser adecuado para la sobrevida del parásito el que puede tener estadios evolutivos de resistencia que permitan su persistencia en dicho medio, los hábitos y costumbres de los hombres pueden favorecer la trasmisión parasitaria, si el parásito requiere de vectores éstos deben ser aptos para albergarlo, pueden necesitar de reservorios que faciliten su permanencia en la naturaleza.

Definimos reservorio a aquel que alberga al parásito y es fuente de infección para un nuevo huésped. El hombre, otros animales, plantas y aún el ambiente, pueden constituir un reservorio adecuado. El reservorio es tanto más eficiente cuanto más permite la reproducción y/o preservación del parásito sin presentar graves signos de enfermedad. De esta manera puede ser una eficiente fuente de infección para el hospedero susceptible.

Por su parte los vectores son habitualmente insectos que pueden transmitir pasivamente las formas infectantes de un parásito (vectores mecánicos, ej. moscas que se posan sobre fómites contaminados con huevos o quistes de parásitos y los trasladan adheridos a sus patas), o bien pueden ser vectores biológicos, y en estos casos el parásito lo requiere para cumplir una etapa de su ciclo de vida (ej. *Plasmodium* spp y mosquitos *Anopheles* spp). Los vectores biológicos suelen ser altamente específicos para cada tipo de parásito que lo requiera.

La persistencia de las especies parasitarias es favorecida por el alto potencial biótico de la mayoría de los parásitos, como por ej. la eliminación de numerosos huevos o embriones por cada adulto de helmintos, la producción de númerosos merozoitos entre algunos de los apicomplexa y la capacidad de generar numerosos elementos infectivos en los estadios larvarios, como por ej. la hidátide, a partir de un único huevo.

El ciclo de trasmisión está íntimamente ligado al ciclo biológico de los parásitos. La diferencia entre ellos es que éste último abarca los pasos indispensables por los que debe progresar un parásito para alcanzar su total desarrollo y generar la forma infectante, estadio indispensable para ingresar en un nuevo huésped.

Para cumplir el ciclo biológico pueden requerirse uno o más huéspedes, dependiendo del parásito. El huésped donde se desarrollan las formas más evolucionadas (formas adultas), se denomina **definitivo** (el hombre en los casos de *Taenia* spp) y aquel en que se desarrollan las formas intermedias (larvarias), huésped **intermediario** (el ganado en el caso de *Echinococcus granulosus*). En algunos casos el huésped puede ser parasitado accidentalmente, aunque no sea el hospedero natural para un parásito determinado. Cuando el huésped (accidental) permite la evolución del parásito como si fuera el huésped habitual, se lo denomina **vicariante** (ej. el hombre y el *Echinocuccus granulosus*). En otros casos se habla de huésped **paraténico**: la infección es también accidental, el parásito no alcanza a completar su ciclo evolutivo pero se encuentra viable y puede eventualmente participar en la transmisión del parásito cuando es ingerido por otro hospedero (ej. roedores e infección por *Toxocara canis*) Tabla 57-2.

Tabla 57-2. TIPO DE HUÉSPEDES

Hospedero definitivo	*Taenia* adulta en el hombre
Hospedero intermediario	Hidátide en ganado
Hospedero accidental	
Vicariante	Hidátide en el hombre
Paraténico	*Toxocara canis* en el roedor

Si el parásito realiza todo su desarrollo en un único huésped el ciclo se denomina **directo** o **monoxénico** (ej. *Trichuris trichiura*). Si en cambio requiere más de un hospedero de distinta especie para su total evolución, el ciclo se denomina **indirecto** o **heteroxénico** (dioxénico -ej. *Taenia saginata*, o polixénico -ej. *Schistosoma mansoni*), dependiendo que se requieran dos o más hospederos, respectivamente).

Para algunos parásitos un mismo organismo desempeña el papel de hospedero definitivo e intermediario; los adultos ocupan una localización y las larvas otra (ej. *Trichinella spiralis*). Este ciclo se denomina **autoxeno** (Tabla 57-3).

Tabla 57-3. CICLOS BIOLÓGICOS

Ciclo directo o monoxénico	*Entamoeba histolytica* *Ascaris lumbricoides* *Trichuris trichiura*
Ciclo indirecto o heteroxénico	
Dioxénico	*Taenia* spp
Polixénico	*Schistosoma* spp
Ciclo autoxénico	*Trichinella spiralis*

VÍAS DE INFECCIÓN Y VEHÍCULO O FUENTE DE INGRESO

Una de las vías más comunes de infección es la **digestiva**. Numerosos parásitos ingresan por esta vía. En estos casos, el elemento infectante se encuentra protegido para pasar por el estómago sin que su integridad sea afectada por los componentes del jugo gástrico. En el caso de los protozoarios el elemento infectante es el estadio quístico cuyas paredes protegen al embrión (ej. *Entamoeba histolytica*). Si el parásito es un helminto el elemento infectante (larva) ingresa protegido dentro de un huevo (ej. *Ascaris lumbricoides*) o enquistada como metacercaria (ej. *Fasciola hepatica*). En estos casos el vehículo es el agua, suelos o alimentos contaminados.

Otras vías de infección son la **cutánea** y la **mucosa**. Por estas vías el elemento infectante puede ingresar atravesando activamente la piel, como las larvas de uncinarias que se originan en el medio ambiente a partir de los huevos que eliminan los nematodos adultos, o por contacto interhumano como es el caso del *Sarcoptes scabiei*, o bien ingresar pasivamente, por ej. por inoculación de un vector como sucede con las *Leishmania* spp.

Una vía menos frecuente pero también exitosa es la **respiratoria**, y un ej. es el ingreso de amebas de vida libre como la *Naegleria fowlery* y *Acanthamoeba* que contaminan aguas de piletas, ríos, lagunas. Estas pueden ingresando por vía aérea y, a través del epitelio olfatorio, alcanzar el sistema nervioso central.

El parásito también puede ingresar al hospedero por contacto **sexual**, y el ej. más característico es la *Trichomonas hominis*.

Hay parásitos que se pueden transmitir verticalmente (transmisión **transplacentaria**), siendo los más frecuentes el *Toxoplasma gondii* y el *Trypanosoma cruzi*. Es por esta razón que las madres deben vigilarse serológicamente durante el embarazo, con el fin de administrarse, en caso que corresponda, el tratamiento etiológico en el momento oportuno, ya sea a la madre o al niño.

Debe también tenerse en cuenta la transmisión de parásitos por vía **transfusional**. Todo parásito que durante su evolución presente parasitemia, puede potencialmente trasmitirse por esta vía. El más relevante en América latina es sin duda el *Trypanosoma cruzi*. En la Argentina, por ley, la sangre a transfundirse debe controlarse para descartar esta parasitosis. (Tabla 57-4).

MECANISMOS PATOGÉNICOS

Cuando un parásito ejerce daño sobre el hospedero puede hacerlo por mecanismos directos o indirectos.

I-Los mecanismos directos pueden relacionarse con

a- las características estructurales de los parásitos. En este caso el daño puede ser mecánico o traumático.

Si el daño es **mecánico** puede producirse obstrucción (ej. *Ascaris lumbricoides* en intestino delgado), o compresión sobre las estructuras que lo rodean (ej. quiste hidatídico). Este tipo de daño es muy importante si el parásito se ubica en el sistema nervioso central (ej. neurocisticercosis). Si es

Tabla 57-4. VÍAS DE INFECCIÓN Y VEHÍCULOS

VIA DE INFECCIÓN	VEHÍCULOS	*PARÁSITO*
DIGESTIVA	AGUA	*Giardia lamblia*
	ALIMENTO Animal terrestre acuático Vegetal	 *Taenia saginata* *Diphylobotrium latum* *Fasciola hepatica*
CUTÁNEA-MUCOSA	AGUA TIERRA	*Schistosoma mansoni* *Strongyloides stercoralis*
TRASMISIÓN VECTORIAL	INSECTOS	*Trypanosoma cruzi* *Leishmania* spp *Plasmodium* spp
TRACTO RESPIRATORIO	AGUA	*Naegleria fowlery*
TRASMISIÓN SEXUAL	CONTACTO INTERHUMANO	*Trichomona vaginalis*
CONGÉNITA	PLACENTA	*Trypanosoma cruzi* *Toxoplasma gondii*
TRANSFUSIONAL	SANGRE O SUS ELEMENTOS	*Trypanosoma cruzi*
ACCIDENTAL	MUESTRAS BIOLÓGICAS	*Strongyloides stercoralis* *Trypanosoma cruzi*

traumático, muchas veces está asociado al mecanismo de fijación, como en el caso de las uncinarias que se adhieren al intestino delgado mediante elementos cortantes.

b- Las actividades fisiológicas, como en el caso de las uncinarias que también dañan por acción **expoliatriz** para cubrir sus requerimientos nutricionales, ya que en el sitio donde se fijan absorben sangre. La pérdida de sangre del hospedero será proporcional a la carga parasitaria, pudiendo llegar a ser causal de anemia ferropriva significativa. Esta anemia resulta de la sumatoria de las acciones traumática y expoliatriz ejercida por estos parásitos.

Este tipo de daño puede también ser consecuencia de la actividad **metabólica** de un parásito. Por ej., en el caso de *Entamoeba histolytica,* las úlceras a nivel intestinal o los amebomas hepáticos son consecuencia de la secreción de enzimas por el parásito.

c- el ciclo de vida de los parásitos. Durante el mismo puede producir daño al movilizarse a través de los tejidos. Por ej. larvas de nematodes que como el *Ascaris lumbricoides,* al pasar por el tejido pulmonar producen pequeñas rupturas alveolares. En este trayecto producen daño por acción directa (**traumática**), pero a él puede asociarse daño por mecanismos indirectos.

No sólo el movimiento sino el crecimiento de los parásitos puede contribuir a la producción de daño directo. La *Fasciola hepática*, por ej. durante su migración por hígado hasta alcanzar el estadio adulto, aumenta su tamaño, y actúa produciendo traumas sobre este órgano (Tabla 57-5).

II-Los mecanismos indirectos se relacionan con la reacción del hospedero hacia el parásito. Esta respuesta puede ser inflamatoria inespecífica ante la presencia de un cuerpo extraño o bien inmunológica y específica como reacción ante los antígenos parasitarios. Tanto la respuesta inflamatoria inespecífica como la específica pueden terminar en un proceso de fibrosis.

La reacción del hospedero contra los antígenos parasitarios puede ser la causa de la formación de un granuloma, como por ej. en esquistosomosis por *Schistosoma* spp; los miracidios (estadios larvarios) de los huevos que quedan atrapados en los tejidos secretan antígenos responsables de su formación (Tabla 57-5).

Tabla 57-5. MECANISMOS PATOGÉNICOS

DIRECTO	Mecánico		
		Obstrucción	*Ascaris lumbricoides*
		Compresión	Quiste hidatídico
	Traumático		Uncinarias *Fasciola hepatica*
	Expoliatriz		*Dyphilobotrium latum* (compite por vitamina B12) Uncinarias (anemia ferropriva).
	Metabólico		*Entamoeba histolytica*
INDIRECTO	Inflamación inespecífica		*Fasciola hepatica*
	Respuesta inmune		*Schistosoma mansoni* *Trypanosoma cruzi*

RESPUESTA INMUNE Y EVASIÓN DE LA RESPUESTA INMUNE

Cuando un parásito ingresa en un individuo inmunocompetente, éste se manifiesta ante su presencia con una respuesta inmunológica contra sus componentes antigénicos. Esta respuesta generalmente es adecuada para controlar la carga parasitaria pero no logra la eliminación del parásito. Este estado de infección controlada se denomina premunición, y pone al hospedero en mejores condiciones para defenderse de nuevas infecciones ocasionadas por la misma especie parasitaria. La persistencia parasitaria resulta del equilibrio desarrollado entre la respuesta inmune antiparasitaria y la capacidad que han desarrollado la mayoría de los parásitos para poner en marcha estrategias para evadir dicha respuesta.

En general, la respuesta inmune que se pone en marcha para controlar un parásito tiene un perfil Th1 o Th2, dependiendo del parásito. Se considera en términos generales que la defensa contra los protozoarios es de tipo Th1 y contra los helmintos el perfil es Th2. Sin embargo, esto no es absoluto, pudiendo coexistir ambos perfiles.

Esta respuesta se expresa por la aparición de anticuerpos (inmunoglobulinas específicas), de células del sistema inmune efectoras y de memoria (linfocitos T, eosinófilos, monocitos, etc.) y de citoquinas y quimioquinas secretadas por estas células. En el caso de la respuesta Th1 participan fundamentalmente el IFN-γ (con la consecuente activación de macrófagos), IgG2, IL2, IL12, linfocitos T CD8$^+$. La respuesta con perfil Th2 se caracteriza por síntesis de IgE, IgG4, IL4, IL5, eosinofilia. En numerosas parasitosis la misma respuesta que se pone en marcha para controlar a los parásitos produce reacciones inflamatorias y fibrosis que dañan al hospedero (*Trypanosoma cruzi, Schistosoma mansoni*).

Como mencionamos anteriormente, la mayoría de las parasitosis suelen producir infecciones crónicas en las que la presencia del parásito desencadena mecanismos inmunitarios que pueden contribuir al daño producido por la infección y eventualmente causar la muerte del hospedero. Es por esto que el parásito y el huésped deben mantener un equilibrio que, mediante la regulación de la respuesta inmune, disminuya la respuesta inflamatoria. Esto garantiza tanto la sobrevida del huésped como la persistencia parasitaria y por tanto incrementa las posibilidades de transmisión del parásito.

Los mecanismos relacionados con la evasión de la respuesta inmune son numerosos y periódicamente se comunican nuevas estrategias probables. Una de ellas, es la ubicación intracelular de algunos parásitos; con la que se impide la acción inmune efectora salvo cuando algunos antígenos parasitarios se expresan en la membrana de la célula huésped. Más aún ciertos protozoarios ingresan y se multiplican en las mismas células del sistema inmune como que acuden a los sitios infectados por ej. los macrófagos; en ellos el *T. gondii* ingresa activamente y *Leishmania* spp es fagocitada pero retrasa mediante distintas vías la activación de mecanismos parasiticidas en estas células. Hay parásitos que se protegen de la respuesta inmune ubicándose en órganos que raramente son alcanzados por los efectores inmunológicos, por ej, ojo (quistes de *Toxoplasma gondii,* larvas de *Toxocara* spp).

Otra estrategia es la variación antigénica que se da en algunos parásitos que varían al cabo de un determinado tiempo de infección determinadas proteínas antigénicas que expresan en su superficie (ej. *Giardia intestinalis, Plasmodium falciparum*, tripanosomas africanos). El repertorio de antígenos de superficie también puede variar entre los diferentes estadios del ciclo biológico de un parásito. Los antígenos de cada estadio pueden ser exclusivos y diferir de los que presenta el estadio subsiguiente (larvas recién nacidas de *Trichinella spiralis* difieren de las que presentan las larvas 48 h después). Hay parásitos, como la *Entamoeba histolytica,* que recambian rápidamente su glicocalix lo que los libera de los anticuerpos o células que se hubiesen adherido o contactado antes de poder efectivizar su actividad. Otros pueden secretar antígenos que neutralizan la acción de los anticuerpos y/o células efectoras, antes de que éstos se contacten con el parásito (ej. cisticercos de *T.solium*). Asimismo, muchos parásitos secretan proteasas capaces de clivar inmunoglobulinas adheridas a su superficie impidiendo que ejerzan su actividad (por ej. IgG es clivada por *S. mansoni* e IgA por *N. americanus).*

Algunos parásitos son capaces de sintetizar y expresar en su superficie, o bien adherir a ella, moléculas propias del huésped mimetizándose de este modo y no siendo reconocidos como elementos ajenos por los diversos componentes del sistema inmune. Esto sucede por ej. con *S. mansoni* cuyo estadio adulto puede sintetizar receptores para IFN-γ, moléculas del Complejo Mayor de Histocompatibilidad y otras, así como adherir inmunoglobulinas por el fragmento Fc. Esto le permite vivir en los vasos sanguíneos por años a pesar de ser un blanco constante de los elementos efectores de la respuesta inmune.

También hay parásitos que, a pesar de tener receptores para el factor C3, tienen capacidad para interferir en la activación de la cascada del complemento evitando así su lisis (por ej. *T.cruzi, Schistosoma mansoni, Leishmania spp*) (Tabla 57-6).

Tabla 57-6. MECANISMOS DE ESCAPE

Reclusión intracelular		*Trypanosoma cruzi,* *Toxoplasma gondii*
Variación antigénica		
	Intraestadio	*Plasmodium falciparum,* Tripanosomas africanos
	Interestadio	*Trichinella spiralis*
Interferencia en la cascada del complemento		*Leishmania* spp *Trypanosoma cruzi*
Reclusión en órgano privilegiado		*Toxocara* spp (en ojo) *Toxoplasma gondii*
Rápido recambio del glicocalix		*Entamoeba histolytica*
Secreción de antígenos		Cisticercos de *Taenia solium*
Eliminación de anticuerpos adheridos		
	Capping	*Trypanosoma cruzi*
	Ruptura	*Necator americanus*
Mimetismo		*Schistosoma mansoni*

CLASIFICACIÓN TAXONÓMICA

Como ya se mencionara, los parásitos se clasifican en dos Reinos: Protista y Animalia. Las Ramas y Reinos de esta clasificación se presentan en la Tabla 57-7.

CARACTERÍSTICAS GENERALES DE LOS PROTOZOARIOS

Los protozoarios son organismos unicelulares que pasan por diversos estadios en su ciclo evolutivo. Las formas más evolucionadas son denominadas trofozoitos o zoitos, y se caracterizan por ser el estadio metabólicamente muy activo; están rodeados por una membrana que envuelve al citoplasma y al núcleo. El núcleo, como toda célula eucariota contiene RNA y DNA; es habitualmente esférico y suele ser único, está limitado por la membrana nuclear, regula la síntesis de proteínas y de él depende la reproducción. Se encuentra en el citoplasma y la porción de éste que está rodeándolo se denomina endoplasma, en el cual se encuentran generalmente las mitocondrias. La

Tabla 57-7. Taxonomía de parásitos

Reino:		PROTISTA
	Subreino:	PROTOZOA
	Rama:	SARCOMASTIGOPHORA
		Rhizopoda
		Zoomastigophora
		APICOMPLEXA
		CILIAPHORA
		MICROSPORA
Reino:		ANIMALIA
	Subreino:	METAZOA
	Rama:	PLATIHELMINTHES
		Cestoda
		Trematoda
		ASCHELMINTHES
		Nematoda
		ARTHROPODA
		Arachnida
		Insecta

porción de citoplasma exterior se denomina ectoplasma, tiene funciones de aparato locomotor y respiratorio, entre otras. La membrana citoplasmática tiene una permeabilidad selectiva y regula el ingreso de alimentos y eliminación de metabolitos. En algunos protozoarios existe una estructura especializada para la ingesta de alimentos denominada citostoma.

Este estadio presenta movimiento los que se producen mediados por diferentes estructuras, seudopodios (extensiones del ectoplasma las que a continuación de formarse arrastran hacia ellas el resto de la célula) para los rizopodarios (amebas-*Entamoeba histolytica*), flagelos (prolongaciones del citoplasma que constituyen una estructura cilíndrica que presenta nueve pares de microtúbulos periféricos y dos microtúbulos centrales envueltos por una vaina fibrosa) para los mastigoforados (tripanosomatídeos- *Trypanosoma cruzi*) y cilias (formaciones citoplasmáticas cortas adaptadas para la motilidad) para los ciliados (ej. *Balantidium coli*). Los apicomplexa tienen escaso movimiento y presentan como característica un complejo apical (ej. *Toxoplasma gondii*). Por su parte los microsporidios se caracterizan por poseer esporas que presentan un mecanismo tubular denominado esporoplasma (*ej. Nosema connori*). La clasificación de los protozoarios se basa fundamentalmente en su modalidad de locomoción.

A fin de sobrevivir en condiciones adversas muchos protozoarios tienen capacidad de enquistarse. En estos casos la pared del quiste es secretada por el ectoplasma. Este estadio es inmóvil y con baja actividad metabólica.

En la Fig. 57-1 pueden observarse esquemas de los estadios trofozoíticos y quísticos de protozoarios.

Los protozoarios pueden presentar reproducción asexuada o sexuada (Fig. 57-2). La reproducción asexuada es la más común.

I- Reproducción asexuada:

a- división binaria: se divide primero el núcleo (cariocinesis) y luego el citoplasma (citocinesis) dando origen a dos células hijas (la mayoría de los protozoarios se dividen de esta manera),

b- división múltiple o esquizogónica: el núcleo presenta una división múltiple que se rodea de citoplasma originando varias células hijas idénticas a la madre; esta forma de división se puede observar en la merogonia, la gametogonia o en la esporogonia de algunos apicomplexa.

c- endodiogenia, en el interior de la célula madre se forman dos células hijas por brotación, que ocuparán todo el citoplasma de célula madre la que finalmente

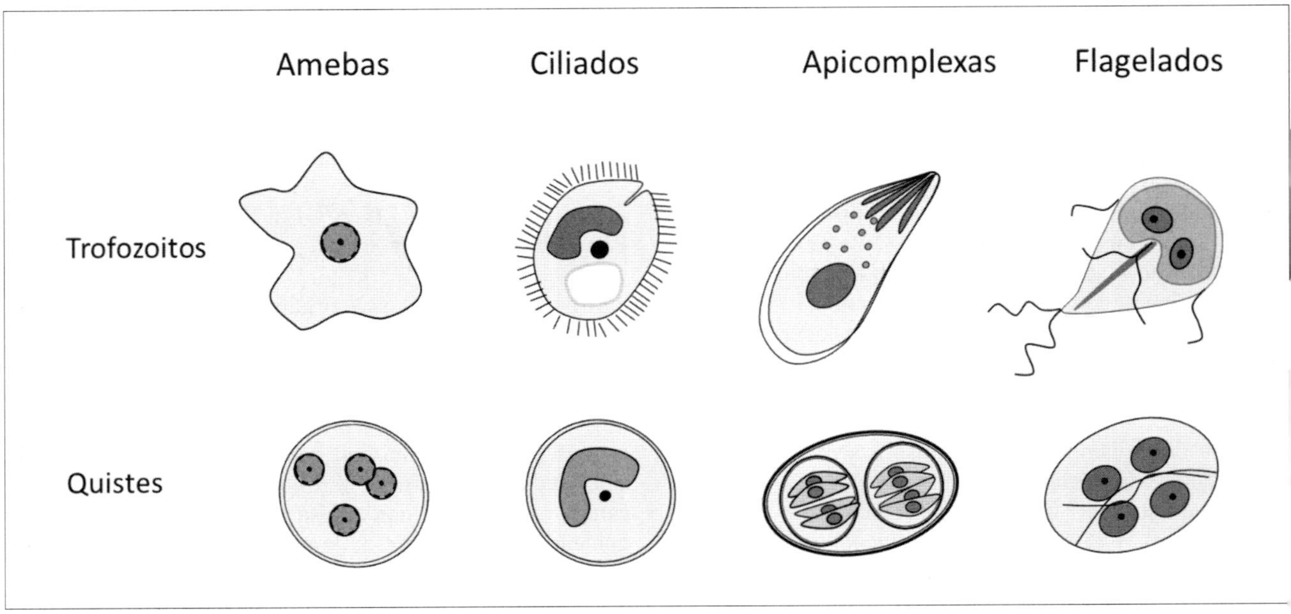

Fig. 57-1. Estadios Trofozoiticos y Quísticos de Protozoarios.

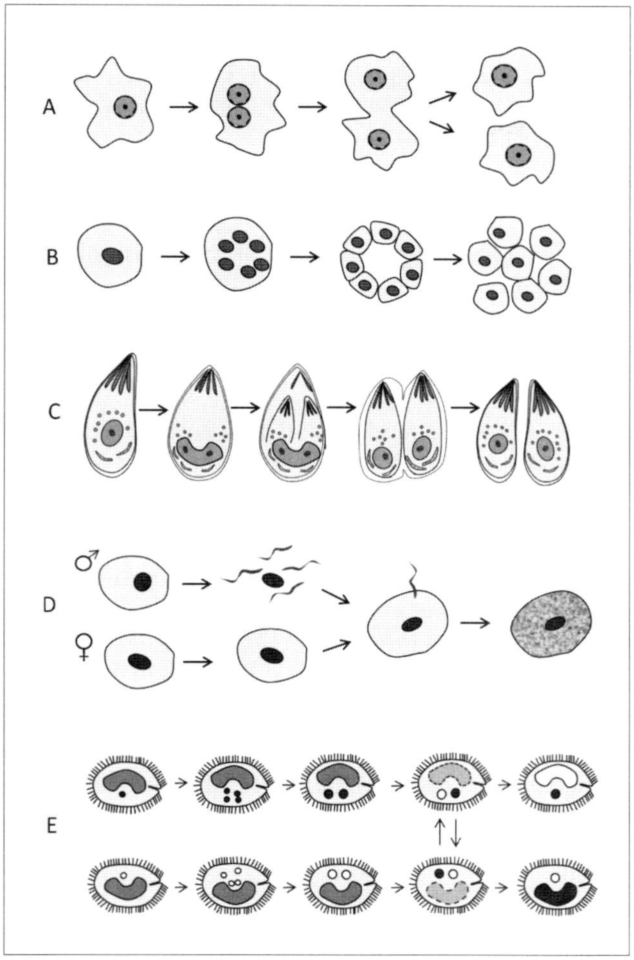

Fig. 57-2. Modos de reproducción de los protozoarios. División binaria (A), esquizogonia (B); endodiogenía (C); reproducción sexual (D) y conjugación (E).

desaparece; este mecanismo reproductivo se da entre algunos apicomplexa, como es el caso del *Toxoplasma gondii*.

II- Reproducción sexuada:

Es menos frecuente y es compleja. Durante la meiosis puede producirse la formación de dos células sexuales haploides las que al unirse volverán al estado diploide constituyendo el huevo o cigote. A veces un mismo parásito presenta alternativamente los dos tipos de división en hospederos diferentes (un ejemplo es la división gametogónica de los plasmodios en el insecto vector). En algunos ciliados puede realizarse intercambio de material nuclear entre las células progenitoras lo que se denomina conjugación.

CARACTERÍSTICAS GENERALES DE LOS HELMINTOS

Los helmintos son organismos metazoarios cuyas células se organizan formando órganos y tejidos. Se reproducen sexualmente pudiendo tener sexos separados o ser hermafroditas. Son ovíparos con excepción de las filarias, *Dracunculus* **spp. y** *Trichinella* spp. La clasificación de organismos como helmintos es morfológica comprendiendo aquellos que tienen forma alargada y simetría bilateral (Fig. 57-3). Dentro de los helmintos se encuentran la rama *Platyhelminthe*, gusanos acintados que incluyen clases de importancia médica como Trematodes y Cestodes, y la rama *Nematode* de gusanos cilíndricos con cavidad pseudocelómica y sexos separados.

CARACTERÍSTICAS GENERALES DE LOS CESTODES

Las diversas especies de Cestodes son todas parásitos y los estadios adultos se ubican en el intestino delgado. Éstos son chatos y segmentados (Fig. 57- 3A), carecen de aparato digestivo y circulatorio, son hermafroditas, y su aparato reproductor está muy desarrollado. Su tamaño es variable, alcanzando el adulto longitudes que van desde algunos cm (*Hymenolepis nana*) o mm (*Echinoccocus granulosus*) hasta varios metros (*Diphyllobothrium latum*). Su superficie está cubierta por un tegumento constituido por un citoplasma sincicial continuo, cuyos núcleos celulares se ubican en profundidad, debajo de una capa muscular. Este tegumento absorbe los nutrientes requeridos por el parásito y permite el intercambio de metabolitos. Están constituidos por tres segmentos: cabeza, cuello y estróbila.

Teniendo en cuenta ciertas características morfológicas y biológicas, se dividen en dos Órdenes: Cyclophyllidea y Pseudophyllidea.

La cabeza o scolex presenta ventosas en los Cyclophyllidea y bótrides en los Pseudophyllidea (rebordes musculares de forma circular/oval o alargados, respectivamente). Estas estructuras son utilizadas para fijarse a la mucosa intestinal. Algunas especies poseen un rostelo armado.

Al scolex le sigue un cuello delgado cuya función es

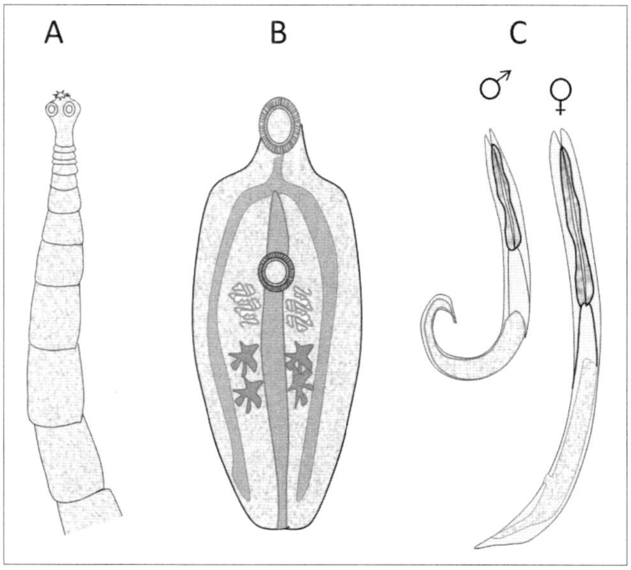

Fig. 57-3. Morfología de adultos de helmintos. Cestode (A); trematode (*Fasciola hepática*, B), nematodes macho y hembra C).

generar proglótides por brotación. Así se forma el cuerpo o estróbila. Cada proglótide es una pequeña unidad reproductiva que a medida que se alejan del cuello va adquiriendo mayor tamaño y se va transformando en proglótide maduro. Cada uno posee en su interior un aparato genital femenino y masculino completos. Los últimos están llenos de huevos, y son verdaderos úteros ambulantes. Estos proglótides o sus huevos (dependiendo de la especie) llegan al exterior, usualmente con las deposiciones del huésped.

Los huevos pueden ser operculados y contener un embrión ciliado (coracidio) que liberado del huevo alcanzará a su primer huésped intermediario y será ingerido por él (Pseudophyllidea, requieren de dos hospederos intermediarios), o un embrión hexacanto u oncosfera que deberá ser ingerido por un hospedero intermediario adecuado (Cyclophyllidea, solo requiere un hospedero intermediario) para seguir su evolución (Figura 57-5).

Los estadios larvarios de los cestodes se desarrollan en diversos hospederos y pueden adoptar seis formas (Fig. 57-4):

a- larva cisticerco que se caracteriza por tener forma vesicular llena de líquido con un escolex invaginado (*Taenia solium o Taenia saginata*),

b- larva cenuro, tienen forma vesicular con múltiples escolices invaginados (*Taenia multiceps*, el hombre es hospedero intermediario accidental).

c- larva cisticercoide, con una cola sólida y una parte anterior con escaso líquido donde se observa el escolex (*Hymenolepis nana*, que habitualmente desarrolla tanto el estadio larvario como el adulto en el intestino delgado del hombre),

d- hidátide, es una vesícula de tamaño variable llena de líquido que contiene en su interior múltiples protoescólices, vesículas proligeras y vesículas hijas con protoescólices en su interior (*Echinococcous* spp).

e- larva procercoide presenta un cuerpo sólido alargado y conserva un vestigio caudal donde pueden observarse los ganchos de la oncosfera (*Diphyllobotrium latum* en copépodos, primer hospedero intermediario),

f- larva plerocerdoide o esparganum cuerpo sólido elongado (*Diphyllobotrium latum* en salmónidos de agua dulce, larva infectiva para el hospedero definitivo).

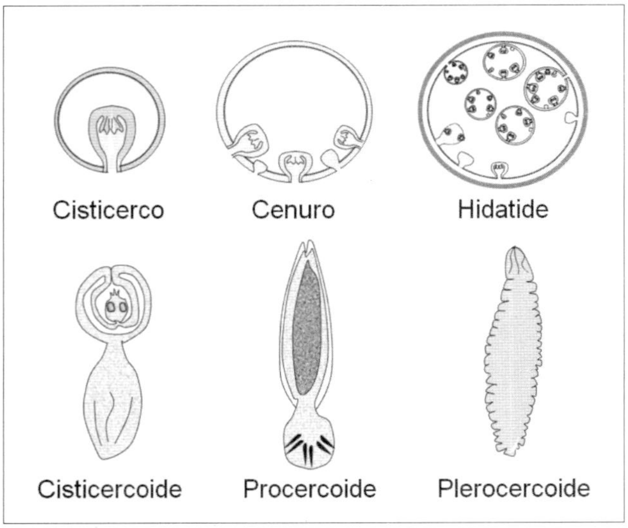

Fig. 57-4. Estadios larvarios de los cestodes.

La ingesta de carne poco cocida en los casos de *Taenia* spp y de pescado en el caso de *D. latum*, por el hombre permitirá la liberación de las larvas las que proseguirán los ciclos evolutivos.

CARACTERÍSTICAS GENERALES DE LOS TREMATODES

Los parásitos adultos son chatos y no segmentados, presentan simetría bilateral, carecen de cavidad seudocelómica, poseen una cutícula importante, en su cara ventral una ventosa muscular peribucal generalmente ubicada en el extremo anterior, y una ventral o acetábulo que utilizan para fijarse a los epitelios del área anatómica en las que se ubican los estadios adultos (Fig. 57-3B).

Tienen un aparato digestivo incompleto que se inicia en la cavidad oral y se bifurca a la altura de la ventosa ventral terminando en caso todas las especies en dos tubos ciegos. La mayoría son hermafroditas (*Fasciola hepatica, Paragonimus westermani*) excepto *Schistosoma* spp que son de sexos separados. Su sistema nervioso es muy rudimentario. Los ciclos evolutivos son complejos y requieren alternativamente de hospederos moluscos y vertebrados.

Los huevos son operculados, a excepción de los de esquistosomas que poseen un espolón o gancho y cuya ubicación depende de la especie (Fig. 57-5). Llegan al exterior con las heces, orina o esputo, dependiendo de la ubicación de los adultos. Contienen un miracidio (elemento ciliado) que cuando el huevo eclosiona, generalmente en el agua, se libera y busca a su huésped intermediario (diversas especies de moluscos dependiendo de la especie de Trematode) en los que penetra por sus tejidos blandos –tentáculos, patas, etc.- y en este huésped se forma un esporoquiste. En unas pocas especies el huevo es ingerido por el molusco y el miracidio se libera dentro del huésped intermediario. Su evolución posterior dependerá del tipo de parásito, pero finalmente en todos los casos los caracoles infectados liberarán cercarias, las que infectarán al huésped definitivo, ingresando pasivamente por vía oral (*Fasciola hepatica,* previo enquiestamienato a metacercaria), o activamente por vía cutánea (*Schistosoma* spp). Estas larvas progresarán en el hospedero definitivo por distintas vías, hasta que el parásito adulto se establezca en su hábitat definitivo (conductos biliares para *Fasciola hepatica*, previa migración por cavidad peritoneal, o sistema porta o cava en el caso de *Schistosoma* spp previa migración desde la vía cutánea por el sistema sanguíneo).

CARACTERÍSTICAS GENERALES DE LOS NEMATODES

El estadio adulto de estos parásitos se caracteriza por

presentar forma cilíndrica, de extremos ahusados, con simetría bilateral. Su tamaño es variable, desde unos pocos mm (*Strongyloides stercoralis*) a varios cm (ej. *Ascaris lumbricoides, Dracunculus medinensis*).

Son parásitos de sexo separado (Fig. 57-3C), poseen aparato digestivo completo que se inicia en la boca y finaliza en el recto con un ano que desemboca en una formación denominada cloaca. Presentan un sistema nervioso y un sistema excretor rudimentarios, y carecen de aparato circulatorio. Todos los órganos están contenidos en la cavidad pseudocelómica.

Su cuerpo está limitado por una pared de alta resistencia, constituida por la cutícula rica en colágeno y lipoproteínas, la hipodermis de características sincicial y la capa muscular con fibras longitudinales. La cutícula recubre la faringe, el esófago y el recto. El esófago tiene forma y estructuras que varían en los distintos grupos parasitarios y también entre diferentes estadios.

Existen numerosos nematodos cuyos parásitos adultos se ubican en el intestino, tanto delgado (uncinarias, *Ascaris lumbricoides, Strongyloides stercoralis*) como grueso (*Enterobius vermicularis, Trichuris trichiura*). Otros se encuentran en los tejidos (ej. las filarias, *Trichinella spiralis*).

La mayoría de las hembras de los parásitos que se ubican en el intestino eliminan huevos después de su fecundación los que en general requieren pasar un periodo en el medio ambiente en condiciones adecuadas para su evolución a estadio infectante (Fig. 57-5). En algunos casos las hembras no eliminan huevos sino embriones (*Trichinella spiralis*), o bien los huevos que eliminan tienen un avanzado nivel de desarrollo por lo que eclosionan antes de ser eliminados (*Strongyloides stercoralis*).

Los huevos, pueden desarrollar en su interior el estadio larvario e ingresar por vía digestiva (*ej. Ascaris lumbricoides*) o liberar estadios larvarios al medio que progresarán hacia la forma infectante e ingresarán por piel.

Los nematodes en su evolución pasan por cuatro estadios larvarios (L1 a L4) antes de alcanzar el estadio adulto. El pasaje de cada estadio al subsiguiente significa un aumento de tamaño, cambio de la cutícula o muda y en muchos casos generación de antígenos diversos, propios del estadio. El L3 es el estadio infectante.

En el caso de las filarias, nematodos cuyos adultos se ubican en sistema linfático (*Wuchereria bancrofti*), tejido subcutáneo (*Onchocerca volvulus*) o en cavidades del hospedero (*Mansonella ozzardi*), las hembras producen huevos que al momento de la oviposición o previo a ella liberan embriones (microfilarias) que pasan a circulación (*Wuchereria bancrofti*) o a los tejidos circundantes (*Onchocerca volvulus*). Estas microfilarias deben ser ingeridas por el huésped intermediario adecuado (diversas especies de artrópodos) para proseguir su evolución.

CARACTERÍSTICAS GENERALES DE LOS ARTRÓPODOS

Son animales invertebrados, de simetría bilateral, con un exoesqueleto quitinoso y patas articuladas (esta característica da origen al nombre de artrópodos). Presentan una cavidad general o hemocele que posee la hemolinfa- líquido que es equivalente a la sangre, musculatura estriada, sistema nervioso tipo ganglionar, aparato digestivo completo y sexos separados. En su evolución pasan por diferentes estadios, según presenten metamorfosis completa o incompleta. En el primer caso presentan sucesivamente los estadios de huevo, larva, pupa y adulto (ej. los mosquitos) y en el segundo los de huevo, ninfas y adultos (ej. triatominos). Las ninfas son

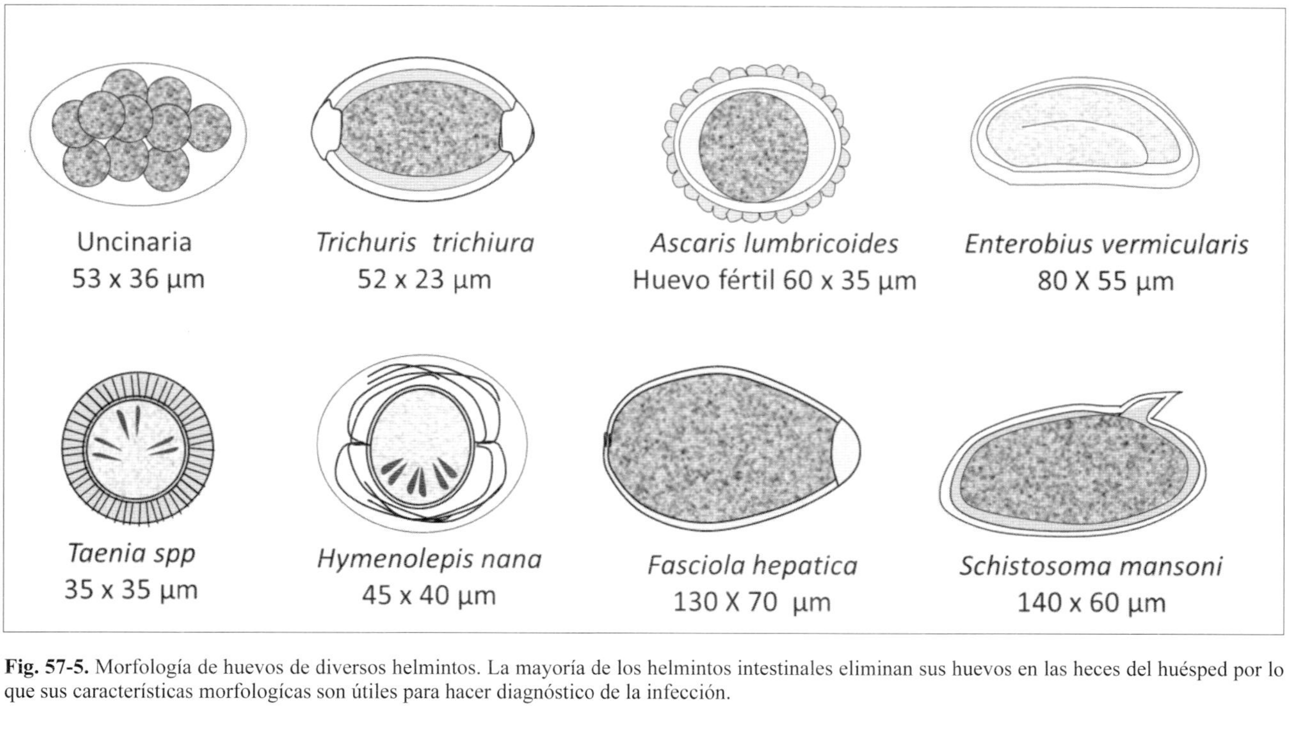

Fig. 57-5. Morfología de huevos de diversos helmintos. La mayoría de los helmintos intestinales eliminan sus huevos en las heces del huésped por lo que sus características morfologícas son útiles para hacer diagnóstico de la infección.

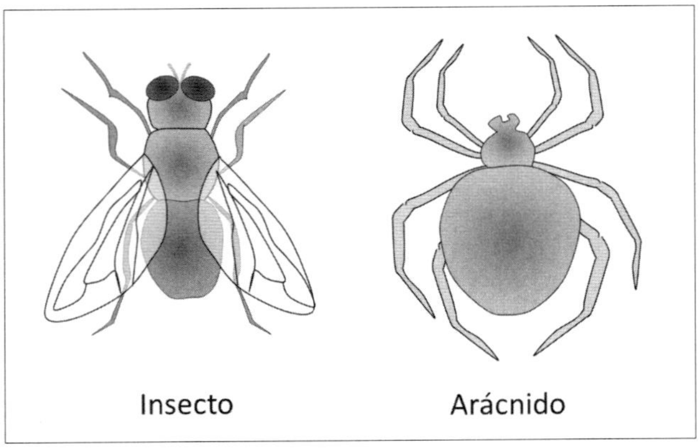

Fig. 57-6. Morfología de los artrópodos.

morfológica y fisiológicamente semejantes a los adultos pero de menor tamaño. Por el contrario, las larvas y pupas difieren morfológicamente y fisiológicamente entre sí y con respecto al estadio adulto.

Entre los artrópodos que presentan interés médico, están los que producen patología por sí mismo (*Pediculus* spp agentes etiológicos de pediculosis, *Sarcoptes scabiei* agente productor de la escabiosis o sarna) y aquellos que son vectores biológicos de determinados patógenos (*Triatoma* spp vectores de *Trypanosoma cruzi*, *Phlebotomus* spp, vectores de *Leishmania* spp). Los artrópodos también pueden ser vectores de bacterias (*Pasteurella pestis)* y ricketsias (*Coxiella burnetii*).

Los artrópodos se agrupan en el Phylum Artropoda, que a su vez se divide en las Clase Insecta y Arachnida (Fig. 57-6). La primera presenta un cuerpo dividido en cabeza, tórax y abdómen, 3 pares de patas articuladas al tórax y alas (ej. *Triatoma infestans*) cuyo número es variable, incluso pueden estar ausentes, según la Familia a la que el insecto pertenece (ej. *Tunga penetrans*).

Los arácnidos presentan el cuerpo dividido en cefalotórax y abdomen carecen de alas y tienen 4 pares de patas (ej. *Sarcoptes scabiei*).

BIBLIOGRAFÍA

Atias A., Parasitología Médica, Cap.1, 3, 5, 7 y 25. Editorial Mediterráneo. Chile, Edición 1998, reimpresión 2001.

Botero, D., Restrepo M. Parasitosis humanas, Unidad 1, Editorial Corporaciones para Investigaciones Biológicas, Medellín, Colombia. 5ta edición. 2012,

Smith, G.D. & Roberts L.S., Foundations of Parasitology. Capítulo 1. Edición en español Editorial Continental, México. Edición 2005.

CAPÍTULO 58

DIAGNÓSTICO PARASITOLÓGICO

María E. Solana, Stella M. González Cappa

Generalidades

Como en cualquier rama de la medicina, arribar a un diagnóstico de certeza es fundamental para intentar el tratamiento exitoso de una parasitosis.

En el caso de las enfermedades parasitarias, la mayoría no presentan signos patognomónicos, por lo que el médico debe pensar en ellas para incluirla entre las probables patologías a confirmar o descartar frente a diversos cuadros clínicos. Los antecedentes epidemiológicos son de gran ayuda para sospechar la probable etiología parasitaria de una enfermedad. Estos antecedentes deben tener en consideración la distribución, frecuencia y determinantes de prevalencia de cada parásito. Los factores determinantes de la prevalencia incluyen los requerimientos de los parásitos, la disponibilidad de un ecosistema adecuado a dichos requerimientos, así como la existencia de hospederos susceptibles. Adicionalmente debemos tener en cuenta que existen parásitos que se trasmiten por contacto directo de persona a persona (*Trichomonas vaginalis*), así como por vía transplacentaria (*Toxoplasma gondii*) o por amamantamiento (*Ancylostoma duodenale*); en estos casos el ecosistema no modifica la trasmisión. Los movimientos migratorios internos y externos contribuyen a la modificación de las áreas de distribución de algunos parásitos (*Trypanosoma cruzi*). Asimismo, los adelantos tecnológicos en el área de salud, también pueden contribuir a la aparición de nuevas vías de trasmisión como por ej. trasplante de órganos (toxoplasmosis, enfermedad de Chagas, y otras). Finalmente, no debe olvidarse el riesgo de contraer alguna de estas infecciones en accidentes de laboratorio.

Teniendo en cuenta lo antedicho se entiende la importancia de realizar un detallado interrogatorio no sólo sobre lo relacionado con el estado actual del paciente sino también sobre sus antecedentes tanto de enfermedades previas como de lugares de residencia, condiciones de vivienda actuales y pasadas, viajes, enfermedades maternas, riesgos de trabajo, entre otros datos.

Considerando el cuadro clínico y los antecedentes epidemiológicos se tendrá un diagnóstico presuntivo. Para alcanzar el diagnóstico de certeza deberá tomarse la muestra biológica correspondiente y procesarla adecuadamente.

En la Tabla 58-1 se describe el algoritmo requerido para arribar al diagnóstico parasitológico.

La ejecución de procedimientos diagnósticos en manos de personal entrenado minimiza la probabilidad de falsos resultados tanto positivos como negativos. Estos últimos pueden deberse a muestras insuficiente o mal recolectadas/conservadas, carga parasitaria baja, eliminación fluctuante de los elementos parasitario, etc.

En líneas generales podemos establecer dos grandes grupos de enfermedades parasitarias según la localización del agente etiológico: las gastrointestinales y las de sangre y tejidos. Esta división sin embargo no siempre es absoluta porque existen parásitos que, a pesar de tener su hábitat definitivo en el intestino sus estadios larvarios pueden presentar migración tisular (ej. uncinarias) y, viceversa, parásitos que en el estadio adulto viven, por ej. en el torrente sanguíneo, pueden eliminar sus huevos por heces (ej. *Schistosoma mansoni).*

Tanto las parasitosis intestinales como las de sangre y tejidos pueden ser causadas por protozoarios o por helmintos.

En la Tabla 58-2 se mencionan las vías de transmisión más frecuentes y para cada caso se señalan algunos ejemplos y el hábitat habitual de dichos parásitos.

I. PARASITOS DEL TRACTO INTESTINAL
I.1. PROTOZOARIOS

Estos parásitos pueden tener localización en intestino grueso o delgado, en forma intracelular o en la luz intestinal.

Tabla 58-1. ALGORITMO PARA DIAGNÓSTICO PARASITOLÓGICO
A. DIAGNÓSTICO PRESUNTIVO
- Antecedentes epidemiológicos + cuadro clínico actual
B. DIAGNÓSTICO DE CERTEZA
-Toma de muestra (Materia fecal. Sangre. Orina. Esputo. LCR. Biopsias.) -Procesamiento de la muestra: 1-Directo i. Detección de estadios. Macroscopía Microscopía Sin concentración. Con concentración (en ambos casos examen en fresco o coloreado; también pueden utilizarse fluorocromos) ii. Detección de componentes Antígenos (mediante anticuerpos conjugados a fluorocromos, enzimas, etc.), DNA (PCR o sondas) 2-Indirecto i. Serología (detección de anticuerpos) ii. Pruebas de hipersensibilidad.

Tabla 58-2. PRINCIPALES VÍAS DE TRANSMISIÓN DE PARÁSITOS Y ALGUNOS EJEMPLOS, INDICANDO SU HABITAT EN EL HOMBRE

VIAS DE TRANSMISION	PARÁSITOS	HABITAT
Cutánea	*Uncinarias*	Intestino delgado
	Strongyloides stercoralis	Intestino delgado
	Schistosoma spp	Sangre
Digestiva	*Ascaris lumbricoides*	Intestino delgado
	Enterobius vermicularis	Colon
	Trichuris trichiura	Colon
	Toxocara spp	Tejidos
	Fasciola hepatica	Vías biliares
	Giardia intestinalis	Intestino delgado
	Entamoeba histolytica	Colon
	Toxoplasma gondii	Tejidos
Vectorial	*Trypanosoma cruzi*	Sangre y tejidos
	Plasmodium spp	Hepatocito y sangre
	Leishmania spp	Piel, bazo, ganglios, hígado
Transplacentaria	*Toxoplasma gondii*	Sangre y tejidos
	Trypanosoma cruzi	Sangre y tejidos
Transfusional y/o trasplante órgano	*Toxoplasma gondii*	Tejidos
	Trypanosoma cruzi	Sangre y tejidos
Interhumana	*Trichomonas vaginalis*	Tracto genitourinario
	Sarcoptes scabiei	Piel

En todos los casos serán eliminados al medio externo con las heces por lo que presentan elementos de resistencia (quistes u ooquistes) que les permiten sobrevivir a los factores climáticos adversos. El elemento vegetativo o trofozoíto es frágil por lo que mayoritariamente solo puede ser vehiculizado al exterior mediante heces diarreicas. Las características de la diarrea pueden orientar hacia el segmento intestinal afectado.

El tamaño de estos parásitos hace que su reconocimiento sea siempre microscópico.

Entre los protozoarios intestinales que viven en el lumen, se pueden citar diversos ejemplos como *Giardia intestinalis, Balantidium coli, Blastocystis hominis* y *Chilomastix mesnili. Entamoeba histolytica* es otro parásito que se establece en la luz intestinal pero puede presentar la capacidad de invadir tejidos. Esta condición determina que pueda producir infecciones extraintestinales (ej. abscesos hepáticos). Todos estos parásitos poseen formas quísticas que se eliminan por materia fecal y son las que aseguran su persistencia en el medio ambiente.

Entre los protozoarios intracelulares de localización intestinal se incluyen los agentes etiológicos de las coccidiosis humanas, entre ellas parásitos pertenecientes a los géneros *Cryptosporidium, Cyclospora, Cystoisospora y Sarcocystis.* Tienen un ciclo de reproducción asexual en los enterocitos y un ciclo sexual en el mismo hospedero que da origen a las formas infectantes (ooquistes o esporas) que se eliminan con las heces.

El diagnóstico de protozoarios del tubo digestivo se realiza mayoritariamente por métodos directos. Si bien usualmente se buscan los estadios quísticos, como se mencionó anteriormente, cuando las heces son diarreicas pueden encontrarse trofozoítos.

Las muestras deben recolectarse durante varios días alternativos (no menos de 3 muestras durante una semana) en una solución con formol y una última debe colocarse en solución fisiológica o en su defecto en fijadores con capacidad para conservar los estadios vegetativos (PAF, MIF u otro).

A- Diagnóstico directo:

1. Examen sin enriquecimiento previo: Se basa en la observación microscópica directa a partir de material fresco o de material fijado en formol. Para este examen pueden utilizarse solución salina, yodada o azul de metileno. Estas técnicas son las recomendadas en laboratorios periféricos debido a su sencillez y al requerimiento mínimo de equipamiento. Se recomienda que la muestra seleccionada contenga restos de sangre o moco, en caso de estar presentes en las deposiciones. La observación microscópica del material colocado entre cubre y portaobjeto debe ser exhaustiva. La solución yodada se utiliza generalmente para teñir las vacuolas de glucógeno y el núcleo de los quistes de protozoarios. La preparación con azul de metileno está indicada en el caso de sospecha de trofozoítos de amebas y solo debe usarse para muestras sin conservantes.

2. Técnicas de concentración: Estas técnicas se realizan cuando el número de parásitos es bajo y no se detectan en el examen en fresco. En general siempre que sea posible, se recomienda su utilización. Los quistes pueden recuperarse por este método, no así los trofozoítos que suelen destruirse. Estas técnicas se describen en el anexo de este capítulo.

En la Fig. 57-1 del capítulo de generalidades, pueden apreciarse características distintivas de trofozoítos y quistes de diferentes protozoarios intestinales.

3. Tinciones específicas: El diagnóstico de los coccidios y de los microsporidios requiere la utilización de tinciones específicas. Para los coccidios se realiza una modificación de la tinción de Ziehl-Neelsen, denominada tinción de Kinyoun.

Debido a que las paredes de los quistes de los coccidios tienen características de ácido-alcohol resistencia, esta tinción permite demostrar su presencia. Adquieren un color rosa-rojizo que destaca sobre el azul del fondo. Para la observación de la presencia de microsporidios en la muestra también se utiliza la tinción tricrómica de Weber, que permite penetrar la membrana de las esporas dándoles un color rosado. Sin embargo el diagnóstico de certeza de la especie de microsporidio se realiza por microscopía electrónica.

4. Análisis isoenzimáticos: Se basan en la detección de patrones electroforéticos característicos de diversas enzimas (zimodemas). Pueden utilizarse para diferenciar *E. histolytica* de *E. dispar*. Requieren del cultivo previo de la muestra para la obtención de material suficiente para su ejecución lo que retarda el diagnóstico y no siempre resulta exitoso.

5. Detección de antígenos:

i- por anticuerpos monoclonales: Se utilizan para detectar la presencia en heces de epitopes específicos del parásito que se quiere identificar. Por ej para *E. histolytica* existen ensayos de ELISA comerciales cuya sensibilidad depende del número de parásitos en la muestra y solo puede realizarse utilizando muestras frescas o congeladas sin conservantes. En general, estos métodos no son empleados de rutina porque no todos se encuentran validados y tienen un costo elevado.

ii- por ensayos inmunocromatográficos: Se basan en la detección simultánea de antígenos específicos de distintos protozoarios mediante el uso de tiras reactivas cubiertas de anticuerpos monoclonales dirigidos contra estos patógenos (ej: *Giardia lamblia*, *E. histolytica/E. dispar*, y *Cryptosporidium parvum*). Presentan alta sensibilidad y especificidad y requieren del uso de muestras de materia fecal frescas no fijadas.

6. Detección de DNA: Las técnicas de biología molecular resultan una alternativa promisoria para la identificación de parásitos intestinales. En el caso de *Entamoeba* permite diferenciar *E. histolytica* de *E. dispar* mediante la amplificación de la secuencia 18S rDNA del primero. Una de las limitaciones de la PCR es la presencia de inhibidores como sales biliares, grupo hemo, bilirrubina y carbohidratos presentes en las muestras de materia fecal, las que no deben contener fijadores. Sin embargo, en la mayoría de los casos estos métodos no están validados, resultan costosos y no son utilizados de rutina para el diagnóstico de estos parásitos.

B. Diagnóstico indirecto:

1. La detección de anticuerpos específicos (IgG) es útil para el diagnóstico en personas provenientes de países no endémicos. En áreas endémicas, donde la mayoría de la población ha estado expuesta a la infección, su presencia no permite diferenciar infecciones en curso de las pasadas. Sin embargo, por ej. en amebiasis extraintestinal, el diagnóstico serológico es de gran utilidad ya que pueden presentarse casos en donde la observación directa en materia fecal resulta negativa.

2. En estas protozoosis no se utilizan pruebas de hipersensibilidad retardada para diagnóstico.

A pesar de que las infecciones intestinales por protozoos suelen ser asintomáticas o presentar síntomas inespecíficos, en ocasiones los datos clínicos semiológicos o de laboratorio pueden orientar los diagnósticos diferenciales. Por ej. la existencia de colitis disentérica con moco y sangre puede ser causada por *E.histolytica,* la de síndrome de mala absorción por *G. intestinalis,* la de enteritis con diarreas acuosas y deposiciones numerosas por *Cryptosporidium spp.*

La eosinofilia, como dato de laboratorio clínico, sólo se da en casos de isosporosis y blastocistosis.

I.2. HELMINTOS

Estas infecciones pueden ser causadas por Nematelmintos, o por Platyhelmintos.

Los primeros son los parásitos más frecuentes en los países tropicales.

En la mayoría de las helmintiasis el estadio que se

elimina con la materia fecal es el huevo cuya visualización al microscopio óptico es el modo habitual de diagnóstico. Para caracterizar a qué especie corresponde deberá observarse su morfología, tamaño, grosor de la envoltura, etapas de desarrollo que presente (embrión con una o varias células o larvas), y estructuras especiales como tapones, opérculo, espículas o ganchos.

En estrongiloidiasis, se observan larvas rabditiformes en materia fecal que tienen como finalidad proseguir su ciclo de vida en el suelo.

I.2.1. NEMATELMINTOS

Algunas infecciones están relacionadas con las condiciones de hacinamiento y con la edad del paciente (ej. *Enterobius vermicularis,* de transmisión interhumana con rápida maduración de los huevos eliminados por el parásito adulto), otras con hábitos del hospedero o condiciones laborales (ej. uncinarias, cuyas larvas penetran por piel). La mayoría de ellas contaminan el medio ambiente debido a las condiciones deficientes de saneamiento ambiental (geohelmintiasis).

En algunas parasitosis por nematodes, el laboratorio clínico puede orientar hacia el diagnóstico presuntivo sobre un agente etiológico dado:

i. Eosinofilia. Los nematodos intestinales pueden presentar niveles aumentados de eosinófilos en sangre, especialmente aquellos que tienen estadios de migración tisular (*ej. Ascaris lumbricoides*, uncinarias, *S. stercoralis).*

ii. Anemia. Es un signo de la infección por uncinarias producida por fijación de los parásitos adultos a la mucosa intestinal mediante dientes o placas cortantes y por acción expoliatriz. *Trichuris trichiura* puede producir anemia por fijación e introducción de su extremo anterior en la mucosa intestinal especialmente rectal. Esto se asocia a cargas parasitarias muy elevadas.

La sintomatología generalmente está ausente o es inespecífica. Sin embargo en los casos con mayor carga parasitaria los signos y síntomas que presenta el paciente pueden orientar hacia el diagnóstico presuntivo. Por ej. en niños desnutridos la observación de sangre rutilante, indicadora de que la pérdida proviene del intestino grueso, puede sugerir infección por *T. trichiura* con alta carga parasitaria. Si existen signos de oclusión intestinal -especialmente en un niño- debe considerarse la posibilidad de una infección por *A. lumbricoides* y el tratamiento es siempre quirúrgico. En los pacientes pediátricos con prurito anal y discreta eosinofilia, no debe olvidarse la posibilidad de infección por *E. vermicularis*.

A- Diagnóstico directo de Nematelmintos

Diagnóstico macroscópico: En algunos casos puede realizarse ya que el estadio adulto mide varios centrimetros lo que permite su observación con el ojo desnudo (ej. *A. lumbricoides*, 10-20 cm). Como estos parásitos tienen una musculatura importante, los de mayor tamaño pueden moverse en sentido opuesto a los movimientos peristálticos propios del tracto intestinal, y pueden llegar a eliminarse por boca. Algunos pueden liberarse espontáneamente a través del ano sin necesidad de ser arrastrados por las heces.

Otros nematodes, aunque más pequeños, pueden también visualizarse macroscópicamente (ej. *T. trichiura,* 3-5cm, cuya morfología tipo látigo es característica y en casos en que la carga parasitaria es alta se los puede observar en prolapsos rectales de la mucosa).

1. Diagnóstico microscópico: Todos los nematodes intestinales parásitos habituales del hombre, eliminan –salvo excepciones- estadios parasitarios por materia fecal:

i. Huevos. Presentan características propias de cada especie, por lo que su observación microscópica posibilita el diagnóstico etiológico de la parasitosis. Los principales parásitos correspondientes a este grupo son: **A. lumbricoides* cuyos huevos (50-60 μm), presentan una gruesa cubierta, mamelonada y son de color amarillo-marronáceo. Los huevos del *tricocéfalo *T. trichiura* tienen forma de barril o limón, y tapones polares en sus extremos. En el caso de las * uncinarias los huevos recién emitidos son blastomerados y poseen una única membrana externa hialina y son indistinguibles entre *Necator americanus y Ancylostoma duodenale*. Finalmente, las hembras de *E.vermicularis*, localizadas en mucosa rectal para la oviposición, depositan sus huevos en las márgenes del ano. Los mismos presentan una cara plana (huevo en forma de empanada) y contienen una larva en su interior. Es infrecuente su presencia en materia fecal.

Las características distintivas de los huevos de nematelmintos pueden observarse en la Fig. 57-5 del capítulo de generalidades.

ii. Larvas. La hembra de *S. stercoralis* elimina huevos que eclosionan en la mucosa intestinal. Desde allí se transforman rápidamente en larvas rabditiformes (larva 1). Son vehiculizadas al exterior con las heces y constituyen el estadio diagnóstico. Si la muestra fecal tiene más de 12 horas, estas larvas pueden convertirse en larvas filariformes (fase infectiva) (Fig. 58-1), que deben ser diferenciadas de las de uncinarias. Las larvas rabditiformes de *Strongyloides* presentan una cavidad bucal corta y un primordio genital prominente. En cambio, las de uncinarias poseen una cavidad bucal larga y no se aprecia el primordio genital. Estas estructuras se visualizan mejor cuando se utilizan soluciones yodadas.

3. Detección de DNA: Poco utilizada para la detección de nematodes en general. Sin embargo, puede ser una alternativa útil en aquellas parasitosis subdiagnosticadas por su baja carga parasitaria y por la fluctuación en la eliminación de elementos parasitarios como en estrongiloidosis crónica. Por el momento, esta tecnología no se utiliza de rutina.

B- Diagnóstico indirecto de Nematelmintos:

Al igual que con los métodos moleculares, la detección de anticuerpos es poco empleada para el diagnóstico de rutina, pero aquí también, si la carga parasitaria es baja y la eliminación de elementos parasitarios es fluctuante, puede ser de utilidad (ej. *S. stercoralis*). Uno de sus problemas es

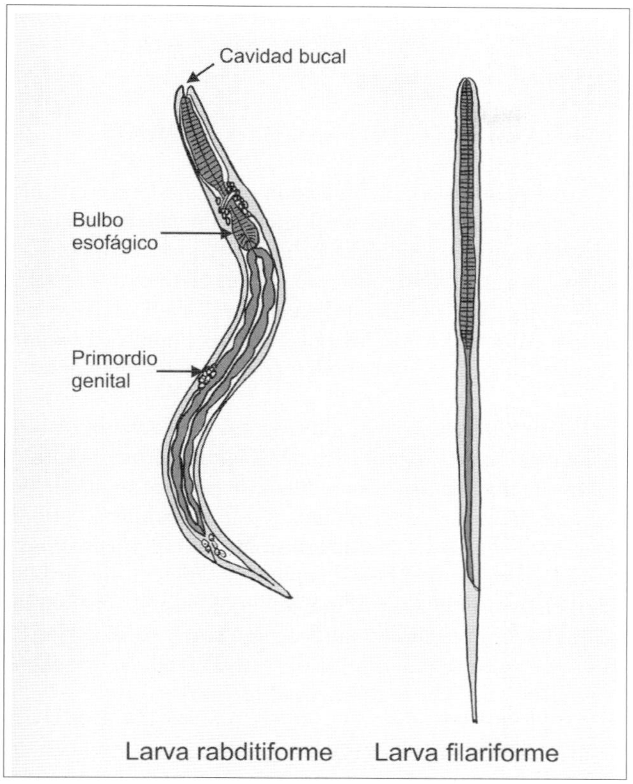

Fig. 58-1. Esquema de larva rabditiforme y filariforme de *S. stercoralis*

que resulta difícil diferenciar infección actual de pasada por la persistencia de la respuesta inmune. Además, si el paciente se encuentra inmunocomprometido, la serología puede ser negativa.

I.2.2. TREMATODES

En nuestro país los casos autóctonos comunicados de humanos parasitados con trematodes son por el momento escasos y su agente etiológico es *Fasciola hepatica*. Esta parasitosis no es en realidad de tracto digestivo sino de vías biliares ya que el parásito adulto se localiza en ellas, los huevos son eliminados con la bilis y se liberan al exterior con la materia fecal. Son huevos ovoides de alrededor de 140 x 80 µm, operculados. En nuestro país esta parasitosis es prevalente en el ganado y se ha comunicado que la especie de caracol que es huésped intermediario se encuentra presente en cuerpos de agua dulce de diversas regiones del país. Otro trematode importante es *Schistosoma mansoni*, del que hasta el momento no hay registros oficiales locales pero es una parasitosis endémica en diversas áreas de América latina, y ampliamente extendida en Brasil. Es un parásito de la sangre. Los estadios adultos (macho: 10-12mm x 0,5-1mm y hembra: 12-16 mm x 0,25- 0,3 mm) se ubican en los pequeños vasos de la vena mesentérica y las hembras depositan sus huevos (140 x 60 µm) en ese lugar; éstos presentan un espolón lateral, que facilita su desplazamiento a través de las paredes del intestino para alcanzar la luz del tubo digestivo. El diagnóstico se realiza por la detección de dichos huevos en materia fecal. Por microscopía directa de material fresco o previo enriquecimiento de la muestra fijada.

(Las características morfológicas distintivas de los huevos de estos trematodes pueden verse en la Fig. 57-5 del capítulo de generalidades).

I.2.3. CESTODES

Son parásitos cuyos estadios adultos se localizan en intestino delgado y se fijan a la mucosa intestinal mediante su extremo anterior o escolex. El cuello origina segmentos o proglótides por brotación y sus características morfológicas son de utilidad diagnóstica ya que dependen de la especie de cestode. Éstos salen al medio ambiente con la materia fecal o espontáneamente. Su tamaño es variable pero en la mayoría de las especies son visibles macroscópicamente.

Los proglótides maduros contienen huevos que pueden ser liberados al ambiente por ruptura del proglótide o a través de su orificio de postura, dependiendo de la especie de cestode. La detección de estos huevos y sus características morfológicas es la manera habitual de alcanzar el diagnóstico de cestodes.

La mayoría de estos parásitos tienen un huésped intermediario que pueden ser animales terrestres o acuáticos, según la especie, por lo que los hábitos alimenticios del paciente son antecedentes importantes para sospechar estas parasitosis.

A- Diagnóstico directo de Cestodes:

1. Diagnóstico macroscópico: Se realiza por observación de proglótides en muestras de materia fecal cuya recuperación puede realizarse tamizando las heces a través de una malla. En el caso de *Taenia solium y Taenia saginata,* los proglótides grávidos miden alrededor de 2 cm y poseen diferente número de ramificaciones uterinas (menos de 12 y más de 12, respectivamente) (Fig. 58-2). Las mismas pueden observarse directamente en fresco presionando estos elementos entre dos portaobjetos y mirándolos a trasluz. Una característica que puede facilitar el diagnóstico entre ambas especies es que sólo los proglótides de *T. saginata* salen espontáneamente por el orificio anal. En el resto de los cestodes, el diagnóstico habitual es microscópico.

2. Diagnóstico microscópico: Se basa en la observación de huevos. Todos los de este grupo poseen en su interior un embrión hexacanto (3 pares de ganchos dispuestos en forma paralela) pero con diferencias propias de cada especie Sin embargo los huevos de *T. saginata* y *T.solium* son indistinguibles morfológicamente. Ambos poseen entre 30-45 µm de diámetro y están recubiertos por una corteza radiada de color café. Otro cestode que tiene amplia distribución en la población infantil, es *Hymenolepis nana* cuyos huevos tienen tamaño semejante al de los huevos de *Taenia pp,* pero se diferencian de ellos porque presentan una corteza gruesa con 2 mamelones polares, cada uno con 4 a 8 filamentos (ver Fig. 57-5 del capítulo de generalidades). En otras especies como *Diphyllobothrium spp*, los huevos que se liberan con las heces, tienen forma ovalada (50-70 x 40-

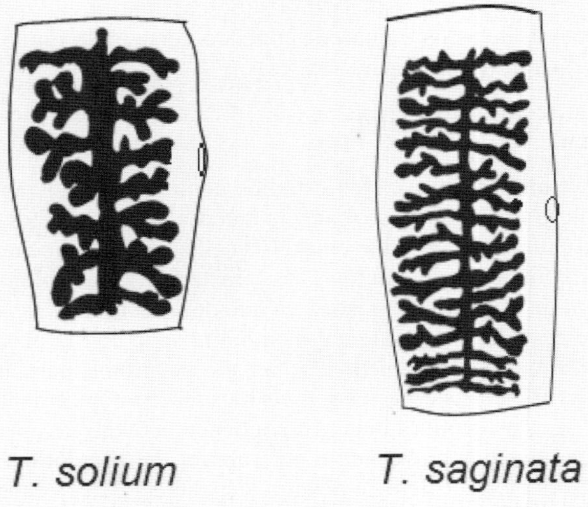

Fig. 58-2. Esquema de proglótides grávidos de *T. solium* y *T.saginata.* Nótese el número y forma de las ramificaciones uterinas. En el caso de *T. solium* son menos de 12 ramificaciones uterinas a cada lado, el proglótide de *T saginata* presenta más de 12 ramificaciones uterinas a cada lado.

50 µm) presentan un opérculo y en su interior se desarrolla un embrión ciliado que requiere un ambiente acuático para continuar su desarrollo. El embrión sale al exterior a través del opérculo.

El potencial biótico de los cestodes (eliminación diaria de huevos) en general es suficientemente elevado por lo que su diagnóstico microscópico es directo y no requieren de métodos complementarios

En la Tabla 58- 3 se mencionan los estadios útiles para el diagnóstico de enteroparásitos tanto protozoarios como helmintos.

II. PARÁSITOS DE SANGRE Y TEJIDOS

Muchas de estas parasitosis son zoonosis. Como en todas ellas el antecedente epidemiológico es un dato fundamental para orientar el diagnóstico. En el caso de los histoparásitos la ingesta de alimento que contenga el elemento infectante (ej. *T. spiralis, T. gondii*) o el área de residencia del paciente (ej. parasitosis trasmitidas por vectores como *Leishmania spp* o *Plasmodium spp*) pueden resultar datos relevantes.

Por lo tanto durante el interrogatorio se debe investigar cuidadosamente su procedencia y hábitos alimenticios y, como muchas de estas parasitosis se pueden trasmitir por vía transplacentaria, trasplantes y/o transfusiones, también deberá indagarse sobre estas posibles vías de trasmisión.

El cuadro clínico de estas parasitosis en su mayoría es poco característico por lo que deberá pensarse, en función de la epidemiología, en su posible origen parasitario. En unos pocos la sintomatología del paciente puede orientar el diagnóstico (ej. curva febril y paludismo).

II.1. PROTOZOARIOS

A- Diagnóstico directo:

1- Diagnóstico microscópico:
Los protozoarios de sangre pueden visualizarse microscópicamente en forma directa si el nivel de parásitos en sangre (parasitemia) es suficientemente alto (ej. acceso palúdico por *Plasmodium spp*), o puede requerir de técnicas de concentración que permitan aumentar la cantidad de parásitos en el volumen de la muestra a examinar (ej.

Tabla 58-3. ESTADIOS PARASITARIOS ÚTILES PARA EL DIAGNÓSTICO DE LAS ENTEROPARASITOSIS
(se ejemplifican los parásitos patógenos más comunes)

PROTOZOARIOS	Amebas	Quistes y trofozoítos	*Entamoeba histolytica*
	Flagelados	Quistes y trofozoítos	*Giardia intestinalis*
	Ciliados	Quistes y trofozoítos	*Balantidium coli*
	Esporozoarios	Ooquistes	*Cryptosporidium hominis*
			Cyclospora cayetanensis
			Cystoisospora belli
HELMINTOS	Nematodes	Huevos y adultos	*Ascaris lumbricoides*
			Trichuris trichiura
		Huevos	*Necator americanus*
			Ancylostoma duodenale
		Larvas	*Strongyloides stercoralis*
		Huevos larvados	*Enterobius vermicularis*
	Trematodes	Huevos	*Fasciola hepatica**
			*Schistosoma mansoni**
	Cestodes	Huevos y proglótides	*Taenia solium y T.saginata,*
			Diphyllobothrium latum,
			Hymenolepis nana

*parásitos de sangre y tejidos que eliminan huevos por materia fecal.

microhematocrito durante la infección aguda o congénita por *T.cruzi*, gota gruesa en paludismo). En estos casos el parásito puede buscarse en fresco, observando su movimiento (gota fresca para *T. cruzi*), o coloreado con Giemsa (gota gruesa o frotis para *Plasmodium* spp y *T.cruzi).* También se puede arribar al diagnóstico de algunos histoparásitos mediante biopsias del sitio de la lesión y posterior examen histopatológico. En el material de biopsia o en improntas puede evidenciarse la presencia del parásito con anticuerpos específicos mediante técnicas de inmunomarcación (ej. *Leishmania spp*).

2- **Diagnóstico por amplificación biológica**:

Debido a que los protozoarios presentan altas tasas de multiplicación se han diseñado técnicas que permiten aumentar su densidad a partir de la muestra del paciente. Entre ellas, se encuentran los cultivos axénicos y celulares así como la inoculación experimental. Estos procedimientos resultan laboriosos, requieren de una infraestructura adecuada y de tiempos prolongados de observación por lo que actualmente son poco empleados en el laboratorio de rutina. Se suelen utilizar en protocolos experimentales o si se requiere el aislamiento del agente etiológico.

3- **Diagnóstico por amplificación molecular**:

En los últimos años se ha implementado el uso de técnicas de biología molecular (PCR) para la detección de infecciones por protozoarios. Algunas de ellas se encuentran en proceso de validación y otras sólo se realizan en laboratorios de referencia, mediante el empleo de métodos artesanales.

B- Diagnóstico indirecto:

El diagnóstico directo de los protozoarios en la sangre y tejidos puede presentar dificultades especialmente cuando ya ha transcurrido el periodo de infección aguda y la carga parasitaria es controlada por la respuesta inmune. El número de parásitos suele ser insuficiente como para permitir su visualización aun cuando la muestra haya sido concentrada previamente.

Es en estos casos que la detección de anticuerpos específicos es útil para poner en evidencia la infección parasitaria. Por ej. durante el periodo crónico de la enfermedad de Chagas el diagnóstico de certeza se realiza por concordancia de dos pruebas serológicas; si ambas resultan positivas son confirmatorias de infección. En la infección por *T. gondii*, el diagnóstico habitual se realiza por serología.

Debe tenerse en cuenta que no existe una prueba serológica que garantice el 100% de especificidad y sensibilidad y es por ello que, como norma, es recomendable realizar dos pruebas diferentes.

II.2. HELMINTOS DE SANGRE Y TEJIDOS

En este grupo consideraremos los parásitos que tienen su ubicación definitiva en sangre (ej. adultos de *Schistosoma* spp), en tejidos (ej. *T. spiralis*) u órganos (como es el caso de *Fasciola hepatica* que durante su evolución migra por peritoneo e hígado, hasta ubicarse como estadio adulto en canalículos biliares). Mencionaremos además aquellos parásitos cuyo estadio adulto se ubica en el intestino pero que presentan estadios larvarios que migran por tejidos (uncinarias) o se localizan en ellos (cisticerco por *T. solium).*

El diagnóstico de estos parásitos puede ser directo o indirecto. En el primer caso, será importante observar tamaño, forma y su presentación histológica (localización y morfología), entre otras características.

El antecedente epidemiológico (procedencia del paciente, contacto con animales, etc.) es, como en el resto de las parasitosis, el dato que puede ser más orientador para el diagnóstico presuntivo. En algunos casos ciertos signos y síntomas también pueden ser de interés (eosinofilia- *T. spiralis*, signos de masa ocupante-quiste hidatídico).

II.2.1 NEMATELMINTOS

Un ejemplo característico de nematode tisular es *T. spiralis*. Este parásito, salvo un corto periodo de diseminación de las larvas L_1 por sangre el resto de su ciclo evolutivo lo desarrolla en la fibra muscular (L_1) o en la mucosa intestinal (L_{2-4} y adultos). Teniendo en cuenta el mecanismo de trasmisión de esta parasitosis, la presencia de sintomatología semejante en más de un miembro de un grupo familiar o de amigos después de haber ingerido cerdo o chacinados, es un antecedente valioso para pensar en triquinelosis.

Los nematodes poseen antígenos altamente alergizantes, por lo que el periodo agudo suele presentarse con un cuadro febril con mialgias, rash cutáneo, edemas palpebrales y eosinofilia periférica (ej. *T. spiralis*), especialmente durante la migración larvaria.

Las filarias por su parte, son nematodes tisulares cuyos adultos pueden ubicarse en tejido celular subcutáneo (*ej. Loa loa, Onchocerca volvulus*), tejidos periviscerales (ej. *Manzonella perstans* en tejido perirrenal y peritoneo), o vasos linfáticos (ej. *Wuchereria bancrofti*). En todos los casos las hembras eliminan microfilarias que constituyen el principal elemento diagnóstico.

Existen nematodes tisulares en los que el hombre puede ser un huésped accidental, cuyas larvas pueden infectarlo sin proseguir con su evolución completa y por ello se las denomina larvas migrantes. Su localización puede ser cutánea (ej. *Ancylostoma brasiliense*- nematode de perros y gatos) o visceral (ej. *Toxocara canis y T. cati*- parásitos de perros y gatos,).

Finalmente, en aquellos parásitos que en su ciclo evolutivo realizan el ciclo de Loos previo a su ubicación intestinal como helminto adulto (ej. uncinarias, *A. lumbricoides),* sus estadios larvarios L3-4 migran por pulmones. Durante esta migración el paciente puede manifestar sintomatología pulmonar acompañada de tos y expectoración y suele presentar eosinofilia.

A- Diagnóstico directo:

Existen nematodes que pueden diagnosticarse por

observación directa de algún estadio parasitario en muestras de sangre (ej. filarias, ya que la mayoría de sus especies presentan microfilaremia: *Loa loa, W. bancrofti)*.

Debido a su ubicación, algunos estadios de nematodes tisulares pueden ser visualizados en tejidos o en sitios anatómicos privilegiados (ej. larvas de *T. spiralis* en biopsias de músculo; adultos y/o microfilarias de *Onchocerca volvulus* en biopsias de tejido celular subcutáneo; larvas de *Toxocara sp* en fondos de ojo). Algunas de estas técnicas presentan baja sensibilidad y requieren de personal entrenado en su visualización.

Recientemente se han incorporado algunas técnicas para la detección de antígenos parasitarios o amplificación de ácidos nucleicos, pero no son utilizadas de rutina.

B- Diagnóstico indirecto:

En la mayoría de estas parasitosis el diagnóstico indirecto es el que se utiliza con mayor frecuencia y es el de elección. En general se emplean técnicas para la detección de anticuerpos específicos (ej. *T. spiralis*).

En algunos casos el diagnóstico indirecto se realiza mediante intradermorreacción (ej. *T. spiralis*), pero éstas cada vez son menos empleadas.

II. 2. 2 TREMATODES

Los dos trematodes de sangre-tejidos de mayor importancia médica en nuestro medio son *S.mansoni y F. hepatica*. Ambos parásitos tienen un ciclo indirecto por lo que su distribución geográfica se relaciona con la distribución que presentan los moluscos hospederos intermediarios, altamente específicos. En ambos casos si bien los parásitos adultos se localizan en sangre o tejidos, su ubicación y su biología determinan que sus huevos, como se mencionara anteriormente, se liberen por materia fecal y puedan por ende encontrárselos en estas muestras.

Existen otros trematodes de tejidos, como por ejemplo *Paragonimus westermani* cuyos estadios adultos se localizan en pulmón. Este parásito se distribuye en algunos países de Latinoamérica pero hasta el momento no se han comunicado casos autóctonos en la Argentina.

A- Diagnóstico directo:

1- Búsqueda microscópica de huevos: Se realiza en todos los casos por examen de materia fecal (ej. *S. mansoni, F. hepatica*) o esputo (ej. *P.westermani*). En el caso de *P westermani*, si los huevos son deglutidos también pueden encontrarse en materia fecal. La broncoscopía y lavado broncoalveolar es una opción útil que posibilita la obtención de muestras para la búsqueda de huevos de este parásito pulmonar. Existen trematodes que se ubican en el plexo venoso vesical y en ese caso los huevos son eliminados por orina (ej. *Schistosoma haematobium*-no hay casos autóctonos en América). En todos los casos hay que observar su tamaño, morfología y características especiales tales como opérculo (ej. *Fasciola spp, Paragonimus spp*) o espinas *(Schistosoma spp*) (ver Fig. 57-5 capítulo de generalidades).

Adicionalmente, y si bien no se utilizan de rutina, el diagnóstico puede realizarse por búsqueda de antígenos con anticuerpos mononucleares específicos (ej. *Schistosoma* en orina).

2- Observación de biopsias de tejidos: el diagnóstico puede ser realizado por visualización de huevos en biopsias de intestino o pared vesical (ej. *S. mansoni o S. haematobium,* respectivamente). La detección de antígenos parasitarios en biopsias también es factible.

3- PCR: recientemente se ha llevado a cabo un ensayo multicéntrico para validar el uso de qPCR en el diagnóstico de esquistosomiasis aguda en pacientes con antecedentes recientes de viaje a zona endémica.

B- Diagnóstico indirecto:

La serología puede ser de utilidad especialmente para estudios epidemiológicos. Debe tenerse en cuenta que dependiendo del antígeno que se utiliza, un ensayo puede tener baja especificidad por reactividad cruzada con otras especies de trematodes.

II.2.3- CESTODES

Los cestodes de sangre y tejidos más importantes en nuestro medio parasitan al hombre en el estadio larvario (ej. *Echinococcus granulosus*- hidátide, *T.solium*- cisticerco). Estas larvas se desarrollan en los tejidos afectados como una masa ocupante. Su localización es variada y presenta ubicaciones preferenciales o más frecuentes, dependiendo de la especie parasitaria. En general, las larvas se encuentran rodeadas de una capa reactiva generada por el organismo.

Frente a un paciente con estas características, el antecedente epidemiológico es de utilidad para orientar el diagnóstico. Por ej. su presencia en hígado o pulmón, en un paciente que tiene contacto con perros de zonas rurales, especialmente si son de la Patagonia, sugiere un quiste hidatídico como posible causa de la enfermedad

A- Diagnóstico directo:

En el caso de cestodes tisulares se limita a la observación en una vómica (expectoración violenta de una cantidad importante de líquido procedente de vías respiratorias) de elementos parasitarios de larvas de localización pulmonar (ej. quiste hidatídico: membranas observables macroscópicamente y contenido líquido con estructuras parasitarias microscópicas-arenilla-).

Las larvas de cestodes pueden tener otras ubicaciones como por ej. subcutánea/ muscular, en cuyo caso las biopsias permiten identificar al parásito por histología o inmunohistoquímica (ej. cisticerco de *T. solium*), o bien localización ocular donde la larva puede visualizarse a través de un fondo de ojo (ej. cisticerco de *T. solium*).

Si bien no son utilizadas de rutina, el diagnóstico de cestodes tisulares puede realizarse buscando antígenos específicos. En el caso de neurocisticercosis, se basa en la detección de antígenos en suero, LCR o en orina. Sin embargo su sensibilidad depende del número, viabilidad y localización de los cisticercos. Por tal motivo, un resultado negativo no descarta infección. Tener en cuenta que en las

Tabla 58-4. ESTADIOS PARASITARIOS ÚTILES PARA EL DIAGNÓSTICO DE LAS PARASITOSIS DE SANGRE Y TEJIDOS
(se ejemplifican los parásitos patógenos más comunes)

PROTOZOARIOS	Amebas	Trofozoítos	*Naegleria fowleri*
	Flagelados	Tripomastigotes	*Trypanosoma cruzi* *Trypanosoma b. gambiense* *Trypanosoma b. rhodesiense*
		Amastigotes	*Leishmania spp Trypanosoma cruzi*
HELMINTOS	Nematodes	Microfilarias	*Wuchereria bancrofti* *Brugia malayi* *Onchocerca volvulus* *Mansonella ozzardi* *Mansonella pertrans* *Loa loa*
	Trematodes	Huevos	*Fasciola hepatica** *Schistosoma mansoni**
	Cestodes	Larva cisticerco	*Taenia solium*
		Ganchos y arenilla hidatídica	*Echinococcus granulosus*

*parásitos de sangre y tejidos que eliminan huevos por materia fecal.

localizaciones en el sistema nervioso no debe realizarse la toma de líquido cefalorraquídeo si el paciente presenta signos de hipertensión endocraneana, ya que existe riesgo de enclavamiento del parénquima cerebral.

B- Diagnóstico indirecto:

Debido a que la ubicación de estas larvas no es siempre accesible para el diagnóstico directo del parásito, la búsqueda de anticuerpos específicos en suero y LCR es de gran utilidad (ELISA, IFI) aunque pueden detectarse reacciones cruzadas con otras tenias. Para el diagnóstico de cisticercosis humana puede utilizarse también el "*inmunoblot*", técnica que requiere de tecnología más compleja y resulta más cara. Este ensayo no presenta reacciones cruzadas pero puede ser negativo cuando el paciente tiene un solo quiste de cisticerco o localización subcutánea.

C.- Diagnóstico por imágenes:

Los estudios por imágenes pueden facilitar el diagnóstico de larvas de cestodes y en muchos casos permiten alcanzar el diagnóstico de certeza. Desde la radiografía simple (ej. hidatidosis en pulmón) hasta la ecografía (ej. hidatidosis hepática, diagnóstico de alta sensibilidad y útil para el seguimiento postratamiento) y la tomografía axial computada (cisticercosis) pueden presentar imágenes patognomónicas.

También pueden resultar de utilidad estudios de resonancia magnética (ej. detección de cisticercos viables).

En la Tabla 58-4 se mencionan los estadios útiles para el diagnóstico de parásitos de sangre y tejidos.

Anexo 1

RECOLECCIÓN, PRESERVACIÓN Y PROCESAMIENTO DE MUESTRAS PARA EL DIAGNÓSTICO PARASITOLÓGICO

I- MUESTRAS DE MATERIA FECAL: Tres días antes de la recolección de la muestra evitar la ingesta de frutas con hollejo, verduras de hoja y legumbres. Las muestras deben recogerse en recipientes plásticos limpios pero no requieren esterilidad.

A Recolección:

i. Muestras frescas:

*Recoger en solución fisiológica (por lo menos debe duplicar o triplicar el volumen de la muestra de heces).

*Enviar al laboratorio inmediatamente para que sean observadas entre 1-3 horas de emitidas.

*La recolección de la muestra de heces diarreicas en fijadores como PAF o MIF permite su conservación hasta su posterior procesamiento.

ii. Muestras seriadas:

*Recolectar 3 muestras en diferentes días en un período de 7-10 días (evitar que sean sucesivos).

*Mezclar con el fijador (formalina al 5-10 %, u otro) vigorosamente cada vez.

*La muestra no debe estar contaminada con orina, tierra o agua sucia.

Si en las muestras de recolección se observan vermes,

colocarlos con agua en otro recipiente para remitir al laboratorio.

B. Concentración:

Existen métodos físicos (sedimentación / flotación) y también bifásicos (combinan el tratamiento físico con un tratamiento químico, como por ej. el agregado de un solvente).

1. Métodos físicos

i. Técnicas de flotación:

**Método de Willis*: Las heces se diluyen en una solución saturada de ClNa δ1200 y se filtran en un tubo hasta el borde del mismo; sobre él se coloca un cubreobjetos de modo que contacte con el líquido y después de 15 minutos se lo levanta y aplica sobre un portaobjetos. Por último, la muestra se observa al micrococopio (esta técnica es recomendada para hallar huevos de uncinarias).

***Método de Faust:* combina una fase de sedimentación de heces diluidas que se someten a centrifugación y el sedimento se resuspende y homogeiniza con un volumen pequeño de SO_4Zn 33%. Luego el tubo se llena hasta aproximadamente 1 cm del borde con la misma solución y se centrifuga durante 45 segundos. En la superficie quedan huevos de parásitos (especialmente uncinarias) los que se recogen con ansa bacteriológica o pipeta Pasteur.

ii. Técnicas de sedimentación:

*Sedimentación simple por decantación: heces diluidas, se dejan en un tubo alrededor de 1 hora, se descarta el sobrenadante y se repite varias veces el procedimiento. Se observa el sedimento en búsqueda de estructuras parasitarias

**Sedimentación por centrifugación: heces diluidas se centrifugan a 1500 rpm durante 1-2 minutos y se observa el sedimento.

2. Métodos bifásicos

Si bien se han descripto varios, todos ellos requieren que las heces estén bien homogeneizadas y comprenden varios pasos comunes:

Son métodos bifásicos las técnicas de Teleman, Charles Barthelemy, Ritchie, y otros, cada uno con pequeñas modificaciones. Sólo describiremos el método de Ritchie que es ampliamente empleado en los laboratorios de diagnóstico pues es útil para la mayoría de las parasitosis. Sin embargo debe tenerse en cuenta que no concentra bien los huevos de uncinarias.

Método de Ritchie: Las heces conservadas en formalina se diluyen en solución fisiológica, se filtran y 2 ml se transfieren a un tubo de centrífuga. La muestra se lava agregando solución fisiológica, agitando y centrifugando a 1500 rpm. Se descarta el sobrenadante y se repite el proceso hasta que se recupere un sobrenadante limpio. Al sedimento lavado se le agrega formol al 10% y éter sulfúrico para la disolución de los lípidos presentes en las heces. Se agita, centrifuga y el sedimento se observa microscópicamente (Fig. 58-3).

Nota: Si se desea preservar trofozoítos y/o larvas, el conservante de elección es una solución de PAF (fenol-alcohol-formol) o MIF (merthiolate-iodo-formol).

C. Métodos especiales:

1 Test de Graham o escobillado anal: En el caso de la infección por *E. vermicularis* (oxiuros), el diagnóstico se basa en la búsqueda de huevos depositados en la región perianal por la hembra del helminto. Para ello se utiliza el test de Graham que consiste en aplicar una tira transparente engomada en el área, previa a la higiene matinal, la que luego de ser retirada, se coloca sobre un portaobjetos y se observa al microscopio. La toma de muestra debe realizarse durante varios días consecutivos. Algunos autores recomiendan el método del escobillado anal que se basa en la aplicación de pequeños trozos de gasa - humedecidos con agua- en la región anal, repitiendo la operación durante 5 a 7 días consecutivos. Este material debe ser colocado diariamente en un mismo recipiente de boca ancha conteniendo formol. El laboratorio de diagnóstico se ocupará de su procesamiento por sedimentación y posterior observación microscópica. Es infrecuente la presencia de huevos en las heces. Los vermes adultos pueden aparecer en forma espontánea y no necesariamente asociados a las deposiciones del niño.

2 Recuento de huevos: En algunas helmintiasis es útil conocer la intensidad de la infección (ej. uncinariasis, tricocefalosis, ascaridiasis).

Existen varios métodos de los cuales el recomendado por la Organización Mundial de la Salud y uno de los más utilizados es el de Kato- Katz.

i. *Método de Kato- Katz:*

* Colocar en un papel ordinario (puede ser diario) una

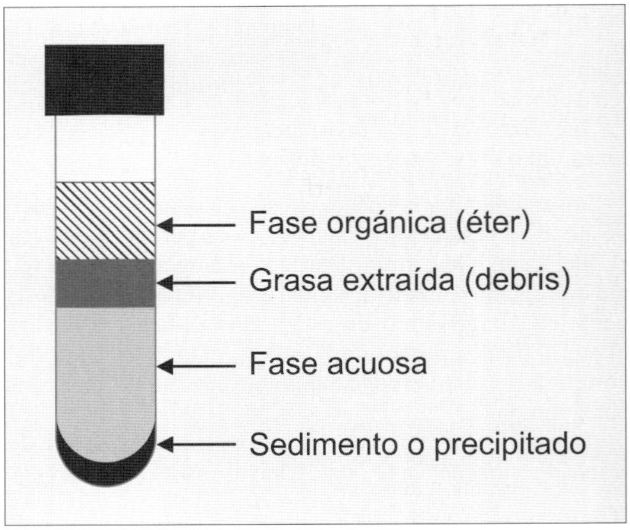

Fig. 58-3. Método de Ritchie. Esquema de las distintas fases obtenidas luego de la sedimentación de la materia fecal.

pequeña cantidad de heces y por encima se coloca una malla de nylon o metálica (debe tener entre 60 y 105 perforaciones por mm^2) la que se presiona para que por ella filtre parte de la materia fecal.

*Con una espátula recoger estas heces y colocarlas sobre una plantilla perforada (1 mm de espesor y 9 mm de diámetro) que ha sido depositada sobre un cubreobjetos.

*Una vez lleno el orificio eliminar el excedente y retirar cuidadosamente la plantilla.

*Cubrir la muestra con tiras de celofán (humedecidas con una solución de glicerina- verde de malaquita o glicerina-azul de metileno).

*Comprimir la preparación para que la muestra a observar se extienda homogéneamente y posteriormente realizar el recuento microscópico. Los resultados obtenidos se expresan como número de huevos por gramo de heces (hpg).

3 Recuperación /observación de larvas vivas: Se utiliza para larvas de uncinarias y de *Strongyloides stercolaris.*

i. *Técnica de Baermann:* Se basa en el hidrotermotropismo positivo de las larvas, es decir su afinidad y movimiento hacia el agua templada (Fig. 58-4)

*Colocar un embudo sobre un soporte y en la parte inferior del embudo insertar un tubo de caucho que se mantiene cerrado mediante una pinza.

*Agregar agua en el embudo a 40-45°C. En contacto con el nivel del agua se coloca una malla metálica que contenga la muestra de materia fecal (8-10 g) sin fijadores.

*Posteriormente, abriendo la pinza, las larvas recolectadas en el tubo de caucho se recuperan en un recipiente. El líquido obtenido puede observarse directamente al microscopio o previa concentración por centrifugación.

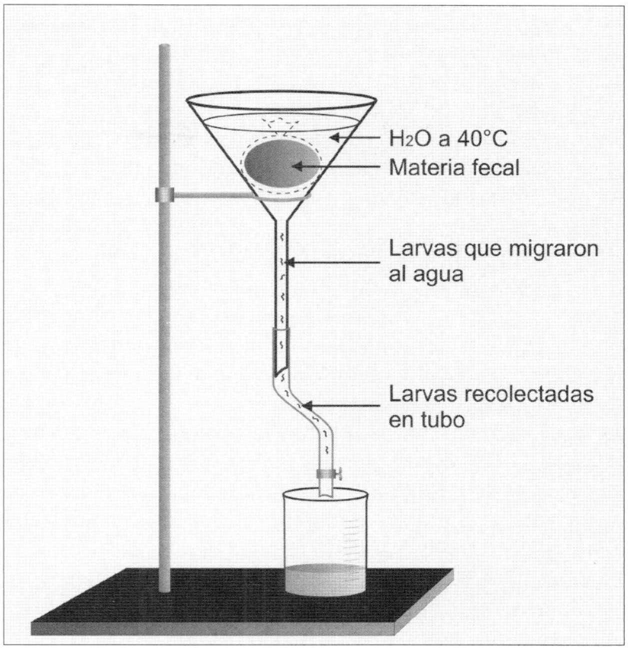

Fig. 58-4: Esquema del dispositivo de Baermann para la recolección de larvas de *Strongyloides stercoralis* presentes en materia fecal.

ii. *Cultivos en agar*:

*Sembrar 2-3 g de materia fecal sin conservantes en el centro de placas de Petri conteniendo agar.

*Incubar a temperatura ambiente durante 1 a 7 días, cerradas y selladas

*Observar macroscópicamente el desarrollo de caminos, o con ayuda de un microscopio estereoscópico. El cual permite no sólo la observación de caminos sino también la visualización de las larvas que los generan. (ver Fig. en el capítulo sobre estrongiloidosis).

*Si se lava la superficie de las placas con una solución formolada, y el líquido de lavado se centrifuga, del sedimento podrán recuperarse larvas para su observación microscópica a mayor aumento. Esto permitirá diferenciar larvas de *Strongyloides* sp de las de uncinarias (ver Fig. en el capítulo sobre estrongiloidosis).

4 Coloraciones permanentes:

Son apropiadas para evidenciar la presencia de patógenos de tamaño muy pequeño.

i. Coloración de Kinyoun: Útil para *Cryptosporidium, Cyclospora y Cystoisospora.*

*Secar una muestra fina de materia fecal sobre portaobjeto y fijar con metanol.

*Cubrir con el colorante carbol-fucsina (fucsina básica + etanol + fenol)

*Lavar con agua corriente y decolorar con ácido sulfúrico en solución de etanol. Lavar nuevamente.

*Colorear con el colorante de contraste, verde de malaquita al 5%

*Lavar, secar a temperatura ambiente y observar microscópicamente. Los ooquistes, se ven coloreados de rosa-rojizo brillante sobre fondo verde.

II- MUESTRAS HEMOTISULARES

A. Selección de la muestra.

El conocimiento de la biología del parásito y su relación con el huésped, son fundamentales para recolectar la muestra correcta así como el momento de hacerlo. Por ej. sangre durante 3 días consecutivos en pacientes con sospecha de paludismo, suero para ensayos serológicos en pacientes con posible toxoplasmosis, sangre para el diagnóstico directo de enfermedad de Chagas aguda y suero para el diagnóstico del estadio crónico.

B. Diagnóstico directo:

1. *Muestras de sangre*:

La observación en fresco sin previa concentración solo es posible en aquellos casos en que la parasitemia es suficientemente elevada. En general la búsqueda de los parásitos se realiza una vez aplicado algún método de concentración.

i- Métodos directos sin concentración:

Son de utilidad para ver movimiento (tripomastigotes en gota fresca) o para observar morfología (extendidos coloreados con colorante de Giemsa, que permiten diferenciar especies de *Plasmodium* spp).

ii. Métodos de concentración:

* *Gota gruesa*: consiste en recolectar 3 gotas de sangre (dedo anular o medio o talón en niños pequeños) en un portaobjetos y proceder a desfibrinarla con una varilla de vidrio y movimientos circulares. Una vez seco el preparado debe someterse a la deshemoglobinización ya sea por inmersión en solución tamponada previo a la coloración o bien sumergiendo en una solución de Giemsa diluida sin previa fijación. Este método es muy recomendado para paludismo pero también puede utilizarse para la detección de microfilarias y tripomastigotes.

En los casos de paludismo la muestra debe tomarse durante 3 días consecutivos, mientras que ante la sospecha de filariasis debe tenerse en cuenta la especie que predomina en la zona por la periodicidad con que algunas de ellas aparecen en sangre. Para enfermedad de Chagas se buscan tripomastigotes en sangre periférica solo durante el periodo agudo de la infección.

**Método de Strout*: Extraer sangre venosa sin anticoagulante e incubar hasta la retracción del coágulo. Recoger el suero y centrifugar a baja velocidad para descartar cualquier remanente de glóbulos rojos. Centrifugar a máxima velocidad en centrífuga de laboratorio clínico el sobrenadante obtenido para luego observar el sedimento microscópicamente. Este método es útil para diagnóstico de la enfermedad de Chagas aguda, pero por el volumen de sangre (10 ml) solo es de utilidad en el adulto. Es por ello que se ha desarrollado un micrométodo en tubo utilizando 1.5 ml de sangre heparinizada para su uso en pediatría.

**Microhematocrito*:

- Enfermedad de Chagas: Recoger la muestra de sangre en 6 tubos capilares heparinizados (puede aumentarse el número de capilares en casos de baja parasitemia). Obturar uno de los extremos de cada capilar con plastilina y centrifugar en una microcentrífuga. Seccionar el capilar con un elemento cortante en la zona delimitada entre el "*buffy coat*" y los eritrocitos. Luego observar al microscopio una gota proveniente del "*buffy coat*". Este método es de utilidad para el diagnóstico de Chagas congénito o pediátrico
- Paludismo: Utilizar naranja de acridina como fluorocromo el cual es mezclado con la sangre en un capilar heparinizado. Es una técnica fácil y rápida que se basa en la capacidad del colorante de intercalarse entre las bases nucleotídicas del DNA. Como el colorante emite fluorescencia ante la exposición ultravioleta se pueden detectar eritrocitos con DNA parasitario en su citoplasma. No permite diferenciar las distintas especies y requiere el uso de sangre fresca y un microscopio de fluorescencia.

Algunos laboratorios utilizan esta tinción sobre frotis de sangre previamente fijados, en este caso no se trata de una técnica de concentración.

* *Concentración por multiplicación biológica*: Cultivos (ej. leishmanias, *T.cruzi*), xenodiagnóstico (*T.cruzi*). El mayor inconveniente es la demora en obtener el diagnóstico y en el caso del xenodiagnóstico el requerimiento de un insectario.

iii. Detección de antígenos específicos: Estas técnicas presentan la ventaja de ser sensibles, rápidas y sencillas. Las más difundidas se emplean en el diagnóstico de malaria y sus presentaciones comerciales se basan en el uso de tiras reactivas que pueden ser utilizadas en laboratorios de baja complejidad y con poca experiencia en la observación microscópica. No reemplazan al frotis ni a la gota gruesa, presentan algunos falsos negativos y no son cuantitativas.

Son varios los sistemas diseñados, algunos de ellos detectan en sangre antígenos comunes por lo que no diferencian especies (ej. Lactato deshidrogenasa) y otros son especie específicos (ej. HRP-2 de *P. falciparum*). La sensibilidad es dependiente de la carga parasitaria.

2. *Muestras de tejidos*:

* Biopsias, punción/biopsia: búsqueda y reconocimiento del parásito por observación de cortes histopatológicos fijados y coloreados o de cortes incubados con anticuerpos monoclonales unidos a fluorocromos o enzimas. A continuación se detallan las muestras biológicas de elección para el diagnóstico de algunas de estas parasitosis:

- Leishmaniasis cutánea, borde de la lesión.
- Leishmaniasis visceral, punción de médula ósea
- Oncocercosis, microfilarias en biopsias de piel (parte superficial de epidermis) y adultos en biopsias de nódulos.
- Triquinelosis, larvas en biopsias musculares (si es positiva es diagnóstico de certeza pero su sensibilidad es baja y es una técnica invasiva).

C. Diagnóstico indirecto:

Para los parásitos tisulares, especialmente aquellos que presentan baja parasitemia, o que las parasitemia se presentan durante periodos muy cortos, el diagnóstico indirecto es ampliamente utilizado. Ejemplos de estos casos son toxoplasmosis, enfermedad de Chagas crónica, triquinelosis.

El diagnóstico indirecto detecta la respuesta del huésped frente a un parásito determinado.

La desventaja de este tipo de diagnóstico es que mide reactividad frente a determinados antígenos o mezcla de antígenos que pueden ser compartidos por más de un parásito. Además el hallazgo de anticuerpos sólo establece que ha existido contacto pasado o presente con el patógeno pero no siempre es atribuible al cuadro clínico que se intenta diagnosticar.

Diagnóstico serológico:

Debido a que no existe ninguna técnica que posea el 100 % de sensibilidad y especificidad, se recomienda el uso de dos técnicas. Su finalidad es la búsqueda de anticuerpos específicos. En la fase crónica de la infección estos serán detectados en la fracción IgG de las gammaglobulinas y durante la infección aguda pueden encontrarse en la fracción IgM así como en la IgA. En cada ensayo deben incluirse controles positivos de reactividad conocida y controles negativos.

El título de reactividad de un suero se indica como el valor que corresponde a la inversa de la mayor dilución del mismo que interactúa con el antígeno en cuestión. La positividad o negatividad de la prueba dependerá de que el suero incógnita supere o no el valor de corte de la reacción. Para informar correctamente un ensayo serológico debe tenerse en cuenta que será positivo un suero que supere el valor de corte determinado previamente.

Este valor de corte es la máxima reactividad que presentan un número determinado de sueros obtenidos de personas que no padecen la patología que se investiga (sueros controles negativos) y que es consecuencia de reacciones inespecíficas.

Algunas de las técnicas serológicas más empleadas en la actualidad se describen a continuación:

i. Inmunofluorescencia indirecta

*Preparar el antígeno a partir del estadio parasitario de fácil obtención a gran escala y para el cual se generen anticuerpos específicos (ej. taquizoitos de *T.gondii,* epimastigotes *de T. cruzi,* resuspendidos en buffer, se coloca una gota en un portaobjetos, se secan y guardan hasta el momento en que se requiera su uso).

* Cubrir la preparación con la dilución adecuada de suero (si es posible con más de una dilución) e incubar a temperatura ambiente.

* Lavar con PBS y secar.

* Cubrir con un anticuerpo antihumano de origen animal (conejo, ratón u otro) conjugado a un fluorocromo (isotiocianato de fluoresceína). Agregar azul de Evans al conjugado a fin de teñir el citoplasma celular y poder estimar la fluorescencia de membrana con respecto a la coloración intracelular.

* Lavar con PBS y finalmente proceder al montaje del preparado en PBS-glicerol para luego observar en microscopio de fluorescencia.

ii. Enzimoinmunoensayo (ELISA)

*-Fijar a un soporte (generalmente una placa para serología) antígeno/s específico/s obtenido/s del microorganismo que se desee evaluar (ej. lisado total parasitario).

*-Agregar el suero problema para que los anticuerpos presentes en él reaccionen con el antígeno formando complejos antígeno-anticuerpo.

*- Lavar la placa para eliminar los anticuerpos que no hayan interaccionado con el antígeno.

*-Incubar con un anticuerpo secundario anti-inmunoglobulina humana conjugado con una enzima (peroxidas, fosfatasa alcalina, etc).

*- Repetir el lavado.

*- Revelar con la solución que contiene el sustrato de la enzima y un cromógeno que cambia de color según su estado de oxidación. Incubar hasta que el color de la reacción se torne bastante visible al menos para el control positivo.

*- Leer en un espectrofotómetro.

La técnica de ELISA, puede ser empleada además para detectar antígenos en la muestra biológica. En este caso suele ser utilizado el denominado ELISA sándwich

*- Sobre el soporte adecuado, fijar los anticuerpos específicos dirigidos contra el antígeno que se quiere evaluar.

* Agregar la muestra problema en la cual se busca el antígeno parasitario en cuestión.

* Lavar para eliminar los componentes no unidos a los anticuerpos.

* Incorporar anticuerpos específicos conjugados a una enzima.

* Lavar para eliminar anticuerpos marcados que no hayan reaccionado.

* Completar la reacción por adición de un sustrato sobre el que actuará la enzima marcadora.

* Lectura visual o colorimétrica del producto final coloreado.

iii. Aglutinación

La interrelación entre células o partículas de gran tamaño con anticuerpos dirigidos contra los antígenos de superficie presentes en estas células o en partículas conducen a la aglutinación de las mismas. Esta condición puede utilizarse para la detección de anticuerpos.

Si el soporte son glóbulos rojos, el ensayo de denomina hemaglutinación. Como soporte pueden también utilizarse otros elementos particulados como látex, gelatina, bentonita.

Hemaglutinación indirecta

* Sensibilizar mediante adsorción un antígeno soluble sobre la superficie de los glóbulos rojos.

* Incubar estos glóbulos rojos sensibilizados con el suero problema previamente decomplementado.

* Los anticuerpos específicos que pueda haber en dicho suero interaccionarán con el antígeno adsorbido a los glóbulos rojos.

* Proceder a leer la reacción. Ésta será negativa si se forma un botón de glóbulos rojos en el fondo del pocillo y positiva si se observa un manto que indica aglutinación

* La reacción debe incluir controles de sueros positivos y negativos a fin de asegurar que los resultados sean específicos.

iv. Inmunoblot

Se basa en la separación por electroforesis de proteínas antigénicas de acuerdo a su peso molecular. Las mismas son luego transferidas a una membrana adsorbente (ej. nitrocelulosa) que sirve de soporte para la unión de anticuerpos específicos presentes en sueros de pacientes. Finalmente se detecta la unión antígeno-anticuerpo por actividad enzimática, fluorescencia u otros métodos mediante la formación de bandas de precipitación en el soporte de nitrocelulosa.

D. Diagnóstico por técnicas moleculares

Muchas de las parasitosis tanto intestinales como hemotisulares, pueden diagnosticarse empleando técnicas moleculares. Sin embargo en la mayoría de los casos esta tecnología no está validada para uso diagnóstico y no existen kits comerciales.

En la actualidad la reacción en cadena de la polimerasa (PCR) resulta la técnica más utilizada. Se basa en la obtención de un gran número de copias de un fragmento de DNA parasitario, presente en la muestra biológica del paciente, que sirve de molde sobre el cual actúa la enzima DNA polimerasa (reactivo de la reacción). Esta enzima tiene la facultad de replicar hebras de DNA separadas que se obtienen por ciclos sucesivos de altas y bajas temperaturas. El resultado de la reacción es un número exponencial de copias del fragmento parasitario en cuestión que puede ser visualizado mediante una corrida electroforética en geles de agarosa.

BIBLIOGRAFÍA

Álvarez Martínez M, Buesa Gómez J, Castillo García J, Vila Estape J. Diagnóstico microbiológico de las infecciones gastrointestinales (Capítulo 30). En Procedimientos en Microbiología Clínica. Cercenado E, Cantón R (eds). Editorial SEIMC. Madrid, España. 2009. www.seimc.org

Botero D, Restrepo M. Técnicas de laboratorio en parasitología médica (Capítulo 18). En Parasitosis humanas. Editorial Corporaciones para Investigaciones Biológicas, Medellín, Colombia. 5ta edición. 2012

Cañavate C, Cuadros J, Martínez Ruiz R, Martín-Rabadán P. El laboratorio de microbiología ante las enfermedades parasitarias importadas (Capítulo 35). En Procedimientos en Microbiología Clínica. Cercenado E, Cantón R (eds). Editorial SEIMC. Madrid, España. 2008. www.seimc.org

Feldman R, Guardis M, Radman NE, Archelli SM. Diagnóstico coproparasitológico (Capítulo 151). En Microbiología Médica. Basualdo JA, Coto CE, de Torres RA (eds) 2006. Editorial Atlante Argentina SRL.

González Cappa SM,; Paulin P .Diagnóstico parasitológico. (Módulo 7 del Curso de Microbiología Clínica (Educación a Distancia). Asoc. Arg. Microbiol., Col. Bioq. Prov. Entre Ríos, y Fac. Bioquím. y Cs. Biol. UNL. 1997.

Lorca M, Contreras MC. Métodos de diagnóstico indirecto (Capítulo 65). En Parasitología Médica. Atias A. (ed.). Editorial Mediterráneo. Santiago, Chile, Edición 1998, reimpresión 2001.

Mercado R, Muñoz V, Lorca M, García A. Métodos de diagnóstico directo (Capítulo 64). En Parasitología Médica. Atias A. (ed.). Editorial Mediterráneo. Santiago, Chile, Edición 1998, reimpresión 2001.

CAPÍTULO 59

FARMACOLOGIA ANTIPARASITARIA

Gustavo H. Marin, Martin Cañas

INTRODUCCION

La supervivencia de los parásitos no sólo depende de su habilidad para colonizar al huésped sino también de su capacidad para contrarrestar los mecanismos de defensa del organismo. Por ello, la patogenicidad o virulencia de los parásitos refleja la interacción dinámica entre ellos y el huésped. Los parásitos poseen una gran capacidad de adaptación a cambios del medio en el que se encuentran y han desarrollado a lo largo de los siglos mecanismos de defensa que les permiten sobrevivir en condiciones ambientales inhóspitas.

La ausencia de vacunas que hubieran demostrado eficacia práctica para el control de las parasitosis humanas hace que la prevención de las enfermedades parasitarias se siga basando como en el pasado, en medidas ecológicas higiénico-sanitarias como el saneamiento ambiental, la educación a la población o el control de los vectores.

Cuando se ha adquirido la enfermedad, sólo resta la utilización de medicamentos. Sin embargo desde hace ya muchas décadas que no existen grandes novedades en el desarrollo de nuevos fármacos antiparasitarios.

La disponibilidad futura de nuevos antiparasitarios, se encuentra comprometida entonces, por el progresivo aumento de los casos de resistencia, por los crecientes costos de investigación y desarrollo, y por la falta de interés del mercado en descubrir nuevas drogas, tal vez porque los afectados son las poblaciones económicamente más vulnerables con bajo poder adquisitivo.

La falta de nuevas drogas, las escasas innovaciones realizadas en las viejas moléculas con acción antiparasitaria mencionada y el uso irracional que se hace de los fármacos actualmente disponibles (especialmente en la farmacología veterinaria) generó la aparición de resistencias que comienzan a notarse en los seres humanos y ponen en riesgo la eficacia de estas alternativas terapéuticas.

Resulta fundamental entonces cuidar las opciones antiparasitarias ya existentes y tener una estrategia racional al momento de seleccionar las mismas.

Por esta razón, cuando un profesional de la salud se propone iniciar un tratamiento para determinada situación, se deben plantear varios interrogantes que tienen que ver con los pasos a seguir para seleccionar racionalmente el medicamento a incluir en un esquema terapéutico. Estos pasos se detallarán a continuación.

1. Definición del Objetivo Terapéutico:

Primeramente se debe definir qué se pretende lograr con el fármaco: ¿Curar?, ¿Controlar los síntomas? ¿Mejorar la calidad de vida del paciente?, etc. Por ejemplo, si deseamos tratar un paciente adulto afectado por la enfermedad de Chagas desde hace décadas nuestro objetivo será evitar las complicaciones por dicha enfermedad, ya que el Tripanosoma ha causado daños permanentes en el organismo. Sin embargo en una situación de parasitosis intestinal aguda ocasionada por *Ascaris lumbricoides*, iniciar nuestra terapia antiparasitaria tendrá como objetivo la curación mediante la erradicación del parásito del huésped. A estos objetivos planteados para las diferentes situaciones de salud lo llamaremos "**objetivo terapéutico**". Este objetivo nos guiará en nuestra búsqueda de evidencias científicas que avalen la utilización de un medicamento u otro para la situación planteada, ya que si hemos establecido que la curación es nuestro objetivo, pues buscaremos fármacos que nos garanticen una elevada tasa de curación en el huésped parasitado (se pretende en el caso de los helmintos la remoción de al menos un 95% de los parásitos adultos); mientras si nuestro objetivo fue evitar las complicaciones por el parásito, pues tendremos que buscar evidencia que sostenga la elección del fármaco para tal fin.

2. Conocer la Fisiopatología:

Previo a focalizarse en los medicamentos potencialmente

útiles para una patología determinada o situación de salud como es en este caso una parasitosis; debemos entender **cuál es la fisiopatología** de la enfermedad que motiva el uso del fármaco, es decir comprender ¿cómo ocurre la misma?, ¿qué situación llevó a perder la fisiología normal? En el caso concreto de la parasitosis debemos conocer ¿qué le ocurre al organismo por tener la presencia del parásito?, y ¿cuáles son los **elementos de la fisiología normal del parásito** que le permite al mismo mantenerse en el huésped?

La fisiopatología que ocasiona el parásito en el organismo infestado dependerá del tipo de agente involucrado y de su fisiología. En algunos casos la adherencia a sitios como la mucosa intestinal hace que el huésped tenga diarrea o anemia (ej.: el escólex de las tenias unidos a la pared yeyunal); en otros la utilización de las células como nichos para cumplir estadios del ciclo vital provocarán diversos síntomas, en la malaria, los esporozoítos del Plasmodium penetran en los hepatocitos provocando su destrucción y afectando por consiguiente la funcionalidad hepática. Los merozoítos que son expulsados desde los hepatocitos e ingresan en los glóbulos rojos para cumplir otras etapas del ciclo vital, al final de la cual provocan destrucción de los hematíes y como consecuencia de ello anemia hemolítica en el huésped.

Estos conocimientos nos permitirán no sólo explicar cuáles son los signos y síntomas que presenta el huésped por la presencia del parásito, sino también establecer cuáles son los elementos que le permiten al parásito permanecer en el huésped y deducir cuáles podrían ser las acciones que debemos realizar para que el mismo no se perpetúe en el organismo parasitado.

3. Identificar los sitios de intervención y los grupos farmacológicos:

Una vez que conocemos cuáles son los elementos que le permiten al parásito permanecer en el huésped, podremos identificar los potenciales **sitios de intervención** en el esquema fisiopatológico ocasionado en el huésped o fisiológico del parásito. Ejemplos de ello son los mecanismos que les permite a los parásitos intestinales adherirse a la pared entérica, o el sistema enzimático que resulta clave para el metabolismo energético que utilizan los parásitos para vivir en el interior del huésped, la síntesis de ácidos nucleicos o cofactores que utilizan los parásitos para reproducirse. Cada uno de estos sitios es potencialmente modificable por sustancias que comparten el mismo mecanismo de acción y al que llamaremos "**grupo farmacológico**". Ejemplo: el grupo de fármacos que desestructura el DNA como los Nitroimidazoles (dentro del cual se encuentran fármacos como el benznidazol), o grupos que bloquean el ensamblaje de las tubulinas como el grupo de los benzimidazoles (al que pertenecen fármacos como el albendazol).

4. Establecer cuáles los medicamentos cumplen con el objetivo terapéutico:

Identificados los grupos farmacológicos potencialmente útiles para el problema que deseamos tratar, debemos establecer cuál de ellos cumple con el objetivo terapéutico de eliminar al parásito; y dentro de ese grupo, **cuál es el medicamento que demostró mayor eficacia** en esos términos. Este tipo de información debe contar con evidencia científica que fundamente la elección, y generalmente es aportada por estudios de meta-análisis o ensayos clínicos controlados aleatorios. Asimismo resultará importante determinar si el uso de dicho fármaco conlleva **riesgo para el huésped** y en este sentido, establecer la relación entre el beneficio de eliminar el parásito y el riesgo que implicará deshacerse del mismo. Debe tenerse en cuenta también las **contraindicaciones e interacciones** que posee el fármaco elegido, y la **cinética** del mismo (¿por qué vía lo administraré?, ¿cómo se elimina?, etc.). Es así que podemos seleccionar un fármaco muy eficaz pero que el riesgo asociado a su uso sea inaceptable para el huésped, o bien que el mismo tenga limitaciones en su uso (ej.: no poder administrarse en niños), o tener una vía de eliminación que puede estar alterada en los pacientes a tratar (ej.: insuficiencia renal o hepática). Todo ello hará que fundamentemos la mejor elección para una patología determinada y para una situación de salud especifica a la cual nos enfrentemos.

5. Determinar la dosis y esquema de administración para los medicamentos seleccionados:

Finalmente, una vez seleccionado el fármaco, debemos conocer su **posología**: ¿cómo administrarlo para que cumpla el efecto deseado?, ¿a qué dosis lo prescribiremos?, ¿cada cuánto tiempo (intervalo de dosis)?. Este punto resulta fundamental ya que en definitiva la actividad antiparasitaria dependerá del tiempo de exposición del parásito al fármaco, de las concentraciones alcanzadas por el medicamento en el sitio parasitado, y de la cantidad de fármaco que pueda acumularse en el parásito, todos aspectos que dependen de la cinética del medicamento seleccionado.

CLASIFICACION

Los agentes antiparasitarios pueden clasificarse según el sitio de acción sobre el cual alteran la fisiología normal del parásito o las condiciones ambientales en las cuales se desarrollan. Esta forma de clasificación resulta útil ya que le da racionalidad a la terapéutica y además explica porque no utilizar como alternativa terapéutica ante el fracaso de algún esquema, fármacos que pertenezcan al mismo grupo o que tengan el mismo sitio de acción. (Fig. 59-1).

Sitios de intervención de la terapia Antiparasitaria:

1. Estrategias que afectan los sustratos naturales del parásito

Los parásitos viven sapróficamente de quien lo hospeda. Cambios en las condiciones del huésped, por ser el entorno natural desde el cual el parásito se nutre de sustratos,

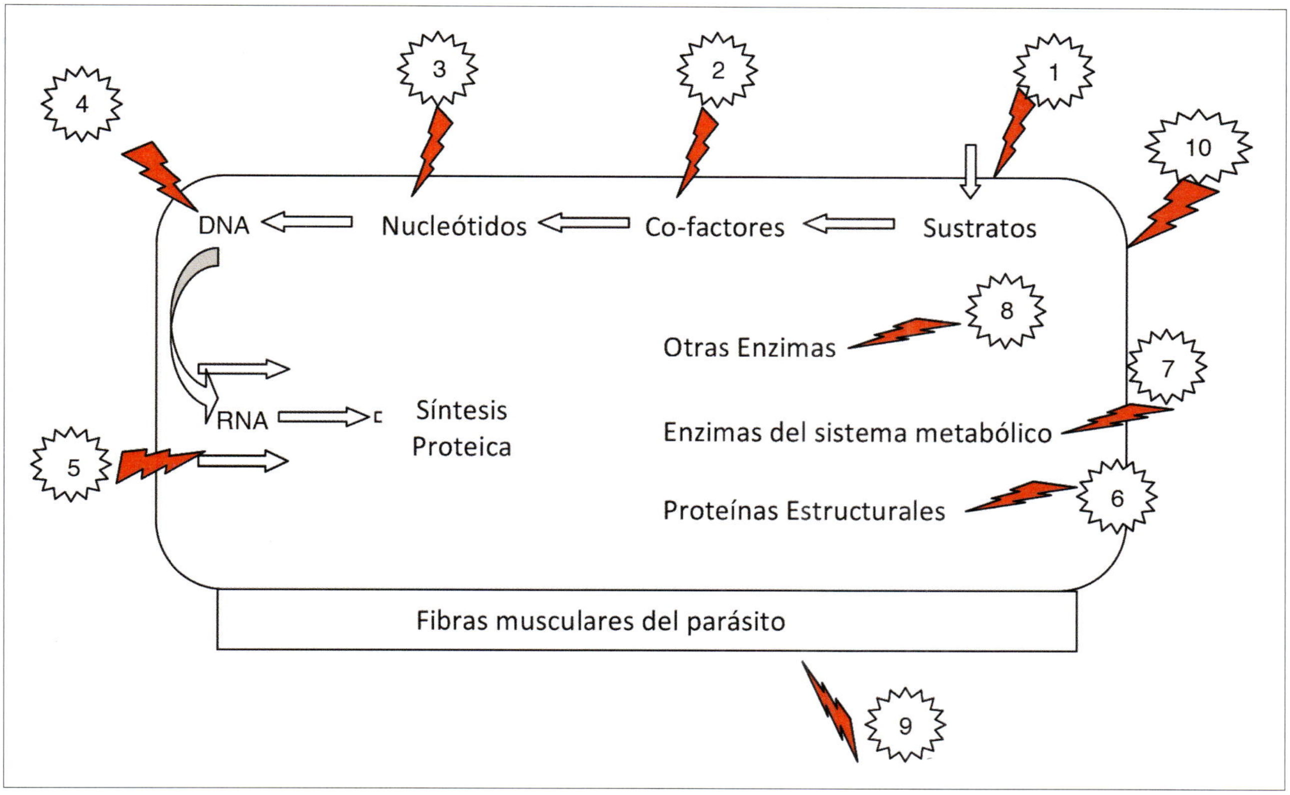

Fig. 59-1. Fisiología del parásito y potenciales sitios de intervención terapéutica.

provocarán modificaciones en las funciones normales del mismo. De manera tal que una de las potenciales estrategias terapéuticas antiparasitarias será modificar el medio en el cual se encuentra los parásitos principalmente en sus estadios intracelulares.

Esto puede lograrse inhibiendo la síntesis de isoprenoides en las células del huésped, como por ejemplo con estatinas que son análogos estructurales de HMG-CoA por lo cual inhiben competitivamente la enzima HMG-CoA reductasa. Estudios en murinos han demostrado la eliminación de tripanosomiasis circulantes cuando los animales se tratan con estatinas.

Por otro lado, como los parásitos son capaces de sintetizar isoprenoides, inhibir las enzimas involucradas en estos procesos como la farnesil-difosfonato sintetasa (FPPS) o la escualeno sintetasa podrá controlar al *T. cruzi* y leishmaniasis. Los bisfosfonatos han demostrado curas parasitarias en modelos murinos.

Es decir que, si bien estos elementos hoy no figuran entre el arsenal de fármacos antiparasitarios, pueden explicar el porqué de la erradicación del parásito durante la utilización de estos medicamentos.

2. Agentes inhibidores de la síntesis de cofactores

Usualmente los agentes que interfieren en la síntesis de cofactores tienen un espectro anti-protozoarios. Inhiben las enzimas necesarias en la síntesis de las formas activas de ácido fólico (tetrahidrofolato) del metabolismo de los parásitos. Ejemplo de ellos son pirimetamina o trimetoprima que inhiben la enzima dihidrofolato-reductasa; las sulfas (sulfadiazina, sulfametoxazol), que inhiben a la enzima dihidropteroato sintetasa, enzima que origina la incorporación del ácido paraaminobenzoico (PABA) en el ácido dihidropteroico, el precursor inmediato del ácido fólico; o bien la dapsona que reduce los niveles de PABA.

3. Agentes inhibidores de la síntesis de ácidos nucleicos

Estos fármacos se insertan en la secuencia de los ácidos nucleídos alterando la síntesis de DNA del parásito. Fármacos como la cloroquina, quinina, mefloquina, halofantrina, se insertan en los pares de bases alterando la síntesis de ácido nucleicos e inhibiendo la replicación del parásito.

4. Agentes que alteran el DNA de los parásitos

Algunos fármacos actúan como agentes alquilantes incorporando grupos nitrógeno en el DNA de los parásitos, específicamente del *T. cruzi* en el Chagas agudo. Ejemplo de medicamentos que pertenecen a este grupo terapéutico son el benznidazol y el nifurtimox.

Por carecer de catalasas y tener bajas concentraciones de peroxidasas; los tripanosomas son muy vulnerables a la acción de radicales de oxígeno. Benznidazol y nifurtimox se reducen al ingresar al tripanosoma, formando un radical de anión nitro y una oxidación que termina generando aniones superóxido O_2, peróxido de hidrógeno (H_2O_2), radical hidroperoxil (HO_2) entre otras moléculas reactivas, provocando finalmente roturas ("*strand-breaks*") en las cadenas nucleotídicas del DNA del parásito.

Otro ejemplo es la actinomicina D que es un medicamento que forma complejos estables con el grupo funcional de la guanina del DNA, e impide así su replicación celular. Inhibe especialmente la síntesis del RNA del ribosoma debido a la abundancia de guanina que presenta el DNA que codifica, por ello la síntesis de RNA en parásitos como la *Ameba proteus* se ve especialmente afectada.

5. Agentes inhibidores de la síntesis de RNA

Benznidazol y nifurtimox por los mecanismos descriptos anteriormente afectan el DNA parasitario, pero también provocan lesiones en el RNA en el *T. cruzi.*

Por otro lado, fármacos que pertenecen al grupo de los amino glucósidos, han demostrado acción contra la giardiasis generando una alteración en la producción proteica por inhibición de la actividad ribosomal del parásito.

6. Agentes que afectan las proteínas estructurales del parásito

El albendazol pertenece a este grupo, actúa en los nematodos mediante la unión selectiva a la tubulina beta libre, así inhibiendo su polimerización y la captación de glucosa dependiente de los microtúbulos. Se produce daño irreversible en las células gastrointestinales de los nematodos, lo que lleva a la inanición, muerte y expulsión del parásito por el hospedador. La alteración básica del metabolismo celular que produce el fármaco lo hace útil para una amplia variedad de parasitosis, más allá de su letalidad para los nematodos.

7. Agentes que afectan enzimas funcionales del parásito (no metabólicas)

Sumado al efecto ya descripto para la cloroquina, quinina y mefloquina, estos fármaco inhiben a las proteasas que intervienen en la degradación de la hemoglobina, lo cual hace que parásitos como el Plasmodium, en sus fases eritrocitarias, no puedan digerir de la hemoglobina lo que es esencial para su viabilidad.

8. Agentes inhibidores del metabolismo del parásito

El bloqueo de enzimas como la piruvatoquinasa u otras enzimas involucradas en la glucólisis provocan una inhibición del metabolismo del parásito. Ejemplo de esos fármacos son los arsenicales trivalentes como el melarsoprol y los antimoniales pentavalentes como estibogluconato sódico, antimoniato de meglumina. Otros medicamentos como la suramina actúan sobre enzimas glicolíticas de la oxidación de la NADH.

Otros fármacos como la primaquina bloquean el transporte mitocondrial de electrones alterando la fosforilacion oxidativa de la cadena de respiratoria de los esporozoarios.

Por otro lado, si lo que se altera es el sistema enzimático del metabolismo anaerobio se provocará alteraciones estructurales de la membrana y el citoplasma de helmintos y protozoos. La nitazoxanida es inhibidor de la piruvato-ferredoxin óxido-reductasa que es una enzima con importante rol el metabolismo en ausencia de oxigeno.

9. Agentes que afectan la motilidad y las fibras musculares del parásito

Se puede afectar la motilidad del parásito hiperpolarizando el medio interno del parásito ya sea por estimulación de neurotransmisores como el GABA o aumentando la permeabilidad a algunos iones como el cloro. La ivermectina y el praziquantel aumentan la permeabilidad de la membrana creando canales de cloro. La ivermectina también actúa como un agonista del neurotransmisor GABA.

10. Agentes que afectan la membrana del parásito

La anfotericina B es un antibiótico macrólido poliénico que fija el ergosterol de la membrana de Leishmania, en la que provoca orificios que permiten el paso de iones (sobre todo potasio) y de otras moléculas que llevan a la muerte del parásito.

DESCRIPCIÓN DE LOS DIFERENTES FÁRMACOS ANTIPARASITARIOS

GRUPO DE LOS BENZIMIDAZOLES

ALBENDAZOL

Mecanismo de acción: El albendazol, como todos los benzimidazoles, actúa uniéndose de manera selectiva a la tubulina beta libre inhibiendo así su polimerización y la captación de glucosa dependiente de los microtúbulos. Este hecho provoca un daño irreversible en las células del tubo digestivo de los parásitos, lo cual le produce inanición, muerte y posterior expulsión del parásito por el huésped.

Aspectos cinéticos: Se absorbe de manera irregular cuando se administra por vía oral, la fracción que llega inalterada a la circulación sanguínea sistémica es del 5% aunque la fracción absorbida aumenta hasta 6 veces si se consumen alimentos grasos junto con el fármaco. Aún teniendo una absorción limitada, ésta es suficiente para alcanzar concentraciones plasmáticas 15-50 veces superiores a las del mebendazol. Si bien su actividad antihelmíntica es ejercida principalmente en dicho tracto, esta propiedad de lograr mayores concentraciones plasmáticas que otros antiparasitarios lo hace particularmente eficaz para tratar las formas hísticas de los helmintos (hidatidosis, neurocistercosis) ya que alcanza por ejemplo concentraciones letales en el líquido quístico de la hidátide.

El albendazol que llega a absorberse es rápidamente

metabolizado en el hígado dando un metabolito activo, el sulfóxido de albendazol, que tiene una gran actividad antihelmíntica. Posteriormente este metabolito se oxida dando un metabolito inactivo que se elimina por riñón. Un 80% del fármaco absorbido seguirá este proceso. El sulfóxido de albendazol se une a las proteínas plasmáticas en un 70 % y su vida media en plasma es de 8 horas. El volumen de distribución es de 0,75 litros/kg lo cual le permite distribuirse adecuadamente en diversos tejidos. El sulfóxido de albendazol cruza la barrera hematoencefálica y alcanza una concentración significativamente mayor respecto del plasma. Las altas concentraciones del sulfóxido de albendazol obtenidas en el líquidocefalorraquídeo resultan útiles para el tratamiento de la neurocisticercosis.

Indicaciones: Históricamente el Albendazol ha demostrado actividad antiparasitaria contra Nematodos intestinales (Áscaris, Oxiuros, *Ancylostoma duodenale, Necator americanus*), nematodos tisulares (Toxocara sp., *Ancylostoma* canis y *braziliense*, Gnathostoma sp.), filariasis (*Mansonella perstans*), cestodiasis (hidatidosis, cisticercosis) y trematodos. El albendazol es un fármaco de primera elección en parásitosis ocasionadas por la larva cutáneamigrans, la toxocariosis visceral, la triquinelosis. La evidencia científica demostró que el Albendazol es el tratamiento de elección para *Ascaris lumbricoides*.

Posología: En dosis única de 400 mg es eficaz frente a *A. lumbricoides*. En la estrongiloidiosis no complicada, 300 mg dos veces al día durante 3 días. En dosis múltiples y tratamientos prolongados es también eficaz en estrongiloidiasis, capilariasis intestinal, teniasis, cisticercosis, hidatidosis quística y alveolar, larva migratoria cutánea y visceral, clonorquiasis y triquinosis

Efectos Adversos: El albendazol ocasiona pocos efectos adversos y la frecuencia de aparición de los mismos es del 1%. En ocasiones, hay dolor abdominal, diarreas, náuseas, mareos y cefalea transitoria. Pueden observarse con más frecuencia cuando los tratamientos son prolongados vinculándolos con alteraciones de la función hepática y toxicidad de la médula ósea

Contraindicaciones: El albendazol ha demostrado ser teratogénico y embriotóxico en humanos, razón por la cual es clasificado por la FDA en el grupo X, es decir contraindicado en el embarazo. No se ha definido la inocuidad del medicamento en niños menores de dos años de edad, por lo cual tampoco se recomienda su uso en lactantes.

Benznidazol

Este derivado del nitroimidazol oral se usa para tratar la enfermedad de Chagas, con tasas de curación de 80 a 90% registradas en infecciones agudas.

Mecanismo de acción: Benznidazol ejercería sus efectos por medio de la liberación de radicales de oxígeno, ya que en razón de la deficiencia relativa de enzimas antioxidantes, los parásitos son más sensibles que las células de mamífero. El benznidazol también parece alterar el equilibrio entre mediadores proinflamatorios y antiinflamatorios tras reducir la síntesis de nitrito, interleuquina (IL) 6 e IL-10 en macrófagos

Aspectos cinéticos: Es muy liposoluble y la absorción oral es del 92%. La unión a proteínas plasmáticas es de un 45%. Es ampliamente metabolizado; excretándose sin cambio en la orina, sólo 5% de la dosis. La concentración máxima se produce a las 3 a 4 horas. Su vida media es aproximadamente 10 a 14 horas.

Indicaciones: Está indicado en la infección chagásica, en la fase indeterminada o crónica de la enfermedad. El *Trypanosoma cruzi* es particularmente suceptible a medicamentos que forman radicales libres intracelulares, como el benznidazol, aunque su uso a largo plazo esta limitado por su toxicidad.

Posología: En adultos por vía oral se administran 5-7 mg/kg/día cada 12 horas por 90 días. En niños menores de 12 años 10 mg/kg/día en dos dosis por 30 a 90 días. En mayores de 12 años: 5-7 mg/kg/d cada 12 horas por 90 días.

Efectos Adversos: El benznidazol es bien tolerado; los efectos adversos son raros. Durante las primeras dos semanas de tratamiento puede aparecer exantema pruriginoso y erupciones cutáneas. Pueden ocasionar cefalea, anorexia, dolor abdominal, pérdida de peso. Dentro de los efectos neurológicos se incluyen parestesias o polineuritis periférica, efectos relacionados con la dosis y que son indicativos de la suspensión del tratamiento.

Contraindicaciones: Se debe tener precaución en insuficiencia hepática, renal o hemática, y sólo se debe administrar el medicamento bajo estricta supervisión médica. Contraindicada en el embarazo, está descripto posible acción carcinogénica (categoría de riesgo D).

Cloroquina

Mecanismo de acción: La cloroquina y sus metabolitos se concentran en las vacuolas alimenticias de los parásitos intraeritrocitarios debido a la diferencia del pH, interfiriendo así con el metabolismo de la hemoglobina ingerida. La acumulación continua de cloroquina en las vacuolas ácidas del parásito produce concentraciones del fármaco que son hasta 600 veces más elevadas en este sitio que en el plasma.

Aspectos cinéticos: La absorción de cloroquina en el tracto gastrointestinal es casi completa. Tiene amplia distribución y se une a proteínas plasmáticas en un 70%, se concentra en líquido cefaloraquídeo entre 2 y 5% en relación al plasma y en diversos tejido por lo cual se necesita una dosis de carga. Las concentraciones terapéuticas se logran 2 a 3 horas posteriores a administración oral. Tiene metabolismo hepático. Se excreta sin cambios en la orina en menos del 5%.

Indicaciones. Actúa como esquizonticida y gametocida contra formas hemáticas de *P. ovale* y *P. malariae* y cepas susceptibles de *P. vivax* y *P. falciparum*. No es activo contra formas intrahepáticas (*P. vivax* y *P. ovale*).

Posología: Profilaxis: Vía Oral, Adultos: 300 mg de cloroquina base una vez por semana, comenzando una semana antes de ingresar al área endémica y continuando por lo menos durante 4 semanas después de la última exposición en área endémica. Niños: 5 mg/kg semanalmente (dosis habitual).

Tratamiento de paludismo no debida a *P. falciparum* resistente a cloroquina: Adultos: Dosis inicial de 600 mg de cloroquina base, seguida de 300 mg adicionales a las 6 ú 8 horas más tarde, luego una sola dosis de 300 mg en una toma por dos días consecutivos. Total acumulado 25 mg/kg cloroquina base en 3 días. Niños: Dosis inicial de 10mg/kg de cloroquina base, seguida de 5mg/kg adicionales 6 ú 8 horas más tarde, y una sola dosis de 5 mg/kg en una toma en dos días consecutivos.

Efectos Adversos: Molestias gastrointestinales, prurito, cefaleas, alteraciones de la visión y neurológicos. Raramente se produce decoloración de lechos ungueales y mucosas, neuropatía, alteraciones hematológicas, bloqueo cardíaco. Al interrumpir su administración los síntomas ceden gradualmente, a excepción de la retinopatía producida por la administración de grandes dosis de cloroquina (mayor a 100 gramos) durante largo plazo, habitualmente en tratamientos no relacionados con el paludismo, que suele ser irreversible.

Contraindicaciones: En pacientes con enfermedad neurológica, gastrointestinal, hematológica y hepática su uso debe hacerse con precaución.

Ivermectina

Mecanismo de acción: Actúa potenciando la apertura de los canales de cloro dependientes del glutamato, y así el ingreso de iones cloruro, lo que conduce a una hiperpolarización y parálisis muscular, en el sistema digestivo. Estos canales de cloro solo están presentes en nematodos y artrópodos.

Aspectos cinéticos: Se absorbe bien administrada por vía oral. Se distribuye y se metaboliza ampliamente y su semivida es de unas 12 horas; apenas es excretada por orina. Pasa a la leche materna. El fármaco se une a las proteínas y se excreta casi por completo en las heces. La comida y la cerveza aumentan su biodisponibilidad en grado significativo.

Indicaciones. Es el fármaco de elección en oncocercosis y filariasis, estrongiloidosis, lava migrans cutánea y sarna. Es muy activa en ascaridiasis y enterobiasis, pero menos en *T. trichiura*. Es microfilaricida pero no tiene actividad contra los gusanos adultos.

Posología: La indicación principal es la oncocercosis y filariasis. Se administra como dosis única por vía oral, 150 µg/kg, repitiendo al cabo de 12 meses. En niños se asocia a albendazol.

Efectos Adversos: Incluyen: malestar general, cefaleas, edema, prurito, fiebre, linfadenopatías, artralgias y mialgias. La magnitud de estos efectos, junto con la hipotensión postural, que produce en forma ocasional, ha sido relacionada con la carga de microfilarias eliminadas. Todas estas reacciones son menos graves que las producidas por dietilcarbamazina. Los efectos adversos generalmente son autolimitados y en raras ocasiones requieren tratamiento sintomático con antipiréticos o antihistamínicos. Las complicaciones más graves del tratamiento para la oncocercosis con ivermectina incluyen encefalopatía en pacientes gravemente infectados con *Loa loa*.

Contraindicaciones: No se deben ingerir alimentos una hora antes o dos horas después de su administración. Aunque no se han documentado efectos teratogénicos, su uso durante el embarazo no es aconsejable.

Metronidazol

Mecanismo de acción: depende de una alteración de la estructura helicoidal del DNA, efecto provocado por el grupo 5 nitro que es un aceptor de electrones de proteínas.

Aspectos cinéticos: luego de su administración oral, se absorbe muy bien en forma casi completa; se distribuye ampliamente. Se elimina un 80% por metabolismo hepático, por lo que debe reducirse el 50% de la dosis, en insuficiencia hepática severa. La vida media es 8 horas. Atraviesa barrera hematoencefálica, placenta y se excreta con la leche materna.

Indicaciones. En Trichomonas y *Gardenella vaginalis,* amebiasis y giardiasis, constituye la primera línea de tratamiento. Está indicado en afecciones en las que intervienen bacterias anaerobias, incluyendo infecciones intraabdominales, intrapélvicas, endocarditis, osteomielitis y abscesos cerebrales. Es de elección en infecciones por Bacteroides fragilis y en la colitis pseudomembranosa debida a *Clostridium difficile*.

Posología: Se administra por vía oral 500 mg cada 8 horas, dependiendo del diagnóstico. En niños por vía oral o intravenosa la dosis es de 35 a 50 mg/kg/día en tres dosis.

Efectos Adversos: Los efectos adversos más comunes se relacionan con el tracto gastrointestinal con náuseas, vómito, anorexia, diarrea, molestias epigástricas, cólicos abdominales, cefaleas, anorexia. Sabor metálico en la boca (hasta 12% de los pacientes), lengua saburral.

Menos frecuentes son alteraciones del gusto, sequedad de la boca, erupción cutánea, prurito, convulsiones, neuropatía periférica, síncope. Neutropenia

Es carcinogénico en ratas y ratones .

Contraindicaciones: Está contraindicado en el alcoholismo crónico, en la hipersensibilidad al medicamento o a sus componentes. En el embarazo (Categoría B, contraindicado en el 1er trimestre).

Mebendazol

Este benzimidazol es un fármaco antiparasitario de amplio espectro ampliamente utilizado para tratar la helmintiosis intestinal.

Mecanismo de acción:

Se une a la tubulina del parásito, bloqueando el ensamble de los microtúbulos e interfiriendo con la absorción de glucosa, también inhibe la fumarato reductasa de los helmintos. Los helmintos susceptibles se paralizan y se anulan sus reservas de energía.

Aspectos cinéticos: Se administra en forma oral, aunque se absorbe muy poco en el aparato digestivo, con baja biodisponibilidad por efecto de primer paso hepático, sólo el 5 a 10% de la dosis se detecta en sangre. Se metaboliza en hígado y se elimina en bilis en forma inalterada o como metabolitos y se excreta por las heces. Se excreta de forma inalterada o como metabolitos por la orina en un 2%.

Indicaciones: Es de primera elección en el tratamiento de infestación por *Ancylostoma duodenal*, *Necator americanus*, ascaridiasis, enterobiasis y filariasis producida por *Mansonella perstans*. Es alternativa para Trichuristrichiura, larva migrans visceral y triquinosis. Tiene acción frente a *Ascaris lumbricoides*, *Enterobius vermicularis*, *Ancylostoma duodenale*, *Necator americanus*, *Trichuris-trichiura*. Es activo contra la forma adulta y algo menos potente frente a la larva de Trichinella spiralis.

Posología: Se administra por vía oral como única dosis de 100 mg para enterobiasis; en ascariasis, trichuriasis y uncinariasis se administran 100 mg cada 12 hs durante 3 días. Puede ser necesario repetir el tratamiento a las dos o tres semanas.

Efectos Adversos: Debido a que se absorbe muy poco los efectos adversos son pocos frecuentes. En el caso de algunos antiepilépticos, como ácido valproico o carbamazepina, puede reducir los niveles plasmáticos. Puede producir dolor abdominal y diarrea transitorios, dependiendo de la cantidad de parásitos del huésped.

Contraindicaciones: Está contraindicada en alergia a sus componentes y en el embarazo (Categoría de riesgo C). No se recomienda su uso en niños menores de 2 años.

Mefloquina

Mecanismo de acción: Químicamente relacionado con la quinina, actuaría en forma semejante a la cloroquina, aunque no se conoce exactamente su mecanismo de acción.

Aspectos cinéticos: Se administra por vía oral, puede administrarse con los alimentos, alcanza una biodisponibilidad del 85%. Se distribuye ampliamente por el organismo, elevada unión a proteinas plasmáticas y es eliminado muy lentamente. Su prolongada vida media de eliminación permite indicarla cada 7 días en profilaxis. Se metaboliza en el hígado y es eliminada por heces y bilis.

Indicaciones. Profilaxis de malaria en áreas donde existe riesgo de *P. falciparum* resistente a cloroquina; esta debe comenzarse 1-3 semanas antes de ingresar a ésta área éndemica y continuando 4 semanas después de haberla abandonado. Tratamiento de malaria a *P. falciparum* o de especies desconocidas y/o mixtas, siempre que no haya sido usada en profilaxis.1 Es esquintociticida sanguínea frente a P.falciparum resistente a cloroquina y pirimetamina-sulfadoxina. Es ineficaz frente a formas exoeritrociticas y gametocíticas. Se ha notificado resistencia a mefloquina en algunas áreas del mundo, en esta situación debe usarse doxiciclina como profilaxis.

Posología: Como prevención en adultos y niños (con más de 45kg), 250 mg cada 7 días. En niños de menos de 45 kg: 5 mg/kg/ dosis administrados 1 vez por semana. Tratamiento: inicialmente 750 mg, seguidos a las 12 hs de 500 mg. En niños: 15 mg/kg seguidos de 10 mg/kg a las 8-12 hs. (asociada o no a artesunato).

Efectos Adversos: Trastornos gastrointestinales, vértigo, alteraciones visuales, trastornos del sueño, cefalea, alopecía. Ocasionalmente produce confusión, ansiedad y depresión. Menos frecuentes son síntomas neurológicos como psicosis, convulsiones, coma, parestesias síndrome de Stevens- Johnson, bloqueo AV.

Contraindicaciones: Contraindicado en pacientes con hipersensibilidad a la quinina y en enfermedades neuropsiquiátricas. Aún se evalúa la pertinencia de su uso profiláctico en el embarazo. Puede producir alteraciones de la conducción cardiaca, principalmente cuando se usan antiarrítmicos.

Niclosamida

Mecanismo de acción: Inhibe la fosforilación anaerobia del ADP que se lleva a cabo en las mitocondrias de los cestodos, un proceso que produce energía y depende de la capacidad de fijar CO_2.

Aspectos cinéticos: No se absorbe en el tracto gastrointestinal; se elimina por heces. Muy rara vez puede producir alguna molestia gastrointestinal.

Indicaciones. Es el fármaco de elección en las cestodiasis de localización intestinal producidas por *Taenia saginata* y *T. solium*, *Diphyllobothrium latum* y *Dipylidium caninum*; aunque también es muy eficaz frente a *Hymenolepis nana*, ocupa un segundo lugar porque el praziquantel requiere una sola dosis. Se utiliza en todas las infecciones por cestodos de localización intestinal; no es necesario utilizar un laxante con excepción de las infecciones por *T. solium*, para evitar que la siguiente liberación de huevos pueda originar una cisticercosis.

Posología: Para todos los casos excepto *H. nana*, basta una sola dosis de 2 g en los adultos y repetir a la semana. En niños de más de 34 kg 1,5 g, y En niños de más de entre 11 y 34 kg, 1 g. En las infecciones por *H. nana* se administra durante 5 días seguidos

Efectos Adversos: Son poco frecuentes malestar o dolor abdominal, diarrea, disminución del apetito y síntomas gastrointestinales como náuseas y vómitos.

Con menor frecuencia pueden presentarse mareos, somnolencia, cefalea, irritabilidad, eritema, ardor rectal, disgeusia, alopecia.

Contraindicaciones: Hipersensibilidad. No se aconseja su uso en embarazadas.

Nifurtimox

Mecanismo de acción: es un derivado nitrofurano que actúa generando de radicales libres que terminan afectando tanto sobre las formas extracelulares como intracelulares (amastigotes y tripomastigotes) del *Tripanozoma cruzi.* Este protozoo es especialmente sensible a la acción toxica del fármaco ya que poseen una escasez de catalasa y glutatión peroxidasa, enzimas capaces de neutralizar el peróxido de hidrogeno.

Aspectos cinéticos: se absorbe en más de un 80% por vía oral siendo su pico de plasmático de absorción a las 3 horas. Su volumen de distribución es de 750 litros, su vida media plasmática es de 3 horas y su unión a proteínas plasmáticas es del 40%. Se metaboliza en un 99% .

Indicaciones: existe evidencia que el nifurtimox es eficaz para eliminar formas agudas del Chagas en un 76% de los casos. También se ha demostrado su eficacia en el Chagas congénito. No ocurre lo mismo con las formas crónicas, en las que su efecto es muy errático y su eficacia muy escasa.

Posología: La dosis diaria en adultos es de 8 mg/Kg/ día mientras que en niños esta dosis es de 15mg/kg/dia las cuales deben fraccionarse en 3 veces al día y administrarse en forma continua durante un período de 3 a 4 meses (OMS, 1996).

Efectos Adversos: se observan en un 30% de los pacientes tratados. epigastralgia, anorexia, náuseas, vómitos, pérdida de peso, vértigos, excitabilidad, mialgias, artralgias y convulsiones.

Contraindicaciones: en el primer trimestre del embarazo (OMS, 1996), insuficiencia hepática y renal.

Permetrina

Mecanismo de acción: La permetrina es un piretroide sintético que altera los canales de sodio de las membranas de las células nerviosas de los parásitos regulando la repolarización, provocando la parálisis y muerte de los mismos.

Aspectos cinéticos: la permetrina ingresa al organismo por inhalación, ingestión, por la piel y los ojos, sin embargo a través de la piel sin lesiones, su absorción es baja (2% de la dosis aplicada). Una vez en el organismo, es transformada rápidamente, por hidrólisis o hidroxilación, a través del sistema de las monooxigenasas microsomales hepáticas, para finalmente eliminarse modificada por orina.

Indicaciones: es eficaz al 1% como pediculicida (Pediculus capitis), y al 5% en sarna -Sarcoptes scabiei-.

Posología: Se utiliza por vía tópica. Luego de la aplicación al 1% en el cuero cabelludo se aguarda entre 10 a 30 minutos antes de su enjuague. En piel se aplica en concentraciones del 5% y se puede aguardar 8 horas hasta su lavado. aa la cual habita el parásito. Se puede repetir la aplicación luego de 14 días. El uso continuo de permetrina produce resistencia tanto en el Pediculus capitis como en los Sarcoptes.

Efectos Adversos: su uso puede provocar en forma leve y transitoria prurito, eritema, irritación en piel, aunque hay casos reportados de hipersensibilidad cutánea. Su uso en embarazo es clasificado en la Categoría B de la FDA

Contraindicaciones: en caso de hipersensibilidad a la droga.

Pirantelo

Mecanismo de acción: estimula la liberación de la acetilcolina, inhibe la colintesterasa y estimula las neuronas ganglionares de los helmintos, generando en los mismos un bloqueo neuromuscular en los helmintos, una despolarización en su membrana helmíntica y un aumento de la tensión muscular con la consiguiente parálisis. Por ello los parásitos se desprenden de la pared intestinal y son posteriormente expulsados por el peristaltismo intestinal.

Aspectos cinéticos: el pirantel se administra por vía oral y más del 50% de la dosis permanece en la luz del tubo digestivo, absorbiéndose una poca cantidad. Los niveles plasmáticos máximos se alcanzan en un plazo de 1 a 3 horas. La parte absorbida es metabolizada en el hígado, y solo el 7% de la cantidad total absorbida se elimina por orina en forma inalterada.

Indicaciones: Se demostró eficacia para tratar el *Ancylostoma duodenale; Ascaris lumbricoides (*Barrett-Connor, 1982)*; Enterobius vermicularis; Necator americanus; Oesophagostomum bifurcum; Trichinella spiralis; Trichostrongylus orientalis*

Posología: en la mayoría de las parasitosis intestinales se debe aplicar una dosis de 10 mg/kg. Si fuera necesaria una segunda dosis, esta se podrá administrar a las dos semanas. La dosis máxima es de 1 gramo.

Efectos Adversos: naúsea, vómitos, anorexia, diarrea, dolor intestinal. En menos del 2% se puede observar una elevación de las transaminasas. Menos frecuentes son la ototoxicidad, neuritis óptica, alucinaciones y confusión.

Contraindicaciones: se clasifica dentro de la categoría C de riesgo en el embarazo por lo cual no debe administrarse durante la gesta.

Praziquantel

Mecanismo de acción: Si bien se acepta que este fármaco altera el flujo de iones de calcio, lo cual lleva a un espasmo e incapacidad del parásito para fijarse al organismo, también existe evidencia que el medicamento interfiere con la absorción de de adenosina lo cual impediría la síntesis de nuevas purinas para mantener la actividad normal del verme.

Aspectos cinéticos: El praziquantel se absorbe bien en el tracto gastrointestinal pero sufre un gran efecto de primer paso hepático, ingresando sólo una pequeña cantidad a la circulación sistémica. Su metabolismo es a expensas de dos isoenzimas del grupo de los citocromos P-450, y el producto de esta reacción son dos metabolitos cis- and trans-4-hydroxypraziquantel, por esta razón la cimetidina y los antifúngicos azoles puede aumentar su biodisponibilidad mientras que la fenitoína y rifampicina reducirla. Las dosis únicas desaparecen del plasma en alrededor de 3 horas. Su vida media plasmática es de 0,8 a 1,5 horas mientras que los metabolitos tienen una vida media de 4 horas.

Indicaciones: Es el tratamiento de elección para la tratamiento de la *Schistosomiasis* aunque también demostró eficacia ante la *Taenia saginata, T. solium, Hymenolepis nana,* y *Fasciola hepatica.* En combinaciones con otros antiparasitarios ha habido reportes de su utilidad para *Cisticercosis.*

Posología: en tratar la Esquistosomiasis *l*as dosis son de 80 mg/Kg/dia repartida en 4 tomas diarias. En teniasis se indica una dosis única de 5 a 10 mg. / kg por via oral. En Hymenolepis la dosis única recomendada es de 25 mg/kg, mientras que para Fasciolas las dosis deben ser superiores y fraccionadas: 75 mg/kg/dia en 3 dosis por 2 días (OMS, 1996).

Efectos Adversos: Se tolera bien. Sin embargo, la eliminación de los parásitos muertos puede provocar molestias abdominales o náuseas. También se ha reportado cefalea, mareo y somnolencia.

Contraindicaciones: no debe indicarse praziquantel

para tratar la cisticercosis ocular por el riesgo de reacciones inflamatorias graves. En embarazo no hay descriptos efectos teratogénicos.

Primaquina

Mecanismo de acción: interfiere en la reproducción y la generación de energía (probablemente alterando la función mitocondrial del parásito), lo cual lleva a la muerte del plasmodio por agotamiento celular. Existen tres mecanismos de acción posibles para explicar estos efectos sobre el parásito: Inhibe la actividad de la hemo-polimerasa en la vacuola alimenticia del parásito interfiriendo en la conversión del hemo en la hemozoína; inhibe la síntesis de los ácidos nucleicos del parásito, y crea radicales libres de oxígeno vía la auto-oxidación del grupo amino 8, que interfieren finalmente con la cadena de transporte de electrones durante la respiración celular del mismo.

Aspectos cinéticos: se absorbe fácilmente y las concentraciones plasmáticas pico se alcanzan luego de 3 horas de su administración por vía oral. Su vida media es de 7 hs. Se distribuye ampliamente en hígado, pulmones, cerebro, corazón y músculo esquelético. Se metaboliza rápidamente por vía CYP2D6 a carboxi-primaquina que parece tener actividad en la profilaxis de la malaria. Solo el 1% del fármaco se excreta en forma inalterada.

Indicaciones. Es el único fármaco que puede provocar una cura radical de aquellas formas de malaria en las cuales los parásitos se encuentran en estado latente en el hígado (formas intrahepáticas –hipnozoítos- de *P. vivax* y *P. ovale*). También es eficaz frente a los esquizocintos sanguíneos del *P. vivax* y *P. ovale* y los gametocitos de *P. falciparum*.

Posología: Para tratamiento de erradicación del paludismo por *P. vivax* y por *P. ovale* 0,25 mg/kg al día durante 14 días tras el tratamiento ordinario con cloroquina. Para el tratamiento gametocida en las infecciones por *P. falciparum* se indica una sola dosis de 0,75 mg/kg, que puede ser repetida 7 días más tarde. Para tratar la malaria por *P. malariae* se requiere de 0,75mg/kg/día por via oral en el 3° día de tratamiento con cloroquina. Para la prevención de recaídas en por *P. vivax* y *P. ovale* se suele indicar 0,15 mg/kg durante 14 días.

Efectos Adversos: náuseas, vómitos, anorexia, anemia hemolitica, dolores abdominales, calambres y granulocitopenia en casos de intoxicación. Se han descripto arritmias asociadas a la unión de primoquina a los canales de sodio cardiacos. Se debe tener precaución en pacientes con déficit congénito de glucosa-6-P-D.

Contraindicaciones: En hipersensibilidad conocida al fármaco. Categorizada como de riesgo C para el Embarazo, ya que en el tercer trimestre de la gesta puede provocar hemólisis neonatal y metahemoglobinemia.

Quinina

Mecanismo de acción: La quinina es un alcaloide que actúa como antipalúdico eliminando uno de los estadios sanguíneos del parásito que es el esquizonte hemático asi como también tiene efecto gametocida contra el *P. Vivax*, *P. Ovale* y el *P. Malarie*. Actúa como un tóxico celular que se fija al DNA de los esquizontes inhibiendo los procesos celulares, ocasionando la cristalización de la hemozoina y facilitando así una agregación del grupo hemo citotóxico. Es decir que interfiere tanto en la función lisosomal como en la síntesis de ácidos nucleicos del parásito. Como no actúa sobre las formas exo-eritrociticas de los Plasmodios, no sirve para evitar las recidivas de infecciones por *P. vivax*, *ovale* y *malarie*.

Aspectos cinéticos: La quinina se absorbe rápidamente por vía oral y al cabo de 2 horas se observan las concentraciones plasmáticas máximas . Su unión a proteínas plasmáticas es del 70%. La vida media de 10 horas. Se metaboliza en el hígado a metabolitos hidroxilados y se elimina finalmente por la orina (solo el 5 % se excreta en forma inalterada).

Indicaciones. La quinina es menos eficaz y más tóxica como un agente esquizonticida que otras alternativas terapéuticas como la Cloroquina. Sin embargo, sigue siendo muy eficaz y ampliamente utilizado en el tratamiento de casos agudos graves por *P. falciparum* o bien cuando existe resistencia a otros fármacos antipalúdicos.

Posología: Se puede administra en forma oral o endovenosa. La dosis oral es de 10 mg/Kg c/8h por 7 días. La vía endovenosa se reserva para casos muy graves y amerita una aplicación con una dosis inicial de 20mg/Kg en infusión de 4 horas, seguida de otra aplicación con una dosis de 10 mg/Kg en infusión de 4 horas c/8h. Al mejorar el paciente se pasa a la vía oral hasta completar 7 días de tratamiento. Existe presentaciones para administración por via intramuscular en dosis similares a la vía endovenosa.

Efectos Adversos: El uso de la quinina puede producir cinconismo (síndrome compuesto de tinnitus, deficiencia de la audición de sonidos agudos, cefalea, náuseas, mareos, disforia, y trastornos visuales). La quinina puede además causar hipoglucemia a través de su acción estimuladora de la secreción de insulina.

Contraindicaciones: Hipersensibilidad al fármaco. En embarazo, pacientes con deficiencia de glucosa-6-fosfato deshidrogenasa o individuos con neuritis óptica o tinnitus.

Triclabendazol

Mecanismo de acción: Es un derivado benzimidazólico pero con un anillo de benceno y cloro y sin el grupo carbamato que tienen el resto de los integrantes de esa familia. Se une a la beta-tubulina parasitaria y previene la polimerización de los microtúbulos de los que la tubulina lo cual inhibe su motilidad. Asimismo provoca cambios en el potencial de membrana del parásito inhibiendo la liberación de las enzimas proteolíticas, proceso que parecería vital para garantizar la sobrevida del parásito.

Aspectos cinéticos: Su absorción aumenta de 2 a 3 veces con la ingesta de grasas en forma conjunta con el fármaco. Su pico de concentración plasmática se observa a las 8 hs. Luego de su metabolismo se generan 2 metabolitos por oxidación: sulfona y sulfoxido. Este último posee una gran efecto fasciolicida. Los metabolitos se unen altamente a proteínas plasmáticas, lo que parece favorecer la eficacia contra los estadios inmaduros. Tanto el triclabendazol

Tabla 59-1. Características Dinámicas y Cinéticas para cada fármaco.

Fármaco	Grupo Farmacológico	Perfil Farmacológico	Via de Admin.	BD %	VD L/kg	T½	% Metabolismo Hepático MA, MI*	Eliminación B, F, H, R, S**	UP	Presentación	DDD (O)	Riesgo Embarazo Cat. FDA	Espectro	Costo Precio Internacional ($)
Albendazol	benzimidazoles	inhibidor de la polimerización de la tubulina	Oral	5%	0.75	8 hs		B 80%	70%	Comprimidos 400 mg	0,4	X	nematodos, cestodos	6
Artemeter	Sesquirterpenos	Interacción con grupo hemo	Oral, IM	15%	3	1 h	Hepático	H 90%	95%	Comp. de 40 mg 80 mg/(ml ampolla	1	C	Paludismo	3.11
Benznidazol	nitroimidazólico	libera radicales de oxígeno y altera el equilibrio entre mediadores proinflamatorios y antiinflamatorios	Oral	90%	0.56	12 hs	Hepático Hepático (80% MA)	R 70% F 28%	45%	Comprimidos 100 mg	0,4	NA	Chagas tripanosomiasis	3,26
Cloroquina	4-aminoquinolinas	alteran la síntesis de ácido nucleicos e inhiben la replicación del parásito	Oral	90%	200	7 días	Hepático (metab activos)	95% R	50%	Comprimidos 150 mg(droga) 250 mg sal	0,5	C	Malaria	1,38
Ivermectina	Avermectinas	Antagonistas GABA, bloqueo neuromuscular	Oral	60%	0.6	26 hs	Escaso	B-F90% R1%	93%	Cápsulas 6 mg	0,012	C	Filarias, Oncocercosis	6,05
Metronidazol	Nitroimidazoles	interferencia con DNA	Oral	99%	0.7	8hs	Hepático	R50% F20%	20%	Comprimidos 500 mg Suspensión 120 ml	2	B	Amebiasis giardiasis, tricomoniasis	1,31
Mebendazol	benzimidazoles	inhibidor de la polimerización de la tubulina	Oral	20%	1.2	3 hs	Hepático	B:80%	90%	Suspensión 100 mg/5 mL; Comp 100 mg; capsulas 100mg; Compr 500 mg	0,2	C	nematodos, cestodos	0,76
Mefloquina	metanolquinolina	alteran la síntesis de ácido nucleicos e inhiben la replicación del parásito	Oral	85%	20	21 dias	Hepático MI	5% R	98%	Comprimidos 250 mg	1	B	Malaria	10,85
Niclosamida	Fenólicos	Inhibe fosforilación oxidativa	Oral	10%	0.9	6 hs	Hepático	F 80% R 2%	-	Comprimidos 500 mg	2	C	Tenias	1.6
Nifurtimox	nitroimidazólico	actúan como agente alquilante incorporando grupos nitrógeno en el DNA de los parásitos	Oral	95%	5-10	3 hs	Hepático	B50% R50%	39%	Comprimidos 120 mg	0,7	NA	Chagas	8,7
Permetrina	Piretroides	provoca neurotoxicidad activar los canales de sodio causal de despolarización sostenida	Tópica	2%	1.7	10h	Hepático (hidrólisis) MI	R 75% F 6%	90%	Crema 5%, loción 1%	-	B	Sarcoptes	1
Pirantel	Tetrahidropirimidina	Bloqueo neuromuscular	Oral	41%	2.74	1.7hs	Hepático	H40%, F50%, R7%	80%	Suspensión 10 ml Comprimidos masticables	0,75	C	Ascariasis, uncinarias	1.47
Praziquantel	pirazinoisoquinolina	Altera el flujo de iones de calcio generando contracción muscular (espasmo) en el parásito	Oral	80%	10.0	1 h	Hepático	R 90%	80%	Comprimidos 600 mg	3	B	Cestodos, esquistosomiasis, filariasis	8,5
Primaquina	Aminoquinolinas	Genera oxígeno reactivo e interfiere en el transporte de electrones del parásito. Acción gametocitocida	Oral	96%	4.0	6 hs	Hepático	H85% R1%	75%	Comprimidos 13,2 mg (7,5 mg droga activa)	0,015	C	Malaria	0,01
Quinina	alcaloide derivado de la quina	alteran la síntesis de ácido nucleicos e inhiben la replicación del parásito	Oral o EV	80%	1.7	10 hs	Hepático	R 80%	70%	Comprimidos 500 mg Ampollas 500 mg/4 mL	1,5	X	Malaria	0,31
Triclabendazol	benzimidazoles	inhibidor de la polimerización de la tubulina	Oral	71%	1	15 hs	Hepático (oxidación)	B95% R 2%	99%	Comprimidos 250 mg		C	nematodos, cestodos	

* **Metabolismo**: MA: Metabolitos Activos MI: Metabolitos Inactivos . ** B, F, H, R, S: Eliminacion B: Biliar; F: fecal; H: hepática; R: Urinaria; S: Saliva. $. DDD: Dosis Diarias Definida es la dosis estándar para un día de tratamiento de un medicamento determinado. Costo: Costo en Dólares U$s en el costo, a diciembre de 2014 expresado en dólares por Dosis Diarias Definidas (DDD) a precio internacional. NA: No aprobada por FDA, no clasificada en la lista de riesgo para la gesta.

Tabla 59-2. Selección de medicamentos para cada parásito

Parásito	Grupo	Medicamento (Eficacia) 1era opción	Dosis Oral adultos	Dosis Oral Niños	Otras opciones (dosis)	Referencia que soporta la decisión
Ascariosis	Helmintos (Nematodos)	Albendazol, Mebendazol o Palmoato de Pirantel a dosis única[130].	Albendazol 400 mg	Albendazol 400 mg	Mebendazol 500 mg dosis única o 100 mg 2/dia x 3 dias o Palmoato de Pirantel ,	Keiser, 2008
Amebiasis	Protozoos	Metronidazol	750 mg, 3/día, 7 a 10 días	35-50 mg/kg/d en 3 dosis x 7-10 días >3 años: 50 mg/kg/d (máx. 2g) en 1 dosis x 3 días	Paromomicina	Gonzalez, 2009
Ancilostoma (Uncinariosis)	Helmintos (Nematodos)	Albendazol	Albendazol 400 mg	Albendazol 400 mg	Tiabendazol?Befenio o tetra-cloroetileno Mebendazol 500 mg dosis única o 100 mg 2/dia x 3d ias o Palmoato de Pirantel , 11 mg/kg (máx. 1g)/dia x 3 dias	Keiser, 2008
Balantidium coli	Protozoos	Tetraciclina	Tetraciclina 500 mg 4/dia, 10 dias 500 mg 2 veces/dia x 3 días	40 mg/kg/d (máx. 2 g) en 4 dosis x 10 días	Metronidazol 500-750 mg 3/dia , 5 dias	Schuster, 2008
Criptosporidium	Protozoos	Albendazol Nitazoxamida	Praziquantel	1-3 años: 100 mg 2/d x 3 días 4-11años: 200 mg 2/d x 3 días >12 años: 500 mg 2/d x 3 días		Checkley , 2014
Esquistosomiasis	Helmintos (Trematodos)	praziquantel	20 mg/kg cada 12 h durante 1 dia Ivermectina 200 mcg/kg/d x	40 mg/kg/d en 2 dosis x 1 día	metrifonato	Gray , 2011 Kramer, 2014
Estrongiloidosis	Helmintos (Nematodos)	Ivermectina	2 días praziquantel	200 mcg/kg/d x 2 días	Albendazol 400 mg/12 h durante 2 dias consecutivos o Ivermectina	Segarra-Newnham , 2007
Fasciola	Helmintos (Trematodos)	praziquantel	75 mg/kg/d en 3 dosis x 2 días Dietilcarbamacina. Día 1: 50	75 mg/kg/d en 3 dosis x 2 días	Triclabendazol 10 mg/kg/día durante 2 días consecutivos	Chai, 2013
Filariasis	Helmintos (Nematodos)	Dietilcarbamacina	mg/24 h. Día 2: 50 mg/8 hDía 3: 100 mg/8 h Días 4-14 2 mg/ Kg/8 h 2 g/día en una sola dosis durante	6 mg/kg/d en 3 dosis x 12 días	Ivermectina 100-400 µg/Kg Mebendazol?	Adinarayanan, 2007
Giardiasis	Protozoos	Metronidazol	3 días 400 mg 2 /dia x 1 a 6 meses	5 mg/kg/día en 3 tomas.	albendazol 400 mg 1 vez /día 5 a 10 días	Granados, 2012
Hidatidosis o Equinococosis	Helmintos (Cestodos)	Albendazol	Praziquantel 25 mg/kg dosis única	15 mg/kg/d (máx. 800 mg) en 2 dosis x 1-6 meses		Nunnari, 2012 Brunetti, 2010
Himenolepiosis	Helmintos (Cestodos)	Praziquantel Niclosamida	Estibogluconato	Praziquantel 25 mg/kg dosis única	Niclosamida 2 g /día x 7 días	Keiser, 2008
Leshmaniasis	Protozoos	Estibogluconato sódico (cutánea) Anfotericina B (visceral)	20 mg Sb/kg/día IV o IM x 20 días Anfotericina B 3 mg/kg/d IV d 1-5, 14 y 21 Albendazol	Estibogluconato 20 mg Sb/kg/día IV o IM x 20 días Anfotericina B 3 mg/kg/d IV d 1-5, 14 y 21	Miltefosina 2.5 mg/kg/d (max 150 mg/d) x 28 día	Shyam, 2014
Microsporidiosis		albendazol	400 mg dos veces Albendazol 400 mg	15 mg/kg/d en 2 dosis (max 400 mg/dosis)		Anane, 2010
Nectator (uncinariosis)	Helmintos (Nematodos)	Albendazol	400 mg 2/día x 8 a 30 días	Albendazol 400 mg	Mebendazol 500 mg dosis única o 100 mg 2/dia x 3d ias o Palmoato de Pirantel , 11 mg/kg (máx. 1g)/dia x 3 dias	Keiser, 2008
Neurocisticercosis		Albendazol	Albendazol 400 mg	15 mg/kg/d (máx. 800 mg) en 2 dosis x 8-30 días; puede repetirse si es necesario	Praziquantel 50-100 mg/kg/d en 3 dosis x 30 días	Del Brutto, 2006 Abba, 2010
Oxiurus (Enterobiosis)	Helmintos (Nematodos)	Albendazol	Única dosis repetir a las 2 semanas 10 mg base/kg, seguida de 10 mg/	400 mg Única dosis repetir a las 2 semanas	Única dosis de mebendazol, o pirantelo pamoato	Gamboa, 2014
Plasmodium	Protozoos	cloroquina	kg a las 24 horas y 5mg/kg a las 48 horas, o de 5 mg base/kg a las 12, 24 y 36 horas (dosis total, 25 mg base/kg). Para P. vivax y P. ovale, añadir primaquina (0,25 mg base/kg/día) durante 14 días para cura radical TMP/SMX 160 mg/800 mg 3/		Quinina, pirimetamina, derivados de artemisina	Prescrire Editorial Staff, 2011

Parásito	Grupo	Medicamento (Eficacia) 1era opción	Dosis Oral adultos	Dosis Oral Niños	Otras opciones (dosis)	Referencia que soporta la decisión
Pneumocistis	Protozoos	sulfametoxazol/trimetoprima (TMP/SMX)	TMP/SMX 160 mg/800 mg 3/ día 21 días	TMP 15-20 mg/kg/SMX 75 mg 3/día 21 días	Dapsona + trimetoprima	Di Cocco, 2009
Sarcoptes scabei (escabiosis)		Permetrina 5%	Topica, 2 vesc /día x 7 días	Topica, 2 vesc /día x 7 días	Ivermectina, 200 mcg/kg 2/día x 7 días	Strong, 2014
Teniasis	Helmintos (Cestodos)	Praziquantel	5-10 mg/kg única dosis	5-10 mg/kg única dosis	Niclosamida 2 g única dosis	World Health Organization, 2006
Toxoplasmosis	Protozoos	Pirimetamina+sulfadiazina	Pirimetamina 200 mg PO x 1 d luego 50-75 mg/día + Sulfadiazina 1-1,5 g 4/d 3 a 6 semanas	Pirimetamina 2 mg/kg/d x 2dís ,luego 1 mg/kg/d + Sulfadiazina 100-200 mg/kg/d 3 a 6 semanas		Montoya, 2014
Toxocariosis	Helmintos (Nematodos)	Albendazol	Albendazol 400 mg/12 x 5-20 días;	Albendazol 400 mg/12 x 5-20 días;	Mebendazol 100- 200 mg/12 h x 5-20 días	Wammes, 2014 Socías, 2014
Tricomona	Protozoos	metronidazol	metronidazol 2 g en dosis oral única	15 mg/kg/d en 3 dosis x 7días	tinidazol	Epling 2001 Forna, 2008
Tricurosis	Helmintos (Nematodos)	Albendazol	Albendazol 400 mg dosis única	Albendazol 400 mg dosis única	Mebendazol 500 mg dosis única	Reddy, 2007 Keiser, 2008
Trichinella	Helmintos (Nematodos)	Mebendazol	Mebendazol 200 mg/8 h x 3 días y luego 400 mg/8 h x 10 días	Mebendazol 200 mg/8 h x 3 días y luego 400 mg/8 h x 10 días	albendazol (400 mg durante tres días) y el pirantel (10 mg/kg al día durante cinco días)	Gottstein, 2009
Tripanosoma	Protozoos	Benznidazol	Benznidazol 5-7 mg/kg/d en 2 dosis x 60-90 días	<12 años: 10 mg/kg/d en 2 dosis x 60-90 días >12 años : 5 5-7 mg/kg/d en 2 dosis x 60-90 días	Nifurtimox 8-10 mg/kg/d PO in 3-4 dosis x 90-120 días	Perez-Molina, 2009 Sperandio da Silva, 2014

como sus metabolitos se concentran en el tracto biliar, y desde allí se excreta a la luz intestinal en donde se puede hallar la droga luego de varios días de su administración inicial. La excreción fecal como droga original o como el metabolito sulfoxido es del 95%, mientras que su excreción urinaria es solo del 2%.

Indicaciones: posee eficacia demostrada contra la *Fasciola hepatica* en sus forma inmadura y adulta.

Posología: 10 mg/kg/día dosis única.

Efectos Adversos: se pueden observar manifestaciones sistémicas como afectación del estado general o cutáneas de urticaria en el momento de la lisis del parásito. También se puede observar una obstrucción biliar transitoria causada por la muerte de los parásitos, dolores abdominales aumento transitorio de enzimas hepáticos, dolor abdominal, diarrea o fiebre, en las Tablas 59-1,59-2 y 59-3 se resumen los fármacos usados contra distintos parásitos, las dosis y citas de consulta.

BIBLIOGRAFÍA

Abba K, Ramaratnam S, Ranganathan LN. Anthelmintics for people with neurocysticercosis. Cochrane Database Syst Rev. 2010 Mar 17;(3):CD000215.

Adinarayanan S1, Critchley J, Das PK, Gelband H. Diethylcarbamazine (DEC)-medicated salt for community-based control of lymphatic filariasis. Cochrane Database Syst Rev. 2007 Jan 24;(1):CD003758

Altcheh J, Moscatelli G, Moroni S, García-Bournissen F, Freilij H. Adverse events after the use of benznidazole in infants and children with chagas disease. Pediatrics 2011,127: e212-e218

Anane S, Attouchi H. Microsporidiosis: epidemiology, clinical data and therapy. Gastroenterol Clin Biol. 2010;34(8-9):450-64.

Aparicio P, Rodríguez E, Gárate T, Molina R, Soto A, Alvar J. Terapéutica antiparasitária. Enferm Infecc Microbiol Clin. 2003 Dec;21(10):579-92.

Azcona L. Pediculosis. Prevención y control. Farmacia Profesional. 2008;8:44-7.

Basáñez MG, Pion SD, Boakes E, Filipe JA, Churcher TS, Boussinesq M. Effect of single-dose ivermectin on Onchocerca volvulus: a systematic review and meta-analysis. Lancet Infect Dis. 2008 May;8(5):310-22.

Bern C. Antitrypanosomal therapy for chronic Chagas' disease. N Engl J Med 2011;364:2527-2534

Brunetti E, Kern P, Vuitton DA, Writing Panel for the WHO-IWGE. Expert consensus for the diagnosis and treatment of cystic and alveolar echinococcosis in humans. Acta Trop 2010; 114:1.

Castro JA, de Mecca MM, Bartel LC. Toxic side effects of drugs used to treat Chagas' disease (American trypanosomiasis). Hum Exp Toxicol 2006;25:471-9.

Checkley W, White AC Jr, Jaganath D, et al. A review of the global burden, novel diagnostics, therapeutics, and vaccine targets for cryptosporidium. Lancet Infect Dis. 2014 Sep 29. pii: S1473-3099(14)70772-8.

Del Brutto OH1, Roos KL, Coffey CS, García HH. Meta-analysis: Cysticidal drugs for neurocysticercosis: albendazole and praziquantel. Ann Intern Med. 2006 Jul 4;145(1):43-51.

Di Cocco P, Orlando G, Bonanni L, D'Angelo M, Clemente K, Greco S, Gravante G, Madeddu F, Scelzo C, Famulari A, Pisani F. A systematic review of two different trimetoprim-sulfamethoxazole regimens used to prevent Pneumocystis jirovecii and no prophylaxis at all in transplant recipients: appraising the evidence. Transplant Proc. 2009;41:1201-3.

Doenhoff MJ, Cioli D, Utzinger J. Praziquantel: mechanisms of action, resistance and new derivatives for schistosomiasis. Curr Opin Infect Dis. 2008;21(6):659-67

Florez J. Fármacos Antiparasitarios II. En: Farmacologia Humana. 6ta Edición. Elsevier, Madrid, España, 2013.

Forna F, Gülmezoglu AM. Intervenciones para el tratamiento de la tricomoniasis en mujeres (Revisión Cochrane traducida). En: La Biblioteca Cochrane Plus, 2008 Número 4. Oxford: Update Software Ltd

FTN COMRA. Formulario Terapéutico Nacional COMRA. 11 Ed. Buenos

Aires. 2010

Gamboa MI, Giambelluca LA, Navone GT. Distribución espacial de las parasitosis intestinales en la ciudad de La Plata, Argentina Medicina (B Aires). 2014;74(5):363-70.

Gonzales ML, Dans LF, Martinez EG. Antiamoebic drugs for treating amoebic colitis. Cochrane Database Syst Rev. 2009 Apr 15;(2):CD006085.

Gottstein B, Pozio E, Nöckler K. Epidemiology, diagnosis, treatment, and control of trichinellosis. Clin Microbiol Rev. 2009;22:127-45

Granados CE, Reveiz L, Uribe LG, Criollo CP. Drugs for treating giardiasis. Cochrane Database Syst Rev. 2012 Dec 12;12:CD007787.

Gray DJ, Ross AG, Li Y, McManus DP. Diagnosis and management of schistosomiasis BMJ 2011; 342:d2651

Hagel I, Giusti T. Ascaris lumbricoides: an overview of therapeutic targets. **Infect Disord Drug Targets**. 2010 Oct;10(5):349-67.

KeiserJ, UtzingerJ, . Efficacy of current drugs against soil-transmitted helminth infections: systematic review and meta-analysis. JAMA 2008;299(16) :1937-1948.

König R, Nassri A, Meindl M, et al. The role of Onchocerca volvulus in the development of epilepsy in a rural area of Tanzania. Parasitology 2010; 137:1559.

Kramer CV, Zhang F, Sinclair D, Olliaro PL. Drugs for treating urinary schistosomiasis. Cochrane Database Syst Rev. 2014 Aug 6;8:CD000053.

Lanusse, C. & Prichard, R. Clinical pharmacokinetics and metabolism of benzimidazole anthelmintics in ruminants. Drug Metabolism Reviews 1993; 25, 235-279.

Löfmark S, Edlund C, Nord CE. Metronidazole is still the drug of choice for treatment of anaerobic infections. Clin Infect Dis 2010; 50 Suppl 1:S16

Lujan, H. D. Giardia y Giardiasis. Medicina. Buenos Aires,2006; 66 (1): 70-74.

Martínez E, Scior T, Millán L, Salinas E. De la infección parasitaria al modelaje computacional. Elementos 2010; 77: 33-36

Montoya JG, Liesenfeld O. Toxoplasmosis. Lancet. 2004;363:1965-76.

Moore, TA. Capítulo e26: Farmacología utilizada en el tratamiento de infecciones parasitarias. En: Longo D.L., Jameson L., Fauci A.S., Hauser S.L., Loscalzo J. (Eds). Harrison Principios de Medicina Interna, 18a edición, 2012.

Nunnari G, Pinzone MR, Gruttadauria S, Celesia BM, Madeddu G, Malaguarnera G, Pavone P, Cappellani A, Cacopardo B. Hepatic echinococcosis: clinical and therapeutic aspects. World J Gastroenterol. 2012 ;18(13):1448-58

Olliaro P1, Delgado-Romero P, Keiser J. The little we know about the pharmacokinetics and pharmacodynamics of praziquantel (racemate and R-enantiomer). J Antimicrob Chemother. 2014; 69(4):863-70.

Organización Panamericana de la Salud. Guía para el tratamiento de las enfermedades infecciosas. 2004 Washington, DC: OPS. (OPS/DPC/CD/296/2004)

Pavone P, Cappellani A, Cacopardo B. Hepatic echinococcosis: clinical and therapeutic aspects. World J Gastroenterol. 2012 ;18(13):1448-58

Pérez JL, Carranza C, Mateos F. Antiparasitarios. Revisión de los fármacos útiles en el tratamiento de parasitosis clásicas y emergentes. Rev Esp Quimioter 2009;22(2):93-105.

Perez-Molina JA, Perez-Ayala A, Moreno S, Fernandez-Gonzalez MC, Zamora J, Lopez-Velez R. Use of benznidazole to treat chronic Chagas' disease: a systematic review with a meta-analysis. Journal of Antimicrobial Chemotherapy 2009; 64(6): 1139-1147

Prescrire Editorial Staff. Severe malaria: artesunate is now the standard treatment Rev Prescrire, 2011; 31(332):450.

Radeva-Petrova D, Kayentao K, ter Kuile FO, Sinclair D, Garner P. Drugs for preventing malaria in pregnant women in endemic areas: any drug regimen versus placebo or no treatment. Cochrane Database Syst Rev. 2014 Oct 0;10:CD000169. doi: 10.1002/14651858.CD000169.pub3.

Reddy M, Gill SS, Kalkar SR, Wu W, Anderson PJ, Rochon PA. Oral drug therapy for multiple neglected tropical diseases: a systematic review. JAMA. 2007;298:1911-24.

Ringqvist Å, Bech P, Glenthøj B, Petersen E Acute and long-term psychiatric side effects of mefloquine: A follow-up on Danish adverse event reports. Travel Med Infect Dis. 2015 Jan-Feb;13(1):80-8.

Schuster FL, Ramirez-Avila L. Current world status of Balantidium coli. Clin Microbiol Rev. 2008;21(4):626-38.

Shyam Sundar, Jaya Chakravarty. An update on pharmacotherapy for leishmaniasis. Expert Opinion on Pharmacotherapy, 2014 1-16

Socías ME, Fernández A, Gil JF, Krolewiecki AJ. Geohelmintiasis en la Argentina. Una revisión sistemática. Medicina (B Aires). 2014;74(1):29-36.

Sperandio da Silva GM, Mediano MF, Alvarenga Americano do Brasil PE, da Costa Chambela M, et al. A clinical adverse drug reaction prediction model for patients with chagas disease treated with benznidazole. Antimicrob Agents Chemother. 2014 ;58:6371-7.

Strong M, Johnstone PW. Intervenciones para el tratamiento de la escabiosis. En: La Biblioteca Cochrane Plus, 2008 Número 4. Oxford: Update Software Ltd. Disponible en: http://www.update-software.com.

Talaie H , Randomized trial of a single, double and triple dose of 10 mg/kg of a human formulation of triclabendazole in patients with fascioliasis. Clin Exp Pharmacol Physiol. 2004 Nov; 31(11):777-82.

Wammes LJ, Mpairwe H, Elliott AM, Yazdanbakhsh M. Helminth therapy or elimination: epidemiological, immunological, and clinical considerations. Lancet Infect Dis. 2014;14:1150-1162

WHO. Severe falciparum malaria. Trans. R. Soc. Trop. Med. Hyg. 2000; 94(Suppl 1):S1–S90.

World Health Organization. Preventive chemotherapy in human helminthiasis : coordinated use of anthelminthic drugs in control interventions : a manual for health professionals and programme managers. Geneve, 2006.

INDICE ALFABETICO

Q

R

S

T